国家卫生健康委员会住院医师规范化培训规划教材配套精选习题集

外科分册

主　编　康　骅　刘忠军

副主编　王亚军　刘承利　田　华　刘彦国　周利群　王　硕　穆　籣

人民卫生出版社
·北　京·

图书在版编目（CIP）数据

国家卫生健康委员会住院医师规范化培训规划教材配套精选习题集．外科分册 / 康骅，刘忠军主编．—北京：人民卫生出版社，2022.2

ISBN 978-7-117-32399-4

Ⅰ.①国…　Ⅱ.①康…②刘…　Ⅲ.①外科学－职业培训－习题集　Ⅳ.①R192.3-44

中国版本图书馆 CIP 数据核字（2021）第 231198 号

外科分册
Waike Fence

主　　编：康　骅　刘忠军
出版发行：人民卫生出版社（中继线 010-59780011）
地　　址：北京市朝阳区潘家园南里 19 号
邮　　编：100021
E - mail：pmph @ pmph.com
购书热线：010-59787592　010-59787584　010-65264830
印　　刷：人卫印务（北京）有限公司
经　　销：新华书店
开　　本：787 × 1092　1/16　　印张：56　　插页：1
字　　数：1505 千字
版　　次：2022 年 2 月第 1 版
印　　次：2022 年 2 月第 1 次印刷
标准书号：ISBN 978-7-117-32399-4
定　　价：149.00 元
打击盗版举报电话：010-59787491　E-mail：WQ @ pmph.com
质量问题联系电话：010-59787234　E-mail：zhiliang @ pmph.com

编者(以姓氏笔画为序)

马华崇　首都医科大学附属北京朝阳医院
马宇洁　空军特色医学中心
王　成　空军特色医学中心
王　宇　北京大学第一医院
王　硕　首都医科大学附属北京天坛医院
王亚军　首都医科大学宣武医院
王江飞　首都医科大学附属北京天坛医院
王德江　首都医科大学附属北京天坛医院
叶　迅　首都医科大学附属北京天坛医院
田　华　北京大学第三医院
田　野　首都医科大学附属北京友谊医院
付建柱　首都医科大学附属北京同仁医院
吕　扬　北京大学第三医院
朱　斌　首都医科大学附属北京世纪坛医院
刘　巍　首都医科大学附属北京天坛医院
刘伟明　首都医科大学附属北京天坛医院
刘忠军　北京大学第三医院
刘承利　空军特色医学中心
刘彦国　北京大学人民医院
孙垂国　北京大学第三医院
孙海涛　首都医科大学附属北京潞河医院
李广学　北京大学人民医院
李子剑　北京大学第三医院
杨　锴　北京大学人民医院
杨岸超　首都医科大学附属北京天坛医院
何晓军　空军特色医学中心
张　辉　空军特色医学中心
张立军　首都医科大学附属北京同仁医院
张树琦　首都医科大学附属北京安贞医院
张慧明　首都医科大学附属北京友谊医院
苗劲柏　首都医科大学附属北京朝阳医院

易秉强 首都医科大学附属北京朝阳医院
周 华 北京大学第三医院
周礼馨 北京大学人民医院
周利群 北京大学第一医院
周非非 北京大学第三医院
周海洋 空军特色医学中心
郑 哲 中国医学科学院阜外医院
赵 宁 首都医科大学附属北京友谊医院
赵 刚 空军特色医学中心
赵旻暐 北京大学第三医院
侯生才 首都医科大学附属北京朝阳医院
侯剑峰 中国医学科学院阜外医院
俞 巍 首都医科大学附属北京天坛医院
贾文清 首都医科大学附属北京天坛医院
凌煜玮 首都医科大学宣武医院
高 翔 首都医科大学宣武医院
郭 琰 北京大学第三医院
浦 猛 空军特色医学中心
曹厚军 空军特色医学中心
康 骅 首都医科大学宣武医院
韩 威 首都医科大学附属北京潞河医院
韩文科 北京大学第一医院
程 石 首都医科大学附属北京天坛医院
廉东波 首都医科大学附属北京世纪坛医院
穆 籣 北京大学人民医院/海南省人民医院
魏 强 四川大学华西医院
魏常胜 首都医科大学附属北京安贞医院

秘 书

高 翔 首都医科大学宣武医院
凌煜玮 首都医科大学宣武医院

出版说明

为了深入贯彻原国家卫生和计划生育委员会等7部门联合发布的《关于建立住院医师规范化培训制度的指导意见》文件精神，满足全国各地住院医师规范化培训的要求，在原国家卫生和计划生育委员会科教司的领导和支持下，人民卫生出版社于2014年组织编写并出版了住院医师规范化培训系列规划教材，反响较好。

为配合住院医师规范化培训结业考核的推行，满足广大学员自学、自测的需求，在对住院医师规范化培训基地进行全面、充分调研的基础上，人民卫生出版社组织编写了本套住院医师规范化培训规划教材配套精选习题集。

本套习题集共20种，作为住培规划教材的配套用书，二者均以《住院医师规范化培训内容与标准(试行)》和住院医师规范化培训专业理论考核大纲为依据，遵循科学、严谨、客观、规范的原则，以帮助读者实现"基本理论转化为临床实践、基本知识转化为临床思维、基本技能转化为临床能力"的三个转化，并顺利通过各科轮转及结业考试。

本套习题集严格按照实际考试的科目划分和题型分布进行编写，包含单项选择题(A1型题、A2型题、A3/A4型题)和不定项选择题(病例分析题)，从不同角度(掌握、了解两个层级区别考题比例)围绕考核重点、难点帮助读者巩固、复习、检验所学知识，考前自测、考查和反馈复习成果。公共理论和专业理论涵盖各科目考核大纲所有知识点，帮助读者随学随测、强化记忆；重点和难点内容附详细解析，全面分析考点、答题思路和方法，帮助读者更有针对性地提高临床技能、开拓诊疗思维。模拟试卷全面模拟考试真题，针对考生临考备战进行综合性巩固。针对住院医师临床工作的特殊性，本套习题集将同时出版电子书，有助于学员在更多的场景下，利用碎片化时间随时阅读和练习。同时赠送"人卫临床助手、人卫用药助手"免费试用，通过扫描封面二维码即可获得。

为了能够有效复习，建议分为四个阶段进行。第一阶段：加强日常学习。勤翻住培规划教材和人卫临床助手、人卫用药助手。制订符合自身复习时间的计划表，可根据大纲按章节进行。第二阶段：多做本套习题。通过大量试题的反复检验，可高效筛查出易错、易混知识点。第三阶段：查漏补缺。当复习完成一遍之后，对所学知识进行回顾、反思，抓住重点、难点和自己的薄弱点，做到有的放矢。第四阶段：模拟练习。在复习接近尾声时，做模拟试卷，培养心理上的自我承受意识及学习上举一反三、触类旁通的能力，尽可能熟悉考试题型、题量、分值比例、出题思路等关键要素。

鉴于时间仓促和编写人员水平有限，本套习题集内容难免有不当或遗漏之处，诚请各位读者批评指正。读者使用本套习题集时如有任何问题或建议，欢迎及时反馈(电子邮箱：jiaocaidiaoyan@163.com)。

题型介绍

全国住院医师规范化培训理论考核试题全部采用客观选择题形式，目前题型分为Ⅰ型题（单选题，为 A1、A2 型题）、Ⅱ型题（共用题干单选题，为 A3/A4 型题）和Ⅳ型题（不定项选择题，为案例分析题）三大类。考生在答题前应仔细阅读题型说明，以便在考试时能顺利应答。

单选题（A1、A2 型题）

由一个题干和五个备选答案组成，题干在前，选项在后。选项 A、B、C、D、E 中只有 1 个为正确答案，其余均为干扰答案。干扰答案可以部分正确或完全不正确。考生在回答本题型时需对备选答案进行比较，找出最佳的或最恰当的备选答案，排除似是而非的选项。

例如：二尖瓣狭窄患者最常见的早期症状为

A. 阵发性夜间呼吸困难　　B. 端坐呼吸
C. 咯血　　D. 劳力性呼吸困难
E. 声音嘶哑

共用题干单选题（A3/A4 型题）

叙述一个以单一患者或家庭为中心的临床情景，提出 2~6 个相互独立的问题，问题可随病情的发展逐步增加部分新信息，每个问题只有 1 个正确答案，以考查临床综合能力。答题过程是不可逆的，即进入下一问后不能再返回修改所有前面的答案。

例如：（1~4 题共用题干）

患者，男性，40 岁，1 年来进行性心悸、气短、腹胀、下肢水肿。体格检查：一般状况好，血压 130/90mmHg；颈静脉怒张；心脏叩诊浊音界向两侧扩大，心尖搏动及第一心音减弱，心尖部有 3/6 级收缩期杂音，心率 100 次 /min，律齐，双肺底湿啰音；肝肋下 4cm，脾未及；双下肢水肿（+）。心电图示完全性右束支传导阻滞。

1. 该病例最可能的诊断是
A. 风湿性心脏病、二尖瓣关闭不全　　B. 高血压心脏病
C. 冠心病伴乳头肌功能不全　　D. 扩张型心肌病
E. 缩窄性心包炎

2. 该病例主要与下列疾病相鉴别的是
A. 心包积液　　B. 冠心病
C. 限制型心肌病　　D. 缩窄性心包炎
E. 肥厚型心肌病

3. 为进一步确诊应进行的检查是

A. 动态心电图
B. 胸部 X 线片
C. 超声心动图
D. 心肌酶谱
E. 红细胞沉降率

4. 下列治疗措施中，不适合用于该患者的药物是
A. 钙通道阻滞剂
B. 利尿剂
C. 硝酸盐类制剂
D. β 受体阻滞剂
E. 血管紧张素转化酶抑制剂

不定项选择题（案例分析题）

案例分析题是一种模拟临床情境的串型不定项选择题，用以考查考生在临床工作中所应该具备的知识、技能、思维方式和对知识的综合应用能力。侧重考查考生对病情的分析、判断及其处理能力，还涉及对循证医学的了解情况。考生的答题情况在很大程度上与临床实践中的积累有关。

试题由一个病例和多个问题组成。开始提供一个模拟临床情境的病例，内容包括患者的性别、年龄（诊断需要时包括患者的职业背景）、就诊时间点、主诉、现病史、既往疾病史和有关的家族史。其中主要症状不包括需体格检查或实验室检查才可得到的信息。随后的问题根据临床工作的思维方式，针对不同情况应该进行的临床任务提出。问题之间根据提供的信息可以具有一定的逻辑关系，随着病程的进展，不断提供新的信息，之后提出相应的问题。

每道案例分析题至少 3 问。每个提问的备选答案至少 6 个，正确答案及错误答案的个数不定（≥1）。考生每选对一个正确答案给 1 个得分点，选错一个扣 1 个得分点，直至扣至本问得分为 0，即不会得负分。案例分析题的答题过程是不可逆的，即进入下一问后不能再返回修改所有前面的答案。

例如：患者，男性，66 岁，因“嗜睡、意识模糊 4h 并两次抽搐后昏迷”来院急诊。近 1 周因受凉后发热、咳嗽，经当地卫生院静脉滴注葡萄糖溶液及肌内注射庆大霉素等治疗 3d 后，出现乏力、口干、多饮多尿等症状并日渐加剧。体格检查：体温 38.8℃，脉搏 108 次 /min，血压 150/110mmHg。肥胖体形，唇舌干燥，皮肤弹性差，无面瘫体征，颈无抵抗，左下肺可闻及湿啰音。

提问 1：急诊先重点检查的项目有
A. 血清钾、钠、氯、钙
B. 腰椎穿刺脑脊液检查
C. 血气分析
D. 尿糖
E. 血脂
F. 血糖

提问 2：急诊应作出的判断是
A. 重度昏迷
B. 糖尿病酮症酸中毒昏迷
C. 糖尿病高渗性无酮症性昏迷
D. 脑血管意外
E. 糖尿病乳酸性酸中毒昏迷
F. 2 型糖尿病

提问 3：目前急诊应作出的处理是
A. 静脉滴注 5% 葡萄糖溶液
B. 静脉滴注 5% 碳酸氢钠溶液
C. 静脉滴注 0.9% 氯化钠溶液或 0.45% 氯化钠溶液
D. 静脉滴注 1.87% 乳酸钠溶液
E. 应用 20% 甘露醇脱水
F. 皮下注射胰岛素

提问 4：下一步治疗应作出的调整有
A. 皮下注射胰岛素控制血糖
B. 皮下注射低精蛋白锌胰岛素控制血糖
C. 按糖尿病要求控制饮食
D. 口服磺脲类降血糖药
E. 口服双胍类降血糖药
F. 静脉滴注胰岛素

前　言

2013 年 12 月 31 日，国家卫生计生委等 7 个部门联合发布《关于建立住院医师规范化培训制度的指导意见》，对建立住院医师规范化培训制度提出了总体部署和目标举措。为适应医药卫生体制改革的总体要求，逐步建立“5+3+X”（5 年医学院校教育 +3 年住院医师规范化培训 +X 年专科医师培训）为系统的院校教育、毕业后教育和继续教育有效衔接的临床医学人才培养体系，培养同质化的高水平医师。住院医师规范化培训是培养合格临床医师的必经途径，是加强卫生人才队伍建设、提高医疗卫生工作质量和水平的治本之策，是深化医药卫生体制改革和医学教育改革的重大举措。培训考核，尤其是结业考核作为住院医师规范化培训全过程管理的重要环节之一，对于保障培训质量、促进培训结果同质化具有重要意义。为适应改革的需求，更好地帮助住院医师迎接结业考核中理论部分的全国统一考核，我们特组织北京大学、首都医科大学各临床医院及部分住院医师培训基地的带教教师编写了住院医师规范化培训外科学习题集。

本习题以《住院医师规范化培训内容与标准（试行）》中外科培训细则及住院医师规范化培训结业理论考核大纲的要求为指导，依据普通高等教育“十三五”国规教材《外科学》、国家卫生健康委员会住院医师规范化培训规划教材《外科学》内容为蓝本，同时参照《黄家驷外科学》，按照公共理论、外科学总论、普外科、骨科、胸心外科、泌尿外科、神经外科、整形外科、模拟试卷等分篇编写。从做一名合格医师应具备的岗位胜任力的知识储备为起点，并结合结业理论考核，将习题分 A1 型题（单句型最佳选择题），A2 型题（病历摘要型最佳选择题），A3/A4 型题（A3 型题为病历组型最佳选择题，A4 型题为病历串型最佳选择题）和病例分析题（不定项选择题）。

本习题集适用于正在接受全国规范化培训的外科住院医师和准备参加全国外科住院医师结业考核的考生，也适用于全国各高等医学院校的研究生、本科生。通过习题练习，可帮助学生加深对基础理论的理解和记忆，提高学生理论联系实际、独立思考及分析问题、解决问题的综合能力。另外，希望通过复习，有助于提高学生的应试能力。考核是进行教学评估的重要手段之一，能客观地评价应试者的知识结构和能力及培训基地培训过程存在的问题，对今后培训工作的开展、提高培训质量等方面有所裨益。

本习题集的编写得到了首都医科大学宣武医院、北京大学第三医院及其他参编医院教育处的大力支持，在此表示衷心地感谢。为了进一步提高本书的质量，恳请读者和同仁提出宝贵意见。

康　骅　刘忠军

2021 年 8 月

目 录

第一部分 公共理论

第二部分 专业理论

第三部分　模 拟 试 卷

第一部分　公共理论

第一章　政策法规

第一节　卫生法基本理论

【A1 型题】

1. 我国卫生法有以下几种表现形式，**除了**
   A. 宪法
   B. 卫生法律、法规、规章
   C. 技术性法规
   D. 国际卫生条约
   E. 政府红头文件

【答案】E

【解析】卫生法渊源主要形式：①宪法；②卫生法律；③卫生行政法规；④卫生部门规章；⑤地方性卫生法规和地方政府卫生规章；⑥卫生自治条例与单行条例；⑦特别行政区有关卫生事务的规范性法律文件；⑧卫生标准；⑨国际卫生条约。

2. 组成法律规范结构的是
   A. 假定、处理、制裁　B. 假定、处分、制裁
   C. 确定、处理、制裁　D. 假定、处理、裁决
   E. 假定、处理、司法

【答案】A

3. 卫生法律关系是指卫生法所调整的国家机关、企事业单位、社会团体之间，它们的内部机构以及与公民之间在卫生管理和医疗卫生预防保健服务过程中所形成的
   A. 命令和执行关系
   B. 权利和义务关系
   C. 指挥和义务关系
   D. 指导和管理关系
   E. 权利和服从关系

【答案】B

【解析】卫生法律关系是卫生法旨在保障个人和社会健康，调整不平等主体间和平等主体间权利义务关系的结果。

4. 卫生法律关系的主体，在卫生法律关系中
   A. 享有权利并承担义务
   B. 享有权利不承担义务
   C. 不享有权利只承担义务
   D. 既不享有权利也不承担义务
   E. 享有权利并承担少许义务

【答案】A

【解析】卫生法律关系的内容是指卫生法律关系主体依法享有的卫生权利和承担的卫生义务。

5. 卫生行政法律关系的行政主体的义务表现为以下几方面，**除了**
   A. 对相对人违法行为承担法律责任
   B. 依法行使法律所赋予的职权
   C. 接受被管理者的监督
   D. 为公民提供咨询服务
   E. 接受全体公民监督其执法

【答案】A

【解析】卫生义务是卫生法律关系中的义务主体依照卫生法规定，为了满足权利主体某种利益而为一定行为或者不为一定行为的必要性。它包含三层含义：①义务主体应当依据卫生法的规定，为一定行为或者不为一定行为，以便实现权利主体的某种利益；②义务主体负有的义务是在卫生法规定的范围内为一定行为或者不为一定行为，对于权利主体超出法定范围的要求，义务主体不承担义务；③卫生义务是一种法定义务，受到国家强制力的约束，如果义务主体不履行或者不适当履行，就要承担相应的法律责任。

6. 对以下行政行为提起行政诉讼，人民法院受理，**除了**
   A. 拒绝颁发许可证
   B. 拒绝履行保护财产权的职责

C. 发布有普遍约束力的决定
D. 侵犯个体医疗机构的经营自主权
E. 违法要求经营者履行义务
【答案】C

7. 目前,我国卫生法多涉及的民事责任的主要承担方式是
A. 恢复原状 B. 赔偿损失
C. 停止侵害 D. 消除危险
E. 支付违约金
【答案】B
【解析】民事责任的承担方式有停止侵害、排除障碍、消除危险、返还财产、恢复原状、修理、重做、更换、赔偿损失、支付违约金、消除影响、恢复名誉、赔礼道歉,其中最主要的是赔偿损失。

8. 我国现行卫生标准的部颁标准可适用于
A. 全国范围内各部门各地区
B. 全国卫生专业范围内
C. 局部地区卫生专业范围
D. 企业单位
E. 厂矿单位
【答案】B

9. 下列各项,**不属于**卫生法制定基本原则的是
A. 公平原则
B. 遵循宪法原则
C. 依照法定权限和程序的原则
D. 坚持民主立法的原则
E. 从实际出发的原则
【答案】E
【解析】应注意与卫生法的基本原则相区别 卫生法的基本原则主要有五个方面:卫生保护原则、预防为主原则、公平原则、保护社会健康原则、患者自主原则。

10. 卫生法律是由
A. 国务院制定
B. 国家卫生健康委员会制定
C. 国家卫生健康委员会提出草案,经国务院批准
D. 全国人大常委会制定
E. 地方政府制定,经国务院批准
【答案】D
【解析】狭义,由全国人民代表大会及其常务委员会制定、颁发的卫生法律,其包括卫生基本法律和基本法以外的卫生法律。广义,除了狭义外,还包括其他国家机关依照法定程序制定、颁布的卫生法规和卫生规章等,也包括宪法和其他部门法中有关卫生内容的规定。

第二节 医疗机构管理法律制度

【A1 型题】

1. ( )可依据当地《医疗机构设置规划》及《医疗机构管理条例》细则审查和批准医疗机构设置的部门是
A. 省、自治区、直辖市人民政府卫生行政部门
B. 市级人民政府卫生行政部门
C. 县级人民政府卫生行政部门
D. 乡镇人民政府卫生行政部门
E. 村级人民政府卫生行政部门
【答案】C

2. 申请设置医疗机构**除外**下列哪种情形,不予批准
A. 不符合当地《医疗机构设置规划》
B. 设置人不符合规定的条件
C. 不能提供满足投资总额的资信证明
D. 投资总额不能满足各项预算开支
E. 医疗机构选址合理
【答案】E

3. 规定《设置医疗机构批准书》有效期的部门是
A. 省、自治区、直辖市人民政府卫生行政部门
B. 市级人民政府卫生行政部门
C. 县级人民政府卫生行政部门
D. 乡镇人民政府卫生行政部门
E. 村级人民政府卫生行政部门
【答案】A

4. 床位在一百张以上的综合医院、中医医院、中西医结合医院、民族医医院以及专科医院、疗养院、康复医院、妇幼保健院、急救中心、临床检验中心和专科疾病防治机构的校验期为
A. 1 年 B. 3 年 C. 5 年
D. 7 年 E. 9 年
【答案】B

5. 医疗机构门诊病历的保存期不得少于
A. 5 年 B. 10 年 C. 15 年
D. 20 年 E. 25 年
【答案】C

6. 医疗机构住院病历的保存期不得少于
A. 15 年 B. 20 年 C. 25 年

D. 30年　　E. 35年

【答案】D

7. 医疗机构有下列情形之一的,登记机关可以责令其限期改正

A. 发生重大医疗事故

B. 连续发生医疗事故,不采取有效防范措施

C. 连续发生原因不明的同类患者死亡事件,同时存在管理不善因素

D. 管理混乱,有严重事故隐患,可能直接影响医疗安全

E. 省、自治区、直辖市卫生行政部门规定的其他情形

【答案】B

第三节　执业医师法律制度

【A1 型题】

1.《中华人民共和国执业医师法》规定,医师在执业活动中应履行的义务之一是

A. 在注册的执业范围内,选择合理的医疗、预防、保健方案

B. 从事医学研究、学术交流,参加专业学术团体

C. 参加专业培训,接受继续医学教育

D. 努力钻研业务,更新知识,提高专业水平

E. 获得工资报酬和津贴,享受国家规定的福利待遇

【答案】D

【解析】医师在执业活动中履行下列义务:①遵守法律、法规,遵守技术操作规范;②树立敬业精神,遵守职业道德,履行医师职责,尽职尽责为患者服务;③关心、爱护、尊重患者,保护患者的隐私;④努力钻研业务,更新知识,提高专业技术水平;⑤宣传卫生保健知识,对患者进行健康教育。所有选项中只有选项D是医师履行的义务之一,注意B和C选项从事医学研究和接受继续教育属于医师的权利。

2.《中华人民共和国执业医师法》规定,在医疗、预防、保健机构中试用期满一年,具有以下学历者可以参加执业医师资格考试

A. 高等学校医学专业本科以上学历

B. 高等学校医学专业专科学历

C. 取得助理执业医师执业证书后,具有高等学校医学专科学历

D. 中等专业学校医学专业学历

E. 取得助理执业医师执业证书后,具有中等专业学校医学专业学历

【答案】A

【解析】具有下列条件之一的,可以参加执业医师资格考试:①具有高等学校医学专业本科以上学历,在执业医师指导下,在医疗、预防、保健机构中试用期满一年的;②取得执业助理医师执业证书后,具有高等学校医学专科学历,在医疗、预防、保健机构中工作满两年的;具有中等专业学校医学专业学历,在医疗、预防、保健机构中工作满五年的。故本题选A。

3. 医师中止执业活动两年以上,当其中止的情形消失后,需要恢复执业活动的,应当经所在地的县级以上卫生行政部门委托的机构或者组织考核合格,并依法申请办理

A. 准予注册手续　　B. 中止注册手续

C. 注销注册手续　　D. 变更注册手续

E. 重新注册手续

【答案】E

【解析】中止医师执业活动两年以上的,当其中止的情形消失后,需要恢复执业活动的,应当经所在地的县级以上卫生行政部门委托的机构或者组织考核合格,并依法申请办理重新注册。故本题选E。

4. 对医师的业务水平、工作成绩和职业道德状况,依法享有定期考核权的单位是

A. 县级以上人民政府

B. 县级以上人民政府卫生行政部门

C. 受县级以上人民政府卫生行政部门委托的机构或者组织

D. 医师所在地的医学会或者医师协会

E. 医师所在的医疗、预防、保健机构

【答案】C

【解析】根据《中华人民共和国执业医师法》第四章第三十一条　受县级以上人民政府卫生行政部门委托的机构或者组织应当按照医师执业标准,对医师的业务水平、工作成绩和职业道德状况进行定期考核。对医师的考核结果,考核机构应当报告准予注册的卫生行政部门备案。所有选项,只有选项C符合,故本题选C。

5.《中华人民共和国执业医师法》规定对考核不合格的医师,卫生行政部门可以责令其暂停执业活动,并接受培训和继续医学教育。暂停期限是3个月至

A. 5个月　　B. 6个月　　C. 7个月

D. 8个月　　E. 9个月

【答案】B

【解析】对考核不合格的医师,县级以上人民政府卫

生行政部门可以责令其暂停执业活动3~6个月,并接受培训和继续医学教育。暂停执业活动期满,再次进行考核,对考核合格的,允许其继续执业;对考核不合格的,由县级以上人民政府卫生行政部门注销注册,收回医师执业证书。本题选B。

6. 某县医院妇产科医师计划开展结扎手术业务,按照规定参加了相关培训,培训结束后,有关单位负责对其进行了考核并颁发给相应的合格证书,该有关单位是指

A. 地方医师协会

B. 所在医疗保健机构

C. 国家卫生健康委员会

D. 地方医学会

E. 地方卫生行政部门

【答案】E

【解析】从事婚前医学检查、实行结扎手术和妊娠手术的人员以及从事家庭接生的人员,必须经过县级以上地方人民政府卫生行政部门的考核,并取得相应的合格证书。

7. 医师在执业活动中**不属于**应当履行的义务是

A. 宣传普及卫生保健知识

B. 尊重患者隐私权

C. 人格尊严、人身安全不受侵犯

D. 努力钻研业务,及时更新知识

E. 爱岗敬业,努力工作

【答案】C

【解析】根据《中华人民共和国执业医师法》第三章第二十二条 医师在执业活动中履行下列义务:

(一) 遵守法律、法规,遵守技术操作规范;

(二) 树立敬业精神,遵守职业道德,履行医师职责,尽职尽责为患者服务;

(三) 关心、爱护、尊重患者,保护患者的隐私;

(四) 努力钻研业务,更新知识,提高专业技术水平;

(五) 宣传卫生保健知识,对患者进行健康教育。

选项C人格尊严、人身安全不受侵犯属于医师享有的权利,选项A、B、D、E皆是医师的义务。

8. 医师在执业活动中,违反《中华人民共和国执业医师法》规定,有下列行为之一的,由县级以上人民政府卫生行政部门给予警告或者责令暂停六个月以上一年以下执业活动;情节严重的,吊销其医师执业证书

A. 未经批准开办医疗机构行医的

B. 未经患者或家属同意,对患者进行实验性临床医疗的

C. 在医疗、预防、保健工作中造成事故的

D. 不参加培训和继续教育的

E. 干扰医疗机构正常工作的

【答案】B

【解析】《中华人民共和国执业医师法》第三十七条 医师在执业活动中,违反本法规定,有下列行为之一的,由县级以上人民政府卫生行政部门给予警告或者责令暂停六个月以上一年以下执业活动;情节严重的,吊销其执业证书;构成犯罪的,依法追究刑事责任:

(一) 违反卫生行政规章制度或者技术操作规范,造成严重后果的;

(二) 由于不负责任延误急危患者的抢救和诊治,造成严重后果的;

(三) 造成医疗责任事故的;

(四) 未经亲自诊查、调查,签署诊断、治疗、流行病学等证明文件或者有关出生、死亡等证明文件的;

(五) 隐匿、伪造或者擅自销毁医学文书及有关资料的;

(六) 使用未经批准使用的药品、消毒药剂和医疗器械的;

(七) 不按照规定使用麻醉药品、医疗用毒性药品、精神药品和放射性药品的;

(八) 未经患者或者其家属同意,对患者进行实验性临床医疗的;

(九) 泄露患者隐私,造成严重后果的;

(十) 利用职务之便,索取、非法收受患者财物或者牟取其他不正当利益的;

(十一) 发生自然灾害、传染病流行、突发重大伤亡事故以及其他严重威胁人民生命健康的紧急情况时,不服从卫生行政部门调遣的;

(十二) 发生医疗事故或者发现传染病疫情,患者涉嫌伤害事件或者非正常死亡,不按照规定报告的。

本题所有选项只有选项B符合第(八)款,故本题选B。

9. 医师医疗权的权利**不包括**

A. 获得报酬　　B. 医学处置

C. 出具证明文件　　D. 选择医疗方案

E. 医学检查

【答案】A

【解析】医师在执业活动中享有下列权利:医师在执业活动中享有注册的执业范围内,进行医学诊查、疾病调查、医学处置、出具相应的医学证明文件,选择合理的医疗、预防、保健方案的权利。所有选项中只有获得报酬不包括在内,故本题选A。

10. 在医疗活动中,医务人员应当如实向患者告知病情、医疗措施、医疗风险,这是

A. 医务人员的权利

B. 医务人员的义务

C. 医务人员的职业道德

D. 患者的权利

E. 患者的义务

【答案】B

【解析】根据《中华人民共和国执业医师法》第

二十六条 医师应当如实向患者或者其家属介绍病情，但应注意避免对患者产生不利后果。医师进行实验性临床医疗，应当经医院批准并征得患者本人或者其家属同意。这属于医务人员应当切实履行的一些告知义务，故本题选B。

11. 对急危患者，医师应该采取的救治措施是

A. 积极措施　　B. 紧急措施

C. 适当措施　　D. 最佳措施

E. 一切可能的措施

【答案】B

【解析】根据《中华人民共和国执业医师法》第二十四条 对急危患者，医师应当采取紧急措施进行诊治；不得拒绝急救处置。故本题选B。

12. 医师的下列行为不属于违法违规的是

A. 违反技术操作规范

B. 延误救治

C. 拒绝以其他医院的检验结果为依据出具诊断证明书

D. 未经患者同意实施实验性临床医疗

E. 泄露患者隐私

【答案】C

【解析】根据《中华人民共和国执业医师法》第二十三条 医师实施医疗、预防、保健措施，签署有关医学证明文件，必须亲自诊查调查，并按照规定及时填写医学文书，不得隐匿、伪造或者销毁医学文书及有关资料。医师不得出具与自己执业范围无关或者与执业类别不相符的医学证明文件。而拒绝以其他医院的检验结果为依据出具诊断证明书是正确的行为，不属于违法违规。故本题选C。其他选项皆属于违法违规。

13. 未经有关部门批准，医师擅自开办诊所，卫生行政部门可采取的措施不包括

A. 没收违法所得

B. 责令赔偿患者损失

C. 没收药品、器械

D. 吊销执业证书

E. 取缔

【答案】B

【解析】根据《中华人民共和国执业医师法》第三十九条 未经批准擅自开办医疗机构行医或者非医师行医的，由县级以上人民政府卫生行政部门予以取缔，没收其违法所得及其药品、器械，并处十万元以下的罚款；对医师吊销其执业证书；给患者造成损害的，依法承担赔偿责任；构成犯罪的，依法追究刑事责任。所有选项中只有责令赔偿患者损失不包括在内，故本题选B。

14. 执业医师是指在医疗机构中的

A. 从业人员

B. 执业的医务人员

C. 经注册的医务人员

D. 取得医师资格的医务人员

E. 取得医师资格并经注册的执业医务人员

【答案】E

【解析】医师包括执业医师和执业助理医师，指依法取得执业医师资格或者执业助理医师资格，经注册在医疗、预防、保健机构中执业的专业医务人员。选项E较为完整地定义了执业医师的概念，而其他答案均有所欠缺。故本题选E。

15. 医师拒绝按照其他医院的检验结果开处方，应

A. 不受处罚　　B. 受纪律处罚

C. 受党纪处罚　　D. 受行政处罚

E. 受司法处罚

【答案】A

【解析】未经医师亲自诊查、调查，签署诊断、治疗、流行病学等证明文件或者有关出生、死亡等证明文件的，将由县级以上人民政府卫生行政部门给予医师警告或者责令暂停六个月以上一年以下执业活动；情节严重的，吊销执业证书；构成犯罪的，依法追究刑事责任。所以说，某医师拒绝按照其他医院检验结果开处方的行为是正确的，不受处罚。故本题选A。

16. 医师跨省调动工作，需申请办理变更执业注册手续时，应

A. 向原注册管理部门申请

B. 向拟执业地注册管理部门申请

C. 向原或拟执业地任何一个注册管理部门申请

D. 先向原注册管理部门申请，再向拟执业地注册管理部门申请

E. 先向拟执业地注册管理部门申请，再向原注册地管理部门申请

【答案】B

【解析】根据《中华人民共和国执业医师法》第二章第十七条 医师变更执业地点、执业类别、执业范围等注册事项的，应当到准予注册的卫生行政部门依照本法第十三条的规定办理变更注册手续。故应向拟执业地注册管理部门申请。

17. 对于涂改、伪造病历资料的医务人员，卫生行政部门可给予的行政处罚不包括

A. 行政处分　　B. 纪律处分

C. 吊销执业证书　　D. 吊销资格证书

E. 赔偿患者损失

【答案】E

【解析】根据《中华人民共和国执业医师法》第五章第三十七条 隐匿、伪造或者擅自销毁医学文书及有关

资料的医师将由县级以上人民政府卫生行政部门给予警告或者责令暂停六个月以上一年以下执业活动;情节严重的,吊销执业证书;构成犯罪的,依法追究刑事责任。所有选项中只有“赔偿患者损失”不包括在内,故本题选E。

【A2型题】

1. 某医师,在去年8月至今年6月的执业活动中,为了从个体推销商手中得到好处,多次使用未经批准的药品和消毒药剂,累计获得回扣8 205元。根据《中华人民共和国执业医师法》的规定,应当依法给予该医师的行政处罚是
   A. 警告
   B. 责令暂停9个月执业活动
   C. 罚款1万元
   D. 吊销执业证书
   E. 没收非法所得

【答案】D

【解析】《中华人民共和国执业医师法》第五章第三十七条　医师在执业活动中,违反本法规定,有下列行为之一的,由县级以上人民政府卫生行政部门给予警告或者责令暂停六个月以上一年以下执业活动;情节严重的,吊销其执业证书;构成犯罪的,依法追究刑事责任。本题该医师属于其中的第(十)款:利用职务之便,索取、非法收受患者财物或者牟取其他不正当利益的,应给予吊销执业证书。故本题选D。

2. 中等卫校毕业生林某,在乡卫生院工作,2000年取得执业助理医师执业证书。他要参加执业医师资格考试,根据《中华人民共和国执业医师法》规定,应取得执业助理医师执业证书后,在医疗机构中工作满
   A. 六年　B. 五年　C. 四年
   D. 三年　E. 两年

【答案】B

【解析】根据《中华人民共和国执业医师法》第二章第九条　具有下列条件之一的,可以参加执业医师资格考试:

(一)具有高等学校医学专业本科以上学历,在执业医师指导下,在医疗、预防、保健机构中试用期满一年的;

(二)取得执业助理医师执业证书后,具有高等学校医学专科学历,在医疗、预防、保健机构中工作满两年的;具有中等专业学校医学专业学历,在医疗、预防、保健机构中工作满五年的。

本题林某属于第九条第(二)款的情况,故选B。

3. 黄某2010年10月因医疗事故受到吊销医师执业证书的行政处罚,2012年9月向当地卫生行政部门申请重新注册。卫生行政部门经过审查决定对黄某不予注册,理由是黄某的行政处罚自处罚决定之日起至申请注册之日止不满
   A. 一年　B. 两年　C. 三年
   D. 四年　E. 五年

【答案】B

【解析】根据《中华人民共和国执业医师法》第十五条　有下列情形之一的,不予注册:

(一)不具有完全民事行为能力的;

(二)因受刑事处罚,自刑罚执行完毕之日起至申请注册之日止不满两年的;

(三)受吊销医师执业证书行政处罚,自处罚决定之日起至申请注册之日止不满两年的;

(四)有国务院卫生行政部门规定不宜从事医疗、预防、保健业务的其他情形的。

受理申请的卫生行政部门对不符合条件不予注册的,应当自收到申请之日起三十日内书面通知申请人,并说明理由。申请人有异议的,可以自收到通知之日起十五日内,依法申请复议或者向人民法院提起诉讼。本题黄某属于第十五条第(三)款的情况,故本题选B。

第四节　医疗事故与损害法律制度

【A1型题】

1.《医疗事故处理条例》将医疗事故分为四级,它们是根据
   A. 对患者人身造成的损害程度
   B. 医疗事故的责任
   C. 患者病情严重程度
   D. 医疗事故的定性
   E. 患者患病的病种情况

【答案】A

【解析】《医疗事故处理条例》第四条　根据对患者人身造成的损害程度,医疗事故分为四级。

2. 因抢救急危患者,未能及时书写病历的,有关医务人员应当在抢救结束后几小时内据实补记,并加以注明
   A. 3小时　B. 6小时　C. 9小时
   D. 12小时　E. 24小时

【答案】B

【解析】《医疗事故处理条例》第八条　医疗机构应当按照国务院卫生行政部门规定的要求,书写并妥善保管病历资料。因抢救急危患者,未能及时书写病历的,

有关医务人员应当在抢救结束后6小时内据实补记，并加以注明。

3. 发生医疗事故争议情况，封存和启封病历等资料时应
 A 有医患双方在场
 B. 有第三方公证人在场
 C. 有医疗事故鉴定委员会专家在场
 D. 有卫生行政部门有关人员在场
 E. 经请卫生行政部门批准后

【答案】A

【解析】《医疗事故处理条例》第十六条　发生医疗事故争议时，死亡病例讨论记录、疑难病例讨论记录、上级医师查房记录、会诊意见、病程记录应当在医患双方在场的情况下封存和启封。封存的病历资料可以是复印件，由医疗机构保管。

4. 当事人对首次医疗事故技术鉴定不服的，可以自收到首次医疗事故技术鉴定结论之日起几日内向所在地卫生行政部门提出再次鉴定的申请
 A. 5日　B. 10日　C. 15日
 D. 20日　E. 25日

【答案】C

【解析】《医疗事故处理条例》第二十二条　当事人对首次医疗事故技术鉴定结论不服的，可以自收到首次鉴定结论之日起15日内向医疗机构所在地卫生行政部门提出再次鉴定的申请。

5. 当事人自知道或者应当知道其身体健康受到损害之日起（　　）年内，可以向卫生行政部门提出医疗事故争议处理申请
 A. 0.5　B. 1　C. 1.5
 D. 2　E. 2.5

【答案】B

【解析】《医疗事故处理条例》第三十七条　发生医疗事故争议，当事人申请卫生行政部门处理的，应当提出书面申请。申请书应当载明申请人的基本情况、有关事实、具体请求及理由等。当事人自知道或者应当知道其身体健康受到损害之日起1年内，可以向卫生行政部门提出医疗事故争议处理申请。

6. 医疗事故赔偿的项目有
 A. 7项　B. 8项　C. 9项
 D. 10项　E. 11项

【答案】E

【解析】《医疗事故处理条例》第五十条　医疗事故赔偿的项目包括11项，具体为：医疗费、误工费、住院伙食补助费、陪护费、残疾生活补助费、残疾用具费、丧葬费、被抚养人生活费、交通费、住宿费、精神损害抚慰金等，并较为明确地规定了上述赔偿项目的计算标准和计算办法。

7. 调整医疗活动中医患双方权利和义务，保障医患双方合法权益得以实现的具体卫生行政法规是
 A.《中华人民共和国食品卫生法》
 B.《医疗事故处理条例》
 C.《麻醉药品管理办法》
 D.《中华人民共和国传染病防治法》
 E.《中华人民共和国药品管理法》

【答案】B

【解析】《医疗事故处理条例》是国务院2002年4月4日颁布的条例。制定的目的是正确处理医疗事故，保护患者和医疗机构及其医务人员的合法权益，维护医疗秩序，保障医疗安全，促进医学科学的发展。

8. 经国务院第55次常务会议通过的《医疗事故处理条例》，开始施行的日期为
 A. 2002年4月4日
 B. 2002年9月1日
 C. 2003年4月4日
 D. 2002年2月20日
 E. 2003年9月1日

【答案】B

【解析】最新的条例于2002年2月20日国务院第55次常务会议通过，于2002年9月1日起公布施行，共计七章六十三条。

9. 当事人对首次医疗事故技术鉴定结论有异议，申请再次鉴定的，卫生行政部门应当自收到之日起7日内，交由什么组织再次鉴定
 A. 地、市级地方医学会
 B. 省、自治区、直辖市地方医学会
 C. 中华医学会
 D. 人民法院
 E. 中国医师协会

【答案】B

【解析】《医疗事故处理条例》第三十九条　当事人对首次医疗事故技术鉴定结论有异议，申请再次鉴定的，卫生行政部门应当自收到申请之日起7日内交由省、自治区、直辖市地方医学会组织再次鉴定。

10. 医疗机构内死亡的，尸体应立即移放太平间。死者尸体存放时间一般**不超过**多长时间
 A. 1周　B. 2周　C. 3周
 D. 4周　E. 5周

【答案】B

【解析】《医疗事故处理条例》第十九条　患者在医疗机构内死亡的，尸体应当立即移放太平间。死者尸体

存放时间一般不得超过2周。逾期不处理的尸体，经医疗机构所在地卫生行政部门批准，并报经同级公安部门备案后，由医疗机构按照规定进行处理。

11. 下列选项中哪种情形不属于医疗事故

A. 在紧急情况下为抢救垂危患者生命而采取紧急措施造成不良后果的

B. 在医疗活动中由于患者病情异常或者患者体质特殊而发生医疗意外的

C. 无过错输血感染造成不良后果的

D. 经患者同意，对患者实行实验性诊疗发生不良后果

E. 以上都不是医疗事故

【答案】E

【解析】《医疗事故处理条例》第三十三条 有下列情形之一的，不属于医疗事故：

(一) 在紧急情况下为抢救垂危患者生命而采取紧急医学措施造成不良后果的；

(二) 在医疗活动中由于患者病情异常或者患者体质特殊而发生医疗意外的；

(三) 在现有医学科学技术条件下，发生无法预料或者不能防范的不良后果的；

(四) 无过错输血感染造成不良后果的；

(五) 因患方原因延误诊疗导致不良后果的；

(六) 因不可抗力造成不良后果的。

12. 医疗纠纷需进行尸检，尸检时间应在死后

A. 12小时内　B. 24小时内

C. 36小时内　D. 48小时内

E. 72小时内

【答案】D

【解析】《医疗事故处理条例》第十八条 患者死亡，医患双方当事人不能确定死因或者对死因有异议的，应当在患者死亡后48小时内进行尸检；具备尸体冻存条件的，可以延长至7日。尸检应当经死者近亲属同意并签字。

13. 发生重大医疗过失行为，医疗机构应当在规定的时限向当地卫生行政部门报告，重大医疗过失行为是指下列哪种情形

A. 造成患者一般功能障碍

B. 造成患者轻度残疾

C. 造成患者组织损伤导致一般功能障碍

D. 造成患者明显人身损害的其他后果

E. 导致3人以上人身损害后果

【答案】E

【解析】《医疗事故处理条例》第十四条 发生医疗事故的，医疗机构应当按照规定向所在地卫生行政部门报告。发生下列重大医疗过失行为的，医疗机构应当在12小时内向所在地卫生行政部门报告：

(一) 导致患者死亡或者可能为二级以上的医疗事故；

(二) 导致3人以上人身损害后果；

(三) 国务院卫生行政部门和省、自治区、直辖市人民政府卫生行政部门规定的其他情形。

14. 事故赔偿被抚养人的生活费时，正确的是

A. 不满16周岁的，抚养到16岁

B. 不满16周岁的，抚养到18岁

C. 年满16周岁但无劳动能力的，抚养30年

D. 60周岁以上的，不超过20年

E. 70周岁以上的，不超过10年

【答案】A

【解析】《医疗事故处理条例》第五十条 以死者生前或者残疾者丧失劳动能力前实际抚养且没有劳动能力的人为限，按照其户籍所在地或者居所地居民最低生活保障标准计算。对不满16周岁的，抚养到16周岁；对年满16周岁但无劳动能力的，抚养20年；但是，60周岁以上的，不超过15年；70周岁以上的，不超过5年。

15. 进行医疗事故赔偿调解的依据是

A. 卫生行政部门作出的医疗事故技术鉴定结论报告

B. 卫生行政部门审核的、依照条例规定作出的医疗事故鉴定技术结论

C. 双方当事人自行协商解决的医疗事故技术鉴定报告结论

D. 双方当事人有争议的医疗事故鉴定结论

E. 卫生行政部门作出的鉴定结论

【答案】B

【解析】《医疗事故处理条例》第四十八条 已确定为医疗事故的，卫生行政部门应医疗事故争议双方当事人请求，可以进行医疗事故赔偿调解。调解时，应当遵循当事人双方自愿原则，并应当依据本条例的规定计算赔偿数额。经调解，双方当事人就赔偿数额达成协议的，制作调解书，双方当事人应当履行；调解不成或者经调解达成协议后一方反悔的，卫生行政部门不再调解。

16.《医疗事故处理条例》规定，医院对参加事故处理的患者近亲属交通费、误工费和住宿费的损失赔偿人数不超过

A. 2人　B. 3人　C. 4人

D. 5人　E. 6人

【答案】A

【解析】《医疗事故处理条例》第五十一条 参加医疗事故处理的患者近亲属所需交通费、误工费、住宿费，参照本条例第五十条的有关规定计算，计算费用的人数不超过2人。医疗事故造成患者死亡的，参加丧葬活动

的患者的配偶和直系亲属所需交通费、误工费、住宿费，参照本条例第五十条的有关规定计算，计算费用的人数不超过2人。

17. 医疗事故的要件之一是
   A. 直接故意
   B. 间接故意
   C. 过失
   D. 意外事件
   E. 有主观意愿

【答案】C

【解析】《医疗事故处理条例》第二条　本条例所称医疗事故，是指医疗机构及其医务人员在医疗活动中，违反医疗卫生管理法律、行政法规、部门规章和诊疗护理规范、常规，过失造成患者人身损害的事故。

18. 重大医疗过失行为，例如导致3人以上人身损害后果，医疗卫生机构应当在几小时内向所在地卫生行政部门报告
   A. 6小时内　B. 8小时内
   C. 12小时内　D. 24小时内
   E. 48小时内

【答案】C

【解析】《医疗事故处理条例》第十四条　发生重大医疗过失行为的，医疗机构应当在12小时内向所在地卫生行政部门报告。

19. 医疗事故的责任主体是依法取得
   A. 大学毕业证书的医学院校毕业生
   B. 医学教育资格的机构
   C. 医疗机构执业许可证的机构
   D. 考试合格资格的考生
   E. 医学临床研究资格的机构

【答案】C

【解析】《医疗事故处理条例》第六十条　本条例所称医疗机构，是指依照《医疗机构管理条例》的规定取得《医疗机构执业许可证》的机构。

20. 对事故所作首次鉴定结论不服的，当事人申请再次鉴定的时限应是
   A. 收到首次鉴定结论之日起20日后
   B. 收到首次鉴定结论之日起15日内
   C. 收到首次鉴定结论之日起30日后
   D. 收到首次鉴定结论之日起10日内
   E. 收到首次鉴定结论之日起15日后

【答案】B

【解析】《医疗事故处理条例》第二十二条　当事人对首次医疗事故技术鉴定结论不服的，可以自收到首次鉴定结论之日起15日内向医疗机构所在地卫生行政部门提出再次鉴定的申请。

第五节　母婴保健法律制度

【A1型题】

1. 母婴保健技术服务**不包括**
   A. 有关母婴保健的科普宣传、教育和咨询
   B. 婚前医学检查
   C. 产前诊断和遗传病诊断
   D. 助产技术
   E. 内、外科诊疗

【答案】E

2. 孕妇有下列情形之一的，医师**不必**对其进行产前诊断
   A. 羊水过多或者过少的
   B. 胎儿发育异常或者胎儿有可疑畸形的
   C. 孕早期接触过可能导致胎儿先天缺陷的物质的
   D. 有遗传病家族史或者曾经分娩过先天性严重缺陷婴儿的
   E. 初产妇年龄不满35岁

【答案】E

3. 严禁采用技术手段对胎儿进行性别鉴定，对怀疑胎儿可能为伴性遗传病，需要进行性别鉴定的，由（　　）指定的医疗、保健机构按照国务院卫生行政部门的规定进行鉴定
   A. 省、自治区、直辖市人民政府卫生行政部门
   B. 市级人民政府卫生行政部门
   C. 县级人民政府卫生行政部门
   D. 乡镇人民政府卫生行政部门
   E. 村级人民政府卫生行政部门

【答案】A

4. 没有条件住院分娩的，应当由经（　　）许可并取得家庭接生员技术证书的人员接生
   A. 省、自治区、直辖市人民政府卫生行政部门
   B. 市级人民政府卫生行政部门
   C. 县级人民政府卫生行政部门
   D. 乡镇人民政府卫生行政部门
   E. 村级人民政府卫生行政部门

【答案】C

5. 国家推行(　　)喂养
   A. 母乳　　B. 混合
   C. 母乳代用品　　D. 配方奶
   E. 纯牛奶
   【答案】A
6. 当事人对婚前医学检查、遗传病诊断、产前诊断结果有异议,需要进一步确诊的,可以自接到检查或者诊断结果之日起(　　)向所在地县级或者设区的市级母婴保健医学技术鉴定委员会提出书面鉴定申请
   A. 7日内　　B. 10日内　　C. 15日内
   D. 20日内　　E. 25日内
   【答案】C
7. 母婴保健医学技术鉴定委员会应当自接到鉴定申请之日起(　　)作出医学技术鉴定意见,并及时通知当事人
   A. 15日内　　B. 20日内　　C. 25日内
   D. 30日内　　E. 35日内
   【答案】D
8. 当事人对母婴保健医学技术鉴定意见有异议的,可以自接到鉴定意见通知书之日起(　　)向上一级母婴保健医学技术鉴定委员会申请再鉴定
   A. 7日内　　B. 10日内　　C. 15日内
   D. 20日内　　E. 25日内
   【答案】C
9. 母婴保健医学技术鉴定委员会进行医学鉴定时须有(　　)以上相关专业医学技术鉴定委员会成员参加
   A. 3名　　B. 5名　　C. 7名
   D. 9名　　E. 11名
   【答案】B

第六节　传染病防治法律制度

【A1型题】

1.《中华人民共和国传染病防治法》规定的乙类传染病有
   A. 鼠疫　　B. 流行性感冒　　C. 艾滋病
   D. 风疹　　E. 霍乱
   【答案】C
   【解析】甲类传染病是指:鼠疫、霍乱。乙类传染病是指:传染性非典型肺炎、艾滋病、病毒性肝炎、脊髓灰质炎、人感染高致病性禽流感、麻疹、流行性出血热、狂犬病、流行性乙型脑炎、登革热、炭疽、细菌性和阿米巴性痢疾、肺结核、伤寒和副伤寒、流行性脑脊髓膜炎、百日咳、白喉、新生儿破伤风、猩红热、布鲁氏菌病、淋病、梅毒、钩端螺旋体病、血吸虫病、疟疾。丙类传染病是指:流行性感冒、流行性腮腺炎、风疹、急性出血性结膜炎、麻风病、流行性和地方性斑疹伤寒、黑热病、棘球蚴病、丝虫病,除霍乱、细菌性和阿米巴性痢疾、伤寒和副伤寒以外的感染性腹泻病。选项C属于乙类传染病,故本题选C。
2.《中华人民共和国传染病防治法》规定,国家对传染病实行的方针与管理办法是
   A. 预防为主,防治结合,统一管理
   B. 预防为主,防治结合,分类管理
   C. 预防为主,防治结合,划区管理
   D. 预防为主,防治结合,分片管理
   E. 预防为主,防治结合,层级管理
   【答案】B
   【解析】根据《中华人民共和国传染病防治法》第二条　国家对传染病防治实行预防为主的方针,防治结合、分类管理、依靠科学、依靠群众。故本题选B。
3. 对从事传染病预防、医疗、科研的人员以及现场处理疫情的人员,为了保障其健康,他们所在单位应当根据国家规定采取
   A. 防治措施和强制治疗措施
   B. 防治措施和强制隔离措施
   C. 防治措施和医疗保健措施
   D. 防治措施和追踪调查措施
   E. 防治措施和紧急控制措施
   【答案】C
   【解析】根据《中华人民共和国传染病防治法》第六十四条　对从事传染病预防、医疗、科研、教学、现场处理疫情的人员,以及在生产、工作中接触传染病病原体的其他人员,有关单位应当按照国家规定,采取有效的卫生防护措施和医疗保健措施,并给予适当的津贴。故本题应选C。
4. 在自然疫源地和可能是自然疫源地的地区兴办的大型建设项目开工前,建设单位应当申请当地卫生防疫机构对施工环境进行
   A. 环保调查　　B. 卫生调查
   C. 卫生资源调查　　D. 环境资源调查
   E. 危害因素调查
   【答案】B
   【解析】根据《中华人民共和国传染病防治法》第二十八条　在国家确认的自然疫源地计划兴建水利、交通、旅游、能源等大型建设项目的,应当事先由省级以上

疾病预防控制机构对施工环境进行卫生调查。建设单位应当根据疾病预防控制机构的意见,采取必要的传染病预防、控制措施。故本题选B。

5. 对传染病病人或疑似传染病病人污染的场所和物品,医疗保健机构应当及时采取
   A. 封闭场所并销毁物品
   B. 强制隔离治疗
   C. 必要的卫生处理
   D. 报告上级卫生行政机关处理
   E. 提请卫生防疫部门处理

【答案】C

6. 属于乙类传染病,但采取甲类传染病预防和控制措施的疾病是
   A. 新生儿破伤风
   B. 梅毒
   C. 百日咳
   D. 传染性非典型性肺炎
   E. 白喉

【答案】D

【解析】对乙类传染病中传染性非典型肺炎、炭疽中肺炭疽和人感染高致病性禽流感,采取《中华人民共和国传染病防治法》中甲类传染病的预防、控制措施。

7. 国家对传染病菌种毒种的采集、保藏、携带、运输和使用实行的管理方式是
   A. 分类管理 B. 行业管理
   C. 专项管理 D. 集中管理
   E. 分层管理

【答案】A

【解析】对可能导致甲类传染病传播的以及国务院卫生行政部门规定的菌种、毒种和传染病检测样本,确需采集、保藏、携带、运输和使用的,实行分类管理,建立健全严格的管理制度。须经省级以上人民政府卫生行政部门批准。

8. 下列属于《中华人民共和国传染病防治法》规定的乙类传染病的是
   A. 鼠疫
   B. 流行性感冒
   C. 人感染高致病性禽流感
   D. 黑热病
   E. 霍乱

【答案】C

【解析】根据《中华人民共和国传染病防治法》,甲类传染病是指:鼠疫、霍乱。乙类传染病是指:传染性非典型肺炎、艾滋病、病毒性肝炎、脊髓灰质炎、人感染高致病性禽流感、麻疹、流行性出血热、狂犬病、流行性乙型脑炎、登革热、炭疽、细菌性和阿米巴性痢疾、肺结核、伤寒和副伤寒、流行性脑脊髓膜炎、百日咳、白喉、新生儿破伤风、猩红热、布鲁氏菌病、淋病、梅毒、钩端螺旋体病、血吸虫病、疟疾。丙类传染病是指:流行性感冒、流行性腮腺炎、风疹、急性出血性结膜炎、麻风病、流行性和地方性斑疹伤寒、黑热病、棘球蚴病、丝虫病,除霍乱、细菌性和阿米巴性痢疾、伤寒和副伤寒以外的感染性腹泻病。故选项C属于乙类传染病,本题选C。

9. 医疗机构在发现甲类传染病时,对疑似病人在明确诊断前,应在指定场所进行
   A. 访视 B. 留验
   C. 单独隔离治疗 D. 医学观察
   E. 就地诊验

【答案】C

【解析】医疗机构发现甲类传染病时,应当及时采取下列措施:①对病人、病原携带者,予以隔离治疗,隔离期限根据医学检查结果确定;②对疑似病人,确诊前在指定场所单独隔离治疗;③对医疗机构内的病人、病原携带者、疑似病人的密切接触者,在指定场所进行医学观察和采取其他必要的预防措施。故本题选C。

10. 传染病暴发、流行时,县级以上地方人民政府应当
    A. 宣布疫区
    B. 限制或者停止集市、集会
    C. 停业、停工、停课
    D. 临时征用房屋、交通工具
    E. 立即组织力量防治,切断传播途径

【答案】E

【解析】根据《中华人民共和国传染病防治法》第四十二条 传染病暴发、流行时,县级以上地方人民政府应当立即组织力量,按照预防、控制预案进行防治,切断传染病的传播途径,必要时,报经上一级人民政府决定,可以采取下列紧急措施并予以公告:

(一)限制或者停止集市、影剧院演出或者其他人群聚集的活动;

(二)停工、停业、停课;

(三)封闭或者封存被传染病病原体污染的公共饮用水源、食品以及相关物品;

(四)控制或者扑杀染疫野生动物、家畜家禽;

(五)封闭可能造成传染病扩散的场所。

故本题选E。

11. 发生传染病流行时,县级以上地方政府有权在本行政区域内
    A. 调集各级各类医疗、防疫人员参加疫情控制工作
    B. 停工、停业、停课
    C. 封锁甲类或按甲类传染病管理的传染病

疫区

D. 封锁跨省、自治区、直辖市的疫区

E. 宣布疫区

【答案】B

12. 为查找传染病原因，医疗机构依法对疑似传染病病人尸体进行解剖，应当

A. 有病人死亡前签署的同意尸检的书面意见

B. 征得死者家属同意并签字

C. 征得死者家属同意

D. 选择性告知死者家属

E. 告知死者家属

【答案】E

【解析】根据《中华人民共和国传染病防治法》第四十六条　患甲类传染病、炭疽死亡的，应当将尸体立即进行卫生处理，就近火化。患其他传染病死亡的，必要时，应当将尸体进行卫生处理后火化或者按照规定深埋。为了查找传染病病因，医疗机构在必要时可以按照国务院卫生行政部门的规定，对传染病病人尸体或者疑似传染病病人尸体进行解剖查验，并应当告知死者家属。故本题选 E。

13. 对于住院的甲型肝炎病人使用过的卫生洁具，医疗机构应当采取的措施是

A. 销毁

B. 彻底清洗

C. 必要的卫生处理

D. 请卫生行政机关处理

E. 请防疫机构处理

【答案】C

【解析】根据《中华人民共和国传染病防治法》第二十七条　对被传染病病原体污染的污水、污物、场所和物品，有关单位和个人必须在疾病预防控制机构的指导下或者按照其提出的卫生要求，进行严格消毒处理；拒绝消毒处理的，由当地卫生行政部门或者疾病预防控制机构进行强制消毒处理。故本题选 C。

14. 有权对拒绝隔离治疗的霍乱病人采取强制措施的机构是

A. 医疗机构　　B. 防疫机构

C. 公安机关　　D. 卫生行政部门

E. 政府综合执法机构

【答案】C

【解析】医疗机构发现甲类传染病时，应当及时采取下列措施：①对病人、病原携带者，予以隔离治疗，隔离期限根据医学检查结果确定；②对疑似病人，确诊前在指定场所单独隔离治疗；③对医疗机构内的病人、病原携带者、疑似病人的密切接触者，在指定场所进行医学观察和采取其他必要的预防措施。拒绝隔离治疗或者隔离期未满擅自脱离隔离治疗的，可以由公安机关协助医疗机构采取强制隔离治疗措施。故本题选 C。

15.《中华人民共和国传染病防治法》规定，有关单位应当根据国家规定，对以下人员采取有效的防护措施和医疗保健措施

A. 从事传染病预防的人员以及在生产、工作中接触传染病病原体的其他人员

B. 从事传染病预防、医疗的人员

C. 从事传染病预防、医疗、科研的人员

D. 医疗、教学的人员，以及在生产、工作中接触传染病病原体的其他人员

E. 从事传染病预防、医疗、科研、教学的人员，以及在生产、工作中接触传染病病原的其他人员

【答案】E

【解析】《中华人民共和国传染病防治法》第六十四条　对从事传染病预防、医疗、科研、教学、现场处理疫情的人员，以及在生产、工作中接触传染病病原体的其他人员，有关单位应当按照国家规定，采取有效的卫生防护措施和医疗保健措施，并给予适当的津贴。

16. 除《中华人民共和国传染病防治法》规定以外的其他传染病，根据其暴发、流行情况和危害程度，需要列入乙类、丙类传染病的，由哪个部门决定并予以公布

A. 国务院公安部门

B. 国务院卫生行政部门

C. 国务院畜牧兽医部门

D. 国务院办公厅

E. 国务院司法部门

【答案】B

【解析】《中华人民共和国传染病防治法》第三条　国务院卫生行政部门根据传染病暴发、流行情况和危害程度，可以决定增加、减少或者调整乙类、丙类传染病病种并予以公布。

17. 卫生行政部门工作人员依法执行职务时，应当不少于

A. 两人　　B. 3 人　　C. 4 人

D. 5 人　　E. 6 人

【答案】A

【解析】《中华人民共和国传染病防治法》第五十六条　卫生行政部门工作人员依法执行职务时，应当不少于两人，并出示执法证件，填写卫生执法文书。卫生执法文书经核对无误后，应当由卫生执法人员和当事人签名。当事人拒绝签名的，卫生执法人员应当注明情况。

【A2 型题】

1. 患儿刘某,因发热3日到县医院就诊,门诊接诊医生张某检查后发现刘某的颊黏膜上有科氏斑,拟诊断为麻疹。张某遂嘱患儿刘某的家长带刘某去市传染病医院就诊。按照《中华人民共和国传染病防治法》的规定,张某应当
   A. 请上级医生会诊,确诊后再转诊
   B. 请上级医生会诊,确诊后隔离治疗
   C. 向医院领导报告,确诊后由防疫部门进行转送隔离
   D. 向医院领导报告,确诊后对刘某就地进行隔离
   E. 在规定时间内,向当地防疫机构报告

   【答案】E

   【解析】责任疫情报告人发现甲类传染病和乙类传染病中人感染高致病性禽流感、非典型病原体肺炎、肺炭疽的病人、病原携带者和疑似传染病病人时,应于2小时内向发病地的卫生防疫机构报告。发现乙类和丙类传染病应在12小时内当地防疫机构报告。故选E。

2. 甲县某养鸡场发生高致病性禽流感疫情。其相邻养鸡场场主杨某因舍不得灭杀种鸡,便趁夜晚驾车将数十只种鸡运往位于乙县的表哥家藏匿,但在途经乙县、丙县和丁县交界处时,被丁县动物防疫部门截获。遂将车上的种鸡在丁县全部灭杀以及无害化处理。在与杨某的交涉中,丁县动物防疫人员发现杨某体温高、不断咳嗽,随后便通知了上述各县疾病预防控制部门。对于杨某进行医学观察的场所应选择在
   A. 甲县　　B. 乙县　　C. 丙县
   D. 丁县　　E. 上级市

   【答案】D

   【解析】疑似甲类或乙类中的某些传染病病人在明确诊断前,应就地进行医学观察。根据题干,防疫人员现怀疑杨某患有"人禽流感",故应就地(丁县)进行医学观察,故选D。

第七节　药品及处方管理法律制度

【A1 型题】

1. 医疗机构配制制剂,应是本单位临床需要而市场上没有供应的品种,并须经所在地哪个部门批准后方可配制
   A. 省级卫生行政部门
   B. 省级药品监督管理部门
   C. 县级卫生行政部门
   D. 地市级药品监督管理部门
   E. 省级工商行政管理部门

   【答案】B

   【解析】根据《中华人民共和国药品管理法》第七十六条　医疗机构配制的制剂,应当是本单位临床需要而市场上没有供应的品种,并应当经所在地省、自治区、直辖市人民政府药品监督管理部门批准;但是,法律对配制中药制剂另有规定的除外。医疗机构配制的制剂应当按照规定进行质量检验;合格的,凭医师处方在本单位使用。经国务院药品监督管理部门或者省、自治区、直辖市人民政府药品监督管理部门批准,医疗机构配制的制剂可以在指定的医疗机构之间调剂使用。医疗机构配制的制剂不得在市场销售。选项B符合题目要求,本题选B。

2. 医疗机构从事药剂技术工作必须配备
   A. 保证制剂质量的设施
   B. 管理制度
   C. 检验仪器
   D. 相应的卫生条件
   E. 依法经过资格认定的药师或者其他药学技术人员

   【答案】E

   【解析】《中华人民共和国药品管理法》第六十九条　医疗机构应当配备依法经过资格认定的药师或者其他药学技术人员。非药学技术人员不得直接从事药剂技术工作。故本题选E。

3. 医疗机构在药品购销中暗中收受回扣或者其他利益,依法对其给予罚款处罚的机关是
   A. 卫生健康主管部门
   B. 药品监督管理部门
   C. 工商行政管理部门
   D. 市场监督管理部门
   E. 中医药管理部门

   【答案】D

   【解析】根据《中华人民共和国药品管理法》第一百四十一条　药品上市许可持有人、药品生产企业、药品经营企业或者医疗机构在药品购销中给予、收受回扣或者其他不正当利益的,药品上市许可持有人、药品生产企业、药品经营企业或者代理人给予使用其药品的医疗机构的负责人、药品采购人员、医师、药师等有关人员财物或者其他不正当利益的,由市场监督管理部门没收违法所得,并处三十万元以上三百万元以下的罚款;

情节严重的，吊销药品上市许可持有人、药品生产企业、药品经营企业营业执照，并由药品监督管理部门吊销药品批准证明文件、药品生产许可证、药品经营许可证。故本题选D。

4. 下列不属于药品的是
A. 抗生素　B. 血液　C. 疫苗
D. 血液制品　E. 血清

【答案】B

【解析】药品是指用于预防、治疗、诊断人的疾病，有目的地调节人的生理功能并规定有适应证或功能主治、用法和用量的物质，包括中药材、中药饮片、中成药、化学原料药及其制剂、抗生素、生化药品、放射性药品、血清、疫苗、血液制品和诊断药品等。血液不属于药品。故选B。

5. 医疗机构必须配备药学技术人员，配备的这类人员应是依法经过
A. 学历认定　B. 资历认定
C. 资格认定　D. 资质认定
E. 执业认定

【答案】C

【解析】详见【A1型题】第2题。故选C。

6. 执业医师处方权的取得方式是
A. 被医疗机构聘用后取得
B. 在注册的执业地点取得
C. 在上级医院进修后取得
D. 医师资格考试合格后取得
E. 参加卫生行政部门培训后取得

【答案】B

【解析】经注册的执业医师在执业地点取得相应的处方权。进修医师由接收进修的医疗机构对其胜任本专业工作的实际情况进行认定后授予相应的处方权。故本题选B。

7. 医疗机构药剂人员调配处方时的错误行为是
A. 处方须经过核对，对所有药品不得擅自更改
B. 处方所列药品缺货时用同类药品代用
C. 对有配伍禁忌的处方，应当拒绝调配
D. 对有超剂量的处方，应当拒绝调配
E. 必要时，经处方医师更正或者重新签字，方可调整

【答案】B

【解析】医疗机构的药剂人员调配处方，必须经过核对，对处方所列药品不得擅自更改或代用。对有配伍禁忌或者超剂量的处方，应当拒绝调配；必要时，经处方医师更正或者重新签字，方可调配。根据上述，A、C、D、E的行为都是正确行为，故选B。

8. 每次开处方，每张处方所包含的药品种类上限为
A. 5种　B. 3种　C. 6种
D. 4种　E. 7种

【答案】A

【解析】门诊处方一般上限：当日有效，3天效期，5种药物，7日用量，慢性注明延长用量。故本题选A。

9. 可授予特殊使用级抗菌的药物处方权的医务人员是
A. 主治医师　B. 住院医师
C. 乡村医生　D. 副主任医师
E. 实习医生

【答案】D

【解析】具有高级专业技术职务任职资格的医师，可授予特殊使用级抗菌药物处方权。故本题选D。

10. 医师开具处方不能使用
A. 药品通用名称
B. 复方制剂药品名称
C. 新活性化合物的专利药品名称
D. 药品的商品名或曾用名
E. 国家卫生健康委员会公布的药品习惯名称

【答案】D

【解析】《处方管理办法》第十七条　医师开具处方应当使用经药品监督管理部门批准并公布的药品通用名称、新活性化合物的专利药品名称和复方制剂药品名称。医师开具院内制剂处方时应当使用经省级卫生行政部门审核、药品监督管理部门批准的名称。医师可以使用由国家卫生健康委员会公布的药品习惯名称开具处方。

11. 处方开具当日有效。特殊情况下需延长有效期的，由开具处方的医师注明有效期限，但有效期最长不得超过
A. 2天　B. 3天　C. 4天
D. 5天　E. 6天

【答案】B

【解析】《处方管理办法》第十八条　处方开具当日有效。特殊情况下需延长有效期的，由开具处方的医师注明有效期限，但有效期最长不得超过3天。

12. 对已确认发生严重不良反应的药品，可以采取停止生产、销售、使用的紧急控制措施的是
A. 地方人民政府和药品监督管理部门
B. 国务院或者省级人民政府的药品监督管理部门
C. 药品监督管理部门及其设置的药品检验

机构

D. 药品监督管理部门及其设置的药品检验机构的工作人员

E. 药品生产、经营企业和医疗机构的药品检验机构或者人员

【答案】B

【解析】《中华人民共和国药品管理法》第八十一条　对已确认发生严重不良反应的药品，由国务院药品监督管理部门或者省、自治区、直辖市人民政府药品监督管理部门根据实际情况采取停止生产、销售、使用等紧急控制措施，并应当在五日内组织鉴定，自鉴定结论作出之日起十五日内依法作出行政处理决定。

13. 药品的生产企业、经营企业、医疗机构违反《中华人民共和国药品管理法》规定，给药品使用者造成损害的

A. 依法承担赔偿责任

B. 依法给予行政处分

C. 依法给予行政处罚

D. 依法追究刑事责任

E. 不予行政处罚

【答案】A

【解析】《中华人民共和国药品管理法》第一百四十四条　药品上市许可持有人、药品的生产企业、药品经营企业或者医疗机构违反本法规定，给用药者造成损害的，依法承担赔偿责任。

【A2 型题】

1. 某患者到省人民医院就医，接诊医师在诊治过程中，使用了一种新上市的抗生素，致使该患者出现了严重不良反应。按照《中华人民共和国药品管理法》的规定，该医院应当向有关部门报告。接受报告的部门是

A. 国家工商行政管理部门

B. 省级药品监督管理部门和卫生行政部门

C. 国家药品监督管理部门

D. 国务院卫生行政部门

E. 国家中医药管理部门

【答案】B

【解析】当药品生产企业、药品经营企业、医疗机构发现可能与用药有关的严重不良反应时，在 24 小时内应向当地省、自治区、直辖市药品监督管理部门和卫生行政部门报告。

2. 某县药品监督管理部门接到某药店将保健食品作为药品出售给患者的举报后，立即对该药店进行了查处，并依照《中华人民共和国药品管理法》的规定，将其销售给患者的保健食品认定为

A. 按假药论处的药　　B. 假药

C. 劣药　　D. 食品

E. 按劣药论处的药

【答案】B

【解析】假药：药品所含成分与国家药品标准规定的成分不符；以非药品冒充药品或者以他种药品冒充此种药品。按假药论处：国务院药品监督管理部门规定禁止使用的；依照本法必须批准而未经批准生产、进口，或者依照本法必须检验而未经检验即销售的；变质的；被污染的；使用依照本法必须取得批准文号而未取得批准文号的原料药生产的；所标明的适应证或者功能主治超出规定范围的。

3. M 药厂销售代表在和某医院几名医师达成协议后，医师在处方时使用 M 药厂生产的药品，并按使用量的多少收受了药厂给予的提成。事情曝光以后，对 M 药厂按《中华人民共和国药品管理法》的有关规定处理；对于医师的错误行为，有权决定给予处分、没收违法所得的部门是

A. 药品监督管理部门

B. 工商行政管理部门

C. 医师协会

D. 消费者权益保护协会

E. 卫生健康主管部门

【答案】E

【解析】根据《中华人民共和国药品管理法》第一百四十二条　医疗机构的负责人、药品采购人员、医师、药师等有关人员收受药品上市许可持有人、药品生产企业、药品经营企业或者代理人给予的财物或者其他不正当利益的，由卫生健康主管部门或者本单位给予处分，没收违法所得；情节严重的，还应当吊销其执业证书。故本题选 E。

4. F 药厂销售代表和某医院多名医师约定，医师在处方时使用 F 药厂生产的药品，并按使用量的多少给予提成。事情曝光以后，按《中华人民共和国药品管理法》的规定，对 F 药厂可以作出行政处罚的部门是

A. 市场监督管理部门

B. 工商行政管理部门

C. 税务管理部门

D. 医疗保险部门

E. 卫生健康主管部门

【答案】A

【解析】根据《中华人民共和国药品管理法》第一百四十一条 药品上市许可持有人、药品生产企业、药品经营企业或者医疗机构在药品购销中给予、收受回扣或者其他不正当利益的，药品上市许可持有人、药品生产企业、药品经营企业或者代理人给予使用其药品的医疗机构的负责人、药品采购人员、医师、药师等有关人员财物或者其他不正当利益的，由市场监督管理部门没收违法所得，并处三十万元以上三百万元以下的罚款；情节严重的，吊销药品上市许可持有人、药品生产企业、药品经营企业营业执照，并由药品监督管理部门吊销药品批准证明文件、药品生产许可证、药品经营许可证。故本题选A。

5. 李某为中度慢性疼痛患者，医师开具第一类精神药品控制缓解制剂为其治疗，根据《处方管理办法》，每张处方用药量的最多天数是

A. 15日　B. 3日　C. 5日

D. 7日　E. 10日

【答案】A

【解析】为门(急)诊癌症疼痛患者和中、重度慢性疼痛患者开具的麻醉药品、第一类精神药品注射剂，每张处方不得超过3日常用量；控制缓释剂，每张处方不得超过15日用量。故本题选A。

6. “献血大王”刘某，在过去的7年间，献血总量已达5 600ml。快满50周岁的刘某告诉记者，如果身体一直保持健康状态，他满55周岁以前，还可争取无偿献血

A. 7次　B. 8次　C. 9次

D. 10次　E. 11次

【答案】D

【解析】根据《中华人民共和国献血法》第九条 血站对献血者必须免费进行必要的健康检查；身体状况不符合献血条件的，血站应当向其说明情况，不得采集血液。献血者的身体健康条件由国务院卫生行政部门规定。血站对献血者每次采集血液量一般为二百毫升，最多不得超过四百毫升，两次采集间隔不少于六个月。严格禁止血站违反前款规定对献血者超量、频繁采集血液。在接下来的5年内，由于两次采集间隔不少于六个月，刘某还可以无偿献血10次，故本题选D。

7. 某村发生一起民居垮塌事故，重伤者9人，急送乡卫生院抢救。市中心血站根据该院用血要求，急送一批无偿献血的血液到该院。抢救结束后，尚余900ml血液，该院却将它出售给另一医疗机构。根据《中华人民共和国献血法》规定，对于乡卫生院的这一违法行为，县卫生局除了应当没收其违法所得外，还可以对其处以罚款

A. 十万元以下　B. 五万元以下

C. 三万元以下　D. 一万元以下

E. 五千元以下

【答案】A

【解析】根据《中华人民共和国献血法》第十八条 有下列行为之一的，由县级以上地方人民政府卫生行政部门予以取缔，没收违法所得，可以并处十万元以下的罚款；构成犯罪的，依法追究刑事责任：①非法采集血液的；②血站、医疗机构出售无偿献血的血液的；③非法组织他人出卖血液的。故本题选A。

第八节 血液管理法律制度

【A1型题】

1.《医疗机构临床用血管理办法》经原卫生部部务会议审议通过，施行时间为

A. 2008年8月1日　B. 2009年8月1日

C. 2010年8月1日　D. 2011年8月1日

E. 2012年8月1日

【答案】E

2. 医疗机构的储血设施应当保证运行有效，全血、红细胞的储藏温度应当控制在2~6℃，同一患者一天申请备血量达到或超过1 600ml的，由具有中级以上专业技术职务任职资格的医师提出申请，科室主任核准签发后，报(　　)批准，方可备血

A. 医务部门　B. 护理部门

C. 门诊部门　D. 院办部门

E. 院感部门

【答案】A

3. 申请输血应由经治医师逐项填写《临床输血申请单》，由(　　)核准签字，连同受血者血样于预定输血日期前送交输血科(血库)备血。

A. 住院医师　B. 主治医师

C. 副主任医师　D. 主任医师

E. 科主任

【答案】B

4. 肝素抗凝的主要机制是

A. 抑制凝血酶原的激活

B. 抑制因子X的激活

C. 促进纤维蛋白吸附凝血酶

D. 增强抗凝血酶Ⅲ活性

E. 抑制血小板聚集

【答案】D

5. 急性失血输血合理的是
   A. 失血量达到总血容量的 20%,输浓缩红细胞及全血
   B. 失血量达到总血容量的 35%,只输浓缩红细胞
   C. 失血量达到总血容量的 15%,输浓缩红细胞
   D. 失血量低于总血容量的 20% 可考虑不输血
   E. 失血量达到总血容量的 55% 只输浓缩红细胞及全血

【答案】D

6. 原卫生部何年何月颁发的《临床输血技术规范》
   A. 2001 年 2 月　　B. 2000 年 6 月
   C. 2002 年 8 月　　D. 2003 年 6 月
   E. 2003 年 8 月

【答案】B

7. 交叉配血的血样标本必须是输血前(　　)天内的
   A. 2　　B. 3　　C. 5
   D. 7　　E. 9

【答案】B

8. 一次输血不应超过
   A. 8 小时　　B. 4 小时　　C. 2 小时
   D. 6 小时　　E. 5 小时

【答案】B

9. 我国健康公民自愿献血的年龄是
   A. 18~50 周岁　　B. 20~60 周岁
   C. 18~60 周岁　　D. 18~55 周岁
   E. 20~55 周岁

【答案】D

10. 献血者每次采集血液量和两次采集间隔为
   A. 献血者每次采集血液量一般为 200ml,最多不超过 400ml,两次采集时间不得少于 3 个月
   B. 献血者每次采集血液量一般为 400ml,两次采集间隔不少于 6 个月
   C. 献血者每次采集血液量一般为 200ml,两次采集间隔不少于 3 个月
   D. 献血者每次采集血液量一般为 200ml,最多不超过 400ml,两次采集间隔不少于 6 个月
   E. 献血者每次采集血液量一般为 200ml,最多不超过 400ml,两次采集间隔不少于 9 个月

【答案】D

第九节　突发公共卫生事件的应急处理条例

【A1 型题】

1. 在突发公共卫生事件应急处理工作中,有关单位和个人不配合有关专业技术人员调查、采样、技术分析和检验的,对有关责任人给予
   A. 警告
   B. 吊销执照
   C. 降级或者撤职的纪律处分
   D. 行政处分或者纪律处分
   E. 追究刑事责任

【答案】D

【解析】根据《突发公共卫生事件应急条例》第五十一条　在突发事件应急处理工作中,有关单位和个人未依照本条例的规定履行报告职责,隐瞒、缓报或者谎报,阻碍突发事件应急处理工作人员执行职务,拒绝国务院卫生行政主管部门或者其他有关部门指定的专业技术机构进入突发事件现场,或者不配合调查、采样、技术分析和检验的,对有关责任人员依法给予行政处分或者纪律处分;触犯《中华人民共和国治安管理处罚条例》,构成违反治安管理行为的,由公安机关依法予以处罚;构成犯罪的,依法追究刑事责任。故本题选 D。

2. 医疗机构发现发生或者可能发生传染病暴发流行时,应当
   A. 在 1 小时内向所在地县级人民政府卫生行政主管部门报告
   B. 在 2 小时内向所在地县级人民政府卫生行政主管部门报告
   C. 在 4 小时内向所在地县级人民政府卫生行政主管部门报告
   D. 在 6 小时内向所在地县级人民政府卫生行政主管部门报告
   E. 在 8 小时内向所在地县级人民政府卫生行政主管部门报告

【答案】B

【解析】国家建立突发事件应急报告制度。国务院卫生行政主管部门制定突发事件应急报告规范,建立重大、紧急疫情信息报告系统。突发事件监测机构、医疗

卫生机构和有关单位发现有下列情形之一的，应当在2小时内向所在地县级人民政府卫生行政主管部门报告；接到报告的卫生行政主管部门应当在2小时内向本级人民政府报告，并同时向上级人民政府卫生行政主管部门和国务院卫生行政主管部门报告。县级人民政府应当在接到报告后2小时内向设区的市级人民政府或者上一级人民政府报告；设区的市级人民政府应当在接到报告后2小时内向省、自治区、直辖市人民政府报告。省、自治区、直辖市人民政府应当在接到报告1小时内，向国务院卫生行政主管部门报告，国务院卫生行政主管部门对可能造成重大社会影响的突发事件，应当立即向国务院报告：①发生或者可能发生传染病暴发、流行的；②发生或者发现不明原因的群体性疾病的；③发生传染病菌种、毒种丢失的；④发生或者可能发生重大食物和职业中毒事件的。

3.《突发公共卫生事件应急条例》规定，医疗卫生机构应当对传染病做到

A. 早发现、早观察、早隔离、早治疗

B. 早报告、早观察、早治疗、早康复

C. 早发现、早报告、早隔离、早治疗

D. 早发现、早报告、早隔离、早康复

E. 早预防、早发现、早治疗、早康复

【答案】C

【解析】根据《突发公共卫生事件应急条例》第四十二条　有关部门、医疗卫生机构应当对传染病做到早发现、早报告、早隔离、早治疗，切断传播途径，防止扩散。故本题选C。

4. 对流动人口中的传染性非典型肺炎病人、疑似病人处理的原则是

A. 就地控制、就地治疗、就地康复

B. 就地隔离、就地治疗、就地康复

C. 就地控制、就地观察、就地治疗

D. 就地隔离、就地观察、就地治疗

E. 就地观察、就地治疗、就地康复

【答案】D

【解析】根据《突发公共卫生事件处理条例》第四十一条　对传染病暴发、流行区域内流动人口，突发事件发生地的县级以上地方人民政府应当做好预防工作，落实有关卫生控制措施；对传染病病人和疑似传染病病人，应当采取就地隔离、就地观察、就地治疗的措施。故本题选D。

5. 教育部所属综合大学的附属医院发现脊髓灰质炎疫情，应当报告的部门是

A. 国家教育行政部门

B. 国家卫生行政部门

C. 国家疾病预防控制机构

D. 所在地的政府卫生行政部门

E. 所在地的疾病预防控制机构

【答案】E

【解析】传染病疫情报告是属地管理。教育部所属综合大学的附属医院发现脊髓灰质炎疫情，应当向所在地的疾病预防控制机构报告，故本题选E。

6.《突发公共卫生事件应急条例》(国务院376号令)公布实施的日期为

A. 2003年5月9日　　B. 2002年5月9日

C. 2002年9月5日　　D. 2003年9月5日

E. 2001年5月9日

【答案】A

【解析】《突发公共卫生事件应急条例》由中华人民共和国国务院于2003年5月9日发布，自公布之日起施行。共六章五十四条。

7. 突发公共卫生事件应急处理指挥部根据突发事件应急处理的需要，可以对以下哪些环节采取控制措施

A. 食物　　B. 食物和水源

C. 水源和交通　　D. 交通

E. 水源

【答案】B

【解析】《突发公共卫生事件应急条例》第三十四条　突发事件应急处理指挥部根据突发事件应急处理的需要，可以对食物和水源采取控制措施。

8. 对新发现的突发传染病，国家卫生健康委员会根据危害程度、流行强度，依法及时宣布为

A. 法定传染病　　B. 甲类传染病

C. 乙类传染病　　D. 丙类传染病

E. 丁类传染病

【答案】A

【解析】《突发公共卫生事件应急条例》第三十条　国务院卫生行政主管部门对新发现的突发传染病，根据危害程度、流行强度，依照《中华人民共和国传染病防治法》的规定及时宣布为法定传染病；宣布为甲类传染病的，由国务院决定。

9. 突发事件应急工作应当遵循什么方针

A. 统一领导，分级负责

B. 预防为主，常备不懈

C. 反应及时，措施果断

D. 依靠科学，加强合作

E. 现场处理，监督检查

【答案】B

【解析】《突发公共卫生事件应急条例》第五条　突发事件应急工作，应当遵循预防为主、常备不懈的方针，贯彻统一领导、分级负责、反应及时、措施果断、依靠科学、加强合作的原则。

10. 全国突发事件应急预案应当包括
A. 突发事件应急处理指挥部的组成和相关部门的职责
B. 突发事件信息的收集、分析、报告、通报制度
C. 突发事件应急处理技术和监测机构及其任务
D. 突发事件预防、现场控制，应急设施、设备、救治药品和医疗器械以及其他物资和技术的储备与调度
E. 以上均包括

【答案】E

【解析】《突发公共卫生事件应急条例》第十一条 全国突发事件应急预案应当包括以下主要内容：

（一）突发事件应急处理指挥部的组成和相关部门的职责；

（二）突发事件的监测与预警；

（三）突发事件信息的收集、分析、报告、通报制度；

（四）突发事件应急处理技术和监测机构及其任务；

（五）突发事件的分级和应急处理工作方案；

（六）突发事件预防、现场控制，应急设施、设备、救治药品和医疗器械以及其他物资和技术的储备与调度；

（七）突发事件应急处理专业队伍的建设和培训。

第二章　医学伦理学

第一节　医学伦理学的理论基础和规范体系

【A1 型题】

1. 医学伦理学基本理论**不包括**
   A. 生命神圣论　　B. 后果论
   C. 美德论　　D. 道义论
   E. 人权论
   【答案】E
2. 医学伦理学发展到生命伦理学阶段,其理论基础的核心是
   A. 生命神圣论
   B. 美德论
   C. 义务论
   D. 生命质量与生命价值论
   E. 人道论
   【答案】D
   【解析】生命伦理学是根据道德价值和原则,对生命科学和卫生保健领域内的人类行为进行系统研究的科学,是对传统医学伦理学的继承和发展,它是围绕改进生命和提高生命质量而展开的有关人类行为的各种伦理问题的概括。
3. 下列哪一个**不属于**医学伦理学的理论基础
   A. 生命价值论　　B. 美德论
   C. 义务论　　D. 社会论
   E. 公益论
   【答案】D
4. 关于公益原则,**错误**的是
   A. 当前利益与长远利益兼顾
   B. 局部利益与个体利益兼顾
   C. 与公正原则相辅相成
   D. 以公共利益不受损害为前提
   E. 以整体利益、长远利益为重
   【答案】B
   【解析】公益论的内容:兼容观、兼顾观(任何医疗行为都应该兼顾到社会、个人、集体的利益)、社会效益观。
5. 生命神圣论的积极意义**不包括**
   A. 对人的生命的尊重
   B. 推行医学人道主义,反对非人道的医疗行为
   C. 反对不平等的医疗制度
   D. 合理公正地分配卫生资源
   E. 实行一视同仁的医德规范
   【答案】D
   【解析】①尊重患者的生命,是医学人道主义最基本的或最根本的思想,医者应当珍重生命,尊重人的价值,尽力救治患者;②尊重患者的人格,患者具有正常人的权利也具有一些特殊的权利,是提高医疗质量及效果的必须要求;③尊重患者的平等,医疗中应当尽量排除非医疗因素,让每个患者都能人道地、平等地实现医疗目的;④尊重患者的生命价值,要求重视患者的生命质量和价值。
6. 下列有关公益论的表述,**不正确**的是
   A. 科学公益
   B. 后代公益
   C. 医疗群体公益
   D. 绝大多数人的利益
   E. 少数人的利益
   【答案】E
   【解析】公益论的内容:兼容观、兼顾观(任何医疗行为都应该兼顾到社会、个人、集体的利益)、社会效益观。
7. 生命质量的衡量标准**不包括**
   A. 个体生命健康程度
   B. 个体生命德才素质

C. 个体生命优化条件
D. 个体生命治愈希望
E. 个体生命预期寿命

【答案】C

【解析】生命质量的衡量标准:①主要质量指人体的身体和智力状态;②根本质量指生命的目的、意义及人在社会、道德上的相互作用;③操作质量指利用智商、诊断学的标准来测量智能、生理方面的人性质量。而个体生命优化条件不属于上述范畴。

8. 下面关于公益论作用的表述,不正确的是
A. 公正合理地解决医疗活动中出现的各种利益矛盾
B. 使医疗活动为人类的整体利益服务
C. 改善人体的生存环境
D. 促进医学科学的发展
E. 消除卫生资源的浪费现象

【答案】E

【解析】公益论就是从社会和全人类的长远利益出发,公正合理地解决医疗活动中出现的各种利益矛盾,使医疗活动不仅有利于患者个体,还有利于群体和后代,有利于社会,有利于人类生存环境的改善,有利于医学科学的发展。

9. 医院以医学人道主义精神服务于人类社会,主要表现的是
A. 经济效益　　B. 社会效益
C. 功利并重　　D. 功利主义
E. 优化效益

【答案】B

【解析】医学人道主义在医学活动中,特别是在医患关系中表现出来的同情和关心患者、尊重患者的人格与权利、维护患者的利益,珍视人的生命价值和质量的伦理思想和权利观念。

10. 下列不属于公益论原则的是
A. 人人享有最基本的医疗权利
B. 当发生个体利益与群体利益矛盾时,以群体利益为重
C. 当发生局部利益与整体利益矛盾时,以整体利益为重
D. 当发生眼前利益与长远利益矛盾时,以长远利益为重
E. 当发生个人与社会之间的矛盾时,以社会利益为重

【答案】A

【解析】公益论根据行为是否以社会公共利益为直接目的而确定道德规范的伦理理论。公益论认为确定的道德规范必须直接有利于人类的共同利益。

11. 医学伦理学的学科性质属于
A. 医德学　　B. 元伦理学
C. 规范伦理学　　D. 应用伦理学
E. 道德哲学

【答案】D

12. 现代生命伦理学面对的矛盾、悖论乃至道德冲突,本质上源于
A. 新的科技成果在医疗卫生领域特别是临床上的应用
B. 生命科学与技术的进步
C. 社会对医学评价标准的全面化提升
D. 社会传统文化与科技成果广泛运用之间矛盾的反映
E. 科学主义和市场经济的挑战

【答案】D

13. 道德义务是一种自觉自愿的行为,而法律义务具有的特性是
A. 约束性　　B. 强制性
C. 非强制性　　D. 广泛性
E. 技术性

【答案】B

14. "只有当那些最需要卫生保健体系的人能从中得益,卫生保健体系的不平等才情有可原"体现的伦理学理论是
A. 德性论　　B. 道义论　　C. 正义论
D. 功利论　　E. 后果论

【答案】C

15. 道德最显著的特征是
A. 继承性　　B. 实践性　　C. 自律性
D. 他律性　　E. 客观性

【答案】C

16. 医学伦理最突出的特征是
A. 实践性、继承性
B. 时代性、人道性
C. 人道性、全人类性
D. 全人类性、继承性
E. 人道性、实践性

【答案】C

17. 生命伦理学研究的主要内容是
A. 义务公平　　B. 公益论
C. 公平理论　　D. 生命道德理论
E. 生命科学

【答案】D

18. 医学与医学伦理学的关系是
A. 医学实践活动是医学伦理学产生的结果
B. 医学实践活动是医学伦理学的尺度和方式
C. 医学道德是医学工作者实现人类健康服务的保障
D. 只要技术过硬就能够实现全心全意为人民健康服务的目的
E. 在现代医学科学研究中医学道德服从医学成果
【答案】C
19. 当代医学科学研究和创新的“双刃剑”效应是指
A. 当代医学科学研究和创新带来了医学的进步
B. 当代医学科研研究和创新带来了道德的进步
C. 当代医学科研和创新促进了人类健康
D. 当代医学科学研究和创新可能用于危害人类健康
E. 当代医学科学研究和创新既有用于促进人类健康的价值又有用于危害人类健康的可能
【答案】E
20. 以下关于“不伤害”原则的表达不正确的是
A. 无损伤
B. 尽可能避免身体的伤害
C. 尽可能避免生理的伤害
D. 尽可能避免心理的伤害
E. 尽可能避免经济上的损失
【答案】A
21. 医学伦理的“有利”原则不包括
A. 努力使患者受益
B. 关心患者的客观利益和主观利益
C. 选择受益最大、伤害最小的行动方案
D. 努力预防或减少难以避免的伤害
E. 把患者的利益看得高于一切
【答案】E
22. 医学伦理的“尊重”原则不包括
A. 尊重患者及其家属的自主性或决定
B. 尊重患者的一切主观意愿
C. 治疗要获得患者的知情同意
D. 保守患者的秘密
E. 保守患者的隐私
【答案】B
23. 要尊重患者的医疗自主权，其中自主权内容不包括
A. 自我选择
B. 按个人意愿服药
C. 依照个人意愿自我管理
D. 自我决策
E. 自由行动
【答案】B
24. 尊重患者的医疗自主权，以下哪种情况医方做主才是合理的
A. 患者昏迷、病情危急
B. 患者将治疗权全权授予医生
C. “无主”患者(身边无任何人)需要急救，而本人不能行使自主权
D. 患者有对他人和社会有危害的疾病，有不合理的要求
E. 早期癌症患者坚持不接受治疗
【答案】B
25. 保护患者的隐私权，其内容不包括
A. 目前健康状况
B. 既往病史资料
C. 自杀企图
D. 身体私密部位
E. 医疗自主
【答案】C
26. 对隐私权的保护不是无限制的、绝对的，以下需要对隐私权公开的情况，不包括
A. 保护隐私权和公共利益相冲突
B. 保护隐私权和公民合法知情权相冲突
C. 保护隐私权和国家法律相冲突
D. 保护隐私权和他人健康相冲突
E. 保护隐私权和医院利益相冲突
【答案】E

【A2 型题】

1. 某医院曾曝出过一起“死者眼球丢失案”。经查，死者眼球是一位专攻角膜移植的眼科医生为了抢救两名将要失明的患者而盗走的。这位医生擅自进入该医院的太平间，摘取了一位死者的双侧眼球，很快给一位氨水

烧伤的患者施行了手术,使之复明。同时还将另外一个角膜移植给一位老人,治好了她的眼疾。基于该案例,下列描述合乎伦理的是

A. 仅以医学行为后果作为评判行为正当与否的依据,有时难以具有充分的说服力
B. 医学行为的后果是医学行为正当与否的唯一依据
C. 医学行为的动机是医学行为正当与否的唯一依据
D. 医学行为只要符合义务的原则要求就是正当的
E. 以上选项都不对

【答案】A

2. 2000年6月,美、英、日、法、德、中六国公布人类基因组序列图的"工作框架图"绘出。这将为人类疾病的本原、新药的设计、新治疗方法的产生提供重要依据。同时人们也担心这一成果如果用于危害人类研究,其后果是不可设想的。上述情况表达的最主要思想是

A. 科学技术进步的力量是无穷的
B. 道德在科学技术进步面前是无能为力的
C. 现代医学科学发展需要医学道德把关
D. 医学道德制约了医学科学的发展
E. 基因科学的发展是解决人类全部健康问题的根本

【答案】C

第二节 医患关系伦理

【A1 型题】

1. 下列关于良好医患关系的重要性,不包括

A. 提高患者的社交能力
B. 提高患者对医务人员的信任度
C. 有利诊断、治疗得到顺利实现
D. 造就医患之间良好的心理气氛
E. 本身就是一种治疗手段

【答案】A

【解析】第一,良好的医患关系是医疗活动顺利开展的必要基础。例如从诊断方面看,医患之间没有充分的交往,医生就往往采集不到确切的病史资料。从治疗方面看,患者遵从医嘱是治疗成功的关键。第二,融洽的医患关系会造就良好的心理气氛和情绪反应。对于患者来说,不仅可消除疾病所造成的心理应激,而且可以从良好的情绪反应所致的躯体效应中获益。对于医生来说,从这种充满生气的医疗活动中亦可得到更多的心理上的满足,即良好的医患关系本身就是一种治疗的手段,它不仅可以促进患者的康复,而且对医生的心理健康也是必需的。

2. 下列不属于医务人员非语言沟通技巧的是

A. 语调　　B. 目光
C. 身体姿势　　D. 表情
E. 文字暗示

【答案】E

【解析】非语言沟通是指医务人员通过仪表、体态、面部表情、眼神、声调、手势、抚触、距离等非语言特性沟通方式与患者进行信息交流,在沟通中可以达到支持、补充和深化语言表达的效果。

3. 下列会直接影响医务人员与患者进行语言沟通的是

A. 声调　　B. 手势
C. 谈话地点　　D. 关闭式谈话
E. 身体姿势

【答案】D

4. 医患冲突的结果,可能造成

A. 患者的被动-攻击行为
B. 患者不遵从医嘱
C. 患者难以公开谈出自己的需要
D. 患者的情绪不好
E. 以上情况均有可能发生

【答案】E

5. 医患间交往障碍的原因,医生方面可能有

A. 对患者的病痛缺乏同情心
B. 以是否有科研价值对待患者
C. 关心对方能否给自己带来物质利益
D. 情绪不稳
E. 以上原因均有可能

【答案】E

【解析】主要是有的人虽有较高的技术,但缺乏医德修养,有的人甚至两者都缺乏。他们在诊治过程中对患者的病痛缺乏应有的同情和责任感,对患者态度冷淡、漠不关心、厌烦甚至鄙视,以权威、救世主自居。在医务工作中,对患者以是否有"治疗价值"或"科研价值"的标准去对待。只注意自己"提高技术"而不关心患者的疾苦;对常见病、多发病不是马虎地诊治,就是一推了之。有些医务人员因受社会上的不良影响,以对方能否给自己带来某种物质利益或获得某种方便来确定医患关系,导致医患关系的紧张。

6. 在患者处于急性感染但无意识障碍的情况下，通常采用的医患关系模式是

A. 共同参与型

B. 指导－合作型

C. 主动－被动型

D. 父母与婴儿式

E. 以上均不是

【答案】B

【解析】指导－合作型的医患关系模式中，患者有一定意志要求，需要医师帮助，并愿意合作。他们常常把医师置于权威性位置，医师也自觉或不自觉地在防治过程中使用自己的权威，发挥其指导作用，这是目前最常见的医患关系模式，主要适用于急性疾病和外科手术恢复期。在这类模式中，医患双方产生各种心理的相互作用。医师以恩赐者自居、患者对医师的过度依赖都对医患关系有很大影响，有时可能延缓康复过程。因此，随着急性疾病发生的减少，这类模式的应用也将减小。

7. 对大多数慢性病患者，帮助患者自助属于哪种医患关系模式

A. 共同参与型　　B. 指导－合作型

C. 主动－被动型　　D. 父母与婴儿式

E. 以上均不是

【答案】A

【解析】指导－合作型的要点是医生告诉患者做什么，患者缺乏较多的主动性和能力；也相当于父母与儿童式的关系。在主动－被动型的医患关系中患者的主动性和能力则更低。故医生帮助患者自助的医患关系属共同参与型。

8. 随着病情的变化，医患关系可以

A. 一直保持不变

B. 由主动－被动型转化为指导－合作型

C. 由主动－被动型转化为共同参与型

D. 最终都要进入共同参与型

E. 由一种模式转向另一种模式

【答案】E

9. 医务人员职业道德**不要求**

A. 无私的奉献

B. 崇高的爱情

C. 利他精神

D. 把患者的痛苦看得高于一切

E. 以上均不是

【答案】B

10. 医务人员职业要求其情绪主要是

A. 积极而稳定　　B. 爱憎分明

C. 心境平和　　D. 悲喜有节制

E. 永远快乐

【答案】A

11. 对医务人员记忆力的主要要求是

A. 记忆的准备性　　B. 记忆的持久性

C. 记忆的专一性　　D. 记忆的敏捷性

E. 记忆的准确性

【答案】E

12. 心理品质是指

A. 遗传的心理素质

B. 一个人的情绪和行为体系

C. 一个人独特的精神面貌

D. 一个人的认知、情感、意志和行为活动的有机结合

E. 良好的气质

【答案】D

13. 萨斯和荷伦德提出的医患关系基本模式是

A. 主动－被动型、共同参与型

B. 主动型、共同参与型

C. 被动型－主动型、共同参与型

D. 主动－被动型、指导－合作型、共同参与型

E. 主动－被动型、指导－配合型

【答案】D

【解析】①主动－被动型：是一种传统的医患关系类型，这种模式在现代医学实践中普遍存在，如外科，麻醉、抗菌治疗。这一模型适用于急诊治疗、严重创伤、大出血或休克昏迷等。②指导－合作型：是一种现代医患关系基础的模型。医患间存在着相互作用，患者因某些症状，如急性感染，主动寻求医生帮助。医生则告诉患者做什么，并期望患者对指令性的治疗服从、合作。医生不喜欢患者提问题或表示异议，或不履行应该接受的医嘱。这种关系虽然患者有了一定的地位和主动性，但在总体上医患的权利还是不平等的。③共同参与型：医生和患者有近似相等的权利和地位，医生帮助患者治疗，几乎所有的心理治疗均属于这种模式，大多数慢性病也适用这种模式。这种模型就参与者双方而言，比上述两种模型需要更为复杂的心理要求。

14. 医患沟通的伦理准则是

A. 尊重　　B. 有利　　C. 公正

D. 诚信　　E. 以上均是

【答案】E

【解析】医患沟通的伦理准则：尊重、有利、公正、诚信。

15. 医患沟通的伦理意义是

A. 实践“人是目的”的伦理价值

B. 发挥道德情感的传递作用

C. 推动人道主义精神的发展

D. 促进医患双方道德境界的提升

E. 以上均是

【答案】E

【解析】医患沟通的伦理意义:①实践“人是目的”的伦理价值;②发挥道德情感的传递作用;③推动人道主义精神的发展;④促进医患双方道德境界的提升。

16. 现代医学实践中医患关系的常用模式是

A. 主动 - 被动型模式

B. 指导 - 合作型模式

C. 指导 - 参考型模式

D. 共同参与型模式

E. 相互协作型模式

【答案】B

【解析】现代医学实践中医患关系的常用模式是指导 - 合作型模式。

17. 医患纠纷增多的原因

A. 医疗体制改革相对于市场经济发展的滞后

B. 医院管理的缺陷

C. 医务人员的服务态度

D. 媒体的推波助澜

E. 以上均是

【答案】E

【解析】医患纠纷增多的原因:①医疗体制改革相对于市场经济发展的滞后;②医院管理的缺陷;③医务人员的服务态度;④患者缺乏理性态度;⑤媒体的推波助澜。

18. 医患关系的意义包括

A. 有利于医学事业的发展

B. 共同维护患者利益和社会利益

C. 相互信任、支持与协作

D. 相互学习与竞争

E. 彼此平等和相互尊重

【答案】A

【解析】医患关系的意义包括:①有利于医学事业的发展;②有利于发挥医院的整体效应而提高各项工作的效率;③有利于建立和谐的医患关系;④有利于医务人员成才。

19. 良好医患关系的建立有利于

A. 增强尊重患者的权利的意识

B. 建立协调医患关系的组织

C. 确立公正的社会舆论导向

D. 普及医学、伦理学、法律知识

E. 以上均是

【答案】E

【解析】良好医患关系的建立,有利于:①增强尊重患者的权利的意识,这主要是针对医方而言,因为患方属于弱势群体,其权益更易受到侵害;②建立协调医患关系的组织,如医院伦理委员会会很好的协调医患关系;③确立公正的社会舆论导向,一种公正的舆论导向对于建设良好的医患关系十分重要,因为公众的行为方式极易受到社会舆论的引导;④普及医学、伦理学、法律知识,患者由于医学知识和伦理、法律的欠缺,容易造成医患关系中的被动,医务人员的伦理、法律知识也很缺乏,从而导致对患者权益的忽视和在一些伦理困境中的不知所措。医学、伦理、法律知识的广泛普及,必定是建立理想医患关系的必由之路。

20. 改善医患关系的措施包括

A. 提高专业技术、品德修养、尊重患者权利等

B. 尊重医务人员和医院的规章制度,普及医学伦理法律知识,积极配合治疗

C. 完善医疗制度,规范医院的管理,完善卫生补偿体制

D. 建立协调医患关系的组织

E. 以上均是

【答案】E

【解析】改善医患关系的措施包括:

①医方:提高专业技术、品德修养,尊重患者权利等;②患方:尊重医务人员和医院的规章制度,普及医学伦理法律知识,积极配合治疗;③加快卫生体制改革:完善医疗制度、规范医院的管理、完善卫生补偿体制;④建立协调医患关系的组织;⑤确立公正的社会舆论导向。

21. 医患双方都具有独立人格,要求医师做到

A. 不伤害患者

B. 从各方面关心患者

C. 患者是上帝

D. 平等对待患者

E. 以上均不是

【答案】D

【解析】首先医患双方具有独立人格的前提是具有平等的关系,所以医生要做到平等对待患者。

22. 医患之间正常的信托关系应该建立于

A. 上下级关系

B. 契约关系

C. 社会主义医德关系和法制关系

D. 亲属关系

E. 以上均不是

【答案】C

【解析】医患之间的信任关系表现为:一方面患者对医方的信任,把自己的健康和生命交付给医务人员和医院,相信医方能负起这一重责;另一方面医生也信任患者,相信患者对病情的诉说是真实的,患者是尊医的、是

能配合医疗的。这种信任关系在法制社会里，应该明显地带有法制关系性质，但不是抽象的法律关系。医患之间的法律关系是医生(医院)与患者双方对有关患者医疗问题达成的一种约定，即医患之间确立、变更、终止医疗民事权利的协议或诺言。医患之间的这种法律关系属性是重要且必需的，但不同于一般的契约关系，既没有订立一般契约的那种程序和条款，也没有考虑经济指标。所以，这种法律约束在医患关系中应位于次要地位，医患关系仍应以伦理道德关系为主。

23. 下列哪项不属于正确处理医务人员之间关系的意义
A. 有利于医学事业的发展
B. 有利于医院整体效益的发挥
C. 有利于医务人员的成长
D. 有利于建立和谐的医患关系
E. 有利于共同对付患者及其家属

【答案】E

【解析】正确处理医务人员之间关系的意义：①有利于医学事业的发展；②有利于发挥医院的整体效应而提高各项工作的效率；③有利于建立和谐的医患关系；④有利于医务人员成才。

24. 确切地说，按规定积极参加会诊，这一做法最能体现的正确处理医务人员之间关系的意义和道德原则是
A. 有利于建立和谐的医患关系；共同维持社会公益
B. 有利于医院集体力的发挥；彼此独立、互相支持和帮助
C. 有利于加深朋友之谊；彼此信任、礼尚往来
D. 有利于分担风险；彼此独立、相互支持和帮助
E. 有利于医院集体力量的发挥；彼此信任、礼尚往来

【答案】B

25. 医生和患者所采取沟通方式，哪项不属于非语言沟通
A. 面部表情　B. 说话声调
C. 书面通知　D. 身体姿态
E. 眼神手势

【答案】C

【解析】非语言沟通指不以自然语言为载体进行信息传递，而是以人的仪表、服饰、动作、神情等非语言信息作为沟通媒介进行的信息传递。

26. 非语言沟通方法有3种：动态的、静态的和副语言。下列哪项属于副语言
A. 手势
B. 仪表
C. 语调
D. 医院的导诊牌
E. 医生和患者之间的空间距离

【答案】C

【解析】“狭义的副语言”指有声现象，如说话时气喘、嗓子沙哑、整句话带鼻音、某个字音拉得很长、压低嗓音、说话不连贯等。

27. 医患沟通的意义中不包括
A. 是医学目的的需要
B. 是提高医生技术水平的需要
C. 是临床治疗的需要
D. 是医学人文精神的需要
E. 是医疗诊断的需要

【答案】B

【解析】在医疗市场竞争日趋激烈的社会背景下，加强与患者的沟通，充分尊重患者的知情权、选择权，能使患者积极支持、配合医疗工作，减少不必要的医患纠纷。①医患沟通是医疗诊断的需要；②医患沟通是医学发展的需要；③医患沟通是减少纠纷的需要；④医患沟通是双向性的。

28. 患者的知情同意权主要体现在
A. 医生的技术水平
B. 对自己健康的维护
C. 医生的主要诊治手段
D. 医院的各项规章制度
E. 自己承担的社会责任

【答案】C

29. 患者的权利中不包括
A. 经济免责权　B. 平等医疗权
C. 疾病认知权　D. 法律诉讼权
E. 知情同意权

【答案】A

【解析】患者的权利包括基本医疗权、疾病认知权、知情同意权、保护隐私权、监督医疗权、免除一定的社会责任权、要求赔偿权。而经济免责权不属于上述范畴。

30. 下列各项中不属于医患之间非技术关系的是
A. 道德关系　B. 利益关系
C. 价值关系　D. 经济关系
E. 法律关系

【答案】D

【解析】医患之间的非技术性关系是:道德关系、利益关系、价值关系、法律关系、文化关系。

31. 在诊疗过程中医务人员之间、专业相互之间和科室相互之间通力协作、密切配合和团结一致,共同为患者的康复而努力,该诊疗伦理原则是
A. 整体性原则 B. 协同一致的原则
C. 最优化原则 D. 知情同意原则
E. 病人为中心原则
【答案】B

32. 保守患者的秘密,其实质是
A. 尊重患者自主 B. 不伤害患者自尊
C. 保护患者隐私 D. 医患双方平等
E. 人权高于一切
【答案】A

33. 医务人员应当对患者保守的医疗秘密是
A. 患者的病情
B. 患者的医疗方案
C. 患者的性别
D. 医务人员的家庭住址
E. 医院及医务人员的特色、特长
【答案】D

34. 医疗活动中最基本、最重要的人际关系是
A. 医患关系
B. 医疗团体与社会的关系
C. 医护关系
D. 医际关系
E. 护患关系
【答案】A

35. 医患关系是契约关系,表明
A. 医患关系不是民事法律关系
B. 医患之间是平等的
C. 医患关系的主体是来就诊的患者
D. 医患关系是患者出于无奈与医务人员及医疗机构结成的
E. 医患关系的客体是社会
【答案】B

36. 医患关系的性质是
A. 医患关系是一般的契约关系
B. 医患关系是纯粹的信托关系
C. 医患关系是在信托关系基础上的契约关系
D. 医患关系是信托关系就不是契约关系
E. 医患关系是契约关系就不是信托关系
【答案】C

37. 患者的自主性取决于
A. 医患之间的契约关系
B. 医患之间的经济关系
C. 医患之间的政治关系
D. 医患之间的亲疏关系
E. 医患之间的工作关系
【答案】A

38. 在医患交往中,强调维护患者权益取决于
A. 患者在信托关系中居于弱势地位
B. 患者在信托关系中有明确要求
C. 患者在信托关系中居于强者地位
D. 医师对患者的承诺
E. 医师对患者的关心
【答案】A

39. 构成医患信托关系的根本前提是
A. 患者求医行为中包含对医师的信任
B. 患者在医患交往中处于被动地位
C. 医师是“仁者”
D. 现代医学服务是完全可以信赖的
E. 医患交往中加入一些特殊因素
【答案】A

40. 为维护医患之间相互信任的关系,医师必须做到但应**除外**的是
A. 主动赢得患者信任
B. 珍惜患者的信任
C. 对患者所提要求言听计从
D. 努力消除误解
E. 对患者出现的疑虑尽量澄清
【答案】C

41. 患者的权利受到关注的社会背景是
A. 人的权利意识、参与意识增强和对人的本质的进一步认识
B. 医患间医学知识的差距逐渐缩小
C. 对人的本质有了进一步认识
D. 意识到医源性疾病的危害
E. 世界性的医患关系冷漠化
【答案】A

42. 在医疗过程中,医生的医疗权应该
A. 服从医院的发展
B. 服从患者的权利
C. 服从社会公益

D. 服从医院行政领导

E. 服从家属的意愿

【答案】B

43. 尊重患者的疾病认知权需要一定的前提是

A. 不影响医务人员与家属的关系

B. 不让患者难过

C. 不影响医患关系的确立

D. 不影响医生治疗方案的选择

E. 不加重患者的心理负担和影响治疗效果

【答案】E

44. 患者的道德义务有

A. 保持健康和恢复健康

B. 在医师指导下接受和积极配合医生诊疗

C. 帮助医务人员工作

D. 服从医院的行政领导

E. 要求家属帮助护士工作

【答案】B

45. 当患者对医生所实施的诊治手段有质疑时，医生必须详细介绍，在患者愿意时才能继续进行，这属于患者的

A. 平等医疗权　B. 疾病认知权

C. 知情同意权　D. 社会责任权

E. 保护隐私权

【答案】C

46. 患者的权利**不包括**

A. 基本医疗权　B. 自我决定权

C. 知情同意权　D. 要求保密权

E. 保管病志权

【答案】E

47. 患者义务应**除外**

A. 完全听从医师的安排

B. 如实提供病情信息

C. 认真执行医嘱

D. 不将疾病传播他人

E. 尊重医师及其劳动

【答案】A

48. 下列关于患者享有平等医疗权利的表述，**错误**的是

A. 公民享有生命健康权

B. 对所有患者都应一视同仁

C. 对患者的要求都予以满足

D. 患者享有的医疗保健权在实现时是受条件限制的

E. 应充分给患者提供医疗信息

【答案】C

49. 对患者知情同意权的做法中，**错误**的是

A. 婴幼儿患者可以由监护人决定

B. 对某些特殊急诊抢救视为例外

C. 无家属承诺，即使患者本人知情同意也不能给予手术治疗

D. 做到完全知情

E. 做到有效同意

【答案】C

50. 患者在诊治过程中**不能**拒绝

A. 治疗　B. 公开病情

C. 手术　D. 实验

E. 遵守医院制度

【答案】E

51. 患者下列义务中应该经其同意后才能合理履行的是

A. 如实提供病情

B. 尊重医务人员的劳动

C. 避免将疾病传播给他人

D. 遵守住院规章

E. 支持医学生实习和发展医学

【答案】E

52. 医患关系出现物化趋势的最主要原因是

A. 医学高技术手段的大量应用

B. 医院分科越来越细，医生日益专科化

C. 医生工作量加大

D. 患者对医生的信任感降低

E. 患者过多依赖医学高技术的检测手段

【答案】A

53. 现代诊疗过程中医生越来越依赖于辅助检查所得的指标和数据，医生和患者的直接交流因此减少。这反映出医患关系出现

A. 民主化趋势　B. 物化趋势

C. 法制化趋势　D. 分化趋势

E. 商品化趋势

【答案】B

54. 共同参与型的医患关系中

A. 医生有绝对的权威，患者无条件地配合医生

B. 医生相对主动，患者相对被动

C. 医生和患者共同商讨病案并决定治疗方案

D. 患者的主动性大于医生的主动性

E. 现实中不存在

【答案】C

55. 医患双方都具有独立人格，要求医师做到

A. 不伤害患者

B. 从各方面关心患者

C. "患者是上帝"

D. 平等对待患者

E. 关心患者心理需求

【答案】D

56. 下列对医际关系伦理意义的描述，不准确的是

A. 有利于医学事业发展

B. 有利于医务人员成才

C. 有利于取得更高的经济收益

D. 有利于医院集体力量的发挥

E. 有利于建立和谐的医患关系

【答案】C

57. 正确处理医际关系的原则是

A. 根据职务、职称不同，区别对待

B. 根据学历、职务的高低，分配发展机会

C. 彼此信任，互相协作和监督

D. 互相尊重，"井水不犯河水"

E. 相互尊重，坚持独立，注重自我发展

【答案】C

58. 下列处理医际关系的原则，不正确的是

A. 彼此平等、互相尊重

B. 彼此独立、互相支持和帮助

C. 彼此协作，力争最大经济效益

D. 彼此信任，相互协作和监督

E. 相互学习，共同提高和发挥优势

【答案】C

【A2 型题】

1. 李某，女，26 岁，未婚，体检中发现左侧乳房有肿块来院治疗。经医生诊断后拟进行手术治疗，但患者十分担心手术后会影响今后生活质量，医生积极解释，消除了患者的心理负担，在征得患者家属同意的情况下，进行手术且手术顺利，患者及家属都很满意。本案例集中体现了尊重患者的

A. 基本医疗权

B. 知情同意权

C. 疾病认知权

D. 提出问题并要求医生解答的权利

E. 监督医疗过程的权利

【答案】B

2. 因车祸受重伤的男子被送去医院急救，因没带押金，医生拒绝为患者办理住院手续。当患者家属拿来钱时，已错过了抢救最佳时机，患者死亡。本案例违背了患者权利的

A. 享有自主权

B. 享有知情同意权

C. 享有保密和隐私权

D. 享有基本的医疗权

E. 享有参与治疗权

【答案】D

3. 甲医师发现邻病房乙医师的诊治失误后，及时反映给主管部门。这体现了正确处理医务人员之间关系的道德原则是

A. 共同维护社会公益

B. 共同维护患者利益

C. 开展正当竞争

D. 全心全意为人民服务

E. 以上都不是

【答案】B

4. 某医师为不得罪同事，将患者严格区分为"你的"和"我的"，对其他医生所负责的患者一概不闻不问，即使同事出现严重失误，也是如此。这种做法违反了正确处理医务人员之间关系的道德原则

A. 彼此平等、互相尊重

B. 彼此独立、相互支持和帮助

C. 彼此信任、互相协作和监督

D. 彼此独立、相互协作和监督

E. 彼此平等、互相协作和监督

【答案】C

5. 一位女医生对患者说话声调柔和、目光亲切、讲话时面带微笑，说明她在下列哪一方面做得好

A. 语言沟通和非语言沟通

B. 语言沟通技巧

C. 非语言沟通技巧

D. 目光沟通

E. 以上都不是

【答案】C

【解析】医患交往的两种形式：语言形式的交往和非语言形式的交往。前者顾名思义，是用语言传递信息，

后者包括语调、表情等。依题意,这位女医生是非语言形式的交往做得好。

第三节　生物医学研究伦理

【A1 型题】

1.《涉及人的生物医学研究伦理审查办法》已于2016年9月30日经国家卫生和计划生育委员会主任会议讨论通过,自(　　)起施行
A. 2016年9月30日
B. 2016年10月1日
C. 2016年11月1日
D. 2016年12月1日
E. 2017年1月1日
【答案】D

2. 伦理委员会的委员应当从生物医学领域和伦理学、法学、社会学等领域的专家和非本机构的社会人士中遴选产生,人数不得少于(　　)人,并且应当有不同性别的委员,少数民族地区应当考虑少数民族委员
A. 3　　B. 5　　C. 7
D. 9　　E. 11
【答案】C

3. 伦理委员会委员任期为
A. 2年　　B. 3年　　C. 4年
D. 5年　　E. 6年
【答案】D

4. 医疗卫生机构应当于每年(　　)前向备案的执业登记机关提交上一年度伦理委员会工作报告
A. 1月31日　　B. 2月28日
C. 3月31日　　D. 4月30日
E. 5月31日
【答案】C

5. 伦理委员会作出决定应当得到伦理委员会全体委员的(　　)同意,伦理审查时应当通过会议审查方式,充分讨论达成一致意见
A. 二分之一以上　　B. 三分之二以上
C. 五分之三以上　　D. 七分之四以上
E. 九分之五以上
【答案】A

6. 对已批准实施的研究项目,伦理委员会应当指定委员进行跟踪审查,跟踪审查包括
A. 是否按照已通过伦理审查的研究方案进行试验
B. 研究过程中是否擅自变更项目研究内容
C. 是否发生严重不良反应或者不良事件
D. 是否需要暂停或者提前终止研究项目
E. 以上都是
【答案】E

第四节　医学道德的评价、监督和修养

【A1 型题】

1. 医德修养的根本途径和方法是
A. 自我批评
B. 自我反思
C. 见贤思齐
D. 接受患者监督
E. 与医疗实践结合
【答案】E
【解析】与医疗实践相结合是医德修养的根本途径和方法,具体是从以下三个方面做起:①要坚持在为人民健康服务的医疗实践中认识主观世界,改造主观世界;②要坚持在医疗实践中检验自己的品德,自觉地进行自我教育,自我锻炼,提高自己医学修养;③要随着医疗实践的发展,使自己的认识不断提高,医学道德修养不断深入。

2. 医学道德修养的范畴包括
A. 意志、情操、仪表、品行
B. 举止、仪表、意志、情感
C. 情操、信念、习惯、举止
D. 情操、举止、仪表、品行
E. 仪表、品行、情操、信念
【答案】D
【解析】医德修养包括医疗实践中所形成的情操、举止、仪表和品行等。

3. 医学道德教育的过程**不包括**
A. 提高道德意识
B. 培养医德情感
C. 锻炼医德意志
D. 鉴定医德信念
E. 进行自我教育和自我锻炼
【答案】E

【解析】医学道德教育的过程包括提高医德认识、培养医德情感、锻炼医德意志、坚定医德信念以及养成医德行为习惯。

4. 医学道德的意义**不包括**
   A. 有助于形成医务人员的内在品质
   B. 有助于培养医务人员的人文素养和道德情操
   C. 有助于促进医学科学工作发展
   D. 是将医学道德原则和规范转化为内心信念的重要环节
   E. 是确保维护社会公益的原则

【答案】E

【解析】医学道德教育的意义包括:①有助于形成医务人员的内在品质,是把医学和规范转化为内心信念的重要一环;②有助于培养医务人员的人文素养和道德情操,是形成良好医德医风的重要环节;③有助于培养高素质的医学人才,是促进医学科学工作发展的重要措施。

5. 正确把握医德评价依据的观点是
   A. 动机论
   B. 手段论
   C. 效果论
   D. 目的论
   E. 动机与效果、目的与手段辩证统一论

【答案】E

【解析】正确把握医德评价依据的观点:①在医学道德评价上,我们应该坚持哲学上的动机与效果辩证统一的观点,即必须从效果上去检验动机,又要从动机上去看待效果,对具体情况做具体分析。②一般情况下目的决定手段,手段服从目的,没有目的的手段是毫无意义的。同时,没有一定的手段相助,目的也是无法实现的。在评价医务人员的医德行为时,不仅要看其目的是否正确,还要看其是否选择了恰当的手段。

6. 医学道德评价的标准包括
   A. 疗效标准、社会标准、科学标准
   B. 舆论标准、价值标准、疗效标准
   C. 科学标准、社会标准、舆论标准
   D. 科学标准、疗效标准、价值标准
   E. 社会标准、价值标准、舆论标准

【答案】A

【解析】医学道德评价标准有疗效标准、社会标准、科学标准。

7. 对医德评价的意义理解**有误**的是
   A. 表明评价者个人的喜好
   B. 形成健康的医德氛围
   C. 调节医学人际关系
   D. 有助于将外在医德规范内化为医务人员的信念
   E. 有助于指导医务人员选择高尚的医德行为

【答案】A

【解析】医德评价是医务人员行为、医疗卫生保健单位活动的监视器和调节器;维护医德原则、规范和准则的重要保障;使医德原则、规范和准则转化为医务人员行为和医疗卫生保健单位活动的中介和桥梁。

8. 医德品质构成的基本要素是
   A. 内心信念　　B. 社会舆论
   C. 传统习俗　　D. 真诚信仰
   E. 科学标准

【答案】A

【解析】内心信念是指医务人员发自内心地对道德义务的深刻认识、真诚信仰和强烈的责任感,是医务人员对自己行为进行善恶评价的内在动力,是医德品质构成的基本要素,也是医德评价的重要方式。

9. 对医务人员在医德修养方面提倡"慎独",**不正确**的是
   A. "慎独"是古代儒家用语,是封建社会道德特有的范畴
   B. "慎独"是道德修养的方法
   C. "慎独"是指个人在独处无人监督时,仍能坚持道德原则和道德信念
   D. "慎独"是中性名词,在今天使用它可以有崭新的内容和含义
   E. 医德修养是有层次的,提倡"慎独",是希望医务人员的医德修养达到更高境界

【答案】A

10. 医学评价中最普遍、最具有影响力的方式是
   A. 内心信念　　B. 社会舆论
   C. 传统习俗　　D. 真诚信仰
   E. 科学标准

【答案】B

【解析】社会舆论是指公众对某种社会现象、行为和事件的看法和态度,即公众的认识。社会舆论可以形成一种强大的精神力量,调整人们的道德行为,指导人们的道德生活,适宜的评价最普遍、最具有影响力的方式,在医德评价中起着重要作用。

11. 市场经济条件下加强医学伦理教育的必要性主要取决于
   A. 公正分配医药卫生资源的要求
   B. 实现医疗活动道德价值的要求
   C. 协调医际关系的要求
   D. 合理解决卫生劳务分配问题的要求
   E. 正确处理市场经济对医学服务正负双重

效应的要求

【答案】E

12. 医德修养的内容**不包括**

A. 学习医疗卫生体制改革文件,进行政策修养

B. 学习科学的医学伦理学理论,进行医德理论修养

C. 在医疗实践中以医德原则和规范要求自己,进行医德规范认同修养

D. 以正确的医德思想战胜错误的医德思想,进行医德情感和信念修养

E. 实践正确的医德认识,进行医德品质和习惯修养

【答案】A

13. 应大力宣传医务人员中的先进人物和先进事迹,所根据的医德教育原则是

A. 目的性原则

B. 理论联系实际原则

C. 正面引导原则

D. 因人施教原则

E. 实践性原则

【答案】C

14. 医德的维系手段是

A. 强制性力量　　B. 非强制力量

C. 卫生法纪　　D. 经济奖惩

E. 行政处罚

【答案】B

15. 医德评价方式**不包括**

A. 正式社会舆论　　B. 非正式社会舆论

C. 传统习俗　　D. 内心信念

E. 卫生行政仲裁

【答案】E

16. 医学道德评价一般分为

A. 自我评价与非自我评价

B. 社会评价

C. 内心信念

D. 传统习俗

E. 社会评价与他人评价

【答案】A

17. 原中华人民共和国卫生部颁布的《医务人员医德规范及实施办法》的精神是

A. 对患者一视同仁

B. 文明礼貌服务

C. 廉洁行医

D. 为患者保守隐私

E. 实行社会主义人道主义

【答案】E

18. 临床医师应尽的道德义务中,首要和根本的是

A. 对同事的义务　　B. 对医院的义务

C. 对医学的义务　　D. 对社会的义务

E. 对患者的义务

【答案】E

19. 对“慎独”最正确的理解是

A. 无人监督时注意不违背医德

B. 别人无法监督时注意不违背医德

C. 有错误思想干扰时注意加以抵制

D. 坚持从小事上点点滴滴做起

E. 坚持医德修养的高度自觉性、坚定性、一贯性

【答案】E

20. 评价医德行为善恶的根本标准是

A. 患者的个人意见

B. 患者家属的意见

C. 新闻媒体的认定

D. 有利于患者康复、有利于医学发展、有利于人类生存环境的改善

E. 社会主义医德规范体系

【答案】D

第二部分　专业理论

第一篇　总论

第一章　消毒与无菌术部分

【A1 型题】

1. 有关手术室管理，下列说法正确的是
   A. 层流手术间能够对微生物污染进行处理，因此污染手术后不需要严格消毒
   B. 层流手术间内是正压环境，即使开着手术室的门进行手术也能保证室内空气洁净
   C. 手术室应当每周清洁消毒一次
   D. 一天内同一手术间安排多台手术，安排时应遵循困难手术优先的原则
   E. 应每月对参加手术者洗手后做手部细菌培养及手术室空气细菌培养

【答案】E

【解析】层流手术室内是正压环境，开门使室内的正压降低，会有门外的空气进入室内，影响室内空气的洁净度，因此，手术过程中尽量减少手术间的开门次数，严禁开门进行手术。一天内同一手术间有多个手术，安排时要遵循先做无菌手术后做污染手术的原则。手术室的工作区域，应当每24小时清洁消毒一次。每月对参加手术者洗手后做手部细菌培养、手术室空气细菌培养，以及消毒物品的细菌培养。

【难度】中

2. 传统肥皂水刷洗、乙醇浸泡手臂消毒法正确操作所需的时间是
   A. 肥皂水刷洗5分钟，用乙醇浸泡即可
   B. 肥皂水刷洗5分钟，乙醇浸泡5分钟
   C. 肥皂水刷洗10分钟，乙醇浸泡5分钟
   D. 肥皂水刷洗10分钟，乙醇浸泡10分钟
   E. 肥皂水刷洗3分钟，乙醇浸泡5分钟

【答案】C

【难度】易

3. 甲醛蒸汽熏蒸消毒的时间是
   A. 15分钟　B. 30分钟　C. 60分钟
   D. 2小时　E. 6小时

【答案】C

【难度】易

4. 甲醛蒸汽熏蒸灭菌的时间是
   A. 0.5小时　B. 1小时　C. 3小时
   D. 5小时　E. 12小时

【答案】E

【难度】易

5. 临床消毒腹腔镜常用的方法是
   A. 煮沸法　B. 甲醛蒸汽熏蒸法
   C. 高压蒸汽法　D. 药液浸泡法
   E. 电离辐射法

【答案】D

【解析】锐利手术器械、内镜等可以采用化学药液浸泡，达到消毒目的。

【难度】中

6. 物品经高压蒸汽灭菌后可以保持无菌的时间是
   A. 1天　B. 3天　C. 7天
   D. 14天　E. 28天

【答案】D

【难度】易

7. 手术区皮肤消毒范围，距离手术切口周围至少
   A. 10cm的区域　B. 15cm的区域
   C. 20cm的区域　D. 25cm的区域
   E. 30cm的区域

【答案】B
【解析】手术区皮肤消毒范围要包括手术切口周围至少15cm的区域，如切口有延长的可能，应相应扩大皮肤消毒范围。
【难度】易

8. 下列关于消毒的说法，正确的是
A. 杀灭一切活的微生物
B. 杀灭病原微生物和其他有害微生物，但并不要求清除或杀灭所有微生物
C. 用物理方法消灭细菌的方法
D. 甲醛蒸汽熏蒸30分钟即可以达到消毒的目的
E. 2%中性戊二醛水溶液可以用于导尿管的消毒

【答案】B
【解析】考查灭菌和消毒概念的差别：灭菌是指杀灭或者去除物体上所有微生物，不仅包括细菌，还有病毒、真菌、支原体、衣原体，还包括抵抗力极强的细菌芽孢在内。消毒是指杀死物体上的病原微生物，即可能致病的微生物，细菌芽孢和非病原微生物可能仍存活。甲醛蒸汽熏蒸1小时可以达到消毒的目的，2%中性戊二醛水溶液常用于刀片、剪刀、缝针及显微器械的消毒，灭菌时间10小时。
【难度】中

9. 在参观手术的过程中，下例做法正确的是
A. 参观手术的人员不宜超过4人
B. 参观者不可太靠近手术人员，但为了便于参观，可以经常更换参观的位置
C. 参观者有上呼吸道感染，只要做好防护，可以进入手术室参观
D. 参观手术的人员不宜超过2人，人数较多时可以分批交替进入手术室参观
E. 参观者可以给术者擦汗

【答案】E
【解析】参观手术人员不宜超过2人，尽量减少在手术室内的走动，不可以太靠近手术人员，以减少污染的机会；有急性感染性疾病尤其是上呼吸道感染者，不得进入手术室。
【难度】易

10. 应用最普遍、效果最可靠的灭菌法是
A. 高压蒸汽灭菌法　B. 紫外线照射法
C. 煮沸法　D. 火烧法
E. 药液浸泡法

【答案】A
【解析】当蒸汽压力达到104.0~137.3kPa时，温度可达121~126℃，持续30分钟可达到灭菌效果，高压蒸汽灭菌法是目前应用最普遍、效果最可靠的灭菌方法。
【难度】易

11. 采用紫外线进行手术室空气消毒时，照射距离不超过
A. 0.5m　B. 1m　C. 2m
D. 2.5m　E. 4m

【答案】C
【难度】易

12. 在破伤风患者伤口清创术后，对污染手术衣的处理方法是
A. 丢入污物桶再集中灭菌处理
B. 清洗后高压灭菌处理
C. 打包后集中送洗衣房专缸处理，或使用一次性手术衣直接送焚烧炉焚烧
D. 2%碱性戊二醛浸泡后再集中清洗
E. 过氧乙酸浸泡后再集中清洗，然后高压灭菌处理

【答案】C
【解析】破伤风、气性坏疽、铜绿假单胞菌等特殊感染，手术中使用的物品、器械、手术间均需要特别处理。
【难度】易

13. 关于手臂消毒法，下列叙述正确的是
A. 能清除皮肤表面的细菌，通过70%乙醇浸泡可以消灭皮肤深处的细菌
B. 能清除皮肤上的各种污渍及减少皮肤表面的细菌
C. 能清除皮肤上的各种污渍及消除和杀灭皮肤表面的细菌
D. 通过皮肤清洁能清除皮肤表面的细菌，通过70%乙醇浸泡5分钟可以达到灭菌的目的
E. 手臂消毒后戴手套的主要目的是保护医生

【答案】C
【解析】手臂消毒法不能消灭皮肤深处的细菌，随着手的活动细菌会到皮肤的表面，因此，手臂消毒后还需要戴手套，同时保护手术人员。
【难度】中

14. 环氧乙烷气体法灭菌的有效期是
A. 7天　B. 14天　C. 30天
D. 3个月　E. 6个月

【答案】E
【难度】中

15. 在医院，手术衣及手术单的主要灭菌方法是
A. 高压蒸汽灭菌　B. 化学气体灭菌

C. 药液浸泡法　D. 干热灭菌法
E. 电离辐射法

【答案】A
【难度】易

16. 可用于手术室空气消毒的化学试剂是
A. 乙醇　B. 碘伏　C. 戊二醛
D. 甲醛　E. 环氧乙烷

【答案】D
【解析】乙醇、碘伏用于皮肤表面消毒，戊二醛、环氧乙烷用于器械、物品消毒，40% 甲醛 + 高锰酸钾熏蒸可用于手术室消毒
【难度】中

17. 铜绿假单胞菌、杆菌等感染的伤口，所用的布类、敷料、注射器等无保留价值的物品，最彻底的灭菌方法是
A. 10% 甲醛溶液浸泡
B. 高压蒸汽灭菌
C. 焚烧处理
D. 煮沸灭菌法
E. 2% 戊二醛溶液浸泡

【答案】C
【难度】易

18. 使用煮沸灭菌法时，下列操作正确的是
A. 在水中煮沸（100℃）并持续 30 分钟可以杀灭带芽孢的细菌
B. 可以煮沸消毒的物品应于水沸腾后放入，煮沸时间越长消毒效果越好
C. 高原地区气压低，煮沸时间需要相应延长，一般海拔每增高 500m，灭菌时间延长 2 分钟
D. 在水中煮沸（100℃）并持续 20 分钟就可以达到消毒的目的
E. 灭菌时间应从水沸腾后算起，中途可加入其他物品，先放入的物品达到灭菌时间后可以取出

【答案】D
【解析】煮沸法灭菌，100℃并持续 15~20 分钟，一般细菌即可被杀灭，就可以达到消毒的目的；带芽孢的细菌至少需要煮沸 1 小时才会被杀灭；高原地区海拔每增高 300m，灭菌时间延长 2 分钟。
【难度】难

19. 关于传统肥皂水刷手法，下列表述正确的是
A. 范围应从手指尖到肘上 5cm
B. 冲水时应将手指及肘均朝下
C. 浸泡乙醇范围应到肘上 3cm
D. 浸泡苯扎溴铵后应擦干手臂
E. 苯扎溴铵液一般只能用 40 次

【答案】E
【难度】易

20. 用物理方法消灭细菌，称为
A. 无菌术　B. 抗菌法　C. 高温法
D. 灭菌法　E. 清洁法

【答案】D
【难度】易

21. 关于肥皂水刷手法，下列描述正确的是
A. 范围从指尖到肘上 10cm
B. 范围从指尖到肘上 5cm
C. 泡手液应到肘上 4cm
D. 刷手两遍 10 分钟
E. 刷手应轻柔

【答案】A
【难度】易

22. 用压力锅煮沸灭菌，其蒸汽压力一般为
A. 1.0kg/cm　B. 1.2kg/cm
C. 1.3kg/cm　D. 1.4kg/cm
E. 1.5kg/cm

【答案】C
【难度】中

23. 杀死细菌芽孢所需的最适温度和时间是
A. 高温 100℃持续 10 分钟
B. 高温 100℃持续 20 分钟
C. 高温 125℃持续 15 分钟
D. 高温 125℃持续 30 分钟
E. 高温 125℃持续 40 分钟

【答案】D
【解析】蒸汽压力达到 104.0~137.3kFa 时，温度可达 121~126℃，维持 30 分钟，即能杀灭包括具有顽强抵抗力的细菌芽孢在内的一切微生物。
【难度】中

24. 高压蒸汽灭菌时，需灭菌的包裹体积上限为
A. 40cm×30cm×20cm
B. 40cm×30cm×30cm
C. 40cm×40cm×30cm
D. 30cm×30cm×30cm
E. 50cm×40cm×30cm

【答案】B
【难度】易

25. 在紧急情况下，火烧法可用于哪一类物品的灭菌
A. 金属器械类物品　B. 玻璃类物品

C. 丝线类物品　　D. 橡胶类物品
E. 敷料类物品

【答案】A
【难度】易

26. 肛门、外生殖器及婴儿皮肤消毒选用
A. 70% 乙醇
B. 2% 碘酊
C. 2% 碘酊及 70% 乙醇
D. 0.5% 碘伏
E. 1∶1 000 高锰酸钾

【答案】D
【解析】碘伏刺激性小，适用于黏膜及婴儿皮肤消毒。
【难度】易

27. 关于肥皂水刷手法，以下叙述中**错误**的是
A. 必须先刷双手然后刷前臂，最后上臂
B. 刷 3 遍，共 10 分钟
C. 刷洗至肘关节以上（上臂）10cm
D. 刷手完毕后即可行双手及双臂消毒
E. 双手及双臂消毒后保持拱手姿势

【答案】D
【解析】刷手后应使用无菌巾擦拭双手及双臂，避免消毒液被残留水分稀释。
【难度】中

28. 应用煮沸法消毒手术器械，压力锅压力达 127.5kPa，锅内温度为 124℃以后，达到灭菌效果需要的时间是
A. 5 分钟　　B. 10 分钟　　C. 30 分钟
D. 60 分钟　　E. 120 分钟

【答案】B
【难度】中

29. 下列哪种伤口属于清洁伤口
A. 腹股沟疝修补术切口
B. 胸部被砍伤后 12 小时的伤口
C. 头面部撞伤 8 小时的伤口
D. 胃次全切除术的切口
E. 胆囊切开取结石的腹腔镜伤口

【答案】A
【解析】腹股沟疝为腹腔内手术，不和消化道相通，胆囊切开后有胆汁外流属非清洁切口。
【难度】易

30. 下列各部位缝线的拆除时间，说法**不正确**的是
A. 头、面颈部 4~5 天拆线
B. 下腹部、会阴部 6~7 天拆线
C. 胸、腹、背部 10~12 天拆线
D. 近关节处可 12 天以后拆线
E. 减张缝合 14 天拆线

【答案】C
【解析】胸、腹、背、臀部伤口 7~10 天拆线。
【难度】易

31. 对于不同的伤口，换药时选用引流物或药物**不恰当**的是
A. 深部伤口使用凡士林纱布
B. 肉芽组织一般无须在局部使用抗生素
C. 分泌物很多时，可用盐水纱布，外加多层干纱布
D. 伤口较小而较深时，应将凡士林纱条送达伤口底部
E. 铜绿假单胞菌感染可用 0.1% 苯氧乙醇、磺胺嘧啶银软膏

【答案】C
【解析】分泌物很多时，可充分引流，多次换药，不宜覆盖太多纱布。
【难度】中

32. 手术人员准备手术，在开始切皮前，主刀医生应重点关注的是
A. 器械是否清点对数
B. 麻醉是否已达到手术要求，患者血压、脉搏是否稳定
C. 尿管内是否有尿液引流
D. 是否已输血
E. 胃管是否插好

【答案】B
【解析】手术开始前应检查麻醉是否满意及患者生命体征是否平稳。
【难度】中

33. 手术进行中，术者前臂碰触了有菌部位，以下正确的是
A. 更换另一手术术者
B. 重新洗手穿无菌衣戴手套
C. 用 75% 乙醇消毒术者前臂衣袖
D. 加穿上另一无菌袖套
E. 重新更换所有无菌单

【答案】D
【难度】中

34. 手术即将结束，关腹前极其重要且需关注的是
A. 用络合碘消毒伤口一遍

B. 伤口内应用70%乙醇消毒一遍
C. 请麻醉医师加注一次麻药后再关腹
D. 洗手护士和手术医生核对器械敷料后才能关腹
E. 检查腹腔内无活动性出血后再关腹

【答案】E
【解析】手术关腹前应两名护士清点敷料及器械，缝皮前皮肤伤口用70%乙醇消毒，应检查腹腔出血情况。
【难度】易

35. 在各种常用的腹部切口中，最常发生切口疝的是
A. 上腹部经腹直肌切口
B. 上腹部横切口
C. 沿肋缘斜切口
D. 正中切口
E. 旁正中切口

【答案】A
【解析】经腹直肌切口及腹直肌旁切口因腹直肌被切开，腹部薄弱，容易出现切口疝。
【难度】中

36. 腹部外伤查体时最先关注的内脏是
A. 肝脏
B. 十二指肠
C. 横结肠
D. 脾
E. 肾脏

【答案】D
【解析】腹部外伤脾破裂较多，往往伤及左上腹及左侧腹部。
【难度】易

37. 术前准备中，下列处理**不正确**的是
A. 心力衰竭患者需控制3~4周后才可进行手术
B. 经常发作哮喘的患者，可每天3次口服地塞米松0.75mg
C. 肝功能严重损害者，一般不宜进行任何手术
D. 肾功能重度损害者，在有效的透析疗法处理下可手术
E. 糖尿病患者在做大手术前，必须将血糖控制到正常，尿糖恢复至阴性水平才能手术

【答案】E
【解析】E答案太绝对，糖尿病患者在做大手术前，不必将血糖控制到正常、尿糖恢复至阴性水平。
【难度】中

38. 医师完成甲状腺腺瘤腺叶切除术后，又需要马上接台做阑尾切除手术，按无菌操作原则，正确的是
A. 直接更换无菌手术衣和戴手套
B. 不用重新刷手，但需用消毒液再次涂擦手和前臂，穿上无菌手术衣和戴手套
C. 需要重新实施手臂消毒，穿手术衣和戴手套
D. 直接更换无菌手套
E. 不用重新刷手及手臂消毒，但需要戴双层无菌手套

【答案】C
【解析】《消毒技术规范》(2018年版)中规定：连续进行手术的洗手消毒法，若连续进行下一台手术，则需重新按外科手消毒法进行。
【难度】易

39. 医师参加乳腺癌根治手术后，又要参加下一台腹股沟疝修补手术，脱手套时发现手套破损，下列正确的做法是
A. 直接更换无菌手术衣和戴手套即可再参加手术
B. 脱掉手术衣和手套，双手用0.5%碘伏消毒后重新穿无菌衣、戴无菌手套，然后参加手术
C. 脱掉手术衣和手套，重新实施手臂消毒
D. 直接更换无菌手套即可直接参加手术
E. 脱掉手术衣和手套，双手用70%乙醇浸泡5分钟后重新穿无菌衣、戴无菌手套，然后参加手术

【答案】C
【难度】易

40. 术中上级医师指导下级医师做急诊胆囊切除术，开腹后探查发现手术困难，上级医师要转换到主刀位置，两位医生转换位置正确的是
A. 各自先后退一步，顺时针围绕手术台走向对面位置
B. 各自先后退一步，逆时针围绕手术台走向对面位置
C. 各自先后退一步，转过身，背对手术台走向对侧位置

D. 各自先后退一步,面对手术台,自器械台后走向对侧位置
E. 各自先后退一步,面对手术台,自手术台头侧走向对侧位置

【答案】D
【解析】手术中正确的换位方法,面对手术台,不能通过头侧麻醉区域。
【难度】易

41. 在手术室中,准备行胃癌根治术,助手消毒完成后,四块无菌巾的铺盖顺序正确的是
A. 先铺头侧,最后铺靠近操作者一侧
B. 先铺靠近操作者一侧,最后铺头侧
C. 先铺操作者的对侧,最后铺下腹部
D. 先铺下腹部,最后铺靠近操作者一侧
E. 只要注意无菌,先铺哪个方位都可以

【答案】D
【解析】腹部手术铺单顺序,先铺下腹、会阴部,然后对侧、头侧,最后铺自己一侧。
【难度】易

42. 阑尾切除手术前,医师完成刷手、穿手术衣、戴手套后,下列注意事项正确的是
A. 手可以接触腰部以下
B. 手可以接触背部
C. 手臂可以偶尔下垂腰部及手术台缘以下
D. 双手不可拱举在胸前
E. 双手不可插入手术衣前胸部的插兜内

【答案】E
【解析】手术前完成刷手、穿手术衣、戴手套后,双手只能接触无菌区域。手术衣胸前的双层加厚区域主要为增加手术衣无菌隔离厚度,并不是用于放置双手。
【难度】易

43. 手术医务人员术前手臂消毒,下列表述正确的是
A. 灭菌王是含碘的高效复合型消毒液,刷手后不用浸泡
B. 传统肥皂水刷手法需要刷手 3 次,共 10 分钟,浸于 70% 乙醇中 5 分钟
C. 传统肥皂水刷手法需要刷手 5 分钟,浸于 70% 乙醇中 5 分钟
D. 0.5% 碘酊涂抹后,以 70% 乙醇擦拭
E. 连续手术,手套未破,需要刷手 5 分钟,浸泡乙醇 5 分钟

【答案】B
【解析】灭菌王不含碘;消毒用的碘酊浓度是 2%~3%,手术医务人员手臂消毒较少使用;传统肥皂水洗手需要刷手 3 次,共 10 分钟;连续手术,从无菌手术到有菌手术,不用重新刷手,但需用消毒液再次涂擦或浸泡手和前臂。
【难度】中

44. 胆囊切除术术前,医师在洗手、穿手术衣及戴手套后,身体的部位属于无菌区域的是
A. 两上肢、胸前及腰部以上的腹部
B. 两上肢、胸前及整个腹部
C. 两上肢及前胸
D. 两上肢、胸前及颈部
E. 双手、前臂、胸前及背部

【答案】A
【解析】穿手术衣及戴手套后,腰部以下、肩部以上、背部是有菌区域。
【难度】易

【A2 型题】

1. 女性,40 岁,准备做甲状腺腺瘤切除术,该患者手术消毒区域(范围)正确的是
A. 上至下颌、下口唇线,两侧至斜方肌前缘,下至两乳头连线
B. 上至下颌角平面,两侧至斜方肌前缘,下至两乳头连线
C. 上自耳下平面及颏部,两侧至胸锁乳突肌外缘,下至两乳头连线
D. 上自耳下平面及颏部,两侧至斜方肌前缘,下至胸骨角平面
E. 上至下颌、下口唇线,两侧至斜方肌前缘,下至胸骨剑突平面

【答案】A
【难度】中

2. 男性,67 岁,因“突发上腹痛转全腹痛急诊”入院。立位腹部 X 线片可见膈下游离气体,目前诊断为急性上消化道穿孔,现患者已经进入手术室准备手术,手术的消毒范围是
A. 上至乳头连线,下至脐水平,两侧至左右腋中线
B. 上至乳头连线,下至耻骨联合水平,两侧至左右腋中线
C. 上至两侧锁骨,下至耻骨联合水平,两侧至左右腋中线
D. 上至乳头连线,下至耻骨联合水平,两侧至左右腋前线
E. 上至胸骨角平面,下至大腿上 1/3,两侧至左右腋中线

【答案】B
【难度】易

3. 男性,70 岁,因"右侧腹股沟可复性包块 10 年,再发伴疼痛且不能还纳 8 小时"入院。患者入院诊断为右侧嵌顿性斜疝,现已经进入手术室准备手术,手术的消毒范围是
   A. 上至脐水平线,下至大腿上 1/3,两侧至腋中线
   B. 上至剑突水平、下至大腿上 1/3,两侧至腋中线
   C. 手术切口周围 15cm 的区域
   D. 上至脐水平线,下至大腿上 1/3,右侧至右腋中线,左侧至左锁骨中线
   E. 上至剑突水平、下至大腿上 1/3,右侧至右腋中线,左侧至左锁骨中线

【答案】B
【解析】右侧嵌顿疝,不除外另做腹部切口进行剖腹探查的可能,手术消毒范围应相应扩大。
【难度】难

4. 女性,55 岁,准备实施直肠黏膜环切术,手术区消毒方法正确的是
   A. 由手术中心向周围用 2.5% 碘酊涂擦皮肤,待碘酊干后,以 70% 乙醇涂擦两遍,将碘酊擦净
   B. 由手术周围向中心用 2.5% 碘酊涂擦皮肤,待碘酊干后,以 70% 乙醇涂擦两遍,将碘酊擦净
   C. 由手术周围向中心用以 70% 乙醇涂擦两遍
   D. 由手术中心向周围用 0.75% 吡咯烷酮碘涂擦皮肤 2~3 次
   E. 由手术周围向中心用 0.75% 吡咯烷酮碘涂擦皮肤 2~3 次

【答案】E
【解析】对婴儿、面部皮肤、口腔、肛门及外生殖器等部位消毒,可选用 0.75% 碘伏,刺激性小;感染伤口或肛门区手术(包括人工肛门)应由手术周围向中心消毒。
【难度】中

5. 女性,55 岁,大面积烧伤治疗后,因痂下感染,在手术室全身麻醉下进行清创术,术前细菌培养提示铜绿假单胞菌感染,清创术后手术室消毒处理方法正确的是
   A. 用 40% 甲醛溶液消毒手术室
   B. 手术室紫外线照射 2 小时
   C. 甲醛蒸汽熏蒸 12 小时,然后开窗通风
   D. 先用乳酸空气消毒,再用 0.1% 苯扎溴铵溶液擦洗室内物品,再通风
   E. 用 0.1% 次氯酸钠水溶液消毒

【答案】D
【解析】铜绿假单胞菌感染手术后,先用乳酸进行空气消毒,1~2 小时后进行扫除,用 1∶1 000 苯扎溴铵溶液擦洗室内物品后,开窗通风 1 小时。
【难度】难

6. 男性,56 岁,因直肠癌,行 Miles 术后 2 年造瘘口旁疝,准备实施疝修补术,手术区消毒的顺序是
   A. 先消毒造瘘口周围 15cm,然后再由内向外消毒
   B. 由手术区中心向四周涂擦
   C. 由手术区上方向下方涂擦
   D. 由手术区一侧向另一侧涂擦
   E. 由手术区外周向造瘘口周围涂擦

【答案】E
【难度】易

7. 男性,42 岁,罹患乙肝 9 年,后发展出现肝硬化门静脉高压症,今日实施门静脉高压症分流手术,术后无菌巾和敷料的正确处理方式是
   A. 清洗后高压灭菌
   B. 高压灭菌后再清洗
   C. 送焚烧炉焚烧
   D. 丢入污物桶再集中处理
   E. 过氧乙酸浸泡后再清洗

【答案】C
【解析】特殊感染、传染病,手术中使用的物品、器械、手术间均需要特别处理。乙肝病毒感染手术中尽可能使用一次性无菌巾、手术衣,用后焚烧处理。
【难度】中

8. 男性,21 岁,诊断急性化脓性阑尾炎,准备行阑尾切除术,手术的消毒范围是
   A. 上至两侧肋弓下缘最低点的连线,下至大腿上 1/3,两侧至腋中线
   B. 上至剑突水平,下至大腿上 1/3,右侧至右腋中线,左侧至左锁骨中线
   C. 上至两侧肋弓下缘最低点的连线,下至耻骨联合水平,两侧至左右腋前线
   D. 上至剑突水平,下至大腿上 1/3,两侧至腋中线或右侧至腋后线

E. 上至乳头连线，下至大腿上 1/3，两侧至左右腋中线

【答案】D
【难度】中

9. 女性，21 岁，乙型肝炎患者，因自发性气胸行胸腔闭式引流术，玻璃引流瓶处理方式正确的是

A. 2% 中性戊二醛溶液中浸泡 30 分钟
B. 2 000mg/L 有效氯溶液中浸泡 60 分钟
C. 10% 甲醛溶液中浸泡 60 分钟
D. 1∶1 000 氯己定溶液中浸泡 60 分钟
E. 1∶1 000 苯扎溴铵溶液中浸泡 60 分钟

【答案】B
【解析】肝炎、铜绿假单胞菌感染、开放性肺结核患者，引流物及引流瓶在 2 000mg/L 有效氯溶液中浸泡 60 分钟后倒入固定下水道，由医院统一处理。
【难度】难

10. 男性，30 岁，铜绿假单胞菌感染清创手术后，手术器械的处理方式是

A. 0.2% 中性戊二醛溶液中浸泡 30 分钟，清洗后高压灭菌
B. 2 000mg/L 有效氯溶液中浸泡 60 分钟，清洗后干热灭菌
C. 2 000mg/L 有效氯溶液中浸泡 60 分钟，清洗后高压灭菌
D. 0.2% 中性戊二醛溶液中浸泡 30 分钟，清洗后干热灭菌
E. 10% 甲醛溶液中浸泡 60 分钟，清洗后高压灭菌

【答案】C
【解析】详见上一题解析。
【难度】难

11. 男性，30 岁，行胃癌根治术，医生在手术过程中，按无菌操作原则正确的是

A. 手术人员的肘部接触到了参观手术人员，提醒参观者保持参观距离
B. 手术过程中，两个对侧手术人员需要调换位置，为了方便，可以从手术台头侧换位
C. 术中手术人员穿包背式手术衣的情况下，可以在其背后传递无菌器械物品
D. 在层流手术间，手术时为了加速空气流动可以使用电风扇
E. 手术单不小心被洒出的生理盐水湿透，应更换(或加盖)新的手术单。

【答案】E
【解析】参观手术人员应与手术人员和无菌器械台保持 30cm 以上的距离，术者肘部污染应该更换手术衣或者加套袖；穿包背式手术衣的手术人员背后同样是污染区域；除头部手术，手术台头侧是相对污染区及麻醉区域，手术人员及参观人员不应到此区域；手术进行时不能开窗通风及使用电扇，以免扬起灰尘，污染手术室内空气。手术单湿透后无隔离、保护作用。
【难度】中

12. 男性，30 岁，腹腔镜胆囊切除术中，疑为胆总管结石，准备术中胆道镜探查胆总管，术前胆道镜的可靠灭菌法是

A. 高压蒸汽灭菌，30 分钟
B. 环氧乙烷气体灭菌，6 小时
C. 干热灭菌法，160℃，2 小时
D. 煮沸法，100℃，20 分钟
E. 2% 中性戊二醛浸泡，30 分钟

【答案】B
【解析】锐利手术器械、内镜可用 2% 中性戊二醛浸泡，30 分钟达到消毒效果，灭菌时间为 10 小时。目前对纤维内镜用环氧乙烷气体灭菌是一种较推荐的方法。
【难度】中

13. 男性，40 岁，门诊正常预约胃镜检查，传染病检查报告阴性。检查后，内镜室的护士正在对使用过的纤维胃镜进行消毒，合适的消毒液是

A. 1∶1 000 苯扎溴铵
B. 5% 吡咯烷酮碘
C. 70% 乙醇
D. 2% 中性戊二醛
E. 环氧乙烷

【答案】D
【解析】锐利手术器械、内镜可用 2% 中性戊二醛浸泡，30 分钟达到消毒效果；0.1% 苯扎溴铵用于锐利手术器械的消毒，但效果不及戊二醛溶液；乙醇的用途与戊二醛相同，目前多用于已经消毒物品的浸泡，以维持消毒的状态。环氧乙烷气体灭菌，有效浓度为 450~1 200mg/L。
【难度】难

14. 男性，60 岁，6 个月前因病情需要行预防性回盲部造瘘术，现准备实施造瘘口关闭术，手术区皮肤消毒的顺序是

A. 由左侧腹部开始对称性叠瓦式涂擦到右侧腹部
B. 由右侧腹部开始对称性叠瓦式涂擦到左侧腹部

C. 由手术区的上方涂向下方
D. 由手术区外周涂向瘘口周围
E. 无须按一定的顺序

【答案】D
【难度】易

15. 男性，28 岁，背部深Ⅱ~Ⅲ度烧伤，准备实施切痂植皮，下列关于术中大腿供皮区消毒剂的选择，正确的是
A. 2% 碘酊及 70% 乙醇
B. 2% 碘酊
C. 70% 乙醇
D. 0.75% 吡咯烷酮碘
E. 0.2% 安尔碘

【答案】C
【解析】植皮时，供皮区的消毒用 70% 乙醇消毒 2~3 次。
【难度】中

16. 男性，30 岁，破伤风患者，行清创术，术后手术室消毒处理正确的是
A. 手术室紫外线照射 12 小时
B. 乙醇浸剂熏蒸 2 小时，然后开窗通风
C. 甲醛蒸汽熏蒸 12 小时，然后开窗通风
D. 乳酸熏蒸空气消毒 2 小时，然后开窗通风
E. 用 1∶1 000 苯扎溴铵溶液揩洗室内物品后，开窗通风 1 小时

【答案】C
【解析】紫外线空气消毒照射时间为 2 小时，照射距离不超过 2m；破伤风、气性坏疽手术后用 40% 甲醛溶液熏蒸消毒手术室 12 小时，效果可靠。
【难度】中

17. 男性，30 岁，今日准备行左腹股沟疝手术，皮肤消毒范围正确的是
A. 上至髂前上棘连线，下至大腿上 1/3，两侧至腋中线
B. 上至剑突水平、下至大腿上 1/3，两侧至腋中线
C. 上至脐水平线，下至大腿上 1/3，右侧至右腋中线，左侧至左锁骨中线
D. 上至剑突水平、下至大腿上 1/3，右侧至右腋中线，左侧至左锁骨中线
E. 上至脐水平线，下至大腿上 1/3，两侧至腋中线 / 左侧至腋后线

【答案】E
【难度】易

18. 男性，29 岁，准备行剖腹探查术，麻醉成功，消毒完毕，下列关于铺无菌巾的描述，正确的是
A. 先铺下腹部或对侧，铺单后可由中心向外移动调整
B. 先铺操作者的同侧
C. 无菌单铺下后，不可再随便移动
D. 如果无菌单的位置未放正确，可以由外向内做调整
E. 无菌单铺下后，可再随便移动

【答案】A
【解析】腹部手术时，铺无菌单应先铺下腹部或对侧，最后铺操作者侧；铺单后可由中心向外移动调整。
【难度】易

19. 女性，40 岁，乙型肝炎表面抗原阳性，肝功能正常，行腹腔镜胆囊切除后所使用的镜体需首先使用何种方式处理后再行等离子消毒
A. 2% 中性戊二醛水溶液浸泡 30 分钟
B. 1∶1 000 氯己定溶液浸泡 15 分钟
C. 0.5% 过氧乙酸溶液浸泡 15 分钟
D. 1∶1 000 氯己定溶液浸泡 1 小时
E. 1∶1 000 苯扎溴铵溶液浸泡 2 小时

【答案】A
【解析】腹腔镜镜体消毒需用 2% 中性戊二醛溶液浸泡 30 分钟以上再进行等离子消毒。
【难度】中

20. 男性，20 岁，面颊部开放性剃须刀割伤后 12 小时，局部处理正确的是
A. 按感染伤口对待，只换药，不清创
B. 清创后不缝合
C. 清创后延期缝合
D. 清创后一期缝合
E. 换药观察后，延期缝合

【答案】D
【解析】面颊部清洁伤口在 12 小时内可一期缝合。
【难度】中

21. 男性，23 岁，在工地劳动，左上臂砸伤 7 小时来院，下列关于该患者的清创处理，**错误**的是
A. 因患者左上臂为开放伤口，已 7 小时，不宜清创缝合
B. 如有休克迹象不宜选择全麻

C. 一般采用臂丛或硬膜外麻醉

D. 同时应用抗生素

E. 同时应用破伤风抗毒素

【答案】A

【解析】8 小时以内的开放性伤口可行清创缝合。

【难度】中

【A3/A4 型题】

(1~3 题共用题干)

女性,29 岁,因“胆囊结石伴急性胆囊炎”需行腹腔镜胆囊切除术。

1. 该手术的切口为

A. Ⅰ类切口

B. Ⅱ类切口

C. Ⅲ类切口

D. 如术中胆囊未穿孔为Ⅰ类切口

E. 如胆囊坏疽穿孔为Ⅱ类切口

【答案】B

【解析】切口的污染定义不按部位,即使胆囊未穿孔,因术中切断胆囊管,也应为Ⅱ类切口。

【难度】易

2. 下述关于腹腔镜胆囊切除术的消毒范围,说法**不正确**的是

A. 消毒上至乳头连线,下至大腿中上 1/3

B. 脐部需重点消毒

C. 左侧需消毒至腋后线

D. 右侧需消毒至腋后线

E. 做皮肤切口前需再行 70% 乙醇消毒

【答案】C

【解析】因左侧腹壁无切口,故左侧消毒范围至腋中线即可。

【难度】中

3. 下述关于手术区的铺巾方法,说法正确的是

A. 先铺同侧

B. 先铺操作者一侧

C. 如铺巾不准确可向术区内移动

D. 最后铺相对不洁区

E. 手术切口周围必须覆盖 4 层以上的无菌单

【答案】E

【解析】应先铺相对不洁区,最后铺操作者一侧,如铺巾不准确可向术区外移动,手术切口周围必须覆盖 4 层以上的无菌单。

【难度】中

(4~6 题共用题干)

某实习医生参加阑尾炎穿孔阑尾切除手术,开腹后,上级医生要转换到主刀位置,实习医生要到对侧。

4. 此时该实习医生应如何转换位置

A. 自手术台头侧走向对面位置

B. 自手术台尾侧走向对面位置

C. 先退后一步,面对器械台自器械台后及器械护士背侧走向对侧位置

D. 先退后一步,转过身,背对器械台走向对侧位置

E. 先退后一步,面对器械台走向对侧,与器械护士相遇时,转过身,背对背转至第一助手位置

【答案】E

【解析】与对面手术医生转换位置时应从器械台后方走过。

【难度】中

5. 实习医生在转换位置时右手触及洗手护士背部无菌衣,此时正确的处理是

A. 因手套碰在无菌衣上,故没关系,可继续进行手术

B. 别人没看见,无所谓

C. 再加戴一只无菌手套

D. 另换戴一只无菌手套

E. 碰污的手套用 70% 乙醇擦抹消毒即可

【答案】D

【解析】术中手套污染应更换污染手套。

【难度】中

6. 该实习医生完成这台手术后,马上又要参加下一台腹股沟斜疝修补手术,此时该实习医生应做的准备是

A. 不需更换无菌衣和手套即可参加手术

B. 更换手套后参加手术

C. 更换手套和无菌衣后再参加手术

D. 脱掉无菌衣和手套后,双手浸泡 70% 乙醇液 5 分钟,再重新穿无菌衣、戴手套后参加手术

E. 重新刷洗手后,双手和前臂浸泡 70% 乙醇液 5 分钟,然后再穿无菌衣、戴手套后才能参加手术

【答案】E

【解析】连台手术需换手术衣及手套,上一台为污染

手术则需重新刷手。

【难度】中

【案例分析题】

案例 女性,28岁,因"发现右背部肿块3个月"就诊。患者自觉肿块增大明显。体检:右背部肩胛区可触及一大小为5.0cm×4.0cm的肿块,边界清,中央无发黑点,质软,活动度可,无明显压痛。

问题1:该患者准备行肿物切除手术,切口的分类是

A. Ⅰ类　B. Ⅱ类
C. Ⅲ类　D. 清洁切口
E. 清洁-污染切口　F. 污染切口

【答案】AD

【解析】诊断背部软组织肿物,没有感染的迹象,切除范围大于肿物范围,是属于Ⅰ类清洁手术切口。

【难度】中

问题2:目前考虑的可能诊断有

A. 纤维瘤　B. 皮脂腺囊肿
C. 脂肪瘤　D. 疖肿
E. 纤维脂肪瘤　F. 皮样囊肿

【答案】BCEF

【解析】青年女性背部肿块,边界清、质地软,中央无黑点,脂肪瘤的可能性最大,不排除皮脂腺囊肿、纤维脂肪瘤、皮样囊肿等。

【难度】中

问题3:如手术时肿物分破,流出豆腐渣样物,肿物切除后关闭切口时的处理方式,正确的有

A. 生理盐水冲洗
B. 抗生素溶液冲洗
C. 用碘酊消毒伤口
D. 用甲硝唑溶液冲洗伤口
E. 过氧化氢溶液冲洗伤口
F. 稀释碘伏冲洗伤口
G. 直接关闭切口,无须特殊处理

【答案】AF

【解析】囊性有豆渣样物质,考虑是皮脂腺囊肿,破裂污染切口,需要冲洗。

【难度】难

问题4:术后第10天伤口局部缝线处有点状发红改变,无压痛及积液,无硬结,该伤口的愈合级别是

A. 甲级愈合　B. 乙级愈合
C. 丙级愈合　D. Ⅰ类愈合
E. Ⅱ类愈合　F. Ⅲ类愈合

【答案】A

【解析】①甲级愈合,用"甲"代表,是指愈合优良,没有不良反应的初期愈合。②乙级愈合,用"乙"代表,是指愈合欠佳,愈合处有炎症反应,如红肿、硬结、血肿、积液等但未化脓。③丙级愈合,用"丙"代表,是指切口化脓,需切开引流。

【难度】易

(张树琦　魏常胜)

第二章　水电解质和酸碱平衡紊乱

【A1 型题】

1. 细胞内液中的主要阴离子是

A. HPO_4^{2-}、Cl^-　　B. HCO_3^-、蛋白质

C. HPO_4^{2-}、蛋白质　　D. Cl^-、蛋白质

E. HPO_4^{2-}、HCO_3^-

【答案】C

【解析】细胞外液中的主要阳离子是 Na^+，细胞外液中主要的阴离子是 Cl^-、HCO_3^- 和蛋白质；细胞内液中主要阴离子是 HPO_4^{2-}、蛋白质，细胞内液中主要的阳离子是 K^+ 和 Mg^{2+}。

【难度】中

2. 机体含钾总量为 140~150g，钾在机体的分布特点是

A. 98% 存在于细胞内液，肌肉组织含 K^+ 约占 70%

B. 98% 存在于细胞外液，神经组织含 K^+ 约占 70%

C. 98% 存在于细胞间液，皮肤及泌尿系统含 K^+ 约占 70%

D. 98% 存在于循环血液，心血管组织含 K^+ 约占 70%

E. 98% 存在于消化液，消化器官含 K^+ 约占 70%

【答案】A

【解析】机体含钾总量为 140~150g，98% 存在于细胞内液，肌肉组织含 K^+ 约占 70%。

【难度】易

3. 维持细胞外液渗透压的阳离子主要是

A. Mg^{2+}　　B. Na^+　　C. Ca^{2+}

D. K^+　　E. H^+

【答案】B

【解析】细胞外液中最多的阳离子为 Na^+，是维持细胞外液渗透压的主要因素。

【难度】易

4. 与代谢性碱中毒几乎同时存在的是

A. 高钾血症　　B. 低钾血症

C. 高钠血症　　D. 低钠血症

E. 高钙血症

【答案】B

【解析】低钾血症是导致碱中毒的重要发病因素，当低钾血症时，K^+ 从细胞内转移至细胞外，因 H^+-K^+ 交换致 H^+、Na^+ 转移至细胞内，使细胞内酸中毒，细胞外碱中毒。

【难度】中

5. 关于呼吸性酸中毒的临床特点，下列说法不正确的是

A. 肺泡通气及换气功能减弱，引起高碳酸血症

B. 主要为缺氧，症状严重者可致昏迷，甚至呼吸骤停

C. 机体对呼吸性酸中毒的代偿能力较差

D. 积极改善通气功能，可使用呼吸机

E. 立即给予高浓度氧治疗

【答案】E

【解析】纠正呼吸性酸中毒，最重要的是改善通气，一般将吸入氧浓度调节在 60%~70% 之间，即可供给足够氧，不宜给予高浓度氧。

【难度】中

6. 关于人体体液含量占体重的百分比，下列说法不正确的是

A. 成年男性占体重的 60%，成年女性占体重的 50%

B. 婴幼儿占体重的 70%~80%

C. 细胞内液约占体重的 20%

D. 血浆量约占体重的 5%

E. 组织间液量约占体重的15%

【答案】C

【解析】细胞内液约占体重的40%，细胞外液占体重的20%。

【难度】易

7. 高渗性缺水时体液渗透压的改变特点是

A. 失水多于失钠，细胞外液渗透压升高

B. 失钠多于失水，细胞外液渗透压降低

C. 钠与水等比例丧失，细胞外液渗透压无变化

D. 先失水后失钠，细胞外液先高渗后低渗

E. 先失钠后失水，细胞外液先低渗后高渗

【答案】A

【难度】易

8. 低钾血症经补充钾治疗后，症状仍无改善者，应考虑有

A. 低钠血症　　B. 低钙血症

C. 低镁血症　　D. 低磷血症

E. 低氯血症

【答案】C

【解析】低钾血症经补充钾治疗后，症状仍无改善者，应考虑有低镁血症的存在。治疗上，可按0.25mmol/(kg·d)的剂量静脉补充镁盐（氯化镁或硫酸镁），60kg体重者可补充25%硫酸镁15ml。重症者可按1mmol/(kg·d)补充镁盐。完全纠正镁缺乏需较长时间，因此在解除症状后仍应每天补25%硫酸镁5~10ml，持续1~3周。

【难度】中

9. 低渗性缺水时体液渗透压的改变特点是

A. 水和钠同时缺失，失钠多于缺水，细胞外液呈低渗状态

B. 水和钠同时缺失，失水多于缺钠，细胞外液呈高渗状态

C. 水和钠先后缺失，细胞外液先低渗后高渗状态

D. 水和钠先后缺失，细胞外液先高渗后低渗状态

E. 钠与水等比例丢失，细胞外液渗透压正常

【答案】A

【难度】中

10. 在代谢性酸中毒的临床表现中，下列叙述**错误**的是

A. 呼吸深而快

B. 呼出气中带有酮味

C. 面部潮红

D. 低钙击面征（Chvostek）征阳性

E. 脉搏加快

【答案】D

【解析】Chvostek征阳性是低钙血症的表现，其余均为代谢性酸中毒的表现。

【难度】易

11. 组织间液和血浆，二者含量的主要差别是

A. Na^+　　B. K^+　　C. 有机酸

D. 蛋白质　　E. 尿素

【答案】D

【解析】组织间液中不含有蛋白质，只有血浆中有蛋白质。

【难度】易

12. 决定细胞外液渗透压的主要因素是

A. 白蛋白　　B. 球蛋白　　C. Na^+

D. K^+　　E. 尿素

【答案】C

【解析】渗透压包括晶体渗透压和胶体渗透压，其中晶体渗透压比例大，决定晶体渗透压的是细胞外液中含量最大的电解质Na^+。

【难度】中

13. 最容易发生休克的水电解质失衡类型是

A. 低渗性缺水　　B. 高渗性缺水

C. 等渗性缺水　　D. 水中毒

E. 低钾血症

【答案】A

【解析】低渗性缺水时，有大量细胞外液丢失，且细胞外液渗透压降低，抗利尿激素分泌减少，肾小管上皮细胞对水分重吸收减少而导致肾脏排水增多，可使细胞外液容量进一步减少。同时，因细胞外液低渗，细胞外液中水分向渗透压相对较高的细胞内液转移，故细胞外液也进一步明显减少，血容量亦明显减少，容易发生休克。

【难度】中

14. 高钾血症对机体最大的危害是

A. 低血糖

B. 心肌收缩性降低

C. 骨骼肌麻痹

D. 酸中毒

E. 心室纤颤和停搏

【答案】E

【解析】严重的高钾血症患者有微循环障碍的临床表现，并常有心动过缓或心率不齐，最危险的是高钾血症可致心搏骤停。特别当血钾浓度超过7mmol/L时，都会有心电图的异常变化，早期改变为T波高尖，P波波幅下降，随后出现QRS增宽。

【难度】中

15. 下述有关体内钾平衡的描述，正确的是

A. 体内的钾主要从食盐中摄入

B. 肠道不易吸收,故肠道中钾浓度高
C. 细胞外钾浓度明显高于细胞内钾浓度
D. 钾的排泄是多吃多排,少吃少排,不吃不排
E. 主要靠肾远曲管、曲管集合管对钾的分泌和重吸收来调节

【答案】E
【解析】食盐中的主要成分是钠;肠道很容易吸收钾;细胞内钾浓度明显高于细胞外钾浓度;钾的排泄是多吃多排,少吃少排,不吃也排。
【难度】中

16. 低钾血症患者可出现
A. 反常性酸性尿 B. 正常性酸性尿
C. 反常性碱性尿 D. 正常性碱性尿
E. 中性尿

【答案】A
【解析】低钾血症时,远曲小管 Na^+、K^+ 交换减少,Na^+、H^+ 交换增加,使排 H^+ 增多,形成反常性酸性尿。
【难度】中

17. 可引起抗利尿激素分泌调节反应的血浆渗透压变化值是
A. 不足 1% B. 不足 2% C. 不足 3%
D. 不足 5% E. 5% 以上

【答案】B
【解析】机体对渗透压变化非常敏感,血浆渗透压的变化不足 2% 时,即可引起抗利尿激素分泌的调节。
【难度】中

18. 低钾血症最初的表现是
A. 口苦
B. 恶心、呕吐
C. 肌无力
D. 肠麻痹
E. 心电图出现 T 波降低、变宽、倒置等

【答案】C
【解析】低钾血症最初的表现为神经肌肉兴奋性降低,常为肌无力,先是四肢软弱无力,以后可延及躯干和呼吸肌,还可有软瘫、腱反射减退或消失。患者有厌食、恶心、呕吐和腹胀、肠蠕动消失等肠麻痹表现。心脏受累主要表现为传导阻滞和节律异常。典型的心电图改变为早期出现 T 波降低、变平或倒置,随后出现 ST 段降低、Q-T 间期延长和 U 波。
【难度】中

19. 正常成人血浆占体重的
A. 4% B. 5% C. 6%
D. 7% E. 8%

【答案】B
【难度】易

20. 新生儿的体液占其体重的
A. 50% B. 60% C. 70%
D. 80% E. 90%

【答案】D
【解析】成人体液占体重 60% 左右,新生儿体内含水量大,体液约占体重的 80%。
【难度】易

21. 等渗性缺水如未经处理,可转变为
A. 低渗性缺水 B. 高渗性缺水
C. 低钠血症 D. 低钾血症
E. 高钠血症

【答案】B
【解析】等渗性缺水如果未经任何处理,则患者可通过不感蒸发、呼吸等途径不断丢失水分,从而因失水多于失盐而转变为高渗性缺水。
【难度】中

22. 下列情况容易伴发代谢性酸中毒的是
A. 胃幽门梗阻 B. 弥漫性腹膜炎
C. 长期胃肠减压 D. 吞咽困难
E. 低钾血症

【答案】B
【解析】代谢性酸中毒是外科中最常见的酸碱失衡,腹膜炎感染导致酸性产物聚集,发生酸中毒。而胃肠减压、幽门梗阻因丢失胃酸则易出现低氯性碱中毒。
【难度】中

23. 高渗性缺水患者最早的表现为
A. 疲乏 B. 尿少
C. 口渴 D. 眼窝凹陷
E. 躁狂,幻觉

【答案】C
【解析】高渗性缺水由于渗透压升高,口渴是最早和最突出的症状。
【难度】易

24. 关于治疗呼吸性碱中毒,下列说法正确的是
A. 吸氧
B. 增加肺通气量
C. 吸入含二氧化碳的氧气
D. 静脉输 5% 碳酸氢钠
E. 用呼吸机控制呼吸

【答案】C
【解析】治疗呼吸性碱中毒最有效的是吸入含二氧化碳的氧气。
【难度】易

25. 10% 氯化钾溶液不能直接静脉注射的理由是
A. 导致急性肾衰竭 B. 导致抽搐

C. 导致肝性脑病　　D. 导致心搏骤停
E. 导致肺水肿

【答案】D

【解析】快速补钾容易导致心搏骤停，因此，都需稀释并缓慢输入。

【难度】易

【A2 型题】

1. 男性，28 岁，外伤行剖腹探查、脾切除术后第 5 天。主诉眩晕，全身无力，呈嗜睡，时有烦躁不安。体温 39.3℃。呼吸深快，呼气中带有烂苹果味。最有可能存在的酸碱代谢失调是

A. 代谢性碱中毒　　B. 代谢性酸中毒
C. 混合型酸碱失衡　　D. 呼吸性酸中毒
E. 呼吸性碱中毒

【答案】B

【解析】患者有创伤、手术史，术后高热提示有感染，属代谢性酸中毒的发病因素；呼吸深快，呼气有“烂苹果味”，为代谢性酸中毒的典型表现。

【难度】中

2. 男性，46 岁，胃癌根治术后十二指肠残端瘘 15 天。患者乏力，起立时容易晕倒。血清 K^+ 3mmol/L，Na^+ 125mmol/L。其体液代谢失调为

A. 低钾血症，高渗性缺水
B. 低钾血症，重度低渗性缺水
C. 低钾血症，等渗性缺水
D. 低钾血症，轻度低渗性缺水
E. 低钾血症，中度低渗性缺水

【答案】E

【解析】患者有乏力、起立时容易晕倒的症状，考虑有缺水，Na^+ 125mmol/L，诊断为中度低渗性缺水。血清 K^+ 3mmol/L，诊断低钾血症。

【难度】易

3. 男性，49 岁，间歇性上腹部隐痛伴反酸、嗳气、消瘦 15 年，恶心、呕吐宿食 3 天，伴呼吸困难 1 天就诊。实验室检查：血 pH 7.53，PaO_2 73.9mmHg，$PaCO_2$ 45mmHg，HCO_3^- 51.8mmol/L，K^+ 2.4mmol/L，Na^+ 143mmol/L，Cl^- 72mmol/L。临床首先要考虑的电解质、酸碱代谢失调是

A. 低钾、低氯血症，呼吸性酸中毒
B. 低钾、低氯血症，代谢性酸中毒
C. 低钾、低氯血症，代谢性碱中毒
D. 低钾、低氯血症，呼吸性碱中毒
E. 低钾、低氯血症，混合型酸碱失衡

【答案】C

【解析】患者有长期胃病史，并有呕吐宿食症状，考虑存在幽门梗阻，结合血钾、血氯较低，血 pH>7.45，$PaCO_2$ 正常，考虑为代谢性碱中毒。

【难度】中

4. 女性，43 岁，小肠破裂行剖腹探查术后 3 年。感腹痛、腹胀，恶心、呕吐，无肛门排气、排便 7 天来院。查体：体温 37.3℃，脉搏 110 次 /min，血压 86/60mmHg。眼窝凹陷，舌干燥，皮肤干燥松弛。实验室检查：血清 Na^+138mmol/L，血清 Cl^-97mmol/L，尿比重 1.027。目前存在的体液代谢失调是

A. 等渗性缺水　　B. 高渗性缺水
C. 低渗性缺水　　D. 继发性缺水
E. 稀释性缺水

【答案】A

【解析】患者有肠梗阻表现，消化液丢失，眼窝凹陷，舌干燥，皮肤干燥松弛，考虑有缺水，血清钠正常，考虑等渗性缺水。

【难度】易

5. 男性，18 个月，因“腹泻、呕吐 3 天”入院。每日静脉补充 5% 葡萄糖溶液 1 000ml，尿量减少。查体：精神萎靡，体温 37.5℃（肛），脉搏 150 次 /min，呼吸 55 次 /min，血压 85/55mmHg，皮肤弹性减退，前囟下陷，眼窝凹陷。血清 Na^+ 128mmol/L，血清 K^+ 3.2mmol/L。该患儿发生的水电解质代谢紊乱是

A. 等渗性缺水和低钾血症
B. 等渗性缺水和高钾血症
C. 低渗性缺水和高钾血症
D. 低渗性缺水和低钾血症
E. 高渗性缺水和低钾血症

【答案】D

【解析】患儿呕吐、腹泻 3 天未予处理，丢失大量等渗性液体，饮水补充了水分而未补充电解质，血清 Na^+ 小于 130mmol/L，故发生了低渗性缺水。补液时仅补葡萄糖，未补电解质，促进了低钾血症的发生，血清 K^+ 3.2mmol/L，低于正常值，诊断低钾血症。

【难度】易

6. 男性，29 岁，急性弥漫性腹膜炎、消化性溃疡穿孔，口唇樱红，呼吸深快，呼气有烂苹果气味，嗜睡。首先诊断的酸碱平衡失调是

A. 呼吸性酸中毒　　B. 混合性碱中毒

C. 呼吸性碱中毒　D. 代谢性碱中毒
E. 代谢性酸中毒

【答案】E
【难度】中

7. 男性，43 岁，因“反复呕吐，不能进食两天”就诊。查体：疲乏无力、表情淡漠、腹胀、腱反射消失、心律失常、心音低钝，最可能的诊断是

A. 低钙血症　B. 高钾血症
C. 低钾血症　D. 代谢性酸中毒
E. 呼吸性酸中毒

【答案】C
【解析】患者有呕吐病史，导致 K^+ 从胃肠道丢失过多，有低钾血症的各种表现，如疲乏无力、腱反射消失、心音低钝等，因此最有可能出现了低钾血症。
【难度】中

8. 女性，65 岁，急性完全性肠梗阻发病 4 天余。查体：血压 60/30mmHg，血钾 3mmol/L，血钠 124mmol/L，首先给予的治疗措施是

A. 补钾　B. 补充血容量
C. 给予升血压药　D. 急症手术
E. 纠正酸中毒

【答案】B
【解析】患者为急性肠梗阻患者，目前存在的问题有血容量不足导致的血压降低、低渗性缺水、低钾血症，但应该立即处理的是血容量不足。
【难度】中

9. 男性，34 岁，因“腹痛、频繁呕吐 1 天”就诊。自诉口渴、乏力。查体：唇干、眼窝下陷、皮肤弹性差、浅静脉充盈不良、脉速、尿少。该患者最有可能出现的水电解质紊乱是

A. 低钾血症　B. 等渗性缺水
C. 低渗性缺水　D. 高渗性缺水
E. 高钾血症

【答案】D
【解析】患者有呕吐病史，有口渴、乏力症状，体征有唇干、眼窝下陷、皮肤弹性差，尿少，符合高渗性缺水的临床表现。
【难度】难

10. 男性，65 岁，阵发性腹痛、腹胀、停止排气排便、伴呕吐 2 天。立位腹部 X 线片示低位小肠梗阻。查体：脉搏 100 次 /min，血压 98/60mmHg，舌干，眼窝凹陷，无口渴症状，尿量少。该患者最有可能存在

A. 低钾血症　B. 高渗性缺水
C. 低渗性缺水　D. 等渗性缺水
E. 低钙血症

【答案】D
【解析】患者有肠梗阻，有呕吐病史，消化液大量丢失，符合急性缺水的病史。同时，无口渴症状，体征有舌干、眼窝凹陷，尿量少，因此考虑等渗性缺水。
【难度】难

11. 女性，60 岁，胰十二指肠切除术后，禁食、持续胃肠减压、肠外营养支持 5 天。诉腹胀，无肛门排气，肠鸣音减弱，腹部无压痛，四肢软弱无力，膝反射减弱，心电图显示 T 波低平。该患者存在的水电解质紊乱是

A. 高钾血症　B. 低渗性缺水
C. 等渗性缺水　D. 高渗性缺水
E. 低钾血症

【答案】E
【解析】患者有腹胀，无排气，肠鸣音减弱，腹部无压痛，四肢软弱无力，膝反射减弱，心电图显示 T 波低平，因此，考虑低钾血症。
【难度】中

12. 男性，50 岁，急性重症胰腺炎 7 天。每天静脉输注葡萄糖盐水、钾盐及血浆。患者易激动，主诉口唇麻木、针刺感，手足抽搐。查体：脉搏 96 次 /min，血压 120/90mmHg。膝反射亢进。该患者存在的水电解质紊乱是

A. 低钾血症　B. 高钾血症
C. 低钙血症　D. 高钙血症
E. 代谢性酸中毒

【答案】C
【解析】患者为急性重症胰腺炎，有低钙血症的诱因。同时出现了神经肌肉兴奋性增加的表现，如易激动、口唇麻木及针刺感、手足抽搐、膝反射亢进等，因此，考虑低钙血症。
【难度】中

13. 男性，30 岁，不洁饮食后出现急性水样腹泻，该患者最为可能发生的水电解质紊乱是

A. 等渗性缺水　B. 低渗性缺水
C. 高渗性缺水　D. 高钾
E. 低钾

【答案】A
【解析】患者为急性腹泻，病史不长，水和钠成比例丢失，如发生脱水，考虑等渗性缺水。
【难度】难

14. 男性，64 岁，呕吐、宿食 15 天，不含胆汁。查体：消瘦，皮肤干燥，上腹部可闻及振水音。该患者最有可能存在

A. 低钾低氯性碱中毒
B. 低钾高氯性碱中毒
C. 高钾高氯性碱中毒
D. 高钾低氯性碱中毒
E. 高钾高氯性酸中毒

【答案】A

【解析】患者呕吐、宿食15天，不含胆汁，上腹部可闻及振水音，考虑存在幽门梗阻。幽门梗阻可以导致大量呕吐，而丢失H^+及Cl^-，导致低氯及碱中毒。碱中毒后，细胞内外钾离子和氢离子进行交换，可以导致低钾。

【难度】难

15. 男性，18岁，军训期间高温下急行军5小时，未饮水，出现躁狂、幻觉及谵妄症状来诊。考虑该患者可能存在的是

A. 等渗性缺水　　B. 低渗性缺水
C. 高渗性缺水　　D. 低钾血症
E. 低钙血症

【答案】C

【解析】高温环境下大量出汗，由于汗液中含氯化钠0.25%，因此，失水大于失钠，在未补充水分的情况下，会导致高渗性缺水。患者出现躁狂、幻觉及谵妄症状，也是高渗性缺水的表现。

【难度】难

16. 男性，60岁，乙肝后肝硬化、腹水，长期口服呋塞米治疗，感四肢软弱无力，膝反射减弱，该患者最有可能的心电图表现是

A. T波高尖　　B. U波
C. P波消失　　D. QRS增宽
E. ST段抬高

【答案】B

【解析】患者有长期口服呋塞米(排钾利尿药)病史，感四肢软弱无力、膝反射减弱，考虑低钾血症，低钾血症最典型的心电图表现为U波。

【难度】中

17. 女性，30岁，阑尾炎穿孔，急性弥漫性腹膜炎3天，患者口唇樱桃红色提示是

A. 呼吸性酸中毒　　B. 代谢性酸中毒
C. 代谢性碱中毒　　D. 呼吸性碱中毒
E. 混合性酸碱中毒

【答案】B

【解析】患者有急性腹膜炎病史，严重感染，酸性产物聚集，是代谢性酸中毒的发病因素，口唇樱桃红色是代谢性酸中毒的典型表现。

【难度】中

18. 男性，33岁，心搏骤停经抢救后心跳恢复，而后出现呼吸困难，换气无力。下列情况**不应该**出现的是

A. 肺换气功能不足　　B. 血pH低于7.35
C. 血HCO_3^-下降　　D. 血$PaCO_2$上升
E. 血HCO_3^-正常

【答案】C

【解析】患者有呼吸功能受影响的病史，有呼吸困难、换气不足等临床表现，考虑存在急性呼吸性酸中毒。因此，血气分析呈现pH下降、$PaCO_2$上升、血HCO_3^-正常等改变。

【难度】难

19. 男性，20岁，急性阑尾炎术后第1天，禁食，下列**不应该**静脉补充的是

A. 水分2 000~2 500ml
B. 氯化钠4~5g
C. 氯化钾3~4g
D. 4%碳酸氢钠1 000ml
E. 葡萄糖150g

【答案】D

【解析】禁食患者每天需要水2 000~2 500ml，氯化钠4~5g，氯化钾3~4g，葡萄糖100~150g。一般可每天静脉滴注5%~10%葡萄糖溶液1 500~2 000ml，5%葡萄糖盐水500ml，10%氯化钾溶液30~40ml，均为生理需要量。

【难度】中

20. 男性，46岁，因"急性肠梗阻3天"住院。患者诉全身乏力，不能坐起。查体：体温37.4℃，脉搏110次/min，血压75/60mmHg，眼窝凹陷，皮肤弹性差、干燥松弛，尿比重1.025，血清Na^+ 139mmol/L。该患者最可能的诊断是

A. 高渗性缺水　　B. 原发性缺水
C. 低渗性缺水　　D. 等渗性缺水
E. 继发性缺水

【答案】D

【解析】患者有肠梗阻、消化液大量丢失，符合急性缺水的病史表现；体征有舌干、眼窝凹陷，血清Na^+ 136mmol/L，因此，考虑等渗性缺水。

【难度】易

21. 男性，48岁，因低钾血症、等渗性缺水，经快速大量补液、补充钾盐后，诉全身感觉异常及心跳不整齐。查体：血压90/60mmHg，脉搏50次/min，神志淡漠，ECG示T波高尖。其紧急治疗措施**不应有**的是

A. 静脉推注10%葡萄糖酸钙
B. 静脉补充高渗葡萄糖和胰岛素
C. 给予镁剂

D. 停止所有钾盐的摄入
E. 静脉补充5%碳酸氢钠

【答案】C

【解析】低钾血症，经快速大量补液、补钾盐后，诉全身感觉异常及心跳不整齐，神志淡漠，ECG示T波高尖，考虑存在高钾血症。因此，应停止所有钾盐的摄入、静脉补充5%碳酸氢钠、静脉注射10%葡萄糖酸钙，以及静脉补充高渗葡萄糖和胰岛素。

【难度】中

22. 男性，48岁，因“肠梗阻5天”入院。查体：脉搏90次/min，血压100/60mmHg，体重50kg，血清K^+ 4.5mmol/L，Na^+ 132mmol/L，Cl^- 96mmol/L，HCO_3^- 10mmol/L，尿量少。输液时首选的液体是

A. 乳酸林格液500ml+10%氯化钾10ml
B. 11.2%乳酸钠溶液250ml
C. 10%葡萄糖溶液500ml
D. 5%碳酸氢钠溶液250ml
E. 5%葡萄糖盐水500ml

【答案】D

【解析】等渗性缺水伴重度代谢性酸中毒，尚未出现休克，首先应纠正代谢性酸中毒，补充液体。临床常用4%~5%的碳酸氢钠溶液100~250ml。

【难度】难

23. 女性，36岁，因“腹痛伴频繁腹泻3天”就诊。查体：血压90/60mmHg，脉搏111次/min，呼吸35次/min。呼吸深，似可闻及烂苹果气味。为确定水电解质及酸碱平稳状态，下列最适宜的检查是

A. 血气分析　B. 血清钾测定
C. 血清钙测定　D. 血清钠测定
E. 血CO_2CP测定

【答案】A

【解析】患者呼吸深快，可闻及烂苹果气味，考虑存在代谢性酸中毒。应查血气分析以明确。

【难度】易

24. 女性，30岁，体重60kg，腹泻3天，感疲乏、头晕、手足麻木，口渴不明显。查体：血压95/70mmHg，脉搏90次/min。血清钠130mmol/L，钾3.8mmol/L，动脉血pH为7.4。该患者水电解质状态是

A. 轻度低渗性缺水　B. 中度低渗性缺水
C. 重度低渗性缺水　D. 低钾血症
E. 低钙血症

【答案】B

【解析】患者疲乏、头晕，口渴不明显，血清钠130mmol/L，考虑低渗性缺水，血清钠在120~130mmol/L，应诊断为中度低渗性缺水。

【难度】中

25. 男性，50岁，体重50kg，上腹隐痛不适，食欲缺乏3个月。胃镜检查证实为胃体癌。血红蛋白80g/L，血浆白蛋白30g/L，血清钠130mmol/L，钾4.5mmol/L，动脉血pH为7.35。该患者存在的是

A. 高渗性缺水、高钾血症、低蛋白血症
B. 等渗性缺水、代谢性酸中毒、低蛋白血症
C. 低渗性缺水、贫血、低蛋白血症
D. 高钾血症、贫血、低蛋白血症
E. 稀释性低血钠症、贫血、低蛋白血症

【答案】C

【解析】患者长期食欲缺乏，摄入不足，血清钠130mmol/L，考虑低渗性缺水。同时合并贫血、低蛋白血症。钾及pH均正常，无法诊断钾代谢异常及酸中毒。

【难度】中

26. 男性，38岁，5天来阵发性脐周疼痛，恶心、呕吐频繁，量较大，尿量少，无口渴。腹胀不明显，偶见肠型，肠鸣音亢进。血白细胞计数$12×10^9$/L，中性粒细胞百分比80%，$PaCO_2$ 39mmHg，血钠130mmol/L，此患者发生的代谢紊乱是

A. 代谢性碱中毒、低渗性缺水
B. 代谢性酸中毒、高渗性缺水
C. 代谢性酸中毒、低渗性缺水
D. 呼吸性酸中毒、低渗性缺水
E. 呼吸性酸中毒、高渗性缺水

【答案】A

【解析】患者频繁呕吐，胃液大量丢失，有缺水及代谢性碱中毒的发病因素；尿量少，无口渴，血钠130mmol/L，考虑低渗性缺水。

【难度】中

27. 男性，26岁，腹部外伤剖腹探查、肠切除肠吻合术后6天，引流管流出肠液3天，每天引流量约为1 500ml，全身乏力，直立时晕倒。血清K^+ 3.0mmol/L，Na^+ 122mmol/L。其水电解质代谢失调属

A. 低钾血症、中度低渗性缺水
B. 高钾血症、重度低渗性缺水
C. 低钾血症、轻度低渗性缺水
D. 低钾血症、中度高渗性缺水
E. 低钾血症、中度等渗性缺水

【答案】A
【解析】患者血钾低于 3.5mmol/L,诊断低钾血症;血清钠低于 120mmol/L,有站立晕倒,考虑属于中度低渗性缺水。
【难度】中

28. 男性,18 岁,军训期间高温下急行军 5 小时,饮用大量纯净水后,出现恶心、头晕、无力,起立时晕倒。考虑该患者可能存在
A. 等渗性缺水　B. 低渗性缺水
C. 高渗性缺水　D. 低钾血症
E. 低钙血症
【答案】B
【解析】高温环境下大量出汗,在丢失大量电解质的情况下,只补充水分,而未补充盐分,会导致低渗性缺水。患者出现恶心、头晕、无力、起立时晕倒等症状,也是低渗性缺水的表现。
【难度】难

29. 男性,20 岁,因"肠梗阻 3 天"入院。查体:血压 75/60mmHg,呼吸 32 次 /min。辅助检查:血清钠 130mmol/L,钾 3.0mmol/L,CO_2CP 19mmol/L。下列诊断目前**不予考虑**的是
A. 休克　B. 低钠血症
C. 低钾血症　D. 代谢性碱中毒
E. 呼吸性碱中毒
【答案】D
【解析】患者血压下降,考虑休克;血清钠、钾低于正常,考虑低钾血症及低钠血症;由于肠梗阻、腹胀,导致呼吸频率加快,易导致呼吸性碱中毒,由于呼吸的深快,使 CO_2 排出过多,CO_2CP 下降。
【难度】难

30. 男性,70 岁,半个月来反复腹胀、腹痛、呕吐,不能进食,肛门停止排气排便。血清钠 134mmol/L,钾 6.0mmol/L,动脉血 pH 7.20。该患者心电图可能出现的典型改变是
A. 出现 U 波　B. T 波变宽
C. Q-T 间期延长　D. T 波双向
E. 高而尖的 T 波
【答案】E
【解析】患者血钾 6.0mmol/L,诊断高钾血症,典型心电图表现为高而尖的 T 波。
【难度】中

31. 男性,40 岁,幽门梗阻,呕吐 10 天。查体:血压 90/75mmHg,呼吸 18 次 /min,血钾 3.1mmol/L。患者可能存在的酸碱紊乱为
A. 呼吸性碱中毒
B. 代谢性酸中毒
C. 代谢性碱中毒
D. 代谢性酸中毒合并呼吸性酸中毒
E. 呼吸性酸中毒
【答案】C
【解析】幽门梗阻患者呕吐酸性胃液,丢失大量的 Cl^- 和 H^+,导致代谢性碱中毒。
【难度】中

32. 男性,45 岁,因"反复呕吐 4 天"入院。脉搏 120 次 /min,血压 70/50mmHg,血清钠 119mmol/L。在水电解质紊乱方面的诊断为
A. 中度缺水　B. 重度缺水
C. 轻度缺钠　D. 中度缺钠
E. 重度缺钠
【答案】E
【难度】中

33. 男性,54 岁,幽门梗阻,持续胃肠减压半月余,每日尿量 1 500ml 左右。每日补充 5% 葡萄糖盐水 1 000ml,10% 葡萄糖 2 500ml,10% 氯化钾 30ml。2 天前开始出现全腹膨胀,无压痛及反跳痛,肠鸣音消失,腱反射减退。最可能的原因是
A. 高钠血症　B. 高钾血症
C. 低钙血症　D. 低钠血症
E. 低钾血症
【答案】E
【解析】持续胃肠减压使胃肠液丢失过多,出现腹胀、肠鸣音消失、腱反射减退,无抽搐及神志改变,可诊断为低钾血症。
【难度】中

34. 女性,60 岁,结肠破裂修补、末端回肠造瘘术后第 5 天。患者血钠 136mmol/L,血钾 6.8mmol/L,血 pH 7.3,近 24 小时尿量 520ml,水电解质紊乱诊断属
A. 低钾合并等渗性缺水
B. 低渗性缺水
C. 高渗性缺水
D. 低钾血症
E. 高钾血症
【答案】E
【难度】易

35. 男性,36 岁,因"十二指肠溃疡所致幽门梗阻引起反复呕吐 15 天"入院。查体:体温 37℃,唇干燥,皮肤弹性差。测得血钾值为 3.0mmol/L,动脉血 pH 7.5,首选补液种类

应为

A. 葡萄糖盐水、氯化钾溶液

B. 乳酸、氯化钾溶液

C. 氯化钾溶液

D. 葡萄糖盐水

E. 等渗盐水

【答案】A

【解析】患者幽门梗阻引起反复呕吐使酸性胃液大量丢失，可致代谢性碱中毒，目前血钾低，pH 增高，多数经补葡萄糖盐水和氯化钾溶液后情况可改善。

【难度】易

36. 女性，43 岁，与家人吵架后哭闹 1 小时。感呼吸急促、眩晕、手足麻木，该患者最可能出现的是

A. 代谢性酸中毒　　B. 代谢性碱中毒

C. 呼吸性酸中毒　　D. 呼吸性碱中毒

E. 低氯低钾性碱中毒

【答案】D

【解析】长时间哭闹引起过度通气，后感呼吸急促、眩晕、手足麻木，是典型的呼吸性碱中毒的发病因素和临床表现。

【难度】中

37. 女性，38 岁，双侧甲状腺腺叶切除术后 1 天。感口唇发麻、手足抽搐，无声嘶。该患者出现的水电解质紊乱是

A. 低钙血症　　B. 高钙血症

C. 低钾血症　　D. 高钾血症

E. 等渗性缺水

【答案】A

【解析】患者由于甲状腺手术可能损伤了甲状旁腺或甲状旁腺血供而导致甲状旁腺功能不全，会出现低血钙，表现为神经肌肉兴奋性增强，如口唇发麻、手足抽搐等表现。

【难度】中

38. 男性，39 岁，因肠外瘘，长期肠外营养支持。现感精神紧张，易激动，面容苍白，有肌震颤，手足抽搐。辅助检查：血钾 3.8mmol/L，血钙 2.30mmol/L。考虑电解质紊乱的诊断为

A. 低钾血症　　B. 低钙血症

C. 高钙血症　　D. 镁缺乏症

E. 镁过多症

【答案】D

【解析】临床上镁缺乏症的临床表现可与钙缺乏相似，如神经肌肉兴奋性增加，但该患者血钾、血钙均正常，考虑为肠外营养中未添加镁剂导致镁缺乏所致。

【难度】中

39. 女性，50 岁，肱骨骨折入院。颈部超声提示右叶甲状腺后方见直径为 3.0cm 的低回声结节，血流丰富。该患者可能的水电解质紊乱为

A. 低钙血症　　B. 高钙血症

C. 低钾血症　　D. 高钾血症

E. 水中毒

【答案】B

【解析】患者甲状腺后方结节提示甲状旁腺肿物，存在甲状旁腺功能亢进，可导致高钙血症及病理性骨折。

【难度】难

40. 男性，70 岁，吸烟史 40 年，慢性支气管炎 15 年。受凉后发热、咳嗽咳痰 3 天，感头痛、呼吸困难，口唇发绀。该患者存在的水电解质酸碱平衡紊乱为

A. 呼吸性碱中毒

B. 呼吸性酸中毒

C. 代谢性碱中毒

D. 代谢性酸中毒

E. 代谢性酸中毒并呼吸碱中毒

【答案】B

【解析】患者为慢阻肺，通气及换气功能减弱，易导致呼吸性酸中毒。

【难度】中

【A3/A4 型题】

（1~3 题共用题干）

女性，38 岁，体重 60kg，因“持续性腹痛，阵发性加剧伴恶心、呕吐 2 天”入院。体温 37.8℃，脉搏 120 次 /min，呼吸 24 次 /min，血压 80/50mmHg，口唇干燥，眼窝下陷，皮肤弹性差。血清钠 135mmol/L，血细胞比容 55%，尿比重 1.013。

1. 患者目前存在的体液代谢失调是

A. 中度等渗性缺水　　B. 轻度低渗性缺水

C. 重度等渗性缺水　　D. 轻度等渗性缺水

E. 中度低渗性缺水

【答案】C

【解析】患者口唇干燥，眼窝下陷，皮肤弹性差，提示有缺水，结合血钠水平，诊断等渗性缺水。患者血压下降，已出现休克，应为重度缺水。

【难度】中

2. 在抗休克治疗时,首选的液体是
   A. 5% 葡萄糖溶液 3 000ml
   B. 平衡盐溶液 3 000ml
   C. 5% 葡萄糖氯化钠溶液 3 000ml
   D. 生理盐水溶液 3 000ml
   E. 10% 葡萄糖溶液和生理盐水各 3 000ml

【答案】B

【解析】出现循环不稳时,应立即补足血容量,一般用平衡盐溶液 3 000ml 快速输入。

【难度】中

3. 如果单用等渗盐水补充,可导致
   A. 高氯性酸中毒
   B. 低氯血症
   C. 低钙血症
   D. 高渗性缺水
   E. 代谢性碱中毒

【答案】A

【解析】如果单用等渗盐水,因溶液中的 Cl^- 含量高,大量输入后可导致血氯升高,有引起高氯性酸中毒的危险。

【难度】难

(4~6 题共用题干)

男性,58 岁,幽门梗阻 7 天,行胃肠减压和输液治疗后,出现全身乏力,脉搏细数,120 次 /min。血清钠 125mmol/L,氯 88mmol/L,钾 2.8mmol/L,二氧化碳结合力 32mmol/L。

4. 其体液代谢失调应为
   A. 低钾血症,高渗性缺水
   B. 高钾血症,重度低渗性缺水
   C. 低钾血症,等渗性缺水
   D. 低钾血症,中度低渗性缺水
   E. 低钾血症,重度低渗性缺水

【答案】D

【解析】结合患者血钠水平和血钾水平可作出诊断。

【难度】中

5. 最可能同时存在的酸碱失衡是
   A. 呼吸性酸中毒
   B. 呼吸性碱中毒
   C. 代谢性酸中毒
   D. 代谢性碱中毒
   E. 代谢性酸中毒并呼吸性碱中毒

【答案】D

【解析】幽门梗阻胃肠减压,可大量丢失 H^+ 及 Cl^-,导致碱中毒。

【难度】易

6. 计算需要补充的钠量,采用的公式是
   A. 需补充的钠量 = [血钠的正常值 - 血钠测得值]× 体重 ×0.5
   B. 需补充的钠量 = [血钠的正常值 - 血钠测得值]× 体重 ×0.6
   C. 需补充的钠量 = [血钠的正常值 - 血钠测得值]× 体重 ×0.7
   D. 需补充的钠量 = [血钠测得值 - 血钠的正常值]× 体重 ×0.6
   E. 需补充的钠量 = [血钠测得值 - 血钠的正常值]× 体重 ×0.5

【答案】B

【解析】当体内缺钠时,需补充的钠量 = [血钠的正常值 - 血钠测得值]× 体重 ×0.6(女性为 0.5),该患者为男性,选 B。

【难度】难

(7~9 题共用题干)

男性,25 岁,肠梗阻 21 天。近日恶心、呕吐加重,视力模糊,双下肢抽搐,有直立性晕倒,食欲下降,口不渴。查体:神志不清,脉搏 100 次 /min,血压 75/50mmHg,皮肤弹性差,眼窝下陷,颈静脉塌陷,血钠 117mmol/L,血钾 4.3mmol/L。

7. 诊断为
   A. 重度高渗性缺水　B. 重度低渗性缺水
   C. 重度等渗性缺水　D. 中度低渗性缺水
   E. 中度等渗性缺水

【答案】B

【解析】根据患者血钠 117mmol/L 及出现循环不稳,诊断重度低渗性缺水。

【难度】易

8. 如果做尿液检查,其结果可能是
   A. 尿比重 <1.010,尿 Na^+ 增加,尿 Cl^- 减少
   B. 尿比重 <1.010,尿 Na^+ 减少,尿 Cl^- 减少
   C. 尿比重 >1.030,尿 Na^+ 减少,尿 Cl^- 减少
   D. 尿比重 >1.030,尿 Na^+ 减少,尿 Cl^- 增加
   E. 尿比重 <1.010,尿 Na^+ 减少,尿 Cl^- 增加

【答案】B

【解析】低渗性缺水时,会出现尿比重 <1.010,尿 Na^+ 减少,尿 Cl^- 减少。

【难度】难

9. 该患者进行补液治疗,首先应给予的是
   A. 血浆　B. 5%GS　C. 10%GS
   D. 平衡盐溶液　E. 5%$NaHCO_3$

【答案】D

【解析】出现循环不稳时，应立即补足血容量，一般用平衡盐溶液 3 000ml 快速输入。GS 为葡萄糖溶液。

【难度】中

(10~12 题共用题干)

女性，40 岁，因绞窄性肠梗阻行小肠切除术后 4 天，仍恶心、呕吐，无明显腹痛。查体：体温 37.5~38℃，脉搏 100 次 /min，血压 110/70mmHg，神志淡漠、乏力，全腹膨胀，无压痛，未闻及肠鸣音，腱反射减退，血钠 141mmol/L，血钾 3.0mmol/L。

10. 临床诊断为术后肠麻痹，其诱因最可能是
    A. 代谢性酸中毒
    B. 腹膜炎
    C. 术后胃肠功能未恢复
    D. 等渗性缺水
    E. 低钾血症

【答案】E

【解析】低血钾会导致肠蠕动减弱或消失、术后肠麻痹及腱反射减退。

【难度】中

11. 该患者处理的重点是
    A. 静脉补钾
    B. 加强抗感染
    C. 补充血容量
    D. 胃肠减压
    E. 纠正酸中毒

【答案】A

【解析】患者存在低钾血症，纠正低钾血症主要靠补充钾，患者不能进食，主要靠静脉输液补钾。

【难度】中

12. 静脉补充钾时，需要注意的是
    A. 每升输液中含钾量不超过 3g，输入钾量应控制在 30mmol/h 以下
    B. 每升输液中含钾量不超过 4g，输入钾量应控制在 20mmol/h 以下
    C. 每升输液中含钾量不超过 3g，输入钾量应控制在 40mmol/h 以下
    D. 每升输液中含钾量不超过 6g，输入钾量应控制在 30mmol/h 以下
    E. 每升输液中含钾量不超过 3g，输入钾量应控制在 20mmol/h 以下

【答案】E

【解析】静脉补充钾有浓度及速度的限制，每升输液中含钾量不超过 3g，输入钾量应控制在 20mmol/h 以下。

【难度】中

(13~15 题共用题干)

男性，45 岁，体重 50kg，肠梗阻。反复大量呕吐 3 天，乏力、恶心、尿量少。查体：脉搏 110 次 /min，血压 80/60mmHg，唇干燥、眼窝下陷、皮肤弹性差，尿比重 1.013，血清 Na^+135mmol/L。

13. 患者水电解质紊乱的类型应考虑为
    A. 高渗性缺水　　B. 原发性缺水
    C. 低渗性缺水　　D. 等渗性缺水
    E. 继发性缺水

【答案】D

【解析】患者血清 Na^+135mmol/L、尿比重 1.013，可诊断等渗性缺水。

【难度】中

14. 在输液治疗时，首先选择的液体是
    A. 5% 葡萄糖生理盐水溶液
    B. 5% 碳酸氢钠溶液
    C. 平衡盐溶液
    D. 5%~10% 葡萄糖溶液
    E. 0.9% 氯化钠溶液

【答案】C

【解析】纠正等渗性缺水，首选平衡盐溶液。

【难度】中

15. 在液体治疗时除生理需要量外，一般应先给予的液体量是
    A. 1 500ml　　B. 2 000ml
    C. 3 000ml　　D. 3 500ml
    E. 4 500ml

【答案】C

【解析】患者已出现循环不稳定，应给予补充大约 3 000ml 平衡盐溶液，补足血容量。

【难度】中

(16~18 题共用题干)

男性，40 岁，反复呕吐 20 天就诊，感全身乏力、轻微腹痛。

16. 询问病史时，各类型缺水早期均可有的表现是
    A. 口渴　　B. 尿量减少
    C. 呕吐　　D. 手足麻木
    E. 腱反射亢进

【答案】B

【解析】无论缺水类型如何，都会有少尿症状。
【难度】中

17. 体检和辅助检查显示患者存在重度缺水，以下项目对缺水类型鉴别价值最小的是
A. 血气分析
B. 尿比重测定
C. 血清 Na^+ 测定
D. 血尿素氮（BUN）测定
E. 尿 Na^+ 测定

【答案】D
【解析】对于确定缺水类型有价值的检查有：尿比重、血清 Na^+、尿 Na^+ 及血气分析。
【难度】中

18. 在补液时，当尚未监测到尿量时，不应补充的项目是
A. 10% 葡萄糖酸钙
B. 10% 氯化钾
C. 5% 碳酸氢钠
D. 血浆白蛋白
E. 5% 葡萄糖盐液

【答案】B
【解析】见尿补钾是原则，否则会出现危险的高钾血症。
【难度】中

（19~21 题共用题干）
女性，48 岁，因结肠癌行回肠造口手术后 3 天。现每天回肠造口出液量约 1 000ml，感疲乏、无力，未诉口渴。动脉血气：pH 7.34，$PaCO_2$ 30mmHg，BE −3.4mmol/L，HCO_3^- 18.6mmol/L。

19. 最可能的酸碱平稳紊乱类型是
A. 代谢性碱中毒
B. 呼吸性酸中毒
C. 代谢性酸中毒
D. 呼吸性碱中毒
E. 代谢性酸中毒并呼吸性酸中毒

【答案】C
【解析】患者每天丢失大量肠液，HCO_3^- 18.6mmol/L，pH 7.34，考虑代谢性酸中毒。
【难度】中

20. 当行血 K^+、Na^+、Cl^- 测定时，最可能出现的结果是
A. $K^+\uparrow Na^+\uparrow Cl^-\downarrow$
B. $K^+\downarrow Na^+\uparrow Cl^-\uparrow$
C. $K^+\downarrow Na^+\downarrow Cl^-\downarrow$
D. $K^+\downarrow Na^+\downarrow Cl^-\uparrow$
E. $K^+\uparrow Na^+\downarrow Cl^-\uparrow$

【答案】C
【解析】患者每天丢失大量肠液，导致电解质大量丢失，血中的 K^+、Na^+、Cl^- 水平降低。
【难度】中

21. 此时观察患者呼吸状况，最可能出现的是
A. 呼吸浅而慢
B. 呼吸深而慢
C. 呼吸浅而快
D. 呼吸深而快
E. 呼吸无变化

【答案】D
【解析】呼吸深而快是代谢性酸中毒的典型临床表现。
【难度】易

（22~25 题共用题干）
男性，32 岁，幽门梗阻 7 天。行胃肠减压及输液治疗后，感全身疲乏无力，站立易晕倒，脉搏 100/min，血压 100/60mmHg，血 Na^+ 125mmol/L，Cl^- 89mmol/L，K^+ 3.0mmol/L，CO_2CP 32mmol/L。

22. 其水电解质紊乱的类型为
A. 低钾血症、中度低渗缺水
B. 低钾血症、重度低渗缺水
C. 低钾血症、重度等渗缺水
D. 低钾血症、高渗缺水
E. 低钾血症、轻度低渗缺水

【答案】A
【解析】结合患者血 Na^+ 125mmol/L，K^+ 3.0mmol/L，无血压改变可作出诊断。
【难度】易

23. 最可能存在的酸碱平衡紊乱类型是
A. 呼吸性酸中毒
B. 呼吸性碱中毒
C. 代谢性碱中毒
D. 代谢性酸中毒
E. 代谢性碱中毒并发呼吸性碱中毒

【答案】C
【解析】幽门梗阻可以导致胃液大量丢失，因丢失 H^+ 及 Cl^-，导致碱中毒。
【难度】中

24. 如患者体重 60kg，当天补液要补氯化钠的量是
A. 18g
B. 20g
C. 22g
D. 24g
E. 26g

【答案】C
【解析】需补充的钠量 =［血钠的正常值 − 血钠测得值］× 体重 ×0.6，计算出来是 36g，当天补一半为 18g，再加上生理需要量 4.5g，为 22.5g。
【难度】难

25. 对于该患者的酸碱失衡处理,正确的选择是
A. 输 $NaHCO_3$
B. 输盐酸精氨酸
C. 输氯化铵溶液
D. 暂不处理,待输入平衡盐水和氯化钾后再决定
E. 加强通气

【答案】D
【解析】对于不是特别严重的碱中毒,可先纠正缺水及电解质紊乱,多数可自行纠正。
【难度】难

(26~29 题共用题干)
女性,40 岁,因"幽门梗阻致反复呕吐 15 天"入院。感乏力,呼吸浅慢。血压 90/70mmHg。血 K^+ 3.0mmol/L,Na^+ 135mmol/L,pH 7.5,血浆 HCO_3^- 35mmol/L。

26. 该患者可能的缺水诊断是
A. 高渗性缺水 B. 继发性缺水
C. 低渗性缺水 D. 等渗性缺水
E. 缓慢性缺水

【答案】D
【难度】易

27. 该患者行心电图检查,典型的早期改变是
A. T 波降低 Q-T 间期延长
B. QRS 波增宽
C. P-R 间期延长
D. U 波
E. T 波降低、变平或倒置

【答案】E
【解析】患者血 K^+ 3.0mmol/L,诊断低钾血症,低钾血症早期心电图改变为 T 波降低、变平或倒置。
【难度】中

28. 该患者酸碱平衡紊乱的类型为
A. 呼吸性酸中毒
B. 代谢性酸中毒
C. 呼吸性碱中毒
D. 代谢性碱中毒
E. 代谢性酸中毒合并呼吸性酸中毒

【答案】D
【解析】幽门梗阻可以导致胃液大量丢失,而丢失 H^+ 及 Cl^-,导致碱中毒,患者 pH 7.5,血浆 HCO_3^- 35mmol/L,诊断代谢性碱中毒。
【难度】中

29. 如果在补液治疗过程中尿量小于 30ml/h,**不应**给予的溶液是
A. 10% 氯化钾 B. 10% 葡萄糖
C. 0.9% 氯化钠 D. 5% 葡萄糖
E. 5% 葡萄糖盐水

【答案】A
【解析】补液过程中,尿量大于 40ml/h,才可以补钾。
【难度】易

【案例分析题】

案例一 女性,38 岁,因"大面积烧伤和严重呼吸道烧伤"入院。头面及胸腹部烧伤,面积约占 60%(Ⅲ度占 45%)。治疗的第 28 天发现创面感染,体温 39℃,血培养结果:铜绿假单胞菌,血压降至 70/50mmHg,血 K^+ 6.7mmol/L,血 Na^+ 131mmol/L,血 Cl^- 102mmol/L,pH 7.12,$PaCO_2$ 35.4mmHg,HCO_3^- 9.7mmol/L,尿量 450ml/d。心电图显示:T 波高尖,P 波和 QRS 波振幅降低,QRS 波间期增宽。

问题 1:该患者水电解质、酸碱平稳紊乱的诊断类型是
A. 高钾血症
B. 呼吸性酸中毒
C. 代谢性酸中毒
D. 等渗性缺水
E. 低渗性缺水
F. 呼吸性碱中毒
G. 高渗性缺水

【答案】ACE
【解析】患者血 K^+ 6.7mmol/L,血 Na^+ 131mmol/L,诊断高钾血症和低渗性缺水,pH 7.12,$PaCO_2$ 正常,HCO_3^- 9.7mmol/L,考虑代谢性酸中毒。
【难度】中

问题 2:该患者血钾增高的原因是
A. 严重烧伤导致的组织损伤
B. 代谢性酸中毒
C. 血压下降
D. 急性肾衰竭
E. 低钠血症
F. 低钙血症
G. 代谢性碱中毒

【答案】ABD
【解析】严重烧伤并发感染性休克,引起急性肾衰竭(ARF),排钾障碍,导致高钾血症;严重代谢性酸中毒,可

使钾离子从细胞内释出。

【难度】难

问题 3:高钾血症的治疗方法是

A. 停用含钾药物

B. 输注碳酸氢钠溶液

C. 输注葡萄糖溶液及胰岛素

D. 静脉注射葡萄糖酸钙溶液

E. 透析疗法

F. 快速大量输液

G. 输注硫酸镁

【答案】ABCDE

【解析】出现高钾血症时,应首先停用一切含钾药物,通过输注碳酸氢钠溶液、输注葡萄糖溶液及胰岛素,以及静脉注射葡萄糖酸钙溶液来促使钾转入细胞内,必要时进行透析。

【难度】中

问题 4:输注碳酸氢钠治疗高钾血症的机制是

A. 高渗碱性溶液可使血容量增加,稀释血中 K^+

B. 可使血中 K^+ 移入细胞内

C. 可使肾远曲小管的 Na^+、K^+ 交换增加,使 K^+ 从尿中排出

D. 可使肾近曲小管的 Na^+、K^+ 交换增加,使 K^+ 从尿中排出

E. 可以对抗 K^+ 的心肌毒性作用

F. 可以对抗 K^+ 的肠道毒性作用

G. 对抗 K^+ 的神经系统毒性作用

【答案】ABC

【解析】输注碳酸氢钠时,高渗碱性溶液可使血容量增加,稀释血中 K^+,同时可使血中 K^+ 移入细胞内,并且可使肾远曲小管的 Na^+、K^+ 交换增加,使 K^+ 从尿中排出。

【难度】难

问题 5:以下属高钾血症心电图典型表现的是

A. T 波高而尖

B. T 波低平或倒置

C. 出现 U 波

D. QTS 间期延长

E. QRS 增宽

F. QTS 间期缩短

G. P-R 间期延长

【答案】ADEG

【解析】高钾血症的心电图典型表现有高尖的 T 波,QT 间期延长,QRS 波群增宽,P-R 间期延长,P 波降低或消失。

【难度】中

案例二　男性,44 岁,因患慢性肾功能不全长期服用螺内酯,现出现神志模糊、感觉异常、无力 3 天。查体:呼吸深快,呼气有烂苹果味。

问题 1:该患者可能存在的电解质、酸碱平衡紊乱类型有

A. 等渗性缺水

B. 低钾血症

C. 高钾血症

D. 呼吸性酸中毒

E. 代谢性酸中毒

F. 呼吸性碱中毒

G. 高渗性缺水

【答案】CE

【解析】螺内酯为保钾利尿药,长期服用可能会导致高钾血症,同时患者出现神志模糊、感觉异常、无力考虑有高钾血症。呼吸深快和呼气有烂苹果味是代谢性酸中毒的典型表现。

【难度】难

问题 2:患者即刻需要进行的检查有

A. 血、尿常规,血细胞比容

B. 肝肾功能

C. 血清离子检查

D. 动脉血气分析

E. 颅脑 CT

F. 心电图

G. 心脏超声

【答案】ABCDF

【解析】对于该患者,应即刻进行血、尿常规,血细胞比容,肝肾功能,血清离子检查及动脉血气分析,明确患者代谢紊乱的类型,以便救治;颅脑 CT 不是即刻必须要做的检查。

【难度】中

问题 3:关于钾的代谢和异常,下列选项正确的是

A. 无论是细胞内还是细胞外,钾都是最主要的电解质

B. 低钾血症时,ECG 可出现 T 波倒置,ST 段降低,Q-T 间期延长和出现 U 波

C. 静脉补钾时,输液中钾浓度应低于 40mmol/L,输钾速度应小于 20mmol/h

D. 5% 碳酸氢钠溶液可用来治疗高钾血症

E. ECG 的变化是诊断低钾血症的重要依据

F. 5%碳酸氢钠溶液可以使血容量增加，从而使血钾稀释

G. 5%碳酸氢钠促使 H^+-K^+ 交换，K^+ 移入细胞内

【答案】BCDFG

【解析】钾是细胞内最主要的电解质；低钾血症的典型心电图表现为T波倒置、ST段降低、Q-T间期延长和出现U波；静脉补钾时，要控制浓度和速度，输液中钾浓度应低于40mmol/L，输钾速度应小于20mmol/h；5%碳酸氢钠溶液可用来治疗高钾血症，促使钾进入细胞内；诊断低钾血症时，血钾水平是最主要的诊断依据。

【难度】难

问题4：对患者高钾血症的处理，应掌握的原则是

A. 用25%~50%葡萄糖加胰岛素静脉滴注

B. 酸中毒可引起高钾血症，应纠正酸中毒

C. 应立即停止补钾

D. 高钾血症可引起心搏骤停，一旦出现应紧急处理

E. 治疗高钾血症，可用阴离子交换树脂

F. 静脉注射10%葡萄糖酸钙

G. 静脉注射5%碳酸氢钠溶液

【答案】ABCDFG

【解析】高钾血症的应对措施首先要控制引起高钾血症的原因及治疗原发病。一旦发现高钾血症时，应立即停止补钾，积极采取保护心脏的急救措施，降低血清钾，如静脉注射10%葡萄糖酸钙、5%碳酸氢钠溶液、25%~50%葡萄糖加胰岛素静脉滴注等。

【难度】难

问题5：对于存在多种水电解质及酸碱失调的患者，首先要处理的是

A. 积极恢复患者血容量

B. 积极纠正缺氧状态

C. 纠正严重的酸中毒

D. 重度高钾血症的治疗

E. 纠正严重的碱中毒

F. 胃肠外静脉营养

G. 预防性抗感染

【答案】ABCDE

【解析】血容量不足、缺氧状态、严重的酸中毒、碱中毒、重度高钾血症都是危及患者生命的严重代谢紊乱，需要首先进行处理。

【难度】中

案例三 男性，28岁，体重60kg。外伤后肠外瘘2天，每天肠液丢失量约2 000ml，感疲乏、无力、嗜睡，未诉明显口渴。查体：脉搏110次/min，血压85/55mmHg，呼吸深快，呼气有酮味。实验室检查：血钠138mmol/L，动脉血气pH 7.32，HCO_3^- 18mmol/L。

问题1：该患者水电解质、酸碱平衡变化的初步诊断为

A. 等渗性缺水

B. 呼吸性酸中毒

C. 代谢性酸中毒

D. 休克

E. 低钾血症

F. 高钾血症

G. 代谢性碱中毒

【答案】ACD

【解析】患者肠液丢失量较大，血钠138mmol/L，诊断等渗性缺水；呼吸深快，呼气有酮味，pH 7.32，HCO_3^- 18mmol/L，考虑代谢性酸中毒；脉搏110次/min，血压85/55mmHg，诊断为休克。

【难度】易

问题2：对于该患者，应给予的液体治疗有

A. 平衡盐溶液3 000ml

B. 葡萄糖溶液2 000ml+氯化钠4.5g

C. 5%碳酸氢钠溶液250ml

D. 等渗盐水5 000ml

E. 尿量达到40ml/h后，补充钾

F. 高渗盐水3 000ml

G. 低渗盐水2 000ml

【答案】ABE

【解析】患者有休克，应先补足血容量，给予平衡盐溶液3 000ml；同时应给予生理需要量葡萄糖溶液2 000ml+氯化钠4.5g，等患者血容量恢复，尿量达到40ml/h后，开始补充钾。如果只补充等渗盐水，会导致高氯血症；待血容量补足后，电解质补充后，代谢性酸中毒有可能自行纠正，因此，暂不用碱剂。

【难度】中

问题3：患者代谢性酸中毒，下述机体病理生理变化**不会出现**的是

A. 血液中 HCO_3^- 浓度降低，而 H_2CO_3 相对增多，因此，$PaCO_2$ 增高

B. 呼吸加深加快

C. 患者血pH浓度必定低于7.35

D. 血液中 H^+ 浓度升高，而 K^+ 则进入细胞内，导致低钾血症

E. 肾分泌 H^+ 和 NH_4^+ 增加,回吸收 HCO_3^- 增多,但代偿较慢

F. 当体内 H^+ 升高后,除体液缓冲系统作用外,主要由肾调节。

G. 肾脏通过排出 H^+、NH_4^+ 和回收 HCO_3^-,以提高血浆中 HCO_3^-/H_2CO_3 的比值,pH 仍属正常

【答案】ACDF

【解析】代谢性酸中毒时,血液中 HCO_3^- 浓度降低,而 H_2CO_3 相对增多,会促使机体代偿,呼吸加快,加速 CO_2 排除,$PaCO_2$ 降低;酸中毒代偿时,pH 浓度并不低于 7.35;酸中毒会导致细胞中钾的移出,导致高钾血症。

【难度】难

问题 4:在纠正酸中毒时,需要注意的有

A. 病因治疗放在首位

B. 较轻的代谢性酸中毒不必使用碱性药物

C. 酸中毒过快纠正,会导致低钾血症

D. 一旦诊断酸中毒,就必须使用碳酸氢钠

E. 边治疗边观察,逐步纠正酸中毒

F. 纠正酸中毒同时纠正低钾血症

G. 早期透析,减少并发症

【答案】ABCE

【解析】不是每个酸中毒的患者都需要使用碳酸氢钠,较轻的酸中毒,在缺水纠正后,常可自行纠正;低钾血症需紧急处理;透析不是酸中毒的治疗方法。

【难度】中

问题 5:该患者如果只给予生理盐水治疗,可能会导致

A. 高渗性缺水　B. 肾功能不全

C. 高氯血症　D. 高钾血症

E. 低钾血症　F. 低渗性缺水

G. 低氯血症

【答案】CE

【解析】单用生理盐水来纠正等渗性缺水,由于溶液中的 Cl^- 含量高,大量输入后容易导致血氯升高;同时,纠正缺水后,排钾量会增加,血钾也会随着细胞外液量的增加而被稀释,导致低钾血症。

【难度】难

案例四　男性,58 岁,体重 60kg。腹痛、腹胀、呕吐 15 天,诉头晕、视觉模糊、起立时晕倒,查体:脉搏 115 次 /min,血压 80/50mmHg。

问题 1:为明确患者血浆渗透压、水电解酸碱平衡紊乱类型,应选择的辅助检查是

A. 血、尿常规　B. 血细胞比容

C. 血清离子检查　D. 动脉血气分析

E. 血培养　F. 肝肾功能

G. CRP　H. 凝血功能

【答案】ABCDF

【解析】血培养、CRP、凝血功能对明确水电解质酸碱平衡分类无参考意义。

【难度】易

问题 2:化验结果示血钠 120mmol/L,血钾 3.0mmol/L,pH 7.50,$PaCO_2$ 38mmHg。患者存在的诊断是

A. 代谢性碱中毒

B. 中度低渗性缺水

C. 重度低渗性缺水

D. 低钾血症

E. 呼吸性碱中毒

F. 轻度低渗性缺水

G. 代谢性酸中毒

【答案】ACD

【解析】患者血压 80/50mmHg、血钠 120mmol/L,考虑重度低渗性缺水;血钾 3.0mmol/L,诊断低钾血症;pH 7.50,$PaCO_2$ 正常,考虑代谢性碱中毒。

【难度】中

问题 3:对于该患者的输液治疗,以下措施正确的是

A. 输注碳酸氢钠溶液

B. 补充氯化钾溶液

C. 快速输入平衡盐溶液 3 000ml

D. 血容量补足后可使用高渗盐水纠正低钠

E. 扩充血容量需用高渗盐水

F. 补充稀盐酸溶液

G. 补充血浆

【答案】BCD

【解析】患者脱水、碱中毒,不宜选择碱性液,不选 A;治疗严重碱中毒(pH>7.65)才使用稀盐酸溶液,不选 F;扩充血容量需使用平衡盐溶液,该患者无凝血障碍、低蛋白血症等,血浆不作为脱水的补液,不选 G。

【难度】中

问题 4:低血钾静脉补充钾时,需注意

A. 每升溶液含钾量不超过 3g

B. 每升溶液含钾量不超过 6g

C. 尿量 >40ml/h,才可静脉补钾

D. 纠正缺钾需要 3~5 天的时间

E. 每小时输入的钾量应控制在 20mmol/L 以下

F. 需要从中心静脉输入

G. 动态监测血钾浓度

【答案】ACDEG

【解析】静脉补钾必须遵循的原则:要控制浓度和速度,输液中钾浓度应低于 40mmol/L(每升溶液不超过 3g),输钾速度应小于 20mmol/h;尿量 >40ml/h,才可静脉补钾;纠正缺钾需要 3~5 天。

【难度】中

问题 5:常用的平衡盐溶液有

A. 1.86% 乳酸钠溶液和复方氯化钠溶液之比为 1∶3

B. 1.86% 乳酸钠溶液和复方氯化钠溶液之比为 1∶2

C. 1.25% 碳酸氢钠溶液和等渗盐水之比为 1∶2

D. 1.25% 碳酸氢钠溶液和等渗盐水之比为 2∶1

E. 0.9% 氯化钠溶液和 5% 葡萄糖溶液之比为 1∶1

F. 0.9% 氯化钠溶液和 10% 葡萄糖溶液之比为 1∶1

【答案】BC

【解析】常用的平衡盐溶液有:1.86% 乳酸钠溶液和复方氯化钠溶液之比为 1∶2,以及 1.25% 碳酸氢钠溶液和等渗盐水之比为 1∶2。

【难度】中

案例五 女性,30 岁,因甲状腺乳头状癌行甲状腺全切除术后 1 天,诉手足抽搐。

问题 1:该患者还有可能并存的临床表现有

A. 易激惹

B. 口周和指尖麻木

C. 腱反射亢进

D. Chvostek 征阳性

E. 呼吸困难

F. 腹胀

G. 心律失常

【答案】ABCD

【解析】甲状腺全切除术后可能出现甲状旁腺功能不全,常表现为低钙血症,会出现易激惹、口周和指尖麻木、腱反射亢进及 Chvostek 征阳性等临床表现。

【难度】中

问题 2:导致患者手足抽搐的原因是

A. 术中损伤甲状旁腺

B. 术中损伤甲状旁腺血供

C. 术后大量输注等渗盐水

D. 术中喉返神经损伤

E. 术中喉上神经损伤

F. 术中麻醉药物应用过多

G. 术后过度紧张

H. 术后肺不张

【答案】AB

【解析】甲状腺全切除术后的甲状旁腺功能不全,常由于术中损伤甲状旁腺或者术中损伤甲状旁腺血供所致。

【难度】中

问题 3:患者体内钙的代谢情况是

A. 绝大部分钙以骨骼的形式储存

B. 绝大部分钙都是细胞外液钙

C. pH 降低可使离子化钙增加

D. pH 降低可使离子化钙减少

E. 血钙浓度为 2.25~2.75mmol/L

F. 细胞内液钙浓度大于细胞外液

G. 血钙浓度受 PTH 水平影响

【答案】ACEG

【解析】根据钙在体内代谢的情况可知:绝大部分钙(99%)以骨骼的形式储存,少量的钙是细胞外液钙。离子化钙和非离子化钙的比率受到 pH 的影响,pH 降低可使离子化钙增加。血钙浓度稳定在 2.25~2.75mmol/L。

【难度】难

问题 4:患者血钙结果示 1.8mmol/L,考虑低钙血症。除甲状旁腺功能不全引起低钙血症外,低钙血症还常见于

A. 急性完全性肠梗阻

B. 急性重症胰腺炎

C. 肾衰竭

D. 坏死性筋膜炎

E. 骨转移癌

F. 急性胆囊炎

G. 胰腺或小肠瘘

【答案】BCDG

【解析】肠梗阻、急性胆囊炎对钙的代谢影响较小,骨转移癌由于骨质大量破坏,可导致高钙血症。其他几项为低钙血症常见病因。

【难度】中

问题 5:对该患者低血钙的治疗,以下措施正确的是

A. 治疗原发疾病

B. 静脉注射葡萄糖酸钙

C. 静脉注射氯化钙

D. 必要时可 8~12 小时重复注射钙剂

E. 长期治疗可口服钙剂及补充维生素 D

F. 定期检测血钙

G. 复查 PTH

【答案】ABCDEFG

【解析】发生低钙血症时，需要治疗原发疾病，并补充钙剂，可静脉注射葡萄糖酸钙或氯化钙，必要时可 8~12 小时重复注射。长期治疗可口服钙剂及补充维生素 D。

【难度】中

（朱斌 廉东波）

第三章 输血

【A1 型题】

1. 红细胞在正常人体血液循环中的平均寿命是
   A. 10 天左右　B. 60 天　C. 120 天
   D. 80 天　E. 35 天
   【答案】C
   【难度】易

2. 血小板在正常人血液循环中的平均寿命大约是
   A. 24 小时　B. 3~4 天　C. 7 天
   D. 10 天左右　E. 15 天
   【答案】D
   【难度】易

3. 输用保存多长时间的血液可防止传播梅毒
   A. 12 小时　B. 18 小时　C. 1 天
   D. 2 天　E. 3 天以上
   【答案】E
   【解析】梅毒螺旋体在体外血液制品中的存活期不超过 48 小时。
   【难度】中

4. 血液中的有形成分有
   A. 糖、脂肪、蛋白质
   B. 无机盐、白蛋白、球蛋白
   C. 红细胞、白细胞、血小板
   D. 红细胞、白细胞、蛋白质
   E. 淋巴细胞、巨噬细胞、血小板
   【答案】C
   【难度】易

5. 血小板的主要功能是
   A. 携带氧
   B. 抵御炎症感染
   C. 参与凝血机制
   D. 增加血黏度
   E. 产生免疫球蛋白
   【答案】C
   【难度】易

6. 手工法制备血小板的保存期为
   A. 22±2℃振荡条件下可保存 24 小时
   B. 4±2℃振荡条件下可保存 24 小时
   C. 22±2℃振荡条件下可保存 5 天
   D. 22±2℃不振荡条件下可保存 3 天
   E. 0~4℃条件下保存 24 小时
   【答案】A
   【解析】血小板应贮存在(22±2)℃（轻振荡）的专用保存箱中。手工分离的浓缩血小板用普通袋制备、存储，可保存 24 小时。
   【难度】中

7. 机器单采血小板需要保存的应采集的容量及血小板含量分别为
   A. 250~300ml 含血小板量 2.5×10^{11}
   B. 125~200ml 含血小板量 2.5×10^{11}
   C. 125~200ml 含血小板量 2.5×10^{10}
   D. 150~300ml 含血小板量 2.5×10^{10}
   E. 300~450ml 含血小板量 2.5×10^{11}
   【答案】A
   【解析】血小板采集规范规定，机器单采血小板应采集的容量为 250~300ml，其血小板含量 2.5×10^{11}。
   【难度】中

8. 特制血小板现分为
   A. 3 种　B. 4 种　C. 5 种
   D. 6 种　E. 7 种
   【答案】C
   【解析】特制血小板分 5 种：①移除大部分血浆的血小板，该制品适用于不能耐受过多液体的儿童及心功能不全患者，也用于对血浆蛋白过敏者。②洗涤血小板，该制品适用于对血浆蛋白(例如有 IgA 抗体)高度敏感者。③少白细胞、血小板，该制品主要用于有 HLA 抗体者。④辐照血小板,该制品适用于有严重免疫损害的患者,以预防TA-GVHD。⑤冰冻血小板,该制品主要用于自体血小板的冻存,属自体输血范畴。例如:急性白血病患者化疗后获得缓解,单采其血小板进行冰冻保存,再次化疗后因血小板减少引起出血,将自体冰冻保存的血小板解冻后回输给患者。

【难度】难

9. CPDA保存液保存的全血在7~10天内,2,3-DPG值的变化是

A. 基本正常 B. 显著升高
C. 显著降低 D. 逐步降低
E. 先高后低

【答案】A
【解析】参考全血保存规范。
【难度】难

10. 献血时,悬浮红细胞被分离保存起来,红细胞有效保存期的制定依据是

A. 根据红细胞输注人体后24小时存活率为70%以上时保存天数
B. 根据红细胞输注人体后24小时存活率80%以上时保存天数
C. 根据红细胞输注人体后24小时存活率90%以上时保存天数
D. 根据红细胞输注人体后48小时存活率为70%以上时保存天数
E. 根据红细胞输注人体后48小时存活率为50%以上时保存天数

【答案】A
【解析】红细胞生理变化。
【难度】难

11. 献血后,全部血制品被保存起来,全血保存液设计的根据是

A. 红细胞存活率
B. 红细胞、白细胞、血小板存活率
C. 血细胞(红细胞、白细胞、血小板)及凝血因子存活率
D. 红细胞、血小板存活率
E. 淋巴细胞存活率

【答案】A
【难度】中

【A2型题】

1. 女性,22岁,车祸后急诊行手术治疗,当出血量超过血容量的( )时,具有输血指征

A. 5% B. 10% C. 15%
D. 20% E. 25%

【答案】D
【解析】急性失血一般超过血容量的20%需要输血。
【难度】易

2. 女性,48岁,因慢性失血性贫血,准备输血,给予输血时一次输血时间**不应**超过的时长是

A. 8小时 B. 4小时 C. 2小时
D. 6小时 E. 5小时

【答案】B
【解析】一次输血时长不宜超过4小时,以免在室温下细菌繁殖产生感染。
【难度】中

3. 男性,55岁,外伤后失血,给予输入红细胞补充血容量,如没有休克,输血速度一般控制在

A. 5~10ml/min B. 1~2ml/min
C. 3~4ml/min D. 4~8ml/min
E. 2~4ml/min

【答案】A
【解析】短时间、大量快速输入红细胞将增加心脏前负荷,可导致心衰,因此,成人输血速度一般控制在5~10ml/min;老年或心功能较差者要调节到较低的速度(1ml/min)。
【难度】中

4. 女性,52岁,由于上消化道大出血需要输入红细胞,下列属于输血引起的疾病是

A. 疟疾 B. 甲型肝炎
C. 低镁血症 D. 低钾血症
E. 脾功能亢进

【答案】A
【解析】疟原虫寄生在红细胞内,输全血或浓缩红细胞将导致疟原虫传播。
【难度】易

5. 女性,55岁,查血常规,HB 65g/L,给予输血治疗,在输血治疗中最常见的并发症是

A. 循环超负荷 B. 发热反应
C. 过敏反应 D. 细菌污染
E. 溶血反应

【答案】B
【难度】中

6. 男性,65岁,输入红细胞后出现了体温升高,非溶血性发热反应多发生在输血开始后

A. 15分钟~2小时 B. <15分钟
C. 2~3小时 D. 3~4小时
E. 5小时

【答案】A
【解析】发热反应是最常见的早期输血并发症之一,

发生率为2%~10%。多发生于输血开始后15分钟~2小时内,主要表现为畏寒、寒战和发热,体温可上升至39℃~40℃,同时伴有头痛、出汗、恶心、呕吐及皮肤潮红。

【难度】中

7. 男性,54岁,外伤后出现失血性休克,可用于纠正休克补充血容量的是

A. 浓缩红细胞　　B. 冷沉淀物
C. 白蛋白液　　D. 免疫球蛋白
E. 血小板

【答案】A

【解析】快速输入浓缩红细胞,可提高有效循环血容量。

【难度】易

8. 男性,72岁,下腹部手术后,反复出现切口感染,对控制难治性感染有帮助的是

A. 浓缩红细胞
B. 冷沉淀物
C. 白蛋白液
D. 免疫球蛋白
E. 血小板

【答案】D

【解析】免疫球蛋白可用于提高免疫力,对控制感染起支持作用。

【难度】中

9. 男性,55岁,急性化脓性胆管炎导致血压降低,心率增快,血容量相对不足,可提高胶体渗透压,并维持作用6~12小时的是

A. 羟乙基淀粉
B. 中分子右旋糖酐
C. 低分子右旋糖酐
D. 白蛋白液
E. 丙种球蛋白

【答案】B

【解析】中分子右旋糖酐可有效提高胶体渗透压,改善低灌注状态,并维持作用6~12小时。羟乙基淀粉、低分子右旋糖酐维持作用时间一般在4小时以内。

【难度】中

【A3/A4型题】

(1~6题共用题干)

男性,40岁,因"多处刀扎伤"被紧急送至急诊室抢救,入急诊室时神志淡漠、呼之不应,血压60/30mmHg,腹部可见大片鲜血痕迹。

1. 为迅速抢救患者,需要最先处理的是

A. 输入红细胞
B. 输入全血
C. 快速建立静脉通路,大量输液
D. 输入复方氯化钠溶液
E. 输入葡萄糖

【答案】C

【解析】患者已经处于失血性休克状态,应立即建立静脉通道,快速补充血容量,纠正休克。

【难度】易

2. 由于患者大量失血,输血前检验的主要程序中,下列检查**无意义**的是

A. 受血者血液标本处理
B. ABO血型和Rh血型鉴定
C. 抗体筛查和鉴定
D. 甲床充盈度检查
E. 交叉配血试验

【答案】D

【解析】患者已经处于休克状态,严重血容量不足,甲床充盈度已经不能反映患者病情危重程度。

【难度】易

3. 由于医院没有新鲜浓缩红细胞,给患者输入了大量的库存血,最容易出现的是

A. 碱中毒和低钾血症
B. 碱中毒和高钾血症
C. 酸中毒和低钾血症
D. 酸中毒和高钾血症
E. 高钠血症和低钾血症

【答案】D

【解析】大量库存血输入后,红细胞溶解释放出大量钾离子,易导致高钾血症和代谢性酸中毒。

【难度】中

4. 输血后15分钟患者出现寒战、皮肤花斑,此时可能性最大的是

A. 溶血反应　　B. 变态反应
C. 过敏反应　　D. 细菌污染
E. 病毒感染

【答案】C

【解析】患者输血15分钟出现寒战、花斑,在时间上与输血有紧密相关性,其中最有可能的是过敏反应。而急性溶血反应发生更快,且有胸痛、腰背痛、恶心、尿液呈浓茶或酱油样色等表现。

【难度】中

5. 输血时如发生过敏反应,护士首先应该做的是

A. 停止输液,保留余血,并给予抗过敏治疗
B. 安慰患者

C. 呼叫家属
D. 呼叫医生
E. 给患者热敷

【答案】A
【解析】发生过敏反应后,应立即停止过敏原的输入,保留样品以备化验检查,并即刻给予抗过敏治疗。
【难度】易

6. 患者出现休克症状,说明出血量已经超过总血量的

A. 10% B. 5% C. 15%
D. 20% 以上 E. 2.5%

【答案】D
【解析】失血量达到体循环的 20%~30%,即为大失血,表现为失血性休克。
【难度】中

(7~9 题共用题干)
男性,65 岁,再生障碍性贫血患者,因患急性化脓性胆管炎,导致白细胞降低,凝血功能障碍,贫血加重,会诊后建议输血治疗。

7. 在输血时下例血液制品不宜选用

A. 浓缩红细胞 B. 全血
C. 新鲜冰冻血浆 D. 分离粒细胞
E. 单采血小板

【答案】B
【解析】再生障碍性贫血时输入全血将进一步加重骨髓抑制,不宜选 B。
【难度】易

8. 如患者需要输入粒细胞,粒细胞的主要功能是

A. 携氧至组织中 B. 参与凝血
C. 抵御炎症 D. 提高血容量
E. 增加免疫球蛋白

【答案】C
【难度】易

9. 粒细胞每次的输入剂量是

A. $>2\times10^{10}$ B. $<2\times10^{10}$
C. $>1\times10^{10}$ D. $<1\times10^{10}$
E. $>3\times10^{10}$

【答案】C
【难度】中

【案例分析题】

案例 男性,70 岁,输血后 30 分钟突发呼吸急促、发绀、咳血性泡沫痰,颈静脉怒张,肺内可闻及大量湿啰音,心率 130 次 /min。

问题 1:该患者输血后可能发生的并发症是

A. 心力衰竭
B. 溶血反应
C. 过敏反应
D. 细菌污染反应
E. 肾衰竭
F. 呼吸衰竭
G. 疟疾

【答案】AF
【解析】老年患者输入胶体液后,增加心脏前负荷,导致左心衰,由于左心衰而继发急性呼吸衰竭。
【难度】难

问题 2:该患者还可能出现的症状有

A. 胸部紧迫感
B. 奔马律
C. 血压下降
D. 烦躁
E. 精神错乱
F. 室颤
G. 心搏骤停

【答案】ABCDFG
【解析】心力衰竭的临床表现为早期自觉胸部紧迫感、呼吸增快、静脉压增高、颈静脉怒张、脉搏增快、出现奔马律、血压下降,以致出现发绀、肺水肿,尤其是心脏病患者、老年人、幼儿或慢性严重贫血患者,大量输血后,由于酸碱和电解质平衡紊乱,也可出现各种心律失常,甚至发生尤为危险的室颤或心搏骤停。
【难度】难

问题 3:该患者出现上述病情,除了输血诱因外,下列也可以导致此病症的因素有

A. 感染
B. 妊娠
C. 输液过多过快
D. 药物使用不当
E. 贫血
F. 情绪激动
G. 严重营养不良

【答案】ABCDEFG
【解析】在基础性心脏病的基础上,一些因素可诱发心力衰竭的发生。常见的心力衰竭诱因如下:感染、严重心律失常、妊娠、分娩、过多及过快输液、过多摄入钠盐等可导致心脏负荷增加;药物作用如洋地黄中毒或不恰当地停用洋地黄、过度的体力活动和情绪激动,其他疾病如肺栓塞、贫血、乳头肌功能不全等。

【难度】难

问题 4:目前此患者处理的方法有

A. 停止输血
B. 半卧位
C. 吸氧
D. 心电图
E. 动脉血气
F. 利尿
G. 吗啡

【答案】ABCDEFG

【解析】患者为典型的急性左心衰,按照急性左心衰的原则处理。

【难度】易

(刘大川)

第四章 外科休克

【A1 型题】

1. 下面属于休克特殊监测项目的是

A. 精神状态　　B. 皮肤温度、色泽

C. 血压和脉率　　D. 中心静脉压

E. 尿量

【答案】D

【解析】中心静脉压代表了右心房或者胸腔段静脉压力的变化，可反映全身血容量与右心功能之间的关系，是最基本的休克特殊监测项目。

【难度】易

2. 中心静脉压的正常值范围是

A. 3~5cmH_2O　　B. 5~10cmH_2O

C. 10~15cmH_2O　　D. 15~20cmH_2O

E. 20~30cmH_2O

【答案】B

【难度】易

3. 测得中心静脉压为 4cmH_2O 提示

A. 血容量不足

B. 心功能不全

C. 静脉血管床过度收缩

D. 肺循环阻力增高

E. 充血性心力衰竭

【答案】A

【难度】易

4. 肺动脉楔压（PCWP）的正常值范围是

A. 3~6mmHg　　B. 6~10mmHg

C. 6~15mmHg　　D. 10~15mmHg

E. 10~20mmHg

【答案】C

【难度】中

5. 说明休克已经得到纠正的尿量应达到的水平是

A. 20ml/h　　B. 30ml/h　　C. 50ml/h

D. 100ml/d　　E. 400ml/d

【答案】B

【难度】易

6. 各类休克共同的临床特点是

A. 兴奋、烦躁不安

B. 黏膜瘀斑

C. 有效循环血容量急剧减少

D. 意识障碍

E. 尿量减少

【答案】C

【难度】易

7. 外伤脾脏破裂出血引起的休克属于

A. 感染性休克　　B. 心源性休克

C. 过敏性休克　　D. 低血容量性休克

E. 神经源性休克

【答案】D

【难度】易

8. 休克代偿期的血压变化是

A. 收缩压下降或不变，舒张压下降

B. 收缩压不变或略升高，舒张压下降

C. 收缩压不变或略升高，脉压变小

D. 收缩压和舒张压均下降，脉压变大

E. 舒张压下降，脉压变小

【答案】C

【解析】有效循环血容量的急剧降低是引起休克的主要原因，当有效血容量最开始减少时，休克处于代偿期时，由于交感神经兴奋，外周血管收缩，通常收缩压没有明显的下降，而脉压变小是此期血压最明显的变化。

【难度】难

9. 反映全身血容量是否减少最敏感的指标是

A. 中心静脉压（CVP）

B. 肺动脉楔压（PCWP）

C. 心排出量（CO）

D. 心脏指数(CI)

E. 总外周血管阻力(SVR)

【答案】B

【解析】应用 Swan-Ganz 漂浮导管可测得肺动脉压(PAP)和肺动脉楔压(PCWP),可反映肺静脉、左心房和左心室的功能状态。PAP 的正常值为 10~22mmHg,PCWP 的正常值为 6~15mmHg,与左心房内压接近。PCWP 低于正常值反映血容量不足,较 CVP 敏感,PCWP 增高可反映左心房压力增高。

【难度】难

10. 抗休克治疗时血管活性药物应用的前提是

A. 控制住血液继续流失

B. 控制住感染性因素

C. 纠正酸碱平衡失调

D. 充分的血容量复苏

E. 保持呼吸道通畅

【答案】D

【解析】充分的血容量复苏是使用血管活性药物的重要前提,在外科休克的处理中,积极治疗原发病、止血、处理感染等因素是有效容量复苏的前提。

【难度】易

11. 纠正休克引起的组织低灌注和缺氧的最关键措施是

A. 采取头和躯干抬高 20°~30°,下肢抬高 15°~20°体位

B. 保证呼吸道通畅

C. 积极处理引起休克的原发病

D. 早期予以面罩吸氧

E. 补充血容量

【答案】E

【难度】易

12. 治疗休克时使用血管活性药物最主要的目的是

A. 提高心排出量　B. 抑制心律失常

C. 增加右心前负荷　D. 增加左心前负荷

E. 改善内脏血液灌注

【答案】E

【难度】易

13. 以下属于高排低阻型感染性休克临床表现的是

A. 神志躁动、淡漠或嗜睡

B. 皮肤苍白、发绀或花斑样发绀

C. 毛细血管充盈时间延长

D. 脉压小于 30mmHg

E. 脉搏慢,搏动清楚

【答案】E

【解析】高排低阻型感染性休克外周血管扩张,阻力降低,心排出量正常或略高,患者皮肤比较温暖干燥。

【难度】易

14. 以下属于低排高阻型感染性休克临床表现的是

A. 皮肤淡红或潮红

B. 神志清醒

C. 脉压大于 30mmHg

D. 脉搏细速

E. 毛细血管充盈时间 1~2 秒

【答案】D

【解析】低排高阻型感染性休克外周血管收缩,微循环瘀滞,大量毛细血管渗出导致血容量和心排出量减少,患者皮肤湿冷。

【难度】易

15. 中心静脉压低、血压低时补液的处理原则是

A. 充分补液　B. 给强心药物

C. 舒张血管　D. 补液试验

E. 适当补液

【答案】A

【解析】中心静脉压低、血压低时提示血容量严重不足,应当充分补液。

【难度】易

16. 中心静脉压高、血压低时补液的处理原则是

A. 充分补液

B. 给强心药物,纠正酸中毒,舒张血管

C. 舒张血管

D. 补液试验

E. 适当补液

【答案】B

【解析】中心静脉压高、血压低时提示心功能不全或血容量相对过多,应当给予强心药物,纠正酸中毒,舒张血管。

【难度】易

17. 中心静脉压正常、血压低时补液的处理原则是

A. 充分补液　B. 给强心药物

C. 舒张血管　D. 补液试验

E. 适当补液

【答案】D

【解析】中心静脉压正常、血压低时提示心功能不全或血容量不足,应当进行补液试验:取等渗盐水 250ml 于 5~10 分钟内经静脉输入,如血压升高而中心静脉压不变,提示血容量不足;如中心静脉压升高 3~5cmH_2O 而血压不变,提示心功能不全。

【难度】难

18. 可引起高排低阻型感染性休克的微生物是
A. 革兰氏阴性细菌 B. 革兰氏阳性细菌
C. 衣原体 D. 支原体
E. 大肠埃希菌
【答案】B
【难度】易

19. 休克时，患者出现弥散性血管内凝血征象，宜选用的治疗药物是
A. 维生素 K B. 止血药物
C. 肝素钠 D. 多巴胺
E. 酚妥拉明
【答案】C
【解析】休克患者如弥散性血管内凝血(DIC)诊断明确，宜用肝素抗凝，有时也用抗纤溶药如氨甲苯酸、氨基己酸，以及抗血小板黏附和聚集的阿司匹林、双嘧达莫和小分子右旋糖酐。
【难度】中

20. 休克指数由脉率/收缩压(mmHg)计算所得，提示存在严重休克的休克指数数值是
A. <0.5 B. >0.5 C. >1.0
D. >1.5 E. >2.0
【答案】E
【解析】休克指数由脉率/收缩压(mmHg)计算所得，帮助判断休克有无及严重程度，通常休克指数为 0.5 左右提示无休克，>1.0~1.5 提示有休克，>2.0 提示有严重休克。
【难度】易

21. 腹腔感染性休克在没有明确病原菌时，适宜选择的抗生素是
A. 喹诺酮类抗生素
B. 第三代头孢菌素 + 甲硝唑
C. 万古霉素
D. 青霉素
E. 大环内酯类
【答案】B
【解析】在明确导致休克的病原菌之前，应当根据临床实际判断可能的病原菌，经验性使用抗生素，或者选择使用广谱抗生素。待明确病原菌后，改用敏感而窄谱的抗生素。
【难度】难

22. 出现失血性休克表现时，通常提示患者迅速失血量超过全身血容量的百分比为
A. 10% B. 20% C. 30%
D. 40% E. 50%
【答案】B
【难度】易

23. 休克治疗时，判断内脏灌注情况最简易的指标是
A. 皮肤温度、色泽 B. 血压
C. 中心静脉压 D. 尿量
E. 心排出量
【答案】D
【难度】易

24. 重症急性胰腺炎的休克类型为
A. 感染性休克 B. 心源性休克
C. 失血性休克 D. 低血容量性休克
E. 神经性休克
【答案】D
【解析】重症胰腺炎主要的病理生理表现是胰腺组织出血坏死，组织自身消化，大量渗出，后期常伴随感染。其引起休克的最初原因是大量液体渗出至腹腔，导致血容量不足。
【难度】难

25. 休克治疗时使用的特殊监测方法中，有助于判断休克及复苏变化趋势的是
A. 中心静脉压(CVP)
B. 肺动脉楔压(PCWP)
C. 心排出量(CO)
D. 动脉血气分析
E. 动脉血乳酸盐测定
【答案】E
【解析】动脉血乳酸盐正常值是 1~1.5mmol/L，危重患者可达 2mmol/L。
【难度】中

26. 对失血性休克患者备血等待输血期间，适宜输注的液体是
A. 胶体液 B. 平衡盐溶液
C. 5% 碳酸氢钠 D. 0.9% 氯化钠
E. 3% 高渗盐水
【答案】B
【解析】休克治疗时等待输血的过程中，应当积极进行液体治疗，先补充晶体液如平衡盐溶液，后继可以使用胶体液、高渗盐水等。
【难度】易

27. 补液试验时，要求 250ml 盐水经静脉输注入患者体内的时间限定是
A. 5~10 分钟 B. 10~15 分钟
C. 15~20 分钟 D. 20~30 分钟
E. 30~60 分钟
【答案】A
【解析】补液试验：取等渗盐水 250ml 于 5~10 分钟

内经静脉输入，如血压升高而中心静脉压不变，提示血容量不足；如中心静脉压升高 3~5cmH_2O 而血压不变，提示心功能不全。

【难度】中

28. 30% 体表面积的深Ⅱ度烧伤患者的休克属于

A. 感染性休克　B. 创伤性休克
C. 失血性休克　D. 心源性休克
E. 低血容量性休克

【答案】E

【解析】重度烧伤患者由于创面大量渗出，可导致低血容量性休克。

【难度】难

29. 高处坠落伤，患者单侧股骨及骨盆骨折，发生休克的类型为

A. 感染性休克　B. 创伤性休克
C. 失血性休克　D. 心源性休克
E. 低血容量性休克

【答案】C

【解析】股骨及骨盆骨折引起的组织内出血量可超过全身血容量的 20%。

【难度】易

30. 使用抗生素期间患者发生过敏性休克，进行处理时首选的药物是

A. 地塞米松　B. 肾上腺素
C. 多巴胺　D. 利多卡因
E. 多巴酚丁胺

【答案】B

【解析】抢救过敏性休克时，使用肾上腺素能够兴奋心肌、升高血压、松弛支气管平滑肌等，故可缓解过敏性休克的心跳微弱、血压下降、呼吸困难等症状。推荐用 0.3~0.5ml 肾上腺素（1mg/ml），肌内注射。

【难度】难

31. 下例属于高排低阻型休克的是

A. 过敏性休克　B. 感染性休克
C. 创伤性休克　D. 心源性休克
E. 神经源性休克

【答案】B

【难度】易

32. 抢救休克时，使用皮质类固醇的作用**不包括**

A. 阻断 α- 受体兴奋作用，使血管扩张，改善微循环
B. 保护细胞内溶酶体，防止溶酶体破裂
C. 增强心肌收缩力，增加心排出量
D. 抑制炎性介质释放
E. 增进线粒体功能，防止白细胞聚集

【答案】D

【难度】易

33. 处理休克时，皮质类固醇使用方法中**不恰当**的是

A. 可用于感染性休克
B. 可用于严重性休克
C. 主张大剂量应用
D. 静脉滴注，一次输完
E. 一般可使用 4~5 次

【答案】E

【解析】为了防止使用大剂量皮质类固醇后可能产生的不良反应，一般休克抢救时，只使用 1~2 次。

【难度】难

34. 下列**不属于**全身炎性反应综合征（SIRS）临床表现的是

A. 体温 >38℃或者 <36℃
B. 心率 >90 次 /min
C. 收缩压 <90mmHg，脉压 <20mmHg
D. 呼吸急促，>20 次 /min 或者过度换气
E. 白细胞计数 $>12\times10^9$/L 或者 $<4\times10^9$/L

【答案】C

【解析】感染性休克的患者通常具有全身炎性反应综合征表现，SIRS 的临床表现里不包括血压的变化。

【难度】中

35. 休克患者经充分扩充血容量、强心及血管活性药物处理后，血压仍较低，最可能存在的情况是

A. 血容量过多
B. 代谢性酸中毒
C. 弥散性血管内凝血（DIC）
D. 心功能不全
E. 血管收缩

【答案】B

【难度】中

36. 处理休克改善代谢性酸中毒的关键环节是

A. 改善组织的灌注
B. 碱性药物的使用
C. 早期持续低流量吸氧
D. 应用缩血管升压药物
E. 改善心脏功能

【答案】A

【解析】改善组织灌注能清除及减少由于灌注不足引起的无氧代谢，减少代谢性酸性代谢产物产生和累积。

【难度】中

37. 抗休克治疗时,应用血管活性药物的前提是
A. 充分扩充血容量
B. 纠正酸碱失衡
C. 手术去除感染灶或控制引起休克的失血
D. 监测 CVP 及血压
E. 患者有尿

【答案】A
【解析】充分扩充血容量后是使用血管活性药物的前提条件。
【难度】中

38. 抗休克治疗时首要而又十分关键的措施是
A. 手术祛除引起感染性休克的感染灶
B. 控制住引起休克的失血
C. 恢复患者的血容量
D. 使用血管活性药物
E. 摆休克体位,监测患者生命体征

【答案】C
【解析】产生休克的主要原因是患者的有效循环血量急剧减少,处理感染性休克的感染灶、控制失血性休克的止血都是为恢复患者血容量创造条件,在此基础上迅速扩充血容量、恢复患者的有效循环血量是治疗休克的关键。
【难度】易

【A2 型题】

1. 男性,40 岁,重度烧伤患者,常规扩充血容量后中心静脉压 5cmH_2O,血压 90/70mmHg,尿量 10ml/h,首先考虑存在的情况是
A. 急性心衰　　B. 急性肾衰竭
C. 容量依然不足　　D. 发生严重感染
E. 乳酸中毒

【答案】C
【解析】尿量不足 30ml/h,提示休克仍未纠正;中心静脉压及血压均较低,提示容量不足,应当进一步扩充血容量。
【难度】易

2. 男性,36 岁,腹部外伤脾破裂出血,患者神志清楚,口渴,皮肤黏膜苍白,但体温正常,脉搏<100 次 /min,收缩压正常,脉压略减小,尿量正常,估计失血量为
A. 20% 以下(800ml 以内)
B. 20%~30%(800~1 200ml)
C. 30%~40%(1 200~1 600ml)
D. 40%~50%(1 600~2 000ml)
E. 大于 50%(2 000ml 以上)

【答案】A
【解析】休克代偿期时,患者尚能表现为神志清楚、口渴、皮肤黏膜苍白、体温可正常或略降低。脉搏<100 次 /min,收缩压正常,脉压略缩小,尿量可正常。估计失血量在 20% 以下(800ml 以内)。
【难度】中

3. 男性,51 岁,车祸后四肢骨折有活动出血,患者神志模糊,感非常口渴。皮肤苍白,四肢厥冷,脉细数触诊不清,收缩压测不到或低于 70mmHg,无尿,估计失血量为
A. 20% 以下(800ml 以内)
B. 20%~30%(800~1 200ml)
C. 20%~40%(800~1 600ml)
D. 30%~50%(1 200~2 000ml)
E. 大于 40%(1 600ml 以上)

【答案】E
【解析】休克失代偿期时,患者意识模糊或者昏迷、严重口渴或不能主诉、皮肤黏膜苍白、肢端发绀、四肢厥冷、脉细速或触诊不清、收缩压在 70mmHg 以下或无法测出、尿少或无尿。估计失血量在 40% 以上(1 600ml 以上)。
【难度】中

4. 男性,18 岁,转移性右下腹痛 24 小时,伴发热 7 小时,体温 39.0℃,晕倒在医院急诊室卫生间,测血压 75/60mmHg,化验血常规示白细胞计数 22×10^9/L,患者最可能发生的是
A. 禁食水引起的严重脱水
B. 直立性低血压
C. 感染性休克
D. 高热后意识障碍
E. 低血容量性休克

【答案】C
【解析】年轻患者急性阑尾炎可进展迅速,短时间发生感染性休克。
【难度】中

5. 男性,27 岁,高空坠落,送至医院急诊时,突然神志不清、口唇发绀、四肢厥冷、血压 60/40mmHg,最可能的诊断是
A. 低血容量性休克
B. 颅脑损伤
C. 惊吓过度后昏厥
D. 心源性休克
E. 多发骨折疼痛性休克

【答案】A
【难度】易

6. 男性，55 岁，因外科感染给予抗生素治疗，在输液换用头孢菌素输液时，突然神志不清、呼吸困难、口唇发绀、血压 75/60mmHg，该患者最可能发生的情况是
   A. 低血容量性休克
   B. 脑血管意外
   C. 急性呼吸窘迫综合征
   D. 过敏性休克
   E. 癫痫发作
   【答案】D
   【难度】易
7. 男性，57 岁，胃癌根治术后 7 小时，血压进行性下降 3 小时，期间血压从 130/90mmHg 下降至 90/70mmHg，心率 110 次 /min。患者神志清楚，腹腔引流管血性引流液约 100ml，胃肠减压管血性引流液约 100ml，最可能发生的情况是
   A. 创伤性休克
   B. 低血容量性休克
   C. 术后正常反应
   D. 心功能不足
   E. 术后输液量不足
   【答案】B
   【解析】大型手术后患者出现血压进行性下降，首先需要考虑术后出血引起的低血容量性休克。腹腔脏器手术，即使腹腔引流管及胃肠减压管内引流液形状及量正常，也不能轻易排除消化道内出血的可能。
   【难度】难
8. 男性，82 岁，结肠癌根治性手术后 7 日，晚饭后出现呼吸困难、心慌，自行在病床上平卧休息，5 分钟后患者出现神志不清，测血压 60/40mmHg，心率 50 次 /min。既往有冠心病史。首先考虑的诊断是
   A. 脑出血　　B. 低血糖发作
   C. 脑血管梗死　　D. 心源性休克
   E. 消化道大出血
   【答案】D
   【难度】中
9. 女性，60 岁，进食后剧烈腹部绞痛，恶心、呕吐 1 天。查体：血压 80/60mmHg，心率 120 次 /min，考虑肠扭转并发休克，准备急诊手术，以下术前准备**不妥**的是
   A. 休克体位，监测生命体征
   B. 建立静脉通路，快速输液以扩充血容量
   C. 予以抗生素治疗
   D. 碳酸氢钠纠酸治疗
   E. 查血常规、血型，备血
   【答案】D
   【解析】按照血红蛋白氧合解离曲线的规律，碱中毒使血红蛋白氧合解离曲线左移，氧不易从血红蛋白释放出，可以使组织缺氧加重。目前不主张休克早期使用碱性药物。
   【难度】中
10. 女性，48 岁，重症急性胰腺炎休克状态，CVP $8cmH_2O$，血压 90/70mmHg。以下处理正确的是
   A. 使用大剂量多巴胺
   B. 进行补液试验
   C. 静脉注射毛花苷 C，快速洋地黄化
   D. 使用肝素钠抗凝
   E. 去甲肾上腺素和硝普钠联合静脉滴注
   【答案】B
   【解析】当 CVP 正常，血压仍低时，需要进行补液试验，明确是容量不足还是心功能不全，再决定是否继续补液或者使用血管活性药物。
   【难度】中
11. 男性，45 岁，车祸发生出血性休克，经输血、输液抢救后，反映血容量补充是否充分，最好的临床指标是
   A. 神志清楚　　B. 皮肤温暖
   C. 口渴减轻　　D. 尿量增加
   E. 动脉血氧分压增加
   【答案】D
   【解析】监测休克时，尿量反映内脏灌注水平，尿量增加反映肾灌注改善，尿量大于 30ml/h 提示休克获得纠正。
   【难度】中
12. 男性，30 岁，急性化脓性阑尾炎穿孔、弥漫性腹膜炎导致休克，经充分扩充血容量后，中心静脉压 $13cmH_2O$，血压 90/70mmHg，合理的处理是
   A. 给强心药物，舒张血管
   B. 充分补液
   C. 适当补液
   D. 舒张血管
   E. 补液试验
   【答案】A
   【解析】治疗休克扩充血容量时，中心静脉压高、血压低提示心功能不全或者血容量过多。

【难度】难

13. 女性，48岁，乙状结肠扭转手术后，测中心静脉压3.0cmH_2O，血压90/70mmHg，合理的处理是

A. 给强心药物 B. 充分补液

C. 给予碳酸氢钠 D. 舒张血管

E. 补液试验

【答案】B

【解析】休克经扩充血容量治疗后，测中心静脉压低、血压低提示血容量严重不足，需继续补充血容量。

【难度】易

14. 男性，40岁，颈部割裂伤大量失血经手术、输血输液抢救后，中心静脉压4cmH_2O，血压130/80mmHg，合理的处理是

A. 给强心药物 B. 充分补液

C. 适当补液 D. 舒张血管

E. 补液试验

【答案】C

【解析】休克进行扩充血容量治疗后，中心静脉压低、血压正常提示血容量轻度不足，应当适当补液。

【难度】易

15. 男性，50岁，消化道大出血，经内镜止血、大量输血后，中心静脉压16cmH_2O，血压130/80mmHg，合理的处理是

A. 给强心药物 B. 充分补液

C. 适当补液 D. 舒张血管

E. 补液试验

【答案】D

【解析】休克经扩充血容量治疗后，中心静脉压高、血压正常提示容量血管过度收缩，应当使用舒张血管药物。

【难度】易

16. 男性，18岁，腹部刀扎伤被送至医院急诊外科。查体：血压80/60mmHg，心率140次/min，患者神志清楚，四肢厥冷，紧急处理措施**不包括**

A. 休克体位

B. 监测生命体征、尿量

C. 止血，准备急诊手术

D. 使用小剂量多巴胺维持血压及改善内脏灌注

E. 建立中心静脉通路，监测CVP并积极扩充血容量

【答案】D

【解析】休克患者必须在充分扩充血容量的基础上才考虑使用血管活性药物。

【难度】易

17. 女性，40岁，急性重症胰腺炎，怀疑其发生DIC时，以下检查对诊断无帮助作用的是

A. 血小板的数量和质量

B. 血浆纤维蛋白原

C. 凝血酶原时间

D. 血沉时间

E. 血涂片中破红细胞的比例

【答案】D

【难度】易

18. 男性，75岁，突发上腹部疼痛20小时，立位腹部X线片见膈下游离气体。查体：血压80/70mmHg，心率120次/min，神志清楚，表情痛苦。急诊中首要的处理是

A. 禁食水，胃肠减压

B. 急诊胃镜检查

C. 建立静脉通路，输液扩充血容量

D. 抑酸、抗生素处理

E. 急诊手术

【答案】C

【难度】易

19. 男性，45岁，车祸致右侧上腹部肋骨骨折，超声检查显示患者肝脏破裂，腹腔内大量液体积聚。查体：血压无法测出，心率140次/min，患者昏迷，最恰当的处理是

A. 急诊介入止血

B. 休克体位，建立静脉通路输液扩充血容量

C. 止痛、抗感染，对症治疗

D. 安排急诊抢救手术的同时积极加压输液、输血

E. 输液，戴冰帽预防患者颅脑损伤

【答案】D

【解析】车祸外伤至内脏破裂，失血性休克，且血压测不到，需立即抢救，除快速输液、输血补充血容量外，应最快速度控制出血即抗休克的同时进行手术止血。

【难度】难

20. 女性，20岁，病房输注抗生素时发生过敏反应，出现呼吸困难、意识模糊，血压无法测出，最紧急优先的处理措施是

A. 肾上腺素0.5ml（1∶1 000）肌内注射

B. 地塞米松10mg静脉入壶

C. 肾上腺素0.5ml（1∶10 000）静脉入壶

D. 地塞米松100mg静脉入壶

E. 紧急气管插管

【答案】A
【难度】中

21. 女性，30岁，左侧上腹部受钝击伤后晕倒被送至医院急诊，腹腔穿刺抽出不凝血。查体：血压70/60mmHg，脉细速，神志不清，口唇苍白，四肢厥冷，肢端发绀。首要的紧急处理措施是
A. 建立外周静脉通路，给予输液
B. 建立中心静脉通路，加压输液，备血输血
C. 直接推入手术室手术止血
D. 完善超声检查等相关手术前检查
E. 使用大剂量多巴胺升血压
【答案】B
【难度】中

22. 男性，78岁，机械性肠梗阻急诊留观2日，突发疼痛加剧1小时。查体：血压100/70mmHg，心率110次/min，神志清楚，表情痛苦，板状腹，肠鸣音消失。以下处理**不恰当**的是
A. 输液，备血急诊手术
B. 给予抗生素
C. 监测CVP
D. 止痛，对症
E. 使用低剂量多巴胺
【答案】E
【解析】患者急性肠梗阻急诊留观期间发生肠穿孔，此类患者留观期间常规输液治疗，有效循环血容量通常不会急剧下降，在急诊手术前监测CVP，常规手术前准备即可。手术前如血压下降不明显，通常没有必要使用低剂量多巴胺升压处理。
【难度】中

23. 男性，65岁，右侧上腹部剧烈绞痛20小时，伴寒战、高热、黄疸。查体：体温39℃，心率120次/min，血压80/60mmHg。超声示：肝内外胆道扩张，胆总管宽1.2cm，胆囊多发结石。以下处理**错误**的是
A. 急诊手术
B. 经皮肝穿刺胆道引流术（PTCD）
C. 禁食水，胃肠减压，抑制胃酸分泌，输液
D. 万古霉素治疗
E. 监测生命体征、CVP，查血气、DIC指标
【答案】D
【解析】在感染性休克治疗过程中，未明确致病菌时，通常选取广谱抗生素，不选择窄谱抗生素，其他项均可作为急性化脓性胆管炎处理的选项。
【难度】中

24. 女性，60岁，呕血后昏迷送至医院急诊，既往有肝硬化病史。查体：脉细速，血压无法测出，昏迷，皮肤黏膜苍白，四肢厥冷。首要紧急处理措施**不包括**
A. 抗生素处理
B. 建立静脉通路，加压输液、输血
C. 三腔二囊管压迫止血
D. 休克体位
E. 维生素K、酚磺乙胺等止血药物处理
【答案】A
【难度】中

【A3/A4型题】

（1~4题共用题干）
男性，30岁，车祸受伤送至急诊，具体受伤过程叙述不详。查体：血压90/70mmHg，心率110次/min，精神紧张，左侧第6、7、8肋骨骨折。尿量减少。

1. 该患者的休克类型是
A. 感染性休克　　B. 低血容量性休克
C. 过敏性休克　　D. 心源性休克
E. 神经源性休克
【答案】B
【难度】中

2. 估计患者的失血量为
A. 小于20%　　B. 20%~30%
C. 30%~40%　　D. 40%~50%
E. 大于50%
【答案】A
【难度】易

3. 下列检查**不适宜**马上进行的是
A. 腹腔穿刺　　B. 腹部彩超
C. 胸部X线检查　　D. 血常规
E. 腹部增强CT
【答案】E
【解析】患者外伤后血压偏低、心率快、尿量减少有休克表现，应首先选择简易、无创伤的检查，加之循环不稳定也不宜使用造影剂，可能会导致肾损伤。
【难度】中

4. 经检查患者无腹腔内脏器破裂，仅为多发肋骨骨折和血胸，其最佳的治疗措施是
A. 建立静脉通路，输液以扩充血容量，备血

并准备手术
B. 紧急手术
C. 建立静脉通路输血，输液
D. 建立静脉通路，给予止血药
E. 使用低剂量多巴胺维持血压改善内脏组织灌注

【答案】A
【解析】患者外伤多发肋骨骨折、血胸，需在补充血容量的前提下准备手术，行止血、胸腔引流和肋骨固定。
【难度】中

(5~7 题共用题干)
男性，10 岁，同学打闹过程中，铅笔插入左前胸，患者随即倒地昏迷，送至校医室。患者面色苍白，口唇发绀，颈静脉充盈，前胸处伤口少许渗血。

5. 考虑此患者外伤诊断是
A. 创伤性休克　　B. 低血容量性休克
C. 心源性休克　　D. 神经源性休克
E. 过敏性休克

【答案】C
【难度】易

6. 最恰当的紧急诊疗措施是
A. ECG　　B. 心脏彩超
C. 胸部 X 线检查　　D. 胸腔穿刺
E. 心包穿刺

【答案】E
【难度】中

7. 进一步的紧急处理措施是
A. 休克体位，建立静脉通路，快速扩充血容量
B. 使用血管活性药物
C. 清创缝合胸部伤口
D. 送至有条件的医院急诊开胸探查手术
E. 吸氧，止痛，对症

【答案】D
【难度】易

(8~10 题共用题干)
男性，25 岁，腹部刀扎伤送至急诊。入急诊时，血压 50/0mmHg，脉细速，患者昏迷，皮肤、黏膜、口唇苍白，四肢厥冷。

8. 估计患者失血量为
A. <10%　　B. 10%~20%
C. 20%~30%　　D. 30%~40%
E. >40%

【答案】E
【难度】易

9. 紧急处置措施中最关键的是
A. 休克体位，建立静脉通路，加压输液以扩充血容量
B. 配血，加压输血
C. 急诊手术，腹腔探查，止血
D. 破伤风抗毒素处理
E. 监测生命体征，如血压、心率、脉搏、尿量等

【答案】C
【难度】中

10. 手术后，患者血压 90/60mmHg，心率 120 次 /min，提示休克好转的指标是
A. 中心静脉压升高　　B. 心输出量增加
C. 尿量增加　　D. 神志恢复清楚
E. 血氧饱和度增加

【答案】C
【难度】易

(11~15 题共用题干)
女性，65 岁，右侧上腹部疼痛伴发热和黄疸 3 天。查体：右上腹压痛，反跳痛，局限性及肌紧张。化验：血白细胞计数 12×10^9/L，中性粒细胞百分比 90%，血淀粉酶轻度升高。

11. 此患者首先考虑的诊断是
A. 慢性胆囊炎　　B. 急性胰腺炎
C. 右下肺炎　　D. 上消化道穿孔
E. 急性化脓性胆管炎

【答案】E
【难度】易

12. 患者突然出现神志淡漠，血压 80/60mmHg，尿量 10ml/h。考虑此患者出现了
A. 感染性休克　　B. 低血容量性休克
C. 过敏性休克　　D. 心源性休克
E. 神经源性休克

【答案】A
【解析】在急性胆管炎的基础上突然出现神志改变，且血压 80/60mmHg，尿量 10ml/h，属 Reynolds 五联征，有感染性休克存在。
【难度】中

13. 在扩充血容量治疗的同时，还应使用抗生素治疗，最常选用的是
A. 青霉素
B. 二代头孢菌素

C. 三代头孢菌素 + 甲硝唑
D. 喹诺酮类抗生素
E. 万古霉素

【答案】C
【难度】易

14. 在扩充血容量治疗的同时，考虑使用的其他药物治疗不包括

A. 抑酸药物　B. 皮质类固醇
C. 哌替啶　D. 山莨菪碱
E. 小剂量多巴胺

【答案】E
【难度】中

15. 超声检查发现患者胆总管下端结石，肝内外胆管扩张，胆囊多发结石。对此，患者最佳的病因治疗方法是

A. 手术，胆囊切除，胆道探查，T 管引流
B. 内镜下胆道引流
C. PTCD
D. 输液 + 溶石治疗
E. 激光碎石治疗

【答案】A
【解析】胆囊结石、胆总管结石并发急性胆管炎，其治疗原则是解除梗阻、引流胆道、去除病灶、控制感染。在急性严重感染时以解除梗阻、畅通引流为主，但要使疾病得到根治，需去除病灶，即行胆囊切除、胆总管切开取石、胆管 T 引流。
【难度】中

(16~19 题共用题干)

男性，23 岁，斗殴后诉头痛、乏力、恶心、呕吐、腹痛，受伤经过自述不详，1 小时后被送至医院急诊。查体：心率 110 次 /min，血压 80/60mmHg，神志淡漠。腹稍膨隆，压痛，移动性浊音(+)。

16. 考虑此患者休克的类型是

A. 低血容量性休克　B. 心源性休克
C. 神经源性休克　D. 创伤性休克
E. 感染性休克

【答案】A
【难度】易

17. 在此患者的紧急处置中，首先选择的是

A. 诊断性腹腔穿刺
B. 建立静脉通路，快速输液扩充血容量
C. 颅脑 CT，胸部 X 线检查
D. 备血，输血
E. 床边腹部 B 超

【答案】B
【难度】易

18. 估计此患者的失血量占总血容量的百分比为

A. <10%　B. 10%~20%
C. 20%~40%　D. 40%~50%
E. 50% 以上

【答案】C
【难度】中

19. 经检查，确诊为粉碎性脾破裂，最适当的处理是

A. 积极扩充血容量的同时，准备急诊手术探查腹腔，脾切除
B. 积极扩充血容量的同时，绝对卧床，给予止痛，对症治疗
C. 输液，行血管造影，血管栓塞止血
D. 输液、输血保守治疗
E. 输液、使用止血药物

【答案】A
【解析】外伤致脾破裂、失血性休克。脾破裂的治疗方法有卧床观察保守治疗、手术脾切除、手术止血保脾、血管造影脾动脉栓塞止血等，该患者脾破裂呈粉碎状，且短期内出现休克，不适宜观察保守治疗，也不适合血管栓塞治疗。
【难度】中

(20~22 题共用题干)

男性，27 岁，沸水烫伤除臀部部位的双下肢 2 小时，感口渴，心慌。查体：心率 120 次 /min，血压 90/70mmHg，患者神志清楚。

20. 此患者的烧伤面积占体表面积百分比是

A. 46%　B. 41%　C. 39%
D. 34%　E. 18%

【答案】B
【难度】中

21. 患者双下肢广泛渗出，肢体肿胀，所发生的休克是

A. 低血容量性休克　B. 失血性休克
C. 感染性休克　D. 创伤性休克
E. 心源性休克

【答案】A
【难度】易

22. 为排除患者是否发生 DIC，下列指标无帮助的是

A. 凝血酶原时间比对照组延长3秒以上
B. 血浆纤维蛋白原低于1.5g/L
C. 3P试验阴性
D. 血小板计数小于80×10^9/L
E. 血涂片中破碎红细胞超过2%

【答案】C

【解析】DIC的诊断可依据发病因素、临床表现及实验室检查来诊断，实验室有下述3项异常即可诊断：①血小板低于100×10^9/L；②纤维蛋白原<1.5g/L；③3P试验阳性或纤维蛋白原降解产物(FDP)>20mg/L或D-二聚体水平升高(阳性)；④凝血酶原时间缩短或延长3秒以上；⑤抗凝血酶和纤溶酶原含量和活性降低；⑥Ⅷ因子：C<50%。

【难度】中

(23~26题共用题干)

男性，35岁，因被人砍伤致失血性休克，已经急诊接受手术止血治疗，目前返回监护病房，测血压80/60mmHg，CVP 3.0cmH_2O。

23. 目前患者的输液策略是
A. 快速充分补液　B. 继续适当补液
C. 给予强心药物　D. 应用舒张血管药
E. 进行补液试验

【答案】A

【难度】易

24. 术后查血常规显示：血红蛋白60g/L，血细胞比容20%，选择输血治疗最合理的是
A. 浓缩红细胞1IU　B. 浓缩红细胞2IU
C. 浓缩红细胞3IU　D. 浓缩红细胞4IU
E. 输陈旧全血

【答案】D

【难度】中

25. 经过术后进一步输液、输血扩充血容量后，血压120/78mmHg，CVP 4cmH_2O，继续补液的策略是
A. 充分补液　B. 适当补液
C. 给强心药物　D. 舒张血管
E. 补液试验

【答案】E

【难度】中

26. 监测患者血气，$PaCO_2$为62mmHg，考虑患者
A. 过度换气　B. 肺泡功能不全
C. 碱中毒　D. 急性肾衰竭
E. 心功能不全

【答案】B

【解析】$PaCO_2$为62mmHg，明显高于正常值35~45mmHg，反映肺通气功能差，A为低$PaCO_2$，C、D、E均间接影响肺功能。

【难度】易

(27~30题共用题干)

男性，25岁，车祸，双腿被卡车碾压，送至医院急诊时，血压50/0mmHg，脉细速，触诊不清，患者昏迷，四肢厥冷，双下肢变形。

27. 紧急处理措施**不恰当**的是
A. 休克体位，监测生命体征、尿量
B. 建立静脉通路，加压输液
C. 止血、配血，紧急输血
D. 输注乳酸钠林格注射液3 000ml
E. 使用小剂量多巴胺升血压

【答案】E

【难度】中

28. 经快速扩充血容量后，患者血压升为70/40mmHg，心率140次/min，患者接受了截肢手术。术后患者血压80/50mmHg，心率130次/min，CVP 14cmH_2O，应当采取的处理是
A. 充分补液
B. 适当补液
C. 给强心药物，纠正酸中毒，舒张血管
D. 舒张血管
E. 补液试验

【答案】C

【难度】中

29. 经有效扩充血容量、使用强心及血管活性药物后，患者血压80/60mmHg，可能是由于患者发生
A. 通气功能障碍　B. 代谢性碱中毒
C. 酸中毒　D. 急性肾衰竭
E. 低钾血症

【答案】C

【难度】易

30. 术后第2日，患者神志清楚，血压110/80mmHg，心率110次/min，术后24小时尿量300ml，血肌酐、尿素氮进行性升高。考虑患者存在
A. 急性肾前性肾衰竭
B. 急性肾性肾衰竭
C. 急性肾后性肾衰竭

D. 休克仍未得到纠正
E. 重度等渗性缺水
【答案】A
【解析】在出血性休克或严重血容量不足时，由于神经和体液的调节，全身血液重新分配，肾动脉收缩。肾小球滤过率降低引起少尿或无尿，致使排出氮质和其他代谢废物减少，血浆肌酐和尿素氮升高，考虑存在肾前性肾衰。
【难度】中

(31~32 题共用题干)
女性，18 岁，转移性右下腹痛伴恶心、呕吐，不能进食 30 小时。患者有寒战、高热，体温 39℃，自行口服“胃药”后，病情未见缓解，至医院急诊科就诊。查体：下腹部肌紧张，压痛反跳痛明显，尤以麦氏点为著，移动性浊音(-)，肠鸣音存在。
31. 首先考虑的诊断是
A. 急性胃肠炎　B. 急性胆囊炎
C. 急性阑尾炎　D. 急性盆腔炎
E. 急性胰腺炎
【答案】C
【难度】易
32. 测患者血压 80/65mmHg，心率 130 次 /min，下列处理措施**不恰当**的是
A. 予以抗生素治疗
B. 休克体位，监测生命体征、尿量
C. 快速输液，扩充血容量
D. 紧急推入手术室进行手术治疗
E. 输液抗感染，待病情改善后手术
【答案】D
【解析】急性化脓性阑尾炎并发感染性休克，需有必要的抗休克准备，待病情改善后进行手术才能保证手术的安全性。
【难度】中

(33~37 题共用题干)
男性，82 岁，突发腹部绞痛，进行性加重，伴恶心、呕吐 15 小时。查体：腹部膨隆、张力大，肌紧张，脐周压痛反跳痛阳性。
33. 为明确诊断及判断病情，以下辅助检查**不恰当**的是
A. 腹部 B 超
B. 立卧位腹部 X 线检查
C. 腹部 CT 平扫
D. 腹部 MRI
E. 急诊肠镜
【答案】E
【难度】易
34. 腹部影像学检查发现“鸟嘴征”改变，考虑的诊断是
A. 急性胰腺炎
B. 上消化道溃疡穿孔
C. 肠内疝
D. 乙状结肠扭转
E. 盲肠回肠套叠
【答案】D
【难度】中
35. 测定患者血压 80/60mmHg，心率 120 次 /min，考虑患者出现的是
A. 心源性休克
B. 感染性休克
C. 神经源性休克
D. 失血性休克
E. 过敏性休克
【答案】B
【难度】易
36. 患者接受了急诊手术，手术后经过进一步扩充血容量，以及使用强心及血管活性药物，患者血压 90/70mmHg，考虑患者可能存在
A. 肺通气功能障碍　B. 急性左心衰
C. 代谢性酸中毒　D. 低钾血症
E. 急性肺水肿
【答案】C
【解析】休克治疗时已补充血容量、应用强心及血管活性药血压仍低，可能与心功能及血管调节功能有关，在临床信息中无低钾血症及肺水肿表现，考虑存在酸中毒，降低了血管系统对儿茶酚胺类药物的反应性，另外酸中毒也会影响心肌收缩能力，所以血压下降。
【难度】中
37. 在未获得细菌培养及药物敏感实验结果之前，术后抗感染宜选择的抗生素是
A. 青霉素
B. 三代头孢菌素 + 甲硝唑
C. 二代头孢菌素 + 替硝唑
D. 泰能
E. 万古霉素
【答案】B
【难度】中

【案例分析题】

案例一 男性,40 岁,车祸造成腹部闭合性损伤送至急诊室。查体:血压 80/40mmHg,心率 130 次 /min,神志清楚,精神紧张,右侧上腹部见皮肤擦伤。

问题 1:该患者的紧急处理措施包括

A. 休克体位,吸氧

B. 建立静脉通路,快速输液

C. 配血,加压输血

D. 伤口清创手术

E. 小剂量多巴胺升压

F. 监测生命体征及尿量

【答案】ABCF

【难度】易

问题 2:考虑的辅助检查包括

A. 血常规、凝血、生化等化验

B. 床边胸部 X 线检查

C. 腹部强化 CT

D. 腹腔穿刺

E. 腹部 B 超

F. 立位腹部 X 线片

【答案】ABDE

【解析】患者外伤后血压低,生命体征不稳定,不宜搬运进行如 CT 等检查,尽可能在床边完成必要的检查。

【难度】中

问题 3:患者腹腔穿刺出不凝血液,下列处理正确的是

A. 抗休克,在休克纠正后才能手术

B. 患者家属尚未到场,待家属签字后立即手术

C. 积极输液、输血,同时准备手术

D. 抗休克同时,如家属不在场,报告医政部门准备手术

E. 手术取腹部探查切口,依次探查胃、肠、肝、胆、胰、脾

F. 根据损伤严重程度,适时采取"损伤控制外科"原则

G. 为预防胆漏,一般可在肝周放置腹腔引流,以便术后观察

【答案】CDFG

【解析】中年,男性患者,因车祸致腹部闭合性损伤、内脏破裂、出血性休克,处理原则是在抗休克的同时做术前准备,及时手术控制出血,处理损伤脏器。

【难度】难

问题 4:术后 3 天患者出现发热,最高 39℃,伴有腹胀,气促。为明确诊断可进行的检查有

A. 血常规

B. 生化全项

C. 动脉血气

D. 胸部 X 线检查

E. 腹部 X 线检查

F. 腹部 CT

G. 血培养

【答案】ABCDEFG

【解析】术后 3 天出现发热 39℃,同时出现腹胀、气促,需考虑腹腔感染或肺部感染,因此,除行腹腔影像学检查外尚需检查胸部,同时血常规、细菌学等检查。

【难度】中

案例二 女性,65 岁,右侧上腹部痛伴皮肤巩膜黄染 5 天,寒战高热 1 天,体温 39℃。既往有胆绞痛发作史,高血压病史。腹部 B 超示、肝内外胆道扩张,胆囊增大,壁厚,胆囊内多发结石,胆总管宽 1.2cm,胰腺显示不清。查体:血压 90/60mmHg,心率 130 次 /min。

问题 1:目前需考虑的诊断有

A. 脓毒症休克

B. 急性化脓性梗阻性胆管炎

C. 急性胆囊炎

D. 胆囊结石

E. 梗阻性黄疸

F. 高血压

G. 急性胰腺炎

【答案】ABCDEF

【解析】腹痛、黄疸、发热,B 超显示肝内外胆管扩张,诊断急性化脓性梗阻性胆管炎,血压低、心率快有脓毒性休克,同时有胆囊结石和胆囊炎,但不支持急性胰腺炎。

【难度】中

问题 2:适宜的处理措施是

A. 建立静脉通道,快速扩充血容量

B. 使用大剂量类固醇皮质激素

C. 三代头孢菌素 + 甲硝唑

D. 经皮胆囊穿刺引流

E. 胆囊切除,胆道探查,T 管引流

F. PTCD

G. 经内镜鼻胆管引流术(ENBD)

【答案】ACFG

【解析】急性化脓梗阻性胆管炎,应遵循解除梗阻、引流胆道、抗感染的原则,在没有控制感染的条件下不适合用类固醇皮质激素,胆囊穿刺引流不能有效引流胆道,因此不选B、D。

【难度】中

问题3:术后处理有

A. 心电监护
B. 纯氧吸入
C. 半卧位
D. 观察引流管液的性状与量
E. 输液、补充血容量
F. 监测尿量
G. 监测中心静脉压

【答案】ACDEFG

【解析】急性化脓梗阻性胆管炎,应遵循解除梗阻、引流胆道、抗感染的原则,在没有控制感染的条件下不适合用类固醇皮质激素,胆囊穿刺引流不能有效引流胆道,因此不选B、D。

【难度】中

问题4:此患者病情稳定后,择期手术行胆囊切除+胆总管探查“T”管引流,术后拔除“T”管,下列条件需要满足的有

A. 夹闭“T”管无不适
B. 皮肤巩膜无黄染
C. 脂肪饮食无不适
D. 血清胆红素恢复正常
E. 胆道造影,胆管无扩张
F. 胆汁培养无细菌
G. 胆道造影通畅,无残留结石

【答案】ABDG

【解析】胆管探查T管引流术后,T管的拔除指征:①时间在2周左右;②胆管与十二指肠完全通畅;③血清胆红质趋向正常;④抬高或夹闭T管48~72小时,病人无不适;⑤经T管逆行胆道造影证明胆道十二指肠间通畅、无残余结石;⑥胆汁检查清亮、无脓球、红细胞和虫卵等。

【难度】中

(张慧敏)

第五章　多器官功能障碍

【A1 型题】

1. 以下属于多器官功能障碍综合征(MODS)高危因素的是
   A. 前臂骨折　　B. 轻型急性胰腺炎
   C. 脓毒血症　　D. 单侧甲状腺手术
   E. 慢性胃炎

【答案】C
【解析】多器官功能障碍综合征多发生在机体遭受严重创伤、休克、感染及外科大手术等急性疾病过程中,选项中仅脓毒血症属严重感染,与多器官功能衰竭关系最密切。
【难度】中

2. 急性肾衰竭少尿期,电解质紊乱的表现依次是
   A. 高钾、高镁、高磷、低钠、低氯、低钙
   B. 高钙、低镁、高磷、低钠、低氯、低钾
   C. 高氯、高镁、低磷、低钠、低钾、高钙
   D. 高磷、低镁、高钾、低钠、低氯、高钙
   E. 高钠、高镁、高磷、低钾、低氯、高钙

【答案】A
【解析】急性肾衰竭少尿期时,最先出现的是高钾血症,由于磷和镁由肾排泄,当肾衰少尿时磷酸盐和镁的排泄受到影响,形成高磷和高镁血症,由于磷从肾脏排泄发生障碍而改从肠道排泄,并与钙结合成不吸收的磷酸盐,最终形成低钙血症。
【难度】难

3. 多器官功能障碍综合征中的一期速发型是指原发急症发病
   A. 24 小时内有两个或更多的器官系统同时发生功能障碍
   B. 48 小时后有两个或更多的器官系统同时发生功能障碍
   C. 24 小时后有两个或更多的器官系统同时发生功能障碍
   D. 12 小时后有两个或更多的器官系统同时发生功能障碍
   E. 12 小时内有两个或更多的器官系统同时发生功能障碍

【答案】C
【难度】易

4. 与急性肝衰竭的发病**无关**的情况是
   A. 病毒性肝炎　　B. 化学性药物中毒
   C. 休克　　D. 梗阻性黄疸
   E. 甲状腺功能亢进

【答案】E
【解析】甲状腺功能亢进与肝衰竭没有任何必然的联系,其他选项均与肝脏血供和肝细胞损伤有关,可引起肝功能衰竭。
【难度】中

5. 应激性溃疡最突出的症状是
   A. 上腹剧痛　　B. 反酸、嗳气
   C. 心窝部烧灼感　　D. 上消化道出血
   E. 恶心及呕吐

【答案】D
【解析】应激性溃疡出现大量胃黏膜糜烂,导致消化道出血,患者可表现为呕血、黑便。
【难度】易

6. 引起急性肾衰竭的物质中,可能性**最小**的是
   A. 四氯化碳、铋、汞
   B. 庆大霉素
   C. X 线造影剂
   D. 磺胺类药
   E. 青霉素

【答案】E
【解析】青霉素的不良反应中无肾衰竭。
【难度】易

7. 应激性溃疡的死亡率最高可达

A. 50%　B. 60%　C. 70%

D. 80%　E. 90%

【答案】A

【难度】易

8. 急性肾衰竭血液净化技术的应用指征是

A. 血肌酐超过 400μmol/L，血钾超过 6.0mmol/L

B. 血肌酐超过 350μmol/L，血钾超过 6.5mmol/L

C. 血肌酐超过 442μmol/L，血钾超过 5.0mmol/L

D. 血肌酐超过 442μmol/L，血钾超过 6.0mmol/L

E. 血肌酐超过 450μmol/L，血钾超过 6.5mmol/L

【答案】D

【难度】易

9. 下列措施会加重肝衰竭的是

A. 腹膜透析

B. 输液、青霉素治疗

C. 利用甘露醇降颅压

D. 调节水电解质

E. 选用泻剂或乳果糖

【答案】A

【解析】肝衰竭时，腹膜透析将进一步加重腹腔感染危险。

【难度】中

10. 在急性肾衰竭无尿或少尿的早期，发生水中毒的常见原因是

A. 不适当输入过多水分

B. 低蛋白血症

C. 内生水过多

D. 抗利尿激素增加

E. 钠潴留

【答案】A

【解析】肾衰竭时应控制液体输入量，防止体循环液体过多，避免导致多器官功能障碍。

【难度】中

11. 急性肾性肾衰竭主要的病理损害形式是

A. 急性肾小球坏死　B. 急性肾小管坏死

C. 急性肾髓质坏死　D. 急性肾缺血

E. 急性间质炎症

【答案】B

【难度】易

12. 急性肾衰竭进入多尿期的标志是成人 24 小时尿量多于

A. 100ml　B. 200ml　C. 300ml

D. 400ml　E. 500ml

【答案】D

【难度】易

13. 出血性休克患者，经手术止血、补充血容量，休克得以纠正，但使用呋塞米无效，正确的补液方案是

A. 随意口服液体

B. 每天静脉给予 2 000~2 500ml 液体

C. 3 天内不需补液

D. 口服山梨醇导泻

E. 按“显性失水 + 不显性失水 – 内生水”公式补液

【答案】E

【解析】失血性休克患者在止血后，要注意个别脏器器官的灌注，只有血容量补充充分，才能保持器官有效灌注压，可按需补充液体。

【难度】中

14. 关于急性肾衰竭多尿期的叙述，下列说法正确的是

A. 24 小时尿量增加至 800ml 以上，即进入多尿期

B. 多尿期尿量增加，血尿素氮、肌酐、血钾持续降低

C. 多尿期一般历经时长 7 天

D. 进入多尿期，尿毒症症状开始缓解

E. 多尿期肾功能逐渐恢复，尿量逐渐增加，可出现低钾、低钠血症等症状

【答案】E

【解析】在肾功能的恢复期，大量排尿会导致低钾、低钠血症，注意补充钾、钠，防止低钾、低钠血症的发生。

【难度】中

15. 在多器官功能衰竭中，实施器官移植，疗效最稳定、最显著的是

A. 肝移植　B. 肾移植

C. 心移植　D. 骨髓移植

E. 肺移植

【答案】B

【解析】在各器官移植中，肾移植目前效果最稳定，疗效最佳。

【难度】易

16. 多器官功能障碍综合征定义为，在急性疾病过程中存在

A. 两个系统的功能障碍或衰竭

B. 同时或序贯继发两个或更多的重要器官的功能障碍或衰竭

C. 一个系统两个器官的功能障碍或衰竭

D. 一个系统三个器官的功能障碍或衰竭
E. 三个系统的功能障碍或衰竭

【答案】B
【难度】易

17. 多器官功能障碍综合征发病的共同病理生理变化是
A. 微循环障碍
B. 组织缺血-再灌注和全身炎症反应
C. 全身炎症反应
D. 弥漫性血管内凝血
E. 组织中大量血浆渗出

【答案】B
【解析】在各种炎症因子的作用下，器官灌注压降低是多器官功能障碍综合征的共同病理生理特点。
【难度】中

18. 下列损伤最易引起肾衰竭的是
A. 肝破裂 B. 多发性肋骨骨折
C. 肾挫裂伤 D. 挤压伤
E. 颅脑损伤

【答案】D
【解析】挤压伤后，大量肌肉组织坏死，将引起肌红蛋白尿，堵塞肾小管，从而导致肾衰竭。
【难度】中

19. 关于应激性溃疡的叙述，下列选项正确的是
A. 一般较小，大多数在直径 2cm 以下
B. 柯林(Curlin)溃疡的发生与脑外伤有关
C. 应激性溃疡所引起的出血伴有腹痛，并呈间歇性
D. 很多应激性溃疡由于出血少，也不发生穿孔，故在尸检时才发现
E. 选择性胃左动脉造影是最可靠的检查方法

【答案】D
【解析】应激性溃疡发生时，并不一定表现为出血或消化道穿孔；往往很多时候表现为胃黏膜表面的点状糜烂，Curlin 溃疡指的是烧伤时发生的溃疡。
【难度】中

20. 下列措施对肝衰竭治疗**不利**的是
A. 静脉滴注葡萄糖
B. 静脉滴注脂肪乳
C. 静脉滴注乙酰谷酰胺
D. 静脉滴注多巴胺
E. 静脉输注维生素 K

【答案】B
【解析】肝衰竭时往往并发脂肪乳剂的代谢障碍，因此，在静脉营养时应适当控制脂肪乳剂的摄入。
【难度】中

21. 急性肾衰竭少尿期最主要的死亡原因是
A. 低氯血症 B. 低钠血症
C. 高钾血症 D. 水中毒
E. 酸中毒

【答案】C
【解析】急性肾衰竭时，可出现高钾血症，当血钾高于 6.5mmol/L 时，随时可导致心搏骤停，因此，应严格控制血钾的摄入。
【难度】难

22. 血液透析的禁忌证是
A. 休克
B. 血清钾 >6.5mmol/L
C. 血清肌酐 >908mmol/L
D. 严重酸中毒
E. BUN>30mmol/L

【答案】A
【解析】休克时进行透析将加速有效血容量的丢失，使休克进一步加重，因此，如出现严重肾衰竭，应在休克充分纠正的前提下，进行血液透析。
【难度】难

【A2 型题】

1. 男性，32 岁，采食野生蘑菇后无尿 3 天，巩膜黄染，双下肢凹陷性水肿，考虑为
A. 肾前性尿闭 B. 肾后性尿闭
C. 肾性尿闭 D. 去肾性尿闭
E. 慢性肾功能不全

【答案】C
【解析】误食毒蘑菇导致急性肾性肾损伤，导致无尿。
【难度】中

2. 男性，34 岁，因左肱骨及股骨干开放性骨折手术，4 天后突发腹胀痛，呕鲜血 500ml，上腹部轻压痛，无溃疡病和肝炎史，应考虑为
A. 胃穿孔
B. 应激性溃疡
C. 十二指肠溃疡出血
D. 食管胃底静脉曲张破裂出血
E. 胃癌出血

【答案】B
【解析】严重的打击和创伤可发生延迟性应激性溃疡。
【难度】中

3. 男性，45岁，发热5天尿少，入院查体：脉搏99次/min，血压145/90mmHg，体温38℃，呼吸23次/min，神志尚清，烦躁，双下肢凹陷性水肿。急查血生化：肌酐560μmol/L，BUN 32mmol/L，血钾6.8mmol/L，血钠123mmol/L，Cl^- 91mmol/L，血气分析pH 7.2，BE −6.5，目前应首选的最佳治疗为
A. 舌下含服硝苯地平10mg
B. 呋塞米20mg静脉注射
C. 紧急扩充血容量补液
D. 静脉滴注抗生素控制感染
E. 急诊血液透析
【答案】E
【解析】患者血钾已高于6.5mmol/L，随时可发生心搏骤停，应即刻进行透析治疗，降低血钾。
【难度】易
4. 男性，25岁，创伤后休克30小时，经抢救后血压恢复正常，但一直未排尿，导尿引流出尿液100ml，为确定是否急性肾衰竭，应做何检查
A. 中心静脉压测定　B. 尿钠测定
C. 血细胞比容　D. PSP试验
E. 血常规
【答案】B
【解析】急性肾衰竭时尿钠增高，尿钠多在130~260mmol/24h。
【难度】难
5. 女性，42岁，肝病患者，半个月来出现肝臭、黄疸，近3天嗜睡但可唤醒，其症状属于
A. 肝性脑病Ⅰ度　B. 肝性脑病Ⅱ度
C. 肝性脑病Ⅲ度　D. 肝性脑病Ⅳ度
E. 肝性脑病Ⅴ度
【答案】C
【解析】肝性脑病根据程度分为四度：Ⅰ度（前驱期）为反应迟钝、情绪改变；Ⅱ度（昏迷前期）为瞌睡和行为不能自控；Ⅲ度（昏睡期或浅昏迷期）为嗜睡，但尚可唤醒；Ⅳ度（昏迷期）为昏迷不醒，对刺激无反应，反射逐渐消失，常伴有呼吸、循环等方面的改变。
【难度】易
6. 女性，70岁，由于急性胆管炎，并发脓毒症休克，尿量24小时少于100ml，诊断为急性肾衰竭，关于急性肾衰竭（ARF），下列选项正确的是
A. 肾前性肾功能不全，尿比重通常小于1.010
B. 急性肾衰竭一定伴有少尿
C. 血液滤过是治疗严重酸中毒的最佳方法
D. 严重创伤并发ARF时要严格控制蛋白质摄入
E. 补充水分并给予氯化钾
【答案】C
【解析】急性肾衰竭时，大量酸性代谢产物在体内堆积，不能有效排出，导致严重的代谢性酸中毒，此时纠正严重代谢性酸中毒最有效的方法是血液滤过，清除体内堆积的大量酸性产物。
【难度】难
7. 男性，62岁，由于长期肾病导致肾衰竭，下列关于肾衰竭的描述正确的是
A. 机体代谢产生的碱性物质需通过肾脏排出体外，ARF经常会导致碱中毒
B. 因磷排泄减少，导致钙吸收减少，出现高钙血症
C. 患者已出现负氮平衡，因此，补氮量越多越好
D. 血液透析的优点是能快速清除过多的水分、电解质和代谢产物
E. 高血钾时见效最快的方法是静脉内注入葡萄糖
【答案】D
【解析】大量补充含氮液体，将导致肾前性氮质血症。
【难度】中
8. 女性，40岁，由于建筑物倒塌，3天后被挖掘出，患者出现了ARF，关于ARF少尿期的治疗，下列措施可能加重病情的是
A. 限制水分，防止高血钾
B. 血液滤过是治疗严重酸中毒的最佳方法
C. 腹膜透析治疗适于所有的患者且效果最佳
D. 严格控制感染
E. 维持营养，补充适量热卡和蛋白质
【答案】C
【解析】ARF少尿期不是行腹膜透析的指征，应提高肾脏灌注压。
【难度】易
9. 男性，35岁，由于车祸挤压伤出现ARF及高钾血症，此时治疗，以下正确的是
A. 血钾6.0mmol/L立即进行血液透析
B. 10%葡萄糖酸钙静脉注射
C. 5%碳酸氢钠500ml快速静脉注射
D. 50%葡萄糖静脉滴注
E. 3%氯化钾静脉注射

【答案】B

【解析】血钾6.0mmol/L不是透析指征，可通过静脉注射葡萄糖酸钙、静脉泵入葡萄糖胰岛素、输入碳酸氢钠等方法降低血钾浓度。

【难度】中

10. 女性，72岁，既往有肺心病病史，上3层楼后，出现呼吸困难、血氧饱和度降低，入院后诊断急性呼吸窘迫综合征，有关急性呼吸窘迫综合征的治疗，以下选项**错误**的是

A. 大多数需要用呼吸机进行呼气末正压通气

B. 因为正压通气使回心血量减少，所以要大量快速输液

C. 防止感染是重要措施

D. 可选用改善肺循环的药物

E. 纠正低氧的同时，应兼顾其他主要器官功能的支持治疗，防止MODS

【答案】B

【解析】急性呼吸窘迫综合征分为肺内因素和肺外因素，如果是肺外因素如急性左心衰所导致的呼吸衰竭，应进行强心、利尿治疗，而非扩充血容量治疗。

【难度】难

11. 女性，56岁，由于禽流感感染，导致急性呼吸窘迫综合征(ARDS)，下列有关ARDS的诊断，**错误**的是

A. 有诱发ARDS的基础病因，如严重创伤、脓毒症等

B. 急性呼吸困难节律加速

C. 胸部X线片示双肺有弥漫性浸润病灶

D. 一般的氧疗很难纠正低氧血症

E. 动脉血气分析氧合指数低于300

【答案】E

【解析】ARDS的诊断标准为氧分压降低，氧合指数低于100。

【难度】易

12. 女性，52岁，由于社区获得性肺炎，导致ARDS，关于ARDS以下描述正确的是

A. 呼吸困难可以不明显

B. 呼吸频率下降

C. 有发绀征象，并伴有烦躁不安

D. 睡眠容易叫醒

E. 动脉血气高碳酸血症

【答案】C

【难度】易

13. 女性，43岁，高处坠落伤后6小时，出现呕血，下列关于应激性溃疡**不正确**的是

A. 多发生于胃，也可以累及食管

B. 不会穿透胃壁全层

C. 可发生于十二指肠

D. 最明显的症状是呕血、柏油便

E. 可发生大出血

【答案】B

【解析】急性应激性溃疡可累及胃壁全层，导致急性胃穿孔及弥漫性腹膜炎。

【难度】易

14. 男性，59岁，由于急性化脓性胆管炎导致ARDS，下列哪项**不是**ARDS初期的临床表现

A. 胸部X线片无明显异常表现

B. 呼吸窘迫，用一般的氧疗法无法解决

C. 呼吸道分泌物增加，肺部有啰音

D. 氧合指数低于60

E. 呼吸频率加快

【答案】C

【解析】呼吸道分泌物增加并伴有啰音，不是ARDS的早期表现，很多因素可以导致呼吸道分泌物增加，如心衰、肺部感染等。

【难度】易

15. 男性，55岁，左肺癌切除术后第2日，突发腹胀、呕血500ml，上腹部轻压痛，无溃疡病史，初步诊断为

A. 十二指肠溃疡出血

B. 应激性溃疡出血

C. 胃穿孔

D. 胃底食管静脉曲张出血

E. 胃癌出血

【答案】B

【解析】手术是一种应激性打击，可导致应激性溃疡致大面积胃黏膜糜烂，从而引起出血。

【难度】易

16. 男性，31岁，由于病毒性肝炎，导致急性肝衰竭，下列符合急性肝衰竭实验室诊断结果的是

A. 胆红素增高

B. 血清肌酐和尿素氮增高

C. 血气分析低氧血症

D. 血小板、白细胞增高

E. 发生弥漫性肝坏死时，转氨酶升高

【答案】A

【解析】发生弥漫性肝坏死时，转氨酶升高是肝性脑病的病理生理变化，不是实验室指标。

【难度】难

17. 男性，77 岁，由于急性重症胰腺炎导致急性肾衰竭，无尿期是指 24 小时尿量小于

A. 400ml　　B. 50ml
C. 100ml　　D. 完全无尿
E. 以上都不是

【答案】C
【难度】易

18. 女性，46 岁，土墙倒塌压左腰、腹部及下肢 16 小时，经抗休克治疗后血压恢复至 140/80mmHg，脉搏 96 次 /min，左腰及右下腹有瘀斑，导尿可见淡红色肉眼血尿，尿常规检查可见红细胞、管型、蛋白（+++），导尿后尿色逐渐加深，尿量逐渐减少，不足 3ml/h，初步诊断为

A. 严重肾挫裂伤
B. 急性肾衰竭
C. 血容量不足导致少尿
D. 肾动脉损伤
E. 膀胱破裂

【答案】B
【解析】由外伤导致的 24 小时尿量少于 100ml。
【难度】易

19. 男性，36 岁，体重 85kg。由于下肢肌肉组织感染坏死，出现 24 小时尿量少于 30ml，下列措施可能加重急性肾衰竭的是

A. 及时补充血容量
B. 不选用易产生低血压及缺氧的麻醉药物
C. 误输入异型血应及时应用甘露醇和碳酸氢钠
D. 术中或术后少尿可少量应用呋塞米
E. 若有休克，患者停止喝水

【答案】E
【解析】休克是以器官灌注障碍为主要特征的一系列综合征的表现，休克时应补充有效血容量，如条件许可，液体补充既可以通过静脉途径，又可以通过胃肠道途径。
【难度】易

20. 男性，37 岁，暴饮暴食后，出现多器官功能障碍综合征（MODS），以下是 MODS 常见原因的是

A. 急症重型胰腺炎　　B. 慢性胆囊炎
C. 不全肠梗阻　　D. 足部烧伤
E. 感冒

【答案】A
【解析】暴饮暴食诱发急性重症胰腺炎，急性重症胰腺炎是导致 MODS 的最常见病因。
【难度】易

21. 女性，61 岁，髋关节置换术后发生 MODS，较容易、较早受损的器官是

A. 肝　　B. 肺　　C. 胃肠道
D. 脑　　E. 肾

【答案】B
【解析】肺是多器官功能不全发生时最先受打击的器官。
【难度】中

22. 男性，27 岁，由于挤压伤导致急性肾衰竭，患者无尿，需紧急处理的电解质失调是

A. 低氯血症　　B. 低钠血症
C. 低钙血症　　D. 高钾血症
E. 高镁血症

【答案】D
【解析】急性肾衰竭时，钾离子不能排出体外，将导致高钾血症危及生命。
【难度】易

23. 男性，62 岁，外出活动时突发心跳呼吸骤停，急性心肺复苏治疗，胸外按压与人工呼吸的比例是

A. 15 : 2　　B. 2 : 1　　C. 1 : 1
D. 30 : 2　　E. 10 : 1

【答案】D
【难度】易

24. 男性，60 岁，胃癌术后并发梗阻，长期呕吐。直肠指诊可触及 3cm×3cm×1cm 的肿物，因拒绝手术，给予药物化疗，现患者少尿，全天尿量 80ml，导致尿少的最可能的直接原因是

A. 血容量不足　　B. 药物性肾损伤
C. 肾动脉硬化　　D. 肿瘤转移
E. 尿路梗阻

【答案】A
【解析】少尿可分为肾前性少尿、肾性少尿、肾后性少尿，患者由于长期呕吐，不能进食，有效血容量不足，导致肾前性少尿。
【难度】中

25. 女性，43 岁，由于挤压伤诊断急性肾衰竭少尿型，每小时尿量应少于

A. 少于 10ml　　B. 少于 15ml
C. 少于 20ml　　D. 少于 25ml
E. 少于 30ml

【答案】C
【难度】易

26. 男性，57岁，由于急性化脓性胆管炎，导致脓毒症休克并急性肾衰竭，急性肾衰竭血液透析的禁忌证是
A. 严重的未纠正休克
B. 血清钾 >6.5mmol/L
C. 血肌酐 >900mmol/L
D. 严重酸中毒
【答案】A
【解析】严重的休克未纠正时，如果进行血液透析治疗将进一步导致有效血容量的丢失，加重休克。
【难度】中

27. 男性，39岁，80%深Ⅱ度烧伤，持续高热，创面肿胀，大量渗出液，疼痛剧烈，每日输液量3 000ml，现患者血压72/36mmHg，下列与目前低血压关系最大的是
A. 因疼痛所致　B. 创面暴露不足
C. 血容量不足　D. 没有及时清创
E. 没有及时测量血糖
【答案】C
【解析】80%深Ⅱ度烧伤将导致大量体液通过烧伤创面丢失到体外，有效循环血量降低，器官灌注不足，虽然已经进行了3 000ml补液，但丢失量大于补液量，患者仍处于容量不足状态。
【难度】难

28. 男性，32岁，因"胸部创伤伴休克，经积极抢救后"入院。休克纠正但出现肾衰竭，以下哪项**不是**急性肾衰竭的发病机制
A. 肾小管细胞变性坏死
B. 肾小管内皮细胞变性坏死
C. 休克
D. 肾缺血
E. 肾脏缺血 - 再灌注损伤
【答案】B
【解析】肾小管上皮细胞变性坏死是慢性肾病导致肾衰竭的病理基础，不是急性肾衰竭的发病机制。
【难度】难

29. 男性，72岁，因长期饮酒，导致肝硬化、肝性脑病。下列与肝性脑病的发生**无关**的是
A. 游离脂肪酸和芳香族氨基酸增加
B. 氮质血症
C. 低血糖
D. DIC
E. 酸碱失衡
【答案】B
【解析】氮质血症是指由于肾脏排泄功能减退，肾小球滤过功能下降所致的血肌酐、尿素氮等超出正常范围。
【难度】难

30. 男性，54岁，车祸致多发伤住院5天。住院期间胃管内引流出鲜红色液体，考虑应激性溃疡，下列叙述中，属于突出临床症状的是
A. 反酸、嗳气
B. 心窝部烧灼感
C. 上腹部剧痛
D. 突发上消化道出血
E. 频繁恶心、呕吐
【答案】D
【解析】应激性溃疡时胃黏膜大面积糜烂，出现上消化道出血，有效血容量丢失是其突出表现。
【难度】易

31. 女性，42岁，由于挤压伤导致急性肾衰竭，当检测尿渗透压时其数值常小于
A. 550mOsm/L　B. 500mOsm/L
C. 450mOsm/L　D. 400mOsm/L
E. 350mOsm/L
【答案】E
【解析】肾前性原因引起的急性肾功能衰竭肾衰竭(ARF)尿渗透压通常大于500mOsm/L；肾性及肾后性急性肾功能衰竭肾衰竭尿渗透压通常小于350mOsm/L，且尿比重 <1.015、尿钠 >40mmol/L。
【难度】难

32. 女性，72岁，因"上腹不适、呕吐、尿少"就诊，既往有长期肺心病。在当地医院给予输入大量液体后，出现呼吸困难，急行气管插管。导致呼吸困难，最可能的直接原因是
A. 严重低钾血症　B. 严重低钠血症
C. 短期内大量输液　D. 严重脱水
E. 严重酸中毒
【答案】C
【解析】患者因"上腹不适、呕吐、尿少"就诊，存在脱水，但既往有长期肺心病病史，说明存在心功能不全，短期内大量输液后，进一步加重心脏前负荷，诱发心衰，出现呼吸困难。
【难度】中

33. 男性，37岁，因"头部外伤"住院。治疗期间胃管引流出血性液体，诊断为应激性溃疡，以下处理中**错误**的是
A. 静脉应用止血药
B. 胃管内注入止血药

C. 应用胃黏膜保护剂
D. 继续胃肠减压
E. 静脉应用肾上腺素

【答案】E
【解析】肾上腺素用于提高血管张力，应激性溃疡如果应用肾上腺素，将进一步加重胃黏膜血供障碍，可加重病情。
【难度】难

34. 男性，54 岁，因"腹痛、皮肤黄染"住院，诊断梗阻性黄疸，胆管下段肿瘤。实验室检查：血 ALT 1 220mmol/L，AST 988mmol/L，总胆红素 171μmol/L，诊断为急性肝衰竭，下列**不属于**急性肝衰竭临床表现的是
A. 嗜睡　B. 肝臭
C. 扑翼样震颤　D. 胃肠道出血
E. 早期出现少尿

【答案】E
【解析】只有肝衰竭导致肝肾综合征时才会出现少尿，少尿通常是急性肾衰竭的表现。
【难度】中

35. 男性，52 岁，大量饮酒后导致重症急性胰腺炎住院。住院期间出现 ARDS，以下关于 ARDS 病理改变的描述**错误**的是
A. 肺表面活性物质减少
B. 肺泡内有玻璃样物质形成或肺泡萎缩
C. 肺间质水肿或肺泡渗出
D. 肺微血管栓塞
E. 血气胸

【答案】E
【解析】血气胸导致肺组织被压缩，有效气体交换面积减少，影响肺的通气和换气功能，但不是发生 ARDS 的病理生理基础。
【难度】中

【A3/A4 型题】

(1~4 题共用题干)
男性，45 岁，因"呕吐、腹泻"入院。每天静脉给予庆大霉素 24 万单位，共 9 天，近 5 天无尿，球结膜水肿，腹腔积液，下肢水肿，血生化：BUN 42mmol/L，血肌酐 1 040μmol/L，血钾 6.8mmol/L。

1. 该患者目前考虑的诊断为
A. 急性肝功能障碍　B. 急性肾衰竭
C. 急性药物过敏　D. 急性水中毒
E. 急性心功能不全

【答案】B
【解析】脱水状态下因使用庆大霉素后致急性肾衰竭。
【难度】易

2. 下一步该患者最应采用的治疗方法是
A. 大量饮水　B. 快速输液
C. 即刻行 CRRT 治疗　D. 应用呋塞米
E. 给予甘露醇输液

【答案】C
【解析】患者出现肌酐 1 040μmol/L，血钾 6.8mmol/L，肾性少尿，已具备连续性肾脏替代治疗（CRRT）指征，应即刻进行 CRRT 治疗。
【难度】中

3. 如该患者采用 CRRT 治疗，则最容易出现的是
A. 水电解质紊乱　B. 代谢性碱中毒
C. 呼吸性酸中毒　D. 意识障碍
E. 全身出血

【答案】A
【解析】CRRT 治疗过程中极易出现低钾血症、低钠血症。
【难度】中

4. 如予以透析治疗，患者在治疗过程中，血压 62/31mmHg，意识障碍，呼之不应，最可能的情况是
A. 心衰　B. 肝性脑病
C. 低血容量休克　D. 低钾血症
E. 脑出血

【答案】C
【解析】患者在透析过程中血压低、意识障碍，是由于透析导致有效血容量丢失，出现低血容量休克。
【难度】中

(5~8 题共用题干)
女性，52 岁，活动后易出现气喘半年，既往有长期肺心病。今日家庭聚会大量饮水后，出现呼吸困难，家属将患者送至医院就诊。

5. 患者最可能的诊断是
A. 误吸　B. 哮喘　C. 肺炎
D. 心衰　E. 肺不张

【答案】D
【解析】患者有长期肺心病，大量饮水后呼吸困难考虑左心衰所致。
【难度】易

6. 对该患者紧急处理的方法是
A. 继续大量饮水　B. 大量输液

C. 平卧休息　　D. 强心、利尿
E. 地西泮镇静

【答案】D
【解析】治疗左心衰的有效方法是强心、利尿和治疗原发病。
【难度】中

7. 经上述处理后，患者症状得到缓解，第2天停用利尿剂，液体出现正平衡2 700ml，再次出现呼吸困难，呼吸38次/min，血氧饱和度72%，心率138次/min，此时应立即采取的措施是

A. 平卧　　B. 雾化吸入
C. 高流量的氧气吸入　　D. 气管插管
E. 皮下注射吗啡

【答案】D
【解析】患者经强心、利尿治疗后，症状虽缓解，但由于次日输入过量液体，再次加重心脏前负荷，导致急性左心室并发ARDS。
【难度】难

8. 治疗过程中吸入氧浓度为40%，查血气显示氧分压为42mmHg，可作出的诊断是

A. 急性昏迷　　B. 急性肺水肿
C. 肺性脑病　　D. ARDS
E. 代谢性酸中毒

【答案】D
【解析】ARDS定义为从已知临床损害、新发或加重呼吸系统症状（$PaO_2/FiO_2 \leq 300mmHg$，在机械通气患者中呼气末正压至少为$5cmH_2O$）至符合诊断标准起病时间≤7天，且胸部影像提示双侧浸润影，不能用液体过负荷来完全解释。
【难度】难

（9~12题共用题干）
男性，32岁，因建筑物倒塌致胸部创伤7小时。住院后患者出现意识障碍、测量血压73/45mmHg。

9. 此时首先要考虑的诊断为

A. 失血性休克　　B. 胸部挫伤
C. 胸腹部联合伤　　D. 颅内出血
E. 挤压综合征

【答案】A
【难度】易

10. 给予快速输液后，患者血压逐渐恢复至122/72mmHg，但仍无尿，3小时后，患者出现呼吸困难，呼吸频率39次/min，血氧饱和度降低至72%，氧合指数<100，胸部X线示双肺门大片蝴蝶斑，最可能的诊断为

A. 挤压综合征　　B. 急性肺水肿
C. ARDS　　D. 肺损伤出血
E. 呼吸性酸中毒

【答案】C
【解析】有胸部外伤史，胸部X线示双肺门大片蝴蝶斑，氧合指数<100，符合ARDS诊断标准。
【难度】中

11. 此时最关键的治疗选择是

A. 吸氧　　B. 平卧
C. 镇静　　D. 呼吸机辅助通气
E. 强心、利尿

【答案】D
【解析】急性ARDS最佳的治疗方式：气管插管呼吸机辅助呼吸。
【难度】中

12. 经上述处理后，患者缺氧症状得到明显缓解，血氧饱和度升至100%，但患者仍无尿，查血钾6.9mmol/L，此时最应该给予的治疗是

A. 血液滤过
B. 继续输生理盐水
C. 输入葡萄糖+胰岛素
D. 静脉注射呋塞米
E. 抬高下肢

【答案】A
【解析】在休克纠正的前提下，血钾6.9mmol/L是血液滤过的指征。
【难度】难

（13~16题共用题干）
女性，45岁，因“90%深Ⅱ度烧伤”住院。治疗3天后持续高热，创面肿胀，大量渗出液，疼痛剧烈，每天输液量2 800ml，血压79/36mmHg。

13. 患者目前存在的最主要问题是

A. 疼痛处理不当　　B. 创面暴露不足
C. 血容量不足　　D. 没有及时清创
E. 存在创面感染

【答案】C
【解析】患者烧伤面积大，大量液体由烧伤创面渗出，导致有效血容量丢失，虽给予了补液，但仍存在有效血容量不足表现，需立刻处理。另外，是否存在创面感染和相应处理是后续问题。
【难度】易

14. 经扩充血容量治疗后，患者血压逐渐升至132/72mmHg，但患者仍无尿，复查血肌酐890mmol/L，此时应考虑的诊断是
A. 急性肾功能不全 B. 休克代偿期
C. 高钾血症 D. 高肌酐血症
E. 心脏功能不全
【答案】A
【解析】患者无尿，血肌酐高于正常值，诊断为急性肾功能不全。
【难度】中
15. 经对症处理，次日复查血肌酐1 120mmol/L，血钾6.7mmol/L，此时的最适宜治疗是
A. 继续补液 B. 输入碳酸氢钠
C. 血液透析 D. 输入氯化钾
E. 输入葡萄糖酸钙
【答案】C
【解析】患者血肌酐急剧升高、血钾6.7mmol/L均符合血液透析指征。
【难度】易
16. 4天后，患者又出现高热，体温39.9℃，血压下降至71/52mmHg，物理降温效果不佳，伤处有大量脓性液体流出，此时最可能的诊断
A. 脓毒症休克 B. 中枢性高热
C. 心源性休克 D. 创面皮肤坏死
E. 低血容量性休克
【答案】A
【解析】烧伤后创面有大量脓性分泌物，高热，平均动脉压低于65mmHg，符合脓毒症休克诊断标准。
【难度】中

(17~19题共用题干)
男性，60岁，胃癌术后并发高位肠梗阻住院。恶心、呕吐约5天，少尿，今日全天尿量80ml。
17. 长期恶心、呕吐，导致酸性胃液大量丢失，患者易出现的是
A. 低钾血症 B. 代谢性酸中毒
C. 代谢性碱中毒 D. 呼吸性酸中毒
E. 高钠血症
【答案】C
【解析】胃肠道梗阻不能解决，大量酸性胃液丢失，导致机体代谢性碱中毒。
【难度】中
18. 患者大量液体丢失，容量相对不足，出现了少尿，其少尿是
A. 肾性少尿
B. 肾动脉痉挛性少尿
C. 梗阻性少尿
D. 肾前性少尿
E. 肾后性少尿
【答案】D
【解析】大量液体丢失，容量不足，肾脏灌注差，导致肾前性少尿。
【难度】易
19. 上述原因的少尿，首选的治疗方法是
A. 应用血管扩张剂 B. 强心
C. 应用利尿剂 D. 大量输液
E. 适当饮水
【答案】D
【解析】由于容量不足导致的肾前性少尿，应积极补液、扩充血容量。
【难度】中

(20~23题共用题干)
男性，30岁，因地震建筑物倒塌，将患者右侧肢体压住，无法移动，救援人员3天后发现患者。查体：呼吸20次/min，心率130次/min，血压78/56mmHg。
20. 目前患者状态属于
A. 生命体征平稳 B. 营养不良
C. 能量衰竭 D. 低血容量休克
E. 心脏功能衰竭
【答案】D
【解析】患者右侧肢体被建筑物压住3天，血容量不足，休克状态，表现为心率快、血压低。
【难度】中
21. 此时给予患者下列处理，首选的是
A. 立刻喝水
B. 快速建立静脉通路，输液
C. 给予利尿剂呋塞米
D. 应用强心药物
E. 静脉给予肾上腺素
【答案】B
【解析】患者存在严重血容量不足，应立即建立静脉通路补充有效血容量。
【难度】中
22. 如移去建筑物后，患者突然出现心率加快至142次/min，呼吸困难，血压降低，其原因是由于
A. 移去建筑物太快
B. 移去建筑物太慢

C. 右下肢坏死组织入血
D. 大量血液进入右下肢
E. 减压后血管扩张

【答案】C

【解析】由于患者肢体被压3天,肢体血运障碍,导致组织坏死,移去建筑物后,大量坏死组织及炎性介质入血,导致心跳加快,血压降低。

【难度】难

23. 如检查患肢见有脓液,此时患者应考虑的诊断是
A. 脓毒症休克
B. 全身性炎症反应综合征
C. 心源性休克
D. 分布性休克
E. 失血性休克

【答案】A

【解析】因肢体被压3天,大量坏死组织伴感染,在脓毒血症的基础上,伴有持续性的低血压,诊断脓毒症休克。

【难度】中

【案例分析题】

案例 男性,67岁,与朋友聚会时大量饮酒,并进食大量油腻食物。进食5小时后感中上腹部不适,并伴有疼痛,疼痛逐渐加重,经热水袋敷后疼痛无缓解。因疼痛难忍8小时后到医院就诊。查体:患者急性面容,大汗、中上腹部压痛明显、轻反跳痛。

问题1:为明确诊断,患者应即刻进行的检查包括
A. 腹部B超检查
B. 腹部CT检查
C. 血钾、钠、氯
D. 血常规
E. 立位腹部X线检查
F. 血、尿淀粉酶
G. 血清脂肪酶

【答案】ABDEFG

【解析】患者饮酒、进食油腻食物后突发腹痛,最可能的诊断是急性胆囊炎、急性胰腺炎,腹部超声和CT检查非常必要,上述检查中血钾、钠、氯对诊断没有帮助。

【难度】中

问题2:该患者应考虑诊断有
A. 急性胆囊炎
B. 急性胃扩张
C. 急性肠梗阻
D. 急性胃炎
E. 急性胰腺炎
F. 急性阑尾炎
G. 消化性溃疡穿孔

【答案】AEG

【解析】患者餐后出现上腹部剧痛,不排除急性胆囊炎、急性胰腺炎、溃疡病穿孔等,因不伴呕吐,也无转移性腹痛特点,故不考虑肠梗阻和阑尾炎。

【难度】中

问题3:住院后,患者体温38.9℃,心率110次/min,呼吸28次/min,血压78/45mmHg,此时应给予的治疗有
A. 物理降温
B. 高流量面罩吸氧
C. 输液补充血容量
D. 利尿
E. 即刻应用血管活性药物
F. 胃肠减压
G. 输液不易过快,控制入量

【答案】ABCF

【解析】患者血压低、心率快已经处于休克,低灌注状态,此时不宜利尿,利尿将进一步加重器官灌注障碍。

【难度】中

问题4:血化验显示血淀粉酶12 000U/L,甘油三酯22.1mmol/L,结合病史及体征,诊断为高脂血症胰腺炎,即刻需进行的治疗包括
A. 静脉微量泵入低分子量肝素
B. 静脉微量泵入生长抑素
C. 静脉应用抗生素
D. 静脉微量泵入胰岛素
E. 即刻镇静镇痛治疗
F. 静脉应用脂肪乳剂
G. 中药导泻

【答案】ABD

【解析】对于高脂血症胰腺炎的针对性治疗是应用低分子量肝素、口服降脂药物及静脉微量泵入胰岛素,高脂血症胰腺炎早期是无菌性炎症,无须静脉应用抗生素治疗。

问题5:经积极治疗后,6小时内输入液体1 800ml,血压78/55mmHg,心率120次/min,呼吸33次/min,吸入氧浓度100%时测氧分压160mmHg,意识淡漠,呼之不应,血糖16.6mmol/L,测腹压29mmHg,尿量平均每小时10ml。现患者可能存在下列哪些问题

A. 呼吸功能障碍
B. 肾功能障碍
C. 循环系统功能障碍
D. 肝功能障碍
E. 内分泌功能障碍
F. 意识障碍
G. 低渗性脱水
H. 脑水肿

【答案】ABCEF

【解析】患者氧合指数小于200，平均动脉压低于65mmHg，尿量低于每小时0.5ml/kg，血糖高于6.4mmol/L，意识淡漠，呼之不应，以上均属于器官功能障碍表现，但尚无肝功能改变的指标。

【难度】难

（刘大川）

第六章 创伤

【A1 型题】

1. 属于闭合伤的是
   A. 擦伤 B. 火器伤
   C. 刺伤 D. 关节脱位
   E. 撕脱伤

【答案】D

【解析】机体表面没有伤口的损伤属于闭合性创伤，根据受伤机制和表现形式的不同，通常可分为挫伤、挤压伤、扭伤、冲击伤和震荡伤。

【难度】中

2. 火器伤初期清创处理后，伤口应做一期缝合的是
   A. 臀部 B. 下肢
   C. 膝关节腔 D. 上臂
   E. 手掌

【答案】C

【解析】火器伤清创后伤口一般不做一期缝合，但头、胸、腹及关节的伤口应缝闭其体腔，同时保持一定的引流。

【难度】难

3. 小腿中段火器伤初期处理时，**不正确**的措施是
   A. 要做全身检查
   B. 予以输血、补液
   C. 清创后缝合伤口
   D. 使用破伤风抗毒素血清
   E. 给予有效的抗生素

【答案】C

【解析】火器伤清创后伤口一般不做一期缝合，但头、胸、腹及关节的伤口应缝闭其体腔，保持一定的引流。

【难度】中

4. 火器伤延期缝合应在初次清创处理后的
   A. 1天 B. 2~3天
   C. 4~7天 D. 8~14天
   E. 14天以后

【答案】C

【解析】延期缝合（延迟初期缝合）：在清创处理后4~7天，伤口已有少量的肉芽组织形成，如果肉芽新鲜清洁、均匀，没有过多的渗液或脓液积聚，周围组织无明显的炎症现象，可将伤口缝合。

【难度】中

5. 烧伤最常见的死亡原因是
   A. 休克 B. ARDS C. 肾衰竭
   D. 感染 E. 心力衰竭

【答案】D

【解析】感染是救治烧伤中的突出问题，感染如未能控制，则终因脓毒症休克多器官功能衰竭而死亡。因此，D是烧伤最常见的死亡原因。

【难度】中

6. 烧伤深度达表皮生发层与真皮乳头层的是
   A. Ⅳ度 B. Ⅲ度
   C. Ⅲ度以上 D. Ⅰ度
   E. 浅Ⅱ度

【答案】E

【解析】Ⅱ度烧伤：深达真皮，局部出现水疱，故又称水疱性烧伤。浅Ⅱ度者仅伤及真皮浅层，一部分生发层健在。

【难度】中

7. 电击伤主要易损害的器官是
   A. 心脏 B. 肺 C. 肝
   D. 肾 E. 皮肤

【答案】A

【解析】电击伤是指人体与电源直接接触后电流进入人体，造成机体组织损伤和功能障碍，主要是心血管和中枢神经系统的损伤，严重的可导致心跳和呼吸停止。

【难度】易

8. 下列符合电烧伤特点的是

A. 皮肤的损伤严重，而全身性损伤轻微

B. 主要损害心脏，引起血流动力学改变

C. 发生神经源性休克，意识丧失

D. 有“入口”和“出口”，均为Ⅰ度烧伤

E. 深部损伤范围不超过皮肤“入口”处

【答案】B

【解析】电烧伤皮肤损伤轻微，有“入口”“出口”为Ⅲ度烧伤的深部损伤，范围常远远超过皮肤“入口”处，但早期难以确定。

【难度】中

9. 深Ⅱ度烧伤，下列处理正确的是

A. 1∶5 000 氯己定清洗创面，去除异物

B. 不去除水疱皮

C. 不能用油质纱布包扎创面

D. 面部创面需包扎

E. 全身使用抗生素预防感染

【答案】E

【解析】对大面积及深度烧伤或污染较严重的患者，入院后应全身应用抗生素预防感染。

【难度】中

10. 浅Ⅱ度烧伤创面特征是

A. 局部红肿

B. 局部红肿并有水疱

C. 红白相间

D. 可见网状栓塞血管

E. 焦黄无水疱

【答案】B

【解析】浅Ⅱ度烧伤是真皮损伤，局部红肿疼痛，有大小不等的水疱。

【难度】中

11. 脊柱损伤患者能达到最稳定的姿势是

A. 仰卧姿势　　B. 俯卧姿势

C. 左侧卧位　　D. 右侧卧位

E. 自动体位

【答案】A

【解析】仰卧姿势是最稳定的姿势，可确保操作、搬运及运送患者时的持续支撑。

【难度】中

12. 脊柱损伤患者手法固定方法中，头锁主要固定部位为

A. 双肩　　B. 脊柱　　C. 上肢

D. 头部　　E. 颈部

【答案】D

【解析】头锁手法固定的主要目的是固定头部。先跪在伤病者头顶部的位置，将双手手肘固定在地上或膝上，双手手指尽量张开，拇指放在伤病者额顶，示指与其他手指分叉开而不覆盖耳朵，捉紧头颅，避免头颈部移动。

【难度】易

13. 脊柱损伤患者需要睡硬板床，翻动时要注意的是

A. 整体侧翻

B. 先翻头部，再翻动躯干

C. 先翻动躯干，再翻动头部

D. 以患者疼痛主诉为指示决定翻身方式

E. 不能翻身

【答案】A

【解析】翻动时要医生指挥，两位助手左右手交叉抱伤员的肩、髂和膝部，将伤者轴位整体侧翻于侧卧位，保持脊柱在同一轴线。助手检查背部及脊柱后，拉脊柱板纵向摆放在背部合适的位置，将伤者同步放置回仰卧位。

【难度】中

14. 在深静脉置管时，最容易发生导管相关性血流感染的置管部位是

A. 颈内静脉　　B. 锁骨下静脉

C. 股静脉　　D. 腋静脉

E. 肘静脉

【答案】C

【解析】股静脉靠近腹股沟区，皱褶多，且靠近会阴部位，大小便污染概率大，因此感染机会多。

【难度】中

15. 通常不选择行左侧颈内静脉置管最主要的原因为

A. 左侧颈内静脉离上腔静脉距离较远

B. 左侧颈内静脉解剖变异度大

C. 左侧颈内静脉出血风险高

D. 左侧颈内静脉距离胸导管近，发生乳糜胸的风险高

E. 左侧静脉入路导管与上腔静脉形成夹角，放置时间长，容易穿透上腔静脉

【答案】D

【解析】主要是胸导管位于左侧，进行左侧颈内静脉穿刺时容易误伤胸导管。

【难度】难

16. 下列**不属于**深静脉穿刺置管指征的是

A. 病情需要大量输血、输液，包括各种类型的液体复苏

B. 输入刺激性的药物

C. 经静脉放置临时或者永久起搏器
D. 血液透析或血浆置换
E. 保留静脉通路，便于患者病情突然变化时抢救

【答案】E
【解析】深静脉置管并发症非常多，需要每日评估留置导管的必要性，不需要的导管尽早拔除，不可以为了随时保留静脉通路而留置深静脉，得不偿失。
【难度】中

17. 成人颈内静脉置管深度一般是
A. 5~10cm　B. 10~15cm
C. 15~20cm　D. 20~25cm
E. 25~30cm

【答案】B
【解析】颈内静脉开口处距离右心房 3~5cm 距离，成人颈内静脉置管深度 10~15cm 能达到上述要求。
【难度】中

18. 清醒患者行桡动脉穿刺前需进行的试验是
A. Seldinger 试验
B. Allen 试验
C. 毛细血管充盈试验
D. 直腿抬高试验
E. 毛细血管脆性试验

【答案】B
【解析】Allen 试验测试手部血供情况，试验阳性或者可疑阳性最好放弃该侧的动脉穿刺。
【难度】中

19. 室颤时，如果使用单向波除颤仪，则所有电击均应选择
A. 120J　B. 200J　C. 240J
D. 300J　E. 360J

【答案】E
【解析】单向波向一个方向流动，而双向波向一个方向流动然后再返回。单向波除颤效率低，一般选择 360J/ 次，现代生产的自动体外除颤器（AED）都是双向除颤器。
【难度】中

20. 院外目击心搏骤停患者时，其最常见的心律失常是
A. 心室颤动
B. 心电静止
C. 无脉电活动
D. 室性心动过速
E. 各种心律失常无显著差异

【答案】A
【解析】院外目击心搏骤停患者以室颤最为常见，电除颤是治疗室颤的方法。
【难度】易

21. 电击除颤时电极板的常用安放位置为
A. 右胸上部锁骨下区和左乳头外侧腋前线胸壁即心尖区
B. 左胸上部锁骨下区和左乳头外侧腋前线胸壁即心尖区
C. 右侧肩胛下区和左侧锁骨下区
D. 左侧锁骨下区和右侧锁骨下区
E. 左侧胸壁和右侧胸壁任意两点

【答案】A
【解析】除颤时电极安放位置只要让电流能够传导到整个心脏均可，通常选择在电流能贯穿整个心脏的位置，为心尖区和右胸上部锁骨下区。
【难度】中

22. 成人心肺复苏，心外心脏按压和通气比例为
A. 15∶2　B. 25∶2　C. 30∶1
D. 30∶2　E. 30∶4

【答案】D
【解析】自 2015 年到 2020 年的心肺复苏指南，均建议心肺复苏按压与通气比例是 30∶2。
【难度】易

23. 心肺复苏时按压频率为
A. 至少 60 次 /min　B. 60~80 次 /min
C. 80~100 次 /min　D. 100~120 次 /min
E. 120~150 次 /min

【答案】D
【解析】2015 年的心肺复苏指南建议按压频率为 100~120 次 /min，保证按压后胸廓有充分的时间回弹。
【难度】中

24. 心搏骤停患者建立人工气道后，每分钟通气频率
A. 8 次 /min　B. 10 次 /min
C. 12 次 /min　D. 15 次 /min
E. 20 次 /min

【答案】B
【解析】心搏骤停患者如果已经有人工气道，并且两人进行 CPR 则每 6 秒进行一次人工呼吸，每分钟通气 10 次，人工呼吸不用与胸外心脏按压同步。
【难度】中

25. 心搏骤停患者基础生命支持顺序为
A. A-B-C（开放气道，人工呼吸，胸外按压）
B. C-A-B（胸外按压，开放气道，人工呼吸）
C. A-C-B（开放气道，胸外按压，人工呼吸）
D. 仅进行胸外按压就可
E. 先进行人工呼吸，无效进行心脏按压

【答案】B
【解析】CAB 顺序强调了尽早进行胸外按压的重要性,进一步规范了心搏骤停患者的抢救程序。
【难度】中

26. 怀疑颈椎损伤者进行徒手开放气道,通常选择的方法有
A. 仰头抬颏法
B. 托颌法
C. 仰头法
D. 任选一种最快的开放方法
E. 头偏向一侧法
【答案】B
【解析】对怀疑存在颈椎损伤(高处坠落伤、头颈部创伤)患者复苏时,应保持患者的头、颈、胸和腰等部位处在自然位置。过度仰头可能加重颈髓损伤,一般仅采用托颌法开放气道,并由助手用手保持头和颈稳定在一条直线的位置。
【难度】中

27. 在心搏骤停的原因中,下列病因最难恢复自主循环的是
A. 中毒　B. 心脏压塞
C. 张力性气胸　D. 肺栓塞
E. 脑卒中
【答案】E
【解析】除心脏本身的病变外,休克、缺氧、严重水电解质平衡和代谢紊乱、中毒和呼吸系统疾病等均可导致心搏骤停,现场抢救及时判断诱发心搏骤停的原因,并给予及时纠正,可能自主循环能够恢复。
【难度】难

28. 心搏骤停时管理气道的最佳方法为
A. 手法开放气道　B. 口咽通气道
C. 鼻咽通气道　D. 喉罩
E. 气管内导管
【答案】E
【解析】气管内导管是确定性的人工气道,能够有效保障气道开放,并连接呼吸机或简易呼吸器进行人工通气。
【难度】中

29. 胸外心脏按压可使收缩压达到
A. 20~40mmHg　B. 40~60mmHg
C. 60~80mmHg　D. 80~100mmHg
E. 100~120mmHg
【答案】C
【解析】胸外按压通过提高胸腔内压力和直接压迫心脏而使血液流动。操作手法正确时,可使收缩压达到60~80mmHg,但舒张压依然低下,平均动脉压极少超过40mmHg。
【难度】难

【A2 型题】

1. 女性,39 岁,在工厂被锅炉高温蒸汽灼伤双下肢。现场急救的措施中**不恰当**的是
A. 干净敷料包扎伤口
B. 使用盐酸哌替啶镇痛
C. 将衣裤用冷水冲淋后剪开取下
D. 伤处立即用清水连续冲洗
E. 碘伏消毒伤处
【答案】E
【解析】烧伤的急救原则是迅速脱离致伤源、立即冷疗、就近急救和转运,并防休克、防窒息、防创面污染。所以,给伤处冷水冲洗、去除着火的衣物、止痛等均正确,而碘伏消毒属后续处理的问题。
【难度】中

2. 女性,36 岁,面部开水烫伤 3 小时,局部红肿明显,有大小不一的水疱形成,内含淡黄色澄清液体,生命体征稳定。初步处理正确的是
A. 广谱抗生素用至完全康复
B. 70% 乙醇消毒创面
C. 创面可暴露,不需包扎
D. 补充胶体液及平衡盐液
E. 去除水疱皮,预防疱液感染
【答案】C
【解析】轻度烫伤无须特殊处理,多能自行消退。
【难度】中

3. 男性,25 岁,因车祸被抬入急诊室。CT 检查显示颅内有血肿,血量约 30ml,合并下颌骨开放性骨折。并有舌后坠,抢救中需最先处理的是
A. 降低颅内压
B. 下颌骨结扎固定
C. 积极扩充血容量
D. 保持呼吸道通畅
E. 开颅手术
【答案】D
【难度】易

4. 男性,20 岁,右大腿刀刺伤 18 小时,刀口处红肿,有渗出液。目前最适当的处理措施是
A. 清创缝合　B. 抗生素治疗
C. 红外线理疗　D. 清理伤口后换药
E. 局部外敷中药
【答案】D

【解析】下肢伤后大于8小时应做伤口清理，换药。
【难度】中

5. 男性，50岁，被重物砸伤致双下肢致广泛软组织挫伤。查体：心率108次/min，血压113/64mmHg，急行手术清创。输液治疗最佳的选择是
A. 使用升压药
B. 扩充血容量，碱化尿液
C. 输血
D. 输血浆代用品
E. 输右旋糖酐
【答案】B
【解析】挤压伤可以引起大量肌肉细胞坏死而产生肌红蛋白，出现肌红蛋白尿，进而严重损伤肾功能，导致肾单位缺血坏死从而引起急性肾衰竭。应扩充血容量，碱化尿液，来预防这一并发症。
【难度】中

6. 男性，18岁，车祸25分钟来院，自觉腹胀，排气一次。查体：脉搏120次/min，呼吸28次/min，血压90/60mmHg，神志清楚，面色苍白，右大腿外侧可见3cm长创口，无出血，肢体无反常活动。不恰当的急诊处置是
A. 腹部穿刺
B. 右大腿X线检查
C. 腹部超声检查
D. 建立静脉输液通道
E. 立位胸腹部透视检查
【答案】B
【解析】患者外伤出现休克，首先应处理的是控制出血，抢救生命，因此应先抗休克。
【难度】中

7. 男性，28岁，车祸后2小时送至医院，诉咳嗽、胸部疼痛。查体：体温36.5℃，脉搏130次/min，呼吸30次/min，血压90/60mmHg。神清，右胸部压痛明显，右肺呼吸音低，右下肢有骨折征。胸部X线片示：右侧液气胸。本病例创伤的分类为
A. 穿透伤
B. 非贯通伤
C. 开放伤
D. 挤压伤
E. 闭合伤
【答案】E
【解析】胸腔出血，下肢骨折，无开放伤口，属闭合损伤。
【难度】中

8. 男性，25岁，发生左侧腹部及左下胸部撞击伤3小时。查体：体温37℃，脉搏120次/min，血压80/60mmHg，神志清，左侧腹压痛，有轻度反跳痛及肌紧张，血白细胞20×10^9/L，尿镜检红细胞20/HP，最佳的处理措施是
A. 大剂量抗菌药物治疗
B. 输液、密切观察
C. 输血、输液运用止血药
D. 纠正休克的同时，考虑立即剖腹探查
E. 25%甘露醇静脉注射，密切观察尿液的改变
【答案】D
【解析】腹腔出血，纠正休克同时手术止血。
【难度】中

9. 男性，30岁，由5m高处跌下2小时。查体：血压104/70mmHg，脉搏120次/min。腹稍膨隆，腹肌紧张，有压痛和反跳痛，肠鸣音弱。血红蛋白80g/L。X线检查：右侧第9、10肋骨骨折，右侧膈肌升高。最有可能的诊断是
A. 肝破裂
B. 胃破裂
C. 脾破裂
D. 横结肠破裂
E. 胰腺破裂
【答案】A
【解析】右侧胸腹部损伤，腹内有出血表现，首先考虑的为肝脏损伤。
【难度】中

10. 男性，20岁，被手榴弹炸伤右侧大腿3小时来院。查体：一般情况好，生命体征平稳，右大腿外侧有约6cm×3cm的伤口，深达深筋膜表面，无活动性出血，检查无弹片残留，正确的处理是
A. 彻底清创，缝合伤口
B. 不做彻底清创，切开深筋膜减压
C. 清洗伤口，消毒，包扎
D. 彻底清创后，开放伤口引流
E. 彻底清创后，放置引流管引流伤口
【答案】A
【解析】下肢外伤，受伤时间段，仅3小时，可以清创缝合。
【难度】中

11. 男性，20岁，右足和右小腿被开水烫伤，有大小不一的水疱。创面基底部肿胀发红，该患者烧伤面积和深度的诊断为
A. 5%浅Ⅱ度
B. 5%深Ⅱ度
C. 10%浅Ⅱ度
D. 10%深Ⅱ度
E. 15%浅Ⅱ度

【答案】C
【解析】右足和右小腿面积10%，浅Ⅱ度烧伤是伤及部分为生发层或真皮乳头层，红肿水疱。
【难度】中

12. 男性，18岁，右手背部带泥土钉刺伤10天，近1天出现乏力、头痛及张口困难，下列处理措施**不恰当**的是
A. 手背部刺伤部位清创换药
B. TAT 2万U静脉注射
C. 静脉输注青霉素抗感染
D. 免疫球蛋白20g静脉注射
E. 10%水合氯醛30ml保留灌肠
【答案】D
【解析】根据有外伤史，然后出现张口困难，诊断考虑破伤风，应行破伤风处理，免疫球蛋白对破伤风治疗无效。
【难度】中

13. 男性，50岁，上肢被开水烫伤，皮肤见多数较大的水疱。其烧伤累及皮肤的深度为
A. 表皮 B. 真皮浅层
C. 真皮深层 D. 皮肤全层
E. 皮肤及皮下组织
【答案】B
【解析】烧伤深度达到真皮浅层，为浅Ⅱ度烧伤。
【难度】易

14. 男性，8岁，右手烧伤，有水疱，剧痛。在现场急救中，为减轻疼痛，最恰当的方法是
A. 安慰和鼓励受伤者
B. 肌内注射地西泮
C. 肌内注射哌替啶
D. 抽吸水疱
E. 将手浸入冷水中
【答案】E
【解析】现场急救处理，降温是第一位。
【难度】中

15. 男性，42岁，高处坠落伤后2小时。查体：血压120/70mmHg，心率95次/min，神志清楚，在紧急送往医院途中逐渐出现四肢不能活动伴呼吸困难，此时导致患者上述症状最有可能的损伤是
A. 脊髓损伤 B. 四肢骨折
C. 血气胸 D. 脑震荡
E. 肝脾破裂
【答案】A
【解析】对于高空坠落、车祸等致伤患者应当考虑存在脊柱损伤可能，患者神志清楚，血压平稳，实质脏器破裂和脑损伤除外。患者逐渐出现的四肢不能活动及呼吸困难，可能是四肢骨折及血气胸，但最有可能的是出现了脊髓损伤。
【难度】中

16. 女性，25岁，车祸致第3颈椎骨折，四肢瘫，明确脊髓损伤3小时，已行颈托固定。首要的治疗措施为
A. 甲基泼尼松龙冲击治疗
B. 立即手术治疗
C. 头部制动，给予抗生素治疗
D. 低分子量肝素抗凝治疗
E. 低分子右旋糖酐治疗
【答案】A
【解析】甲基泼尼松龙是唯一被证实具有减轻急性脊髓损伤继发损伤的糖皮质激素，可改善脊髓血流量，对8小时以内的脊髓损伤应立即给予，方法为冲击治疗，给予15~30mg/kg，于15分钟内静脉注射，45分钟后给予5.4mg/kg持续静脉泵入。
【难度】难

17. 女性，55岁，肝衰竭，需行血浆置换，行股静脉插管后，穿刺点渗血严重，给予按压穿刺部位后，仍有少量渗血，首选的处理方法为
A. 以无菌贴膜覆盖
B. 以无菌纱布覆盖后加压包扎
C. 穿刺点使用抗生素药膏覆盖
D. 暴露穿刺点，观察渗血量
E. 局部应用云南白药
【答案】B
【解析】穿刺点需要覆盖，同时加压包扎，不要在插管部位使用抗生素药膏或者乳膏，以免造成新的污染，也不宜局部使用云南白药。
【难度】中

18. 女性，30岁，以“肺部炎症”“感染性休克”收入ICU，需要建立中心静脉通路，选择右侧颈内静脉穿刺置管。穿刺过程中患者突然出现呼吸急促，脉搏氧饱和度下降，嘴唇发绀，最有可能发生的并发症是
A. 局麻药过敏 B. 大出血
C. 气胸 D. 空气栓塞
E. 心肌穿孔
【答案】C
【解析】颈内静脉穿刺最容易发生气胸，尤其是患者深大呼吸，或穿刺位置较低时。
【难度】中

19. 男性，55岁，因感染性休克，行左侧桡动脉有创压力监测。监测波形显示动脉压力波

形上升缓慢，收缩压峰值延迟，重搏波不明显，患者可能存在的心脏疾病是

A. 肥厚型心肌病

B. 主动脉瓣关闭不全

C. 主动脉瓣狭窄

D. 二尖瓣关闭不全

E. 二尖瓣狭窄

【答案】C

【解析】主动脉瓣狭窄时会出现动脉压力波形上升缓慢，并且出现阻尼，收缩压峰值延迟，压力波形上升支出现回波切迹，重搏波切迹不明显，动脉压力振幅下降。

【难度】难

20. 男性，60岁，在一商场摔倒后心跳停止，无自主呼吸。恰好旁边有AED，如果通过急救电话寻求你的指导，你的指导意见应该是

A. 原地等待救护车，不要搬动患者

B. 两人一起抢救，进行CPR5组，之后进行电除颤

C. 立即进行AED电除颤，之后开始CPR

D. 持续进行电击除颤，直至恢复窦性心律或救护车到来

E. 持续CPR，不使用AED

【答案】B

【解析】对于院外室颤或无脉搏的室性心动过速，非急救人员目击下的停跳，可先进行5个30∶2周期（大约2分钟）的CPR再实施电除颤。

【难度】中

21. 男性，55岁，因急性下壁心肌梗死住监护病房，既往因窦性心动过缓安装了永久起搏器，起搏器位于右侧。入院当日11:00，患者突然呼之不应，心电监护提示为室颤心律。电极板安放位置如何选择

A. 心尖区和右肩胛骨下

B. 右锁骨下和心尖区

C. 心尖区和右肩胛骨上

D. 心尖区和左锁骨下

E. 心尖区和左肩胛骨下

【答案】A

【解析】安装起搏器患者，放置除颤电极板要避开起搏器位置。

【难度】难

22. 男性，60岁，既往偶有胸部不适。近2天工作劳累，胸部不适加重，就诊急诊挂号时突然倒地，意识丧失。医生判断为心搏骤停，立即开始心肺复苏。停搏造成不可逆的神经损害的时间是

A. 3~5秒　　B. 5~10秒

C. 10~15秒　　D. 20~30秒

E. 4~5分钟

【答案】E

【解析】一般心搏骤停3~5秒，有头晕；停搏5~10秒因脑部缺氧致意识丧失；停搏10~15秒可发生阿-斯综合征，伴有全身抽搐及大小便失禁等；停搏20~30秒呼吸断续或停止，伴有面色苍白或发绀；停搏60秒出现瞳孔散大；停搏超过4~5分钟可造成不可逆的神经损害。

【难度】易

23. 女性，68岁，偶有胸闷痛，休息后可自行缓解3个月，今日与家人发生争执后感胸闷加重，随即倒地。既往冠心病病史4年。家人首先急需要做的事情是

A. 立即识别心搏骤停，并启动紧急医疗服务系统（呼叫急救电话）

B. 早期进行心肺复苏，着重于胸外按压

C. 快速除颤

D. 有效地高级生命支持

E. 综合的心搏骤停后治疗

【答案】A

【解析】心搏骤停患者生存链，首先要快速识别并启动急救系统。

【难度】中

24. 男性，58岁，因头晕3天入院。行颅脑CT检查中突然出现意识丧失，医务人员检查患者呼之不应，颈动脉搏动消失，立即行气管插管，心肺复苏，以下叙述中说明心外按压无效的是

A. 颈动脉可触及动脉搏动

B. 皮肤转为红润

C. 可测得血压

D. 散大的瞳孔开始缩小

E. 呼气末二氧化碳分压（$PetCO_2$）监测显示压力小于10mmHg

【答案】E

【解析】2015年美国心脏学会（AHA）心肺复苏指南中指出，对于已经行气管插管的心肺复苏患者，经高质量心肺复苏监测，插管即刻与插管20分钟后$PetCO_2$数值小于10mmHg，预示预后不良。

【难度】难

25. 女性，35岁，诊断“感染性休克”。心电监护显示患者突发室颤，血压为0，立即给予心外心脏按压，气管内插管，简易呼吸器辅助

通气，每进行一次通气的时间间隔是
A. 3~5 秒　　B. 6 秒
C. 6~8 秒　　D. 8~10 秒
E. 10~12 秒
【答案】B
【解析】建立高级气道后，由 2 人同时进行 CPR，每 6 秒进行一次通气，通气时不能停止胸外按压。
【难度】易

26. 男性，68 岁，心搏骤停经过 5 组高质量的心肺复苏后，仍无颈动脉搏动，建立高级气道通气，接心电监护显示心室颤动，此时应做的是
A. 继续进行 5 组 CPR，同时准备除颤仪
B. 停止 CPR，给予利多卡因 1mg/kg 静脉注射
C. 等待除颤仪准备好，进行电除颤
D. 给予胺碘酮 300mg 快速静脉滴注
E. 静脉注射 1mg 肾上腺素
【答案】A
【解析】室颤患者应该立即除颤，除颤仪充电时继续 CPR，电击后立即 CPR。在 CPR 期间使用抗心律失常药物。
【难度】中

27. 男性，76 岁，髋关节置换术后 5 天，突然出现心搏停止，值班医护人员立即开始 CPR，持续胸外心脏按压，同时呼叫麻醉科紧急行气管插管术。在等待气管插管的过程中，应该选择进行的人工通气方式是
A. 口对口人工呼吸
B. 口对面罩人工呼吸
C. 口咽通气道开放气道，同时鼻导管给氧
D. 喉罩开放气道同时给氧
E. 手法开放气道，同时简易呼吸器持续呼吸
【答案】E
【解析】人工呼吸包括口对口、口对面罩、球囊 - 面罩（简易呼吸器）、气管插管接简易呼吸器等。通气效率及给氧浓度以简易呼吸器最佳，病房均常规配备。
【难度】难

【A3/A4 型题】

（1~3 题共用题干）
男性，30 岁，30 分钟前被刀刺右前胸部，咳血痰，呼吸困难。查体：血压 107/78mmHg，脉搏 96 次 /min，右前胸有轻度皮下气肿，右锁骨中线第 4 肋间可见 3cm 长创口，随呼吸有气体进出伤口响声。

1. 该患者纵隔的位置是
A. 右偏
B. 左偏
C. 正中位
D. 在右侧与正中间摆动
E. 在左侧与正中间摆动
【答案】E
【解析】右侧张力性气胸，纵隔偏向左侧。
【难度】中

2. 此时应采取的急救措施是
A. 吸氧
B. 静脉输液
C. 进行胸部 X 线检查
D. 立即闭合胸部创口
E. 立即剖胸探查
【答案】D
【解析】闭合创口，减少气体进入。
【难度】中

3. 该患者半小时后收入病房，患者呼吸困难，轻度发绀，右胸部皮下气肿明显加重，胸部 X 线片示右肺完全萎陷，纵隔偏移，右侧平横膈顶水平可见液平面。规范处理是
A. 立即输血
B. 准备行手术探查
C. 伤口清创并行胸腔闭式引流
D. 面罩吸氧
E. 继续观察
【答案】C
【解析】病房紧急处理降低胸腔压力，放置闭式引流。
【难度】中

（4~9 题共用题干）
男性，44 岁，高空作业，不慎跌落地面 4 小时入院，感口渴明显。查体：脉搏 120 次 /min，血压 80/60mmHg，神志清。左第 5、6、7 肋骨骨折，结肠破裂，尿量少。

4. 该患者的病情属于
A. 轻度休克　　B. 中度休克
C. 重度休克　　D. 休克代偿期
E. 创伤性 ARDS
【答案】B

【解析】中度休克表现为面色苍白，表情淡漠，四肢发凉，肢端发绀，收缩血压在60~80mmHg，脉压小于20mmHg，尿量少于17ml/h。

【难度】难

5. 目前不宜立即进行的检查是

A. 中心静脉压测定

B. 腹腔穿刺

C. 血气分析

D. 胰胆管造影

E. 胸部X线检查

【答案】D

【解析】患者创伤后休克状态以抢救生命第一位，尽可能在床旁完成必要的检查，胰胆管造影属非必须检查。

【难度】中

6. 估计患者失血量为

A. 大于2 500ml　B. 1 800~2 400ml

C. 800~1 600ml　D. 400~700ml

E. 100~300ml

【答案】C

【解析】失血量占总血容量的20%~40%(800~1 600ml)，心率增快，120次/min，收缩压降为60~80mmHg，有口渴，尿量减少，为中度休克。

【难度】中

7. 如果患者需要输全血，其急性出血量至少超过全身总血量的

A. 10%　B. 20%　C. 30%

D. 40%　E. 50%

【答案】C

【解析】急性出血量至少超过全身总血量的30%，可以输全血。

【难度】中

8. 患者行脾切除、结肠修补术后第3日出现高热、呼吸困难，左下胸叩诊为浊音，此时最有意义的检查是

A. 血常规　B. 血气分析

C. 胸、腹部X线检查　D. 肝脾区超声检查

E. 血生化检查

【答案】C

【解析】术后高热，考虑腹腔内感染、膈下脓肿并发左侧胸腔反应性积液可能，首先行胸部X线检查。

【难度】中

9. 术后第6日体温虽已平稳，但仍腹胀不排气，肠鸣音弱，下述处置中不恰当的是

A. 继续胃肠减压

B. 放置肛管

C. 高渗盐水低压灌肠

D. 新斯的明肌内注射

E. 急查血生化及电解质

【答案】D

【解析】新斯的明属抗胆碱酯酶药，适用于手术结束时拮抗非去极化肌肉松弛药的残留肌松作用、手术后功能性肠胀气及尿潴留等，不适于残余感染导致的麻痹性肠梗阻。

【难度】中

(10~12题共用题干)

男性，40岁，因塌方左腰及下肢被压10小时后入院。诉口渴，左下肢剧痛，尿少，呈暗红色。查体：脉搏120次/min，血压95/70mmHg，左下肢明显肿胀，皮肤有散在瘀血斑及水疱，张力高，足背动脉搏动不易触及，趾端凉，无骨折征。

10. 诊断首先考虑

A. 感染性休克　B. 肾挫伤

C. 左下肢挫伤　D. 左下肢血栓形成

E. 挤压伤综合征

【答案】E

【解析】挤压伤导致下肢肌肉坏死，肌红蛋白大量入血，肌红蛋白尿，在此基础上可进一步出现肾损伤、肾衰竭，表现为挤压综合征。

【难度】中

11. 治疗时静脉输液宜首选

A. 全血

B. 血浆

C. 右旋糖酐

D. 等渗盐水加入1.25%碳酸氢钠溶液

E. 5%葡萄糖溶液

【答案】D

【解析】碱化尿液，降低肾小管堵塞。

【难度】中

12. 患者下肢的处理首选的是

A. 止痛　B. 左下肢固定

C. 冷敷　D. 左下肢切开引流

E. 清创、包扎伤口

【答案】D

【解析】患肢外伤后已出现挤压综合征，为降低筋膜室的压力、减少缺血肌肉进一步坏死宜选择切开引流。

【难度】中

(13~15题共用题干)

男性，25岁，“车祸后四肢瘫软2小时”入院，患者2小时前高速公路正常行驶时，后车追尾，

发生颈部剧烈前倾，当即出现四肢麻木，随即出现瘫痪。检查：体温 38℃，脉搏 100 次 /min，呼吸 20 次 /min，血压 90/60mmHg，神志清楚。

13. 患者最有可能发生了哪种病理类型的脊髓损伤

A. 脊髓震荡　　B. 脊髓挫裂伤

C. 脊髓受压　　D. 马尾神经损伤

E. 脊髓休克

【答案】E

【解析】脊髓损伤后立即出现损伤平面以下的弛缓性瘫痪，这是失去高级中枢控制的一种病理生理现象，称脊髓休克。

【难度】易

14. 患者需要行进一步检查，搬动过程中保持呼吸道通畅，需使颈部保持的体位是

A. 偏向左侧　　B. 偏向右侧

C. 自然体位　　D. 中立位

E. 头后仰

【答案】D

【解析】脊髓损伤患者搬运过程中使患者脊柱保持正常生理曲线，专人托扶下颌和枕骨，沿纵轴略加牵引力，使颈部保持中立位。将患者置木板上，用沙袋或折好的衣物放在头颈两侧，防止头部转动，并保持呼吸道通畅。

【难度】中

15. 行颅脑核磁检查后明确患者颈 3、4 脊髓出血，立即给予患者甲基泼尼松龙冲击治疗，随后首要的治疗措施是

A. 手术解除对脊髓的压迫

B. 应用 20% 甘露醇脱水

C. 自由基清除剂防止脊髓损伤后的继发损害

D. 三磷酸胞苷二钠

E. 康复训练

【答案】A

【解析】脊髓损伤的功能恢复主要取决于脊髓损伤的程度，但及早解除对脊髓的压迫是保证脊髓功能恢复的首要问题。

【难度】难

（16~18 题共用题干）

男性，75 岁，主因“呕血，间断便血 2 小时”入院，患者既往“胃溃疡”病史 3 年，偶有黑便。查体：体温 36℃，脉搏 130 次 /min，呼吸 30 次 /min，血压 80/45mmHg，神志淡漠。血常规 Hb 50g/L。诊断为“消化道出血，低血容量性休克”。

16. 准备建立快速静脉输液通路，同时监测中心静脉压力，首选的部位是

A. 颈内静脉　　B. 锁骨下静脉

C. 贵要静脉　　D. 颈外静脉

E. 股静脉

【答案】B

【解析】患者频繁呕血、黑便，颈内静脉、股静脉污染可能性大。颈外静脉、贵要静脉不能监测中心静脉压力，因此，首选锁骨下静脉，且通常选择右侧。

【难度】中

17. 在行锁骨下静脉穿刺过程中，患者剧烈呕血一次，继之出现呼吸困难，脉搏氧饱和度下降，此时最有可能发生的情况是

A. 气胸　　B. 误吸

C. 食管破裂　　D. 气体栓塞

E. 血肿压迫气管

【答案】A

【解析】锁骨下静脉穿刺发生气胸风险最高，尤其是穿刺过程位置发生突然变动，极易穿刺到肺尖部引起气胸。

【难度】中

18. 此时对明确诊断最有价值的检查为

A. 床旁胸部 X 线　　B. 胸部超声

C. 食管超声　　D. 血常规

E. 肺部 CT

【答案】A

【解析】胸部 X 线是最简便快速的检查。

【难度】中

（19~21 题共用题干）

女性，67 岁，活动后气促胸闷 3 年，最近劳累后症状加重，自服“硝酸甘油”可缓解，今日购物返家后出现剧烈胸痛，大汗，自服“硝酸甘油”不能缓解，至急诊救治。入急诊室患者出现四肢抽搐，意识丧失，血压测不出。立即给予心电监护，提示心室纤颤。

19. 此时应首选的操作是

A. 气管插管　　B. 非同步电除颤

C. 胸外心脏按压　　D. 手法开放气道

E. 简易呼吸器通气

【答案】C

【解析】目击室颤患者，首先给予 5 个循环的 CPR，CPR 的顺序为 CAB，即胸外心脏按压、开放气道、人工通气。随后在给予电击除颤。

【难度】易

20. 经5组CPR后患者自主循环仍未恢复，双向除颤仪已准备完毕，准备除颤，选择的能量为

A. 360J B. 240J C. 200J
D. 100J E. 300J

【答案】C

【解析】双向波除颤仪首次电击能量如未标明，则通常选择120~200J；第2次和随后的除颤如无特别说明，则可用200J。

【难度】中

21. 给予患者1次电击后心电监测仍显示室颤，此时除继续给予CPR外，首选的药物为

A. 胺碘酮 B. 利多卡因
C. β-受体阻滞剂 D. 钙通道阻滞剂
E. 硫酸镁

【答案】A

【解析】胺碘酮应用于对电击、CPR和血管加压素无反应的室颤或无脉性室性心动过速患者。

【难度】难

(22~24题共用题干)

女性，70岁，诊断为"急性冠脉综合征"。晨起大便时，突发意识丧失，立即启动应急反应系统，护士呼换患者无反应，呼吸断续。

22. 此时护士检查患者颈动脉搏动，检查时间**不宜**超过

A. 3秒 B. 10秒 C. 15秒
D. 20秒 E. 25秒

【答案】B

【解析】专业人员如果在10秒内未触及颈动脉搏动，则立即开始胸外心脏按压。

【难度】易

23. 患者颈动脉搏动消失，立即给予CPR，按压速率及深度要求是

A. 按压速度为60~80次/min，深度为3~5cm
B. 按压速度为80~100次/min，深度为4~5cm
C. 按压速度为100~120次/min，深度为5~6cm
D. 按压速度为120~150次/min，深度为3~5cm
E. 按压速度为越快越好，按压深度越深越好

【答案】C

【解析】快速按压胸部中央(胸骨中段下部)，每分钟100~120次/min，保证充分的胸廓回弹，按压深度为5~6cm。

【难度】易

24. 两名医务人员在进行心肺复苏时，轮换时间间隔为

A. 5分钟 B. 4分钟 C. 3分钟
D. 2分钟 E. 1分钟

【答案】D

【解析】心肺复苏要求高质量的胸外按压，为防止医务人员疲劳，每2分钟更换一次，大约5组CPR。

【难度】易

(25~27题共用题干)

女性，18岁，诊断为"病毒性心肌炎"，输液过程中突然出现四肢抽搐，意识丧失。查体：意识不清，呼吸停顿，听诊心音消失，血压测不到。辅助检查：ECG波形、振幅与频率均极不规则，无法辨认QRS波群、ST段与T波。

25. 患者初步诊断为

A. 心室颤动 B. 室性心动过速
C. 心电静止 D. 快速房颤
E. 电机械分离

【答案】A

【难度】易

26. 如该患者需要立即进行心肺复苏，包括心外按压、开放气道、人工呼吸。使用简易呼吸器进行通气手法为

A. E-C B. F-C C. C-C
D. E-E E. F-C

【答案】A

【解析】用于在提起下颌时固定面罩的E-C手法，靠近患者头部。使用拇指和示指夹住面罩顶部(形成"C")，同时使用中指、无名指和小指(形成E)提起下颌。

【难度】难

27. 麻醉科医生对患者进行了紧急气管插管，判断是否在位的金标准是

A. 听诊双肺呼吸音对称
B. 气管插管内可见白雾
C. 简易呼吸通气后可见双侧胸廓起伏
D. 气管导管连接呼气末二氧化碳分压，波形正常，压力35~45mmHg
E. 耳朵贴近气管导管可感觉到气流

【答案】D

【解析】呼气末二氧化碳分压可以监测气管内导管的位置，定量二氧化碳波形图也可以使医务人员在进行胸外按压过程中监测 CPR 质量。

【难度】难

【案例分析题】

案例一　男性，55 岁，在医院停车场内被人发现突然倒地，意识丧失，后送至急诊室抢救，时间不超过 5 分钟。医生检查患者无颈动脉搏动。

问题 1：此刻患者可能的心电图为

A. 心电静止
B. 电机械分离
C. 无脉室性心动过速
D. 心室纤颤
E. 快速房颤
F. 室上性心动过速
G. 室性早搏

【答案】ABCD

【解析】造成心搏骤停的心电图类型有 4 种：心电静止、电机械分离、无脉性室性心动过速、心室纤颤

【难度】中

问题 2：心电监护显示患者为心室纤颤，抢救措施包括

A. 立即给予 2 分钟 CPR
B. 建立静脉通路
C. 准备除颤仪进行电除颤
D. 静脉注射肾上腺素
E. 准备建立高级气道
F. 抽血进行血气分析、心肌酶谱及生化检查
G. 静脉注射肾上腺皮质激素

【答案】ABCDEF

【解析】心室纤颤为可行电击除颤的心律，应同时考虑做以上工作。

【难度】难

问题 3：电击除颤 1 次后，心电监护显示仍为心室纤颤，此时应该采取的措施为

A. 静脉注射或滴注胺碘酮 300mg
B. 寻找可逆的导致心搏骤停的原因，并做相应的检查
C. 静脉注射肾上腺素
D. 继续高质量的进行 5 组 CPR
E. 5 组 CPR 后继续电击除颤
F. 建立高级气道
G. 抽动脉血气、电解质检查

【答案】ABDEFG

【解析】室颤除颤后仍为室颤者，应继续 CPR，胺碘酮静脉注射，建立有效通气道，并创造有利复苏的条件，之后继续除颤。

【难度】难

问题 4：经过上述处理，患者恢复自主心律，显示为 ST 段抬高，此时的处理有

A. 描记 12 导联心电图
B. 进入绿色通道，准备行 PCI
C. 与家属充分沟通病情
D. 继续 CPR
E. 给予患者镇静、镇痛
F. 追踪化验结果
G. 必要时植入临时起搏器

【答案】ABCEF

【解析】需明确心博骤停的原因，如心肌梗死诊断，并进行相应的处理，包括心电图、PCI 准备、家属沟通、适度镇静及镇痛。

【难度】中

问题 5：患者神志转清，躁动，呼吸机报警分钟通气量低，可能的原因为

A. 气管导管型号过小
B. 气管导管漏气
C. 躁动过程中气管导管脱出
D. 气胸
E. 呼吸管路连接处漏气
F. 气道痉挛
G. 呼吸无力

【答案】ABCDEF

【难度】难

案例二　男性，35 岁，在运动场跑步时突然倒地，两名目击者发现后立即将患者平卧。大声呼唤患者无反应，没有呼吸，立即呼叫急救电话，并进行持续心外按压（不能确定按压质量），10 分钟后，急救人员到场。

问题 1：急救人员到场后检查颈动脉仍无搏动，其接下来的急救措施包括

A. 持续进行胸外心脏按压
B. 手法开放气道
C. 简易呼吸器辅助通气，条件允许建立高级气道

D. 连接 AED(体外自动除颤器),进行心电分析,准备除颤

E. 进行血糖测定

F. 不做处理,将患者尽快抬上车,送往最近医院

G. 气管插管

【答案】ABCDE

【解析】急救人员到场后应进行 CAB 的基础心肺复苏,并连接 AED 准备除颤,不可不做任何处理,浪费宝贵的时间。

【难度】中

问题 2:患者送至急诊室后立即气管插管,呼吸机辅助通气,神志恢复,血压 65/30mmHg,心电监护显示为Ⅲ度 AVB,行右侧颈内静脉置管,置管后 2 小时患者出现血压下降,心率增快,面色苍白,呼吸急促。可能的原因为

A. 气胸

B. 颈部血肿压迫气道

C. 气体栓塞

D. 导管渗液

E. 感染性休克

F. 血胸

【答案】ABCF

【解析】颈内静脉置管早期最常见的是气胸及血肿。该病例出现循环改变,呼吸急促,首先考虑颈部血肿压迫气道,其次也不排除气胸、血胸及气体栓塞的可能性。

【难度】难

问题 3:为了明确诊断,应给患者做的检查有

A. 床旁胸部 X 线检查

B. 颈部超声

C. 血常规

D. 肺部 CT

E. 血栓弹力图

F. 心电图

【答案】ABC

【解析】进行床旁胸部 X 线检查及颈部超声,排除气胸及颈部血肿。

【难度】难

问题 4:经过心肺复苏及电除颤后,复苏成功,但患者心电监护显示仍为Ⅲ度 AVB,此时可采取的措施

A. 阿托品 0.5mg 静脉注射

B. 静脉输注肾上腺素或多巴胺

C. 经皮起搏

D. 暂时不做处理,继续观察

E. 静脉输注异丙肾上腺素

F. 安装永久起搏器

G. 静脉注射肾上腺皮质激素

【答案】ABC

【解析】缓慢性心律失常诊断明确,初始治疗为阿托品。如果阿托品治疗无反应,如有需要,则静脉输注具有加快心率作用的多巴胺、肾上腺素可能有效,或当患者已经准备好经皮起搏时,可行经皮起搏。

【难度】难

(曹峰)

第七章 外科感染

【A1 型题】

1. 外科急性感染是指
   A. 病程在1周之内的感染
   B. 病程在2周之内的感染
   C. 病程在3周之内的感染
   D. 病程在4周之内的感染
   E. 病程在5周之内的感染
   【答案】C
   【难度】易
2. 外科慢性感染是指
   A. 病程超过4周的感染
   B. 病程超过6周的感染
   C. 病程超过2个月的感染
   D. 病程超过4个月的感染
   E. 病程超过半年的感染
   【答案】C
   【难度】易
3. 外科感染治疗的基本原则是
   A. 抗菌药物的合理使用
   B. 抗菌药物的合理使用和适当的外科干预
   C. 去除感染灶和抗菌药物的合理使用
   D. 去除感染灶、通畅引流
   E. 去除感染灶、足量抗菌药物的使用
   【答案】D
   【解析】外科感染处理的关键在于恰当的外科干预和抗菌药物的合理应用。去除感染灶、通畅引流是外科治疗的基本原则,任何一种抗菌药物都不能取代引流等外科处理。
   【难度】中
4. 金黄色葡萄球菌能限制细菌扩散,使炎症反应局限并形成脓栓的物质是
   A. 血浆凝固酶　　B. 溶血素
   C. 链激酶　　D. 透明质酸酶
   E. 纤维蛋白酶
   【答案】A
   【解析】金黄色葡萄球菌能产生血浆凝固酶,可使感染部位的纤维蛋白原转变为纤维蛋白,从而限制了细菌的扩散,使炎症反应局限。
   【难度】中
5. 患者出现颜面部进行性肿胀,可有寒战、高热、头痛、呕吐、昏迷,甚至死亡的"化脓性海绵状静脉窦炎",其细菌进入颅内海绵状静脉窦的途径是
   A. 内眦静脉、面静脉　　B. 上颌静脉、面静脉
   C. 颈内静脉、眼静脉　　D. 内眦静脉、眼静脉
   E. 内眦静脉、面静脉
   【答案】D
   【解析】面部疖特别是鼻、上唇及周围所谓"危险三角区"的疖处理不当或被挤压时,细菌可经内眦静脉、眼静脉进入颅内海绵状静脉窦,引起化脓性海绵状静脉窦炎。
   【难度】中
6. 痈需要及时切开引流,切开引流的要点是
   A. 作"–"或"="形切口切开引流,切口线应略小于病变边缘皮肤
   B. 作"+"或"++"形切口切开引流,切口线应超出病变边缘皮肤
   C. 作横行或对口引流,切口线应超出病变边缘皮肤
   D. 作横行或对口引流,切口线应略小于病变边缘皮肤
   E. 作"+"或"++"形切口切开引流,切口线应略小于病变边缘皮肤
   【答案】B
   【解析】痈需要及时切开引流,切开引流的要点是切

开要充分，因此，采用在静脉麻醉下作“+”或“++”形切口切开引流，切口线应超出病变边缘皮肤。

【难度】中

7. 急性蜂窝织炎最主要的致病菌是

A. 溶血性链球菌　B. 金黄色葡萄球菌
C. 大肠埃希菌　D. 草绿色链球菌
E. 表皮葡萄球菌

【答案】A

【解析】急性蜂窝织炎是指发生在皮下、筋膜下、肌间隙或深部蜂窝组织的急性细菌感染引起的非化脓性炎症。致病菌主要是溶血性链球菌，其次为金黄色葡萄球菌，以及大肠埃希菌或其他型链球菌。

【难度】易

8. 急性蜂窝织炎患者，炎症不易局限，扩散迅速的主要原因是细菌感染后可释放

A. 溶血素、凝固酶、透明质酸酶等
B. 细菌感染后可释放溶血素、凝固酶、链激酶等
C. 溶血素、链激酶、外毒素等
D. 溶血素、凝固酶、内毒素等
E. 溶血素、链激酶、透明质酸酶等

【答案】E

【解析】溶血性链球菌感染后可释放溶血素、链激酶、透明质酸酶，故其炎症不易局限，且与正常组织分界不清、扩散迅速。

【难度】中

9. 下列哪种病原菌**不是**产气性皮下蜂窝织炎的常见致病菌

A. 肠球菌　B. 兼性大肠埃希菌
C. 变形杆菌　D. 表皮葡萄球菌
E. 拟杆菌

【答案】D

【解析】产气性皮下蜂窝织炎致病菌以厌氧菌为主，如肠球菌、兼性大肠埃希菌、变形杆菌、拟杆菌或产气荚膜梭菌。常在皮肤受损伤且污染较重的情况下发生，多见于下腹与会阴部。

【难度】中

10. 丹毒的最常见致病菌是

A. 金黄色葡萄球菌
B. 表皮葡萄球菌
C. 大肠埃希菌
D. 乙型溶血性链球菌
E. 草绿色链球菌

【答案】D

【解析】丹毒是皮肤淋巴管网受乙型溶血性链球菌感染所致的急性非化脓性炎症。

【难度】中

11. 下列属于革兰氏染色阳性的细菌是

A. 大肠埃希菌　B. 铜绿假单胞菌
C. 变形杆菌　D. 克雷伯菌
E. 肠球菌

【答案】E

【解析】大肠埃希菌、铜绿假单胞菌、变形杆菌、克雷伯菌是革兰氏染色阴性细菌。

【难度】中

12. 破伤风是由破伤风梭菌引起的感染，该菌的特点是

A. 厌氧菌，革兰氏染色阳性
B. 厌氧菌，革兰氏染色阴性
C. 需氧菌，革兰氏染色阳性
D. 需氧菌，革兰氏染色阴性
E. 厌氧菌，革兰氏染色阳性阴性均有

【答案】A

【解析】破伤风细菌是破伤风梭菌，为专性厌氧，革兰氏染色阳性。

【难度】中

13. 导致患者临床症状和体征的破伤风，其细菌产生的主要毒素是

A. 内毒素，痉挛毒素　B. 外毒素，痉挛毒素
C. 内毒素，神经毒素　D. 外毒素，神经毒素
E. 内毒素，溶血毒素

【答案】B

【解析】在缺氧环境中，破伤风梭菌的芽孢发育为增殖体，迅速繁殖并产生大量外毒素，主要是痉挛毒素，导致患者出现一系列临床症状和体征。

【难度】中

14. 破伤风的典型症状是在肌紧张性收缩的基础上，阵发性强烈痉挛，其最先受影响的肌群是

A. 面部表情肌　B. 四肢肌
C. 咬肌　D. 膈肌
E. 颈部肌肉

【答案】C

【解析】破伤风的典型症状是在肌紧张性收缩的基础上，阵发性强烈痉挛，通常最先受影响的肌群是咬肌，随后顺序为面部表情肌、颈、背、腹、四肢肌，最后为膈肌。

【难度】中

15. 破伤风肌肉痉挛的顺序是

A. 面肌、咀嚼肌、颈项肌、背腹肌、四肢肌群、膈肌、肋间肌群
B. 咀嚼肌、面肌、颈项肌、背腹肌、四肢肌

群、膈肌、肋间肌群
C. 面肌、咀嚼肌、颈项肌、背腹肌、膈肌、肋间肌群、四肢肌群
D. 咀嚼肌、面肌、颈项肌、背腹肌、膈肌、肋间肌群、四肢肌群
E. 咀嚼肌、面肌、颈项肌、四肢肌群、背腹肌、膈肌、肋间肌群

【答案】B
【解析】见上题
【难度】难

16. 预防破伤风采用主动免疫法指的是
A. 皮下注射破伤风特异性抗体
B. 肌内注射破伤风特异性抗体
C. 皮下注射破伤风类毒素
D. 皮下注射破伤风抗毒素
E. 肌内注射破伤风抗毒素

【答案】C
【解析】创伤后早期彻底清创，改善局部循环，是预防破伤风发生的重要措施，通过人工免疫，产生较稳定的免疫力是另一重要的预防措施。主动免疫采用破伤风类毒素抗原注射，使人体产生抗体以达到免疫目的。
【难度】中

17. 治疗气性坏疽首选的抗生素是
A. 红霉素　B. 阿米卡星
C. 青霉素　D. 甲硝唑
E. 莫西沙星

【答案】C
【解析】产气荚膜梭菌中对青霉素大多敏感，但剂量需大，大环内酯类和硝唑类也有一定疗效。氨基糖苷类抗生素对此类细菌已证实无效，因此首选青霉素。
【难度】中

18. 引起气性坏疽的梭状芽孢杆菌其特点是
A. 革兰氏阳性，厌氧菌
B. 革兰氏阴性，厌氧菌
C. 革兰氏阳性，需氧菌
D. 革兰氏阴性，需氧菌
E. 革兰氏阳性或阴性部分需氧菌

【答案】A
【解析】引起气性坏疽的梭状芽孢杆菌有多种，常见的有产气荚膜梭菌、水肿杆菌、腐败杆菌、溶组织杆菌等，为革兰氏阳性粗短厌氧杆菌。
【难度】

19. 给破伤风患者注射大量抗毒素的目的是
A. 控制和解除痉挛
B. 抑制破伤风梭菌的繁殖
C. 减少毒素的产生
D. 中和游离毒素
E. 诱导抗体生成

【答案】D
【解析】抗毒素的应用，目的是中和游离的毒素，因此，只有在早期应用才有效，如毒素已和神经组织结合，则无效。
【难度】中

20. 需要预防性应用抗生素的手术是
A. 头皮肿物切除术
B. 甲状腺腺瘤切除术
C. 胃次全切除术
D. 乳腺纤维腺瘤切除术
E. 腹股沟疝修补术

【答案】C
【解析】清洁手术无须常规预防应用抗生素。
【难度】易

21. 下列清洁手术围术期需要常规预防使用抗生素的是
A. 手术范围小的手术
B. 手术涉及器官的手术
C. 异物植入手术
D. 脑出血后遗症患者的手术
E. 高龄患者的手术

【答案】C
【解析】清洁手术通常不需预防用抗生素，仅在下列情况时可考虑预防用药：手术范围大时间长、污染机会增加；手术涉及重要脏器，一旦发生污染将造成严重后果者，如头颅手术、心脏手术、眼内手术等；异物植入手术；免疫缺陷者等高危人群。
【难度】中

22. 下列手术属于清洁 - 污染手术的是
A. 甲状腺部分切除术
B. 阑尾切除术
C. 股疝修补术
D. 胃穿孔修补术
E. 足部血管瘤切除术

【答案】B
【解析】清洁 - 污染手术指上下呼吸道、上下消化道、泌尿生殖道手术，或经以上器官的手术。手术时可能污染手术野造成感染。
【难度】中

23. 下列属于污染手术的是
A. 胆结石胆囊切除术
B. 肝癌切除术
C. 胆管癌根治术
D. 胃癌穿孔修补术

E. 肠梗阻肠粘连松解术

【答案】D

【解析】污染手术指由于胃肠道、尿路、胆道体液大量溢出或开放性创伤未经清创等已造成术野严重污染的手术,需预防应用抗菌药物。

【难度】中

24. 下列描述符合深部脓肿临床特点的是

A. 局部红、肿、热、痛明显

B. 局部查体有波动感

C. 全身中毒症状不明显

D. 局部水肿现象,但无压痛

E. 局部水肿,压痛明显,穿刺可抽到脓液

【答案】E

【解析】深部脓肿以全身症状为主,局部症状不重,但穿刺可明确诊断。

25. 下列属于局部感染的是

A. 大面积烧伤创面感染

B. 开放性骨折合并感染

C. 急性弥漫性腹膜炎

D. 急性梗阻性化脓性胆管炎

E. 急性蜂窝织炎

【答案】E

【解析】导致全身性外科感染的原因是致病菌数量多、毒力强和/或机体抗感染能力低下。其常继发严重创伤后的感染和各种化脓性感染,如大面积烧伤创面感染、开放性骨折合并感染、急性弥漫性腹膜炎、急性梗阻性化脓性胆管炎等。

【难度】易

【A2型题】

1. 男性,21岁,上唇初始局部皮肤有红、肿、热、痛的小硬结,直径约1cm,自行挤破后出现颜面部进行性肿胀,并伴有寒战、高热,体温39℃,伴有头痛、呕吐。该患者最可能的诊断是

A. 急性化脓性脑膜炎

B. 化脓性海绵状静脉窦炎

C. 急性颅内脓肿形成

D. 脓毒症

E. 感染性休克

【答案】B

【解析】面疖特别是鼻、上唇及周围所谓"危险三角区"的疖,由于处理不当如被挤压时,细菌可经内眦静脉、眼静脉进入颅内海绵状静脉窦,引起化脓性海绵状静脉窦炎,并出现颜面部进行性肿胀,可有寒战、高热、头痛、呕吐、昏迷,甚至死亡。

【难度】中

2. 女性,48岁,背部疼痛,无畏寒、发热,2天来医院就诊,糖尿病史10年。查体:背部局部有5cm×5cm区域皮肤硬肿、肤色暗红,未见脓点,有压痛。这时最恰当的治疗是

A. 穿刺引流

B. 50%硫酸镁湿敷

C. 穿刺抽脓,脓液做细菌培养,根据培养结果抗生素治疗

D. 作"-"或"="形切口切开引流,切口线应略小于病变边缘皮肤

E. 作"+"或"++"形切口切开引流,切口线应超出病变边缘皮肤

【答案】B

【解析】局部处理初期仅有红肿时,可用硫酸镁湿敷,鱼石脂软膏、金黄散等敷贴,争取病变范围缩小。已出现多个脓点、表面紫褐色或已破溃流脓时,需要及时切开引流。

【难度】中

3. 女性,50岁,背部疼痛伴发热3天来医院就诊,糖尿病史15年。查体:背部局部见15cm×15cm区域皮肤表面呈紫褐色,硬肿、压痛,表面有多个脓点。目前最恰当的治疗是

A. 作"-"或"="形切口切开引流,切口线应略小于病变边缘皮肤

B. 作"+"或"++"形切口切开引流,切口线应超出病变边缘皮肤

C. 作横行或对口引流,切口线应超出病变边缘皮肤

D. 作横行或对口引流,切口线应略小于病变边缘皮肤

E. 穿刺抽脓,脓液做细菌培养,根据培养结果进行抗生素治疗

【答案】B

【解析】痈需要及时切开引流,切开引流的要点是采用在静脉麻醉下作"+"或"++"形切口切开引流,切口线应超出病变边缘皮肤。

【难度】中

4. 男性,28岁,右足外伤后伤口感染,伤口近端小腿内侧皮肤出现一条"红线",有触痛,并不断向近心端延伸。可能出现的诊断是

A. 网状淋巴管炎

B. 浅部静脉炎

C. 深部淋巴管炎

D. 浅表淋巴管炎
E. 动脉炎
【答案】D
【解析】浅表淋巴管炎多见于四肢，下肢更常见，病变部位表皮下可见红色线条，有触痛，扩展时红线向近心端延伸。
【难度】中

5. 男性，47岁，右手中指被木刺扎伤2天，中指有疼痛逐渐加重，伴有低热及全身不适。下列情况应考虑行中指切口引流的是
A. 掌指功能障碍 B. 红肿热痛
C. 有波动感 D. 搏动性跳痛
E. 破溃流脓
【答案】D
【解析】外伤感染出现脓性指头炎，若患指剧烈疼痛、肿胀明显、伴有全身症状，应当及时切开引流，以免指骨受压坏死和发生骨髓炎。
【难度】易

6. 女性，55岁，右小腿疼痛3天，有足癣病史3年，糖尿病史10年。查体：右小腿有6cm×7cm的片状红疹，颜色鲜红，中间较淡，边缘清楚，右腹股沟淋巴结增大。首先考虑的致病菌是
A. 金黄色葡萄球菌 B. 溶血性链球菌
C. 大肠埃希菌 D. 变形杆菌
E. 铜绿假单胞菌
【答案】B
【解析】片状红疹，颜色鲜红，中间较淡，边缘清楚，诊断丹毒，是皮肤淋巴管网受乙型溶血性链球菌侵袭感染所致的急性非化脓性炎症。
【难度】中

7. 男性，37岁，面部外伤后3天，发热，体温38.5℃，呼吸急迫、吞咽困难、不能进食。查体：见面部肿胀明显，口底肿胀。下一步患者最可能出现危及生命的并发症是
A. 颅内化脓性海绵状静脉窦炎
B. 呼吸困难，窒息
C. 纵隔化脓感染
D. 化脓性心包炎
E. 脓毒血症
【答案】B
【解析】患者口底、颌下蜂窝织炎，疾病严重时常向颌下或颈深部蔓延，可累及颌下或颈阔肌后的结缔组织，甚至纵隔，引起吞咽和呼吸困难，甚至窒息。
【难度】中

8. 男性，36岁，右手被铁钉扎伤7天，自觉全身乏力，头晕、头痛，咀嚼无力，右上肢肌肉发紧、扯痛，考虑破伤风。本病最常见的典型症状是
A. 张口困难 B. 颈部发硬
C. 持续高热 D. 尿潴留
E. 轻微刺激诱发抽搐
【答案】A
【解析】典型症状是在肌紧张性收缩的基础上，阵发性强烈痉挛，通常最先受影响的肌群是咬肌，相应出现的征象为张口困难、颈部发硬、反射亢进等，膀胱括约肌痉挛可以起尿潴留，早期一般没有发热。
【难度】中

9. 男性，47岁，右手中指被木刺扎伤2天，中指有跳痛并逐渐加重，伴有低热及全身不适。如不及时处理，最有可能出现的情况是
A. 化脓性腱鞘炎 B. 指骨坏死，骨髓炎
C. 化脓性滑囊炎 D. 掌深间隙感染
E. 掌浅间隙感染
【答案】B
【解析】手指感染加重时，神经末梢因受压和营养障碍容易导致末节指骨坏死及骨髓炎。
【难度】中

10. 男性，45岁，右下肢外伤后2日，患者烦躁不安，伴有恐惧感。查体：皮肤、口唇变白，脉搏快速，右腿有一个5cm的伤口，深浅不清，伤口有恶臭，皮下有捻发音。渗出物涂片染色可见革兰氏阳性粗大杆菌，首先考虑的诊断是
A. 厌氧性链球菌感染
B. 大肠埃希菌感染
C. 气性坏疽
D. 蜂窝织炎
E. 破伤风
【答案】C
【解析】患者有外伤病史，病情发展急剧，皮下有捻发音，伤口内分泌物涂片检查有革兰氏阳性染色粗大杆菌，首先考虑诊断气性坏疽。
【难度】中

11. 女性，65岁，右小腿肿痛2日，既往有足癣病史3年。查体：右小腿可见片状皮肤红疹、微隆起、色鲜红、中间稍淡、境界较清楚，皮温高，有触痛。如行抗感染治疗，首选的抗生素是
A. 四环素 B. 红霉素

C. 庆大霉素 D. 氨苄西林
E. 青霉素

【答案】E

【解析】患者考虑诊断为丹毒，抗菌药物应选用青霉素、头孢类敏感的抗生素。

【难度】中

12. 男性，40岁，右手中指末端被木刺扎伤2天，中指末节疼痛逐渐加重，并出现搏动性跳痛，伴有发热及全身不适。切开引流时最佳的方式是
A. 侧面横切口 B. 侧面纵切口
C. 掌面横切口 D. 掌面纵切口
E. 鱼口形切口

【答案】B

【解析】通常采用指神经阻滞麻醉，选用末节指侧面作纵切口，切口远侧不超过甲沟的1/2，近侧不超过指节横纹，脓腔较大则宜作对口引流。

【难度】中

13. 男性，65岁，因项背部痈行切开引流，术后应用亚胺培南抗感染治疗2周，局部炎症明显好转。患者1天前开始突然出现高热，体温40.0℃，寒战，并出现神志淡漠，眼底检查发现视网膜有小的、白色发亮、圆形隆起。考虑诊断为
A. 革兰氏染色阳性细菌败血症
B. 革兰氏染色阴性细菌败血症
C. 真菌性败血症
D. 厌氧菌败血症
E. 脓毒血症

【答案】C

【解析】在持续应用抗生素情况下，特别是长期应用广谱抗生素后，真菌可成为一般细菌感染后的二重感染，神志改变，眼底视网膜有小的、白色发亮、圆形隆起属真菌感染表现。

【难度】中

14. 女性，28岁，产后4周，感右侧乳房疼痛，发热39℃。检查右乳局部红肿，压痛、有波动感。最主要的处理措施是
A. 托起患侧乳房 B. 50%硫酸镁湿敷
C. 局部物理疗法 D. 脓肿切开引流
E. 全身应用抗生素

【答案】D

【解析】产后4周，乳房出现疼痛、发热，局部有波动感是脓肿形成的表现，应及时切开引流。

【难度】中

15. 男性，44岁，外伤致右小腿开放性骨折术后3天。患者疼痛剧烈，伴高热，40℃。查体：右小腿皮肤苍白，张力高，伤口有大量稀薄浆液、血性液体及气泡流出，带腐肉臭味。现可采取的治疗是
A. 更换抗生素，并加大剂量
B. 全身支持治疗
C. 高压氧治疗
D. 截肢
E. 再次清创

【答案】D

【解析】骨折后感染，且考虑气性坏疽，整个肢体已广泛感染，应果断进行截肢以挽救生命。

【难度】难

16. 男性，27岁，因刀扎伤急诊入院治疗，未曾接受过破伤风主动免疫。现应采取下列哪项措施预防破伤风的发生
A. 注射破伤风类毒素0.5ml
B. 注射破伤风毒素0.5ml
C. 注射破伤风抗毒素1 500U
D. 注射人体破伤风免疫球蛋白1 500U
E. 注射破伤风类毒素0.5ml+抗毒素1 500U

【答案】C

【解析】被动免疫法是对伤前未接受自动免疫的伤员，因此，应尽早皮下注射破伤风抗毒素1 500~3 000U。

【难度】中

17. 女性，22岁，咳嗽、咽痛2天，近日发现颌下有一个直径约1.5cm的类圆形肿物，光滑，活动，有触痛，表面皮肤无红肿，首先考虑的诊断是
A. 甲状腺瘤 B. 颌下腺囊肿
C. 急性淋巴结炎 D. 皮脂腺囊肿
E. 表皮样囊肿

【答案】C

【解析】急性淋巴结炎可继发于局部感染或上呼吸道感染，轻者局部淋巴结增大、有疼痛和触痛，但表面皮肤正常，可清晰触及肿痛的淋巴结。

【难度】易

18. 女性，52岁，因肠坏死行大部分小肠切除术后2周，一直经中心静脉导管肠外营养支持治疗。患者出现高热，伴有头痛、头晕、恶心、腹胀1天。查体：体温40℃，脉搏106次/min，面色苍白，腹软，无压痛，双肺呼吸音清。考虑中心静脉导管相关血流感染，最可

能的病原体是
A. 革兰氏阳性球菌　B. 革兰氏阴性球菌
C. 革兰氏阴性杆菌　D. 革兰氏阳性杆菌
E. 厌氧菌
【答案】A
【解析】中心静脉导管相关性感染常见的病原体为表皮葡萄球菌、金黄色葡萄球菌、白假丝酵母菌、铜绿假单胞菌、肺炎克雷伯菌和粪肠球菌。其中最常见的是葡萄球菌。
【难度】中

19. 女性，60 岁，右手中指刺伤后 3 天，外侧甲沟红肿疼痛、甲根处积脓。目前宜采用的手术方法是
A. 两侧甲沟纵切口切开引流
B. 甲根部横切口切开引流
C. 拔甲术
D 一侧纵切口切开引流
E. 切除甲根部
【答案】C
【解析】甲根处积脓应分离拔除一部分指甲或全片指甲，以利指甲再生。
【难度】中

20. 女性，27 岁，产后 5 周，一直哺乳，但感右乳疼痛 3 天。查体：右乳外上象限局部红肿，可触及直径约 5cm 的包块，压痛明显。为进一步明确是否形成脓肿，下列最可靠的依据是
A. 触诊波动感阳性　B. 压痛非常明显
C. 红肿明显　D. 穿刺有脓液
E. 超声检查有液性暗区
【答案】D
【解析】外科诊断脓肿最确实的证据就是穿刺抽出脓液。
【难度】中

21. 女性，34 岁，产后 8 周，诊断右乳房脓肿，穿刺抽出稠厚脓液，黄色，不臭。最可能的致病菌是
A. 大肠埃希菌　B. 铜绿假单胞菌
C. 拟杆菌　D. 葡萄球菌
E. 链球菌
【答案】D
【解析】黄色稠厚无味脓液是葡萄球菌感染脓液的典型特点。
【难度】易

22. 男性，28 岁，足部被农具刺伤，伤口污染严重，2 天后才来院就诊，足部红肿明显，伤口有脓性分泌物。此时预防破伤风的方法是
A. 皮下注射破伤风抗毒素 750U
B. 肌内注射破伤风抗毒素 1 000U
C. 皮下注射破伤风类毒素 1 500U
D. 肌内注射破伤风抗毒素 3 000U
E. 肌内注射破伤风类毒素 1ml
【答案】C
【解析】被动免疫法预防破伤风应尽早皮下注射破伤风抗毒素 1 500~3 000U。
【难度】中

23. 女性，27 岁，产后 8 周，因足部丹毒需使用抗生素治疗。关于哺乳期应用抗菌药物的原则，下列正确的是
A. 哺乳期应用抗菌药物应尽量选择乳汁内药物浓度低的药物
B. 哺乳期应用抗菌药物应尽量选择不良反应少的药物
C. 哺乳期应用抗菌药物应尽量减少药物剂量及种类
D. 哺乳期应用喹诺酮类抗菌药物才需要停止哺乳
E. 哺乳期应用抗菌药物均需要停止哺乳
【答案】E
【解析】哺乳期患者使用抗菌药物，药物均可自乳汁分泌，无论乳汁中药物浓度如何，均可对乳儿产生潜在影响。
【难度】中

24. 女性，35 岁，背部肿块红肿、疼痛 3 天，伴寒战，发热 39℃。查体：背部肿块 7cm×8cm，触之有波动感。行切开引流和全身应用抗生素后，仍有寒战、高热，最合适的处理措施是
A. 联合应用抗生素，并加大剂量
B. 尽快明确细菌种类和药敏试验
C. 寻找有无其他感染病灶
D. 使用抗真菌药物治疗
E. 加用肾上腺糖皮质激素
【答案】B
【解析】应根据病原菌选择敏感的抗生素抗感染治疗。
【难度】中

25. 男性，35 岁，下肢脓肿切开引流术后，仍有寒战，发热 39℃。为明确病原菌，进行血培养，最佳采血时间是

A. 发热开始时 B. 寒战开始时
C. 发热最高峰时 D. 寒战结束时
E. 预计寒战发热前

【答案】B

【解析】对于感染患者如需抽血进行细菌培养，最好在寒战发热开始时抽血，估计体温达到高峰之前，尽量在使用抗生素之前。

【难度】中

26. 男性，52岁，外伤后6天，患者出现阵发性痉挛，诊断破伤风。患者抽搐频繁、使用地西泮、水合氯醛、冬眠合剂等药物均不易控制，下一步治疗应考虑

A. 2%硫喷妥钠缓慢静脉注射
B. 气管切开
C. 高压氧治疗
D. 用肌松药
E. 再次清创

【答案】B

【解析】对抽搐频繁、药物不易控制的严重破伤风患者，应尽早进行气管切开。

【难度】中

27. 男性，40岁，右手被生锈铁钉扎伤7天，自觉全身乏力，头晕、头痛，咀嚼无力，右上肢肌肉发紧、扯痛，当地医院考虑破伤风，诊断的主要依据是

A. 脑脊液检查 B. 伤口厌氧菌培养
C. 伤口分泌物涂片 D. 血生化检查
E. 典型临床表现

【答案】E

【解析】实验室检查很难诊断破伤风，但破伤风的症状比较典型，诊断主要根据外伤史及临床表现。

【难度】易

28. 男性，40岁，右下肢外伤清创包扎后，病情急剧恶化，伤肢沉重、疼痛持续加重，有如胀裂，伴有烦躁不安，皮肤、口唇变白，大量出汗、脉搏快速、发热39℃。下列表现**不支持**气性坏疽诊断的是

A. 局部肿胀与创伤所能引起的程度不成比例
B. 皮下触及捻发音
C. 皮肤表面可出现如大理石样斑纹
D. 伤口有恶臭
E. 渗出物涂片染色可发现革兰氏阴性杆菌

【答案】E

【解析】气性坏疽是厌氧菌感染，梭状芽孢杆菌为革兰氏阳性染色粗大杆菌。

【难度】中

29. 男性，46岁，肠扭转行大部分小肠切除术后10天，出现高热，中心静脉导管感染，将拔除导管及相应治疗后患者体温及白细胞恢复正常。因进食后腹泻较重，仍需要再行中心静脉置管进行肠外营养支持，最佳的置管位置是

A. 股静脉 B. 锁骨下静脉
C. 锁骨上静脉 D. 颈内静脉
E. 颈外静脉

【答案】B

【解析】应当首选非前次置管的锁骨下静脉，尽量避免使用颈静脉和股静脉。

【难度】中

30. 女性，65岁，剪指甲后第2天，右手中指尺侧疼痛，局部红、肿，甲沟皮下出现白色脓点，有波动感。该患者的治疗宜选择的是

A. 拔甲术
B. 乙醇湿敷
C. 局部理疗
D. 沿甲沟旁纵行切开引流
E. 沿甲沟旁横行切开引流

【答案】D

【解析】甲沟炎已形成脓肿，应沿甲沟旁纵行切开引流。

【难度】易

31. 男性，42岁，车祸伤及左下肢，患者住院治疗诊断为开放性骨折，创面污染较重，予患者清创包扎、骨折固定，患者当时使用破伤风抗毒素被动免疫预防破伤风，因创面污染较重，决定追加一次注射，合适的时间应是

A. 24小时内 B. 48小时内
C. 3天后 D. 1周后
E. 14天后

【答案】D

【解析】对深部创伤，有潜在厌氧菌感染可能的患者，可在1周后追加注射1次。

【难度】难

32. 女性，40岁，农民，被农具扎伤足底，当时未做处理，6天后，患者感觉全身乏力、头晕、头痛、张口困难，并出现阵发性痉挛。为进一步明确诊断，行脑脊液穿刺检查，该患者脑脊液检查最可能出现的结果是

A. 脑脊液检查有压力正常，白细胞计数正常
B. 脑脊液检查有压力增高，白细胞计数增多
C. 脑脊液检查有压力增高，红细胞计数增多
D. 脑脊液检查有压力正常，可见破伤风梭菌
E. 脑脊液检查有压力增高，可见破伤风梭菌

【答案】A
【解析】实验室检查很难诊断破伤风，脑脊液检查可以正常。
【难度】中

33. 男性，34 岁，1 周前左足底被铁钉刺伤，自行包扎，昨日突感胸闷、紧缩感，晨起张口困难，当地医院考虑破伤风，破伤风是破伤风杆菌所致的

A. 菌血症　　B. 败血症
C. 脓血症　　D. 毒血症
E. 脓毒败血症

【答案】D
【解析】在缺氧环境中，破伤风梭菌的芽孢发育为增殖体，迅速繁殖并产生大量外毒素，主要是痉挛毒素，导致患者出现一系列临床症状和体征。菌体及其外毒素，在局部并不引起明显病理改变。
【难度】中

34. 男性，29 岁，因“破伤风”入院治疗，抽搐频繁，呼吸道分泌物多，有窒息的可能。应首先采取的措施

A. 肌内注射苯巴比妥钠
B. 进行水合氯醛保留灌肠
C. 静脉滴注破伤风抗毒素
D. 气管切开
E. 应用大剂量青霉素

【答案】D
【解析】破伤风的主要并发症在呼吸道，如窒息、肺不张、肺部感染，对于抽搐频繁的患者，应尽早气管切开。
【难度】中

35. 男性，46 岁，肠扭转行大部分小肠切除术后 2 周，一直经中心静脉导管肠外营养支持治疗，1 日前患者出现高热。查体：体温 40℃，脉搏 104 次 /min，呼吸 26 次 /min，血压 90/60mmHg，神志淡漠、面色苍白。颈部中心静脉导管穿刺处红肿，少量脓性分泌物。患者最有可能并发的疾病是

A. 中心静脉导管相关血流感染
B. 真菌感染
C. 脓血症
D. 肠源性感染
E. 腹腔脓肿

【答案】A
【解析】静脉留置导管，尤其是中心静脉置管，护理不慎或留置时间过长而污染，很易成为病原菌直接侵入血液的途径。
【难度】易

【A3/A4 型题】

（1~3 题共用题干）

女性，24 岁，鼻尖部初始局部皮肤有红、肿、热、痛的小硬结，直径约 1.5cm，3 日后肿痛范围扩大、小硬结中央组织坏死软化，出现黄白色的脓栓。

1. 患者最可能的致病菌是

A. 表皮葡萄球菌　　B. 金黄色葡萄球菌
C. 链球菌　　D. 大肠埃希菌
E. 梭状芽孢杆菌

【答案】B
【解析】疖大多为金黄色葡萄球菌感染，偶可因表皮葡萄球菌或其他细菌致病。
【难度】易

2. 该患者最佳的处理方式是

A. 挤出脓液　　B. 口服抗生素
C. 小尖刀剔除脓栓　　D. 切开引流
E. 局部理疗

【答案】C
【解析】红肿阶段可理疗，形成脓栓后可用针头或尖刀将脓栓剔出，一般不需全身应用抗生素，严禁挤压。
【难度】中

3. 患者将脓头挤破后出现颜面部进行性肿胀，并伴有寒战、高热，体温 39℃，还伴有头痛、呕吐，考虑患者可能并发

A. 急性化脓性脑膜炎
B. 化脓性海绵状静脉窦炎
C. 急性颅内脓肿形成
D. 脓毒症
E. 感染性休克

【答案】B
【解析】面部疖特别是鼻、上唇及周围所谓“危险三角区”的疖，由于处理不当如被挤压时，细菌可经内眦静脉、眼静脉进入颅内海绵状静脉窦，引起化脓性海绵状静脉窦炎。
【难度】中

(4~6 题共用题干)

女性,33 岁,背部肿块、红、肿、疼痛 3 天,伴寒战、发热。查体:体温 39℃,背部肿物 3cm×5cm,红肿,皮温高,触之有波动感。

4. 为迅速作出诊断,下列检查最有价值的是
   A. 超声　B. CT　C. 血培养
   D. 穿刺　E. X 线片

【答案】D

【解析】穿刺抽出脓液可以确诊脓肿。

【难度】易

5. 为了提高患者血培养的阳性率,最好的抽血时间是
   A. 发热开始时　B. 寒战开始时
   C. 发热最高峰时　D. 寒战结束时
   E. 发热结束时

【答案】B

【解析】为了提高患者血培养的阳性率,最好的抽血时间是①尽可能在抗菌药物使用前;②对已经使用抗菌药物的患者,最好在下次用药前采集;③寒战和发热初起时采血可提高培养阳性率;④怀疑血液感染时应尽早采血,不要因体温超过 39℃才抽血而错过时机。

【难度】中

6. 该患者作局部切开引流和全身应用抗生素后,仍有寒战、发热,下一步最合适的治疗措施是
   A. 尽快进行脓液培养和药敏试验
   B. 寻找有无其他感染病灶
   C. 联合应用抗生素,并加大剂量
   D. 加用肾上腺皮质激素
   E. 使用抗真菌药物治疗

【答案】B

【解析】患者是脓肿形成,多为金黄色葡萄球菌引起。虽做了脓肿切开引流术,但细菌可以并发转移性脓肿,导致继续发热,故应首先寻找有无其他感染灶。

【难度】中

(7~9 题共用题干)

男性,29 岁,右手外伤后伤口感染,伤口近侧皮肤出现一条"红线",有触痛,并不断向上臂延伸,患者同时伴有发热、畏寒、食欲缺乏和全身不适等症状。

7. 患者肢体的红线最可能的诊断是
   A. 网状淋巴管炎　B. 浅部静脉炎
   C. 深部淋巴管炎　D. 浅表淋巴管炎
   E. 动脉炎

【答案】D

【解析】浅层管状淋巴管炎多见于四肢,下肢更常见,病变部位表皮下可见红色线条,有触痛,扩展时红线向近心端延伸。

【难度】易

8. 该病最常见的致病菌是
   A. 乙型溶血性链球菌
   B. 肠球菌
   C. 大肠埃希菌
   D. 克雷伯氏菌
   E. 梭状芽孢杆菌

【答案】A

【解析】浅层管状淋巴管炎常见病原体是乙型溶血性链球菌、金黄色葡萄球菌。

【难度】中

9. 目前最适宜的治疗是
   A. 局部再湿敷抗菌药液
   B. 治疗原发感染病灶
   C. 沿红线穿刺
   D. 全身应用广谱抗生素
   E. 血培养并根据药敏结果抗感染治疗

【答案】E

【解析】急性淋巴管炎应着重治疗原发感染病灶。

【难度】中

(10~12 题共用题干)

女性,25 岁,右足癣并感染 1 周,2 天前开始出现右小腿有片状红疹,颜色鲜红,中间较淡,边缘清楚,压痛,皮温增高,右腹股沟淋巴结增大。

10. 该患者最可能的诊断为
   A. 疖　B. 痈
   C. 急性蜂窝织炎　D. 丹毒
   E. 急性管状淋巴管炎

【答案】D

【解析】根据足癣感染病史,结合下肢红肿局部表现,诊断丹毒比较明确。

【难度】易

11. 该病最常见的致病菌是
   A. 金黄色葡萄球菌　B. 溶血性链球菌
   C. 大肠埃希菌　D. 变形杆菌
   E. 铜绿假单胞菌

【答案】B

【解析】丹毒是皮肤淋巴管网受乙型溶血性链球菌侵袭感染所致的急性非化脓性炎症。

【难度】中

12. 该患者治疗首选抗生素是
  A. 青霉素 B. 链霉素
  C. 环丙沙星 D. 甲硝唑
  E. 庆大霉素

【答案】A
【解析】乙型溶血性链球菌首选青霉素或头孢菌素。
【难度】易

(13~15 题共用题干)
女性,48 岁,糖尿病史 10 年,背部疼痛 3 天来医院就诊,查体可见背部局部有 5cm×5cm 区域皮肤硬肿、压痛,皮温增高,肤色暗红,未见脓点,患者无畏寒、发热,考虑为背部痈。

13. 根据患者目前的情况,最适当的治疗是
  A. 穿刺引流
  B. 穿刺抽脓,脓液做细菌培养,根据培养结果抗生素治疗
  C. 50% 硫酸镁湿敷 + 抗生素
  D. 作"-"或"="形切口切开引流,切口线应略小于病变边缘皮肤
  E. 作"+"或"++"形切口切开引流,切口线应超出病变边缘皮肤

【答案】C
【解析】痈初期仅有红肿时,可用硫酸镁湿敷,鱼石脂软膏、金黄散等敷贴,争取病变范围缩小,同时加用抗生素。当出现多个脓点、表面紫褐色或已破溃流脓时,需要及时切开引流。
【难度】中

14. 如患者病灶的皮肤硬肿范围不断增大,周围呈现水肿,局部疼痛加剧。中心部位出现多个脓点并不断增大,患者伴有畏寒、发热、食欲减退和全身不适,此时最适当的治疗是
  A. 作"-"或"="形切口切开引流,切口线应略小于病变边缘皮肤
  B. 作"+"或"++"形切口切开引流,切口线应超出病变边缘皮肤
  C. 作横行或对口引流,切口线应超出病变边缘皮肤
  D. 作横行或对口引流,切口线应略小于病变边缘皮肤
  E. 穿刺抽脓,脓液做细菌培养,根据培养结果抗生素治疗

【答案】B
【解析】痈需要及时切开引流,切开引流的要点是采用在静脉麻醉下作"+"或"++"形切口切开引流,切口线应超出病变边缘皮肤。
【难度】中

15. 患者行切开引流后,脓腔内填塞凡士林纱条,外加干纱布,绷带包扎,渗出不多,敷料无渗湿,一般进行第一次换药的时间是
  A. 术后 8 小时 B. 术后 12 小时
  C. 术后 24 小时 D. 术后 48 小时
  E. 术后 72 小时

【答案】C
【解析】痈切开引流后,脓腔内填塞凡士林纱条,外加干纱布,绷带包扎,如渗出不多,一般在术后 24 小时进行第一次换药。
【难度】中

(16~18 题共用题干)
女性,15 岁,因颌下急性蜂窝织炎入院。患者颈部明显红肿疼痛,伴寒战、高热,自感心慌、气短,呼吸急迫、吞咽困难、不能进食。

16. 目前患者最可能会发生的严重并发症是
  A. 急性肺水肿 B. 急性心肌梗死
  C. 急性呼吸衰竭 D. 窒息
  E. 急性支气管炎

【答案】D
【解析】口底及颌下急性蜂窝织炎可迅速波及咽喉,导致喉头水肿,引起吞咽和呼吸困难,甚至窒息。
【难度】易

17. 导致患者发生上述并发症的原因主要是
  A. 输液过多过快 B. 喉头水肿
  C. 支气管痉挛 D. 心肌缺血缺氧
  E. 支气管炎症水肿

【答案】B
【解析】颌下急性蜂窝织炎可迅速波及咽喉,导致喉头水肿,压迫气管,阻碍通气。
【难度】中

18. 为改善患者的一般状态,最适宜的治疗是
  A. 大流量吸氧
  B. 应用支气管解痉剂
  C. 大剂量应用皮质激素
  D. 尽早行局部切开引流
  E. 全身量抗生素

【答案】D
【解析】颌下急性蜂窝织炎应争取及早切开减压,以防喉头水肿、压迫气管。
【难度】中

(19~21 题共用题干)

女性,34 岁,3 天前不慎被针刺伤示指末节指腹,当时仅有少量出血,未予特殊处理。2 日后发现手指明显肿胀,皮肤苍白,感有搏动性跳痛,夜间为重,并伴有低热和全身不适。

19. 目前应考虑该患者可能发生

A. 甲沟炎

B. 化脓性指头炎

C. 甲下脓肿

D. 急性化脓性腱鞘炎

E. 化脓性滑囊炎

【答案】B

【解析】外伤病史,伴有指头肿胀、搏动性跳痛,诊断化脓性指头炎,其肿胀部位不支持甲下脓肿和甲沟炎。

【难度】中

20. 目前对患者最合适的处理措施是

A. 鱼石脂软膏敷贴指头

B. 拔除指甲

C. 全身应用抗生素

D. 脓肿切开引流

E. 局部热敷和理疗

【答案】D

【解析】搏动性跳痛是脓肿形成的典型表现,应尽早切开引流。

【难度】中

21. 若未得到及时治疗,患者易发生

A. 指骨坏死　B. 肌腱坏死

C. 掌中间隙感染　D. 慢性甲沟炎

E. 气性坏疽

【答案】A

【解析】如不及时切开,手指张力高,影响血运,可以导致指骨坏死及骨髓炎。

【难度】中

(22~23 题共用题干)

男性,45 岁,右下肢外伤后 2 日,患者烦躁不安,诉伤肢沉重及疼痛持续加重,有如胀裂,不能忍受。查体:皮肤、口唇苍白,脉搏快速,右腿有一个 5cm 的伤口,深浅不清,伤口有恶臭,局部肿胀与创伤所能引起的程度不成比例,伤口中有大量浆液性渗出物,当移除敷料后见有气泡从伤口冒出。

22. 该患者最可能感染的细菌是

A. 厌氧性链球菌　B. 大肠埃希菌

C. 气性坏疽杆菌　D. 链球菌

E. 破伤风杆菌

【答案】C

【解析】患者有外伤史,病情发展迅速,伤口内恶臭液体及气体流出,应考虑气性坏疽诊断。

【难度】易

23. 预防上述感染最有效的方法是

A. 伤后及时彻底清创

B. 应用抗生素

C. 用碘伏湿敷

D. 敞开伤口

E. 注射 TAT

【答案】A

【解析】气性坏疽预防的关键是尽早彻底清创,包括清除失活、缺血的组织,去除异物,特别是非金属性异物,深而不规则的伤口充分敞开引流。

【难度】中

(24~26 题共用题干)

男性,51 岁,车祸导致右侧股骨开放性骨折,出血明显,急救加压包扎后送医院治疗。

24. 患者伤后创面污染较重,下列**不属于**导致气性坏疽的高危因素是

A. 合并大腿、臀部广泛肌肉损伤

B. 并发重要神经损伤

C. 并发重要血管损伤

D. 继发血管栓塞

E. 用止血带时间过长

【答案】B

【解析】容易发生气性坏疽的创伤有:开放性骨折合并大腿、臀部广泛肌肉损伤或挤压伤者、有重要血管损伤或继发血管栓塞者;用止血带时间过长、石膏包扎太紧者。而神经损伤与该感染无关。

【难度】中

25. 清创时下列措施中对预防气性坏疽,**无效**的是

A. 清除失活、缺血的组织

B. 去除异物特别是非金属性异物

C. 深而不规则的伤口应充分敞开引流

D. 筋膜下张力增加者,应穿刺抽液

E. 用 3% 过氧化氢或 1∶1 000 高锰酸钾溶液冲洗创面

【答案】D

【解析】预防的关键是尽早彻底清创,包括清除失活、缺血的组织,去除异物特别是非金属性异物,深而不规则的伤口充分敞开引流。筋膜下张力增加者,应早期

进行筋膜切开减张，对疑有气性坏疽的伤口，可用 3% 过氧化氢或 1∶1 000 高锰酸钾溶液冲洗、湿敷。

【难度】难

26. 清创过程中，部分挫伤、挤压伤的软组织较难判定其活力，予以观察，坏死组织界限趋于明显需要经过的时间是

A. 6~12 小时　B. 12~24 小时

C. 24~36 小时　D. 36~48 小时

E. 48~72 小时

【答案】C

【解析】挫伤、挤压伤的软组织在早期较难判定其活力，24~36 小时后界限才趋于明显，这段时间内要密切观察。

【难度】难

(27~29 题共用题干)

男性，42 岁，5 天前劳动时左下肢被划伤，简单包扎后伤口结痂愈合。今日出现头晕、头痛，咀嚼无力，张口困难，进食费力，说话含糊，并出现阵发性强烈痉挛。

27. 该患者最有可能是感染引起的

A. 菌血症　B. 败血症

C. 脓血症　D. 毒血症

E. 脓毒败血症

【答案】D

【解析】本患者考虑外伤后破伤风，破伤风梭菌的芽孢发育为增殖体，迅速繁殖并产生大量外毒素，主要是痉挛毒素，毒血症导致患者出现一系列临床症状和体征。

【难度】中

28. 如果该患者既往已做过全程主动免疫，伤后下列措施可预防本病的是

A. 需再注射破伤风类毒素 2ml

B. 需再注射破伤风类毒素 0.5ml

C. 需注射人体破伤风免疫球蛋白 3 000U

D. 需再注射破伤风抗毒素 1 500U

E. 需注射破伤风抗毒素 20 000U

【答案】B

【解析】接受全程主动免疫者，伤后仅需肌内注射 0.5ml 类毒素，即可在 3~7 日内形成有效的免疫抗体，不需注射破伤风抗毒素。

【难度】中

29. 下列治疗中**不能**控制和解除痉挛、抽搐的是

A. 10% 水合氯醛保留灌肠

B. 吗啡静脉滴注

C. 地西泮静脉滴注

D. 冬眠一号合剂静脉缓慢滴入

E. 硫喷妥钠缓慢静脉注射

【答案】B

【解析】减少患者的痉挛和痛苦可供选用的药物有：10% 水合氯醛保留灌肠，苯巴比妥钠肌内注射，地西泮肌内注射或静脉滴注。病情较重者，可用冬眠一号合剂静脉缓慢滴入。痉挛发作频繁不易控制者，可用 2.5% 硫喷妥钠缓慢静脉注射，但要警惕发生喉头痉挛和呼吸抑制。

【难度】中

【案例分析题】

案例一　女性，68 岁，背部局部小片皮肤硬肿、热痛 4 天。既往高血压病史 20 年，糖尿病史 15 年。查体：体温 38℃，血压 140/90mmHg，背部局限性肤色暗红，水肿、压痛。血常规：白细胞计数 13.5×10^9/L，中性粒细胞百分比 82%。血糖：8.9mmol/L。

问题 1：目前患者的治疗可以采用的方法有

A. 静脉应用青霉素

B. 选用清热解毒中药

C. 应用胰岛素或降血糖药以控制高血糖

D. 根据细菌培养结果行抗感染治疗

E. 50% 硫酸镁局部湿敷

F. 切开引流

G. 局部理疗

【答案】ABCDE

【解析】考虑背部痈诊断，当仅有红肿时，可用 50% 硫酸镁湿敷，鱼石脂软膏、金黄散等敷贴，争取病变范围缩小。选用青霉素类抗感染治疗，以后根据细菌培养和药物敏感试验结果更换敏感药物，中药选用清热解毒方剂及其他对症药物。有糖尿病时应注意饮食管理，并及时应用胰岛素或降血糖药以控制高血糖。

【难度】中

问题 2：如果几天后病灶的皮肤硬肿范围增大，表面呈紫褐色，出现多个脓点、部分已破溃流脓，体温 40℃，此时进行血培养的目的是

A. 证实有导致感染的病原体存在

B. 明确病原体的来源

C. 鉴定可能的病原体

D. 评估抗菌药物的疗效

E. 指导抗生素的选用

F. 判断预后

G. 决定用药时间长短

【答案】ACE

【解析】血培养的目的包括:证实有导致感染的病原体存在、鉴定可能的病原体、指导抗生素的选择。

【难度】中

问题3:根据目前已有资料,该患者血培养的结果可能性大的是

A. 革兰氏染色阳性球菌
B. 革兰氏染色阴性球菌
C. 革兰氏染色阳性杆菌
D. 革兰氏染色阴性杆菌
E. 金黄色葡萄球菌
F. 溶血性链球菌
G. 厌氧菌
H. 产气荚膜梭菌

【答案】AE

【解析】痈多由金黄色葡萄球菌感染所致。

【难度】易

问题4:如患者行切开引流治疗,应注意的是

A. 作"+"或"++"形切口切开引流
B. 切口线应超出病变边缘皮肤
C. 切口线应不超出病变边缘皮肤
D. 脓腔内填塞生理盐水或凡士林纱条
E. 术后24小时更换敷料
F. 更换敷料后脓腔内填塞抗生素纱条
G. 伤口每天换药2~3次

【答案】ABDE

【解析】如患者切开引流治疗,应作"+"或"++"形切口切开引流,切口线应超出病变边缘皮肤,脓腔内填塞生理盐水或凡士林纱条,一般术后24小时左右更换敷料。

【难度】中

案例二 男性,38岁,车祸外伤致右小腿开放性骨折,污染严重,住院治疗。术后3天,患者伤肢疼痛剧烈,伴高热。查体:体温40℃,右小腿皮肤苍白,张力高,伤口有大量稀薄浆液血性液体渗出,带腐肉臭味。触伤口周围可有捻发感。

问题1:患者可能的疾病诊断是

A. 右下肢骨折并感染
B. 破伤风
C. 骨筋膜室综合征
D. 气性坏疽
E. 急性蜂窝织炎
F. 小腿湿性坏疽
G. 急性骨髓炎

【答案】AD

【解析】根据患者病史,右小腿伤口有大量稀薄浆液血性液体渗出,带腐肉臭味。触伤口周围可有捻发感等表现,考虑右下肢骨折并感染、气性坏疽。

【难度】中

问题2:下列哪些检查结果有助于明确诊断

A. 局部体征
B. 伤口内分泌物涂片检查有革兰氏阳性染色粗大杆菌
C. 伤口内分泌物涂片检查有革兰氏阴性染色粗大杆菌
D. X线检查显示患处软组织间积气
E. 血培养厌氧菌培养阳性
F. 伤口有恶臭味
G. 伤口无分泌物
H. 肢体肿胀

【答案】ABDFH

【解析】早期诊断的重要依据是局部体征,伤口内分泌物涂片检查有革兰氏阳性染色粗大杆菌、X线检查显示患处软组织积气有助于诊断。

【难度】中

问题3:患者目前血压、脉搏正常,神志清楚,明确诊断后,下列可采取的治疗措施是

A. 大剂量抗生素使用,首选青霉素
B. 联合氨基糖苷类抗生素
C. 高压氧治疗
D. 截肢
E. 手术切开减压、引流、去除坏死组织等
F. 伤口清创
G. 全身支持治疗

【答案】ACEFG

【解析】一旦明确诊断,需立即开始积极治疗,清创;抗感染,首选青霉素,常见产气荚膜梭菌中对青霉素大多敏感,氨基糖苷类抗生素对此类细菌已证实无效;高压氧可以提高组织间的含氧量,造成不适合细菌生长繁殖的环境,提高治愈率。先清创尽可能保全肢体。

【难度】难

问题4:该患者感染发展迅速,多个筋膜间隙受累,经治疗后高热不退,全身情况持续恶化,下一步可采取的治疗方法有

A. 更换抗生素,选用细菌敏感的抗生素
B. 全身支持治疗
C. 高压氧治疗

D. 截肢
E. 再次清创
F. 输血
G. 充分切开引流

【答案】ABD
【解析】如整个肢体已广泛感染，应果断进行截肢以挽救生命，同时继续抗感染、全身支持治疗。
【难度】中

案例三 男性，43岁，农民，劳动时被农具扎伤足底，当时出血少，未做处理，自行包扎。7天后，患者自觉足部仍有疼痛，伴有全身乏力、头晕、头痛、咀嚼无力，并有阵发性张口困难。查体：右足底伤口，周围红肿，少量黄色脓性渗出，无臭味。

问题1：患者可能的疾病诊断是
A. 伤口感染
B. 破伤风
C. 骨筋膜室综合征
D. 气性坏疽
E. 急性蜂窝织炎
F. 急性骨髓炎
G. 感染性休克
H. 脓毒血症

【答案】AB
【解析】根据患者临床表现，考虑破伤风，同时也属伤口感染。
【难度】中

问题2：下列叙述中有助于明确诊断的项目是
A. 临床表现
B. 伤口内分泌物涂片及培养
C. 脑脊液检查
D. 肌肉组织活检
E. 血培养需氧菌培养阳性
F. 局部X线片
G. 动脉血气、电解质
H. 全身CT检查

【答案】AB
【解析】早期诊断的重要依据是临床表现，实验室检查很难诊断破伤风，但如伤口脓液找到破伤风杆菌也有助确诊。
【难度】中

问题3：患者可能出现的临床表现有
A. 颈部强直　B. 侧卧屈曲
C. 通气困难　D. 发热
E. 尿潴留　F. 感染性休克
G. 心脏衰竭　H. 昏迷

【答案】ACE
【解析】患者表现为阵发性强烈痉挛，相应出现“角弓反张”，膈肌受累可有通气困难，膀胱括约肌痉挛可有尿潴留。除非并发感染，患者一般无发热。
【难度】中

问题4：对于该患者，目前主要的治疗手段包括
A. 再次进行伤口处理，充分引流，局部可用3%过氧化氢溶液冲洗
B. 早期大剂量使用抗生素
C. 皮下注射破伤风抗毒素1 500U
D. 肌内注射破伤风人体免疫球蛋白
E. 使用镇静、解痉挛药物对症治疗
F. 全身大剂量皮质激素
G. 静脉营养支持
H. 气管插管

【答案】ABDE
【解析】能找到伤口，伤口内存留坏死组织、引流不畅者，应在抗毒血清治疗后进行伤口处理，充分引流，局部可用3%过氧化氢溶液冲洗。抗毒素的应用，目的是中和游离的毒素，只在早期有效。推荐应用破伤风人体免疫球蛋白，大剂量青霉素可抑制破伤风梭菌。使用镇静、解痉挛药物对症治疗可减轻患者痛苦，减少并发症。
【难度】中

问题5：该患者抽搐频繁，使用地西泮、水合氯醛、冬眠合剂等药物均不能控制，下一步治疗应考虑
A. 可用2%~3%硫喷妥钠缓慢静脉注射
B. 气管切开
C. 高压氧治疗
D. 截肢
E. 再次清创
F. 血液透析
G. 大剂量抗生素
H. 大剂量激素冲击

【答案】AB
【解析】对抽搐频繁、药物不易控制的严重患者，应尽早进行气管切开，并使用肌松药或硫喷妥钠。
【难度】中

案例四 男性，46岁，肠扭转行大部分小肠切除术后2周，病情平稳，一直经中心静脉导管肠外营养支持治疗。1天前患者出现高热，伴有头痛、

头晕、恶心、腹胀。查体：体温40℃，脉搏104次/min，呼吸26次/min，血压90/60mmHg，神志淡漠、面色苍白，腹软，无压痛，手术切口愈合良好，双肺呼吸音清。颈部中心静脉导管穿刺处红肿，少量脓性分泌物。

问题1：患者可能并发的疾病是

A. 中心静脉导管相关性感染
B. 真菌感染
C. 脓毒症
D. 肠源性感染
E. 腹腔脓肿
F. ARDS
G. 肠道感染
H. 肠梗阻

【答案】AC

【解析】静脉留置导管，尤其是中心静脉置管，护理不慎或留置时间过长而污染，很易成为病原菌直接侵入血液的途径，出现导管相关性感染。病原菌引起的全身性炎症反应，体温、循环、呼吸、神志有明显的改变者可以诊断脓毒症。

【难度】中

问题2：目前患者的处理方法有

A. 静脉应用广谱抗生素
B. 拔除中心静脉导管
C. 吸氧
D. 中心静脉导管血培养+药敏
E. 中心静脉穿刺点切开引流
F. 原位重新植入新管
G. 快速输液补充血容量

【答案】ABCDG

【解析】患者脓毒症应选用广谱抗生素治疗，并拔除导管，快速补充血容量，根据导管血及外周血培养及药敏结果调整抗生素使用。

【难度】中

问题3：患者拔除导管后，经过治疗，患者体温及白细胞恢复正常，因患者进食后腹泻较重，仍需要再经中心静脉置管进行肠外营养支持，下列选项中最佳的穿刺位置是

A. 股静脉 B. 锁骨下静脉
C. 锁骨上静脉 D. 颈内静脉
E. 颈外静脉 F. 头静脉
G. 下肢静脉切开

【答案】B

【解析】应当首选锁骨下静脉，尽量避免使用颈静脉和股静脉，同时需避开前次置管部位。

【难度】中

问题4：根据目前临床资料，患者最可能的病原体是

A. 革兰氏阳性球菌
B. 革兰氏阴性球菌
C. 革兰氏阴性杆菌
D. 革兰氏阳性杆菌
E. 厌氧菌
F. 真菌
G. 支原体
H. 葡萄球菌

【答案】AH

【解析】常见的病原体为表皮葡萄球菌、金黄色葡萄球菌、白假丝酵母菌、铜绿假单胞菌、肺炎克雷伯菌和粪肠球菌。但最常见的是葡萄球菌。

【难度】中

问题5：为预防患者中心静脉导管相关血流感染发生，下列措施中**不必要**的是

A. 置管操作时严格遵守无菌观念
B. 定期更换中心静脉导管
C. 避免采用股静脉中心静脉通路作为导管放置点
D. 使用全身抗菌药物进行预防
E. 在导管插入之前，操作人员要进行手部清洁
F. 定期进行穿刺点换药
G. 定期穿刺点细菌培养

【答案】BD

【解析】下列方法不应被视为CLABSI预防日常工作的一部分：①使用全身抗菌药物进行预防；②定期更换中心静脉或动脉导管。

【难度】难

（付建柱）

第八章　心肺复苏

【A1 型题】

1. 胸部按压放松，胸廓恢复原位，左右心室内压降低，瓣膜开放，而心室得到血液充盈，其原理是

A. 心泵机制　　B. 胸泵机制
C. 回流机制　　D. 容积机制
E. 胸外按压机制

【答案】A

【解析】心泵机制，即在胸外按压时，心脏在胸骨和脊柱之间挤压，使左右心室受压而泵出血液；放松压迫后，心室舒张，血液回心。

【难度】易

2. 关于有效胸外心脏按压的要点，描述**不正确**的是

A. 肘关节伸直，按压方向与胸骨垂直
B. 按压幅度为 2~3.5cm（成人）
C. 按压频率为 100 次 /min
D. 按压与放松时间各 50%
E. 每次按压后，双手都不能离开胸壁

【答案】B

【解析】抢救者双肘关节伸直，双肩在患者胸骨上方正中，肩手保持垂直用力向下按压，下压深度为 4~5cm，婴儿的按压部位在胸骨上两乳头连线与胸骨正中线交界点下一横指，抢救者用中指和无名指按压，按压深度为 2cm。

【难度】易

3. 下列**不属于**心脏电复律与电除颤并发症的是

A. 诱发各种心律失常
B. 急性肺水肿
C. 高血压
D. 体循环栓塞
E. 肺栓塞

【答案】C

【解析】心脏电复律与电除颤的并发症包括：诱发各种心律失常、急性肺水肿、低血压、体循环栓塞、肺栓塞、心肌酶谱升高、皮肤烧伤。

【难度】中

4. 下列属于电复律适应证的是

A. 左心房大伴高度或完全性 AVB 的心房颤动、心房扑动，有栓塞发生的高危险性的患者
B. 低血钾和洋地黄中毒者
C. 伴病态窦房结综合征的异位快速心律失常
D. 新发心房颤动伴有血流动力学障碍，未经药物治疗者
E. 不能耐受转复后长期抗心律失常药物治疗者

【答案】D

【解析】电复律禁忌证：左心房大伴高度或完全性 AVB 的心房颤动、心房扑动；有栓塞发生的高危险性的患者；低血钾和洋地黄中毒者；伴 SSS 的异位快速心律失常；不能耐受转复后长期抗心律失常药物治疗者。而新发心房颤动未超过 48 小时者，可以行药物治疗或电复律。

【难度】难

5. 急性会厌炎，喉头水肿，呼吸极度窘迫，其紧急处理的措施是

A. 经口气管插管
B. 口咽通气管
C. 纤维支气管镜引导鼻插管
D. 气管切开
E. 环甲膜穿刺

【答案】E

【解析】喉头水肿，呼吸极度窘迫的紧急措施是行环甲膜穿刺术。

【难度】中

6. 人工气道气囊长期高压力可导致
A. 单肺通气 B. 气管－食管瘘
C. 人工气道梗阻 D. 气管狭窄
E. 吞咽困难
【答案】B
【解析】人工气道气囊长期高压力可压迫气道，加上低血压局部低灌注，可导致局部气管黏膜缺血坏死而出现气管－食管瘘，后果严重。
【难度】中

7. 双人复苏时，心脏按压次数和口对口人工呼吸次数的比例为
A. 1∶1 B. 15∶2 C. 30∶1
D. 30∶2 E. 10∶1
【答案】D
【解析】徒手心肺复苏时的胸外按压与人工呼吸的比例按压通气比为30∶2，且该按压通气比在单人和双人心肺复苏中通用。
【难度】易

8. 胸外心脏按压正确操作时，动脉压可达
A. 80~100mmHg B. 60~80mmHg
C. 40~60mmHg D. 20~40mmHg
E. 100~120mmHg
【答案】A
【解析】胸外心脏按压若操作得法，动脉压可达80~100mmHg。
【难度】中

9. 心搏骤停的安全时限是
A. 3分钟 B. 5分钟 C. 6分钟
D. 7分钟 E. 8分钟
【答案】B
【解析】传统观点认为，大脑缺血缺氧超过4~5分钟即可引起不可逆损伤，随后发生生物学死亡，故一般把心搏骤停的安全时限定为5分钟。
【难度】易

10. 胸外心脏按压并发肋骨骨折更易发生的人群为
A. 新生儿 B. 儿童 C. 青壮年
D. 老年人 E. 妇女
【答案】D
【解析】老年人骨质疏松且韧性差，易发生骨折。
【难度】易

11. 心肺脑复苏的CAB指的是
A. 触大动脉确诊→人工呼吸→心脏按压
B. 心肺复苏→药物治疗→脑复苏
C. 心脏按压→保持呼吸道通畅→人工呼吸
D. 低温→脱水→皮质激素
E. 心脏复苏→肺复苏→脑复苏
【答案】C
【解析】C=Circulation，即循环，指胸外按压，人工循环支持；A=Airway，气道，开放气道；B=Breathing，呼吸，口对口人工呼吸。
【难度】易

12. PaO_2的正常范围是
A. 40~60mmHg B. 60~80mmHg
C. 80~100mmHg D. 100~120mmHg
E. >120mmHg
【答案】C
【解析】动脉血氧分压（PaO_2）的正常值为10~13.3kPa（75~100mmHg）。
【难度】易

13. 心肺复苏中的首选药物为
A. 阿托品 B. 利多卡因
C. 肾上腺素 D. 碳酸氢钠
E. 异丙肾上腺素
【答案】C
【解析】肾上腺素为救治心脏停搏的首选药物，主要作用为增加全身循环阻力，升高收缩压和舒张压，增加冠状动脉灌注和心脏血流量。
【难度】易

14. 心肺复苏后，下列适用于人工起搏的是
A. 心率不足60次/min者
B. 二度房室传导阻滞
C. 依赖异丙肾上腺素维持心率者
D. 频发室性早搏呈二联律
E. 左束支传导阻滞并差异性传导
【答案】C
【解析】依赖药物维持心率者需行人工起搏。
【难度】中

15. 下列可以激活腺苷A1受体、激活内源性阿片类受体的是
A. 钙通道阻滞剂 B. 自由基清除药
C. 低温 D. 高压氧
E. 电针
【答案】E
【解析】钙通道阻滞剂可通过抑制血管平滑肌细胞跨膜钙离子内流，减轻脑血管痉挛，改善微循环；高压氧能改善脑组织氧供，减轻脑水肿；研究显示电针可激活腺苷A1及内源性阿片类受体。
【难度】难

16. 心搏骤停最常见的原因
A. 心房颤动 B. 心动过速
C. 心室颤动 D. 房性期前收缩
E. 心力衰竭

【答案】C

【解析】各器官系统的病变严重时均可能发生心搏骤停。可分为心源性和非心源性两大类，引发类型根据心电图改变可分为以下3种类型：心室颤动（最常见约占80%）、心室停搏、心电机械分离。

【难度】易

17. 下列可以减轻对脑组织、血管内皮细胞和神经细胞氧化损伤，阻止脑水肿，抑制迟发性神经元凋亡的是

A. 维生素 B_{12}　　B. 自由基清除药

C. 低温　　D. 高压氧

E. 电针

【答案】B

【解析】自由基清除药可减轻脑组织、血管内皮细胞和神经细胞的氧化损伤，阻止脑水肿，同时抑制迟发性神经元凋亡。

【难度】难

18. 全脑循环停止后血流灌注的3个阶段为

A. 昏迷期、脑充血期、低灌注期

B. 无血流灌注期、脑充血期、低灌注期

C. 无血流灌注期、昏睡期、昏迷期

D. 嗜睡期、昏睡期、昏迷期

E. 昏迷期、脑充血期、脑死亡期

【答案】B

【解析】全脑循环停止后血流灌注分为无血流灌注期、脑充血期（时间短暂，约持续30分钟左右）、低灌注期（可为全脑性，也可为多灶性，持续较长时间）3个阶段。

【难度】中

19. 下列情况中属于一般情况下复苏的是

A. 颈椎损伤　　B. 溺水、低温

C. 电击或雷击伤　　D. 妊娠及哮喘

E. 心肌梗死

【答案】E

【解析】特殊情况下的心跳呼吸停止，需要复苏者调整方法进行复苏。这些特殊情况包括颈椎损伤、卒中、低温、溺水、创伤、触电、雷击、妊娠等条件下出现的心跳呼吸停止。

【难度】中

20. 脑无灌注期的病理生理改变**不会**出现

A. ATP依赖性 Na^{+}-K^{+} 泵功能障碍，细胞膜除极化

B. 谷氨酸释放，经NMDA受体介导，造成细胞兴奋性损伤

C. 钙外流，细胞内钙水平降低

D. 第二信使通路激活，增加钙通透和谷氨酸释放，扩大损伤

E. 线粒体呼吸链作用，氧自由基形成，多种酶类激活产生继发损伤

【答案】C

【解析】除答案C外，以上均是脑无灌注期的病理生理改变，这时钙的变化为：钙内流，细胞内钙水平升高。

【难度】难

21. 急性心肌梗死患者突发呼吸、心搏骤停，经积极CPR后心电监护示"室颤"，此时需要的处理是

A. 口对口人工呼吸

B. 气管插管呼吸机辅助呼吸

C. 非同步直流电除颤

D. 同步直流电除颤

E. 静脉推注肾上腺素

【答案】C

【解析】室颤/无脉性室性心动过速是电除颤处理的适应证。电除颤对治疗心室停顿等（非可电击性心律）无益，反复电击可能致心肌损害。

【难度】中

22. 发生大脑的氧储备耗尽，患者意识丧失，估计常温下心脏已停搏时间是

A. 20秒

B. 5分钟内

C. 超过5分钟

D. 超过10分钟

E. 30分钟左右

【答案】A

【解析】①大脑的氧储备耗尽，患者意识丧失时，常温下心脏停搏时间是20秒。②大脑的葡萄糖和ATP储存丧失殆尽时，常温下心脏停搏时间是5分钟内。③发生不可逆性脑损害时血液循环停止时间是5~8分钟。④在无血流灌注期中，即使自主血流恢复，仍存在血流灌注障碍，提示停搏时间超过5分钟。⑤脑充血期大约持续时间是30分钟左右。

【难度】中

23. 在心肺复苏过程中，"生存链"最关键的一环是

A. 早期识别

B. 早期除颤

C. 早期心肺复苏

D. 早期启动急救医疗体系

E. 早期高级生命支持

【答案】B

【解析】在心肺复苏过程中"生存链"包括4个环节，即早期启动EMS、早期CPR、早期除颤、早期高级生命支持，在此环节中以早期除颤为最重要。

【难度】中

24. 钙通道阻滞剂在脑保护中作用的机制是
A. 通过抑制血管平滑肌细胞跨膜钙离子内流，减轻脑血管痉挛，改善微循环
B. 减轻对脑组织、血管内皮细胞和神经细胞的氧化损伤
C. 改善微循环，建立侧支循环
D. 降低脑代谢和脑氧耗，延缓 ATP 耗竭，减少乳酸生成
E. 改善脑组织氧供，产生脑保护作用

【答案】A
【解析】钙通道阻滞剂在脑保护中作用的机制是通过抑制血管平滑肌细胞跨膜钙离子内流，减轻脑血管痉挛，改善微循环。
【难度】中

25. 心肺复苏后综合征的患者，其死亡多发生在复苏后
A. 6 小时内 B. 12 小时内
C. 24 小时内 D. 36 小时内
E. 48 小时内

【答案】C
【解析】复苏后综合征是指自主循环恢复后的复杂病理生理过程，主要包括心搏骤停后脑损伤、心肌功能障碍、全身性缺血 / 再灌注反应等 4 个方面；在复苏后 24 小时死亡较高，应高度重视。
【难度】中

【A2 型题】

1. 男性，40 岁，突发神志丧失，呼吸不规则，大动脉搏动消失，诊断为心搏骤停，给予心肺复苏后心跳恢复。此后患者呈持续性植物性状态的原因是
A. 大脑皮质功能未能恢复
B. 小脑功能未能恢复
C. 海马区受损
D. 脑干缺氧
E. 下丘脑缺氧

【答案】A
【解析】因脑缺血时间过长导致脑皮质功能未恢复。
【难度】中

2. 女性，30 岁，孕 38^{+2} 周胎儿，因被发现“胎动消失半天”急诊行剖宫产，出生一女婴，羊水Ⅲ度污染，生后 1 分钟时表现：无呼吸，心率 80 次 /min，躯干红，肢体发绀，四肢松弛，对吸痰等刺激无反应。复苏第一步为
A. 拍打足底，刺激呼吸
B. 喉镜下气管吸引或气管插管吸引
C. 胸外心脏按压
D. 面罩辅助通气
E. 脐静脉注射 1∶10 000 肾上腺素

【答案】B
【解析】复苏的第一步为开放气道。
【难度】中

3. 男性，41 岁，因车祸致严重颅脑损伤及骨盆、股骨骨折住院，在应用机械通气过程中突发心跳停止，除马上进行胸外按压外，关于以下气道管理最恰当的是
A. 继续机械通气，但要评估有无气胸可能
B. 检查是否存在呼吸机故障，同时进行 12 导联心电图检查
C. 将患者脱离呼吸机，并采用复苏球囊进行手法通气
D. 气道吸痰，同时静脉输注生理盐水或乳酸林格液
E. 继续机械通气，但要按情况改变通气参数

【答案】C
【解析】将患者脱离呼吸机，采用复苏球囊进行手法通气并胸外按压是心跳呼吸停止者的首要处理，原因除考虑脑疝或肺血管栓塞外，呼吸机故障也不除外。
【难度】难

4. 男性，78 岁，“胸闷 1 天”来医院急诊，既往有冠心病病史。在急诊挂号时，突然倒地，意识丧失，检查发现患者颈动脉搏动消失，瞳孔散大，立即心脏按压，开放气道接球囊通气，并转运至复苏室进行抢救。给予持续胸外按压、辅助通气，心电监护示心室颤动。以下处理正确的是
A. 静脉注射肾上腺素 2mg
B. 单相同步除颤 360J
C. 静脉注射胺碘酮 300mg
D. 单相非同步电除颤 300J
E. 双相非同步电除颤 200J

【答案】E
【解析】常规的单向波除颤电能为成人首次 200J，若首次除颤未能成功，则第二次除颤可用 200~300J，而第三次和以后的除颤，则宜用 360J；双相指数截断波（BTE）用 150~200J。
【难度】中

5. 女性，58岁，因“突发意识丧失1小时”入院。体检：深昏迷，自主呼吸微弱并有呼吸暂停，双侧瞳孔缩小约1mm，光反射消失。入院后气管插管呼吸囊辅助呼吸。颅脑CT提示：脑干出血。对该患者进行机械通气宜使用的模式是

A. BIPAP　　B. 辅助通气（AV）
C. PSV　　D. 控制通气（CV）
E. CPAP

【答案】D

【解析】控制通气（CV）模式适用于严重呼吸抑制或伴呼吸暂停的患者，如麻醉、中枢神经系统功能障碍、神经肌肉疾病、药物过量等，该患者为自主呼吸微弱并有呼吸暂停的脑干出血患者，宜使用控制通气（CV）模式，而其他选项为自主呼吸较强时使用。

【难度】难

6. 男性，47岁，突然意识丧失，呼吸不规则，即刻进行胸外按压，判断其是否有效的最主要方法是

A. 测血压
B. 呼喊患者看其是否清醒
C. 触诊桡动脉搏动
D. 触诊股动脉搏动
E. 观察末梢循环状况

【答案】D

【解析】复苏是否有效的评价方法，最主要的是大动脉搏动恢复，体表常选择颈动脉或股动脉。

【难度】易

7. 男性，55岁，心搏骤停、心肺复苏后，呈深昏迷状态，自主呼吸存在，体温34℃，血糖15.9mmol/L。该患者血糖应控制在

A. 3.9~5.9mmol/L　　B. 4.2~6.1mmol/L
C. 6.2~7.1mmol/L　　D. 7.2~11.1mmol/L
E. >11.1mmol/L

【答案】B

【解析】高血糖在心搏骤停后很常见，在心肺复苏后应严格控制血糖在4.2~6.1mmol/L，能降低院内病死率，并保护中央和外周的神经系统。

【难度】中

8. 男性，22岁，溺水后行心肺脑复苏4小时，患者目前处于

A. 心搏骤停后即刻阶段
B. 早期阶段
C. 中间阶段
D. 后期阶段
E. 恢复期

【答案】B

【解析】心搏骤停后即刻阶段是心肺复苏术后自主呼吸循环恢复（ROSC）后20分钟以内，早期阶段复苏后20分钟至6~12小时，中间阶段6~12小时至72小时，超过3天为恢复期。

【难度】中

9. 男性，20岁，不慎掉落结冰的河水中，救起后测肛温为30℃。经复苏后体温34℃，表情淡漠，心率60次/min，血压90/60mmHg，心电图示窦性心律，如给予全身温水浴中复温，最合适的水温为

A. >44℃　　B. 40~44℃
C. 38~40℃　　D. 36~38℃
E. 34~36℃

【答案】B

【解析】结冰河水冻伤属全身性冷损伤。首先脱去湿冷衣服。患者肛温在32~33℃时，可用毛毯或被褥复温。肛温<31℃时，应加用热风或用44℃热水袋复温，不需要做心肺复苏者，可做全身性温水浴，方法是将头外露、裸体浸泡为40~44℃或稍低温度的水浴中，使其缓慢复温。需防休克和心室纤颤的发生。

【难度】中

10. 男性，76岁，在门诊就诊时突发意识丧失，大动脉搏动消失，立即行CPR，衡量胸外按压有效的标志中，下列**错误**的是

A. 触诊到颈动脉搏动
B. 口唇发绀减轻
C. 收缩压在80mmHg以上
D. 散大的瞳孔开始缩小
E. 偶尔出现自主呼吸动作

【答案】C

【解析】判断复苏有效标志：瞳孔（瞳孔由大变小）、面色/口唇（面色由发绀转为红润）、颈动脉搏动（若停止按压后，脉搏仍然跳动）、呼吸（恢复自主呼吸）、神志（神志转清或反射较前灵敏）。

【难度】易

11. 男性，8岁，溺水行心肺复苏成功后，拟行亚低温治疗，下列作用机制中，**错误**的是

A. 降低脑氧代谢率，延迟ATP的耗竭
B. 保护血-脑屏障，减轻脑水肿
C. 增加细胞内泛素合成
D. 抑制兴奋性氨基酸毒性释放
E. 抑制外源性毒性产物对脑细胞的损害作用

【答案】C

【解析】亚低温治疗作用机制中除以上ABDE外，还

包括:①减轻自由基造成的损伤;②减轻细胞内钙超载;③减少脑细胞结构蛋白破坏,促进脑细胞功能恢复;④减轻弥散性轴索损伤;⑤抑制脑内脂质过氧化反应等。

【难度】难

12. 男性,51岁,因心搏骤停行电除颤后转为窦性心律,但几分钟后又反复出现室颤,需使用抗心律失常药,下列药中首选的是

A. 奎尼丁　　B. 维拉帕米

C. 胺碘酮　　D. 阿托品

E. 异丙肾上腺素

【答案】C

【解析】室颤和有血流动力学障碍的持续室性心动过速:首先进行3次除颤,不能转复或无法维持稳定节律者应按程序进行治疗,抗心律失常药首选胺碘酮。

【难度】中

13. 男性,35岁,电击伤,若为现场急求并进行CPR,首先要做的是

A. 立即进行口对口人工呼吸

B. 立即进行胸外按压

C. 立即进行电除颤

D. 给予氧气吸入

E. 立即切断电源,然后CPR

【答案】E

【解析】急救人员在对各种因素所致(电击、药物或气体中毒、地震灾害等)的心搏、呼吸骤停进行急救中,应遵循现场环境评估,待环境安全后才进行现场急救的原则,防止进一步损伤。

【难度】中

14. 男性,82岁,感胸闷1小时就诊,就诊时突发意识丧失,原有冠心病。查体:大动脉搏动消失,呼吸停止,瞳孔散大、对光反射消失。除行CPR外,为明确诊断,首选下列的检查是

A. 胸部X线检查　　B. 心电图

C. 血气分析　　D. 心脏B超

E. 电解质

【答案】B

【解析】猝死患者最常见的原因是室性心律失常,因此,心电图检查最为合理。

【难度】易

15. 女性,56岁,心肺复苏后15年,深昏迷,呼之不应,瞳孔对光反射消失、角膜反射消失、头眼反射消失、前庭反射消失、咳嗽反射消失,自主呼吸存在,脑电图示beta波;四肢肌力、肌张力0级。诊断为

A. 脑死亡　　B. 植物生存状态

C. 闭锁综合征　　D. 深昏迷

E. 脑功能缺失

【答案】B

【解析】脑死亡判定为以下两点。A. 临床判定:①深昏迷;②脑干反射全部消失;③无自主呼吸,以上3个条件必须具备。B. 确认试验:①脑电图呈电静息;②经颅多普勒超声无脑血流灌注现象;③体感诱发电位P36以上波形消失;以上3项必须有1项阳性。

【难度】难

16. 男性,80岁,突发意识丧失,大动脉搏动消失,呼吸停止,瞳孔散大、对光反射消失。下列诊断中最合理的是

A. 心力衰竭　　B. 呼吸衰竭

C. 心搏骤停　　D. 昏迷

E. 颅内高压

【答案】C

【解析】'突发意识丧失,大动脉搏动消失,呼吸停止,瞳孔散大、对光反射消失”是心搏骤停的典型表现。

【难度】易

17. 女性,17岁,不慎掉入河中,被人发现溺水后意识丧失20秒,施救者抢救步骤首先为

A. 转移到陆地后先行胸外按压

B. 转移到陆地后用Heimlich手法处理

C. 转移到陆地后俯卧位,头偏向一侧

D. 可在水中口对口人工呼吸

E. 转移到陆地后立即倒转身体,促进肺内水流出

【答案】D

【解析】经过训练的施救者可在水中口对口人工呼吸,进行早期复苏,但不必进行胸外按压。应尽快将患者转移到陆地进行心肺复苏。

【难度】中

18. 男性,40岁,因创伤致心跳呼吸停止,经复苏后恢复,继而出现体温升高、抽搐、惊厥,患者可能并发的是

A. 肺水肿　　B. 心力衰竭

C. 肾衰竭　　D. 脑水肿

E. 脑死亡

【答案】D

【解析】抽搐惊厥等神经症状体现大脑皮质功能区受损,有自主呼吸,为缺血缺氧性脑病的脑水肿状态。

【难度】中

19. 男性,30岁,因心搏骤停经抢救后心跳恢复,而后出现呼吸困难,换气无力。下列情

况患者不会出现的是

A. 肺换气功能不足 B. 血 pH 低为 7.30

C. 血 HCO_3^- 下降 D. 血 PCO_2 增高

E. 血 HCO_3^- 正常

【答案】C

【解析】换气无力导致 CO_2 潴留，导致呼吸性酸中毒，HCO_3^- 正常或上升。

【难度】中

20. 男性，58 岁，本次因冠心病、不稳定型心绞痛住院，有高血压、吸烟史。住院期间出现意识模糊，血压为 80/60mmHg，当即做心电图检查，图 1-8-1 为当时的心电图。下列首先应做的处理是

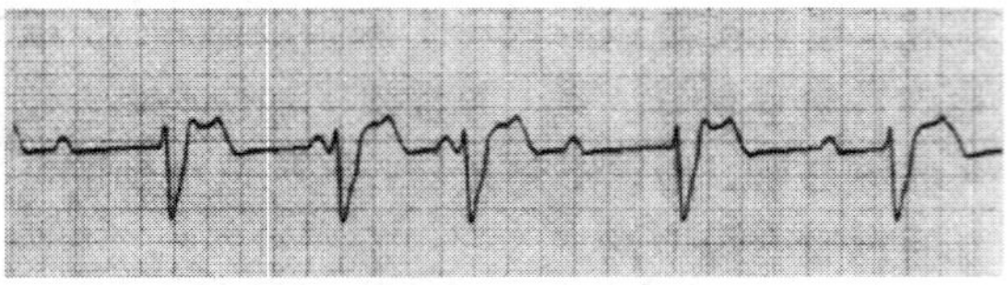

图 1-8-1

A. 吸氧、心电监护和建立静脉通道

B. 立刻电除颤

C. 立刻心肺复苏

D. 立即推注胺碘酮

E. 立刻推注毛花苷 C

【答案】A

【解析】患者为缓慢性的心律失常，不需电除颤；吸氧、心电监护和建立静脉通道是抢救的第一步。推注胺碘酮可能使缓慢性心律失常加重，推注毛花苷 C 可加重房室传导阻滞。

【难度】中

21. 男性，75 岁，因突发神志不清 5 小时入院。查颅脑 CT 示脑干出血，在急诊发现患者呼吸不规则，气管插管后收住 ICU 予机械通气，测血压 150/60mmHg，建议患者的体位为

A. 平卧位 B. 侧卧位

C. 头低脚高位 D. 头高脚低位

E. 30°~45°半卧位

【答案】E

【解析】对为机械通气或昏迷患者，如无禁忌，患者应取 30°~45°半卧位，以预防误吸。

【难度】中

22. 女性，35 岁，车祸后入院，诊断为急性闭合性颅脑损伤，经手术治疗后生命体征稳定，意识仍未恢复，下列检查对判断患者恢复及预后帮助不大的是

A. 视觉诱发电位

B. 脑干听觉诱发电位

C. 体感诱发电位

D. 肌电图

E. 运动诱发电位

【答案】D

【解析】肌电图主要用于肌肉改变的评价、下运动神经元的诊断与肌肉无力的鉴别诊断。

【难度】中

23. 女性，60 岁，因心脏病突然发生心博骤停，ECG 示：心室电活动。立即行人工呼吸和胸外心脏按压。心肺复苏期间，使用肾上腺素时，下列途径不适宜的是

A. 静脉注射 B. 气管内注射

C. 肌内注射 D. 心内注射

E. 静脉滴注

【答案】C

【解析】心肺复苏时用药方式：静脉给药，静脉给药安全、可靠，为首选给药途径。另外，还有气管内滴入法、心内注射，后者现已很少使用。

【难度】易

24. 男性，70 岁，胸痛心悸伴晕厥 1 次。查体：血压 140/80mmHg，脉搏 72 次 /min，早搏 2~3 次 /min。住 ICU 后，突发室颤。拟使用电除颤，首次双向波除颤最常用的能量是

A. 100J B. 200J C. 300J

D. 150J E. 360J

【答案】B

【解析】心肺复苏指南建议除颤剂量：双相切角指数波 150~200J，双相直线波 120J，单相波初始及后续电击均采用 360J，不了解所用设备的有效剂量范围时，首次电击用 200J。

【难度】易

25. 男性，18 岁，鼻塞，流涕伴咳嗽近 10 天，乏力 1 天，晨起时突然跌倒，神志不清，面色苍白，大动脉搏动消失，瞳孔散大。拟诊：心搏骤停，心肌炎可能。在心肺复苏期间，肾上腺素的首次常用剂量是

A. 0.01~0.02mg/kg B. 0.01~0.1mg/kg

C. 0.05~0.1mg/kg D. 0.05~0.2mg/kg

E. 0.1~0.2mg/kg

【答案】A

【解析】心肺复苏时，肾上腺素首次剂量常为

0.01~0.02mg/kg。

【难度】中

26. 男性,27岁,因电击伤送至急诊抢救,该患者应连续进行心电监护的时间至少为

A. 6小时 B. 12小时 C. 24小时

D. 48小时 E. 72小时

【答案】D

【解析】对所有电击伤患者应连续进行48小时心电监护,以便发现迟发性心律失常。出现心律失常者适当使用抗心律失常药物,有心律失常但未发生室颤时禁用肾上腺素。

【难度】中

27. 女性,46岁,冠心病史10年,晨起在商场突然晕厥,心搏骤停,应在启动急救医疗服务系统后完成电除颤的时间是

A. 2~3分钟 B. 3~4分钟

C. 4~6分钟 D. 6~8分钟

E. >8分钟

【答案】C

【解析】心搏骤停一旦发生,如得不到即刻及时地抢救复苏,4~6分钟后会造成患者脑和其他人体重要器官组织不可逆的损害。

【难度】易

28. 男性,20岁,检修电梯时突发晕厥,大动脉搏动消失,无自主呼吸等自主活动,心电图示"室颤"。患者经积极生命体征支持治疗后第5天,患者神志呈昏迷状态,GCS评分3分,自主呼吸消失,深、浅反射消失。在其心肺复苏过程中,以下**不属于**四项基本操作的是

A. 口对口人工呼吸

B. 胸外心脏按压

C. 体外电击除颤

D. 肾上腺素药物的应用

E. 经鼻气管插管

【答案】E

【解析】ABCD为心肺复苏的四大基本技术,为制订心肺复苏实践指南提供循证医学依据。

【难度】易

29. 女性,17岁,体操运动员,在体育馆训练时跌落,头部着地,导致颈椎损伤。在进行复苏的过程中,下列**错误**的是

A. 面朝下倒地患者,翻转患者过程中始终保持头颈部处为正中线位置

B. 气道梗阻者,可采用仰头抬颏法或推头托颌法开放气道

C. 保持头部固定为中线位置,最大限度减少头部移动

D. 为防止误吸,应把头偏向一侧

E. 有效维持气道开放和充分通气而不加重脊髓损伤

【答案】D

【解析】脊椎损伤复苏过程中应避免颈椎不稳或移动导致脊髓损伤加重。

【难度】易

30. 女性,22岁,电击伤后心搏骤停,拟行心肺复苏,以下处理中**不恰当**的是

A. 脱离电源

B. 单纯处理电击部位

C. 胸外按压

D. 人工通气

E. 开放气道

【答案】B

【难度】易

31. 男性,36岁,既往体健,突发晕厥,无自主呼吸,大动脉搏动未触及,给心肺复苏。胸外按压的注意事项,下列说法**错误**的是

A. 患者必须平卧

B. 可将下肢抬高,增加回心血量

C. 按压时选择剑突以上2~3cm处的部位,即胸骨下半部为按压点

D. 确定按压部位后,凭借自身重力通过双臂和双手掌向下加压,使胸骨下降5cm,然后放松,如此反复进行

E. 按压频率为80~100次/min

【答案】C

【解析】正确的按压部位是胸骨中、下1/3。

【难度】易

32. 男性,56岁,因"急性阑尾炎"入院,术后第3天,午饭后被人发现昏迷在床上而呼叫医生。既往体健,偶有心悸。查体:无大动脉搏动,拟行电除颤,以下符合电复律和电除颤适应证原则的是

A. 对任何快速型的心律失常,如导致血流动力学障碍,而药物治疗无效者

B. 异位兴奋灶(自律性增强)性快速型心律失常

C. 非阵发性交界区心动过速

D. 加速性室性自主心律

E. 洋地黄中毒引起的房颤

【答案】A

【解析】电复律和电除颤的适应证总的原则是对任何快速型的心律失常，如导致血流动力学障碍或心绞痛发作加重，药物治疗无效者。

【难度】中

33. 女性，35岁，电击伤后心肺复苏1小时，急送医院。下列长期生命支持的治疗方法中，**错误**的是

A. 自主循环恢复后的体温管理

B. 呼吸管理、血流动力学支持

C. 抽搐及肌阵挛的控制

D. 肾衰竭的预防及内环境稳定的维持

E. 胃肠外营养治疗

【答案】E

【解析】心肺复苏成功后，进一步综合治疗措施主要是以脑复苏或脑保护为中心，此阶段的长期生命支持(PLS)主要有体温管理、呼吸管理、血流动力学管理、预防肾衰竭、维持内环境稳定治疗等。

【难度】中

34. 女性，56岁，心肺复苏后15年，深昏迷，呼之不应，瞳孔对光反射消失、角膜反射消失、头眼反射消失、前庭反射消失、咳嗽反射消失，自主呼吸存在，脑电图示 beta 波；四肢肌力、肌张力0级。判断患者是否为脑死亡状态，尚需做的确认试验是

A. 脑电图　　B. 诱发电位

C. 脑血流　　D. 神经影响

E. 脑干反射试验

【答案】E

【解析】脑干反射试验是临床诊断脑死亡的标准。确认试验是脑死亡诊断不可缺少的部分，包括脑电图、诱发电位、脑血流、神经影像等。

【难度】难

【A3/A4 型题】

(1~2题共用题干)

男性，55岁，活动时心前区疼痛1年余。近1个月来，发作次数增多，每天3~5次，多于午睡、夜间睡眠时或晨起发作，持续20分钟以上缓解，含服硝酸甘油2~5分钟后缓解。临床诊断为变异型心绞痛。

1. 在鉴别诊断时，能与急性心肌梗死鉴别的辅助检查是

A. 超声心动图　　B. 血清心肌酶

C. 胸部 CT　　D. Holter

E. 平板试验

【答案】B

【解析】心绞痛时心肌酶不升高，从而可与心肌梗死相鉴别。

【难度】易

2. 下列检查对决定冠心病是否需要介入治疗最有价值的是

A. 血脂　　B. 心肌酶

C. 心电图　　D. 冠脉 CTA

E. 冠脉造影

【答案】E

【解析】冠脉造影可直接了解冠状动脉有无狭窄及狭窄的程度，是决定是否需要手术的标准；冠脉 CTA 也可了解冠脉的状态，但是间接影像。

【难度】中

(3~4题共同题干)

男性，70岁，阵发性心悸1年余，诊断为阵发性室上性心动过速，行射频消融术治疗，术中突然出现胸痛、胸闷、烦躁、呼吸困难。查体：血压84/56mmHg，双肺呼吸音清，心界向两侧扩大，心率124次/min，各瓣膜听诊区未闻及杂音，奇脉(+)。心电图提示：窦性心动过速，肢体导联低电压，电交替。

3. 患者需紧急处理，下列方法首选的是

A. 扩充血容量补液

B. 溶栓治疗

C. 心包穿刺引流

D. 血管活性药物升压

E. 胸膜腔内针刺减压

【答案】C

【解析】患者为射频消融术造成的心肌损伤，出现了急性心脏压塞，遂应及时行心包穿刺引流。

【难度】中

4. 患者突然出现呼吸停止，急行气管插管，判定导管是否插入气管，下列方法中最理想的是

A. 用听诊器听胸部双肺呼吸音是否对称

B. 监测患者呼出气二氧化碳水平

C. 床头胸部 X 线检查

D. 观察气管插管内是否有雾气凝集

E. 用手感知气管插管口是否有呼出气

【答案】B

【解析】呼出气二氧化碳水平监测能反映或代表肺泡 CO_2 分压，气管插管过程中如导管插入食管，则观察

不到 $PetCO_2$ 波形。插管后床头胸部 X 线检查可用为确定导管位置。

【难度】中

(5~6 题共用题干)

女性,51 岁,农民,因“阵发性胸闷、心悸 12 小时,伴晕厥 1 次”入院。拟诊“冠心病,心绞痛”,给予输液治疗观察 8 小时左右未再发作,但患者下床活动后再次发作,心率 120 次 /min,给予吸氧,舌下含服硝酸异山梨醇片 5mg 无好转,约 10 分钟患者出现呼吸浅快、意识不清,心电监护示:心室颤动。

5. 如果是值班医师,首先要选择进行的操作是

A. 360J 单相非同步电除颤

B. 胸外按压

C. 球囊面罩给氧

D. 静脉注射肾上腺素 1mg

E. 气管插管

【答案】A

【解析】复苏时伴有室颤时优先电除颤。

【难度】中

6. 复苏过程中,脑保护治疗指的是

A. 拯救已经损伤的脑组织

B. 预防中枢性高热并发症

C. 提供神经营养

D. 预测可能发生脑损害前采取的保护性措施

E. 保护残存的脑功能

【答案】D

【解析】脑保护是指预料可能发生脑损害前采取的保护性措施。

【难度】中

(7~8 题共用题干)

女性,88 岁,因“突发胸痛 1 小时”入院。ECG 示广泛前壁导联弓背抬高 0.5mV。查血清心肌肌钙蛋白(TnI) 23ng/ml,诊断为急性心肌梗死。2 分钟前患者突然意识丧失,呼之不应,颈动脉不能触及。

7. 诊断为心搏骤停,首要处理的选择是

A. 打开气道　　B. 人工呼吸

C. 胸外按压　　D. 电除颤

E. 肾上腺素注射

【答案】C

【解析】尽早实施心肺复苏 CPR,强调胸外按压。

【难度】易

8. 胸外按压的深度为

A. 胸廓前后径的一半

B. 2~3cm

C. 4~5cm

D. 6~7cm

E. 7~8cm

【答案】C

【解析】2015 版心肺复苏指南中要求成人按压频率为至少 100 次 /min,下压深度至少为 5cm。

【难度】易

(9~10 题共用题干)

男性,18 岁,电击伤后心搏骤停,予心肺复苏术 1 小时,进入 ICU 后曾出现烦躁、抽搐,予镇静药物,2 小时后患者呈深度昏迷,自主呼吸停止,瞳孔散大,所有生理及病理反射消失。

9. 以下监测**不属于**脑死亡的确诊标准是

A. 脑电监测中脑电活动静止,头皮脑电图无 2μV 的脑电活动

B. 颈内静脉血氧饱和度监测 <40%

C. 所有的脑干听觉诱发电位均消失,或者仅保留Ⅰ波或者Ⅰ、Ⅱ波

D. 皮质 N_2O 和随后成分双侧消失

E. TCD 舒张期血流方向负相逆转,收缩期血流正相变尖

【答案】B

【解析】脑死亡判定为以下两点。A. 临床判定:①深昏迷;②脑干反射全部消失;③无自主呼吸,以上 3 个条件必须具备。B. 确认试验:①脑电图呈电静息;②经颅多普勒超声无脑血流灌注现象;③体感诱发电位 P36 以上波形消失;以上 3 项必须有 1 项阳性。

【难度】难

10. 该患者的脑电双频指数(BIS)最大可能的数值是

A. <95%　　B. <70%　　C. <50%

D. <30%　　E. 0

【答案】E

【解析】该患者处为脑死亡状态,脑电图呈电静息。

【难度】中

(11~12 题共用题干)

女性,63 岁,胸痛 1 小时后,突然昏倒,神志不清,血压测不出,心音消失,瞳孔散大,面色苍白,大动脉搏动消失,ECG 示:室性自主节律,拟

诊为心搏骤停。

11. 成人胸外心脏按压有效的标志是
    A. 收缩压 >60mmHg
    B. 舒张压 >60mmHg
    C. 平均动脉压 >60mmHg
    D. 收缩压 >80mmHg
    E. 可触及桡动脉搏动

【答案】D
【解析】胸外按压时动脉血压可达到 80~100mmHg，足以防止脑细胞的不可逆损害。
【难度】中

12. 由两人同时进行心肺复苏时，推荐用口对口人工呼吸和胸外按压的比例是
    A. 1∶4　B. 1∶10　C. 2∶10
    D. 2∶20　E. 2∶30

【答案】E
【解析】为了尽量减少因通气而中断胸外按压，对为未建立人工气道的成人，2015 年国际心肺复苏指南推荐的按压 - 通气比率为 30∶2。对为婴儿和儿童，双人 CPR 时可采用 15∶2 的比率。
【难度】易

（13~14 题共用题干）
男性，75 岁，因“突发神志不清 5 小时”入院。查颅脑 CT 示脑干出血，在急诊发现患者呼吸不规则，气管插管后收住 ICU 予以机械通气，测血压 150/60mmHg。

13. 下列脑水肿的防治中，**不正确**的是
    A. 限制液体输入
    B. 应用脱水、利尿药增加排出量
    C. 头颅局部低温
    D. 冰袋血流降温
    E. 早期应用甘露醇

【答案】A
【解析】脑水肿治疗时脱水疗法不应限制入量，而应以增加出量来达到，甘露醇为最佳选择。
【难度】中

14. 为保持颅脑创伤患者的大脑灌注压，最好保持收缩压为
    A. 80~90mmHg　B. 90~100mmHg
    C. 100~110mmHg　D. 110~120mmHg
    E. 120~130mmHg

【答案】D
【解析】保持一定的收缩压主要是为了保证一定水平的平均压，这样在颅内压升高时才能保证脑的灌注，一般要求保持脑灌注压 60mmHg 以上，收缩压在 110~120mmHg。
【难度】中

（15~16 题共用题干）
男性，30 岁，海边游泳时不慎溺水，被人救起。查体：呼吸急促，肺部可闻及哮鸣音和湿啰音，脉搏 100 次 /min，偶闻早搏 2~3 次 /min，腹部膨隆，四肢厥冷。住 ICU 2 天。

15. 复苏抢救后，下面病理生理改变**不会**出现的是
    A. 脑缺氧损伤
    B. 心肌功能障碍
    C. 肾缺血反应
    D. 复苏后再灌注损伤
    E. 复苏后低血容量

【答案】E
【解析】溺水复苏后可能存在的病理生理改变非常复杂，取决于缺氧的程度和时间，以及有无心博骤停，复苏后综合征包括脑损伤；心肌功能障碍；全身性缺血 / 复苏后再灌注损伤等。
【难度】中

16. 如抢救时出现了心搏骤停，下列处理措施对脑保护作用价值最小的是
    A. 治疗性低温
    B. 气道保护和机械通气
    C. 正性肌力药
    D. 输注葡萄糖、补充能量
    E. 控制惊厥

【答案】D
【解析】心搏骤停后脑损伤处理：治疗性低温、早期血流动力学优化、气道保护和机械通气、控制惊厥、控制性氧合（94%~96%）、支持治疗。
【难度】中

（17~18 题共用题干）
女性，35 岁，因车祸致全身多发伤。查体：体温 36.1℃，脉搏 112 次 /min，血压 55/40mmHg。浅昏迷、面色苍白、脉搏细弱，四肢冷、出汗；下肢和颅脑 X 线片示右下肢粉碎性骨折，颅骨骨折。

17. 该患者脑复苏的治疗原则**不包括**
    A. 加强呼吸、循环支持
    B. 调节内环境和代谢紊乱
    C. 保证脑的血供和氧供
    D. 提高脑细胞代谢
    E. 减轻脑水肿，控制颅内压

【答案】D

【解析】脑复苏的治疗原则包括加强呼吸、循环支持,调节内环境和代谢紊乱,保证脑的血供和氧供,降低脑细胞代谢,减轻脑水肿,控制颅内压。

【难度】中

18. 下列叙述中,属于低温在脑保护策略中作用机制的是

A. 促进脑血管痉挛,降低血氧

B. 减轻对血管内皮细胞和神经细胞的氧化损伤

C. 改善微循环,调节酸碱平衡

D. 降低脑代谢和脑氧耗,延缓 ATP 耗竭,减少乳酸生成

E. 降低脑组织氧供,减轻脑水肿

【答案】D

【解析】低温在脑保护策略中作用机制是降低脑代谢和脑氧耗,延缓 ATP 耗竭,减少乳酸生成,减轻酸血症。

【难度】易

(19~20 题共用题干)

男性,52 岁,阵发性心悸半年,时有胸闷,下肢水肿 3 天来就诊。诊断为扩张型心肌病、心功能不全。入院后予以洋地黄、利尿剂和扩血管药物治疗。第 4 天突然神志不清,抽搐,听诊心音消失,血压为 0mmHg,经救治后神志清醒,心跳恢复,心率 45 次 /min,并有频发早搏。

19. 如果患者第 4 天突然神志不清,下列心电图适宜作电复律治疗的是

A. 频发性室性早搏

B. 短阵成串室性心动过速

C. 心房颤动

D. 心房扑动

E. 室扑或室颤

【答案】E

【解析】使用电复律和电除颤总的原则是对任何快速型的心律失常,如导致血流动力学障碍或心绞痛发作加重,药物治疗无效者。

【难度】中

20. 在心搏骤停后的复苏过程中,关于以下药物应用,描述正确的是

A. 首选肾上腺素

B. 首选阿托品

C. 异丙肾上腺素可用于各类型心搏骤停

D. 碳酸氢钠早期纠正酸中毒

E. 在电除颤复律和气管插管后酸中毒即自动缓解

【答案】A

【解析】心脏停搏后首选药物为肾上腺素。

【难度】易

(21~23 题共用题干)

女性,68 岁,清晨锻炼时突发心肌梗死,心搏骤停 3 分钟后实施心肺复苏,5 分钟后心跳、呼吸恢复,10 分钟后送至医院。查体:脉搏 100 次 /min,血压 100/65mmHg,浅昏迷,两侧瞳孔不等大。

21. 下列治疗措施中,**不必要**的是

A. 足量抗生素静脉滴注

B. 高压氧疗

C. 呋塞米 20mg 静脉滴注

D. 物理降温使体温降至 33~35℃

E. 20% 甘露醇 250ml 静脉快速滴注

【答案】A

【解析】患者急性心肌梗死,心搏骤停 10 分钟,属非感染性疾病,也无细菌感染证据,无抗生素使用指征。

【难度】易

22. 患者呼吸、心搏骤停 5 分钟可发生的是

A. 呼吸性碱中毒

B. 代谢性碱中毒

C. 呼吸性酸中毒

D. 代谢性酸中毒

E. 呼吸性和代谢性酸中毒

【答案】C

【解析】呼吸、心搏骤停短时间内因 CO_2 蓄积,可引起呼吸性酸中毒。

【难度】口

23. 若该患者经心肺复苏 5 分钟后,恢复自主心律,1 分钟后又变成心室颤动,如此反复 3 次,超过 15 分钟,接下来的处理应该是

A. 继续心肺复苏

B. 静脉滴注碳酸氢钠纠正酸中毒

C. 静脉注射硫酸镁

D. 使用多巴胺升压药物

E. 静脉注射肾上腺素

【答案】A

【解析】患者状况仍未稳定,继续 CPR,符合下列条件者,现场抢救人员方可考虑终止复苏:①患者呼吸和循环已有效恢复。②无心搏和自主呼吸,CPR 在常温下持续 30 分钟以上,EMS 人员到场确定患者已死亡。

③有 EMS 人员接手承担复苏或其他人员接替抢救。

【难度】中

(24~26 题共用题干)

女性，51 岁，因“阵发性胸闷、心悸 12 小时，伴晕厥 1 次”入院。查体：神志清，心肺未发现异常体征。拟诊“冠心病，心绞痛”给予观察、输液治疗。但下床行走约 10m 后突感心悸、胸闷，心电图示窦性心动过速，心率 120 次 /min，给予吸氧，舌下含服硝酸异山梨醇片 5mg 无好转，约 10 分钟出现呼吸浅快、意识不清，心电监护示：心室颤动。

24. 作为值班医师，下列措施中首先要进行的操作是

A. 360J 单相非同步电除颤

B. 胸外按压

C. 球囊面罩给氧

D. 静脉注射肾上腺素 1mg

E. 气管插管

【答案】A

【解析】电击除颤是终止心室颤动的最有效方法，应早期除颤。有研究表明，绝大部分心搏骤停是由心室颤动所致，75% 发生在院外，20% 的人没有任何先兆，而除颤每延迟 1 分钟，抢救成功的可能性就下降 7%~10%。

【难度】中

25. 如果进行了 1 次除颤，紧接着应进行的操作是

A. 胸外按压

B. 连续再除颤 3 次

C. 气管插管

D. 静脉注射肾上腺素

E. 静脉注射阿托品

【答案】A

【解析】确认室颤的情况，如果首次电除颤失败是不建议立即进行第二次除颤的，这样会导致按压中断时间过长，而是应该先行心肺复苏和应用肾上腺素后再尝试除颤。这样，一方面可防止人工循环中断时间过长；另一方面，可使细颤转化为粗颤，提高除颤成功率。

【难度】中

26. 患者经胸外按压、呼吸支持、静脉注射肾上腺素和电除颤 3 次后仍未恢复窦性心律，心电监护示心室颤动，接下来处理是

A. 注射利多卡因 100mg 后再除颤

B. 注射胺碘酮 300mg 后再除颤

C. 注射阿托品 1mg 后再除颤

D. 注射硫酸镁 1.25g 后再除颤

E. 经皮胸壁心脏起搏

【答案】B

【解析】胺碘酮可在室颤和无脉性室性心动过速对 CPR、除颤、血管升压药无反应时应用。首次剂量 300mg 静脉 / 骨内注射，可追加一剂 150mg。故选 B。

【难度】中

(27~28 题共用题干)

男性，56 岁，突发呼吸困难、意识丧失、颈动脉搏动消失、心音消失，既往有心力衰竭史。

27. 该患者属于下列哪种状态

A. 心脏性猝死前驱期

B. 心脏性猝死终末事件开始

C. 心脏性猝死心搏骤停期

D. 心脏性猝死生物学死亡期

E. 心力衰竭再次发作

【答案】C

【解析】该患者突发颈动脉搏动消失及心音消失，属于心搏骤停期。

【难度】中

28. 在患者的初期复苏过程中，下列措施首选的是

A. 心内注射肾上腺素

B. 人工呼吸和体外心脏按压

C. 头部降温

D. 静脉注射碳酸氢钠

E. 静脉注射甘露醇

【答案】B

【解析】BLS 的基础包括突发心搏骤停(SCA)的识别、紧急反应系统的启动、早期心肺复苏（CPR)、迅速使用自动体外除颤仪（AED）除颤。

【难度】易

(29~30 题共用题干)

男性，12 岁，因游泳时不慎溺水，刚被打捞上岸，发现呼吸已停止。

29. 若你在现场，则将首先应采取以下哪项操作

A. 清除口鼻异物

B. 体外心脏按压

C. 电除颤

D. 静脉注射肾上腺素

E. 人工呼吸

【答案】A

【解析】溺水患者先清除呼吸道异物，开放气道，然后进行心肺复苏。

【难度】易

30. 如果现场只有你会心肺复苏操作，胸外按压及人工呼吸比例为

A. 1∶1　B. 10∶1　C. 15∶2

D. 30∶1　E. 30∶2

【答案】E

【解析】徒手心肺复苏时的胸外按压与人工呼吸的比例（按压通气比）为 30∶2，且该按压通气比在单人和双人心肺复苏中通用。

【难度】易

（31~33 题共用题干）

男性，72 岁，排便时突然跌倒，呼之不应，诊断为心搏骤停，有陈旧心肌梗死和糖尿病病史，否认高血压病史，既往超声心动图检查无异常发现。

31. 该患者心搏骤停最可能的病因是

A. 主动脉瓣狭窄

B. 主动脉夹层瘤破裂

C. 肥厚型梗阻性心脏病

D. 预激综合征

E. 冠状动脉粥样硬化性心脏病

【答案】E

【解析】根据患者有陈旧心肌梗死和糖尿病病史，考虑心搏骤停的病因最可能是冠状动脉粥样硬化性心脏病。

【难度】易

32. 心跳停止时间是指

A. 循环停止至心脏复跳时间

B. 循环停止至重建人工循环的时间

C. 心跳停止至心脏复跳时间

D. 发现心跳停止至心脏复跳时间

E. 心跳停止至血压恢复正常时间

【答案】B

【解析】如果心脏按压操作正确，即能建立暂时的人工循环，动脉收缩压可达 80~100mmHg，为心脏及大脑提供有效血运和氧气。因此，心跳停止时间应为循环停止至重建人工循环的时间。

【难度】中

33. 确定心搏骤停后，下列能达到最基本的生命支持的方法是

A. 气管插管

B. 静脉注射肾上腺素

C. 同步直流电除颤

D. 非同步直流电除颤

E. 人工呼吸及心脏按压

【答案】E

【解析】确定心搏骤停后给予最基本的生命支持是维持呼吸和维持重要器官的血液灌流。因此，其方法是人工呼吸和心脏按压。

【难度】易

【病例分析题】

案例一　男性，54 岁，3 天前集体聚餐后开始排水样便，伴有呕吐，呕吐物为胃内容物。今早餐后感觉剧烈胸痛，心慌、乏力。护士发现患者大量出汗、面色苍白，表情恐惧。查体：心率 50 次 /min，血压 88/56mmHg，手脚冰凉。随之突然丧失自主意识，大动脉搏动未触及，予以心肺复苏。

问题 1：以下心肺复苏步骤中正确的是

A. 请先 CPR，再嘱人准备除颤器、氧气、抢救车

B. 每次吹气时间为 1 秒以上 2 秒以内

C. 每次吹气时间为 3 秒

D. 按压幅度为 5.0cm

E. 按压频率为 100 次 /min

F. 节律均匀，按压与放松时间比为 1∶1

G. 按压 / 通气比 30∶2

H. 按压 / 通气比 15∶2

【答案】ABDEFG

【解析】每次吹气保持 1 秒以上，不应长于 2 秒，采用 30∶2 的按压通气比开始 CPR。

【难度】中

问题 2：对 CPR 后昏迷患者的脑功能评估，描述正确的是

A. GCS 评分最好在脑损伤 24 小时内进行

B. 体温在脑损伤 48 小时内评估

C. 瞳孔对光反射在 12 小时内评估

D. 血清 NSE 和 S100 蛋白在 24~72 小时内评估

E. 脑电图在 72 小时内评估

F. 体温在 24 小时内进行

G. GCS 评分在 48 小时内进行

【答案】ABD

【解析】瞳孔对光反射在72小时内评估。

【难度】难

问题3：关于心脏停搏后脑缺血缺氧的病理生理变化，以下描述正确的是

A. 心脏停搏20秒钟，大脑的氧储备耗尽，但患者意识尚清

B. 心脏停搏5分钟，大脑的葡萄糖和ATP储存消耗殆尽

C. 心脏停搏5~8分钟，即可发生不可逆性脑损害

D. 心脏停搏超过5分钟，即使自主血流恢复，仍存在脑血流灌注障碍

E. 心脏停搏后，脑血流低灌注期，可以为全脑性，也可为多灶性

F. 心脏停搏30秒钟，大脑的氧储备尚存，患者意识尚清

G. 心脏停搏后，血管舒缩控制受损，微血栓形成，血脑屏障破坏

【答案】BCDEG

【解析】心脏停搏20秒钟，大脑的氧储备耗尽，患者意识开始下降，所以A、F错误。

【难度】中

问题4：该患者心肺复苏后的处理包括

A. 保持呼吸和循环功能良好和稳定

B. 防治肾衰竭

C. 为了不影响神志，患者有寒战、抽搐，禁止应用镇静药物

D. 血糖控制

E. 亚低温治疗

F. 降低颅内压

G. 纠正酸碱平衡

【答案】ABDEFG

【难度】中

案例二　男性，75岁，因“肺部感染”就诊。既往有高血压、糖尿病病史。住院治疗6天仍无明显好转，夜间突发氧饱和度快速下降，进而出现呼吸、心搏骤停，行心肺复苏抢救约10分钟后恢复自主心律，送入重症监护室继续治疗。查体：体温35.6℃，脉搏72次/min，自主呼吸频率0次/min（已行气管插管），血压85/46mmHg，血氧饱和度84%。昏迷，口唇轻度发绀，颈静脉无怒张。左肺呼吸音低，右肺呼吸音清晰，双肺可闻及少量湿啰音，心率72次/min，节律整齐，未闻及明显杂音。

问题1：目前患者的病理生理学变化主要包括

A. 心搏骤停后脑损伤

B. 心搏骤停后心肌功能障碍

C. 心搏骤停后凝血功能障碍

D. 全身性缺血/再灌注反应

E. 脑血管收缩舒张功能调节功能受损

F. 肠道黏膜屏障功能受损

G. 肾脏缺血、缺氧

【答案】ABDEFG

【解析】该患者心肺复苏后处于心脏停搏后综合征（PCAS）状态，PCAS的病理生理过程甚为复杂，主要包括脑损伤、心功能不全、全身缺血/再灌注反应和致心脏停搏的原发病变。

【难度】难

问题2：应尽快采取的处理措施包括

A. 充分补充血容量

B. 呼吸机辅助通气

C. 立即行纤维支气管镜检查

D. 启动低温治疗

E. 建立中心静脉通路

F. 静脉应用血管活性药物

G. 急拍床旁胸部X线检查

【答案】ABDEFG

【解析】患者无自主呼吸，需行呼吸机控制呼吸，休克状态予以补液，升压治疗，脑保护给予低温治疗。因双肺呼吸音差异，可先拍床旁胸部X线检查，了解病变情况，如有必要行纤维支气管镜检查。

【难度】难

问题3：有助于明确病因和诊断的检查项目包括

A. 尿常规

B. 血常规

C. 心肌酶学标志物

D. D-二聚体

E. 心电图

F. 胸部X线片

G. 痰培养

【答案】BCDEF

【解析】突发血氧饱和度下降，需明确是否存在心肌梗死，或肺栓塞，或气管痰栓等情况。

【难度】中

问题4：此患者呼吸、心搏骤停可能的原因是

A. 慢性支气管炎

B. 肺梗死

C. 心肌梗死

D. 严重酸中毒

E. 低血糖

F. 脑梗死

G. 呼吸道梗阻

【答案】BCDG

【难度】中

案例三　女性，58岁，因“做家务过程中突发意识丧失10分钟”来诊。患者入院时呼吸和脉搏均消失，心电监护显示为心室颤动，立即行心肺复苏20分钟及2次电除颤后，患者恢复自主心律，呼吸仍未恢复，行气管插管后送入重症监护室继续治疗。患者既往有冠心病史。

问题1：下列对确诊心搏骤停的原因，有帮助的检查是

A. 心肌酶学标志物

B. 血常规

C. 心电图

D. 胸部X线检查

E. 颅脑CT

F. 电解质

G. 血气分析

【答案】ACDEFG

【解析】血常规检查对心脏停搏类型诊断无特殊意义。

【难度】中

问题2：患者可能存在的诊断是

A. 急性心肌梗死

B. 恶性心律失常

C. 肺栓塞

D. 气道异物梗死

E. 脑梗死

F. 脑震荡

G. 肺心病

【答案】ABCE

【解析】气管异物行电除颤及心肺复苏应无明显改善，因为无有效通气。脑震荡、肺心病进展需有一过程。

【难度】中

问题3：进入重症监护室后，下列治疗合理的是

A. 低温治疗

B. 机械通气

C. 血管活性药物治疗

D. 大剂量糖皮质激素治疗

E. 镇静治疗

F. 脱水治疗

G. 给予辅酶Q10

【答案】ABCEG

【解析】低温治疗具有脑保护作用，无自主呼吸行人工通气，重症患者镇静减少氧耗并减少人机对抗，休克予以补液及升压药物治疗。在治疗性低温的基础上加用辅酶Q10可提高复苏后3个月的存活率，但不主张大剂量皮质激素。

【难度】中

问题4：患者在ICU治疗过程中，再次发生心搏骤停，电除颤应用正确的是

A. 电极（sternum）板放置胸骨右缘锁骨下方，电极板（APEX）放置左侧腋前线第5~6肋间，检查心律（室颤、室扑、无脉室性心动过速）

B. 电极板放在除颤部位，电极板紧贴患者皮肤，下压大概20kg力度，再次确认是否需要除颤

C. 双电极均匀涂上导电糊

D. 请周围人员离开病床，同时按压“电击”键放电

E. 马上擦干患者身上的导电糊，进行5个周期CPR后检查心律决定是否需要再次除颤

F. 一般CPR按压同时判断心律恢复情况

G. 能量从小开始，胸外100~300J，小儿2J/kg，胸内10~30J，小儿5~20J

【答案】ACDEG

【解析】参见CPR指南

【难度】中

（曹峰）

第九章　外科营养

【A1 型题】

1. 关于肠内营养制剂,下列叙述正确的是
   A. 以整蛋白为主的制剂几乎不刺激消化液分泌
   B. 肠内营养制剂中氨基酸型口感最好
   C. 短肽型肠内营养制剂最适合于胃肠道功能正常者
   D. 肠内营养制剂中可添加增强免疫的制剂
   E. 肠内营养制剂中应添加胰岛素以防止出现高血糖

【答案】D

【解析】肠内营养制剂中,整蛋白型适宜消化道功能正常者,会刺激消化液分泌;氨基酸型口感最差,短肽型适合胃肠功能不全者,胰岛素不经过肠道吸收,无法防止出现高血糖。肠内营养制剂中可添加免疫增强剂,如精氨酸。

【难度】中

2. 肠内营养并发症与输入速度及溶液浓度有关的是
   A. 误吸　B. 腹胀、腹泻
   C. 肠炎　D. 肠道细菌移位
   E. 胆囊结石

【答案】B

【解析】肠内营养所致腹胀、腹泻并发症的原因有:肠腔内渗透负荷过重;小肠对脂肪不耐受;饮食通过肠腔时间缩短,胆盐不能再吸收;饮食被细菌或真菌污染致肠炎;营养液温度太低等。

【难度】中

3. 长期采用全胃肠外营养,选用静脉置管,理想的静脉为
   A. 颈内或锁骨下静脉
   B. 颈外静脉
   C. 头静脉
   D. 大隐静脉
   E. 上肢静脉

【答案】A

【解析】长期的肠外营养及高渗性营养液(20%~35%葡萄糖)应采用中心静脉置管,24 小时连续滴注。导管可经颈内静脉和锁骨下静脉等途径放置到上腔静脉。

【难度】易

4. 全胃肠外营养液中必需氨基酸和非必需氨基酸的比例一般应为
   A. 1∶1　B. 1∶2　C. 1∶3
   D. 2∶1　E. 3∶1

【答案】B

【难度】易

5. 评价外科患者的营养状态,最简单而实用的指标是
   A. 近期体重下降程度和三头肌皮褶厚度
   B. 血清转铁蛋白和视黄醇结合蛋白
   C. 握力和三头肌皮褶厚度
   D. 近期体重下降程度和血浆白蛋白水平
   E. 氮平衡试验

【答案】D

【解析】以上选项均为外科患者营养状况的评价指标,其中近期体重下降程度和血浆白蛋白水平最简单而实用。

【难度】中

6. 实施肠外营养后,发生下列情况可能性**最小**的是
   A. 高血糖或低血糖　B. 气胸
   C. 微量元素缺乏　D. 切口难以愈合
   E. 电解质紊乱

【答案】D

【解析】肠外营养的并发症有气胸、血胸、纵隔血肿、

皮下血肿、胸导管损伤、空气栓塞、血清电解质紊乱、微量元素缺乏、低血糖、高血糖；胆囊内胆泥和结石形成、胆汁淤积及肝酶谱升高、肠道屏障功能减退、导管性脓毒症。

【难度】易

7. 体重减轻到低于标准体重多少为营养不良

A. 5%　　B. 15%　　C. 20%

D. 25%　　E. 10%

【答案】B

【难度】易

8. 欧洲肠外肠内营养学会(ESPEN)对严重营养不良的定义中，血清白蛋白水平应低于

A. 35g/L　　B. 30g/L　　C. 25g/L

D. 20g/L　　E. 15g/L

【答案】B

【解析】欧洲肠外肠内营养学会(ESPEN)对严重营养不良的定义标准(至少满足其中一条)：6个月内体重下降10%~15%；体重指数(BMI)<18kg/m^2；主观全面评定为C级；血清白蛋白<30g/L(无肝肾功能不全)。

【难度】中

9. 下列属于全胃肠外营养禁忌的是

A. 短肠综合征　　B. 高位肠瘘

C. 乙状结肠造口　　D. 坏死性胰腺炎

E. 急性肾衰竭

【答案】C

【难度】易

10. 下列属长期肠外营养并发症的是

A. 胆囊结石　　B. 胃癌

C. 肝硬化　　D. Crohn病

E. 肝癌

【答案】A

【难度】易

11. 正常成人每天每千克体重静息能量消耗(BEE)约为

A. 10~15kcal　　B. 15~20kcal

C. 20~25kcal　　D. 25~30kcal

E. 35kcal

【答案】C

【难度】易

12. 机体内无贮备，需在每天的肠外营养液中补充的物质是

A. 脂溶性维生素　　B. 水溶性维生素

C. 氯化钾　　D. 精氨酸

E. 花生四烯酸

【答案】B

【难度】中

13. 有关肠内营养(EN)，下列描述**不正确**的是

A. EN符合生理、并发症少

B. 只要肠道有功能，尽量采取EN

C. 营养液的温度应接近体温

D. 营养液输入初始应缓慢、低浓度

E. 昏送患者不能用EN支持

【答案】E

【难度】中

14. 关于创伤感染后的营养代谢变化，叙述正确的是

A. 能量代谢受抑制

B. 能量需求减少

C. 早期以分解代谢为主，后期以合成代谢为主

D. 蛋白质分解与合成代谢减少

E. 脂肪分解减少

【答案】C

【难度】易

15. 肠内营养制剂自空肠造瘘管滴入速度一般小于

A. 40~50ml/h　　B. 60~80ml/h

C. 100~120ml/h　　D. 140~180ml/h

E. 200ml/h

【答案】A

【解析】要素饮食经空肠造瘘管滴入速度一般不超过40~50ml/h，滴速过快或者浓度过高都有可能引起患者的腹泻，因此应以每小时40~50ml为宜。

【难度】中

16. 每克碳水化合物能产热量为

A. 1kcal　　B. 4kcal　　C. 7kcal

D. 9kcal　　E. 11kcal

【答案】B

【难度】易

17. 患者身高160cm，体重64.8kg，其体重指数为

A. 21kg/m^2　　B. 22kg/m^2　　C. 23kg/m^2

D. 24kg/m^2　　E. 25kg/m^2

【答案】E

【解析】体重指数等于体重的千克数除以身高的平方。

【难度】中

18. 下列属于合成代谢激素的是

A. 甲状腺素　　B. 儿茶酚胺

C. 糖皮质激素　　D. 生长激素

E. 胰高血糖素

【答案】D

【难度】中

19. 综合考虑,多长时间内的全肠外营养(TPN)支持建议从周围静脉给予
    A. 3天　　B. 5天　　C. 1周
    D. 2周　　E. 3周

【答案】D
【难度】易

20. 下列属于肠内营养适应证的是
    A. 完全性肠梗阻　　B. 消化道出血以后
    C. 严重肠道感染　　D. 严重腹泻
    E. 休克

【答案】B
【难度】易

21. 评价营养不良最早的敏感指标是
    A. 白蛋白　　B. 球蛋白
    C. 总蛋白　　D. 转铁蛋白
    E. 视黄醇蛋白

【答案】E
【解析】内脏蛋白测定评价营养状态,白蛋白的半衰期为21天,是可靠指标,但不敏感;转铁蛋白半衰期为8天,但受体内铁储存能力的影响;视黄醇结合蛋白半衰期仅为12小时,是最敏感的指标。
【难度】难

22. 在管饲营养液的管理中,正确的是
    A. 浓度应从高到低
    B. 量从一次到位
    C. 滴注速度不能太慢
    D. 最好低温输注
    E. 24小时内用完

【答案】E
【难度】中

23. 悬挂的营养液在较凉快的室温下放置时间,一般**不超过**的时长是
    A. 4~6h　　B. 6~8h　　C. 8~10h
    D. 10~12h　　E. 24h

【答案】B
【难度】易

24. 下列**不属于**应激状态下机体的代谢特点的是
    A. 合成代谢为主
    B. 静息能量消耗增高
    C. 糖代谢紊乱
    D. 脂肪动用加快,游离脂肪酸的周转和氧化增加
    E. 蛋白质分解增强,机体处于负氮平衡

【答案】A
【难度】中

25. 外科患者静脉营养支持配方基本原则中,正确的是
    A. 营养支持的底物主要由糖、脂肪和多种维生素混合组成
    B. 减少葡萄糖负荷,葡萄糖需要量少于3~5g/(kg·d)
    C. 60%的非蛋白热量由脂肪乳剂供给
    D. 为增加氨基酸供能,每日蛋白供给至少1.5~2.0g/kg
    E. 热氮比一般不低于(100~150):1

【答案】B
【解析】静脉营养支持主要底物是葡萄糖、氨基酸和脂肪乳,其中脂肪供能一般不超过50%,添加氨基酸是为了合成蛋白质,而不是为了提供能量,热氮比一般不超过(100~150):1。
【难度】难

【A2型题】

1. 女性,30岁,因“急性阑尾炎行阑尾切除,术后发生阑尾残端瘘2个月”入院。体重40kg,身高160cm。消瘦明显。血清白蛋白为24g/L。该患者营养状况为
    A. 轻度营养不良
    B. 中度营养不良
    C. 严重营养不良
    D. 营养状况良好
    E. 营养状况无法评估

【答案】C
【解析】根据欧洲肠外肠内营养学会(ESPEN)的定义标准,血清白蛋白<30g/L为严重营养不良指标之一。
【难度】难

2. 男性,65岁,体重50kg。因胃窦癌行根治性远端胃切除+毕Ⅱ式吻合术,术后发生十二指肠残端瘘。需给予总热量1 500kcal的静脉营养支持,下列配方理论上正确的是
    A. 10%葡萄糖溶液1 880ml,20%脂肪乳417ml,10%复合氨基酸500ml
    B. 50%葡萄糖溶液750ml,10%复合氨基酸500ml
    C. 50%葡萄糖溶液375ml,10%脂肪乳834ml,10%复合氨基酸750ml
    D. 50%葡萄糖溶液525ml,20%脂肪乳250ml,10%复合氨基酸500ml

E. 10% 葡萄糖溶液 1 380ml，20% 脂肪乳 417ml，10% 复合氨基酸 500ml

【答案】E

【解析】胃肠外营养支持营养液的配制，通常脂肪供能不超过 50%，热氮比为（125~150）kcal：1g。

【难度】中

3. 男性，25 岁，因“高位小肠瘘 1 天”入院，入院后经颈内静脉插管输注全胃肠外营养液，2 周后突然出现寒战、高热，无咳嗽咳痰，腹部无压痛及反跳痛。最有可能诊断的是

A. 高渗性非酮性昏迷

B. 肺部感染

C. 气胸

D. 导管相关性感染

E. 导管折断

【答案】D

【难度】中

4. 女性，65 岁，升结肠癌合并不全肠梗阻，术前行全胃肠道外营养支持，由周围静脉输入的营养液，**不推荐**使用的是

A. 10% 脂肪乳剂　　B. 生理盐水

C. 8.5% 氨基酸溶液　　D. 10% 葡萄糖溶液

E. 20% 葡萄糖溶液

【答案】E

【难度】中

5. 女性，55 岁，短肠综合征，长期经静脉营养支持，突发寒战高热，考虑为中心静脉导管引起的感染，下列**不是**感染发生的因素是

A. 导管换药时无菌操作不严格

B. 经常往导管系统加入药物

C. 营养液配制后低温环境保存超过 24 小时才使用

D. 插管后局部伤口处理不妥

E. 营养液配制过程在普通治疗室进行

【答案】C

【难度】中

6. 男性，56 岁，全胃切除术后 3 天行肠内营养治疗，第 4 天腹泻。其腹泻最常见的原因是

A. 营养液温度过低

B. 营养液污染

C. 小肠对脂肪耐受改变

D. 肠腔内渗透压过高

E. 营养液输注速度过快

【答案】E

【难度】中

7. 女性，60 岁，因严重的营养不良需行全肠外营养，在行锁骨下静脉穿刺置管术中，突然出现了呼吸困难、发绀、呼吸音减弱、叩诊呈鼓音。最可能发生的并发症是

A. 穿刺出血　　B. 导管渗漏

C. 低血糖　　D. 损伤气胸

E. 局麻药过敏

【答案】D

【难度】易

8. 女性，65 岁，胰十二指肠切除术后行胃肠道外营养，以 10% 脂肪乳剂 500ml 由周围静脉输入，速度为 4ml/min，当输入约 10 分钟时，患者自感胸闷、心悸、体温 38.3℃，应首先考虑的是

A. 输入速度过快

B. 空气栓塞

C. 突发心肌梗死

D. 脂肪乳剂过敏反应

E. 腹腔内继发出血

【答案】A

【解析】脂肪乳剂是 PN 的另一种重要能源。以大豆油或红花油为原料，磷脂为乳化剂，制成的乳剂有良好的理化稳定性，微粒直径与天然乳微粒相仿。输注太快可致胸闷、心悸或发热等反应，通常先以 1ml/min 开始，500ml 的输注需用 5~6 小时。

【难度】中

9. 男性，40 岁，因车祸导致颅脑损伤已昏迷 5 天，其营养支持宜选用的补给途径是

A. 口服　　B. 管饲

C. 经周围静脉　　D. 经中心静脉

E. 经周围小动脉

【答案】B

【难度】易

10. 女性，67 岁，因结肠癌收入院，判断其存在营养不良的依据是

A. 最近 3 个月内体重下降超过 5%

B. 1 年内体重下降超过 5kg

C. 任意时间内体重下降超过 5%

D. 血清白蛋白低于 40g/L

E. 体重指数为 25

【答案】A

【解析】根据 ESPEN 2015 年制定的营养不良判断标准，营养不良是指最近 3 个月内体重下降超过 5%。

【难度】难

11. 男性,42岁,因胃-十二指肠溃疡出血行胃次全切除术,术后早期最适当的营养液输注途径是
A. 鼻胃管
B. 胃造瘘
C. 鼻肠管或空肠造瘘管
D. 中心静脉营养
E. 周围静脉营养支持

【答案】C
【难度】易

12. 男性,50岁,经鼻胃管进行肠内营养支持,在应用过程中存在**错误**的是
A. 当发生胃潴留或排空障碍时应暂停使用
B. 输注过程发生误吸应立即停止鼻饲
C. 营养液浓度应从低浓度开始
D. 营养液宜低温输入,可冰箱拿出就用
E. 营养液量逐渐增加,1周内逐步达到全量

【答案】D
【解析】鼻饲时当发生胃潴留或排空障碍时应暂停使用;输注过程发生误吸应立即停止鼻饲;营养液浓度应从低浓度开始,初始浓度不超过10%;量逐步增加,1周内逐步达到全量;营养液的温度应接近体温。
【难度】中

13. 女性,65岁,因患胰腺癌入院,经中心静脉导管接受胃肠外营养支持,关于导管的处理措施,正确的是
A. 每周一次消毒穿刺部位
B. 可经中心静脉途径给予抗生素
C. 可经中心静脉途径输血
D. 可经中心静脉导管抽血
E. 输液结束后要用肝素稀释液封管

【答案】E
【难度】易

14. 男性,70岁,胰腺手术后胰漏,给予肠内营养支持,最可能出现的并发症是
A. 肝功能损害　　B. 高血糖
C. 微量元素缺乏　　D. 腹泻
E. 胆汁淤积

【答案】D
【难度】易

15. 女性,35岁,因急性胰腺炎入院。经治疗病情好转,准备给予要素饮食加强营养。有关要素饮食,下列说法中**错误**的是
A. 是多种营养物质配伍成的未消化营养制剂
B. 不需消化易于被吸收
C. 对胃肠刺激小,不引起消化道分泌增加
D. 无渣粪,有利于肠道休息及清洁
E. 最适宜管饲

【答案】A
【解析】要素饮食是一种化学精制食物,含有全部人体所需的易于消化吸收的营养成分,包含游离氨基酸、单糖、主要脂肪酸、维生素、无机盐类和微量元素。不含纤维素、有压缩性、排粪少;无须经过消化可直接被肠道吸收和利用。
【难度】难

16. 女性,60岁,脑外伤昏迷,长期鼻饲提供营养,下列鼻饲措施中正确的是
A. 鼻饲间隔时间不少于6小时
B. 所有灌注用品每周消毒一次
C. 每日口腔护理1次
D. 胃管每日更换
E. 鼻饲前检查胃管位置是否正常

【答案】E
【难度】易

17. 男性,60岁,胃癌行全胃切除术后第3天,经鼻肠管进行肠内营养支持,其最常见的胃肠道并发症是
A. 黑便　　B. 腹痛
C. 腹胀和腹泻　　D. 便秘
E. 恶心、呕吐

【答案】C
【难度】易

18. 男性,52岁,车祸致脾破裂,骨盆骨折,行脾切除术后胃瘫。给予静脉输入25%葡萄糖400ml和其他液体,术后10天患者出现皮肤,巩膜黄染,并进行性加重,化验血糖20.3mmol/L。出现黄疸的最可能原因是
A. 复合伤导致肝功能损害
B. 糖代谢紊乱导致肝功能损害
C. 电解质紊乱导致肝功能损害
D. 药物中毒导致肝功能损害
E. 输血导致血管内溶血

【答案】B
【难度】中

19. 男性,60岁,因胃溃疡合并多次大出血,行胃次全切除术。患者术后远期**不可能**出现

的并发症是
A. 体重减轻　　B. 溶血性贫血
C. 腹泻　　D. 脂肪泻
E. 骨病
【答案】B
【解析】胃次全切除术后远期并发症包括:①营养不足;②贫血,缺铁性贫血和巨幼红细胞性贫血;③腹泻与脂肪泻;④骨病,包括隐性骨质软化、骨质疏松。
【难度】中

20. 男性,75 岁,因"胃癌幽门梗阻合并重度贫血"入院,输血治疗后发生急性肾衰竭。有关患者营养支持,下列叙述正确的是
A. 酌情补充优质蛋白或必需氨基酸
B. 适当增加脂肪供能,减少碳水化合物比例
C. 酌情降低氮卡比为 1g∶(100~130)kcal
D. 增加中链甘油三酯比例
E. 以输注支链氨基酸为主
【答案】E
【难度】中

21. 男性,40 岁,身高 173cm。24 小时肌酐排出量为980mg,查表可知相同身高健康人24小时肌酐排出量为 1 400mg,如根据肌酐 - 身高指数,该患者的营养状况是
A. 正常　　B. 轻度营养不良
C. 中度营养不良　　D. 重度营养不良
E. 极重度营养不良
【答案】C
【解析】患者的肌酐 - 身高指数与健康成人对比,90%~110% 为营养状况正常,80%~90% 为轻度营养不良,60%~80% 为中度营养不良,低于 60% 为重度营养不良。该患者的肌酐 - 身高指数为 70%。
【难度】难

22. 男性,50 岁,因胰腺癌接受胰十二指肠切除术,术后对其进行饮食指导,下例叙述正确的是
A. 没有饮食限制
B. 饮食必须低热量
C. 须严控制蛋白质摄入
D. 应摄入低脂饮食
E. 应进糖尿病饮食
【答案】D
【难度】中

23. 女性,46 岁,肠系膜上静脉血栓形成、小肠广泛坏死,行小肠广泛切除后出现短肠综合征及切口感染。术后 2 个月出现切口尚未愈合,舌苔厚重,口腔溃疡,最有可能发生的微量元素缺乏是
A. 锌　　B. 铜　　C. 铬
D. 镁　　E. 钾
【答案】A
【难度】中

24. 男性,32 岁,腹部刀扎伤患者,术后出现小肠瘘,需要较长时间静脉营养支持。营养液中添加精氨酸的目的是
A. 加强肠道屏障功能,减少细菌易位
B. 改善 T 细胞功能,促进伤口愈合,增加机体免疫力
C. 有利于加速脂肪分解功能
D. 提供 DNA 和 RNA 合成前体,有利于肠上皮细胞生长
E. 提高机体胰岛素敏感性,有利于控制血糖
【答案】B
【难度】中

25. 男性,55 岁,肝移植术后静脉营养支持治疗,营养液中加入谷氨酰胺的最主要作用是
A. 促进正氮平衡和蛋白质合成
B. 维持肠黏膜屏障完整性,防止菌群易位
C. 维持肠道的分泌和吸收功能
D. 促进机体分解葡萄糖
E. 调节 T 细胞免疫功能
【答案】B
【难度】中

26. 男性,68 岁,上腹不适、食欲下降 2 个月。CT 检查诊断胰腺癌,术前评估存在营养不良。关于术前营养支持,下列说法正确的是
A. 入院后 3 天内应该完成营养风险评估
B. 按照营养支持阶梯模式,营养支持应先从静脉营养开始
C. 如果饮食 + 口服营养支持仍不能满足营养需求,应采取 TPN
D. 当低阶梯不能满足目标量的 60% 时,选择上一阶梯
E. 患者一住院就应开始 TEN
【答案】D
【解析】营养风险评估应在入院 24 小时内完成,营养支持首先从 ONS(口服营养支持)开始,如果饮食 +ONS 仍不能满足营养需求,应采取 TEN。
【难度】难

27. 男性,30岁,车祸致腹部闭合性损伤行手术治疗。术后6天出现高位小肠瘘,每天自腹腔引流管漏出的液体约3 000ml。如果将漏出的液体收集过滤后回输注入远端肠道,该做法属于
A. 肠外营养 B. 自身营养
C. 自体液回输 D. 肠内营养
E. 免疫治疗
【答案】D
【难度】难

28. 男性,60岁,重症坏死性胰腺炎,拟行营养支持治疗。下列描述正确的是
A. 无论肠道是否可用,优先选择肠外营养
B. 静脉营养优先选择周围静脉途径
C. 肠内营养不足时,可以肠外营养补充
D. 期望短期内改善营养状况时可用肠内营养
E. 营养支持时间较长时应尽量采用肠外营养
【答案】C
【难度】中

29. 女性,67岁,宫颈癌术后复发,行盆腔放疗后出现严重的放射性肠炎。宜选用的肠内营养支持制剂为
A. 要素制剂 B. 非要素制剂
C. 组件制剂 D. 特殊治疗制剂
E. 蛋白粉制剂
【答案】A
【难度】中

30. 男性,75岁,结肠癌术后肠内营养支持,发生腹泻,每日6~8次,首先要考虑的原因是
A. 肠腔内渗透压负荷过重
B. 小肠对脂肪不耐受
C. 营养液中葡萄糖被细菌转变为乳酸
D. 营养液细菌污染
E. 营养液浓度太低
【答案】A
【难度】中

31. 女性,39岁,粪石性肠梗阻术后第2天,既往体健。预期1周内无法进食,需行静脉营养支持。如果该患者静脉营养液中含有大量高渗葡萄糖,可能带来的最危险的并发症是
A. 呼吸衰竭 B. 胆汁淤积
C. 肝功能损害 D. 酮症酸中毒
E. 渗透性利尿
【答案】D
【难度】易

32. 男性,60岁,胃次全切除术后发生吻合口瘘。胃肠外营养支持3周后发现皮肤巩膜黄染。超声提示胆囊内胆汁淤积,肝内肝外胆管不扩张。考虑为胃肠外营养所致的肝损害,处理措施中最根本有效的是
A. 降低TPN配方中的非蛋白能量
B. 增加糖的供给
C. 尽早恢复肠内营养
D. 积极控制腹腔感染
E. 应用生长抑素
【答案】C
【难度】中

33. 男性,58岁,反复腹胀腹痛3个月,加重15天,体重较前下降15kg。查体:消瘦,贫血貌。上腹轻压痛。实验室检查:血白蛋白20g/L,Hb68g/L。目前患者的营养状态初步评价为
A. 轻 - 中度营养不良
B. 轻度营养不良
C. 中度营养不良
D. 重度营养不良
E. 中 - 重度营养不良
【答案】D
【解析】3个月内体重较前下降15kg,血白蛋白20g/L属于重度营养不良。
【难度】难

34. 女性,78岁,腹胀、间断腹痛伴大便带血3个月,其间体重下降10kg。临床诊断为升结肠癌合并营养不良。拟行术前营养支持,应选择的途径是
A. 口服 B. 鼻 - 胃管
C. 空肠造口 D. 肠外营养
E. ONS+ 静脉营养
【答案】E
【难度】难

35. 女性,45岁,重度烧伤患者,每日静脉输注全合一营养液2 000ml。该营养液底物中,主要的能量来源应该是
A. 氨基酸 B. 葡萄糖
C. 脂肪乳 D. 脂溶性维生素

E. 谷氨酰胺

【答案】B

【解析】葡萄糖是给人类机体供能的最主要物质形式，是机体最主要最直接的能量来源。

【难度】易

36. 男性，56 岁，由于胰腺癌行手术治疗，术后通过中心静脉接受全胃肠外营养支持。在营养液注入的第 4 小时，患者诉恶心、疲乏、头痛。每小时尿量为出现不适症状前的两倍。此时应采取的处理措施为

A. 停止输液，遮盖穿刺点

B. 减慢输液，检测血糖水平

C. 行腹部 CT 检查明确原因

D. 从外周静脉增加输液量

E. 尿常规检查，加快输液

【答案】B

【解析】静脉营养支持过程中，无明显原因出现尿量突然增多，伴有恶心、乏力、头痛等脱水症状，首先要考虑糖利尿可能。此时应立即检测血糖水平。

【难度】易

37. 男性，60 岁，行食管癌根治术后第 1 天，经鼻空肠营养管缓慢匀速滴注肠内营养液 250ml。这种术后早期实施的肠内营养，其主要目的是

A. 提供机体足够的热量

B. 提供足够的蛋白质

C. 防止肠上皮萎缩和黏膜屏障通透性增加

D. 达到满意的氮平衡

E. 防止术后肠粘连发生

【答案】C

【解析】消化道手术后早期给予肠内营养最主要的目的是，提供肠道黏膜营养吸收底物，防止肠上皮萎缩和黏膜屏障通透性增加。

【难度】难

38. 女性，39 岁，半小时前误服稀盐酸，送至急诊室。为维持患者的营养状态，合适的处理是

A. 颈部食管造瘘

B. 胃造瘘

C. TPN

D. 食管扩张，经口进食

E. 下段食管结扎术

【答案】C

【难度】易

【A3/A4 型题】

(1~3 题共用题干)

女性，55 岁，因小肠广泛切除术后患短肠综合征，予全胃肠外营养治疗。应用 1 周时患者出现昏迷，但尿内无酮体，患者既往有糖尿病史。

1. 此患者的诊断是

A. 高渗性非酮性昏迷　B. 肝性昏迷

C. 导管感染败血症　D. 糖尿病昏迷

E. 代谢性酸中毒

【答案】A

【解析】全胃肠外营养可引起多种并发症，本患者既往有糖尿病，胃肠外营养时须注意调整葡萄糖 - 胰岛素比例及营养液的输注速度，否则可能出现糖尿病急性并发症，现患者昏迷，但尿内无酮体，故首先考虑高渗性非酮性昏迷。

【难度】中

2. 出现上述症状的发病机制是

A. 内源性胰岛素分泌不足

B. 等渗性脱水

C. 输液导管细菌滋生

D. 肝功能损害

E. 肾功能损害

【答案】A

【解析】糖尿病患者输注静脉营养液后血糖升高的最主要原因是内源性胰岛素分泌不足，因此，需要外源性补充胰岛素。

【难度】中

3. 此病的预防主要是

A. 注意葡萄糖输注的浓度、速度和与胰岛素的比例

B. 加强保护肝功能

C. 加强导管护理及无菌操作

D. 纠正水和电解质紊乱，预防酸中毒发生

E. 保护肾功能

【答案】A

【解析】胃肠外营养支持，尤其是对患有糖尿病的患者应注意静脉营养液的输注浓度、速度，同时注意葡萄糖与胰岛素的比例，因存在内源性胰岛素分泌不足。

【难度】中

(4~6 题共用题干)

男性，70 岁，体重 60kg。因胃癌行全胃切除术后 6 天，已排气。主诉左上腹疼痛，腹腔引流管引出肠液样液体 300ml。查体：腹软，切口无红肿，

左上腹轻压痛,无肌紧张,肠鸣音 3~4 次 /min。

4. 目前需要的主要治疗措施是
   A. 急诊手术　　B. 肠外营养支持
   C. 要素饮食　　D. 普通饮食
   E. 输白蛋白、加强营养

【答案】B

【解析】胃癌术后出现吻合口瘘,当引流通畅、腹部无严重感染的迹象时,首选保守治疗,此时最关键的治疗措施是营养支持,初期先从肠外营养支持开始。

【难度】难

5. 该患者每天热量基本需要量是
   A. 800kcal　　B. 1 200kcal
   C. 1 500kcal　　D. 2 000kcal
   E. 2 500kcal

【答案】C

【解析】热量需求按 25~30kcal/kg 来计算,60kg 体重需要热量 1 500~1 800kcal。

【难度】中

6. 该患者保守治疗 2 周后,生命体征平稳,无弥漫性腹膜炎体征,腹腔引流量减少至 200ml/d,此时适宜的治疗措施为
   A. 开腹探查,修补瘘口
   B. 继续抗生素治疗
   C. 经口进食
   D. 空肠置管营养支持
   E. 继续静脉营养支持

【答案】D

【解析】胃肠吻合口瘘的愈合时间一般较长,长期的静脉营养难以维持,及早建立肠内营养通道、开展肠内营养支持既符合生理、预防肠黏膜萎缩和菌群易位,又能避免肠外营养并发症。

【难度】难

(7~9 题共用题干)

女性,45 岁,因短肠综合征入院。入院后经颈内静脉插管行全胃肠外营养支持。3 周后突然出现寒战、高热,无咳嗽、咳痰。查体:腹部无压痛和反跳痛。

7. 最有可能的诊断是
   A. 肺部感染
   B. 导管性脓毒症
   C. 导管伤口感染
   D. 高渗性酮症酸中毒
   E. 营养液或药物过敏

【答案】B

【解析】胃肠外营养过程中突然出现高热、寒战等感染症状,首先要考虑导管相关性感染或脓毒症的可能。

【难度】易

8. 此时应采取的最有效治疗措施是
   A. 肠外营养液中增加胰岛素
   B. 应用抗生素
   C. 行导管伤口换药
   D. 拔除中心静脉导管
   E. 更换中心静脉导管

【答案】D

【解析】一旦考虑有导管脓毒症,最有效的处理措施是立即拔除中心静脉导管。

【难度】中

9. 经综合治疗 1 周后,上述症状缓解,此时应采取的措施是
   A. 肠外营养液中增加胰岛素
   B. 继续用抗生素治疗
   C. 重置中心静脉导管
   D. 血培养了解细菌情况
   E. 长期留置外周血管导管

【答案】C

【解析】导管脓毒症治愈后,如仍需要静脉营养支持,可以再次中心静脉置管,重建静脉营养通道。

【难度】易

(10~12 题共用题干)

男性,45 岁,间断腹痛腹胀 3 个月入院,体重下降 15kg。既往体健。查体:贫血貌,上腹部轻压痛,无肌紧张无反跳痛,未及包块,肠鸣音 4 次 /min。实验室检查:血清白蛋白 24g/L,血常规 Hb 70g/L,大便潜血试验(+),尿常规正常。

10. 初步判断患者营养状态为
   A. 营养正常　　B. 轻度营养不良
   C. 中度营养不良　　D. 重度营养不良
   E. 严重营养不良

【答案】D

【难度】中

11. 根据上述信息,下列哪种疾病可能性最大
   A. 慢性胃炎　　B. 结直肠癌
   C. 溃疡性结肠炎　　D. 慢性胰腺炎
   E. 原发性肝癌

【答案】B

【解析】患者有腹痛、腹胀,体重下降,便潜血阳性,同时贫血、低蛋白血症,考虑结直肠癌可能性大。

【难度】中

12. 为明确诊断，进一步检查应首选的是
A. 全腹增强 CT B. 上消化道造影
C. 腹腔镜探查 D. 纤维结肠镜检查
E. 上腹部磁共振扫描

【答案】D
【解析】因考虑结肠恶性肿瘤的可能性大，因此，首选纤维结肠镜检查。
【难度】中

(13~15 题共用题干)
男性，67 岁，因"进行性进食梗噎感 3 个月、胃镜提示食管胃交界部腺癌"入院，准备行根治性全胃切除术。

13. 术中行空肠穿刺置管，自左侧腹引出体外，其目的为
A. 行肠减压 B. 行肠外营养
C. 补充液体途径 D. 行肠内营养
E. 监测吻合口有无出血

【答案】D
【解析】全胃切除食管空肠吻合发生吻合口瘘的风险较大，可以在术中预防性留置空肠营养管，建立肠内营养通道，如果一旦发生吻合口瘘，可以长期进行肠内营养支持，有可能避免二次开腹手术。
【难度】中

14. 患者术后恢复顺利，肠内营养支持一般开始于
A. 术后当天 B. 术后第 1 天
C. 术后第 3 天 D. 肛门排气以后
E. 肛门排便以后

【答案】B
【解析】循证医学证据显示，术后早期肠内营养支持是安全的，可以在术后第 1 天开始。
【难度】中

15. 当肠内营养液达到多少后，可以停止肠外营养
A. 50ml/h，24 小时总量大于 1 000ml
B. 100ml/h，24 小时总量大于 1 500ml
C. 100ml/h，24 小时总量大于 2 000ml
D. 150ml/h，24 小时总量大于 2 500ml
E. 150ml/h，24 小时总量大于 3 000ml

【答案】C
【解析】肠内营养 24 小时总量大于 2 000ml 时，提供机体需要的足够热量，此时可以停止肠外营养。
【难度】中

(16~18 题共用题干)
男性，30 岁，反复腹痛、腹泻半年，伴低热和体重下降。近 1 周出现腹胀、恶心呕吐，腹部 CT 提示末端回肠不全梗阻，局部肠腔狭窄，管壁增厚，近端小肠轻度扩张。

16. 拟行手术治疗，术前给予营养支持，宜选择的方式是
A. 口服要素饮食
B. TPN
C. 管饲
D. 空肠造瘘置管肠内营养
E. 内镜经皮置管肠内营养

【答案】B
【解析】该患者存在不全小肠梗阻，因此，不宜开展肠内营养，术前首选胃肠外(静脉)营养支持。
【难度】易

17. 患者卧床，每日最低热卡消耗为
A. 10~15kcal/kg B. 20~30kcal/kg
C. 30~50kcal/kg D. 50~60kcal/kg
E. >70kcal/kg

【答案】B
【解析】人体在静息状态下一般每日所需的最低热卡为 20~30kcal/kg。
【难度】中

18. 患者治疗过程中出现转氨酶、碱性磷酸酶和胆红素升高，考虑为肝脏功能损害。关于肝功损害的原因，下列说法**错误**的是
A. 某些氨基酸的代谢产物所致
B. 长期应用高糖导致
C. 肠道长期废用所致
D. 缺乏必需氨基酸
E. 一般为不可逆性损害

【答案】E
【解析】胃肠外营养支持后肝功能受损，在恢复肠内营养后一般可以逐步恢复。
【难度】中

(19~21 题共用题干)
女性，55 岁，因"胃溃疡合并幽门梗阻"住院。在肠外营养支持过程中监测血糖 20mmol/L。

19. 出现高血糖的最可能原因是
A. 脂肪乳剂补充不足
B. 电解质紊乱
C. 葡萄糖溶液输注速度太快

D. 胰岛素用量过大
E. 肝功能损害

【答案】C
【解析】静脉营养过程中血糖明显升高的原因与含糖液输注过快、胰岛素相对不足等有关。
【难度】中

20. 导致高渗性非酮症性昏迷,通常血糖需超过的数值是
A. 20mmol/L　　B. 25mmol/L
C. 30mmol/L　　D. 40mmol/L
E. 35mmol/L

【答案】D
【解析】当血糖浓度超过 40mmol/L 时,非常容易发生高渗性非酮症性昏迷。
【难度】中

21. 纠正高血糖时还应注意避免下列哪种情况
A. 低钠血症　　B. 低氯血症
C. 低钾血症　　D. 低钙血症
E. 低镁血症

【答案】C
【解析】用胰岛素纠正高血糖时,容易发生钾离子向细胞内转移,导致低钾血症发生。
【难度】中

(22~24 题共用题干)
男性,65 岁,因膀胱癌计划行根治性手术,因营养需要,术前行胃肠内营养,在输注营养液的过程中,患者出现呛咳、咳出营养液样物,并呼吸急促。

22. 该患者出现上述症状的原因是
A. 营养液温度太高
B. 营养液温度低
C. 发生电解质紊乱
D. 营养液的浓度高
E. 发生营养液误吸

【答案】E
【解析】肠内营养输注速度过快,可以发生反流,导致误吸,甚至发生吸入性肺炎。
【难度】中

23. 下列哪项处理措施是**不妥**的
A. 立即停止输注肠内营养液
B. 吸氧
C. 清理呼吸道
D. 交代患者憋气、不要咳嗽
E. 必要时可经气管镜清除吸入物

【答案】D
【解析】营养液输注过程中发生误吸时,应立即停止输注肠内营养液,给予吸氧,清理呼吸道,必要时用气管镜清除吸入物。
【难度】中

24. 该患者进一步的处理中,**不需要**的措施是
A. 抗感染
B. 持续胃肠减压
C. 必要时激素治疗
D. 静脉营养支持
E. 雾化吸入,翻身拍背

【答案】B
【解析】胃肠内营养支持发生误吸或吸入性肺炎时,在停止肠内营养液输注后,没有必要持续胃肠减压,因留置胃管反而不利于肺炎的治疗。
【难度】易

(25~27 题共用题干)
男性,36 岁,暴饮暴食后突发上腹痛,疼痛呈持续性并阵发加重,伴呕吐,4 天后体温升高,被诊为急性坏死性胰腺炎,3 周后因胰腺坏死感染行坏死组织清除引流手术治疗。

25. 该患者术后第 2 天开始给予营养支持,较适宜的营养支持方法是
A. 普食　　B. 管饲流食
C. 要素饮食　　D. 肠造瘘肠内营养
E. 完全胃肠外营养

【答案】E
【解析】急性坏死性胰腺炎往往存在术后肠麻痹和胃肠功能障碍,术后早期内首选胃肠外营养支持。
【难度】中

26. 术后第 2 天开始患者体温一直正常,但 10 天后又升高至 39.5℃,精神不振,寒战,无腹痛腹胀,伤口引流液少,中心静脉置管处红肿,有压痛,应警惕其可能发生的并发症是
A. 肺部感染　　B. 深部真菌感染
C. 高血糖症　　D. 导管性脓毒症
E. 急性胰腺炎胰漏

【答案】D
【解析】胃肠外营养支持过程中突发寒战、高热,在排除腹部并发症的可能时,首选要警惕导管相关感染的可能。
【难度】中

27. 此时最核心的处理措施是
A. 全身应用降温药

B. 更换穿刺部位敷料
C. 拔除导管并将管端送细菌培养
D. 改用抗生素溶液封管
E. 对症处理、观察病情变化

【答案】C
【解析】导管性脓毒血症的关键处理措施为拔除导管，并将尖端送细菌培养。
【难度】中

(28~30 题共用题干)
男性，40 岁，因"急性坏死性胰腺炎"入院，在补液、抑制胰液分泌、预防感染的基础上准备给予完全胃肠外营养。

28. 下列不属于肠外营养支持营养液组成要素的是
A. 葡萄糖　　B. 脂肪乳剂
C. 复方氨基酸　　D. 血清白蛋白
E. 脂溶性维生素

【答案】D
【解析】营养支持营养液的组成要素包括：碳水化合物、脂肪、氨基酸、维生素、微量元素等，血清白蛋白不是营养液。
【难度】中

29. 不适合胃肠外营养静脉置管的静脉是
A. 头静脉　　B. 大隐静脉
C. 颈外静脉　　D. 颈内静脉
E. 锁骨下静脉

【答案】B
【解析】胃肠外营养中心静脉置管，大隐静脉既不是中心静脉，又因置管后容易污染感染并影响下肢活动，故不宜选择。
【难度】易

30. 完全胃肠外营养可能发生的最严重的代谢并发症是
A. 高钾血症
B. 低钾血症
C. 肝功能异常
D. 非酮性高渗性高血糖性昏迷
E. 高血糖

【答案】D
【解析】完全胃肠外营养可引起技术性并发症、感染性并发症、代谢性并发症三大类，以代谢并发症常见，如低血糖及高血糖、肝功能损害、胆汁淤积、肠屏障功能减退，最为严重的是非酮性高渗性高血糖性昏迷。
【难度】难

【案例分析题】

案例一　男性，74 岁，因"上腹隐痛、消瘦乏力 3 个月，胃镜检查诊断胃窦腺癌"入院。患者近 3 个月进食明显减少，体重下降 7%。入院后影像学检查未发现有远处转移。血化验：Hb 6.0g/L，ALB 30g/L。拟行根治性胃癌切除术。

问题 1：在该患者的术前准备中，正确的是
A. 术前可间断少量输血，纠正贫血
B. 术前营养风险评估，并进行营养支持治疗
C. 进一步行心肺功能检查和评估，了解手术风险
D. 术前输注白蛋白，将 ALB 水平纠正至正常水平
E. 术前生理盐水洗胃
F. 术前营养支持首选 TPN
G. 入院后给予口服肠内营养制剂

【答案】ABCG
【解析】胃癌患者入院后 24 小时内应完成营养风险评估，该患者体重下降 7%，血白蛋白 30g/L，存在营养风险故需在术前进行营养支持，首选口服营养支持，同时适当纠正贫血，提高手术耐受力。无幽门梗阻无须洗胃，肠道功能正常也不是 TPN 的指征。
【难度】中

问题 2：对于住院患者的营养风险评估，最常用的评估工具是
A. 营养风险筛查(NRS-2002)
B. 主观全面评定法(SGA)
C. 营养不良通用筛查工具(MUST)
D. 微型营养评定法(MNA)
E. Performance Status 评分系统
F. 营养风险指数(Nutritional risk index，NRI)
G. 卡氏评分(Karnofsky scale)

【答案】A
【解析】目前国际上公认的住院患者营养风险评估最常用工具为营养风险筛查(NRS-2002)。
【难度】难

问题 3：如果采用营养风险筛查(NRS-2002)系统进行评分，结果为 4 分，提示该患者的营养风险或建议是
A. 不存在营养风险
B. 不存在营养不良风险

C. 处于营养风险中
D. 可能会从术前营养支持中获益
E. 应尽早开始营养支持治疗
F. 存在疾病相关的营养不良
G. 围术期营养支持可能降低营养相关不良事件概率

【答案】CDEG

【解析】NRS-2002 评分 4 分，提示患者存在营养风险，可能会从术前营养支持中获益，应尽早开展营养支持。

【难度】中

问题 4：如果该患者接受术前营养支持，下列处理原则正确的是

A. 首选肠内营养
B. 可以先从口服营养素开始
C. 肠内营养不耐受或补充量不足，可以联用静脉营养支持
D. 完全禁食水，全静脉营养支持
E. 术前营养支持以 7~10 天为宜
F. 应以静脉营养为主，肠内营养为辅
G. 定期称量体重，评估营养支持效果

【答案】ABCEG

【解析】术前营养支持原则上首选肠内途径，可从 ONS 开始，肠内营养不足或不耐受时可以联合肠外营养，术前营养支持一般不超过 7~10 天。

【难度】中

问题 5：该患者成功实施了胃癌根治术，并在术中放置了空肠营养管。在术后的营养支持中，下列做法正确的是

A. 术后肠内营养支持可以从术后 24h 开始
B. 术后早期肠内营养不仅提供能量底物，且保护肠黏膜屏障
C. 术后肠内营养可以减少肠道促炎因子的产生，减轻 SIRS
D. 术后应逐步由静脉营养支持过渡到以肠内营养为主
E. 术后不需要营养支持
F. 当饮食恢复后可以停止营养支持
G. 只有发生吻合口瘘，才需要从空肠营养管给肠内营养制剂

【答案】ABCDF

【解析】胃癌术后肠内营养支持可以在术后第 1 天开始，逐步加量；早期以静脉营养为主，当肠内营养满足 60% 热量需要时可以停止肠外营养。术后早期肠内营养主要目的不单是提供能量底物，更是为了保护肠黏膜屏障的完整性，预防肠黏膜萎缩和通透性增加。

【难度】高

案例二 男性，62 岁，食管癌晚期，不能进食水，每日外周静脉给予脂肪乳、氨基酸等输液。2 周后，患者主诉有右上肢穿刺处疼痛感，注射部位沿静脉走向出现条索状红线，局部组织肿胀，发红。临床诊断考虑静脉炎。

问题 1：该患者发生静脉炎的可能原因是

A. 输液速度过快
B. 输液量过大，且使用时间长
C. 溶液内含有致热源物质
D. 长期输入高浓度溶液
E. 输液速度过慢
F. 反复穿刺使用同一条静脉
G. 静脉血管变异畸形

【答案】ABDF

【解析】经外周血管的营养支持有可能导致静脉炎的发生，与输液速度过快、输液量大、输注时间过长、反复穿刺同一根血管、溶液浓度高造成血管内皮损伤等有关。

【难度】易

问题 2：对此患者外周静脉的正确护理措施是

A. 放低患肢
B. 超声波理疗
C. 增加患肢活动
D. 更换穿刺静脉
E. 50% 硫酸镁溶液湿敷
F. 静脉应用抗生素治疗
G. 糖皮质激素治疗

【答案】DE

【解析】静脉炎的处理措施包括停止输液拔除导管、局部 50% 硫酸镁溶液湿敷等。

【难度】中

问题 3：该患者建立静脉通道输液的主要目的是

A. 维持晶体渗透压
B. 给予营养支持，供给热能
C. 输入药物起治疗作用
D. 增加血容量维持血压
E. 利尿减少循环血量
F. 补充液体，维持水电解质平衡
G. 纠正酸中毒

【答案】BF

【解析】该患者输液的主要目的是给予营养支持和维持水电解质平衡。

【难度】中

问题4:如采用肠内营养支持,可实施途径有

A. 介入引导下放置鼻胃管

B. 胃造瘘

C. 空肠造瘘

D. 介入引导下放置鼻-空肠管

E. 尝试放置食管内支架

F. 胃镜下放置空肠营养管

G. PEG或PEJ术

【答案】ABCDEFG

【解析】以上均为建立肠内营养支持通道的有效方法。

【难度】中

问题5:建立肠内营养通道后,在实施肠内营养时预防发生胃肠道并发症的措施有

A. 控制营养液的输注量和速度

B. 肠内营养从低浓度、小剂量开始,逐步递增

C. 如同时应用抗生素治疗,可给予乳酸杆菌以帮助肠道正常菌群

D. 营养液现配现用,一次输注时间一般不超过24小时

E. 发生腹泻、腹胀时可暂停肠内营养

F. 密切监测血糖变化

G. 室温低时可以将肠内营养制剂加温后滴注

【答案】ABCDEFG

【难度】中

案例三　男性,36岁,暴饮暴食后突发腹痛,疼痛呈持续性并阵发加重,伴呕吐3天,经检查诊断为急性坏死性胰腺炎。保守治疗2周后诊断胰腺有坏死感染,急诊行手术治疗。

问题1:该患者术后第2天营养供给可采取

A. 普食

B. 管饲流食

C. 要素饮食

D. 部分胃肠外营养

E. 完全胃肠外营养

F. 无须营养支持

G. 大量输注10%葡萄糖提供热量

【答案】E

【解析】急性坏死性胰腺炎术后早期营养支持宜选用完全胃肠外营养,因肠麻痹、胃肠功能障碍等因素不耐受肠内营养。

【难度】中

问题2:术后第7天患者体温降至正常后又升高至39.5℃,精神差、寒战、发热,无腹痛腹胀,切口引流液少,中心静脉置管处皮肤红肿,有压痛。可能存在的问题是

A. 肺部感染

B. 导管处皮肤湿疹

C. 腹腔内感染

D. 导管脓毒症

E. 急性胰腺炎胰漏

F. 血栓性静脉炎

G. 药物过敏反应

【答案】AD

【解析】胃肠外营养过程中发生寒战、高热,中心静脉置管处红肿,同时无腹痛腹胀情况后,应高度警惕导管脓毒血症或肺部感染的发生。

【难度】易

问题3:此时正确的处理措施有

A. 对症治疗控制体温

B. 全身应用抗生素治疗

C. 拔除导管并将管端送细菌培养

D. 改用抗生素溶液封管

E. 经切口引流导管腹腔灌洗

F. 抗过敏治疗

G. 静脉切开取栓

【答案】ABC

【解析】导管相关性感染的处理措施包括对症控制体温、抗感染及去除导管等,其中最重要的是拔除导管并将管端送细菌培养。

【难度】口

问题4:下列与深静脉插管感染有关的原因是

A. 插管时无菌操作不严格

B. 经常经导管输注药物

C. 营养液配制后常温环境保存超过24小时才予输注

D. 插管后局部定期换药护理

E. 营养液配制在普通治疗室进行

F. 灭菌导管超过安全有效期

G. 患者体内菌群易位

【答案】ABCEFG

【解析】营养液配制过程中和导管置管过程中无菌

操作不严格、经导管输注非营养药物、营养液超过 24 小时后输注等均是导致导管相关感染的原因。

【难度】中

问题 5:术后 2 周患者进食仍差,需要继续胃肠外营养支持,下列措施正确的是

A. 可选用外周静脉输注营养液
B. 提高氨基酸输注量以增加热量
C. 糖脂供能比(1~2) ∶ 1
D. 全合一输注效果更好
E. 可以添加 ω3 脂肪酸下调过度的炎症反应
F. 可以添加谷氨酰胺保护肠黏膜屏障
G. 肠内营养联合肠外营养,逐渐向完全肠内营养过渡

【答案】ACDEFG

【解析】氨基酸提供氮,在营养液中不应提供热量。

【难度】中

案例四 女性,55 岁,因乳腺癌入院。既往合并 2 型糖尿病,平时血糖控制不理想。后行改良根治术,术后第 3 天因不洁饮食出现腹泻、恶心呕吐,考虑为急性胃肠炎。给予胃肠黏膜保护剂、抗生素治疗,并行胃肠外营养支持。次日患者尿量 4 000ml,烦渴,嗜睡,并逐渐出现昏迷。急查血糖 33mmol/L,尿糖 ++++,酮体阴性。

问题 1:该患者出现上述症状的最可能诊断是

A. 急性胃肠炎导致的严重脱水
B. 急性糖尿病酮症酸中毒
C. 肠外营养引起的非酮性高血糖性昏迷
D. 糖尿病合并急性脑病
E. 肠道菌群易位导致的中毒性休克
F. 急性脑梗死
G. 乳腺癌全身播散转移

【答案】C

【解析】静脉营养过程中血糖显著升高,大量排尿,出现嗜睡昏迷等症状,首先要考虑肠外营养引起的非酮性高血糖性昏迷。

【难度】中

问题 2:引起上述症状的原因是

A. 患者原有糖尿病,胰岛素分泌不足
B. 应激情况下的胰岛素抵抗
C. 单位时间内输入过量的葡萄糖
D. 酸中毒
E. 急性胃肠炎造成的胃肠液体丢失过多
F. 急性脑梗死
G. 心源性脑缺血

【答案】ABCDE

【解析】肠外营养引起的非酮性高血糖性昏迷,最常见原因有胰岛素不足(无论外源性还是内源性)、应激下胰岛素抵抗和输注葡萄糖过多过快。

【难度】中

问题 3:该患者目前有效的处理措施包括

A. 停输含高糖的溶液
B. 输入低渗或等渗氯化钠溶液
C. 加入胰岛素,注意降糖速度
D. 监测血糖、尿糖及电解质变化
E. 必要时输入碳酸氢钠溶液
F. 大剂量糖皮质激素治疗
G. 血滤治疗

【答案】ABCDE

【难度】难

问题 4:该患者在接受 TPN 支持时,注意事项有

A. 减少葡萄糖的浓度和输入速度,并密切监测血糖
B. 改变能源结构,脂肪乳提供 30%~50% 的非蛋白能量
C. 注意维持水电解质平衡
D. 按适当比例补充外源胰岛素
E. 如发现高糖渗透性利尿时,应停止输入高糖溶液
F. 防止继发感染、导管败血症发生
G. 预防应用抗生素治疗

【答案】ABCDEF

【难度】中

问题 5:合理的静脉营养液配方,包括的原则有

A. 由葡萄糖、脂肪乳和氨基酸混合组成
B. 减少葡萄糖负荷,40% 的非蛋白热量由脂肪乳供给
C. 每日蛋白质的供给增至 2~3g/kg
D. 每日提供的非蛋白热量与氮的比值不超过 100kcal ∶ 1g
E. 全和一输注效果最佳
F. 适量补充微量元素
G. 适量补充维生素

【答案】ABCDEFG

【难度】难

案例五 男性,45 岁,急性胰腺炎保守治疗好转后 5 个月,腹胀进食减少 1 周。腹部 CT 提示胰腺假性囊肿形成。

问题 1:该患者行胰腺假性囊肿内引流术,术中自空肠放置细硅胶管一根,另一端自左侧腹壁引出体外。放置该管的作用是

A. 肠道减压
B. 观察消化道有无出血
C. 补充水电解质
D. 肠内营养
E. 引流消化液
F. 防止吻合口瘘
G. 术后监测肠液性状

【答案】CD

【解析】胰腺假性囊肿内引流术,术中自空肠放置细硅胶管一根,目的是早期经此管开展肠内营养,同时也可补充水电解质。

【难度】易

问题 2:术后患者情况良好,无腹胀,关于造瘘管的使用,下列说法正确的是

A. 术后当天可开始营养支持
B. 术后第 1 天可开始营养支持
C. 需遵循先少,逐步增加量的原则
D. 肛门排气后可开始营养支持
E. 遵循浓度由低到高
F. 如胃肠外营养够,就无须使用
G. 一直使用至患者恢复到能下床活动

【答案】BCE

【解析】腹部手术后肠内营养的实施可在术后第 1 天开始,使用过程中营养液的输入应遵循浓度由低至高、逐步增加容量、温度尽可能接近体温。

【难度】易

问题 3:术后第 8 天,肠内营养液 24 小时总量 2 000ml,连续 2 天尿量仅 600ml/24h。需要考虑到的可能原因是

A. 肾功能不全
B. 肠内营养入量不足
C. 肠内营养液搭配不当
D. 肠内营养存在肝损伤
E. 肠内营养液滴速过慢
F. 患者存在额外丢失量增多
G. 患者胃肠功能障碍

【答案】ABFG

【解析】肠内营养输注量不等于肠道吸收量,部分营养液可能残存在肠腔内而不进入血液循环。因此,当患者尿量减少时,除考虑入量不足导致的血容量减少外,还需考虑有无胃肠功能障碍、肾功能不全、液体的额外丢失等。

【难度】难

问题 4:针对尿少症状,可以采取的合理措施有

A. 适量增加肠内营养液容量
B. 可以联合静脉营养支持
C. 适量静脉补液
D. 口服或静脉利尿药
E. 加快肠内营养输注速度
F. 应用胃肠动力药物
G. 查血 BUN、Cr 明确有无肾功能不全

【答案】ABCG

【解析】肠内营养支持过程中,尿量减少,出现血容量不足,可以适量静脉补液;如肠内能够耐受,可增加肠内营养液量。另外,需明确有无肾功能不全。

【难度】中

(马华崇)

第十章　术前准备和术后处理

【A1 型题】

1. 腹部手术后开始进食的时间是
   A. 术后 24~48 小时　B. 术后 3~4 天
   C. 肛门排气后　D. 麻醉清醒后
   E. 患者下地活动后

【答案】C
【解析】腹部手术后进食时间应以肠道功能恢复为标准，即肛门排气后。
【难度】易

2. 下列手术切口属于Ⅰ类切口的是
   A. 甲状腺手术　B. 肺切除手术
   C. 阑尾手术　D. 小肠手术
   E. 肝胆手术

【答案】A
【解析】Ⅰ类切口即清洁、无菌切口，如甲状腺、乳腺肿瘤手术。
【难度】易

3. 属于择期手术的疾病是
   A. 胃癌穿孔　B. 胆囊结石
   C. 脾破裂　D. 急性胰腺炎
   E. 嵌顿疝

【答案】B
【解析】择期手术是指可在充分术前准备后选择合适时机进行的手术，除 B 外均属于急诊手术。
【难度】易

4. 预防切口感染，下列措施中**错误**的是
   A. 严格遵守无菌技术
   B. 避免术中暴力操作
   C. 严格止血，避免切口渗血、血肿
   D. 做好术前准备，纠正贫血及低蛋白血症
   E. 切口常规预防性放置引流

【答案】E
【解析】切口引流适用于切口可能存在引流不畅或污染等情况，常规切口引流并不能预防切口感染。
【难度】中

5. 择期手术患者，下列情况需延迟手术日期的是
   A. 术前 6 个月内发生急性心肌梗死者
   B. 脾功能亢进拟行脾切除术，血小板计数 $50\times10^9/L$
   C. 术前发现轻度贫血
   D. 糖尿病者，空腹血糖 8.2mmol/L
   E. COPD 缓解期

【答案】A
【解析】血小板减低为脾功能亢进的临床表现之一，脾切除术后可能得到纠正。
【难度】中

6. 下列符合“Ⅲ/乙”切口愈合的是
   A. 甲状腺大部切除术切口裂开
   B. 肝部分切除术切口化脓
   C. 胃次全切除术切口感染
   D. 阑尾炎伴穿孔行阑尾切除术切口积液
   E. 肠切除术切口裂开

【答案】D
【解析】Ⅲ类切口指感染切口，乙类愈合指切口红肿、积液等。
【难度】易

7. 下列预防腹部切口裂开的措施中，**不正确**的是
   A. 提高营养状况
   B. 良好麻醉肌肉松弛下缝合切口
   C. 必要时加用全层腹壁减张缝合
   D. 患者咳嗽时注意垂直压迫切口
   E. 适当腹部加压包扎

【答案】D

【解析】为避免切口裂开，咳嗽时应在切口两侧向中部推挤切口。

【难度】中

8. 下列对诊断术后胸腔内出血意义最大的是

A. X 线检查示有胸腔积液

B. 中心静脉压小于 $5cmH_2O$

C. 心率大于 120 次 /min

D. 胸腔闭式引流，持续数小时引出血性液每小时 100ml。

E. 血压低于 80/60mmHg

【答案】D

【解析】胸腔持续血性引流，且持续无明显减少时为胸腔内活动出血最重要的标准。

【难度】中

9. 缝线拆除时间下列**错误**的是

A. 头部 4~5 天拆线

B. 下腹部 6~7 天拆线

C. 上腹部 7~9 天拆线

D. 四肢 10~12 天拆线

E. 减张缝线 10~12 天拆线

【答案】E

【解析】减重缝线拆线时间为 14 天，另外，尚需结合年龄、营养状态进行调整。

【难度】易

10. 糖尿患者施行大手术前，血糖要求控制在

A. 5.6mmol/L 以下

B. 5.6~11.2mmol/L

C. 11.3~16.2mmol/L

D. 18mmol/L 以下

E. 高于术前一般水平 4~6mmol/L

【答案】B

【解析】糖尿病患者术前血糖控制应控制在接近正常水平，标准为 5.6~11.2mmol/L。

【难度】中

11. 有关术后早期活动，下列选项**不正确**的是

A. 可能增加切口裂开风险

B. 减少腹胀及尿潴留

C. 减少肺部并发症

D. 改善血液循环

E. 减少下肢静脉血栓形成

【答案】A

【解析】切口裂开与腹腔压力、患者营养状态等有关，术后科学适当的活动不会增加切口裂开风险。

【难度】中

12. 高血压患者，一般**不必**作特殊准备而可施行手术的血压值是

A. 180/100mmHg 以下

B. 170/100mmHg 以下

C. 170/90mmHg 以下

D. 维持术前水平

E. 160/100mmHg 以下

【答案】E

【解析】术前血压控制标准为 160/100mmHg 以下。

【难度】中

13. 下列疾病中，需要急诊手术的是

A. 脑弥漫性轴索损伤

B. 直肠癌并不完全性梗阻

C. 外伤性肝、脾破裂伴失血性休克

D. 甲状腺腺瘤囊内出血

E. 周围型肺癌

【答案】C

【解析】肝脾破裂出血为急诊手术，其余选项为择期手术。

【难度】易

14. 急性心肌梗死患者至少多长时间后可施行择期手术

A. 1 个月后　　B. 3 个月后

C. 4 个月后　　D. 6 个月后

E. 1 年后

【答案】D

【解析】急性心肌梗死半年内不应行择期手术。

【难度】易

15. 术后 3~6 天发热，最有可能的是

A. 应激反应　　B. 静脉血栓形成

C. 肺不张　　D. 输血反应

E. 切口感染

【答案】E

【解析】应激反应及肺不张发热应发生于术后 1~2 天，输血反应与输血后发生，静脉血栓形成主要为肢体疼痛和肿胀，一般不会引起发热。

【难度】中

16. 下列引起手术后恶心、呕吐最常见原因的是

A. 颅内压增高　　B. 胃肠道反应

C. 麻醉反应　　D. 肠梗阻

E. 气管插管拔管后反应

【答案】C

【解析】术后麻醉反应是呕吐最常见的原因。

【难度】易

17. 下列属于心脏患者手术耐受力最差的是
A. 风湿性心脏病 B. 高血压性心脏病
C. 急性心肌梗死 D. 冠心病 PCI 术后
E. 房室传导阻滞
【答案】C
【解析】急性心肌梗死患者手术耐受力最差，6 个月内不适合行择期手术。
【难度】易

18. 引起术后腹胀的主要原因是
A. 组织代谢产生的气体
B. 血液内的气体弥散到肠腔内
C. 胃肠功能受抑制
D. 细菌代谢产生的气体
E. 腹膜后血肿
【答案】C
【解析】术后腹胀的主要原因是麻醉药物、手术操作等原因造成的肠道功能抑制。
【难度】中

19. 下列不属于预测围术期心脏事件的高风险指标是
A. 年龄 >70 岁
B. 急性心肌梗死 3 个月内
C. 不稳定型心绞痛
D. 充血性心力衰竭失代偿
E. 严重瓣膜疾病
【答案】A
【解析】心脏事件风险指标中不包括年龄。
【难度】难

20. 下列术后引流管的处理方法中，正确的是
A. 腹腔引流管的拔除不应取决于引流量及性质
B. 仅注意记录引流液的颜色
C. 置入胆道的"T"形管引流应在术后至少第 14 天以上拔除
D. 胃肠减压管在手术结束就可拔除
E. 乳胶片引流多在术后 72 小时拔除
【答案】C
【解析】T 管应在术后两周以上，经胆道造影后决定可否拔除。
【难度】易

21. 下列选项中，属外科预防性使用抗生素禁忌证的是
A. 所有Ⅰ类切口
B. 所有Ⅱ类切口
C. 所有Ⅲ类切口
D. 消化道手术
E. 使用人工材料或人工装置的手术
【答案】A
【解析】Ⅰ类手术不可预防性应用抗生素。
【难度】易

22. 糖尿病患者术前尿糖要求至少控制在
A. 尿糖(−) B. 尿糖(+)
C. 尿糖(+~++) D. 尿糖(++~+++)
E. 尿糖(++++)
【答案】C
【难度】易

23. 局麻药中加入少量肾上腺素的目的是
A. 调节患者血压
B. 延长局麻药的作用时效
C. 增强麻醉药作用
D. 减少麻醉药用量
E. 使患者情绪稳定
【答案】B
【解析】局麻药加入肾上腺素可延长药物作用时间。
【难度】中

24. 下列防治术后尿潴留的措施中，不妥的是
A. 术前练习卧床小便
B. 术前常规放置导尿管
C. 及时恰当地镇静、止痛
D. 拔除尿管前进行膀胱训练
E. 情况允许可坐起或站立小便
【答案】B
【解析】术前留置尿管不能预防术后尿潴留。
【难度】易

25. 下列手术中，不需预防性使用抗生素的是
A. 急性阑尾炎行阑尾切除术
B. 胃癌行胃癌根治术
C. 开放性骨折行骨折复位术
D. 下肢开放性损伤后 6 小时行清创术
E. 甲状腺腺瘤行甲状腺腺瘤切除术
【答案】E
【解析】甲状腺腺瘤切除为Ⅰ类切口，不需要使用抗生素。
【难度】易

26. 预防术后肺不张，最主要的措施是
A. 应用大量抗生素
B. 雾化吸入
C. 多翻身多做深呼吸，积极拍背咳痰
D. 应用祛痰药物
E. 术后常规吸氧

【答案】C
【解析】预防肺不张以积极排痰为主。
【难度】中

27. 阿托品作为麻醉前用药的主要目的是
A. 减少肠道分泌
B. 抑制呼吸道分泌
C. 镇静、安眠
D. 稳定心率
E. 抑制平滑肌收缩

【答案】B
【解析】麻醉前应用阿托品可抑制呼吸道分泌。
【难度】中

28. 有关心脏病患者的术前准备,最重要的是
A. 纠正患者营养状态
B. 贫血患者要少量多次输血
C. 房颤患者将心率控制在正常范围
D. 原服用的心脏病药物可先不服用
E. 心衰患者须将心衰控制 3~4 周后择期手术

【答案】E
【解析】心衰患者须将心衰控制 3~4 周后考虑择期手术。
【难度】易

29. 成人手术前禁食、禁水的时间是
A. 24 小时禁食,12 小时禁水
B. 12 小时禁食,8 小时禁水
C. 24 小时禁食,4 小时禁水
D. 8 小时禁食,4 小时禁水
E. 12 小时禁水,8 小时禁食

【答案】D
【解析】术前禁食水时间为 8 小时禁食,4 小时禁水。
【难度】易

30. 对偶发的室上性期前收缩的患者,术前准备需要做的是
A. 去乙酰毛花苷 0.4mg 缓慢静脉注射
B. 硝酸甘油 5mg 静脉滴注
C. 行冠状动脉造影
D. 安置临时心脏起搏器
E. 不需特殊处理

【答案】E
【解析】如无临床症状,偶发性室性期前收缩术前无须特殊处理。
【难度】难

31. 伤口裂开的最佳处理为
A. 立即回纳内脏后切口湿纱布覆盖,以后行择期修复
B. 局麻下按原方法缝合
C. 良好麻醉下迅速缝合切口,并加用减张缝合
D. 用干净治疗巾覆盖内脏,伤口情况稳定后再择期修复
E. 用抗生素覆盖创面

【答案】C
【解析】切口裂开应防止污染,并尽快回纳内容缝合腹壁,并行减张缝合。
【难度】中

32. 手术后尿路感染的常见原因是
A. 尿潴留　　B. 膀胱炎
C. 肾盂肾炎　　D. 导管相关性感染
E. 前列腺炎

【答案】A
【解析】尿潴留为术后尿路感染的最常见原因。
【难度】易

33. 对有肾脏疾病患者,术前准备和对手术耐受性的评估,下列**不正确**的是
A. 凡有肾脏病者,都应作肾功能检查
B. 轻至中度肾功能损害者,经适当内科治疗,都能较好地耐受手术
C. 重度损害者,即使在有效的透析疗法处理下,仍不能安全地耐受手术
D. 术前应避免使用对肾脏有损害的药物
E. 术前应尽可能避免使用肾血管收缩药物

【答案】C
【解析】肾脏重度损害者,在有效的透析治疗下,可以较好地耐受手术。
【难度】难

34. 关于患者术前胃肠道准备,下列叙述正确的是
A. 胃肠道手术患者,术前 3 天始进流质饮食
B. 术前 12 小时开始禁食,术前 2 小时开始禁水
C. 一般性手术术前 2 天作清洁洗肠
D. 结肠或直肠手术应行清洁灌肠及口服肠道细菌抑制剂
E. 必须术前做胃肠减压

【答案】D
【解析】术前禁食水时间为术前 8 小时禁食,术前 4 小时禁水。
【难度】易

35. 根据血尿素氮测定值来判断肾功能,下列属于中度肾功能损害的是

A. <7.5mmol/L　　B. 7.5~14.3mmol/L
C. 14.6~25.0mmol/L　　D. 25.3~35.7mmol/L
E. >35.7mmol/L

【答案】C
【解析】依据肾功能分期标准。
【难度】中

36. 手术患者术前禁食水是为了
A. 减少术后感染
B. 方便术中操作
C. 防止术后腹胀
D. 防止麻醉或手术中呕吐
E. 防止吻合口瘘

【答案】D
【解析】患者术前禁食水是为了防止术中呕吐而误吸。
【难度】易

37. 全身麻醉术后未清醒时，最合适的体位是
A. 仰卧位　　B. 侧卧位
C. 半坐卧位　　D. 平卧头偏一侧
E. 头低脚高位

【答案】D
【解析】平卧位头偏一侧，以防止麻醉所致呕吐引起误吸。
【难度】中

【A2 型题】

1. 女性，27 岁，因阑尾炎行阑尾切除术，术中发现阑尾穿孔，术后 1 周拆线，发现切口稍有红肿，两天后消失，该切口属于
A. Ⅱ类甲级　　B. Ⅱ类乙级
C. Ⅲ类甲级　　D. Ⅲ类乙级
E. Ⅲ类丙级

【答案】D
【解析】阑尾穿孔属Ⅲ类手术，切口红肿为乙级愈合。
【难度】易

2. 男性，60 岁，肠梗阻开腹术后第 7 天，小便时，切口突发疼痛。查体：切口中段可见肠管和大网膜脱出，伴大量的淡红色液体流出。根据患者情况，目前恰当的处理选择是
A. 立即输液，应用抗生素
B. 绝对卧床，应用宽胶布将裂开的伤口拉拢
C. 切口消毒后，还纳肠管和大网膜，生理盐水纱布覆盖，腹带加压包扎
D. 立即用无菌敷料包扎保护伤口，送手术室急诊手术
E. 立即在床旁局麻下缝合伤口

【答案】D
【解析】根据肠梗阻术后 7 天，突发切口痛，且见大网膜和肠管脱出诊断切口裂开，应在无菌条件下急诊缝合切口。
【难度】中

3. 女性，21 岁，急性阑尾炎伴穿孔并弥漫性腹膜炎急诊手术后，术后于右下腹放置硅胶引流管 1 根，下列关于引流管的管理措施正确的是
A. 需在 1~2 天内拔除
B. 每次换药时旋转拔出 1~2cm，术后 1~2 天即可拔除
C. 每次换药时旋转并拔出 1~2cm，术后 3~5 天拔除
D. 视引流量及性状情况，决定拔除时间
E. 术后 1 周即可拔除

【答案】D
【解析】引流管拔除应根据引流量及性状决定。
【难度】易

4. 男性，30 岁，因甲状腺乳头状癌接受手术，术后应采取的体位是
A. 后仰卧位　　B. 高半坐位卧式
C. 头低脚高卧位　　D. 平卧位
E. 侧卧位

【答案】B
【解析】头颈部手术术后采用高半坐位。
【难度】易

5. 男性，40 岁，因十二指肠球溃疡并幽门梗阻，择期经上腹正中切口行胃次全切除术，术后切口愈合良好，该患者拆线时间应为术后
A. 3~4 天　　B. 5~6 天
C. 7~9 天　　D. 10~12 天
E. 12 天以上

【答案】C
【解析】上腹部手术拆线时间为 7~9 天。
【难度】易

6. 男性，40 岁，因车祸致肺挫伤，左侧连枷胸急诊入院，行开胸止血及肋骨内固定术。术后第 1 天胸腔闭式引流管引流出血性液体 800ml，第 2 天观察 3 小时，每小时引流出血性液体 150ml，血红蛋白进行性下降，血压

100/60mmHg，脉搏 120 次 /min。此时应立即采取的措施是

A. 应用三联止血药
B. 输血、输液抗休克治疗
C. 胸部 CT 检查
D. 闭式引流管注入止血药物
E. 术前准备，开胸止血

【答案】E
【解析】患者连续 3 小时胸腔闭式引流血性液体大于 100ml，考虑存在胸腔持续性出血，应急诊手术止血。
【难度】易

7. 男性，70 岁，拟行直肠癌根治术，平素自诉体健，术前心电图检查：1 度Ⅱ型房室传导阻滞，心率 50 次 /min，阿托品试验阴性。下列术前准备中，正确的是

A. 交叉配血，备红细胞 8 000ml
B. 预防性口服红霉素
C. 术前肠道准备，禁食 3 天
D. 为预防肺部感染，不吸烟，雾化吸入 3 天
E. 心脏不需特殊准备，不需要安装临时心脏起搏器

【答案】E
【难度】中

8. 男性，57 岁，因胃癌行腹腔镜胃癌根治术，术后出现顽固性呃逆，首先考虑

A. 手术造成膈神经损伤
B. 膈下感染
C. 手术损伤迷走神经
D. 腹膜后血肿刺激腹腔神经丛
E. 气管插管所致

【答案】B
【解析】顽固性呃逆多为膈肌刺激引起，首先需考虑膈下感染。
【难度】中

9. 男性，65 岁，胃癌入院，既往高血压病史 10 年，药物控制良好，肥胖，有长期吸烟史。在全身麻醉下行胃癌根治术，术中输血 800ml，手术过程尚顺利。术后第 5 天下床时，突然晕倒，心跳、呼吸骤停，救治无效死亡。死亡的最可能原因是

A. 急性大面积心肌梗死
B. 急性大面积脑梗死
C. 急性肺栓塞
D. 急性颅内出血
E. 阿 - 斯综合征

【答案】C
【解析】术后 5 天下床活动，无前期胸前不适症状，突然晕倒，心跳、呼吸骤停，应首先考虑下肢静脉血栓脱落引发肺栓塞猝死可能。
【难度】中

10. 男性，43 岁，因胆囊结石行开腹胆囊切除术，术后切口血肿，但尚未化脓，则该患者的切口愈合为

A. Ⅰ类切口 / 丙级愈合
B. Ⅱ类切口 / 乙级愈合
C. Ⅱ类切口 / 丙级愈合
D. Ⅲ类切口 / 乙级愈合
E. Ⅲ类切口 / 丙级愈合

【答案】B
【难度】易

11. 女性，32 岁，宫外孕术后 8 小时，无心慌、心悸，但感下腹部胀痛，躁动不安，未解小便。根据病史，首先应想到的原因是

A. 肠蠕动恢复
B. 急性膀胱炎
C. 急性尿潴留
D. 腹腔内感染
E. 腹腔内出血

【答案】C
【解析】术后 8 小时，如无生命体征变化，体征局限于下腹，移动性浊音阴性，应考虑急性尿潴留。
【难度】中

12. 男性，33 岁，车祸致连枷胸伴肺挫伤、血气胸。施行开胸肺修补及肋骨内固定术。术后第 2 天神志淡漠，呼吸道分泌物较多，不能咳出。查体：脉搏 120 次 /min，呼吸 30 次 /min，血压 110/70mmHg。双肺较多湿啰音。血气分析示 PaO_2 60mmHg，SpO_2 90%。此时，宜采取的处理措施是

A. 鼓励咳嗽，翻身拍背
B. 经气管镜吸痰
C. 气管插管、呼吸机辅助呼吸
D. 使用祛痰剂
E. 雾化吸入

【答案】C
【解析】患者血气分析示 PaO_2 60mmHg，SpO_2 90%，提示伴有严重低氧血症，首要措施应以氧供为主。
【难度】中

13. 女性，24 岁，因自发性气胸放置胸腔闭式引流，以下情况可考虑拔除引流的是

A. 放置 1~2 天后即可拔除
B. 患者无不适主诉时即可拔除

C. 连续3日每日引流小于50ml时即可拔除
D. 咳嗽情况下，夹闭引流24小时，重新开放时未见气体引出即可拔除
E. 复查胸部X线片见肺膨起良好即可拔除

【答案】D
【难度】中

14. 女性，45岁，车轮碾压致背部大面积皮肤挫裂伤，清创缝合术后第9天，见挫伤区发黑，有较多脓性分泌物溢出。目前宜采取的处理措施是
A. 更换敷料、换药
B. 清除坏死组织、换药
C. 清创、植皮
D. 清创、人工皮覆盖
E. 清创、皮瓣转移修复

【答案】B
【解析】考虑大面积皮肤坏死伴感染，应行清除坏死组织、换药，待感染控制、创面清洁再考虑植皮或转移皮瓣修复创面。
【难度】中

15. 男性，50岁，因直肠破裂接受手术，术后3天切口红肿，有脓性分泌物，20天后清创缝合而愈合，切口愈合类型应记录为
A. Ⅱ/乙　　B. Ⅱ/丙
C. Ⅲ/甲　　D. Ⅲ/乙
E. Ⅲ/丙

【答案】E
【解析】直肠穿孔为Ⅲ类切口，术后切口感染化脓，为丙级愈合。
【难度】易

16. 男性，48岁，肝部分切除术术后第2天，体温38.8℃，心率110次/min，呼吸24次/min，血压130/90mmHg。最可能发生的下述情况是
A. 伤口感染　　B. 尿道感染
C. 腹腔脓肿　　D. 急性肺栓塞
E. 全麻术后肺不张

【答案】E
【解析】术后第2天高热，未到感染时间，最可能的原因是肺不张、肺部感染。
【难度】中

17. 男性，58岁，有冠心病史，因右斜疝嵌顿拟急诊手术。术前血压130/90mmHg，脉搏45次/min，术前准备可选择
A. 地高辛0.25mg口服
B. 去乙酰毛花苷0.4mg静脉缓推
C. 硝酸甘油5mg静脉滴注
D. 阿托品0.5mg术前皮下注射
E. 放置临时心脏起搏器

【答案】D
【解析】急诊手术心动过缓者，可先用阿托品观察心律变化。
【难度】难

18. 男性，52岁，上腹饱胀伴呕吐2周，吐出物有腐臭味，少有胆汁，吐后舒适，经检查诊断为胃癌。根据病史，该患者手术前准备中最重要的是
A. 禁食，补液　　B. 练习床上排尿
C. 术前留置尿管　　D. 术前营养支持
E. 禁食，洗胃

【答案】E
【解析】考虑胃癌合并胃排空障碍、幽门梗阻胃扩张，术前应用温生理盐水洗胃，以去除胃内容物、减轻胃黏膜水肿有利于手术。
【难度】中

19. 男性，34岁，计划明日行左斜疝修补术，术晨体温38.5℃，伴咳嗽，最适宜的处理的原则是
A. 予退热药物后手术
B. 物理降温后手术
C. 暂停手术
D. 应用抗生素后手术
E. 不用特殊处理，按计划进行手术

【答案】C
【解析】斜疝修补手术为择期手术，现发热伴咳嗽，应待一般情况良好后再手术。
【难度】易

20. 男性，45岁，脾破裂，急诊行脾切除术。术后第2天体温37.8℃，脉搏88次/min，血压120/75mmHg。血常规：白细胞计数13.24×10^9/L，血红蛋白浓度126g/L，血小板计数523×10^9/L。根据患者情况，下面叙述正确的是
A. 腹腔感染　　B. 脾功能减退
C. 门静脉血栓形成　　D. 肺不张
E. 脾切除术后正常反应

【答案】E
【解析】脾切除术后会出现血小板升高，白细胞升高考虑为术后应激反应。

【难度】中

21. 男性,68岁,冠心病行冠脉搭桥术后第9天,突然诉脐周及上腹部绞痛、恶心、呕吐。患者呈重病容,面色苍白、大汗淋漓。1小时后疼痛减轻,出现右下腹压痛,随即全腹膨胀,肠鸣音消失并休克。最可能发生的情况是

A. 急性胆囊炎　B. 消化道穿孔

C. 结肠憩室炎　D. 急性胰腺炎

E. 肠系膜上动脉栓塞

【答案】E

【解析】冠心病术后,可能存在心脏附壁血栓,突发绞痛,考虑肠道缺血性病变,后腹痛减轻为肠道坏死表现,之后渗液沿右结肠旁沟聚集于右下腹,出现右下腹痛,在积液刺激下出现肠麻痹,肠鸣音消失,同时存在严重的腹腔感染。

【难度】难

【A3/A4 型题】

(1~2 题共用题干)

男性,42岁,既往有乙肝病史15年。因肝巨块型肝癌行右半肝切除术。术后精神差,嗜睡,持续高热,腹腔引流量24小时1 000ml以上,淡血性。术后第6天进入昏迷,呼吸有"烂苹果味",全身皮肤、黏膜有出血点及出血斑,尿量24小时<400ml。

1. 最可能出现下列的术后并发症是

A. 严重低蛋白血症

B. 腹腔内感染

C. 多器官功能障碍综合征

D. 肾功能不全

E. 凝血功能障碍

【答案】C

【解析】患者右半肝切除术后,全身多发出血,应考虑存在肝功能不全,少尿是肾功能不全的早期变现,有多器官功能衰竭可能。

【难度】中

2. 术后出现肝脏并发症的主要原因是

A. 有乙肝病史　B. 手术创伤

C. 麻醉风险　D. 输入较多库存血

E. 术后出血

【答案】E

【解析】患者肝癌行右半肝切除术,因有乙肝病史,肝功能储备能力差,加之术后出血致缺血肝功能衰竭。

【难度】中

(3~5 题共用题干)

女性,40岁,因慢性阑尾炎急性发作,急诊行阑尾切除术。术中见阑尾坏疽穿孔,周围有脓性渗出液约30ml。术毕放置腹腔引流管,术后引流管未见液体流出。术后第6天发生切口化脓性感染。

3. 本例阑尾术后发生切口感染最主要的原因是

A. 切口已属Ⅲ类

B. 手术无菌观念不强

C. 引流管引流不畅

D. 脂肪坏死液化

E. 切口止血不彻底

【答案】A

【解析】阑尾炎穿孔,为Ⅲ类切口,此类切口术后感染发生率较Ⅰ、Ⅱ类切口明显增高。

【难度】中

4. 最有效、最重要的预防措施是

A. 做好术前皮肤准备

B. 术前应用抗生素

C. 术后应用抗生素

D. 严格无菌操作,彻底冲洗

E. 对残端进行良好的包埋

【答案】D

【解析】预防切口感染的最主要方法在于严格无菌操作,去除可能存在的感染因素。

【难度】中

5. 目前宜选择的处理措施是

A. 敞开切口充分引流,换药

B. 冲洗切口

C. 全身应用抗生素

D. 局部应用抗生素

E. 理疗

【答案】A

【解析】切口已化脓感染,应敞开切口引流、换药。

【难度】易

(6~8 题共用题干)

男性,65岁,因胃癌拟行手术。糖尿病史12年。实验室检查:血糖14mmol/L,24小时肌酐清除率40ml/min,血尿素氮17mmol/L。

6. 该患者术前血糖应控制在

A. 5.6mmol/L以下　B. 5.6~11.2mmol/L

C. 11.3~16.2mmol/L　D. 18mmol/L以下

E. 稍低于平时水平

【答案】B
【难度】易

7. 在术前控制血糖达到标准时，尿糖至少应是
A. 阴性 B. + C. +~++
D. +++ E. ++++
【答案】C
【解析】糖尿病患者术前尿糖控制标准。
【难度】易

8. 该患者肾功能损害的程度是
A. 轻度 B. 中度 C. 重度
D. 极重度 E. 无损害
【答案】B
【解析】根据《KDIGO慢性肾脏病血脂管理临床实践指南》，肌酐清除率30~44ml/min属于中度肾功能损害。
【难度】中

(9~11题共用题干)
男性，72岁，胆囊切除术后第3天，自觉憋气、咳痰、发热。查体：心率110次/min，心电图无特殊发现，血白细胞计数 15×10^9/L。

9. 最可能存在的问题是
A. 心肌梗死 B. 肺部感染
C. 胸腔积液 D. 胆道损伤、胆漏
E. 切口感染
【答案】B
【解析】术后第3天，咳痰、发热，血白细胞升高，考虑肺部感染可能，腹部无疼痛不考虑胆漏及切口感染。
【难度】易

10. 为进一步明确诊断，首选的检查是
A. 腹部超声 B. 胸部X线检查
C. 痰培养 D. 心肌酶谱
E. 腹腔穿刺
【答案】B
【解析】考虑肺部感染首先应行胸部X线检查，痰培养耗时较长，且仅对用药指导价值更大。
【难度】易

11. 在治疗中最关键的措施是
A. 给予雾化吸入 B. 应用抗生素
C. 协助拍背咳痰 D. 给予硝酸甘油
E. 给予止咳化痰药
【答案】B
【解析】术后肺部感染的治疗是多方面的，除协助排痰、应用止咳化痰药等外，关键是使用有效的抗生素。
【难度】中

(12~14题共用题干)
男性，15岁，因坏疽性阑尾炎，急诊行阑尾切除术。自术后次晨起，患者自觉腹痛未见缓解，烦躁不安，未解小便。查体：面色较苍白，皮肤湿冷，心率110次/min，较弱，血压80/60mmHg，腹稍胀，全腹压痛，轻度肌紧张，肠鸣音低弱。

12. 该患者目前情况，首先应考虑的是
A. 术后肠麻痹 B. 术后肠扭转
C. 术后尿潴留 D. 术后腹腔内出血
E. 阑尾残端瘘
【答案】D
【解析】术后腹痛、腹胀，并有面色苍白、皮肤湿冷、无尿、血压低等低血容量性休克表现，考虑腹腔内出血。
【难度】中

13. 为明确诊断，最简单有效的方法是
A. 血管造影 B. 腹部X线透视
C. 腹部B超 D. 诊断性腹腔穿刺
E. 留置导尿管
【答案】D
【解析】腹腔穿刺抽出不凝血是腹腔内出血最简单、最直接的证据。
【难度】易

14. 诊断明确后，下列处理中应采取的方法是
A. 镇静、止痛治疗 B. 留置导尿管
C. 输液输血治疗 D. 持续胃肠减压
E. 剖腹探查手术
【答案】E
【解析】阑尾切除术后腹腔内持续出血致休克，应立即再次手术止血。
【难度】易

(15~17题共用题干)
男性，47岁，因“憋气进行性加重”来诊，诊断为胸骨后巨大甲状腺肿伴气管狭窄。既往体健。现拟行手术治疗。

15. 在术前的检查中，对手术指导**无**实际意义的检查是
A. 胸正侧位片 B. 颈部及胸部CT
C. 肺功能 D. 甲状腺超声
E. 声带检查
【答案】C
【解析】胸骨后巨大甲状腺肿伴气管受压、气管狭窄应特别明确气管受压程度，所以，颈胸部CT检查十分必要，而肺功能不是必须检查。另外，气管狭窄情况下检查也不准确。

【难度】中

16. 患者术后气管插管拔除后最应警惕的问题是

A. 气管软化　B. 肺不张

C. 颈前血肿　D. 呼吸功能衰竭

E. 肺部感染

【答案】A

【解析】压迫气管的甲状腺肿切除后，可能导致受压的气管失去支撑，出现气管软化。

【难度】中

17. 若患者术后出现上题中的问题，其处理方式为

A. 拆开切口并引流

B. 再次气管插管或切管切开

C. 应用抗生素

D. 呼吸机辅助呼吸

E. 鼓励患者咳嗽咳痰

【答案】B

【解析】发生气管软化后，应紧急再次插管，插管失败时可以行气管切开。

【难度】中

(18~20 题共用题干)

男性，46 岁，右上腹痛伴发热 3 天入院。查体：体温 39.2℃，呼吸 31 次 /min，神志模糊，面色苍白，呼出气有"烂苹果"味，右上腹压痛明显。

18. 术前检查除关注胆囊外，还需特别注意下列的检查是

A. 胸部 CT

B. 血糖、尿糖、尿酮体

C. 脑电图

D. 腹部 CT

E. 腹部 B 超

【答案】B

【解析】患者神志模糊，呼出气有"烂苹果"味，应警惕有无糖尿病酮症酸中毒。

【难度】易

19. 经检查临床诊断为急性胆囊炎伴腹膜炎，血糖 26mmol/L，pH 7.10，正确的处理方案是

A. 即刻行胆囊切除术

B. 即刻行胆囊切除术，术中用胰岛素降低血糖水平

C. 即刻行胆囊切除术，术中用胰岛素降低血糖水平，适量 $NaHCO_3$ 纠正酸中毒

D. 胰岛素控制血糖正常后，再行胆囊切除术

E. 用胰岛素控制血糖水平，输液纠正酸中毒后，再行胆囊切除术

【答案】E

【解析】患者急性胆囊炎合并糖尿病酮症酸中毒，为提高手术的安全性，应快速输液纠正酸中毒、控制血糖后再行手术。

【难度】中

20. 术中 ECG 监测发现 T 波异常，应立即抽血查血清

A. Na^+　B. Ca^{2+}　C. K^+

D. H^+　E. Cl^-

【答案】C

【解析】心电图监测出现 T 波异常改变，应考虑有否高钾血症。

【难度】易

(21~23 题共用题干)

男性，69 岁，临床诊断胃底贲门癌。肥胖体型，嗜酒，患慢性支气管炎 10 年。在全身麻醉下行全胃切除、空肠代胃术。手术历时 6 小时，术中输血 2 000ml。术后患者不敢咳嗽及活动，第 2 天出现呼吸困难。有明显发绀及三凹征。叩诊右肺呈实音，听诊呼吸音消失。血气分析：$PaO_2$50mmHg，$SpO_2$80%。胸部 X 线检查：右肺实变，纵隔和气管向患侧移位，左侧代偿性肺气肿。

21. 术后最可能发生的并发症是

A. 右侧肺炎　B. 右侧肺不张

C. 右侧胸腔积液　D. 左侧气胸

E. 右侧血胸

【答案】B

【解析】患者肥胖，慢性支气管炎病史，手术时间长，创伤大，术后咳嗽差，易发生肺不张。

【难度】易

22. 下列处理措施中，优先考虑的是

A. 嘱患者咳嗽、咳痰

B. 加大吸氧浓度或吸纯氧

C. 气管切开吸痰

D. 支气管镜下吸痰

E. 俯卧位拍背咳痰

【答案】D

【解析】术后肺不张需急诊支气管镜吸痰，保证呼吸道畅通。

【难度】中

23. 导致术后并发症的主要原因是

A. 手术创伤大，时间过长

B. 气管炎病史

C. 肥胖原因

D. 麻醉原因

E. 术后因疼痛不敢咳嗽、咳痰

【答案】E

【解析】肺不张的发生主要与术后排痰不利有关，而手术创伤大，时间过长是增加肺不张发生的危险因素。

【难度】中

(24~26题共用题干)

女性，50岁，因消化道穿孔行修补手术治疗。术后3天肛门排气后拔除胃管，第4天开始出现腹胀、呕吐。查体：全腹膨胀，全腹轻压痛，无反跳痛及肌紧张，血清钠135mmol/L，血清钾2.5mmol/L，血白细胞计数9.0×10^9/L。

24. 该患者术后发生的并发症是

A. 膈下脓肿

B. 术后腹腔内出血

C. 肠麻痹

D. 溃疡穿孔修补口裂开

E. 低钠血症

【答案】C

【解析】术后电解质紊乱，低钾血症，无发热、腹膜炎体征，不考虑感染，诊断低钾性肠麻痹。

【难度】易

25. 术后1周患者剧烈咳嗽后，大量淡红色液体自切口流出，该患者并发的是

A. 腹腔脓肿　　B. 术后出血

C. 切口裂开　　D. 肠梗阻

E. 切口感染

【答案】C

【解析】剧烈咳嗽，切口淡红色液体溢出，提示出现切口裂开。

【难度】易

26. 拆线时如果患者切口处有红肿、硬结，其切口愈合情况应记录为

A. Ⅲ/甲

B. Ⅲ/乙

C. Ⅲ/丙

D. Ⅱ/甲

E. Ⅱ/乙

【答案】B

【解析】消化道穿孔Ⅲ类切口，术后切口红肿、硬结，无脓肿属乙级愈合。

【难度】中

【案例分析题】

案例一　男性，68岁，因“发现胰头占位2周”入院，拟行开腹胰十二指肠切除术，既往体健。术前检查心电图提示窦性心动过缓，心率45次/min，余未发现异常。

问题1：针对心动过缓，下一步可进行的检查有

A. 肺功能

B. 心电Holter

C. 患者运动后复查心电图

D. 阿托品试验

E. 冠状动脉造影

F. 心脏超声心动检查

【答案】BCDEF

【解析】患者老年，拟行胰十二指肠切除术，现心动过缓，应对心脏功能进行全面评估，有关心脏方面的检查均合理，但肺功能不属于此范畴。

【难度】中

问题2：该患者术前准备中正确的是

A. 术前24小时禁食，12小时禁水

B. 放置胃管

C. 无须预防性应用抗生素

D. 清洁洗肠

E. 应用白蛋白等制剂纠正营养状态

F. 复查心电图心率52次/min，临时放置心脏起搏器

G. 查血型、交叉配血

【答案】BDG

【解析】胰十二指肠切除术术前应常规肠道准备；术前应预防性应用抗生素；患者术前无低蛋白血症，无须纠正；术前禁食水时间应8小时禁食，4小时禁水；患者心率过缓，若难以纠正，应放置临时起搏器、备血等。

【难度】中

问题3：患者术后第1天，腹腔引流1 000ml/24小时，淡红色，患者神志清楚，自觉腹痛，体温37.6℃，血压98/55mmHg，心率112次/min。目前需要进一步进行的检查是

A. 中心静脉压

B. 血常规

C. 腹部超声

D. 胸部X线检查

E. 腹部 CT
F. 腹腔穿刺
G. 血培养

【答案】ABCE

【解析】考虑术后腹腔出血,应明确出血的原因及腹腔内出血量等情况,因有腹腔引流管做腹腔穿刺已无意义,血培养和胸部 X 线检查对诊断也不能提供有益帮助。

【难度】中

问题 4:目前的治疗方案包括

A. 积极止痛
B. 监测生命体征
C. 积极补充血容量
D. 抗生素预防感染
E. 应用止血药物
F. 若内科治疗效果欠佳,需手术探查
G. 纠正水电解质紊乱

【答案】BCDEFG

【解析】首先应积极补充血容量,输血,并静脉应用止血药物,若出血难以控制,则需急诊手术,在止血治疗的同时注意纠正水电解质紊乱、预防感染。

【难度】中

问题 5:患者保守治疗后好转,无活动出血,后续治疗措施包括

A. 嘱患者长期减少活动,避免腹腔内出血
B. 协助患者咳痰
C. 禁食
D. 术后采用平卧位或 30°头高位
E. 维持高浓度吸氧
F. 尽早过渡至肠内营养
G. 少量多次输血提高免疫力

【答案】BCDF

【解析】患者术后应注意增加活动,积极咳嗽排痰;腹部术后应平卧位或 30°头高位;患者无肺功能异常,无须高浓度吸氧;术后应尽快开始肠内营养,但应在肠道功能恢复后开始或经鼻肠管进食。

【难度】难

案例二　男性,60 岁,因股骨颈骨折入院,拟行左侧股骨颈骨折切开复位术。但肥胖,超体重,既往有冠心病史 6 年。

问题 1:患者手术时硬膜外麻醉效果不佳改为全麻,因声门显露困难反复插管期间患者出现室颤,发生室颤可能的原因有

A. 局麻药物中毒
B. 全脊髓麻醉
C. 缺氧
D. 急性心肌梗死
E. 全身麻醉过深
F. 急性心衰
G. 既往有冠心病史

【答案】CDG

【解析】患者肥胖,考虑为困难气道,反复插管时出现室颤,最主要原因为缺氧性心搏骤停,但既往有冠心病史,突发心肌梗死也可导心搏骤停。

【难度】中

问题 2:此时面罩吸氧困难,要紧急采取的措施是

A. 气管切开
B. 开胸心外按压
C. 继续气管插管
D. 胸外按压
E. 气管切开失败时行环甲膜穿刺
F. 静脉给去甲肾上腺素
G. 快速静脉输液

【答案】ADE

【解析】心博骤停抢救时首先需要的是保持气道通畅,同时胸外按压建立人工循环。

【难度】易

问题 3:复苏后患者处于昏迷状态,其原因有

A. 脑血流不足
B. 药物作用
C. 脑氧供不足
D. 脑细胞受损
E. 脑干受压
F. 二氧化碳中毒
G. 代谢性碱中毒

【答案】ACD

【解析】患者一度处于缺氧、心搏骤停状态,导致脑供血及氧和不足,进而脑细胞受损导致昏迷

【难度】中

问题 4:复苏后下一步处理包括

A. 低温脑保护
B. 降低颅内压
C. 营养脑细胞
D. 预防感染
E. 肠内营养
F. 维持水电解质平衡

G. 胃肠外营养

【答案】ABCDEF

【解析】肠道功能正常时,尽可能不选择胃肠外营养,肠内营养优先选择。

【难度】中

案例三 女性,38岁,因左侧甲状腺单发肿物2个月就诊。

问题1:若患者并发甲状腺功能亢进,下列术前准备正确的是

A. 对精神过度紧张或失眠者应用镇定药或安眠药
B. 测定基础代谢率
C. 对于重度甲亢者,先用硫氧嘧啶类药物2周左右后可手术
D. 也可以用卢戈溶液4周后行手术
E. 心率过快者可口服普萘洛尔10mg,每天3次
F. 除常规检查外,还应颈部摄片、喉镜检查

【答案】ABEF

【解析】患者合并甲亢,术前应明确并控制基础代谢情况;甲状腺手术术前应常规完善颈部、喉部检查。卢戈溶液一般与抗甲状腺功能亢进药联合应用,且一般为2~3周,所以不选D。

【难度】难

问题2:患者术后第1天,突然恶心、呕吐,伴大汗、腹泻,体温40℃,心率165次/min。急查血气:血钠125mmol/L,血钾3.0mmol/L,血二氧化碳总量18mmol/L,则下列诊断正确的是

A. 窒息
B. 应激性溃疡
C. 甲状腺危象
D. 甲状腺危象前期
E. 代谢性碱中毒
F. 低钠、低钾血症

【答案】CF

【解析】患者合并甲亢,术后出现高热、心动过速,考虑合并甲状腺危象;血钠125mmol/L,血钾3.0mmol/L,存在低钠、低钾血症。血二氧化碳总量18mmol/L低,不符合代谢性碱中毒。

【难度】中

问题3:对该患者的处理正确的是

A. 应用镇定药,预防性的应用抗生素
B. 口服丙硫氧嘧啶,每次200~300mg,每6小时1次
C. 静滴卢戈溶液,每分钟30~40滴
D. 利血平,1~2mg肌内注射
E. 纠正水电解质紊乱
F. 普萘洛尔5mg溶于葡萄糖溶液中静脉滴注,监控血压及心率

【答案】ABDEF

【解析】甲状腺危象的处理以控制症状为主,镇静、控制心率等;患者并发电解质紊乱,应一并纠正。

【难度】难

问题4:术后诊断甲状腺高功能腺瘤,剩余一侧甲状腺,处理正确的是

A. 补充优甲乐替代治疗
B. 复查甲状腺功能
C. 放射碘治疗
D. 复查甲状腺超声
E. 甲状腺核素显像
F. 复查颈部强化CT
G. 复查PTH

【答案】ABDG

【解析】患者一侧腺叶切除,可能存在甲状腺功能不足,应补充甲状腺素、复查甲状腺功能、术后复查PTH、定期复查甲状腺超声。

【难度】中

案例四 男性,76岁,因"进食后呕吐半个月"入院,考虑胃窦部恶性肿瘤。既往糖尿病、COPD病史。拟行手术。

问题1:术前相关检查和准备措施包括

A. 监测每日空腹及餐后血糖
B. 肺功能
C. 颅脑CT
D. 胃肠减压、洗胃
E. 术前预防性应用抗生素
F. 清洁洗肠
G. 纤维胃镜检查

【答案】ABDEFG

【解析】患者考虑胃窦部肿瘤需行胃镜活检病理确诊,进食后出现呕吐症状,考虑存在胃排空障碍,术前肠道准备应包括胃肠减压及洗胃;既往有糖尿病、COPD病史,应明确血糖及肺功能情况,胃癌手术为Ⅱ类切口,术前可预防性应用抗生素,而颅脑CT则不必要。

【难度】中

问题2:患者接受开腹胃癌根治术,术后可能导致切口裂开的因素包括

A. 营养不良
B. 术后使用呼吸机辅助呼吸
C. 电解质紊乱
D. 低蛋白血症
E. 剧烈咳嗽
F. 早下床活动
G. 使用抗生素

【答案】ABDE

【解析】术后切口裂开与腹压增加以及切口愈合能力差有关，如呼吸机使用、咳嗽均会增加腹压，营养不良、低蛋白血症会导致切口愈合能力下降。

【难度】中

问题3:患者术后第5天，进流食，活动较少，2天来低热，体温37.5℃，无腹痛、无咳嗽咳痰等不适，可能的原因包括

A. 肺不张　B. 切口感染
C. 腹腔积液　D. 下肢静脉血栓
E. 肺部感染　F. 吻合口瘘
G. 粘连性肠梗阻

【答案】BC

【解析】患者术后5天，无咳嗽咳痰，暂不考虑肺部疾病所致，进流食无不适，不考虑吻合口瘘，下肢静脉血栓及粘连性肠梗阻往往不引起发热。

【难度】难

问题4:为明确发热原因，目前可进行的检查有

A. 腹部超声　B. 腹部CT
C. 下肢静脉超声　D. 胸部X线检查
E. 血培养　F. 切口超声
G. 血常规

【答案】ABDEFG

【解析】应首先明确腹腔情况和切口有无感染情况，另外，也要除外肺部感染可能。

【难度】中

（程石）

第十一章　外科基本用药

【A1 型题】

1. 用于手和外科皮肤消毒的碘伏，其浓度为
   A. 0.5%~1.0%　　B. 0.5%~1.5%
   C. 0.3%~0.5%　　D. 0.3%~1.0%
   E. 0.2%~0.5%

【答案】C

【解析】医用碘伏常见的浓度是1%，可用于皮肤的消毒治疗直接涂擦；稀释2倍可用于口腔炎漱口；0.3%~0.5%的碘伏用于外科手术中手和其他部位皮肤的消毒；稀释10倍可用于阴道炎冲洗治疗。

【难度】中

2. 用于皮肤及黏膜消毒的苯扎溴铵浓度为
   A. 0.05%　　B. 0.10%　　C. 0.15%
   D. 0.20%　　E. 0.25%

【答案】B

【解析】用于皮肤及黏膜消毒的苯扎溴铵浓度为0.1%。

【难度】易

3. 下列关于医用乙醇，说法正确的是
   A. 医用乙醇因含有醚、醛类物质，不能饮用
   B. 75%~90%的乙醇可用于物理降温
   C. 75%~95%的乙醇可预防压疮
   D. 75%的乙醇会在细菌表面形成薄膜，杀死细菌
   E. 75%的乙醇用于擦拭紫外线灯

【答案】A

【解析】临床上主要用70%~75%的乙醇进行消毒。过高浓度的乙醇会在细菌表面形成一层保护膜，阻止其进入细菌体内，难以将细菌彻底杀死。若乙醇浓度过低，虽可进入细菌，但不能将其体内的蛋白质凝固，同样也不能将细菌彻底杀死。

【难度】中

4. 怀疑破伤风杆菌感染的患者应该在多长时间内注射破伤风抗毒素
   A. 8小时　　B. 12小时　　C. 18小时
   D. 24小时　　E. 48小时

【答案】D

【解析】破伤风是可以预防的非传染病，应在怀疑被感染的24小时内注射破伤风抗毒素，以中和痉挛毒素。

【难度】易

5. 局部麻醉时，利多卡因入血最常见的不良反应是
   A. 唇舌麻木　　B. 头晕头痛
   C. 意识不清　　D. 视力模糊
   E. 惊厥

【答案】E

【解析】利多卡因不良反应的总发生率约6.3%，包括视神经炎、头昏、眩晕、恶心、呕吐、倦怠、语言不清、感觉异常及肌肉颤抖、惊厥、神志不清及呼吸抑制等，最常见为惊厥。惊厥时可静脉注射地西泮、短效巴比妥制剂或短效肌肉松弛剂。

【难度】中

6. 利多卡因的局麻浓度及最大剂量分别是
   A. 0.25%~1.0%/100mg
   B. 0.5%~1.0%/200mg
   C. 0.25%~1.5%/300mg
   D. 0.5%~2.0%/300mg
   E. 0.25%~0.5%/400mg

【答案】E

【解析】临床常用利多卡因剂量为每支100mg，浓度为0.5%。局部浸润麻醉时一般稀释1倍或以原液注射麻醉，最大剂量为4支，400mg。

【难度】中

7. 下述围术期预防应用抗生素的原则，**错误**的是
   A. 一般选用杀菌剂，不选抑菌剂
   B. 剂量要足，且要快速滴入
   C. 应在切皮前0.5~2小时给药

D. 剖宫产术应在结扎脐带后给药

E. 为达到更好的预防效果,抗生素一般都选用三代头孢

【答案】E

【解析】围术期预防用抗菌药物的基本原则有以下几点。①种类:应选用杀菌剂,不宜选用抑菌剂②剂量:应给足剂量,静脉快速滴入。③给药时间:应在切皮前0.5~2小时给药,剖宫产术应在结扎脐带后给药。④给药地点:手术室。⑤不同部位的手术有着不同的首选抗生素。

【难度】中

8. 围术期预防应用抗生素时,需要多次应用抗生素的是

A. 手术涉及重要脏器,一旦发生感染会造成严重后果者

B. 免疫缺陷或营养不良

C. 手术范围大、污染机会增加

D. 手术时间超过3小时或失血量大于1 500ml

E. 异物植入手术,如人工心脏瓣膜植入、人工关节置换等

【答案】D

【解析】预防应用抗生素应在切皮前0.5~2小时给药,若手术时间超过3小时或失血量大于1 500ml,可追加一次剂量(根据药物半衰期)。

【难度】中

9. 下列药物属麻醉性镇痛药的是

A. 氯诺昔康　　B. 阿司匹林

C. 吲哚美辛　　D. 帕瑞昔布

E. 哌替啶

【答案】E

【解析】常用的解热镇痛药包括阿司匹林、氯诺昔康、吲哚美辛、帕瑞昔布等。而哌替啶属于麻醉性镇痛药。麻醉性镇痛药是一类中枢性镇痛药,作用靶点为阿片受体。

【难度】中

10. 关于非甾体类解热镇痛药(NSAID),叙述**错误**的是

A. 通过抑制环氧化酶(COX),减少炎症介质的合成,起到镇痛作用

B. 作用于下丘脑体温调节中枢,使外周血管扩张,散热增加,起到退热作用

C. 因抑制COX-1,使胃黏膜保护机制受损,易出现胃十二指肠溃疡

D. 中小剂量的NSAID既有解热镇痛作用,又有抗炎作用

E. 两种NSAID联用,疗效不增加,不良反应反倒增加

【答案】D

【解析】中小剂量的NSAID有解热镇痛作用,而大剂量才有抗炎作用。

【难度】中

11. 下例**不属于**癌症止痛的三阶梯给药原则的是

A. 口服给药　　B. 按时给药

C. 按阶梯给药　　D. 按半衰期给药

E. 个体化给药

【答案】D

【解析】对于癌痛的治疗,应按照WHO制定的三阶梯给药原则:口服给药、按时给药、按阶梯给药、个体化给药。

【难度】中

12. 抗生素的抗菌谱指的是

A. 抗菌药物杀灭细菌的强度

B. 抗菌药物的抗菌范围

C. 抗菌药物的抗菌强度

D. 抗菌药物对耐药菌的疗效

E. 抗菌药物抑制病菌的能力

【答案】B

【解析】抗菌谱泛指一种或一类抗生素(或抗菌药物)所能抑制(或杀灭)微生物的类、属、范围。

【难度】易

13. 关于治疗性应用抗生素的原则,下例正确的是

A. 在尚未明确细菌感染者,可治疗性应用抗生素

B. 如有标本培养,可针对病菌种类及药物敏感试验结果选用抗生素

C. 医师可根据个人临床经验随意选择用药

D. 药物的作用及代谢特点不是选用抗生素关键

E. 总原则一致,不需针对个体化进行适当调整

【答案】B

【解析】治疗性应用抗生素的原则:①诊断为细菌性感染者,方有指征应用抗生素;②尽早查明感染病原,根据病原种类及细菌药物敏感试验结果选用抗生素;③按照药物的抗菌作用特点及其体内过程特点选择用药;④抗生素治疗方案应综合患者病情、病原菌种类及抗生素特点制订。

【难度】中

14. 亚胺培南、美罗培南等碳青霉烯类抗生素的抗菌谱,主要覆盖的菌种是
A. 革兰氏阴性产酶菌
B. 革兰氏阳性产酶菌
C. 革兰氏阴性及阳性产酶菌
D. 真菌
E. 支原体
【答案】C
【解析】亚胺培南、美罗培南属于第二代碳青霉烯类抗生素,对革兰氏阳性菌、革兰氏阴性菌均敏感,尤其对革兰氏阴性菌有很强的抗菌活性。
【难度】中
15. 围术期预防应用抗生素一般使用时长为
A. 手术后 24 小时 B. 手术后 48 小时
C. 手术后 3 天 D. 手术后 1 周
E. 至患者出院
【答案】A
【解析】围术期预防性应用抗生素的总预防时间一般不超过 24 小时,个别情况如高龄患者、糖尿病控制不佳者、免疫系统疾病患者等可延长至 48 小时。
【难度】中
16. 在抗生素的联合用药中,**不恰当**的是
A. 单一抗菌药物控制不佳的感染
B. 血糖控制不佳的重症感染
C. 免疫缺陷的重症感染
D. 病因不明确的重症感染
E. 心脏瓣膜置换术的预防感染
【答案】E
【解析】心脏瓣膜置换为清洁手术,可预防使用抗生素。而预防应用抗生素不宜联合用药。
【难度】易
17. 妊娠 4~9 个月并发急性阑尾炎,可以使用的抗生素是
A. 左氧氟沙星 B. 庆大霉素
C. 氟康唑 D. 头孢菌素
E. 红霉素
【答案】D
【解析】根据 FDA 药品分级,头孢菌素为 B 级,妊娠 3 个月后对胎儿影响较小。而其他选项均为 C 级以上,不宜在妊娠期用药。
【难度】易
18. 妊娠合并急性胰腺炎患者,有糖尿病,血糖控制欠佳,首选的药物是
A. 胰岛素 B. 胰高血糖素
C. 阿卡波糖 D. 格列吡嗪
E. 二甲双胍
【答案】A
【解析】根据 FDA 药品分级,妊娠期推荐使用的降糖药为胰岛素。
【难度】中
19. 下列药物中,常作为腹部手术术前预防用的抗生素是
A. 头孢唑肟 B. 头孢噻肟
C. 头孢哌酮 D. 依替米星
E. 头孢唑林
【答案】E
【解析】临床术前预防应用抗生素,大多选用一线药物,如一代或二代头孢。泌尿科手术可用环丙沙星,结直肠或涉及阴道的手术可加用甲硝唑。
【难度】易
20. 下列关于围术期预防性抗生素使用,说法**错误**的是
A. 清洁手术如需术前预防应用抗生素,一般选择一代头孢
B. 泌尿系统手术可术前预防应用抗生素,可选用一、二代头孢或环丙沙星
C. 必须严格控制喹诺酮类药物作为预防性用药
D. 结直肠或涉及阴道的手术可加用甲硝唑
E. 急诊手术不需要术前预防应用抗生素
【答案】E
【解析】见上题解析。
【难度】中

【A2 型题】

1. 男性,40 岁,农民工,发热 3 天入院。检查时发现患者牙关紧闭、反射亢进、呈角弓反张状,作为接诊医师,病史方面首先要注意的是
A. 生命体征是否平稳
B. 发热的热型
C. 有无外伤史
D. 有无疫区生活史
E. 近期有无上呼吸道感染病史
【答案】C
【解析】破伤风患者发病前可有全身乏力、头晕、头痛、咀嚼无力,继而局部肌肉发紧、牙关紧闭、反射亢进、角弓反张状。而此类患者多有外伤史,未及时清创,导致破伤风梭状芽孢杆菌感染。
【难度】中
2. 男性,23 岁,急性阑尾炎发作拟行手术治疗,既往胃溃疡病史。对于该患者术后镇痛首选

的药物是

A. 氯诺昔康 B. 阿司匹林氨酸盐

C. 哌替啶 D. 帕瑞昔布

E. 吗啡

【答案】D

【解析】该患者有上消化道溃疡病史，而帕瑞昔布为选择性 COX-2 抑制类非甾体类解热镇痛药，不会抑制胃壁 COX-1，也就不会损伤胃黏膜的保护机制。

【难度】难

3. 男性，73 岁，胃癌术后 1 年复发，吻合口狭窄，腹痛逐渐加重。对于该患者镇痛首选的药物是

A. 芬太尼透皮贴 B. 可待因片剂

C. 吗啡片剂 D. 吲哚美辛栓

E. 羟考酮控释片

【答案】D

【解析】癌痛的治疗应按照 WHO 制定的三阶梯给药原则给药：口服给药、按时给药按、阶梯给药、个体化给药。患者虽无法进食，但也需按阶梯给药，首选吲哚美辛栓肛门给药。

【难度】中

4. 女性，67 岁，胰腺癌晚期，肝多发转移。腰背部疼痛 1 个月，近日一直口服曲马多治疗，2 天前腹痛较前加重，曲马多加量后并无明显缓解，对于该患者镇痛首选的药物是

A. 芬太尼透皮贴 B. 可待因片剂

C. 吗啡片剂 D. 吲哚美辛栓

E. 氯诺昔康注射液

【答案】C

【解析】癌痛的治疗应按照 WHO 制定的三阶梯给药原则给药。曲马多属第二阶梯药物，口服治疗无效，需使用第三阶梯药物，如吗啡。

【难度】中

5. 男性，62 岁，右上腹痛、寒战发热伴皮肤巩膜黄染入院。血常规提示：白细胞计数 $18.0\times10^9/L$，中性粒细胞百分比 90%。生化：ALT 432U/L，AST：380U/L，TBil 62μmol/L，DBil 49μmol/L。诊断胆道感染，抗生素的最佳选择是

A. 克林霉素 B. 利福平

C. 红霉素 D. 头孢他啶

E. 甲硝唑

【答案】D

【解析】胆道感染需使用抗生素治疗，抗生素选择原则需能进入胆道，同时对肝脏损害小。现因患者肝功能损害较重，上述抗生素中除头孢他啶外，其他抗生素均经肝脏代谢，对肝脏损害较大。

【难度】中

6. 女性，25 岁，产后 4 个月，右侧乳房胀痛伴发热 1 天。诊断急性乳腺炎，最合理的用药选择是

A. 红霉素 B. 磺胺类药物

C. 头孢呋辛 D. 甲硝唑

E. 喹诺酮类

【答案】C

【解析】根据 FDA 药品分级，妊娠期推荐使用的抗生素为头孢类、大环内酯类、氨基糖苷类。现急性乳腺炎多为 G+ 球菌感染，符合二代头孢的抗菌谱。

【难度】易

7. 男性，27 岁，刀砍伤后 4 小时入院。检查：神志清楚，生命体征平稳，四肢及背部多发皮肤裂伤，需急诊行清创缝合术。在局部浸润麻醉时为防止局麻药过量中毒，下列方法中**错误**的是

A. 需核对麻药的名称和浓度

B. 局麻药适当稀释后注射

C. 配比时加入少量的肾上腺素

D. 选用不良反应小的局麻药

E. 较浅的伤口不予注射局麻药

【答案】E

【解析】局部麻醉时选用麻醉药，需注意浓度、最大用量，肾上腺素有手术血管作用，可减少麻药的吸收；如果伤口较多、较深，估计局麻药物超量的情况下，可选用其他麻醉下行清创术。

【难度】中

8. 男性，27 岁，酒驾遭遇车祸，致腹部闭合性损伤，肝挫裂伤，腹腔内少量积液，于急诊留观治疗。下列措施中易影响病情判断的是

A. 监测生命体征、吸氧

B. 绝对卧床制动

C. 予止血、补液治疗

D. 静脉输注头孢美唑预防感染

E. 动态监测血红蛋白及腹部 B 超

【答案】D

【解析】头孢美唑等抗菌药物具有与双硫仑类似的作用，饮酒后若再用此类药物会发生面部潮红、眼结膜充血、视觉模糊、搏动性头痛、头晕、恶心、呕吐、出汗、口干、胸痛、心肌梗死、急性心衰、呼吸困难、急性肝损伤，惊厥及死亡等。

【难度】难

9. 男性，45 岁，横结肠癌拟行结肠癌根治术，术前抗生素皮试，头孢菌素过敏。下列可选为

预防性应用的抗生素是

A. 阿奇霉素　　B. 氨苄西林

C. 克林霉素　　D. 氯霉素

E. 万古霉素

【答案】C

【解析】对β-内酰胺类抗菌药物过敏者，可选用克林霉素预防。

【难度】中

【A3/A4 型题】

(1~3 题共用题干)

男性，65 岁，主因排便习惯改变 3 个月入院。经相关检查后诊断乙状结肠癌。拟全麻下行腹腔镜乙状结肠癌根治性切除术。

1. 为预防伤口感染，术前预防性应用抗生素首选的是

A. 氧氟沙星　　B. 美罗培南

C. 庆大霉素　　D. 头孢呋辛

E. 头孢唑林

【答案】D

【解析】结直肠手术的预防性应用抗生素首选二代头孢或头孢曲松或头孢噻肟，而庆大霉素、氧氟沙星、碳青霉烯类(美罗培南)不适合做预防用药。

【难度】中

2. 该患者头孢菌素皮试阳性，下一步可选用的抗生素是

A. 阿奇霉素　　B. 左氧氟沙星

C. 克林霉素　　D. 氯霉素

E. 万古霉素

【答案】C

【难度】易

3. 该手术术中因肿瘤外侵且粘连严重，手术时间较长，追加一次预防性抗生素的根据是

A. 术中出血量达 800ml

B. 手术时间超过 3 小时

C. 所用抗生素的总量

D. 患者年龄大于 60 岁

E. 抗生素的类型

【答案】B

【解析】若手术时间超过 3 小时或失血量大于 1 500ml，可追加一次预防用抗生素剂量(根据药物半衰期)。

【难度】中

(4~7 题共用题干)

女性，72 岁，因间断腰背部疼痛 2 个月入院。患者近半月疼痛逐渐加重，伴乏力、消瘦，无皮肤巩膜黄染，无腹泻等不适。腹部增强 CT 检查提示：胰头占位性病变，侵犯血管，腹膜后多发增大淋巴结；肝脏可见多个转移灶。予以口服布洛芬缓释胶囊止痛，但症状未见缓解。

4. 该患者下一步可选用下列何种镇痛药物

A. 口服曲马多

B. 吲哚美辛栓肛门给药

C. 芬太尼透皮贴剂

D. 口服吗啡

E. 局部介入封闭治疗

【答案】A

【解析】该患者诊断胰腺癌晚期，对于癌痛的治疗应按照 WHO 制定的三阶梯给药原则给药。能口服尽量口服，非阿片类药物已无法达到预期镇痛效果，需给第二阶梯药物，如曲马多。

【难度】中

5. 经上述处理疼痛缓解，但 2 周后腹痛再次加重，此时可更换的药物是

A. 口服塞来昔布

B. 吲哚美辛栓肛门给药

C. 芬太尼透皮贴剂

D. 口服吗啡

E. 局部封闭治疗

【答案】D

【解析】见上题。

【难度】中

6. 1 个月后患者出现食欲差，且有呕吐，上消化道造影示十二指肠降段明显狭窄。此时患者镇痛宜选择的是

A. 口服强痛定

B. 吲哚美辛栓肛门给药

C. 芬太尼透皮贴剂

D. 口服氢吗啡酮

E. 山莨菪碱

【答案】C

【解析】患者出现十二指肠梗阻，无法口服遂改为皮肤吸收给药。

【难度】中

7. 该患者更换镇痛药后，镇痛效果不满意，还有哪种方法能帮助患者减轻痛苦

A. 口服山莨菪碱

B. 吲哚美辛栓肛门给药
C. 芬太尼透皮贴剂
D. 口服地西泮
E. 静脉镇痛泵
【答案】E
【解析】对于癌症晚期患者，要尽量减轻疼痛，减少患者痛苦。如若镇痛药物不能达到良好的镇痛效果，可采用局部封闭，镇痛泵等方式。
【难度】中

【案例分析题】

案例一 男性，27 岁，被他人用菜刀砍伤 5 小时送至急诊。因头部、四肢多发皮肤裂伤，于急诊室行清创缝合术，局麻过程中突然出现头昏无力、恶心、面色苍白、耳鸣、目眩、心慌胸闷、呼吸急促等症状，继之伴表情淡漠、嗜睡。查体：体温 36.8℃，脉搏 84 次 /min，呼吸 23 次 /min，血压 75/40mmHg。

问题 1：目前考虑患者可能发生的问题是
A. 局麻药中毒 B. 失血性休克
C. 过敏性休克 D. 颅内出血
E. 癔症发作 F. 心律失常
G 心肌梗死
【答案】ABC
【解析】患者头部、四肢多发皮肤裂伤，有失血，可能存在失血性休克；但在清创注射局麻药后突然神志改变、血压低，应考虑与就麻药入血中毒或过敏有关；癔症一般生命体征无变化，颅内出血应有头痛、呕吐表现；心律失常和心肌梗死从年龄和症状不支持。
【难度】难

问题 2：此时紧急处理措施有
A. 监测生命体征、吸氧
B. 开放静脉通路，快速补液
C. 停止注射局麻药
D. 皮下注射肾上腺素
E. 伤口处注射肾上腺素
F. 给予地塞米松
G. 急查血常规及血型
【答案】ABCDFG
【解析】患者目前为外伤后清创时出现休克状态，需紧急抢救，吸氧、建立静脉通路快速补液，同时应用肾上腺素、糖皮质激素，另外急查血常规、血型，检测生命体征。临床上局部浸润麻醉多为利多卡因，利多卡因中毒多与药物过量或药物入血有关。临床上常采用利多卡因配比肾上腺素联用，以收缩局部血管，减少创面出血，降低利多卡因入血的概率，现局部注射肾上腺素不能缓解中毒症状。
【难度】难

问题 3：经过一系列的抢救，1 小时后，患者生命体征平稳，逐渐恢复意识。但伤口未完成清创缝合，下一步的处理措施包括
A. 继续局麻下清创缝合
B. 消毒处理包扎伤口
C. 预防应用抗生素
D. 注射破伤风抗毒素
E. 全麻下完成清创缝合
F. 颅脑 CT
G. 静脉输注止血药
【答案】CDE
【解析】生命体征稳定后在外伤后 6 小时需继续完成清创缝合，因局麻无法完成改用全身麻醉，同时需预防应用抗生素及注射破伤风抗毒素。
【难度】难

问题 4：术后 3 天额头面部伤口愈合良好，下肢伤口有脓性分泌物，下列说法正确的是
A. 两处伤口同时换药
B. 头皮面部伤口先换，下肢伤口后换
C. 两处伤口均可以用碘酊、乙醇进行消毒
D. 头支伤口换药可以用碘伏消毒
E. 两处伤口每天换药一次
F. 下肢伤口需充分引流
G. 下技伤口换药时局部加用抗生素液
【答案】BDF
【解析】头皮面部伤口一期愈合，下肢伤口感染，需分开换药，且先换清洁伤口后换污染伤口，头面部不能碘酊消毒，换药时局部使用抗生素液无益。
【难度】难

案例二 女性，27 岁，孕 20^{+} 周，突发上腹痛 3 小时入院。3 小时前饱食后出现上腹疼痛，呈持续性胀痛，伴腰背部放射痛，有腹胀感，伴恶心，无呕吐，无发热，无反酸胃灼热，无心慌心悸等不适。查体：体温 36.8℃，脉搏 94 次 /min，血压 135/90mmHg。

问题 1：目前考虑的可能诊断有
A. 肝脏血管瘤 B. 急性胆囊炎
C. 急性胰腺炎 D. 急性阑尾炎
E. 急性肠梗阻 F. 急性胃肠炎
G. 急性梗阻性胆管炎

【答案】BCEF

【解析】孕妇餐后出现上腹部胀痛，可能是急性胆囊炎、胰腺炎、肠梗阻、胃肠炎及急性阑尾炎。肝脏血管瘤、急性梗阻性胆管炎不考虑。

【难度】难

问题 2:为明确诊断,下一步需完善的检查有

A. 血常规

B. 生化全项

C. 血尿淀粉酶、血清脂肪酶

D. 肝胆胰脾超声

E. 立位腹部 X 线片

F. 腹部 CT

G. 腹腔穿刺

【答案】ABCD

【解析】患者孕 20 周，不宜行放射性检查。

【难度】中

问题 3:化验检查提示:血白细胞计数 5.6×10^9/L,中性粒细胞百分比 89.3%。淀粉酶:1 864U/L。血糖:13.5mmol/l。进一步治疗时,下列药物可以使用的有

A. 头孢菌素　　B. 奥美拉唑

C. 奥曲肽　　D. 胰岛素

E. 胰酶抑制剂　　F. 乳酸钠林格液

G. 氨基酸

【答案】ADFG

【解析】质子泵抑制剂、生长抑素类药物及胰酶抑制剂均为 FDA 分级 C 级(致畸或胚胎死亡等)以上药物，不宜使用。

【难度】难

问题 4:此患者诊断急性轻型胰腺炎,可选择的治疗方法有

A. 适当禁食

B. 补充水电解质

C. 吸氧

D. 适当通便缓解腹胀

E. 胃肠外营养

F. 利尿治疗

G. 中药攻下治疗

【答案】ABCD

【解析】轻型急性胰腺炎，一般对症治疗，无须胃肠外营养，因为孕妇不宜中药攻下。

【难度】中

(韩威　孙海涛)

第十二章　肿瘤总论

【A1 型题】

1. 下列恶性肿瘤与幽门螺杆菌感染相关的是

A. 肝癌　　B. 胃癌

C. 胆管癌　　D. 胰腺癌

E. 大肠癌

【答案】B

【难度】易

2. 肝细胞肝癌的肿瘤标志物是

A. 碱性磷酸酶　　B. 甲胎蛋白

C. 铁蛋白　　D. CA153

E. CEA

【答案】B

【难度】易

3. 下列有关神经纤维瘤病的描述，正确的是

A. 可见牛奶咖啡样的皮肤结节

B. 象皮肿型好发于四肢

C. 可有家族聚集倾向，可伴有智力低下

D. 肿块多为单发

E. 可以家族性阴性遗传

【答案】C

【解析】神经纤维瘤病为家族显性遗传病，其特点为多发性神经纤维瘤，皮肤色素沉着，可伴有智力低下，象皮样肿型为另一类型，好发于头顶或臀部，临床似法兰西帽或狮臀。

【难度】中

4. 下列肿瘤为良性的是

A. 精原细胞瘤　　B. 乳管内乳头状瘤

C. 骨肉瘤　　D. 黑色素瘤

E. 髓母细胞瘤

【答案】B

【解析】良性肿瘤，一般称为“瘤”，恶性肿瘤来自上皮的称为“癌”，来源于间叶组织的称为“肉瘤”。但有些肿瘤的命名不按这个规律，比如白血病。甚至还有的明明是恶性肿瘤，名字却像良性的，比如淋巴瘤、黑色素瘤、间皮瘤等。

【难度】中

5. 判断肿瘤良、恶性最有意义的检查手段是

A. 免疫学检查　　B. PET-CT

C. MRI　　D. 病理学检查

E. 放射性核素扫描

【答案】D

【解析】病理学诊断是目前确定肿瘤的直接而可靠依据。

【难度】易

6. 肿瘤外科实施手术时，应遵循的基本原则是

A. 根治原则　　B. 缓解症状

C. 延长生存期　　D. 适度原则

E. 无瘤技术

【答案】E

【解析】实施肿瘤外科手术除遵循外科学的一般原则外，还应遵循肿瘤外科的“无瘤技术”概念，其基本思想是防止术中肿瘤细胞的脱落和血行转移。

【难度】中

7. 乳腺癌出现橘皮样改变，其原因是

A. 恶性肿瘤直接蔓延的结果

B. 恶性肿瘤淋巴转移的结果

C. 恶性肿瘤种植转移的结果

D. 局部感染水肿的结果

E. 肿瘤压迫引起静脉回流受阻的结果

【答案】B

【解析】恶性肿瘤可出现淋巴道转移，皮肤真皮质淋巴管的转移可出现皮肤水肿，如乳腺癌可呈橘皮样改变。

【难度】中

8. 海绵状血管瘤的组织学特点是

A. 由毛细血管构成

B. 由血窦构成
C. 由小静脉和脂肪组织构成
D. 由毛细血管和血窦构成
E. 由小动脉构成

【答案】C

【解析】海绵状血管瘤一般由小静脉和脂肪组织构成,多数生长在皮下组织内。

【难度】中

9. 关于蔓状血管瘤,下列描述正确的是
A. 由毛细血管网和血窦构成
B. 由较细的血管构成,大多数为动脉或动-静脉瘘
C. 治疗以栓塞治疗为主,手术治疗为辅
D. 发生在皮下和肌肉组织
E. 在下肢者皮肤可因营养障碍而变薄、色素沉着,甚至破溃出血

【答案】E

【解析】蔓状血管瘤由较粗的血管构成,大多数为静脉,也可有动脉或动-静脉瘘,除了发生在皮下和肌肉组织,还常侵入骨组织,累及骨组织的青少年肢体可增长、增粗,可因营养障碍而变薄、色素沉着,甚至破溃出血。治疗应争取手术切除。

【难度】难

10. 下列化疗药物属于细胞毒类的药物是
A. 环磷酰胺　B. 氟尿嘧啶
C. 多柔比星　D. 赫赛汀
E. 紫杉醇

【答案】A

【解析】环磷酰胺属于细胞毒类的药物,氟尿嘧啶属于抗代谢药物,多柔比星属于抗生素类,赫赛汀是分子靶向药物,紫杉醇是生物碱类药物。

【难度】难

11. 细胞增殖周期包含DNA合成的各个时相,属于细胞周期时相特异性的药物是
A. 氮芥　B. 氟尿嘧啶
C. 阿霉素　D. 长春新碱
E. 他莫昔芬

【答案】D

【解析】药物对细胞增殖周期作用的不同可分为①细胞周期非特异性药物:如氮芥及抗生素类(阿霉素);②细胞周期特异性药物:如氟尿嘧啶等;③细胞周期时相特异性的药物:药物选择性作用于某一时相,如长春新碱对M期的抑制作用。他莫昔芬是激素类药物。

【难度】难

12. 下列化疗药物中,细胞增殖周期非特异性药物的是
A. 甲氨蝶呤　B. 长春新碱
C. VP-16　D. 阿霉素
E. 氟尿嘧啶

【答案】D

【解析】甲氨蝶呤、VP-16和氟尿嘧啶是细胞周期特异性抗肿瘤药物,VP-16作用于晚S期或G_2期;氟尿嘧啶除了主要作用于S期外,对其他期的细胞亦有作用;甲氨蝶呤主要作用于细胞周期的S期,对G_1/S期的细胞也有延缓作用。长春新碱是细胞周期时相特异性的药物,对M期有抑制作用。阿霉素属周期非特异性药物,是抗肿瘤抗生素,对各种生长周期的肿瘤细胞都有杀灭作用。

【难度】难

13. 癌症的预防分为一级预防、二级预防和三级预防,下列叙述正确的是
A. 一级预防就是重视体检,早期发现恶性肿瘤
B. 二级预防就是早期发现、早期诊断、早期治疗
C. 三级预防就是积极治疗,降低癌症的死亡率
D. 针对癌前期病变的治疗属于一级预防
E. 改善不良生活习惯、治理环境污染不属于癌症的"三级预防"范畴

【答案】B

【解析】一级预防的目的是减少癌症的发病率,减少由环境因素所引起的疾病;二级预防的目的是降低癌症的死亡率,早期发现、早期诊断、早期治疗;三级治疗是诊断与治疗后的康复,改善生存质量,对症治疗。

【难度】中

14. 临床使用放射性核素显像进行肿瘤诊断,下列描述正确的是
A. 一般可显示直径小于1cm的肿瘤
B. 胃肠道肿瘤诊断阳性率较高
C. 骨肿瘤的诊断阳性率高
D. 肝癌诊断的阳性率高,可以发现早期肝癌,是诊断肝癌的特异性方法
E. 乳腺癌的诊断阳性率高,可以发现早期乳腺癌

【答案】C

【解析】放射性核素显像一般可显示直径2cm以上的肿瘤,骨肿瘤诊断阳性率高,并且可以早于X线显影,胃肠道肿瘤诊断阳性率低。

【难度】中

15. 关于皮肤基底细胞癌,描述正确的是
A. 来源于皮肤或皮肤附件基底细胞,生长迅速

B. 呈浸润性生长，早期出现转移
C. 好发于躯干和四肢
D. 仅手术治疗有效，放疗效果不佳
E. 肿块可同时伴有色素沉着，呈黑色，质地较硬，破溃后溃疡呈鼠咬状边缘

【答案】E
【解析】皮肤基底细胞来源于皮肤或皮肤附件基底细胞，生长缓慢，呈浸润性生长，很少有血道或淋巴道转移，对放射线敏感，故可行放疗，早期也可手术治疗。好发于头、面、颈及手臂等裸露部位。
【难度】易

16. 下列肿瘤属于囊性畸胎瘤的是
A. 皮样囊肿　B. 皮脂囊肿
C. 腱鞘囊肿　D. 表皮样囊肿
E. 卵黄囊瘤

【答案】A
【解析】皮样囊肿为囊性畸胎瘤，浅表者好发于眉梢或颅骨骨缝处。
【难度】中

17. 原位癌是指
A. 只生长在原发器官没有发生转移的癌
B. 没有侵犯周围组织，呈膨胀式生长的癌
C. 从良性肿瘤转化而来的恶性肿瘤
D. 癌细胞仍局限于上皮质内，还未穿透皮肤或黏膜下面的基底膜侵犯到周围组织的癌
E. 从癌前期病变发展而来的恶性肿瘤

【答案】D
【难度】易

18. 肿瘤存在遗传易感性，*BRCA1/2* 基因突变者易患的肿瘤是
A. 肝癌　B. 结肠息肉病
C. 鼻咽癌　D. 黑色素瘤
E. 乳腺癌

【答案】E
【解析】*BRCA1/2* 是两种"抑癌基因"，*BRCA1/2* 基因突变属于"常染色体显性遗传"，与遗传性乳腺癌有关。
【难度】中

19. 交界性肿瘤是
A. 良性肿瘤位于两个脏器交界处
B. 良性肿瘤来源于两种组织者
C. 良性肿瘤位于重要器官
D. 形态上属良性而呈浸润性生长并容易复发的肿瘤
E. 良性肿瘤呈现恶性临床表现

【答案】D
【难度】易

20. 应用钼靶 X 线摄影有诊断价值的肿瘤是
A. 甲状腺癌　B. 乳腺癌
C. 肝癌　D. 胃癌
E. 骨肉瘤

【答案】B
【难度】易

21. 直肠癌根治术过程中，探查结束后，开始操作前，医生先用布带在肿瘤近端结扎直肠上部的主要目的是
A. 防止血行转移
B. 防止淋巴转移
C. 防止种植转移
D. 防止直接浸润
E. 防止出血及肠内容物流出

【答案】C
【难度】易

【A2 型题】

1. 女性，48 岁，因胃癌住院。经检查发现有卵巢转移性肿瘤，其转移途径为
A. 淋巴转移　B. 血行转移
C. 直接浸润　D. 种植转移
E. 跳跃转移

【答案】D
【解析】胃癌组织浸润到浆膜外后，肿瘤细胞脱落并种植在腹膜或脏器表面，形成转移结节。女性患者可形成卵巢转移性肿瘤，称 Krukenberg 瘤。
【难度】易

2. 女性，55 岁，3 年前因左侧乳房外上象限肿物手术治疗，病理诊断为"分叶状肿瘤"。后原位肿瘤复发 2 次，根据该肿瘤的生物学特性，如果最后手术切除后发现肿物恶变，其病理类型为
A. 乳腺小叶癌
B. 乳腺导管癌
C. 乳腺恶性分叶状肿瘤
D. 导管内乳头状癌
E. 乳腺髓样癌

【答案】C
【解析】乳房肉瘤是较少见的恶性肿瘤。分叶状肿瘤按照其间质成分、细胞分化程度可分为良性、交界性和恶性，恶性分叶状肿瘤是不同于一般肉瘤的肿瘤。
【难度】难

3. 男性，50岁，右下肢黑痣多年。近半年黑痣颜色加深，变大，轻度瘙痒，正确的处理方式是
A. 局部切除活检，然后决定进一步治疗
B. 及时完整切除，送病理检查
C. 冷冻去除
D. 激光治疗
E. 继续观察
【答案】B
【解析】当黑痣色素加深、变大伴有瘙痒、疼痛时，可能存在恶变，应及时做完整切除，送病理检查。切忌做不完整切除或化学烧灼、冷冻、电灼等。
【难度】中

4. 男性，28岁，发现左前臂内侧肿物1个月，近日感肿物疼痛。查体：左前臂尺侧中部隆起，可触及2.5cm×2cm的质软肿物，边界清楚，假囊性感，无触痛，最可能的诊断是
A. 神经鞘瘤　B. 皮脂囊肿
C. 腱鞘囊肿　D. 脂肪瘤
E. 纤维瘤
【答案】D
【解析】神经鞘瘤见于四肢神经干分布的部位；皮脂囊肿多见于皮脂腺分布密集部位如头面部及背部，表面可见皮脂腺开口的小黑点；腱鞘囊肿多见于腕部、足背肌腱或关节附近，坚硬感；纤维瘤位于皮肤及皮下，质地硬。
【难度】易

5. 男性，65岁，糖尿病，下肢静脉功能不全病史20年，10年前出现左踝部溃疡，经久不愈，近期自觉溃疡易出血伴疼痛明显。查体：左内踝处约2.0cm溃疡，边缘不规则隆起，基底不平，触之易出血，为明确诊断，最恰当的活检手段为
A. 细针穿刺活检　B. 粗针穿刺活检
C. 钳取活检　D. 切除活检
E. 脱落细胞检查
【答案】C
【解析】钳取活检多用于体表或腔道黏膜的表浅肿瘤，特别是外生性或溃疡性肿瘤。
【难度】易

6. 男性，70岁，黏液血便半年。2周前因"尿血、尿频、尿急"就诊，完善检查后提示直肠癌、膀胱受累，其转移途径最可能的是
A. 血道转移　B. 种植转移
C. 直接蔓延　D. 淋巴道转移
E. 膀胱癌转移到直肠
【答案】C
【难度】易

7. 男性，25岁，因"发热、腋下及腹股沟淋巴结肿大"就诊。淋巴结活检诊断"大细胞淋巴瘤"，该患者首选的治疗手段是
A. 根治性手术切除　B. 适形放射治疗
C. 化学治疗　D. 生物治疗
E. 骨髓移植
【答案】C
【解析】ALCL是一种高度恶性淋巴瘤，5年生存率为52%。治疗可实施放疗、化疗、骨髓移植等方法。化疗最为适宜，放疗最初效果良好，但远期易复发。
【难度】中

8. 男性，60岁，因"鼻塞、涕中带血、耳闷堵感、听力下降"就诊。间接鼻咽镜病理活检诊断为鼻咽癌，该患者首选的治疗手段是
A. 根治性手术切除　B. 放射治疗
C. 化学治疗　D. 生物治疗
E. 免疫治疗
【答案】B
【解析】鼻咽癌大多数对放射治疗具有中度敏感性，放射治疗是鼻咽癌的首选治疗方法。但是对较高分化癌、病程较晚及放疗后复发的病例，手术切除和化学药物治疗亦属于不可缺少的手段。
【难度】中

9. 女性，60岁，因"乳头血性溢液1个月"就诊。手术后病理结果为"乳腺导管内癌"，以下描述正确的是
A. 其TNM分期中T分期为T_2期
B. 早期出现转移
C. 病理类型为原位癌
D. 病理类型为浸润性特殊癌
E. 病理类型为浸润性非特殊癌
【答案】C
【解析】乳腺导管内癌为原位癌，TNM分期中T分期为T_{is}期。
【难度】易

10. 男性，52岁，因"右上腹不适"就诊。腹部超声提示肝右叶占位，医生为患者检测甲胎蛋白(AFP)主要用于诊断
A. 肝脓肿　B. 肝腺瘤
C. 原发性肝癌　D. 继发性肝癌
E. 肝血管瘤
【答案】C
【解析】AFP是原发性肝癌相关的肿瘤标志物，血清

AFP≥400μg/L，持续升高并除外妊娠、活动性肝病、生殖腺胚胎源性肿瘤等，即可考虑肝癌诊断。

【难度】易

11. 女性，43岁，因"浸润性乳腺癌"正在接受外照射治疗。肿瘤活检显示有丝分裂指数较高，提示生长活跃。在细胞增殖周期中，分裂活跃的细胞在哪一个阶段对电离辐射最敏感

A. S期　　B. M期

C. G_1期　　D. G_2期

E. 各阶段电离辐射敏感性无差别

【答案】B

【解析】电离辐射诱导细胞死亡的主要机制是对脱氧核糖核酸（DNA）的直接和间接损伤。DNA的复制发生在合成阶段，而核分裂和细胞分裂发生在有丝分裂（M）阶段。这两个阶段之间的间隔称为G期。M期（有丝分裂）细胞对亚致死损伤的修复能力最小，因此，是最敏感的辐射敏感细胞。S期细胞具有修复损伤的能力，因而是最耐辐射的。

【难度】难

【A3/A4型题】

(1~3题共用题干)

女性，55岁，因"鼻塞、涕中带血、听力下降，伴复视、头痛"就诊。

1. 对明确诊断最有意义的检查手段是

A. CT扫描

B. 放射性核素显像

C. 磁共振检查

D. PET-CT

E. 鼻咽镜检查＋病理活检

【答案】E

【难度】易

2. 如病理活检诊断为鼻咽癌，该患者首选的治疗手段是

A. 根治性手术切除　　B. 放射治疗

C. 化学治疗　　D. 生物治疗

E. 免疫治疗

【答案】B

【解析】鼻咽癌大多对放射治疗具有中度敏感性，放射治疗是鼻咽癌的首选治疗方法。

【难度】中

3. 该患者可能的致病因素是

A. EB病毒感染

B. 单纯疱疹病毒感染

C. 黄曲霉素

D. 血吸虫感染

E. *APC*基因突变

【答案】A

【解析】EB病毒（epstein-barr virus，EBv），又称人类疱疹病毒，与伯基特（Burkitt）淋巴瘤、鼻咽癌以及多种淋巴瘤的发生有密切关系。

【难度】易

(4~6题共用题干)

女性，23岁，发现左乳外上象限肿物3年，逐渐增大，近半年自觉肿物生长较快。查体：左乳外上象限有一直径约3.0cm大小的圆形肿物，边界清楚，表面光滑，活动，无触痛。

4. 此肿物最可能是

A. 乳腺癌　　B. 乳腺增生症

C. 乳腺炎症性肿块　　D. 乳腺纤维腺瘤

E. 乳管内乳头状瘤

【答案】D

【难度】易

5. 首选的辅助检查手段是

A. 乳腺钼靶检查　　B. 乳腺超声检查

C. 乳腺核磁检查　　D. 乳腺CT检查

E. 超声＋钼靶检查

【答案】B

【解析】乳腺疾病影像检查包括超声、钼靶及核磁，超声及钼靶是基本检查手段，40岁以下不建议使用钼靶作为常规检查。

【难度】中

6. 最恰当的治疗手段是

A. 继续随访

B. 择期行乳腺肿物切除术

C. 麦默通（Mammotome）肿物切除术

D. 粗针活检，待病理结果后手术

E. 限期手术

【答案】B

【解析】根据病史及查体，考虑乳腺纤维瘤诊断，应择期行手术治疗，肿物较大，建议行开放肿物切除；麦默通旋切系统不适合切除超过3cm的乳腺肿物。

【难度】难

(7~9题共用题干)

男性，65岁，因"间断排脓血便2个月，伴里急后重、大便便条变细"就诊。既往体健。

7. 门诊就诊时，医师尤其应重视的检查是

A. 检查巩膜

B. 检查腹股沟淋巴结
C. 直肠指诊
D. 腹部超声检查
E. 胸部X线检查

【答案】C

【解析】下消化道肿瘤可有血便及黏液血便，直肠癌同时会出现里急后重、大便性状的改变，直肠指诊是简单而重要的临床检查方法，对及早发现肛管、直肠癌意义重大。

【难度】易

8. 下列辅助检查对明确诊断最有价值的是
A. 腹部CT
B. 肿瘤标志物
C. 血生化
D. 放射性核素显像
E. 结肠镜检查

【答案】E

【解析】结肠镜检查可显著提高结直肠疾病，包括回肠末端和盲肠疾病的检出率和诊断率。

【难度】中

9. 该患者最可能的诊断是
A. 肠结核
B. 克罗恩病
C. 盲肠癌
D. 直肠癌
E. 内痔

【答案】D

【难度】中

(10~13题共用题干)

男性，60岁，因“剑突下疼痛、黑便”入院。既往有慢性胃炎病史。查体：贫血貌，浅表淋巴结未触及肿大，上腹部轻微压痛，未触及肿块。胃镜检查示胃窦部肿物，大小2cm×1.5cm。活检病理提示腺癌。

10. 下列所述方法中，该患者首选的治疗方案是
A. 限期行胃癌根治术
B. 支持治疗后行化学药物治疗
C. 限期行放射治疗
D. 内镜下激光治疗
E. 内科保守治疗

【答案】A

【解析】外科手术是胃癌的主要治疗手段，也是目前能治愈胃癌的唯一方法。

【难度】易

11. 手术后病理为早期胃癌，最主要是指
A. 局限于胃窦内
B. 直径<5cm
C. 无淋巴结转移
D. 病理分化程度极高
E. 局限于黏膜和黏膜下层

【答案】E

【难度】中

12. 手术后进一步处理宜选择的是
A. 放疗
B. 化疗联合放疗
C. 化疗联合靶向治疗
D. 靶向治疗
E. 定期随访

【答案】E

【解析】该患者肿瘤局限于黏膜和黏膜下层，且无淋巴转移，施行D1胃切除就可获得治愈性切除。早期胃癌根治术后原则上不做辅助放疗及化疗。

【难度】难

13. 该患者的预后评估5年生存率是
A. 超过80%
B. 超过70%
C. 超过50%
D. 30%~50%
E. 低于30%

【答案】A

【解析】早期胃癌的预后与肿瘤浸润深度有关，黏膜内癌罕见有胃周淋巴结转移，5年生存率接近100%，癌灶侵及黏膜下并发生淋巴结转移的平均5年生存率为82%~95%。

【难度】中

(14~15题共用题干)

男性，65岁，尿频，尿急，尿痛及排尿困难1年，自认为由前列腺增生引起，未引起重视。3个月前出现间歇性无痛性全程肉眼血尿，偶有血块排出，伴有排尿困难症状加重。

14. 为明确诊断，最有意义的检查项目是
A. 膀胱造影
B. 膀胱镜检查
C. 超声检查
D. IVU检查
E. MRU检查

【答案】B

【解析】全程血尿提示病变位于膀胱或上尿路，以肿瘤可能性大。膀胱病变最有意义的检查是膀胱镜。静脉尿路造影(IVU)在诊断肾盂肿瘤、输尿管肿瘤及膀胱肿瘤方面有特别重要的意义。磁共振尿路造影(MRU)主要用于泌尿系梗阻、先天性变异、盆腔内肿瘤的局部侵犯等方面的检查。

【难度】中

15. 经超声检查提示膀胱内占位性病变，膀胱镜检查发现左输尿管管口上方0.5cm处有一个大小2.5cm×3.0cm的乳头状肿物，无蒂。

已取病理活检,在预后的判断上病理参数最有意义的是

A. 肿瘤大小 B. 肿瘤数目

C. 肿瘤的部位 D. 肿瘤生长方式

E. 肿瘤浸润深度

【答案】E

【解析】膀胱肿瘤的预后与组织类型、细胞分化程度、生长方式和浸润深度有关,其中细胞分化程度和浸润深度对预后的影响最大。

【难度】中

【案例分析题】

案例一 男性,45岁,左侧腋下约1cm大小结节多年,结节中央有黑头,挤压时有白色渣样分泌物,伴臭味;一周前结节渐增大,伴疼痛、红肿。既往糖尿病史10年。查体:左侧腋下近胸壁侧红肿,中央隆起,皮温高,可触及大小为4cm×3cm的触痛硬结,波动感不明显。

问题1:根据病史及查体描述,该患者存在的疾病诊断是

A. 皮脂腺囊肿合并感染

B. 皮样囊肿伴感染

C. 急性淋巴结炎

D. 淋巴结核

E. 糖尿病

F. 左腋部疖

G. 左腋部痈

【答案】AE

【难度】易

问题2:经治疗5天后,局部及周围红肿加重,肿物中央波动感明显,进一步处理包括

A. 肿物切除术

B. 切开引流术

C. 继续观察

D. 控制血糖

E. 应用抗生素控制感染

F. 局部外敷中药

G. 抽吸脓液

【答案】BDE

【解析】皮脂腺囊肿继发感染脓肿形成,其治疗原则是切开引流、应用抗生素抗感染,因患者有糖尿病需控制好血糖,同时提高免疫力。

【难度】中

问题3:经治疗伤口愈合,该患者后续进一步处理方案是

A. 建议愈合8周后手术切除肿物

B. 每天用酒精消毒病变处

C. 控制血糖

D. 再次感染时尽早手术切除

E. 局部理疗

F. 愈合后3周立即手术

G. 无须特殊处理

【答案】AC

【解析】皮脂腺囊肿继发感染经切开引流、抗感染治疗伤口愈合后,因皮脂腺囊肿囊壁未去除存在复发可能,因此,需待局部炎症反应彻底消除后行皮脂腺囊肿切除术,以获得疾病治愈。另外,糖尿病是感染的诱发因素需控制好血糖。

【难度】中

问题4:术后病理诊断皮脂腺囊肿,其临床和病理特点有

A. 支脂腺排泄管阻塞形成潴留性囊肿

B. 缓慢增长的良性病变

C. 囊内有白色豆渣样分泌物

D. 可发生于任何年龄,但以青壮年多见

E. 好发于头面、颈项和胸背部

F. 突出于皮肤表面,一般无自觉症状

G. 如继发感染时可有疼痛、化脓

【答案】ABCDEFG

【难度】中

案例二 女性,60岁,因"右侧乳房肿物2年,局部红肿2个月"就诊。既往有冠心病、冠状动脉支架术史,高血压、糖尿病、高脂血症5年。查体:神清,左乳外观无异常,右乳外上象限红肿,橘皮样改变,局部轻微触痛,皮温稍高,可触及8cm×6cm的质硬肿块,边界不清,活动度差,右侧腋窝可及多个增大、质硬淋巴结。

问题1:为明确诊断,建议进行检查的项目包括

A. 乳腺超声

B. 乳腺钼靶

C. 乳腺MRI

D. 血肿瘤标志物

E. 超声引导下粗针活检

F. 乳腺增强CT

G. 乳腺红外线成像

【答案】ABCDE

【解析】根据临床表现考虑局部晚期乳腺癌,乳腺B

超、钼靶属常规检查，粗针穿刺活检是必要检查手段，如考虑新辅助化疗乳腺 MRI 对疗效观察有意义，肿瘤标志物对有否转移及治疗后复发有参考意义，而乳腺 CT、红外线成像对诊断没有意义。

【难度】中

问题 2：目前考虑疾病诊断可能是

A. 急性乳腺炎

B. 炎性乳癌

C. 皮肤软组织感染

D. 乳腺增生症

E. 合并冠心病、高血压、糖尿病

F. 乳腺脓肿

G. 乳腺肉瘤

【答案】BE

【解析】根据病史及体格检查，考虑炎性乳癌可能；急性乳腺炎多发生在哺乳期，病史时间短，皮肤软组织感染不会出现乳房肿块，乳腺增生症不会出现红肿、热、痛等炎性改变。

【难度】中

问题 3：如穿刺病理报告是乳腺癌，为指导治疗需要进一步的检查包括

A. 肝功能、肾功能

B. 胸部 CT 扫描

C. 头部 MRI

D. 全身骨扫描

E. 肝脏超声

F. 腹部 CT

G. 心脏彩超

【答案】ABCDEFG

【解析】如果是炎性乳癌，肿瘤分期较晚，需检查是否有远处转移，包括肺、骨、脑及肝脏等常见部位，同时了解心脏、肝、肾功能，为化疗准备。

【难度】中

问题 4：如确诊乳腺癌，在未发现远处转移证据的前提下，则肿瘤临床分期是

A. Ⅰ期　　B. Ⅱ期

C. Ⅲ期　　D. Ⅳ期

E. 0 期

G. 局部晚期

【答案】CG

【解析】T_4：任何肿瘤大小，侵及胸壁或皮肤，炎性乳癌；$Ⅲ_b$ 期 $T_4N_XM_0$，也属临床局部晚期。

【难度】难

问题 5：如确诊为乳腺浸润性导管癌，ER（-）、PR（-）、Her2（+++），该患者可以实施的治疗方式有

A. 手术　　B. 化学药物治疗

C. 放射治疗　　D. 内分泌治疗

E. 靶向治疗　　F. 激素治疗

G. 免疫治疗

【答案】ABCE

【解析】炎性乳腺癌患者常在确诊时，肿瘤已扩散出现转移，单纯局部治疗如外科手术或放射治疗，疗效差，治疗炎性乳腺癌应采用综合治疗。首先进行新辅助化疗，即手术前化疗；对 HER-2 检测阳性的炎性乳腺癌患者，化疗中还可联合应用靶向治疗。新辅助化疗获得临床缓解的患者，化疗结束后再进行手术或放疗。

【难度】难

（魏常胜　张树琦）

第二篇　普通外科

第一章　甲状腺

【A1 型题】

1. 关于甲状腺描述正确的是
   A. 是成年人体内最大的内分泌器官
   B. 位于颈前区甲状软骨两侧
   C. 重量约 100g
   D. 其结构单位为甲状腺腺叶
   E. 正常甲状腺在颈部检查时易于触及

【答案】A

【解析】甲状腺是成年人体内最大的内分泌器官，位于颈前区气管两侧，重量约 30g，有合成、储存和分泌甲状腺激素的功能，其结构单位为滤泡，正常甲状腺在颈部检查时不易看到，也不易触及。

【难度】易

2. 关于甲状腺的血供正确的是
   A. 甲状腺上动脉来自颈总动脉
   B. 甲状腺下动脉来自锁骨下动脉
   C. 甲状腺上静脉汇入颈外静脉
   D. 甲状腺中静脉汇入无名静脉
   E. 甲状腺下静脉汇入颈内静脉

【答案】B

【解析】甲状腺上动脉来自颈外动脉，甲状腺下动脉来自锁骨下动脉，甲状腺上静脉汇入颈内静脉，甲状腺中静脉汇入颈内静脉，甲状腺下静脉汇入无名静脉。

【难度】难

3. 关于甲状腺邻近的神经正确的是
   A. 右侧喉返神经环绕右锁骨下动脉
   B. 左侧喉返神经环绕左肺动脉
   C. 喉上神经外支支配咽下缩肌
   D. 喉上神经内支支配声门下方咽部的感觉
   E. 喉返神经和喉上神经均来自颈交感神经

【答案】A

【解析】右侧喉返神经环绕右锁骨下动脉。左侧喉返神经环绕主动脉弓。喉上神经外支支配环甲肌。喉上神经内支支配声门上方咽部的感觉。喉返神经和喉上神经均来自迷走神经。

【难度】难

4. 下列**不属于**甲状腺组织的是
   A. 甲状腺腺叶　　B. 甲状腺峡部
   C. 锥状叶　　D. 甲状旁腺
   E. 副甲状腺

【答案】D

【解析】甲状腺腺体组织包括腺叶、峡部、锥状叶、副甲状腺，在甲状腺切除时需要识别这些组成部分。

【难度】易

5. 甲状腺结节初步检查最可靠的方法是
   A. 触诊　　B. X 线检查　　C. 超声
   D. CT　　E. MRI

【答案】C

【解析】超声检查可准确评估甲状腺结节的大小、数量、位置、回声、形态、钙化、血流等参数，是公认最优的初步检查方法。

【难度】易

6. 传统开放甲状腺手术最常用的体位是
   A. 平卧位　　B. 平卧头过伸位
   C. 平卧分腿位　　D. 侧卧位
   E. 俯卧位

【答案】B

【解析】甲状腺手术的常用体位是平卧头过伸位，目的是拉伸颈前区，便于甲状腺的显露。

【难度】易

7. 促进甲状腺素合成和分泌的激素是
   A. PTH　　B. GH　　C. LH
   D. FSH　　E. TSH

【答案】E

【解析】加速甲状腺素分泌和促进甲状腺素合成的激素只有促甲状腺素(TSH)。PTH：甲状旁腺素；GH：生长激素；LH：促黄体生成素；FSH：促卵泡生成素。

【难度】中

8. 甲状腺手术后最危急的并发症是

A. 声音嘶哑

B. 饮水呛咳

C. 呼吸困难和窒息

D. 手足、面部麻木及抽搐

E. 切口皮瓣感染

【答案】C

【解析】甲状腺手术后最危急的并发症是呼吸困难和窒息，多发生在术后48小时内。如不及时发现、适当处理，则可危及生命。

【难度】易

9. 甲状腺恶性肿瘤预后最差的组织类型是

A. 乳头状癌　　B. 滤泡癌

C. 髓样癌　　D. 未分化癌

E. 淋巴瘤

【答案】D

【解析】甲状腺未分化癌是甲状腺癌中恶性程度最高的一种，发展迅速，预后很差，平均生存期6个月。

【难度】易

10. 关于颈部淋巴结分区正确的是

A. Ⅰ区为颈内静脉上群淋巴结

B. Ⅱ区为颈内静脉中群淋巴结

C. Ⅳ区颈内静脉下群淋巴结

D. Ⅴ区为颈前三角淋巴结

E. Ⅵ区不属于颈中央区淋巴结

【答案】C

【解析】颈淋巴结共分7区：Ⅰ区为颏下、下颌下淋巴结，Ⅱ区为颈内静脉上群淋巴结，Ⅲ区为颈内静脉中群淋巴结，Ⅳ区颈内静脉下群淋巴结，Ⅴ区为颈后三角淋巴结，Ⅵ区为颈前三角淋巴结，Ⅶ区为前上纵隔淋巴结，Ⅵ区属于颈中央区淋巴结。

【难度】难

11. 关于颈部淋巴结分区正确的是

A. Ⅰ区、Ⅱ区以二腹肌前腹为界

B. Ⅱ区、Ⅲ区以二腹肌后腹为界

C. Ⅲ区、Ⅳ区以胸锁乳突肌前缘为界

D. Ⅵ区与Ⅱ、Ⅲ、Ⅳ区以甲状腺下动脉为界

E. Ⅴ区与Ⅱ、Ⅲ、Ⅳ区以胸锁乳突肌后缘为界

【答案】E

【解析】颈淋巴结各区界限：Ⅰ区、Ⅱ区以二腹肌后腹为界，Ⅱ区、Ⅲ区以舌骨水平线为界，Ⅲ区、Ⅳ区以环甲膜水平线为界，Ⅵ区与Ⅱ、Ⅲ、Ⅳ区以颈鞘为界，Ⅴ区与Ⅱ、Ⅲ、Ⅳ区以胸锁乳突肌后缘为界。

【难度】难

12. 关于颈中央区淋巴结正确的是

A. 界限为上至下颌骨、下至胸骨上窝、两侧至颈鞘

B. 界限为上至舌骨、下至胸骨上窝、两侧至胸锁乳突肌后缘

C. 包括喉前、气管前、双侧气管旁等几个亚区

D. 包括喉前、气管前、双侧气管旁、前上纵隔等几个亚区

E. 甲状腺癌转移最常累及的是左侧区域

【答案】C

【解析】颈中央区界限上至舌骨、下至胸骨上窝、两侧至颈鞘，包括喉前、气管前、双侧气管旁等几个亚区，是甲状腺癌转移最常累及的区域。

【难度】难

13. 关于甲状腺素的功能描述正确的是

A. 加快全身细胞利用氧的效能

B. 加速蛋白质的合成

C. 加速碳水化合物的合成

D. 加速脂肪的合成

E. 影响内分泌系统的发育

【答案】A

【解析】甲状腺素的主要作用：加快全身细胞利用氧的效能，加速蛋白质、碳水化合物和脂肪的分解。全面增高人体代谢，增加热量的产生；促进人体的生长发育，主要在出生后影响脑与长骨。

【难度】中

14. 关于甲状腺素的调控正确的是

A. 甲状腺的功能活动受下丘脑-垂体系统的调控

B. 甲状腺的功能活动受肾上腺的调控

C. 甲状腺的功能活动受性腺的调控

D. 腺垂体分泌的TSH有减少甲状腺素合成和分泌的作用

E. 甲状腺激素需要量增加时引起TSH分泌减少

【答案】A

【解析】甲状腺的功能活动受下丘脑-垂体系统的调控，腺垂体分泌的TSH有加快甲状腺素合成和分泌的作用。甲状腺素需要量增加、合成障碍时，血中甲状腺素浓度下降，引起TSH分泌增加，反之抑制TSH分泌。

【难度】中

15. 引起TSH分泌增加的因素是

A. 寒冷　　B. 炎热

C. 绝经期　　D. 婴儿期

E. 口服甲状腺片

【答案】A

【解析】甲状腺素需要量增加时(如寒冷、妊娠期、青春期),或合成障碍时(使用抗甲状腺药物),血中甲状腺素浓度下降,刺激腺垂体释放TSH。

【难度】中

16. 下列哪项**不属于**甲状腺分泌激素

A. T_3　B. T_4　C. TSH

D. FT_3　E. FT_4

【答案】C

【解析】T_3-三碘甲状腺原氨酸、T_4-四碘甲状腺原氨酸是甲状腺素的两种形式。FT_3游离T_3,FT_4游离T_4。TSH促甲状腺素。

【难度】易

17. 甲状腺素各种成分中功能活性最高的是

A. T_3　B. T_4　C. TSH

D. FT_3　E. FT_4

【答案】D

【解析】T_3、T_4大部分与血清蛋白结合,FT_3、FT_4才具有生物活性,FT_3活性又高于FT_4。

【难度】中

18. 下列疾病属于单纯性甲状腺肿的是

A. 甲状腺腺瘤

B. 地方性甲状腺肿

C. Graves病

D. 桥本甲状腺炎

E. 亚急性甲状腺炎

【答案】B

【解析】单纯性甲状腺肿早期为弥漫性甲状腺肿,后逐渐形成结节性甲状腺肿。呈现地区流行发病的称为地方性甲状腺肿。发生于青春期或妊娠期的称为生理性甲状腺肿。

【难度】易

19. 下列描述中属于单纯性甲状腺肿病因的是

A. 碘摄入过多

B. 甲状腺素需要量降低

C. 甲状腺素合成障碍

D. 甲状腺素分泌增加

E. 服用甲状腺片

【答案】C

【解析】单纯性甲状腺肿的病因:甲状腺素原料(碘)缺乏、甲状腺素需要量增高、甲状腺素合成和分泌障碍。

【难度】易

20. 下列属单纯性甲状腺肿手术指征的是

A. 患者主观认为应该手术

B. 胸骨后甲状腺肿

C. 双侧甲状腺肿Ⅰ至Ⅱ度增大

D. 结节性甲状腺肿合并桥本甲状腺炎

E. 结节性甲状腺肿继发甲状腺功能减退

【答案】B

【解析】单纯性甲状腺肿的手术指征包括:压迫气管引起呼吸困难、胸骨后甲状腺肿、巨大甲状腺肿影响生活、结节性甲状腺肿疑有恶变、结节性甲状腺肿继发甲状腺功能亢进。

【难度】中

21. 下列属甲状腺功能亢进手术指征的是

A. 初发的原发性甲状腺功能亢进

B. 高功能腺瘤

C. 青少年甲状腺功能亢进

D. 亚急性甲状腺炎伴甲状腺功能亢进

E. 桥本氏甲状腺炎并发甲状腺功能亢进

【答案】B

【解析】甲状腺功能亢进手术指征:继发性甲状腺功能亢进或高功能腺瘤;中度以上的原发甲状腺功能亢进;腺体较大的甲状腺功能亢进、伴有压迫症状或胸骨后甲状腺肿;抗甲状腺药物或^{131}碘治疗后复发者;妊娠早中期的甲状腺功能亢进患者有上述指征。

【难度】易

22. 引起甲状腺术后呼吸困难和窒息的主要原因是

A. 出血及血肿压迫

B. 声带炎

C. 气道分泌物增多

D. 双侧喉上神经损伤

E. 单侧喉返神经损伤

【答案】A

【解析】甲状腺术后呼吸困难和窒息的常见原因:血肿压迫,喉头水肿,气管塌陷,双侧喉返神经损伤。

【难度】易

23. 甲状腺术后出现的症状,需要做气管插管或气管切开的是

A. 伤口血肿但无憋气

B. 端坐呼吸及三凹征

C. 声音嘶哑

D. 饮水呛咳

E. 手足麻木抽搐

【答案】B

【解析】端坐呼吸及三凹征是窒息的临床表现,应立即插管或气管切开。

【难度】易

24. 甲状腺手术中喉返神经损伤最常见的原因是

A. 沿喉返神经分离操作

B. 喉返神经分支较多

C. 喉返神经受肿物压迫、移位

D. Z 结节存在影响喉返神经显露

E. 使用能量器械距离喉返神经过近

【答案】E

【解析】喉返神经常见损伤的原因:切断、牵拉、误扎、热损伤。分离神经如操作轻柔不易损伤。

【难度】易

25. 引起甲状腺术后声音明显改变的最常见原因是

A. 呼吸道分泌物增多

B. 甲状旁腺功能减退

C. 喉上神经损伤

D. 喉返神经损伤

E. 声带水肿

【答案】D

【解析】甲状旁腺功能减退引起低钙血症,表现为手足面部麻木、抽搐。其余均可引起声音改变,但最明显的是单侧喉返神经损伤引起的声音嘶哑。

【难度】易

26. 甲状腺术后甲状旁腺功能减退的最常见临床表现是

A. 视物模糊　　B. 四肢抽搐

C. Chvostek 征阴性　　D. Trousseau 征阴性

E. 精神淡漠

【答案】B

【解析】Chvostek 征(面神经叩击试验):轻叩外耳道前的面神经传出部位,引起面肌非随意收缩为阳性。Trousseau 征(束臂加压试验):用止血带或血压计缚于前臂充气至收缩压以上 20mmHg 持续 3 分钟,也可用手用力压迫上臂静脉,使手血供减少,发生腕痉挛为阳性。

【难度】难

27. 甲状腺功能亢进术后甲状腺危象多发生在

A. 碘剂用量不足

B. 术中出血过多

C. 甲状腺切除不够

D. 术前甲状腺功能亢进症状控制不佳

E. 患者年老体弱

【答案】D

【解析】术前甲状腺功能亢进症状控制不佳易导致甲状腺危象的发生。

【难度】易

28. 甲状腺功能亢进患者达到下列指标中可手术的是

A. 心率 70 次 /min,基础代谢率 +30%

B. 心率 80 次 /min,基础代谢率 +30%

C. 心率 90 次 /min,基础代谢率 +20%

D. 心率 100 次 /min,基础代谢率 +20%

E. 心率 110 次 /min,基础代谢率 +20%

【答案】C

【解析】甲亢症状得到基本控制(患者情绪稳定,睡眠良好,体重增加,脉率 <90 次 /min 以下,基础代谢率小于 20%),便可进行手术。

【难度】中

29. 下列属甲状腺危象临床表现的是

A. 多发生在术后 3~7 天

B. 体温很少超过 38℃

C. 心率增至 120~140 次 /min

D. 神志淡漠,嗜睡

E. 腹胀,便秘

【答案】C

【解析】甲状腺危象多为术后 12~36 小时发生,高热、窦性心动过速、烦躁、吐泻是典型临床表现。

【难度】中

30. 下列符合甲状腺危象治疗原则的是

A. 开放静脉通路,快速给于葡萄糖酸钙溶液

B. 应用抗甲状腺药物,阻断甲状腺激素的合成

C. 禁止使用碘溶液

D. 应用肾上腺素能 β 受体激动剂

E. 应用肾上腺素

【答案】B

【解析】甲状腺危象发生时治疗的重点是降低血液循环中甲状腺素的浓度,控制心肺功能失调,抗甲状腺药物、碘剂、糖皮质激素的应用是核心治疗。

【难度】中

31. 关于桥本甲状腺炎说法正确的是

A. 是一种慢性感染性疾病

B. 男性多见

C. 腺体组织被大量中性粒细胞浸润

D. 超声可见腺体弥漫性回声不均

E. 后期常伴甲状腺功能亢进

【答案】D

【解析】桥本甲状腺炎又称慢性淋巴细胞性甲状腺炎,腺体组织被大量淋巴细胞浸润。

【难度】中

32. 关于甲状腺腺瘤,下列说法正确的是

A. 是较少见的甲状腺良性肿瘤

B. 常为甲状腺单发结节

C. 其中乳头状囊腺瘤常见
D. 腺瘤周围无包膜
E. 不会发生恶性变

【答案】B

【解析】甲状腺腺瘤是最常见的甲状腺良性肿瘤，多为单发，分为滤泡状腺瘤和乳头状囊腺瘤两类、前者多见，病理可见腺瘤周围有完整包膜，可发生囊内出血、继发甲状腺功能亢进、恶变。

【难度】中

33. 能使甲状腺体缩小、变硬的药物是

A. 甲硫氧嘧啶　　B. 普萘洛尔
C. 卢戈液　　D. 甲状腺素
E. 氢化可的松

【答案】C

【解析】碘剂可以抑制蛋白水解酶，阻止甲状腺素释放，使腺体缩小变硬，但不阻止甲状腺素合成。

【难度】易

34. 下列激素水平受血清甲状腺素结合球蛋白(TBG)影响的是

A. ACTH　　B. FSH　　C. FT_4
D. TT_4　　E. TSH

【答案】D

【解析】释放入血的甲状腺素与血清蛋白结合，其中90%为T_4。

【难度】难

35. 发病率最高的甲状腺恶性肿瘤是

A. 乳头状癌　　B. 滤泡状癌
C. 髓样癌　　D. 未分化癌
E. 淋巴瘤

【答案】A

【解析】乳头状癌占全部甲状腺癌的90%以上。

【难度】易

36. 甲状腺癌的治疗方法中治疗疗效最不确定的是

A. 手术治疗　　B. 内分泌治疗
C. 放射碘治疗　　D. 中医药治疗
E. 放疗

【答案】D

【解析】A是首选治疗，B适用于分化型甲状腺癌，C适用于有吸碘功能的分化型甲状腺癌，E适用于未分化癌。

【难度】易

37. 甲状腺癌术后长期服用甲状腺素需要监测的最重要的化验指标是

A. TT_4　　B. FT_4　　C. TSH
D. TRH　　E. CEA

【答案】C

【解析】甲状腺癌内分泌治疗的目的是抑制TSH水平，达到抑制分化型甲状腺癌细胞生长的作用。

【难度】口

38. 单发性甲状腺乳头状癌手术能接受的最小范围是

A. 一侧腺叶部分切除
B. 一侧腺叶＋峡部切除
C. 一侧腺叶＋峡部＋患侧颈中央区淋巴结清扫
D. 甲状腺全切＋患侧颈中央区淋巴结清扫
E. 甲状腺全切＋双侧颈中央区淋巴结清扫

【答案】B

【解析】目前业内公认单侧甲状腺乳头状癌手术的最小范围是一侧腺叶＋峡部切除，对于微小病灶患侧颈中央区淋巴结是否常规清扫尚有不同观点。

【难度】难

39. 为明确诊断甲状腺结节的性质，门诊常用的检查方法是

A. 甲状腺细针抽吸活检术
B. 甲状腺空心针穿刺活检术
C. 甲状腺手术活检
D. 颈部CT或MRI
E. 甲状腺核素扫描

【答案】A

【解析】甲状腺癌主要表现为细胞形态的异常，因此，细针抽吸细胞学检查能够诊断，且创伤小。

【难度】中

40. 单侧甲状腺结节可疑恶性进行手术时，最常用的术式是

A. 结节摘除　　B. 腺叶部分切除
C. 腺叶＋峡部切除　　D. 甲状腺次全切除
E. 甲状腺近全切除

【答案】C

【解析】为避免再次手术时并发症风险的增加，可疑恶性甲状腺结节手术活检时应行腺叶＋峡部切除。

【难度】中

41. 甲状旁腺素的生理作用是

A. 与血钙离子浓度之间存在反馈关系
B. 受垂体激素的调控
C. 促进成骨细胞功能
D. 促进肾小管对磷的重吸收
E. 抑制肠道对钙离子的吸收

【答案】A

【解析】甲状旁腺素的分泌不受垂体控制，受血钙调控。

【难度】中

42. 原发性甲状旁腺功能亢进症的典型症状是
A. 骨关节变形、肿大
B. 腹泻、心悸、面部潮红
C. 骨质疏松、骨痛
D. 习惯性关节脱位
E. 胆囊结石、上腹痛

【答案】C

【解析】甲旁亢时导致高血钙、高尿钙、低血磷，骨钙缺失造成骨质疏松、骨痛和骨折，尿钙升高易导致尿路结石。

【难度】中

43. 关于颈淋巴结结核，下列说法正确的是
A. 多位于胸锁乳突肌前后缘
B. 常为单个淋巴结增大
C. 增大淋巴结孤立不融合
D. 多伴有疼痛
E. 可有明显红肿、疼痛

【答案】A

【解析】结核菌感染属于特殊感染，形成的脓肿与一般化脓性感染不同，常没有红、热、痛等表现。

【难度】中

【A2 型题】

1. 男性，73 岁，超声显示甲状腺左叶 3.5cm 单发实性结节，边界清楚、形态规则，TSH 0.01μU/ml（明显低于正常值），进一步处理最佳选择是
A. 颈部 CT 检查，明确病变范围
B. 放射性核素检查，以协助诊断
C. 服用甲巯咪唑，复查甲状腺功能
D. 甲状腺结节细针抽吸活检术
E. 甲状腺结节摘除术

【答案】B

【解析】在甲状腺单发结节合并甲状腺功能亢进时，应考虑高功能腺瘤，首要的检查是做放射性核素扫描协助诊断，便于制订手术方案。高功能的甲状腺结节少有甲状腺癌，因此，穿刺病理不是必须的。

【难度】中

2. 女性，40 岁，颈前肿物 3 年，突然增大伴颈部疼痛 3 天，疼痛向耳根部放射，不伴发热、咽痛等不适，最可能的诊断是
A. 结节性甲状腺肿伴囊内出血
B. 甲状腺恶性肿瘤
C. 甲状腺腺瘤
D. 亚急性甲状腺炎
E. 桥本甲状腺炎

【答案】A

【解析】结节性甲状腺肿伴囊内出血最常见，可出现颈前区疼痛伴耳根部放射痛。

【难度】易

3. 女性，25 岁，体检时超声检查发现甲状腺回声不均的弥漫性病变、体积正常，化验 TSH 正常范围，TPOAb 超过正常值 10 倍，合理的处理方式是
A. 颈部 MRI，进一步明确诊断
B. 甲状腺细针抽吸活检
C. 核素显像检查
D. 病情解释，观察随诊
E. 手术治疗

【答案】D

【解析】可诊断桥本甲状腺炎，如甲状腺功能正常，则不需补充甲状腺素治疗，更不需要手术治疗。

【难度】易

4. 女性，55 岁，颈前肿物 30 年、进行性增大 5 年、呼吸不畅 3 个月。查体：双侧甲状腺Ⅲ度增大。超声提示甲状腺体积增大，多发囊实性结节，右叶最大 3.5cm，左叶最大 2.0cm，均边界清楚、形态规则、TI-RADS 3 级。最合理的处理方式是
A. 手术治疗
B. 服用甲状腺素
C. 服用甲巯咪唑
D. 放射碘治疗
E. 观察随诊

【答案】A

【解析】根据病史、体检、超声所见考虑结节性甲状腺肿可能性大，患者出现气管压迫症状，具有手术指征。

【难度】中

5. 男性，60 岁，颈前肿物 10 年、无进行性增大。查体：双侧甲状腺未见肿大。超声提示甲状腺体积正常，多发囊实性结节，右叶最大 1.5cm，左叶最大 0.5cm，均边界清楚、形态规则、TI-RADS 3 级。最合理的处理方式是
A. 甲状腺全 / 近全切除术
B. 甲状腺双侧次全切除术
C. 甲状腺右叶 + 峡部切除术
D. 服用甲状腺素
E. 观察随诊

【答案】E

【解析】根据病史、体检、超声所见考虑结节性甲状

腺肿可能性大。结节无进行增大,无压迫症状,无手术指征。

【难度】中

6. 男性,26岁,发现颈前肿物1个月。查体:甲状腺左叶可触及2cm肿物,质硬、可随吞咽上下活动,左侧颈Ⅲ区位置可触及1cm大小质硬淋巴结。门诊检查除颈部超声外,最需要的检查是
   A. 甲状腺左叶手术活检
   B. 甲状腺左叶结节穿刺活检
   C. 左颈Ⅲ区淋巴结穿刺活检
   D. 甲状腺左叶结节和左颈Ⅲ区淋巴结分别穿刺活检
   E. 核素显像检查

【答案】D

【解析】当怀疑甲状腺癌时,应尽量在术前获得病理诊断,包括原发灶和转移淋巴结,以便明确手术范围。

【难度】中

7. 女性,30岁,体检时超声提示甲状腺右叶0.8cm低回声结节,内见多发点状强回声,TI-RADS 4a级。首选的处理方式是
   A. 甲状腺右叶+峡部切除术
   B. 甲状腺右叶结节细针抽吸活检
   C. 服用甲状腺素
   D. 颈部CT
   E. 观察随诊

【答案】B

【解析】点状强回声即点状钙化,是超声检查甲状腺结节的恶性征象,首先应获得病理诊断以明确是否需要手术治疗。

【难度】中

8. 男性,25岁,发现颈前肿物1周。查体:甲状腺右叶可触及3cm质硬肿物,边界欠清。超声:右颈Ⅲ区可见1.5cm×1.1cm淋巴结,淋巴门结构消失。右颈淋巴结超声下穿刺病理:可见异形细胞。目前最恰当的诊断是
   A. 结节性甲状腺肿
   B. 甲状腺腺瘤
   C. 甲状腺癌
   D. 甲状腺癌伴左颈淋巴结转移
   E. 左颈淋巴瘤

【答案】D

【解析】侧颈区淋巴结正常结构消失,提示为恶性肿瘤,首先考虑甲状腺癌伴颈淋巴结转移。

【难度】难

9. 女性,50岁,行甲状腺癌手术,术中发现肿瘤侵犯一侧喉返神经、无法分离,下列处理方式中最理想的选择是
   A. 甲状腺全切除+颈中央区淋巴结清扫术,切除受侵的喉返神经,术后行放射碘治疗
   B. 甲状腺全切除+颈中央区淋巴结清扫术,切除受侵的喉返神经
   C. 甲状腺右叶切除+颈中央区淋巴结清扫术,切除受侵的喉返神经
   D. 甲状腺近全切除+颈中央区淋巴结清扫术,保留少量肿瘤组织以保持喉返神经完整
   E. 甲状腺右叶部分切除,保留少量肿瘤组织以保持喉返神经完整

【答案】A

【解析】在甲状腺癌手术时,完整切除肿瘤和受侵器官是根治的原则。如肿瘤发生肉眼可见的腺外侵犯,则应行放射碘治疗。

【难度】难

10. 男性,65岁,颈前肿物20年就诊,有呼吸不畅症状。超声可见双侧甲状腺均明显增大,腺体内多发结节,右叶最大5.5cm、左叶最大3.5cm,结节均边界清楚、形态规则。较合理的手术方案是
   A. 甲状腺结节摘除术
   B. 较大一侧的腺叶切除术
   C. 较大一侧的腺叶切除术+对侧结节摘除术
   D. 双侧甲状腺部分切除术,尽可能保留甲状腺组织
   E. 甲状腺近全切除术,尽量切除病变的甲状腺组织

【答案】E

【解析】对于甲状腺良性结节的治疗,应尽量切除病变组织,防止结节残留和复发,甲状腺功能可由药物替代。

【难度】难

11. 男性,35岁,发现颈前肿物2周。查体:甲状腺左叶可触及1.5cm质硬肿物,可随吞咽上下运动。超声:甲状腺左叶1.5cm低回声实性结节,形态不规则,纵横比>1,其内可见点状强回声,TI-RADS 5级。左颈Ⅳ区可见多枚淋巴结,均淋巴门结构消失,最大1.5cm×1.0cm,部分融合。最可能的术式是

A. 甲状腺左叶 + 峡部切除术
B. 甲状腺左叶 + 峡部切除术 + 颈中央区淋巴结清扫术
C. 甲状腺左叶 + 峡部切除术 + 颈中央区淋巴结清扫术 + 左颈侧区淋巴结清扫术
D. 甲状腺全切 + 颈中央区淋巴结清扫术 + 左颈侧区淋巴结清扫术
E. 甲状腺全切 + 颈中央区淋巴结清扫术 + 双颈侧区淋巴结清扫术

【答案】D
【解析】颈侧区淋巴结转移需要做颈侧区淋巴结清扫术时,应同时行甲状腺全切+颈中央区淋巴结清扫术。
【难度】难

12. 女性,32 岁,超声提示甲状腺右叶被膜下 0.6cm 低回声结节,纵横比 >1,可见点状强回声,TI-RADS 4c 级,左叶无结节,未见颈部异常淋巴结。诊断甲状腺微小癌,首选的术式是
A. 甲状腺右叶切除术
B. 甲状腺右叶 + 峡部切除术
C. 甲状腺右叶 + 峡部切除术 + 颈中央区淋巴结清扫术
D. 甲状腺右叶 + 峡部切除术 + 颈中央区淋巴结清扫术 + 左颈侧区淋巴结清扫术
E. 甲状腺全切 + 颈中央区淋巴结清扫术 + 左颈侧区淋巴结清扫术

【答案】C
【解析】单灶甲状腺癌、未浸透甲状腺被膜、无颈淋巴结转移、对侧无结节、无甲状腺癌家族史、无儿童期头颈部放射史,可作为甲状腺癌单侧切除的指征。常规行患侧颈中央区清扫。
【难度】难

13. 女性,30 岁,颈前肿物 10 年,心慌、突眼 1 年,曾行药物和放射碘治疗,病情反复。超声:甲状腺体积增大,多发实性结节,右叶最大 2.5cm,左叶最大 1.8cm,均边界清楚、形态规则、TI-RADS 3 级,颈部淋巴结未见异常。TSH 0.05μU/ml(低于正常值)。最可能的术式是
A. 甲状腺全 / 近全切除术
B. 甲状腺双侧部分切除术
C. 甲状腺右叶 + 峡部切除术 + 左叶部分切除术
D. 甲状腺右叶 + 峡部切除术
E. 甲状腺右叶切除术

【答案】A
【解析】继发甲状腺功能亢进的术式应选择甲状腺全 / 近全切除术,术后甲状腺素替代治疗。
【难度】中

14. 女性,28 岁,超声提示甲状腺右叶 0.5cm 低回声结节,纵横比 >1,其内可见点状强回声,TI-RADS 4c 级,左叶无结节,未见颈部异常淋巴结。患者有强烈的美容愿望。最可能的术式是
A. 甲状腺右叶切除术
B. 甲状腺右叶 + 峡部切除术
C. 全腔镜甲状腺右叶 + 峡部切除术
D. 全腔镜甲状腺右叶 + 峡部切除术 + 右侧中央区淋巴结清扫术
E. 腔镜辅助小切口甲状腺右叶 + 峡部切除术 + 颈中央区淋巴结清扫术

【答案】D
【解析】单灶甲状腺癌、未浸透甲状腺被膜、无颈淋巴结转移、对侧无结节、无甲状腺癌家族史、无儿童期头颈部放射史,可作为甲状腺癌单侧切除的指征。年轻女性有美容需求可选择全腔镜甲状腺手术。
【难度】难

15. 男性,57 岁,全麻下行甲状腺癌根治术,术后 3 小时患者主诉胸闷,并出现发绀、声嘶。检查伤口肿胀、敷料被血渗湿,其原因为
A. 喉返神经损伤
B. 喉头水肿
C. 切口内出血,血肿压迫气管
D. 甲状腺危象
E. 喉上神经损伤

【答案】C
【解析】术后伤口内出血是甲状腺常见术后并发症之一,出现局部压迫症状,敷料渗血,最可能的原因为切口内出血,血肿压迫气管呼吸困难缺氧引起胸闷、发绀。
【难度】中

16. 女性,35 岁,诊断原发性甲状腺功能亢进,全麻下行双侧甲状腺次全切除术,术后 2 小时颈部引流量为 500ml、鲜红色,患者未诉不适,生命体征平稳,检查颈部张力较高,伤口未见肿胀、渗出,最合理的处理方式是
A. 心电监护、吸氧、急查血常规
B. 更换引流袋,继续观察
C. 使用止血药物,冰袋外敷伤口
D. 准备气管切开包,床旁探查伤口

E. 回手术室，行伤口探查止血术

【答案】E

【解析】甲状腺术后出血常发生在术后6小时以内，如引流通畅不一定发生窒息，病情允许时应在全麻下急诊手术探查止血。

【难度】中

17. 女性，61岁，因甲状腺癌，行甲状腺全切除术+颈中央区淋巴结清扫术，术后第二天感觉双手及口周皮肤麻木感，并有抽搐发作。最合理的处理方式是

A. 心电监护、吸氧

B. 嘱患者卧床休息

C. 静推葡萄糖酸钙+口服钙剂和维生素D

D. 口服钙剂和维生素D

E. 手术探查伤口

【答案】C

【解析】低钙血症如症状轻微，可仅口服钙剂和维生素D，症状较重（抽搐）可加用静脉注射葡萄糖酸钙，同时口服补钙。

【难度】中

18. 女性，56岁，因结节性甲状腺肿，行甲状腺近全切除术。术后一周感觉颈前伤口部位红肿、疼痛，体温38.8℃。最合理的处理方式是

A. 伤口部位穿刺病理检查

B. 伤口开放引流

C. 局部理疗

D. 静脉滴注抗生素

E. 口服抗生素

【答案】B

【解析】甲状腺伤口感染发生率低，应采用原切口部位开放引流的方式，直至感染控制，可重新缝合伤口或等其自然愈合。抗生素仅作为辅助手段，局部处理是主要的。

【难度】中

【A3/A4型题】

（1~3题共用题干）

男性，40岁，体检发现颈部正中偏右有一直径为2.0cm的肿物，无不适主诉，为进一步治疗来医院就诊。

1. 为明确肿物来源，医师在查体时，首先应确定肿物

A. 大小　　B. 软硬度

C. 是否随吞咽活动　　D. 边界是否清楚

E. 表面是否光滑

【答案】C

【解析】颈前肿物最常见为甲状腺肿物，甲状腺肿物一般可随吞咽上下运动，其他肿物往往不能。

【难度】易

2. 进一步的检查首选是

A. 颈部超声　　B. 颈部X线片

C. 颈部CT　　D. 核素显像检查

E. 全身PET-CT

【答案】A

【解析】超声检查可准确评估甲状腺结节的大小、数量、位置、回声、形态、钙化、血流等参数，是公认最优的初步检查方法。

【难度】易

3. 如超声提示甲状腺体积正常，多发囊实性结节，右叶最大2.0cm，左叶最大0.5cm，均边界清楚、形态规则、TI-RADS 3级。进一步的处理是

A. 细针抽吸活检　　B. 空心针穿刺活检

C. 手术治疗　　D. 颈部CT

E. 观察随诊

【答案】E

【解析】结节性甲状腺肿的可能性大，结节较小无压迫症状，无手术指征。

【难度】中

（4~6题共用题干）

男性，30岁，体检发现右颈部有一直径1.0cm肿物，无疼痛不适主诉。为进一步明确诊断来医院就诊。

4. 如超声提示甲状腺右叶1.0cm低回声结节，其内可见点状强回声，TI-RADS 4b级。进一步的处理是

A. 细针抽吸活检　　B. 空心针穿刺活检

C. 手术治疗　　D. 颈部CT

E. 观察随诊

【答案】A

【解析】对超声可疑的甲状腺结节应行细针抽吸活检作出病理诊断。

【难度】易

5. 如病理诊断为甲状腺乳头状癌，下列处理选项最佳的是

A. 手术治疗

B. 微波消融治疗

C. 评价颈部淋巴结，完善术前检查，手术治疗

D. 根据患者意愿决定是否手术治疗

E. 观察随诊

【答案】C

【解析】直径 1.0cm 明确诊断的甲状腺癌应手术治疗，术前除了常规检查，还应评价颈部淋巴结是否存在转移。

【难度】易

6. 患者行右侧甲状腺腺叶 + 峡部切除 + 右中央区淋巴清扫，术后病理为乳头状癌，淋巴结 1/7 转移，下一步处理是

A. 再次手术切除左侧甲状腺

B. ^{131}碘治疗

C. TSH 抑制治疗

D. 外放射治疗

E. 观察随诊

【答案】C

【解析】分化型甲状腺癌的治疗原则是手术、TSH 抑制治疗、如有肿瘤外浸或淋巴结转移中高度复发风险者加用放射性碘治疗。

【难度】中

(7~9 题共用题干)

女性，28 岁，自幼右颈部有一毛细血管瘤，用 ^{131}碘贴片治疗。10 年前因颈部发现肿块，直径 1cm，无不适。近一个月来无任何诱因肿块增大，伴有声音嘶哑。

7. 此患者首先考虑的诊断为

A. 结节性甲状腺肿，腺瘤样变

B. 甲状舌管囊肿

C. 甲状腺瘤囊内出血

D. 甲状腺癌

E. 甲状腺转移癌

【答案】D

【解析】颈前肿物进行性增大，伴喉返神经压迫症状，有儿童期头颈部放射治疗病史，应考虑甲状腺癌。

【难度】中

8. 超声检查示甲状腺左叶 2.5cm×1.5cm×1cm 低回声结节，与后方被膜层次不清，形态不规则，TI-RADS 4b 级。右叶无结节，颈部淋巴结未见异常。左叶结节穿刺考虑为乳头状癌。该患者手术前最重要的检查是

A. 颈部 X 线片　　B. 强化颈部 CT

C. 支气管镜检查　　D. 颈部 MRI

E. 超声造影

【答案】B

【解析】需行 CT 检查了解颈淋巴有否转移，肿瘤有无气管侵犯。气管镜检查是在明确气管有肿瘤侵犯时才考虑。

【难度】难

9. 最可能的手术方式是

A. 甲状腺全切除术 + 颈中央区淋巴结清扫术 + 左侧颈淋巴结活检术

B. 甲状腺全切除术 + 颈中央区淋巴结清扫术

C. 甲状腺左叶 + 峡部切除术 + 颈中央区淋巴结清扫术

D. 甲状腺左叶 + 峡部切除术

E. 甲状腺左叶切除术

【答案】B

【解析】非微小甲状腺癌，有儿童期头颈部放射治疗病史，喉返神经有侵犯，但超声检查颈淋巴结未发现异常，应选甲状腺全切 + 颈中央区淋巴结清扫术。

【难度】难

(10~11 题共用题干)

女性，21 岁，2 年前发现颈部肿块，直径 2cm，无不适，未引起重视。近 1 个月来肿块增大，且出现声音嘶哑，经颈部超声和细针穿刺活检诊断为甲状腺乳头状癌，颈淋巴结未发现异常，胸片、肝胆 B 超也未发现异常。

10. 该患者甲状腺癌的 TNM 分期是

A. $T_2N_0M_0$　　B. $T_3N_0M_0$　　C. $T_4N_0M_1$

D. $T_4N_1M_0$　　E. $T_4N_0M_0$

【答案】E

【解析】甲状腺癌长径 2~4cm 之间为 T_2，超过 4cm 或侵犯颈前肌为 T_3，侵犯喉返神经为 T_{4a}。

【难度】难

11. 如行手术治疗术中最应使用的设备是

A. 神经监护仪　　B. 腔镜器械

C. 精细手术器械　　D. 超声刀

E. 纳米碳

【答案】A

【解析】术前即有喉返神经侵犯、需要行甲状腺全切除的病例，应使用术中神经监测，尽量避免对侧喉返神经的损伤。

【难度】中

(12~15 题共用题干)

女性，40 岁，甲状腺肿物 5 年，伴声音嘶哑 3 个月，不能平卧，既往有支气管炎病史 3 年。住院治疗。

12. 查体时颈部最可能的发现是
A. 甲状腺单发结节，质中
B. 甲状腺左右叶均可触及多发结节，质软
C. 甲状腺弥漫性增大
D. 甲状腺肿大，呈结节状，质硬
E. 甲状腺无肿大，未触及结节

【答案】D
【解析】从病史应考虑甲状腺癌可能，肿物质地应偏硬。
【难度】易

13. 对诊断最有帮助的辅助检查是
A. 颈部超声
B. 甲状腺肿物细针抽吸活检
C. 颈部 CT
D. 颈部 MRI
E. 颈部 X 线片

【答案】B
【解析】应通过穿刺病理检查区分肿瘤的类型，乳头状癌、髓样癌、未分化癌都可以通过穿刺病理获得诊断。便于进一步治疗。
【难度】难

14. 患者在住院过程中突发呼吸困难、查体见三凹征、血氧饱和度下降，最适宜的处理是
A. 面罩吸氧
B. 立即转送 ICU
C. 气管插管或气管切开
D. 联系手术室急诊手术
E. 向家属交代病危

【答案】C
【解析】有窒息症状出现时，应床旁抢救，如气管插管失败应立即气管切开。
【难度】中

15. 如穿刺病理确诊为未分化癌，最适合的治疗为
A. 患侧甲状腺腺叶 + 峡部切除术 + 对侧甲状腺大部切除术
B. TSH 抑制治疗
C. 甲状腺全切除术
D. 放射碘治疗
E. 外放射治疗

【答案】E
【解析】未分化癌手术治疗效果差，应选择外放射治疗。
【难度】中

（16~20 题共用题干）
女性，42 岁，原发性甲状腺功能亢进 10 年、内科治疗后症状反复出现，目前仍有心慌、手抖、饥饿感等症状，准备行手术治疗。

16. 手术前首先应该明确的检查结果是
A. 颈部超声
B. 甲状腺穿刺病理
C. 放射性核素扫描
D. 甲状腺功能
E. 颈部 CT

【答案】D
【解析】甲状腺功能亢进手术治疗前甲状腺功能的有效控制最为重要，因此，应该先了解血 T_3、T_4、TSH 结果。
【难度】易

17. 患者血压 120/80mmHg，心率 90 次 /min，其基础代谢率是
A. +19%　　B. +29%　　C. +39%
D. +49%　　E. −19%

【答案】A
【解析】基础代谢率 = 脉压 + 心率 −111（%）。
【难度】易

18. 如化验结果：①T_4：183nmol/L（65~155nmol/L）；②FT_4：38pmol/L（10.3~31.0pmol/L）；③T_3：3.5nmol/L（1.8~2.9nmol/L）；④ FT_3：7.2pmol/L（2.0~6.6pmol/L）；⑤TSH：0.01mU/ml（0.3~5.0mU/ml）。目前应给予的治疗是
A. 左甲状腺素　　B. 甲巯咪唑
C. 复方碘溶液　　D. 冬眠合剂
E. 钙通道阻滞剂

【答案】B
【解析】甲状腺功能亢进临床表现典型，应先使用药物控制甲状腺功能亢进症状，术前准备时才使用复方碘溶液。
【难度】中

19. 甲状腺功能亢进症状缓解后，准备手术治疗。最可能的术式是
A. 甲状腺全切除
B. 双侧腺叶部分切除
C. 双侧甲状腺近全切除
D. 一侧腺叶 + 峡部切除
E. 一侧腺叶切除

【答案】C
【解析】通常切除腺体的 80%~90%，并同时切除峡部；每侧残留腺体以如成人拇指末节大小为恰当（3~4g），腺体切除过少容易引起复发，保留两叶腺体背面部分，有助于保护喉返神经和甲状旁腺。但现也有主张一侧

腺叶全切＋对侧次全切除。

【难度】难

20. 该患者术后12小时，体温40℃，心率大于120次/min，患者烦躁，呼吸急促，伴频繁呕吐，最可能的诊断是

A. 肺部感染 B. 术后窒息

C. 低血容量性休克 D. 心功能不全

E. 甲状腺危象

【答案】E

【解析】甲状腺危象往往在术后短期发生，多为术后12~36小时，临床表现为高热、心率增加、烦躁不安、谵妄、昏迷、呕吐、腹泻等。

【难度】中

(21~24题共用题干)

女性，36岁，体检发现甲状腺结节1周。超声：甲状腺右叶0.6cm低回声实性结节，似可见点状强回声，TI-RADS 4a级。左叶无结节。未见颈部异常淋巴结。家族史：姐姐患甲状腺癌。

21. 应该首选的检查是

A. 复查颈部超声

B. 细针抽吸活检

C. 超声引导下细针抽吸活检

D. 放射性核素扫描

E. 颈部CT

【答案】C

【解析】超声发现点状钙化诊断甲状腺癌的可能性为65%，患者有甲状腺癌家族史，应做病理学诊断。对于临床不可触及的甲状腺结节选择超声引导下穿刺。

【难度】易

22. 如进行穿刺检查时局部出现血肿，压迫后血肿无扩大，病理取材不满意。进一步处理是

A. 观察随诊，定期复查超声

B. 3个月后再行超声下穿刺

C. 行颈部CT或MRI进一步检查

D. 3天后再行超声下穿刺

E. 建议患者到肿瘤专科医院就诊

【答案】B

【解析】穿刺病理取材不满意时，因结节较小，可间隔3~6个月再行穿刺检查。多数甲状腺癌临床进展缓慢，因此，两次穿刺检查的间隔不需要过近。

【难度】难

23. 如术中冷冻切片显示：甲状腺右叶结节考虑良性病变，进一步的处理是

A. 手术结束

B. 继续行右侧颈中央区淋巴结清扫

C. 继续行甲状腺全切除

D. 继续行甲状腺全切除＋右侧颈中央区淋巴结清扫

E. 继续行甲状腺全切除＋双侧颈中央区淋巴结清扫

【答案】A

【解析】病变腺叶切除是甲状腺结节手术活检的标准术式。

【难度】难

24. 右侧甲状腺腺叶切除后1周，石蜡病理诊断为甲状腺乳头状癌，应如何处理

A. 再次手术，行右侧颈中央区淋巴结清扫

B. 再次手术，行甲状腺全切除

C. 再次手术，甲状腺全切除＋右侧颈中央区淋巴结清扫

D. 再次手术，甲状腺全切除＋双侧颈中央区淋巴结清扫

E. 观察随诊＋TSH抑制治疗

【答案】E

【解析】即使此患者右侧腺叶0.6cm结节为甲状腺癌，没有颈中央区淋巴结转移的证据可不做清扫。

【难度】难

(25~29题共用题干)

女性，20岁，因甲状腺癌行手术治疗。术后病理：(左叶及峡部)甲状腺乳头状癌直径0.7cm，肿瘤未侵犯甲状腺被膜，(左气管旁淋巴结)9/9癌转移，(气管前淋巴结)4/5枚癌转移。

25. 术后半年复查时，超声发现左颈侧区淋巴结，0.8cm×0.6cm，皮髓质结构消失。进一步处理是

A. 继续观察

B. 左颈淋巴结超声下穿刺活检

C. 定期复查颈部超声

D. 颈部CT

E. 全身碘扫描

【答案】B

【解析】超声下穿刺病理检查是最直接的诊断方法。全身碘扫描只能在甲状腺全切后的病例才能进行。

【难度】中

26. 左颈淋巴结穿刺病理为甲状腺乳头状癌转移。进一步处理是

A. 观察随诊

B. 转移淋巴结局部切除
C. 左颈侧区淋巴结清扫术
D. 甲状腺右叶切除＋左颈侧区淋巴结清扫术
E. 放射碘治疗

【答案】D
【解析】颈侧区淋巴结转移诊断成立，应在甲状腺全切除基础上行颈侧区清扫术。放射碘治疗用于甲状腺全切后有转移的甲状腺癌病例。
【难度】难

27. 术后第3天，颈部引流量增加至200ml，引流液颜色呈乳糜色，伤口皮瓣未见红肿。伤口可能发现的情况是
A. 积液　B. 感染　C. 血肿
D. 裂开　E. 淋巴漏

【答案】E
【解析】左颈侧区淋巴结清扫术后更易发生淋巴漏，表现为乳糜色引流液，引流量可从数10ml至500ml，亦有超过1 000ml的病例。
【难度】易

28. 目前最适宜的处理是
A. 持续负压吸引
B. 加压包扎
C. 低脂低蛋白饮食＋加压包扎
D. 手术探查
E. 禁食＋输液

【答案】C
【解析】淋巴漏早期的处理为低脂低蛋白饮食并加压包扎，如效果不满意亦可禁食、补液，一般不做手术探查。
【难度】难

29. 术后第6天，颈部引流量增加至500ml，仍为乳糜色，伤口皮瓣未见红肿。如何处理
A. 改为禁食补液＋加压包扎
B. 继续低脂饮食＋加压包扎
C. 加压包扎＋持续负压吸引
D. 持续负压吸引
E. 手术探查

【答案】A
【解析】低脂饮食情况下，淋巴漏症状无改善，说明患者饮食控制不严格，改为完全禁食，减少肠道的吸收，达到减少淋巴液压力、促进漏口愈合的作用。手术探查应慎重。
【难度】难

【案例分析题】

案例一　女性，40岁，诊断原发性甲状腺功能亢进症8年，曾行服用甲巯咪唑治疗3年，停药后1年复发。既往无其他病史，现拟外科手术治疗。

问题1：患者的术前检查包括
A. 甲状腺B超
B. 血T_3、T_4、FT_3、FT_4、TSH、TGab、TOPab
C. PTH、Ca^{2+}、P
D. 血生化
E. 心电图
F. 颈部软组织片
G. 喉镜检查
H. 基础代谢率
I. 胸片

【答案】ABCDEFGH
【难度】易

问题2：住院检查后判定病情是否适宜手术的指标有
A. 心率小于90次/min
B. 情绪稳定、睡眠良好
C. 血常规HB120g/L
D. 基础代谢率<+20%
E. 喉镜检查声带活动正常
F. 颈部软组织片气管无移位

【答案】ABD
【解析】术前药物准备将基础代谢率控制在接近正常十分重要，也是预防甲状腺危象的重要环节，当患者情绪稳定、睡眠良好、体重增加、心率小于90次/min、基础代谢率<+20%便可手术。
【难度】中

问题3：术后24小时，患者躁动不安，面色潮红，呼吸急促。体温39℃，心率110次/min。应考虑的诊断是
A. 伤口感染　B. 伤口出血
C. 输液反应　D. 甲状腺危象
E. 心功能不全　F. 支气管哮喘
G. 失血性休克

【答案】CD
【难度】中

问题4：若发生甲状腺危象，此时需要进行的处理包括
A. 甲巯咪唑　B. 复方碘溶液
C. 糖皮质激素　D. 抗生素

E. 多巴胺 F. 吸氧
G. 物理降温

【答案】ABCFG

【解析】发生甲状腺危象的处理:心电监护、吸氧、物理降温、镇静镇痛、补液、甲巯咪唑、复方碘溶液、糖皮质激素、β受体阻滞剂等,其中甲巯咪唑、复方碘溶液、糖皮质激素是最主要的治疗。

【难度】中

案例二 女性,50岁,发现颈前肿物3个月,偶有吞咽不畅1个月。既往体健。超声:甲状腺左叶6cm×5cm的实性结节,边界清楚,形态规则,TI-RADS 3级。左叶结节穿刺病理:滤泡性肿瘤性病变。

问题1:准备手术治疗,术前应做的检查包括
A. 传染病筛查
B. 甲状腺功能
C. 颈部X线气管像
D. 电子喉镜
E. 颈部CT
F. 凝血四项
G. 甲状腺核素显像

【答案】ABCDF

【解析】甲状腺术前检查项目:血常规、生化、甲状腺功能、凝血功能、传染病、超声、穿刺病理、胸片+气管相、心电图、电子喉镜。CT、核素显像不是常规检查项目。

【难度】易

问题2:该患者行左侧甲状腺腺叶全切手术,术后可能发生的并发症有
A. 伤口积液
B. 窒息
C. 喉返神经损伤
D. 喉上神经损伤
E. 伤口出血
F. 乳糜漏
G. 甲状旁腺功能低下

【答案】ABCDE

【解析】行甲状腺次全切除或腺叶切除均可能发生伤口积液、出血、感染、喉上神经损伤、喉返神经损伤、窒息、低血钙、甲状腺功能减退等并发症,但本患者仅为一侧腺叶切除一般不会发生甲状旁腺功能低下、甲状腺功能减退及乳糜漏。

【难度】中

问题3:术后病理报告为甲状腺滤泡性腺瘤,其后续处理是
A. 随诊,定期复查B超
B. 术后适时复查甲状腺功能,决定是否补充甲状腺素
C. 行TSH抑制治疗
D. 限制碘饮食
E. ^{131}碘治疗
F. 补充钙片
G. 必要行甲状腺核素显像

【答案】AB

【解析】本患者术后病理为滤泡性腺瘤属良性疾病,仅为一侧腺叶切除,多数情况下甲状腺可维持正常功能,适时复查决定是否需要补充甲状腺素。

【难度】中

问题4:与患者病变复发可能有关的因素是
A. 食用过多碘盐
B. 补充甲状腺素
C. 居住地
D. 家族遗传
E. ^{131}碘治疗
F. 基因突变
G. 长期使用手机

【答案】F

【解析】甲状腺滤泡性腺瘤的发病原因尚不十分清楚,可能与基因突变有关。

【难度】中

(赵宁 康骅)

第二章　乳房疾病

【A1 型题】

1. 乳腺癌患者局部查体中，下列体征提示预后较差的是
   A. 乳头歪斜、内陷
   B. 局部皮肤“酒窝征”
   C. 局部皮肤充血、发红，呈现急性炎症改变
   D. 乳头、乳晕湿疹样改变
   E. 局部皮肤“橘皮样”改变

【答案】C
【解析】炎性乳腺癌因病变范围大，转移概率高，预后差。
【难度】中

2. 确诊乳腺深部脓肿的最可靠根据是
   A. 红肿硬块　　B. 寒战、高热
   C. 乳房胀痛　　D. 穿刺有脓
   E. 白细胞总数明显增高

【答案】D
【解析】脓液形成是脓肿的可靠依据。
【难度】易

3. 早期乳腺癌首选的治疗手段是
   A. 化学治疗　　B. 内分泌治疗
   C. 放射治疗　　D. 手术治疗
   E. 靶向治疗

【答案】D
【解析】手术切除病变，术后辅助综合治疗。
【难度】中

4. 有关乳腺囊性增生症的叙述，正确的是
   A. 与情绪变化有关
   B. 40~60 岁妇女多见
   C. 常见于单侧乳房
   D. 乳房疼痛多在月经前和月经期加重
   E. 可见腺体组织的增生、萎缩、化生等病变

【答案】D
【解析】乳腺囊性增生症多见于年轻女性，腺体增生，多双侧发生，与体内激素水平变化相关。
【难度】中

5. 下列有关乳腺疾病的诊断和治疗，正确的是
   A. 乳腺囊性增生症常为单发性病变
   B. 乳管内乳头状瘤恶变率极低
   C. 乳腺纤维腺瘤虽属良性，也有恶变可能
   D. 乳腺炎均发生于产妇哺乳期
   E. 乳房内间质也可以发生恶性肿瘤

【答案】E
【解析】乳腺增生多为多发病变，导管内乳头状瘤有10% 的恶变机会，乳腺炎非哺乳期也可发生，叶状肿瘤为间质性肿瘤。
【难度】中

6. 以下符合乳腺癌 X 线钼靶摄片表现的是
   A. 密度均匀的高密度肿物，边界较清晰、整齐
   B. 密度均匀的高密度肿物，可见圆圈及小斑片状钙化
   C. 片状或结节状致密影，和周围腺体组织密度类似
   D. 高密度影肿物，边缘呈毛刺状及细小沙砾样钙化
   E. 密度不均匀，边界不清楚，呈蜂窝状

【答案】D
【解析】乳腺癌钼靶摄片多为高密度影肿物，边缘呈毛刺状，可伴有细小沙砾样钙化。
【难度】中

7. ER 阳性的年轻乳腺癌患者，内分泌治疗宜选用
   A. 促卵泡生成素
   B. 促肾上腺皮质激素

C. 他莫昔芬
D. 己烯雌酚
E. 阿那曲唑

【答案】C
【解析】绝经前乳腺癌应选用雌激素受体拮抗剂他莫昔芬。
【难度】中

8. 成年女性乳房位于
A. 第 1~5 肋骨水平深筋膜浅、深层之间
B. 第 2~6 肋骨水平深筋膜浅、深层之间
C. 第 1~5 肋骨水平浅筋膜浅、深层之间
D. 第 2~5 肋骨水平浅筋膜浅、深层之间
E. 第 2~6 肋骨水平浅筋膜浅、深层之间

【答案】E
【解析】成年女性乳腺位于第 2~6 肋骨水平浅筋膜浅、深层之间。
【难度】中

9. 与乳腺癌发病有直接关系的激素是
A. 甲状腺素　　B. 孕激素
C. 雄激素　　D. 雌激素
E. 催乳素

【答案】D
【解析】乳腺癌为激素相关性肿瘤，特别是与雌激素有关。
【难度】易

10. 乳腺癌预后的最主要影响因素为
A. 肿瘤大小
B. 患者年龄
C. 有无淋巴结转移
D. 肿瘤细胞激素受体
E. 肿瘤细胞生物学特性

【答案】E
【解析】乳腺癌预后与肿瘤细胞本身的生物学特性密切相关。
【难度】中

11. 确诊乳腺肿块为良恶性病变最可靠的检查方法是
A. 乳腺 X 线摄影
B. 乳腺磁共振检查
C. 乳腺超声检查
D. 细针抽吸细胞学检查
E. 粗针穿刺活检检查

【答案】E
【解析】粗针组织学病理检查是诊断乳腺病变良恶性的最可靠方法。
【难度】易

12. 乳头出现鲜红色溢液多见于
A. 乳管内乳头状瘤　　B. 乳腺囊性增生病
C. 早期妊娠　　D. 乳腺叶状肿瘤
E. 乳腺癌

【答案】A
【解析】鲜红色血性溢液多见于乳管内乳头状瘤，少数见于乳管内癌；棕褐色溢液提示血液曾经被阻于乳管内未及时排出，除乳管内乳头状瘤外，也可见于乳房囊性增生病。黄色或草绿色溢液常是乳房囊性增生的表现，偶尔也见于乳癌。乳白色溢液可见于正常月经期、早期妊娠或囊性增生病。
【难度】中

13. 急性乳腺炎脓肿形成后的最主要治疗措施是
A. 应用广谱抗生素
B. 促进乳汁通畅排出
C. 局部热敷、理疗
D. 及时切开或抽吸排脓
E. 终止哺乳

【答案】D
【解析】脓肿治疗的最主要手段是切开引流。
【难度】易

14. 急性乳腺炎最常见的致病菌为
A. 链球菌　　B. 金黄色葡萄球菌
C. 大肠埃希菌　　D. 厌氧菌
E. 铜绿假单胞菌

【答案】B
【解析】急性乳腺炎的致病菌以金黄色葡萄球菌最为多见，少数为溶血性链球菌引起。
【难度】中

15. 乳腺癌改良根治术后，预防皮下积液的主要措施是
A. 半卧位
B. 引流管持续负压吸引
C. 包扎伤口
D. 限制同侧上肢活动
E. 局部沙袋压迫

【答案】B
【解析】乳腺癌术后皮瓣与胸大肌之间间隙容易积液，主要靠充分引流减少液体，其次要加压包扎。
【难度】中

16. 乳腺癌出现“酒窝征”的机制是
A. 癌肿侵犯乳管
B. 淋巴管癌栓阻塞

C. 癌肿侵犯 Cooper 韧带
D. 癌肿侵犯皮肤
E. 癌肿周围组织粘连

【答案】C
【解析】"酒窝征"是癌肿侵犯 Cooper 韧带牵拉皮肤所致。
【难度】中

17. 乳腺癌最常见发生在乳房的部位是
A. 外下象限 B. 外上象限
C. 内下象限 D. 内上象限
E. 乳晕区

【答案】B
【解析】因外上象限腺体组织最多，发生肿瘤也是最多的。
【难度】中

18. 乳腺癌 TNM 分期中 T_2 肿瘤直径不超过
A. 1cm B. 4cm C. 2cm
D. 3cm E. 5cm

【答案】E
【解析】T 分期中，以肿瘤大小为依据 T_1<2cm、T_2 为 2~5cm、T_3> 大于 5cm 和 T_4 侵及皮肤。
【难度】中

19. 乳腺癌改良根治术中损伤患者胸长神经，患侧会出现
A. 前锯肌瘫痪，翼状肩胛
B. 前臂内旋、外展无力
C. 上臂后内侧皮肤麻木
D. 胸大肌外侧萎缩
E. 胸小肌萎缩

【答案】A
【解析】胸长起自臂丛锁骨上部，$C_{5\sim7}$ 脊神经根，从腋顶穿出，经臂丛后方进入腋窝，沿胸侧壁下行分布于前锯肌，伴随胸外侧动脉下降。损伤此神经可引起前锯肌瘫痪，出现"翼状肩"体征。
【难度】难

20. 右乳外下象限乳腺癌，其淋巴结转移最初多见于
A. 右腋窝中央组 B. 右锁骨上
C. 右锁骨下 D. 右腋窝胸肌组
E. 右胸骨旁

【答案】D
【解析】乳腺外侧淋巴引流至腋窝，腋窝胸肌组是前哨淋巴结常见位置。
【难度】中

21. 乳腺癌最常见的病理类型为
A. 导管癌 B. 髓样癌
C. 乳头状癌 D. 小叶癌
E. 硬癌

【答案】A
【解析】导管癌占乳腺癌 90%。
【难度】中

22. 对早期急性乳腺炎的正确处理是
A. 早期手术切开排脓
B. 青霉素抗感染
C. 磺胺药抗感染
D. 避免热敷
E. 停止哺乳

【答案】B
【解析】乳腺炎早期未形成脓肿，宜抗感染治疗，急性乳腺炎的致病菌以金黄色葡萄球菌最为多见，故选用青霉素类。
【难度】中

23. 乳腺癌的淋巴转移途经中，最多见的为
A. 经内侧淋巴管侵入胸骨旁淋巴结
B. 经胸大肌外侧缘淋巴管侵入同侧腋窝淋巴结
C. 经皮下淋巴管侵入对侧乳房
D. 经深部淋巴网侵入腹直肌鞘
E. 逆行途径转移到对侧腋窝

【答案】B
【解析】乳腺癌常见转移途径为同侧腋窝淋巴结转移。
【难度】易

24. 乳晕部脓肿切开引流时，最佳切口的选择是
A. 以乳头为中心呈放射状切口
B. 在脓肿波动明显处做切口
C. 乳晕边缘做弧形切口
D. 乳房下缘做弧形切口
E. 取对口引流切口

【答案】C
【解析】乳晕边缘切口既可以引流，又符合美观原则。
【难度】难

25. 乳腺癌术后 24 小时观察到患侧皮肤呈青紫色瘀斑，不平整，可能是
A. 皮瓣下出血
B. 腋部血管受压
C. 引流管堵塞
D. 胸带加压包扎过松
E. 伤口感染

【答案】A

【解析】术后皮瓣下出血，积血可出现皮肤青紫不平。

【难度】中

【A2 型题】

1. 女性，36 岁，右侧血性乳头溢液，右侧乳晕区 1 点钟近乳头处压迫时可见乳头溢出暗红色血性液体，最可能的诊断是
   A. 乳腺导管内增生
   B. 乳腺导管内乳头状瘤
   C. 乳腺囊性增生症
   D. Paget 病
   E. 乳腺癌

【答案】B

【解析】年轻女性，乳头溢液暗红色，常见为导管内乳头状瘤。

【难度】中

2. 女性，20 岁，发现右乳房肿物 3 个月，偶有胀痛。查体：右乳内上象限可触及 3cm×2cm 的肿物，质中等，表面光滑，活动，周围边界清，同侧腋下未及增大淋巴结。最可能的诊断为
   A. 乳腺纤维腺瘤　B. 慢性囊性乳腺病
   C. 乳腺癌　D. 乳管内乳头状瘤
   E. 乳腺肉瘤

【答案】A

【解析】年轻女性，乳腺肿物，活动好，边界清，多为纤维腺瘤。

【难度】中

3. 女性，34 岁，乳腺原位癌手术切除术后，病理 ER（强阳，90%），内分泌治疗宜选用
   A. 促卵泡生成素
   B. 促肾上腺皮质激素
   C. 来曲唑
   D. 他莫昔芬
   E. 双侧卵巢切除术

【答案】D

【解析】绝经前女性，原位癌为早期乳腺癌，激素受体阳性，内分泌治疗宜选用雌激素受体拮抗剂他莫昔芬。

【难度】难

4. 女性，39 岁，左乳局部皮肤有“橘皮征”，外上象限可触及 3cm×2cm 的肿块，左腋窝可触及 1.5cm 的质硬淋巴结、活动，未触及锁骨上淋巴结肿大，全身影像检查未发现转移病灶，临床诊断为左侧乳腺癌。TNM 分期应为
   A. $T_1N_1M_1$　B. $T_2N_1M_0$　C. $T_2N_0M_0$
   D. $T_4N_1M_0$　E. $T_3N_2M_0$

【答案】D

【解析】见乳腺癌美国癌症联合委员会（AJCC）之 TNM 分期，橘皮征为 T_4。腋窝淋巴结单个肿大，活动为 N1。

【难度】难

5. 女性，58 岁，偶然发现右乳内上象限 1cm×2cm×2cm 的肿块，质较硬，无压痛，与胸壁比较固定，右腋下未及肿大淋巴结。最可能诊断
   A. 乳腺囊性增生症　B. 乳管内乳头状瘤
   C. 乳腺癌　D. 乳腺纤维腺瘤
   E. 乳腺结核

【答案】C

【解析】中年女性，乳腺质硬肿物，固定，多为恶性。

【难度】中

6. 女性，34 岁，右乳间断胀痛，与月经周期有关 3 年。查体：双乳房有多个结节状肿块，边界不清，可推动，质不硬，诊断首先考虑
   A. 乳腺癌　B. 乳房纤维腺瘤
   C. 乳腺增生症　D. 乳管内乳头状瘤
   E. 乳房肉瘤

【答案】C

【解析】年轻女性，与月经周期有关的乳腺疼痛，多为乳腺增生。

【难度】中

7. 女性，33 岁，双侧乳房胀痛 3 年，并可触及不规则乳房肿块，伴有触痛，月经前出现乳房胀痛，经后自行消退，首先考虑为
   A. 乳腺纤维腺瘤　B. 乳腺癌
   C. 乳腺肉瘤　D. 乳腺囊性增生病
   E. 乳管内乳头状瘤

【答案】D

【解析】年轻女性，与月经周期有关的乳腺疼痛，多为乳腺增生。

【难度】中

8. 女性，62 岁，右乳头瘙痒 1 年，近期乳头有刺痛、烧灼感，乳头有碎屑脱皮，轻度糜烂。首先考虑的诊断
   A. Paget 病
   B. 乳头皮肤鳞癌
   C. 乳腺导管内乳头状瘤
   D. 乳头皮赘

E. 乳头湿疹

【答案】A

【解析】Paget 病表现为乳头湿疹样改变，逐渐加重。

【难度】中

9. 女性，53 岁，1 年前洗澡时无意触及右侧乳房一肿块，无痛，近期增大就诊。查体：在右乳外上象限见局限性皮肤凹陷，该部位能触及大小为 3cm×4cm 的肿块。此处皮肤凹陷最可能的原因是

A. 癌细胞填塞皮内、皮下淋巴管

B. 乳房充血水肿

C. 癌肿侵犯 Cooper 韧带

D. 癌肿浸润乳腺腺管

E. 癌肿浸润乳腺小叶腺泡

【答案】C

【解析】乳腺皮肤内陷形成酒窝征多为癌肿侵犯 Cooper 韧带所致。

【难度】中

10. 女性，28 岁，哺乳期左乳胀痛 5 天，可触及 4.5cm×4cm 的肿块，触痛明显，体温 38.2℃。诊断为急性乳腺炎，对该患者首选的处理为

A. 使用抗生素　　B. 手术切除

C. 穿刺检查　　D. 超声检查

E. CT 检查

【答案】D

【解析】急性乳腺炎首选超声检查，以判断是否形成脓肿。

【难度】中

11. 女性，40 岁，右乳房内触及肿块 5cm×3cm，皮肤略回缩；基底不固定，右腋下触及大小 2.5cm×1.5cm 活动的淋巴结 2 个，质硬，穿刺病理证实为乳腺癌淋巴结转移。按我国乳腺癌诊治指南标准，应属于

A. $T_2N_1M_0$　　B. $T_3N_3M_0$　　C. $T_1N_1M_0$

D. $T_3N_1M_0$　　E. $T_3N_2M_0$

【答案】A

【解析】见我国乳腺癌诊治指南乳腺癌 TNM 分期标准。

【难度】难

12. 女性，28 岁，产后 1 个月，右乳房红肿、胀痛 10 天，可触及 4cm×3cm 的肿块，体温 38.0℃。诊断为急性乳腺炎。此种疾病的预防措施中**不正确**的是

A. 哺乳后清洗乳头

B. 防止乳头损伤并保持其清洁

C. 避免乳汁淤积

D. 乳头外敷抗生素软膏

E. 注意婴儿口腔卫生

【答案】D

【解析】急性乳腺炎预防以清洁乳头、减少损伤、避免乳汁淤积等措施为主。

【难度】中

13. 女性，43 岁，发现左乳房肿块 2 周，伴乳头暗红色溢液。查体：左乳头外上可触及大小 1cm×0.6cm 的肿物，质韧，光滑，活动，腋窝无增大淋巴结。下列检查方法中对患者最佳的诊断方法是

A. 乳头溢液细胞学检查

B. 乳腺磁共振检查

C. 乳管镜检查

D. 乳腺 X 线摄影

E. 乳腺导管造影

【答案】C

【解析】乳管镜检查明确肿物位置，为手术提供依据。

【难度】难

14. 女性，53 岁，发现右乳肿块 5 天。查体：肿块位于右乳房外上象限，大小为 2cm×2cm，右腋窝可触及增大质硬淋巴结，大小为 1cm×1cm。其他部位检查未发现异常。关于本病下列说法正确的是

A. 与家族史无关

B. 与雌激素水平有关

C. 与肥胖无关

D. 与年龄无关

E. 与口服避孕药有关

【答案】B

【解析】根据病例介绍考虑乳腺癌诊断，乳腺癌的发生与雌激素水平有关，也与年龄、乳腺癌家族史、晚育或不生育等因素有关。

【难度】中

15. 女性，40 岁，发现左乳房肿块 10 天。查体：左乳红肿明显，可触及约 5cm×3cm 肿块，诊断为急性乳腺炎。最需要与下列鉴别的疾病是

A. Paget 病　　B. 乳房肉瘤

C. 乳房结核　　D. 乳腺腺病

E. 炎性乳癌

【答案】E

【解析】急性乳腺炎需要与炎性乳癌相鉴别。
【难度】中

16. 女性，43岁，发现右乳结节1周就诊。查体：两侧乳房对称，右乳外上象限触及一结节，直径约1.5cm，较硬，活动，无压痛。两侧腋下均触及一枚直径为0.8cm、质软、活动的淋巴结。患乳无炎症或创伤史，乳腺X线摄影检查发现右乳有多发细小、密集的钙化点，范围较广。最可能的诊断是
A. 乳腺囊性增生病　B. 乳腺叶状肿瘤
C. 右侧乳腺原位癌　D. 乳房结核
E. 乳管内乳头状瘤
【答案】C
【解析】中年女性，乳腺肿块，伴有多发细小钙化，原位癌较为多见，可伴浸润。
【难度】难

17. 女性，57岁，无意中发现右侧腋窝肿块2个月。查体：双侧乳腺、锁骨上及颈部均未发现异常。活检证实为淋巴结转移癌。最可能的组织来源是
A. 甲状腺　B. 乳腺
C. 肝脏　D. 肺
E. 脊椎
【答案】B
【解析】腋窝淋巴结转移癌最多见于乳腺癌，此患者可能为乳腺隐匿性癌。
【难度】难

18. 女性，45岁，Ⅱ期乳腺癌行改良根治术，腋淋巴结1/15，ER（-），PR（-），Her-2（-），其术后主要的辅助治疗是
A. 化疗　B. 放疗
C. 口服他莫昔芬　D. 去势疗法
E. 靶向治疗
【答案】A
【解析】三阴乳腺癌主要治疗方法为化疗，腋窝淋巴转移1/15，是否放疗尚有争议。
【难度】难

19. 女性，40岁，间断出现左侧乳头溢血性液2个月。挤捏乳头时血性溢液增多，无痛，乳房内未触及肿块。首先考虑的疾病是
A. 乳房纤维腺瘤　B. 乳房囊性增生病
C. 乳管内乳头状瘤　D. 乳腺癌
E. 急性乳腺炎
【答案】C
【解析】年轻女性，乳头溢液常见导管内乳头状瘤。
【难度】中

20. 女性，50岁，右乳腺癌根治术后2周，早期上肢活动受限。护士指导其患侧肢体康复锻炼，应达到的目标是
A. 手能摸到同侧耳朵
B. 双肩能等高
C. 肘能屈伸
D. 手摸到对侧肩部
E. 手经头摸到对侧耳朵
【答案】A
【解析】乳腺癌术后上肢功能锻炼达到上肢充分外展。
【难度】难

21. 女性，50岁，右乳外上象限乳癌，直径4cm，与皮肤有粘连，但尚可推动，腋窝可触及两个散在增大淋巴结，其临床分期
A. 第Ⅰ期　B. 第Ⅱ期　C. 第Ⅲ期
D. 第Ⅳ期　E. 第Ⅴ期
【答案】B
【解析】见AJCC的TNM分期。
【难度】难

22. 女性，55岁，行右乳腺癌改良根治术，TNM分期为$T_2N_0M_0$，雌、孕激素受体均为阴性，Her2阴性，进行了术后6个周期化疗。手术后2年发现右胸壁可触及一枚直径为1.0cm的结节，经穿刺活检，病理检查证实为乳腺癌复发，病理类型同前。此时治疗宜采取
A. 化学治疗
B. 局部放射治疗
C. 内分泌治疗
D. 右胸壁结节扩大切除和放疗
E. 靶向治疗
【答案】D
【解析】乳腺癌局部复发，无其他部位转移，病理类型属三阴性，宜局部切除加放疗。
【难度】难

23. 女性，30岁，双侧乳房胀痛3年，月经前出现乳房胀痛，经后自行消退。查体：双侧乳房可触及分布不均不规则的多个结节，轻触痛。正确的诊断是
A. 乳腺炎　B. 乳房纤维腺瘤
C. 乳腺癌　D. 乳腺囊性增生病
E. 乳管内乳头状瘤

【答案】D
【解析】乳腺增生经前期肿块明显。
【难度】易

24. 女性，25岁，无意中发现右乳腺上象限无痛性肿物，大小直径约2.0cm，临床诊断为乳腺纤维腺瘤。应采取的治疗方法是
A. 射频消融　B. 择期手术
C. 中药治疗　D. 立即手术
E. 口服他莫昔芬治疗
【答案】B
【解析】乳腺纤维腺瘤择期手术切除是有效措施。
【难度】中

25. 女性，32岁，乳腺癌根治切除术后，病理浸润性导管癌，雌激素及孕激素受体阳性，淋巴结无转移，月经周期正常，采用内分泌治疗宜选用
A. 黄体酮　B. 促卵泡生成素
C. 芳香化酶抑制剂　D. 己烯雌酚
E. 他莫昔芬
【答案】E
【解析】绝经前内分泌治疗宜选用雌激素受体拮抗剂三苯氧胺，又称他莫昔芬。
【难度】难

26. 女性，40岁，右乳房外上象限肿块4cm×3cm，皮肤略凹陷，右腋下可触及两个大小为2.5cm×1.5cm质硬的淋巴结，全身检查未发现异常。手术病理报告为浸润性乳腺癌，淋巴结转移2/16。按国际标准，TNM分期属于
A. $T_2N_1M_0$　B. $T_1N_1M_0$　C. $T_3N_1M_0$
D. $T_3N_3M_0$　E. $T_3N_2M_0$
【答案】A
【解析】见AJCC之TNM分期。
【难度】难

27. 女性，32岁，哺乳期发现炎性乳癌，乳腺皮肤橘皮样变，皮肤红肿近侵及整个乳房，经穿刺活检腋窝淋巴结有转移，其治疗方案宜选择的是
A. 乳腺癌改良根治术+术后辅助治疗
B. 肿块切除+化疗+放射治疗+内分泌治疗
C. 乳腺癌全切除或局部扩大切除+前哨淋巴结活检+术后辅助治疗
D. 乳腺癌根治术
E. 术前化疗后，行乳腺癌改良根治术+放射治疗+其他辅助治疗
【答案】E
【解析】炎性乳癌病变范围大，分期晚，宜选先行新辅助化疗，然后手术+其他辅助治疗。
【难度】难

【A3/A4型题】

(1~2共用题干)

女性，45岁，发现无痛性左乳腺肿物2周。既往无乳头溢液史。查体：左乳头略有内陷，皮肤无水肿，左乳中央区可触及一枚直径约2.5cm的肿块，边界不清，表面不光滑，质硬，活动度小，无压痛。腋窝未触及增大淋巴结。

1. 对于该患者，诊断首先应考虑
A. 乳腺纤维腺瘤　B. 乳管内乳头状瘤
C. 乳腺癌　D. 乳腺增生症
E. 乳腺炎
【答案】C
【解析】中年女性，乳腺肿块界限不清，有乳头内陷，首先考虑为乳腺癌。
【难度】中

2. 对确定诊断最有价值的检查是
A. 乳腺X线摄影
B. 核素扫描
C. B超
D. 穿刺或切除活检病理检查
F. MRI检查
【答案】D
【解析】确定诊断最可靠的方法为病理检查。
【难度】易

(3~6题共用题干)

女性，50岁，2天前无意中发现右乳外上象限肿块就诊。查体：右乳外上象限皮肤稍凹陷，可触及大小3cm×4cm肿物，质地偏硬，右腋窝可触及直径1cm淋巴结，质硬，活动度可。

3. 首先考虑的诊断是
A. 叶状囊肉瘤
B. 乳腺癌
C. 浆细胞性乳腺肉芽肿
D. 乳腺囊性增生病
E. 乳腺纤维腺瘤
【答案】B

【解析】中年女性，乳腺肿块伴有皮肤凹陷，腋窝淋巴结增大，多为乳腺癌。

【难度】中

4. 经检查确诊为浸润性乳腺癌，但患者有保乳愿望，目前最先采取的适宜治疗是

A. 手术　　B. 内分泌治疗

C. 新辅助放疗　　D. 新辅助化疗

E. 生物制剂治疗

【答案】D

【解析】肿瘤大于 3.0cm，有保乳意愿，宜术前化疗降期后手术。

【难度】难

5. 术后病理免疫组化结果显示雌激素受体阳性，孕激素受体阳性，其后续治疗可采取

A. 紫杉醇　　B. 表柔比星

C. 氟尿嘧啶　　D. 他莫昔芬

E. 赫赛汀

【答案】D

【解析】雌激素受体阳性，需术后辅助内分泌治疗，是否绝经不明确，可以用他莫昔芬治疗。

【难度】中

6. 以下指标提示预后较差的是

A. 雌激素受体阳性　　B. CerbB-2 阳性

C. PS2 阳性　　D. 腋窝淋巴结转移

E. 孕激素受体阳性

【答案】D

【解析】腋窝淋巴结转移是判断预后的独立指标。

【难度】中

(7~8 题共用题干)

女性，38 岁，洗澡时发现左乳一枚无痛性肿物，约“黄豆”大小，质较软，可推动，挤压乳头时有血性液体流出 1 周来院就诊。乳腺 X 线摄影检查未见异常。

7. 患者最可能的诊断是

A. 乳腺囊性增生病

B. 乳腺癌

C. 乳腺导管内乳头状瘤

D. 乳腺纤维腺瘤

E. 乳腺结核

【答案】C

【解析】年轻女性，乳腺肿物伴有乳头溢液，以乳管内乳头状瘤多见。

【难度】中

8. 如行外科手术治疗，其手术方式是

A. 乳腺肿物切除

B. 乳腺多小叶切除

C. 乳腺导管内肿物摘除

D. 乳腺病变小叶切除术

E. 乳腺两个区段切除

【答案】D

【解析】通过溢液导管注入亚甲基蓝行乳腺病变小叶切除，是导管内乳头状瘤的主要治疗方法。

【难度】难

(9~11 题共用题干)

女性，24 岁，产后 2 周，左乳胀痛伴发热 2 天。查体：T 38.7℃。左乳下方红肿，皮温高，可触及痛性肿块，范围为 5cm×5cm，中心有波动感。

9. 该患者最可能的诊断是

A. 急性乳腺炎

B. 炎性乳癌

C. 脂肪坏死液化

D. 急性乳腺炎伴脓肿

E. 积乳症

【答案】D

【解析】产后女性，乳腺红肿热痛为乳腺炎表现，此基础上有波动感脓肿形成。

【难度】易

10. 应立即对患者采取的治疗是

A. 终止哺乳，热敷

B. 穿刺抽吸注药

C. 应用大剂量广谱抗生素

D. 脓肿切开引流

E. 高锰酸钾液清洗局部，理疗

【答案】D

【解析】急性乳腺炎形成脓肿，最佳治疗为脓肿切开引流。

【难度】中

11. 该患者行脓肿切开引流时，优选的手术切口是

A. 以乳头为中心放射状切口

B. 乳晕旁做乳晕边缘弧形切口

C. 沿乳房下皱襞做弧形切口

D. 口对口引流切口

E. 沿乳房上缘做弧形切口

【答案】C

【解析】脓肿位于乳腺下方，结合美观原则，可在乳房下皱襞做切口。

【难度】难

(12~15 题共用题干)

女性，65 岁，因发现右侧乳房肿块半年就诊。既往体健。查体：右侧乳房外上象限近乳头处可触及 3cm×1.5cm 的质硬肿块，无压痛，边界尚清，局部皮肤稍凹陷。腋窝未触及明显增大淋巴结。

12. 明确乳腺肿块性质，临床最有意义的检查是
    A. 乳腺磁共振
    B. 乳腺 X 线摄影
    C. B 超检查
    D. CT 检查
    E. 切除或穿刺活检病理检查

【答案】E

【解析】病理检查是诊断乳腺癌的金标准。

【难度】中

13. 乳腺 X 线摄影检查：右乳房内高密度影肿物，边缘呈毛刺状，可见小簇状、沙砾样钙化，最可能的诊断是
    A. 乳腺癌
    B. 乳腺纤维瘤
    C. 浆细胞性乳腺炎
    D. 乳腺囊性增生病
    E. 乳管内乳头状瘤

【答案】A

【解析】乳腺 X 线摄影可见肿物有毛刺、钙化等典型的恶性表现。

【难度】中

14. 行乳腺肿块穿刺活检，病理报告为：乳腺浸润性导管癌。目前最恰当的治疗方式是
    A. 乳房单纯切除术
    B. 肿瘤局部扩大切除 + 前哨淋巴结活检术
    C. 乳腺癌根治术
    D. 乳腺区段切除 + 腋窝淋巴结清扫术
    E. 乳腺癌扩大根治术

【答案】B

【解析】临床检查腋窝淋巴结无转移，可以做前哨淋巴结活检局部可以肿瘤扩大切除或全乳腺切除。

【难度】中

15. 手术后标本病理检查结果：右乳腺外上象限肿块大小为 3cm×2cm，为浸润性导管癌，右腋下淋巴结可见癌转移 1/13，无远处转移。患者肿瘤 TNM 分期为
    A. $T_1N_1M_0$　B. $T_2N_1M_0$　C. $T_2N_1M_0$
    D. $T_3N_1M_0$　E. $T_2N_2M_0$　F. $T_3N_2M_0$

【答案】B

【解析】见 AJCC 之乳腺癌 TNM 分期。

【难度】中

(16~19 题共用题干)

女性，52 岁，发现左乳房肿块 1 周。查体：肿块位于左乳头外侧，大小为 5cm×4cm，质硬，边界不清，左侧腋窝可触及一枚增大的淋巴结，活动，怀疑为乳腺癌

16. 确定诊断的最主要检查方法是
    A. 粗针穿刺病理检查
    B. 乳腺 X 线摄影
    C. B 超检查
    D. 红外线扫描
    E. 血清 CEA 检查

【答案】A

【解析】乳腺癌诊断的金标准是组织病理学检查，因此，选粗针穿刺病理检查。

【难度】中

17. 如全身检查未发现异常，该患者临床 TNM 分期属于
    A. $T_1N_1M_0$　B. $T_1N_2M_0$　C. $T_2N_1M_0$
    D. $T_2N_2M_0$　E. $T_3N_1M_0$

【答案】C

【解析】见 AJCC 之 TNM 分期。

【难度】难

18. 该患者肿瘤的临床分期属
    A. 0 期　B. Ⅰ期　C. Ⅱ期
    D. Ⅲ期　E. Ⅳ期

【答案】C

【解析】见 AJCC 之 TNM 分期。

【难度】难

19. 此患者首选的手术方式是
    A. 单纯乳房切除
    B. 乳腺癌根治术
    C. 区段切除术
    D. 乳腺癌改良根治术
    E. 肿块局部切除术

【答案】D

【解析】乳腺癌伴有腋窝淋巴结转移，可进行改良根治术。

【难度】中

(20~23 题共用题干)

女性，34 岁，右乳房红肿胀痛 5 天，伴发热，最高达 38.8℃。查体：右乳稍肿胀，外下象限表面红

肿,皮肤温度升高;外下象限可触及 5cm×4cm 的肿块,有触痛。

20. 此患者最可能的诊断是

A. 炎性乳腺癌　B. 急性乳腺炎
C. 乳房结核　D. Paget 病
E. 乳房肉瘤

【答案】B
【解析】年轻女性,乳腺红肿热痛,体温 38.8℃,多为急性乳腺炎。
【难度】中

21. 可确定诊断的检查方法是

A. 穿刺检查　B. 红外线扫描
C. 乳腺 X 线摄影　D. B 超检查
E. 血清 CEA 检查

【答案】A
【解析】穿刺病理学检查可确定病变性质,如病变处穿刺有脓是诊断脓肿的最好方法。
【难度】中

22. 如诊断为急性乳腺炎,引起感染最有能的细菌是

A. 厌氧菌　B. 铜绿假单胞菌
C. 脆弱类杆菌　D. 金黄色葡萄球菌
E. 溶血性链球菌

【答案】D
【解析】金黄色葡萄球菌是急性乳腺炎最常见的病原体。
【难度】中

23. 急性乳腺炎最常用选用的药物是

A. 链霉素　B. 青霉素　C. 甲硝唑
D. 红霉素　E. 氯霉素

【答案】B
【解析】急性乳腺炎常见的病原菌为金黄色葡萄球菌和链球菌,青霉素或头孢菌素是常用的抗生素。
【难度】中

(24~25 题共用题干)

女性,45 岁,右乳房间断胀痛 4 年余,月经前显著,行经后胀痛缓解,近期症状加重,月经前后均感胀痛且自感触及肿块。

24. 如果该患者在右乳房触及肿块,为明确诊断,首选的辅助检查是

A. 乳腺 X 线摄影
B. 红外线热图像检查
C. 活组织切片检查
D. 乳房 B 超检查
E. 乳 MRI 检查

【答案】D
【解析】中年女性,乳腺胀痛多年,多为增生性病变,超声是首选检查。
【难度】中

25. 如确诊为乳腺癌,要明确病变的范围,最有意义的检查是

A. B 超　B. 乳腺 X 线摄影
C. 磁共振　D. CT
E. 红外线热图

【答案】C
【解析】乳腺磁共振对于乳腺病变范围的评价最为敏感。
【难度】难

【案例分析题】

案例一　女性,53 岁,发现左乳房肿块 6 个月,近日发现左腋下淋巴结增大而就诊。查体:左乳房外上象限可触及一枚 5cm×4cm×3cm 大小的肿块,质硬,移动度差,乳房皮肤表面呈“橘皮样”,左侧腋窝增大淋巴结融合成团并固定。

问题 1:该患者应考虑的疾病有

A. 乳腺纤维腺瘤
B. 乳腺浸润性导管癌
C. 乳腺囊性增生病
D. 乳腺黏液腺癌
E. Paget 病
F. 乳腺原位癌
G. 肉芽肿性乳腺炎

【答案】BDG
【解析】中年女性,乳腺肿块伴有橘皮征,腋窝淋巴结增大,病变多为恶性,考虑乳腺癌,但也不除外慢性炎性疾病。
【难度】中

问题 2:如经肿物穿刺诊断为浸润性乳腺癌,且全身检查未发现异常,此病变分期是

A. 0 期　B. Ⅰ期
C. Ⅱ期　D. Ⅲ期
E. Ⅳ期

【答案】D
【解析】见 AJCC 之 TNM 分期。
【难度】难

问题 3:患者诊断为乳腺癌,且有淋巴转移,其淋巴转移可能的途径包括

A. 经胸大肌外侧缘侵入同侧腋窝淋巴结

B. 经皮下淋巴管侵入另侧乳房
C. 经深部淋巴管网转移至纵隔淋巴结
D. 向内侧淋巴管,沿着乳内血管的肋间穿支引流到胸骨旁淋巴结
E. 经深部淋巴管网侵入肝镰状韧带
F. 经肋间淋巴管侵入胸骨旁淋巴结
G. 经内侧淋巴管转移至颈部淋巴结

【答案】ABDEF
【解析】乳腺癌淋巴结转移途径为转移至腋窝、胸骨旁淋巴结、对侧乳房及经镰状韧带至膈和肝等4条途径。
【难度】难

问题4:诊断明确后,准备手术治疗,术前需要进行的检查有
A. 化验血、尿常规
B. 胸部X线片
C. 肝、肾功能检查
D. 肝脏彩超检查
E. 乳腺磁共振
F. 全身骨扫描检查
G. 心脏冠脉造影

【答案】ABCDF
【解析】此患者如直接手术治疗,宜选改良根治术,无须行乳腺磁共振检查,肿瘤较大,全身骨扫描有一定必要性。
【难度】难

问题5:如术前化疗后,化疗效果部分缓解,可选择的手术方案有
A. 乳癌根治术
B. 扩大乳癌根治术
C. 乳腺癌改良根治术+扩张器植入
D. 乳腺癌改良根治术
E. 姑息性手术
F. 乳腺癌局部扩大切除术
G. 乳腺肿物切除术

【答案】CD
【解析】术前化疗后肿瘤缩小不明显,且有腋窝淋巴结融合,仍需要根治术或改良根治术,有后期乳房重建意愿者可考虑放置扩张器。乳腺癌根治术包含胸大、小肌肉的切除,已经基本不用。
【难度】难

案例二 女性,29岁,洗澡时发现左乳下方肿物,直径约1cm,活动,与皮肤无粘连,2个月来,肿物略有增大,有乳癌家族史。未触及腋窝淋巴结肿大。

提问1:此患者可能的诊断是
A. 叶状囊肉瘤
B. 浆细胞性乳腺炎
C. 乳腺囊性增生病
D. 乳腺癌
E. 乳腺纤维腺瘤
F. 叶状肿瘤
G. 乳腺脓肿

【答案】CDEF
【解析】年轻女性,有乳腺癌家族史,有乳腺肿块,良恶性皆有可能。
【难度】中

问题2:为明确诊断,此时可选择的检查是
A. CT
B. B超
C. 乳腺X线检查
D. 穿刺活检
E. MRI
F. 乳管镜
G. 红外线检查

【答案】BCDE
【解析】超声、乳腺X线检查可以做初步判断,有乳腺癌家族史也可行乳腺MRI,穿刺做病理学检查是金标准。
【难度】中

问题3:B超示肿物回声不均,后壁衰减,乳腺X线检查示全乳广泛弥散沙砾样钙化,粗针病理结果为重度不典型增生,原位癌待除外。下列手术方式可以选用的是
A. 乳腺局部切除+腋窝淋巴结清扫
B. 乳房单纯切除+前哨淋巴结活检
C. 改良根治术
D. 乳腺区段切除+腋窝淋巴结清扫
E. 乳房单纯腺体全切除+前哨淋巴结活检+即刻乳房再造
F. 乳房肿物局部扩大切除+前哨淋巴结活检
G. 乳房肿块麦默通微创旋切切除

【答案】BE
【解析】乳腺X线检查显示广泛弥散沙砾样钙化,病理乳腺导管内癌可能,或者浸润癌,尽管患者年轻,但不适合保乳手术,可选择乳房切除+前哨淋巴活检或乳房单纯腺体全切除+前哨淋巴结活检+即刻乳房再造,在没有确定有淋巴转移时不宜采用改良根治术。
【难度】难

问题4:行乳腺腺体全切除,术后病理为原位癌,无浸润,淋巴结无转移,雌、孕激素受体均阳性,术后需选择的治疗有

A. 化疗　B. 放疗
C. 内分泌治疗　D. 靶向治疗
E. 免疫治疗　F. 中医治疗
G. 生物制剂

【答案】C

【解析】原位癌是早期肿瘤,术后辅助内分泌治疗即可。

【难度】难

案例三　女性,33岁,发现左乳肿物2周,肿物3cm×3cm,界限不清,与皮肤粘连,近2天出现肿物增大,伴局部红肿热痛,无波动感。自幼左侧乳头内陷,未哺乳。

问题1:该患者可能的诊断有

A. 乳腺小叶癌
B. 急性乳腺炎
C. 浆细胞性乳腺炎
D. 乳腺囊性增生病
E. 乳腺结核
G. Paget病
F. 乳管内乳头状瘤

【答案】BC

【解析】自幼乳头内陷,乳腺肿物伴红肿热痛,以浆细胞乳腺炎、急性乳腺炎多见。

【难度】难

问题2:为明确诊断,可行哪些检查

A. B超　B. CT
C. 血常规　D. 穿刺活检
E. 胸片　F. 乳腺磁共振
G. 胸部CT

【答案】ACD

【解析】根据病史考虑乳腺炎症病变,但不除外有恶性可能,血常规、B超及穿刺活检均可为诊断提供依据。

【难度】中

问题3:如B超显示肿物处未见液性区域,目前可以选择的处理方法有

A. 化疗　B. 穿刺引流
C. 局部外敷中药　D. 切开引流
E. 抗生素　F. 肿物切除
G. 放疗

【答案】CE

【解析】如诊断炎性病变,根据是否形成脓肿,可以抗感染治疗、外敷中药或穿刺活检,如脓肿形成则应行脓肿引流。

【难度】难

问题4:经过初步治疗后,患者局部红肿热痛加重,并出现波动感,体温39℃,恰当的处理是

A. 切开引流
B. 选择敏感的抗生素
C. 肿物整体切除
D. 穿刺置管引流
E. 观察、热敷
F. 乳房全切
G. 口服解毒攻下中药

【答案】ABD

【解析】脓肿形成,可超声定位下行穿刺置管引流或切开引流,辅助抗生素治疗。

【难度】难

案例四　女性,68岁,因"发现右乳肿块3个月"就诊。体检:右侧乳头内陷,右乳内下象限可触及一枚大小为2.0cm×2.0cm的肿块,边界欠清,质硬,活动度可,无明显压痛。右侧腋窝可触及一枚增大的淋巴结,大小为1.5cm×1.5cm。

问题1:目前建议患者常规检查的项目有

A. 双侧乳腺彩超
B. 双乳X线摄影
C. 乳腺肿块细胞学穿刺
D. 双乳CT
E. 双乳MRI
F. 乳腺肿块粗针穿刺活检
G. 乳房红外线检查

【答案】ABCF

【解析】老年女性乳腺肿块,常规检查超声、乳腺X线摄影和病理学,目前常用组织病理学选用粗针穿刺活检。

【难度】中

问题2:目前考虑可能的诊断有

A. 乳腺叶状肿瘤
B. 乳腺囊性增生病
C. 乳腺结核
D. 浆细胞性乳腺炎
E. 乳腺癌
F. 乳管内乳头状瘤恶变
G. 乳腺纤维腺瘤

【答案】AEF

【解析】老年女性乳腺肿块，增大明显，质地硬，乳头内陷，乳腺癌可能最大，不排除少见的叶状肿瘤、导管内乳头状瘤恶变。结核罕见，乳腺炎一般伴有疼痛或脓肿，老年人罕见。

【难度】中

问题3：患者行双乳彩超示：右乳4点钟距乳头1cm处可见一低回声区，大小为2.5cm×2.0cm，边界不清，形态不规则，内可见细小强回声，右侧腋窝可见增大的淋巴结，其中一个大小为1.5cm×1.0cm，皮髓质结构消失。该患者确诊的方式有

A. 乳腺肿块微创旋切

B. 双乳X线摄影

C. PPD

D. 乳腺肿块空心针穿刺

E. 乳腺肿块切除活检

F. 乳腺磁共振

G. 乳腺超声

【答案】DE

【解析】乳腺肿块病理是确诊的方法，获取组织标本常用的方法是粗针穿刺或切除，微创旋切很少用于恶性病变，多用于良性病变为主的肿物。

【难度】中

问题4：患者确诊为右侧乳腺浸润性导管癌，ER(80%+)，PR(70%+)，Her-2(1+)，Ki-67约50%，腋窝淋巴结穿刺有转移。根据目前资料，该患者的综合治疗方案可能包括

A. 乳腺癌改良根治术

B. 全乳房切除术

C. 新辅助化疗

D. 前哨淋巴结活检

E. 内分泌治疗

F. 生物靶向治疗

G. 放疗

【答案】ACEG

【解析】乳腺癌伴有腋窝淋巴结转移，无须前哨淋巴结活检，手术应该改良根治术，属于中高危复发危险因素者，应该选择化疗和内分泌治疗，因Her-2(1+)为阴性，靶向治疗无效。放疗与否取决于淋巴结转移的数目。

【难度】难

问题5：如患者选用内分泌治疗，目前可选择的药物有

A. 他莫昔芬

B. 芳香化酶抑制剂

C. 卵巢功能抑制治疗

D. 雄激素

E. 依维莫司

F. 卵巢切除

G. 盆腔放疗卵巢去势

【答案】AB

【解析】乳腺癌激素受体阳性可以选择他莫昔芬和芳香化酶抑制剂治疗，绝经患者不需要做卵巢处理。

【难度】难

问题6：患者术后进行患肢功能锻炼的方法，正确的是

A. 术后24小时内进行腕部活动

B. 术后3~5天进行肘部活动

C. 术后1周开始肩关节活动

D. 术后10~12天进行上臂全范围关节活动

E. 术后2周上臂力量练习

F. 术后72小时后开始上臂全范围关节活动

G. 术后2个月内避免上肢外展

【答案】ABCD

【解析】术后上臂不宜早期力量练习。

【难度】难

（王亚军　康骅）

第三章　动脉疾病

【A1 型题】

1. 腹主动脉瘤患者可能出现的典型临床表现是
   A. 腹部搏动性肿物
   B. 下肢静脉栓塞
   C. 食管 - 胃底静脉曲张
   D. 严重腹腔积液
   E. 胸痛伴呼吸困难

【答案】A
【解析】腹主动脉瘤主要临床表现有腹部、腰背部疼痛及脐周或剑突下搏动性肿物，也可导致消化道、泌尿系统、血管受压引起相应症状。
【难度】易

2. 有关动脉硬化性闭塞症下列描述正确的是
   A. 发病年龄多见于青壮年
   B. 高脂血症、高血压、糖尿病、吸烟及肥胖是本病的高危因素
   C. 疾病早期有局限性动脉狭窄病变，以间歇性跛行为主要症状
   D. 多侵袭四肢中小动脉，出现肢体慢性缺血的临床表现
   E. 影像检查表现为节段性闭塞，病变近、远端血管壁光滑

【答案】B
【解析】动脉硬化性闭塞症是全身性疾病，发生在大、中动脉，男性多见，发病年龄多在45岁以上。高脂血症、高血压、吸烟、糖尿病、肥胖等是高危因素。影像检查能显示动脉狭窄的部位、范围、侧支及阻塞远端动脉主干的情况。
【难度】易

3. 按照 Fontaine 分期法，在动脉硬化性闭塞症出现静息痛的分期是
   A. Ⅰ期　　B. $Ⅱ_a$ 期　　C. $Ⅱ_b$ 期
   D. Ⅲ期　　E. Ⅳ期

【答案】D
【解析】Fontaine 分期法。Ⅰ期：患肢无明显症状，或仅有麻木、发凉自觉症状；Ⅱ期：以间歇性跛行为主要症状；Ⅲ期：以静息痛为主要症状；Ⅳ期：持续加重，坏疽、溃疡等。
【难度】中

4. 血栓闭塞性脉管炎早期的主要症状是
   A. 间歇性跛行
   B. 复发性游走性浅静脉炎
   C. 静息痛
   D. 小腿肌肉萎缩
   E. 出现末端缺血性溃疡

【答案】A
【解析】血栓闭塞性脉管炎早期因血管壁炎症刺激末梢神经，出现患肢感觉异常、间歇性跛行。后期因动脉阻塞造成缺血性疼痛，即静息痛。严重时患肢末端出现缺血性溃疡或坏疽。
【难度】中

5. 关于血栓闭塞性脉管炎下列描述正确的是
   A. 发病多见于男性，年龄45岁以上
   B. 高脂血症、高血压、糖尿病、吸烟及肥胖是本病的高危因素
   C. 疾病早期已有局限性动脉狭窄病变，造成缺血性疼痛，以静息痛为主要症状
   D. 多侵袭四肢中、小动静脉，出现肢体慢性缺血的临床表现
   E. 影像检查表现为广泛性不规则性节段性闭塞

【答案】D
【解析】血栓闭塞性脉管炎是血管的炎性、节段性和反复发作的慢性闭塞性疾病，多侵袭四肢的中、小动脉，下肢多见，好发于男性青壮年，与吸烟、自身免疫功能紊乱及遗传因素有关，病变后期表现为静息痛，患肢中、小

动脉多节段狭窄或闭塞是典型X线征象。

【难度】易

6. 间歇性跛行为运动型疼痛，常在步行中出现双下肢乏力、疼痛、沉重、麻木等，可发生于

A. Buerger病　B. Raynaud病

C. Takayasu病　D. Bechterew病

E. Meige病

【答案】A

【解析】Buerger病：血栓闭塞性脉管炎；Raynaud病：雷诺综合征；Takayasu病：多发性大动脉炎；Bechterew病：强直性脊柱炎的一种类型；Meige病：遗传性淋巴营养性水肿综合征，原发性淋巴水肿有家族史者称Meige病，或Meigh病。

【难度】难

7. 有关血栓闭塞性脉管炎的诊断要点，正确的是

A. 很少有游走性浅静脉炎病史

B. 足背动脉或胫后动脉搏动正常

C. 多数患者没有高血压、高脂血症、糖尿病等致病因素

D. 起病快，进展迅速，患肢有不同程度缺血症状

E. 老年男性多见

【答案】C

【难度】易

8. Buerger试验检查下肢是否有动脉供血障碍，正确的检查方法是

A. 先抬高下肢，持续60秒，观察皮肤色泽，然后将下肢下垂，观察皮肤色泽恢复的时间

B. 先抬高下肢，持续60秒，观察皮肤色泽，然后将下肢下垂，观察静脉淤血严重程度

C. 先将下肢下垂，然后将下肢抬高，持续60秒，观察皮肤色泽

D. 先抬高下肢，持续60秒，观察皮肤色泽，然后将下肢下垂，触诊足背动脉搏动情况

E. 先将下肢下垂，然后将下肢抬高，触诊足背动脉搏动情况

【答案】A

【解析】体位性色泽改变又称Buerger试验：先抬高下肢70°~80°，或高举上肢过头，持续60秒，正常肢体远端皮肤保持淡红或稍发白，如呈苍白或蜡白色，提示动脉供血不足；再将下肢下垂于床沿或上肢下垂于身旁，正常人皮肤色泽可在10秒内恢复，如恢复时间超过45秒，且色泽不均匀者，进一步提示动脉供血障碍。

【难度】中

9. 腹主动脉瘤的择期手术适应证是

A. 瘤体直径≥3cm　B. 瘤体直径≥4cm

C. 瘤体直径≥5cm　D. 瘤体直径≥8cm

E. 瘤体直径≥10cm

【答案】C

【难度】中

10. 采用腰交感神经切除术治疗动脉硬化性闭塞症，以下正确的表述是

A. 腰交感神经节多变异，可有2~8个，尽可能将病侧腰交感神经节及神经链切除

B. 手术后要及时施行腰交感神经阻滞试验以检验阻滞效果

C. 适用于无法进行其他治疗的晚期病例

D. 远期效果满意，适用于早期病例

E. 可作为旁路手术的辅助手术

【答案】E

【解析】腰交感神经节切除术需要先施行腰交感神经阻滞试验，如阻滞后皮肤温度升高超过1~2℃者，提示痉挛因素超过闭塞因素，可考虑施行同侧2、3、4腰交感神经节和神经链切除术，解除血管痉挛和促进侧支循环形成。近期效果满意，适用于早期病例，或作为旁路转流术的辅助手术。

【难度】中

11. 血栓闭塞性脉管炎患者的治疗措施，正确的是

A. 可以对患肢热敷，促进下肢血液循环

B. 应尽量不使用镇静剂和止痛剂

C. 要求患者绝对戒烟

D. 休息时抬高患肢

E. 应严格限制患肢活动

【答案】C

【解析】血栓闭塞性脉管炎的处理原则应着重于防止病变进展，改善和增进下肢血液循环。严格戒烟、防止受冷、受潮和外伤，但不应使用热疗，以免组织需氧量增加而加重症状。疼痛严重者，可用止痛剂及镇静剂。患肢应进行适度锻炼，以促使侧支循环建立。

【难度】中

12. 急性腘动脉栓塞的主要临床表现是

A. 足背动脉搏动减弱，股动脉搏动稍减弱

B. 肢体处于轻度强直强迫体位

C. 患肢远端出现袜套型感觉丧失区

D. 患肢远端皮肤温度正常

E. 患肢皮肤色素沉积，有溃疡出现

【答案】C

【解析】急性动脉栓塞，早期出现疼痛，肢体处于轻度屈曲的强迫体位，栓塞远侧肢体的皮肤温度降低并有冰冷感觉，栓塞平面远侧的动脉搏动明显减弱或消失，肢体远侧皮肤感觉异常、麻木甚至丧失。

【难度】易

13. 周围动脉瘤常见的部位是
A. 脑动脉　B. 椎动脉
C. 桡动脉和尺动脉　D. 股动脉和腘动脉
E. 肾动脉

【答案】D

【解析】周围动脉瘤通常指主动脉以外的动脉区域发生的局限性异常扩张，可发生于四肢动脉、颈动脉及锁骨下动脉等处，以股动脉瘤和腘动脉瘤最为常见，约占周围动脉瘤的90%。

【难度】易

14. 周围动脉瘤最常见的原因是
A. 大动脉炎、川崎病等动脉炎性疾病
B. 马方综合征及Ehlers-Danlos综合征等先天性动脉中层缺陷
C. 动脉粥样硬化
D. 四肢严重创伤
E. 结核病、细菌性心内膜炎及脓毒症等感染因素

【答案】C

【难度】易

15. 血栓闭塞性脉管炎病变主要位于
A. 大、中动脉
B. 大、中静脉
C. 中、小动静脉，而以动脉为主
D. 中、小动静脉，而以静脉为主
E. 小动静脉，而不发生于大、中动静脉

【答案】C

【难度】易

16. 动脉闭塞性疾病患者出现静息痛时ABI为
A. ABI≥1.0　B. ABI>0.6　C. ABI<0.6
D. ABI<0.4　E. ABI<0.8

【答案】D

【解析】ABI：即踝/肱指数，通过超声多普勒测量肢体动脉压力，计算踝部动脉压与同侧肱动脉压比值，正常值0.9~1.3，<0.9提示动脉缺血，<0.4提示严重缺血。静息痛出现为Fontaine分期Ⅲ期。

【难度】难

17. 夹层动脉瘤仅累及升主动脉时，其分型为
A. DeBakeyⅠ型　B. DeBakeyⅡ型
C. DeBakeyⅢ型　D. StanfordⅠ型
E. StanfordⅡ型

【答案】B

【难度】易

18. 内脏动脉瘤是指发生在腹主动脉内脏支的动脉瘤，最常见的是
A. 脾动脉瘤　B. 肝动脉瘤
C. 肾动脉瘤　D. 腹腔干动脉瘤
E. 肠系膜上动脉瘤

【答案】A

【解析】脾动脉瘤最常见，占60%，其次肝动脉瘤占20%。

【难度】易

19. 可准确地显示腹主动脉瘤瘤腔大小的检查是
A. CTA或MRA　B. 腹部X线检查
C. 腹部CT平扫　D. DSA
E. KUB

【答案】A

【难度】易

20. 急性动脉栓塞的临床表现可以概括“5P”，是指
A. 疼痛、感觉异常、麻痹、无脉、苍白
B. 疼痛、感觉异常、麻痹、无脉、皮温低
C. 疼痛、麻痹、无脉、皮温低、苍白
D. 感觉异常、麻痹、无脉、苍白、运动障碍
E. 麻痹、无脉、皮温低、苍白、运动障碍

【答案】A

【解析】急性动脉栓塞的临床表现概括为“5P”，即疼痛(pain)、感觉异常(paresthesia)、麻痹(paralysis)、无脉(pulselessness)、苍白(pallor)。

【难度】易

【A2型题】

1. 女性，24岁，5年前冬季骑车发现左小指凉，苍白，入室后渐暖缓解，此后常在冬季或手遇到冷水时有类似发作。既往吸烟6年，平均20支/d，少量饮酒。除药物治疗以外，为预防和减少发作患者应做的是
A. 戒酒
B. 戒辛辣食物
C. 忌用阿司匹林类药物
D. 忌用阿托品类药物
E. 戒烟

【答案】E

【解析】根据患者的典型症状可以诊断雷诺综合征，保暖措施可预防或减少发作，吸烟者应戒烟。药物治疗

首选能够削弱交感神经肌肉接触传导类药物，如胍乙啶、利血平。

【难度】易

2. 男性，65岁，反复出现行走过程中左小腿疼痛2年，近期每行走约150m就开始出现疼痛。高血压病史20年。查体：左小腿皮肤干燥、变薄，肌肉萎缩，左足皮温低，足背动脉搏动消失。该患者诊断为

A. 左下肢血栓闭塞性脉管炎

B. 左下肢深静脉血栓形成

C. Raynaud 综合征

D. 左下肢动脉硬化性闭塞症

E. 左下肢动脉栓塞

【答案】D

【解析】动脉硬化性闭塞症早期症状为患肢冷感、苍白，进而出现间歇性跛行；因慢性缺血引起皮肤及其附件的营养性改变、感觉异常及肌萎缩。患肢的股、腘、胫后及足背动脉搏动减弱或不能扪及。

【难度】中

3. 男性，65岁，心脏瓣膜置换术后5年，2小时前突然出现左下肢剧痛，行走困难。查体：左下肢膝关节以下皮肤苍白，皮温低，触觉、痛觉减退，足背动脉搏动消失，最可能的诊断为

A. 左下肢大动脉炎

B. 左下肢血栓闭塞性脉管炎

C. 左下肢深静脉血栓形成

D. 左侧急性股动脉栓塞

E. 左下肢动脉硬化性闭塞症

【答案】D

【解析】房颤、风心病、细菌性心内膜炎、室壁瘤或人工心脏瓣膜置换术后，突然出现"5P"征象，提示血栓脱落，引起急性动脉栓塞。

【难度】易

4. 男性，40岁，右小腿自觉麻木、发凉3年，加重3个月，且稍长距离步行后感右小腿疼痛，休息后疼痛缓解。查体：右小腿皮温低，皮肤干燥，右足背动脉搏动减弱，该患者诊断为

A. 下肢血栓闭塞性脉管炎

B. 下肢深静脉血栓形成

C. 坐骨神经痛

D. 下肢动脉硬化性闭塞症

E. 下肢动脉栓塞

【答案】A

【解析】患者表现为下肢动脉缺血，发病年龄40岁，考虑血栓闭塞性脉管炎。

【难度】中

5. 男性，38岁，右小腿自觉麻木、发凉，稍长距离步行后感右小腿疼痛、跛行，休息后疼痛缓解。查体：右小腿皮温低，皮肤干燥，右足背动脉搏动减弱，该患者诊断为

A. 血栓闭塞性脉管炎Ⅱ期

B. 动脉硬化性闭塞症Ⅱ期

C. 血栓闭塞性脉管炎Ⅲ期

D. 动脉硬化性闭塞症Ⅲ期

E. 血栓闭塞性脉管炎Ⅳ期

【答案】A

【解析】患者表现为下肢动脉缺血，发病年龄35岁，考虑血栓闭塞性脉管炎。间歇性跛行出现时为 Fontaine 分期Ⅱ期。

【难度】中

6. 女性，66岁，突发腹部剧痛1小时，伴腰背部疼痛。确诊腹主动脉瘤3年。查体：P 100次/min，BP 70/40mmHg，贫血貌，腹部稍膨隆，全腹压痛，无反跳痛，无肌紧张，肠鸣音2次/min。最有可能的诊断是

A. 上消化道溃疡出血

B. 腹主动脉瘤破裂

C. 输尿管结石

D. 急性胰腺炎

E. 胃-十二指肠溃疡穿孔

【答案】B

【解析】腹主动脉瘤患者，突发腹痛，伴有失血性休克表现，没有明显的急性腹膜炎表现，考虑腹主动脉瘤破裂。

【难度】中

7. 男性，65岁，左前臂无力，左手指端发凉、麻木3年。近期左上肢血压测不出，同时伴有发作性黑矇、眩晕、耳鸣、步态不稳。既往高血压、糖尿病、高脂血症病史20年。该患者最可能的诊断为

A. 左侧锁骨下动脉窃血综合征

B. 糖尿病发作性低血糖

C. Takayasu 病

D. Buerger 病

E. 左上肢动脉栓塞

【答案】A

【解析】动脉硬化性肢体动脉闭塞，如闭塞部位位于锁骨下动脉起始，可通过颅内 Willis 环，使头部的血液由患侧的椎动脉向锁骨下动脉远端供血，称锁骨下动脉窃血，导致椎-基底动脉缺血性发作和患侧上肢缺血性的

症候，可以有脑缺血或上肢缺血症状。

【难度】难

8. 男性，30 岁，平卧状态，下肢抬高 70°~80° 并持续 60 秒，如果肢体出现苍白或蜡白色，提示动脉供血不足；再将下肢下垂于床沿，如恢复时间超过 45 秒，且色泽不均匀者，进一步提示动脉供血障碍，此为

A. Perthes 试验阳性

B. Homans 征阳性

C. Trendelenburg 试验阳性

D. Buerger 试验阳性

E. Branham 试验阳性

【答案】D

【难度】易

9. 男性，30 岁，两个月前工作中左膝关节处受伤，膝关节 X 线片无异常。之后左侧腘窝处出现搏动性肿块，逐渐增大，伴左小腿疼痛、肿胀，现包块直径约 5cm，该患者最可能的诊断为

A. 腘窝囊肿

B. 腘动脉假性动脉瘤

C. 局部感染性脓肿

D. 外伤性动 - 静脉瘘

E. 左膝关节创伤性关节炎

【答案】B

【解析】周围动脉瘤以股动脉瘤和腘动脉瘤最为常见，约占周围动脉瘤的 90%。有 3 类：①真性动脉瘤；②假性动脉瘤；③夹层动脉瘤。真性动脉瘤的常见病因是动脉粥样硬化，假性动脉瘤的常见病因是损伤、感染、炎症。

【难度】中

10. 女性，25 岁，5 年前开始出现受凉与激动后，有双小指苍白，事后可以缓解，近 2 年发作频繁，第 3、4 指也有类似现象，且药物治疗效果不明显。下列措施对本病预防有效的是

A. 勿外出　　B. 改变饮食习惯

C. 热敷　　D. 注意季节保温

E. 理疗

【答案】D

【难度】易

11. 男性，60 岁，间断腹痛 3 个月，伴腹部搏动性肿块，超声诊断为腹主动脉瘤；一周前腹部 CTA 检查提示瘤体直径 5.5cm。既往有高血压、高脂血症病史。该患者首选的治疗方法是

A. 腹主动脉瘤腔内修复术

B. 腹主动脉瘤切除人工血管置换术

C. 保守治疗，控制血压、心率、血脂

D. 暂时保守治疗，出现剧烈腹痛时再手术

E. 暂时不手术，出现压迫胃肠道、泌尿系统或者出现远端动脉栓塞等并发症时再手术

【答案】B

【解析】腹主动脉瘤一旦破裂死亡率高达 70%~90%，而择期手术死亡率已下降至 5% 以下，因此，应早诊早治。外科手术仍是主要的治疗方法；对于高危患者，可采用腔内修复术。瘤体直径≥5cm 是手术适应证之一。

【难度】中

12. 男性，60 岁，因“腹部搏动感伴腹部、腰背部疼痛 3 个月”到医院求治，查体：脐上偏左可触及约 5cm 大小的圆形膨胀性搏动性包块，初步诊断为腹主动脉瘤。为进一步确诊及指导治疗，最恰当的检查手段是

A. MRI　　B. CTA　　C. DSA

D. ECT　　E. PET-CT

【答案】B

【难度】易

13. 男性，66 岁，因慢性动脉阻塞引起动脉性静息痛，其疼痛特点下列正确的是

A. 间断性疼痛

B. 白天加重，夜间缓解

C. 抱膝端坐体位疼痛可减轻

D. 抬高患肢疼痛可减轻

E. 通常没有感觉异常

【答案】C

【解析】无论急性或慢性动脉阻塞，都可因组织缺血及缺血性神经炎引起静息痛，它呈持续性痛。急性病变，如动脉栓塞可引起急骤而严重的持续性疼痛。由慢性动脉阻塞引起者，症状常于夜间加重，患者不能入睡，常取抱膝端坐体位以减轻症状。

【难度】易

【A3/A4 型题】

（1~3 题共用题干）

女性，32 岁，双手发作性发凉，苍白，伴麻木 2 年。秋冬季好发，每次发作持续 15~30 分钟。查体：血压 110/70mmHg，双手指皮温稍低，未见

明显苍白，双侧桡动脉搏动正常。

1. 该患者最可能的诊断是
   A. 手足发绀症　B. Raynaud 综合征
   C. 腕管综合征　D. 胸廓出口综合征
   E. 末梢神经炎

【答案】B

【解析】依据患者病史及典型症状，可诊断为 Raynaud 综合征。

【难度】易

2. 为明确诊断进一步的检查是
   A. 免疫功能的化验检查
   B. 寒冷刺激试验
   C. 动脉造影
   D. 骨关节 X 线检查
   E. 静脉造影

【答案】A

【解析】Raynaud 综合征发病原因不清，但与寒冷刺激、情绪波动等有关。可能与性腺功能、交感神经功能紊乱、遗传因素及免疫功能异常有关。

【难度】中

3. 除严禁吸烟外，适宜的治疗方法是
   A. 防寒保暖、治疗免疫病、抗肾上腺能神经药
   B. 理疗、戒酒、抗肾上腺能神经药
   C. 防寒保暖、戒酒、理疗、制动
   D. 防寒保暖、理疗、封闭治疗
   E. 治疗全身免疫病、抗凝治疗

【答案】A

【难度】中

(4~7 共用题干)

女性，66 岁，体检时发现腹部搏动性肿块 1 周，肿块位于脐周，搏动为膨胀性，与心搏节律一致。1 个月以来偶尔伴有腹部刀割样疼痛。

4. 作为筛查手段的检查是
   A. CT　B. MRI
   C. 彩色多普勒超声　D. DSA
   E. 放射性核素

【答案】C

【解析】彩色多普勒超声，可查出直径 3cm 以上的腹主动脉瘤，且能显示瘤体大小、有无斑块及血栓，还可提供血流动力学参数，该法无创、方便、经济，可作为筛选检查。

【难度】中

5. 最可能的诊断是
   A. 腹主动脉瘤　B. 后腹膜肿瘤
   C. 巨大卵巢囊肿　D. 子宫肌瘤
   E. 结肠肿瘤

【答案】A

【难度】易

6. 下列**不属于**手术指征的选项是
   A. 肿物直径 >3cm
   B. 肿物直径 >5cm
   C. 所有此种患者原则上都应该接受手术治疗
   D. 伴有较剧烈的背痛
   E. 1 个月内肿物直径由 4cm，增加至 6cm

【答案】A

【解析】腹主动脉瘤手术适应证：①瘤体直径≥5cm 者，或瘤体直径 <5cm，但不对称，易于破裂者。②伴有疼痛，特别是突发持续性剧烈腹痛者。③压迫胃肠道、泌尿系统引起梗阻或其他症状者。④引起远端动脉栓塞者。⑤并发感染。

【难度】难

7. 下列**不属于**手术并发症的选项是
   A. 截瘫
   B. 乙状结肠缺血
   C. 假性动脉瘤
   D. 下肢动脉缺血
   E. 肺部感染和急性肺栓塞

【答案】E

【解析】腹主动脉瘤手术可能损伤给脊髓供血的小分支，引起截瘫，结扎肠系膜下动脉有时引起乙状结肠缺血、坏死，还可以出现下肢血栓、吻合口假性动脉瘤形成，会出现心肺功能不全、急性肾衰竭和多器官功能不全等全身并发症。

【难度】中

(8~10 题共用题干)

女性，18 岁，自幼经常有低热、乏力、关节酸痛病史。1 个月以前出现一过性黑朦，伴有头晕，视物模糊，畏光。查体：双锁骨上窝，双颈动脉区可闻及吹风样杂音，双上肢无脉。

8. 最可能的诊断是
   A. 先天性主动脉狭窄　B. 动脉硬化闭塞症
   C. 血栓闭塞性脉管炎　D. 多发性大动脉炎
   E. 胸廓出口综合征

【答案】D

【解析】多发性大动脉炎又称无脉症，是主动脉及其分支的慢性、多发性、非特异性炎症，造成罹患动脉狭窄或闭塞。本病好发于青年，尤以女性多见。常有低热、乏力、肌肉或关节疼痛、病变血管疼痛及结节红斑等症状。也可出现一过性黑朦、头晕，视力模糊、偏盲等临床表现。

【难度】中

9. 此病**不侵犯**的血管部位是
   A. 颈动脉　　B. 椎动脉
   C. 肾动脉　　D. 股动脉
   E. 冠状动脉

【答案】D
【难度】中

10. 该病的治疗可以首选小剂量、长期应用的药物是
   A. 糖皮质激素　　B. 免疫抑制剂
   C. 青霉素　　D. 抗血小板药物
   E. 扩血管药物

【答案】A
【解析】疾病早期或活动期，服用肾上腺皮质激素类药物及免疫抑制剂，可控制炎症，缓解症状。
【难度】中

(11~13 题共用题干)
女性，60 岁，步行 500m 以后右下肢小腿酸痛半年，1 个月以前出现右足第二趾破溃，疼痛，夜间疼痛明显。既往糖尿病 20 年。

11. 最可能的诊断是
   A. 血栓闭塞性脉管炎
   B. 多发性大动脉炎
   C. 动脉栓塞
   D. 腰椎管狭窄
   E. 股浅动脉硬化闭塞

【答案】E
【解析】下肢 ASO 的主要诊断标准：①年龄 >40 岁；②有吸烟、糖尿病、高血压、高脂血症等高危因素；③有下肢动脉硬化闭塞症的临床表现；④缺血肢体远端动脉搏动减弱或消失；⑤ ABI≤0.9；⑥彩色多普勒超声、CTA、MRA 和 DSA 等影像学检查显示相应动脉的狭窄或闭塞等病变。符合上述诊断标准前 4 条可以作出下肢 ASO 的临床诊断。
【难度】中

12. 诊断该病的金标准检查是
   A. ABI 测定　　B. 彩色多普勒超声
   C. CTA　　D. MRA
   E. DSA

【答案】E
【解析】数字减影血管造影(DSA)可以准确显示病变部位、性质、范围和程度，目前仍然是诊断 ASO 的金标准。但随着 CTA 和 MRA 成像技术的提高，DSA 较少单独用于诊断。
【难度】中

13. 如果检查显示右下肢某浅动脉，一处狭窄，长 1cm；另一处闭塞，长 5cm，则首选的治疗方法是
   A. 药物治疗加功能锻炼
   B. 经皮腔内血管成形术
   C. 股 - 腘动脉人造血管旁路术
   D. 血管内膜切除术
   E. 静脉动脉化

【答案】C
【解析】经皮腔内血管成形术适用于短段动脉狭窄，血管内膜切除术适用于短段动脉闭塞；静脉动脉化适用于无动脉流出道的患者。动脉旁路转流手术是应用移植血管于闭塞段的近、远端正常动脉处行血管吻合，搭桥转流。
【难度】难

(14~16 题共用题干)
男性，65 岁，昨日清晨突发右侧肢体感觉障碍及无力，摔倒院中，当时左眼黑矇，伴有失语，16 小时后恢复。

14. 为明确诊断，首先应考虑进行哪种检查
   A. 颅脑 PET
   B. 颅脑 CT
   C. 颅脑 MRI
   D. 颈动脉彩色多普勒超声
   E. DSA

【答案】B
【解析】依据患者的临床表现，首先需要明确有无颅内病变，颅脑 CT 首选。
【难度】中

15. 如果影像学检查脑组织无梗死性病灶，DSA 提示左颈动脉狭窄为重度，指的是动脉内径缩小为
   A. <0%　　B. <30%
   C. 30%~69%　　D. 70%~99%
   E. 100%

【答案】D
【难度】中

16. 如果行颈动脉内膜切除术，下列属于手术适应证的是
   A. 患侧颈动脉完全闭塞
   B. 脑卒中后有明显后遗症
   C. 患侧椎动脉完全闭塞

D. 患有明显影响生存期的疾病
E. 严重脑卒中尚未开始恢复

【答案】E

【解析】不适于颈动脉内膜切除术的情况：已经发生完全性卒中的患者，存在持久而严重的脑卒中后遗症；如果颈动脉已经闭塞，因为一旦闭塞的颈动脉被开通了，远端的血栓就会被冲入大脑，造成更严重的后果；患有严重的全身器质性疾病，不能耐受麻醉或手术，或者患有恶性肿瘤，预期寿命不足5年；椎动脉完全闭塞，如果手术失败，会造成严重后果；这些情况不建议手术治疗。

【难度】难

【案例分析题】

案例一　男性，68岁，因“行走后右下肢酸痛3年，加重伴右足夜间痛1周”就诊。患者3年前开始自觉右下肢凉、麻，稍长时间行走就会酸痛无力，近1个月来，行走不能坚持300m，一周前开始不走路也右下肢酸痛，疼痛逐渐加重，无缓解期，尤其夜间自觉疼痛加重。既往高血压，高血脂20年，2型糖尿病10年，均在5年前开始规范药物治疗，吸烟40年，每日20支。查体：右足潮红，右足趾末梢小面积溃疡，未见渗出，右侧下肢膝以下皮温较左侧低，右侧足背动脉(-)、胫后动脉(-)、腘动脉(+)、股动脉(+++)。

问题1：目前针对患者症状的常规初步检查项目有

A. 下肢动脉彩超检查
B. 下肢 Doppler 动脉血流检查
C. 腹部和下肢 MRA
D. 下肢动脉造影
E. 血糖、血脂化验
F. 腰椎 MRI
G. 下肢 MRI
H. 下肢 CTA

【答案】ABCEH

【解析】下肢动脉造影不属于常规初步检查，腰椎磁共振为后期进行鉴别检查的项目。

【难度】中

问题2：患者需考虑的可能诊断有

A. 腰椎间盘突出
B. 大动脉炎
C. 血栓闭塞性脉管炎
D. 动脉硬化闭塞症
E. 高血压、高脂血症、2型糖尿病
F. 糖尿病足
G. 下肢动脉栓塞
H. 下肢动脉血栓形成

【答案】DEFH

【解析】依据下肢进行性加重的疼痛，既往有高血压、高血脂、2型糖尿病史，右侧下肢膝以下皮温较左侧低，右侧足背动脉(-)、胫后动脉(-)、腘动脉(+)、股动脉(+++)等体征需考虑动脉硬化闭塞症、下肢动脉血栓形成。

【难度】中

问题3：经初步检查血糖血脂正常，自觉症状稍有缓解，自动出院。行戒烟，口服阿司匹林，1个月后症状加重再次入院，对疾病确诊最有价值的检查是

A. 下肢静脉彩超检查
B. 下肢 Doppler 静脉血流检查
C. 腹部和下肢 CTA
D. 腹部和下肢动脉造影
E. ABI
F. PET-CT
G. 下肢 MRI
H. 下肢 CTV

【答案】D

【解析】数字减影血管造影(DSA)可以准确显示病变部位、性质、范围和程度，目前仍然是诊断 ASO 的金标准。

【难度】难

问题4：此次入院，血糖正常，血脂增高，右侧足背动脉、胫后动脉搏动不能触及，右足足趾渐呈紫色，踇趾皮扶发黑、破损、溃疡，ABI 在正常范围和组织损伤可能的原因是

A. 右足踇趾创伤
B. 右足踇趾血管栓塞
C. 坏疽性脓皮病
D. 动脉钙化，导致 ABI 值不可信
E. 糖尿病足
F. 动脉硬化闭塞症右足缺血第Ⅳ期
G. 右足足趾动脉血栓形成
H. 右足静脉回流障碍

【答案】DFG

【解析】患者出现了 Fontaine 分期第Ⅳ期典型的临床表现，此时 ABI 应小于0.4，如果正常，说明测得值不可信。

【难度】难

问题5:目前该患者的治疗方案可选用的治疗方式有

A. 截肢　　B. 人工血管转流术
C. 介入治疗　　D. 药物抗凝治疗
E. 扩血管治疗　　F. 冷敷
G. 理疗　　H. 药物溶栓治疗

【答案】ABCDEH

【解析】不应使用热疗,以免组织需氧量增加而加重症状;冷敷加重缺血。应用抗凝和扩张血管的药物可以缓解症状,延缓病情发展以及预防血栓形成。手术治疗可以恢复肢体血流,促进肢体功能恢复。病变继续发展,组织坏死界限明确,或严重感染引起毒血症,则需要截肢治疗。

【难度】难

(魏常胜　张树琦)

第四章　外周静脉疾病

【A1 型题】

1. 属于血液回流障碍性周围静脉疾病的是
   A. 单纯性大隐静脉曲张
   B. 原发性下肢深静脉功能不全
   C. 下肢深静脉血栓形成
   D. 单纯性小隐静脉曲张
   E. 下肢静脉炎

【答案】C

【解析】下肢血液倒流性疾病主要包括单纯性下肢浅静脉曲张、原发性下肢深静脉瓣膜功能不全;回流障碍性病变主要指下肢深静脉血栓形成。

【难度】中

2. 以下属于浅静脉的是
   A. 胫静脉　B. 腘静脉
   C. 股静脉　D. 大隐静脉
   E. 髂总静脉

【答案】D

【难度】易

3. 以下属于上肢深静脉的是
   A. 手背静脉　B. 肘正中静脉
   C. 贵要静脉　D. 肱静脉
   E. 头静脉

【答案】D

【难度】易

4. 大隐静脉在腹股沟韧带下方汇入股静脉之前的属支包括
   A. 腹壁浅静脉　B. 胫静脉
   C. 足背静脉　D. 小隐静脉
   E. 小腿交通支静脉

【答案】A

【解析】大隐静脉汇入股静脉前常有5个属支:旋髂浅静脉、腹壁浅静脉、阴部外静脉、股外侧静脉、股内侧静脉。

【难度】易

5. 原发性大隐静脉曲张治疗效果最明显的是
   A. 休息,抬高患肢
   B. 穿弹力袜　C. 药物治疗
   D. 手术治疗　E. 注射高渗葡萄糖

【答案】D

【解析】治疗原发性大隐静脉曲最为有效的方法仍是手术高位结扎和静脉剥脱术。

【难度】易

6. 原发性大隐静脉曲张,需换药处理的并发症是
   A. 湿疹　B. 血栓性浅静脉炎
   C. 坏疽　D. 色素
   E. 溃疡

【答案】E

【解析】下肢溃疡、坏疽常需换药处理,但坏疽是动脉缺血性疾病的并发症。

【难度】易

7. 诊断原发性下肢深静脉瓣膜功能不全,最准确的方法是
   A. 彩超　B. 静脉顺行性造影
   C. CTA　D. CTV
   E. MRI

【答案】B

【难度】易

8. 以下属于静脉血栓形成三因素的是
   A. 下肢静脉曲张
   B. 下肢静脉瓣膜功能不全
   C. 血液高凝状态
   D. 高龄
   E. 女性

【答案】C

【难度】易

9. 属于肺栓塞发病的危险因素是
A. 下肢深静脉血栓形成
B. 下肢静脉曲张
C. 下肢深静脉瓣膜功能不全
D. 髂静脉压迫综合征
E. 精索静脉曲张

【答案】A

【解析】Cockett 综合征也称髂静脉压迫综合征，是髂静脉受压和 / 或存在腔内异常粘连结构所引起的下肢和盆腔静脉回流障碍性疾病。

【难度】中

10. 原发性腋 - 锁骨下静脉血栓形成的原因是
A. 肿瘤
B. 妊娠、口服避孕药
C. 医源性损伤
D. 胸廓出口综合征
E. 外伤

【答案】D

【解析】选项 D 是原发性病因，其余均为继发性病因。

【难度】中

11. 诊断 Cockett 综合征的金标准是
A. 彩超　B. CT 平扫 + 增强
C. MRI　D 静脉造影
E. CTV

【答案】D

【难度】易

12. 关于大隐静脉的描述，**错误**的是
A. 起自外踝和跟腱之间
B. 汇入股静脉
C. 与深静脉有交通支
D. 沿大腿内侧上行
E. 属于浅静脉

【答案】A

【难度】易

13. 下列各项属于下肢静脉曲张病因的是
A. 长期卧床　B. 长时间站立
C. 高龄　D. 年轻女性
E. 肥胖

【答案】B

【解析】略

【难度】易

14. 下列属于下肢静脉曲张非手术治疗方法的是
A. 硬化剂注射　B. 大量运动
C. 泡脚　D. 行走时穿弹力袜
E. 长时间坐位

【答案】D

【难度】易

15. 属于深静脉血栓形成的继发性危险因素的是
A. 蛋白 C 缺乏　B. 蛋白 S 缺乏
C. 长期卧床　D. 抗凝血酶缺乏
E. 纤溶酶原缺乏

【答案】C

【解析】长期卧床是继发性危险因素。

【难度】易

16. 属于深静脉血栓形成的原发性危险因素的是
A. 髂静脉压迫综合征
B. 恶性肿瘤
C. 外伤骨折
D. 纤溶酶原缺乏
E. 下肢静脉功能不全

【答案】D

【解析】纤溶酶原缺乏是原发性危险因素。

【难度】中

17. 下列说法属于深静脉血栓形成相对少见的继发危险因素的是
A. 长期卧床　B. 肢体制动
C. 晚期肿瘤　D. 下肢静脉曲张
E. 大手术后

【答案】D

【解析】虽然下肢静脉功能不全也是深静脉血栓形成的继发危险因素，但临床很少见。

【难度】中

18. 下列诊断下肢深静脉血栓形成的方法中，首选的是
A. X 线　B. 彩超
C. 静脉造影　D. MRI
E. CTV

【答案】B

【解析】静脉造影主要用于介入治疗前的评估。

【难度】易

19. 下列方法中**不适合**下肢深静脉血栓形成治疗的是
A. 抗凝　B. 溶栓
C. 取栓　D. 早期下床活动
E. 抬高患肢

【答案】D

【解析】深静脉血栓形成有脱落，导致肺栓塞风险，严重可致命。因此，早期绝对卧床。

【难度】中

20. 血栓形成的直接原因是

A. 长期制动、卧床　B. 高龄

C. 血管壁损伤　D. 恶性肿瘤

E. Cockett 综合征

【答案】C

【解析】血栓形成的直接原因即血管壁损伤、血液高凝状态、血流瘀滞，其余为间接原因。

【难度】中

21. 下列属血栓形成间接原因的是

A. 血管壁损伤　B. 血流瘀滞

C. 血液高凝状态　D. 肥胖

E. 女性

【答案】D

【难度】中

22. 下列**不适用**于深静脉血栓形成治疗的是

A. 卧床休息　B. 抬高患肢

C. 按摩患肢　D. 抗凝治疗

E. 溶栓治疗

【答案】C

【解析】血栓可脱落导致致死性肺栓塞，因此，禁忌挤压和按摩。

【难度】易

23. 以下属于静脉血栓栓塞症的是

A. 下肢深静脉瓣膜功能不全

B. 下肢静脉曲张

C. 肺栓塞

D. Cockett 综合征

E. 下肢交通静脉瓣膜功能不全

【答案】C

【难度】易

24. 属于深静脉血栓形成并发症的是

A. 肺栓塞

B. 髂总静脉压迫综合征

C. 心肌梗死

D. 下肢动脉硬化闭塞症

E. 血栓闭塞性脉管炎

【答案】A

【解析】略

【难度】易

25. 下列对预防静脉曲张手术后深静脉血栓形成**不利的**是

A. 穿弹力袜　B. 长期卧床休息

C. 抗凝　D. 按摩下肢

E. 间歇性充气气压治疗

【答案】B

【解析】静脉曲张手术后应该早期下床活动，预防深静脉血栓形成。

【难度】易

26. 深静脉通畅试验是指

A. Trendelenburg 试验

B. Perthes 试验

C. Pratt 试验

D. Buerger 试验

E. Valsalva 动作

【答案】B

【难度】易

27. 诊断血栓后综合征的主要方法是

A. 下肢静脉彩超

B. 下肢 CTV

C. 下肢顺行性静脉造影

D. 下肢 CTA

E. 下肢 MRI

【答案】C

【解析】静脉造影能评估深静脉通畅情况，是诊断该疾病的金标准。

【难度】中

28. 关于静脉瓣膜袋的结构组成正确的是

A. 瓣叶、附着缘

B. 瓣叶、附着缘、交汇点

C. 瓣叶、附着缘、静脉壁

D. 瓣窦、附着缘、交汇点

E. 瓣叶、交汇点

【答案】C

【难度】易

29. 华法林用于治疗深静脉血栓形成的作用是

A. 扩张微血管　B. 抑制血小板聚集

C. 稀释血液　D. 防止血液凝固

E. 溶解血栓

【答案】D

【解析】华法林是抗凝，阿司匹林是抗血小板聚集。

【难度】中

【A2 型题】

1. 男性，40 岁，左小腿浅静脉迂曲扩张 10 余年，突发局部红、肿、热、痛，呈硬索状，有压痛。首先考虑的诊断是

A. 静脉曲张破裂出血形成血肿

B. 下肢深静脉血栓形成
C. 血栓性浅静脉炎
D. 静脉石
E. 下肢动脉栓塞

【答案】C

【解析】选项A少见,即使有也是局部隆起,没有红、热、痛等表现;选项B临床表现主要是整个小腿或下肢的肿胀、疼痛。

【难度】易

2. 男性,58岁,大隐静脉曲张行大隐静脉高位结扎剥脱,手术顺利,术后出现患肢肿胀、疼痛不适,检查敷料有少量渗血。最可能原因是
A. 切口出血及血肿形成
B. 股静脉损伤
C. 隐神经损伤
D. 股动脉损伤
E. 切口感染

【答案】B

【解析】在大隐静脉高位结扎、切断时,若将股静脉误认为大隐静脉而结扎、切断,会造成肢体血液回流受阻而出现肢体肿胀,甚至疼痛等。

【难度】难

3. 男性,30岁,胆囊切除手术1周,术后出现左下肢肿胀、疼痛不适1天,伴剧烈咳嗽、胸闷不适,呼吸困难。最可能的诊断是
A. 下肢静脉曲张
B. 下肢深静脉血栓形成
C. 下肢动脉硬化闭塞症
D. 下肢深静脉血栓形成并发肺栓塞
E. 下肢深静脉瓣膜功能不全

【答案】D

【解析】患者一周前有手术史,现出现肢体肿胀、疼痛,考虑下肢深静脉血栓形成,血栓可脱落引起肺栓塞,出现胸闷、咳嗽、呼吸困难等表现。

4. 女性,60岁,大隐静脉曲张行大隐静脉高位结扎剥脱,手术顺利,术后患肢内侧皮肤有麻木不适,检查敷料有少量渗血。最可能原因是
A. 切口出血及血肿形成
B. 股静脉损伤
C. 隐神经损伤
D. 股动脉损伤
E. 腓总神经损伤

【答案】C

【解析】隐神经损伤时会导致下肢内侧皮肤感觉异常。

【难度】易

5. 男性,48岁,大隐静脉曲张行大隐静脉高位结扎剥脱,手术顺利,术后出现腹股沟处肿胀、疼痛不适,检查敷料有少量渗血。最可能原因是
A. 切口出血、血肿　　B. 股静脉损伤
C. 隐神经损伤　　D. 股动脉损伤
E. 下肢深静脉血栓形成

【答案】A

【解析】在大隐静脉高位结扎处,若术中止血不确切,术后可能出现出血、血肿。

【难度】易

6. 女性,29岁,孕35周,突发左下肢肿胀疼痛不适,查体:股三角区压痛,腓肠肌压痛。最可能的诊断是
A. 下肢静脉曲张
B. 血栓性浅静脉炎
C. 下肢深静脉血栓形成
D. 下肢动脉硬化闭塞症
E. 下肢深静脉瓣膜功能不全

【答案】C

【解析】怀孕期间血液高凝,是深静脉血栓形成的危险因素,结合突发下肢肿胀、疼痛,考虑下肢深静脉血栓形成。

【难度】中

7. 男性,35岁,腹股沟疝修补手术后2周。突发左下肢肿胀、疼痛不适,表现为全下肢明显肿胀、剧痛,股三角区、腘窝和小腿后方均有压痛,皮肤苍白,伴体温升高和心率加快。最可能的诊断是
A. 下肢深静脉血栓形成
B. 血栓性浅静脉炎
C. 下肢深静脉血栓形成伴股白肿
D. 下肢深静脉血栓形成伴股青肿
E. 下肢动脉栓塞

【答案】C

【解析】下肢深静脉血栓形成出现全下肢明显肿胀、疼痛,皮肤苍白,考虑出现股白肿。

【难度】中

8. 男性,31岁,胆囊切除手术后2周,突发左下肢肿胀、疼痛不适,表现为患肢剧痛、皮肤发亮呈青紫色,检查足背动脉搏动消失。最可

能的诊断是
A. 下肢腘静脉血栓形成
B. 血栓性浅静脉炎
C. 下肢深静脉血栓形成伴股白肿
D. 下肢深静脉血栓形成伴股青肿
E. 下肢动脉栓塞
【答案】D
【解析】股青肿是下肢深静脉血栓形成最严重的情况，由于髂股静脉及其侧支全部被血栓堵塞，静脉回流严重受阻，组织张力极高，导致下肢动脉痉挛，严重者可发生休克和肢体坏死。
【难度】中

9. 女性，33岁，1年前生产后突发左下肢肿胀、疼痛住院。经当地医院治疗后好转，现左下肢仍有肿胀、疼痛不适，出现色素沉着、湿疹和浅静脉曲张，最可能的诊断是
A. 下肢静脉曲张
B. 下肢深静脉血栓形成
C. 血栓性浅静脉炎
D. 血栓后综合征
E. 下肢静脉瓣膜功能不全
【答案】D
【解析】下肢深静脉血栓形成慢性期可以发生血栓后综合征(PTS)，主要症状是下肢肿胀、疼痛，体征包括下肢水肿、色素沉着、湿疹、静脉曲张、溃疡等。
【难度】中

10. 男性，49岁，胆囊切除术后下肢深静脉血栓形成，一直口服华法林抗凝治疗，近期出现黑便。为明确原因，首先应行的检查是
A. 彩超　　B. 静脉造影
C. INR　　D. CTV
E. 胃镜
【答案】C
【解析】口服华法林抗凝应复查凝血功能，根据INR值来调整抗凝药物的用量，题目中考虑可能是抗凝要引起了消化道出血，因此，查INR。
【难度】难

11. 男性，72岁，左半结肠癌术后2周诊断深静脉血栓形成，一直口服华法林，近期未复查凝血功能，突发胸闷、剧烈咳嗽、呼吸困难。首先应考虑
A. 急性心肌梗死　　B. 主动脉夹层瘤
C. 肺栓塞　　D. 肺不张继发肺炎
E. 上呼吸道感染
【答案】C
【解析】口服华法林应复查调整剂量，题目中可能是抗凝药剂量调整不好，血栓复发、脱落引起肺栓塞。
【难度】中

12. 女，53岁，胃癌术后1周，诊断急性下肢深静脉血栓形成。以下说法属于提示出现股白肿的是
A. 下肢肿胀、疼痛
B. 腓肠肌压痛
C. 全下肢肿胀，剧痛，皮肤苍白
D. 股三角区压痛
E. 足背动脉搏动消失
【答案】C
【解析】下肢深静脉血栓形成出现全下肢明显肿胀、疼痛，皮肤苍白，考虑出现股白肿。
【难度】中

13. 男性，57岁，胃癌术后3周，急性下肢深静脉血栓形成。以下属于股青肿表现的是
A. 下肢肿胀、疼痛
B. 腓肠肌压痛
C. 全下肢肿胀，剧痛，皮肤苍白
D. 患肢剧痛、皮肤呈青紫色，足背动脉搏动消失
E. 股三角区压痛
【答案】D
【解析】股青肿是下肢深静脉血栓形成最严重的情况，由于髂股静脉及其侧支全部被血栓堵塞，静脉回流严重受阻，组织张力极高，导致下肢动脉痉挛，严重者可发生休克和肢体坏死。
【难度】中

14. 男性，28岁，左下肢浅静脉迂曲扩张，行深静脉造影提示髂静脉局限性狭窄，盆腔大量侧支显影，浅静脉迂曲扩张。最可能的诊断是
A. 下肢静脉曲张
B. 下肢深静脉血栓形成
C. Cockett综合征
D. 下肢静脉瓣膜功能不全
E. 精索静脉曲张
【答案】C
【解析】静脉造影见髂静脉局限性狭窄，盆腔大量侧支显影，考虑髂静脉压迫综合征，鉴于患者年纪轻，考虑静脉曲张是由于髂静脉压迫综合征导致，髂静脉受压综合征(iliacvein compression syndrome，IVCS)，又称Cockett综合征。
【难度】难

15. 男性，45 岁，从事长时间站立工作，左下肢浅静脉迂曲扩张成团，患者暂时不考虑手术治疗。以下建议中最好的是
A. 注意休息　B. 抬高患肢
C. 避免久站　D. 穿弹力袜
E. 泡脚
【答案】D
【解析】非手术治疗方式应考虑最小程度影响患者生活，最大程度延缓疾病进展，穿弹力袜是比较好的选择。
【难度】中

16. 男性，50 岁，下肢浅静脉迂曲扩张，行大隐静脉高位结扎剥脱术，术后医疗活动指导中应选择
A. 第一天下床　B. 第二天下床
C. 第三天下床　D. 第四天下床
E. 卧床 1 周
【答案】A
【解析】静脉曲张手术后应早期下床活动，预防深静脉血栓形成。
【难度】中

17. 女性，45 岁，教师，右下肢浅静脉迂曲扩张 10 年，长期站立有酸胀感，近 2 年小腿内侧局部色素沉着，大隐静脉瓣膜功能试验(+)，深静脉通畅试验(-)。首先考虑的疾病诊断是
A. 原发性下肢深静脉瓣膜功能不全
B. 单纯性下肢静脉曲张
C. 下肢深静脉血栓形成
D. 血栓性浅静脉炎
E. 髂静脉压迫综合征
【答案】B
【解析】患肢大隐静脉瓣膜功能不全，而深静脉通畅试验阴性，考虑是原发性的下肢静脉曲张。
【难度】中

18. 女性，28 岁，足月产 2 周后开始下床活动，自觉左下肢疼痛、肿胀，左下肢皮肤略发绀，表浅静脉曲张，沿左股静脉走行明显压痛。首先考虑的诊断是
A. 血栓性股静脉炎
B. 下肢静脉曲张
C. 下肢深静脉血栓形成
D. 下肢静脉瓣膜功能不全
E. 血栓性浅静脉炎
【答案】C
【解析】孕妇产后长时间卧床，有血液高凝状态，血流瘀滞的血栓形成高危因素，结合下肢肿胀疼痛，应诊断下肢深静脉血栓形成。
【难度】中

19. 女性，50 岁，左下肢浅静脉迂曲扩张 10 年余，久站后酸胀不适，休息抬高患肢缓解，近 2 年出现左小腿色素沉着。该患者静脉病变属于
A. 下肢静脉回流障碍性疾病
B. 下肢静脉倒流性疾病
C. 动 - 静脉瘘
D. 静脉瘤
E. 静脉狭窄
【答案】B
【解析】该患者为静脉曲张，属于静脉倒流性疾病。
【难度】中

20. 男性，55 岁，右下肢浅静脉迂曲扩张 20 年，长时间活动后酸胀、水肿，抬高患肢减轻，查体右小腿内侧皮肤色素沉着、溃疡。为明确病因，最应做的检查是
A. 下肢皮温测定
B. 下肢 B 超
C. 下肢静脉造影
D. 深静脉瓣膜功能试验
E. CTV
【答案】C
【解析】深静脉造影不仅能评估深静脉瓣膜功能，也能评估大隐静脉瓣膜功能。
【难度】中

21. 女性，48 岁，左下肢浅静脉迂曲扩张 15 年，长时间活动后酸胀、水肿，抬高患肢可减轻，查体：左小腿内侧皮肤色素沉着。该患者可能出现最严重的并发症是
A. 左下肢溃疡　B. 血栓性浅静脉炎
C. 左下肢坏死　D. 溃疡破裂出血
E. 左下肢湿疹
【答案】D
【解析】静脉曲张不会出现下肢坏死，最严重也就是溃疡破裂出血。
【难度】中

22. 女性，27 岁，足月产后 2 周，左下肢肿胀、疼痛 3 天，考虑存在血管病变，应避免的是
A. 抗凝治疗　B. 抬高患肢
C. 下床活动　D. 溶栓治疗
E. 限制活动

【答案】C
【解析】深静脉血栓形成急性期应卧床休息，预防肺栓塞。
【难度】易

23. 女性，51岁，卵巢癌术后3周发生了深静脉血栓形成，在急性期应该绝对卧床，禁止按摩挤压，其目的是
A. 防止血栓脱落　B. 预防出血
C. 促进静脉回流　D. 缓解疼痛
E. 促进肿胀消退
【答案】A
【难度】易

24. 女性，28岁，足月产后2周，左下肢肿胀、疼痛5天。抗凝治疗期间最严重的并发症是
A. 动脉痉挛
B. 继发深静脉瓣膜功能不全
C. 出血
D. 血栓与静脉壁粘连并逐渐机化
E. 继发感染
【答案】C
【解析】抗凝就是防止血液凝固，过量就容易出血。
【难度】易

25. 女性，28岁，足月产后1周，左下肢肿胀、疼痛2天。该疾病最严重的并发症是
A. 股白肿
B. 股青肿
C. 肺栓塞
D. 血栓与静脉壁粘连并逐渐机化
E. 血栓后综合征
【答案】C
【解析】股青肿严重时休克和肢体坏死，而肺栓塞严重时死亡。
【难度】中

26. 男性，44岁，外伤后卧床2周，左下肢肿胀、疼痛3天，突然出现剧烈咳嗽、胸闷。对排除最严重并发症最有价值的检查是
A. 下肢彩超　B. 肺血管CTA
C. 下肢静脉造影　D. 胸部X线
E. 胸部CT
【答案】B
【解析】根据患者表现，考虑肺栓塞，应行肺动脉CTA检查。
【难度】易

27. 男性，50岁，腹股沟疝修补术后1个月，4天前出现左下肢肿胀、疼痛，伴剧烈咳嗽、胸闷不适。下列处理方法中该患者应避免的是
A. 抗凝
B. 溶栓
C. 穿弹力袜
D. 放置下腔静脉滤网
E. 取栓
【答案】C
【解析】深静脉血栓形成急性期禁忌挤压按摩。
【难度】易

28. 男性，50岁，左下肢浅静脉迂曲扩张，行大隐静脉高位结扎剥脱术。术后**不会**发生的并发症是
A. 伤口感染
B. 下肢深静脉血栓形成
C. 隐神经受损
D. 下肢动脉栓塞
E. 皮下血肿
【答案】D
【解析】大隐静脉高位结扎剥脱术后并发症有切口出血及血肿形成、股动脉损伤、股静脉损伤和隐神经损伤，即使出现股动脉损伤，术后也是动脉血栓形成，而不是动脉栓塞。
【难度】中

29. 女性，28岁，产后卧床2周，3天前出现左下肢肿胀、疼痛不适，彩超提示股静脉血栓形成。该患者血栓形成的分型属于
A. 周围型　B. 中央型
C. 混合型　D. 原发型
E. 继发型
【答案】A
【难度】易

30. 男性，45岁，教师，经常会长时间站立工作，左下肢浅静脉迂曲扩张10年余。该疾病的根治方法是
A. 穿弹力袜　B. 休息、抬高患肢
C. 手术治疗　D. 注射硬化剂
E. 按摩
【答案】C
【解析】静脉曲张根治方法就是手术治疗，穿弹力袜、休息抬高患肢是保守治疗方法。
【难度】中

31. 女性，29岁，顺产1男婴后一直卧床休息2周，今出现左下肢肿胀、疼痛不适，股三角处有明显触痛。该疾病治疗的最佳时机是
A. 发病后1天内　B. 发病后3天内

C. 发病后1周内　D. 发病后2周内
E. 一旦诊断越早越好
【答案】E
【解析】深静脉血栓形成应及早抗凝治疗，越早越好。
【难度】易

【A3/A4型题】

(1~3题共用题干)
女性，27岁，顺产后1周，突发左下肢肿胀、疼痛。查体：左下肢肿胀，粗于对侧，股三角区有压痛，腓肠肌压痛。

1. 为明确诊断首选的检查是
A. 下肢X线片　B. 下肢彩超
C. 下肢CTA　D. 下肢MRI
E. 下肢CTV
【答案】B
【难度】易

2. 该患者最可能的诊断是
A. 下肢静脉曲张
B. 下肢血栓性浅静脉炎
C. 下肢深静脉血栓形成
D. 下肢动脉硬化闭塞症
E. 血栓闭塞性脉管炎
【答案】C
【难度】易

3. 若出现患肢肿胀加重，剧烈疼痛，皮肤呈青紫色，应考虑
A. 单纯抗凝治疗
B. 系统溶栓
C. 手术切开取栓
D. 单纯卧床、抬高患肢
E. 溶栓+抗凝
【答案】C
【解析】患肢肿胀、剧烈疼痛以及皮肤青紫色是股青肿的表现，应及时手术切开取栓以缓解严重的静脉淤血，否者可能导致肢体坏疽。
【难度】中

(4~5题共用题干)
男性，44岁，左下肢骨折术后1个月，突发左下肢肿胀、疼痛不适，无胸闷、咳嗽等不适。

4. 为明确原因，首选的影像学检查是
A. CTA　B. 彩超
C. 静脉造影　D. MRI
E. CTV
【答案】B
【难度】易

5. 如查体见全下肢明显肿胀、剧痛，股三角区、腘窝和小腿后方均有压痛，皮肤苍白，伴体温升高和心率加快，最可能的诊断是
A. 下肢深静脉血栓形成
B. 血栓性浅静脉炎
C. 下肢深静脉血栓形成伴股白肿
D. 下肢深静脉血栓形成伴股青肿
E. 下肢动脉栓塞
【答案】C
【解析】下肢深静脉血栓形成出现全下肢明显肿胀、疼痛，皮肤苍白，考虑出现股白肿。
【难度】中

(6~8题共用题干)
男性，69岁，左下肢骨折1个月，长期卧床，突发呼吸困难、胸痛、少量咯血。血压正常，心电图检查无异常。

6. 为明确诊断首选的检查是
A. 胸部X线　B. 胸部彩超
C. 肺动脉CTA　D. 胸部MRI
E. 肺血管CTV
【答案】C
【难度】易

7. 该患者最可能的诊断是
A. 气胸　B. 支气管哮喘
C. 肺栓塞　D. 主动脉夹层
E. 心肌梗死
【答案】C
【解析】该患者有创伤、卧床等血栓形成高危因素，出现呼吸困难、胸痛、咯血考虑肺栓塞；主动脉夹层多有高血压病史，疼痛部位广泛，与呼吸无关，CTA有助于鉴别。
【难度】中

8. 该患者的治疗不宜选择的是
A. 吸氧　B. 镇静
C. 抗凝　D. 插管溶栓
E. 镇痛
【答案】D
【解析】肺栓塞插管溶栓只有在积极药物治疗仍不能维持循环血压或休克的情况下才使用。
【难度】难

【案例分析题】

案例一 女性，26岁，突发左下肢肿胀、疼痛3天入院。2周前顺产一子后一直卧床休息。3天前突发左小腿肿胀、疼痛不适，后症状逐渐加重，肿胀由小腿蔓延至大腿，有频繁咳嗽、胸闷不适。查体：T 36.6℃，P 73次/min，R 16次/min BP 133/75mmHg，左下肢明显肿胀，粗于对侧3cm，左股三角区压痛明显。血浆D-二聚体(+)。

提问1：该患者出现上述病症的可能原因有

A. 血液高凝状态
B. 血管壁损伤
C. 血流瘀滞
D. 家族遗传性
E. 长期卧床
F. 恶性肿瘤
G. 外伤
H. 手术

【答案】ABCE

【解析】根据病史即症状体征，诊断为下肢深静脉血栓形成，其直接病因有血流瘀滞、血管壁损伤和血液高凝状态，间接病因可有外伤、手术、长期卧床、恶性肿瘤、家族遗传性等，但外伤、手术、恶性肿瘤、家族史不存在。

【难度】中

提问2：对明确诊断，意义较大且必要的检查是

A. 下肢彩超　　B. 下肢静脉造影
C. 肺动脉CTA　　D. 胸部X线
E. 心脏彩超　　F. 下肢CT
G. 胸部CT　　H. 胸部MRI

【答案】AC

【解析】下肢彩超明确下肢深静脉血栓形成，肺动脉CTA明确有无肺栓塞(鉴于患者有咳嗽、胸闷)，而下肢静脉造影一般在介入治疗中使用。

【难度】难

提问3：该患者考虑的诊断是

A. 下肢静脉曲张
B. 下肢血栓性浅静脉炎
C. 下肢深静脉血栓形成
D. 下肢动脉硬化闭塞症
E. 血栓闭塞性脉管炎
F. 下肢深静脉瓣膜功能不全
G. 肺栓塞
H. 心肌梗死

【答案】CG

【难度】易

提问4：该疾病的治疗方法有

A. 绝对卧床　　B. 抬高患肢
C. 按摩　　D. 抗凝
E. 溶栓　　F. 取栓
G. 抗血小板　　H. 穿弹力袜

【答案】ABDEF

【解析】急性期禁忌按摩挤压和穿弹力袜，防止肺栓塞，而抗血小板常用于动脉性疾病，静脉血栓一般不使用。

【难度】中

(高翔)

第五章 腹外疝

【A1 型题】

1. 嵌顿性疝与绞窄性疝的区别是
   A. 疝内容物有无血运障碍
   B. 疝内容物能不能回纳
   C. 是否有休克
   D. 是否有机械性肠梗阻的表现
   E. 疝囊有无压痛

【答案】A
【解析】疝内容物有无血运障碍是区别嵌顿性疝与绞窄性疝的标准。
【难度】易

2. 下列腹股沟管的解剖中，描述**错误**的是
   A. 内口即内环，是腹横筋膜的裂隙
   B. 下壁为腹股沟韧带和陷凹韧带
   C. 后壁是腹横筋膜及腹膜
   D. 上壁为腹外斜肌弓状缘
   E. 男性内有精索，女性有子宫圆韧带

【答案】D
【解析】上壁为腹内斜肌、腹横肌的弓状下缘。
【难度】难

3. 直疝三角是指
   A. 腹横肌、腹股沟韧带与腹壁下动脉的三角
   B. 腹壁下动脉、腹直肌内侧缘与腹股沟韧带的三角
   C. 弓状下缘、腹股沟韧带与腹壁下动脉的三角
   D. 髂前上棘至腹直肌连线、腹直肌外侧缘与腹股沟韧带的三角
   E. 腹壁下动脉、腹直肌外侧缘与腹股沟韧带的三角

【答案】E
【解析】腹壁下动脉、腹直肌外侧缘与腹股沟韧带构成直疝三角，又称海氏三角。
【难度】易

4. 先天性腹股沟斜疝的最主要发病因素是
   A. 腹壁强度降低
   B. 腹膜鞘状突未闭
   C. 腹内压过高
   D. 先天性腹横肌和腹内斜肌发育不全
   E. 腹壁外伤缺损

【答案】B
【解析】睾丸下降后，鞘突可自行闭锁，如不闭锁或闭锁不完全，就成为先天性斜疝的疝囊。
【难度】中

5. 发生嵌顿概率最高的疝是
   A. 直疝　B. 脐疝　C. 股疝
   D. 斜疝　E. 切口疝

【答案】C
【解析】由于股环较小、疝块在卵圆窝处转折形成锐角以及股管周围韧带坚韧，导致股疝易嵌顿。
【难度】易

6. 下列有关脐疝的临床特点中，正确的是
   A. 婴儿的脐环要在 3 岁之后才能自行闭锁
   B. 由于脐环闭锁，脐瘢痕组织坚硬所致
   C. 成人脐疝发生嵌顿或绞窄较多
   D. 手术修补原则是切除脐部
   E. 多数是老年或中年经产妇女

【答案】C
【解析】婴儿的脐环大约在 2 岁时多能自行闭锁；而成人脐疝由于疝环狭小，更易发生嵌顿或绞窄，手术原则是修补缺损。
【难度】中

7. 1 岁以内婴幼儿腹股沟疝暂不手术的理由是
   A. 腹壁太薄影响修补效果
   B. 不会发生嵌顿

C. 啼哭容易复发

D. 手术影响睾丸发育

E. 部分有自愈可能

【答案】E

【解析】婴幼儿腹肌可随躯体生长逐渐强壮，疝有自行消失的可能。

【难度】易

8. 下列手术方式中，属于无张力疝修补的是

A. Bassini 法　　B. Ferguson 法

C. McVay 法　　D. Halsted 法

E. 利用人工合成材料进行的疝修补术

【答案】E

【解析】Bassini 法、Ferguson 法、McVay 法和 Halsted 法都是传统的修补法，也称张力性疝修补法。利用人工合成材料进行的疝修补术可以做到无张力。

【难度】易

9. 腹外疝好发于腹股沟区，重要原因是

A. 下腹部腹压高

B. 男性腹股沟区有精索穿出

C. 女性腹股沟管内有子宫圆韧带通过

D. 腹股沟内侧 1/2 腹壁薄弱

E. 该部位有大隐静脉分支穿过

【答案】D

【解析】在腹内斜肌和腹横肌的弓状下缘与腹股沟韧带之间有一定空隙存在，腹股沟内侧 1/2 腹壁薄弱，这是腹外疝好发于腹股沟区的原因。

【难度】中

10. 疝内容物为部分肠管壁的疝，称之为

A. Littre 疝　　B. 难复性疝

C. Richter 疝　　D. 闭孔疝

E. 滑动疝

【答案】C

【解析】疝内容物为部分肠管壁属于嵌顿疝，称 Richter 疝。

【难度】难

11. 下列情况属于难复性疝的是

A. Richer 疝

B. 滑动疝

C. Littre 疝

D. 疝内容物强行进入疝囊

E. Maydl 疝

【答案】B

【解析】滑动疝由于后腹膜与后腹壁结合松弛，肠管可成为疝囊的一部分，属于难复性疝。

【难度】中

12. 腹股沟管行走的方向是

A. 向外、上、前　　B. 向内、上、前

C. 向外、下、前　　D. 向内、下、前

E. 向内、下、后

【答案】D

【解析】腹股沟管自内环口起，到穿出浅环，走行为向内、下、前。

【难度】中

13. 滑动疝最易发生的部位是

A. 外伤处

B. 小网膜孔

C. 脐血管穿过的脐环

D. 髂窝区后腹膜与后腹壁结合处

E. 愈合不良的手术切口

【答案】D

【解析】髂窝区后腹膜与后腹壁结合处比较松弛，肠管易下降至疝囊内，成为疝囊的一部分。

【难度】难

14. 手术时鉴别腹股沟斜、直疝，最确实的依据是

A. 疝块在腹壁下动脉的内侧或外侧突出

B. 疝块是否进入阴囊

C. 有否冲击感

D. 疝块外形

E. 有无嵌顿史

【答案】A

【解析】触摸疝环在腹壁下动脉的内侧或外侧，是术中判断为直疝还是斜疝的标准。

【难度】易

15. 嵌顿疝发生的主要原因是

A. 疝环小而腹压突然升高

B. 疝环小且疝囊颈水肿

C. 疝环小而疝囊颈弹性大

D. 疝环小而疝内容物大

E. 疝内容物与疝囊壁粘连

【答案】A

【解析】造成疝嵌顿的原因有两个，疝环小而腹压突然升高。

【难度】中

16. 腹股沟疝术后用提睾带托起阴囊，并在切口放置小沙袋目的是

A. 防止伤口裂开　　B. 减轻伤口疼痛

C. 防止阴囊血肿　　D. 防止伤口感染

E. 防止疝复发

【答案】C

【解析】疝手术剥离面大，易渗血、渗液，顺着精索流入阴囊，可托起阴囊并在切口放置小沙袋来预防。
【难度】难

17. 穿过股管下口表面的结构是
A. 股动脉 B. 股静脉
C. 股神经 D. 大隐静脉
E. 子宫圆韧带或精索
【答案】D
【解析】股管下口为卵圆窝，大隐静脉经过此处，汇入股静脉。
【难度】易

18. 在下列腹部切口中，最常发生切口疝的是
A. 沿肋缘斜切口 B. 腹部横切口
C. 旁正中切口 D. 麦氏切口
E. 经腹直肌切口
【答案】E
【解析】除腹直肌外，腹部的筋膜、神经等都是横向走行的，纵切口会切断这些结构，缝合时，缝线在纤维间易滑脱，腹部的张力线是横向的，切口容易受牵拉，这些都是纵切口容易出现切口疝的原因，其中以经腹直肌切口为著。
【难度】难

19. 术前鉴别斜疝与直疝最主要的依据是
A. 疝块是否易还纳
B. 疝块的大小
C. 疝块的外形
D. 外环口与腹壁动脉的关系
E. 压迫内环口疝块能否突出
【答案】E
【解析】压迫内环口疝块能否突出是术前鉴别斜疝与直疝最主要的依据。
【难度】易

20. 不属于腹外疝疝外被盖组织的是
A. 壁腹膜 B. 筋膜
C. 肌肉 D. 皮下组织
E. 皮肤
【答案】A
【解析】壁腹膜是疝囊，不是疝外被盖。
【难度】中

21. 在腹外疝患者中首先应考虑存在绞窄的情况是
A. 疝突出后，患者2小时未排气排便
B. 腹外疝不能还纳并时常有腹部不适已达数年
C. 疝嵌顿后，出现腹胀症状
D. 疝嵌顿数小时后，疝包块局部压痛并可略显红肿
E. 疝嵌顿后，出现腹痛
【答案】D
【解析】疝嵌顿数小时后，疝包块局部压痛并可略显红肿，考虑有肠管绞窄、坏死，致局部感染的因素。
【难度】中

22. 构成腹股沟管外环的组织是
A. 皮下浅筋膜 B. 腹内斜肌
C. 腹外斜肌腱膜 D. 腹横筋膜
E. 腹横肌
【答案】C
【解析】腹外斜肌腱膜的三角形裂隙为外环。
【难度】中

23. 腹股沟管内环体表投影的部位在
A. 腹股沟韧带中点上方2cm
B. 耻骨结节外侧
C. 肿块隆起最明显处
D. 腹股沟韧带中点
E. 髂前上棘的内侧
【答案】A
【解析】腹股沟韧带中点上方2cm为内环体表投影。
【难度】易

24. 右腹沟疝较左侧多见的原因是
A. 右侧睾丸下降迟于左侧
B. 鞘状突下段闭锁而上段未闭
C. 鞘状突两段闭锁而中段不闭
D. 未闭的鞘状突为一条细小管道
E. 腹内斜肌弓状下缘发育不全或位置偏高
【答案】A
【解析】右侧睾丸下降迟于左侧，是右侧疝多见的原因。
【难度】中

【A2型题】

1. 男性，50岁，右侧腹股沟可复性包块1年。查体：右侧腹股沟区包块大小为5cm×4cm，未入阴囊，平卧后包块可完全消失，压迫内环口，嘱患者站立，包块未出现。最适宜的手术方法是
A. 无张力疝修补术
B. Ferguson法疝修补术
C. McVay法疝修补术
D. Bassini法疝修补术
E. 单纯疝囊高位结扎术
【答案】A

【解析】患者符合斜疝的诊断，目前最适宜的手术方法是无张力疝修补术。

【难度】易

2. 女性，59岁，腹痛、腹胀两天，伴恶心呕吐及肛门停止排气排便。查体：左侧卵圆窝突起半球形包块，直径约4cm，不可推动，腹部立位片示肠管扩张，有数个气液平。首先考虑的诊断是

A. 嵌顿性直疝　　B. 粘连性肠梗阻
C. 肠套叠　　D. 嵌顿性股疝
E. 肠扭转

【答案】D

【解析】根据患者有肠梗阻症状，体检右侧卵圆窝处肿块，不能推动，腹部X线片示有肠梗阻，首先考虑股疝嵌顿。

【难度】中

3. 女性，49岁，股疝嵌顿6小时，经按压还纳疝块后2小时，感持续性腹痛。查体：下腹压痛，肌紧张，反跳痛，肠鸣音消失，此时应考虑

A. 嵌顿内容物为肠管，且出现肠痉挛
B. 回纳疝内容物为大网膜并坏死
C. 嵌顿疝内容物未完全还纳
D. 肠坏死穿孔腹膜炎
E. 并发肠梗阻

【答案】D

【解析】股疝容易嵌顿，而嵌顿后易发生绞窄，强行挤压还纳后出现腹膜炎，考虑肠坏死穿孔。

【难度】中

4. 男性，1岁6个月，其母发现其右腹股沟区肿块6个月，哭闹时出现，平静时消失。查体：右腹股沟区肿块约鸽蛋大小，压迫内环后肿块不出现。其手术治疗的方法为

A. McVay法　　B. Ferguson法
C. Halsted法　　D. 疝囊高位结扎法
E. 疝成形术

【答案】D

【解析】患儿诊断腹股沟斜疝，患儿已1岁6个月，基本无自愈可能，手术应采用疝囊高位结扎。

【难度】易

5. 男性，36岁，右侧斜疝5年，用力排便时疝块增大，不能回纳6小时，伴有阵发性腹痛、呕吐，查体：下腹部有压痛和腹肌紧张，正确的处理是

A. 给止痛剂　　B. 给缓泻剂
C. 手法复位　　D. 立即急诊手术
E. 手法复位失败后手术

【答案】D

【解析】腹股沟斜疝嵌顿，目前出现腹部压痛、肌紧张，考虑肠管缺血坏死的可能性，应立即手术。

【难度】易

6. 女性，47岁，搬重物时突感右下腹痛，见右大腿根部有一约乒乓球大小的包块，首先应考虑的诊断为

A. 淋巴结增大　　B. 右斜疝
C. 右直疝　　D. 右精索囊肿
E. 右股疝

【答案】E

【解析】腹压突然增高时，大腿根部出现的半球形包块，考虑股疝。

【难度】中

7. 男性，50岁，挑担时右侧疝块增大，进入阴囊，不能还纳，局部疼痛3小时。查体：一般情况良好，局部无红肿，疝块较硬，压痛，下腹有轻压痛，无反跳痛，考虑为

A. 右侧绞窄性斜疝　　B. 右侧嵌顿性直疝
C. 右侧绞窄性直疝　　D. 右侧嵌顿性斜疝
E. 右侧嵌顿性股疝

【答案】D

【解析】患者疝块突然增大，进入阴囊，不能还纳，考虑斜疝嵌顿。局部无红肿，疝块压痛，下腹有轻压痛，无反跳痛，无腹膜炎体征，考虑尚未发生绞窄。

【难度】中

8. 男性，42岁，右腹股沟可复性肿物3年，突然增大并伴剧痛10小时，无法还纳，行急诊手术治疗，术中发现疝囊内肠管发黑，行肠切除、肠吻合术。对于疝的处理正确的是

A. Halsted法疝修补术
B. Ferguson法疝修补术
C. McVay法疝修补术
D. 无张力疝修补术
E. 单纯疝囊高位结扎术

【答案】E

【解析】绞窄疝在切除肠管后，为避免感染，不行修补，也不宜使用网片人工材料，只行疝囊高位结扎。

【难度】低

9. 男性，78岁，右腹股沟斜疝嵌顿1天，查体：体温39℃，脉搏120次/min，血压80/50mmHg，局部皮肤红肿，压痛明显，术中见肠管坏死，血压较难维持。最适宜的手术

方式为

A. 肠外置、肠造瘘术

B. 肠切除吻合，疝囊高位结扎

C. 肠切除及疝修补术

D. 肠切除及吻合术

E. 疝还纳整复修补术

【答案】A

【解析】进行绞窄疝手术时，如果患者情况较差，可不行肠切除，而做肠外置。

【难度】难

10. 男性，58 岁，因右腹股沟斜疝行手术治疗，手术中发现疝囊壁的一部分由盲肠构成。此时的诊断是

A. Littre 疝　　B. 滑疝

C. 嵌顿性疝　　D. Richter 疝

E. 逆行性嵌顿

【答案】B

【解析】根据术中探查肠管或膀胱构成疝囊壁的一部分，此类疝称滑疝。

【难度】中

11. 男性，68 岁，右腹股沟可复性肿物 14 年，不能还纳 1 天，伴呕吐，停止排气排便。查体：心率 108 次 /min，血压 150/105mmHg，右腹股沟区高起肿块延伸到阴囊内，肿块压痛明显，腹膨隆，肠鸣音亢进，血白细胞计数 14×10^9/L，中性粒细胞百分比 85%。对该患者的最佳处理是

A. 急做腹股沟疝手术探查，并作肠切除准备

B. 给予止痛，抗感染治疗

C. 急诊室留观

D. 胃肠减压，择期行修补术

E. 立即剖腹探查术

【答案】A

【解析】嵌顿疝如果在以下情况可以先试行手法复位：①嵌顿时间在 3~4 小时之内，局部压痛不明显，无腹部压痛、腹膜炎者；②年老体弱患者估计肠袢未绞窄坏死者。其余情况应及时手术治疗。

【难度】中

12. 男性，10 个月。右侧腹股沟可复性包块 3 个月，临床诊断右腹股沟斜疝。目前的处理方案是

A. 及早手术　　B. 注射硬化剂

C. 急诊手术　　D. 择期手术

E. 暂不手术

【答案】E

【解析】幼儿的疝，暂不宜手术，可行观察，部分有自愈可能，时间可放宽至 1 年。

【难度】中

13. 男性，67 岁，右侧腹股沟斜疝 5 年，近年来疝块逐渐增大，平卧后只能部分回纳入腹腔，无腹痛、腹胀。该患者腹股沟疝的类型是

A. 绞窄性疝　　B. 易复性疝

C. 可复性疝　　D. 嵌顿性疝

E. 难复性疝

【答案】E

【解析】不能完全回纳的疝，排除嵌顿，考虑难复性疝。

【难度】中

14. 女性，60 岁，因胃癌剖腹探查，胃癌根治术后 1 年。诉腹部切口下部出现包块 3 个月。查体：上腹正中切口，长约 20cm，站立位切口下部可见包块，直径约 6cm，平卧位可消失。该患者诊断为

A. 切口疝　　B. 白线疝

C. 脐疝　　D. Richter 疝

E. Littre 疝

【答案】A

【解析】根据患者有手术术史，在切口部位出现包块，考虑为切口疝。

【难度】中

15. 女性，50 岁，脐部膨出肿物 1 年，可自行还纳，感冒后咳嗽 10 天，突感脐部肿物增大、疼痛，不能还纳 3 小时来诊。最有可能的诊断是

A. 嵌顿性脐疝　　B. 脐炎

C. 脐尿管未闭　　D. 脐部囊肿

E. 白线疝

【答案】A

【解析】成年脐疝多见于中年经产妇女，且容易嵌顿。

【难度】中

16. 男性，60 岁，右侧腹股沟斜疝 10 年，疝块突然增大不能还纳、疼痛剧烈 6 小时来诊。准备安排手术。入院半小时后患者诉疼痛减轻。查体：右侧腹股沟仍可见直径约 8cm 的包块。对该患者目前的治疗是

A. 手法复位

B. 病情好转，随诊观察

C. 立即手术
D. 抗生素治疗
E. 胃肠减压

【答案】C
【解析】嵌顿肠袢坏死时，由于压力减轻，疼痛可暂时有所缓解。因此，疼痛缓解而肿块仍在的，不能认为是病情缓解。
【难度】难

17. 男性，67 岁，左侧腹股沟可复性包块 3 年。既往有吸烟史 40 年，慢性支气管炎 10 年，目前急性发作，每天咳嗽较剧烈，已持续 2 个月。目前患者最适合的治疗是
A. Bassini 修补术
B. 无张力疝修补术
C. 腹腔镜疝修补术
D. 先治疗支气管炎急性发作
E. Halsted 修补术

【答案】D
【解析】患者腹股沟疝诊断明确，但由于有较严重的咳嗽，术后有较大的复发风险，故应先处理使腹压增加的情况，即治疗支气管炎急性发作。
【难度】中

18. 男性，71 岁，双侧腹股沟可复性包块 4 年，双侧均诊断为直疝。有较严重便秘 20 年，每 7 天排便一次，大便干结，每次排便需 1 小时。目前患者最适宜的治疗是
A. 先修补一侧直疝，1 个月后修补另一侧
B. 同时行双侧疝修补术
C. 纠正便秘情况，腹腔镜修补手术
D. 腹腔镜疝修补术 TEP
E. 腹腔镜疝修补术 IPOM

【答案】C
【解析】患者腹股沟疝诊断明确，但由于有较严重的便秘，术后有较大的复发风险，故应先处理有可能使腹压增加的情况，治疗便秘。
【难度】中

19. 男性，67 岁，右侧腹股沟可复性包块 2 年。查体：右侧腹股沟区包块大小为 6cm×4cm，未入阴囊，平卧后包块可完全消失，压迫内环口，嘱患者站立，包块出现。最有可能的诊断是
A. 股疝　B. 斜疝
C. 滑动疝　D. 直疝
E. 精索鞘膜积液

【答案】D
【难度】易

20. 男性，5 岁，右侧腹股沟包块 5 年。对鉴别诊断有意义的体格检查部位是
A. 肛门　B. 下肢　C. 阴囊
D. 腹部　E. 腰部

【答案】C
【解析】为了鉴别隐睾，应该检查双侧阴囊，如果一侧阴囊内睾丸缺如，需考虑隐睾可能。
【难度】中

21. 男性，5 岁，右侧腹股沟及阴囊包块 5 年。对鉴别诊断有意义的体格检查是
A. 提睾反射　B. 腹壁反射
C. 透光试验　D. 腰大肌试验
E. 闭孔内肌试验

【答案】C
【解析】要鉴别患儿的包块是斜疝进入阴囊还是鞘膜积液，可行透光试验。
【难度】高

22. 男性，16 岁，左侧腹股沟包块 16 年。查体：腹股沟包块大小 3cm×2cm，不能移动，挤压时有胀痛感，同侧阴囊内睾丸缺如。最可能的诊断是
A. 斜疝　B. 直疝　C. 股疝
D. 隐睾　E. 脂肪瘤

【答案】D
【解析】如果单侧阴囊内睾丸缺如的腹股沟包块，为下降不全的睾丸可能性大。
【难度】中

23. 男性，16 岁，左侧腹股沟及阴囊肿块 16 年。查体：患者腹股沟及阴囊可见大小为 8cm×6cm 肿块，平卧后肿块可缩小，未完全消失，阴囊内可触及睾丸，透光试验阳性。首先考虑的诊断是
A. 隐睾　B. 斜疝
C. 滑动疝　D. 直疝
E. 交通性鞘膜积液

【答案】E
【解析】患者腹股沟及阴囊可见大小为 8cm×6cm 肿块，平卧后肿块可缩小，未完全消失，阴囊内可触及睾丸，透光试验阳性，考虑交通性鞘膜积液，需鉴别有无斜疝的存在。
【难度】难

24. 男性，6 岁，右侧腹股沟包块。查体：腹股沟肿块大小为 3cm×2cm，牵拉同侧睾丸可见肿块移动。最有可能的诊断是
A. 隐睾　B. 斜疝

C. 滑动疝　　D. 直疝
E. 精索鞘膜积液

【答案】E
【解析】肿块位于腹股沟管内，牵拉同侧睾丸可见肿块移动，考虑精索鞘膜积液。
【难度】难

25. 男性，88 岁，右侧腹股沟斜疝 10 年，脑血管病卧床 5 年，全身情况差。目前建议的治疗是
A. 局麻下无张力疝修补术
B. 佩戴疝袋压迫
C. Bassini 修补术
D. 腹腔镜疝修补术
E. Ferguson 修补术

【答案】B
【解析】患者高龄、卧床，身体情况非常差，目前不适合行疝修补术，可以用疝袋进行压迫。
【难度】中

26. 女性，60 岁，腹痛、腹胀、呕吐、停止排气排便 1 天来诊。查体时，特别要注意**不能忽略**的检查部位是
A. 双侧腹股沟区　　B. 双下肢
C. 颈部淋巴结　　D. 双侧腰部
E. 胸部听诊

【答案】A
【解析】腹痛、腹胀、呕吐、停止排气排便的患者应该检查双侧腹股沟区，除外疝嵌顿疝引起的肠梗阻。
【难度】中

27. 男性，72 岁，右侧腹股沟斜疝术后 1 天，右侧阴囊肿胀，无明显压痛。目前最适合的治疗为
A. 补片取出，以防感染
B. 阴囊理疗
C. 托起阴囊、术区沙袋压迫
D. 抗生素治疗
E. 再次手术探查

【答案】C
【解析】疝术后阴囊肿胀是比较常见的并发症，多由剥离面渗液较多所致，治疗主要是托起阴囊，术区沙袋压迫，如果不能缓解，可行穿刺抽液。
【难度】中

28. 男性，60 岁，右侧腹股沟直疝 3 年，行无张力疝修补术。术后 7 小时感腹痛，未排尿。查体：体温 38℃，脉搏 78 次 /min，呼吸 21 次 /min，血压 130/80mmHg，下腹压痛明显，有肌紧张、反跳痛，腹部超声示腹腔、盆腔大量积液。考虑患者手术可能出现的并发症是
A. 精索损伤　　B. 膀胱损伤
C. 补片感染　　D. 结肠肠管损伤
E. 腹腔出血

【答案】B
【解析】疝术后 7 小时腹痛、腹腔大量积液，未排尿，考虑膀胱损伤。
【难度】难

29. 男性，46 岁，右侧腹股沟斜疝术后 2 个月，右侧睾丸萎缩。考虑术中损伤的器官是
A. 精索　　B. 髂腹股沟神经
C. 腹外斜肌　　D. 腹横筋膜
E. 腹内斜肌

【答案】A
【解析】术中损伤精索血管会导致睾丸萎缩。
【难度】中

30. 女性，65 岁，左侧斜疝行无张力疝修补术后 1 个月，术区疼痛、肿胀伴发热 3 天。查体：体温 38℃，术区局部肿胀，压痛明显，皮温升高，切口愈合良好。考虑发生的术后并发症是
A. 慢性腹股沟区疼痛
B. 补片移位
C. 迟发性补片感染
D. 疝复发
E. 切口血清肿

【答案】C
【解析】患者斜疝术后 1 个月，术区疼痛、肿胀，体温升高，切口愈合良好，考虑迟发性补片感染。
【难度】难

【A3/A4 型题】

(1~3 题共用题干)

男性，65 岁，右侧腹股沟斜疝 3 年，平卧后可还纳。今晨便后疝内容物突然增大，不能还纳，局部剧痛伴恶心、呕吐 2 小时。

1. 首先考虑的诊断是
A. 腹沟沟难复性疝　　B. 腹沟沟斜疝嵌顿
C. 腹股沟骑跨疝　　D. 腹股沟疝滑疝
E. 腹股沟 Littre 疝

【答案】B
【解析】疝内容物突然增大，不能还纳 2 小时，考虑嵌顿，因时间较短可能尚无肠绞窄。

【难度】中

2. 对于该患者，首先需要明确的是

A. 有无肠鸣音　　B. 有无肠梗阻

C. 疝内容物的性质　　D. 有无肠绞窄

E. 有无腹腔积液

【答案】D

【解析】疝内容物突然增大，不能还纳，考虑嵌顿，目前最重要的是明确有无肠绞窄。

【难度】中

3. 患者采取手术治疗，如肠管已发生血运障碍，首先考虑的手术方式是

A. 坏死肠段切除肠吻合，加疝修补，加引流术

B. 坏死肠段切除肠吻合，加疝修补术

C. 坏死肠段切除肠吻合，加引流术

D. 坏死肠段切除术肠吻合

E. 坏死肠段切除，加疝囊高位结扎术

【答案】E

【解析】如果肠管坏死行肠管切除肠吻合，通常不能行修补术，只行疝囊高位结扎，以防感染手术失败。

【难度】难

(4~6 题共用题干)

男性，72 岁，左腹股沟可复性包块 5 年。吸烟史 40 年，偶有咳嗽。近 3 个月来排尿不畅，夜尿次数增多。体格检查：左侧腹股沟区梨形状包块 6cm×8cm，平卧时可回纳，压迫内环口，疝块不出现。肛门指诊：前列腺增大，中央沟消失。

4. 对于该患者，除考虑良性前列腺增生症外，正确的诊断是

A. 左侧腹股沟难复性斜疝

B. 左侧腹股沟直疝

C. 左侧腹股沟 Richter 疝

D. 左侧腹股沟可复性斜疝

E. 左侧腹股沟 Littre 疝

【答案】D

【解析】腹股沟可复性包块，平卧时可回纳，压迫内环口，疝块不出现，诊断左侧斜疝。

【难度】易

5. 查体时，嘱患者平卧，还纳疝块时可闻及“咕噜”声，提示疝内容物是

A. 大网膜　　B. 膀胱　　C. 直肠

D. 阑尾　　E. 小肠

【答案】E

【解析】疝块还纳时发出的咕噜声，代表疝内容物是小肠。

【难度】中

6. 根据患者情况，目前的处理宜采取

A. Bassini 法疝修补术

B. McVay 法疝修补术

C. 疝成形术

D. Ferguson 法疝修补术

E. 先处理前列腺增生，后行疝手术

【答案】E

【解析】疝的治疗要先处理引起腹内压增高的情况，如排尿困难等，否则容易复发。

【难度】难

(7~9 题共用题干)

男性，4 岁，右腹股沟部有一小包块 1 年余，平时平卧后可消失。今活动后包块不能回纳且有触痛 3 小时。查体：右侧阴囊处肿胀，内可触及肿块，有压痛，透光试验阴性。

7. 此患儿诊断首先考虑

A. 腹股沟直疝　　B. 腹股沟斜疝嵌顿

C. 右侧睾丸肿瘤　　D. 右侧隐睾

E. 滑动性疝嵌顿

【答案】B

【解析】腹股沟可复性包块，可进阴囊，目前不能还纳并且有触痛，考虑斜疝嵌顿。

【难度】中

8. 该患儿若采取手术治疗，术中最关键的问题在于

A. 鉴别是斜疝还是直疝

B. 防止精索损伤

C. 找到睾丸

D. 判断疝内容物的血运

E. 确认疝内容物

【答案】D

【解析】嵌顿疝术中最关键的是判断疝内容物的活力，如属肠管，则需确定是否需要行肠切除。

【难度】中

9. 术中发现肠管血运很好，未出现肠管坏死，应采取的手术方法是

A. Bassini 法疝修补术

B. McVay 法疝修补术

C. 疝无张力术

D. Ferguson 法疝修补术

E. 疝囊高位结扎

【答案】E
【解析】婴幼儿的疝手术,只需行疝囊高位结扎即可,腹肌可逐渐发育变强。
【难度】难

(10~12 题共用题干)
男性,74 岁,右侧腹股沟区可复性肿块 8 年。查体:患者直立时,在腹股沟内侧端、耻骨结节上外方有一 4cm×4cm 半球形肿物,未进入阴囊,平卧后自行消失。

10. 该患者最可能的诊断是
A. 股疝
B. 隐睾
C. 交通性鞘膜积液
D. 腹股沟斜疝
E. 腹股沟直疝
【答案】E
【解析】腹股沟区可复性肿块,外形为半球形,未入阴囊,考虑直疝。
【难度】中

11. 该患者可能参与发展形成滑动性疝的器官是
A. 小肠
B. 乙状结肠
C. 膀胱
D. 横结肠
E. 阑尾
【答案】C
【解析】在右侧盲肠和膀胱均有可能进入直疝疝囊,成为滑动性直疝,但该题只能选膀胱。
【难度】难

12. 该患者最有效的治疗方法是
A. 用棉线束带或绷带压迫内环口
B. 禁烟、控制呼吸道感染
C. 注射硬化剂
D. 无张力疝修补术
E. 疝囊高位结扎术
【答案】D
【解析】患者无明显手术禁忌证,应采用无张力疝修补术以获得治愈。
【难度】中

(13~15 题共用题干)
男性,38 岁,右腹股沟可复性包块 10 年,有时可降入阴囊,可还纳。体格检查:右腹股沟肿块,拳头大小,平卧后可还纳腹腔,外环口可容 3 指,压迫内环口,肿块不再出现。

13. 该患者最可能的诊断为
A. 精索、睾丸鞘膜积液
B. 右侧股疝
C. 右侧腹股沟直疝
D. 右侧腹股沟斜疝
E. 先天性鞘膜积液
【答案】D
【解析】右侧腹股沟可复性包块,可降入阴囊,平卧后可还纳腹腔,外环口扩大,压迫内环口,肿块不再出现,诊断右侧腹股沟斜疝。
【难度】易

14. 该患者最容易出现的并发症是
A. 睾丸萎缩
B. 急性肠梗阻
C. 感染性休克
D. 疝嵌顿
E. 营养不良
【答案】D
【解析】斜疝最容易出现的并发症是嵌顿,严重者发展为绞窄。
【难度】易

15. 因职业特点,要求腹壁瘢痕最小,故该患者最佳手术方式为
A. Bassini 法疝修补术
B. McVay 法疝修补术
C. Halsted 法修补术
D. Ferguson 法疝修补术
E. TEP 修补法
【答案】E
【解析】TEP 为完全经腹膜外腹腔镜疝修补术,瘢痕较小。
【难度】中

(16~17 题共用题干)
女性,59 岁,右侧大腿根部肿块 3 个月余。查体:右侧腹股沟韧带下方卵圆窝处可见一半球形突起,直径约 3cm,平卧后包块缩小至直径 1cm,无明显压痛。腹软,无压痛,肠鸣音正常。

16. 该患者最可能的诊断为
A. 斜疝
B. 股疝
C. 直疝
D. 淋巴结炎
E. 脂肪瘤
【答案】B
【解析】腹股沟韧带下方卵圆窝处可见一半球形突起,平卧后包块可略缩小,考虑股疝。
【难度】中

17. 该患者最常用的手术方法是
A. Bassini 法疝修补术
B. McVay 法疝修补术

C. Halsted 法修补术
D. Ferguson 法疝修补术
E. 疝囊高位结扎法
【答案】B
【解析】McVay 法疝修补术不仅能加强腹股沟管后壁，同时还能堵住股环用于修补股疝。
【难度】中

(18~20 题共用题干)
女性，70 岁，胆囊切除术后 30 年，右侧腹壁切口下方出现包块 1 年，逐渐增大，由起初的鸡蛋大小，增大到目前的拳头大小。体格检查：右侧经腹直肌切口下方可见直径 8cm 肿块，平卧后肿块可消失，并可触及薄弱缺损区。

18. 该患者最可能的诊断是
A. 脐疝 B. 白线疝
C. 腹部肿瘤 D. 切口疝
E. 半月线疝
【答案】D
【解析】腹部手术后，切口区域出现可复性包块，并可触及薄弱缺损区，首先考虑切口疝。
【难度】中

19. 导致该患者此临床表现的最有可能的因素是
A. 切口过长
B. 腹壁肌肉比较柔软
C. 引流物放置过久
D. 切口发生感染
E. 患者术后腹胀
【答案】D
【解析】腹壁切口发生感染是导致切口疝的最主要因素。
【难度】中

20. 该患者最佳的手术方法是
A. Bassini 法疝修补术
B. McVay 法疝修补术
C. Halsted 法修补术
D. TEP 法疝修补术
E. IPOM 法疝修补术
【答案】E
【解析】对于较大的切口疝，可选择无张力疝修补方法，目前最适合的方法是经腹腔镜腹腔内补片修补法(IPOM)。
【难度】难

(21~22 题共用题干)
男性，68 岁，右侧腹股沟斜疝无张力疝修补术后 4 天，感切口疼痛。查体：体温 38.5℃，右侧腹股沟切口红肿、轻压痛、张力不高。

21. 该患者最可能发生的并发症是
A. 补片排异 B. 切口感染
C. 复发 D. 阴囊积液
E. 切口血清肿
【答案】B
【解析】切口红肿、疼痛，伴有发热，考虑患者切口感染。
【难度】中

22. 首先给予患者的处理是
A. 沙袋压迫切口 B. 抗生素治疗
C. 抬起阴囊 D. 非甾体抗炎药
E. 穿刺抽液
【答案】B
【解析】疝术后切口感染，应首先给予抗生素治疗，争取控制感染，必要切开引流。
【难度】中

(23~25 题共用题干)
男性，18 个月，哭闹后脐部肿物膨出 16 个月，安静时可消失。

23. 该患儿最可能的诊断是
A. 白线疝 B. 腹股沟疝
C. 脐疝 D. 半月线疝
E. 睾丸下降不全
【答案】C
【解析】患儿哭闹后脐部肿物膨出，安静时可消失，可复性肿物考虑脐疝。
【难度】易

24. 该患儿最可能的发病原因是
A. 腹白线发育不良
B. 腹肌发育不良
C. 腹外斜肌腱膜发育不良
D. 腹横筋膜发育不良
E. 脐环闭锁不全
【答案】E
【解析】脐疝最大的发病因素是脐环闭锁不全。
【难度】中

25. 该患儿最恰当的治疗是
A. 还纳后压迫脐环包扎
B. 疝囊切除术
C. 疝环缝合术

D. McVay 法修补
E. 腹腔镜修补法

【答案】A
【解析】临床发现未闭锁的脐环迟至 2 岁时多能自行闭锁，因此，2 岁以内患儿多采取保守治疗。
【难度】难

【案例分析题】

案例一　男性，76 岁，左侧腹股沟可复性包块 5 年，在当地医院诊断为左侧腹股沟疝。

提问 1：为鉴别患者腹股沟疝为直疝还是斜疝，下列有帮助的选项是

A. 患者年龄
B. 疝块大小
C. 疝块外形
D. 是否进入阴囊
E. 压迫内环疝块是否突出
F. 疝块与精索的关系
G. 透光试验阳性

【答案】ACDE
【解析】直疝多发于老年人，而斜疝多见于儿童及青壮年；斜疝呈带蒂柄的梨形，并可降至阴囊或大阴唇，直疝呈半球形，几乎不进阴囊，疝囊与腹壁下动脉的关系至关重要，但术中才能确定；压迫内环口是否突出，是鉴别最重要的一点。疝块的大小和鉴别没有关系。
【难度】中

提问 2：如诊断为左侧直疝，术前检查均正常，术前准备包括

A. 术前备皮
B. 术前两周戒烟
C. 做好心理护理
D. 术前晚清洁灌肠
E. 注意保暖防止受凉
F. 预防性使用抗生素
G. 术前留置胃管

【答案】ABCE
【解析】为施行手术，良好的术前准备是非常必要的，包括备皮、戒烟等，同时要做好心理护理，防止受凉，以免术后感冒咳嗽，腹压增加，导致复发，清洁切口不宜使用抗生素。
【难度】中

提问 3：手术中明确疝囊从直疝三角膨出。构成直疝三角边界的解剖组织有

A. 外侧边是腹壁下动脉
B. 外侧边是腹内斜肌
C. 内侧边为腹直肌外侧缘
D. 内侧边为腹白线
E. 底边是耻骨梳韧带
F. 底边为腹股沟韧带
G. 底边为陷窝韧带

【答案】ACF
【解析】直疝三角的外侧边是腹壁下动脉，内侧边为腹直肌外侧缘，底边为腹股沟韧带。
【难度】中

提问 4：患者接受了无张力疝修补术。目前腹股沟疝无张力修补术可选的方式有

A. 单纯平片修补
B. 网塞 - 平片修补
C. Shouldice 术式
D. Bassini 术式
E. Ferguson 术式
F. TEP
G. McVay 法修补术

【答案】ABF
【解析】加强腹股沟后壁的有如单纯平片修补（Lichtenstein、Trabucco 等）术式和网塞 - 平片修补（如 Rutkow、Millikan 等）术式及腹腔镜疝修补术 TEP。其余术式非无张力疝修补。
【难度】难

案例二　男性，65 岁，右腹股沟包块，坠入阴囊 5 年，平卧后不能还纳 3 年来诊。诊断为右侧腹股沟疝。患者吸烟史 40 年。

提问 1：对于该患者，需要鉴别的疾病有

A. 睾丸鞘膜积液
B. 交通性鞘膜积液
C. 精索鞘膜积液
D. 隐睾
E. 睾丸肿瘤
F. 精索脂肪瘤
G. 精索静脉曲张

【答案】ABCE
【解析】腹股沟疝需要鉴别的疾病有睾丸鞘膜积液、交通性鞘膜积液、精索鞘膜积液等，患者包块已坠入阴囊，因此需与睾丸肿瘤相鉴别。隐睾多表现为腹股沟管内肿块，故该患者不需与其鉴别。
【难度】难

提问 2：术前术后处理的内容包括

A. 术前两周戒烟
B. 术前备皮

C. 术后手术区用沙袋压迫

D. 术前晚清洁灌肠

E. 入手术室前嘱患者排尿

F. 术后 3~5 天才能坐起

G. 术后 1 个月内不宜参加重体力劳动

【答案】ABCEG

【解析】疝的术前准备和术后护理非常重要,包括术前备皮、戒烟、术后避免重体力劳动等。术后沙袋压迫可以减少术区渗血渗液,术前排尿可以避免损伤膀胱,并减少术后尿潴留的发生。术后1月内不宜重体力活动。

【难度】中

提问 3:术中发现患者为右侧滑动性斜疝,可以成为滑动性疝疝囊的脏器有

A. 盲肠　　B. 乙状结肠

C. 横结肠　　D. 小肠

E. 膀胱　　F. 大网膜

【答案】AE

【解析】患者为右侧当膀胱或盲肠成为疝囊的一部分时,称滑动性疝。

【难度】难

提问 4:该患者施行了无张力疝修补术,与张力性疝修补术相比,无张力疝修补术的优势有

A. 复发率低

B. 术后疼痛轻

C. 无异物排斥反应

D. 可早期下床活动

E. 可在腹腔镜下手术

F. 住院时间短

G. 肠粘连少见

【答案】ABDEF

【解析】无张力疝修补术由于使用补片,因此有可能会有排斥反应,肠粘连的发生与是否进入腹腔有关,其余均为无张力疝修补术的优势。

【难度】中

案例三　女性,61 岁,下腹部阵发性痛伴恶心呕吐 1 天来诊。体检:体温 37℃,一般情况可,左下腹压痛,无反跳痛,肠鸣音亢进,可闻及气过水声。左侧卵圆窝处触及半球形包块,约鸽蛋大小,压痛明显,包块按压,不能还纳消失,立位腹部 X 线片示多发气液平面。

提问 1:该患者可能的诊断为

A. 粘连性肠梗阻

B. 肠套叠

C. 机械性肠梗阻

D. 左侧嵌顿性股疝

E. 肠扭转

F. 粪便性肠梗阻

G. 肠扭转

【答案】CD

【解析】根据患者左侧卵圆窝处触及半球形包块,约鸽蛋大小,压痛明显,包块按压,不能还纳消失,考虑嵌顿性股疝;同时患者立位腹部 X 线片示多发气液平面。因此,考虑合并机械性肠梗阻。

【难度】中

提问 2:该患者除除肠梗阻外,腹股沟肿块需要鉴别的疾病包括

A. 腹股沟斜疝

B. 脂肪瘤

C. 腹股沟淋巴结炎

D. 大隐静脉曲张结节样膨大

E. 髂腰部结核性脓肿

F. 圆韧带囊肿

G. 交通性鞘膜积液

【答案】ABCDEF

【解析】左侧腹股沟卵圆窝处肿物病变均有必要进行鉴别,但交通性鞘膜积液平卧会消失。

【难度】中

提问 3:在分析病历特点时,下列哪些项目与本病有关

A. 容易嵌顿

B. 嵌顿后可迅速发展为绞窄

C. 确诊后应及时手术

D. 嵌顿性股疝应先手法复位

E. 嵌顿性股疝应紧急手术

F. 多见于男性

G. 易发生伤口感染

【答案】ABCE

【解析】股疝是最容易发生嵌顿的腹外疝,同时由于股环小、股管坚韧等原因,嵌顿后可迅速发展为绞窄疝。因此,确诊后应及时手术,而嵌顿性股疝必须紧急手术。

【难度】中

提问 4:股疝常用的修补方法及注意事项有哪些

A. McVay 修补法

B. 股环关闭法

C. 无张力疝修补术

D. 经腹腔镜疝修补术

E. 嵌顿性股疝往往需要切断腹股沟韧带

F. 手术时应放引流管

G. 注意防止损伤股静脉

【答案】ABCDEG

【解析】以上方法都可以用来修补股疝，嵌顿性股疝手术时，因疝环狭小，回纳疝内容物有一定困难，在这种情况下，往往需要切断腹股沟韧带以扩大股环。

【难度】难

案例四　男性，72岁，右侧腹股沟斜疝，行开放无张力疝修补（平片修补）术后5年，右侧腹股沟再次出现可复性包块1个月。

提问1：考虑腹股沟疝复发，复发疝可能的类型有

A. 真性复发疝　B. 原有疝的遗留
C. 骑跨疝　D. 新发疝
E. 巨大疝　F. 滑动疝
G. 闭孔疝

【答案】ABD

【解析】腹股沟区复发疝包括真性复发疝、上次手术的遗留疝及在该解剖部位出现的新发疝。

【难度】难

提问2：腹股沟疝术后复发的原因有

A. 手术中疝囊分离不彻底
B. 术中补片固定不妥当
C. 术后出现血肿、感染
D. 患者有胶原代谢障碍
E. 术中损伤精索
F. 患者有前列腺增生症
G. 患者有慢性支气管炎

【答案】ABCDFG

【解析】以上都是疝复发的因素，总体来说，包括两大方面的因素，一方面是手术因素，另一方面是患者因素。

【难度】中

提问3：该患者较为推荐的手术方法有

A. 后入路无张力疝修补术
B. 经腹膜外路径的腹腔镜疝修补（TEP）
C. 经腹腔的腹膜前修补（TAPP）
D. 经腹腔镜腹腔内的补片修补（IPOM）
E. Bassini 修补法
F. Ferguson 术式
G. Lichenstein 术式

【答案】ABCDG

【解析】复发疝一般选用后入路修补术或者腹腔镜疝修补术来治疗，Bassini 法不适合用来治疗复发疝。

【难度】难

提问4：再次手术后除了疝复发，还可能发生的并发症有

A. 手术部位的血肿和血清肿
B. 阴囊血肿、阴囊积液
C. 输精管损伤
D. 术后慢性腹股沟区疼痛
E. 补片移位
F. 伤口感染
G. 膀胱损伤
H. 腹腔镜肠管损伤

【答案】ABCDEFGH

【解析】疝术后并发症。近期并发症：手术部位的血肿和血清肿、阴囊血肿、阴囊积液、膀胱损伤、输精管损伤、尿潴留、早期伤口疼痛、切口感染伤等。晚期并发症：慢性疼痛、精索和睾丸并发症（缺血性睾丸炎，睾丸萎缩等）、迟发性补片感染、补片移位等

【难度】难

（朱斌　廉东波）

第六章　腹部损伤

【A1 型题】

1. 腹部闭合性损伤中，鉴别实质性脏器损伤和空腔脏器损伤最简便有效的方法是
   A. 腹部体检
   B. 立位腹部 X 线检查
   C. 血常规
   D. 诊断性腹腔穿刺
   E. 腹部 B 超检查

【答案】D

【解析】腹部闭合性损伤后，诊断性腹腔穿刺和腹腔灌洗术：①阳性率可达 90% 以上；②观察腹腔穿刺液体性状，推断为哪类脏器损伤；③抽不到液体并不能完全排除内脏损伤可能，必要时可行腹腔灌洗术。

【难度】易

2. 腹部外伤实质性脏器破裂最主要的临床表现是
   A. 腹痛、腹胀
   B. 恶心、呕吐等胃肠道症状
   C. 发热等全身感染症状
   D. 脉搏增快、血压降低
   E. 腹膜刺激征

【答案】D

【解析】实性脏器损伤，主要症状为内出血，表现为面色苍白、脉率加快，严重时可出现失血性休克。除肝内胆管或胰腺损伤外，一般腹痛和腹膜刺激征并不严重。

【难度】易

3. 开放性腹部损伤中，腹部伤口有肠管脱出时正确的处理是
   A. 暂不回纳，并以无菌湿纱布，消毒碗覆盖
   B. 立即回纳，再以无菌敷料覆盖
   C. 镇痛镇静
   D. 立即行清创术
   E. 监护、吸氧、补液

【答案】A

【解析】开放性腹部损伤伴有肠管脱出时，可用消毒碗覆盖保护，勿予强行回纳，以免加重腹腔污染，回纳应在手术室经麻醉后进行。

【难度】中

4. 腹部外伤致出血性休克的患者，其最佳治疗应为
   A. 快速补充液体恢复血容量
   B. 紧急行剖腹探查术
   C. 抗生素控制感染
   D. 抗休克的同时进行手术治疗
   E. 积极抗休克治疗

【答案】D

【解析】腹部外伤致使严重出血性休克的处理原则：应在抗休克同时，迅速手术治疗。

【难度】易

5. 胸外伤患者，胸片提示左侧第 10 肋骨骨折，4 天后突然发生休克，最可能的原因是
   A. 血气胸　　B. 迟发性肝破裂
   C. 迟发性脾破裂　　D. 胃破裂
   E. 结肠破裂

【答案】C

【解析】脾脏是腹腔脏器中最易受损伤的器官。脾破裂可分为中央型破裂（破在脾实质深部）、被膜下破裂（破在脾实质周边部分）和真性破裂（破损累及被膜）3 种。被膜下血肿在某些微弱外力影响下，可以突然转为真性破裂。这种情况常发生于外伤后 1~2 周。

【难度】难

6. 外伤后 X 线片发现腰大肌影消失，常提示
   A. 腹膜后血肿　　B. 十二指肠损伤
   C. 胃破裂　　D. 胰腺损伤
   E. 肝脾破裂

【答案】A

【解析】腹膜后出血系腹部外伤后并发症，最常见原因为骨盆骨折及腰椎骨折，如X线检查发现，有骨盆、腰椎骨折，腰大肌阴影模糊或消失，即提示有腹膜后出血。

【难度】中

7. 腹部损伤的处理原则是

A. 优先处理穿破性损伤

B. 优先处理出血性损伤

C. 优先处理污染重的伤口

D. 优先处理污染轻的伤口

E. 优先处理腹膜后器官的损伤

【答案】B

【解析】腹部损伤处理原则：①优先处理出血性损伤，后处理穿破性损伤，对于穿破性损伤，应先处理污染重的损伤，后处理污染轻的损伤；②对生命体征平稳，不能明确有无内脏损伤者，可密切观察；③已确诊或高度怀疑腹部内脏损伤者，做好紧急手术前准备，力争早手术；④先处理对生命威胁最大的损伤；⑤失血性休克时应在抗休克同时，迅速手术治疗。

【难度】中

8. 严重肝外伤，手术处理的关键是

A. 彻底清创　　B. 止血

C. 止血和清创　　D. 单纯缝合

E. 肝叶切除

【答案】C

【解析】肝外伤破裂后，手术处理原则：①彻底清创，确切止血；②消除胆瘘；③建立通畅引流。

【难度】中

9. 闭合性腹部损伤中，有关胰腺损伤特点正确的是

A. 暴力直接作用于上腹正中最易损伤胰腺

B. 暴力作用于脊柱左侧，则多伤在胰体

C. 胰腺损伤病死率高

D. 血清中淀粉酶升高是胰腺损伤的特异性指标

E. 上腹部损伤者，都会有胰腺损伤

【答案】C

【解析】腹腔液及血清中淀粉酶升高，可作为诊断胰腺损伤的指标，但并非特异性指标，由于胰瘘或延误诊断病死率高。

【难度】中

10. 腹部闭合性损伤中最易损伤的空腔脏器是

A. 结肠　　B. 胃　　C. 小肠

D. 直肠　　E. 十二指肠

【答案】C

【解析】小肠占据着中、下腹的大部分空间，受伤机会较多，结肠损伤发生率仅次于小肠。

【难度】易

11. 腹部闭合性损伤诊断的关键在于确定有无

A. 休克　　B. 腹壁损伤

C. 内脏损伤　　D. 腹膜后血肿

E. 骨盆骨折

【答案】C

【解析】腹部闭合性损伤诊断关键是判断是否有内脏损伤，同时明确是什么脏器损伤，如不能及时确诊，可能贻误手术时机而导致严重后果。

【难度】中

12. 诊断腹部闭合性损伤最有价值的体征是

A. 腹部压痛　　B. 腹膜刺激征

C. 肠鸣音亢进　　D. 肠鸣音减弱

E. 腹壁有瘀血斑

【答案】B

【解析】腹部闭合性损伤的诊断要点：①早期出现休克征象；②明显腹膜刺激征；③气腹表现；④出现移动性浊音；⑤便血、呕血、尿血；⑥直肠指诊直肠前壁压痛或波动感，或指套染血。

【难度】易

13. 在腹部闭合性损伤并发内出血的诊断中最有价值的是

A. 受伤机制及部位

B. 血红蛋白降低

C. 腹部压痛及肌紧张

D. 腹腔穿刺抽出不凝血

E. 移动性浊音阳性

【答案】D

【解析】腹部外伤行诊断性腹腔穿刺，抽出不凝血，提示系实质性脏器破裂所致内出血，因腹膜去纤维作用而使血液不凝。

【难度】中

14. 腹部外伤伴有内出血休克，最重要的处理原则是

A. 快速补充液体，纠正休克

B. 给予镇痛、镇静药

C. 使用血管活性物质

D. 输液、输血

E. 抗休克同时及时手术探查

【答案】E

【解析】若在积极的抗休克治疗下，仍未能纠正，提示腹内有进行性大出血，则应当机立断，在抗休克的同时，迅速手术探查止血。

【难度】中

15. 腹部闭合性损伤最常受累脏器为

A. 肝　　B. 肾　　C. 脾

D. 胃　　E. 结肠

【答案】C

【解析】脾是腹腔脏器最容易受损的器官之一，发生率在腹部创伤中可高达40%~50%，在腹部闭合性损伤中，脾破裂占20%~40%，在腹部开放性损伤中，脾破裂约占10%。肝脏损伤在腹部损伤中占20%~30%。

【难度】易

16. 腹部实质性脏器损伤突出临床表现为

A. 血压低、心率快，腹腔穿刺可见不凝血

B. 腹痛、腹胀等肠麻痹表现

C. 恶心、呕吐等胃肠道症状

D. 肌紧张、压痛、反跳痛

E. 停止排气、排便，腹胀，肠鸣音消失

【答案】A

【解析】实质性脏器损伤如肝、脾、肾、胰等或大血管损伤，主要临床表现为腹腔内或腹膜后出血，腹痛呈持续性，一般并不很剧烈，腹膜刺激征也并不严重，以休克症状为主。

【难度】易

17. 腹部空腔脏器破裂的突出临床表现为

A. 肠麻痹　　B. 脓毒症

C. 弥漫性腹膜炎　　D. 内出血征象

E. 胃肠道症状

【答案】C

【解析】空腔脏器损伤后，如胃肠道、胆道、膀胱等破裂，主要表现是弥漫性腹膜炎。

【难度】易

18. 腹部损伤中脏器损伤后出现腹膜炎较晚的是

A. 胃、十二指肠　　B. 胆囊

C. 下段回肠　　D. 上段回肠

E. 结肠

【答案】E

【解析】结肠损伤后，因结肠内容物液体成分少而细菌含量多，故腹膜炎出现得较晚，但较严重，且一部分可出现腹膜后感染。

【难度】中

19. 腹部损伤中，左半结肠破裂，一般选择的治疗方式为

A. 破裂修补，放置引流

B. 破裂肠管切除，一期吻合

C. 破裂肠管部分切除，近端造瘘，远端封闭

D. 禁食水、抗感染、补液等保守治疗

E. 带蒂肠片修补术

【答案】C

【解析】左半结肠的肠壁较薄，血运较差，肠内容物细菌含量较多，左半结肠破裂后手术，一般选择肠造口或肠外置术，以降低术后肠瘘的发生。

【难度】难

20. 腹腔穿刺出不凝血的原理为

A. 腹膜的去纤维作用

B. 血液被过度稀释

C. 并发细菌感染

D. 血液含消化液

E. 出血后凝血功能异常

【答案】A

【解析】腹部外伤后行诊断性腹腔穿刺术，如抽到不凝血，提示系实质脏器破裂致使内出血，是因腹腔的去纤维作用所致。

【难度】易

21. 诊断性腹腔灌洗术，无菌生理盐水用量为

A. 100~200ml　　B. 300~500ml

C. 500~1 000ml　　D. 1 000~1 500ml

E. 1 500~3 000ml

【答案】C

【解析】诊断性腹腔灌洗术是经诊断性腹腔穿刺置入的塑料管向腹腔内缓慢灌入500~1 000ml无菌生理盐水。

【难度】中

22. 下列损伤中，直肠周围感染可能性最大的是

A. 直肠下段损伤　　B. 直肠上段损伤

C. 后尿道损伤　　D. 腹膜后血肿

E. 乙状结肠损伤

【答案】A

【解析】直肠下段损伤在腹膜反折之下，可引起较严重的直肠周围感染。

【难度】中

23. 结肠或直肠破裂修补，近端结肠造口术后，行造口还纳的时间是

A. 2周　　B. 4周　　C. 6周

D. 12周　　E. 24周以上

【答案】D

【解析】结直肠的损伤，急诊手术过程中，为避免吻合口瘘，多采用结肠造瘘术，待2~3个月，炎症水肿消除后再行还纳，手术相对安全。

【难度】中

24. 直肠下段破裂，其处理方法为

A. 乙状结肠造口＋直肠周围间隙引流

B. 直接手术修补术＋盆腔引流

C. 直接行Miles手术

D. 保守观察、抗感染治疗

E. 单纯行直肠周围间隙引流

【答案】A

【解析】直肠下段破裂，应充分引流直肠周围间隙以防感染扩散，并施行乙状结肠造口术，使粪便改道直至直肠伤口愈合。

【难度】难

25. 右膈肌抬高，右下胸肋骨骨折，最可能损伤的脏器为

A. 肝破裂　　B. 膈肌破裂

C. 十二指肠破裂　　D. 脾破裂

E. 腹膜后血肿

【答案】A

【解析】右膈升高，肝正常外形消失及右下胸肋骨骨折，提示有肝破裂可能。

【难度】中

26. 十二指肠损伤时，可选择保守治疗的是

A. 十二指肠壁内血肿

B. 十二指肠腹膜外段破裂

C. 十二指肠空肠曲破裂

D. 医源性十二指肠穿孔

E. 十二指肠腹膜后积液

【答案】A

【解析】十二指肠壁内血肿，除上腹不适、隐痛外，主要表现为高位肠梗阻，若非手术治疗 2 周梗阻仍不解除，可手术切开血肿清除血凝块，修补肠壁，或行胃空肠吻合术。

【难度】难

27. 胰十二指肠损伤，抑制胰液分泌，最好的办法是

A. 生长抑素　　B. PPI 类药物

C. 肾上腺皮质激素　　D. 垂体后叶激素

E. 生长抑素 + 禁饮食

【答案】E

【解析】胰十二指肠损伤后，为抑制胰液分泌，最好选择生长抑素八肽及生长抑素十四肽。另外，宜禁食并给予全胃肠外营养治疗。

【难度】中

28. 以下肝破裂类型易形成继发性肝脓肿的是

A. 中央型破裂　　B. 被膜下破裂

C. 真性破裂　　D. 右肝Ⅵ段破裂

E. 左肝外叶破裂

【答案】A

【解析】肝破裂中，肝被膜下破裂有发展为真性破裂的可能，而中央型肝破裂更易发展为继发性肝脓肿。

【难度】中

29. 下列肝损伤中，可以先选择保守治疗的是

A. 肝损伤血流动力学指标稳定

B. 肝火器伤

C. 肝严重钝性伤

D. 血流动力学不稳定

E. 累及主肝静脉或肝后段下腔静脉

【答案】A

【解析】轻度肝实质损伤，或血流动力学指标稳定或经补充血容量后保持稳定的伤员，可在严密观察下进行非手术治疗。

【难度】中

30. 肝动脉结扎止血术，特别慎重结扎的血管是

A. 结扎肝固有动脉

B. 结扎左肝或右肝动脉

C. 结扎肝总动脉

D. 肝段动脉结扎

E. 胃十二指肠动脉

【答案】A

【解析】肝脏为动脉及门脉双重供血，左右半肝之间存在侧支供血。单纯结扎肝左或肝右不会对肝脏的动脉供血造成巨大影响。仅结扎肝总动脉，仍可通过胃十二指肠动脉，提供肝脏的动脉血供。但若结扎肝固有动脉，则完全切断了肝的动脉供血。

【难度】难

31. 肝破裂并发空气栓塞时，最可能损伤的血管是

A. 门静脉裂伤

B. 肝短静脉撕裂

C. 主肝静脉或肝后段下腔静脉破裂

D. 左肝静脉

E. 右肝静脉分支

【答案】C

【解析】肝损伤累及主肝静脉或下腔静脉时，出血多较汹涌，有并发空气栓塞的可能，死亡率高达 80%。

【难度】难

32. 对胰腺损伤诊断最有价值的辅助性检查是

A. 血淀粉酶　　B. 尿淀粉酶

C. 胰腺 B 超　　D. CT 平扫 + 增强

E. 腹腔动脉造影

【答案】D

【解析】胰腺 B 超可发现胰腺回声不均和周围积血、积液，但易受腹部肠内积液、积气的干扰；对诊断不明而病情稳定者可作 CT 检查，能显示胰腺轮廓是否整齐及周围有无积血、积液。

【难度】中

33. 延迟性脾破裂，多数发生于伤后

A. 24 小时　　B. 72 小时

C. 1 周　　D. 2 周

E. 数月

【答案】D

【解析】脾被膜下破裂形成的血肿和少数脾真性破裂后被网膜等周围组织包裹形成的局限性血肿，可因轻微外力影响或胀破被膜或凝血块而发展为延迟性脾破裂。一般发生在伤后2周，也有延迟至数月以后。

【难度】中

34. 剖腹探查顺序一般首先探查的是

A. 胃、小肠　B. 结直肠

C. 盆腔　D. 腹膜后

E. 肝、脾

【答案】E

【解析】剖腹探查次序原则上应先探查肝、脾等实质性器官，同时探查膈肌、胆囊等有无损伤。接着从胃开始，逐段探查十二指肠第一段、空肠、回肠、大肠及肠系膜。然后探查盆腔脏器，再后则打开胃结肠韧带显露网膜囊，检查胃后壁和胰腺。

【难度】中

35. 胰腺损伤手术后，胰周引流管至少放置

A. 2~3天　B. 5~7天　C. 10天

D. 14天　E. 1个月

【答案】C

【解析】胰腺损伤术后务必保持引流管通畅，亦不能过早拔除，胰周引流管则应维持10天以上，因为有些胰瘘在1周后才逐渐出现。

【难度】中

36. 腹膜后积气典型的X线表现是

A. 腰大肌影消失

B. 胃大弯有锯齿形压迹

C. 花斑状改变

D. 穹窿征

E. 双肠壁征

【答案】C

【解析】腹膜后积气提示腹膜后十二指肠或结直肠穿孔，X线表现为腹部花斑状改变。

【难度】中

37. 脾切除后发生脾切除术后凶险性感染(OPSI)，常见病原菌为

A. 链球菌　B. 金葡菌

C. 真菌　D. 肺炎球菌

E. 铜绿假单胞菌

【答案】D

【解析】脾切除的患者，主要是婴幼儿，对感染的抵抗力减弱，甚至可发生以肺炎球菌为主要病原菌的脾切除后凶险性感染(overwhelming postsplenectomy infection, OPSI)而致死。

【难度】易

38. 小肠破裂最常用的手术方法是

A. 简单修补

B. 小肠切除端-端吻合术

C. 肠外置造口术

D. 双腔造口术

E. 小肠切除端侧吻合术

【答案】A

【解析】因小肠血供丰富，发生瘘的概率较低，手术方式以简单修补为主。一般采用尖端横向缝合，以防修补后肠腔发生狭窄。

【难度】中

39. 回肠微小穿孔早期检查无腹膜刺激症状，原因是

A. 邻近肠管紧贴穿孔，堵塞穿孔

B. 肠腔空虚内无粪便

C. 机体防御能力强，反应迟钝

D. 肠管痉挛，黏膜外翻，血凝块堵塞

E. 肠麻痹，肠蠕动消失，肠内容物不外漏

【答案】D

【解析】小肠损伤，如小肠裂口不大，或穿破后被食物残渣、纤维蛋白素，甚至突出的黏膜所堵塞，早期可能无弥漫性腹膜炎的表现。

【难度】难

40. 肝脏破裂腹膜炎症状较重的原因是

A. 肝包膜破裂疼痛

B. 出血量大

C. 出血容易蔓延至全腹

D. 胆汁溢入腹腔

E. 易撕裂十二指肠

【答案】D

【解析】肝破裂后以内出血为主，严重者可发生出血性休克。肝损伤后胆汁溢出时腹膜刺激征明显，右上腹压痛、肌紧张明显。

【难度】中

【A2型题】

1. 男性，29岁，下腹部重物砸伤4小时，感到腹部剧烈疼痛。查体：体温37.3℃，脉搏80次/min，血压100/60mmHg，全腹明显压痛伴肌紧张，移动性浊音(+)。最可能的诊断是

A. 肝破裂　B. 脾破裂

C. 膀胱破裂　D. 胰腺损伤

E. 肾损伤

【答案】C

【解析】下腹部损伤应考虑膀胱破裂可能，膀胱破裂

后血尿漏入腹腔可导致腹痛、肌紧张及反跳痛等腹膜刺激征，同时有移动性浊音阳性表现。

【难度】中

2. 男，35岁，左下腹碾压伤后3天入院。入院时有弥漫性腹膜炎、感染性休克。经积极抗休克治疗后，行剖腹探查术，术中见腹腔内有黄色脓液及粪便，降结肠下段有一个0.5cm大小的穿孔，有粪便溢出。手术治疗最佳的术式是

A. 降结肠修补+引流

B. 左半结肠切除

C. 降结肠穿孔处切除端端吻合

D. 降结肠穿孔修补，近端造瘘

E. 穿孔处修补、回肠造口

【答案】D

【解析】结肠损伤后，由于结肠壁薄、血液供应差、含菌量大，除少数裂口小、腹腔污染轻、全身情况良好的患者可以考虑一期修补或一期切除吻合(尤其是右半结肠)外，大部分患者先采用肠造口术或肠外置术处理，待3~4周后患者情况好转时，再行关闭瘘口。

【难度】中

3. 男性，36岁，车祸致腹部开放性损伤3小时入院。伤者口内有大量胃内容物，发绀，呼吸急促，30次/min，血压90/60mmHg，该患者最先采取的急救措施是

A. 面罩吸氧

B. 静脉补液

C. 立即就近转送医院

D. 胃管减压

E. 清理、维持呼吸道通畅

【答案】E

【解析】创伤后急救目的是挽救生命和稳定伤情，呼吸道发生阻塞可在短时间内使伤员窒息死亡，故抢救时必须争分夺秒地解除各种梗阻原因，维持呼吸道通畅。

【难度】中

4. 男性，29岁，左上腹外伤后腹痛伴恶心1小时。查体：面色苍白，体温37.5℃，脉搏120次/min，呼吸20次/min，血压80/60mmHg，左上腹压痛明显伴有肌紧张，移动性浊音(+)，化验Hg87g/L。首先考虑的诊断是

A. 胃破裂　　B. 脾破裂

C. 肠穿孔　　D. 胰腺损伤

E. 肾损伤

【答案】B

【解析】脾是腹腔脏器最容易受损的器官之一，在腹部闭合性损伤中，脾破裂占20%~40%，脾破裂出血量往往较大，严重者可出现出血性休克甚至死亡。

【难度】易

5. 男性，32岁，右上腹撞伤伴剧烈腹痛半小时入院。查体：脉搏130次/min，呼吸25次/min，血压82/45mmHg，神志清楚，面色苍白，心肺无异常，腹部膨隆，腹式呼吸减弱，全腹压痛，右上腹为著，伴有肌紧张和反跳痛，肝区叩痛(+)，肝浊音界无缩小，肠鸣音减弱。血白细胞计数11.0×10^9/L，中性粒细胞百分比81%，最可能的诊断是

A. 脾破裂　　B. 胃十二指肠破裂

C. 肝破裂　　D. 肾破裂

E. 小肠破裂

【答案】C

【解析】肝破裂后可有胆汁漏出，可引起腹膜炎和内出血双重表现。

【难度】易

6. 女性，26岁，因“突发头晕、心慌2小时”入院，10天前有左上腹外伤史。查体：神志清楚，脉搏120次/min，血压70/50mmHg，左上腹部压痛明显。B超：腹腔积液，腹腔穿刺出不凝血。最可能的诊断是

A. 肝破裂　　B. 肝被膜下破裂

C. 迟发性脾破裂　　D. 十二指溃疡穿孔

E. 上消化道出血

【答案】C

【解析】脾被膜下破裂形成的血肿和少数脾真性破裂后被网膜等周围组织包裹形成的局限性血肿，可因轻微外力影响或胀破被膜或凝血块而发展为延迟性脾破裂。一般发生在伤后2周，也有延迟至数月以后的。

【难度】中

7. 男性，25岁，上腹部闭合性损伤3小时入院。查体：血压110/80mmHg，心率100次/min，上腹部压痛，肌紧张，无反跳痛。腹部CT显示肝包膜下出血，腹腔无积液积气。下列处理方法中首选的是

A. 立即剖腹探查

B. 输液、抗感染

C. 卧床，应用止血药

D. 卧床，严密观察腹部体征和生命体征

E. 注射哌替啶止痛，对症处理

【答案】D

【解析】根据该患者腹部CT表现，提示患者上腹部被拳击伤后出现肝被膜下破裂随时有转为真性破裂的

可能，故此时应密切观察患者腹部体征及生命体征，以免延误诊治。

【难度】中

8. 男，49 岁，高处坠落后腹痛 30 分钟入院。查体：脉搏 120 次 /min，血压 60/45mmHg，面色苍白，全腹压痛及反跳痛。为明确有无内脏损伤，下列检查中首选的是

A. 胸腹部 X 线摄片

B. 腹部 B 超

C. 腹部 CT

D. 诊断性腹腔穿刺

E. 血红蛋白及血细胞比容检查

【答案】D

【解析】诊断性腹腔穿刺和腹腔灌洗术，阳性率可达 90% 以上，对于判断腹腔内有无内脏损伤及判断哪类脏器损伤有很大帮助。

【难度】易

9. 女性，40 岁，被汽车撞伤，右上腹剧痛 2 小时送至医院。查体：脉搏 100 次 /min，呼吸 36 次 /min，血压 90/65mmHg。诊断尚不明确，在先期处理时**禁用**的是

A. 多巴胺　B. 地西泮

C. 6- 氨基己酸　D. 吗啡

E. 止血敏

【答案】D

【解析】腹部闭合性损伤暂时未能明确诊断时，严密观察是极为重要的一个步骤。观察期间：①不随便搬动伤者；②不注射止痛剂，以免掩盖伤情；③不能进食。

【难度】中

10. 女性，33 岁，车祸外伤后全腹痛 10 小时送至医院。查体：心率 120 次 /min，呼吸 24 次 /min，血压 60/40mmHg。考虑腹腔脏器破裂，抗休克治疗同时剖腹探查，探查中发现腹膜后血肿、胆汁染色和捻发音。最可能损伤的是

A. 肝破裂　B. 胆囊破裂

C. 肾破裂　D. 十二指肠损伤

E. 腹膜后血管破裂

【答案】D

【解析】腹部外伤后可导致腹膜后血肿的有腹膜后脏器（胰腺、肾脏、十二指肠）损伤、骨盆或下段脊柱骨折和腹膜后血管损伤，而出现胆汁染色多考虑十二指肠、肝外胆道损伤，结合两者，该患者可能是十二指肠损伤。

【难度】难

11. 男性，28 岁，车祸腹部被汽车方向盘撞伤后 3 小时入院。伤后感腹痛伴有呕吐。查体：脉搏 98 次 /min，血压 115/75mmHg，痛苦表情，腹平，腹肌紧张，全腹压痛及反跳痛明显。最可能的诊断是

A. 肝破裂

B. 肠系膜大血管损伤

C. 胰腺损伤

D. 腹内空腔脏器损伤

E. 腹膜后巨大血肿

【答案】D

【解析】单纯腹内空腔脏器损伤后腹膜炎为主要临床表现，而实质性脏器损伤多以内出血症状为主。

【难度】中

12. 男性，40 岁，右上腹部挤压伤 2 小时。查体：中上腹及背部压痛。尿常规正常。X 线检查脊柱正常，膈下未见游离气体，腹膜后有少量积气。首先考虑的诊断为

A. 胆道损伤　B. 十二指肠破裂

C. 小肠破裂　D. 胃挫伤

E. 横结肠破裂

【答案】B

【解析】因十二指肠大部分位于腹膜后，故腹膜后段十二指肠穿孔后常可发生腹膜后积气表现，腹部 X 线片可见腰大肌轮廓模糊，有时可见腹膜后呈花斑状改变（积气）并逐渐扩展。

【难度】中

13. 男性，32 岁，腹部挤压伤后 6 小时。查体：体温 37.2℃，脉率 88 次 /min，呼吸 20 次 /min，血压 110/80mmHg，腹部有轻压痛，无反跳痛，肠鸣音可闻及，以下处理措施中最不合理的是

A. 腹腔穿刺检查

B. 禁食及输液治疗

C. 密切观察腹部体征及生命体征变化

D. 腹部 B 超检查

E. 尽快剖腹探查，以防延误治疗

【答案】E

【解析】腹部闭合性损伤 6 小时，生命体征平稳，无腹膜炎表现，没有手术指征。

【难度】易

14. 男性，28 岁，右侧胸部撞伤 3 小时入院。查体：神志清，体温 37.1℃，脉率 110 次 /min，血压 100/59mmHg，右下胸部疼痛，腹部压痛明显，移动性浊音阳性，腹部 X 线片示：

右膈肌抬高,右下胸肋骨骨折,最可能的内脏损伤为

A. 肝破裂　　B. 膈肌破裂

C. 十二指肠破裂　　D. 胃破裂

E. 腹膜后血肿

【答案】A

【解析】右膈升高,肝正常外形消失及右下胸肋骨骨折,提示有肝破裂可能。

【难度】中

15. 男性,30 岁,饱餐后上腹部被汽车挤压伤 2 小时。伤后剧烈腹痛伴恶心、呕吐,呕吐物为血性,继而出现腹部肿胀。查体:体温 36.8℃,脉搏 88 次 /min,呼吸 20 次 /min,血压 101/72mmHg,上腹部见一局部隆起成 20cm×10cm 的血肿,腹肌紧,压痛、反跳痛明显,肝脾肋下未触及,肝肾区无叩击痛,肝浊音界消失,移动性浊音(+),肠鸣音弱。最可能的诊断为

A. 肠破裂　　B. 肾损伤　　C. 脾破裂

D. 胃破裂　　E. 肝破裂

【答案】D

【解析】腹部闭合性损伤中胃很少受累,约占腹部创伤的 3.16%,只在饱腹时偶可发生。若损伤未波及胃壁全层,可无明显症状;若全层破裂,立即出现剧烈腹痛及腹膜刺激征。

【难度】难

16. 女性,42 岁,腹部外伤 4 小时,腹痛、腰痛及恶心明显。体检:右上腹略膨隆,腹膜刺激征(±)。X 线片示右腰大肌影消失,直肠指诊骶前捻发感。扪及骶前捻发感的原因是

A. 有气体达盆腔腹膜后间隙

B. 并发骨盆骨折

C. 有细菌达盆腔腹膜后间隙

D. 化脓性消化液进入盆腔腹膜后间隙

E. 有血液达盆腔腹膜后间隙

【答案】A

【解析】解析:腹膜后十二指肠破裂,气体已达盆腔腹膜后间隙所致。

【难度】难

【A3/A4 型题】

(1~2 题共用题干)

男性,36 岁,上腹部挤压伤 12 小时,诉上腹部,腰部及右肩持续性疼痛,伴明显恶心呕吐。体检:体温 38.5℃,血压 100/60mmHg,上腹部肌紧张,有压痛,反跳痛(±),移动性浊音(–),肠鸣音可闻及。血常规:白细胞计数 18.6×10^9/L,中性粒细胞百分比 86%,怀疑腹膜后脏器损伤。

1. 对明确诊断,最有价值的检查为

A. 腹腔穿刺

B. 血尿淀粉酶

C. 腹部 CT 平扫 + 增强

D. 腹部彩超

E. 立位腹部 X 线检查

【答案】C

【解析】B 超和 CT 有助于腹膜后脏器损伤的诊断,CT 对腹膜后脏器损伤的诊断具有较超声有更高的敏感性和特异性。

【难度】易

2. 该患者最可能的脏器损伤是

A. 十二指肠　　B. 胆囊

C. 小肠破裂　　D. 横结肠破裂

E. 肝破裂

【答案】A

【解析】十二指肠大部分位于腹膜后,十二指肠损伤后多出现腹膜后积液、积气。

【难度】中

(3~5 题共用题干)

女性,51 岁,上腹部撞伤 6 小时。查体:脉搏 110 次 /min,呼吸 20 次 /min,血压 90/60mmHg,右上腹压痛,反跳痛(+),立位腹部 X 线片见右膈上抬,活动受限。

3. 最可能损伤的脏器为

A. 胃破裂　　B. 肝破裂

C. 十二指肠损伤　　D. 胰腺损伤

E. 结肠破裂

【答案】B

【解析】腹部外伤后,心率快、血压低,同时右膈升高,提示有肝破裂可能。

【难度】易

4. 为明确诊断简单而最有价值检查是

A. 血常规　　B. 尿淀粉酶

C. 腹部 B 超　　D. 血细胞比容

E. 腹部 X 线检查

【答案】C

【难度】易

5. 该患者腹膜炎的主要原因为

A. 血液刺激　　B. 胆汁刺激

C. 胃液刺激　　D. 胰液刺激

E. 小肠液刺激

【答案】B

【解析】肝损伤后可有胆汁溢出，胆汁致腹膜刺激征，右上腹压痛、肌紧张明显。

【难度】易

(6~8 题共用题干)

男性，35 岁，上腹部闷痛，平卧时上腹部明显隆起，餐后经常呕吐 3 天。4 个月前上腹部有被方向盘撞伤史。体检：体温 38.5℃，左上腹膨隆，可扪及肿块，压痛，边界不清，直径约 8cm，无搏动，移动性浊音(-)。

6. 为明确诊断首选检查为

A. B 超　　B. 胃镜

C. 腹部 X 线检查　　D. 血管造影

E. 腹腔穿刺

【答案】A

【解析】考虑胰腺损伤，超声可发现胰腺回声不均和周围积血、积液；对诊断不明而病情稳定者可作 CT 检查。

【难度】中

7. 该患者最可能的诊断为

A. 腹腔假性动脉瘤　　B. 肝包膜下血肿

C. 脾包膜下血肿　　D. 胰腺假性囊肿

E. 胃窦癌

【答案】D

【难度】易

8. 对该患者最佳的治疗选择是

A. 保守治疗　　B. 内引流术

C. 外引流术　　D. 肿物切除

E. 彩超引导下穿刺抽脓

【答案】B

【解析】胰腺假性囊肿常用的手术方法有以下两种：①内引流术，囊壁成熟后(6 周以上)可作内引流术。②囊肿空肠 Rous-en-Y 吻合术，若囊肿位于胃后壁，可直接将囊肿与胃后壁吻合。外引流已基本不采用。

【难度】难

(9~11 题共用题干)

男性，60 岁，下腹部外伤 24 小时，感腹痛、腹胀。查体：全腹肌紧张，压痛、反跳痛，叩痛以左下腹最明显，肝浊音界存在，移动性浊音(±)，肠鸣音未闻及。血常规：白细胞计数 19×10^9/L，中性粒细胞百分比 92%。

9. 首先考虑的诊断是

A. 小肠破裂　　B. 结肠破裂

C. 脾破裂　　D. 肠系膜血管破裂

E. 膀胱破裂

【答案】B

【难度】易

10. 初步诊断为左下腹空腔脏器破裂伴腹膜炎，首选的处理为

A. 急诊剖腹探查术

B. 给予输液、抗生素治疗

C. 行血管介入治疗

D. 立即行胃肠气钡双重造影

E. 严密观察病情变化，保守治疗

【答案】A

【解析】腹部闭合性损伤，如明确腹部空腔脏器破裂并发弥漫性腹膜炎，应尽快剖腹探查，以免加重病情。

【难度】中

11. 如果诊断为乙状结肠破裂，手术处理方式为

A. 一期直接修补术

B. 破裂修补 + 肠造口术

C. 肠切除 + 吻合术

D. 单纯腹腔引流术

E. 腹腔镜乙状结肠切除术

【答案】B

【解析】乙状结肠的肠壁较薄，血运较差，肠内容物细菌含量较多，破裂后修复，一般选择肠造口或肠外置术，降低术后肠瘘的发生。

【难度】中

(12~15 题共用题干)

男性，25 岁，从高处坠落 6 小时，诉腰背部疼痛，腹胀。查体：脉搏 120 次，血压 98/56mmHg，脸色苍白，右腰部有瘀斑，腹胀较明显，右下腹有压痛，反跳痛(±)，骨盆无压痛，直肠指检骶前有波动感。

12. 该患者最可能的诊断为

A. 直肠破裂　　B. 腹膜后血肿

C. 胰腺损伤　　D. 膀胱破裂

E. 后尿道损伤

【答案】B

【解析】外伤性腹膜后血肿，血肿进入盆腔者可有里急后重感，并可借直肠指诊触及骶前区伴有波动感的隆起。

【难度】中

13. 为明确诊断首选检查为

A. B 超　　B. 结肠镜

C. 腹部 X 线检查　　D. 血管造影
E. 腹腔穿刺

【答案】A
【解析】B 超可先除外有无肝、脾破裂，腹腔有无积液，如未发现异常，可进一步行 CT 检查观察腹膜后脏器。
【难度】中

14. 该患者治疗为
A. 抗休克同时行剖腹探查
B. 抗休克保守治疗
C. 禁食、胃肠减压、输液
D. 血管造影 + 栓塞治疗
E. 抗休克 + 生长抑素持续静推

【答案】A
【解析】腹部外伤致使出血性休克时应在抗休克同时，迅速手术治疗。
【难度】易

15. 若为腹膜后血肿，术中最为重要的处理为
A. 后腹膜没有破，不应打开后腹膜
B. 腹膜后血肿没有扩大，不予切开
C. 膈脚与骶岬之间的血肿，均应切开后腹膜探查
D. 尽可能用止血材料止血
E. 若找到出血点，可用纱条填塞

【答案】C
【解析】如血肿位置主要在两侧腰大肌外缘、膈脚和骶岬之间，血肿可来自腹主动脉、腹腔动脉、下腔静脉、肝静脉以及肝的裸区部分、胰腺或腹膜后十二指肠的损伤，此范围的腹膜后血肿，无论是否扩展，原则上均应切开后腹膜，予以探查。
【难度】难

（16~18 题共用题干）
男性，19 岁，因右上腹刀刺伤 2 小时入院。急诊行立位腹部 X 线检查，发现腹膜后积气。

16. 为明确诊断最有价值的辅助检查是
A. 腹部 B 超　　B. 腹部 CT
C. 血管造影　　D. 腹膜后充气造影
E. PET-CT

【答案】B
【难度】中

17. 在十二指肠的损伤中较多见的部位是
A. 球部 + 水平部　　B. 水平部
C. 升部　　D. 降部 + 水平部
E. 降部

【答案】D
【解析】十二指肠大部分位于腹膜后，损伤的发病率较低，约占整个腹部创伤的 1.16%；损伤较多见于十二指肠降部、水平部（50% 以上）。
【难度】难

18. 十二指肠损伤后，X 线检查的典型表现是
A. 膈下积气
B. 左膈抬高
C. 腹膜后花斑状改变（积气）
D. 胃受压右移
E. 胃结肠间距增大

【答案】C
【难度】中

（19~21 题共用题干）
男性，35 岁，左上腹外伤后 3 小时。伤后左上腹疼痛，呕吐 2 次，为胃内容物，感头晕、乏力、口渴。查体：体温 36.2℃，心率 115 次 /min，血压 80/59mmHg，面色苍白，四肢湿冷，左上腹可见一手掌大小皮下瘀斑，腹胀，腹部压痛，肌紧张和反跳痛，叩诊移动性浊音阳性，听诊肠鸣音 2 次 /min。

19. 为明确诊断最简单而有效的诊断方法是
A. 腹部 X 线检查　　B. 腹部 CT 平扫
C. 腹部 B 超　　D. 消化道造影
E. 诊断性腹腔穿刺

【答案】E
【解析】腹部闭合性损伤后，诊断性腹腔穿刺和腹腔灌洗术阳性率可达 90% 以上，且简单易行。
【难度】易

20. 首先考虑的诊断为
A. 空腔脏器破裂　　B. 实质脏器破裂
C. 后腹膜血肿　　D. 肠系膜血肿
E. 前腹壁血肿

【答案】B
【难度】易

21. 在该患者诊断未明确期间，下列措施**不恰当**的是
A. 不随便搬动患者，以免加重伤情
B. 不给饮食，以防消化道穿孔者腹腔污染加重
C. 注射止痛剂，以防止创伤性休克
D. 注射广谱抗生素，预防和治疗可能存在的感染

E. 胃肠减压，减轻腹胀

【答案】C

【解析】腹部闭合性损伤暂时不能明确诊断时，严密观察是极为重要的一个步骤。观察期间要做到“三不”和“三要”。“三不”是指：①不随便搬动伤者；②不注射止痛剂，以免掩盖伤情；③不能进食。“三要”是指：①要积极补充血容量，并防治休克；②要应用抗生素；③要进行胃肠减压。

【难度】中

【案例分析题】

案例一 女性，20岁，自行车把撞伤上腹部2天。伤后上腹部疼痛逐渐加重，伴背部疼痛，恶心无呕吐。体检：体温36.5℃，脉搏94次/min，呼吸20次/min，血压100/70mmHg，上腹部压痛，伴局限性肌紧张，肝浊音界叩诊不清。

提问1：为除外腹腔脏器损伤，需要完善的检查包括

A. 腹部B超
B. 立位腹部X线检查
C. 血管造影
D. 血常规
E. 腹腔穿刺
F. 腹部CT
G. 血生化，淀粉酶

【答案】ABDFG

【解析】腹部闭合性损伤首先要明确有无内脏伤。B超可探查腹腔有无积液以及实质脏器情况。立位腹部X线片对于空腔脏器破裂有指导意义。腹部CT可更全面了解腹腔脏器的情况。根据影像检查结果确定是否需要腹腔穿刺。

【难度】中

提问2：血生化结果提示淀粉酶876U/L。腹部B超提示胰腺周围肿胀、边缘模糊不清，未见腹腔游离液。应考虑的诊断是

A. 胰腺损伤　B. 十二指肠损伤
C. 肝破裂　D. 脾破裂
E. 结肠破裂　F. 小肠破裂
G. 腹膜后血肿

【答案】ABG

【解析】淀粉酶升高、胰周有改变，考虑胰腺、十二指肠损伤及腹膜后血肿存在可能。

【难度】中

提问3：如果腹部CT提示胰腺颈部断裂。下一步治疗方法为

A. 抗感染、抑酸、抑酶等
B. 急诊行剖腹探查术
C. 行胰十二指肠切除术
D. B超引导下置管引流术
E. 胰头松动置管引流术
F. 大网膜填塞
G. 空肠造瘘

【答案】ABEG

【解析】胰腺损伤死亡率较高。一旦明确需积极探查。受伤早期可能有机会行胰十二指肠切除，但此病例受伤超过48小时，周围组织水肿粘连较重，行胰十二指肠切除术风险较大。最适宜的手术方式为胰头松动置管引流，保证胰液引流通畅，防止在腹腔内积聚继发感染。而大网膜填塞或B超引导下置管引流术都可能会导致引流不畅，导致腹腔内胰液积聚。

【难度】难

提问4：术后第7天，患者出现发热，体温38.6℃。查体：心率110次/min，血压110/70mmHg，氧饱和度96%。腹腔引流管固定、通畅，查引流液淀粉酶13 562U/L。复查腹部CT可见胰腺周围包裹性积液，密度不均。患者已有和可能出现的并发症为

A. 肺部感染
B. 胰腺假性囊肿
C. 腹腔脓肿
D. 坏死性胰腺炎
E. 迟发性胰腺出血
F. 内分泌功能不足
G. 切口感染

【答案】ABCDE

【解析】胰腺损伤的术后并发症发生率为20%~40%。常见的术后并发症是伤口感染、腹腔脓肿和肺部感染。而胰腺损伤所致的并发症中，10%的病例将发生胰瘘、假性胰腺囊肿、胰腺脓肿、坏死性胰腺炎、迟发性胰腺出血和内、外分泌功能不足。

【难度】难

案例二 女性，42岁，腹部外伤4小时，感上腹部及腰痛明显，并伴恶心。查体：体温36.8℃，心率110次/min，呼吸24次/min，血压80/50mmHg。右上腹略膨，腹膜刺激征(±)，肠鸣音3~4次/min。

提问1：你作为急诊接诊医师，为明确诊断和处理，需进一步选择的检查有

A. 血常规、血型、生化等化验
B. 床旁B超

C. 床旁心电图
D. 尿常规
E. 诊断性腹腔穿刺
F. 腹部 CT
G. 腹部血管造影
H. 传染病筛查

【答案】ABCDEH

【解析】患者目前生命体征不平稳，尽可能减少患者的搬运，外出行腹部 CT、造影检查有风险，优先完善床旁相关检查，明确病情，纠正休克后，可进一步行腹部 CT。

【难度】难

提问 2：腹部 B 超提示：肝、脾形态正常。胰头周围模糊。右侧肾周可见积液。目前考虑可能的诊断有

A. 胰腺损伤　B. 十二指肠损伤
C. 右肾损伤　D. 腹膜后血肿
E. 肝破裂　F. 失血性休克
G. 闭合性腹部损伤

【答案】ABCDFG

【解析】腹部外伤后上腹部及腰痛，血压低，B 超显示肝、脾形态正常，胰头部模糊不清，右肾周有积液，考虑腹膜后位器官损伤。

【难度】中

提问 3：通过腹部 CT 检查，明确为十二指肠二、三段破裂，合理处理为

A. 急诊手术探查，破裂修补
B. 保守治疗
C. 空肠造瘘
D. 输注抗生素
E. 禁食水
F. 胃肠减压
G. 补充水电解质

【答案】ACDEFG

【解析】已明确为十二指肠损伤，应补液抗感染、对症处理，并及时得当的手术处理。

【难度】难

提问 4：手术行十二指肠二、三段修补并置入减压管，术后每日减压量约 2 000ml，下列术后综合治疗措施中必要的是

A. 全身营养支持，早期肠内营养
B. 质子泵抑制剂的应用
C. 生长抑素的应用
D. 水电解质平衡的纠正
E. 抗生素的应用
F. 减压管引流液经空肠营养管回输
G. 输血

【答案】ABCDEF

【解析】十二指肠损伤患者术后综合治疗包括有效的全身营养支持、水电解质及酸碱平衡的维持、抗生素的使用、质子泵抑制剂的使用及生长抑素的应用。十二指肠损伤患者，术后经造瘘管引出的液体较多，且富含电解质和酸碱成分，因此，足量的液体补充，及时纠正电解质紊乱和酸碱失衡，在综合治疗中占有重要的地位。另外，只要空肠造瘘管远端肠道没有损伤，应早期经造瘘管行肠内营养，这样更有利于保护胃肠道黏膜屏障功能，减少肠道细菌移位。休克已纠正暂无输血指征。

【难度】难

案例三　男性，25 岁，骑车摔倒时被自行车把顶伤左下胸壁。当时觉左上腹疼痛，半小时后被他人送到医院。查体：体温 36.5℃，脉搏 99 次 /min，呼吸 22 次 /min，血压 100/70mmHg。心肺未发现异常；腹平，左上腹局限性腹肌紧张，压痛（+），无反跳痛，肠鸣音 3 次 /min。

提问 1：患者在急诊室应做的紧急处理措施包括

A. 仔细询问受伤过程、既往病史
B. 全面体格检查，全身有无其他损伤
C. 建立补液通路，快速补液
D. 急诊行剖腹探查术
E. 诊断性腹腔穿刺
F. 腹部超声检查
G. 留置胃管

【答案】ABCEF

【解析】左上腹部外伤应注意有无脾破裂或肠道损伤，重点应围绕这一线索进行检查和处理。

【难度】中

提问 2：经血常规化验检查示：血红蛋白 100g/L。腹腔穿刺抽出不凝固血。此患者的有可能的诊断是

A. 胃破裂　B. 脾破裂
C. 结肠破裂　D. 肝破裂
E. 肠系膜破裂　F. 十二指肠破裂
G. 左肾破裂

【答案】BE

【解析】腹腔穿刺为不凝血，考虑实质脏器破裂或系膜血管破裂可能，但受伤部位为左上腹，不考虑肝破裂。

【难度】中

提问 3：为进一步明确诊断，可行的检查包括

A. 磁共振　B. 全消化道造影

C. 腹部 B 超　　D. 腹部 CT
E. 胶囊内镜　　F. 胃镜
G. PETCT

【答案】CD

【解析】腹腔穿刺为不凝血，考虑实质脏器破裂或系膜血管破裂可能。B 超可明确肝脾形态及回声是否均匀。腹部 CT 可以更全面地了解系膜血管的情况。

【难度】中

提问 4：患者在检查过程中，出现血压下降，大汗、烦躁、脉搏快，应行的进一步治疗措施包括

A. 快速输液抗休克
B. 完善术前准备，备血
C. 剖腹探查术
D. 血管造影、脾动脉栓塞
E. 严密监护下继续保守治疗
F. 胃次全切除术
G. 向患者家属充分交代病情，签署知情同意书

【答案】ABCDG

【解析】患者血压下降出现休克，考虑腹腔内出血进一步增多，有危及生命可能，完善术前准备的同时，向患者家属充分交代病情，签署知情同意书，做手术或动脉造影栓塞止血。

【难度】中

案例四：男性，36 岁，上腹部闷痛，平卧时上腹部明显隆起，餐后经常呕吐 4 天入院。3 个月前上腹部有被方向盘撞伤史。查体：T 38.5℃，左上腹膨隆，可触及肿块，压痛，边界不清，直径约 8cm，搏动征(±)，移动性浊音阴性，肠鸣音 3 次 /min。

提问 1：为明确诊断，需行的辅助检查包括

A. 腹部 B 超　　B. 腹部 X 线检查
C. 血管造影　　D. 胃镜
E. 腹腔穿刺　　F. 腹部 CT
G. 血尿淀粉酶

【答案】AFG

【解析】上腹部肿物，通过 B 超及腹部 CT 可初步判断肿物性质及来源，血尿淀粉酶对胰腺炎诊断有帮助。

【难度】中

提问 2：该患者有可能的诊断是

A. 肝包膜下血肿
B. 胰腺脓肿
C. 脾包膜下血肿
D. 胰腺假性囊肿
E. 腹主动脉瘤
F. 急性胆囊炎
G. 急性胰腺炎
H. 胰腺癌

【答案】BD

【解析】胰腺假性囊肿多继发于急慢性胰腺炎和胰腺损伤后，由血液、胰液外渗及胰腺自身消化导致局部组织坏死崩解物等的聚积，不能吸收而形成。

【难度】中

提问 3：如诊断为胰腺假性囊肿，可选择的手术方式有

A. 腹腔镜下囊肿胃或囊肿肠吻合术
B. 胃镜下内引流术
C. 肿物切除术
D. 保守治疗
E. B 超引导下穿刺抽液置管术
F. 胆囊切除术
G. 胰体尾切除术

【答案】ABE

【解析】胰腺假性囊肿手术主要方法分为内引流及外引流两种。外引流主要是超声引导穿刺置管。内引流包括胃镜下囊肿胃引流或腹腔镜下囊肿胃或囊肿肠吻合术。

【难度】难

提问 4：该肿物若未及时治疗可能出现的并发症是

A. 继发感染
B. 囊内出血
C. 梗阻性黄疸
D. 腹腔积液形成
E. 区域性门静脉高压
F. 囊肿破裂
G. 胰腺癌

【答案】ABCDEF

【解析】胰腺假性囊肿可能出现的并发症包括继发感染、囊内出血、囊肿破裂、腹腔积液、压迫胆道致黄疸、压迫脾静脉引起区域性门静脉高压。

【难度】中

（靳威　孙海涛）

第七章 急腹症

【A1 型题】

1. 最容易导致感染中毒性休克的急腹症是
   A. 急性胆囊炎　B. 急性胃穿孔
   C. 急性肠梗阻　D. 急性胰腺炎
   E. 急性胆管炎

【答案】E

【解析】急性胆管炎发热出现早，且并发胆道高压，加重后常并发感染中毒性休克。

【难度】中

2. 直肠指诊如发现膀胱直肠凹陷或子宫直肠凹陷有触痛及波动，最有可能提示
   A. 急性输卵管妊娠　B. 急性阑尾炎
   C. 盆腔脓肿　D. 直肠肿瘤
   E. 急性肠梗阻

【答案】C

【解析】直肠指诊如发现膀胱直肠凹陷或子宫直肠凹陷有触痛及波动，常见于胃-十二指肠穿孔盆腔积液时，盆腔位的阑尾炎或盆腔脓肿。

【难度】中

3. 急性肠系膜动脉栓塞，最有可能继发于
   A. 腹腔感染　B. 肝硬化
   C. 动脉硬化　D. 心脏瓣膜病
   E. 手术损伤

【答案】D

【解析】急性肠系膜动脉栓塞，栓子多来自心脏，而静脉血栓常继发于感染和肝硬化。

【难度】中

4. 下列急腹症中腹肌紧张最为明显的是
   A. 胆囊穿孔　B. 肝破裂
   C. 脾破裂　D. 阑尾穿孔
   E. 小肠破裂

【答案】A

【解析】急腹症中腹肌紧张最为明显的是化学性腹膜炎，如胃酸、胆汁，其次是细菌性，血性腹膜炎时较轻。

【难度】中

5. 2006 年世界腹腔间隔室综合征（ACS）协会将腹腔内压力升高并稳定大于多少，能定义为 ACS
   A. 10mmHg　B. 20mmHg
   C. 30mmHg　D. 40mmHg
   E. 60mmHg

【答案】B

【解析】腹腔间隔室综合征（ACS）的数值定义。

【难度】易

6. 关于腹膜的描述正确的是
   A. 面积几乎与体表面积相等
   B. 膈面腹膜吸收能力弱于盆腔
   C. 腹膜炎患者严禁采用半坐位
   D. 腹膜腔与外界不相通
   E. 壁腹膜和脏腹膜均主要受自主神经支配

【答案】A

【解析】腹膜的解剖生理。

【难度】中

7. 可产生继发性腹膜炎的是
   A. 肝硬化腹水并发感染
   B. 慢性肾病
   C. 肺炎
   D. 淋病
   E. 重症急性胰腺炎

【答案】E

【解析】肝硬化腹腔积液、慢性肾病、肺炎、生殖泌尿道等产生的是原发性腹膜炎，腹腔内空腔器官炎症病变加重穿孔可导致继发性腹膜炎。

【难度】中

8. 急腹症进行相应手术时，通常可考虑**不放置**引流管的是
   A. 饱食后胃穿孔
   B. 十二指肠修补
   C. 结肠一期切除吻合口
   D. 化脓性阑尾炎
   E. 急性坏死性胰腺炎

【答案】D
【解析】饱食后胃穿孔属于手术部位污染重，十二指肠修补和结肠一期切除吻合都属于已发生漏的可能，急性坏死性胰腺炎属于坏死物质难以清除干净。均需放置引流。
【难度】难

9. Reynolds 五联症比 Charcot 三联征多的项是
   A. 黄疸加重　B. 寒战发热
   C. 疼痛无缓解期　D. 低血压
   E. 心率增快

【答案】D
【解析】Reynolds 五联症比 Charcot 三联征多在低血压和神志改变。
【难度】中

10. 下列属于阿米巴肝脓肿特点的是
   A. 起病急骤
   B. 肝大明显
   C. 脓肿常较小
   D. 中性粒细胞计数明显增加
   E. 黄白色脓液

【答案】B
【解析】阿米巴肝脓肿往往肝大显著，肝表面可见局限性隆起。
【难度】中

11. 胆总管切开取石 T 管引流术后，可以经 T 管窦道行胆道镜取石的时间为术后
   A. 2 周　B. 4 周　C. 6 周
   D. 8 周　E. 半年

【答案】C
【解析】术后 6 周窦道形成牢靠，不易破裂。
【难度】中

12. 急性胰腺炎发病后，早期治疗的最重要环节是
   A. 全身抗感染
   B. 抑制胰酶分泌
   C. 补充血钙
   D. 穿刺引流胰周积液
   E. 液体复苏

【答案】E
【解析】急性胰腺炎发病早期治疗原则最重要的是液体复苏，水电解质平衡，脏器功能支持。
【难度】中

13. 腹部开放性损伤最常选用的手术切口是
   A. 右上经腹直肌切口
   B. 通过开放伤口扩大
   C. 左上经腹直肌切口
   D. 正中切口
   E. 右侧旁正中切口

【答案】D
【解析】腹部开放性损伤最常用的手术切口是正中切口，进腹迅速，出血少，还可根据需要上下延长。
【难度】中

14. 腹部损伤没有大出血或确定性脏器官损伤，手术探查一般从哪个部位开始
   A. 结肠　B. 胃　C. 肝脾
   D. 大网膜　E. 小肠

【答案】C
【解析】腹部损伤没有大出血或确定性的损伤部位，探查一般从肝、脾开始，其次是胃、十二指肠、小肠、大肠、肠系膜、盆腔脏器、胃后壁、胰腺。
【难度】中

15. 确诊为小肠破裂，手术方式可以采用单纯修补的是
   A. 小肠破裂口平行于肠管的长轴
   B. 小肠管短距离内多处破裂
   C. 肠系膜内有大血肿
   D. 肠系膜血管损伤影响肠壁血供
   E. 裂口边缘肠壁组织挫伤严重

【答案】A
【解析】小肠破裂口平行于肠管的长轴并非单纯修补禁忌，只要采用横缝，即可不至将肠管缝窄。其余几项均为切除指征。
【难度】中

16. 胃、十二指肠溃疡穿孔患者立位腹部 X 线检查有膈下游离气的比例为
   A. 20%　B. 40%　C. 60%
   D. 80%　E. 100%

【答案】D
【解析】胃、十二指肠溃疡穿孔立位腹部 X 线检查有膈下游离气的比例为 80%，并非 100%。
【难度】易

17. 腹腔穿刺抽不出液体，通常表明腹腔内液体量少于
   A. 50ml　B. 100ml　C. 150ml

D. 200ml　　E. 300ml

【答案】B

【解析】腹腔内液体少于 100ml 时，腹腔穿刺往往抽不出液体。

【难度】易

18. 下列属于闭袢性梗阻的是

A. 高位小肠肿瘤性梗阻

B. 良性十二指肠瘀滞

C. 横结肠肿瘤性梗阻

D. 幽门梗阻

E. 低位小肠肠道粪石梗阻

【答案】C

【解析】结肠梗阻由于有回盲瓣，肠内容物只能从小肠进入结肠，而不能反流，故又称闭袢性梗阻。

【难度】易

19. 钡灌肠易呈现“鸟嘴样”的是

A. 肠套叠　　B. 小肠内疝

C. 嵌顿性股疝　　D. 乙状结肠扭转

E. 肠系膜血管栓塞

【答案】D

【解析】乙状结肠扭转后，钡剂灌肠 X 线检查见扭转部位钡剂受阻，钡影尖端呈“鸟嘴样”。

【难度】易

20. 叩诊移动性浊音出现阳性，表明腹内液体量至少超过

A. 100ml　　B. 200ml　　C. 500ml

D. 1 000ml　　E. 2 000ml

【答案】C

【解析】腹内液体超过 500ml 时，移动性浊音体征可以阳性。

【难度】易

21. 胆总管的内径正常为

A. 0.2~0.4cm　　B. 0.4~0.6cm

C. 0.6~0.8cm　　D. 0.8~1.0cm

E. 1.0~1.2cm

【答案】C

【解析】胆总管的内径正常为 0.6~0.8cm。

【难度】中

22. 当发生梗阻性黄疸时，肝脏停止分泌胆汁，说明胆道内压超过了

A. $15cmH_2O$　　B. $20cmH_2O$

C. $25cmH_2O$　　D. $30cmH_2O$

E. $35cmH_2O$

【答案】D

【难度】中

23. 胆总管切开取石 +T 管引流术后，可以考虑拔除 T 管的时间是

A. 术后 1 天　　B. 术后 1 周

C. 术后 2 周　　D. 术后 4 周

E. 术后 6 周

【答案】C

【解析】行胆道探查 +T 管引流术后 2 周，如果患者黄疸消退，胆汁清洁，可行 T 管造影，继而抬管、闭管，无异常拔除 T 管。

【难度】易

24. 急性梗阻性化脓性胆管炎的英文缩写是

A. ACST　　B. PSC　　C. PTCD

D. AOSC　　E. ERCP

【答案】D

【解析】急性梗阻性化脓性胆管炎的英文缩写是 acute obstructive suppurative cholangitis，AOSC。

【难度】易

25. 急性胰腺炎肚脐周围皮肤出现青紫色，此体征的英文缩写是

A. Grey-Turner　　B. Cullen

C. Murphy　　D. Charcot

E. Renolds

【答案】B

【解析】急性胰腺炎肚脐周围皮肤出现青紫色，此体征为 Cullen 征，是胰液外溢至皮下组织，溶解皮下脂肪形成的。

【难度】中

26. 上消化道大出血引起休克和体征，出血量至少在全身总血量的

A. 10%　　B. 20%　　C. 30%

D. 40%　　E. 50%

【答案】B

【解析】上消化道大出血引起休克和体征，出血量至少在全身总血量的 20%，即 800~1 200ml。

【难度】易

27. 最易和阑尾炎混淆的泌尿系统结石是

A. 肾结石　　B. 上段输尿管结石

C. 中段输尿管结石　　D. 下段输尿管结石

E. 尿道结石

【答案】C

【解析】最易和阑尾炎混淆的泌尿系统结石是中段输尿管结石，其发生绞痛位于中下腹部。

【难度】易

28. 急性下腹部外伤行导尿，基本上可以排除膀胱破裂的判断标准是引流出清亮尿液量大于

A. 100ml B. 200ml C. 300ml
D. 400ml E. 500ml

【答案】C

【解析】急性下腹部外伤，导尿管插入膀胱后，如引流出300ml以上的清亮尿液，基本上可以排除膀胱破裂。

【难度】中

29. 最常发生腹壁切口疝的切口是
A. 旁正中切口
B. 正中切口
C. 下腹部经腹直肌切口
D. 上腹部经腹直肌切口
E. 腹股沟切口

【答案】C

【解析】下腹部经腹直肌切口由于腹直肌后鞘不完整，最常发生腹壁切口疝。

【难度】中

30. 嵌顿的股疝最常用的传统手术方式是
A. Bassini B. Halsted
C. Shouldice D. 无张力补片法
E. McVay

【答案】E

【解析】嵌顿的股疝最常用的传统手术方式是McVay，既能加强腹股沟管后壁，又能封闭股环。

【难度】中

【A2型题】

1. 男性，55岁，突发上腹部剧痛，不敢大口呼吸3小时。既往有间断上腹隐痛5年。体检：急性痛苦面容，全腹压痛明显、肌紧张，反跳痛。血白细胞计数$15\times10^9/L$，中性粒细胞百分比80%，为明确诊断首选的检查是
A. 立位腹部X线检查
B. 腹部CT
C. 腹部B超
D. 急查血尿、淀粉酶
E. 口服胆系造影

【答案】A

【解析】考虑上消化道溃疡并发穿孔。

【难度】易

2. 女性，25岁，晨起时突然发生右下腹剧痛，伴腰部酸胀1小时，以往有类似发作，往往自行迅速缓解，此次较长时间未缓解。查体：右下腹压痛位置较深，无反跳痛。血常规：白细胞计数$8.0\times10^9/L$，尿镜检：红细胞(+++)，白细胞0~4/HP，首先考虑的诊断为
A. 急性肠套叠 B. 梅克尔憩室炎
C. 宫外孕 D. 急性阑尾炎
E. 右侧输尿管结石

【答案】E

【难度】易

3. 男性，25岁，右下腹痛伴发热2周，未诊治。查体：T 38.6℃，右下腹饱满，似可触及大小约7cm包块，边界不清，有压痛。化验：血白细胞$7.8\times10^9/L$。B超：右下腹6cm×5cm不均质低回声包块，首先考虑其诊断为
A. 阑尾周围脓肿 B. 升结肠癌
C. 结肠憩室炎 D. 结肠淋巴瘤
E. 肠间隙脓肿

【答案】A

【解析】男性，年轻，腹痛伴发热，体检右下腹压痛包块，首先考虑阑尾周围脓肿，不考虑肿瘤。

【难度】中

4. 男性，53岁，酒后驾车车祸，上腹部被方向盘撞伤8小时入院。查体：全腹压痛，移动性浊音(+)，腹腔穿刺抽出不凝血性液体。胃管引出液外观无血。腹部B超肝脾未见异常。首先应考虑的是
A. 胃破裂 B. 胰腺损伤
C. 肝破裂 D. 脾破裂
E. 肠破裂

【答案】B

【解析】车祸后腹腔内有出血，上腹部被方向盘撞伤，伤及胰腺的可能性很大，而腹部B超对肝脾有否破裂诊断价值高。

【难度】中

5. 女性，75岁，剑突下疼痛伴寒战、高热8小时。既往胆囊结石病史。查体：T 40℃，P 102次/min，R 24次/min，BP 130/80mmHg，巩膜黄染，腹平，剑突下压痛。血白细胞计数$25\times10^9/L$，总胆红素120μmmol/L。首先考虑的诊断为
A. 急性心肌梗死
B. 急性肺炎
C. 急性梗阻性化脓性胆管炎
D. 急性胰腺炎
E. 急性结石性胆囊炎

【答案】C

【解析】腹痛、发热、黄疸是胆道梗阻感染的临床特

点，因此，选急性梗阻性化脓性胆管炎。

【难度】易

6. 女性，75岁，突发中腹部剧痛伴呕吐2小时就诊。既往多年房颤病史。查体：体温36.5℃，脉搏96次/min，痛苦面容，全腹轻度压痛，无反跳痛、肌紧张，移动性浊音(–)，肠鸣音4次/min。血常规：血红蛋白110g/L，白细胞计数13×10^9/L。该患者最可能的诊断是

A. 急性肠系膜上动脉栓塞

B. 急性消化道穿孔

C. 急性心肌梗死

D. 急性坏死性肠炎

E. 急性肠梗阻

【答案】A

【解析】腹痛症状重，查体体征轻为急性肠系膜上动脉栓塞的特点，且易发生在房颤患者。

【难度】中

7. 男性，72岁，饮酒后上腹剧痛，并向腰部放射8小时，频繁呕吐。查体：T 37℃，P 112次/min，R 24次/min，BP 80/40mmHg，腹部稍膨隆，全腹压痛，左上腹部为主，移动性浊音(+)，肠鸣音消失。血化验：血糖19.7mmol/L，血钙1.4mmol/L，血白细胞计数23×10^9/L。诊断最可能为

A. 急性胃炎

B. 急性胆囊炎

C. 上消化道穿孔

D. 急性坏死性胰腺炎

E. 急性水肿性胰腺炎

【答案】D

【解析】重症急性坏死性胰腺炎常出现休克，体征重；血糖、血钙严重异常。

【难度】难

8. 女性，75岁，突然出现中腹部绞痛，疼痛有缓解间歇，但很快又发生剧烈绞痛，伴恶心，未吐，无发热。既往有心脏病房颤史。查体：血压130/80mmHg，全腹压痛较轻，无反跳痛，无肌紧张，移动性浊音(–)，肠鸣音3次/min。血常规白细胞计数8.0×10^9/L。为明确诊断，下列最价值的检查是

A. 心电图检查

B. 肠系膜上动脉造影

C. 立位腹部X线检查

D. 腹部MRI

E. 腹部彩超

【答案】B

【解析】该患者考虑肠系膜上动脉栓塞，肠系膜上动脉造影是确定诊断的最佳检查。

【难度】难

9. 男性，35岁，右上腹持续性疼痛2天，饮食正常，排气排便无异常，伴咳嗽、咳痰。体温39.8℃，右上腹轻压痛，无肌紧张，无反跳痛，右下胸部闻及少量湿啰音。血白细胞计数20.5×10^9/L，其诊断最可能的是

A. 急性胆囊炎

B. 急性肝炎

C. 急性泌尿系统结石伴感染

D. 右下肺炎

E. 急性肠梗阻

【答案】D

【解析】腹部疼痛有时可能来自肺部感染，尤其是下肺，其余病变可根据症状、体征逐一排除。

【难度】难

10. 女性，23岁，快递员，平素饮食极不规律。无诱因突发上腹疼痛，刀割样，迅速蔓延全腹3小时。查体：急性病面容，全腹有腹膜刺激征，最可能诊断为

A. 上消化道溃疡穿孔

B. 急性胰腺炎

C. 急性胃炎

D. 急性肠坏死

E. 宫外孕

【答案】A

【解析】上腹刀割样疼痛，迅速蔓延全腹，迅速形成板状腹，都是首先应该考虑消化道穿孔的依据。

【难度】中

11. 男性，66岁，进餐后出现上腹痛，向右背部放射，伴恶心、呕吐，有排气8小时。查体：皮肤巩膜无黄染，T 38.5℃，P 90次/min，BP 120/70mmHg。患者最可能出现的典型腹部体征是

A. 腹部高度膨隆

B. 左腰部皮肤出现灰紫斑

C. 板状腹

D. 肠鸣音消失

E. 墨菲征阳性

【答案】E

【解析】胆囊炎的可能性最大，典型体征是墨菲征阳性。

【难度】中

12. 男性，71岁，饭后突发上腹部剧烈绞痛2小时入院，无发热，有少量排气，既往风湿性心脏病史。查体：T 36.5℃，P 90次/min，BP 120/70mmHg，皮肤巩膜无黄染，仅上腹部轻压痛，无反跳痛、肌紧张。无肠鸣音亢进。目前该患最恰当的处理方案是

A. 抗感染、镇痛、解痉

B. 灌肠治疗

C. ERCP治疗

D. 立即剖腹探查

E. 短期解痉后，如不缓解及时剖腹探查

【答案】E

【解析】肠系膜动脉栓塞的可能性很大，虽然体征不典型，但疼痛剧烈，一旦体征加重，应及时手术。

【难度】中

13. 男性，87岁，左下腹阵发性疼痛5天，半天前逐渐变为持续性疼痛，无呕吐，未排气。全腹膨隆，左下腹可触及一包块，触痛明显，肠鸣音1次/min。血白细胞计数 1.8×10^9/L，中性粒细胞百分比90%，下一步处理宜选择的是

A. 胃肠减压，禁食水，暂保守治疗

B. 肥皂水灌肠，肛管排气

C. 行肠镜检查，除外结肠肿瘤

D. 消炎解痉挛，暂时观察病情变化

E. 积极开腹探查

【答案】E

【解析】患者肠梗阻表现，且向绞窄性梗阻发展，应及时手术探查。

【难度】难

14. 男性，9岁，突发性上腹疼痛1小时，伴呕吐。自农村来院就诊途中突然不痛，但到医院后再次发生剧痛。查体：巩膜轻度黄染，腹软，中上腹有轻度压痛，无反跳痛，首先考虑的诊断为

A. 胆石症　　B. 胃溃疡穿孔

C. 急性胃肠炎　　D. 胆道蛔虫症

E. 急性肠梗阻

【答案】D

【解析】胆道蛔虫症的特点为疼痛突发突止，体征轻，疼痛时间与间期较短。

【难度】难

15. 男性，29岁，突发性右下腹疼痛8小时，伴发热，无腹胀、腹泻。查体：T 38.5℃，腹软，右下腹偏内侧有压痛，轻反跳痛，肠鸣音3次/min。开腹探查后发现阑尾无明显炎症，下一步需重点排除的是有无

A. 输尿管结石　　B. 梅克尔憩室炎

C. 肠道肿瘤　　D. 肠系膜淋巴结炎

E. 胃溃疡穿孔

【答案】B

【解析】梅克尔憩室炎好发于末段回肠，特点为右下腹疼痛，体征似阑尾炎，开腹探查后发现阑尾无明显炎症，下一步需重点检查排除。

【难度】难

16. 女性，23岁，孕28周。右中腹部疼痛10小时，恶心、未吐。查体：痛苦面容，T 39℃，P 100次/min，BP 120/70mmHg，右中腹压痛（+），肌紧张（+）。血白细胞计数 13×10^9/L，中性粒细胞百分比90%。考虑急性阑尾炎，正确的处理是

A. B超检查了解阑尾的情况

B. 腹腔穿刺了解有无脓液

C. 输液抗感染保守治疗

D. 予以止痛对症处理

E. 积极手术阑尾切除

【答案】E

【解析】妊娠阑尾炎的特点为右中腹疼痛，压痛等体征偏上，应积极手术，尤其是炎症较重的孕妇。

【难度】中

17. 男性，88岁，右下腹部疼痛3天，恶心、未吐。既往高血压病、冠心病、糖尿病病史，服用抗凝药物较长时间。查体：T 37.5℃，BP 100/60mmHg，P 120次/min，腹平，右麦氏点压痛不明显。白细胞计数 3.8×10^9/L，中性粒细胞百分比95%。腹部B超：阑尾大，周边中等量渗出。下列最正确的是

A. 应积极手术

B. 手术禁忌

C. 保守抗感染治疗，根据效果决定下一步治疗

D. 腹腔穿刺置管引流

E. 对症处理，腹部中药外敷

【答案】A

【解析】老年阑尾炎的特点症状体征都不明显，一旦诊断应积极手术，尤其是炎症较重的情况。

【难度】中

18. 女性，28 岁，下腹部间断性疼痛 3 个月，加重 1 天，恶心、未吐，有轻度腹泻，近 3 个月体重减轻。查体：T 37.5℃，P 120 次 /min，BP 100/60mmHg，腹软，右下腹麦氏点轻压痛，未触及包块。下列最可能的诊断是
A. 肠梗阻　B. 急性阑尾炎
C. 梅克尔憩室炎　D. 溃疡性结肠炎
E. 克罗恩病
【答案】E
【解析】克罗恩病的特点是下腹痛伴腹泻，与阑尾炎类似，但发病缓慢，需要进一步检查仔细鉴别。
【难度】难

19. 男性，88 岁，老年痴呆症。家属代述，患者腹部突发疼痛 5 小时，未排便排气，恶心呕吐胃内容物 2 次。查体：全腹膨隆，轻度反跳痛，肠鸣音弱，右腹股沟区有一 10cm×7cm 的包块，向阴囊延伸，轻触痛，家属诉平日此包块可于平卧位消失。其诊断是
A. 急性肠梗阻　B. 腹股沟嵌顿疝
C. 盲肠癌并肠梗阻　D. 腹股沟难复疝
E. 腹股沟淋巴结炎
【答案】B
【解析】腹股沟疝嵌顿，如时间超过 6~8 小时就易出现绞窄，本例虽有肠鸣音弱，疝块轻触痛，尚不考虑有绞窄。
【难度】中

20. 男性，3 岁，突发哭闹不安，手捂腹部，呕吐，排便一次，大便性状如果酱样。此情况已经持续 3 天。查体：脐右上方扪及包块，触痛明显，而右下腹空虚。下列最适当的处理是
A. 手法按揉复位　B. 空气灌肠
C. 氧气灌肠　D. 钡剂灌肠
E. 手术探查
【答案】E
【解析】腹痛、呕吐、腹部包块是小儿肠套叠三联征，最常于脐右上方扪及包块，而右下腹空虚。病期超过 48 小时，考虑手术探查。
【难度】难

21. 男性，21 岁，下腹痛 3 天，伴发热，恶心、未吐，未去医院就诊。腹痛逐渐加重，出现寒战高热。查体：神志淡漠，体温达 40℃，巩膜轻度黄染。腹肌紧张，压痛明显，以右下腹明显，反跳痛(+)。目前诊断最可能是
A. 急性胆囊炎　B. 急性阑尾炎
C. 急性胆管炎　D. 细菌性肝脓肿
E. 急性胰腺炎
【答案】B
【解析】当急性阑尾炎并发门静脉炎时，可出现黄疸。
【难度】中

22. 女性，32 岁，阑尾炎就诊不及时，形成阑尾周围脓肿 4 天。B 超引导下穿刺引流后，腹痛消失，体温正常，饮食、排便恢复正常，出院。为预防复发，下一步的治疗为
A. 3 个月后盲部切除术
B. 2 周后阑尾切除术
C. 3 个月后右半结肠切除术
D. 3 个月后阑尾切除术
E. 不必再手术，保守控制复发即可
【答案】D
【解析】阑尾周围脓肿，B 超引导下穿刺引流，非手术治疗后复发率很高，因此，常规在 3 个月后行阑尾切除术，如时间过短，炎症未消退增加手术并发症的风险。
【难度】中

23. 男性，9 岁，全腹轻度疼痛 4 天，伴发热达 38℃，有恶心未吐，不思饮食。期间有排气，但觉腹胀。查体：全腹轻压痛，但无明确相对较重的压痛点，无肌紧张。1 周前有“感冒”病史。血化验：白细胞计数 2.0×10^9/L，中性粒细胞百分比 90%。考虑腹腔感染，其最可能的病原微生物为
A. 大肠埃希菌　B. 葡萄球菌
C. 溶血性链球菌　D. 流感病毒
E. 淋病奈瑟菌
【答案】C
【解析】原发性腹膜炎，血行播散儿童多发，病原微生物常为肺炎双球菌和溶血性链球菌。
【难度】难

24. 男性，76 岁，右腹股沟可复性包块 5 年。突然出现包块不能回纳 12 小时，局部出现持续性痛。查体：右侧腹沟沟区包块为 8cm×4cm，张力较高，压痛明显，全腹轻度肌紧张，有压痛和反跳痛，腹腔穿刺穿出少量暗红液，有腐臭。外科手术最合理的处理方式为
A. Bassini 修补术　B. Halsted 修补术
C. 无张力疝修补术　D. 疝环松解术
E. 腹部探查肠切除术

【答案】E
【解析】诊断腹股沟绞窄疝，肠坏死，需腹部探查坏死肠管切除肠吻合术，不宜进行疝的修补手术。
【难度】中

25. 男性，20 岁，打工人员，上腹有灼热感 3 年，突发上腹部剧痛，不敢腹式呼吸 4 小时。体检：全腹压痛，伴反跳痛及肌紧张，尤以上腹部压痛最明显移动性浊音（+），血白细胞 15×10^9/L，中性 80%，为明确诊断首选检查为

A. 腹部 B 超
B. 钡餐造影
C. 腹部 CT
D. 立位腹部 X 线检查
E. MRCP

【答案】D
【解析】考虑上消化道穿孔可能性最大，立位腹部 X 线检查可快速帮助确认有无膈下游离气体，有直接诊断价值。
【难度】易

26. 男性，71 岁，突然出现剧烈腹痛，伴有呕吐 2 小时就诊，尚未明确诊断，下列措施中**错误**的是

A. 给予强效镇痛剂　B. 禁食水
C. 监测生命体征　D. 补液
E. 给予胃肠减压

【答案】A
【解析】未明确诊断的腹痛，不宜给予止痛剂，因可影响病情的观察，所以给予强效镇痛剂是错误的。
【难度】中

27. 男性，32 岁，脾破裂，脾切除术后 7 天，体温渐升，左下胸壁轻度水肿，压痛。立位腹部 X 线片见左膈肌影模糊，首先考虑的是

A. 脓胸　B. 膈下脓肿
C. 肠间脓肿　D. 左胸壁感染
E. 左下肺脓肿

【答案】B
【解析】上腹部手术后体温升高，左下胸壁局部轻度水肿，考虑存在感染灶。左膈肌影模糊，考虑炎性水肿，综合考虑膈下脓肿。
【难度】中

28. 女性，34 岁，阵发性腹痛 3 天，伴有恶心、呕吐。发病以来，肛门未排气排便。3 年前因胆囊结石行胆囊切除术。查体：P 120 次/min，BP 90/60mmHg，腹饱满，右侧腹部较对侧膨隆，有压痛，反跳痛及肌紧张，移动性浊音（+）。右下腹腔穿刺抽出少量暗红色液体，最可能的诊断是

A. 急性阑尾炎穿孔，腹膜炎
B. 宫外孕，输卵管妊娠破裂
C. 绞窄性肠梗阻，肠坏死
D. 卵巢囊肿蒂扭转
E. 胃、十二指肠溃疡急性穿孔

【答案】C
【解析】患者突发腹痛腹胀，伴停止排气排便，有胆囊切除手术史考虑粘连性肠梗阻。有休克，腹膜炎体征，腹部不对称隆起，腹穿抽出血性液体，提示肠坏死可能，应考虑绞窄性肠梗阻。
【难度】难

29. 男性，30 岁，胸腹联合伤，第 9、10 肋骨闭合性骨折，肝破裂。体检：P 110 次/min，BP 92/70mmHg，神志淡漠，两肺呼吸正常，腹部稍隆，肌紧张，压痛反跳痛，Hb 80g/L，最适当的治疗是

A. 吸氧，止痛，输血，观察病情
B. 抗休克，待病情好转后手术
C. 抗休克 2~3 小时，如不好转，再转手术
D. 肋骨骨折处封闭，及橡皮膏固定后再手术
E. 抗休克同时开腹手术

【答案】E
【解析】外伤后肝破裂，心率快、血压低、血红蛋白下降，考虑存在失血性休克，需积极抗休克治疗，同时急诊手术止血。
【难度】中

30. 男性，30 岁，突然大量呕血，量约 1 200ml，烦躁，面色苍白，四肢冰凉，体检：P 116 次/min，BP 90/60mmHg，脾肋下 3cm，血白细胞计数 2×10^9/L，血小板计数 50×10^9/L。最大可能的诊断是

A. 十二指肠溃疡出血
B. 食管静脉曲张破裂出血
C. 胆道感染出血
D. 胃癌出血
E. 空肠上段血管瘤出血

【答案】B
【解析】突发上消化道出血，量较大，考虑食管静脉曲张出血，同时脾大、白细胞、血小板减少，提示并发脾功能亢进，佐证门静脉高压症。
【难度】中

31. 男性,58岁,大便不规律,多为稀便,有时带脓血,伴腹胀,腹痛3个月。腹痛呈阵发性,每次持续时间较短,近一周来,排少量稀便,且腹胀明显。查体:一般情况尚可。腹胀,于左侧腹可触及包块,无明显压痛,叩为鼓音,移动性浊音(-),肠鸣音活跃,引起患者症状最可能的原因是

A. 蛔虫性肠梗阻　B. 肠系膜血管血栓
C. 肠扭转　D. 结肠癌
E. 粪石

【答案】D

【解析】近期大便不规律,伴脓血便,左侧腹包块,伴不全肠梗阻,考虑结肠肿瘤可能。

【难度】中

32. 男性,18岁,右侧腹股沟可复性肿物10年,不能还纳伴腹痛2小时,且伴有恶心、呕吐和停止排气排便。查体:腹胀,可见肠型,无压痛和反跳痛,右侧腹股沟梨形肿物,延伸至阴囊内,局部有压痛,透光试验阴性。首先考虑的诊断为

A. 右侧嵌顿疝　B. 右侧绞窄疝
C. 右侧滑动性疝　D. 右侧 Richter 疝
E. 右侧难复疝

【答案】A

【解析】右侧腹股沟可还纳肿物10年,透光试验阴性,考虑腹股沟斜疝。目前不能还纳,伴腹痛、停止排气排便,考虑嵌顿疝,肠梗阻。腹部无腹膜炎体征,暂不考虑绞窄疝。

【难度】中

33. 男性,20岁,上腹疼痛20天,加重2小时,急诊入院,既往患胃病史。查体:全腹压痛,反跳痛,呈板状腹,肝浊音界缩小,肠鸣音消失。腹腔穿刺抽黄色混液10ml,血白细胞计数18×10^9/L,中性粒细胞百分比85%,诊断为急性腹膜炎。属下列疾病可能性最大的是

A. 急性阑尾炎穿孔
B. 肝脓肿穿破
C. 胃及十二指肠溃疡穿孔
D. 肠穿孔
E. 腹腔淋巴结核穿破

【答案】C

【解析】全腹压痛、反跳痛、肌紧张,腹穿黄色混液,考虑急性弥漫性腹膜炎,肝浊音界缩小,考虑消化道穿孔。既往胃病史,考虑胃溃疡穿孔。

【难度】易

34. 男性,35岁,阑尾切除术后半年,突然阵发性腹痛,呕吐粪臭样物,停止排便排气3天。查体:腹膨隆,可见肠型,散在压痛,无反跳痛,肠鸣音亢进,可闻及气过水声。立位腹部X线片见阶梯状气液平,首先应考虑的诊断是

A. 急性胃肠炎　B. 粘连性肠梗阻
C. 肠扭转　D. 肠套叠
E. 结肠肿瘤并肠梗阻

【答案】B

【解析】患者年轻,突发腹痛、腹胀伴停止排气排便,查体见肠型,肠鸣音亢进伴气过水声,立位腹部X线片见阶梯状气液平,考虑肠梗阻,结合既往手术史,考虑梗阻原因为粘连性。

【难度】中

35. 男性,7岁,阵发性右上腹绞痛一天,痛时全身出汗,脸色苍白,伴呕吐三次。发作间歇期疼痛完全消失。体检:体温37.2℃,巩膜无黄染,肝脾未及,右上腹深部轻压痛。首先考虑的疾病是

A. 急性胆囊炎
B. 十二指肠溃疡急性发作
C. 胆总管结石
D. 胆道蛔虫症
E. 急性化脓性胆管炎

【答案】D

【解析】患儿发病特点右上腹腹痛突发突止,性质为绞痛,间歇期疼痛完全缓解,查体体征较轻,考虑为胆道蛔虫症。

【难度】中

36. 女性,32岁,转移性右下腹部疼痛5天,疼痛加重2天,伴寒战、发热。查体:全腹肌紧张,有明显压痛和反跳痛,麦氏点压痛明显,肠鸣音减弱,腹腔穿刺抽出脓性液体3ml,行细菌培养,结果回报最有可能的细菌是

A. 厌氧性类杆菌　B. 粪链球菌
C. 变形杆菌　D. 大肠埃希菌
E. 铜绿假单胞菌

【答案】D

【解析】转移性右下腹痛考虑急性阑尾炎,腹痛加重伴发热2天,有腹膜炎体征,考虑急性阑尾炎穿孔,腹腔穿刺液体细菌来源考虑为肠道,以大肠埃希菌多见。

【难度】难

37. 女性，28岁，上腹闷痛4小时，移至右中腹痛8小时，呕吐一次，疼痛持续无放射，右下腹固定压痛，有反跳痛及轻度腹肌紧张。月经未净。血常规：血红蛋白130g/L，白细胞计数12.6×10^9/L；尿红细胞(-)。最可能的诊断是

A. 右输尿管结石

B. 十二指肠球溃疡穿孔

C. 急性阑尾炎

D. 卵巢黄体破裂

E. 急性肠系膜淋巴结炎

【答案】C

【解析】患者为转移性右下腹痛，查体右下腹固定压痛，伴局限性腹膜炎体征，考虑急性阑尾炎。患者为月经中，可除外黄体破裂；尿红细胞阴性，可除外泌尿系结石。

【难度】中

38. 男性，32岁，右下胸部损伤6小时，伴上腹部痛。查体：脉率120次/min，血压90/70mmHg，上腹腹部压痛，轻度肌紧张，无反跳痛。X线检查见肝脏阴影扩大，右膈升高，最应考虑的诊断

A. 外伤性血气胸

B. 胃，十二指肠破裂大出血

C. 脾破裂

D. 肝破裂

E. 胰腺破裂，腹膜后血肿

【答案】D

【解析】外伤后出现心率快，血压低，考虑失血性休克；肝大，考虑肝破裂肝内血肿形成可能。

【难度】中

39. 男性，60岁，2天前上腹持续性胀痛，12小时后右下腹痛，阵发加剧，腹胀。近4年来常有饭前上腹灼痛，多在冬春季发作。查体：体温38℃，脉搏120次/min，血压150/90mmHg。腹稍胀，满腹有压痛，但右下腹更明显。有肌紧张及反跳痛，肝浊音界存在，肠鸣音未听到。血白细胞计数13×10^9/L，中性粒细胞百分比80%。右下腹穿刺抽得黄色混浊液2ml，镜检为脓细胞(++)。首先考虑的诊断是

A. 胃-十二指肠溃疡急性穿孔

B. 阑尾炎穿孔并弥漫性腹膜炎

C. 急性胰腺炎

D. 绞窄性肠梗阻

E. 伤寒肠穿孔

【答案】B

【解析】转移性右下腹痛，弥漫性腹膜炎体征，以右下腹为重，考虑阑尾炎穿孔。穿刺液为脓性，除外急性胰腺炎、绞窄肠梗阻、伤寒肠穿孔。

【难度】中

40. 男性，8个月，阵发性啼哭，烦躁不安，进乳后即呕吐。曾解鲜红色血便一次，发病24小时后入院。右中上腹有肌紧张和反跳痛，可触及3cm×1.5cm的压痛性肿块，首先应做的处理是

A. 空气或钡剂灌肠检查

B. 腹部按摩并应用解痉药物

C. 剖腹探查

D. 胃肠减压并服用植物油

E. 氧气驱虫

【答案】A

【解析】婴儿，血便，腹部可及痛性包块，考虑肠套叠，首选空气灌肠。

【难度】中

41. 男性，60岁，感右上腹胀痛伴消瘦，乏力2个月，2小时前突发全腹痛。有嗜酒及肝炎病史已20余年。查体：脉搏100次/min，血压82/50mmHg，腹稍胀右上腹触及包块，全腹有轻压痛及反跳痛，移动性浊音阳性，腹腔穿刺抽出不凝血液。最可能的诊断是

A. 胃癌穿孔并出血

B. 肝硬化腹腔积液继发感染

C. 肝癌破裂出血

D. 溃疡病穿孔并出血

E. 急性出血坏死性胰腺炎

【答案】C

【解析】嗜酒、肝炎病史，近期消瘦，右上腹可及包块，考虑肝癌。突发腹痛，休克，腹穿为不凝血性液，考虑失血性休克，肝癌破裂出血。

【难度】中

42. 男性，36岁，饱食后剧烈活动突发脐周围剧烈腹部绞痛2小时就诊。疼痛为持续性，阵发性加剧，呕吐频繁。查体：巩膜无黄染，腹胀不明显，脐周围可触及有压痛的扩张肠袢，肝浊音界存在，肠鸣音活跃。血白细胞计数9×10^9/L，中性粒细胞百分比85%，血淀粉酶250U(索氏)。本例诊断最可能的是

A. 溃疡病穿孔　　B. 急性胆囊炎
C. 肠扭转　　D. 急性阑尾炎
E. 急性胰腺炎

【答案】C

【解析】饱食后剧烈活动、腹部持续性绞痛、阵发性加重、可触及扩张肠袢，考虑肠扭转。肠鸣音活跃、肝浊音界存在、淀粉酶正常除外其他选项。

【难度】中

【A3/A4 型题】

（1~3 题共用题干）

男性，71 岁，无明显诱因出现右上腹胀痛 18 小时，与体位无关，伴恶心，无呕吐，无停止排气排便，无寒战发热。查体：生命体征平稳，腹平坦，上腹压痛，无反跳痛、肌紧张。肝脾肋下未触及。Murphy 征阴性。肠鸣音 4 次 /min。血化验检查：WBC 12×10^9/L，GR 89.7%，ALT 791U/L，AST 627U/L，TBil 66.3μmol/L，血淀粉酶 913U/L。

1. 为明确诊断还需选择的辅助检查是
A. 腹部超声、腹部 CT、MRCP
B. 上消化道造影、胃镜、MRCP
C. 胃镜、腹部超声、MRCP
D. 上消化道造影、胃镜、腹部超声
E. 腹部 CT、肠镜、胃镜

【答案】A

【解析】根据患者化验检查，淀粉酶升高，肝功能异常，总胆红素高，考虑诊断胆源性胰腺炎，B 超及 CT 可观察到胰腺水肿、渗出性改变，MRCP 可诊断胆胰管系统结石。

【难度】中

2. 此患者最可能的诊断是
A. 急性胆囊炎　　B. 胆源性胰腺炎
C. 胃溃疡穿孔　　D. 肠梗阻
E. 肠系膜淋巴结炎

【答案】B

【解析】淀粉酶升高，肝功能异常，总胆红素高，考虑为胆源性胰腺炎。

【难度】中

3. 下列处理中正确的是
A. 立即开腹手术探查胆道，切除胆囊
B. 禁食水、抗感染、抑酸、保肝、补液，日后考虑排石治疗
C. 禁食水、抗感染、保肝、补液、抑酸、抑制胰酶分泌、日后考虑排石治疗
D. 明确胆管末端结石后首选行 ERCP
E. 急诊行 ENBD

【答案】D

【解析】ENBD 治疗胆源性胰腺炎，创伤小，效果确切，尤其适合高龄患者。胆囊是否切除，目前资料无明确指征，尚未确定是胆囊结石继发的胆道结石。

【难度】难

（4~6 题共用题干）

男性，44 岁，6 天前右上腹绞痛向右肩背部放射，无寒战发热，无恶心、呕吐，无胸闷憋气，无停止排气排便，自服止痛药物后缓解。4 天前再次出现右上腹痛，较前剧烈，持续不缓解。查体：体温 38.5℃。腹平坦，右上腹压痛，无明显反跳痛，右肋下可触及一个 3cm×4cm 的包块，边界清，有触痛，Murphy 征阳性。

4. 对确定诊断最有价值的检查是
A. 血常规　　B. 上消化道造影
C. 腹部超声　　D. 血生化
E. 立位腹部 X 线检查

【答案】C

【解析】根据患者症状体征，考虑患者胆囊炎，腹部 B 超可观察到胆囊有否增大和胆囊内部结石及周围渗出性改变。

【难度】中

5. 目前最可能的诊断是
A. 急性胰腺炎
B. 急性胆管炎
C. 胃 - 十二场溃疡穿孔
D. 肝癌破裂出血
E. 急性胆囊炎

【答案】E

【解析】根据患者症状、体征，患者初步诊断为急性胆囊炎。

【难度】中

6. 如果给予抗感染补液治疗未见缓解，体温达 39℃，下一步如何治疗最适宜
A. 开腹胆囊切除术
B. ERCP
C. 腹腔镜胆囊切除术
D. 继续抗感染、补液、抑酸、抑制胰酶分泌等治疗
E. ENBD

【答案】A

【解析】急性胆囊炎保守治疗未见好转，体温 39℃，

可能有穿孔或坏疽，应立即手术治疗，发病已达到6天，腔镜手术难度很大，术后并发症多，开腹相比之下更适宜一些。

【难度】难

(7~10题共用题干)

男性，77岁，无明显诱因出现上腹部持续疼痛不适1天，伴皮肤巩膜黄染，寒战发热达39.7℃。5小时前患者症状加重，伴意识模糊。查体：体温39℃，脉搏98次/min，血压94/65mmHg。上腹压痛、反跳痛，伴腹肌紧张，Murphy征阳性。

7. 对明确诊断简单而又有价值的检查是

A. 立位腹部X线检查

B. 血常规、血生化

C. 上消化道造影

D. 腹部B超

E. 腹部CT

【答案】D

【解析】患者急性腹痛、发热、黄疸、伴意识障碍，考虑为急性化脓性胆管炎，行腹部B超有助于明确诊断，腹部CT也有价值但费用贵，且有放射性。

【难度】中

8. 目前考虑最有可能的诊断是

A. 急性胰腺炎　　B. 肠梗阻伴穿孔

C. 急性胆囊炎　　D. 急性胆管炎

E. 胃-十二指肠溃疡穿孔

【答案】D

【解析】急性腹痛、发热、黄疸、伴意识障碍，考虑为急性化脓性梗阻性胆管炎。

【难度】中

9. CT检查显示胆总管上段直径1.8cm，内有直径1.5cm高密度影，胆囊多发结石，胆囊大小8cm×4cm×4cm，目前患者最适宜的治疗方式是

A. 抗感染、补液、抑酸，同时解除胆道痉挛

B. 开腹胆囊切除术

C. 超声引导下胆囊穿刺引流术

D. 开腹胆道探查、“T”管引流术

E. 腔镜下穿孔修补术

【答案】D

【解析】急性化脓性胆管炎病情危重，出现五联症，应立即手术治疗，行胆道探查减压术，胆囊酌情是否切除。

【难度】难

10. 该患者胆道探查T管引流术后2周，闭管无不适，在拔除T管前造影显示胆总管内仍有数枚结石残留。适宜的下一步处理是

A. 再次开腹取净结石

B. 经T管置入胆道镜取石

C. 术后6周以上再拔出T管，经窦道置入胆道镜取石

D. 再次手术行胆肠吻合术

E. 急诊行ERCP

【答案】C

【解析】胆总管切开取石术后2周，闭管无不适，欲拔除T管前造影显示胆总管内仍有数枚结石残留，一般可带管出院，不适则开放将胆汁引出。术后6周以上才可拔出T管，经窦道置入胆道镜取石。

【难度】中

(11~13题共用题干)

女性，24岁，右下腹痛5天，加重6小时入院。无腰背部痛，无会阴部放射痛。伴发热38.7℃，伴恶心呕吐，呕吐物为胃内容物。血白细胞计数$18.83×10^9$/L，中性粒细胞百分比88.4%。末次月经20天前，月经周期30天，平素月经规律。

11. 根据患者病史，首先考虑的诊断是

A. 胃溃疡穿孔　　B. 急性胆囊炎

C. 急性阑尾炎　　D. 宫外孕

E. 输尿管结石

【答案】C

【解析】右下腹痛，发热，血白细胞高，首先应考虑急性阑尾炎。

【难度】中

12. 以下检查或化验对鉴别宫外孕最有价值的是

A. 血HCG　　B. 腹部B超

C. 腹部CT　　D. 血黄体酮

E. 腹部MRI

【答案】A

【解析】血HCG为鉴别宫外孕最简单有效的方法。

【难度】中

13. 患者行阑尾切除术后3天仍感腹痛，且出现腹泻，里急后重，肛门指诊后穹窿饱满，压痛明显，指套无脓血，目前首先考虑的是

A. 粘连性肠梗阻　　B. 肠道菌群紊乱

C. 阑尾残端瘘　　D. 盆腔脓肿

E. 阑尾残端炎

【答案】D
【解析】阑尾切除术后3天仍感腹痛，且出现腹泻，里急后重，肛门指诊后穹窿饱满，压痛明显，首先考虑阑尾切除术后盆腔脓肿。
【难度】中

(14~16题共用题干)
女性，35岁，突发左下腹痛5小时急诊入院。痛为绞痛，无恶心、呕吐，无尿频尿急、尿痛，伴有肛门坠胀感，排便后疼痛无缓解。月经规律，量中等，末次月经52天前。体温36.8℃，腹部平坦，左下腹有压痛、反跳痛，无肌紧张。妇科检查：外阴正常，阴道畅，宫颈光滑，有举痛，左附件区及一个5cm×5cm×3cm的包块，囊性，有压痛。

14. 为明确诊断下列辅助检查首选的是
  A. 血常规、血生化、尿常规、腹部CT
  B. 血常规、血生化、HCG、钡灌肠
  C. 血常规、血生化、肿瘤标志物、妇科B超
  D. 血常规、血生化、肠镜、腹部B超
  E. 血常规、血生化、HCG、妇科B超

【答案】E
【解析】突发左下腹痛，有停经史，有宫颈举痛，首先考虑为宫外孕破裂。行HCG及妇科B超检查有助于明确诊断。
【难度】难

15. 此患者最可能的诊断是
  A. 乙状结肠扭转
  B. 左输尿管结石
  C. 左侧卵巢囊肿破裂
  D. 左卵巢囊肿蒂扭转
  E. 宫外孕

【答案】E
【解析】突发左下腹痛，有停经史，有宫颈举痛，首先考虑为宫外孕破裂。
【难度】中

16. 该患者的治疗方式是
  A. 立即开腹手术
  B. 保守治疗
  C. 腹部理疗
  D. B超引导下盆腔穿刺引流
  E. 后穹窿穿刺引流

【答案】A
【解析】突发左下腹痛，有停经史，有宫颈举痛，首先考虑为宫外孕破裂。宫外孕破裂需立即手术治疗。
【难度】中

(17~19题共用题干)
男性，42岁，司机，因车祸2小时来院就诊，车祸时未系安全带。诉腹部持续性疼痛，向背部放散。查体：神志清，精神可，生命体征平稳，全腹压痛，反跳痛(+)、肌紧张(+)。

17. 患者首先应做何辅助检查是
  A. 立位腹部X线检查
  B. 腹部B超
  C. 腹部CT
  D. 腹腔动脉造影
  E. 腹部MRI

【答案】B
【解析】患者考虑闭合型腹部损伤，病史中患者为司机，出车祸时未系安全带，可能为方向盘撞击腹部造成的损伤，实质脏器损伤可能性较大。在下列辅助检查中，腹部B超为最快，最方便，最无创的检查，对于腹部实质脏器损伤敏感。
【难度】中

18. 若行腹部B超检查，提示盆腔积液深径7cm，肝脾周围积液，胰腺实质内颈部区域发现无回声区大小为2cm×3cm，患者最可能的诊断是
  A. 肝脏破裂出血　　B. 胰腺囊肿
  C. 胰腺断裂　　D. 脾破裂
  E. 十二指肠破裂

【答案】C
【解析】B超提示胰腺实质内颈部区域无回声区，根据病史，最可能是车祸时胰腺撞击脊柱造成胰腺断裂、胰液、血液外漏形成腹膜炎，腹腔形成积液，肝脾周围积液于平卧位也是低位，容易形成积液。
【难度】中

19. 现患者体温36.8℃，心率100次/min，血压110/70mmHg，呼吸25次/min，体征同前，下一步最重要的措施是
  A. 抗休克治疗，应用止血药物
  B. 生命体征平稳，可暂时保守治疗，密切监护
  C. 腹腔穿刺置管引流术
  D. 抗感染治疗
  E. 急诊手术，开腹探查

【答案】E
【解析】患者虽然现生命体征平稳，但根据病史及B超表现，胰腺断裂诊断可能性大，腹膜炎体征明显，腹腔积液量大，有急诊手术探查的指征。其余治疗均为辅助措施，不宜保守。
【难度】中

(20~23题共用题干)

男童,9岁,1小时前从高处不慎摔落,左侧躯干着地。经群众以120送到急诊室。

20. 作为接诊医生,首先要做的是
   A. 测量、监护生命体征
   B. 采集病历,全面体格检查
   C. 联系、通知家属
   D. 快速行腹部B超检查
   E. 胸腹CT详细了解伤情

【答案】A

【解析】患者外伤,最应关注患者的生命体征,作出伤情评估,避免休克,危及生命。

【难度】中

21. 查体:心率130次/min,血压110/70mmHg,呼吸22次/min。面色苍白,皮肤湿冷,腹稍膨隆,全腹压痛。腹部B超提示脾破裂及腹腔大量积液。下一步紧急处理适宜的是
   A. 急诊手术
   B. 监测生命体征,尽可能保守治疗
   C. 输血、输液抗休克治疗
   D. 抗休克治疗的同时急诊手术
   E. 腹腔诊断性穿刺

【答案】D

【解析】患者心率快,皮肤湿冷,面色苍白,虽然血压不低,但仍为失血性休克。根据受伤史,左侧落地,结合B超诊断脾破裂,出血量大。应在抗休克治疗的同时急诊手术,控制出血。

【难度】中

22. 下列**不属于**患者手术后可能出现的并发症是
   A. 膈下脓肿
   B. 腹腔内大出血
   C. 血栓-栓塞性并发症
   D. 手术部位感染
   E. 左侧肋骨骨折

【答案】E

【解析】左侧肋骨骨折是其受伤时的伴随情况,并不属于并发症。

【难度】易

23. 患者术后2年,开始常出现轻度流感样症状,偶有高热、头痛,呕吐,恶心,呼吸困难。可能的原因为
   A. 凝血机制障碍
   B. 左膈下脓肿
   C. 左肺部感染
   D. 脾切除术后凶险性感染
   E. 粘连性肠梗阻

【答案】D

【解析】脾切除术后凶险性感染(overwhelming post-splenectomy infection,OPSI)是一种临床综合征,可发生于脾切除术后数周至数年,多见于术后2~3年,临床特点:开始出现轻度流感样症状,继而骤起高热、头痛,呕吐,恶心,呼吸困难,神志模糊。常并发DIC、菌血症。50%的致病菌为肺炎链球菌,其他如嗜血性流感杆菌,脑膜炎球菌、大肠埃希菌。

(24~27题共用题干)

女性,75岁,间断上腹部疼痛3天,夜间突发剑突下疼痛6小时就诊,有频繁呕吐,无排气。既往:冠心病20年。查体:体温39.5℃,心率120次/min,血压90/60mmHg,呼吸22次/min,神志淡漠,皮肤巩膜中度黄染。剑突下压痛。

24. 为明确诊断,对该患者首选的检查是
   A. 腹部B超
   B. 血心肌酶
   C. 血尿淀粉酶
   D. 立位腹部X线检查
   E. MRCP

【答案】A

【解析】因患者病情危重,考虑胆管梗阻,且有感染性休克危险表现。腹部B超是最方便、快捷、无创、敏感度高的辅助检查,可以明确胆道内是否有结石嵌顿。其他检查用于鉴别。

【难度】中

25. B超示胆管高度扩张伴结石梗阻,胆囊多发结石,胆囊不大,下列治疗中最有效的是
   A. 抗休克、抗感染治疗
   B. 胆总管切开减压,T管引流术
   C. 经胆囊穿刺引流减压
   D. 保守输液后,ERCP治疗
   E. PTCD

【答案】B

【解析】患者出现休克症状,应抗休克治疗,因患者明确急性梗阻性化脓性胆管炎,现急诊应解除梗阻,引流胆汁,避免形成多器官衰竭。胆囊穿刺可以引流胆汁,但不易解除胆道梗阻。应及时开腹手术,胆道减压引流,根据情况考虑同时切除胆囊。

【难度】中

26. 患者行T管引流手术治疗后,T管拔除正确的是
   A. 2周夹闭T管1~2天,再抬管15cm,造影,拔管

B. 4 周抬管 $10cmH_2O$,造影,再夹闭 T 管 1~2 天,拔管
C. 2 周抬管 $20cmH_2O$,再夹闭 T 管 1~2 天,造影,拔管
D. 4 周抬管 $20cmH_2O$,再夹闭 T 管 1~2 天,造影,拔管
E. 2 周夹闭 T 管 1~2 天,再抬管 $20cmH_2O$,造影,拔管

【答案】C

【解析】T 管的拔管过程,抬管不能过高,胆囊管压力 $30cmH_2O$,肝内胆管 $35cmH_2O$ 左右,一般抬高在 $15\sim20cmH_2O$,可以使正常情况下胆汁不流入 T 管,若有 T 管以下还有梗阻,不至于因为 T 管内压力太高,肝内胆汁无法排出。

【难度】难

27. 患者现已符合拔管指征,请你为患者拔除 T 管,下列操作正确的是
A. 消毒皮肤半径 5cm,旋转 T 管,拔出 T 管,油纱填塞窦道,敷料覆盖
B. 消毒皮肤半径 15cm,旋转 T 管,拔出 T 管,油纱填塞窦道,敷料覆盖
C. 消毒皮肤半径 15cm,拔出 T 管,消毒窦道口,敷料覆盖
D. 消毒皮肤半径 5cm,拔出 T 管,消毒窦道口,油纱填塞窦道,敷料覆盖
E. 消毒皮肤半径 15cm,拔出 T 管,消毒窦道口,敷料覆盖

【答案】D

【解析】T 管的拔管要点:消毒范围足够,不能旋转 T 管。

【难度】中

【案例分析题】

案例一 女性,63 岁,因腹胀 1 个月,全腹痛伴恶心、呕吐 3 天入院。腹痛逐渐加重,呕吐物为黑褐色,无排气排便,伴发热。查体:痛苦面容,贫血貌,生命体征平稳,腹部膨隆,全腹压痛,左下腹较重,无反跳痛、肌紧张,肠鸣音 6 次 /min。左腹股沟有一包块直径 3cm,边界清楚,活动度可,无触痛。无手术史。

提问 1:为诊断和治疗应行的检查有
A. 血常规、尿常规
B. 血生化
C. 腹部 B 超
D. 下消化道造影
E. 纤维结肠镜
F. 腹部 CT
G. 胶囊内镜

【答案】ABCF

【解析】腹胀伴排便排气停止,考虑为急性肠梗阻,行腹部 CT 检查有助于查明梗阻病因,且有助于判断梗阻程度。腹部 B 超判断腹腔积液情况,而血尿常规和生化为常规检查。

【难度】中

提问 2:根据患者病史及体征,需考虑以下哪些诊断
A. 急性胰腺炎
B. 急性胃肠炎
C. 十二指肠溃疡穿孔
D. 急性机械性肠梗阻
E. 肠系膜血管栓塞
F. 左输尿管结石
G. 左腹股沟嵌顿疝
H. 结肠恶性肿瘤
I. 乙状结肠扭转

【答案】DEGHI

【解析】腹胀伴排便排气停止,考虑为急性肠梗阻,而且最可能为恶性肿瘤。左腹股沟有包块考虑腹股沟疝,但张力不高,无触痛嵌顿可能性小。

【难度】中

提问 3:如行保守治疗,可采用下列的措施有
A. 禁食水、补液、补充电解质
B. 静脉输注白蛋白补充营养
C. 胃肠减压
D. 超声引导下胆囊穿刺引流
E. 空气灌肠
F. 适当给予止痛药
G. 左腹股沟嵌顿疝手法复位

【答案】ACG

【解析】腹胀伴排便排气停止,考虑为急性肠梗阻,保守治疗应给予禁食水、胃肠减压、输液补充电解质处理,如为嵌顿疝可尝试手法回纳。

【难度】中

提问 4:如行开腹探查手术,发现直肠乙状结肠交界恶性肿瘤与子宫、后腹膜及周边完全固定,无法根治,最终可选择的手术方式有
A. 乙状结肠切除术
B. 经腹会阴联合直肠癌根治术

C. 左半结肠切除术
D. hartmann 手术
E. 乙状结肠单腔造瘘
F. 盲肠造瘘
G. 横结肠双腔造瘘
H. 乙状结肠切除术联合子宫切除

【答案】G

【解析】不能切除的直肠乙状结肠交界恶性肿瘤与子宫、后腹膜及周边完全固定，只能行双腔造瘘解除梗阻，横结肠是此患者适宜的造瘘部位。

【难度】难

案例二　男性，73 岁，急性左下腹疼 10 小时伴恶心、呕吐，呕吐物为胃内容物，停止排气排便 3 天入院。既往有阑尾切除手术史。查体：神志清楚，精神差，体温 37.9℃，脉搏 90 次 /min，呼吸 18 次 /min，血压 150/102mmHg，左下腹压痛、无反跳痛，可触及一个 5cm×3cm 的包块，边界不清，活动差。

提问 1：在病史的询问中，下列哪几项对诊断和鉴别诊断最有意义

A. 酗酒 40 年，每天喝白酒半斤
B. 有无排便习惯改变
C. 高血压病史
D. 有无腹部手术史
E. 消化性溃疡 10 年
F. 有无黑便及便后有鲜血史
G. 最近有无食用黑枣

【答案】BDFG

【解析】患者现腹痛、吐、胀、闭典型的肠梗阻表现，腹部有一包块，边界不清、活动差。考虑梗阻原因可能为占位，也可能是手术引起的粘连性肠梗阻。

【难度】中

提问 2：患者入院后暂行保守治疗，其处理包括

A. 禁食水，胃肠减压
B. 抗生素治疗
C. 尽快完善增强腹部 CT
D. 尽快行肠镜
E. 肠梗阻疏通导管立即使用
F. 肠内营养支持
G. 给予止痛剂

【答案】ABCD

【解析】在诊断肠梗阻后应进一步明确梗阻的原因，同时给予禁食、胃肠减压、输液等支持治疗，不应实施可能加重或干预诊断治疗的措施。

【难度】中

提问 3：患者 CT 检查示全结肠，小肠扩张，直肠、乙状结肠交界处可见一占位。充分补液后，胃肠减压量少，患者心率仍加快，发热，腹膜炎体征加重。下一步的处理选择是

A. 继续反复灌肠直至通畅
B. 重置胃肠减压
C. 开腹探查拟行结肠癌切除，一期肠吻合
D. 拟行肿瘤切除，远端封闭，近端造瘘
E. 小肠造瘘
F. 经腹会阴联合手术
G. 肠内营养
H. 横结肠双腔造瘘

【答案】DH

【解析】乙状结肠癌伴有梗阻，且有感染中毒情况，应立即手术，拟行肿瘤切除，远端封闭，近端造瘘，较为理想；如不能切除，也可暂行横结肠双腔造瘘。

【难度】难

提问 4：下列哪些情况是需要在手术签字时向家属强调的近期并发症

A. 肿瘤复发
B. 造瘘口旁疝
C. 切口感染
D. 造瘘口出血
E. 肠坏死
F. 腹腔脓肿
G. 严重的低蛋白血症
H. 肺水肿

【答案】CDEFGH

【解析】术后近期内由于补液量多，极易发生肺水肿和低蛋白血症。随着心肺脏器功能的恢复，患者度过第一关。逐步会显现出可能发生的肠坏死、腹腔积液及感染，以及切口的感染。出血则是绝大数手术的短期内并发症。

【难度】中

（俞巍）

第八章 胃、十二指肠疾病

【A1 型题】

1. 胃的 G 细胞主要分布于
   A. 胃底　B. 胃体
   C. 胃窦　D. 胃贲门部
   E. 广泛分布于胃的各个部位
   【答案】C
   【难度】易
2. 胃、十二指肠溃疡穿孔最常发生于
   A. 胃底　B. 十二指肠前壁
   C. 十二指肠后壁　D. 胃大弯
   E. 胃小弯
   【答案】B
   【难度】易
3. 胃因良性病变施行胃次全切除术后，发生残胃原发性癌的时间至少是
   A. 2 年　B. 3 年　C. 4 年
   D. 5 年　E. 6 年
   【答案】D
   【难度】易
4. 胃癌患者出现以下哪一项临床表现，应考虑发生了远处转移
   A. 贫血　B. 腹痛
   C. 消瘦　D. 上腹部触及肿块
   E. 直肠指诊触及盆腔肿块
   【答案】E
   【难度】中
5. 可适用于各种情况的胃、十二指肠溃疡的术式是
   A. 毕Ⅰ式胃次全切除术
   B. 毕Ⅱ式胃次全切除术
   C. 高选择性胃迷走神经切断术
   D. 选择性胃迷走神经切断加引流术
   E. 选择性胃迷走神经加胃窦切除术
   【答案】B
   【难度】难
6. 胃癌的好发部位依次是
   A. 胃窦部、胃体、胃底贲门
   B. 胃体、胃窦部、胃底贲门
   C. 胃底贲门、胃窦部、胃体
   D. 胃窦部、胃底贲门、胃体
   E. 胃底贲门、胃体、胃窦部
   【答案】D
   【难度】中
7. 有关胃、十二指肠溃疡出血的手术指征，以下属正确的是
   A. 出血甚剧，短期出现休克
   B. 有黑便者
   C. 既往未行药物治疗者
   D. 50 岁以下患者
   E. 十二指肠溃疡出血，上腹痛剧者
   【答案】A
   【难度】中
8. 迷走神经切断术治疗十二指肠溃疡时，附加幽门成形术的目的是
   A. 降低溃疡复发率　B. 防止手术后腹泻
   C. 有利于消化吸收　D. 进一步降低胃酸
   E. 防止胃潴留
   【答案】E
   【难度】中
9. 下列有关胃溃疡手术适应证，说法正确的是
   A. 胃溃疡经 2 周内科治疗无效或愈合后复发者
   B. 胃溃疡患者

C. X线或胃镜证实为溃疡

D. 没有急性穿孔或大出血病史者也可以手术

E. 不能排除或已经证实有恶变者

【答案】E

【解析】胃溃疡至少要经过8~12周的内科正规治疗，才能判断疗效。

【难度】中

10. 胃癌患者，当病理证实左锁骨上淋巴结有转移时，其治疗原则是

A. 姑息性胃空肠吻合术

B. 根治性胃全切除术加左锁骨上淋巴结清除术

C. 无手术指征，可适当化疗及支持疗法

D. 根治性胃次全切除术加局部放疗

E. 根治性胃次全切除术加术后化疗

【答案】C

【解析】M_1的胃癌患者如果没有并发症，则以化疗为主。

【难度】易

11. 胃、十二指肠溃疡大出血的原因是

A. 胃酸作用使创面渗血不易凝固

B. 胃窦部黏膜糜烂渗血

C. 反复溃疡使创面微血管渗出

D. 溃疡侵犯胰腺引起大出血

E. 溃疡基底动脉被腐蚀破裂

【答案】E

【解析】溃疡大出血是溃疡基底血管被腐蚀破裂所致，大多数为动脉出血。

【难度】难

12. 胃、十二指肠溃疡急性穿孔最常见的部位是

A. 十二指肠球部前壁

B. 十二指肠球部后壁

C. 胃幽门前壁

D. 胃窦部

E. 胃体部

【答案】A

【解析】十二指肠溃疡较胃溃疡多见，因而急性穿孔多见于十二指肠，尤以十二指肠球部前壁多见。

【难度】易

13. 胃、十二指肠溃疡患者，需外科手术治疗的是

A. 胃、十二指肠瘢痕性幽门梗阻

B. 空腹时十二指肠溃疡急性穿孔

C. 出现黑便者

D. 十二指肠溃疡引起严重腹痛

E. 复合溃疡，经正规内科治疗有效

【答案】A

【解析】胃、十二指肠溃疡外科治疗的适应证是并发出血、幽门梗阻、恶变或严重穿孔。

【难度】中

14. 下列属溃疡病行胃次全切除术绝对手术适应证的是

A. 单纯穿孔

B. 第一次出血

C. 瘢痕性幽门梗阻

D. 医源性溃疡

E. 反复门诊治疗无效的溃疡

【答案】C

【难度】中

15. 对早期胃癌诊断最有价值的方法是

A. X线钡餐胃肠造影

B. 电子胃镜检查

C. 脱落细胞检查

D. 超声检查

E. 血CEA检测

【答案】B

【解析】胃镜下直接观察取活检是发现早期胃癌的主要工具。

【难度】易

16. 有关胃癌淋巴结转移的描述，下列正确的是

A. 淋巴结转移是胃癌主要转移途径

B. 早期胃癌无淋巴结转移

C. 胃癌淋巴结转移多不按淋巴引流顺序进行

D. 胃癌转移至左锁骨上淋巴结不是通过胸导管转移的

E. 胃癌通过肝镰状韧带淋巴管转移至脐周

【答案】A

【解析】早期胃癌中黏膜内癌淋巴结转移率为4%，黏膜下癌淋巴结转移率为18.9%。淋巴结转移是胃癌主要转移途径。

【难度】中

17. 有关胃空肠吻合术后输出袢梗阻的描述，下列哪项说法是正确的

A. 持续时间一般为7~10天

B. 主要是胃肠功能紊乱引起

C. 治疗以手术为主

D. 输出袢梗阻恢复时间不定，短者2~3周，长则4~6周

E. 手术治疗可加速患者康复

【答案】D

【解析】输出袢梗阻恢复时间不定，一般短期2~3周，长者4~6周，大部分可保守治疗恢复，手术治疗应慎重。

【难度】难

18. 早期胃癌的概念是指

A. 病变小于2cm

B. 病变侵及至浆膜层

C. 病变侵及黏膜或黏膜下层

D. 病变局限在胃壁内

E. 病变侵及固有肌层

【答案】C

【解析】早期胃癌是指侵及黏膜或黏膜下层的胃癌。

【难度】易

19. 提高胃癌治愈率的关键在于

A. 术后综合治疗　B. 手术与否

C. 早期诊断　D. 放射治疗

E. 中医治疗

【答案】C

【难度】易

20. 幽门梗阻的典型症状是

A. 食后即吐，含胆汁　B. 长期溃疡病史

C. 上腹部压痛　D. 反酸

E. 呕吐宿食，不含胆汁

【答案】E

【难度】易

21. 毕Ⅰ式与毕Ⅱ式胃次全切除术的主要区别是

A. 切断十二指肠

B. 切除胃的多少

C. 胃肠吻合口的部位

D. 近端空肠与胃小弯的关系

E. 结肠前或结肠后胃肠吻合

【答案】C

【难度】中

22. 胃次全切除术后患者出现贫血，其主要原因是

A. HCl减少　B. 黏液减少

C. HCO_3^-减少　D. 内因子减少

E. 胃蛋白酶活性减弱

【答案】D

【难度】易

23. 下列与胃癌发生最相关的疾病是

A. 十二指肠溃疡　B. 胃息肉

C. 胃泌素瘤　D. 应激性溃疡

E. 十二指肠憩室

【答案】B

【难度】易

24. 胃溃疡手术适应证较十二指肠溃疡手术适应证放宽的原因是

A. 胃溃疡内科治疗效果好

B. 胃溃疡治愈后，不易复发

C. 胃溃疡患者多属于中青年，手术危险性较小

D. 胃溃疡手术切除较十二指肠溃疡容易

E. 胃溃疡可以恶变

【答案】E

【难度】易

25. 下列情况适合做胃癌根治术的是

A. 进展期胃癌

B. 胃癌并腹膜种植

C. 胃癌并发肝多发转移

D. 胃癌并发卵巢转移

E. 胃癌并发腹腔积液

【答案】A

【难度】中

【A2型题】

1. 男性，32岁，规律性中上腹空腹痛，进食后缓解2年，剑突下轻度压痛，未触及肿块，最可能的诊断是

A. 十二指肠癌

B. 十二指肠憩室

C. 十二指肠球部溃疡

D. 十二指肠节段性肠炎

E. 十二指肠结核

【答案】C

【难度】易

2. 男性，35岁，间断上腹部疼痛伴反酸、剑突下烧灼感半年。夜间及空腹时疼痛更明显，进食后可缓解，突发恶心呕吐12小时，呕吐物为咖啡渣样物，伴黑便。查体：轻度贫血貌，上腹部轻压痛，余(-)，腹部X线片未见异常，考虑最可能的诊断为

A. 消化性溃疡出血

B. 胃癌出血

C. 食管静脉曲张破裂出血

D. 胆道出血

E. 应激性溃疡出血

【答案】A

【难度】易

3. 男性，28岁，无明显诱因突发呕血6小时，血为暗红色，量约400ml。既往无肝炎病史。查体：生命体征平稳，上腹部轻压痛，血红蛋白100g/L，最有助于明确诊断的急诊检查方法为

A. 上消化道造影　　B. 血管造影

C. 腹部B超　　D. 电子胃镜

E. 腹部CT

【答案】D

【难度】易

4. 男性，45岁，呕血伴黑便3天。2年前曾诊为胃溃疡，一直接受药物治疗。胃镜检查结果提示胃窦部溃疡，直径约2.5cm，血红蛋白70g/L。此患者的最佳治疗方案为

A. 继续加强内科药物保守治疗，等待溃疡愈合

B. 胃镜下硬化剂及止血药物注射治疗

C. 毕Ⅰ式胃次全切除术

D. 毕Ⅱ式胃次全切除术

E. 全胃切除术

【答案】C

【解析】患者胃溃疡内科治疗效果不佳，且胃溃疡有癌变风险，应手术治疗。毕Ⅰ式胃次全切除术不改变消化道顺序，符合生理，在有解剖条件的情况下应优先选择。

【难度】中

5. 男性，32岁，今晨突然晕倒被送至急诊室。有十二指肠球部溃疡病史多年，近期疼痛加重。体检：血压70/50mmHg，脉搏130次/min，应首选的治疗措施是

A. 胃镜检查

B. 静脉应用止血药

C. 冰盐水洗胃

D. 口服去甲肾上腺素

E. 补充血容量

【答案】E

【解析】患者为球部溃疡出血，就诊时处于休克状态，首先应抗休克补充血容量。

【难度】中

6. 男性，35岁，因十二指肠球部溃疡行胃次全切除术后6年，经常出现上腹部不适、反酸。首应考虑的诊断是

A. 溃疡复发　　B. 慢性胆囊炎

C. 应激性溃疡　　D. 食管裂孔疝

E. 慢性胰腺炎

【答案】A

【难度】易

7. 男性，46岁，胃镜检查发现小弯侧1.2cm×1.0cm浅表溃疡，活检病理诊断为腺癌。手术切除标本病理示病变累及黏膜层及黏膜下层，小弯侧有2枚淋巴结转移，其临床诊断应为

A. 小胃癌　　B. 早期胃癌

C. 中期胃癌　　D. 进展期胃癌

E. 晚期胃癌

【答案】B

【解析】仅侵及黏膜层及黏膜下层的胃癌为早期胃癌，与有无淋巴结转移无关。

【难度】易

8. 女性，48岁，因胃癌住院手术。手术时发现胃窦癌3cm×2cm，周围无转移，手术切缘距肿瘤的距离应是

A. 肿瘤远端切除范围2cm，近端距肿瘤边缘5cm

B. 肿瘤远端切除范围5cm，近端距肿瘤边缘5cm

C. 肿瘤远端切除范围2cm，近端距肿瘤边缘6cm

D. 切除幽门远端3cm，近端切缘距肿瘤边缘3cm

E. 切除幽门远端3cm，近端切缘距肿瘤边缘至少5cm以上

【答案】E

【解析】胃癌根治术近端切缘距癌肿边缘至少5cm，肿瘤远端切除包括幽门远端3cm十二指肠，因为胃窦部癌可沿黏膜下层向十二指肠蔓延。

【难度】难

9. 男性，51岁，上腹部隐痛不适1年，近2个月来加剧。查体：腹平坦，上腹部有轻压痛，未触及肿物，大便潜血试验(+)，上消化道造影检查显示胃窦部小弯侧黏膜纹理紊乱，胃壁僵硬，未见明显充盈缺损，该患者首先应考虑的诊断是

A. 慢性胃窦炎

B. 胃溃疡

C. 胃癌

D. 胃黏膜脱垂

E. 萎缩性胃炎

【答案】C

【解析】胃癌的早期常无特异症状，可能出现的临床表现有上腹痛疼痛、食欲缺乏、消瘦乏力及呕血黑便等。

【难度】中

10. 男性，32 岁，胃次全切除术后 11 天，近 3 天右上腹持续钝痛，呃逆、高热。查体：巩膜无黄疸，腹胀，无明显压痛，右季肋部有叩击痛，肝浊音界扩大，首先考虑的诊断是

A. 十二指肠残端瘘　B. 胃肠吻合口瘘

C. 肝脓肿　D. 膈下脓肿

E. 肠间脓肿

【答案】D

【解析】胃次全切除术后 11 天，出现右上腹钝痛、高热，查体右季肋部有叩击痛，肝浊音界扩大，应考虑膈下脓肿压迫肝脏，出现腹腔感染症状。

【难度】中

11. 男性，56 岁，上腹部胀痛不适伴有呕吐宿食 1 个月。体检：上腹部触及一个 3.5cm×4cm 的肿块，质地偏硬，活动度小，其最可能的诊断为

A. 胰头癌

B. 十二指肠溃疡伴幽门梗阻

C. 胃窦部癌

D. 胃溃疡

E. 萎缩性胃炎

【答案】C

【解析】患者有幽门梗阻症状并可触及上腹部肿物，应考虑胃占位，胃窦癌的可能性大。

【难度】中

12. 男性，34 岁，上腹隐痛 1 年，无规律性。钡餐检查见胃角部有 2.5cm 突出腔外的龛影。近 4 天来每天排成形黑便 2 次，量不多，血压正常，血红蛋白 95g/L，最可能的诊断是

A. 慢性浅表性胃炎

B. 十二指肠球部溃疡

C. 胃角溃疡

D. 胃癌

E. 胃黏膜脱出

【答案】C

【解析】患者为年轻男性，钡餐提示胃角部突出腔外龛影，考虑胃良性溃疡可能性大。

【难度】难

13. 男性，50 岁，因十二指肠溃疡行内科治疗 1 个月。2 天前开始呕血、便血，每日需输血 1 000ml 才能维持血压，其下一步合理的治疗措施是

A. 输血、补液、抗休克治疗

B. 静脉滴注西咪替丁

C. 胃肠减压，冰盐水洗胃

D. 抗休克同时积极手术治疗

E. 出血已 2 天，不宜手术，只能保守治疗

【答案】D

【解析】患者十二指肠溃疡并发出血，保守治疗无效，应积极手术。

【难度】中

14. 男性，32 岁，行毕Ⅱ式胃次全切除术（远端空肠对胃小弯）后 2 周。术后已经进半流食，食后 15~20 分钟上腹胀痛，恶心后喷射性呕吐胆汁，不含食物，吐后症状立即消失，最可能的诊断

A. 急性输入袢梗阻　B. 输入袢综合征

C. 胃瘫　D. 输出袢梗阻

E. 吻合口机械性梗阻

【答案】B

【解析】此题考点为胃次全切除术后并发症。急性输入袢梗阻呕吐物不含胆汁；输出袢梗阻主要表现为上腹部饱胀不适，呕吐物含有食物和胆汁；胃瘫一般没有明显腹痛，呕吐物多为绿色；吻合口机械性梗阻不能正常进食。故输入袢综合征符合此患者临床表现。

【难度】难

15. 男性，60 岁，因十二指肠溃疡行毕Ⅱ式胃次全切除术后，8 天进流食良好，4 天后改半流食或不消化食物时，突然发生呕吐，可能存在的问题是

A. 输入袢综合征

B. 输出袢梗阻

C. 胃吻合口排空障碍

D. 碱性反流性胃炎

E. 吻合口机械性梗阻

【答案】C

【难度】中

16. 男性，40 岁，行胃次全切除术后 3 周，在进食加糖的牛奶 10~20 分钟后，感觉剑突下不适、心悸乏力、头晕、出汗，恶心呕吐以致虚脱，平卧几分钟后可缓解，最可能的诊断

A. 低血糖综合征　B. 碱性反流性胃炎

C. 倾倒综合征　　D. 输入段逆流
E. 输出段梗阻
【答案】C
【难度】中
17. 女性，70岁，反复黑便、呕吐咖啡色液体1个月。伴有食欲减退，消瘦，乏力。既往无上腹痛史，否认有血吸虫病史。查体：生命体征平稳，贫血貌，腹部无阳性体征。实验室检查：血红蛋白50g/L。粪便潜血阳性，首先要考虑的诊断是
A. 慢性胃炎　　B. 急性胃炎
C. 胃溃疡　　D. 十二指肠溃疡
E. 胃癌
【答案】E
【解析】患者有黑便、食欲减退、消瘦、乏力、贫血，应考虑胃恶性肿瘤可能。
【难度】中
18. 男性，38岁，十二指肠溃疡行毕Ⅱ式胃次全切除术后第4天，突发右上腹剧烈疼痛，呼吸急促，右侧腹直肌明显紧张，有压痛及反跳痛，血白细胞计数13.5×10^9/L。最可能的诊断为
A. 吻合口近端空肠梗阻
B. 急性胆囊炎
C. 十二指肠残端破裂
D. 吻合口远端空肠梗阻
E. 手术后急性胃扩张
【答案】C
【难度】中
19. 男性，43岁，上腹部疼痛10天，近日加重，内镜和钡餐造影诊断为十二指肠后壁溃疡，如行手术治疗，最恰当的术式选择是
A. 胃肠吻合术
B. 毕Ⅰ式胃次全切除术
C. 毕Ⅱ式胃次全切除术
D. 幽门成形术
E. 溃疡切除术
【答案】C
【解析】胃次全切除术适用于十二指肠溃疡。由于十二指肠后壁溃疡有时难以切除，故行毕Ⅰ式胃次全切除术有困难，适合行毕Ⅱ式胃次全切除术。
【难度】难
20. 男性，34岁，毕Ⅱ式胃次全切除术后20天，突然出现上腹部剧烈疼痛，呕吐频繁，不含胆汁，上腹部偏右有压痛。最可能的诊断是
A. 吻合口梗阻　　B. 急性输入袢梗阻
C. 输出袢梗阻　　D. 急性胆囊炎
E. 十二指肠残端瘘
【答案】B
【解析】急性输入袢梗阻由于梗阻近端为十二指肠残端，因此，是一种闭袢性梗阻，易发生肠绞窄。患者表现为上腹部剧烈疼痛伴呕吐，呕吐物不含胆汁。
【难度】中
21. 男性，57岁，行毕Ⅱ式胃次全切除术后3年，上腹部有烧灼痛，抗酸剂无效，有时呕吐，内含胆汁，吐后腹痛无缓解，体重减轻。胃镜下黏膜充血、水肿、易出血。最可能的诊断是
A. 输入段综合征　　B. 输出段梗阻
C. 碱性反流性胃炎　　D. 吻合口梗阻
E. 吻合口溃疡
【答案】C
【难度】中
22. 男性，30岁，3年前因十二指肠溃疡穿孔行胃次全切除术，术后仍上腹灼痛、吐酸水，诊断吻合口溃疡。1年前再次行胃部分切除，术后症状不改善，并有严重腹泻，此时最应考虑的是
A. 吻合口溃疡　　B. 胃泌素瘤
C. 碱性反流性胃炎　　D. 倾倒综合征
E. 短肠综合征
【答案】B
【解析】顽固的、反复发作的胃溃疡应考虑胃泌素瘤的可能。
【难度】中
23. 男性，49岁，胃窦部巨大溃疡，直径2cm，经内科治疗4周无效，拟行手术，在下列手术方式中首选的术式为
A. 胃空肠吻合术
B. 胃次全切除术
C. 高选择性迷走神经切断术
D. 全胃切除术
E. 胃楔形切除术
【答案】E
【难度】中
24. 男性，56岁，餐后上腹胀痛15年，近3个月加重。行胃镜检查胃窦部溃疡直径约2cm，活检病理显示胃溃疡伴中度不典型增生。

该患者下一步治疗宜选择的是
A. 继续内科治疗
B. 胃次全切除术
C. 迷走神经干切断术
D. 选择性迷走神经切断术
E. 内镜超声确定病灶位置后内镜下切除

【答案】E
【解析】胃溃疡活检病理提示中度不典型增生,有癌变风险,可行超声内镜检查,若病变位于黏膜下,可行内镜下切除。
【难度】中

25. 男性,40岁,因十二指肠溃疡出血住院抢救,6小时内已经输血600ml,测血压75/45mmHg,心率120次/min,肠鸣音活跃,此时最合适的治疗为
A. 输血加西咪替丁静脉滴注
B. 输血加去甲肾上腺素冰盐水口服
C. 输血加垂体后叶激素静脉滴注
D. 输血加胃次全切除术
E. 输血加迷走神经切断术

【答案】D
【解析】患者十二指肠溃疡出血速度较快,量较大,经内科保守治疗效果不佳,应尽快行胃次全切除术。
【难度】中

26. 男性,52岁,十二指肠球部溃疡6年。近2个月来,进食后上腹胀满,呕吐宿食。体格检查:消瘦,脱水征,上腹稍膨隆,偶见胃型,有振水音。在下列处理中首选的是
A. 使用抗酸、解痉药物治疗
B. 胃肠减压,补液,温盐水洗胃后行胃次全切除术
C. 急诊胃次全切除术
D. 选择性迷走神经切断 + 幽门成形术
E. 补液、洗胃,继续观察

【答案】B
【解析】患者十二指肠球部溃疡并发幽门梗阻,应手术治疗。术前可洗胃,改善营养状况。胃次全切除术是首选术式。
【难度】中

27. 女性,34岁,上腹部疼痛3天,右下腹疼痛12小时,体温37.8℃,既往有溃疡病史,拟诊急性阑尾炎行手术治疗。术中发现右侧盆腔、髂窝内有较多淡黄色混浊液体,阑尾外观无异常。应考虑的原发病为
A. 急性盆腔炎
B. 原发性腹膜炎
C. 单纯性阑尾炎
D. 右侧输尿管结石伴感染
E. 消化性溃疡穿孔

【答案】E
【解析】溃疡穿孔胃内容物可沿右结肠旁沟下流而出现右下腹痛,右髂窝内有较多淡黄色混浊液体也也支持诊断。
【难度】难

28. 男性,20岁,突发上腹刀割样剧痛,迅速波及全腹2小时。查体:板状腹,右下腹压痛明显,立位腹部X线片膈下未见游离气体,首先应考虑的诊断为
A. 急性阑尾炎　　B. 急性胆囊炎
C. 急性肠扭转　　D. 肠伤寒穿孔
E. 溃疡病穿孔

【答案】E
【解析】消化性溃疡穿孔早期、穿孔较小可能没有膈下游离气体。
【难度】中

29. 男性,45岁,因十二指肠溃疡反复出血,行胃次全切除术毕Ⅱ式手术。术后第3天诉右上腹剧痛不能忍受,右侧腹部压痛明显,伴肌紧张及反跳痛,右上腹较著,拟诊为十二指肠残端瘘。此情况多见于
A. 十二指肠巨大溃疡行胃次全切除术后
B. 胃大弯溃疡行胃次全切除术后
C. 胃底贲门溃疡行胃次全切除术后
D. 胃窦溃疡行胃次全切除术后
E. 胃小弯溃疡行胃次全切除术后

【答案】A
【难度】易

30. 男性,45岁,因十二指肠溃疡反复出血,行胃次全切除术毕Ⅱ式。术后第3天诉右上腹剧痛不能忍受,右侧腹部压痛明显,伴肌紧张及反跳痛,右上腹较著,诊断为十二指肠残端瘘。产生这一并发症的原因主要是
A. 胃切除过多
B. 十二指肠残端关闭不严
C. 腹腔未放置引流
D. 胃肠减压失效
E. 未加作迷走神经切断

【答案】B
【难度】易

31. 男性,45岁,因十二指肠溃疡反复出血,行胃次全切除术毕Ⅱ式。术后第3天诉右上腹剧痛不能忍受,右侧腹部压痛明显,伴肌紧张及反跳痛,右上腹较著,诊为十二指肠残端瘘。最佳的治疗方法

A. 加强抗生素消炎 B. 胃肠减压
C. 手术引流 D. 补液,观察
E. 中药治疗

【答案】C
【难度】中

32. 男性,47岁,餐后上腹疼痛半年,经服用西咪替丁缓解,一周前又出现此症状,至医院就诊。胃镜发现胃小弯侧溃疡性病变,病理证实良性。如行X线钡透,其X现表现为

A. 龛影
B. 充盈缺损
C. 胃黏膜紊乱,壁僵直
D. 胃黏膜纹破坏,中断
E. 小弯侧指状压迹

【答案】A
【难度】易

33. 男性,62岁,上腹部不适,进食后饱胀,嗳气3个月。电子胃镜发现大弯侧胃壁上1cm大小块状肿物,与周围组织界限不清,病理回报恶性。该肿瘤Bormann分型

A. Ⅰ型 B. Ⅱ型 C. Ⅲ型
D. Ⅳ型 E. Ⅴ型

【答案】A
【难度】中

34. 男性,62岁,上腹部不适,进食后饱胀,嗳气3个月。电子胃镜发现大弯侧胃壁上1cm大小的块状肿物,与周围组织界限不清,病理回报恶性。如行胃癌根治手术,可以保留的淋巴结为

A. 沿胃小弯淋巴结
B. 肝总动脉周围淋巴结
C. 幽门下区淋巴结
D. 腹主动脉旁淋巴结
E. 贲门左区淋巴结

【答案】D
【难度】中

35. 男性,35岁,胃次全切除术后2年,剑突下持续性疼痛,进食后加重,胸骨后有烧灼感,常有胆汁性呕吐,呕吐后仍有疼痛,抗酸剂无效,该患者应考虑的诊断为

A. 急性完全性输入袢梗阻
B. 输入袢综合征
C. 吻合口梗阻
D. 输出袢梗阻
E. 碱性反流性胃炎

【答案】E
【解析】急性完全性输入袢梗阻呕吐物没有胆汁;输入袢综合征一般吐后症状缓解较完全;患者无明显腹胀感,可进食,不支持吻合口梗阻或输出袢梗阻。碱性反流性胃炎可以解释此患者症状。
【难度】难

36. 女性,60岁,突发上腹痛18小时,既往有胃溃疡病史。查体:全腹压痛肌紧张,肠鸣音消失,立位腹部X线片显示膈下有少量游离气体。该患者的处理为

A. 禁食、胃肠减压观察
B. 腹腔引流术
C. 穿孔修补术
D. 胃次全切除术
E. 输液、抗生素,非手术治疗

【答案】C
【解析】患者为胃、十二指肠溃疡穿孔的临床表现,因穿孔时间已经超过8小时,一般不宜行胃次全切除术,可行穿孔修补术。
【难度】难

37. 男性,25岁,因十二指肠溃疡穿孔、腹膜炎行胃次全切除术。术后恢复顺利,已逐步进食。第8天,在进半流食时,突然出现频繁呕吐,下列治疗中,正确的是

A. 禁食、输液、胃肠减压
B. 温盐水灌肠
C. 应用抗生素抗感染
D. 空肠造瘘给予营养
E. 紧急手术治疗

【答案】A
【解析】手术后胃瘫主要采取保守治疗,一般不需要手术治疗。
【难度】中

【A3/A4型题】

(1~2题共用题干)

男性,31岁,上腹痛2年,多在餐后半小时开始,

有时进食后疼痛加重，服抗酸药物效果不佳。检查：上腹部剑下偏左有压痛，未发现其他阳性体征。

1. 首先考虑的诊断是
   A. 胃癌　B. 胃溃疡恶性变
   C. 慢性胃炎　D. 胃溃疡
   E. 胃息肉

【答案】D

【解析】患者年龄较轻，上腹痛多为餐后疼痛、进食后加重，符合胃溃疡。胃癌证据不足。

【难度】易

2. 为明确病因最有效的检查方法是
   A. 腹部B超
   B. 上消化道钡餐检查
   C. 纤维胃镜检查
   D. 胃酸测定
   E. 幽门螺杆菌检查

【答案】C

【难度】易

(3~5题共用题干)

男性，34岁，因十二指肠溃疡穿孔行胃次全切除术(毕Ⅱ式)，术后第2天突发上腹痛，持续性。腹腔穿刺液中证实有胆汁及胰液

3. 最可能的诊断是
   A. 应激性溃疡
   B. 十二指肠残端破裂
   C. 碱性反流性胃炎
   D. 重症胰腺炎
   E. 术中胆总管损伤

【答案】B

【难度】易

4. 最可能的原因是
   A. 缝线脱落
   B. 缝线过紧，组织坏死
   C. 吻合口输入段梗阻，十二指肠内腔内压力升高
   D. 溃疡切除不够，形成穿孔
   E. 吻合口输出段梗阻

【答案】C

【解析】十二指肠残端破裂的主要原因包括两方面，一是十二指肠残端闭合包埋不佳，二是十二指肠腔内压力过高。

【难度】中

5. 此时最合理的处理方式是
   A. 抗感染、抑酸保守治疗
   B. 立即行残端造瘘、引流手术
   C. 改行胃、十二指肠吻合
   D. 先行保守治疗，待一般情况好转后二次手术
   E. 立即手术，重新行胃空肠吻合

【答案】B

【难度】易

(6~7题共用题干)

男性，42岁，胃次全切除术(毕Ⅱ式)术后1年。经常出现上腹部烧灼痛，进食后加重，抑酸剂治疗无效。

6. 最可能的诊断为
   A. 溃疡复发　B. 慢性胆囊炎
   C. 碱性反流性胃炎　D. 吻合口溃疡
   E. 倾倒综合征

【答案】C

【难度】难

7. 该患者治疗措施最合理的是
   A. 换用其他抑酸剂控制症状
   B. 严重者改行Roux-en-Y吻合术
   C. 全胃切除术
   D. 生长抑素治疗
   E. 胆囊切除术

【答案】B

【解析】反流症状严重者改行Roux-en-Y吻合术，延长残胃与胆汁胰液流经小肠之间的距离，从而缓解症状。

【难度】中

(8~11题共用题干)

男性，62岁，上腹痛发作频繁，无规律，伴体重减轻1年。既往有胃溃疡病史3年。

8. 对该患者最有意义的检查为
   A. 粪便隐血试验　B. 胃酸测定
   C. 胃镜检查　D. 腹部B超
   E. 血癌胚抗原测定

【答案】C

【难度】易

9. 患者粪便隐血试验(+)，胃酸pH 6.0，腹部B超示肝脏实质均匀，胃镜示胃窦部直径3cm、溃疡边缘隆起，活检诊断为胃癌，最适宜的治疗为

A. 胃癌根治术　　B. 胃次全切除术
C. 腹腔动脉栓塞化疗　D. 胃空肠吻合术
E. 全身静脉化疗

【答案】A
【解析】患者胃溃疡为恶性改变，无远处转移，胃镜活检确诊为胃癌的前提下应行胃癌根治术。
【难度】中

10. 患者拒绝手术治疗，自行回家，6 个月后出现呕吐，吐宿食，不含胆汁。CT 检查示肝内多个圆形低密度灶，此时胃肿瘤的 TNM 分期为
A. Ⅱ期　B. Ⅲa 期　C. Ⅲb 期
D. Ⅳ期　E. Ⅰ期

【答案】D
【难度】易

11. 此时最适宜的治疗为
A. 胃癌根治术
B. 胃次全切除术 + 肝转移癌切除术
C. 姑息性手术，缓解症状
D. 大剂量化疗
E. 放疗

【答案】C
【解析】患者胃癌并发幽门梗阻和肝多发转移，已经无根治手术机会，应该行姑息性手术，解除梗阻，解决进食问题。
【难度】中

(12~14 题共用题干)
男性，65 岁，反复发作上腹痛 10 年，多为夜间、饥饿时发作，上腹胀痛伴呕吐 1 天，吐后症状缓解。查体：左上腹压痛，振水音阳性。

12. 患者最可能的诊断是
A. 慢性胆囊炎急性发作
B. 溃疡病穿孔
C. 急性肠炎
D. 溃疡病并发幽门梗阻
E. 慢性胰腺炎

【答案】D
【难度】易

13. 以下紧急处理中正确的是
A. 内镜经皮小肠放置营养管
B. 禁食、胃肠减压、补液
C. 使用消化道动力药物
D. 使用抗生素抗感染
E. 不宜行胃镜检查

【答案】B
【难度】易

14. 后期进一步的处理是
A. 尽早行胃大部分切除手术治疗
B. 定期胃镜复查
C. 抗生素治疗
D. 长期静脉营养
E. 空肠造瘘术

【答案】A
【解析】患者诊断为十二指肠溃疡并发幽门梗阻，经胃肠减压、洗胃待胃壁水肿消退后需行手术才能解决幽门梗阻。
【难度】中

(15~17 题共用题干)
男性，38 岁，上腹部隐痛伴吐酸水 3 年，今晨空腹突发上腹刀割样疼痛，同时出现右下腹疼痛。查体：上腹及右下腹压痛明显，轻度肌紧张，肠鸣音减弱。血常规：白细胞计数及中性粒细胞百分比升高。

15. 该患者最可能的诊断是
A. 急性胰腺炎
B. 急性阑尾炎
C. 胃、十二指肠溃疡穿孔
D. 急性胆囊炎
E. 肝囊肿

【答案】C
【难度】易

16. 为明确诊断，最佳的检查是
A. 电子胃镜
B. 立位腹部 X 线检查
C. 上消化道造影检查
D. B 超
E. CT

【答案】E
【解析】考虑溃疡病穿孔，通过立位腹部 X 线检查来发现是否有膈下游离气体是最直观又简单的方法。
【难度】口

17. 首选的治疗方法是
A. 禁食、输液、胃肠减压，全身使用抗生素
B. 行胃次全切除术
C. 行溃疡穿孔修补术
D. 行阑尾切除术
E. 胆囊切除术

【答案】A

【解析】溃疡病穿孔患者一般均需要先行禁食、输液、胃肠减压等治疗，部分穿孔小、腹腔污染轻的患者可通过保守治疗好转。如果症状加重，则在经过这些术前准备后手术治疗。

【难度】难

(18~20 题共用题干)

男性，60 岁，诉反复上腹闷痛 1 年余，近 1 个月来疼痛加重，有胃癌家族史。体检无特殊发现。入院后胃镜检查病理证实胃窦腺癌(低分化型)。

18. 该患者宜采用的术式为
   A. 胃次全切除术
   B. 胃部分切除术 + 放疗
   C. 根治性远端胃切除术
   D. 胃空肠吻合术
   E. 全胃切除术

【答案】C

【难度】易

19. 若肿瘤侵犯横结肠，宜采用的术式是
   A. 全胃 + 横结肠切除术
   B. 根治性远端胃切除术(R_2) + 横结肠切除术
   C. 胃次全切除 + 横结肠切除术
   D. 全胃脾胰腺 + 横结肠切除术
   E. 根治性胃次全切除 + 全结肠切除术

【答案】B

【解析】肿瘤侵犯横结肠并不是 M_1，仍然可以行根治手术。

【难度】难

20. 术后病理证实：第Ⅱ站胃周淋巴结转移，术后辅助治疗首选的是
   A. 化学治疗　B. 放射治疗
   C. 再手术治疗　D. 腹腔灌注化疗
   E. 微波治疗

【答案】A

【解析】术后病理分期为Ⅲ期，应进行术后辅助化疗。

【难度】中

(21~23 题共用题干)

男性，26 岁，突发上腹剧痛，不能直腰 30 分钟至急诊就诊。查体：P 110 次 /min，R 21 次 /min，BP 110/80mmHg，板状腹，肠鸣音消失，血红蛋白 121g/L，白细胞计数 7×10^9/L，尿淀粉酶 128U/L。

21. 为明确诊断有意义的首选检查方法是
   A. 腹部 CT
   B. 立位腹部 X 线检查
   C. 腹部 B 超
   D. 腹腔灌洗
   E. 生化检查

【答案】B

【难度】易

22. 患者出现以下哪种情况提示病情恶化
   A. 恶心，呕吐频繁
   B. 体温持续升高
   C. 脉率加快，体温上升
   D. 口干，大汗淋漓
   E. 脉率加快，血压下降

【答案】E

【解析】脉率加快、血压下降，为休克症状，提示病情恶化。

【难度】中

23. 该患者在住院期间经过一段时间治疗，症状体征不见好转，反而加重，改为手术治疗，首选的术式为
   A. 阑尾切除术　B. 穿孔修补术
   C. 胃次全切除术　D. 腹腔引流术
   E. 胃癌根治术

【答案】B

【解析】近年来由于药物的进展，胃、十二指肠溃疡可以通过药物治愈。因此，首选创伤相对比较小的穿孔修补术。

【难度】难

(24~26 题共用题干)

男性，60 岁，主因“间断呕吐 3 个月，饱食后突发上腹痛 3 小时”到急诊就诊，既往患者有十二指肠球部溃疡病史。查体：神志清醒，心率 120 次 /min，血压 100/70mmHg。双肺呼吸音较粗，可闻湿性啰音。全腹有压痛，全腹肌紧张，未触及包块，肠鸣音消失。腹部 CT 提示腹腔大量积液、积气，胃极度扩张。化验血白细胞计数 14.2×10^9/L，血红蛋白 150g/L。

24. 该患者在急诊室呕吐后出现低氧血症，SpO_2 曾低至 70%，主要考虑下列何种原因
   A. 腹式呼吸受限　B. 呕吐导致误吸
   C. 急性腹膜炎所致　D. 腹胀
   E. 休克

【答案】B

【解析】患者诊断考虑十二指肠溃疡导致幽门梗阻，频繁呕吐可导致误吸，从而造成低氧血症。其他原因一般不会导致血氧饱和度快速降低。

【难度】难

25. 该患者目前诊断为

A. 胃破裂并发急性弥漫性腹膜炎

B. 急性胆囊炎

C. 急性胰腺炎

D. 急性阑尾炎并发穿孔

E. 十二指肠球部溃疡并发出血

【答案】A

【解析】患者无呕血、便血症状，故十二指肠球部溃疡并发出血诊断证据不足。由于患者幽门梗阻导致胃极度扩张，可能并发胃穿孔。

【难度】中

26. 该患者立即开腹手术探查，见幽门梗阻，胃极度扩张，胃体小弯侧破裂，破裂处及其余胃壁均未触及肿物或溃疡，最佳术式

A. 胃破裂修补术

B. 迷走神经切断术

C. 胃次全切除术

D. 高选择性迷走神经切断术

E. 全胃切除术

【答案】C

【解析】单纯行胃破裂修补或迷走神经切断术均不能解决幽门梗阻问题；全胃切除术用于良性胃溃疡相对过于积极；故最佳术式为胃次全切除术。

【难度】难

【案例分析题】

案例一 男性，30岁，报社编辑，因“突发上腹痛3小时”到急诊就诊。既往无服用阿司匹林等非甾体抗炎药或皮质激素病史，近1年有空腹胃痛史，进食后可缓解。近几日工作加班较多。查体：患者屈曲体位，腹式呼吸减弱，触诊时全腹有压痛，以上腹部为重，伴有腹肌紧张；听诊肠鸣音消失。

提问1：目前为明确诊断，需选择的检查有

A. 腹部B超检查

B. 立位腹部X线检查

C. 全腹CT检查

D. 电子胃镜检查

E. 钡餐造影检查

F. 选择性动脉造影

【答案】ABC

【解析】此患者有消化道穿孔的可能，立位腹部X线检查简单有效，如果看见膈下游离气体可帮着确诊；腹部B超和腹部CT可以帮助了解腹腔积液的量。穿孔患者不适合胃镜和钡餐检查。

【难度】易

提问2：立位腹部X线片提示右侧膈下游离气体，目前存在的诊断

A. 急性胃肠炎

B. 急性阑尾炎

C. 胃、十二指肠溃疡穿孔

D. 急性胰腺炎

E. 急性胆囊炎

F. 急性肠梗阻

G. 弥漫性腹膜炎

【答案】CG

【解析】患者既往有空腹胃痛、进食后缓解病史，符合十二指肠溃疡表现，立位腹部X线片见到膈下游离气体，十二指肠溃疡并发穿孔诊断可能性最大，同时并发弥漫性腹膜炎。

【难度】易

提问3：如采取保守治疗，其措施包括

A. 半卧位

B. 禁食水

C. 持续胃肠减压

D. 输液，保持水电酸碱平衡，抗感染

E. 抑酸药物

F. 输血

G. 生长抑素抑制胰腺分泌

【答案】ABCDE

【难度】中

提问4：经过保守治疗后，患者症状和体征加重，改为手术治疗，术中见十二指肠球部前壁溃疡穿孔，直径约0.3cm，穿孔处少许脓苔。适宜选择的术式包括

A. 穿孔修补术

B. 胃次全切除术

C. 穿孔修补+高选择性迷走神经切断术

D. 胃空肠吻合术

E. 贲门周围血管离断术

F. 全胃切除术

G. 腹腔引流术

【答案】AC

【解析】近年由于药物的发展，多数胃、十二指肠溃

疡可以通过药物治愈，因此，首选创伤较小的穿孔修补术。以前流行的胃次全切除术以及加行高选择性迷走神经切断术已经不作为首选。胃空肠吻合术既不能治疗溃疡病，也不能解决穿孔问题。

【难度】中

提问5：下面关于胃、十二指肠溃疡穿孔修补术的描述，正确的是

A. 对于胃溃疡要取穿孔处组织做病理检查，以除外恶性溃疡
B. 缝针贯穿全层胃壁时，不要缝到对面胃壁
C. 打结时要松紧适度，以免缝线切割水肿的肠壁组织
D. 腹腔污染重的患者可以选用腹腔镜手术
E. 未获得病理学诊断的患者应在6周后行电子胃镜检查
F. 穿孔较大的溃疡在缝合穿孔后可用邻近网膜覆盖
G. 如并发有幽门梗阻可做肠造瘘

【答案】ABCEF

【解析】胃溃疡有恶变可能，应常规取溃疡边缘组织送病理检查，缝合打结时注意细节，以免再穿孔或造成梗阻。腹腔镜污染轻者可以选用腹腔镜手术。

【难度】难

案例二 男性，40岁，因头晕、心慌、乏力伴黑便3小时就诊。发病以来无呕血，无晕厥。近1年来时有上腹痛史，进餐后不能缓解，否认肝炎史。查体：P 100次/min，BP 110/70mmHg。神志清醒，巩膜无黄染，上腹部轻度压痛，无肌紧张或反跳痛。肝脾不大，未触及包块，肠鸣音稍亢进。粪便潜血(+)。

提问1：患者目前应考虑的诊断为

A. 溃疡性结肠炎
B. 克罗恩病
C. 低血糖
D. 溃疡病并发出血
E. 心绞痛
F. 结肠癌
G. 胃癌并发出血

【答案】DG

【解析】患者出现头晕、心慌、乏力伴黑便是上消化道出血的典型症状，出血量大且速度快者可出现呕血。结合患者既往有上腹痛病史及查体，胃、十二指肠溃疡或胃癌并发出血诊断可能性大。

【难度】中

提问2：为明确出血原因诊断，需要进行哪些检查

A. 腹部B超
B. 电子胃镜检查
C. 电子结肠镜检查
D. 选择性动脉造影检查
E. 腹腔穿刺
F. 立位腹部X线检查
G. 电子胶囊镜

【答案】BD

【解析】胃镜检查可以明确出血部位和原因，是急性上消化道出血的首选辅助检查，还可以根据出血情况进行治疗。部分动脉性出血的病例可进行选择性动脉造影检查，在明确出血部位后进行超选择性血管栓塞止血。

【难度】中

提问3：胃镜治疗上消化道出血的方法包括

A. 电凝止血
B. 缝合止血
C. 喷洒药物止血
D. 血管夹或圈套止血
E. 灌洗止血
F. 氩气刀止血
G. 栓塞止血

【答案】ACD

【解析】胃镜下止血常用的方法包括电凝、喷洒药物、血管夹或圈套止血。缝合止血或超声刀、氩气刀止血主要用于外科手术。

【难度】易

提问4：该患者胃镜提示胃窦小弯侧有一直径约0.8cm的溃疡，基底有一小动脉喷血，予以血管夹夹闭，当时无出血。1天后患者再次黑便，伴呕血，此时，可以采用的手术方法是

A. 出血部位的贯穿缝扎术
B. 贲门周围血管离断术
C. 胃次全切除术
D. 脾切除术
E. 脾-肾静脉分流术
F. 胃-空肠吻合术
G. 胃网膜血管缝扎术

【答案】AC

【解析】出血部分的贯穿缝扎术和胃次全切除术都

是治疗胃、十二指肠溃疡出血的有效方法。

【难度】中

提问5:如决定行开腹手术治疗,术前准备应包括

A. 输液,扩充血容量

B. 禁食,放置胃管,可用去甲肾上腺素盐水洗胃

C. 静脉给予抑酸、生长抑素等药物治疗

D. 深静脉穿刺置管,保证输液、输血速度

E. 全胃肠外营养(TPN)

F. 查血型配血

G. 备皮

【答案】ABCDFG

【解析】术前准备包括一些保守治疗的常规方法及为保证手术安全所做的一些准备措施。急性出血期术前准备的主要目的是稳定循环等生命体征,不建议TPN。

【难度】中

案例三 男性,61岁,上腹部隐痛不适伴食欲减退3个月就诊。体重下降5kg,大小便正常。既往10年前因间断上腹痛于外院行胃镜检查诊断为“慢性胃炎,幽门螺杆菌(+)”,未行规律药物治疗。其母12年前因“胃癌”去世。查体:心率、血压正常,结膜稍苍白。心、肺未发现异常。腹平坦,肝脾不大,上腹部轻度压痛,未触及明显包块。无移动性浊音。肠鸣音正常。

提问1:该患者目前最可能诊断

A. 十二指肠溃疡

B. 胃癌

C. 慢性胆囊炎

D. 慢性胰腺炎

E. 慢性浅表性胃炎

F. 胃良性溃疡

G. 肝癌

【答案】B

【解析】该患者为中老年患者,有胃癌家族史,有上腹痛、食欲减退、体重下降等症状,既往胃镜检查幽门螺杆菌(+),应考虑胃癌。十二指肠溃疡以青年人多见,一般对于药物治疗效果较好。

【难度】易

提问2:为明确诊断,需行下列哪些辅助检查

A. 胃镜,必要时胃镜超声检查

B. 上消化道造影检查

C. 腹部CT检查

D. 胸片或胸部CT检查

E. 血管造影检查

F. 立位腹部X线检查

G. 肿瘤标志物

【答案】ABCDG

【解析】胃镜可以直接观察病变,并可以活检获得病理学诊断。上消化道造影检查可以直观了解病变涉及范围,对于决定手术方式有参考意义。腹部CT可以了解肿瘤侵犯及腹腔转移情况。胸片或胸部CT了解有无肺转移。

【难度】中

提问3:胃镜检查胃窦小弯侧可见一大小为2.5cm×2cm的溃疡性病变,周围黏膜隆起、水肿,边界不清,溃疡面渗出,质脆,取活检数块。胃镜超声提示该病变侵及胃壁肌层达浆膜层。胃小弯侧可探及数个增大的淋巴结。其余胃壁和十二指肠未见异常。活检病理:中分化腺癌。关于该患者的诊断,下列哪些是正确的

A. 早期胃癌

B. 进展期胃癌

C. Borrmann分型中的Ⅲ型(溃疡浸润型)

D. Borrmann分型中的Ⅳ型(弥漫浸润型)

E. Borrmann分型中的Ⅰ型(肿块型)

F. Borrmann分型中的Ⅱ型(无浸润溃疡型)

G. 晚期胃癌

【答案】BC

【解析】该患者病变浸出黏膜下层达浆膜层,属于进展期胃癌;溃疡边界不清,属于Borrmann分型中的Ⅲ型。

【难度】中

提问4:该患者应选择何种手术方式

A. 内镜黏膜切除术(EMR)

B. 内镜黏膜下层剥离术(ESD)

C. 胃癌根治术

D. 胃次全切除术

E. 仅行胃空肠吻合术

F. 迷走神经切断术

G. 腹腔镜胃癌根治术

【答案】CG

【解析】该患者目前属于进展期胃癌,没有远处转移或腹膜转移迹象,应该限期行胃癌根治术。也可用腹腔镜来实施根治术。

【难度】中

提问5:该患者行 D_2 淋巴结清扫的远端胃癌根治术,关于该术式,正确的是

A. 胃切断线要求距离肿瘤肉眼边缘5cm以上
B. 应切除十二指肠第一部3~4cm
C. 需要清除第二站淋巴结
D. 常规清扫腹主动脉旁淋巴结
E. 需要切除横结肠系膜前叶
F. 需要切除脾脏
G. 可用吻合器进行吻合

【答案】ABCEG

【解析】D_2 远端胃癌根治术近切缘应距离肿瘤至少5cm,在幽门下3~4cm切断十二指肠,切除横结肠系膜前叶和胰腺被膜,清扫第一站和第二站淋巴结。腹主动脉旁淋巴结属于第四站淋巴结,一般不用清扫。

【难度】难

案例四 女性,32岁,主因"间断上腹痛1月余,胃镜发现黏膜下占位2日"就诊。患者1个月来感觉上腹正中隐痛,为间歇性隐痛,无进食哽咽感,无呕吐,大小便正常。查体未发现异常。便潜血(+),Hb 98g/L,肿瘤标志物正常。胃镜:胃体大弯黏膜下隆起肿物,直径约3cm,表面光滑,顶部中央呈溃疡样。内镜超声提示肿物起源于胃壁肌层,呈突向腔外、边界清楚的低回声。

提问1:该患者目前最有可能的诊断是

A. 胃溃疡
B. 胃息肉
C. 胃间质瘤
D. 胃癌
E. 慢性非萎缩性胃炎
F. 慢性萎缩性胃炎
G. 胃淋巴瘤

【答案】C

【解析】胃间质瘤病变起源于胃间质干细胞(Cajal细胞),一般外向生长。胃溃疡、胃息肉、胃癌病变均起源于黏膜,慢性胃炎无占位性改变。

【难度】易

提问2:为判断病情,进一步可做的检查有

A. 胸片或胸部CT
B. 腹部增强CT
C. 超声引导下经皮穿刺活检
D. 选择性动脉造影检查
E. 肿瘤标志物
F. 结肠镜检查
G. 腹部MRI

【答案】ABEG

【解析】胸片或胸部CT可以了解有无肺转移,腹部增强CT或MRI可以了解肿瘤大小、肿瘤与周围脏器的关系、有无远处转移。肿瘤标志物检查可做参考。

【难度】中

提问3:该患者拟行手术治疗,哪种术式较为适宜

A. 包括肿瘤在内的胃部分切除术,切缘应≥2cm
B. 包括肿瘤在内的胃部分切除术,切缘应≥2cm,并清扫第4组淋巴结
C. 近端胃切除术
D. 远端胃次全切除术
E. 全胃切除术
F. 胃空肠吻合术
G. 肿物剜除

【答案】A

【解析】GIST以血行转移为主,淋巴结转移较少,不需要行常规淋巴结清扫。该患者肿物大小约3cm,且不涉及贲门或幽门,故可行胃部分切除术即可。

【难度】难

提问4:该患者术后病理:胃体梭形细胞肿瘤,大小为3.5cm×3cm×2cm,细胞呈束状或编织状,核分裂象1~2个/50HPF。肿瘤位于肌层至浆膜下,切缘净。免疫组化:CD117(+++),CD34(+++),SMA(-),S-100(-)。考虑胃肠道间质瘤。关于该患者的病理和术后处理,下列哪些是正确的

A. 该患者胃间质瘤在生物学行为呈低危险度
B. 该患者胃间质瘤在生物学行为呈高危险度
C. 该患者术后可给予化疗
D. 该患者术后不需要口服分子靶向药物(甲磺酸伊马替尼)
E. 该患者术后需要放疗
F. 需要口服分子靶向药物(苏尼替尼)
G. 术后不需要化疗、放疗等进一步治疗,定期复查

【答案】ADG

【解析】参考胃肠道间质瘤危险度分级标准,该患者

属于低危组,不需要口服分子靶向药物。GIST 对于放化疗不敏感。

【难度】难

提问 5:对于胃肠道间质瘤,考虑术前使用分子靶向治疗的选择包括

A. 术前估计难以达到根治切除
B. 肿瘤体积巨大(大于 10cm),术中易出血、破裂,可能造成医源行播散
C. 特殊部位的肿瘤,手术易损伤重要脏器的功能
D. 肿瘤虽可以切除,但估计手术风险大,术后复发率、死亡率较高
E. 估计需要进行多脏器联合切除手术
F. 直径约 1.5cm 的小肠间质瘤
G. 只要是间质瘤均可术前选用靶向

【答案】ABCDE

【难度】难

(易秉强)

第九章　小肠及结肠疾病

【A1 型题】

1. 临床上引起麻痹性肠梗阻的常见原因是
   A. 蛔虫团
   B. 腹腔手术后粘连带形成
   C. 弥漫性腹膜炎
   D. 肠套叠
   E. 腹股沟疝嵌顿早期

【答案】C
【解析】麻痹性肠梗阻在分类为动力性肠梗阻的患者中较为常见，多发生在腹腔手术后、腹部创伤或弥漫性腹膜炎患者，由于严重的神经、体液及代谢(如低钾血症)改变所致。
【难度】中

2. 在肠梗阻患者的诊断中，判断可能为高位小肠梗阻极有意义的早期临床表现是
   A. 胃肠减压的胃液量极少
   B. 频繁呕吐，腹胀不明显
   C. 明显失水及酸中毒
   D. 体温升高
   E. 全身中毒症状明显

【答案】B
【解析】机械性肠梗阻中高位梗阻的临床特点为：呕吐出现较早、较频繁，呕吐物主要为胃及十二指肠内容物；腹胀不明显。
【难度】易

3. 下列易出现肠壁血运障碍，需急诊手术的是
   A. 急性完全性(蛔虫)小肠梗阻
   B. 难复性疝所致不全性肠梗阻
   C. 斜疝嵌顿导致完全性肠梗阻
   D. 癌性低位不全性肠梗阻
   E. 急性完全性粘连性肠梗阻

【答案】C
【解析】急性机械性肠梗阻可自单纯性肠梗阻向绞窄性演化，腹股沟疝尤其是股疝嵌顿所致肠梗阻由于嵌顿环(狭窄)小、股管小，更易发生疝内容物的绞窄。
【难度】易

4. 结肠癌主要的转移途径是
   A. 血行转移　　B. 直接转移
   C. 淋巴道转移　　D. 腹腔种植
   E. 经肠腔向小肠转移

【答案】C
【解析】结肠癌主要经淋巴转移，首先到结肠壁、结肠旁淋巴结，再转移至肠系膜血管周围和肠系膜血管根部淋巴结。
【难度】中

5. 在临床中，对于肠梗阻的诊断，最重要的是要确定
   A. 梗阻原因　　B. 是否绞窄性
   C. 肠梗阻部位高低　　D. 梗阻程度
   E. 肠梗阻发生速度

【答案】B
【解析】肠梗阻是单纯性还是绞窄性的鉴别十分重要，影响到治疗方法的选择和患者的预后。
【难度】易

6. 在鉴别单纯性肠梗阻与绞窄性肠梗阻时，最有意义的化验检查项目是
   A. 血气分析
   B. 血红蛋白测定
   C. 血白细胞计数
   D. 尿常规检查
   E. 呕吐物或粪便隐血试验

【答案】E
【解析】肠梗阻患者的呕吐物或粪便的检查，如有大量红细胞或隐血阳性，应考虑肠管有血运障碍，提示绞窄性肠梗阻。
【难度】易

7. 肠梗阻的患者，行诊断性腹腔穿刺抽出血性液体、臭气重，最可能的诊断是
A. 急性水肿性胰腺炎
B. 急性坏疽性胆囊炎
C. 腹膜后血肿
D. 绞窄性肠梗阻
E. 宫外孕破裂
【答案】D
【解析】临床诊断为肠梗阻的患者，如果腹腔穿刺发现腹腔内液为血性并伴有臭味，则提示梗阻部位的肠管已经发生了缺血坏死，视为绞窄性肠梗阻。
【难度】中

8. 老年人肠梗阻的常见原因是
A. 肠粘连　　B. 肠扭转
C. 肠套叠　　D. 肠道肿瘤
E. 肠系膜血管阻塞
【答案】D
【解析】肠梗阻的病因诊断中，老年患者中肠道肿瘤的患病比例较高、较为常见。
【难度】中

9. 对小肠肿瘤诊断相对较有价值的临床辅助检查方法是
A. B 超
B. CT 检查
C. X 线钡餐检查
D. 选择性肠系膜上动脉造影
E. 尿 5- 羟色胺降解产物测定
【答案】D
【解析】小肠肿瘤的临床症状不典型，对于临床上有怀疑的病例，进行纤维小肠镜、胶囊内镜检查及选择性肠系膜上动脉造影术，可以提高诊断率。
【难度】中

10. 下列症状中，属于右半结肠癌的主要临床表现的是
A. 腹泻　　B. 便血
C. 便秘　　D. 腹部肿块
E. 肠梗阻
【答案】D
【解析】在结肠癌的患者中，一般右半结肠癌以全身症状、贫血和腹部肿块为主要临床表现。
【难度】中

11. 急性完全性机械性单纯性肠梗阻最主要的体征是
A. 全腹腹胀明显
B. 腹式呼吸减弱
C. 可见肠型、蠕动波
D. 腹部压痛、腹肌紧张
E. 腹部移动性浊音阳性
【答案】C
【解析】急性单纯性完全性肠梗阻的腹部体征：视诊可见肠型和蠕动波。
【难度】中

12. 乙状结肠癌较早期出现的临床表现是
A. 下腹部剧痛
B. 排便习惯及粪便性状的改变
C. 恶心、呕吐
D. 腹部肿块
E. 消瘦、贫血
【答案】B
【解析】乙状结肠癌临床症状以肠梗阻、便秘、腹泻、便血等为主要表现。
【难度】易

13. 闭合性腹部创伤时，判断小肠损伤与结肠损伤的鉴别要点主要是
A. 小肠损伤早期出现腹膜炎症状
B. 小肠管腔较小，故损伤机会较少
C. 常产生右膈下游离气影
D. 腹部 B 超易于确诊
E. X 线钡餐检查即可明确诊断
【答案】A
【解析】小肠破裂、穿孔后在早期即可出现明显的腹膜炎；结肠的损伤因结肠内容物液体成分少而细菌含量多，故而腹膜炎出现晚、但较严重。
【难度】易

14. 下列属临床诊断肠梗阻是否存在绞窄最可靠依据的是
A. 阵发性腹部绞痛
B. 有气过水音和金属音
C. X 线检查小肠有多个阶梯状液
D. 频繁呕吐，呕吐物为胃肠液
E. 腹肌紧张，有压痛和反跳痛
【答案】E
【解析】以下情况：①腹痛急骤，呈持续性发作；②病情进展迅速，早期出现休克；③腹膜炎体征，腹胀不对称或压痛的肿块；④呕吐早而频繁，呕吐物或肛门排出物为血性，腹腔穿刺液为血性；⑤腹部 X 线检查见孤立扩大的肠袢；⑥非手术治疗，症状、体征无明显改善等。
【难度】中

15. 下列属盲肠癌患者最少见首发临床表现的是
A. 缺铁性贫血　　B. 肠梗阻

C. 右下腹包块　　D. 消瘦
E. 乏力

【答案】B
【解析】盲肠癌临床常以全身症状(乏力、消瘦和低热等)、贫血和腹部肿块为特点,以肠梗阻为首发并发症的少见。
【难度】中

16. 下列疾病需考虑手术治疗的是
A. 结肠腺瘤 <1cm
B. 溃疡性结肠炎
C. 家族性息肉病
D. 结肠血吸虫性肉芽肿
E. 黑斑息肉病

【答案】C
【解析】家族性息肉病又称家族性腺瘤性息肉病,与遗传因素相关,常开始于青年时期,癌变的倾向性很大。确诊后行全结肠切除术。
【难度】难

17. 急性肠梗阻时,下列可暂考虑采取非手术综合治疗的是
A. 行胃肠减压,补液后一般情况加重
B. 腹痛加剧,出现腹膜刺激征
C. 间断、少量便血
D. 腹胀,并呈溢出性呕吐
E. 腹部压痛性包块

【答案】D
【解析】急性完全性单纯性肠梗阻的患者,首先采取胃肠减压、纠正水电解质紊乱和保持酸碱平衡、抗感染等基础疗法为主的非手术治疗。D 选项,提示低位小肠梗阻或麻痹性肠梗阻,可非手术治疗。
【难度】中

18. 乙状结肠癌发生急性完全性肠梗阻时,急诊手术宜选择的术式是
A. 乙状结肠切除,降结肠 - 直肠吻合术
B. 乙状结肠切除,降结肠造瘘
C. 左半结肠切除术
D. 横结肠切除术
E. 经腹、会阴联合切口行肿瘤根治性切除术

【答案】B
【解析】左侧结肠癌并发肠梗阻时,一般情况下,患者的肠道内粪便较多,同时梗阻以上肠管扩张、水肿明显,可行病变肠段切除、近端造口、远端封闭(Hartmann)。
【难度】难

19. 下列属肠套叠典型临床表现的是
A. 腹痛伴较频繁呕吐
B. 腹痛、贫血、腹部包块
C. 腹痛、腹泻与便秘交替发作
D. 腹痛、血便、腹部包块
E. 剧烈腹痛而腹部体征无阳性发现

【答案】D
【解析】肠套叠的三大典型症状是腹痛、血便和腹部肿块。
【难度】中

20. 麻痹性肠梗阻患者的呕吐症状可表现为
A. 呕吐呈反射性
B. 呕吐内容物为胃液
C. 呕吐出现早且较频繁
D. 呕吐物可呈粪样、量较多
E. 呕吐多呈溢出性

【答案】E
【解析】肠梗阻患者中,麻痹性肠梗阻的呕吐多呈溢出性。
【难度】难

21. 低位小肠梗阻的临床表现为
A. 阵发性绞痛,呕吐频繁,为胃及十二指肠内容,腹胀不明显,可有排气排便
B. 阵发性绞痛,呕吐物有粪臭味,腹胀明显,无排气排便
C. 阵发性绞痛,呕吐不重,腹胀,腹部隆起不均匀
D. 腹痛,呕吐为溢出性,腹胀,停止排气排便
E. 腹痛,呕吐物为咖啡样,腹胀,停止排气排便

【答案】B
【解析】低位小肠梗阻患者的呕吐出现较晚,初为胃内容物,后期的呕吐物为积蓄在肠内并经发酵、腐败呈粪样的肠内容物。
【难度】中

22. 钡剂灌肠 X 线检查呈鸟嘴状改变的是
A. 粘连带所致闭袢梗阻
B. 小肠扭转
C. 肠套叠
D. 乙状结肠扭转
E. 麻痹性肠梗阻

【答案】D
【解析】乙状结肠扭转多见于乙状结肠冗长、有便秘的老年人。腹部 X 线片可见马蹄状巨大的双腔充气肠袢,钡剂灌肠 X 线检查见扭转部位的钡剂受阻,钡影尖端呈“鸟嘴”状。
【难度】中

23. 闭袢性肠梗阻患者相对于其他类型肠梗阻，较为突出的临床特点是
A. 体液丧失明显
B. 腹痛为阵发性绞痛
C. 呕吐频繁
D. 腹胀不均匀、腹部隆起不对称
E. 可排出血性黏液样粪便

【答案】D
【解析】“闭袢性肠梗阻”临床特点为：持续性腹痛可阵发性加剧，腹部查体可见腹胀、腹部隆起不对称，是较为严重的肠梗阻，梗阻部位肠管易发生绞窄，进而导致弥漫性腹膜炎。
【难度】难

【A2 型题】

1. 女性，60 岁，全腹胀痛 3 个月，伴排便习惯、排便性状改变，从每日 1 次到 2~3 天大便 1 次，大便间断伴有黏液或带血。体检：贫血貌，腹膨隆、未见肠型、肠鸣音亢进、未及肿块。从上述临床表现判断，其最可能的诊断是
A. 回盲部结核　　B. 粘连性肠梗阻
C. 溃疡性结肠炎　　D. 降结肠癌
E. 家族性息肉病

【答案】D
【解析】降结肠癌临床表现主要为排便习惯、粪便性状的改变为较早期症状，随着病程的进展，此类患者可出现恶性肿瘤消耗症状，如乏力、贫血等，可出现急性完全性肠梗阻的表现。
【难度】中

2. 男性，45 岁，进行性消瘦，贫血、乏力半年。查体右下腹可触及一包块，大小约 5cm。大便隐血试验阳性。最可能的诊断是
A. 降结肠癌　　B. 结肠息肉
C. 溃疡性结肠炎　　D. 升结肠癌
E. 慢性细菌性痢疾

【答案】D
【解析】升结肠癌为右半结肠癌，其主要临床表现：全身症状（乏力、消瘦、贫血）、右侧腹部肿块为主、便潜血试验阳性。
【难度】中

3. 男性，70 岁，腹部持续性疼痛伴阵发性加重 1 天，以右下腹为重，伴呕吐 2 次。检查：急性病容，右下腹饱满伴压痛、肌紧张；血白细胞计数 14.5×10^9/L；腹部 X 线透视于左侧中上腹腔可见较多气液平面。既往于 30 年前因“右侧腹股沟疝”行疝成形术治疗。该患者最可能的临床诊断为
A. 阑尾周围脓肿　　B. 急性肠梗阻
C. 急性胰腺炎　　D. 急性胆囊炎
E. 急性化脓性胆管炎

【答案】B
【解析】临床症状为“腹痛、呕吐、腹胀、停止排气排便”者为急性机械性完全性肠梗阻，结合此例患者的体征和既往手术史，可考虑为动力性小肠梗阻（低位、粘连性）。
【难度】中

4. 男性，30 岁，腹部外伤致空肠穿孔行修补术后 6 天，患者出现：呈弛张性高热，下腹坠胀、大便次数增多，伴尿频。查体：下腹触软，深压痛，未及包块。考虑该患者最可能的临床诊断是
A. 急性细菌性痢疾　　B. 盆腔脓肿
C. 肠间隙脓肿　　D. 急性膀胱炎
E. 急性阑尾炎

【答案】B
【解析】此例患者术后出现发热、直肠刺激症状（下腹坠胀、大便次数增多）和尿路刺激症状（尿频），故而其鉴别诊断考虑为：盆腔脓肿或感染液体集聚。
【难度】难

5. 女性，50 岁，主诉：左侧腹胀、腹痛，大便不成形，每日 3~4 次，有脓血。查体：左下腹可触及包块样物、边界不清。为明确诊断，首选的检查是
A. 腹部 B 超
B. 腹部 CT
C. 血清 CEA 等标记物检查
D. 纤维结肠镜
E. 大便潜血试验

【答案】D
【解析】根据患者的症状，考虑为结肠肿瘤的可能性很大，针对性的常用检查方法为纤维结肠镜的检查并在病灶处取标本行病理学检查。
【难度】中

6. 男性，46 岁，撞车上腹部被方向盘挤压 3 小时。剑突下及脐周疼痛来诊，曾呕吐血性液体 100ml。查体可能出现的、提示消化道空腔脏器破裂的体征是
A. 腹壁软组织挫伤，点片状瘀血
B. 局限性上腹压痛
C. 腹膜炎，腹肌紧张

D. 肝区叩痛

E. 皮下气肿

【答案】C

【解析】腹部闭合性损伤中，胃、小肠、结肠等空腔脏器破裂时，患者的体征常表现为腹部压痛、肌紧张、可并发反跳痛等腹膜炎体征。

【难度】难

7. 男性，15 岁，快速奔跑中摔倒 1 小时，感腹痛及双手疼痛，恶心、未吐。查体：神清，血压 100/60mmHg，心率 110 次 /min。脐周触痛明显、腹肌紧张，肠鸣音（1 分钟内）未闻及。其腹部伤情初步临床诊断为

A. 腹部闭合性损伤：腹壁软组织挫伤

B. 腹部闭合性损伤：腹膜后血肿

C. 腹部闭合性损伤：空腔脏器破裂

D. 腹部闭合性损伤：脾破裂

E. 腹部闭合性损伤：横结肠破裂

【答案】C

【解析】根据患者伤后的症状与体征（心率增快，腹部压痛、肌紧张，肠鸣音消失），对伤情的判断（初步诊断）为可能并发腹腔内空腔脏器的损伤（胃、小肠等），需进一步完善相应的诊疗程序：禁食、进行立位腹部 X 线检查、诊断性腹腔穿刺等，以明确诊断。

【难度】难

8. 男性，35 岁，腹部外伤 3 小时。剖腹探查证实为结肠破裂，行肠管破损修补术，下列术后医嘱中属必要的是

A. 术后 4 小时进食

B. 呼吸机辅助呼吸

C. 术后 24 小时拔出引流管

D. 给予抗生素预防感染

E. 持续低流量吸氧

【答案】D

【解析】在结肠等空腔脏器破裂术后的围术期管理中，必须给予抗生素预防术后感染。

【难度】中

9. 男性，56 岁，外伤性肠破裂行部分小肠切除吻合术后 6 天，出现低热、下腹坠胀、大便次数增多伴里急后重感，尿频。直肠指诊：直肠前壁可触及触痛性肿块，波动感（±），血常规白细胞 20×10^9/L，中性粒细胞 90%；尿常规（–）。此患者最重要的治疗措施是

A. 加大抗生素用量

B. 加强肠外营养支持

C. 剖腹探查，腹腔脓肿引流

D. 经 B 超或 CT 等导引下，脓肿穿刺引流

E. 热水坐浴，局部理疗

【答案】D

【解析】小肠、结肠等空腔脏器破裂术后，如术后盆腔脓肿形成，选择引流治疗、结合抗感染等综合治疗，关键在于局部脓肿的引流。

【难度】中

10. 男性，70 岁，排脓血便半年，伴进行性腹胀、停止排气排便 5 天。查体：生命体征平稳，消瘦状，左侧中下腹可触及 5cm×5cm 的包块，质硬、活动差。初步诊断考虑为

A. 升结肠癌　　B. 结肠脾曲占位

C. 乙状结肠癌　　D. 横结肠癌

E. 直肠癌

【答案】C

【解析】根据患者的临床表现，诊断结直肠癌基本确定。此题主要考核内容为结直肠各段的解剖位置及名称。

【难度】易

11. 女性，48 岁，大便不规律近半年，间有腹泻伴阵发性腹痛，低热，轻度贫血貌，右下腹扪及肿块，应首先考虑为

A. 阑尾脓肿　　B. 卵巢囊肿蒂扭转

C. 盲肠癌　　D. 畸胎瘤

E. 游走盲肠

【答案】C

【解析】考核要点为右半结肠癌的临床特点。

【难度】中

12. 女性，54 岁，突发性上中腹持续性疼痛，阵发性加重 2 小时，并向背部放射，伴频繁呕吐。查体：腹平坦，腹部脐周轻度压痛、无肌紧张，肠鸣音活跃。心电图示：心房纤颤。血常规：WBC 15×10^9/L。最可能的临床诊断为

A. 急性化脓性胆管炎

B. 急性重症胰腺炎

C. 急性坏疽性胆囊炎

D. 急性消化性溃疡穿孔

E. 肠系膜上动脉栓塞

【答案】E

【解析】肠系膜上动脉栓塞患者的临床特点：严重的症状与轻微的体征不符合。病因：造成栓塞的栓子，多来源于心脏，如心肌梗死后的附壁血栓、心瓣膜病、心房纤颤、心内膜炎等。

【难度】难

13. 男性，8个月，阵发性啼哭24小时，烦躁不安，进乳后即呕吐，入院前4小时解鲜红色血便1次。查体：右中上腹有肌紧张和反跳痛，可扪及3cm×1.5cm的压痛性肿块。临床诊断为

A. 肥厚型幽门梗阻 B. 先天性巨结肠
C. 急性肠套叠 D. 肠系膜淋巴结炎
E. 肠道内蛔虫

【答案】C
【解析】小儿肠套叠的典型临床表现：腹痛（间断哭闹不安）、血便（果酱样）和腹部腊肠样肿块。
【难度】中

14. 男性，10岁，阵发性腹痛6小时，伴恶心、呕吐3次，未排便尚排气。查体：腹软，脐周触及可变形、变位的条状团块，腹部X线透视未发现异常。最可能的临床诊断

A. 急性肠套叠
B. 急性阑尾炎
C. 急性完全性肠梗阻
D. 肠道蛔虫症
E. 腹部畸胎瘤蒂扭转

【答案】D
【解析】腹部体征发现：腹软，脐周触及可变形、变位的条状肿块，提示小肠内蛔虫成团。
【难度】中

15. 女性，42岁，持续性腹痛，阵发性加剧3天。查体：神志淡漠，体温38.5℃，心率110次/min，血压100/60mmHg。全腹压痛、肌紧张，肠鸣音消失。既往有剖宫产史。最可能的临床诊断是

A. 输尿管结石并发肾盂肾炎
B. 急性单纯性机械性肠梗阻
C. 急性坏疽性阑尾炎
D. 绞窄性肠梗阻
E. 急性重症胰腺炎

【答案】D
【解析】患者的临床表现：早期提示为急性完全性机械性肠梗阻；虽后患者出现弥漫性腹膜炎症状、体征，故而考虑肠梗阻性质已经由单纯性向绞窄性演变。
【难度】中

16. 男性，71岁，因剧烈腹痛10小时就诊，经检查诊断为肠系膜上动脉起始部梗阻，可以引起肠管血运障碍的范围为

A. 全部小肠
B. 仅十二指肠悬韧带以下的小肠
C. 十二指肠悬韧带以下的小肠、盲肠及升结肠
D. 升结肠和横结肠
E. 全部大小肠

【答案】C
【解析】肠系膜上动脉的供应范围：十二指肠悬韧带以下的全部小肠、盲肠和升结肠。
【难度】中

17. 男性，40岁，急性完全性单纯性肠梗阻住院，行非手术综合治疗。在治疗期间，复查腹部X线检查，当出现下列哪项变化应考虑有绞窄性肠梗阻

A. 扩张肠段呈阶梯形排列
B. 近段肠管扩张，远端肠腔无气体
C. 扩张肠段黏膜呈鱼刺状
D. 大小肠均膨胀
E. 膨胀、突出的孤立肠袢且位置固定

【答案】E
【解析】易发生急性绞窄性肠梗阻的X线征象为：膨胀、突出的孤立肠袢，且位置相对固定不变。
【难度】中

18. 女性，43岁，间断中上腹部疼痛，伴进行性体重下降3个月就诊。既往有间断无痛性血便（黑便）1年余。查体：体温36.7℃，心率88次/min，血压110/60mmHg，轻度贫血貌。腹部平坦，于左侧中上腹可及直径4cm左右的肿块，位置不固定，可活动、无压痛。下列哪种疾病的可能性最大

A. 乙状结肠肿瘤（癌）
B. 横结肠近脾曲肿瘤
C. 胰腺肿瘤
D. 小肠肿瘤
E. 附件肿瘤（卵巢）

【答案】D
【解析】小肠肿瘤的临床特点：腹部隐痛、间断排柏油样便或血便、消化道穿孔，查体可触及活动度大、位置相对不固定的腹腔内肿块。
【难度】难

19. 男性，83岁，间断低热、盗汗、乏力，伴进行性体重下降6个月，下腹部腹部剧痛8小时入院。查体：体温37.7℃，心率118次/min，血压70/50mmHg，腹膜刺激征阳性，尤以右下腹为剧，肝浊音界缩小。X线检查：膈下

有游离气体，白细胞计数 $16 \times 10^9/L$（中性粒细胞百分比 89%，淋巴细胞百分比 11%）。根据以上资料，下列哪种疾病的可能性最大

A. 急性阑尾炎伴穿孔
B. 肝硬化并发原发性腹膜炎
C. 急性出血坏死性胰腺炎
D. 肠结核病并发急性穿孔
E. 消化性溃疡并发急性穿孔

【答案】D

【解析】肠结核患者多并发有低热、盗汗、乏力、消瘦、食欲减退等结核病的全身症状；腹部表现为溃疡型的以慢性腹痛、腹泻/便秘交替、穿孔为主；增生型的主要表现为慢性不全性肠梗阻，腹部可及固定、质硬且有压痛的肿块。

【难度】难

20. 男性，63 岁，间断中上腹部隐痛 2 个月，伴便秘、腹泻交替出现。今感突腹痛加剧呈持续性疼痛，伴呕吐频繁，呕吐物含鲜红色血性液体 8 小时就诊。查体：体温 37.7℃，心率 118 次 /min，血压 80/50mmHg，腹部压痛、肌紧张并反跳痛阳性，肠鸣音未闻及。X 线检查：小肠广泛扩张、多发液气平面。血常规：白细胞计数 $21 \times 10^9/L$（中性粒细胞百分比 92%，淋巴细胞百分比 8%），血红蛋白 70g/L。根据以上资料，下列哪种疾病的可能性最大

A. 消化性溃疡伴急性穿孔
B. 急性完全性机械性绞窄性肠梗阻
C. 急性出血坏死性胰腺炎
D. 结核病并发急性肠结核穿孔
E. 肠系膜上静脉血栓形成

【答案】E

【解析】肠系膜上静脉血栓形成的症状发展缓慢，多伴有腹部不适、腹泻或便秘等前驱症状，急性发作后患者出现剧烈腹痛、呕吐等肠梗阻症状（血运障碍性肠梗阻），较早就可出现呕血、便血；查体可发现较广泛的腹膜炎体征。

【难度】难

21. 女性，23 岁，因小肠扭转行小肠大部切除术，术后 3 天患者出现间断腹痛、严重腹泻，排泄物潜血阳性。查体：体温 37.7℃，心率 110 次 /min，血压 100/70mmHg；神清、消瘦、眼窝深陷，皮肤弹性差；腹部平坦，伤口周围压痛、轻度肌紧张、无异常分泌物，肠鸣音 6~8 次 /min。根据以上资料，下列哪种疾病的可能性最大

A. 小肠系膜静脉血栓形成
B. 肠系膜动脉栓塞
C. 短肠综合征
D. 出血坏死性肠炎
E. 假膜性肠炎

【答案】C

【解析】短肠综合征的原因为较广泛的小肠切除，其临床表现以腹泻为主。腹泻的严重程度与残留肠管的肠道密切相关，严重腹泻进一步导致进行性脱水、血容量降低和水电解质酸碱平衡紊乱。

【难度】难

22. 男性，64 岁，持续性左侧中下腹疼痛 6 小时，腹痛进行性阵发性加剧伴恶心、呕吐，未排便 5 天。既往长期便秘病史。查体：神志清楚，一般情况可，痛苦面容。腹部外观左侧中下腹隆起，腹部压痛、肌紧张，无反跳痛，以左侧中下腹为著；肠鸣音 3 次 /min，音调亢进。根据上述表现，下列诊断可能性最大的是

A. 乙状结肠癌并发急性肠梗阻
B. 乙状结肠扭转
C. 成人结肠型肠套叠
D. 便秘引起的肠梗阻
E. 急性完全性小肠梗阻

【答案】B

【解析】乙状结肠扭转多见于乙状结肠冗长、便秘病史的老年人，可表现为多次腹痛发作经排气、排便后缓解的病史。临床表现为腹部持续性疼痛，左侧腹部明显膨胀，腹部压痛、肌紧张不明显。

【难度】难

23. 男性，50 岁，排便次数增多（3~4 次 /d），常感腹部隐痛伴低热 7 个月。查体：右下腹可触及包块。如果考虑此患者罹患结肠癌，其最有可能并发的情况是

A. 体重下降不明显　B. 呕吐
C. 肠梗阻　D. 鲜红血便
E. 贫血

【答案】E

【解析】患者为老年男性，慢性病程，以排便习惯、性状改变，并发腹部隐痛、右下腹部包块，要考虑右半结肠癌的可能性较大。此类患者常并发贫血。确定诊断需进行结肠镜 + 病理检查。

【难度】易

24. 女性，30 岁，间断腹泻、腹痛、低热 1 年余，

腹泻伴间断黏液血便、每次量不多;伴体重进行性下降。查体:右下腹饱满感,有轻压痛、无肌紧张,肠鸣音正常闻及。X线钡餐检查发现:回肠末端狭窄、黏膜皱襞消失。此患者的诊断是

A. 回肠克罗恩病　B. 回肠淋巴瘤
C. 肠结核　D. 出血性肠炎
E. 回肠平滑肌瘤

【答案】A

【解析】克罗恩病于回肠末端最常见。临床表现:腹痛、腹泻、体重下降为常见症状,可伴黏液血便。确诊的检查:X线钡餐检查、CTE(CT肠道显像)、胶囊内镜和小肠镜等,其中X线钡餐的特征为:回肠末端狭窄、管壁僵硬、黏膜皱襞消失、呈线样征。

【难度】中

25. 男性,16岁,诊断为急性上呼吸道感染10天,给予中药、抗生素等治疗,呼吸道症状、发热一度明显改善。突发剧烈腹痛6小时,伴恶心、呕吐、腹泻伴血便。查体:患者神志淡漠,体温39℃,血压90/60mmHg,心率110次/min。腹部外观隆起,脐周及右下腹部压痛、反跳痛,明显肌紧张,肠鸣音未闻及。下列临床诊断中可能性最大的是

A. 小肠克罗恩病
B. 急性肠系膜淋巴结炎
C. 急性假膜性肠炎
D. 急性阑尾炎穿孔
E. 急性出血性肠炎

【答案】E

【解析】急性出血性肠炎患者中约1/3在发病前有不洁饮食史或上呼吸道感染史,病变主要在回肠或空肠。临床表现:急性腹痛、腹胀、呕吐、腹泻、便血和全身中毒症状为主,当肠坏死或穿孔时,出现急性弥漫性腹膜炎,严重者出现休克。

【难度】难

26. 女性,22岁,间断反复低热伴右下腹痛8月余,腹痛发作时常伴腹泻、偶伴脓血便;腹痛呈持续性加剧3天,伴轻微恶心、不吐,无寒战高热。查体:体温38℃,一般情况可;腹部脐周及右下腹部有固定压痛、肌紧张,无反跳痛,右下腹可触及直径约6cm的压痛性包块、较固定,肠鸣音正常闻及。本患者下列临床诊断中可能性大的是

A. 慢性阑尾炎急性发作、阑尾周围脓肿
B. 盲肠肠结核并发肠穿孔
C. 盲肠癌并发慢性阑尾炎
D. 克罗恩病伴肠穿孔、脓肿形成
E. 卵巢囊肿伴慢性附件炎

【答案】D

【解析】克罗恩病的发病以年轻者居多,起病常较缓慢、病程较长,常见症状为腹痛、腹泻和体重下降,应与肠结核、溃疡性结肠炎相鉴别。如果并发慢性肠穿孔后可出现腹腔脓肿、肠外瘘和肠内瘘等(表现为压痛性包块)。

【难度】难

27. 男性,62岁,间断腹部疼痛3月余,发作时为脐周阵发性痛,偶伴黑色柏油样便、量不多,伴进行性体重下降5公斤。查体:脐周偏左下腹部触及位置不固定、可活动的、无压痛的直径4cm包块,肠鸣音正常。尿5-羟吲哚乙酸明显增高。其最可能的诊断是

A. 小肠间质瘤　B. 小肠类癌
C. 小肠克罗恩病　D. 小肠淋巴瘤
E. 小肠淋巴瘤

【答案】B

【解析】小肠也是类癌的好发部位,其特征性的临床确诊方法是检查患者血5-羟色胺增高和尿中5-羟色胺的代谢产物5-羟吲哚乙酸(5-HIAA)的增高。

【难度】中

28. 男性,18岁,因间断便血(少量鲜血)3周伴腹部隐痛就诊,其祖父因直肠癌去世。行纤维结肠镜检查发现:乙状结肠、降结肠黏膜表面分别可见直径1cm左右的菌伞状“息肉”,共计5枚;病理检查:炎性息肉。根据上述情况,下列诊断中首先考虑的是:

A. Peutz-Jeghers综合征
B. 家族性肠息肉病
C. Gardner综合征
D. 结肠炎症性息肉
E. 结肠腺瘤病

【答案】D

【解析】结肠炎症性息肉可以表现为便血,为良性病变。选项A、B、C均为遗传病,其肠道内广泛出现多于100颗的息肉,并各具有其特殊表现。选项E的病理诊断应为腺瘤,且数量多于100颗。

【难度】中

29. 男性,62岁,间断腹泻、脓血样便3个月,持续性腹痛2天。查体:神志清楚,痛苦面容,体温37℃,心率96次/min,血压

140/95mmHg；腹隆起、软，未触及腹部包块；肠鸣音 4 次 /min；直肠指诊：空虚、未及肿物，手套无血染。腹部 B 超：肝右叶直径 3cm 的低回声占位，边界欠清。考虑其临床诊断为

A. 乙状结肠癌伴肠梗阻、肝转移
B. 升结肠癌伴肠梗阻、肝转移
C. 直肠癌并完全性肠梗阻、肝转移
D. 横结肠癌伴完全性肠梗阻、肝转移
E. 降结肠癌并完全性肠梗阻、肝转移

【答案】A
【解析】此例患者的病史、临床症状、体征提示为结肠癌伴肠梗阻、肝转移的可能性较大。
【难度】中

30. 女性，72 岁，患者有低热、盗汗、乏力、消瘦和食欲减退、慢性腹痛等症状半年，肠镜检查及活体组织病理检查确诊为：回盲部结核。对于其外科手术治疗的适应证是

A. 经积极综合的抗结核治疗 2 周，症状、体征无明显改善者
B. 肠结核病灶穿孔形成局限性脓肿者
C. 溃疡型病变伴瘢痕形成或增生型病变导致肠狭窄者
D. 少量肠道出血者
E. 结核病灶范围较大者

【答案】B
【解析】肠结核以内科抗结核等综合治疗为主，在伴有外科并发症的情况下才可考虑进行手术治疗。原则上应先进行一段抗结核治疗和支持治疗。
【难度】中

31. 女性，48 岁，大便带血 3 个月，排便有下坠感、里急后重 1 周。电子肠镜检查：距肛门 18cm 处有 3cm×3cm 的肿块，呈菜花状、质脆、易出血。病理诊断：结肠腺癌（中分化）。准备进行手术治疗，应采取的最佳术式为

A. 经腹会阴根治术
B. 经腹根治性切除术
C. 经腹切除、人工肛门、远端封闭手术
D. 拉下式切除术
E. 局部切除术加放疗

【答案】B
【解析】此例患者的临床特点、肠镜检查及病理诊断证实其罹患乙状结肠癌，如无手术禁忌应当进行标准的经腹结肠癌根治术，其他术式在直肠癌患者中较多应用。
【难度】易

32. 男性，19 岁，1 小时前骑车途中跌倒，随后出现上腹部剧烈疼痛。体检：血压 90/60mmHg，心率 120 次 /min，体温正常；表情痛苦，仰卧位，腹式呼吸消失，腹肌紧张呈“木板样”强直，全腹压痛、反跳痛；移动性浊音阳性，肝浊音界明显缩小，肠鸣音 1 次 /min。血、尿、便常规未见异常。此患者最可能的诊断为

A. 外伤性十二指肠破裂
B. 外伤性小肠穿孔
C. 外伤性结肠穿孔
D. 外伤性肝破裂
E. 外伤性脾破裂

【答案】B
【解析】此例患者的特点：青年男性、腹部闭合性损伤，以腹痛、腹膜炎、休克为主要临床表现。因此，应考虑腹腔内空腔脏器破裂的可能性较大。
【难度】难

33. 男性，30 岁，突然上腹部持续疼痛 2 小时。2 年前有“急性阑尾炎”行手术治疗史。查体：体温 37.4 ℃，心率 108 次 /min，血压 100/70mmHg，全腹压痛，反跳痛及肌紧张，肠鸣音明显减弱。血常规白细胞 18×10^9/L。腹部透视：未见膈下游离气体，未见气液平面。诊断性腹腔穿刺：陈旧血性液体，淀粉酶 30 000 索氏单位。此时患者表现的“肠梗阻”考虑为

A. 急性小肠扭转
B. 急性粘连性肠梗阻
C. 急性绞窄性肠梗阻
D. 急性乙状结肠扭转
E. 急性麻痹性肠梗阻

【答案】E
【解析】此例患者的临床病史、症状、体征及辅助检查，考虑诊断急性出血坏死性胰腺炎（重症胰腺炎）；而重症胰腺炎的患者往往并发麻痹性肠梗阻。
【难度】中

【A3/A4 型题】

（1~3 题共用题干）

男性，65 岁，无明显诱因出现持续性腹痛阵发性加重、进行性腹胀 2 天。既往曾有类似病史，排

便排气后缓解；无腹部手术外伤史。查体：生命体征平稳，明显腹胀以左侧中下腹为著，无固定压痛，未触及包块，肠鸣音正常闻及、无高调气过水音。

1. 根据本患者的临床特点，最可能的诊断是

   A. 粘连性肠梗阻　　B. 肿瘤性肠梗阻

   C. 乙状结肠扭转　　D. 全部小肠扭转

   E. 复发性肠套叠

【答案】C

【解析】本例患者无腹部手术史，无排便习惯改变，查体左侧腹部膨胀，无明显腹膜炎体征，因此，A、B、D 选项的可能性不大；而 E 选项的患者常并发有肠道其他病变（炎症、憩室、息肉等），且肠梗阻常表现为不全性，与本例患者的临床特征不符。

【难度】中

2. 进行下列哪项检查对确定上述初步诊断最有帮助

   A. 立位腹部 X 线检查

   B. 腹部 B 超

   C. 腹部 MRI

   D. 钡剂灌肠 X 线检查

   E. 腹部增强 CT

【答案】D

【解析】钡剂灌肠 X 线检查可见扭转部位钡剂受阻、钡影尖呈"鸟嘴"形的特异性征象，对于乙状结肠扭转的诊断帮助极大。

【难度】中

3. 如腹痛情况进一步加剧，查体：患者腹式呼吸消失，全腹压痛、肌紧张，反跳痛阳性，肠鸣音未闻及。进行腹腔诊断性穿刺，抽出较陈旧伴臭味的血性液体。考虑进行手术治疗，宜选择的手术方式为

   A. 结肠镜导引下，肠管减压复位术

   B. 梗阻近端、远端肠管侧 - 侧吻合术

   C. 坏死肠袢切除，一期或二期吻合术

   D. 全小肠折叠、排列术

   E. 剖腹探查，梗阻近端肠造瘘术

【答案】C

【解析】对于绞窄性肠梗阻，手术治疗：对缺血坏死的肠袢切除，根据患者病情严重程度和局部污染情况，选择一期或二期（先进行肠造瘘）的消化道重建。

【难度】难

（4~6 题共用题干）

男性，42 岁，阵发性中腹部痛，伴恶心、频繁呕吐 3 天。20 年前行阑尾切除术。查体：腹胀明显，偶见肠型，脐右侧有固定轻压痛，无腹膜刺激征，肠鸣音亢进、6 次 /min。血常规检查未见异常。

4. 此时，简单最能帮助诊断的检查方法是

   A. 消化道造影

   B. 腹部 B 超

   C. 立位腹部 X 线检查

   D. 腹部增强 CT

   E. 腹部 MRI

【答案】C

【解析】急诊立位腹部 X 线检查对于判断梗阻部位、程度等帮助很大。

【难度】易

5. 经影像学肠梗阻诊断成立，肠梗阻的病因分类是

   A. 机械性肠梗阻　　B. 动力性肠梗阻

   C. 血运性肠梗阻　　D. 假性肠梗阻

   E. 麻痹性肠梗阻

【答案】A

【解析】根据此例患者的病情特点：阵发性腹痛、呕吐、腹部无腹膜炎体征、既往腹部手术史，临床上诊断为急性单纯性粘连性肠梗阻，分类属机械性肠梗阻。

【难度】易

6. 经 72 小时禁食、补液等处理，患者主诉症状无好转，且出现脐右侧固定压痛较前明显、并出现腹膜刺激征（局部肌紧张、反跳痛），体温升高至 38.4℃；血常规：WBC 13×10^9/L，N 90%，下一步应采取的治疗措施是

   A. 继续胃肠减压

   B. 经胃管中药通里攻下

   C. 手术探查、解除梗阻

   D. 灌肠，针刺疗法

   E. 继续纠正水、电解质紊乱

【答案】C

【解析】临床对于单纯性机械性肠梗阻患者多采取非手术综合治疗，当临床表现提示其向绞窄性肠梗阻演变时，进行急诊手术治疗、解除梗阻（切除坏死肠袢、消化道重建）。

【难度】中

（7~9 题共用题干）

男性，38 岁，无诱因出现阵发性中腹部痛 2 天，伴恶心、频繁呕吐。3 年前有脾切除术史。查体：生命体征平稳；腹胀明显，未见肠型，左侧肋弓

下有轻压痛、未及肿块，无肌紧张、反跳痛，移动性浊音阴性；肠鸣音音调正常、4 次 /min。血常规检查未见异常。临床诊断为：急性肠梗阻。

7. 从发病机制、病理生理学来看，肠梗阻近端的肠管内压力增高到一定程度时，肠管管壁的血液循环会发生障碍，存在血运障碍的初期表现为
   A. 血栓形成，肠壁失去活力
   B. 毛细血管通畅性增加
   C. 静脉血流受限，肠壁毛细血管及小静脉淤血
   D. 肠壁组织坏死、溃疡形成
   E. 肠壁缺血，通透性增加

【答案】C

【解析】肠梗阻部位以上的肠腔内压力不断升高，首先使肠壁静脉回流受阻，肠壁充血水肿，液体外渗；随之肠壁及毛细血管通透性增加，有血性渗出液渗入肠腔和腹腔；压力进一步增高，肠内容物和大量细菌渗入腹腔，引起腹膜炎；最后肠管因缺血坏死而溃破穿孔。

【难度】难

8. 随着病情进展，患者出现尿量减少（500ml/24h），但无口渴。实验室检查：血红蛋白及血细胞比容增高，血钠、氯正常；尿比重增高。此时，患者存在的体液代谢紊乱属
   A. 低渗性脱水　　B. 等渗性脱水
   C. 高渗性脱水　　D. 水中毒
   E. 代谢性酸中毒

【答案】B

【解析】肠梗阻时，液体积存在肠腔\肠壁有液体向肠腔内渗出，导致第三间隙的丢失。高位肠梗阻大量呕吐，更易出现脱水，因丢失大量胃酸和氯离子，可并发代谢性碱中毒。

【难度】难

9. 根据上述情况，比较理想的补液液体是
   A. 平衡盐溶液　　B. 生理盐水
   C. 胶体溶液　　D. 0.45% 氯化钠溶液
   E. 5% 葡萄糖溶液

【答案】A

【解析】平衡盐溶液的电解质含量与血浆含量相仿，用以治疗等渗性脱水较理想。

【难度】中

（10~12 题共用题干）

男性，45 岁，间断右下腹疼痛 2 月余，偶伴低热，经常排黏液及暗红色便入院。查体：神志清楚，体温 37.5℃，心率 80 次 /min；贫血貌；腹软，脐右侧轻压痛，无肌紧张、反跳痛，未触及腹部包块，肠鸣音 4~6 次 /min。血常规：Hb 80g/L，WBC 8×10^9/L。

10. 入院后，为明确诊断下列检查中最有意义的是
    A. 血常规、血生化　　B. 腹部 B 超
    C. 腹部 CT　　D. 结肠镜检查
    E. 血肿瘤标志物全项

【答案】D

【解析】患者为中年男性，高度怀疑右半结肠恶性肿瘤。应尽早完成结肠镜检查，获得病理。

【难度】中

11. 诊断升结肠占位性病变，术前 2~3 天肠道准备选择应是
    A. 禁食、输液，口服肠道制菌药物
    B. 口服抗肿瘤药、肠道制菌药物
    C. 普食，口服肠道制菌药物
    D. 流食，口服肠道制菌药物
    E. 术前不限食物，术前一天和手术当日清晨清洁灌肠

【答案】D

【解析】对于结肠手术的术前准备，目前临床上要求从术前 2、3 天开始进流食、口服肠道制菌药物以减少术后并发感染的机会，酌情在术前一天及手术当日清晨清洁灌肠或结肠灌洗。

【难度】中

12. 根据术前评估和术中探查情况，下列手术方式最恰当的选择是
    A. 术中发现一处肝转移病灶，不应再进行根治性手术
    B. 肿瘤已固定、不能切除，应放弃姑息性切除手术
    C. 肿瘤活动度大、病灶未突破浆膜层，距肿瘤边缘上下各 5cm 切除升结肠即可
    D. 肿瘤无固定，行右半结肠癌根治性切除
    E. 肿瘤无固定，行右半结肠及横结肠切除

【答案】D

【解析】对于盲肠癌、升结肠癌的根治性切除范围：右半横结肠、升结肠、盲肠，以及长 15~20cm 的回肠末端，同时连同上述部位的系膜也一并清除。

【难度】难

（13~15 题共用题干）

男性，40 岁，间断腹痛、进行性腹胀、无排气排便

3日。既往阑尾切除术后1年。查体：生命体征平稳，急性病容，无面色苍白；腹部隆起（以脐为中心），右下腹压痛、轻度肌紧张、无反跳痛，肠鸣音音调亢进4次/min，移动性浊音阴性。立位腹部X线片可见多个液平面。

13. 在患者的进一步诊疗过程中观察应注意的重点是
  A. 有无血、尿淀粉酶升高
  B. 胃肠减压后腹痛是否缓解及疼痛性质的改变
  C. 有无呕吐的发生
  D. 有无电解质紊乱
  E. 腹部X线检查肠内气体是否增多

【答案】B
【解析】此患者的诊断急性完全性粘连性单纯性肠梗阻。在非手术治疗期间，要严密观察患者是否有向绞窄性肠梗阻演变的可能，以便及时进行手术治疗。
【难度】中

14. 如该患者在非手术治疗期间，出现腹膜炎、休克症状，诊断应考虑
  A. 绞窄性肠梗阻　B. 粘连性肠梗阻
  C. 出血性休克　D. 麻痹性肠梗阻
  E. 感染性休克

【答案】A
【解析】急性单纯性机械性肠梗阻患者在非手术综合治疗期间出现腹膜炎、休克的表现，首先要考虑绞窄性肠梗阻的发生，需急诊手术治疗。
【难度】中

15. 病情发展至此，应采取的有效治疗措施是
  A. 抗休克的同时，急诊手术
  B. 输血、补液抗休克治疗
  C. 持续有效的胃肠减压
  D. 大剂量静脉滴注抗生素
  E. 中西医结合治疗

【答案】A
【解析】急性绞窄性肠梗阻的患者，需急诊手术治疗：解除梗阻，切除绞窄坏死部分的肠管，行一期或二期的消化道重建手术。
【难度】中

（16~18题共用题干）
男性，58岁，进行性贫血、消瘦、乏力半年，偶伴右腹隐痛。查体：生命体征平稳，中度贫血貌；腹软，右中腹部触及无明显压痛肿块，大小约5.0×4.0cm，较固定，肠鸣音正常闻及。

16. 下列各项检查对于明确诊断帮助最大的是
  A. 纤维结肠镜　B. 血清CEA
  C. 腹部增强CT　D. 腹部B超
  E. X线钡灌肠检查

【答案】A
【解析】从确定诊断的方法角度，结肠镜检查＋组织活检最有价值。
【难度】易

17. 经检查和评估无手术禁忌证，准备手术治疗，下列术前准备中与手术并发症最相关的是
  A. 纠正营养不良、贫血状态
  B. 术前2~3天就开始肠道准备
  C. 心、肺功能检查与评估
  D. 肝肾功能检查
  E. 心理准备

【答案】B
【解析】对于结肠癌根治性手术治疗的术前准备，上述各项均需要进行。相对而言，细致而全面的术前肠道准备更为重要，是可以明显降低术后感染等严重并发症的必备条件。
【难度】中

18. 行标准根治术后，该患者的病理结果为Ⅲ期，预期其5年生存率约为
  A. 20%　B. 30%　C. 40%
  D. 50%　E. 60%

【答案】E
【解析】根据国外的综合资料，结肠癌的五年生存率：Ⅰ期93%，Ⅱ期约为80%，Ⅲ期约为60%，Ⅳ期8%左右。国内各大诊疗中心的预后情况与国际水平无明显差异。
【难度】难

（19~21题共用题干）
男性，40岁，被汽车撞伤上腹部4小时，上腹部疼痛、腹胀，伴头晕、心慌无力，口渴、烦躁，双侧肩部疼痛。查体：神清、回答问题准确，血压80/40mmHg，心率122次/min；面色苍白，上腹轻压痛，伴全腹肌紧张、反跳痛，移动性浊音(+)，肠鸣音1次/min，腹腔穿刺抽出不凝血、测血淀粉酶250U（索氏）。尿常规未见异常。

19. 此患者下列诊断中可能性最小的是
  A. 闭合性腹部损伤　B. 肝破裂
  C. 脾破裂　D. 失血性休克
  E. 小肠破裂

【答案】E

【解析】该患者有腹部闭合性损伤的急性病史，出现低血容量休克的临床表现（头晕、心悸、口渴、面色苍白、血压下降、心率增快），腹腔内出血（腹部压痛、肌紧张、反跳痛，腹穿不凝血）；考虑腹腔内出血的原因为腹腔内实质性脏器肝脾破裂（双侧肩部疼痛）。

【难度】易

20. 在纠正该患者失血性休克的同时，急诊剖腹探查：肝左叶Ⅲ级裂伤、脾Ⅲ级裂伤，均有活动性出血；距十二指肠悬韧带 50cm 空肠浆肌层破损、无穿透性破口，横结肠接近脾曲有一直径 2cm 裂开（无粪便溢出）。此时，对于上述破损脏器的处理顺序原则上应选择下列的选项是

    A. 肝脏→脾脏→空肠→横结肠
    B. 肝脏→脾脏→横结肠→空肠
    C. 脾脏→肝脏→空肠→横结肠
    D. 脾脏→肝脏→横结肠→空肠
    E. 横结肠→空肠→脾脏→肝脏

【答案】D

【解析】原则上应先控制活动性出血、随后再处理空腔脏器的破损。此患者，虽然肝、脾损伤都为三级，但相对而言，脾脏的三级损伤更严重、出血更多且难以控制，因此，首先选择处理脾脏损伤；对于空腔脏器的损伤，应先处理污染者（横结肠）。

【难度】难

21. 针对空肠浆肌层的破损、横结肠接近脾曲处的破裂的治疗原则，适宜的术式选择是

    A. 空肠受损部位切除、一期吻合，横结肠破损处清创缝合
    B. 空肠受损部位清创缝合，横结肠破损处结肠部分切除、一期吻合
    C. 空肠受损部位清创缝合，横结肠破损处清创缝合、损伤近端结肠造瘘
    D. 空肠受损部位切除、一期吻合，横结肠破损处结肠部分切除、一期吻合
    E. 空肠受损部位清创缝合，横结肠破损处清创缝合

【答案】C

【解析】小肠损伤的手术治疗以修补为主，如果破口较大、组织受损严重、多处受损、肠管血运障碍、肠系膜缘并发大血肿等，考虑行受损肠管部分切除、一期吻合术；结肠损伤，仅在破口小、腹腔污染轻、全身情况良好的患者，可选择破口一期清创缝合或一期切除吻合术，严重者需行近端结肠造瘘。

【难度】难

（22~24 题共用题干）

男性，70 岁，间断排脓血便半年，近 2 个月来体重减轻 10kg；进行性腹痛、腹胀，停止排气、排便 5 天。查体：消瘦；腹部膨隆，可见肠型，左下腹可及直径 6cm 轻压痛包块、质硬、活动度差；移动浊音可疑阳性，肠鸣音音调减弱、2 次 /min，直肠指诊未触及肿块、指套血染。立位腹部 X 线检查：肠管扩张明显，可见多个阶梯状液平面。

22. 下列最符合该患者临床诊断的是

    A. 溃疡型结肠炎并发急性肠梗阻
    B. 结肠结核并发急性肠梗阻
    C. 乙状结肠癌并发急性肠梗阻
    D. 克罗恩病并发急性肠梗阻
    E. 急性机械性单纯性完全性低位小肠梗阻

【答案】C

【解析】患者为急性肠梗阻；起病以来，间断脓血便、进行性消瘦，体检发现左下腹肿块，则提示造成急性肠梗阻的病因为乙状结肠癌。

【难度】中

23. 该患者的临床诊断得到结肠镜检查及病理证实，考虑该诊断并发的急性肠梗阻性质为

    A. 绞窄性肠梗阻
    B. 血运障碍性肠梗阻
    C. 麻痹性肠梗阻
    D. 闭袢性肠梗阻
    E. 假性肠梗阻

【答案】D

【解析】乙状结肠癌的患者，乙状结肠完全梗阻时，因回盲瓣具有单项阀的作用致形成闭袢性肠梗阻。

【难度】中

24. 在患者的诊疗分析过程中，下列可与直肠癌进行鉴别的临床特点是

    A. 间断排脓血便，进行性消瘦
    B. 腹痛、腹胀，停止排气、排便
    C. 左下腹触及肿块
    D. 直肠指诊未触及直肠内肿物、指套血染
    E. 立位腹部 X 线片：肠管扩张明显，可见多个阶梯状液平面

【答案】C

【解析】选项 A、B、D、E 在乙状结肠癌、直肠癌患者中均有表现，而于患者的左下腹触及腹部肿块，则在乙状结肠癌患者中可及，在国人直肠癌患者中约 70% 为低位直肠癌（能在直肠指诊中触及）、即使是高位的直肠癌腹部触诊也不能触及。

【难度】中

【案例分析题】

案例一 男性,45岁,间断无痛血便3个月,阵发性腹痛、腹胀、肛门停止排便排气1天,恶心、无呕吐,无发热。8年前因阑尾炎穿孔行手术治疗。腹部检查:腹部膨隆,见多个肠型,腹软无固定压痛,未触及肿块,肠鸣音音调亢进、4次/min。直肠指诊未及肿物、指套有血染。立位腹部X线片示小肠肠腔扩张、积气,多个阶梯状液气平面。

提问1:此患者可能存在的临床诊断是

A. 粘连性肠梗阻
B. 绞窄性肠梗阻
C. 机械性肠梗阻
D. 麻痹性肠梗阻
E. 复发性肠套叠
F. 血运障碍性肠梗阻
G. 粪石性肠梗阻

【答案】AC

【解析】根据患者临床表现,选项A可能;粘连性肠梗阻为急性机械性肠梗阻(选项C)。因无腹膜炎,绞窄性肠梗阻(选项B、F)的诊断不确立;选项D,临床表现不支持;虽既往有间断无痛血便3个月,但无并发肠梗阻表现、发作时体检未及肿块,故选项E不成立。

【难度】易

提问2:该患者病情缓解后,择期行结肠镜检查发现:结肠脾曲段肠腔内直径3cm的溃疡型病变、降结肠肠腔内直径4cm的广基隆起性、菜花状肿瘤,考虑其诊断为

A. 右半结肠癌
B. 左半结肠癌(多原发癌)
C. 结肠脾曲癌并发降结肠癌
D. 结肠脾曲癌伴降结肠肠腔内种植转移
E. 降结肠癌伴结肠脾曲肠腔内种植转移
F. 结肠肝曲癌
G. 结肠多发息肉

【答案】BC

【解析】在结肠癌患者中,据文献统计有5%~10%为多发癌。因本例患者的两个病灶位置均位于左半结肠,因此,诊断左半结肠多原发癌,而诊断结肠脾曲癌并发降结肠癌也成立。

【难度】中

提问3:该患者就诊时表现为急性肠梗阻,根据上述资料,现分析其所患肠梗阻的病因是

A. 结肠脾曲肿瘤
B. 降结肠肿瘤
C. 腹部手术后所致粘连性肠梗阻
D. 结肠多发恶性肿瘤
E. 结肠肿瘤所致慢性复发性肠套叠
F. 恶性肿瘤肠腔内增长所致
G. 肠壁外粘连原因所致

【答案】CG

【解析】由于此例患者的结肠镜检发现结肠病灶体积较小,故而选项A、B、D、F的可能性不大;选项E与本例患者的临床表现不符(尤其是立位腹部X线片征象),故而只有选项C符合。

【难度】难

提问4:对于比病例,进一步治疗考虑限期进行的根治性手术方式为

A. 右半结肠切除术
B. 横结肠切除术
C. 左半结肠切除术
D. 全结肠切除术
E. 左半结肠切除+远端直肠封闭、近端结肠造口,二期造口还纳术
F. Hartmann术
G. 左半结肠+乙状结肠切除

【答案】CE

【解析】因本例患者的两个病灶位置均位于左半结肠,标准的左半结肠切除术适用于结肠脾曲和降结肠癌。如患者并发结肠病灶部位以上的梗阻,或一般情况较差、肠道准备欠充分等,可选择选项E。

【难度】中

提问5:经积极的术前准备,对患者进行手术治疗。术中探查时在肝脏左外叶发现直径1cm的实性病灶两处。此时的治疗方案为

A. 患者为结肠癌晚期,进行姑息性部分结肠(病灶处)切除,术后化疗
B. 左半结肠切除,二期肝部分(肿瘤所在区域)切除,术后化疗
C. 左半结肠切除,肝脏左外叶切除,术后化疗
D. 左半结肠切除,左半肝切除,术后化疗
E. Hartmann手术,二期造口还纳时加行左半肝切除,术后化疗

F. Dixon手术＋化疗＋局部放疗

G. 左半结肠切除＋术后射频治疗

【答案】C

【解析】在结肠癌已发生肝转移者，现在临床上持积极治疗态度，争取进行而标准的结肠癌切除术加局限于肝转移病灶的肝部分切除术，术后结合化疗，也取得了较好的疗效。因此，选项B、C、D、E原则上均适用于本例患者，选项D、E肝脏切除范围偏大、不作为首选。

【难度】难

案例二　男性，67岁，急刹车致使方向盘挤压上腹部36小时，感上腹部、左肩持续性疼痛，伴恶心、呕吐。既往"冠心病"10年，2型糖尿病。查体：急性病容，神志淡漠，体温38.4℃，心率108次/min，血压110/50mmHg；腹式呼吸运动消失，上腹部压痛，肌紧张、反跳痛明显，肠鸣音未闻及。立位腹部X线片示膈下少量游离气体，无腹膜后积气（花斑状）。血常规：Hb 110g/L，WBC 8×10^9/L，N 90%。诊断性腹腔穿刺：黄褐色较浑浊、混有少量陈旧血性液体，淀粉酶120U/dl。

提问1：根据上述情况，可能存在的初步诊断为

A. 休克

B. 腹部闭合性损伤

C. 弥漫性腹膜炎

D. 十二指肠损伤

E. 胰腺损伤

F. 横结肠破裂

G. 糖尿病

【答案】ABCFG

【解析】此例患者病史、症状、体征提示为上腹部的闭合性损伤、休克、弥漫性腹膜炎；本例患者无右上腹腰背部疼痛、X线腹部X线检查未发现腹膜后积气征，诊断性腹穿液为黄褐色浑浊液体、淀粉酶正常范围，因此，选项D、E可排除。并发有冠心病、糖尿病。

【难度】易

提问2：患者病情危重，急诊行剖腹探查术，术中有可能发现损伤脏器有

A. 肝脏　　B. 胃

C. 横结肠　　D. 空肠

E. 脾脏　　F. 膀胱

G. 肾

【答案】BCD

【解析】此例患者就诊时病史较长，症状体征提示为感染性休克、腹部的弥漫性腹膜炎，选项B、C、D均有可能性。因考虑患者为感染性休克，肝脾破裂导致的失血性休克的可能性不大，A、E可排除。

【难度】中

提问3：手术探查证实横结肠破裂诊断成立，考虑可以进行的手术方式为

A. 受损肠袢切除、一期吻合术

B. 受损肠袢造口术

C. 穿孔一期修补术

D. 穿孔修补＋近端肠造口术

E. 受损肠管外置术

F. 空肠－受损结肠远端的旁路手术

G. 受损肠管外置术＋回肠造瘘术

【答案】BDE

【解析】结肠破裂部分患者的裂口小、腹腔污染轻且全身情况良好，可选择裂口一期缝合修补或一期切除吻合，选项A、C；多数患者选择肠造口术或肠外置术，二期还纳，选项B、E；腹腔内污染重的，进行一期修复后，加近端结肠造口术而后二期行关闭造口术，选项D。

【难度】难

提问4：对于此例患者的手术治疗没有选择一期修复，准备进行结肠损伤的造口术，理由是

A. 病情严重，伴休克

B. 伤后手术时间延误

C. 腹腔污染严重

D. 并发冠心病

E. 并发2型糖尿病

F. 患者家属强烈要求

G. 年龄偏大

【答案】ABCG

【解析】结肠损伤一期修复手术的禁忌证，主要是并发下列情况者：全身严重多发伤，伴失血性休克需大量输血等治疗；并发腹腔内多脏器损伤；腹腔污染严重；全身情况差，如高龄、手术时间已延误者及并发严重肝硬化等。

【难度】难

提问5：该患者在手术后第3天，出现寒战、高热，伴有"里急后重"和"尿频、尿急"的表现。查体：手术切口部位红肿、但无明显分泌物，于下腹部压痛，无明显肌紧张、反跳痛。血常规检查发现白细胞计数明显增高；尿常规未见明显异常。考虑患者出现的并发症为

A. 手术切口感染

B. 腹腔膈下脓肿

C. 盆腔脓肿

D. 腹腔肠间隙脓肿

E. 化脓性门静脉炎

F. 急性泌尿系感染

G. 肺部感染

【答案】AC

【解析】在腹部手术后(尤其是结肠),患者可发生切口感染、腹腔脓肿形成等感染性并发症,其中盆腔脓肿较常见,本例患者有全身炎症症状、直肠刺激和下尿路刺激症状,体格检查发现手术切口红肿,因此,考虑选项A、C的可能性大。

【难度】中

案例三　男性,48岁,间断下腹痛5年余,伴脓血便性的腹泻;每次发作呈胀痛伴阵发加重,2小时左右腹痛可自行逐渐缓解。体检:T 38.5℃, P 108次/min,BP 100/60mmHg,消瘦体态;下腹广泛压痛、反跳痛,以左下腹为著,肠鸣音未闻及,移动性浊音阴性(±)。血常规:Hb 130g/L, WBC 12×10^9/L,中性核细胞89%。

提问1:为明确诊断,此患者需进一步完善的辅助检查是

A. 立位腹部X线检查

B. 腹部CT

C. 纤维结肠镜

D. 腹部MRI

E. 腹腔动脉造影

F. PET-CT

G. 腹腔穿刺

【答案】ABG

【解析】对于慢性病程、急性发作的本例患者,腹痛伴脓血便的病史长,出现局限性腹膜炎时,宜首选立位腹部X线检查和CT进行筛查、评估。选项D、E对于结肠穿孔诊断的特异性不强,患者病情急、重,此三项检查用时较长,不作为首选;而在怀疑有结肠穿孔时,选项C为禁忌。

【难度】易

提问2:腹部X线检查发现:膈下见较大量游离气体,结合此例患者的临床表现,需考虑的诊断有

A. 乙状结肠癌并发穿孔

B. 慢性阑尾炎急性发作伴穿孔

C. 溃疡型结肠炎并发穿孔

D. 克罗恩病并发穿孔

E. 结肠结核并发结肠穿孔

F. 胃溃疡急性穿孔

G. 十二指肠溃疡穿孔

【答案】CDE

【解析】选项A、B的诊断证据不足,不予考虑;选项C、D、E中:因克罗恩病的主要临床表现为腹痛、腹泻(可见黏液血便)、体重下降,且并发的消化道穿孔多为慢性穿孔、局限脓肿形成,因此,明确诊断需进一步进行CT等检查以鉴别。

【难度】难

提问3:针对非特异性炎性肠病的外科治疗,下列哪些选项是手术适应证

A. 中毒性巨结肠

B. 并发肠穿孔

C. 并发倒流性回肠炎

D. 病灶溃疡怀疑癌变

E. 慢性穿孔并发局部脓肿形成

F 腹部炎性肉芽肿

G. 并发重度营养不良

【答案】ABDE

【解析】溃疡性结肠炎和克罗恩病统称为非特异性炎性肠病,当其出现并发症,如中毒性巨结肠、穿孔、出血、难以忍受的结肠外症状(坏疽性脓皮病、眼并发症、肝功能损害、结节性红斑等)及癌变时,可选择外科手术治疗。

【难度】难

提问4:针对本例患者,手术方式包括

A. 结肠穿孔造口,二期再行切除、造口还纳

B. 穿孔部位的结肠部分切除,一期吻合

C. 全结肠、直肠切除,回肠造口

D. 全结肠切除,回肠 - 直肠吻合

E. 结、直肠切除,回肠储袋 - 肛管吻合术

F. 单纯腹腔引流术

G. 结肠穿孔造口 + 腹腔引流术

【答案】AG

【解析】对于溃疡性结肠炎的患者,考虑进行根治性的治疗术式为选项C、E;选项D在临床实践中,也是候选术式,但其存在风险:溃疡性结肠炎复发、癌变。本例患者急性穿孔,并发弥漫性腹膜炎、提示腹腔污染严重,因此,选择选项A,二期再进行选项C、E。

【难度】难

提问5:术后病理报告:乙状结肠处的溃疡病灶局部癌变(中分化腺癌,系膜淋巴结未发现有转移);结合其他辅助检查,临床诊断为Ⅰ期。进一步的治疗包括

A. 术后放射治疗

B. 静脉化疗

C. 腹腔灌注化疗
D. 靶向治疗(西妥昔单抗等)
E. 术后定期随访
F. 已治愈,无须随访

【答案】E

【解析】溃疡性结肠炎的病灶发生癌变(TNM)时:为Ⅱ、Ⅲ期者,术后进行静脉给药、腹腔灌洗等方式的化疗;对于局部晚期、术后局部复发的患者,可选择放射治疗。本例患者为溃疡性结肠炎基础上发生的Ⅰ期恶性肿瘤,不考虑进行化放疗等。

【难度】中

案例四　男性,19 岁,学生,骑车上学途中突感腹部剧烈疼痛伴放射至背部,呈持续性伴阵发性加剧 3 小时就诊。体格检查:血压 90/60mmHg,脉搏 120 次 /min,表情痛苦,卷曲卧位;腹式呼吸消失,全腹腹肌紧张,压痛、反跳痛阳性,移动性浊音阴性,肠鸣音明显减弱。血、尿常规未见异常。立位腹部 X 线检查未发现膈下游离气体。

提问 1:首先考虑的诊断包括

A. 胃 - 十二指肠溃疡急性穿孔
B. 小肠扭转
C. 急性胰腺炎
D. 肠系膜上动脉栓塞
E. 肠系膜上静脉血栓形成
F. 急性胆管炎
G. 急性胆囊炎

【答案】ABC

【解析】选项 A,可能性不大,但仍需鉴别。小肠扭转(选项 B)为闭袢性肠梗阻加绞窄性肠梗阻,起病急,腹痛剧烈伴腰背部放射、早期就可出现休克,此病例的临床表现与之相符合。选项 C,需进一步完善腹部 CT、淀粉酶等检查进行鉴别。

【难度】易

提问 2:该患者急诊接受了手术治疗,术中对于坏死的肠管部位进行了较广泛的切除、消化道重建,常见的手术并发症包括

A. 伤口感染
B. 粘连性肠梗阻
C. 倾倒综合征
D. 短肠综合征
E. 输入袢综合征
F. 腹腔脓肿形成
G. 腹壁伤口全层裂开

【答案】ABDFG

【解析】腹部大手术后,选项 A、B、F 均有可能发生。对于小肠扭转的治疗,广泛的绞窄坏死肠段的切除,术后残存的功能性肠管不能维持患者的营养需要,造成的吸收不良,称为短肠综合征(选项 D),这种并发症对于患者预后的影响是最严重的。选项 C、E 的可能性不大。

【难度】易

提问 3:鉴于上述情况,对于手术中绞窄小肠的生机判断极为重要,下列项目对提示小肠已发生坏死具有诊断价值的是

A. 肠壁呈紫黑色并已塌陷
B. 肠壁呈紫红色并水肿严重
C. 肠壁失去张力和蠕动能力
D. 肠壁对刺激无收缩反应
E. 相应的肠系膜终末小动脉无搏动
F. 肠壁颜色苍白、有系膜动脉搏动
G. 可疑坏死肠管经热盐水纱布湿敷后颜色变红

【答案】ACDE

【解析】选项 B 在肠梗阻患者肠壁静脉回流受阻时可见,不提示小肠已无生机。

【难度】中

提问 4:术后 8 天感右上腹持续性钝痛、伴顽固性呃逆和高热。体格检查:神志清楚,体温 39.2℃,血压 110/65mmHg,心率 110 次 /min,巩膜轻度黄疸;伤口已愈合、拆线,全腹无隆起,无固定压痛,右季肋有叩击痛,肝浊音界扩大,移动性浊音阴性,肠鸣音 2 次 /min。诊断应考虑

A. 急性胆囊炎
B. 化脓性胆管炎
C. 小肠吻合口瘘
D. 膈下脓肿
E. 肠间隙脓肿
F. 盆腔脓肿
G. 切口感染

【答案】DE

【解析】腹腔肠道手术后的腹腔脓肿形成并不少见,腹部局部的临床表现与脓肿部位相关,因此,选项 D、E、F 均有可能。

【难度】中

提问 5:经综合评估后,诊断膈下脓肿,进一步的治疗措施选择为

A. 根据细菌培养结果,加强抗生素的抗感染治疗
B. B 超或 CT 介导下的脓肿穿刺抽脓

C. B超或CT介导下的脓肿穿刺、冲洗

D. B超或CT介导下的脓肿穿刺置管引流

E. 手术切开引流

F. 加强局部理疗、促进感染吸收

G. 加强营养支持

【答案】ABCDEG

【解析】对于膈下脓肿形成的病例，一经诊断，在加强抗生素抗感染治疗的基础上(选项A)，原则上应在B超或CT引导下行穿刺抽脓冲洗或置管引流，或必要时手术切开引流。因此，对于选项B、C、D、E都可考虑进行，具体应结合具体患者的情况而进行选择。

【难度】难

案例五　男性，58岁，突发持续性腹痛8小时，腹痛剧烈并牵涉至背部，呕吐频繁，并有咖啡样物。既往有风湿性心脏病史。查体：痛苦面容，体温正常，血压120/70mmHg，心率96次/min。腹胀明显，全腹压痛、反跳痛，以脐周、右下腹部为著，肠鸣音消失，移动性浊音(±)。血常规：Hb 130g/L，WBC 19×10^9/L，N 78%。心电图提示：房颤。立位腹部X线片未见膈下游离气体，部分小肠肠腔扩张、无明显液气平面。

提问1：患者可能的疾病诊断

A. 急性阑尾炎穿孔

B. 急性肠扭转

C. 消化性溃疡急性穿孔

D. 急性胰腺炎

E. 肠系膜上动脉栓塞

F. 急性胆囊炎

G. 急性胆管炎

【答案】BCDE

【解析】肠系膜上动脉栓塞(选项E)患者起病急骤，早期腹痛剧烈伴恶心呕吐频繁，体征常无阳性发现，此类患者既往多有心瓣膜病、房颤、大面积心梗等病史；随着病程的进展，出现肠坏死、腹膜炎。结合患者弥漫性腹膜炎的表现，BCDE均有可能性。

【难度】中

提问2：当出现以下哪些临床表现时，提示病情进行性恶化

A. 呕吐频繁，呕吐后腹痛可缓解

B. 腹痛缓解，体温持续上升

C. 口渴明显，大汗淋漓

D. 心率加快，体温下降

E. 心率加快，体温上升

F. 患者意识不清

G. 心率加快，血压下降

【答案】DFG

【解析】肠系膜上动脉栓塞患者的病情严重，选项A、B、C、E在病程早期即可出现，当心率增快而体温下降、意识障碍出现时，患者已处于较严重的休克(此时多伴有小肠广泛坏死)。

【难度】难

提问3：病情加重，进行诊断性腹腔穿刺并抽得液体，腹腔液有可能存在的性状为

A. 稀脓性，带臭味

B. 黄色浑浊，含胆汁、无臭味

C. 暗红色血性液体，有臭味

D. 淡黄色透明液，无臭味

E. 血性液体，淀粉酶含量高于正常

G. 黄白色，无臭味

【答案】CE

【解析】肠系膜上动脉栓塞为绞窄性肠梗阻，病情进展快，此例病患的发病已经8小时余，很可能已经发生了肠坏死，因此，诊断性腹腔穿刺抽到的腹腔内渗液多呈现选项C的性状。而重症胰腺炎、广泛肠坏死，均可见选项E的可能。

【难度】易

提问4：该患者行小肠部分切除吻合术后1周，仍有发热，下腹胀痛，大便次数10~12次/日，内有黏液，伴有里急后重。体格检查：神清，眼窝深陷，体温38.2℃，血压110/70mmHg，心率100次/min，全身皮肤干燥、弹性较差；腹部伤口无红肿，下腹轻压痛、无肌紧张，肠鸣音6次/min，未及压痛性肿块，直肠指诊未及异常。考虑其可能存在的术后并发症为

A. 短肠综合征

B. 脱水、电解质酸碱平衡紊乱

C. 肠道菌群失调

D. 急性肠炎

E. 盆腔脓肿

F. 肠间隙脓肿形成

G. 膈下脓肿

【答案】ABC

【解析】在绞窄性肠梗阻患者，进行较广泛的小肠切除后(剩余小肠肠管少于100cm)，可出现选项A的情况。在短肠综合征早期(急性期)，患者大量腹泻，易出现脱水、电解质酸碱平衡紊乱(选项B)，也不除外存在肠道菌群紊乱可能。该患者的临床诊疗和术后临床表现不支

持选项 D、E、F、G 的可能性。

【难度】中

提问 5:对此患者的进一步治疗,原则应为

A. 静脉补液、扩充血容量,纠正脱水

B. 给予抑制肠蠕动药物,TPN 支持治疗

C. 禁食、输液,待腹泻减少后,逐渐恢复正常饮食

D. 广谱抗生素 + 甲硝唑等抗感染治疗

E. 局部理疗(坐浴),促进肠道功能恢复

F. 经口补充体液的损失

G. 纠正可能存在的电解质酸碱平衡紊乱

【答案】ABCG

【解析】对于短肠综合征患者的急性期治疗,在严密监护下静脉补充水分、电解质(选项 A),同时给予选项 B 的治疗;病情缓解后,进入代偿期,开始选项 C 的后续治疗,结合肠内营养的补充进一步改善。

【难度】中

(张立军)

第十章 阑尾疾病

【A1 型题】

1. 急性阑尾炎最典型的临床表现为

   A. 转移性右下腹痛　B. 呕吐

   C. 右下腹痛　D. 发热

   E. 右下腹肿块

【答案】A

【难度】易

2. 关于急性阑尾炎的典型腹痛的最佳描述是

   A. 内脏性疼痛

   B. 躯体性疼痛

   C. 先为内脏性疼痛，后为躯体性疼痛

   D. 先为躯体性疼痛，后为内脏性疼痛

   E. 混合性疼痛

【答案】C

【解析】阑尾神经由交感神经纤维经腹腔神经丛和内脏小神经传入脊髓的胸10、11节段。早期炎症局限在浆膜内表现为内脏性疼痛；炎症加重累及浆膜及壁腹膜时，则由体神经传入疼痛信号，疼痛就较明确地定位于右下腹。

【难度】中

3. 急性阑尾炎最常见的病因是

   A. 细菌入侵　B. 阑尾管腔阻塞

   C. 阑尾过长　D. 阑尾扭曲

   E. 阑尾血运不佳

【答案】B

【解析】阑尾管腔阻塞是急性阑尾炎最常见的原因，其次为细菌入侵，再次为阑尾先天畸形，如阑尾过长、过度扭曲、管腔细小、血运不佳等。

【难度】易

4. 引起急性阑尾炎的管腔阻塞最常见的原因是

   A. 淋巴滤泡增生　B. 粪石

   C. 食物、蛔虫和肿瘤　D. 腔细口小体卷曲

   E. 胃肠道功能障碍

【答案】A

【解析】阑尾炎中阑尾管腔阻塞的最常见的原因淋巴滤泡的明显增生，约占65%，多见于年轻人。粪石也是阻塞的原因之一，约占35%。食物残渣、蛔虫和肿瘤等则是较少见的原因。

【难度】易

5. 急性阑尾炎最常见的重要体征是

   A. 反跳痛　B. 右下腹压痛

   C. 结肠充气实验阳性　D. 腰大肌实验阳性

   E. 右下腹肿块

【答案】B

【解析】发病早期腹痛尚未转移右下腹时，右下腹可出现固定压痛。炎症加重，压痛范围可随之扩大。阑尾穿孔时，疼痛和压痛范围可波及全腹，但是仍以阑尾所在位置的压痛最明显。

【难度】易

6. 转移性右下腹痛患者，左侧卧位将右大腿后伸引起右下腹疼痛者为阳性，提示阑尾位置为

   A. 靠近闭孔内肌

   B. 位于腹膜后位

   C. 位于腰大肌前方

   D. 位于腰大肌前方或盲肠后位或腹膜后位

   E. 为盆位

【答案】D

【解析】腰大肌实验提示阑尾位于腰大肌前方或盲肠后位或腹膜后位。

【难度】易

7. 患者仰卧位，使右髋和右大腿屈曲，然后被动向内旋转，引起右下腹疼痛者为阳性，提示阑尾位置为

   A. 靠近闭孔内肌

   B. 位于腰大肌前方或盲肠后位或腹膜后位

   C. 为盆位阑尾

D. 为回肠前位

E. 盲肠后位

【答案】A

【解析】题干所示为闭孔内肌实验，提示阑尾靠近闭孔内肌。

【难度】易

8. 阑尾血运障碍容易导致其坏死的解剖学特点是

A. 阑尾开口细小

B. 阑尾体部卷曲

C. 阑尾动脉为无侧支终末动脉

D. 阑尾黏膜深部有嗜银细胞

E. 阑尾腔内富含微生物

【答案】C

【解析】阑尾为一管状器官；阑尾动脉为回结肠动脉的分支，是一种无侧支的终末动脉，当血运障碍时，易导致阑尾坏死。

【难度】中

9. 急性化脓性阑尾炎的最主要病理改变是

A. 炎症局限于阑尾黏膜下层

B. 炎症限于阑尾黏膜层

C. 炎症限于浆膜层

D. 阑尾管壁部分坏死

E. 管壁各层有小脓肿形成，腔内也有积脓

【答案】E

【解析】急性化脓性阑尾炎镜下见：阑尾黏膜的溃疡面加大并深达肌层和浆膜层，管壁各层有小脓肿形成，腔内亦有积脓。

【难度】易

10. 急性单纯性阑尾炎最主要的病理特征是

A. 阑尾轻度肿胀，病变多只限于黏膜和黏膜下层，黏膜面有小溃疡和出血点

B. 阑尾肿胀，黏膜面溃烂，管壁小脓肿

C. 阑尾暗红，点状变黑

D. 阑尾浆膜面无明显改变，管腔变窄

E. 阑尾表面光泽，管腔无异常

【答案】A

【解析】急性单纯性阑尾炎属于轻型阑尾炎或病变早期。病变多只限于黏膜和黏膜下层。阑尾外观轻度肿胀，浆膜充血并失去正常光泽，黏膜面有小溃疡和出血点。

【难度】易

11. 诊断化脓性阑尾炎最有意义的体征

A. 右下腹压痛阳性，反跳痛阴性

B. 右下腹固定压痛阳性，反跳痛阳性

C. 腰大肌试验阳性，右下腹压痛阳性

D. 结肠充气试验阳性

E. 闭孔内肌试验阳性

【答案】B

【解析】右下腹固定压痛说明存在阑尾炎，反跳痛阳性说明存在腹膜炎，为化脓性阑尾炎可能性大。

【难度】易

12. 阑尾切除术中寻找阑尾最可靠的方法是

A. 炎症最重处　　B. 脓液最多处

C. 手术切口下　　D. 沿结肠带寻找

E. 食指深部探查

【答案】D

【解析】阑尾起于盲肠根部，位于盲肠后内侧壁，位于三条结肠带的会合点，因此，沿盲肠的三条结肠带向顶端追踪可寻找到阑尾基底部，临床上可帮助寻找到阑尾根部。

【难度】中

13. 阑尾周围脓肿非手术疗法治愈后，行择期手术切除阑尾应在治愈后的时间为

A. 1 周　　B. 3 周　　C. 1 个月

D. 3 个月　　E. 半年

【答案】D

【解析】阑尾周围脓肿非手术疗法治愈后复发率很高，应在治愈后 3 个月左右择期手术切除阑尾，比急诊手术效果好。

【难度】易

14. 阑尾切除术后最常见的手术并发症为

A. 阑尾残株炎　　B. 粪瘘

C. 出血　　D. 粘连性肠梗阻

E. 切口感染

【答案】E

【解析】阑尾切除术后各种并发症中，切口感染是最常见的并发症，在化脓性或穿孔性急性阑尾炎中多见。

【难度】易

15. 老年性阑尾炎区别于青年人阑尾炎的最显著的一点是

A. 阑尾容易缺血、坏死

B. 腹痛、恶心明显

C. 常有寒战和高热

D. 右下腹压痛明显

E. 右下腹腹肌紧张明显

【答案】A

【解析】老年人对疼痛感觉迟钝，腹肌薄弱，防御功能减退，故临床表现轻而病理改变却很重。由于老年人动脉硬化，阑尾动脉也会发生改变，易导致阑尾缺血坏死。

【难度】易

16. 老年人急性阑尾炎最主要的治疗原则
    A. 择期行阑尾切除术
    B. 一旦确诊应及时行阑尾切除术
    C. 应用抗生素等进行非手术治疗
    D. 限期行阑尾切除术
    E. 应用抗生素 1 周后行阑尾切除术

【答案】B

【解析】老年人阑尾炎临床表现轻而病理改变却很重,体温和白细胞升高均不明显,容易延误诊断。又由于动脉硬化易导致阑尾缺血坏死。加之常伴发心血管病等,使病情更趋复杂严重。因此,一旦确诊应及时行阑尾切除术。

【难度】中

17. 阑尾最常发生的肿瘤是
    A. 间质瘤　　B. 腺癌
    C. 阑尾类癌　　D. 阑尾黏液囊肿
    E. 阑尾假性黏液瘤

【答案】C

【解析】阑尾肿瘤主要包括:类癌、腺癌和囊性肿瘤三种。阑尾类癌约占胃肠道类癌的 45%,占阑尾肿瘤的 90%,阑尾是消化道类癌的最常见部位。

【难度】中

18. 消化道类癌的最常见部位为
    A. 直肠　　B. 回肠　　C. 胃
    D. 结肠　　E. 阑尾

【答案】E

【解析】阑尾类癌约占胃肠道类癌的 45%,占阑尾肿瘤的 90%,阑尾是消化道类癌的最常见部位。90% 以上的类癌瘤发生于胃肠道,主要见于阑尾、末端回肠和直肠,少数发生于结肠、胃、十二指肠等。

【难度】中

19. 慢性阑尾炎最主要的体征是
    A. 阑尾部位的局限性压痛
    B. 右下腹肿块
    C. 结肠充气实验阳性
    D. 腰大肌实验阳性
    E. 经肛门直肠指检可触及痛性肿块

【答案】A

【解析】慢性阑尾炎主要的体征是阑尾部位的局限性压痛,这种压痛经常存在,位置也较固定。

【难度】易

20. 诊断慢性阑尾炎最主要的检查项目是
    A. X 线钡剂灌肠透视检查
    B. 腹部超声检查
    C. 下腹部 CT 检查
    D. 腹部 X 线检查
    E. 结肠镜

【答案】A

【解析】X 线钡剂灌肠透视检查,可见阑尾不充盈或充盈不全,阑尾管腔不规则,72 小时后透视复查阑尾腔内仍有钡剂残留,即可诊断慢性阑尾炎。

【难度】易

21. 急性阑尾炎的最主要的治疗原则是
    A. 急诊早期施行阑尾切除术
    B. 非手术治疗
    C. 抗生素治疗
    D. 中药治疗
    E. 择期手术

【答案】A

【解析】绝大多数急性阑尾炎一旦确诊,应早期施行阑尾切除术。早期手术系指阑尾炎症还处于管腔阻塞或仅有充血水肿时就行手术切除,此时手术操作简易,并发症少。

【难度】易

22. 急性阑尾炎患者表现为寒战、高热、肝大、剑突下压痛、轻度黄疸,最大的可能是出现了以下哪种情况
    A. 腹腔脓肿　　B. 阑尾穿孔
    C. 阑尾周围脓肿　　D. 化脓性门静脉炎
    E. 粪瘘

【答案】D

【解析】急性阑尾炎时阑尾静脉中的感染性血栓,可沿肠系膜上静脉至门静脉,导致化脓性门静脉炎。临床表现为寒战、高热、肝大、剑突下压痛、轻度黄疸等。

【难度】中

23. 阑尾切除术阑尾残端保留过长超过多少可发生残株炎
    A. 0.5cm　　B. 0.8cm　　C. 1cm
    D. 2cm　　E. 1.5cm

【答案】C

【解析】阑尾残端保留过长,超过 1cm 时可发生残株炎。

【难度】易

【A2 型题】

1. 男性,22 岁,阵发性上腹痛 1 天,次日转为右下腹痛,伴恶心,无呕吐。查体:体温 38.5℃,腹平软,右下腹麦氏点及周围明显压痛,未触及包块。血 WBC 15.6×10^9/L,N 86%,尿镜检 RBC 1~3 个 /HP,WBC 2~3 个 /HP,首先应

考虑

A. 急性胆囊炎

B. 右输尿管结石

C. 急性化脓性阑尾炎

D. 急性肠系膜淋巴结炎

E. 胃、十二指肠溃疡急性穿孔

【答案】C

【解析】转移性右下腹痛，伴有恶心的消化道症状，麦氏点压痛，诊断为急性阑尾炎，加之伴有发热和WBC和N的升高，应首先考虑急性化脓性阑尾炎。

【难度】易

2. 男性，13岁，脐周腹痛12小时，转移至右下腹4小时，伴恶心，无呕吐。查体：体温38℃，右下腹明显压痛、反跳痛。血白细胞计数18×10^9/L，首选治疗为

A. 物理降温

B. 口服肠道抗生素

C. 给予抗生素，继续观察

D. 急诊手术

E. 给予镇痛剂

【答案】D

【解析】转移性右下腹痛和右下腹压痛说明为急性阑尾炎，存在反跳痛说明已经存在腹膜刺激征，白细胞升高说明为炎症较重，治疗方案为急诊行阑尾切除术。

【难度】易

3. 女性，45岁，转移性右下腹痛10小时，查体：体温38.5℃，右下腹压痛，无肌紧张，反跳痛不明显，结肠充气试验阳性，闭孔内肌试验阴性，血白细胞计数14×10^9/L，中性粒细胞百分比84%，此时的最佳处理方案是

A. 禁饮食

B. 抗感染治疗

C. 及时手术

D. 给予止痛对症处理

E. 抗感染，补液防止水电解质紊乱

【答案】C

【解析】转移性右下腹痛、发热、右下腹压痛、结肠充气实验阳性，症状和体征说明为急性阑尾炎，首选的处理方式为急诊阑尾切除术，应及时手术。

【难度】易

4. 男性，25岁，突发右下腹剧痛2小时，无呕吐。近1年有同样发作史3次。查体：体温37℃，腹软，右下腹深压痛。血常规白细胞计数9×10^9/L。尿镜检：红细胞(+++)，白细胞0~6个，首先应考虑的诊断为

A. 慢性阑尾炎急性发作

B. 梅克尔憩室炎

C. 右侧输卵管炎

D. 单纯不完全性肠梗阻

E. 右侧输尿管结石

【答案】E

【解析】慢性阑尾炎急性发作可出现尿中少量红细胞，说明阑尾距离输尿管或膀胱较近；如有明显血尿，或尿中大量红白细胞，应考虑为泌尿系统原发疾病，即为右侧输尿管结石。

【难度】中

5. 女性，24岁，右下腹反复隐痛2年。查体：右下腹深压痛，未触及肿物。结肠镜检查未发现异常。钡灌肠检查阑尾未显影。妇科检查：右侧附件稍增厚，伴有触痛。曾多次使用口服和静脉输注抗生素治疗，症状无缓解。对该患者最适合的处理是

A. 继续使用抗生素治疗

B. 改用抗结核药物治疗

C. 行麦氏切口阑尾切除术

D. 进行腹腔镜探查

E. 行右下腹经腹直肌切口剖腹探查

【答案】D

【解析】右下腹反复隐痛、右下腹压痛说明慢性阑尾炎可能性大，钡灌肠阑尾未显影说明慢性阑尾炎未证实，右附件增厚伴触痛等说明不能完全除外妇科疾病，抗生素治疗无明显效果，最佳方案为腹腔镜探查。

【难度】难

6. 男性，38岁，阑尾切除术后5天，体温38.5℃，切口红肿，有波动感，首选的处理措施

A. 行穿刺抽液

B. 物理治疗

C. 继续观察

D. 脓肿引流

E. 大剂量抗生素治疗

【答案】D

【解析】阑尾炎术后出现发热、伤口红肿和波动感，说明术后切口感染，而伤口感染也是最常见的术后并发症，判断明确为切口感染后，应该拆除缝线、敞开切口。

【难度】易

7. 男性，60岁，腹部疼痛6天，以右下腹为重，伴呕吐。查体：急性病容，右下腹饱满，压痛明显，肌紧张，血白细胞计数14.5×10^9/L，腹部透视肠管内可见少量气液平面。最可能的诊断为

A. 阑尾周围脓肿
B. 急性肠梗阻
C. 急性胰腺炎
D. 急性胆囊炎
E. 急性化脓性胆管炎

【答案】A

【解析】急性阑尾炎病程超过3天，持续高热，腹痛持续存在，但常不剧烈，右下腹可触及有压痛的包块，白细胞值居高不下。急性阑尾炎化脓性坏疽时，大网膜可移至右下腹，将阑尾包裹并形成粘连，出现炎性包块可形成阑尾周围脓肿。

【难度】易

8. 女性，45岁，脐周痛16小时伴恶心，呕吐，吐物为胃内容，量少，10小时后痛扩散至全腹痛。查体：右下腹部压痛，反跳痛，腹肌紧张，以右下腹为著，结肠充气试验(+)，血白细胞计数 26×10^9/L，应考虑

A. 急性胰腺炎
B. 急性胆囊炎
C. 右输尿管结石
D. 右输卵管妊娠破裂
E. 急性阑尾炎穿孔

【答案】E

【解析】脐周腹痛伴恶心和呕吐，为阑尾炎的症状，体征为全腹腹肌紧张，压痛和反跳痛为全腹膜炎体征，以右下腹为重，结肠充气试验(+)，为阑尾炎的体征，后来腹痛扩散至全腹，符合典型的急性阑尾炎穿孔的症状。

【难度】中

9. 女性，25岁，妊娠5个月，因转移性右下腹痛2小时就诊。经检查诊断为急性阑尾炎，其治疗措施正确的是

A. 禁行阑尾切除术
B. 围术期加用黄体酮
C. 手术切口应偏低
D. 可进行腹腔引流
E. 尽量不应用抗生素

【答案】B

【解析】妊娠中期的阑尾炎，宜手术治疗。手术切口必须偏高，操作要轻柔，以减少对子宫的刺激。尽量不用腹腔引流。术后使用广谱抗生素。

【难度】中

10. 男性，46岁，阑尾切除术后6小时，出现烦躁、腹部胀痛。心率112次/min。血压90/60mmHg，腹胀，全腹压痛。肠鸣音弱。为明确诊断，首选的检查是

A. B超　　B. CT检查
C. MRI检查　　D. 腹腔穿刺
E. 立位腹部X线检查

【答案】D

【解析】诊断性腹腔穿刺术是诊断腹腔内出血的首要检查方法，此外，腹腔灌洗术对腹腔内少量出血者比一般诊断性穿刺术更为可靠，有利于早期诊断并提高确诊率。

【难度】中

11. 女性，54岁，诊断为急性坏疽性阑尾炎伴弥漫性腹膜炎入院。行阑尾切除术，术后第5天腹胀、腹痛、发热，体温39℃，大便4~6次/d，呈水样。肛门有下坠感，腹部有轻压痛，未触及肿块。首先应考虑的并发症是

A. 急性肠炎　　B. 阑尾残株炎
C. 门静脉炎　　D. 肠间隙脓肿
E. 盆腔脓肿

【答案】E

【解析】术后腹胀、腹痛、发热，肛门有下坠感，腹部有轻压痛，未触及肿块，可以考虑是术后炎症引起盆腔脓肿。

【难度】易

12. 男性，27岁，腹痛伴恶心5天。5小时前脐周疼痛伴呕吐，继而右下腹疼痛逐渐加剧。查体：右下腹部可触及一个直径约5cm的肿块，界不清，明显触痛，最可能的诊断是

A. 结肠癌　　B. 克罗恩病
C. 阑尾周围脓肿　　D. 溃疡性结肠炎
E. 肠结核

【答案】C

【解析】本病历特点：年轻男性，腹痛5天，转移性右下腹痛5h，右下腹包块，为急性阑尾炎形成阑尾周围脓肿的表现。

【难度】中

13. 男性，26岁，因急性阑尾炎穿孔而行阑尾切除术，术后4天出现切口红肿，拆线后切口见15ml脓性液体，换药9天后切开愈合。该切口应该标记为

A. Ⅱ/乙　　B. Ⅱ/丙　　C. Ⅲ/甲
D. Ⅲ/乙　　E. Ⅲ/丙

【答案】E

【解析】急性化脓性阑尾炎合并穿孔时切口直接暴露于污染物，应该将切口记为Ⅲ类；化脓感染性切口，应该计为丙级愈合切口。

【难度】中

14. 男性，23岁，因阑尾炎穿孔术后持续发热2周，右上腹和右肋下疼痛，并向右肩部放射，胸片显示右侧胸腔积液。应首先考虑的是

A. 盆腔感染 B. 阑尾残株炎

C. 右隔下脓肿 D. 右肺部感染

E. 肠间脓肿

【答案】C

【解析】隔下脓肿多发生于腹部手术后，患者存在右上腹和右肋下痛，并向右肩部放射，胸片存在右胸腔积液，这是右侧隔下脓肿刺激而引起的典型表现。右侧胸腔为反应性积液。

【难度】中

15. 男性，66岁，上腹痛伴恶心、呕吐2天，右下腹痛加重伴腹胀半天。查体：体温38.3℃，全腹压痛(+)，右下腹压痛明显，肌紧张，肝浊音界存在，未闻及肠鸣音。血白细胞计数 13.0×10^9/L，中性粒细胞百分比88%。右下腹穿刺抽出黄色混浊液体2ml，镜检脓细胞(++)。最可能的诊断是

A. 急性阑尾炎穿孔并腹膜炎

B. 重症急性胰腺炎

C. 绞窄性肠梗阻

D. 消化道溃疡穿孔并腹膜炎

E. 伤寒肠穿孔并腹膜炎

【答案】A

【解析】转移性右下腹痛的典型阑尾炎症状，全腹压痛、反跳痛、肌紧张为典型的弥漫性腹膜炎体征，伴有高热等典型的中毒症状，腹穿抽出脓液，结合急性阑尾炎在老年男性的高发率，诊断为急性阑尾炎伴穿孔合并弥漫性腹膜炎是正确的。

【难度】难

16. 男性，35岁，右下腹持续性疼痛7天，伴恶心、呕吐，呕吐物为胃内容物，体温38.5℃，体检发现右下腹可触及一个大小为4cm×5cm的肿物，触痛明显。这时，最合理的治疗方案是

A. 急诊行脓肿引流术

B. 急诊行阑尾切除术

C. 肠道准备后行右半结肠切除术

D. 超声引导下穿刺抽脓或置管引流

E. 抗感染＋局部理疗

【答案】D

【解析】根据病史要点：右下腹痛，伴有胃肠道恶心和呕吐，发热。体检发现右下腹肿块，触痛明显，应诊断为阑尾周围脓肿。对于病情稳定的阑尾周围脓肿，宜应用抗生素或同时联合中药治疗促进脓肿吸收消退，也可在超声引导下穿刺抽脓或置管引流。

【难度】难

17. 男性，40岁，右下腹持续性疼痛6天，伴恶心、呕吐，呕吐物为胃内容物。体温38.3℃，且近2天均在38.3℃以上，体检发现右下腹可及一个大小为4cm×3cm肿物，触痛明显，且右下腹压痛区逐渐扩大。此时如果急诊手术，最合适的手术方式是

A. 肿块切除术

B. 脓肿引流术

C. 常规切除阑尾

D. 右半结肠切除术

E. 一期肠切除吻合术

【答案】B

【解析】根据病史要点：右下腹痛，伴有胃肠道恶心和呕吐，发热。体检发现右下腹肿块，触痛明显，应诊断为阑尾周围脓肿。如果脓肿扩大，无局限趋势，应急诊手术切开引流，手术目的应以脓肿引流为主。

【难度】难

18. 男性，30岁，转移性右下腹痛伴发热36小时入院，入院诊断为急性阑尾炎。入院后腹痛加重，伴有寒战，体温40℃，巩膜轻度黄染，剑突下压痛，右下腹肌紧张，右下腹明显压痛和反跳痛。目前最可能的诊断为

A. 急性阑尾炎伴穿孔

B. 腹膜炎引起溶血性黄疸

C. 门静脉炎

D. 十二指肠溃疡穿孔

E. 阑尾与结肠形成内瘘

【答案】C

【解析】急性阑尾炎时阑尾静脉中的感染性血栓，可沿肠系膜上静脉至门静脉，导致化脓性门静脉炎症。临床表现为寒战、高热、肝大、剑突下压痛、轻度黄疸等。

【难度】难

19. 女性，24岁，妊娠5个月，转移性右下腹痛5小时入院，伴恶心和轻度呕吐，呕吐物为胃内容物。查体：体温37.2℃，右中下腹压痛，无肌紧张和反跳痛。血白细胞计数 1.2×10^9/L，中性粒细胞百分比87.8%。目前最合理的治疗措施是

A. 早期行阑尾切除术

B. 围术期不加黄体酮

C. 输液保守治疗

D. 需放置引流

E. 不应用广谱抗生素

【答案】A

【解析】妊娠中期阑尾炎，盲肠被增大的子宫推高，压痛部位随之上移；大网膜难以包裹炎症阑尾，腹膜炎不易局限。炎症发展易致流产或早产。因此，应早期手术。

【难度】中

20. 男性，28 岁，急性阑尾炎行急诊阑尾切除术治疗。术后 5 小时再次出现腹痛、烦躁焦虑。查体：脉搏 110 次 /min，血压 80/60mmHg，面色苍白，皮肤湿冷，稍腹胀，全腹压痛，轻度肌紧张，肠鸣音减弱。患者最可能的问题是

A. 肠系膜血栓栓塞 B. 肠坏死

C. 急性肠梗阻 D. 腹腔内出血

E. 小肠损伤穿孔

【答案】D

【解析】阑尾系膜的结扎线松脱，引起系膜血管出血。表现为腹痛、腹胀和失血性休克等症状，患者为术后出现腹痛和腹胀，以及血压降低、皮肤湿冷等休克表现。

【难度】中

21. 男性，28 岁，晨起脐周腹痛，伴恶心，午后右下腹痛明显，难以忍受至医院就诊。查体：体温 38℃，血压 110/80mmHg，右下腹肌紧张，右下腹明显压痛和反跳痛。为明确诊断，首选的检查是

A. 诊断性腹腔穿刺

B. 胃镜

C. 腹部 CT

D. 上消化道 X 线钡剂造影

E. 腹部 B 超

【答案】E

【解析】腹部超声检查可发现增大的阑尾或脓肿或积液，且经济方便，为首选的检查；CT 检查与超声检查类似，但不如超声方便和经济；胃镜和钡剂造影均为诊断食道、胃、十二指肠疾病的检查方法。

【难度】中

22. 女性，30 岁，阑尾切除术后 1 个月，阵发性腹痛伴腹胀，腹痛和腹胀渐加重，食欲差，进食后症状加重。近 3 日腹痛加剧，以中下腹为重，并恶心、呕吐。已 2 日未排气、排便。无发热。查体：腹部轻度膨隆，软，未见肠型和蠕动波，中下腹部压痛，以右下腹为重，无反跳痛，无肌紧张，未触及腹部肿块，肠鸣音弱。该患者最可能的诊断为

A. 腹腔肠间隙感染

B. 粘连性肠梗阻

C. 阑尾残株炎

D. 结肠炎

E. 肠系膜淋巴结炎

【答案】B

【解析】阵发性腹痛、腹胀、呕吐和肛门停止排气和排便，为肠梗阻的四个诊断要点均存在，加上腹部阑尾切除术手术史和肠鸣音弱，均为典型的术后粘连性肠梗阻表现。

【难度】中

23. 女性，24 岁，反复发作右下腹痛 2 年，无发热、无腹泻便秘等不适。半年前曾发作急性阑尾炎，经保守治疗后好转。体检：右下腹麦氏点固定压痛，无反跳痛及肌紧张。钡灌肠显示阑尾充盈缺损。诊断考虑为

A. 回盲部结核 B. 阑尾癌

C. 克罗恩病 D. 慢性阑尾炎

E. 慢性附件炎

【答案】D

【解析】2 年右下腹痛病史，有阑尾炎急性发作史，右下腹固定压痛，钡灌肠显示充盈缺损，慢性阑尾炎诊断所需的所有要点都有。

【难度】中

24. 男孩，4 岁，呕吐 1 天余，右下腹痛半天，伴发热，体温 38.2℃。体检：右下腹肌紧张，右下腹压痛明显，无反跳痛。3 天前曾经感冒。血白细胞计数 1.6×10^9/L，中性粒细胞百分比 90%。考虑急性阑尾炎关于该患者的病情特点描述，正确的是

A. 病情发展慢和轻

B. 穿孔发生晚

C. 穿孔率低

D. 并发症和病死率高

E. 感染不易扩散

【答案】D

【解析】小儿急性阑尾炎的特点为病情发展快且重，早期出现高热、呕吐等症状；右下腹体征不典型，但有局部压痛和肌紧张；穿孔发生早，穿孔率高，并发症和病死率较高；感染易扩散。治疗宜早期手术。

【难度】难

25. 女性，28 岁，孕 32 周，右中腹痛伴发热 10 小时。体检；体温 38.1℃，右中腹偏外侧固定压痛，无反跳痛及肌紧张。血常规：白

细胞计数 15.7×10^9/L,中性粒细胞百分比85%。治疗首选

A. 严密观察,尽量少用药

B. 大量抗生素并引产

C. 大量抗生素并安胎

D. 腹腔穿刺引流

E. 尽早行阑尾切除术

【答案】E

【解析】妊娠晚期阑尾炎首选手术,妊娠晚期的炎症难以控制,应该尽早行阑尾切除术,且尽量不要放置引流。围术期加用黄体酮。

【难度】中

26. 男性,27岁,低热1周,右下腹痛4小时。体检:体温38.4℃,右下腹压痛,反跳痛(+),肌紧张(+),移动性浊音可疑。行探查术,术中见:阑尾正常,回肠末端距回盲部20cm处肠壁一个单发圆形溃疡穿孔,诊断首先考虑为

A. 肠结核穿孔　　B. 肠伤寒穿孔

C. 克罗恩病穿孔　　D. 急性阑尾炎穿孔

E. 消化性溃疡穿孔

【答案】B

【解析】术中发现阑尾正常,末端回肠穿孔中最常见为肠伤寒穿孔;肠伤寒穿孔前多有腹痛、呕吐、高度腹胀或肠出血。穿孔时腹部剧痛,右下腹有触痛和肌紧张。80%的肠伤寒穿孔在回盲瓣50cm以内的末端回肠的对系膜缘。肠伤寒穿孔多为圆形或椭圆形。

【难度】难

27. 女性,33岁,右下腹痛6小时,全腹痛2小时。体检:神志淡漠,四肢湿冷,血压80/60mmHg,全腹压痛,反跳痛,肌紧张,以右下腹为著,移动性浊音阳性。血常规白细胞 9.6×10^9/L,血红蛋白75g/L,尿HCG(+)。末次月经在70天前。应该首先考虑的诊断为

A. 右侧卵巢黄体破裂

B. 消化性溃疡穿孔

C. 急性阑尾炎穿孔

D. 右侧输卵管妊娠破裂

E. 右侧输尿管结石

【答案】D

【解析】右下腹痛,有停经史,血压降低和血红蛋白降低说明存在失血性休克表现,考虑到该患者为育龄女性,异位妊娠破裂出血为首选诊断。

【难度】中

28. 男性,41岁,右下腹痛伴发热1天,急诊手术治疗,术中见阑尾肿胀明显,浆膜高度充血,表面覆有少量脓性渗出物,阑尾周围渗出物量少。阑尾切除后关腹前正确的处理是

A. 放置腹腔引流管

B. 阑尾周围渗出液用纱布多次蘸净

C. 大量盐水冲洗腹腔

D. 大量抗生素盐水冲洗腹腔

E. 大量盐水冲洗腹腔并留置腹腔引流管

【答案】B

【解析】急性阑尾炎术中发现阑尾肿胀明显,浆膜高度充血,表面覆有少量脓性渗出物,阑尾周围渗出物量少,说明为急性化脓性阑尾炎。湿纱布蘸净脓液即可,不需要冲洗,否则会引起感染范围扩大,一般也需要放置引流。

【难度】难

29. 女性,83岁,右下腹痛3小时,伴有恶心,无呕吐。体检:体温36.7℃,右下腹压痛,无反跳痛,无肌紧张,结肠充气试验阴性。血白细胞计数 9×10^9/L。既往有冠心病和高血压病史,近期无心绞痛发作。该患者目前的最佳治疗方案为

A. 单纯应用抗生素

B. 剖腹探查

C. 制酸治疗和应用生长抑素

D. 保守治疗,对症处理

E. 尽早行阑尾切除术

【答案】E

【解析】老年人阑尾炎一旦诊断应及时手术,并同时处理内科疾病。

【难度】中

30. 女性,24岁,妊娠1月,转移性右下腹痛12小时,伴恶心、呕吐。查体:体温37.2℃,右下腹压痛,无肌紧张和反跳痛。白细胞计数 11.2×10^9/L,中性粒细胞百分比87.8%。目前最合理的治疗措施是

A. 早期行麦氏切口阑尾切除术

B. 抗生素等非手术治疗

C. 剖腹探查切口手术治疗

D. 超声引导下穿刺引流

E. 严密观察,尽量少用药

【答案】A

【解析】妊娠早期阑尾炎应该手术为主,行麦氏切口行阑尾切除术。阑尾切除对妊娠的干扰很小。诊断明

确时可不行剖腹探查口探查，不是最佳选择。

【难度】中

31. 女性，20岁，转移性右下腹痛16小时，术中探查发现阑尾充血肿胀，有较多脓性分泌物，周围肠管充血，大网膜轻度包裹，局部少量混浊悬液，相邻输卵管伞部充血、水肿、纤维渗出。对该患者最合适的阑尾区域处理方式

A. 切除阑尾，吸尽局部渗液

B. 切除阑尾和相邻输卵管

C. 切除阑尾，行广泛腹腔冲洗

D. 切除阑尾，放置腹腔引流管

E. 单纯切除阑尾

【答案】A

【解析】年轻女性急性化脓性阑尾炎，并处于排卵期，术中的处理仅仅需要切除阑尾，吸尽局部渗液。广泛冲洗会引起炎症的扩散，是不对的。放置引流不是必须的，一般在阑尾穿孔时或根部坏疽时放置引流。

【难度】中

【A3/A4型题】

(1~3题共用题干)

男性，30岁，上腹痛，9小时后转移到右下腹，4天后就诊，现发热，腹痛未缓解，右下腹可触及一个界限不清、不活动、压痛性包块，大小约5.0×7.0cm。体温38.2℃，血白细胞计数$16×10^9$/L。

1. 最可能的诊断是

A. 阑尾炎穿孔

B. 结肠癌

C. 急性化脓性阑尾炎

D. 阑尾周围脓肿

E. 肠系膜根部淋巴结炎

【答案】D

【解析】转移性右下腹痛后出现典型的压痛性肿块和高热，应该考虑阑尾周围脓肿。

【难度】易

2. 首选的处理方式是

A. 阑尾切除术

B. 手术切开引流

C. 抗生素非手术治疗

D. 超声引导下穿刺引流

E. 急诊手术切除肿物

【答案】C

【解析】阑尾周围脓肿可先用抗生素非手术治疗，效果不佳时考虑选用引流。

【难度】中

3. 如病情继续发展，包块不能局限，患者寒战发热，此时的处理方式应该是

A. 单纯阑尾切除

B. 手术切除肿物

C. 大剂量抗生素联合应用

D. B超引导下穿刺引流

E. 手术切开引流

【答案】E

【解析】阑尾周围脓肿如脓肿不能局限，宜先行超声定位后手术切开引流，手术的目的是引流，不是切除阑尾。

【难度】中

(4~6题共用题干)

女性，29岁，孕14周，右上腹痛3天，查体：右中上腹轻度压痛，无反跳痛，血白细胞计数$12×10^9$/L，肝胆胰脾等腹部B超未见明确异常病变。

4. 此时可能的诊断是

A. 急性盆腔炎　　B. 泌尿系统结石

C. 急性阑尾炎　　D. 急性胃肠炎

E. 急性胰腺炎

【答案】C

【解析】妊娠期阑尾被增大的子宫向右上腹推挤，压痛部位也随之上移。

【难度】易

5. 合理的处置方式是

A. 终止妊娠　　B. 保胎、保守治疗

C. 尽早手术　　D. 抗感染保守治疗

E. 立即行剖宫产术

【答案】C

【解析】妊娠期阑尾炎时炎症容易导致流产或早产，威胁母子生命。因此，应该尽快手术切除阑尾，尽量不放置引流。

【难度】易

6. 如保守经治疗症状消失出院，但在临产期病情再次发着，且全身感染症状重，最合理的处理为

A. 在抗感染的基础上引产

B. 先切除病灶，再行引产

C. 经腹剖宫产术，同时切除病灶

D. 先行引产，然后考虑手术切除病灶

E. 按正常分娩程序生产，以后择期手术

【答案】C

【解析】临产期的急性阑尾炎如并发穿孔或全身感染严重时，可考虑经腹剖宫产术，同时切除病变阑尾。

【难度】易

(7~9 题共用题干)

女性，32 岁，因腹痛 3 天就诊，初为脐周痛，伴恶心，无呕吐，次日起下腹痛伴呕吐两次，稀便两次，排尿终末时下腹痛加重，行走、咳嗽时腹痛加剧。查体：右侧腹部较广泛的压痛，右下腹最著，肌紧张以右下腹最明显。体温 36.9℃，血白细胞计数 14.6×10^9/L，中性粒细胞百分比 81%。两年前有类似腹痛发作 1 次。

7. 下列各项疾病诊断中，该患者最可能的诊断为
   A. 急性胃肠炎
   B. 卵巢囊肿扭转
   C. 慢性阑尾炎急性发作
   D. 胃十二指肠溃疡穿孔
   E. 慢性胆囊炎急性发作

【答案】C

【解析】2 年前发作一次，疼痛性质为转移性腹痛，查体右侧腹部压痛，以右下腹为明显，并右下腹肌紧张最明显，白细胞和中性粒细胞均增高，诊断为慢性阑尾炎急性发作。

【难度】难

8. 以下体征中，对诊断意义最大的是
   A. 局部皮肤痛觉过敏
   B. 右下腹反跳痛
   C. 直肠指诊时，右侧壁触痛
   D. 局限于右下腹的压痛
   E. 腰大肌试验阳性

【答案】D

【解析】右下腹压痛是阑尾炎最常见的重要体征，也是最可能的体征。

【难度】易

9. 目前这种情况下，首选的治疗方案为
   A. 经腹直肌切口探查术
   B. 腹腔镜阑尾切除术
   C. 麦氏切口阑尾切除术
   D. 回盲部切除术
   E. 经腹脓肿引流术

【答案】B

【解析】由于该患者诊断为慢性阑尾炎，手术方式可选用腹腔镜阑尾切除术或开腹阑尾切除术，考虑到腹腔镜手术创伤小，恢复快，当为首选。

【难度】易

(10~12 题共用题干)

男性，44 岁，因阑尾炎穿孔弥漫性腹膜炎行阑尾切除及腹腔冲洗，未放置引流，术后 10 天，仍发热 39℃，伴恶心、腹胀，黏液便，便次增多，伴有里急后重。

10. 首先应考虑的诊断为
    A. 切口深部感染
    B. 化脓性门静脉炎
    C. 盆腔脓肿
    D. 急性细菌性痢疾
    E. 肠间脓肿

【答案】C

【解析】穿孔性阑尾切除术后，当时炎症重，腹腔感染严重，术后发生高热、腹胀，尤其便次增多并伴有里急后重，应该首先考虑到盆腔脓肿。几个选项中均可出现在术后感染的情况下，但腹胀、便次增多和里急后重的症状为炎症刺激直肠的表现。

【难度】中

11. 最有意义的检查是
    A. 血常规　　B. 血培养
    C. 直肠指诊　　D. 大便培养
    E. 腹部 X 线检查

【答案】C

【解析】直肠指检可发现肛管括约肌松弛，直肠前饱满并有触痛的软块，为所列出检查中最有意义的检查。其他检查均无直接的诊断价值。

【难度】中

12. 经检查确诊已有脓液，除支持治疗及应用抗生素外，还需采用
    A. 腹部理疗
    B. 剖腹探查手术脓肿引流
    C. 经麦氏切口行腹腔引流
    D. 温盐水保留灌肠
    E. 经直肠脓肿引流

【答案】E

【解析】男性盆腔脓肿经超声等检查证实后，经直肠引流脓肿为最短距离的引流，切开脓肿前必须先试验穿刺，该部位引流也符合低位引流的原则。

【难度】中

(13~15 题共用题干)

男性，37 岁，转移性右下腹痛 2 天，伴恶心、呕吐，呕吐物为胃内容物；轻度腹泻，发热，最高体温 38℃；体重 120kg，身高 167cm。查体：腹平软，右下腹麦氏点压痛明显，轻度反跳痛，无肌紧

张，肠鸣音若。腹部超声示：阑尾肿大，周围未见明显渗出液。血常规示：白细胞计数 15×10^9/L，中性粒细胞百分比 89%。尿常规(–)。心电图和胸片未见异常。

13. 目前情况下，最合理的治疗方案为
A. 腹腔镜阑尾切除术
B. 麦氏切口阑尾切除术
C. 剖腹探查
D. 超声引导下穿刺引流
E. 抗生素非手术治疗

【答案】A
【解析】症状、体征和超声、实验室检查均说明为急性阑尾炎，首选手术；肥胖而且明确的阑尾炎，首选腹腔镜阑尾切除术，这样创伤小、恢复快。
【难度】中

14. 如果采用腹腔镜阑尾切除术，一般采用全麻，脐上缘导入腹腔镜，气腹压力约维持在
A. 5mmHg　B. 8mmHg　C. 10mmHg
D. 12mmHg　E. 25mmHg

【答案】D
【解析】阑尾切除对气腹的要求不高，一般在12mmHg 左右；太高会产生高碳酸血症，头低位时会影响呼吸；太低则不容易显露全腹。
【难度】中

15. 如果采用腹腔镜阑尾切除术，下列操作的技术要点描述正确的是
A. 阑尾系膜必须结扎，不能用超声刀直接离断
B. 阑尾根部夹血管夹，距离血管夹 1cm 上钛夹
C. 采用头高足低位
D. 采用右侧倾斜位
E. 丝线套扎处理阑尾根部不合适

【答案】B
【解析】阑尾系膜可以用超声刀直接离断，应该为头低足高左侧倾斜位，阑尾根部可以用血管夹夹住，也可采用套扎的方法，残端可不包埋。
【难度】难

(16~18 题共用题干)
女性，33 岁，右下腹疼痛 7 小时，伴恶心，体温 37.9℃入院。既往月经不规则，停经 38 天。初步诊断为急性阑尾炎。

16. 目前最需要与初步诊断相鉴别的是
A. 胃十二指肠溃疡穿孔
B. 急性淋巴结炎
C. 急性胃肠炎
D. 异位妊娠
E. 急性胆囊炎

【答案】D
【解析】育龄妇女突发下腹痛要考虑异位妊娠破裂出血，而且有停经史，更不能忽略异位妊娠。
【难度】易

17. 为了与最相关疾病鉴别诊断，最有必要的检查是
A. 立位腹部 X 线检查
B. 阴道后穹窿穿刺
C. 阴道分泌物涂片
D. 血常规
E. 尿常规

【答案】B
【解析】引导后穹窿穿刺有血是针对异位妊娠破裂出血的最直接检查；异位妊娠破裂出血常有急性失血症状和腹腔内出血的体征。
【难度】中

18. 如果阴道后穹窿穿刺未抽出液体，较适宜的治疗方案选择是
A. 腹腔穿刺引流
B. 肌内注射黄体酮
C. 麦氏切口探查
D. 腹腔镜探查
E. 阴道后穹窿穿刺置管引流

【答案】D
【解析】怀疑急性阑尾炎而诊断欠明确时，合适的做法是腹腔镜探查，进一步明确病因并做相应处理，也可先抗感染保守治疗。
【难度】中

(19~21 题共用题干)
女性，7 岁，脐周腹痛 5 小时，右下腹痛 3 小时，随后发热，体温达 38.5℃，伴恶心和呕吐，伴食欲缺乏，有一次稀便，排尿正常。就诊后追问病史，轻度咽喉疼痛和疲倦不适 2 天。查体：腹部平软，脐周和右下腹麦氏点偏内侧轻压痛，无反跳痛和肌紧张。

19. 目前情况下，以下诊断中最应该考虑的是
A. 急性阑尾炎
B. 急性肠炎
C. 急性肠系膜淋巴结炎
D. 胃肠型感冒
E. 胃肠痉挛

【答案】C

【解析】急性肠系膜淋巴结炎多见于儿童，常伴上呼吸道感染，腹部压痛多偏内侧，广泛而且不太固定，典型症状为发热、腹痛、呕吐。腹痛可在任何部位，但以右下腹常见，腹痛性质不固定。最敏感的触痛部位可能每次体检不一样，少有反跳痛及腹肌紧张。

【难度】难

20. 患者血常规示：白细胞计数 10.1×10^9/L，中性粒细胞百分比 52%，淋巴细胞百分比 45%。尿常规(-)，便常规(-)。目前最需要的检查项目为

A. 立位腹部 X 线检查

B. 腹部超声

C. 胸片

D. 腹部 CT

E. 胃镜

【答案】B

【解析】患者发热、腹痛而白细胞不高，而淋巴细胞比例增高，说明为肠系膜淋巴结炎的可能性非常高了，而腹腔淋巴结超声可提供直接的证明。

【难度】中

21. 如超声检查表现为腹腔肠系膜增厚，可见淋巴结多发增大，大小不等，呈低回声，其内回声均匀。该病的最佳治疗方案为

A. 抗生素等非手术治疗

B. 右下腹经腹直肌切口探查

C. 麦氏切口阑尾切除手术

D. 腹腔镜探查术

E. 清热解毒中药治疗

【答案】A

【解析】超声已经证实为急性肠系膜淋巴结炎，而该病一般经禁食、静脉输液及抗生素治疗腹痛可明显好转，逐渐恢复，无须手术治疗。

【难度】难

(22~24 题共用题干)

男性，30 岁，右下腹剧烈疼痛 1 天，伴发热、恶心和呕吐，呕吐物为胃内容物，无腹泻，无便秘，无尿频、尿急和尿痛，体温 38.2℃。查体：腹平，右下腹压痛明显，反跳痛(+)，右下腹肌紧张，肠鸣音弱。血常规示：白细胞计数 12×10^9/L，中性粒细胞百分比 90%。尿常规正常。血尿淀粉酶正常。既往史：10 年前在某县医院因急性阑尾炎行急诊阑尾切除术，术后恢复良好。无其他特殊病史。无外伤史。

22. 目前考虑最可能的诊断是

A. 急性胰腺炎　　B. 急性胃肠炎

C. 阑尾残株炎　　D. 右侧输尿管结石

E. 胃溃疡穿孔

【答案】C

【解析】凡有阑尾切除之病史，术后再发“急性阑尾炎”的典型症状，就应考虑可能为阑尾残株炎。

【难度】中

23. 下一步处理措施最合理的是

A. 暂行抗生素 + 对症治疗

B. 右下腹经腹直肌切口剖腹探查

C. 腹腔穿刺引流

D. 直接麦氏切口切除病变

E. 腹腔镜探查

【答案】A

【解析】虽然凡有阑尾切除之病史，术后再发“急性阑尾炎”，就应考虑阑尾残株炎的可能。最合理的处理方法还是，先行抗生素治疗，如能缓解，静止期行钡灌肠检查发现明确阑尾残端病变或粪石明确诊断后，再切除阑尾残端更合理。

【难度】难

24. 经保守治疗症状消失出院，随诊行钡灌肠可见阑尾残端处少许钡剂存留，行 CT 见一个约 1cm 起自盲肠的壁厚且明显强化的扩张管样结构。该患者下一步的最佳治疗方案为

A. 抗生素非手术治疗

B. 麦氏切口阑尾残株切除术

C. 探查口回盲部切除

D. 纤维结肠镜下阑尾残端引流治疗

E. 中药治疗和理疗

【答案】B

【解析】钡灌肠和 CT 结果使得阑尾残株炎诊断确认。阑尾残株炎的处理等同于急性阑尾炎，最佳方案就是阑尾残端的切除。

【考点】阑尾残株炎的治疗 ☆

【难度】难

(25~27 题共用题干)

男性，36 岁，脐周腹痛 20 小时，腹痛约 6 小时后移至右下腹痛，腹痛逐渐加重，伴恶心、低热，无腹泻。在一诊所给予输液抗生素治疗，但腹痛无减轻。查体：神志清楚，体温 37.3℃，右下腹麦氏点压痛(+)、反跳痛(+)，无肌紧张。肠鸣音可闻及。尿常规(-)，血白细胞计数 9.4×10^9/L，

中性粒细胞百分比0.84。超声示:可见增大的阑尾。诊断为急性阑尾炎,行阑尾切除术,切下阑尾后,仔细检查发现切下的阑尾靠近尖端可见一个小实性突起,类圆形,质硬,边界清楚,黄褐色。

25. 依据阑尾肉眼所见应该考虑的诊断是
A. 急性阑尾炎伴粪石
B. 阑尾类癌
C. 阑尾腺癌
D. 阑尾黏液囊肿
E. 阑尾淋巴瘤

【答案】B

【解析】阑尾类癌占胃肠道类癌的45%,占阑尾肿瘤的90%,阑尾是消化道类癌的最常见部位。阑尾类癌的典型肉眼所见为一种小的(1~2cm)、坚硬的、边界清楚的黄褐色肿物,约75%发生于阑尾远端。其临床表现与急性阑尾炎相似,几乎总是在阑尾切除术中偶然发现。

【难度】难

26. 测量阑尾的肿物大小,为直径1cm,仔细检查回盲部和系膜血管周围未发现增大的淋巴结。此时如果各种条件均具备,最佳做法是
A. 关腹等待石蜡病理结果
B. 扩大切口行回盲部切除术
C. 送术中冰冻病理如确诊为类癌行右半结肠切除
D. 送术中冰冻病理如确诊为类癌关腹结束手术
E. 关腹后限期行右半结肠切除术

【答案】D

【解析】如果具备条件,行快速病理取得组织学依据后决定方案是最合适的。如确诊为阑尾类癌,且肿瘤小于2cm、无淋巴结转移、肿瘤位于尖端,单纯阑尾切除术可达到治疗目的。

【难度】难

27. 如测量阑尾的肿物大小,为直径大于2cm,且侵犯阑尾系膜,检查系膜血管周围发现一个增大的淋巴结。此时如果各种条件均具备,最佳的处理方法是
A. 快速病理切片确诊后行右半结肠切除术
B. 回盲部切除术
C. 关腹等待石蜡病理结果
D. 快速病理切片确诊后不扩大手术关腹
E. 关腹后限期行右半结肠切除术

【答案】A

【解析】阑尾类癌如果肿瘤大于2cm而有系膜的浸润和淋巴转移,说明已经表现为恶性肿瘤的生物学特性,则应该行右半结肠切除术。当肿瘤小于2cm米而位于基底部,无系膜淋巴结转移时可行回盲部切除术。

【难度】难

【案例分析题】

案例一 男性,80岁,右中下腹隐痛2天,伴恶心,无呕吐,轻度腹胀,无腹泻,无发热。腹痛为持续性,阵发性加重。无尿频、尿急、尿痛,无腰背部疼痛。无排气和排便1天。查体:体温36.5℃。腹平软,未触及肿块,右中下腹部轻度压痛,无反跳痛和肌紧张,肠鸣音弱。结肠充气实验(-)。肛门指检:直肠前壁轻度触痛,肛门内触及新生物,指套无染血。血白细胞计数$7.6\times10^9/L$,中性粒细胞百分比78%。既往史:冠心病史10年,近期无心绞痛发作。高血压病史20年,服药控制可。糖尿病史3年,服药血糖控制可。

提问1:目前患者需要考虑到的诊断包括
A. 急性阑尾炎
B. 右下肺炎和胸膜炎
C. 溃疡病急性穿孔
D. 迈克尔憩室炎
E. 降结肠癌
F. 右侧输尿管结石
G. 冠心病
H. 糖尿病

【答案】ABCDGH

【解析】右下腹痛伴右下腹压痛首先要考虑阑尾炎。右下肺炎可反射性引起右下腹痛。溃疡病消化液可经右结肠旁沟流淌至右下腹。盲肠癌或升结肠癌为老年常见肿瘤,易误诊为急性阑尾炎。迈克尔憩室急性炎症时极似急性阑尾炎。输尿管结石多疼痛较剧烈,且可有腰部痛,目前症状不支持。

【难度】中

提问2:为明确诊断和辅助治疗,目前需要给患者进行的辅助检查有
A. 行心电图和心脏超声检测以评估心脏情况
B. 行胸片和肺功能以除外肺炎和评估肺功能
C. 监测血糖和应用胰岛素调控血糖

D. 行腹部螺旋 CT 平扫以初步排除肿瘤和了解腹腔积液情况
E. 行腹腔超声可初步判断阑尾情况和腹腔积液情况
F. 行血 C 反应蛋白检测有助于判断是否存在阑尾炎等感染性疾病
G. 行 PET CT 检查以除外腹腔肿瘤和转移性肿瘤

【答案】ABCDEF

【解析】PET CT 检查当然可以除外腹腔肿瘤,但是对于急腹症是不合适的,非常耗时,该检查目前不能急诊进行。其他均可。

【难度】中

提问 3:该患者行相关检查,血糖控制可。未发现明确的手术禁忌证。考虑急性阑尾炎可能大,患者和家属也同意手术治疗,关于该患者的治疗措施,以下说法正确的是

A. 应及早行麦氏切口阑尾切除术
B. 行腹腔镜探查和镜下阑尾切除术
C. 阑尾切除术时发现炎症不明显,应探查回盲部和升结肠以及末端回肠
D. 阑尾切除时发现升结肠癌,可在家属同意后改切口行右半结肠癌根治术
E. 开腹探查时如果发现阑尾炎症不明显,可不行阑尾切除
F. 诊断欠明确时,尽可能选择经腹直肌探查切口或腹腔镜探查
G. 予以输液、抗生素抗感染保守治疗

【答案】ABCDFG

【解析】首选诊断为急性阑尾炎是对的,老年人一旦诊断为急性阑尾炎,就应积极手术;一般行麦氏切口。也可以选择腹腔镜探查。因症状和体征不重也可保守治疗。

【难度】中

提问 4:如手术证实是急性阑尾炎,总结老年性阑尾炎的特点,以下说法正确的是

A. 对疼痛感觉迟钝,主诉不强烈。腹肌薄弱,体征不典型。
B. 常常缺乏典型的转移性右下腹痛
C. 常常体温和白细胞升高不明显
D. 大网膜包裹局限病灶能力不如年轻人,致使炎症容易弥漫
E. 老年人常常动脉硬化而阑尾动脉的硬化致使阑尾容易缺血坏死和穿孔
F. 常常并发糖尿病、冠心病等内科疾病,使病情复杂,易误诊
G. 合并结肠癌等恶性肿瘤的可能性较较小

【答案】ABCDEF

【解析】除老年人合并结肠癌等恶性肿瘤的可能性较年轻人高外,该题对老年人阑尾炎的特点进行了总结,每个选项均易于理解、正确。

【难度】难

提问 5:老年人阑尾炎的病理特点,以下说法正确的是

A. 老年人阑尾腔细小,易被堵塞,发生感染
B. 老年人阑尾黏膜萎缩、变薄
C. 老年人淋巴滤泡逐渐退化,淋巴组织减少
D. 老年人动脉硬化,阑尾动脉为终末动脉,易发生坏疽和穿孔
E. 大网膜萎缩,阑尾坏疽穿孔时包裹常不完善,易致弥漫性腹膜炎
F. 阑尾淋巴瘤多见
G. 老年人阑尾炎较年轻人存在粪石的概率高

【答案】ABCDEG

【解析】系统总结了老年人阑尾炎的病理特点,除 F 外均正确。

【难度】中

案例二　女性,48 岁,10 天前出现右下腹痛,伴恶心,无呕吐,无发热,无腹泻、腹胀,抗生素治疗后症状减轻。4 天前上述症状加重,伴明显恶心,发现右下腹一个鸡蛋大小肿块。体重无增减。查体:体温 37.8℃。腹平坦,未见胃肠型及蠕动波。右下腹麦氏点压痛明显,腹部其余部位无压痛及反跳痛。右下腹可触及一个 3cm×3cm×5cm 大小的肿块,边界不清、触痛明显,质中,活动差。叩诊呈鼓音,移动性浊音(–),肠鸣音正常,4 次 /min。

提问 1:目前情况应该考虑到的诊断和鉴别诊断为

A. 阑尾周围脓肿
B. 胃十二指肠溃疡穿孔
C. 梅克尔憩室穿孔

D. 升结肠癌伴穿孔

E. 右侧输尿管结石

F. 回盲部肿瘤

G. 急性胃肠炎

【答案】ABCDF

【解析】应该首先考虑阑尾周围脓肿。胃十二指肠溃疡穿孔患者因消化液流经右结肠旁沟而引起类似症状，梅克尔憩室穿孔与阑尾穿孔有类似症状，中老年人右下腹的肿物不能除外升结肠癌和回盲部肿瘤，右输尿管结石可以引起剧烈的右中下腹疼痛，需鉴别诊断。

【难度】中

提问 2：目前情况下应该采取的检查措施，正确的是

A. 腹腔阑尾区超声

B. 下腹部 CT 平扫

C. PET-CT 检查

D. 盆腔超声

E. 全腹 MRI 检查

F. 钡灌肠检查

G. 立位腹部 X 线检查

【答案】ABDG

【解析】腹腔阑尾区超声为首选，下腹 CT 可以与超声类似，同时可发现回盲部肿瘤。PET-CT 检查常应用于肿瘤的排查且不适合急诊应用。盆腔超声了解有无肿物和积液；立位腹部 X 线片可发现腹腔游离气体、泌尿系结石以除外上消化道穿孔和输尿管结石。右下腹炎性包块考虑阑尾周围脓肿情况下不适宜行钡灌肠检查。

【难度】中

提问 3：B 超显示右下腹阑尾区肿块为含液性病灶且周围可见液性暗区，考虑阑尾穿孔脓肿形成。该患者的治疗措施中，下列正确的是

A. 目前脓肿较局限，病情稳定，宜应用抗生素治疗

B. 目前脓肿较局限，可同时应用中药联合治疗促进脓肿的吸收

C. 目前情况下可以行超声引导下穿刺抽脓或置管引流

D. 可先超声确定切口部位后手术切开引流

E. 脓肿不局限时行切开引流时，如阑尾显露方便，也应切除阑尾

F. 阑尾周围脓肿优先选择腹腔镜手术

G. 脓肿不局限行切开引流时，阑尾显露方便但根部坏疽穿孔，可 U 字缝合关闭阑尾开口的盲肠壁

【答案】ABCEG

【解析】阑尾周围脓肿局限时可非手术治疗；如果脓肿有扩大趋势，可超声穿刺抽脓或置管引流或手术切开引流更好，是否切除阑尾取决于阑尾显露情况，根部坏疽穿孔而不能结扎者，可 U 字缝合关闭阑尾开口的盲肠壁。

【难度】难

提问 4：如果该患者因为特殊原因未能得到有效的治疗，可能发生的并发症

A. 麻痹性肠梗阻

B. 肠内瘘

C. 腹壁外瘘

D. 急性胆管炎

E. 肝脓肿

F. 化脓性门静脉炎

G. 感染性休克

【答案】ABCEFG

【解析】阑尾周围脓肿破溃可将炎症扩展形成麻痹性肠梗阻。少数病例可向小肠或大肠内穿破，也可以向膀胱、阴道或腹壁穿破，形成各种内外瘘。阑尾静脉中的感染性血栓可沿肠系膜上静脉至门静脉，导致化脓性门静脉炎，治疗延误可发展为细菌性肝脓肿。

【难度】难

案例三　女，27 岁，孕 24 周，定期产检正常。2 天前突发上腹痛，后转移至右下腹，伴恶心和呕吐，呕吐物为胃内容物，伴低热，体温 37.7℃，无腹泻，无尿频、尿急、尿痛，无阴道流血和流液。查体：腹部膨隆，中下腹可见明显增大的子宫，腹软，右中上腹部存在压痛，无反跳痛，无肌紧张，肝区和肾区无叩击痛，肠鸣音稍弱。伴轻度不规则宫缩。实验室检查：血白细胞计数 18.32×10^9/L，中性粒细胞百分比 88%。B 超示未显见阑尾。子宫超声：彩超显示探及一头为胎儿，双顶径约 7.6cm，股骨长约 5.5cm，胎心搏动好，胎心率约 148 次 /min，胎盘位于后壁，胎盘位于后壁，成熟度Ⅰ级，羊水正常。

提问 1：考虑急性阑尾炎，需急诊手术，关于急诊手术的理由以下说法中正确的是

A. 妊娠期阑尾炎症发展快，不易局限，阑尾易坏死穿孔

B. 妊娠中期阑尾炎的手术切口须偏低

C. 妊娠中期阑尾炎症发展易导致流产或早产

D. 妊娠中期胚胎已固着,手术对子宫干扰不大,可继续妊娠

E. 妊娠中期阑尾手术不可采用探查切口

F. 妊娠中期阑尾手术时尽可能放置引流

G. 病情发展易于并发肝脓肿

【答案】AD

【解析】妊娠期由于抬高了腹壁、大网膜难以包裹阑尾而致使阑尾炎症发展快,易坏死穿孔。妊娠中期阑尾切口应偏高。妊娠中期胚胎已基本固着,手术操作对子宫干扰很小。妊娠中期阑尾已被抬高,探查口更方便手术。妊娠期不放置引流主要考虑引流物可能刺激子宫。

【难度】难

提问 2:有关妊娠期阑尾炎炎症容易扩散的理由,以下说法中正确的是

A. 妊娠期盆腔血液及淋巴循环旺盛,毛细血管通透性及组织蛋白溶解能力增强

B. 增大子宫将腹壁与发炎阑尾分开,使腹壁防卫能力减低

C. 子宫妨碍大网膜游走,使大网膜不能抵达感染部位发挥防卫作用

D. 妊娠期皮质类激素分泌增多,抑制了孕妇的免疫机制,促进炎症的发展

E. 炎症波及子宫收缩,宫缩又促进炎症扩散,易导致弥漫性腹膜炎

F. 症状和体征不典型,容易延误诊疗时机

G. 因胎动影响病情观察

【答案】ABCDEF

【解析】妊娠期盆腔血液及淋巴循环旺盛,毛细血管通透性及组织蛋白溶解能力增强。增大子宫将腹壁与发炎阑尾分开。子宫妨碍大网膜游走。妊娠期皮质类激素分泌增多,抑制了孕妇的免疫机制。炎症波及子宫收缩,宫缩又促进炎症扩散。妊娠期阑尾炎症状和体征不典型。

【难度】中

提问 3:该患者行手术治疗后,以下措施中恰当的是

A. 术后给予广谱抗生素

B. 围术期加用黄体酮

C. 妊娠期阑尾炎早中晚期均可用甲硝唑

D. 术后需安胎治疗

E. 术后需密切观察胎儿情况和腹部体征

F. 术后须平卧位

G. 伤口换药不能用含碘消毒液

【答案】ABDE

【解析】甲硝唑是孕妇禁用药。术后给予光谱抗生素是合适的,也是目前广泛采用和公认的做法。围术期加用黄体酮等保胎和安胎治疗是需要的。术后严密观察胎儿情况,包括胎心和胎动,腹部体征是阑尾术后本来就需要观察的。平卧位不是必须的。

【难度】难

提问 4:如果该患者为妊娠晚期,以下哪种说法是正确的

A. 术中暴露阑尾困难而处于临产期时可先行剖宫产

B. 阑尾穿孔并发弥漫性腹膜炎,子宫及胎盘已有感染征象处于临产期时可先行剖宫产

C. 临产期化脓性阑尾炎全身感染症状严重时处于临产期时可先行剖宫产

D. 增大的子宫充满腹腔,阑尾明显向外上方移位,腹痛可在上腹部,需与重型胎盘早剥相鉴别

E. 妊娠晚期最好采用非手术治疗

F. 妊娠晚期阑尾炎也可考虑行腹腔镜阑尾切除术

G. 阑尾切除后常规放置腹腔引流

【答案】ABCD

【解析】妊娠不是手术的禁忌证,过分保胎,在腹腔内留有炎症病灶,如果发生穿孔、高热、毒血症反而会导致胎儿死亡、流产或早产,对产妇的生命安全也有巨大威胁。妊娠早期可行腹腔镜阑尾切除术,妊娠晚期腹腔空间小,不宜行腹腔镜阑尾切除术。

【难度】难

（曹厚军）

第十一章 肛门、直肠疾病

【A1 型题】

1. 混合痔是指
   A. 痔与瘘同时存在
   B. 两个以上内痔
   C. 直肠上下静脉丛彼此相通所形成的痔
   D. 内痔与外痔分别在不同位置存在
   E. 内痔多发，环绕肛门一周

【答案】C
【解析】内痔通过丰富的静脉丛吻合支与相应位置外痔的静脉丛相融合形成混合痔。
【难度】易

2. 关于直肠肛管的淋巴引流的叙述，下列正确的是
   A. 上组引流多数经直肠下动脉注入肠系膜上动脉旁淋巴结
   B. 上组引流中一部分沿着直肠下动脉旁淋巴结注入髂外淋巴结
   C. 部分引流沿肛管动脉注入髂外淋巴结
   D. 下组沿外阴及大腿内侧皮下注入髂外淋巴结
   E. 下组沿闭孔动脉旁引流入髂外淋巴结

【答案】D
【解析】直肠周围淋巴引流以齿状线为界：上组引流多数经直肠下动脉注入肠系膜下动脉旁淋巴结，上组引流中一部分沿着直肠下动脉旁淋巴结注入髂内淋巴结，部分引流沿肛管动脉注入髂内淋巴结。下组沿外阴及大腿内侧皮下注入髂外淋巴结，下组沿闭孔动脉旁引流入髂内淋巴结。
【难度】难

3. 通过直肠指检难以发现的病变是
   A. 肛瘘　　B. 直肠息肉
   C. 内痔　　D. 肛管直肠癌
   E. 肥大的肛乳头

【答案】C
【解析】内痔的检查主要通过肛门镜视诊明确，指诊可排除肛门内直肠癌、肛门息肉等占位性病变。
【难度】难

4. 对于中国人直肠癌直肠指检的发现率是
   A. 40%　　B. 50%　　C. 60%
   D. 70%　　E. 20%

【答案】D
【解析】中国人直肠癌约 70% 是低位直肠癌，可以通过肛门指诊发现病变。
【难度】中

5. 大肠癌的好发部位是
   A. 横结肠
   B. 升结肠及结肠肝曲
   C. 降结肠及乙状结肠
   D. 直肠
   E. 乙状结肠

【答案】D
【解析】中国人的直肠癌发病率高，约占 60%。
【难度】中

6. 肛管和直肠的长度为
   A. 8~14cm　　B. 15~18cm
   C. 19~24cm　　D. 25~28cm
   E. 29~33cm

【答案】B
【解析】直肠的长度 12~15cm，肛管长度 1.5~2cm。
【难度】中

7. 关于直肠肛管的解剖，下列正确的是
   A. 齿线以上、以下均是皮肤
   B. 齿线以上由直肠上动脉供应
   C. 齿线以下的静脉丛属直肠上静脉丛
   D. 齿线以上的淋巴回流到腹股沟淋巴结
   E. 齿线以上的直肠黏膜受交感神经及副交感神经支配

【答案】E

【解析】齿线以上黏膜受交感神经及副交感神经支配，无痛感。

【难度】难

8. 直肠肛管交界的齿线在临床上的重要性是

A. 齿线上的直肠有神经反射弧

B. 齿线上的直肠易受感染

C. 齿线上下血液供应、神经、淋巴引流各异

D. 齿线、肛管容易受伤

E. 齿线下是外括约肌所在部位

【答案】C

【解析】齿状线的上下方血液供应、神经支配、淋巴引流各异，对于直肠癌、痔疮的诊断治疗等有重要意义。

【难度】易

9. 下列疾病不适合肛门镜检查的是

A. 肛瘘　　B. 混合痔

C. 直肠炎　　D. 直肠息肉

E. 肛裂

【答案】E

【解析】肛裂处肛管皮肤裂口属于会阴神经支配，刺激后往往导致剧烈疼痛，属于肛门指诊和肛门镜检查的禁忌证。

【难度】中

10. 下列直肠病变中癌变倾向最大的是

A. 管状腺瘤　　B. 绒毛状腺瘤

C. 增生性息肉　　D. 炎性息肉

E. 幼年性息肉

【答案】B

【解析】直肠绒毛状腺瘤性息肉更容易发生癌变。

【难度】中

11. 关于直肠癌临床表现的描述，正确的是

A. 多无里急后重、肛门下坠感

B. 常以完全性肠梗阻就诊

C. 组织类型主要为鳞癌

D. 多有带黏液血便

E. 晚期可出现大便习惯改变

【答案】D

【解析】直肠癌症状出现的次序依次为：便血，便频，便细，黏液便，肛门痛，里急后重，便秘。

【难度】难

12. 肛裂出血的特点为

A. 便血量多而鲜红

B. 便血污秽而腥臭

C. 便血少而疼痛

D. 便血量多而色黑

E. 便污血而疼痛

【答案】C

【解析】肛裂患者具有典型的临床表现：周期性疼痛，排便后在粪便表面少量鲜血，大量出血少见。

【难度】易

13. 属于直肠指诊禁忌证的肛周疾病是

A. 内痔　　B. 肛窦炎

C. 肛裂　　D. 肛瘘

E. 肛周脓肿

【答案】C

【解析】肛裂处肛管皮肤裂口属于会阴神经支配，刺激后往往导致剧烈疼痛，属于肛门指诊和肛门镜检查的禁忌证。

【难度】中

14. 直肠指诊指套有脓血的是

A. 内痔　　B. 肛瘘

C. 直肠癌　　D. 肛裂

E. 直肠息肉

【答案】C

【解析】直肠癌的便血以黏液脓血便为主。

【难度】中

15. 直肠癌便血的特点为

A. 便血量多而鲜红　　B. 便血少而疼痛

C. 便污血而疼痛　　D. 便血量多而色黑

E. 便血污秽而腥臭

【答案】E

【解析】直肠癌的便血易黏液脓血便为主。

【难度】易

16. 直肠指检提示肠壁上触到高低不平硬块，肠腔狭窄，指套染有脓血和黏液者应考虑

A. 内痔　　B. 肛瘘

C. 外痔　　D. 直肠息肉

E. 直肠癌

【答案】E

【解析】直肠癌临床表现可出现黏液脓血便，肛门指诊往往可扪及腔内占位性病变。

【难度】易

17. 通过直肠指检触到条索状组织，伴有轻压痛，挤压时外口有脓性分泌物流出者应考虑

A. 内痔　　B. 肛瘘

C. 外痔　　D. 直肠息肉

E. 直肠癌

【答案】B

【解析】肛瘘是指肛管周围的肉芽肿性管道，由内口、瘘管、外口三部分组成，病程往往迁延不愈或间歇反复发作。

【难度】中

18. 有关内痔临床表现的描述,正确的是
A. 腹胀痛并大便习惯改变
B. 感觉肛门处潮湿不洁、伴瘙痒不适
C. 肛周暗紫色长条圆形肿物,并可触及明显的血栓块
D. 周期性疼痛、便秘、便鲜血
E. 无痛性间歇性排便后滴鲜血或有肉样物脱出

【答案】E
【解析】内痔的临床特点主要为出血和脱出,间歇性便后出鲜血为内痔的常见症状。
【难度】中

19. 外痔的症状特点为
A. 无痛性间歇性排便后滴鲜血或有肉样物脱出
B. 感觉肛门处潮湿不洁、伴瘙痒不适
C. 肛周暗紫色长条圆形肿物,并可触及明显的血栓块
D. 周期性疼痛、便秘、便鲜血
E. 腹胀痛并大便习惯改变

【答案】B
【解析】外痔的主要临床表现是感觉肛周不适、肛门处潮湿不洁、偶伴瘙痒不适。
【难度】中

20. 血栓性外痔的临床特点
A. 无痛性间歇性排便后滴鲜血或有肉样物脱出
B. 感觉肛门处潮湿不洁、伴瘙痒不适
C. 周期性疼痛、便秘、便鲜血
D. 肛周暗紫色长条圆形肿物,并可触及明显的血栓块
E. 腹胀痛并大便习惯改变

【答案】D
【解析】外痔如果发生血栓形成及皮下血肿有剧痛,称之为血栓性外痔。往往48小时后才能缓解。
【难度】中

21. 肛裂的症状特点为
A. 排便时可加重肛门疼痛,伴大便带鲜血
B. 肛周肿痛伴发热
C. 反复发作的肛周红肿疼痛,窦道外口流出脓性分泌物
D. 肛门疼痛,伴局部暗紫色肿块
E. 排便时出血、无痛

【答案】A
【解析】肛裂患者具有典型的临床表现:周期性疼痛,排便后在粪便表面少量鲜血,大量出血少见。
【难度】易

22. 直肠癌延误诊断的原因中,最常见的是
A. 未查大便隐血试验
B. 未做直肠指检
C. 未仔细询问病史
D. 未做直肠镜检查
E. 未查肿瘤标志物

【答案】B
【解析】肛门指诊是简单而重要的临床检查方法,对于及早发现肛管、直肠癌意义重大。70%的直肠癌可通过肛门指诊发现。
【难度】易

23. 对伴有完全性梗阻的直肠癌,最常应用的手术方式是
A. 经腹直肠癌切除术
B. 腹会阴直肠癌根治术
C. 升结肠造瘘术
D. 姑息性病灶切除吻合术
E. 经腹直肠癌切除术、近端造口、远端封闭术

【答案】E
【解析】Hartmann手术(经腹直肠癌切除术、近端造口、远端封闭术)适宜一般状况差或急性梗阻的直肠癌患者。
【难度】难

24. 直肠癌行保肛手术时,应重视保护直肠下段,此指施最主要的意义在于
A. 保留葡萄糖吸收功能
B. 保留黏液分泌功能
C. 保持正常排便反应
D. 保留电解质吸收功能
E. 保持水吸收功能

【答案】C
【解析】直肠下段及肛管包含对控便决定作用的肛门内外括约肌及肛提肌等。
【难度】易

【A2型题】

1. 男性,46岁,门诊疑为慢性痢疾、结肠炎或直肠癌,要减少误诊率,哪项检查最有效
A. 粪便常规检查
B. X线钡剂灌肠检查
C. 直肠指检

D. X线钡餐检查
E. 结肠镜检查
【答案】E
【解析】结肠镜是直肠癌的重要检查方法，可以根据镜下表现和病理活检排除结肠炎、结直肠多发癌及结肠息肉病。
【难度】难

2. 女性，35岁，主因反复便秘5年，加重伴便后疼痛出血3天来诊。病变最可能发生于截石位
A. 12点处　B. 3点处　C. 9点处
D. 6点处　E. 2点处
【答案】D
【解析】肛门外括约肌浅部在肛管后方后正中线处形成肛尾韧带，伸缩性差，且血供也不丰富；直肠与肛管成角相延续，且排便时后壁承力更大。故后正中6点处是肛裂最好发部位。
【难度】难

3. 男性，45岁，门诊以肛瘘收入院，既往有肛门手术史。最可能曾行的肛门手术是
A. 内痔切除术
B. 外痔切除术
C. 内痔注射疗法
D. 肛周脓肿切开(或引流术)
E. 肛周囊肿切除术
【答案】D
【解析】大部分肛瘘由肛周脓肿引起，脓肿自行破溃、切开处形成外口，位于肛周皮肤。由于外口生长较快，形成假性愈合，迁延不愈，直至瘘管形成。
【难度】中

4. 男性，22岁，因肛管直肠周围脓肿切开引流术，术后最有可能出现
A. 痔　B. 肛瘘
C. 大便失禁　D. 脱肛
E. 肛裂
【答案】B
【难度】中

5. 男性，55岁，门诊肠镜提示为直肠癌，分期$T_1N_0M_0$，首选治疗是
A. 化疗　B. 放疗　C. 热疗
D. 手术　E. 中药
【答案】D
【解析】手术切除仍是直肠癌的主要治疗方法。
【难度】易

6. 男性，23岁，偶有少量便血1年，直肠指检，扪到质软可推动的圆形肿块，指套染有新鲜血迹者应考虑
A. 内痔　B. 肛瘘
C. 外痔　D. 直肠息肉
E. 直肠癌
【答案】D
【解析】发生于直肠中下段的息肉，直肠指诊可触及，症状往往不明显，可偶有肠道出血。
【难度】难

7. 女性，54岁，间断便血2个月就诊，肠镜发现直肠癌块下缘距肛门6cm。如无转移适用术式为
A. 腹会阴联合直肠癌根治术
B. 乙状结肠造口术
C. 经腹直肠癌切除、人工肛门、远端封闭术
D. 拉下式直肠癌切除术
E. 经腹腔直肠癌切除术
【答案】E
【解析】经腹腔直肠癌切除术(Dixon手术)适用于齿状线5cm以上的直肠癌。手术以根治性切除为原则，要求远端切缘距离肿瘤2cm以上。
【难度】中

8. 男性，70岁，反复脓血便7月，加重伴腹胀、停止排便1周，指诊提示距肛缘3cm盘状占位。手术中探查发现病变与周围组织固定紧密，无活动性。手术方式适宜用
A. 腹会阴联合直肠癌根治术
B. 经腹腔直肠癌切除术
C. 经腹直肠癌切除、人工肛门、远端封闭术
D. 拉下式直肠癌切除术
E. 乙状结肠造口术
【答案】E
【解析】乙状结肠造口适宜病变近端存在急性梗阻且无法切除病灶的直肠癌患者。
【难度】难

9. 男性，20岁，超声检查提示直肠肛管周围脓肿，其临床表现往往为
A. 排便时可加重肛门疼痛，伴大便带鲜血
B. 肛周持续性疼痛伴发热
C. 反复发作的肛周红肿疼痛，窦道外口流出脓性分泌物
D. 肛门疼痛，伴局部暗紫色肿块
E. 排便时出血、无痛
【答案】B
【解析】肛周脓肿临床表现主要为肛周持续性跳痛，全身感染性症状不明显。

【难度】中

10. 女性,33岁,便秘6年,近日出现便后肛门疼痛,粪便表面有少量鲜血。直肠指诊有剧烈疼痛,检查不满意,考虑诊断是

A. 内痔 B. 肛瘘
C. 肛裂 D. 直肠癌
E. 静脉曲张性外痔

【答案】C

【解析】肛裂患者具有典型的临床表现:与排便相关的周期性疼痛,且患者往往存在便秘史。排便后在粪便表面少量鲜血,大量出血少见。

【难度】中

11. 男性,64岁,排便习惯改变、便血2个月,首选检查是

A. 钡剂灌肠 B. 直肠指诊
C. 直肠镜 D. 纤维肠镜
E. 盆腔磁共振扫描

【答案】B

【解析】肛门指诊是简单而重要的临床检查方法,对于及早发现肛管、直肠癌意义重大。70%的直肠癌可通过肛门指诊发现。

【难度】易

12. 女性,40岁,近一个月来粪便中有黏液或脓血,每日大便5~6次,肛门坠胀感,门诊接诊时首先要做的检查为

A. 大便常规及大便培养
B. 直肠指检
C. 纤维结肠镜检查
D. X线钡剂灌肠检查
E. 腹部CT平扫

【答案】B

【解析】见上题。

【难度】中

13. 男性,29岁,近3天来便后肛门外脱出一肿物,疼痛剧烈,排便、坐、走、咳嗽等均感疼痛而致坐卧不安。最可能的诊断是

A. 直肠脱垂 B. 血栓性外痔
C. 混合痔 D. 直肠息肉脱出
E. 肛周脓肿

【答案】B

【解析】外痔如果发生血栓形成及皮下血肿有剧痛,称之为血栓性外痔。往往48小时后才能缓解。

【难度】中

14. 女性,30岁,肛门周围胀痛,伴畏寒、发热3天。检查:肛门周围皮肤发红、压痛明显。最可能的诊断是

A. 肛门旁皮下脓肿 B. 肛窦炎
C. 混合痔 D. 肛瘘
E. 直肠癌

【答案】A

【解析】肛周脓肿临床表现主要为肛周持续性跳痛,全身感染性症状不明显。

【难度】中

15. 男性,75岁,因肠梗阻4天手术探查,术中发现直肠、乙状结肠交界部直径约3cm肿瘤,尚活动,近端结肠扩张、水肿。合理的手术方式是

A. 横结肠造口术 B. Miles手术
C. Dixon手术 D. Hartmann手术
E. 仅行探查术

【答案】D

【解析】Hartmann手术(经腹直肠癌切除术、近端造口、远端封闭术)适宜一般状况差或急性梗阻的直肠癌患者。

【难度】难

16. 男性,36岁,间断无痛性便血后滴鲜血6个月。查体:肛门无异常,直肠指检未触及明确包块,有鲜血。肛门镜见截石位7点处有一暗紫色圆形肿物,质柔软。最可能诊断为

A. 外痔 B. 直肠息肉
C. 混合痔 D. 直肠癌
E. 内痔

【答案】E

【解析】内痔的临床特点主要为出血和脱出,间歇性便后出鲜血为内痔的常见症状。

【难度】中

17. 男性,55岁,肛门附近皮肤反复破溃溢脓达2年余。体检发现右侧距肛门约4cm处有一乳头状突起,挤压后有少许脓液排出。最可能诊断为

A. 肛周脓肿 B. 内痔
C. 直肠癌 D. 肛瘘
E. 盆腔脓肿

【答案】D

【解析】肛瘘是指肛管周围的肉芽肿性管道,由内口、瘘管、外口三部分组成,病程往往迁延不愈或间歇反复发作。

【难度】中

18. 女性,48岁,大便带血3个月,排便有下坠感,里急后重。直肠镜检查距肛门12cm处

有 3cm×3cm 的肿块，呈菜花状，质脆，易出血，病理诊断直肠腺癌。若选择手术，最佳术式为

A. 经腹会阴直肠癌根治术
B. 经腹直肠癌根治术
C. 经腹直肠癌切除、人工肛门、远端封闭手术
D. 拉下式直肠癌切除术
E. TEM 手术

【答案】B
【解析】经腹腔直肠癌切除术(Dixon 手术)适用于齿状线 5cm 以上的直肠癌。手术以根治性切除为原则，要求远端切缘距离肿瘤 2cm 以上。
【难度】中

19. 女性，19 岁，大便干结 1 个月，排便时肛门剧痛难忍，便后肛门口可见少量鲜血，其诊断最可能是

A. 内痔　B. 外痔　C. 直肠癌
D. 肛瘘　E. 肛裂

【答案】E
【解析】肛裂患者具有典型的临床表现：周期性疼痛，排便后在粪便表面少量鲜血，大量出血少见。
【难度】中

20. 女性，46 岁，便血在门诊诊断为混合痔，根据病情决定下一步治疗，下列正确的是

A. 外痔可用注射疗法
B. 二期外痔可用单纯结扎法治疗
C. 嵌顿外痔可先做湿敷再复位
D. 环状内痔不可行环形切除术
E. 内痔可用枯痔钉疗法

【答案】E
【解析】枯痔针疗法以及注射疗法主要针对内痔的处理。外痔的手术治疗往往以切除为主。
【难度】难

21. 男性，30 岁，肛门周围胀痛伴发热 3 天，排便时疼痛加重。查体：肛门周围皮肤发红，压痛明显。最可能的诊断是

A. 直肠黏膜下脓肿
B. 肛管括约肌间隙脓肿
C. 直肠后间隙脓肿
D. 肛周皮下脓肿
E. 骨盆直肠间隙脓肿

【答案】D
【解析】病变位置较浅，且局部症状为主，考虑肛周皮下脓肿。
【难度】难

22. 男性，40 岁，便血 10 天，大便时见粪便表面附有鲜血，有时在大便后有鲜血滴出，无腹痛，无明显肛门疼痛，大便次数正常，粪便形状正常，首先考虑的诊断是

A. 内痔　B. 直肠脱垂
C. 直肠息肉　D. 肛窦炎
E. 肛裂

【答案】A
【解析】内痔的临床特点主要为出血和脱出，间歇性便后出鲜血为内痔的常见症状。
【难度】中

23. 男性，78 岁，排便习惯改变 3 个月，大便带血 1 个月，肛门指诊发现距肛缘 2cm 处有一菜花状肿物，质硬。活检病理：低分化腺癌。与患者术前谈话，交代手术不能保留肛门的主要依据是

A. 患者年龄大
B. 腺瘤呈菜花状
C. 病理为低分化腺瘤
D. 肿瘤距肛缘 2cm
E. 可能已有淋巴结转移

【答案】D
【解析】经腹会阴联合直肠癌根治术(Miles 手术)原则上适用于腹膜反折以下的直肠癌。
【难度】中

24. 女性，39 岁，长期便秘，门诊诊断有陈旧性肛裂，体检最可能出现的表现为

A. 内痔，外痔，肛裂
B. 肛裂，内痔，前哨痔
C. 内痔，外痔，前哨痔
D. 肛裂，外痔，肛瘘
E. 肛裂，前哨痔，齿状线上乳头肥大

【答案】E
【解析】肛裂三联征：肛裂，前哨痔，肛乳头肥大。
【考点】肛裂的临床特点 ☆☆
【难度】中

25. 女性，25 岁，肛门疼痛 3 天，无便血。检查：体温 36.6℃，肛门口有直径 1.0cm 的暗紫色肿物，表面光滑，边界清楚，质硬，触痛明显。最可能的诊断是

A. 血栓性外痔　B. 肛门黑色素瘤
C. 内痔脱出坏死　D. 直肠息肉脱出
E. 肛裂所致前哨痔

【答案】A
【解析】外痔如果发生血栓形成及皮下血肿有剧痛，称之为血栓性外痔。往往48小时后才能缓解。
【难度】中

26. 女性，35岁，肛门胀痛伴发热3天。查体：肛门旁右侧红肿，有明显压痛和波动感，血WBC 17×10^9/L。最有效的治疗措施是
A. 应用抗生素 B. 理疗
C. 温水坐浴 D. 切开引流
E. 外涂消炎止痛药膏
【答案】D
【解析】肛周脓肿的主要治疗方法是脓肿的切开引流。一旦诊断明确，即行手术切开。
【难度】易

27. 男性，55岁，因直肠癌行Dixon术，手术吻合口位于齿状线上1cm。患者术后最可能出现下列的情况是
A. 性功能障碍
B. 排尿功能障碍
C. 排便功能完全正常，排便前有便意
D. 不能控制排便
E. 排便前无明显便意，排便控制不理想
【答案】C
【解析】低位直肠内的吻合口可能产生直肠刺激症状。
【难度】中

28. 男性，半岁，平时大便较干燥，近10天出现便血，新鲜，量不多，血位于大便表面，排便后哭闹明显，可能性最大的疾病是
A. 痢疾 B. 痔
C. 直肠癌 D. 直肠息肉
E. 肛裂
【答案】E
【解析】肛裂患者具有典型的临床表现：周期性疼痛，排便后在粪便表面少量鲜血，大量出血少见。
【难度】中

29. 男性，56岁，直肠癌，距肛门6cm，未浸润出浆膜，经肠镜病理检查回报病理类型为腺癌，临床上最常选择哪种术式
A. 拉下式直肠癌切除术
B. Dixon术
C. 经腹直肠癌切除术
D. 保留肛门，直肠癌切除，腹壁造瘘
E. 姑息乙状结肠造瘘术
【答案】B
【解析】经腹腔直肠癌切除术(Dixon手术)是目前临床上最常用的直肠癌根治术式。适用于齿状线5cm以上的直肠癌。手术以根治性切除为原则，要求远端切缘距离肿瘤2cm以上。
【难度】难

30. 女性，47岁，直肠指诊发现距肛门7cm处环形肿物，术中发现肿物巨大，与盆壁及骶部固定，最适宜的手术是
A. 腹会阴联合直肠癌根治术
B. 拉下式直肠癌切除术
C. 经腹直肠癌切除术
D. 乙状结肠造口术
E. 扩大直肠癌根治术
【答案】D
【解析】单纯乙状结肠造口适宜一般状况差或急性梗阻，病灶无法切除的直肠癌患者。
【难度】难

31. 36岁，男性，畏寒发热3天，觉肛门内胀痛，排尿困难，继之肛周发红，出现压痛区，切开后排出脓液60ml，应诊为哪种脓肿
A. 肛门旁皮下脓肿
B. 坐骨肛管间隙脓肿
C. 骨盆直肠间隙脓肿
D. 直肠后间隙脓肿
E. 臀部疖肿
【答案】B
【解析】坐骨肛管间隙脓肿又称坐骨肛门窝脓肿，也比较常见。多由肛腺感染向肛门外括约肌扩散到坐骨直肠间隙形成。也可由肛周脓肿扩散而成。由于其间隙较大，所以形成的脓肿较大而深，容量为60~90ml。往往临床上早期局部症状不明显，但全身感染症状较明显。
【难度】难

32. 女性，39岁，半年前因肛旁脓肿行切开引流，术后伤口愈合。术后2个月之后局部皮肤反复红肿，破溃，局部痒，首先应考虑为
A. 肛旁疖肿 B. 肛旁慢性肉芽肿
C. 混合痔 D. 血栓性外痔
E. 肛瘘
【答案】E
【难度】中

33. 男性，40岁，直肠癌住院，B超检查见肝左叶孤立转移结节，其他检查无异常，适宜的治疗方案是
A. 乙状结肠造口术

B. 根治术 + 肝左叶切除
C. 单纯放疗
D. 单纯化疗
E. Miles 手术
【答案】B
【解析】直肠癌的手术治疗原则包括在根治性手术的基础上,如伴发能切除的肝转移癌,则应同时切除肝转移癌。
【难度】难

34. 男性,60 岁,便秘 10 年,近来大便带血,便后觉有肿物自肛门脱出,可以还纳就诊。既往患慢性支气管炎 8 年。首先考虑的疾病为
A. 内痔脱出 B. 直肠部分脱出
C. 直肠完全脱出 D. 直肠息肉脱出
E. 环状痔
【答案】A
【解析】内痔的临床特点主要为出血和脱出,间歇性便后出鲜血为内痔的常见症状。二期内痔可自行还纳。
【难度】中

35. 男性,25 岁,经常排便后滴鲜血近 3 个月,血量不多。肛门指检无异常发现,肛门镜检提示截石位见 3、7 点各有一个突出肛管内的暗红色圆形软结节,诊断为
A. 直肠息肉 B. 肛裂
C. 慢性痢疾 D. 肛管癌
E. 内痔
【答案】E
【解析】内痔的临床特点主要为出血和脱出,间歇性便后出鲜血为内痔的常见症状。一期内痔往往无痔核脱出肛门。
【难度】易

36. 男性,45 岁,排便后痛,昨日突然加剧,肛口可触及一个肿块,直径 1.5cm,紫色,触痛。应采取最佳的治疗方法是
A. 坐浴 B. 封闭
C. 口服药物 D. 注射硬化剂
E. 血栓外痔剥离术
【答案】E
【解析】血栓性外痔剥离术是治疗血栓性外痔的标准术式。
【难度】中

37. 男性,32 岁,反复发作肛门胀痛伴畏寒、发热 1 个月。症状逐渐加重,排尿不适,肛门旁出现局部红肿疼痛,继之破溃流出脓液,现已 2 个月。确保疗效的关键步骤
A. 瘘管切开,形成敞开的创面
B. 抗感染治疗后手术
C. 首先充分扩肛
D. 明确破溃外口和内口的位置
E. 1∶5 000 高锰酸钾溶液坐浴
【答案】D
【解析】肛瘘手术的关键是将瘘管完全切开或切除,寻找瘘管首要步骤是明确内外口位置。
【难度】难

【A3/A4 型题】

(1~3 题共用题干)
女性,35 岁,内痔来诊,肛门镜提示截石位 3 点可见暗紫色痔核,表面糜烂。

1. 该病变主要供应血管是
A. 腹主动脉 B. 直肠下动脉
C. 肛管动脉 D. 直肠上动脉
E. 骼正中动脉
【答案】D
【解析】根据痔疮形成的静脉曲张学说,内痔的供应血管为:直肠上动脉、直肠下动脉、骼正中动脉。其中主要供应血管是由直肠上动脉。
【难度】易

2. 本疾病的临床常见早期症状是
A. 肛门疼痛 B. 大便时滴血
C. 痔核脱出 D. 黏液血便
E. 肛门周围红肿
【答案】B
【解析】内痔的临床特点主要为出血和脱出,间歇性便后出鲜血为内痔的常见症状。
【难度】易

3. 该疾病便血的性状和特点为
A. 便血量多而鲜红 B. 便血少而疼痛
C. 便血污秽而腥臭 D. 便血量多而色黑
E. 便污血而疼痛
【答案】A
【解析】内痔的临床特点主要为出血和脱出,间歇性便后出鲜血为内痔的常见症状。由于肛门局部缺乏压迫,往往便血量较多。
【难度】易

(4~6 题共用题干)
男性,30 岁,肛门肿痛伴发热 4 天就诊,查体:肛旁红肿,隐约可及波动感。

4. 根据发病部位,临床上最常见的是
A. 肛门周围脓肿　B. 坐骨直肠窝脓肿
C. 骨盆直肠窝脓肿　D. 直肠后间隙脓肿
E. 盆腔脓肿
【答案】A
【解析】直肠肛管周围脓肿有:肛门周围脓肿、坐骨直肠窝脓肿、骨盆直肠窝脓肿、直肠后间隙脓肿、盆腔脓肿等。其中肛门周围脓肿最常见。
【难度】中
5. 如果诊断为肛周脓肿,其中直肠肛管周围脓肿常继发于
A. 肛裂
B. 肛窦
C. 肛窦炎
D. 直肠息肉继发感染
E. 外痔感染
【答案】C
【解析】绝大部分直肠肛管周围脓肿由肛旁腺感染引发。肛腺位于肛窦内,容易集聚大便引发肛窦炎。感染蔓延后继发脓肿形成。
【难度】中
6. 疾病的治疗过程中一旦继发肛瘘,临床上最常见的肛瘘类型是
A. 经肛管括约肌型　B. 肛管括约肌间型
C. 肛管括约肌上型　D. 肛管括约肌外型
E. 骨盆直肠瘘
【答案】B
【解析】肛管括约肌间型肛瘘是临床上最常见的肛瘘,约占全部肛瘘的 70%。
【难度】中

(7~9 题共用题干)
男性,34 岁,肛门旁反复疼痛、红肿、流脓 5 个月。查体:截石位 4 点,距肛门缘 3cm 的皮肤上可触及一直径 1cm 的硬结,挤压后有少量脓血样分泌物流出,沿硬结于皮下可触及一条索状物伸至肛管内。
7. 该患者最可能的诊断是
A. 肛裂　B. 外痔
C. 肛瘘　D. 皮脂腺囊肿
E. 肛门癌
【答案】C
【解析】肛瘘是指肛管周围的肉芽肿性管道,由内口、瘘管、外口三部分组成,病程往往迁延不愈或间歇反复发作。
【难度】易
8. 应采取的最佳治疗措施是
A. 温水坐浴　B. 使用抗生素
C. 硬化剂注射　D. 挂线疗法
E. 肛门癌根治术
【答案】D
【解析】肛瘘极少自愈,不治疗会反复发作直肠肛管周围脓肿。治疗方法有:堵塞法和手术疗法。手术方法分为:切开术、挂线术、切除术。其中挂线术操作简单,可有效避免肛门括约肌的损伤。
【难度】中
9. 根据 Goodsall 定律,该患者的肛瘘内口可能位于
A. 截石位 12 点　B. 截石位 3 点处
C. 截石位 9 点处　D. 截石位 1 点处
E. 截石位 6 点
【答案】E
【解析】Goodsall 规律:在肛门中间画一横线,若外口在横线前方,瘘管常是直形,内口在相应位置肛窦;若外口在横线后方,瘘管常是弯形,内口在肛管后正中处。
【难度】难

(10~12 题共用题干)
男性,40 岁,肛周持续性剧烈疼痛 2 天,局部有肿物突出,无便血。查体:肛周 1.0cm 直径的肿物,呈暗紫色,表面光滑,水肿,质硬有触痛。
10. 该患者最可能的诊断是
A. 肛裂前哨痔
B. 直肠肛管黑色素瘤
C. 内痔脱出嵌顿
D. 血栓性外痔
E. 肛裂
【答案】D
【解析】外痔如果发生血栓形成及皮下血肿有剧痛,称之为血栓性外痔。往往 48 小时后才能缓解。
【难度】难
11. 上述疾病排便的临床特点为
A. 便血量多而鲜红
B. 便血少而疼痛
C. 便血污秽而腥臭
D. 便血量多而色黑
E. 便污血而疼痛
【答案】E
【解析】外痔如果发生血栓形成及皮下血肿有剧痛,称血栓性外痔。往往 48 小时后才能缓解。

【难度】难

12. 对该患者正确的处理方法是
A. 肿物切除活检　B. 肿物还纳
C. 扩肛　D. 胶圈套扎
E. 剥离痔内血栓

【答案】E
【解析】血栓性外痔剥离术是治疗血栓性外痔的标准术式☆☆。
【难度】中

(13~15 题共用题干)
女性,55 岁,反复脓血便半年,近日出现腹胀痛,伴里急后重感,无鲜血便。肛门指诊可触及距肛缘 3cm 处盘状肿物,占据肠腔约 2/3,表面不平,质地硬,活动度可。活检病理提示直肠腺癌。

13. 针对此患者,临床上最多采用的手术方式是
A. Miles 手术
B. Hartmann 手术
C. Dixon 手术
D. 拉下式直肠癌切除术
E. 乙状结肠造口术

【答案】A
【解析】距肛缘 3cm 不宜保留肛门。手术范围包括乙状结肠远端、全部直肠、肠系膜下动脉及其区域淋巴结、直肠系膜、肛提肌、坐骨直肠窝内脂肪、肛管及肛周 5cm 直径内的皮肤、皮下、肛管括约肌。
【难度】难

14. 针对此种直肠癌患者若手术决定行 MILES 手术,最主要考虑的因素在于
A. 肿瘤的病理类型
B. 肿瘤的大小
C. 肿瘤距肛门的距离
D. 肿瘤是否侵犯周围组织
E. 术者的习惯

【答案】C
【解析】距肛缘 3cm 不宜保留肛门。
【难度】中

15. 选择直肠癌手术方式的主要依据**不包括**的是
A. 患者的意愿　B. 肿瘤大小
C. 肿瘤活动度　D. 排便控制能力
E. 肿瘤病理类型

【答案】A
【解析】直肠癌手术方式的选择主要根据癌肿所在的部位、大小、活动度、细胞分化程度以及术前的排便控制能力等。
【难度】难

(16~18 题共用题干)
女性,57 岁,大便带血 7 个月,排便时有下坠感住院。纤维结肠镜检查距肛门缘 12cm 处 4cm×5cm 肿块,菜花状,质脆,易出血。活检病理提示直肠腺癌。

16. 为提高早期诊断,该疾病最主要的筛查手段是
A. 肛门指诊
B. 纤维结肠镜检查
C. 盆腔磁共振扫描
D. 大便潜血试验
E. 盆腔彩超

【答案】D
【解析】大便潜血试验是筛查结直肠癌最廉价且有效的手段,有早期诊断的价值。连续三次大便标本中发现任何一次阳性结果,都应接受结肠和直肠检查,包括电子结肠镜和肛门指诊。
【难度】难

17. 目前该患者最常采用的手术方式是
A. Miles 手术
B. Hartmann 手术
C. Dixon 手术
D. 拉下式直肠癌切除术
E. 乙状结肠造口术

【答案】C
【解析】经腹腔直肠癌切除术(Dixon 手术)适用于齿状线 5cm 以上的直肠癌。手术以根治性切除为原则,要求远端切缘距离肿瘤 2cm 以上。
【难度】难

18. 如果术中发现肠道准备不充分,近端肠道扩张水肿明显,可能导致吻合口漏,则最好采用哪种手术方式
A. Miles 手术
B. TEM 手术
C. Dixon 手术
D. 拉下式直肠癌切除术
E. 肿瘤切除同时末端回肠造瘘

【答案】E
【解析】Hartmann 手术(经腹直肠癌切除术、近端造口、远端封闭术)适宜一般状况差或急性梗阻的直肠癌患者。
【难度】难

(19~21 题共用题干)

女性,56 岁,便秘 10 余年,加重 1 周,因出现排便剧痛,卫生纸上少量鲜血就诊。

19. 该患者最可能的诊断是

A. 内痔　B. 肛瘘

C. 肛裂　D. 直肠癌

E. 静脉曲张性外痔

【答案】C

【解析】肛裂患者具有典型的临床表现:周期性疼痛,排便后在粪便表面少量鲜血,大量出血少见。

【难度】中

20. 该患者的病变部位最可能位于

A. 前正中线　B. 截石位 3 点处

C. 截石位 9 点处　D. 截石位 1 点处

E. 后正中线

【答案】E

【解析】肛裂最好发于截石位 6 点。

【难度】难

21. 若诊断非肿瘤病变,选择手术治疗,手术疗法关键步骤是

A. 切除哨兵痔

B. 切除增殖的瘢痕组织创面

C. 扩肛

D. 切除肥大的肛乳头

E. 切断部分肛门内括约肌

【答案】E

【解析】肛管内括约肌为不随意肌,它的痉挛收缩是引起肛裂疼痛的主要原因。

【难度】难

(22~24 题共用题干)

女性,35 岁,肛周反复流脓半年,脓液稠厚,肛门胀痛,截石位检查见肛旁 10 点距肛缘 2cm 有一溃口。

22. 首先考虑的诊断

A. 肛瘘　B. 肛门部汗腺炎

C. 肛门部毛囊炎　D. 骶前畸胎瘤

E. 肛周脓肿

【答案】A

【解析】大部分肛瘘由肛周脓肿引起,脓肿自行破溃、切开处形成外口,位于肛周皮肤。由于外口生长较快,形成假性愈合,迁延不愈,至瘘管形成。

【难度】中

23. 如确诊为肛瘘,其内口最有可能位于

A. 截石位 6 点肛隐窝处

B. 截石位 9 点肛隐窝处

C. 截石位 10 点肛隐窝处

D. 截石位 3 点肛隐窝处

E. 截石位 7 点肛隐窝处

【答案】C

【解析】Goodsall 规律:在肛门中间画一横线,若外口在横线前方,瘘管常是直形,内口在相应位置肛窦;若外口在横线后方,瘘管常是弯形,内口在肛管后正中处。

【难度】中

24. 若手术切开后仍有较多脓水,此时应注意

A. 有无支管或残留管道

B. 有无肛周脓肿

C. 有无局部感染

D. 有无异物

E. 扩大切口探查

【答案】A

【解析】复杂性肛瘘的手术治疗要充分暴露瘘管及其全部分支,避免遗漏。

【难度】中

(25~27 题共用题干)

女性,28 岁,大便 2~3 日一次,质干硬,因肛门疼痛 1 周就诊。肛门检查时截石位 12 点见肛管皮肤全层裂开,创面底浅、色鲜红。

25. 首先考虑的诊断是

A. 早期肛裂　B. 陈旧性肛裂

C. 皮肤皲裂　D. 早期皮肤癌

E. 炎性外痔

【答案】A

【解析】长期便秘、大便干结引起排便时的机械性损伤是肛裂形成的直接原因。

【难度】中

26. 给予患者下列治疗方法中**错误**的是

A. 切开疗法

B. 扩肛法

C. 生肌玉红膏外敷

D. 便后以 1∶5 000 高锰酸钾溶液坐浴

E. 口服麻仁丸

【答案】A

【解析】急性或初发的肛裂可以通过非手术的坐浴、润肠、通便治疗。慢性肛裂可以坐浴、通便、扩肛。经久不愈、非手术治疗无效、症状较重者可以手术治疗。手术治疗包括肛裂切除术及内括约肌切断术。

【难度】中

27. 该患者未坚持治疗，两个月后再次就诊时发现肛管裂口加深边缘呈“缸口”增厚。此时诊断考虑

A. 陈旧性肛裂　B. 早期肛裂
C. 结核性溃疡　D. 肛窦炎
E. 肛瘘

【答案】A

【解析】慢性肛裂因症状反复发作，底部不整齐，质硬，边缘增厚纤维化，肉芽灰白。

【难度】中

(28~30 题共用题干)

男性，25 岁，肛周疼痛 1 周，伴发热 2 天来诊。门诊以肛门周围脓肿收入院。入院后行脓肿切开引流术。

28. 手术切口宜选择

A. 在波动最明显处，与肛门呈放射状切口
B. 在波动最明显处，平行与肛缘的弧形切口
C. 肛门镜下，直肠腔内波动最明显处十字切开
D. 肛门镜下，直肠腔内穿刺引流
E. 直肠内口与波动最明显处做对口引流

【答案】A

【解析】肛周脓肿手术可以在局麻下进行，在波动最明显处，与肛门呈放射状切口，不需填塞以保证引流通畅。

【难度】中

29. 术后若发生低位单纯性肛瘘，临床上最常采取治疗方法是

A. 肛瘘切开　B. 挂线疗法
C. 肛瘘切除　D. 切开联合挂线
E. 保守治疗

【答案】C

【解析】肛瘘切除术：切开瘘管，并切除全部瘘道至正常组织，创面不缝合。若创面较大可部分缝合，部分不缝合，该术式适用于低位单纯性肛瘘。

【难度】中

30. 若最终发生高位单纯性肛瘘，治疗方法是

A. 肛瘘切开　B. 挂线疗法
C. 肛瘘切除　D. 切开联合挂线
E. 保守治疗

【答案】B

【解析】挂线疗法是利用橡皮筋或腐蚀作用的药线的机械性压迫作用，慢性切开瘘管。适用于距肛门 3~5cm 内，有内外口的低位或高位单纯性肛瘘。

【难度】难

【案例分析题】

案例一　男性，58 岁，进行性贫血、消瘦、乏力半年。大便有时感里急后重，近日出现黏液脓血便，无腹胀、腹泻。查体：肛门指诊未触及明确占位，指套染血。

提问 1：该患者需考虑的诊断包括

A. 直肠癌　B. 溃疡性结肠炎
C. 黑斑息肉病　D. 克罗恩病
E. 混合痔　F. 盲肠癌
G. 乙状结肠癌

【答案】ABDEF

【解析】直肠癌、乙状结肠癌、溃疡性结肠炎、克罗恩病、混合痔、盲肠癌均可出现反复便血、贫血等表现。黑斑息肉病为胃肠道多发息肉，一般不出现上述症状。

【难度】难

提问 2：下列各项检查中常用的对直肠癌分期有帮助的影像学检查是

A. 盆腔磁共振扫描
B. PET-CT
C. 腹部增强 CT
D. 腹部 B 超
E. X 线钡餐检查
F. ERUS
G. 肝动脉造影

【答案】ABCDF

【解析】能提供肿瘤侵及深度及有无远处转移的检查均有帮助，但钡餐检查、肝动脉造影不能提供上述信息。

【难度】易

提问 3：如果需要手术治疗，该患者需做的术前准备包括的是

A. 纠正营养状况
B. 肠道准备
C. 心肺功能检查
D. 术前 3 天禁食水
E. 持续胃肠减压
F. 预防性抗生素
G. 备皮

【答案】ABCFG

【解析】患者不存在梗阻症状，无须胃肠减压及完全禁食水。

【难度】中

提问 4:患者肠镜检查提示距肛缘 8cm 可见盘状溃疡型肿物，占据肠腔近 1/2，病理报告腺癌。完善术前准备后行根治手术。手术应遵循以下原则

A. 彻底切除原发灶
B. 彻底清除转移灶
C. 肿瘤远端切除线至少切除病变 2cm 以上
D. TME
E. TEM
F. 姑息切除
G. 操作轻柔、不挤压肿瘤

【答案】ABCDG

【解析】直肠癌根治性手术的原则为：无瘤原则、彻底切除病灶、TME(直肠全系膜)、重建消化道。TEM 为早期肿瘤黏膜下切除的手术方式。

【难度】难

提问 5:患者术后围术期恢复顺利。影响该患者预后的因素包括

A. 临床病理分期
B. 组织类型
C. 手术的根治范围
D. 是否行术后化疗
E. 是否密切随访
F. 肿瘤的位置
G. 淋巴结有无转移

【答案】ABCDFG

【解析】直肠癌预后因素包括：肿瘤临床病例分期及分型、部位、生物学特点、治疗措施。

【难度】难

案例二　女性，65 岁，腹胀痛，腹泻便秘交替伴里急后重感，有时黏液样便，无鲜血便 2 月余。体格检查：左锁骨上，腹股沟淋巴结未触及肿大，腹平软，未及包块，移动性浊音(-)。

提问 1:该患者可能的诊断是

A. 直肠癌　　B. 乙状结肠癌
C. 降结肠癌　　D. 内痔
E. 直肠炎　　F. 肛瘘
G. 混合痔

【答案】ABE

【解析】里急后重感提示炎症刺激和病变位置较低，因此，病变可能为直肠及直乙交接部位肿瘤。

【难度】难

提问 2:为进一步明确诊断，下一步检查可采用

A. 肛门指检、直肠镜检
B. 大便常规加便潜血
C. 肠镜检查
D. 腹部 X 线检查
E. 盆腔磁共振检查
F. 腹部肝、胆、胰、脾超声
G. 胸部 CT

【答案】ABCDE

【解析】除腹部 B 超和胸部 CT 外，其他所有检查有利于明确诊断，不做肿瘤分期。

【难度】易

提问 3:肠镜检查并活检证实为距肛缘 3cm 直肠癌，并未发现近端肠段扩张表现，术中切除标本证实病灶突破肠壁肌层，存在局部多发淋巴结转移。主要的手术治疗方式有

A. 小肠造瘘术
B. 根治性切除术
C. Miles 手术
D. Dixon 手术
E. 肿瘤切除同时末端回肠造瘘
F. TEM 手术
G. TME 手术

【答案】BC

【解析】低位直肠癌，排除 Dixon 手术。TEM 是 Transanal Endoscopic Microsurgery 的简写，一种经肛门切除肿瘤的微创保肛手术方法。小肠造瘘术往往不适合直肠手术。

【难度】中

提问 4:该患者手术的切除和清扫范围正确的是

A. 乙状结肠远端
B. 病变远端 2cm 以上直肠
C. 肠系膜下动脉及其区域淋巴结
D. 直肠系膜、肛提肌
E. 坐骨直肠窝内脂肪
F. 肛管及肛周 3cm 直径内的皮肤、皮下、肛管括约肌
G. 腹腔干旁淋巴结

【答案】ACDE

【解析】距肛缘 3cm 不宜保留肛门。手术范围包括乙状结肠远端、全部直肠、肠系膜下动脉及其区域淋巴结、直肠系膜、肛提肌、坐骨直肠窝内脂肪、肛管及肛周 5cm 直径内的皮肤、皮下、肛管括约肌。

【难度】难

提问5:该患者术后复查的内容包括

A. 血尿便常规
B. 生化全套,肿瘤全套
C. 胸部正侧位片
D. 每年行纤维结肠镜检查及腹部CT检查
E. 术后5年内每年复查一次
F. 5年内随诊
G. 腹部彩超

【答案】ABCDG

【解析】术后复查包括:血尿便常规、生化全套、肿瘤全套、胸片及超声、每年行肠镜检查及CT、术后两年内每半年复查一次,两年至五年每年一次、终身随诊。

【难度】中

案例三 女性,75岁,反复脓血便半年,近日出现腹胀痛住院。肛门指诊可触及距肛缘8cm处菜花样肿物,近乎占据全部肠腔,表面不平,质地脆。肠镜检查镜身无法通过。活检病理报告直肠腺癌。

提问1:为诊断和治疗患者目前还需要的检查包括

A. 腹部增强CT　B. 钡灌肠检查
C. 肝胆胰脾彩超　D. 胸部CT
E. 盆腔磁共振　F. 肿瘤标志物全项
G. ECG

【答案】ACDEFG

【解析】明确病变位置,性质,以及有无局部及远处转移,肠镜检查镜身无法通过,提示有梗阻不适合钡灌肠检查。

【难度】中

提问2:术中探查发现肿瘤未浸出肠壁,活动度可,可以满意切除,近端肠壁高度水肿,手术应遵循以下原则

A. 一期重建消化道,不需造口
B. 全系膜切除
C. 远端切除线距离肿瘤2cm以上
D. 近端切除线距离肿瘤10cm
E. 彻底切除原发病灶
F. 同时行末端回肠造口或横结肠造口
G. 操作轻柔,避免挤压肿瘤和肠内容溢出

【答案】BCDEFG

【解析】对于可切除的保留肛门的直肠癌根治手术,如果近端肠壁肿胀明显,吻合口瘘的可能性较大,需行近端肠道造口,待直肠吻合口愈合后再择期造口还纳。

【难度】难

提问3:若综合评估后决定先行新辅助治疗,考虑的主要因素为

A. 增加病理学完全缓解率
B. 降低局部复发率
C. 提高保肛率
D. 增加淋巴结清除率
E. 避免放射性肠炎
F. 提高手术切除率
G. 减少化疗副反应

【答案】ABE

【解析】低位进展期直肠癌(肛缘10cm以下,Ⅲ期及以上)的治疗策略有所不同,可先行新辅助治疗,再手术切除。考虑的主要获益为:增加病理学完全缓解率、降低局部复发率、避免放射性肠炎。

【难度】难

提问4:如患者病情已不允许手术,下一步的治疗方案

A. 辅助化疗
B. 放射治疗
C. 心理治疗
D. 靶向治疗
E. 中医中药治疗
F. 免疫治疗
G. 对症处理,止痛

【答案】ABCDEFG

【解析】直肠癌的治疗为以手术为中心的多种辅助治疗,如不能手术治疗,可选择包括:放疗、化疗、基因治疗、免疫治疗、靶向治疗,以及对症止痛等。人工肛门需要心理辅导。

【难度】易

提问5:该患者术前及术后检测血液肿瘤标志物癌胚抗原(CEA)对该患者的意义是

A. 早期诊断
B. 早期预估是否有转移
C. 分期的依据
D. 决定手术方式
E. 预测预后和监测复发
F. 筛选化疗药
G. 决定是否放疗

【答案】BE

【解析】癌胚抗原可在直肠癌患者及复发转移患者中出现升高,有助于随诊监测。

【难度】难

提问 6:一旦发生转移,可能的转移部位是

A. 骨盆 B. 肺
C. 肝 D. 脑
E. 心 F. 腹膜
G. 胸腰椎

【答案】ABCDFG
【解析】直肠癌可经淋巴、血液、局部浸润、种植的途径转移至局部或远处,但未发现有心脏转移。
【难度】易

案例四 男性,54 岁,便血 1 月余。肛门指诊距齿状线 3cm 处可触及一枚隆起结节,直径约 1cm。直肠镜检查见直肠后壁可见一息肉样隆起,边缘较清晰,表面稍糜烂,其余黏膜未见显著病变。

提问 1:目前患者的诊断考虑

A. 直肠炎 B. 内痔
C. 直肠息肉 D. 直肠癌
E. 肛瘘 F. 肛周脓肿
G. 直肠淋巴瘤

【答案】CD
【解析】直肠息肉及癌变可出现便血,肛门指诊可触及隆起性病变。
【难度】难

提问 2:为尽快明确性质及病变分期,下一步拟行以下影像学检查的是

A. PET-CT
B. 腹部增强 CT
C. 钡灌肠检查
D. 盆腔核磁
E. 经肛门直肠腔内超声
F. 心脏彩超
G. 立位腹部 X 线检查

【答案】ABCDE
【解析】直肠癌的影像学检查包括:腹部增强 CT、钡灌肠检查、盆腔磁共振、经肛门直肠腔内超声、PET-CT。
【难度】难

提问 3:若该患者需行经直肠超声内镜检查,其目的是

A. 了解病变周围脏器情况
B. 了解病变浸润深度
C. 了解有无局部淋巴结转移
D. 帮助术前分期
E. 决定能否适宜局部切除
F. 了解有无远处转移
G. 是否适合 TEM

【答案】ABCDEG
【解析】经直肠超声内镜检查意义(ERUS):了解病变周围脏器情况、了解病变浸润深度、了解有无局部淋巴结转移、帮助术前分期、决定能否适宜局部切除。
【难度】难

提问 4:经术前检查证实患者目前为直肠癌($T_1N_0M_0$),下列哪些手术方式可以考虑

A. TME B. EMR
C. TEM D. ESD
E. Dixon 手术 F. Hartmann 手术
G. Miles 手术

【答案】BCD
【解析】早期直肠癌,严格筛选适应证后可考虑内镜下治疗或 TEM 等。EMR 是内镜黏膜切除术(endoscopic mucosal resection),ESD 是内镜黏膜下剥离术(endoscopic submucosal dissection,)
【难度】难

提问 5:该患者的最终治疗方案经过 MDT 会诊,确定治疗方案的基础来源包括

A. 肿瘤外科、肿瘤内科的会诊
B. 放疗、影像、病理的多学科联合会诊
C. 肿瘤的病例分期
D. 患者的一般状况
E. 患者的伴随疾病
F. 费用报销比例
G. 患病时间的长短

【答案】ABCDE
【解析】直肠癌的治疗强调 MDT 综合治疗,确定治疗方案的基础包括:根据肿瘤的病理分期、患者的一般状况、伴随疾病等综合考虑。通常需要肿瘤外科、肿瘤内科、放疗、影像、病理的多学科联合会诊。
【难度】难

(周海洋)

第十二章　腹膜和腹膜腔感染

【A1 型题】

1. 下列属于腹膜内位器官的是
A. 胆囊　B. 肾脏
C. 十二指肠上部　D. 降结肠
E. 胰腺
【答案】C
【解析】表面几乎完全被腹膜所覆盖的器官为腹膜内位器官，如胃、十二指肠上部、空肠、回肠、脾、横结肠等。
【难度】易

2. 下列不是腹膜功能的是
A. 吸收　B. 分泌　C. 防御
D. 保护　E. 消化
【答案】E
【解析】腹膜具有分泌、吸收、保护、支持、防御、修复等功能。
【难度】易

3. 女性的腹膜腔与外界相通是通过
A. 膀胱子宫陷凹　B. 阴道后穹窿部
C. 直肠子宫陷凹　D. 卵巢
E. 输卵管
【答案】E
【解析】女性腹膜腔经输卵管腹腔口与外界相通，而男性的腹膜腔是一个封闭的腔隙。
【难度】易

4. 正常立位时，女性腹膜腔的最低部位是
A. 直肠膀胱陷凹　B. 膀胱子宫陷凹
C. 直肠子宫陷凹　D. 腹股沟内侧窝
E. 膀胱上窝
【答案】C
【解析】立位或坐位时，男性的直肠膀胱陷凹和女性的直肠子宫陷凹是腹膜腔的最低部位。
【难度】易

5. 正常仰卧位时，男性腹膜腔的最低部位是
A. 直肠膀胱陷凹　B. 盲肠后隐窝
C. 膀胱上窝　D. 腹股沟内侧窝
E. 肝肾隐窝
【答案】E
【解析】仰卧位时，肝肾隐窝是腹膜腔的最低部位。
【难度】易

6. 原发性与继发性腹膜炎的主要区别在于
A. 致病菌群
B. 患者的免疫能力
C. 发病年龄
D. 腹腔内是否有原发病灶
E. 是否有腹膜刺激征
【答案】D
【解析】原发性腹膜炎又称自发性腹膜炎，即腹腔内无原发病灶。
【难度】易

7. 正常情况下，腹腔内的黄色液体量为
A. 0~30ml　B. 75~100ml
C. 150~200ml　D. 250~300ml
E. 400~500ml
【答案】B
【解析】腹膜腔内的总面积为 $1.7\sim2.0m^2$，正常情况下，腹腔内有 75~100ml 黄色澄清液体起润滑作用。
【难度】易

8. 对腹膜刺激最轻的是
A. 血液　B. 肠液　C. 胰液
D. 胆汁　E. 胃液
【答案】A
【解析】血液中没有消化酶。
【难度】中

9. 关于腹膜的解剖生理，正确的是
A. 成人腹膜总面积可达 $10m^2$
B. 正常腹腔可有 200~500ml 液体

C. 腹腔没有吸收能力

D. 腹膜不能分泌大量渗出液

E. 脏腹膜比壁腹膜定位差

【答案】E

【解析】壁腹膜受体神经支配，对于各种刺激敏感，疼痛定位准确，而脏腹膜受自主神经支配，其性质为钝痛且定位差。

【难度】中

10. 导致继发性腹膜炎最常见的细菌是

A. 混合型细菌　　B. 大肠埃希菌

C. 变形杆菌　　D. 厌氧菌

E. 肠球菌

【答案】B

【解析】继发性腹膜炎是最常见的腹膜炎。常继发于腹腔器官的穿孔、损伤等，引起继发性腹膜炎的主要细菌是胃肠道内常驻细菌，其中以大肠埃希菌最为多见。

【难度】易

11. 下列关于腹膜解剖生理描述正确的是

A. 由上皮细胞构成

B. 是单向性无通透性的膜

C. 可分泌含有淋巴细胞和巨噬细胞的渗出液

D. 只受迷走神经的支配

E. 腹膜腔都是封闭的腔隙，不与外界相通

【答案】C

【解析】急性炎症时，腹膜能够分泌含有大量淋巴细胞与巨噬细胞的渗出液。腹膜是由间皮构成的双向性半透膜，受交感和迷走神经的支配，女性的腹膜腔通过输卵管伞部与外界相通。

【难度】中

12. 下列可引起原发性腹膜炎的病因是

A. 急性阑尾炎

B. 溃疡穿孔

C. 胆囊穿孔

D. 肝硬化腹腔积液感染

E. 手术污染

【答案】D

【解析】肝硬化腹腔积液引起的透壁性感染属于原发性腹膜炎（腹腔内无原发病灶）。

【难度】中

13. 继发性腹膜炎最突出的腹痛特点是

A. 疼痛程度随时间变化

B. 疼痛范围有大小变化

C. 原发病灶处疼痛最明显

D. 疼痛呈阵发性加剧

E. 肛门排气、排便后疼痛可缓解

【答案】C

【解析】继发性腹膜炎是最常见的腹膜炎，往往是由于原发病灶引起的感染，因此，此型腹膜炎原发病灶处的疼痛最为明显。

【难度】中

14. 原发性腹膜炎常见且主要的致病菌是

A. 大肠埃希菌和变形杆菌

B. 溶血性链球菌和肺炎链球菌

C. 厌氧菌和链球菌

D. 大肠埃希菌和厌氧菌

E. 铜绿假单胞菌和葡萄球菌

【答案】B

【解析】原发性腹膜炎的致病菌多为溶血性链球菌、肺炎双球菌或大肠埃希菌。继发性腹膜炎常见的致病菌主要是胃肠道内的常驻细菌（主要是大肠埃希菌、厌氧拟杆菌、链球菌、变形杆菌）。

【难度】中

15. 急性腹膜炎的最主要临床症状是

A. 腹痛　　B. 腹泻

C. 腹胀　　D. 恶心、呕吐

E. 发热

【答案】A

【解析】急性腹膜炎主要是以腹痛为主要临床症状，查体可见典型的腹膜刺激征。其中腹痛大多都很剧烈，难以忍受，呈持续性。患者多不愿改变体位。疼痛多从原发部位开始，随着炎症的扩散而延及全腹。随着病情的进行也会有腹胀、恶心、呕吐、发热等症状的出现。

【难度】中

16. 腹膜炎的主要标志是

A. 明显的腹胀　　B. 剧烈的腹部绞痛

C. 腹部移动性浊音　　D. 腹膜刺激征

E. 肠鸣音减弱或消失

【答案】D

【解析】腹膜炎最主要的标志就是腹膜刺激征，全腹查体可发现腹肌紧张，出现压痛和反跳痛，重者可为板状腹。腹部叩诊不易查出移动性浊音，肠鸣音消失。

【难度】易

17. 腹膜炎典型的三联征是

A. 腹痛、腹泻、腹胀

B. 腹痛、腹泻、腹肌紧张

C. 压痛、反跳痛、腹肌紧张

D. 腹痛、腹泻、腹部包块

E. 压痛、反跳痛、腹部包块

【答案】C

【解析】腹膜炎最主要的标志就是腹膜刺激征，全腹查体可发现腹肌紧张，出现压痛和反跳痛。

【难度】易

18. 在多数情况下，继发性腹膜炎的最主要的治疗方法是
A. 静脉注射抗菌药 B. 胃肠减压
C. 营养支持 D. 手术治疗
E. 腹腔灌洗
【答案】D
【解析】继发性腹膜炎多是由于腹腔内空腔脏器的穿孔、外伤等引起的内脏破裂所致，因此，大多数的继发性腹膜炎都需要手术治疗，常规的静脉滴注抗菌药、胃肠减压和营养支持均属于保守治疗，仅适合于病情较轻及后续的治疗。腹腔灌洗为手术治疗的措施之一，并不全面。
【难度】难
19. 关于腹膜解剖生理的叙述，下列正确的是
A. 腹膜分为脏腹膜、壁腹膜、肠系膜和网膜四个部分
B. 腹膜有很多的皱褶，表面积巨大，相当于人体皮肤面积的1.7~2倍
C. 腹膜上有丰富的腺体，能够分泌大量的液体
D. 正常情况下，腹腔内有75~100ml澄清无色液体和气体以润滑、间隔腹腔内的脏器
E. 腹膜具有很强的吸收能力，能够吸收腹腔内的积液、血液和细菌毒素
【答案】E
【解析】腹膜分为脏腹膜和壁腹膜，腹膜的表面积和人体皮肤表面积基本相当，为1.7~2m^2。腹膜表面是一层单层扁平间皮细胞，没有腺体。正常情况下，腹腔内有75~100ml黄色澄清的液体，起润滑作用。
【难度】难
20. 引起继发性腹膜炎的细菌主要是
A. 变形杆菌 B. 大肠埃希菌
C. 肺炎链球菌 D. 铜绿假单胞菌
E. 拟杆菌
【答案】B
【解析】引起继发性腹膜炎最常见的细菌是大肠埃希菌，其次为厌氧拟杆菌、链球菌、变形杆菌等。
【难度】中
21. 通过血行播散引起的原发性腹膜炎的致病菌主要是
A. 变形杆菌 B. 大肠埃希菌
C. 肺炎链球菌 D. 铜绿假单胞菌
E. 拟杆菌
【答案】C
【解析】可能通过血行播散至腹膜引起原发性腹膜炎，其致病菌多为肺炎链球菌。
【难度】中
22. 病因不明的急性腹膜炎行剖腹探查时，手术切口一般多选择
A. 左旁正中 B. 右旁正中
C. 正中 D. 右肋缘下
E. 左肋缘下
【答案】B
【解析】急性腹膜炎行剖腹探查时，手术切口一般根据原发病灶所在的部位来约定，如不能确定原发病灶时，一般多选择右旁正中切口，方便开口后向上向下延长切口，且能预防腹腔感染导致切口愈合不良。
【难度】中
23. 病因不明的腹部闭合性损伤行剖腹探查手术时，手术切口一般多选择
A. 左旁正中 B. 右旁正中
C. 正中 D. 右肋缘下
E. 左肋缘下
【答案】C
【解析】对于腹部闭合性损伤行剖腹探查手术时，通常多选择正中切口，此切口进腹部迅速、创伤和出血较少，能够满足剖腹探查所有部位的需求，同时还可以根据情况向上、向下或侧方添加切口甚至联合开胸。
【难度】中
24. 无休克的急性腹膜炎非手术治疗时，应采取的体位是
A. 左侧卧位 B. 右侧卧位
C. 平卧位 D. 半卧位
E. 头、躯干和下肢各抬高约20°
【答案】D
【解析】急性腹膜炎患者一般取半卧位，以促使腹腔的渗出液流向盆腔，减少腹膜吸收，减轻中毒症状，并有利于局限和引流，同时，该体位可以促使腹腔内脏器下移，腹肌松弛，减少腹胀挤压膈肌导致的呼吸和循环受累情况。
【难度】中
25. 急性继发性化脓性腹膜炎，最常见的原因是
A. 胆囊结石 B. 胃溃疡穿孔
C. 急性肠炎 D. 急性胰腺炎
E. 急性阑尾炎
【答案】E
【解析】继发性化脓性腹膜炎是最常见的腹膜炎，腹腔内脏器穿孔、腹壁或内脏的破裂是最主要的病因。其中最为常见的是急性阑尾炎的坏疽穿孔，其次是胃、十二指肠溃疡急性穿孔，因此，本题选E。
【难度】难

【A2型题】

1. 女性，47岁，胃溃疡病史10年，6天前剧烈腹痛，急诊诊断胃溃疡穿孔行胃次全切除术。术后第5日出现发热，最高体温38.2℃，伴下腹痛，有里急后重感，最简便易行又具有诊断意义的检查是

A. 粪便常规

B. 腹部B超检查

C. 腹部立位X线检查

D. 腹腔穿刺

E. 血常规

【答案】D

【解析】患者既往有溃疡穿孔后胃次全切除术病史，术后出现发热，伴有下腹痛，有里急后重感，考虑腹腔内感染，同时可能伴有直肠刺激有里急后重感，怀疑盆腔内有积液，可行B超等检查，但最有诊断意义的检查应当是腹腔穿刺明确腹腔病变情况。

【难度】难

2. 男性，63岁，上腹部疼痛半年余，体重下降约10kg，上消化道钡餐造影后发现胃小弯处溃疡。造影后第2日出现剧烈腹痛，查体最可能发现的体征是

A. Murphy征阳性

B. McBurney点压痛

C. 结肠充气试验阳性

D. 闭孔内肌试验阳性

E. Blumberg征阳性

【答案】E

【解析】患者有胃溃疡病史，造影后出现剧烈腹痛，最可能的原因是溃疡的穿孔，出现腹膜刺激征。其中反跳痛（Blumberg征）是腹膜刺激征的表现。Murphy征是胆囊炎体征。McBurney点压痛、结肠充气试验及闭孔内肌试验均是阑尾炎相关的体征。

【难度】难

3. 男性，60岁，阑尾切除术后第5天起上腹部隐痛，伴有发热、寒战，最高体温39.5℃，无咳嗽、咳痰，无腹泻。右上腹压痛，腹肌软，未触及肿块，肠鸣音不亢进。最可能的诊断是

A. 右侧肺不张　　B. 右侧肺炎

C. 急性胆囊炎　　D. 膈下脓肿

E. 小肠梗阻

【答案】D

【解析】患者阑尾切除术后，未见咳嗽、咳痰，可排除呼吸系统疾病。右上腹有压痛，伴有高热，寒战，考虑脓肿的可能性最大。

【难度】难

4. 男性，43岁，主因急性阑尾炎穿孔，行阑尾切除术后3天，仍有腹胀、腹痛，体温38.4℃，大便5~8次/d，伴有肛门坠胀及里急后重感。首选检查是

A. 腹部B超　　B. 粪便常规检查

C. 血常规检查　　D. 肠镜

E. 直肠指诊

【答案】E

【解析】患者阑尾切除术后，出现直肠刺激征，考虑出现了盆腔脓肿，盆腔脓肿的首选最便捷的检查手段是直肠指诊。

【难度】中

5. 男性，36岁，胃溃疡穿孔行修补术后，出现直肠刺激征，同时伴有膀胱刺激症状。膀胱刺激征主要表现为

A. 尿痛、尿急、血尿

B. 尿频、尿急、排尿困难

C. 尿频、尿痛、排尿困难

D. 尿痛、尿失禁、血尿

E. 尿频、尿急、尿痛

【答案】E

【解析】膀胱刺激征是指尿频、尿急、尿痛。

【难度】易

6. 男性，43岁，因十二指肠溃疡穿孔8小时行胃次全切除术，术后第5日出现体温升高，伴有下腹部坠胀，里急后重感，排黏液样稀便。最可能的诊断是

A. 膈下脓肿　　B. 急性肠炎

C. 肝周脓肿　　D. 盆腔脓肿

E. 肠间隙脓肿

【答案】D

【解析】盆腔位于腹腔最低处，腹腔内炎症渗出物或脓液容易流入其间形成盆腔脓肿，从而出现直肠刺激征及全身中毒表现，本例患者有明确的腹腔感染病史，出现了直肠刺激征，考虑盆腔脓肿的可能性最大。

【难度】易

7. 女性，38岁，因转移性右下腹疼痛26小时入院，入院后行急诊阑尾切除术，术后第6日出现体温升高，排黏液便，伴有里急后重，同时出现尿频、尿急。直肠指诊发现直肠前庭窝饱满、触痛，最可能的诊断是

A. 盆腔脓肿　　B. 输卵管炎

C. 膀胱炎　　D. 肠系膜淋巴结炎

E. 阑尾周围脓肿

【答案】A

【解析】盆腔位于腹腔最低处，腹腔内炎症渗出物或脓液容易流入期间形成盆腔脓肿，从而出现直肠刺激征、膀胱刺激征等，直肠指诊见直肠前庭窝饱满、触痛也提示盆腔脓肿。

【难度】易

8. 男性，63 岁，急性弥漫性腹膜炎观察 4 小时后病情无缓解，既往有慢性支气管炎、肺气肿、冠心病史。查体：生命体征平稳，中上腹部压痛，全腹肌紧张，反跳痛。腹部 X 线片可见膈下游离气体。根据患者病情，目前宜采用的处理方式

A. 急诊剖腹探查　　B. 急诊胃镜检查
C. 腹腔诊断性穿刺　　D. 应用广谱抗生素
E. 纠正水电解质紊乱

【答案】A

【解析】患者急性弥漫性腹膜炎症状，腹部 X 线片提示膈下游离气体，考虑腹腔空腔脏器穿孔，虽然生命体征较为平稳，但是症状无缓解，应行剖腹探查，明确病变情况。

【难度】易

9. 女性，54 岁，3 日前因胆囊结石伴胆囊炎行胆囊切除术，术中见胆囊周围脓性分泌物较多，粘连较重。术后出现下腹部隐痛加重，下腹部胀满。经直肠和阴道指诊发现波动性肿块，有触痛。此时宜采取的处理方式为

A. 抗感染，热水坐浴，会阴部理疗
B. 经直肠切开引流
C. 经直肠穿刺引流
D. 经阴道后穹窿切开引流
E. 经腹腔切开引流

【答案】D

【解析】患者病情考虑为盆腔脓肿，该患者较大的盆腔脓肿考虑充分引流，女性患者，盆腔最低处位于阴道后穹窿处，从该处行切开引流最为充分。

【难度】易

10. 男性，22 岁，因“低热、腹痛”诊断为结核性腹膜炎，近日来呕吐、腹痛、腹胀，未解大便。查体肠鸣音亢进，最可能的并发病为

A. 肠穿孔　　B. 肠出血
C. 腹腔脓肿　　D. 肠梗阻
E. 中毒性肠麻痹

【答案】D

【解析】患者诊断为结核性腹膜炎，出现腹痛、腹胀、呕吐，未解大便症状，高度怀疑肠梗阻，因肠鸣音亢进，可排除肠麻痹的可能性。

【难度】易

11. 女性，24 岁，2 年前曾有肺结核病史，近 1 周出现腹痛、腹肌紧张及腹部压痛，触诊腹部呈揉面感，移动性浊音可疑阳性。考虑结核性腹膜炎，该疾病最常见的并发症为

A. 肠梗阻　　B. 肠穿孔
C. 腹腔脓肿　　D. 感染中毒性休克
E. 消化道出血

【答案】A

【解析】患者诊断为结核性腹膜炎，结核性腹膜炎由于容易出现肠管的粘连，因此，最易发生肠梗阻。

【难度】易

12. 男性，27 岁，体格瘦弱，因间断午后发热，食欲缺乏，夜间盗汗，腹痛，腹胀 2 个月前来就诊，曾有肺结核病史，查体可能出现的体征是

A. 腹部触诊呈揉面感
B. 肝震颤
C. 板状腹
D. 墨菲征阳性
E. 振水音

【答案】A

【解析】振水音常见于胃排空障碍，胃肠道内大量积液等，如幽门扩张、胃潴留等，结核性腹膜炎一般不会出现该症状。结核性腹膜炎腹部触诊会有揉面感。

【难度】易

13. 女性，33 岁，出现低热、盗汗、腹痛、腹胀 2 月余。查体巩膜无黄染，颈静脉无怒张，腹部移动性浊音阳性。腹腔积液比重 1.024，蛋白定量 40g/L。最可能的诊断是

A. 肝硬化腹腔积液　　B. 结核性腹膜炎
C. 缩窄性心包炎　　D. 卵巢囊肿
E. 门静脉血栓形成

【答案】B

【解析】结核性腹膜炎患者全身症状主要以结核毒血症为主，表现为发热、盗汗，早期腹痛不明显，后期可出现持续性钝痛或隐痛。腹腔积液量少到中量，比重一般超过 1.016，蛋白定量常在 30g/L 以上。

【难度】易

14. 男性，41 岁，3 个月来出现低热、盗汗、腹胀。巩膜无黄染。腹部查体腹部略膨隆，腹部触诊手感韧，移动性浊音阳性。既往曾有肺结核病史未曾规律治疗。对于该患者最可能的诊断是

A. 结核性腹膜炎　　B. 自发性腹膜炎

C. 肠梗阻　　D. 急性胰腺炎
E. 肠系膜血栓病变

【答案】A
【解析】结核性腹膜炎患者全身症状主要以结核毒血症为主，表现为发热、盗汗，早期腹痛不明显，后期可出现持续性钝痛或隐痛。腹腔积液量少到中量，比重一般超过1.016，蛋白定量常在30g/L以上。
【难度】易

15. 男性，31岁，低热、乏力伴腹胀3个月，查体腹部膨隆，腹部柔韧感，有压痛及反跳痛，移动性浊音阳性。腹腔积液为渗出液，为明确诊断，最有价值的检查是
A. 腹部B超检查
B. 血沉
C. 腹腔镜检查
D. 腹腔积液抗酸染色加细菌培养
E. 胃肠道钡剂检查

【答案】D
【解析】患者临床表现及实验室检查结果提示最有可能是结核性腹膜炎，为明确诊断，最重要的是病原学诊断，腹腔积液抗酸染色及细菌培养的结果能够帮助确定诊断。
【难度】易

16. 女性，39岁，腹胀、腹泻与便秘交替半年，常有午后低热，夜间盗汗。体检腹壁柔韧感，轻度压痛，肝脾未触及，腹腔积液征(+)。腹腔积液检验比重1.018，蛋白35g/L，白细胞计数大于0.5×10^9/L，淋巴细胞百分比70%。该患者最可能的诊断是
A. 原发性腹膜炎
B. 结核性腹膜炎
C. 癌性腹膜炎
D. 肝静脉阻塞综合征
E. 卵巢囊肿

【答案】B
【解析】结核性腹膜炎的临床表现包括发热、盗汗、腹痛；腹部触诊柔韧感，轻度压痛；腹腔积液少量到中量，性质多为渗出液。
【难度】易

17. 男性，35岁，低热、乏力伴腹胀3个月。查体：腹部膨隆，腹部柔韧感，有压痛及反跳痛，移动性浊音阳性。该患者腹腔积液的性质最可能是
A. 草绿色渗出液　　B. 乳糜性渗出液
C. 淡黄色漏出液　　D. 草绿色漏出液
E. 血性渗出液

【答案】A
【解析】该患者的诊断考虑结核性腹膜炎的可能性最大，因此，腹腔积液的性质也应当符合结核性腹膜炎腹腔积液的性质。结核性腹膜炎产生腹腔积液是由于腹膜的炎症，毛细血管通透性增加，纤维蛋白渗出，因此应为渗出液，通常多呈草绿色。
【难度】易

18. 患者，女，22岁，腹胀、乏力、盗汗、腹部膨隆3周。查体：移动性浊音阳性，血沉40mm/h。腹腔积液检查结果为渗出液，腺苷脱氨酶增高。最可能的诊断是
A. 心源性腹腔积液　　B. 肝硬化腹腔积液
C. 肾源性腹腔积液　　D. 肿瘤性腹腔积液
E. 结核性腹膜炎

【答案】E
【解析】患者有全身结核中毒症状，考虑是结核性腹膜炎导致的腹腔积液，此类腹腔积液多为渗出液，腺苷脱氨酶活性增高具有一定的特征性。
【难度】易

19. 男性，24岁，低热、盗汗3个月，查体：腹部膨隆，腹部柔韧感，有压痛及反跳痛，移动性浊音阳性。该患者最主要的治疗措施是
A. 大量抽腹腔积液
B. 手术清除腹腔病灶
C. 营养和休息
D. 腹腔内注射糖皮质激素
E. 全身联合强化抗结核治疗

【答案】E
【解析】该患者的诊断考虑结核性腹膜炎，对于结核性腹膜炎的治疗原则在于坚持早期、联合、适量、规律及全程抗结核治疗，以到达控制病情，早日康复、避免复发与防治并发症的目的。
【难度】易

20. 男性，32岁，低热、乏力伴腹胀2月余。查体：腹部膨隆，腹部柔韧感，有压痛及反跳痛，移动性浊音阳性。诊断考虑渗出性结核性腹膜炎，该患者最佳的治疗方案是
A. 异烟肼、链霉素、对氨基水杨酸
B. 异烟肼、链霉素、对氨基水杨酸、糖皮质激素
C. 异烟肼、利福平、吡嗪酰胺、链霉素
D. 异烟肼、链霉素、对氨基水杨酸加手术腹腔引流
E. 异烟肼、利福平

【答案】C

【解析】对于渗出性结核性腹膜炎的患者通常要延长治疗时间或联合用药，一般3~4种药物联合治疗。常用药物有异烟肼、利福平、吡嗪酰胺、链霉素、乙胺丁醇等。故C选项正确。

21. 女性，33岁，因腹胀、腹痛、低热1月入院。查体：腹部弥漫性压痛，无明显反跳痛。触诊腹部揉面感，移动性浊音阳性。对于该患者诊断最有意义的检查是

A. 血清结核抗体
B. 血沉
C. 结核菌素试验
D. 腹腔穿刺抽液检查
E. 血常规

【答案】D

【解析】对于怀疑有结核性腹膜炎的患者，最有意义的检查是找到病原体，因此，腹腔穿刺明确积液性质并行腹腔积液检查意义相对较大，如有可能，腹腔镜＋活检对于诊断具有确诊意义。

【难度】中

22. 男性，33岁，夜间突发上腹疼痛1天，急诊入院。既往有十二指肠溃疡病史。查体：肝浊音界缩小，上腹部压痛、反跳痛，腹肌紧张。患者最可能的诊断是

A. 继发性腹膜炎　B. 原发性腹膜炎
C. 自发性腹膜炎　D. 阑尾炎
E. 胆囊炎

【答案】A

【解析】患者既往有溃疡病史，此次突然出现夜间上腹部疼痛、肝浊音界消失，腹膜刺激征，考虑由于胃肠道溃疡穿孔导致的腹膜炎症状，属于继发性腹膜炎。

【难度】中

23. 女性，38岁，低热伴腹痛、腹胀2月余。查体：体形消瘦，腹部略膨隆，触诊呈揉面感，移动性浊音阳性，双下肢无水肿，最有可能的诊断是

A. 慢性胰腺炎　B. 肝硬化失代偿期
C. 慢性胆囊炎　D. 慢性肠梗阻
E. 结核性腹膜炎

【答案】E

【解析】该患者有全身结核中毒症状，触诊腹韧，有揉面感，移动性浊音阳性，考虑结核性腹膜炎的可能性最大。

【难度】易

24. 男性，30岁，因急性化脓性胆囊炎穿孔，行胆囊切除术后第4天，出现腹痛、腹胀症状，体温38.6℃，便意频繁，自觉有里急后重感。首选的检查是

A. 粪便常规检查　B. 血常规检查
C. 尿常规检查　D. 生化常规检查
E. 直肠指诊

【答案】E

【解析】患者有手术史，术后第4日出现发热、感染迹象，伴有直肠刺激征，考虑盆腔脓肿形成。首选检查方法是直肠指诊。

【难度】中

25. 女性，32岁，因急性化脓性胆囊炎穿孔，行胆囊切除术后第4天。现仍腹痛、腹胀症状，体温38.7℃，便意频繁，B超提示盆腔积液，考虑盆腔脓肿形成。患者目前疾病治疗**错误**的是

A. 脓肿较大时，须行手术处理
B. 盆腔脓肿未形成时，因以药物治疗为主，辅以物理治疗
C. 小脓肿可采用非手术治疗
D. 可采用经腹腔排脓
E. 已婚妇女可采用经后穹窿途径排脓

【答案】D

【解析】患者盆腔脓肿，因脓肿积聚盆腔，盆腔腹膜面积小，毒素吸收少，一旦将脓肿排入腹腔，毒素大量入血，容易出现感染性休克。

【难度】难

26. 男性，36岁，因转移性右下腹疼痛1天入院。查体：急性病面容，下腹部压痛、反跳痛，以右下腹麦氏点最为严重，腹肌紧张。目前应采取的体位最好是

A. 半卧位　B. 左侧卧位
C. 右侧卧位　D. 抬高下肢
E. 平卧位

【答案】A

【解析】患者目前诊断考虑为急性阑尾炎导致的继发性腹膜炎，腹腔炎症渗出较多，最好采取半卧位以促使渗出液流向盆腔，减少吸收和中毒症状，有利于局限和引流。

【难度】难

27. 男性，46岁，患者10天前行胃次全切除术，近2日出现右上腹持续性钝痛，伴有呃逆，体温38.5℃。查体：腹软，无明显压痛，右侧季肋区叩痛阳性，肝浊音界扩大，无黄疸。最可能的诊断是

A. 胃肠吻合口瘘　B. 肠梗阻

C. 十二指肠残端瘘　D. 膈下脓肿
E. 肠破裂
【答案】D
【解析】患者既往有腹腔手术史，术后出现体温升高，感染迹象，同时伴有肝浊音界的扩大，但是查体未见明显压痛，无反跳痛及肌紧张，故吻合口瘘的可能性不大，因此，最有可能的诊断就是膈下脓肿。
【难度】难

28. 女性，8岁，发热39℃，一周前患有上呼吸道感染，咳嗽5天，伴腹痛2日，查体：腹胀，全腹有广泛压痛、反跳痛及肌紧张，肠鸣音弱，腹腔穿刺抽出稀薄无臭味液体5ml，诊断应考虑
A. 原发性腹膜炎　B. 消化性溃疡穿孔
C. 胆囊穿孔　D. 急性胰腺炎
E. 阑尾炎穿孔
【答案】A
【解析】患者女童，体质一般，有上呼吸道感染病史，目前出现典型的腹膜炎体征，结合病史及穿刺检查结果提示腹膜炎，无腹腔感染病灶，因此，考虑腹膜炎是由于上呼吸道感染病菌血行传播导致，因此，诊断为原发性腹膜炎。
【难度】难

29. 男性，45岁，饱餐后发生上腹痛，发展至全腹痛8小时，腹痛呈持续性。查体：发现全腹弥漫性压痛、反跳痛，腹肌紧张。肝浊音界缩小，移动性浊音阳性，肠鸣音消失。既往有消化性溃疡病史，最可能的诊断是
A. 急性肠扭转
B. 急性阑尾穿孔并腹膜炎
C. 重症胰腺炎并感染
D. 急性胆囊穿孔并腹膜炎
E. 消化性溃疡穿孔并腹膜炎
【答案】E
【解析】患者有饱餐后腹痛病史，查体见典型腹膜刺激征，肝浊音界缩小，移动性浊音阳性，肠鸣音消失，考虑腹腔空腔脏器穿孔，最常见的就是消化性溃疡穿孔。
【难度】难

30. 男性，45岁，饱餐后发生上腹痛，弥漫至全腹痛8小时，腹痛呈持续性。体检：发现全腹弥漫性压痛、反跳痛，腹肌紧张。肝浊音界缩小，移动性浊音阳性，肠鸣音消失。最关键的处理是
A. 补充血容量
B. 急诊手术
C. 穿刺引流
D. 胃肠减压，使用抗生素
E. 观察病情变化
【答案】B
【解析】患者有饱餐后腹痛病史，查体见典型腹膜刺激征，肝浊音界缩小，移动性浊音阳性，肠鸣音消失，考虑消化性溃疡穿孔。目前腹痛呈持续性，病情缓解不明显，确诊后最关键的就是急诊处理腹腔穿孔。因此，选B。
【难度】难

31. 女性，22岁，转移性右下腹痛30小时，伴有恶心、呕吐、发热，体温38.7℃。查体：下腹部压痛，右侧有明显反跳痛，腹肌紧张，其腹腔穿刺抽出的最有可能是
A. 黄色透明液体
B. 带臭味的脓性液体
C. 黄色混浊无臭液体
D. 暗红色血样液体
E. 淡红色水样液体
【答案】B
【解析】患者典型转移性右下腹痛，考虑阑尾炎，出现腹膜刺激征，考虑继发性腹膜炎，最有可能抽出化脓性腹腔液体。因此，选择B。
【难度】中

32. 女性，54岁，上腹痛72小时，下腹疼痛12小时，体温38.3℃，术前诊断急性阑尾炎，术中发现阑尾外观无明显异常，右侧髂窝内有黄色浑浊液，考虑原发性疾病最可能为
A. 尿路结石
B. 盆腔炎
C. 原发性腹膜炎
D. 化脓性阑尾炎
E. 十二指肠溃疡穿孔
【答案】E
【解析】患者有上腹痛病史，后出现下腹疼痛，体温升高，伴有腹膜刺激征，考虑腹腔内有感染，术中阑尾未见异常，但可见髂窝内有液体，考虑腹腔感染灶集聚，最有可能应该是十二指肠溃疡穿孔。
【难度】难

33. 男性，38岁，患有肝炎15年，2年前诊断为肝炎后肝硬化，近10天出现上腹部疼痛，B超提示腹腔中等积液。查体：体温38.6℃，腹部轻压痛，可疑反跳痛。腹控积液化验示比重1.019，蛋白26g/L，血白细胞计数5×10^9/L，中性粒细胞百分比85%。该患者最可能的并发病是

A. 原发性肝癌　　B. 结核性腹膜炎
C. 自发性腹膜炎　　D. 门静脉血栓形成
E. 肠梗阻

【答案】C

【解析】患者有肝硬化病史，出现腹胀、发热、腹腔积液，积液性质呈渗出液，因此，考虑患者肝硬化后自发性腹膜炎的可能性最符合目前情况。

【难度】易

34. 男性，54岁，腹胀、食欲缺乏，间断伴有低热，盗汗半年。查体腹部略膨隆，移动性浊音阳性。临床考虑结核性腹膜炎，抗结核治疗2周后症状缓解不明显，为明确诊断，最合适的检查是

A. 结核菌素试验
B. 复查血常规及血沉
C. 胃肠道造影
D. 腹腔镜 + 活检
E. 全血检测特异性抗结核抗体

【答案】D

【解析】该患者考虑结核性腹膜炎。对于难以诊断的结核性腹膜炎可采用腹膜活检明确病变性质从而确诊。通常腹腔镜检查一般适用于有游离腹腔积液的患者，结核性腹膜炎可窥见腹膜、网膜、内脏表面有散在或集聚的灰白色结节，浆膜失去正常光泽，混浊粗糙。

【难度】易

【A3/A4型题】

(1~3题共用题干)

男性，42岁，突发性右上腹剧烈绞痛，伴右肩背部痛，恶心、呕吐13小时入院。既往曾有类似情况发生，饱食过油腻食物后右上腹部胀痛，伴有嗳气、反酸。查体：体温39.8℃，脉搏92次/min，血压134/89mmHg。患者皮肤巩膜无黄染，腹部查体Murphy征阳性，有腹膜刺激征。

1. 最可能的诊断是

A. 急性胆囊炎
B. 急性胰腺炎
C. 胃、十二指肠溃疡穿孔
D. 肝外胆管结石
E. 急性胆管炎

【答案】A

【解析】患者有明确的腹痛、肩背部放射痛，进食油腻食物后诱发。查体可见Murphy征阳性，腹膜刺激征阳性，首先考虑主要诊断是急性胆囊炎。

【难度】中

2. 为排除腹腔空腔脏器穿孔，最简便的检查是

A. 立位腹部X线检查
B. 腹部CT
C. 腹部磁共振
D. 血常规及生化检查
E. 腹部超声

【答案】A

【解析】对于怀疑可能存在腹腔脏器穿孔的患者，可查立位腹部X线检查排除脏器穿孔，若有空腔脏器的穿孔可见膈下新月形气体影。

【难度】易

3. 该患者主要治疗方法是

A. 对症治疗
B. 抑酸、抑酶，补液治疗
C. 禁食，胃肠道减压
D. 中药治疗
E. 急诊胆囊切除术

【答案】E

【解析】患者考虑明确的胆囊炎症，伴有腹膜刺激征，同时全身中毒症状明显，曾经胆囊炎反复发作，考虑手术切除是最佳治疗方案。

【难度】易

(4~6题共用题干)

女性，59岁，因急性化脓性阑尾炎入院。入院后行急诊阑尾切除术，术后第4日体温突然升高，患者出现尿频、尿急症状，同时大便稀溏，伴有黏液，自觉肛门坠胀，里急后重感。

4. 患者目前首选的检查是

A. 直肠指诊　　B. 粪便常规检查
C. 血常规检查　　D. 肠镜
E. 腹部B超

【答案】A

【解析】患者腹腔手术后出现体温升高，直肠刺激征伴有膀胱刺激征，考虑盆腔脓肿形成，直肠指诊是盆腔脓肿最简单有效的检查手段。

【难度】易

5. 直肠指诊发现直肠前庭窝饱满、触痛，最可能的诊断是

A. 盆腔脓肿　　B. 输卵管炎
C. 膀胱炎　　D. 肠系膜淋巴结炎
E. 阑尾周围脓肿

【答案】A

【解析】盆腔位于腹腔最低处，腹腔内炎症渗出物或脓液容易流入期间形成盆腔脓肿，从而出现直肠刺激

征、膀胱刺激征等，直肠指诊见直肠前庭窝饱满、触痛也提示盆腔脓肿。

【难度】中

6. B超提示盆腔内类圆形低至无回声区，边界不清楚，内可见点状中等回声或弱回声。考虑盆腔脓肿，其正确的治疗是

A. 脓肿较大时需要手术治疗

B. 可采用经腹腔排脓

C. 女性都可以采取后穹窿排脓途径

D. 盆腔脓肿未形成时，应以手术处理为主

E. 任何大小的脓肿都要采用手术治疗

【答案】A

【解析】盆腔的腹膜面积较小，脓肿积聚后吸收入血的毒素相对也较少，而腹腔面积较大，可大量吸收毒素，因此，不宜采用经腹腔排脓的方式。已婚女性可采用后穹窿排脓途径，脓肿未形成或脓肿较小时，可以选用非手术治疗方案。

【难度】难

(7~9 题共用题干)

女性，35岁，间断出现空腹或夜间上腹部烧灼痛，进食后疼痛好转8年。近来自觉症状加重。6小时前患者进食后突感上腹部刀割样剧痛，很快延及全腹，伴有恶心、呕吐。

7. 患者目前最可能出现的腹部体征是

A. 振水音　　B. 板状腹

C. 腹壁静脉曲张　　D. Murphy 征

E. Grey-Turner 征

【答案】B

【解析】患者既往有消化性溃疡病史，6小时后出现腹部刀割样剧痛蔓延全腹，考虑消化性溃疡穿孔，出现腹膜炎症状，常见板状腹、全腹压痛、反跳痛。可能伴有腹腔积液，移动性浊音阳性。Grey-Turner 征为胰腺炎的特征性表现。

【难度】中

8. 如果患者查体腹肌紧张，全腹压痛、反跳痛，肝浊音界消失，移动性浊音阳性，肠鸣音消失。最可能的诊断是

A. 胆囊结石伴急性胆囊炎

B. 急性胃肠道溃疡穿孔

C. 急性单纯性阑尾炎

D. 急性肠梗阻

E. 急性胰腺炎

【答案】B

【解析】患者既往有消化性溃疡病史，6小时后出现腹部刀割样剧痛蔓延全腹，出现肝浊音界消失，全腹压痛、反跳痛，板状腹，移动性浊音阳性，肠鸣音消失，考虑消化性溃疡穿孔。

【难度】中

9. 患者入院后，测体温38.2℃，全腹剧痛，拒按，压痛、反跳痛，移动性浊音阳性。该患者后续处理正确的是

A. 积极准备手术治疗，剖腹探查

B. 无须禁食，可进流食

C. 安排胃镜检查，明确穿孔部位

D. 观察病情，应用抗生素保守治疗

E. 禁食，输液，中药治疗

【答案】A

【解析】患者既往有消化性溃疡病史，目前症状加重，考虑消化性溃疡穿孔，因此，应当积极进行手术、胃肠减压等治疗。而抗生素保守治疗可能会导致病情进一步进展，出现感染性休克等严重并发症。

【难度】难

(10~12 题共用题干)

男性，70岁，因突发全腹剧烈疼痛5小时就诊，既往有风心病病史。查体：血压100/60mmHg，脉搏130~150次/min，心律不齐，腹胀，无明显腹肌紧张。

10. 下一步对疾病诊断最佳的检查是

A. 腹部CT　　B. 腹部B超

C. 腹部X线　　D. 腹部MRI

E. 腹部血管DSA

【答案】E

【解析】患者既往有风心病病史，目前出现全腹剧烈疼痛，体征及病史考虑肠系膜血栓性疾病，最佳的检查是血管造影，因此，本题选E。

【难度】中

11. 患者检查过程中出现意识淡漠、血压为95/55mmHg，此时的紧急治疗为

A. 抗凝治疗　　B. 补液、抗休克

C. 治疗房颤　　D. 急诊手术

E. 治疗心衰

【答案】B

【解析】患者检查过程中出现血压不稳，意识淡漠，考虑患者出现休克症状，因此，应给予补液、抗休克治疗，维持生命体征。

【难度】中

12. 如果患者逐渐出现腹痛加剧，腹肌紧张、压痛，反跳痛明显，考虑患者可能出现的是

A. 胆囊结石伴急性胆囊炎发作
B. 急性胃肠道溃疡穿孔
C. 小肠及结肠坏死
D. 急性阑尾炎
E. 急性胰腺炎

【答案】C
【解析】患者诊断考虑肠系膜血栓性病变，出现腹膜炎的表现，很有可能是肠管出现坏死，因此，本题选 C。
【难度】难

(13~14 题共用题干)
女性，33 岁，突发性右下腹腹痛，无恶心呕吐。查体：体温 37.6℃，右下腹腹肌紧张，麦氏点压痛、反跳痛阳性。

13. 患者最可能的诊断是
A. 急性胆囊炎　B. 肠粘连
C. 痢疾　D. 急性阑尾炎
E. 急性胃肠炎

【答案】D
【解析】患者出现腹痛，伴有轻度发热，查体有右下腹压痛及局部腹膜刺激征，考虑急性阑尾炎可能性最大。
【难度】中

14. 患者入院后行阑尾切除术，术后第 4 天持续发热伴寒战，偶有呃逆及右上腹痛。查体：体温 39.0℃。右下肺呼吸音弱，此时最有可能的诊断是
A. 右下肺炎　B. 右下肺不张
C. 右侧胸膜炎　D. 右膈下脓肿
E. 肝脓肿

【答案】D
【解析】患者腹腔手术后出现体温升高，右下肺呼吸音弱，右上腹部疼痛，首先考虑膈下脓肿的形成。
【难度】中

(15~17 题共用题干)
男性，32 岁，高处坠落导致腹部外伤 3 小时后入院。立位腹部 X 线片显示左侧膈下新月形游离气体影。查体：腹平，腹肌紧张，上腹部压痛、反跳痛。

15. 目前主要的治疗手段是
A. 静脉注射抗生素　B. 胃肠道减压
C. 营养支持　D. 腹腔灌洗
E. 手术治疗

【答案】E
【解析】患者有腹部外伤史，立位腹部 X 线片显示膈下游离气体影，考虑腹腔脏器穿孔，有明确的腹膜刺激征，目前保障生命体征平稳的同时最重要的治疗方式就是急诊手术明确腹腔内破裂穿孔的脏器，予以修补治疗。
【难度】易

16. 该患者腹膜炎的病原菌多为
A. 大肠埃希菌和溶血性链球菌
B. 溶血性链球菌和肺炎链球菌
C. 厌氧菌和结核菌
D. 大肠埃希菌和厌氧菌
E. 铜绿假单胞菌和葡萄球菌

【答案】D
【解析】原发性腹膜炎的致病菌多为溶血性链球菌、肺炎双球菌或大肠埃希菌。继发性腹膜炎常见的致病菌主要是胃肠道内的常驻细菌(主要是大肠埃希菌、厌氧拟杆菌、链球菌、变形杆菌)。
【难度】难

17. 对于该患者行剖腹探查的过程中，最主要处理原则是
A. 不能用甲硝唑冲洗腹腔
B. 关腹前无须放置外引流管
C. 关腹前在腹腔内置入抗生素
D. 先用吸引器吸出腹腔内的液体及脓液
E. 坏死组织切除后，无须冲洗腹腔

【答案】D
【解析】对于继发性腹膜炎的患者，通常在手术中的原则是积极处理原发病灶，彻底清洁腹腔，但是一般不在腹腔内应用抗生素，防止造成严重粘连等，可选用甲硝唑或生理盐水冲洗腹腔至清洁，一般要充分引流病灶可能残存的坏死物质及渗出物。
【难度】中

(18~20 题共用题干)
女性，26 岁，发热、腹痛 1 月余，常出现午后低热。尿少，腹围增加 1 月。查体：腹部弥漫性压痛阳性，触诊呈揉面感。移动性浊音阳性。

18. 对该患者诊断最有意义的检查是
A. 腹腔穿刺检查　B. 尿常规
C. 血常规及血沉　D. 妇科盆腔检查
E. 生化检查

【答案】A
【解析】患者慢性病史，有午后低热，腹膜刺激征阳性，移动性浊音阳性，考虑腹腔积液，结合病史考虑结核性腹膜炎的可能性最大，对于该患者目前最有意义的检

查应当是明确腹腔积液性质,因此,A 选项正确。

【难度】易

19. 如考虑腹腔结核感染,对于诊断最有意义的检查是

A. 胸腹部 CT

B. 腹部 X 线检查

C. 腹腔积液抗酸染色

D. 腹部 B 超检查

E. PPD 试验

【答案】C

【解析】如果考虑结核性腹膜炎,最有意义的检查就是明确查到病原菌,因此,腹腔积液抗酸染色意义重大。

【难度】易

20. 应采用的治疗措施是

A. 免疫治疗　B. 口服利尿剂

C. 补充白蛋白　D. 静滴抗生素

E. 抗结核治疗

【答案】E

【解析】患者考虑结核性腹膜炎,最佳的治疗方案是及时有效地抗结核治疗。

【难度】易

(21~23 题共用题干)

男性,52 岁,近半年来出现腹痛、腹胀、食欲下降、乏力症状,间断出现低热、盗汗。查体:腹部略膨隆,移动性浊音阳性。

21. 该患者最可能出现的腹痛形式是

A. 持续性腹痛

B. 疼痛进食后缓解

C. 疼痛排便后缓解

D. 进食后疼痛加重后又缓解

E. 疼痛在排便后加重

【答案】A

【解析】该患者考虑为结核性腹膜炎,结核性腹膜炎的腹痛多为脐周、下腹持续性或阵发性隐痛,有时在全腹,偶可表现为急腹症。

【难度】中

22. 如考虑腹腔结核感染,对于诊断最有意义的检查是

A. 胸腹部 CT　B. 腹部 X 线检查

C. 腹膜活检　D. 腹部 B 超检查

E. PPD 试验

【答案】C

【解析】如果考虑结合性腹膜炎,最有意义的检查就是明确病变性质及病原体,因此,腹膜活检的意义重大。

【难度】易

23. 下列项目最支持结核性腹膜炎诊断的是

A. 腹腔积液比重小于 1.018,蛋白小于 25g/L

B. 腹腔积液比重大于 1.018,蛋白大于 30g/L

C. 血性腹腔积液

D. 乳糜性腹腔积液

E. 腹腔积液细胞计数小于 $100×10^6$/L,以淋巴细胞为主

【答案】B

【解析】结核性腹膜炎腹腔积液草黄色渗出液,少数呈血性。偶见乳糜性,比重一般超过 1.018,蛋白含量在 30g/L 以上,细胞计数超出 $500×10^6$/L,以淋巴细胞为主。

【难度】难

【案例分析题】

案例一　男性,52 岁,发现肺结核 5 年,未进行正规治疗,平日间断咳嗽、咳痰,痰中带血。近半年来出现腹痛、腹胀、食欲下降、乏力症状,间断出现低热、盗汗。查体:腹部略膨隆,移动性浊音阳性。

提问 1:该患者目前可能的诊断是

A. 结核性腹膜炎

B. 肝硬化腹腔积液

C. 缩窄性心包炎

D. 肺结核

E. 门静脉血栓形成

F. 支气管扩张

G. 肝癌

【答案】AD

【解析】该患者有腹痛、腹胀,食欲下降,低热、盗汗等全身结核中毒症状,既往有肺结核病史。因此,目前考虑的诊断为肺结核与结核性腹膜炎。

【难度】中

提问 2:如考虑腹腔结核感染,对于诊断意义较大的检查是

A. 腹部 CT

B. 腹部 X 线平片

C. 腹膜活检

D. 腹腔积液穿刺活检

E. PPD 试验

F. 肥达试验

G. 腹腔镜检查

【答案】ACDG

【解析】如果考虑结核性腹膜炎,需要明确病变性质

及病原体，腹膜活检的意义重大，同时腹部CT、B超等检查能够发现腹腔积液及腹腔脏器的情况，腹腔积液的穿刺活检能够帮助诊断。结核菌素实验广泛应用与检出结核分枝杆菌的感染，对于儿童、少年和青年的结核病诊断有参考意义，而患者中年男性，既往有肺结核病史，即使阳性也不能诊断腹腔结核感染。肥达试验是伤寒的血清学诊断试验。腹腔镜检查既能观察，又能活检。

【难度】难

提问3：下列支持结核性腹膜炎诊断的常见结果是

A. 腹腔积液比重小于1.018，蛋白小于25g/L
B. 腹腔积液比重大于1.018，蛋白大于25g/L
C. 血性腹腔积液
D. 乳糜性腹腔积液
E. 腹腔积液细胞计数大于 $500\times10^6/L$，以淋巴细胞为主
F. 腹腔积液腺苷脱氨酶（ADA）活性增高
G. 腹腔积液未找到结核杆菌

【答案】BEF

【解析】结核性腹膜炎腹腔积液多为草绿色渗出液，少数呈淡血色，偶成乳糜样，比重一般超过1.018，蛋白含量在25~30g/L以上，细胞计数超出 $500\times10^6/L$，以淋巴细胞为主，常伴有腺苷脱氨酶活性增高。

【难度】难

提问4：结核性腹膜炎抗结核药物治疗的原则是

A. 早期　　B. 适量
C. 规律　　D. 持续
E. 联合　　F. 全程
G. 晨服

【答案】ABCEF

【解析】患者考虑结核性腹膜炎，最佳的治疗方案是及时有效的抗结核治疗，原则在于坚持早期、联合、规律、适量、全程抗结核治疗。

【难度】中

提问5：对于该患者初治推荐的标准化疗方案中强化期用药为

A. 异烟肼
B. 利福平
C. 链霉素
D. 吡嗪酰胺
E. 对氨基水杨酸
F. 乙胺丁醇
G. 氧氟沙星

【答案】ABD

【解析】对于初治标准化疗方案为2HRZ/4HR（异烟肼、利福平、吡嗪酰胺2个月强化期/异烟肼、利福平4个月巩固期）。

【难度】难

案例二　患儿男，9岁，右下腹疼痛3天，加重1天。患儿3天前无明显诱因出现右下腹间断疼痛不适，伴有恶心、呕吐、发热，给予止痛退热治疗后，上述症状有所缓解。1天前，右下腹疼痛加重，难以忍受，休息后不能缓解，来院就诊。查体：体温38.5℃，脉搏98次/min，呼吸23次/min，血压110/80mmHg。急性病容，腹平坦，未见胃肠型，腹肌紧张，全腹压痛，右下腹压痛最明显，麦氏点周围反跳痛阳性。

提问1：患者目前的诊断初步考虑为

A. 急性阑尾炎
B. 急性胆囊炎
C. 急性腹膜炎
D. 急性消化性溃疡穿孔
E. 急性肠梗阻
F. 急性胰腺炎
G. 急性胃肠炎

【答案】AC

【解析】患者出现右下腹疼痛，体温升高，病情加重伴有腹肌紧张、右下腹压痛及反跳痛，考虑最有可能是急性阑尾炎同时继发急性腹膜炎。

【难度】易

提问2：为明确诊断，下一步需要做的检查是

A. 血常规　　B. 降钙素原
C. 血沉　　D. 腹部B超
E. 肠镜　　F. 腹部CT
G. C反应蛋白

【答案】ABDFG

【解析】患者急腹症，体温升高，有右下腹压痛及反跳痛。需要检测血常规及感染指标（降钙素原，C反应蛋白），同时腹部B超及CT能够明确阑尾周围病变性质，对于阑尾炎的鉴别诊断有一定意义。

【难度】中

提问3：对急性阑尾炎有辅助诊断价值的体征有

A. 结肠充气试验
B. 腰大肌试验
C. 直肠指诊
D. Murphy征
E. 闭孔内肌试验

F. 直腿抬高加强试验

G. 移动性浊音阳性

【答案】ABCE

【解析】对于急性阑尾炎有辅助诊断作用的体征包括结肠充气试验，腰大肌试验，闭孔内肌试验和直肠指诊。

【难度】易

提问 4：对于急性化脓性腹膜炎手术治疗适应证有

A. 一般情况不佳，伴随有肠麻痹或脏器穿孔

B. 胃、十二指肠溃疡单纯性空腹穿孔，腹部体征不严重，全身情况较好者

C. 腹膜炎有局限性的趋势，一般状况逐渐好转

D. 腹膜炎病因明确已行非手术治疗症状好转者

E. 腹膜炎较严重而原因不明者

F. 出现盆腔脓肿

G. 考虑肠梗阻引起的腹膜炎

【答案】AEFG

【解析】对于急性化脓性腹膜炎患者，当出现病情复杂，保守治疗效果不佳时要考虑手术处理，同时对于病因不明，状况不缓解反而加重的和盆腔脓肿情况也应当及时手术治疗。

【难度】难

提问 5：急性化脓性腹膜炎的转归可能为

A. 局限化后自行修复痊愈

B. 形成局限性脓肿

C. 感染扩散形成弥漫性腹膜炎

D. 形成慢性反复发作性腹膜炎

E. 形成肠穿孔

F. 形成慢性肉芽肿

G. 形成腹壁窦道

【答案】ABC

【解析】急性化脓性腹膜炎通常随着原发疾病的控制可逐渐局限并痊愈，部分脓肿病灶局限，有部分炎症控制不佳可能会扩散形成弥漫性腹膜炎，一般急性腹膜炎不会出现慢性化，反复发作的腹膜炎通常都是继发于腹腔内的其他病灶。

【难度】中

案例三　男性，19 岁，阵发性腹痛 1 周，患者 1 周前饮酒后出现剑突下疼痛，2~3 小时后转移至脐周，呈持续性胀痛，伴恶心、呕吐，进食后腹痛加重，无排气、排便停止，伴发热，体温最高 37.4℃。体检：腹部平软，下腹压痛、反跳痛，以右下腹明显，未触及包块，移动性浊音（-）。

提问 1：腹膜脏层受刺激时的表现为

A. 痛觉敏感，定位准确

B. 对牵拉刺激敏感，痛觉定位差

C. 可引起反射性腹肌紧张

D. 常表现为钝痛

E. 对胃肠腔内压力增加较为敏感

F. 无腹部压痛

G. 受到刺激不会影响心率

【答案】BDE

【解析】脏腹膜主要受自主神经支配，对于牵拉、胃肠道压力的增加较为敏感，其性质多为钝痛且定位较差，多局限于脐周中部，重刺激时常引起心率变慢，血压下降和肠麻痹。

【难度】中

提问 2：如患者发生腹膜炎属继发性，常见引起继发性急性腹膜炎的原因是

A. 腹腔内器官穿孔

B. 腹腔内器官损伤破裂

C. 腹腔内器官炎症

D. 空肠吻合口瘘

E. 肝硬化导致的腹膜炎

F. 绞窄性肠梗阻

G. 腹膜结核所致腹膜炎

【答案】ABCDF

【解析】结核性腹膜炎、肝硬化导致的腹膜炎属于原发性腹膜炎。

【难度】中

提问 3：急性弥漫性腹膜炎的主要临床表现为

A. 腹部压痛和反跳痛

B. 持续性腹痛

C. 恶心、呕吐

D. 明显腹胀

E. 中性粒细胞升高

F. 振水音阳性

G. 肠鸣音亢进

【答案】ABCDE

【解析】振水音为内有多量液体及气体存留时出现的症状，常见于幽门梗阻或者胃扩张。

【难度】易

提问 4：如患者诊断为急性化脓性阑尾炎并发急性腹膜炎，阑尾切除术后需要放置引流管的情况有

A. 坏死病灶未能切除
B. 为预防阑尾残端破裂发生漏液
C. 手术部位有较多的渗液或渗血
D. 术中见阑尾周围已形成粘连但无包裹性积液
E. 阑尾周围有大量坏死组织无法清除
F. 盆腔脓肿
G. 并发有麻痹性肠梗阻

【答案】ABCEF

【解析】阑尾切除术中发现病变范围广，坏死组织及病灶无法清除，渗出或出血较多时需要放置引流管，如果已形成粘连而没有包裹局限性积脓积液，可不放置引流管。

【难度】易

提问5：患者手术后第3天出现体温再次升高，38.5℃，排黏液便，里急后重，直肠指诊，直肠前庭窝过度饱满、触痛。B超提示盆腔脓肿形成，大小为6cm×8cm。治疗方法可以选择的是

A. 应当以药物治疗为主
B. 可采用腹腔镜排脓
C. 需要手术处理
D. 切开排脓后，需放置橡皮引流管
E. 可以辅助用热水坐浴
F. 可以辅助以温热水灌肠
G. 可采用影像引导下置管引流

【答案】CDEFG

【解析】盆腔脓肿形成且较大后需要用手术治疗。不可采用腹腔排脓的方式，腹膜面积较大，毒素吸收较多。

【难度】易

（刘承利　蒲猛）

第十三章　肝脏疾病

【A1 型题】

1. 肝脏 Glisson 纤维鞘内包裹的管道有
   A. 门静脉、肝静脉、肝胆管
   B. 门静脉、肝动脉、胆总管
   C. 门静脉、肝动脉、肝静脉
   D. 门静脉、肝动脉、肝胆管
   E. 肝静脉、肝胆管、肝动脉

【答案】D

【解析】肝内的管道系统，依其走行可分为肝静脉系统和 Glisson 系统。肝门静脉，肝动脉和肝管三者在肝内的分支走行和分布基本一致，外有纤维囊(Glisson 囊)包绕，称 Glisson 系统。

【难度】易

2. 肝蒂内的结构包括
   A. 肝动脉、肝静脉、门静脉
   B. 肝动脉、门静脉、肝胆管
   C. 门静脉、肝静脉、胆囊管
   D. 淋巴管、肝动脉、肝静脉
   E. 神经、肝动脉、胆总管

【答案】B

【解析】肝蒂是指肝十二指肠韧带的上端及其所含出入肝门结构，其中包括门静脉、肝动脉、肝胆管及肝脏自主神经及淋巴组织。

【难度】易

3. 肝胃韧带和胃前方为
   A. 左肝上前间隙　　B. 左肝下前间隙
   C. 左肝上后间隙　　D. 左肝下后间隙
   E. 右肝上间隙

【答案】B

【解析】肝周间隙因肝周韧带分成左肝上、左肝下和右肝上、右肝下和裸区。肝胃韧带上方属于肝左下前间隙。

【难度】中

4. 关于肝脏解剖下列说法**错误**的是
   A. 肝脏是人体最大的消化器官
   B. 按 Couinaud 分段将肝脏分为 8 段
   C. 肝脏是具有很强再生功能的器官
   D. 肝脏位于右肋缘下
   E. 肝脏具有双重供血系统

【答案】D

【解析】肝脏是人体最大的消化器官，由肝动脉和门静脉双重供血，具有很强的再生能力，位于右上腹，隐藏在右侧膈下，大部分被肋弓覆盖。按 Couinaud 分段将肝脏分为 8 段。

【难度】易

5. 左右半肝的分界线
   A. 肝中静脉走向
   B. 肝后下腔静脉走向
   C. 镰状韧带
   D. 下腔静脉左缘至胆囊窝中部平面
   E. 下腔静脉右缘至胆囊窝中部平面

【答案】D

【解析】自下腔静脉左缘至胆囊窝中点的正中裂将肝脏分为左半肝和右半肝。

【难度】中

6. 与原发性肝癌的发生关系最为密切的
   A. 长期饮酒　　B. 长期营养不良
   C. 反复肠道炎症　　D. 长期进食霉玉米
   E. 幼儿感染血吸虫

【答案】D

【解析】在我国，肝癌的高危人群主要包括：①具有乙型肝炎病毒(HBV)和/或丙型肝炎病毒(HCV)感染；②长期酗酒、非酒精脂肪性肝炎、食用被黄曲霉毒素污染食物；③各种原因引起的肝硬化；④有肝癌家族史等的人群，尤其是年龄 40 岁以上的男性风险更大。

【难度】易

7. 肝脏每分钟的血流量是
A. 1 800ml　B. 1 500ml
C. 800ml　D. 1 200ml
E. 800~1 200ml
【答案】B
【解析】成人肝每分钟血流量有1 500ml。
【难度】易

8. 小网膜囊是
A. 左肝上前间隙　B. 左肝下后间隙
C. 左肝上后间隙　D. 左肝下前间隙
E. 右肝上间隙
【答案】B
【解析】肝周间隙因肝周韧带分成左肝上、左肝下和右肝上、右肝下和裸区。小网膜属于肝左下后间隙。
【难度】中

9. 在肝脏实性占位的鉴别诊断检查中,最有价值是
A. B超下穿刺活检　B. 肝动脉碘油造影
C. MRI检查　D. 增强CT检查
E. 放射性核素扫描
【答案】A
【解析】B超引导下肝肿瘤的穿刺活检可获得明确的病理性诊断,其他方式为影像学诊断。
【难度】中

10. 第三肝门是
A. 由肝动脉、门静脉、胆管组成的入肝处
B. 由三支肝静脉汇合入下腔静脉处
C. 由变异的肝动脉入肝血流处
D. 多支肝短静脉汇入肝后下腔静脉处
E. 由肝后下静脉汇入肝后下腔静脉的血流处
【答案】D
【解析】多支肝短静脉汇入肝后下腔静脉处称为第三肝门。
【难度】中

11. 细菌性肝脓肿最常见的原因是
A. 膈下脓肿蔓延　B. 开放性肝脏损伤
C. 化脓性门静脉炎　D. 脓毒血症
E. 胆管结石并感染
【答案】E
【解析】细菌性肝脓肿是指由化脓性细菌侵入肝脏形成的肝内化脓性感染病灶。临床上主要以寒战、高热、肝区疼痛、肝大和局部压痛为主要表现。胆源性肝脓肿在化脓性肝脓肿中比例最高。
【难度】易

12. 对疑有肝脓肿患者首选检查是
A. X线胸、腹部拍片　B. 超声检查
C. 静脉胆道造影　D. 诊断性肝穿刺
E. CT检查
【答案】B
【解析】超声波检查可发现脓肿部位有典型的液性回声暗区或脓肿内液平面。B型超声检查作为首选的检查方法,其阳性诊断率可达96%以上。
【难度】中

13. 对于反复发作的单个厚壁肝脓肿最有效的治疗手段
A. 抗生素治疗
B. 脓肿穿刺引流
C. 切除脓肿
D. 切除包括脓肿的肝叶或肝段
E. 内引流术
【答案】D
【解析】对反复发作迁延不愈合的脓肿,手术治疗是最有效方法,但是无论是单纯切除脓肿还是规则性切除,原则上切除包括肝脓肿的肝叶或肝段复发率更低。
【难度】中

14. 下列疾病中禁忌行肝穿刺检查的是
A. 肝细胞肝癌　B. 肝胆管细胞癌
C. 肝棘球蚴病　D. 阿米巴肝脓肿
E. 细菌性肝脓肿
【答案】C
【解析】肝棘球蚴病易引起致死性过敏反应。
【难度】中

15. 有关肝棘球蚴病的描述,错误的是
A. 肝棘球蚴病是棘球绦虫的蚴感染所致,又称肝棘球蚴病
B. 棘球蚴病的终宿主是犬,中间宿主是人,因此,人与人不传染
C. 肝包虫囊肿生长缓慢,大小不一,有内囊
D. 囊肿破裂后易出现致命性过敏
E. 通常应用药物即可
【答案】E
【解析】肝棘球蚴病是牧区较常见的寄生虫,也称肝棘球蚴病。人感染棘球蚴病的主要原因是接触狗,或处理狗,狼,狐皮而误食虫卵引起,虫卵在人的胃,十二指肠内孵化,放出六钩蚴,此幼虫循门静脉至肝,发生肝棘球蚴病。手术治疗仍为治疗的主要治疗手段。
【难度】中

16. 下列属细菌性肝脓肿预后不良的体征是
A. 胸腔积液吸收缓慢

B. 黄疸逐渐加深
C. 体温持续不降
D. 脾肝大触痛明显
E. 腹腔出现积液

【答案】B

【解析】黄疸逐渐加深说明出现肝功能不全征象，甚至肝衰竭。预后不佳。

【难度】中

17. 肝海绵状血管瘤最危险的并发症是
A. 压迫十二指肠引起上消化道梗阻
B. 肿瘤破裂引起腹腔急性大出血
C. 肝衰竭
D. 上消化道大出血
E. 血小板减少，凝血功能障碍

【答案】B

【解析】肝海绵状血管瘤最危险的并发症是肿瘤破裂引起腹腔急性大出血。

【难度】中

18. 临床上诊断肝细胞性肝癌的化验指标是
A. CEA >100μg/L
B. AFP >200μg/L
C. AFP ≥200μg/L，持续 8 周
D. AFP >400μg/L，持续 2 周
E. AFP >200μg/L，持续 6 周

【答案】C

【解析】原发性肝癌的诊断及治疗指南中明确规定：AFP≥200μg/L，持续 8 周或 AFP>400μg/L，持续 4 周为诊断标准。

【难度】易

19. 关于原发性肝癌的转移，较少见的部位是
A. 肝内血性转移
B. 侵入门静脉分支转移
C. 肺转移
D. 骨转移
E. 淋巴结转移

【答案】E

【解析】原发性肝癌的发生为多中心性，转移常见于肝内，肝外转移最常见部位为肺，其次为骨，如肋骨、髂骨和腰椎等。淋巴结转移更为少见，多为肝门部淋巴结。

【难度】中

20. 临床上原发性小肝癌是指肿瘤直径为
A. ≤2.0cm
B. 2.0~5.0cm
C. 5.0~10.0cm
D. 10.0~15.0cm
E. ≥15.0cm

【答案】B

【解析】原发性肝癌按肿瘤大小分类：微小肝癌（直径≤2cm），小肝癌（>2cm，≤5cm），大肝癌（>5cm，≤10cm）和巨大肝癌（>10cm）

【难度】易

21. 下列属于根治性肝切除适应证的是
A. Ⅱ段并发肺转移
B. Ⅲ段肝癌并发门静脉癌栓
C. 多发性小肝癌，且结节小于 3 个，集中于Ⅴ、Ⅵ段内
D. Ⅷ段肝癌侵及肝静脉癌栓
E. Ⅳ段肝癌，肝功能 C 级

【答案】C

【解析】肝癌根治性切除术中判断标准：①肝静脉、门静脉、胆管以及下腔静脉未见肉眼癌栓；②无邻近脏器侵犯，无肝门淋巴结或远处转移；③肝脏切缘距肿瘤边界 >1cm。小肝癌是根治性肝切除的首选。位于肝脏脏面如Ⅲ、Ⅳ b、Ⅵ、Ⅴ段肿瘤侵犯血管及邻近器官较少，容易达到根治性切除，而位于Ⅶ、Ⅷ段肿瘤较容易侵及膈肌和肝静脉，易发生肺转移，难以达到根治。

【难度】难

22. AFP 检测结果临床意义分析中**错误**的是
A. 病毒性肝炎活动期可轻度升高
B. 原发性胆管细胞癌一般不升高
C. AFP 升高也可见于其他部位肿瘤
D. 仍有 20% 的肝细胞癌 AFP 阴性
E. AFP≥200μg/L 即可诊断肝细胞癌

【答案】E

【解析】60%~70% 的原发性肝癌患者 AFP 含量增高，睾丸癌、卵巢肿瘤、恶性畸胎瘤、胰腺癌、胃癌、肠癌、肺癌等患者 AFP 含量也增高。一般良性肝病 AFP 含量增多是一过性的，一般持续 2~3 周。而恶性肿瘤则持续性升高。因此，动态观察血清 AFP 含量既可鉴别良性和恶性肝病，又可早期诊断肝癌。

【难度】中

23. 对原发性肝癌的普查最有效的检查是
A. AFP+ 肝功能
B. AFP+ 肝动脉造影
C. AFP+ 放射性磁共振扫描
D. AFP+ 肝穿刺活检
E. AFP+ 肝区超声检查

【答案】E

【解析】早期发现、早期诊断、早期治疗，是提高肝癌疗效的关键。对原发性肝癌的高位人群应至少每隔 6 个月检查一次血清甲胎蛋白（Alpha-fetoprotein，AFP）和肝脏超声。

【难度】中

24. 原发性肝癌≤2.0cm 时,下列检查方法获得定位诊断最可靠的是
A. 肝区 B 超
B. 选择性腹腔动脉造影
C. 肝脏 CT 平扫
D. 肝穿刺活检
E. 放射线核素肝扫描
【答案】B
【解析】在病理诊断中小于 2.0cm 为微小肝癌,在影像学诊断上,肝动脉造影诊断微小肝癌比 CT、MRI 检查更能明确定位诊断,而肝穿刺活检是定性诊断。
【难度】中

【A2 型题】

1. 男性,18 岁,高热、寒战 5 天,伴右上腹疼痛、恶心、呕吐、全身乏力。血常规:WBC 18.6×10^9/L,N 0.92。腹部 B 超提示:肝内多发低回声区,最大直径 1.5cm,无明显液化。目前最主要的治疗措施是
A. 腹腔镜引流术　B. 静脉抗生素治疗
C. 肝叶切除术　D. 脓肿穿刺引流术
E. 脓肿切开引流术
【答案】B
【解析】肝脓肿三联征出现诊断明确,超声提示肝脓肿多发,较小。首先静脉注射抗生素是最为合理的治疗。
【难度】中

2. 男性,42 岁,寒战、发热 5 天,最高体温 38.5℃,右季肋部痛 2 天,深呼吸及咳嗽时加重。查体:双肺呼吸音粗,未闻及干湿啰音,肝肋下 2cm,Murphy 征阴性,肝区叩击痛阳性。胸部X线片:右侧膈肌抬高,肋脊角消失。肝脏 B 超:右肝叶可见 6cm×5cm 的低回声区,边界欠清晰,中心有液性暗区。首先考虑诊断是
A. 右侧肺炎　B. 肝脓肿
C. 肝结核　D. 结核性胸膜炎
E. 原发性肝癌
【答案】B
【解析】肝脓肿的诊断,临床症状为腹痛、发热,肝大。加上超声上特征性影像学特点可明确诊断。
【难度】中

3. 女性,39 岁,右上腹疼痛 15 天,伴寒战发热 10 天。无乙肝病史,慢性支气管炎病史 8 年。查体:T 38.3℃,皮肤巩膜无黄染,颈静脉无怒张,双肺呼吸音减弱,未闻及干湿啰音,腹略膨隆,肝右肋下 4cm,有压痛,双下肢无凹陷性水肿。肝功能示转氨酶轻度增高。该患者肝大最可能的原因是
A. 右心功能不全　B. 肾功能不全
C. Budd-Chiari 综合征　D. 肝脓肿
E. 原发性肝癌
【答案】D
【解析】肝大是肝脓肿最常见体征,心功能不全也可出现肝大,同时下肢水肿。肾功能不全一般不出现肝大体征。Budd-Chiari 综合征也可引起肝大,主要表现为食欲缺乏、腹腔积液、腹痛、腹胀及躯体静脉扩张,甚至双下肢肿胀、黄疸等。
【难度】中

4. 男性,49 岁,寒战、高热伴肝区疼痛半个月。1 年前因“胆管结石”行 ERCP 治疗。查体:T 39.5℃,P 110 次 /min,BP 100/70mmHg,皮肤无黄染,肝肋下可触及,肝区叩击痛阳性。血常规:WBC 16×10^9/L,N 0.89。B 超示肝左叶 10cm×7cm 低回声区,血流不丰富。血细菌培养结果回报前选择最为合理的抗生素是
A. 头孢哌酮　B. 左氧氟沙星
C. 庆大霉素　D. 厄他培南
E. 莫西沙星
【答案】A
【解析】患者有胆管结石病史并已行过 ERCP 治疗,术后较容易出现逆行胆道感染。胆道感染多为革兰氏阴性菌感染。头孢哌酮是经过胆汁排泄的头孢类抗生素。
【难度】中

5. 男性,80 岁,胆囊切除术后 20 年,近 1 周出现发热,最高体温 38.5℃,伴有咳嗽,门诊输注左氧氟沙星效果不佳,行超声提示:肝脏多发小脓肿。其常见致病菌是
A. 大肠埃希菌　B. 双歧杆菌
C. 金黄色葡萄球菌　D. 铜绿假单胞菌
E. 艰难梭状芽胞杆菌
【答案】A
【解析】肝脓肿的感染途径有 3 个主要方面,胆道感染是最常见的,细菌大多数来自肠道内的大肠埃希菌。近年来糖尿病并发肝脓肿越来越常见,其感染菌肺炎克雷伯菌也较为常见。
【难度】中

6. 男性,55 岁,寒战、高热,伴右上腹胀痛 1 周。既往无胆囊结石或绞痛病史。查体:T 39℃,

P 100 次 /min。BP 129/80mmHg。巩膜无黄染，右季肋部隆起，肝大、触痛，肝区叩击痛(+)。血常规：WBC 20×10^9/L，核左移，AFP 阴性。B 超提示肝右前叶不均质回声，范围 4.2cm×5.8cm，内见液区分布，首先应该考虑的诊断是

A. 急性化脓性胆囊炎
B. 阿米巴性肝脓肿
C. 原发性肝癌
D. 急性细菌性肝脓肿
E. 膈下脓肿

【答案】D

【解析】突然发生脓毒性的寒战和高热，并伴有肝大和肝区疼痛者，应考虑有肝脓肿可能，超声波检查可发现脓肿部位有典型的液性回声暗区或脓肿内液平面，细菌性肝脓肿绝大多数都有血白细胞增高，有核左移现象。

【难度】中

7. 男性，60 岁，寒战、高热伴肝区疼痛 15 天，应用抗生素治疗体温仍高达 39.8℃左右，腹部 CT 提示肝内 2 个病灶，大者直径 6cm，内可见液化坏死区。其治疗方法首选的是

A. 经皮穿刺置管引流术
B. 右半肝切除术
C. 脓腔内注入抗生素
D. 全身大剂量应用抗生素
E. 继续支持治疗

【答案】A

【解析】肝脓肿诊断明确，高热难以控制，时间较长，CT 提示脓肿有明确液化区，超声引导下脓肿穿刺置管引流最有效，并能取得微生物学检查。

【难度】易

8. 男性，45 岁，持续性右上腹痛伴寒战、高热、恶心无呕吐 10 天，查体：皮肤、巩膜无黄染，右季肋部饱满，肝肋下 4cm，边缘钝，有压痛，无结节，右侧第 7、8 肋间线皮肤水肿和压痛。血常规：WBC 18.5×10^9/L，N 0.91。胸部 X 线示右侧膈肌升高，活动受限。为明确诊断首选下列检查是

A. 腹部 X 片　　B. 腹部超声
C. 腹部增强 CT　　D. 腹部 MRI
E. 肝动脉造影

【答案】B

【解析】超声波检查可发现脓肿部位有典型的液性回声暗区或脓肿内液平面。B 型超声检查作为首选的检查方法，其阳性诊断率可达 96% 以上。

【难度】中

9. 男性，22 岁，在外放牧，上腹部不适，偶有乏力 3 月。查体：肝脾肋下未触，肝区无明显叩击痛。肠鸣音正常。血常规：WBC 8.5×10^9/L，N 0.67；肝功能正常。胸部 X 线示右侧膈肌升高，活动受限。超声提示：左肝多发囊性低回声区，最大 3cm×4cm，囊壁部分钙化强回声，最有可能的诊断是

A. 细菌性肝脓肿　　B. 慢性胃肠炎
C. 肝囊肿　　D. 肝棘球蚴病
E. 肝脏恶性肿瘤

【答案】D

【解析】肝包虫为一种慢性寄生虫病，临床上表现多数无任何症状，偶有低热、恶心、呕吐、腹胀等症状，根据流行病学史(籍贯、旅居史、职业和犬、羊等动物接触史等)，腹痛、肝区不适或腹部包块等症状和体征结合免疫学检查可作出初步诊断，确诊需依靠影像学及病理学检查。

【难度】中

10. 男性，32 岁，右季肋部不适半年，10 天前出现右上腹痛，发热伴皮肤巩膜黄染，最高体温 39.5℃，无腹泻，无呕吐，自服头孢类抗生素及布洛芬效果差。急查 WBC 14.4×10^9/L，AST 60U/L，ALT 88U/L，TBil 36μmol/L。超声提示：肝内可见“双层壁”囊性低回声区，壁内钙化。最可能的诊断是

A. 急性病毒性肝炎　　B. 肝棘球蚴病
C. 细菌性肝脓肿　　D. 阿米巴肝脓肿
E. 急性化脓性胆管炎

【答案】B

【解析】肝棘球蚴病早期无症状，肝囊性包虫呈占位性增长，可压迫胆道引起梗阻性黄疸，典型的囊型包虫超声特征性征象为“双层壁”囊性结构，壁粗糙伴有钙化。

【难度】易

11. 女性，53 岁，肥胖，因急性化脓性阑尾炎行阑尾切除术，术后 3 天突然出现寒战，高热，伴有发热，最高体温 38.9℃，大便通畅，无腹泻、黑便。既往有脑血栓病史。查体：手术切口愈合良好，无积液、红肿，腹平软，右下腹无压痛，肝区有叩击痛，肠鸣音正常。可能性最小的疾病是

A. 阑尾残端漏　　B. 门静脉炎

C. 细菌性肝脓肿　　D. 腹腔脓肿
E. 阿米巴肝脓肿

【答案】E

【解析】患者有明确手术史，术后出现腹痛、发热。首先考虑阑尾切除术后早期可能发生残端漏，其次门静脉炎。阿米巴肝脓肿是一种特殊感染的慢性病。

【难度】中

12. 男性，43岁，2月前行常规体检，B超提示左肝囊性占位性病变，无腹痛、腹胀，无恶心、呕吐，无发热、寒战等不适。查体无阳性体征。CT检查提示左肝外叶直径5cm占位性病变，平扫可见环状钙化。临床怀疑肝棘球蚴病。对明确诊断作用最大的辅助检查是
A. 腹部增强CT
B. 腹部超声检查
C. 大便筛查包虫子囊
D. 肝包虫免疫检测
E. X线检查

【答案】D

【解析】肝包虫免疫检测4项有较高的特异性。

【难度】中

13. 男性，56岁，因全身红斑、脱屑伴痒3个月就诊。上腹部MRI增强示右肝S_6脏面囊性占位，直径约2.5cm，边缘强化，内有分隔。免疫学检查犬囊尾蚴病抗原和抗体检测阳性。最有效的治疗是
A. 口服阿苯达唑片
B. 继续观察
C. 规则性肝段切除
D. 内囊摘除术
E. 超声引导下穿刺引流

【答案】A

【解析】诊断肝棘球蚴病明确，新发灶，且病灶较小，可口服药物治疗。目前最有效药物为阿苯达唑。

【难度】中

14. 女性，46岁，2年前诊断肝棘球蚴病，无任何症状，未治疗。近1个月出现右上腹疼痛，间断发热，最高39℃，伴有尿黄，乏力。行腹部CT检查提示：肝右叶可见一个10cm×9cm的囊性病灶，内可见多个类圆形子囊结构。右前支肝管扩张。最佳治疗方式是
A. 包虫内囊摘除术
B. 包虫外囊次全切除＋胆管探查
C. 右半肝切除术
D. 单纯药物治疗
E. 超声引导穿刺引流

【答案】B

【解析】在肝棘球蚴病的治疗手段中，手术切除是最为有效的，但切除方式不同也可影响手术效果。该患者诊断为肝棘球蚴病侵及胆管，需同时行胆管探查。

【难度】中

15. 女性，72岁，20年前因肝棘球蚴病行肝包虫内囊摘除术。3个月前出现上腹部不适，超声提示肝右叶见一个5cm×6cm的囊性病灶，内可见水上浮莲征。既往有冠心病、心功能不全及肺纤维化，轻微活动后气喘明显，该患者较为合理治疗方式是
A. 口服阿苯达唑片
B. 口服抗生素
C. 内囊摘除术
D. 开腹肝叶切除术
E. 超声引导下囊肿穿刺引流

【答案】A

【解析】肝棘球蚴病复发，年龄大，且有多种基础病，不宜手术治疗，可口服药物治疗。

【难度】中

16. 男性，58岁，右上腹及背部胀痛3个月，无发热，大便正常。3年前曾有直肠癌根治术手术史。查体：锁骨上未触及增大的淋巴结，腹平软，未触及肿物，肝肋下未触及。实验室检查：WBC 6.0×10^9/L，AFP正常。腹部B超示：肝右叶多发实性占位，最大直径3cm。首先考虑的诊断是
A. 阿米巴肝脓肿　　B. 肝血管瘤
C. 多发肝囊肿　　D. 原发性肝癌
E. 肝转移癌

【答案】E

【解析】患者有肿瘤手术病史，术后3年出现肝占位，首先考虑为癌转移可能。

【难度】中

17. 男性，63岁，乏力、腹胀3个月，加重伴尿少1个月。慢性肝炎病史20余年。查体：巩膜轻度黄染，肝肋下4cm，质硬，脾肋下3cm，移动性浊音阳性，双下肢水肿。对诊断最有意义的实验室检查是
A. 腹腔积液找癌细胞
B. 血清癌胚抗原
C. 血清甲胎蛋白

D. 血清 CA12-5

E. 腹腔积液腺苷脱氨酶

【答案】C

【解析】肝炎病史，且肝大、脾大伴有腹腔积液。诊断肝炎后肝硬化明确。应进一步明确有无并发肝癌，AFP 特异性高，腹腔积液找瘤细胞阳性率不高。

【难度】中

18. 男性，47 岁，右上腹隐痛不适 1 个月。乙型病毒性肝炎病史 16 年。查体：右腹膨隆，可扪及质硬、表面凹凸不平的肿块，有触痛。腹腔穿刺为血性液，最可能诊断是

A. 肝棘球蚴病　　B. 原发性肝癌

C. 细菌性肝脓肿　　D. 结节性肝硬化

E. 肝血管瘤

【答案】B

【解析】原发性肝癌的病因目前认为与肝硬化、病毒性肝炎，以及黄曲霉素等化学致癌物质和环境因素有关。半数以上患者以肝区疼痛为首发症状，多为持续性钝痛、刺痛或胀痛。肝大呈进行性，质地坚硬，边缘不规则，表面凹凸不平呈大小结节或巨块。晚期则出现贫血、黄疸、腹腔积液、下肢水肿、皮下出血及恶病质等。

【难度】中

19. 男性，56 岁，乏力，食欲缺乏、恶心、消瘦 1 个月。乙型肝炎病史 10 年。查体：皮肤巩膜无黄染，腹软，剑突下压痛，肝肋下 3cm，可触及质硬结节，Murphy 征阴性，移动性浊音阳性。为进一步查明肝脏结节的大小及位置，首选检查是

A. PET-CT 检查　　B. MRI 检查

C. 放射性核素扫描　　D. B 超检查

E. 肝动脉造影

【答案】D

【解析】超声检查可显示肿瘤的大小、形态、所在部位以及肝静脉或门静脉内有无癌栓，其诊断符合率可达 90%，是有较好诊断价值的无创性检查方法。

【难度】易

20. 男性，45 岁，右侧季肋部持续胀痛，伴厌食、乏力和腹胀 2 个月。肝炎病史 20 年，查体：右侧肋缘下可触及增大的肝脏，质地坚硬，边缘不规则；血 AFP>100μg/L。首先考虑的疾病是

A. 肝炎后肝硬化　　B. 慢性肝炎活动期

C. 原发性肝癌　　D. 细菌性肝脓肿

E. 肝脏血管瘤

【答案】C

【难度】易

21. 男性，45 岁，右侧季肋部持续胀痛，伴厌食、乏力和腹胀 2 个月。肝炎病史 20 年。查体：右侧肋缘下可触及肿大的肝脏，质地坚硬，边缘不规则，未触及包块；AFP>1 000μg/L。首先考虑的检查是

A. 腹部超声　　B. CT

C. MRI　　D. 肝穿刺活检

E. 选择性肝动脉造影

【答案】A

【解析】超声检查可显示肿瘤的大小、形态、所在部位及肝静脉或门静脉内有无癌栓，其诊断符合率可达 90%，是有较好诊断价值的无创性检查方法。

【难度】易

22. 男性，60 岁，右季肋部胀痛，食欲减退，尿黄 6 个月。乙肝肝硬化病史 8 年。查体：肝肋下 5cm，表面不平，质硬，轻度压痛。为了排除肿瘤，最有鉴别意义的化验指标是

A. 肝功能　　B. 乙肝病毒拷贝数

C. CEA　　D. 乙肝五项

E. 甲胎蛋白

【答案】E

【解析】血清甲胎蛋白(AFP)测定对诊断本病有相对的特异性。放射免疫法测定持续血清 AFP≥400μg/L，并能排除妊娠、活动性肝病等，即可考虑肝癌的诊断。

【难度】易

23. 女性，53 岁，肝区胀痛不适，伴有消瘦，食欲缺乏 3 个月。乙型肝炎病史 10 年。超声提示：肝脏右叶可见一个直径 2.5cm 的低回声占位，超声多普勒显示血流较丰富。为进一步明确诊断，首选的化验是

A. CA19-9　　B. 甲胎蛋白

C. 癌胚抗原　　D. CA15-3

E. 碱性磷酸酶

【答案】B

【难度】易

24. 男性，56 岁，乏力，食欲缺乏、恶心、消瘦 1 个月。乙型肝炎病史 10 年。查体：皮肤巩膜无黄染，腹软，剑突下压痛，肝肋下 3cm，可触及质硬结节，Murphy 征阴性，移动性浊音阳性。为明确结节性质，最具有诊断价值的肿瘤标志物是

A. CEA　　B. CA12-5

C. CA15-3　　　　D. AFP

E. CA19-9

【答案】D

【解析】血清甲胎蛋白（AFP）测定对诊断本病有相对的特异性。放射免疫法测定持续血清 AFP≥400μg/L，并能排除妊娠、活动性肝病等，即可考虑肝癌的诊断。

【难度】易

25. 男性，68 岁，肝右叶巨大肝癌，直径 12cm，门静脉右支癌栓，左支及主干尚通畅，大量腹腔积液。血清生化检查：白蛋白 30g/L，总胆红素 57μmol/L。最适宜的治疗方法为

A. 扩大肝右叶切除术

B. 肝动脉结扎术

C. 全身化疗

D. 肝动脉栓塞化疗

E. 保肝对症治疗

【答案】E

【解析】肝巨大肿瘤，且出现门静脉癌栓，肝功能 C 级，应先保肝支持治疗，肝功能好转后方可行进一步治疗。

【难度】难

26. 男性，53 岁，右季肋部胀痛 1 个月余。查体：皮肤巩膜无黄染，肝肋缘下 3cm，质硬，腹腔积液征阴性。B 超示肝右叶低回声病灶，大小为 11cm×10cm，肝左叶见多个小低回声区。肝功能正常，AFP>1 000μg/L。最佳的治疗措施是

A. 放射治疗　　　　B. 抗感染治疗

C. 肝动脉栓塞化疗　　D. 剖腹探查

E. 中药治疗

【答案】C

【解析】首先明确诊断为肝恶性肿瘤，肝肿瘤巨大伴有肝内对侧叶转移，无手术根治切除指征，但肝功能良好，可行肝动脉化疗栓塞术。

【难度】中

27. 男性，40 岁，3 天前体检时 B 超发现右肝内有一肿物，直径 3cm，脾不大，无腹腔积液。血 AFP 500μg/L。其最有效的处理方法是

A. 经股动脉插管化疗

B. 经皮肿瘤穿刺注无水酒精

C. 行肝段切除术

D. 放射治疗

E. 全身化疗

【答案】C

【解析】临床上诊断为小肝癌，目前疗效最佳的治疗手段是解剖性肝切除。

【难度】中

28. 男性，44 岁，肝区疼痛 2 月余。呈持续性钝痛，放射至右肩背部，消瘦、乏力。查体：无黄疸，肝肋缘下 3cm，质硬，腹腔积液征阴性。B 超示肝右后叶下段低回声病灶，大小为 5cm×6cm，包膜完整，门静脉内径 1.3cm，其内未见异常回声，无腹腔积液。血 AFP 800μg/L。最佳的治疗措施是

A. 肿瘤局部放疗

B. 扩大右半肝切除术

C. 肝右后叶切除术

D. 肝动脉化疗栓塞

E. 局部射频治疗

【答案】C

【解析】患者诊断原发性肝癌成立。患者年轻，肝功能正常，肿瘤位于右后叶，手术指征明确，根治性肝切除是最合理治疗。

【难度】中

29. 男性，58 岁，3 年前因结肠癌行根治性手术治疗。1 周前行肝脏超声提示：肝右叶多发实性占位，大者直径为 3cm。考虑为肝转移癌，行腹部 CT 检查，其诊断最有意义的影像特点是

A. 增强 CT 呈中心型强化

B. 增强 CT 呈边缘结节状强化

C. 增强 CT 呈牛眼征

D. 增强 CT 呈“快进慢出”

E. 增强 CT 呈“快进快出”

【答案】C

【解析】肝转移癌影像学表现特征性的特点是“牛眼征”。

【难度】中

30. 男性，48 岁，乙肝“大三阳”20 年，发现 AFP 120μg/L，肝功能正常，乙肝 DNA 1.93×10^3copy/ml，行腹部超声造影及增强 CT、增强磁共振、普美显动态增强磁共振检查均未发现肝脏占位性病变。后续的处理措施正确的是

A. 腹腔镜探查

B. 继续监测 AFP，并每 2~3 个月再次行上述影像学检查

C. 每半年行腹部 B 超检查

D. 仅继续监测 AFP

E. 仅继续监测乙肝 DNA 定量

【答案】B

【解析】肝癌高位人群发现 AFP 增高，影像学未发现明确占位，同时排除活动性肝病、妊娠、生殖胚胎源性肿瘤以及上消化道癌的前提下，除应继续监测 AFP 水平外，还应每 2~3 个月再次行上述影像学检查。

【难度】中

31. 男性，47 岁，突发右上腹痛，无发热半天住院。慢性乙型病毒性肝炎病史 16 年。查体：血压 95/65mmHg，脉搏 100 次 /min，右上腹肋下可触及包块，质硬，有触痛。全腹压痛，右上腹局限性肌紧张，移动性浊音阳性。急查血红蛋白 9.7g/L。最可能的诊断是

A. 门静脉血栓形成

B. 自发性腹膜炎

C. 肝癌破裂出血

D. 肝硬化腹腔积液形成

E. 肝包膜下出血

【答案】C

【解析】诊断考虑肝癌，在此基础上突发腹痛，并出现休克，腹部移动性浊音阳性，血红蛋白 9.7g/L，考虑肝癌破裂出血。

【难度】中

32. 男性，59 岁，乏力、食欲缺乏伴下肢水肿 2 个月。患慢性乙型肝炎 20 年。入院查体：肝病面容，皮肤巩膜无黄染，腹部略膨隆，腹腔积液征阳性，双下肢凹陷性水肿。化验血常规：WBC 3.4×10^9/L，AST 60U/L，ALT 88U/L，白蛋白 24g/L。目前最合理的治疗措施是

A. 抗病毒 + 保肝 + 补充白蛋白 + 利尿

B. 行分流术

C. 行脾切除 + 贲门周围血管离断术

D. 单纯利尿剂治疗

E. 单纯保肝治疗

【答案】A

【解析】诊断为乙肝、肝硬化失代偿期，低蛋白血症、腹腔积液明确，需要抗病毒、保肝、输注白蛋白，提高有效血浆渗透压，并利尿治疗。

【难度】难

33. 男性，30 岁，肝区钝痛、乏力 3 个月，偶饮酒。查体：肝肋下 2cm，质硬。化验 HBAsAg(+)。ALT 60U/L，AFP 先后检测两次，分别是 200μg/L，420μg/L。需尽快明确的诊断是

A. 慢性活动性肝炎　B. 酒精性肝硬化

C. 肝炎后肝硬化　D. 门静脉高压症

E. 肝硬化并发肝癌

【答案】E

【解析】乙肝肝硬化，同时有饮酒史，为肝癌高危人群，较为容易进展为肝癌。AFP 持续升高，诊断肝癌可能性大。

【难度】难

【A3/A4 型题】

(1~3 题共用题干)

女性，66 岁，右上腹疼痛伴发热、寒战 30 天。最高体温 38.9℃，食欲下降。有糖尿病病史 20 年。查体：巩膜无黄染，心肺未见异常，肝肋下 2cm，压痛(+)，肝区叩击痛(+)。血常规：WBC 15×10^9/L，N 0.85。

1. 为明确诊断，首选检查是

A. 腹部血管造影　B. 腹部 B 超

C. 腹部 X 线检查　D. 肝脏穿刺

E. 静脉胆系造影

【答案】B

【解析】临床上怀疑肝脓肿或占位，首选检查为腹部超声。

【难度】易

2. 入院后诊断为细菌性肝脓肿，其与阿米巴肝脓肿最重要的鉴别点是

A. 脓肿大小

B. 脓肿的个数

C. 粪便中找到阿米巴滋养体

D. 发热的特点

E. 白细胞增高水平

【答案】C

【解析】细菌性肝脓肿粪便检查无特殊发现，而阿米巴肝脓肿部分患者粪便中可找到阿米巴滋养体。

【难度】中

3. 该患者腹部 B 超提示肝右叶大小 2.8cm 肿块，无明显液化，首选的治疗手段是

A. 合理抗生素治疗

B. 立即手术探查引流

C. 超声引导下肝穿刺

D. 广谱大剂量的抗生素

E. 禁食、输液

【答案】A

【解析】大多数细菌性肝脓肿应用抗生素可治愈，如脓肿液化坏死，可同时给予穿刺引流。

【难度】口

(4~6题共用题干)

男性,28岁,1周前无明显诱因出现寒战、发热,最高体温39.2℃,无咳嗽、咳痰。腹部超声提示:肝右叶大,肝内多个形态不规则、不均匀回声区,肝内外胆管无扩张。腹部X线片提示右侧膈肌抬高,未见膈下游离气体。

4. 目前最有可能诊断是

A. 病毒性肝炎　　B. 细菌性肝脓肿

C. 原发性肝癌　　D. 肝囊肿并发感染

E. 急性化脓性胆管炎

【答案】B

【解析】上腹痛、高热,B超肝右叶大,肝内多个形态不规则、不均匀回声区,这些符合细菌性肝脓肿诊断标准。

【难度】易

5. 在选用抗生素治疗时应遵循的原则是

A. 首选高级别广谱抗生素

B. 联合抗真菌药物

C. 暂不使用抗生素,待血培养结果回报后决定

D. 经验性用药,然后根据药敏结果及时调整抗生素

E. 联合使用氯喹以防阿米巴感染

【答案】D

【解析】细菌性肝脓肿应使用较大剂量抗生素,由于致病菌多为大肠埃希菌、金黄色葡萄球菌、厌氧菌等,在未确定病原菌以前可经验性用药,然后根据血培养或脓液培养结果及时调整。

【难度】中

6. 经抗感染治疗后仍有发热,复查腹部超声提示脓肿大部分液化,则应及时采取的治疗手段是

A. 经皮肝穿刺脓肿引流

B. 手术切开引流

C. 肝叶切除术

D. 脓肿切开引流+胆道引流

E. 肝叶切除+胆道引流

【答案】A

【解析】超声引导下肝脓肿穿刺引流配合早期合理抗生素治疗,具有治愈率高,并发症少,费用低等优点,目前已成为治疗细菌性肝脓肿的主要方法。

【难度】中

(7~9题共用题干)

男性,76岁,2型糖尿病10年,血糖控制不佳,1天前出现右上腹疼痛伴有低热,最高体温38℃,食欲下降。腹部B超提示右肝内不均匀回声,范围4.5cm×5.0cm。

7. 该患者最可能的诊断是

A. 肝囊肿　　B. 肝脓肿

C. 肝癌　　D. 肝血管瘤

E. 肝转移瘤

【答案】B

【解析】细菌性肝脓肿的典型表现为发热伴右上腹痛,腹部B超多可发现炎性包块或伴有脓肿液化。

【难度】易

8. 入院经抗生素治疗后3天仍有间断发热,复查肝脏超声提示:肝右叶低回声区,直径5.6cm,内可见气液平。血常规:WBC 16.0×10^9/L,N 0.90。应进一步采取的措施是

A. 更换广谱抗生素

B. 加用抗真菌药物

C. 手术切除右半肝

D. 开腹行脓肿切开置管引流

E. 超声引导下穿刺置管引流

【答案】E

【解析】诊断细菌性肝脓肿明确,超声提示脓肿液化,且出现气液平,最简单有效的手术是超声引导下脓肿穿刺置管引流。

【难度】中

9. 术后为了防止复发,最重要的措施是

A. 低脂饮食　　B. 规律饮食

C. 控制好血糖　　D. 保持大便通畅

E. 长期服用抗生素

【答案】C

【解析】糖尿病患者血糖控制不佳,是细菌性肝脓肿的高发病因素。

【难度】中

(10~12题共用题干)

女性,48岁,体检超声发现肝右后叶占位病变,大小为12cm×10cm,呈中强回声,其内低回声,边界清楚,内血流不丰富。无病毒性肝炎病史,无饮酒史。查体无阳性体征。

10. 为进一步明确诊断并决定治疗方式,最重要的检查是

A. 肝血池扫描　　B. 上腹部增强CT

C. PET-CT　　D. 肝动脉造影

E. 腹部X检查

【答案】B

【解析】患者B超发现肝内中强回声，内血流不丰富，考虑血管瘤可能性大，进一步行增强CT检查有助于明确诊断及肿瘤位置，决定是否行手术治疗。

【难度】中

11. 如果该患者诊断为肝血管瘤，最佳治疗方式是

A. 放射治疗　　B. 手术切除

C. 肝动脉栓塞治疗　　D. 血管瘤捆扎术

E. 灌注化疗

【答案】B

【解析】符合巨大肝血管瘤手术切除标准。

【难度】中

12. 手术切除最常采用的方法是

A. 血管瘤捆扎术

B. 血管瘤剥除术

C. 距血管瘤边缘1cm切除

D. 肝右动脉结扎术

E. 右半肝切除术

【答案】B

【解析】血管瘤切除术中出血是最为凶险的并发症。

【难度】难

(13~15题共用题干)

男性，45岁，长期生活在牧区，超声发现肝脏囊性占位半年，未经任何处理。2天前突然出现上腹部持续性胀痛，伴有恶心、呕吐，呕吐为胃内容物。急查超声提示“肝脏囊性占位，呈蜂窝状，肝内外胆管扩张”。给予输液、抗生素治疗，效果不佳。并出现尿黄，发热，最高体温38.5℃。查体：皮肤巩膜黄染，全腹软，右上腹压痛，无肌紧张，肝区叩击痛明显，肠鸣音正常。

13. 该患者最可能的诊断是

A. 急性胆管炎

B. 肝囊肿并发感染

C. 肝棘球蚴病并发胆管炎

D. 细菌性肝脓肿

E. 阿米巴肝脓肿

【答案】C

【难度】易

14. 该患者行MRI提示：肝右叶可见一个10cm×9cm的囊性病灶，囊内出现多个类圆形子囊，呈现“囊中囊”征象，包虫囊与右叶胆管相通伴有肝内外胆管扩张。诊断：肝右叶囊型棘球蚴病破入胆道。采取治疗方式最恰当为

A. 包虫内囊摘除术

B. 右半肝切除＋胆管探查

C. 包虫外囊次全切除＋胆管探查

D. 口服药物治疗

E. 囊肿穿刺引流

【答案】C

【解析】肝棘球蚴病出现并发症是手术处理的原则，但手术方式的选择较为复杂。基本原则既要保留正常的肝组织，又要完整切除包虫病变，减少复发的可能。C是正确选择。

【难度】难

15. 该患者行手术后，术后恢复良好。术后随访最佳方案

A. 口服抗包虫药物，如阿苯达唑

B. 可不口服药物，定期复查

C. 反复胆道镜检查排除胆道内包虫

D. 反复查大便找包虫虫卵

E. 与牛羊等牲畜隔离

【答案】A

【解析】肝棘球蚴病手术后需要定期随访的。由于出现胆道并发症，为了防止复发，术后需要继续口服抗包虫药物。

【难度】难

(16~18题共用题干)

男性，45岁，乏力、食欲缺乏，伴有肝区钝痛，腹胀，无发热2个月，有乙肝病史10余年。查体：巩膜无黄染，浅表淋巴结不大，腹平软，无压痛，肝脾肋下未触及，莫菲氏征(-)，肝区叩击痛(-)，腹腔积液征(-)，肠鸣音正常。辅助检查，HBsAg(+)，AFP 340μg/L，HBV-DNA 2.58×10^3copies/ml。B超示肝左叶有2.5cm×3.0cm的实性占位。

16. 为明确诊断首选的检查是

A. 上腹部CT平扫

B. 上腹部磁共振平扫

C. 上腹部CT+增强

D. 肝动脉造影

E. PET-CT

【答案】C

【解析】肝脏的三期动态增强CT是诊断肝内占位最为重要和准确的方法，平扫提供的信息有限。

【难度】中

17. 以下检查结果对明确诊断最有意义的是

A. 腹部增强CT肿块呈“快进快出”征

B. 磁共振平扫呈长 T_1 长 T_2 信号
C. 腹部 B 超提示低回声占位
D. 腹部 CT 平扫成低密度占位
E. 腹部增强 CT 呈“牛眼征”

【答案】A
【解析】三期动态增强 CT 呈“快进快出”征是原发性肝癌的特征性表现。
【难度】中

18. 对该患者最合适的治疗是
A. 肝动脉栓塞　B. 手术切除
C. 放射治疗　D. 化学治疗
E. 中药治疗

【答案】B
【解析】手术是治疗肝癌的首选，也是最有效的方法。手术方法有：根治性肝切除，姑息性肝切除等。
【难度】易

(19~21 题共用题干)
女性，65 岁，反复出现腹胀，伴有双下肢水肿半年，口服利尿剂可缓解。2 周前出现肝区疼痛，伴有尿黄。双下肢水肿明显加重。既往乙肝病史 20 年，诊断肝硬化 5 年。查体：神志清楚，巩膜轻度黄染，心肺未见异常，腹软，肝肋下 3cm，质中，可触及不规则肿块，压痛，脾肋下 2cm，移动性浊音阳性。血化验：Hb 100g/L，WBC 3.0×10^9/L，PLT 50×10^9/L；ALT 80U/L，AST 60U/L，ALB 30g/L。TBil 56.2μmol/L，DBil 28.1μmol/L。

19. 为了明确有无肝癌，首选下列哪项检查
A. AFP+B 超　B. HBV-DNA+B 超
C. γ-GT+CT　D. 乙肝五项 +MRI
E. 乙肝五项 +B 超

【答案】A
【解析】超声是诊断肝脏有肿物有效、简便的方法，而 AFP 对判断肿物性质即是否原发性肝癌的重要诊断标准。
【难度】中

20. 如该患者血 HBV-DNA 3.12×10^6copies/ml，AFP 1 200μg/L，超声提示：肝右叶可见 8cm×6cm 的肿块，大量腹腔积液。按 Push-Child 分级，该患者肝功能分级
A. A 级　B. B 级　C. C 级
D. Ⅱ级　E. Ⅲ级

【答案】C
【解析】参见肝功能分级标准。
【难度】易

21. 对该患者目前最为首要的治疗是
A. 保肝、抗病毒、对症支持治疗
B. 肝癌切除治疗
C. 肝动脉栓塞化疗
D. 脾切除 + 门奇断流
E. 大剂量利尿剂

【答案】A
【解析】患者肝功能 C 级，最为首要的积极保肝治疗，待肝功能恢复后行肝癌的确定性治疗。
【难度】中

(22~24 题共用题干)
男性，56 岁，右上腹隐痛 3 个月，1 小时前无诱因突感右上腹剧痛，无恶心、呕吐，无黑便，查体：T 37.5℃，BP 110/60mmHg，P 100 次 /min，皮肤巩膜无黄染，前胸部可见多个蜘蛛痣，心肺未见异常，腹平，右上腹压痛，反跳痛不明显，肝脾肋下触及不满意，移动性浊音可疑，肠鸣音弱，双下肢无水肿。诊断性腹腔穿刺抽出血性液体。

22. 为了明确诊断，进一步询问病史中最重要的是
A. 有无肝炎肝硬化病史
B. 有无慢性阑尾炎病史
C. 有无胆结石病史
D. 有无泌尿系结石病史
E. 有无饮食不洁史

【答案】A
【解析】腹腔穿刺出现血性液体，考虑腹腔出血，腹腔出血性疾病有肿瘤破裂出血、出血坏死性胰腺炎及外伤所致实质器官或血管破裂等，该患者无外伤及急性胰腺炎表现。应考虑肝癌破裂出血可能。
【难度】中

23. 患者既往有“乙肝小三阳”10 年，急查腹部超声提示：肝 S_5 段可见占位性病变，大小为 3cm×4cm，血流丰富，突出于肝脏脏面，其周围及盆腔有少量液性暗区。目前诊断最有可能的是
A. 肝硬化并门静脉血栓形成
B. 肝硬化并出血性腹膜炎
C. 消化道溃疡并穿孔
D. 急性化脓性胆囊炎并穿孔
E. 原发性肝癌并破裂出血

【答案】E
【解析】原发性肝癌破裂出血多发生于肝脏表面

的肿瘤，表现为右上腹痛，出血量大时可出现低血容量表现。

【难度】中

24. 对该患者下一步最合适的处理措施是
A. 急诊行肝癌切除术
B. 保守治疗，暂观察
C. 急诊行肝动脉造影并栓塞
D. 行腹部增强 CT 进一步明确诊断
E. 腹腔置管引流

【答案】C

【解析】原发性肝癌破裂出血，行肝动脉造影及栓塞治疗，既能明确诊断也能有效止血，是最合适的处理方法。

【难度】难

（25~27 题共用题干）

女性，25 岁，2 年前怀孕期间超声发现肝脏内外叶实性肿块 2.0cm，无任何症状。产后复查超声提示肝脏肿块增大至 4.5cm。1 周前复查超声肿块增大至 6.8cm×4.0cm×6.7cm。行 MRI 检查提示：肝脏左内叶见不均匀长 T_1、等长混杂 T_2 信号肿块，大小 6.5cm×7.3cm，其内 T_1 压脂序列呈低信号，为脂肪成分。增强扫描动脉期病灶周边强化，门静脉及延迟期呈相对低信号，肿瘤全套正常，有长期避孕药物使用史。无病毒性肝炎病史

25. 该患者最可能的诊断是
A. 原发性肝癌　　B. 肝血管瘤
C. 肝腺瘤　　D. 肝囊肿
E. 肝棘球蚴病

【答案】C

【解析】年轻女性，发现肝占位进行性增大，有避孕药物使用史，无病毒性肝炎病史。同时 MRI 表现不符合典型肝癌或肝血管瘤表现，因此，考虑肝细胞腺瘤可能性大。

【难度】难

26. 该疾病病因可能与以下哪种因素最相关
A. 性激素水平失衡　　B. 病毒性肝炎
C. 酒精性依赖　　D. 黄曲霉毒素
E. 甲状腺功能亢进

【答案】A

【解析】肝腺瘤的发生与性激素水平失衡有关。

【难度】中

27. 针对该患者首选的治疗方法是
A. 手术切除　　B. 继续随访
C. 肝动脉栓塞化疗　　D. 微波消融治疗
E. 外放射治疗

【答案】A

【解析】肝腺瘤有一定的恶变率，大于 5cm 或随访半年内增大 20% 的肝腺瘤建议手术切除。

【难度】难

【案例分析题】

案例一　女性，17 岁，无明显诱因自觉左上腹胀痛不适 3 天，行腹部 B 超及 CT 检查提示左上腹 12.3cm×12.4cm 的囊性肿物，诊断为“肝囊肿”，在某医院行 CT 定位引导下肝囊肿穿刺置管引流，穿刺过程中突发意识不清、四肢厥冷、血压测不出，立即推注肾上腺素 1mg 等抢救治疗，约 40 分钟后清醒，随后转入 ICU 治疗。

提问 1：在该患者病史采集中，应特别注意追问的病史有
A. 有无棘球蚴病流行区居住史
B. 有无与狗、羊接触史
C. 有无支气管哮喘病史
D. 有无药物过敏史
E. 有无生食猪肉史
F. 有无生食蛙类史
G. 有无与牧区居民接触史

【答案】ABCD

【解析】患者因“肝囊肿”行囊肿穿刺出现过敏性休克，首先考虑棘球蚴病囊液溢出导致的过敏反应，此外，还可能有药物过敏或过敏体质等，生食猪肉类或蛙类易患脑囊虫及旋毛虫病，与肝包虫无关。

【难度】中

提问 2：如患者无药物、癫痫、支气管哮喘病史，曾长期养犬类宠物，抗过敏抗休克治疗病情稳定后。以下辅助检查有助于明确诊断的有
A. 腹部增强 CT
B. 腹部 MRI
C. 颅脑磁共振
D. 穿刺液化验
E. 肝脏超声
F. 胸部 X 片
G. 补体结合试验

【答案】ABEF

【解析】影像学检查有助于明确腹部囊肿性质，同时胸部 X 线检查可排除囊肿破入胸腔。颅脑核磁有助于诊断脑囊虫病，与肝包虫无关，穿刺液化验易导致过敏

反应，为禁忌。补体结合试验主要用于随诊监测。

【难度】中

提问3：该患者1个月后来院，行腹部CT回报：肝左叶见类圆形低密度影，大小为12.2cm×9.7cm×12.0cm，边界较清，其内可见子母囊。肝内外胆管未见扩张。临床诊断囊型肝棘球蚴病。该病可能导致的并发症有

A. 包虫囊破裂
B. 继发感染
C. 反复出现荨麻疹
D. 膜性肾小球肾炎
E. 布加综合征
F. 胆道梗阻或胆管炎
G. 原发性肝癌

【答案】ABCDEF

【解析】包虫囊肿压迫或破裂入肝静脉会导致布加综合征，破入胆道会导致胆管梗阻或胆管炎，囊虫抗原沉积会发生膜性肾小球肾炎。也可以继发感染类似细菌性肝脓肿，囊液中异种蛋白和抗原释放入血会导致荨麻疹。

【难度】难

提问4：该患者行手术切除治疗，手术操作中下列正确的是

A. 术中预防性应用氢化可的松100mg
B. 应用浸泡的高渗纱布包绕囊肿
C. 必须打开囊肿吸尽囊液
D. 应用甲醛溶液杀灭包虫
E. 常规放置腹腔引流管
F. 切除包括囊肿的左肝外叶
G. 为了方便操作可切开小口吸出部分囊液

【答案】ABEF

【解析】肝棘球蚴病囊液已造成了过敏性休克，囊液外渗是术中最需要注意的，打开囊肿是危险的。甲醛杀灭包虫有较多的并发症，已摒弃。

【难度】难

案例二　男性，59岁，上腹部胀痛，伴发热、乏力、食欲缺乏1周入院。无恶心、呕吐，无腹泻，无咳嗽、咳痰，体温最高39.8℃。有糖尿病史11年，口服"二甲双胍和阿卡波糖，空腹血糖控制于8~9mmol/L，餐后2小时血糖14~15mmol/L。

提问1：主要应考虑的疾病有

A. 大叶性肺炎　　B. 细菌性肝脓肿
C. 病毒性感冒　　D. 急性胃肠炎
E. 急性肾盂肾炎　　F. 阿米巴肝脓肿
G. 急性胆囊炎

【答案】BG

【解析】糖尿病并发感染，应从呼吸系统、消化系统和泌尿系统考虑。但患者无呼吸及泌尿系统症状，暂不考虑ACE，无呕吐、腹泻，不考虑D，而阿米巴肝脓肿多起病较慢，常继发于阿米巴痢疾后。

【难度】难

提问2：该患者入院后需要进行的化验有

A. 查肝肾功及血糖
B. 查血常规
C. 抽血培养
D. 查降钙素原（PCT）
E. 查CRP
F. 查支原体和衣原体抗体
G. 粪便找阿米巴原虫

【答案】ABCDEF

【解析】感染性疾病，需要查相应的感染指标，目前较为敏感的指标是PCT和CRP。血培养可明确感染菌，支原体和衣原体感染需要排除。

【难度】中

提问3：该患者入院后胸部X线示心肺未见异常，右侧膈肌升高。血常规：WBC 13.5×10^9/L，N 0.91；腹部B超示肝右叶见大小为9.0cm×6.0cm的不均质低回声区，形态不规则。应采取的治疗措施是

A. 给予头孢哌酮静脉滴注
B. 甲硝唑或奥硝唑治疗
C. 控制血糖控制
D. 给予氟康唑静脉滴注
E. 营养支持治疗
F. 禁食水
G. 穿刺引流

【答案】ABCE

【解析】根据检查结果怀疑肝脓肿，应用抗生素应选用针对G^-杆菌或金黄色葡萄球菌及厌氧菌感染。同时应加强支持治疗，不需要禁食水，早期多不需要针对抗真菌药物。

【难度】难

提问4：经过三天治疗患者病情无明显好转，出现弛张热，最高体温39.8℃，血糖已控制在正常范围。血培养回报未见需氧细菌和厌氧细菌生长。B超提示肿块可见液性暗区。采取进一步处理措施正确的有

A. 加用抗真菌药物

B. 超声引导下肝脓肿穿刺引流
C. 脓液行细菌培养
D. 可反复多次行血培养
E. 加强支持对症治疗
F. 开腹手术
G. 腹腔镜手术

【答案】BCDE

【解析】细菌性肝脓肿的血培养阳性率不高，可多次抽血培养增加阳性率。如脓肿液化，穿刺抽脓液通畅引流有助于病情好转，同时应加强支持治疗。不建议立即开腹手术及早期抗真菌治疗。

【难度】难

提问 5:1 周后病情好转，复查腹部增强 CT 提示：肝右叶脓肿缩小，脓腔基本消失，予以拔除引流管，观察 2 日病情稳定后出院，出院后注意事项有

A. 监测和控制血糖
B. 1 周及 1 个月后复查血常规
C. 必要时复查肝功
D. 1 周及 1 个月后复查腹部 B 超或 CT
E. 脓腔闭合后需继续口服抗生素 1 个月
F. 无须继续应用抗生素
G. 1 周及 1 个月后行血培养

【答案】ABCDE

【解析】糖尿病并发细菌性肝脓肿。治愈后需要继续口服抗生素治疗，最好应用至 1 个月，控制血糖有助于增强抗感染能力，能更好地预防脓肿复发。术后常规复查血常规、肝功能、腹部 B 超及 CT。

【难度】难

案例三　男性，34 岁，超声检查提示肝右后叶可见一个 3.0cm×4.0cm 的低回声肿块 2 天，乙肝病毒数≤500copy/ml。自幼患有乙肝，其母有乙肝，无酗酒史。查体：皮肤巩膜无黄染，肝脾肋下未触及，腹腔积液征阴性，肠鸣音正常。

提问 1:为明确诊断建议检查的项目有

A. 血常规　B. 肝功能
C. AFP　D. 增强 CT
E. 肝炎系列　F. 便潜血试验
G. 尿常规

【答案】ABCDE

【解析】乙肝病史 30 余年，需要进一步排查肝功能及有无肝硬化、门静脉高压症，肝右后叶发现肿块应进行肝癌相关检查，便、尿常规对明确诊断意义不大。

【难度】中

提问 2:患者血 AFP 834μg/L，血白蛋白 35g/L，ALT 32U/L，AST 24U/L，TBil 17.2μmol/L，DBil 10.1μmol/L。HBsAg(+)，凝血四项正常，腹部 CT 提示：肝右后叶包膜下一类圆形略低密度肿块影，大小为 3.4cm×3.4cm，边界清楚，动脉期呈渐进性不均匀轻度强化，延迟期呈更低密度影。门静脉、下腔静脉及肝静脉未见充盈缺损，下列说法正确的是

A. 可诊断为原发性肝癌
B. 临床分期Ⅰa 期
C. 肝功能 A 级
D. 未提示有门静脉血栓形成
E. CT 肿块影像特征血流快进快出
F. 首选肝动脉栓塞治疗
G. 暂不用处理，观察

【答案】ABCDE

【解析】原发性肝癌的诊断标准及分期。小肝癌手术切除的疗效更佳。

【考点】原发性肝癌的诊断治疗原则 ☆☆

【难度】难

提问 3:如诊断为原发性肝癌，拟行手术切除，术前与肝储备功能有关的检查有

A. 肺功能检查
B. 剩余肝体积测定
C. 吲哚氰绿试验(ICG)
D. ECT 骨扫描
E. MELD 评分
F. Child-Pugh 分级
G. 口服胆囊造影

【答案】BCEF

【解析】肝切除术前肝储备功能评估常用的有剩余肝体积测定、ICG R15 滞留率，以及 MELD 评分、Child-Pugh 分级。

【难度】中

提问 4:实行肿瘤手术切除中应注意的原则有

A. 建议进行规则性肝叶或肝段切除
B. 不规则性切除应距离肿瘤 1.0cm 以上
C. 控制入肝血流可减少术中出血
D. 常温下一次阻断入肝血流以不超过 15~20 分钟为宜
E. 控制中心静脉压在 3~5cmH_2O 有助于减少出血
F. 术中避免挤压肿瘤
G. 术前储备自体血

【答案】ABCDEF

【解析】肝切除的术中原则，小肝癌规则性切除，大肝癌或跨肝叶的肝癌或切除范围过大选择不规则切除，距离肿瘤至少1.0cm以上。避免术中的挤压。入肝血流阻断及控制性降压可减少术中出血，对于肝硬化患者，肝门阻断一次不宜超过20分钟，可间隔5至数分钟再阻断。肿瘤患者不适于术前储备自体血。

【难度】难

提问5：为了预防术后复发，出院医嘱有

A. 动态监测肝功能及血常规
B. 动态监测甲胎蛋白
C. 每3个月复查乙肝病毒定量和肝脏超声
D. 抗乙肝病毒治疗
E. 术后立即行TACE治疗
F. 术后给予中医中药
G. 定期术丙种球蛋白

【答案】ABCDF

【解析】肝癌切除术后，动态随访是预防肝癌复发的重要措施，其中超声、甲胎蛋白变化是判断肝癌复发的最重要指标。抗病毒治疗主要减缓肝硬化和治疗病毒复制，目前指南建议对肝硬化肝癌患者，无论病毒数高低均建议抗病毒治疗。肝癌根治性切除术后无高危因素者不需要立即行TACE治疗，中医中药有助于提高免疫力，可选择使用。

【难度】难

案例四　男性，72岁，乙肝30年，近1个月出现腹胀，双下肢水肿，尿黄入院。查体：皮肤巩膜轻度黄染，肝肋下未触及，脾大，肋下2横指，腹腔积液征可疑，肠鸣音弱，双下肢水肿。化验血常规：Hb 100g/L，WBC 3.0×10^9/L，PLT 50×10^9/L，血生化白蛋白31.0g/L，ALT 54U/L，AST 24U/L，TBil 46.2μmol/L，DBil 38.1μmol/L，PT 17.4 秒。腹部CT示：肝右叶可见4.0cm×6.0cm的肿块，增强扫描呈动脉期不均匀明显强化，静脉期相对低密度，门静脉右支可见充盈缺损。少量腹腔积液。

提问1：目前诊断疾病有

A. 肝炎后肝硬化失代偿期
B. 腹腔积液
C. 原发性肝癌
D. 门静脉高压症
E. 门静脉癌栓
F. 乙型病毒性肝炎
G. 肝性脑病

【答案】ABCDEF

【解析】病毒性肝炎进展为肝硬化、门静脉高压，并出现腹腔积液征象。CT符合原发性肝癌征象，肝癌患者出现门静脉分支不显影，肿瘤侵及最为常见。

【难度】难

提问2：为完善术前准备，根据该患者目前情况还需要的检查有

A. 胃镜　　B. 颅脑CT
C. 肝穿刺活检　　D. 腹腔积液超声
E. ECT骨扫描　　F. 胸部X线片
G. 上消化道钡餐

【答案】ADEF

【解析】根据乙肝病史及CT特征性表现，临床可诊断为原发性肝癌，需要行胸片及骨扫描明确有无肺部及骨转移，上消化道钡餐、胃镜有助于了解食道胃底静脉有无曲张，腹腔B超可监测腹腔积液量，如临床表现典型，一般不建议术前活检，颅脑CT暂无特别必要。

【难度】中

提问3：按Child-Pugh分级，该患者肝功能分级

A. A级　　B. B级　　C. C级
D. D级　　E. Ⅰ级　　F. Ⅱ级
G. Ⅲ级

【答案】B

【解析】Child-Pugh评分7分。

【难度】中

提问4：对该患者临床肿瘤分期的依据有

A. 全身状况评分
B. 肝功能分级
C. 有无肝外转移
D. 有无血管侵犯
E. 肿瘤数目
F. 肿瘤大小
G. 肿瘤位置

【答案】ABCDEF

【解析】2017版肝癌诊疗指南临床分期标准。

【难度】中

提问5：该患者PS评分1分，Child-Pugh分级B级，无肝外转移，有门静脉侵犯，肿瘤数目1个，肿瘤大小6cm，根据目前临床分期，建议下一步治疗可选择

A. 仅舒缓治疗　　B. TACE
C. 手术切除　　D. FOLFOX4化疗
E. 索拉菲尼
F. 肝移植（UCSF标准）
G. 内分泌治疗

【答案】BCDE

【解析】该患者临床分级为Ⅲa期，仍有治疗机会，不建议仅行舒缓治疗，按照UCSF标准不适合肝移植。

【难度】难

案例五　女性，59岁，腹部B超发现肝脏单发实性占位病变，周围有少量血流信号1个月。1年前因"壶腹周围癌"行胰十二指肠切除术，术后恢复良好。

提问1：该患者需要考虑的诊断是

A. 原发性肝癌　B. 肝转移癌
C. 肝血管瘤　D. 肝囊肿
E. 肝局灶性增生　F. 肝腺瘤
G. 肝脓肿

【答案】ABCEF

【解析】壶腹癌术后发现肝脏占位，则高度怀疑为肝转移癌，但也不能排除其他肝脏实性占位性病变。无感染表现不考虑肝脓肿。

【难度】中

提问2：腹部CT示：肝右后叶可见2.5cm×2.5cm，呈"快进快出""牛眼征"征象。肿瘤标志物CA19-9 269.97U/ml。下一步的治疗建议

A. 手术切除　B. 射频消融
C. TACE　D. 肝移植
E. 化疗　F. 放疗
G. 激素治疗

【答案】ABCEF

【解析】CT描述的为肝转移癌的特征性影像学特点，且有Vater壶腹癌手术史。治疗方式多样性，需要进行详细评估，再决定手术方式。因不能排除有其他部位转移，不适合肝移植，也不适合激素治疗。

【难度】中

提问3：经患者及家属同意对肿瘤给予在超声引导下肿瘤微波消融。术后出现发热，最高体温39℃。伴有腹泻，无腹痛。无咳嗽、咳痰，无尿频尿急。需要考虑

A. 术后肝脓肿
B. 术后胆道感染
C. 术后吸收热
D. 并发肺部感染
E. 并发泌尿系感染
F. 痢疾
G. 肠瘘

【答案】ABC

【解析】肝转移癌的治疗相对困难，主要是需要仔细评估肿瘤进展程度和方式，如果只是单器官单病灶的转移，可以手术切除，也可以微波消融，动脉介入治疗，甚至非手术治疗。对于小于5cm转移癌微波消融可达到手术切除的疗效。但有术后并发症，如肝脓肿、胆道穿孔，血管受损等。该患者行胆肠吻合术后，微波消融术后易发生肝脓肿。

【难度】难

提问4：血培养为大肠埃希菌感染，腹部B超提示原肝右叶消融灶可见液化坏死，范围5.5cm×3.5cm，适合的治疗方式为

A. 给予敏感抗生素静脉滴注
B. 超声引导下穿刺置管引流
C. 脓腔冲洗
D. 脓腔内注入化疗药物
E. 加强支持对症治疗
F. 开腹手术
G. 禁食、输液

【答案】ABCE

【解析】肝脓肿最有效的治疗方法是抗菌药物联合穿刺置管引流，具有操作简单、并发症少、效果确实的优点，必要时还可以行脓腔冲洗，易减少坏死物存留；患者为消融后坏死灶感染，注入化疗药物无助于治疗。开腹手术应尽量避免。

【难度】中

提问5：经过抗生素治疗及脓腔冲洗引流后，患者体温正常，脓腔闭合，引流管无脓液引出，予以拔除引流管，复查腹部增强CT未见新发脓肿或肿瘤病灶，肿瘤标志物CA19-9下降至129.81U/ml。后续处理恰当的是

A. 继续口服抗生素治疗1月
B. 监测CA19-9
C. 注意复查腹部增强CT
D. 停用抗生素
E. 建议全身化疗
F. 抗肿瘤中医中药治疗
G. 定期复查腹部B超

【答案】ABCEFG

【解析】肝脓肿脓腔闭合后建议在继续巩固治疗一段时间，针对该例肝转移癌患者，应注意复查腹部CT及肿瘤标志物，根据病情分期应行系统化疗，并给予适当中医中药治疗。

【难度】难

（何晓军）

第十四章　门静脉高压症

【A1 型题】

1. 门静脉的正常压力范围是

A. 5~9cmH_2O　　B. 5~12cmH_2O

C. 13~24cmH_2O　　D. 10~25cmH_2O

E. 20~30cmH_2O

【答案】C

【解析】门静脉正常压力 13~24cmH_2O，超过 29cmH_2O 为门静脉高压。

【难度】易

2. 有关门静脉高压症，以下描述正确的是

A. 门静脉平均压约 25cmH_2O

B. 门静脉正常压力比肝静脉压高 10cmH_2O

C. 门静脉高压时，压力大都增至 25~30cmH_2O

D. 肝静脉压力梯度（HVPG）不超过 12mmHg 时，食管 - 胃底曲张静脉很少破裂出血

E. 门静脉高压时其属支压力较门静脉主干逐渐增高

【答案】D

【解析】门静脉平均压 18cmH_2O，比肝静脉压高 5~9cmH_2O，门静脉高压时，压力大都增至 30~50cmH_2O，肝静脉压力梯度（HVPG）不超过 12mmHg 时，食管 - 胃底曲张静脉很少破裂出血，门静脉及其属支无静脉瓣，因此，门静脉高压时可通过其属支测定门静脉压力。

【难度】易

3. 有关门静脉系统组成的描述，正确的是

A. 门静脉主干由脾静脉、肠系膜下静脉汇合而成

B. 门静脉主干由肠系膜上静脉、肠系膜下静脉汇合而成

C. 门静脉主干由肠系膜上、下静脉和脾静脉汇合而成

D. 胃冠状静脉不属于门静脉属支

E. 正常情况下脾静脉血流量约占门静脉的 80%

【答案】C

【解析】门静脉主干由肠系膜上静脉、肠系膜下静脉和脾静脉汇合而成，其中约 20% 的血液来自脾静脉。

【难度】易

4. 下列属于门静脉系统的静脉血管是

A. 直肠下静脉　　B. 卵巢静脉

C. 肾上腺静脉　　D. 髂内静脉

E. 肠系膜下静脉

【答案】E

【解析】直肠下静脉汇入髂内静脉，肾上腺静脉、卵巢静脉汇入肾静脉，最后均汇入下腔静脉回流至右心，不属于门静脉系统。

【难度】中

5. 门静脉高压症的侧支循环包括

A. 胃底、食管下段交通支、肠系膜血管交通支

B. 直肠下端、肛管交通支、肠系膜血管交通支

C. 前腹壁交通支、肠系膜上血管交通支

D. 腹膜后交通支、肠系膜下血管交通支

E. 直肠下端、肛管交通支、胃底、食管下段交通支

【答案】E

【解析】门静脉高压症的主要侧支循环不包括肠系膜血管交通支。

【难度】易

6. 肝炎后肝硬化引起的门静脉高压症的主要阻塞部位在

A. 窦前　　B. 窦后

C. 窦后和肝窦　　D. 肝前

E. 肝后

【答案】C

【解析】门静脉高压症分为肝前型、肝内型和肝后型三类。在肝内型又分为窦前阻塞、肝窦和窦后阻塞两种，肝炎后肝硬化主要影响肝窦和窦后。

【难度】中

7. 门静脉高压症时，B超检查门静脉内径正确的是

A. <1.0cm　B. >1.0cm　C. ≤1.3cm

D. ≥1.3cm　E. ≥1.1cm

【答案】D

【解析】门静脉高压症时门静脉系统压力增高导致门静脉扩张，多超过1.3cm。

【难度】中

8. 有关门静脉高压症的病理生理变化，下列正确的是

A. 门静脉血流量增加是门静脉高压症的常见始动因素

B. 门静脉系统无静脉瓣，压力通过血流量和流出阻力形成并维持

C. 门静脉高压症分为肝内型和肝后型

D. 肝内型门静脉高压症可分为窦前性、窦后性

E. 再生的肝细胞和增生的纤维束压迫，是压力升高的唯一因素

【答案】B

【解析】在我国，肝炎后肝硬化导致的门静脉高压，再生的肝细胞和增生的纤维束压迫肝窦，是导致门静脉压力升高的重要因素；其次，肝内动-静脉短路也是导致门静脉压力进一步增高的原因之一。

【难度】中

9. 门静脉高压症各交通支扩张出现最早、最显著的是

A. 胃底、食管下段交通支

B. 直肠下端、肛管交通支

C. 前腹壁交通支

D. 腹膜后交通支

E. 肠系膜血管交通支

【答案】A

【解析】在门静脉高压症扩张的交通支中，食管下段、胃底形成的曲张静脉最有临床意义，它离门静脉主干和腔静脉最近，压力差最大，因而受门静脉高压的影响也最早、最显著。

【难度】易

10. 关于肝硬化门静脉高压症腹腔积液形成的原因，**不正确**的是

A. 门静脉系统毛细血管床通透性增加

B. 肝硬化导致低蛋白血症

C. 淋巴液回流受阻，导致液体从肝表面、肠浆膜漏入腹腔

D. 肝静脉回流受阻

E. 血容量下降导致的醛固酮分泌增加

【答案】D

【解析】门静脉系统毛细血管床滤过压增加、低蛋白血症、淋巴液生成增加、醛固酮分泌增加导致肝硬化腹腔积液形成。肝静脉回流受阻为肝后型门静脉高压。

【难度】中

11. 引起门静脉高压的常见疾病是

A. 门静脉海绵样变、肝炎后肝硬化

B. 门静脉海绵样变、甲型病毒性肝炎

C. 肝炎后肝硬化、肝转移癌

D. 血吸虫病、肝包虫病

E. 布加综合征、脂肪肝

【答案】A

【解析】甲型肝炎一般急性发病，呈自限性，无慢性化过程，引起急性重型肝炎者极为少见，不会演变成肝硬化，与门静脉高压的关系不大。

【难度】易

12. 关于肝炎后肝硬化导致的门静脉高压临床表现，描述正确的是

A. 肝脏体积增大、尾状叶缩小，常伴有腹腔积液

B. 曲张的食管-胃底静脉一旦破裂，立刻发生急性大出血

C. 不会出现黄疸

D. 脾大、脾功能亢进较少见

E. 腹壁曲张静脉血流方向皆向上回流至上腔静脉

【答案】B

【解析】肝炎后肝硬化时肝脏体积缩小、各叶比例失调，尾状叶常代偿性增大；肝功能受损加重时可出现黄疸。脾大、脾功能亢进、腹腔积液及食管-胃底静脉曲张是门静脉高压症的三联征，曲张的食管-胃底静脉一旦破裂，立刻发生急性大出血，常呕吐鲜红色血液。

【难度】难

13. 门静脉高压患者最危险的并发症是

A. 腹腔积液

B. 黄疸

C. 痔核形成

D. 门静脉增宽

E. 食管-胃底曲张静脉破裂出血

【答案】E

【解析】食管、胃底静脉曲张破裂出血是肝硬化门静脉高压症最严重的并发症。

【难度】易

14. 关于门静脉高压性胃病，下列正确的是
   A. 是由于胃黏膜下层动静脉交通支广泛开放所致
   B. 一般没有胃壁淤血、水肿、糜烂、溃疡形成
   C. 门静脉高压性胃病出血占门静脉高压症上消化道出血的 50%
   D. 行脾切除贲门周围血管离断术后，门静脉高压性胃病会缓解
   E. 门静脉高压性胃病不会导致上消化道出血

【答案】A

【解析】门静脉高压性胃病导致的上消化道出血占门静脉高压症上消化道出血的 5%~20%。在门静脉高压时，胃壁淤血、水肿，胃黏膜下层动 - 静脉交通支广泛开放，胃黏膜微循环发生障碍，导致胃黏膜防御屏障的破坏，形成门静脉高压性胃病。

【难度】难

15. 有关外科治疗门静脉高压症上消化道出血的原则，下述正确的是
   A. 主要是预防和控制食管 - 胃底曲张静脉破裂出血
   B. 血管收缩药物治疗有效的无须继续进一步措施防止再出血
   C. 肝功能 C 级的患者不建议行 TIPS 治疗
   D. 肝功能 C 级的患者内科保守治疗无效的应积极行急诊外科手术治疗
   E. 急诊外科手术治疗以分流术为首选

【答案】A

【解析】外科治疗门静脉高压症上消化道出血的目标主要是预防和控制食管 - 胃底曲张静脉破裂出血。对于有黄疸、大量腹腔积液、肝功能严重受损的患者，如果行外科手术治疗，死亡率高达 60%~70%，对这类患者应尽量采用非手术疗法，重点是输血、注射垂体后叶激素、生长抑素等，以及应用三腔管、内镜止血，或者急诊实施 TIPS 介入手术。

【难度】中

16. 关于内镜治疗食管静脉曲张破裂出血，下列正确的是
   A. 内镜主要是明确上消化道出血的病因，治疗意义不大
   B. 内镜下曲张静脉的套扎或硬化剂注射不适合急性出血期患者
   C. 硬化剂注射最严重的并发症为食管穿孔，但发生率及死亡率均较低
   D. 内镜下套扎后坏死脱痂有发生大出血的风险，不能反复应用
   E. 内镜治疗是目前公认控制急性出血的首选方法

【答案】E

【解析】内镜注射治疗及套扎兼具诊断及治疗意义，是目前公认控制急性出血的首选方法，硬化剂注射最严重的并发症为食管穿孔，虽然发生率仅为 1%，但死亡率高达 50%，内镜下套扎后坏死脱痂有发生大出血的风险，可多次反复应用，再次内镜治疗时机以首次治疗后 10~15 日为宜。

【难度】难

17. 门静脉高压食管 - 胃底曲张静脉破裂大出血时，紧急情况下的临时止血方法是
   A. 急诊 TIPS
   B. 急诊外科手术
   C. 用三腔两囊管压迫
   D. 内镜下曲张血管套扎
   E. 内镜下局部注射硬化剂

【答案】C

【解析】用三腔两囊管压迫胃底食管下段的曲张静脉，临时止血效果好。患者血液循环不稳定时内镜下止血风险较高，一般难以实施。

【难度】中

18. 应用三腔两囊管时放松气囊的间隔时间应为
   A. 每隔 10~20 分钟　B. 每隔 4 小时
   C. 每隔 12 小时　D. 每隔 24 小时
   E. 每隔 3~5 天

【答案】C

【解析】放置三腔两囊管时为防止食管下段或胃底黏膜因受压时间太长而发生溃疡坏死，甚至穿孔，应定时放松气囊，一般间隔时间为 12 小时，气囊放空时间 10~20 分钟，放置时间一般不超过 3~5 天。

【难度】中

19. 应用三腔两囊管时各气囊充气的顺序及充气量为
   A. 先充食管气囊 150~200ml，再充胃气囊 100~150ml
   B. 先充胃气囊 150~200ml，再充食管气囊 100~150ml
   C. 先充胃气囊 50~100ml，再充食管气囊 100~150ml

D. 先充食管气囊 50~100ml，再充胃气囊 150~200ml

E. 先充胃气囊 100~150ml，再充食管气囊 150~200ml

【答案】B

【解析】先充胃气囊 150~200ml，再充食管气囊 100~150ml。

【难度】中

20. 关于经颈内静脉肝内门体分流术（TIPS），下列描述正确的是

A. 经颈内静脉途径在肝内肝静脉和门静脉主要分支间建立通道

B. 不适用于肝功能 C 级的患者

C. 无法急诊应用

D. 为防治支架狭窄和闭塞一般采用直径为 12mm 以上支架

E. 肝性脑病发生率较低

【答案】A

【解析】经颈静脉肝内门体分流的主要问题是支架狭窄、并发肝衰竭（5%~10%），肝性脑病发生率（20%~40%）。目前 TIPS 的主要适应证是药物和内镜治疗无效、肝功能差的曲张静脉破裂出血患者，以及等待肝移植的患者，但不建议作为所有门静脉高压症治疗的首选方法。

【难度】难

21. 降低门静脉压力效果最明显的术式为

A. 限制性门 - 腔静脉分流术

B. 门 - 腔静脉端侧分流术

C. 远端脾肾静脉分流术

D. 门 - 腔静脉“桥式”分流术

E. 脾切除贲门周围血管离断术

【答案】B

【解析】门体分流术可分为选择性分流、非选择性分流两类，其中非选择性分流是将入肝的门静脉血完全转流入体循环，代表术式是门静脉与下腔静脉的端侧或侧侧分流术。由于分流量大，降低门静脉压力效果明显，但肝性脑病发生率高达 30%~50%，易引起肝衰竭。

【难度】难

22. 最安全、有效的断流手术方式为

A. 食管下端横断术

B. 胃底横断术

C. 食管下端胃底切除术

D. 贲门周围血管离断术 + 脾肾分流术

E. 脾切除 + 贲门周围血管离断术

【答案】E

【解析】脾切除贲门周围血管离断术不仅离断了食管 - 胃底的静脉侧支，还保存了门静脉入肝血流，手术范围适中，操作简单，最为安全有效。

【难度】难

23. 贲门周围血管离断术后，与早期再出血关联最为密切的血管是

A. 冠状静脉食管支

B. 冠状静脉胃支

C. 胃后静脉和左膈下静脉

D. 冠状静脉高位食管支

E. 胃短静脉

【答案】D

【解析】贲门周围血管离断术后再出血的主要原因有两类：①门静脉高压性胃病出血。对这一类出血，原则上采用非手术疗法止血。②第一次手术不彻底，遗漏了高位食管支或异常高位食管支，又引起食管 - 胃底静脉曲张破裂大出血。对后一类出血，应争取早期手术，重新离断遗漏了的高位食管支或异常高位食管支。

【难度】难

24. 有关布加综合征（Budd-Chiari syndrome），下列说法正确的是

A. 表现为下肢水肿，伴或不伴有门静脉高压

B. 是由于肝静脉或其开口以上的下腔静脉阻塞所致

C. 属于肝前型门静脉高压症

D. 彩色多普勒超声多难以发现

E. 外科治疗主要为断流术

【答案】B

【解析】布加综合征是由于肝静脉或其开口以上的下腔静脉阻塞所致的以门静脉高压或并发下腔静脉高压为特征的一组疾病。属于肝后型门静脉高压，超声检查较易发现肝静脉或其开口以上的下腔静脉阻塞，治疗包括介入支架治疗、分流手术和肝移植，一般不采用断流术。

【难度】难

【A2 型题】

1. 男性，52 岁，“乏力、食欲不振伴腹胀 2 个月”入院，查体：皮肤晦暗、巩膜轻度黄染，前胸部可见数个蜘蛛痣，腹部膨隆，腹壁静脉曲张，移动性浊音阳性，双下肢轻微水肿。化验乙肝“大三阳”，乙肝病毒 DNA 定量 1.634×10^6copy/ml，谷丙转氨酶 164U/L。B 超提示肝脏体积缩小、门静脉增宽、脾大、大量腹腔积液。该患者可以确定的诊断是

A. 乙型病毒性肝炎、肝硬化失代偿期、门静脉高压症
B. 肝硬化失代偿期、布加综合征
C. 布加综合征、乙型病毒性肝炎
D. 门静脉高压症、食管 - 胃底静脉曲张
E. 脾功能亢进、乙型病毒性肝炎

【答案】A

【解析】乙型病毒性肝炎后肝硬化在我国是导致门静脉高压症的常见原因。肝硬化失代偿期可出现腹腔积液、脾大、脾功能亢进。

【难度】易

2. 女性，65 岁，1990 年因重度贫血曾输血，此后于 2000 年发现"丙肝"，未予诊治。今日门诊化验肝功正常，丙肝抗体阳性，丙肝病毒 RNA 定量 2.828×10^{6}copy/ml。腹部 B 超提示肝脏不均质改变，门静脉内径 1.4cm，脾厚 4.5cm，脾门周围多发迂曲扩张血管，首先考虑的诊断是
A. 门静脉高压症
B. 腹腔积液
C. 脾功能亢进
D. 食管曲张静脉破裂出血
E. 乙型病毒性肝炎

【答案】A

【解析】该患者 1990 年曾输血，此后查丙肝抗体阳性，B 超提示门静脉增宽、脾大，因此，可以确诊门静脉高压症。其他如腹腔积液、脾功能亢进、食管静脉曲张等尚需进一步检查确定。

【难度】中

3. 女性，74 岁，湖北省潜江市人，因"间断呕血、黑便 1 年余"入院，既往 1970 年确诊血吸虫病，2010 年因腹胀在当地医院诊断为肝硬化、腹腔积液，肝炎病毒学均阴性，利尿保肝后好转出院。近 1 年来反复呕血、黑便，腹部 CT 提示肝硬化、门静脉增宽、脾大、大量腹腔积液；腹腔、腹膜后多发侧支循环。该患者门静脉高压症的分型是
A. 肝后型　　B. 肝前型
C. 窦型　　D. 窦前型
E. 窦后型

【答案】D

【解析】患者来自血吸虫病流行区，既往明确诊断为血吸虫性肝硬化，近 1 年反复呕血、黑便，导致门静脉高压症的病因明确，血吸虫性肝硬化导致的门静脉高压症属于肝内窦前型。

【难度】中

4. 男性，34 岁，因"大量腹腔积液 2 个月，呕血 3 天"入院，查体：胸腹壁及腰背部静脉曲张明显，血流方向均向上，下肢水肿明显，住院期间明确诊断后行下腔静脉、肠系膜上静脉 - 右心房搭桥术，术后腹腔积液明显消退，此例门静脉高压症的主要阻塞部位最可能是
A. 窦前　　B. 窦后　　C. 窦内
D. 肝前　　E. 肝后

【答案】E

【解析】该患者同时出现门静脉高压及下肢水肿，且腹壁曲张静脉的血流方向无论脐部上下均向上回流入上腔静脉，因此，考虑为下腔静脉肝上段阻塞，符合布加综合征，属于肝后型门静脉高压症。

【难度】难

5. 男性，50 岁，乙肝肝硬化病史 15 年，平时疏于检查治疗，近 1 个月来乏力、腹胀，近两日大便发黑，中午进食后 2 小时突发呕血 300ml，伴头晕。查体，巩膜轻度黄染，腹软无压痛，肝肋下未触及，移动性浊音阳性，最可能的诊断是
A. 胆道出血
B. 十二指肠溃疡出血
C. 胃癌出血
D. 食管 - 胃底曲张静脉破裂出血
E. 应激性溃疡出血

【答案】D

【解析】乙肝、肝硬化病史患者突发呕血，应首先考虑食管 - 胃底曲张静脉破裂出血。上消化道大出血多有黑便，黑便可以在呕血之前出现，也可以在呕血之后出现。

【难度】易

6. 男性，48 岁，呕血 5 小时入院。查体：脉搏 120 次 /min，血压 80/55mmHg。神志不清，营养状况差。巩膜明显黄染，腹壁可见静脉曲张，脐周呈"海蛇头"样，肝肋下未触及，脾肋下 6cm，移动性浊音阳性。该患者呕血最可能的原因是
A. 急性胃黏膜病变出血
B. 消化性溃疡出血
C. 食管 - 胃底曲张静脉破裂出血
D. 晚期胃癌出血
E. 胆管肿瘤所致胆道出血

【答案】C

【解析】根据患者临床表现及查体所见考虑为门静脉高压症所致食管-胃底曲张静脉破裂出血可能性大。

【难度】易

7. 女性,67岁,因“食欲差、消瘦3月余”入院,入院后查体:颈部、腋窝可触及多个肿大淋巴结,活动度可,无压痛,皮肤巩膜无黄染,腹平坦,脾脏肋缘下6cm,化验血常规示三系减少,手术感染八项均阴性,腹部B超提示肝脏增大、胆囊萎缩、门静脉内径0.9cm,脾6.6cm×13.1cm。最可能的诊断是

A. 门静脉高压症　B. 淋巴瘤

C. 肝硬化　D. 布加综合征

E. 再生障碍性贫血

【答案】B

【解析】脾大、脾功能亢进需要与血液系统疾病相鉴别,如溶血性贫血、血小板减少性紫癜、慢性白血病、淋巴瘤、骨髓异常增生综合征等,本例患者没有肝脏萎缩、硬化表现,门静脉不宽,无病毒性肝炎,结合体表淋巴结肿大及肝脾大,考虑淋巴瘤可能性大。

【难度】中

8. 女性,56岁,因“间断腹胀4年余,加重2个月,双下肢水肿20天”入院,无饮酒史。查体:未见肝掌及蜘蛛痣,皮肤巩膜无黄染,心肺无异常,腹膨隆,无肌紧张,移动性浊音,双下肢无水肿;化验:甲、乙、丙等肝炎指标均阴性,ALT 149U/L,AST 215U/L,TBil 41.6μmmol/L,DBil 11.5μmol/L,血清总蛋白、白蛋白正常,肾功能正常,腹部B超提示脾稍大、腹腔大量积液,下腔静脉、肝静脉、门静脉血流未见异常,门静脉内径1.1cm,胃镜检查提示食管、贲门黏膜光滑,慢性糜烂性胃炎伴胆汁反流。入院后经保肝、利尿治疗,肝功好转、腹腔积液消退。腹腔积液原因考虑为

A. 肝源性　B. 心源性

C. 肾源性　D. 营养不良

E. 黏液性水肿

【答案】A

【解析】该患者腹腔积液原因不明,肾功能正常,白蛋白正常,无营养不良表现,无黏液性水肿,心功能正常,仅转肝酶明显增高,因此考虑肝源性可能性最大。超声检查无肝静脉、下腔静脉狭窄或闭塞,无门静脉血栓或海绵样变,因此,不排除肝小静脉闭塞所致。

【难度】难

9. 男性,40岁,6小时前进食后突然大量呕血,量约1 000ml,有暗红色血块,入院时神志不清,查体:脉搏120次/min,血压84/54mmHg,以下最有助于判断呕血原因的体征是

A. 睑结膜苍白

B. 双下肢水肿

C. 皮肤巩膜黄染

D. 腹壁静脉曲张

E. 脾肋下6cm,腹腔积液征阳性

【答案】E

【解析】脾大、腹腔积液是门静脉高压症最为常见的表现,可见脐周静脉血管曲张,但与布加综合征腹壁静脉曲张血管部位和流向不同。各种原因导致消化道出血引起继发性贫血时均可出现睑结膜苍白。

【难度】中

10. 男性,50岁,既往有肝炎后肝硬化、门静脉高压病史20年,因“呕血1天”急诊入院。体格检查;贫血貌,血红蛋白80g/L,血小板计数50×10^9/L,白细胞计数3.0×10^9/L,下列最符合其临床特点的是

A. 腹痛,高热,乏力

B. 腹痛,黄疸,贫血

C. 肝大,腹胀,发热

D. 脾大,脾功能亢进,黑便

E. 脾大,肝大,发热

【答案】D

【解析】肝炎后肝硬化门静脉高压上消化道大出血时一般不伴有腹痛、发热、肝大。

【难度】易

11. 女性,32岁,无明显诱因出现腹胀、乏力,逐渐加重,腹围逐渐增大,腹部B超提示腹腔大量积液,双下肢无水肿,腹部MRI检查提示肝大、门静脉增宽、脾大、腹腔积液;经颈内静脉肝静脉造影:肝静脉开口变窄,接近闭塞,并可见静脉交通支形成;下腔静脉造影:肝后段下腔静脉局部不规则变窄,血流通过正常。肝穿刺活检,肝脏淤血性病变。诊断考虑为

A. 心功能不全　B. 布加综合征

C. 血吸虫病　D. 门静脉海绵样变

E. 肝炎后肝硬化

【答案】B

【解析】布加综合征是指由肝静脉或其开口以上的下腔静脉阻塞引起的以门静脉高压或并发下腔静脉高压为特征的一组疾病,临床主要表现为早期劳累后右上腹胀痛、肝脾大、腹腔积液、伴或不伴有双下肢水肿等,晚期可呈恶病质状态,腹大如鼓、骨瘦如柴,如“蜘

蛛人”。

【难度】难

12. 男性，55岁，因“乏力、腹胀2个月，呕血1天”急诊入院。既往有肝硬化、门静脉高压病史10年，入院后查体：神志清楚，无扑翼样震颤，肝功示谷丙转氨酶169U/L，谷草转氨酶205U/L，总胆红素45.6μmmol/L，白蛋白34g/L，凝血四项正常，B超提示腹腔少量积液。其肝功能Child-Pugh评分为

A. 6分，A级　　B. 7分，B级

C. 8分，B级　　D. 9分，B级

E. 10分，C级

【答案】C

【解析】血清胆红素2分，白蛋白2分，凝血酶原时间1分，腹腔少量积液2分，肝性脑病1分，共计8分。Child-Pugh分级7~9分为B级。

【难度】中

13. 男性，47岁，解柏油样便3天来诊，乙型肝炎病史4年，既往无胃、十二指肠溃疡病史，食管X线钡餐检查见食管下段黏膜呈串珠样改变，最可能的诊断是

A. 食管炎　　B. 食管静脉曲张

C. 贲门失弛缓症　　D. 食管癌

E. 食管平滑肌瘤

【答案】B

【解析】食管被钡剂充盈时，曲张的静脉使食管的轮廓呈虫蚀样改变；排空时，曲张的静脉表现为蚯蚓样或串珠状负影。

【难度】易

14. 男性，53岁，6小时前开始解柏油样便，共2次，每次约150g，1小时前晚餐后呕出鲜红色血液量约300ml。既往有乙肝病史多年。入院体检：体温36.9℃，脉搏90次/min，呼吸22次/min，血压105/70mmHg，颈部皮肤见多个蜘蛛痣，巩膜无黄染。腹部稍膨隆，脾肋下3cm，移动性浊音阳性。为明确上消化道出血的原因，下列检查首选

A. B超　　B. CT

C. MRI　　D. 纤维胃镜

E. 食管吞钡X线检查

【答案】D

【解析】患者在循环相对稳定的情况下，急诊内镜检查可发现出血部位，明确诊断，某些情况下又可实施内镜下止血治疗。

【难度】易

15. 男性，58岁，偶有乏力、食欲不振，近日加重，轻微腹胀，有乙肝病史15年，肝硬化5年。化验便潜血阳性，腹部增强CT提示肝硬化、脾大，食管-胃底静脉曲张，胃镜检查描述最符合该患者病情的是

A. 食管黏膜光滑，慢性胃炎，胃内容物潴留

B. 食管、贲门黏膜光滑，慢性糜烂性胃炎伴胆汁反流

C. 食管下段胃底静脉重度曲张伴胃黏膜病变

D. 慢性胃炎、十二指肠球炎

E. 十二指肠憩室炎

【答案】C

【解析】胃镜对诊断食管-胃底静脉曲张最准确可靠，最直观，而且有助于了解有无门静脉高压性胃病及溃疡，并对上消化道出血可进行镜下止血治疗。

【难度】难

16. 男性，45岁，因“肝炎后肝硬化，门静脉高压症”入院，既往无呕血黑便病史，肝功能B级，入院后胃镜检查提示食管静脉轻度曲张(G_1)：食管静脉曲张呈直线形，略有迂曲，红色征阴性。该患者应选择的一级预防措施是

A. 不使用非选择性β-受体阻滞剂

B. 使用非选择性β-受体阻滞剂

C. 内镜治疗预防

D. 内镜治疗联合非选择性β-受体阻滞剂预防

E. 行脾切除、贲门周围血管离断术预防

【答案】B

【解析】不推荐无食管静脉曲张者使用非选择性β-受体阻滞剂用于一级预防。轻度食管静脉曲张若Child-Pugh B、C级或红色征阳性，推荐使用非选择性β-受体阻滞剂预防首次静脉曲张出血。中、重度食管静脉曲张、出血风险较大者(Child-Pugh B、C级或红色征阳性)，推荐使用非选择性β-受体阻滞剂或内镜套扎预防首次静脉曲张出血。

【难度】难

17. 男性，56岁，突发呕血200ml入院，有肝炎后肝硬化、门静脉高压症病史10年。查体：血压92/65mmHg，脉搏98次/min，诊断为“食管-胃底静脉曲张破裂出血”，初期应采取的药物治疗措施是

A. 首选血管收缩药或与血管扩张药硝酸酯

类合用
B. 非选择性β-受体阻滞剂
C. 生长抑素及其类似物(奥曲肽)、非选择性β-受体阻滞剂
D. 禁用抗生素
E. 禁用质子泵抑制剂
【答案】A
【解析】目前临床急诊常用降低门静脉压力的药物包括血管加压素及其类似物(特利加压素)、生长抑素及其类似物(奥曲肽),在怀疑食管静脉曲张破裂出血时,药物治疗应作为首选的一线方案,周期3~5天。β-受体阻滞剂可降低血压和心率,在急性出血期不建议使用。对肝硬化急性静脉曲张破裂出血的患者应短期使用抗生素、应用质子泵抑制剂等。
【难度】难
18. 男性,48岁,突然呕血,黑便,伴头晕,出冷汗1小时,来我院急诊。有乙型肝炎病史11年,4年前发现肝硬化,脾肿大。血压75/50mmHg,脉搏110次/min,经复苏后循环稳定,未再出血,此时治疗应首选
A. 急诊胃镜检查和止血
B. 急诊上消化道钡餐检查
C. 三腔两囊管压迫
D. 急诊分流术
E. 急诊断流术
【答案】A
【解析】患者在循环相对稳定的情况下,急诊内镜检查即可明确诊断,某些情况下又可实施内镜下止血治疗。
【难度】中
19. 男性,28岁,无明显诱因突发呕血6小时,血为暗红色,量约400ml。既往无肝炎病史。查体:生命体征平稳,上腹部轻压痛,血红蛋白100g/L。最有助于诊断的急诊检查方法为
A. 腹部B超　　B. 血管造影
C. 上消化道造影　　D. 纤维胃镜
E. 腹部CT
【答案】D
【解析】上消化道出血患者无乙肝病史或病史不明确的应积极行内镜检查,明确出血部位和原因。
【难度】易
20. 男性,42岁,因门静脉高压症食管-胃底静脉曲张破裂出血行脾切除、贲门周围血管离断术后1年。解柏油样便2天,每天3次,每次约200ml。入院血压90/60mmHg,血红蛋白80g/L。首先考虑的诊疗措施是
A. 再次行贲门周围血管离断术
B. 急诊胃镜检查
C. 急诊胃肠钡餐检查
D. 选择性动脉造影检查
E. 经皮肝穿刺行门静脉造影
【答案】B
【解析】在全身条件允许的情况下急诊胃镜检查即可明确出血原因,又可在胃镜下做适当的止血处理。
【难度】中
21. 女性,56岁,突然出现呕血,鲜红色,共3次,量约1 300ml,6小时后就诊。既往有肝炎病史20年,厌食、乏力、腹胀3个月。查体:脉搏110次/min,血压80/50mmHg。巩膜轻度黄染。肝右肋下未触及,脾脏左肋下2cm。腹腔积液征阳性。化验:血红蛋白55g/L,白细胞3.0×10^9/L,HBsAg(+)。首先采取的紧急止血措施是
A. 局部应用止血药
B. 全身应用止血药
C. 放置三腔两囊管+持续静脉推注生长抑素
D. 胃管内注入冰盐水
E. 立即行断流术
【答案】C
【解析】针对门静脉高压食管-胃底静脉曲张大出血,在出现失血性休克的紧急状况下三腔两囊管压迫止血简单、有效,为下一步治疗争取时间、创造条件。
【难度】中
22. 女性,42岁,突发呕吐鲜红血液1 000ml,确诊为肝硬化、门静脉高压症,入院评估肝功能Child-Pugh分级B级,经三腔两囊管压迫止血等综合治疗6天,但放松气囊后仍反复出血。此患者最易发生的并发症是
A. 呼吸衰竭　　B. 肝衰竭
C. 左心衰竭　　D. 右心衰竭
E. 肾衰竭
【答案】B
【解析】血容量不足导致肝脏灌注降低血供障碍,反复出血加重肝脏损害,容易导致肝衰竭。
【难度】中
23. 男性,62岁,1年前因突发大量呕血住院治疗,确诊为门静脉高压症,经非手术治疗好

转后出院。本次因大量呕血再次住院，经三腔两囊管压迫止血等综合治疗3天，观察24小时无活动性出血后，拔除三腔两囊管，拔管时胃气囊未完全排空，随后再次发生大出血，再出血原因最可能是

A. 拔管时胃底或食管黏膜撕裂

B. 急性胃黏膜病变

C. 胆道出血

D. 十二指肠溃疡出血

E. 应激性溃疡

【答案】A

【解析】三腔两囊管压迫止血有可能导致胃及食管黏膜缺血糜烂坏死，拔管不当时可能导致胃底或食管黏膜撕裂。

【难易】难

24. 男性，48岁，乙型肝炎后肝硬化5年，一直口服恩替卡韦治疗，复查肝功及乙肝病毒DNA定量均在正常范围，无呕血、黑便史。每年行胃镜检查提示"食管-胃底静脉中度曲张，红色征(-)"，化验血常规提示白细胞4.7×10^9/L，中性粒细胞百分比70%，血小板78×10^9/L，下列关于该患者的治疗方案，正确的是

A. 需行TIPS治疗

B. 需行单纯脾切除手术

C. 需行脾切除贲门周围血管离断术

D. 暂不需要行断流术

E. 需行脾脏栓塞术

【答案】D

【解析】对于有食管-胃底静脉曲张(轻中度，没有红色征)、但没有出血的患者，不做预防性手术，重点应为内科护肝治疗。

【难度】难

25. 男性，40岁，因"肝炎后肝硬化，门静脉高压症"入院。既往无呕血黑便病史，肝功能A级，入院后胃镜检查提示食管静脉重度曲张(G_3)：呈蛇形迂曲隆起(红色征阳性)，部分呈串珠状、结节状或瘤状。该患者应选择的治疗措施是

A. 行TIPS治疗　　B. 行脾肾分流术

C. 行断流术　　D. 行单纯脾切除术

E. 无须手术

【答案】C

【解析】重度食管-胃底静脉曲张，特别是镜下看到曲张静脉表面有"红色征"，为了预防首次急性大出血，可考虑行预防性手术，主要是断流术。

【难度】难

26. 女性，53岁，因肝硬化门静脉高压食管-胃底曲张静脉破裂出血住院治疗，入院后紧急行三腔两囊管压迫止血以及其他综合治疗4天，未再出现活动性出血，肝功能A级，目前应采取的最适当的治疗措施是

A. 输血+垂体加压素

B. 继续三腔两囊管压迫止血

C. 经纤维内镜注射硬化剂

D. 行贲门周围血管离断术

E. 经腹腔动脉插管应用止血药

【答案】D

【解析】没有黄疸、没有明显腹腔积液的患者(Child A、B级)，发生食管-胃底静脉曲张破裂大出血，经过初期复苏处理和非手术治疗控制出血后，应争取早期手术。

【难度】中

27. 男性，45岁，因肝硬化门静脉高压曾3次呕血，均行内镜下套扎或硬化剂治疗，出血停止后出院，本次因进食饺子后再次呕血，量约100ml。查体：皮肤巩膜无黄染，腹软，腹腔积液征阴性。B超提示脾大，胃底、脾门血管迂曲扩张。入院后给予对症治疗未再呕血，目前应采取治疗措施最适当的是

A. 输血+垂体加压素

B. 三腔两囊管压迫止血

C. 经纤维内镜注射硬化剂

D. 行贲门周围血管离断术

E. 经腹腔动脉插管应用止血药

【答案】D

【解析】曾多次发生食管-胃底静脉曲张破裂出血的患者，应积极手术治疗。

【难度】难

28. 女性，48岁，因"发热，腹胀加重，轻度呼吸困难1周"入院。乙型肝炎肝硬化病史20年，发现腹腔积液2年余。超声检查提示大量腹腔积液，心率93次/min，应用利尿药物治疗3天后出现沉默寡言，性格改变。导致患者行为和性格改变最可能的原因是

A. 感染引起的炎症反应

B. 肺性脑病

C. 利尿药物的毒性反应

D. 肝性脑病

E. 胰性脑病

【答案】D

【解析】腹腔积液感染和利尿治疗均有诱发肝性脑病风险，大量利尿后容易引起低钾性碱中毒，可至血氨增高，易诱发肝性脑病。

【难度】中

29. 男性，53岁，肝炎后肝硬化病20年，两年前因门静脉高压食管 - 胃底静脉曲张破裂出血行贲门周围离断术。1年前开始出现腹腔积液，超声检查提示门静脉血栓，近半年来腹腔积液进行性加重，利尿药物效果逐渐减弱，1周前开始出现腹胀加重，伴呼吸困难，3天前给予腹腔置管腹腔积液引流术，每日定时放腹腔积液约2 000ml，3天后出现胡言乱语，随地便溺。以下治疗措施正确的是

A. 口服乳果糖、适当补充支链氨基酸

B. 急诊TIPS治疗

C. 给予镇静剂

D. 补充复合18种氨基酸、继续利尿

E. 补充白蛋白、继续利尿

【答案】A

【解析】镇静剂、利尿剂、复合氨基酸、TIPS治疗可能诱发和加重肝性脑病。

【难度】中

30. 男性，48岁，半年前因呕血、黑便住院治疗，经检查确诊为肝炎后肝硬化、门静脉高压症，经保守治疗好转后出院。本次又因大量呕血住院，行急诊胃镜检查，明确为食管 - 胃底静脉曲张破裂出血，急诊胃镜下套扎止血失败，肝功能Child A级，该患者目前最适合的治疗选择是

A. 急诊TIPS

B. 输血 + 三腔两囊管压迫止血

C. 经纤维内镜注射硬化剂

D. 经腹腔动脉插管应用止血药

E. 急诊行贲门周围血管离断术

【答案】E

【解析】患者短期内反复出现食管 - 胃底静脉曲张破裂出血，内镜下止血失败，肝功能A级，急诊实施贲门周围断流术可控制活动性出血，预防将来出血。

【难度】难

31. 女性，39岁，呕血、黑便5小时。既往乙肝病史20年。查体：贫血貌，巩膜轻度黄染，腹膨隆，脾肋下8cm，腹腔积液征(+)。首选检查治疗措施中最恰当的是

A. 继续保守治疗　　B. 急诊分流手术

C. 急诊断流手术　　D. 急诊TIPS

E. 急诊胃镜检查、止血

【答案】E

【解析】乙肝肝硬化上消化道大出血，首选急诊胃镜检查、止血，内科治疗无效、患者耐受情况良好者可以考虑急诊手术治疗。

【难度】中

32. 男性，45岁，肝炎后肝硬化、门静脉高压病10年，2年前因食管 - 胃底曲张静脉破裂出血行贲门周围血管离断术，近1年来腹腔积液进行性加重，内科保守治疗效果不佳，1天前再次出现呕血及黑便，拟行肝移植术，目前最恰当的处置方式为

A. 再次行贲门周围血管离断术

B. 腹腔 - 颈静脉转流术

C. 门腔静脉分流术

D. 脾肾静脉分流术

E. TIPS术

【答案】E

【解析】TIPS治疗对食管 - 胃底静脉曲张破裂出血有效，又能解决顽固性腹腔积液的问题，可为等待肝移植争取时间。其他分流手术创伤较大，近年已很少采用。

【难度】难

33. 男性，56岁，TIPS治疗术后半年，既往有肝炎后肝硬化、门静脉高压、脾功能亢进、腹腔积液、食管 - 胃底曲张破裂病史，术后上消化道出血得到控制，腹腔积液消失。2个月前因眼底动脉出血停用氯吡格雷，1个月后再次出现腹腔积液，并进行性加重。出现以上病情变化最可能的原因是

A. 低蛋白血症

B. 右心功能衰竭

C. 肾性腹腔积液

D. TIPS分流道血栓形成

E. 腹腔感染

【答案】D

【解析】TIPS术后为预防分流道血栓形成需要服用抗血栓形成药物半年以上，停药后分流道血栓形成风险增加，一旦分流道血栓形成，则可引起狭窄或阻塞，进而使门脉压力再次升高。

【难度】难

34. 男性，46 岁，肝硬化、门静脉高压症 10 年，因反复呕血、黑便、腹腔积液行脾切除、贲门周围血管离断术、脾肾静脉吻合术，术后 1 个月自觉头晕、嗜睡，走路不稳，该患者最可能的原因是

A. 低血糖　　B. 肝性脑病

C. 尿毒症　　D. 脑供血不足

E. 肺性脑病

【答案】B

【解析】肝性脑病是分流手术的主要并发症，由于分流口过大，导致较多血液不经过门静脉流向肝脏而直接回心，易发生肝性脑病。

【难度】中

35. 女性，76 岁，反复鼻出血、牙龈出血 1 年就诊，无呕血及黑便。既往血吸虫病 60 年。查体：皮肤巩膜无黄染，腹部膨隆，脾脏增大，化验血常规示三系显著降低，胃镜示食管、贲门、胃底黏膜光滑，该患者最适合的治疗是

A. 经颈内静脉肝内门体分流术

B. 远端脾肾分流术

C. 脾切除贲门周围血管离断术

D. 单纯脾切除术

E. 脾切除食管横断术

【答案】D

【解析】晚期血吸虫门静脉高压并发巨脾、脾功能亢进，无食管 - 胃底静脉曲张的患者，单纯行脾切除效果良好。

【难度】中

36. 男性，40 岁，因肝炎后肝硬化、门静脉高压症反复呕血黑便于 5 年前行 TIPS 治疗，术后多次发生肝性脑病，经治疗后好转，近 2 个月来出现黄疸进行性加重。腹部 B 超及 CT 检查提示肝脏显著缩小，下一步最适合的治疗是

A. TIPS 分流道球囊扩张术

B. 肝移植

C. 脾切除贲门周围血管离断术

D. 单纯脾切除术

E. 门腔分流术

【答案】B

【解析】肝移植是终末期肝病最有效的治疗手段。

【难度】难

37. 男性，46 岁，因"肝炎后肝硬化，门静脉高压症，食管 - 胃底静脉曲张破裂出血"行脾切除、贲门周围血管离断术后 2 周，化验血常规血小板计数 1 010×10^9/L，无发热，以下措施中最恰当的是

A. 给予丹参、阿司匹林治疗，无须其他处理

B. 给予肝素抗凝治疗，如血小板不降可给予羟基脲治疗

C. 不能使用阿司匹林治疗

D. 不能使用肝素抗凝

E. 嘱患者卧床、少活动

【答案】B

【解析】脾切除术后血小板升高较快者，可以给予丹参、阿司匹林治疗，持续不降者可给予应用羟基脲，超过 1 000×10^9/L 可考虑使用肝素抗凝，同时可嘱患者少卧床，多活动。

【难度】难

38. 女性，61 岁，因"肝炎后肝硬化，门静脉高压症，食管 - 胃底静脉曲张破裂出血"行脾切除、贲门周围血管离断术后 5 天，发热，体温最高 38.5℃，伴呃逆，脾窝引流管引出脓性混浊液体约 50ml，化验引流液淀粉酶正常。化验血常规提示白细胞计数 11.7×10^9/L，中性粒细胞百分比 79%，血小板计数 670×10^9/L，发热原因可能性最大的是

A. 膈下脓肿形成

B. 脾静脉血栓

C. 左侧胸腔积液

D. 胰尾损伤致胰瘘

E. 脾切除术后致热源清除力下降

【答案】A

【解析】脾切除、贲门周围血管离断术后出现呃逆及引流液增加、性状混浊，应警惕膈下脓肿可能。

【难度】难

【A3/A4 型题】

(1~3 题共用题干)

男性，51 岁，厌食、消瘦 3 年余，近 3 天嗜睡。既往有乙肝病史。体检：营养不良，贫血貌，腹壁静脉曲张，脾中度增大，腹腔积液征阳性，双下肢轻度水肿。诊断为肝炎后肝硬化、门静脉高压症。血清白蛋白 21g/L，总胆红素 57μmol/L，血氨 110μmol/L。

1. 按 Child-Pugh 分级该患者肝功能应为

A. A 级　　B. A^- 级　　C. B^+ 级

D. B 级　　E. C 级

【答案】E

【解析】根据 Child-Pugh 分级评分，该患者血清白蛋白 21g/L 为 3 分，血总胆红素 57μmol/L 为 3 分，有腹腔积液最低评 2 分，有轻度肝性脑病评 2 分，总分为 10 分，应为 C 级。

【难度】难

2. 患者住院期间突发大量呕血，最简单有效的临时治疗措施是

A. 三腔两囊管压迫止血

B. 急诊胃镜下止血

C. 经颈静脉肝内门体分流

D. 急诊行贲门周围血管离断术

E. 静脉使用止血药

【答案】A

【解析】用三腔两囊管压迫胃底食管下段的曲张静脉，临时止血效果好，常用于急救。

【难度】中

3. 患者住院期间经适当保守治疗出血停止，化验检查血清白蛋白升至正常，腹腔积液及双下肢水肿消失，胆红素及血氨降至正常，为预防再出血，最合适的治疗方式为

A. TIPS 手术

B. 脾切除术

C. 脾切除 + 贲门周围血管离断术

D. 门腔静脉分流术

E. 脾肾静脉分流术

【答案】C

【解析】肝功能经短期治疗能够达到 A 级或 B^+ 的患者建议首选断流术。患者血氨高，若行分流术，出现肝性脑病的风险增加。

【难度】中

(4~6 题共用题干)

男性，40 岁，间断呕血、黑便 2 年入院，诊断为“肝硬化、门静脉高压、脾大、重度食管静脉曲张”。入院后行脾切除、贲门周围血管离断术，术后 5 天拔除胃管，进食后患者出现发热、上腹部压痛、无反跳痛和肌紧张，伤口未见异常。引流液淀粉酶正常。

4. 该患者术后最可能的问题是

A. 胃瘘　　B. 伤口感染

C. 肺部感染　　D. 脾静脉血栓

E. 胰瘘

【答案】A

【解析】脾切除、贲门周围血管离断术后会破坏胃底和贲门周围血供，可能会出现胃穿孔或食管下段穿孔等并发症。

【难度】难

5. 对明确诊断最有帮助的检查是

A. 血常规、肝功能和乙肝五项

B. 腹部 X 线检查

C. 口服亚甲蓝试验

D. CT 检查

E. 胃镜检查

【答案】C

【解析】口服亚甲蓝后，若有胃瘘，亚甲蓝会沿穿孔部位漏出到腹腔，然后由引流管流出，观察引流管有无亚甲蓝流出，即可判断是否存在胃瘘。

【难度】中

6. 该患者的后续处理中，下列**不恰当**的是

A. 禁食、水

B. 胃肠减压

C. 抗感染、抑酸、静脉营养支持

D. 必要时再次手术探查

E. 内镜下注射硬化剂

【正确答案】E

【解析】胃瘘的非手术治疗包括：保护局部皮肤，禁食水，持续胃肠减压，充分引流。给予肠外营养支持，保证营养和液体的供给。应尽早给予肠内营养和抗感染治疗，也可选择生长抑素和生长激素治疗。手术治疗：应采取积极的手术方法清理病灶、修补瘘口、通畅引流，必要时可行胃 - 空肠造瘘术。

【难度】中

(7~9 题共用题干)

男性，53 岁，丙型肝炎病史 30 年，2 年前曾黑便 2 次，每次量约 500ml，反复下肢水肿、腹胀 1 年，于当地医院补充白蛋白及利尿治疗后症状可好转。近 1 个月皮肤黄染，2 天来出现谵妄，性格改变。入院查体：皮肤巩膜黄染，前胸可见蜘蛛痣，腹部膨隆，肝肋下未及，脾肋下 6 指，扑翼样震颤(+)。

7. 以下项目中对判断谵妄、性格改变原因最有帮助的是

A. 凝血功能　　B. 腹部 CT

C. 血氨测定　　D. 腹部 B 超

E. 放射性核素心肝血流比

【答案】C

【解析】血氨检查是判断肝性脑病的重要的指标。

【难度】中

8. 以下处理可能加重病情的项目是
A. 静脉滴注支链氨基酸
B. 口服乳果糖
C. 静脉滴注精氨酸
D. 高蛋白饮食
E. 限制蛋白质摄入
【正确答案】D
【解析】高蛋白饮食可以诱发或加重肝性脑病。
【难度】中
9. 最有可能引起患者黑便的原因是
A. 胃、十二指肠溃疡出血
B. 食管、胃底静脉曲张破裂出血
C. 胃癌出血
D. 急性胃黏膜病变
E. 胆道出血
【答案】B
【解析】食管-胃底静脉曲张破裂时，约半数患者可见呕血，多为鲜红血液，也可为暗红色血液。部分患者可仅有黑便，临床上常称之为“柏油便”。
【难度】中

(10~12 题共用题干)
男性，43 岁，腹胀、食欲减退 1 个月，5 小时前突发呕吐鲜血 2 次，总量约 1 200ml，既往有乙型肝炎病史 13 年。查体：血压 78/50mmHg，脉搏 110 次 /min，巩膜黄染，肝右肋缘下未触及，脾未触及，移动性浊音阳性。血常规白细胞 3.2×10^9/L，血红蛋白 65g/L，HBsAg 阳性，血清白蛋白 27g/L，血清总蛋白 59g/L。
10. 该患者最可能的出血原因是
A. 食管-胃底静脉曲张破裂
B. 肝癌并发胆道出血
C. 应激性溃疡
D. 十二指肠溃疡
E. 胃 Dieulafoy's 病
【答案】A
【解析】乙肝肝硬化患者发生上消化道出血时，首先考虑食管-胃底静脉曲张破裂出血。
【难度】易
11. 病情稳定后，为确诊应首选的检查是
A. 腹部 B 超　　B. DSA
C. PTC　　D. 腹部 CT
E. 纤维胃镜
【答案】E
【解析】内镜检查可以直接观察食管、胃底静脉曲张程度和范围，是目前诊断食管、胃底曲张静脉破裂出血最可靠的方法。
【难度】中
12. 此患者应首先采用的治疗措施是
A. 输血、补液、药物降低门脉压力，条件许可时行胃镜下止血
B. 急诊行门体分流术
C. 急诊行贲门周围血管离断术
D. 急诊肝移植
E. 急诊 TIPS
【答案】A
【解析】患者出血量大，失血性休克状态，急诊行门体分流术，容易加重肝脏损害，引起肝衰竭，死亡率高。
【难度】中

(13~15 题共用题干)
男性，56 岁，厌食、乏力、腹胀 3 个月，既往有乙型肝炎病史 15 年。查体：皮肤巩膜无黄染，腹部膨隆，无腹肌紧张，肝肋下未及，脾脏肋下 3cm，边缘圆钝，移动性浊音阳性，双下肢轻度水肿。超声检查提示：肝硬化、门静脉增宽、脾大、大量腹腔积液。生化示血清白蛋白 30g/L。
13. 该患者腹腔积液形成的病因，最可能的是
A. 肝硬化门静脉高压
B. 腹腔感染
C. 肠系膜静脉血栓形成
D. 胃癌并发低蛋白血症
E. 肝癌
【答案】A
【解析】多种疾病均可发生腹腔积液，其中因肝脏疾病引起门静脉高压导致腹腔积液形成的约占 80%。通过原发疾病临床表现及化验检查证据，常可将肝硬化腹腔积液与其他系统疾病区分开来。
【难度】中
14. 为消除腹腔积液应采取的治疗措施是
A. 行腹腔穿刺引流
B. 行贲门周围血管离断术
C. 保肝、补充白蛋白、利尿
D. 腹腔内注入药物
E. 行 TIPS 治疗
【答案】C
【解析】患者乙肝肝硬化腹腔积液，首先应行内科保守治疗，给予保肝、利尿、补充白蛋白，多数患者腹腔积液可消退，顽固性腹腔积液可考虑行 TIPS 治疗。

【难度】难

15. 如经内科综合治疗后腹腔积液仍不消退，以下合适的治疗方法是
  A. 行腹腔穿刺引流
  B. 行贲门周围血管离断术
  C. 行开腹门腔分流术
  D. 腹腔内注入药物
  E. 行 TIPS 治疗

【答案】E

【解析】顽固性腹腔积液患者适合行 TIPS 治疗。

【难度】难

（16~18 题共用题干）

男性，52 岁，因腹胀不适 2 个月伴低热入院。10 年前曾患乙肝，无呕血、黑便史。体检：神志清楚，巩膜轻度黄染，肝肋下未及，脾肋下 2cm，肝功能 A/G =1.25，血清白蛋白 30g/L，胃镜示食管 - 胃底静脉轻度曲张，B 超检查腹腔积液。

16. 以下因素中与该患者腹腔积液成因相关性**最小**的是
  A. 门脉压力增高，组织液回收少，漏入腹腔增多
  B. 淋巴液生成增多，从肝表面漏入腹腔
  C. 肝功能下降，白蛋白水平降低导致血浆外渗
  D. 体内醛固酮分泌增多，导致肾脏钠重吸收增加
  E. 慢性腹膜炎，影响积液吸收

【答案】E

【解析】肝硬化腹腔积液的病因与下列因素有关：门静脉压力增高（超过 300mmH_2O），低白蛋白血症，白蛋白低于 30g/L），肝淋巴液生成过多（正常 1~3L，此时 7~11L），继发性醛固酮及抗利尿激素增多，有效循环血容量不足（交感兴奋性增强，前列腺素、心房肽及激肽降低）。

【难度】中

17. 该患者以下情况中最有可能发生的是
  A. 皮肤散在出血点
  B. 右锁骨上淋巴结增大
  C. 内痔
  D. 杵状指
  E. 颈静脉怒张

【答案】C

【解析】门静脉高压时直肠下段肛管交通支开放，局部静脉曲张，可形成内痔。

【难度】中

18. 该患者以下治疗措施中合理的是
  A. 软食、保肝、抑酸、补充白蛋白、利尿治疗
  B. 行预防性贲门周围血管离断术
  C. 行 TIPS 治疗减轻腹腔积液
  D. 行预防性脾肾分流术
  E. 暂无须治疗乙肝

【答案】A

【解析】肝硬化门静脉高压患者食管 - 胃底静脉曲张程度较轻时，不主张行预防性手术防治上消化道出血。

【难度】易

（19~21 题共用题干）

女性，67 岁，因突发恶心，呕鲜血 300ml 伴柏油便入院。既往有乙型肝炎史 8 年。体检：肝肋下未及，脾肋下 2cm。B 超示肝脏缩小，表面不光滑，弥漫回声不均，肝硬化，脾脏增大，肋下 3.0cm。

19. 补充血容量的同时应用三腔两囊管压迫止血，下列关于三腔两囊管操作方法正确的是
  A. 三腔两囊管以 150~250g 重物悬吊
  B. 胃气囊充气量为 100ml
  C. 嘱患者配合，边吞咽边插管
  D. 放置时患者应仰卧
  E. 放置三腔两囊管时间不宜持续超过 6~7 天

【答案】C

【解析】三腔两囊管下至咽腔时，要让患者做吞咽动作，以免误入气管造成窒息。

【难度】中

20. 应用三腔两囊管以下注意事项正确的是
  A. 先充食管气囊、再充胃气囊
  B. 先充胃气囊、再充食管气囊
  C. 每隔 24 小时将气囊放空 10~20 分钟
  D. 如出血停止，放气时应先抽空胃气囊，再抽空食管气囊
  E. 如出血停止，可放抽空囊后尽快拔除三腔两囊管

【答案】B

【解析】插管成功后先充胃气囊，再充食管气囊；拔管前先抽空胃气囊，再抽空食管气囊。气囊抽空后应观察一段时间，确认无出血后再酌情拔管。

【难度】易

21. 经放置三腔两囊管压迫止血和快速输血补液后，抽出胃内容物中已无血液，测心率 140 次 /min，血压 105/75mmHg，中心静脉压 $20cmH_2O$，表示该患者

A. 心功能不全

B. 血容量不足

C. 容量血管过度收缩

D. 容量血管过度扩张

E. 血容量严重不足

【答案】A

【解析】当中心静脉压 >$16cmH_2O$，心率 >120 次 /min 时，患者可能存在容量超负荷或心功能不全。

【难度】中

【案例分析题】

案例一 男性，56 岁，解黑便伴头晕 6 小时，突发呕血 1 小时入院。黑便 3 次，量约 300g，呕鲜红色血量约 350ml。既往有乙肝病史 16 年。查体：体温 36.7℃，脉搏 115 次 /min，呼吸 22 次 /min，血压 84/55mmHg。

提问 1：根据患者情况，应考虑的初步诊断有

A. 肝炎后肝硬化失代偿期

B. 门静脉高压症

C. 食管静脉曲张破裂出血

D. 胃、十二指肠溃疡出血

E. 门静脉高压性胃病出血

F. 出血性胃炎

G. 应激性溃疡出血

【答案】ABCE

【解析】有乙肝病史患者，突发大量呕血伴有黑便，出血原因首先应考虑食管 - 胃底静脉曲张破裂出血，患者往往有肝炎后肝硬化、门静脉高压症等原发疾病。门静脉高压性胃病系指门静脉高压所伴发的一种特殊类型的胃黏膜病变，也是肝硬化患者上消化道出血的重要原因之一。

【难度】中

提问 2：进一步查体示慢性病容，前胸部皮肤可见多个蜘蛛痣，巩膜无黄染，腹部膨隆，肝肋下未触及，脾脏左肋缘下 3cm，移动性浊音可疑阳性。给予静脉补液、滴注止血药物治疗，入院 10 小时后又再次呕血 300ml，当前处理原则是

A. 输血补液抗休克治疗

B. 放置三腔两囊管压迫止血

C. 静脉滴注垂体后叶激素

D. 静脉滴注生长抑素

E. 急诊门体分流术

F. 急诊胃镜下止血

G. 腹腔动脉栓塞止血

【答案】ABCDF

【解析】肝硬化食管静脉曲张破裂大出血往往伴有肝功能的损害，同时由于门静脉压力高，形成的曲张静脉壁薄，破裂后出血猛烈，死亡率高。因此应积极抗休克治疗，同时早期采用微创或介入的方法，如三腔两囊管压迫止血、急诊胃镜止血或急诊 TIPS 治疗。不建议急诊行门体分流术，手术复杂，死亡率高。

【难度】中

提问 3：急诊行胃镜检查提示食管中下段静脉重度曲张，伴破裂出血，行胃镜下套扎止血后出血停止，继续严格非手术治疗 2 天后，再次复发出血，查体：皮肤巩膜无黄染，神志清楚，体温 36.9℃，脉搏 122 次 /min，呼吸 24 次 /min，血压 86/55mmHg，肝功能：血清白蛋白 30g/L，总胆红素 20.8μmol/L，谷丙转氨酶 78U/L，尿素氮 128μmol/L，腹部 B 超：肝硬化，门静脉内径 1.4cm，脾大，少量腹腔积液。下一步的治疗措施为

A. 继续抗休克治疗

B. 三腔两囊管压迫止血

C. 急诊断流术

D. 急诊门体分流术

E. 急诊断流术 + 远端脾肾分流术

F. 急诊肝移植

G. 急诊胃大部分切除止血

【答案】ABC

【解析】患者经内科保守治疗及胃镜下套扎止血后短时期再次出现出血，肝功能为 A 级，应积极术前准备后急诊行断流术，分流术或分流 + 断流术手术复杂，不适于急诊手术，且术后肝性脑病发生率高。

【难度】难

提问 4：该患者经简单术前准备后于当晚急诊行脾切除、贲门周围血管离断术，手术顺利，术后应注意的问题是

A. 肝性脑病

B. 膈下感染

C. 肝衰竭

D. 腹腔积液

E. 上消化道再出血

F. 胃瘘

G. 血小板下降凝血障碍

【答案】ABCDEF

【解析】肝硬化出现食管-胃底静脉曲张破裂出血时肝功能处于失代偿期，手术打击容易导致肝性脑病、肝衰竭；断流术后侧支循环破坏导致腹腔积液短时期内增加；断流不彻底或存在异位高位食管支可能导致再出血；手术后胃瘘、膈下感染等也是断流术常见并发症。

【难度】中

提问5：术后第3天患者出现高热，最高体温38.7℃，查血常规WBC 12.4×10^9/L，N 81%，PLT 330×10^9/L，CRP 45mg/L，降钙素原0.65ng/ml，胸片是左侧少量胸腔积液，左下肺少许炎症，引起体温升高的可能原因是

A. 脾静脉血栓形成
B. 胰瘘
C. 膈下积液
D. 胃瘘
E. 脾脏切除后致热源的清除能力下降
F. 肺栓塞
G. 切口感染

【答案】ABCDE

【解析】脾切除术后长期不明原因发热，称为脾热，可能的原因有膈下血肿或积液、脾静脉血栓形成，胰尾部损伤后胰液外渗，致热源的清除力下降等，多与感染无关。此外，胃底贲门周围血管离断术后胃缺血亦可能导致胃瘘，也是发热的原因。

【难度】难

案例二 男性，46岁，8年前腹部B超检查提示“肝硬化”，3个月前因腹胀就诊，胃镜检查提示“食管-胃底重度静脉曲张，红色征阳性”，未予内镜下治疗。1个月前无明显诱因出现黑便和呕吐鲜血，总量约1 000ml，无心悸、头晕等不适，为进一步诊治住院。

提问1：该患者目前初步诊断为

A. 肝硬化
B. 门静脉高压症
C. 食管-胃底静脉曲张破裂出血
D. 脾大
E. 脾功能亢进
F. 腹腔积液
G. 胃溃疡出血

【答案】ABC

【解析】门静脉高压症可引起侧支循环开放、脾肿大和脾功能亢进及腹腔积液三大临床表现，其他尚有蜘蛛痣、肝掌和肝功能减退的表现。脾大可伴有脾功能亢进。患者表现有白细胞减少、血小板减少和增生性贫血。

【难度】中

提问2：患者入院后查体：体温36.4℃，脉搏90次/min，呼吸18次/min，血压90/60mmHg，皮肤巩膜轻度黄染，可见肝掌，无蜘蛛痣，无腹壁静脉曲张，腹部平坦，肝肋下未及，脾肋下3cm，移动性浊音阴性。肠鸣音正常。入院后下列与决定手术方式相关的化验及检查是

A. 腹部B超　B. 腹部CT
C. 心电图　D. 血糖
E. 血氨　F. 胸片
G. 血常规

【答案】ABE

【解析】门静脉高压症食管-胃底静脉曲张破裂出血外科手术的方式可分为断流术、分流术及断流+分流术，对于脾胃区门静脉高压主要采取断流术，对于以腹腔积液为主要表现的门静脉高压可采用分流术，近年来由于TIPS的进步，开腹分流术已逐渐少用。分流术易加重肝性脑病，因此，术前化验血氨水平有助于决定是否适合行分流术式。腹部B超及CT可以显示脾大程度、脾胃区曲张静脉、腹腔积液情况等。

【难度】中

提问3：为判断患者肝储备功能，可选择的评估方法有

A. Child-Pugh分级
B. MELD评分
C. 吲哚青绿试验
D. 肝体积测量
E. 氨基酸清除率
F. 利多卡因代谢试验
G. 口服造影胆囊

【答案】ABCDEF

【解析】以上六种方法均能用于肝储备功能评估。Child-Pugh分级临床应用较多；MELD评分多用于肝移植前评估；吲哚青绿试验、肝脏体积测定近年来应用较多；利多卡因代谢试验、氨基酸清除率应用较少。

【难度】难

提问4：患者检查结果不适合分流术，选择行断流术，应离断的静脉包括

A. 左膈下静脉　B. 胃左静脉
C. 胃后静脉　D. 胃右静脉
E. 胃短静脉　F. 胃网膜右静脉
G. 胃网膜左静脉

【答案】ABCE

【解析】胃右静脉收集来自小弯侧胃窦部的血液回流，胃网膜右静脉收集来自大弯侧胃窦部的血液回流，

应予保留，不属于断流术需离断的范围。

【难度】难

提问5：患者入院后行脾切除＋贲门周围血管离断术，术后5天再次呕血，量约50ml，暗红色，考虑早期复发再出血，其可能的机制为

A. 漏扎高位食管支
B. 漏扎异位高位食管支
C. 漏扎胃右静脉
D. 门静脉高压性胃病
E. 断流术后新生血管再形成
F. 术后门静脉系统血栓形成
G. 血小板数量减少

【答案】ABDF

【解析】早期复发再出血主要与漏扎高位食管支或异位高位食管支有关，此外，门静脉高压性胃病胃黏膜病变、门静脉系统血栓等也是早期再出血的原因，术后新生血管与晚期再出血有关。

【难度】难

案例三　男性，53岁，大便发黑伴头晕8小时，突发呕血1小时入院。详细询问病史，患者黑便量约400ml，呕鲜红色血液量约100ml，既往有乙肝病史19年，但无"呕血、黑便"病史。曾于当地医院诊断为"肝硬化失代偿期"。

提问1：患者可能出现的体征有哪些

A. 肝－颈静脉回流征
B. 腹腔积液
C. 腹壁静脉曲张
D. 蜘蛛痣
E. 肝掌
F. 男性乳房发育
G. 皮肤巩膜黄染

【答案】BCDEFG

【解析】门静脉高压的患者可能会出现的常见体征包括黄疸、腹腔积液、腹壁静脉曲张、蜘蛛痣、肝掌、男性乳房发育、睾丸萎缩等症状。肝－颈静脉回流征通常提示右心衰导致的肝脏淤血、增大，一般肝硬化不会出现。

【难度】中

提问2：如果查体：体温36.5℃，脉搏100次/min，呼吸18次/min，血压105/85mmHg。慢性病容，颈部可见多个蜘蛛痣，巩膜轻度黄染。腹部膨隆，腹肌无紧张，肝脏肋缘下未触及，脾脏肋缘下4cm。移动性浊音阳性。该患者目前的诊断考虑

A. 肝炎后肝硬化失代偿期
B. 消化性溃疡
C. 出血性胃炎
D. 门静脉高压症
E. 食管静脉曲张破裂出血
F. 感染性休克
G. 继发性腹膜炎

【答案】ADE

【解析】中年男性，出现呕血、黑便前来就诊既往有肝炎病史，曾诊断为肝炎后肝硬化，目前出现上消化道出血，考虑门静脉高压后食管静脉曲张破裂出血。

【难度】中

提问3：患者有门静脉高压症，在常见并发症中最危险的是

A. 肝性脑病
B. 血小板降低
C. 顽固性腹腔积液
D. 自发性腹膜炎
E. 食管、胃底静脉曲张破裂出血
F. 凝血功能异常
G. 低蛋白血症

【答案】E

【解析】对于门静脉高压患者，常见的并发症主要是顽固性腹腔积液、脾功能亢进(三系降低)，侧支循环开放扩张。其中食管－胃底静脉曲张破裂出血是短时间内可危及生命的严重并发症。

【难度】中

提问4：患者需尽快完成的检查是

A. 急诊胃镜
B. 腹部超声
C. 腹部CT
D. X线钡餐造影
E. 肝肾功能检查
F. 血常规检查
G. 电解质及血气

【答案】ABCEFG

【解析】考虑患者目前仍有出血情况，此时不适宜行消化道钡餐造影，可待出血停止数天后进行。

【难度】易

提问5：患者入院后，突然再次出现呕血，量约400ml，查体：脉搏130次/min，呼吸25次/min，血压70/55mmHg，皮肤苍白，四肢湿冷，意识模糊。此时可采取的治疗方法是

A. 输血、输液抗休克治疗
B. 放置三腔两囊管压迫止血

C. 急诊 TIPS 手术
D. 静脉注射垂体后叶激素
E. 静脉注射生长抑素
F. 急诊行门奇断流术
G. 静脉给予维生素 B

【答案】ABDE

【解析】患者由于出血导致失血性休克，首先进行生命体征的监测和抢救，同时第一时间开始液体复苏和输血治疗，患者生命体征不平稳，血容量不足时，不宜行手术治疗，因此，不选 C、F 和 G。

【难度】易

案例四 女性，52 岁，腹胀乏力 7 个月，加重 10 天，伴尿少、下肢水肿入院。查体：颜面灰暗，巩膜轻度黄染，心肺未见异常。腹膨隆，腹壁静脉曲张，血流方向自下而上。肝肋下 2.0cm，质中等硬，边缘钝，脾肋下未触及，腹部移动性浊音阳性。门诊以“布加综合征待排”收住院。

提问 1：以下有助于明确诊断的检查是
A. 肝脏彩超
B. 下腔静脉彩超
C. 上腹部增强 CT
D. 上腹部磁共振
E. 门静脉、肝静脉及下腔静脉造影
F. 上消化道钡餐透视
G. 肝脏核素显像

【答案】ABCDE

【解析】显示肝静脉通畅情况的相关检查有助于明确诊断布加综合征。

【难度】中

提问 2：该患者经相关检查明确诊断为布加综合征，肝后下腔静脉狭窄，狭窄段约 3cm，三支肝静脉通畅，若实施手术治疗，合适的手术方案是
A. 脾切除 + 贲门周围血管离断术
B. 下腔静脉球囊扩张 + 支架置入术
C. 下腔静脉 - 心房转流术
D. 下腔静脉 - 门静脉 - 心房转流术
E. 门静脉 - 心房转流术
F. 门静脉 - 下腔静脉分流术
G. TIPPS

【答案】BC

【解析】该患者为单纯下腔静脉型，解除下腔静脉的狭窄和梗阻，即可解除肝静脉回流障碍。

【难度】难

提问 3：该患者术后最常见的并发症为
A. 急性心力衰竭
B. 急性肾衰竭
C. 急性肺栓塞
D. 肝性脑病
E. 支架移位
F. 再狭窄或梗阻
G. 乳糜胸等

【答案】ACDEFG

【解析】心功能不全：为本症术后常见的并发症。还包括腹腔积液或乳糜腹、血胸、肝性脑病、纵隔积水、肺脓肿、乳糜胸等。

【难度】难

提问 4：若患者术后短时间内出现心率增快、呼吸急促、端坐呼吸，双下肺可闻及水泡音，化验检查 BNP 升高，最有可能的原因是
A. 急性心力衰竭
B. 急性肾衰竭
C. 急性肺栓塞
D. 急性肝衰竭
E. 急性肺感染
F. 急性心脏压塞
G. 腹腔内出血

【答案】A

【解析】术后梗阻解除，静脉回流通畅，回心血流快速增加，从而导致急性心力衰竭。

【难度】中

提问 5：针对以上并发症，正确的处理方式是
A. 控制液体入量
B. 给予吸氧，保持坐位或半坐位
C. 立即给予强心、利尿、扩血管等治疗
D. 可以适当给予茶碱类药物防治支气管痉挛
E. 给予联合应用抗生素加强抗感染治疗
F. 给予尿激酶溶栓治疗
G. 静脉给予多巴胺

【答案】ABCD

【解析】针对急性心衰的处理原则：控制液体入量，给予强心、利尿、扩血管及其他对症处理。

【难度】中

（张辉 刘承利）

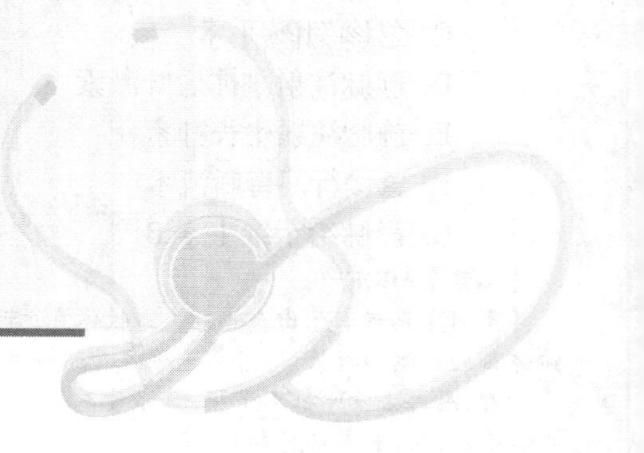

第十五章　胆道疾病

【A1 型题】

1. 关于肝内胆管系统描述正确的是
   A. 自毛细胆管，汇集成小叶间胆管、肝段、肝叶胆管及肝内部分的左右肝管
   B. 肝内胆管与肝动脉、肝静脉共同组成 Glisson 系统
   C. 肝总管为一级胆管支
   D. 左右肝管为二级胆管支
   E. 左内叶、左外叶、右前叶、右后叶为三级胆管支

【答案】A

【解析】起自毛细胆管，汇集成小叶间胆管、肝段、肝叶胆管及肝内部分的左右肝管。肝内胆管与肝动脉、门静脉共同组成 Glisson 系统，左右肝管为一级胆管支，左内叶、左外叶、右前叶、右后叶为二级胆管支，各肝段胆管为三级支。

【难度】中

2. 以下关于胆囊的描述正确的是
   A. 正常胆囊长 8~12cm，宽 3~5cm，容积 80~120ml
   B. 胆囊分为底、体、颈、管四部分
   C. 胆囊颈上部呈囊性扩大，称哈特曼(Hartmann)袋，胆囊结石常滞留于此
   D. 正常胆囊壁厚约 0.5cm
   E. 胆囊壁分为黏膜层、黏膜下层、肌层、浆膜层

【答案】C

【解析】正常胆囊长 5~8cm，宽 3~5cm，容积 40~60ml，胆囊分为底、体、颈三部分，胆囊颈上部呈囊性扩大，称哈特曼(Hartmann)袋，胆囊结石常滞留于此。正常胆囊壁厚约 0.3cm，胆囊壁分为黏膜层、肌层、浆膜层。

【难度】易

3. 以下结构常走行于胆囊三角(Calot 三角)内的是
   A. 胆总管　　B. 肝固有动脉
   C. 左肝动脉　　D. 门静脉
   E. 副右肝管

【答案】E

【解析】胆囊三角也称 Calot 三角，是由胆囊管、肝总管及肝脏下缘构成的三角形区域。胆囊三角内有胆囊动脉、肝右动脉、副右肝管常在此区穿过。

【难度】中

4. 有关胆汁的生理功能描述**错误**的是
   A. 乳化脂肪
   B. 抑制肠蠕动
   C. 抑制肠内致病菌生长繁殖
   D. 减少内毒素形成
   E. 中和胃酸

【答案】B

【解析】胆汁中的胆盐和磷脂酰胆碱等都可作为乳化剂乳化脂肪，胆盐可聚合成微胶粒，脂溶性维生素(维生素 A、D、E、K)和胆固醇也可溶于微胶粒中而被吸收，在十二指肠内胆汁还可中和一部分胃酸，可以抑制肠内致病菌生长繁殖，减少内毒素形成。

【难度】易

5. 抑制胆汁分泌的激素是
   A. 促胰液素　　B. 胃泌素
   C. 生长抑素　　D. 胰高糖素
   E. 血管活性肠肽

【答案】C

【解析】胆汁分泌受神经内分泌调节。迷走神经兴奋，胆汁分泌增加；交感神经兴奋，胆汁分泌减少。促胰液素、胃泌素、胰高糖素、肠血管活性肽可促进胆汁分泌；生长抑素、胰多肽等则抑制胆汁分泌。

【难度】易

6. 胆汁中的3种主要成分是
   A. 胆固醇、胆盐、胆色素
   B. 胆固醇、胆盐、钙盐
   C. 胆色素、胆盐、磷脂
   D. 胆固醇、胆盐、磷脂
   E. 胆盐、钙盐、磷脂

【答案】A
【解析】胆固醇、胆盐、胆色素是胆汁的3种主要成分。
【难度】易

7. 关于胆道内压力梯度描述正确的是
   A. 肝脏分泌胆汁的压力大于胆总管内压力
   B. 空腹时胆囊内压大于胆总管内压
   C. 空腹时Oddis括约肌收缩压力小于胆总管内压力
   D. 胆囊管开放压力大于胆囊内压力
   E. 进餐后胆总管内压力大于胆囊内压

【答案】A
【解析】人体在消化期间通过神经调节使胆总管括约肌收缩，胆囊扩张，胆道内产生压力梯度。胆汁分泌压为22mmHg，胆总管静水压11mmHg，胆囊内压3~7mmHg。肝胆汁因压力差进入胆囊。
【难度】易

8. 关于胆囊浓缩储存胆汁的描述正确的是
   A. 正常情况下胆囊的容积为80~120ml，24小时能接纳约500ml胆汁
   B. 胆囊黏膜有吸收水、电解质和胆色素的功能，可将胆汁浓缩2~5倍
   C. 进入胆囊内的胆汁90%的水分被胆囊黏膜吸收
   D. 胆囊内胆汁的胆盐、胆色素浓度比肝胆汁低，胆固醇浓度比肝胆汁高
   E. 胆囊管梗阻时胆汁中的胆盐被吸收，称"白胆汁"

【答案】C
【解析】正常生理情况下，胆囊内胆汁的胆盐、胆色素、胆固醇浓度比肝胆汁高5~10倍。特殊情况下胆囊管梗阻时，胆汁中胆红素被吸收，胆囊黏膜分泌黏液，胆囊内积存的液体可呈无色透明，称"白胆汁"。
【难度】中

9. 关于胆囊的生理功能描述正确的是
   A. 胆囊具有储存胆汁的功能，容积为80~120ml
   B. 胆汁的排放随进食进行，每个排胆时相，胆囊内胆汁可完全排空
   C. 胆囊切除术后胆总管会代偿性扩张
   D. 胆囊管梗阻时由于细菌繁殖胆囊内会形成"白胆汁"
   E. 胆囊为胆汁的胆盐、胆色素、胆固醇浓度与肝胆汁相同

【答案】C
【解析】胆囊具有浓缩储存胆汁、排出胆汁、分泌黏液和调节胆道压力的功能，胆汁的排放通过胆囊平滑肌收缩和Oddis括约肌松弛来实现，受神经系统和体液因素调节。每个排胆时相完成后，仍约有15%的胆汁留在胆囊内。
【难度】易

10. 关于胆囊结石的描述正确的是
   A. 80%的胆囊结石为胆色素性结石
   B. 胆色素性结石X线检查多不显影
   C. 男性发病率高于女性
   D. 与女性激素、肥胖、高脂饮食等无关
   E. 胃切除术后或胃肠吻合术后易发

【答案】E
【解析】胆囊结石主要为胆固醇性结石或以胆固醇为主的混合性结石，少部分为胆色素性结石，胃切除或胃肠吻合术后由于迷走神经切断易导致胆囊结石高发。
【难度】易

11. 关于胆囊结石伴胆囊炎的临床表现描述正确的是
   A. 胆绞痛常位于上腹部或左上腹部
   B. 常与进食无关
   C. 疼痛可向右肩背部放射
   D. 胆绞痛呈现阵发性，不伴有恶心、呕吐
   E. 胆囊结石患者都有临床症状

【答案】C
【解析】胆绞痛常位于上腹部或右上腹部，阵发性，多向右肩背部放射，常伴有恶心、呕吐，约50%的胆囊结石患者可终生无症状，称无症状胆囊结石。
【难度】易

12. 关于Mirizzi综合征描述正确的是
   A. 胆囊结石嵌顿于胆囊管
   B. 胆囊结石嵌顿于颈部并压迫肝总管
   C. 无梗阻性黄疸
   D. 反复炎症会导致胆囊管消失，但不会导致胆囊胆管瘘
   E. 胆道影像学检查可见胆囊萎缩、肝总管及胆总管正常

【答案】B
【解析】Mirizzi综合征是指胆囊颈部结石压迫肝总管引起胆道梗阻或胆囊肝总管内瘘，临床表现为反复发作的胆囊炎、胆管炎、梗阻性黄疸，胆道影像学检查可见

胆囊增大、肝总管扩张，胆总管可正常。

【难度】中

13. 腹部B超能准确检出的胆囊结石直径一般大于

A. 1mm B. 2mm C. 3mm
D. 4mm E. 5mm

【答案】B

【解析】腹部B超能准确检出的胆囊结石直径一般大于2mm。

【难度】易

14. 腹部X线检查能发现的异常改变是

A. 胆道积气 B. 胆固醇结石
C. 胆囊炎 D. 胆囊息肉
E. 胆道梗阻

【答案】A

【解析】胆道内无显影剂的情况下，X线片无法显示胆道梗阻。胆固醇性结石在X线下不显影。

【难度】中

15. 以下胆囊切除术的适应证**错误**的是

A. 胆囊结石并发胆囊息肉
B. 有胆囊癌家族史
C. 胆囊结石并发瓷化胆囊
D. 胆囊结石直径超过2.5cm
E. 无症状胆囊结石

【答案】E

【解析】无症状胆囊结石可暂缓手术。

【难度】易

16. 引起急性胆囊炎的致病菌较**少见**的是

A. 大肠埃希菌 B. 肺炎克雷伯菌
C. 粪肠球菌 D. 厌氧菌
E. 金黄色葡萄球菌

【答案】E

【解析】引起胆囊炎的致病菌主要是革兰氏阴性杆菌，以大肠埃希菌最常见，其他有克雷伯菌、粪肠球菌、铜绿假单胞菌等，常合并厌氧菌感染。

【难度】易

17. 急性胆囊炎致病菌的主要来源于

A. 肠道逆行入侵胆囊
B. 淋巴管道
C. 邻近脏器
D. 经门静脉
E. 经胃十二指肠动脉

【答案】A

【解析】急性胆囊炎的致病菌多来源于肠道逆行感染。

【难度】易

18. 腹腔镜胆囊切除术中气腹压力通常应保持在

A. 5~8mmHg B. 8~10mmHg
C. 10~12mmHg D. 12~15mmHg
E. 15~20mmHg

【答案】D

【解析】腹腔镜胆囊切除术中气腹压力通常保持在12~15mmHg。

【难度】易

19. 下列为腹腔镜胆囊切除术**禁忌证**的是

A. 胆囊息肉
B. 胆囊多发性结石
C. 肥胖女性
D. 胆囊结石并发急性胆囊炎
E. 合并中晚期妊娠

【答案】E

【解析】绝对禁忌证：伴有严重并发症的急性胆囊炎，胆石性急性胰腺炎；原发性胆总管结石及肝内胆管结石；梗阻性黄疸；胆囊癌；胆囊隆起性病变疑为癌变；肝硬化门静脉高压症；中、后期妊娠；伴有出血性疾病、凝血功能障碍；重要器官功能不全，难耐受手术者；全身情况差，不能耐受手术。

【难度】易

20. 有关胆总管探查的手术指征**错误**的是

A. 术前有梗阻性黄疸表现
B. 术中扪及胆总管结石或肿块
C. 术中发现胆总管扩张直径超过1cm
D. 胆囊结石细小，有可能通过胆囊管进入胆总管
E. 胆囊结石胆囊坏疽伴穿孔

【答案】E

【解析】术前病史、临床表现或影像检查证实或高度怀疑胆总管有梗阻，包括有梗阻性黄疸，胆总管结石，反复发作胆绞痛、胆管炎、胰腺炎；术中证实胆总管有病变。

【难度】中

21. 胆道蛔虫症的临床特点是

A. 突发上腹部疼痛
B. 恶心呕吐明显
C. 疼痛可反复发作
D. 可诱发胰腺炎
E. 临床症状重而体征轻

【答案】E

【解析】胆道蛔虫症多有不当驱蛔虫治疗史或有全身及消化道紊乱史，曾有便、吐蛔虫史。本病初发时剧烈腹痛与轻微体征不成比例，出现并发症时则症状和体

征复杂。

【难度】中

22. 关于肝内胆管结石特点描述正确的是

A. 绝大多数为不含有细菌的胆色素结石

B. 常呈肝段、肝叶分布

C. 常见于肝左内叶及右前叶

D. 不会引起肝内胆管狭窄

E. 与胆管癌的发生无关

【答案】B

【解析】肝内胆管结石绝大多数为含有细菌的胆色素结石。常呈肝段、肝叶分布,也有多肝段、肝叶结石,多见于肝左外叶及右后叶,与此两肝叶胆汁引流不畅有关。结石梗阻或反复胆道感染引起肝胆管炎性狭窄。肝胆管长期受结石、炎症及胆汁中致癌物质刺激可发生癌变。

【难度】中

23. 急性梗阻性化脓性胆管炎夏柯氏三联征描述正确的是

A. 寒战高热、黄疸、休克

B. 腹痛、寒战高热、休克

C. 腹痛、寒战高热、黄疸

D. 寒战高热、腹痛、精神症状

E. 黄疸、寒战高热、精神症状

【答案】C

【解析】夏柯氏三联征是指出现腹痛、寒战高热、黄疸,为急性胆管炎的典型症状。

【难度】易

24. 胆道出血三联征是指

A. 寒战高热、黄疸、上消化道出血

B. 胆绞痛、黄疸、上消化道出血

C. 腹痛、寒战高热、上消化道出血

D. 胆绞痛、休克、上消化道出血

E. 黄疸、寒战高热、胆绞痛

【答案】B

【解析】胆道大量出血的典型临床表现三联征为:①胃肠道出血(呕血、便血);②胆绞痛;③黄疸。

【难度】易

25. 关于胆管癌以下描述正确的是

A. 以二级胆管为界分为肝外胆管癌和肝内胆管癌

B. 肝内胆管癌占所有胆管癌的 80%~90%

C. 肝外胆管癌中,中下段胆管癌占 70%

D. 肝内胆管癌临床表现及治疗上与原发性肝癌相同

E. 肝内胆管癌预后较肝细胞癌为佳

【答案】A

【解析】胆管癌可分为肝门部胆管癌或上段胆管癌、中段胆管癌和下段胆管癌 3 个类型。以二级胆管为界分为肝外胆管癌和肝内胆管癌。胆管癌可发生在肝外胆管的各个部位,其中以近段胆管(肝门部胆管)最多见,约占 58%,中远段胆管分别占 13% 和 18%,发生在胆囊管者占 4%,另有 7% 为弥漫发生。

【难度】难

【A2 型题】

1. 女性,42 岁,反复右上腹胀痛 8 个月,伴右肩背部酸胀感,进油腻饮食可诱发,门诊就诊时首选的检查项目为

A. 胃镜　　B. 上腹部 CT 平扫

C. MRCP　　D. 上腹部 B 超

E. 肠镜

【答案】D

【解析】右上腹痛伴右肩背部放射为胆囊结石伴胆囊炎的常见表现。超声检查能检测出 2mm 以上大小的胆囊结石,诊断准确率达 95% 以上,同时具有无创、无放射、费用低的优点,是拟诊胆囊结石患者的首选检查项目。

【难度】易

2. 男性,40 岁,3 天前进餐后出现间断右上腹绞痛,向右侧肩背部放射。查体:皮肤、巩膜无黄染,右上腹压痛,无反跳痛,以下诊断最可能的是

A. 急性胃炎　　B. 急性胰腺炎

C. 胃溃疡　　D. 胆囊息肉

E. 胆囊结石伴胆囊炎

【答案】E

【解析】饮食诱发右上腹疼痛并向右后肩背部放射是胆囊结石伴胆囊炎的典型症状。

【难度】易

3. 男性,56 岁,右上腹隐痛不适 3 天,进食后加重。B 超示胆囊大小正常,壁厚 0.3cm,内可见强回声光团,直径 1.2cm,可随体位移动。该患者的诊断是

A. 慢性胃炎

B. 十二指肠球部溃疡

C. 反流性食管炎

D. 胆囊腺肌症

E. 胆囊结石伴胆囊炎

【答案】E

【解析】胆囊结石典型超声影像表现为胆囊腔内强回声光团,多伴有声影,随体位变化而移动。胆囊壁增

厚支持胆囊炎诊断。

【难度】易

4. 男性,65岁,因右上腹疼痛伴发热6小时入院.B超提示“胆囊增大,胆囊结石”,入院后体格检查最有诊断意义的体征是

A. Reynaulds 征阳性

B. Grey-Turner 征阳性

C. Charcot 征阳性

D. Murphy 征阳性

E. Courvoisier 征阳性

【答案】D

【解析】典型的胆囊结石伴急性胆囊炎可表现为右上腹压痛、反跳痛,墨菲征阳性,右肋缘下有时可触及增大的胆囊。

【难度】易

5. 女性,16岁,反复右上腹胀痛半年,皮肤、巩膜间歇性黄染1个月,不伴发热。入院查体右上腹可触及囊性肿块,临床诊断首先考虑的疾病是

A. 胆囊结石

B. 胆囊腺肌症

C. 先天性胆管扩张症

D. 胆道闭锁

E. 胆总管结石

【答案】C

【解析】先天性胆总管扩张症的典型表现为腹痛、黄疸、右上腹可触及囊性包块。

【难度】中

6. 女性,48岁,反复上腹不适3年,B超示胆囊壁厚0.4cm,壁间回声增强,考虑瓷化胆囊,以下处理最恰当的是

A. 腹腔镜胆囊切除术

B. 腹腔镜胆囊取石术

C. 口服熊去氧胆酸

D. 中药排石

E. 继续观察

【答案】A

【解析】胆囊壁完全钙化形成“瓷化”胆囊,是胆囊癌的高危因素之一,且胆囊壁钙化后胆囊生理功能不良,药物治疗无效,应首选腹腔镜胆囊切除术。

【难度】易

7. 男性,12岁,右上腹隐痛1个月,B超提示胆囊内液区欠清晰,可见多个强回声光团,后方伴声影,以下处理最恰当的是

A. 继续观察

B. 口服熊去氧胆酸

C. 中药排石

D. 腹腔镜胆囊切除术

E. 腹腔镜胆囊取石术

【答案】D

【解析】根据B超结果判断为胆囊多发结石,伴有临床症状,患者为儿童,倾向于行腹腔镜胆囊切除术。

【难度】中

8. 男性,45岁,右上腹隐痛不适1年,B超示胆囊大小5cm×2cm,胆囊内液区消失,胆囊颈部可见强回声光团,后方伴声影,以下处理最恰当的是

A. 口服熊去氧胆酸　B. 腹腔镜胆囊取石

C. 中药排石　D. 继续观察

E. 腹腔镜胆囊切除术

【答案】E

【解析】胆囊结石充满型或胆囊萎缩,胆囊已经丧失浓缩与储存胆汁的功能,应行腹腔镜胆囊切除术。

【难度】易

9. 男性,43岁,3个月前在非洲工作期间进食方便面后突发右上腹绞痛,B超示胆囊大小7cm×4cm,内可见数个强回声光团,后方伴声影,以下处理最恰当的是

A. 继续观察

B. 口服熊去氧胆酸

C. 腹腔镜胆囊切除术

D. 腹腔镜胆囊取石

E. 中药排石

【答案】C

【解析】边远或者交通不发达地区、野外工作人员等特殊人群,当胆囊结石引起胆绞痛或者胆囊炎时常得不到及时治疗,可能导致严重并发症,因此应预防性进行腹腔镜胆囊切除术。

【难度】中

10. 女性,40岁,1个月前体检B超显示胆囊大小6cm×4cm,内可见数个强回声光团,后方伴声影,另见数枚中强回声结节附壁,其母于1年前因胆囊癌病故,以下处理最恰当的是

A. 腹腔镜胆囊切除术

B. 腹腔镜胆囊取石术

C. 中药排石

D. 口服熊去氧胆酸

E. 继续观察

【答案】A
【解析】胆囊结石并发胆囊息肉，且直系亲属中有胆囊癌病史，应行腹腔镜胆囊切除术。
【难度】易

11. 男性，66岁，2年前体检B超提示胆囊大小7cm×4cm，内可见数个强回声光团，后方伴声影，平时进油腻饮食后偶有右上腹闷胀不适，无胆囊炎急性发作，糖尿病病史6年，血糖控制正常，以下处理最恰当的是
A. 可不予处理
B. 有症状是口服消炎利胆片
C. 腹腔镜胆囊切开取石术
D. 腹腔镜胆囊切除术
E. 中药排石
【答案】D
【解析】糖尿病患者多并发动脉硬化，胆囊急性炎症时，易发生血运障碍，因此，较早出现胆囊坏疽和穿孔等严重并发症。因此，胆囊结石并发糖尿病时，应择期行腹腔镜胆囊切除术。
【难度】易

12. 男性，56岁，反复右上腹隐痛半年，化验谷丙转氨酶98U/L，总胆红素82μmol/L，直接胆红素67μmol/L，B超提示胆囊大小7cm×4cm，壁增厚，内可见强回声，随体位变化移动，胆总管扩张，内径1.2cm，以下处理最恰当的是
A. 口服抗生素
B. 口服熊去氧胆酸
C. 腹腔镜胆囊切除术
D. 进一步检查明确胆管扩张原因
E. 门诊观察
【答案】D
【解析】胆囊结石伴有肝功能异常，特别是发生黄疸时，应着重明确是否并发其它胆道疾病，如Mirizzi综合征，原发或继发性胆总管结石，胆道系统肿瘤等。
【难度】中

13. 女性，67岁，反复右上腹隐痛1年，有胆囊结石病史20年。B超示胆囊大小5cm×3cm，壁不均匀增厚，底部最厚处约2.0cm，腔内液区消失，颈部可见强回声光团，应进一步排查的疾病是
A. 胆囊穿孔　　B. 胆囊癌
C. 胆囊胆管瘘　　D. 胆管结石
E. 胆囊周围脓肿
【答案】B
【解析】长期的胆囊结石病史与胆囊癌密切相关，本病例B超发现胆囊缩小，壁厚，需警惕并发胆囊癌，应进一步检查明确诊断。
【难度】中

14. 男性，87岁，右上腹胀痛伴发热1周。B超示胆囊形态饱满，呈双边征，颈部强回声光团，曾于2周前放置冠状动脉支架，保守治疗3天后症状无缓解，以下处理最恰当的是
A. 开腹行胆囊造瘘术
B. 经皮经肝胆囊穿刺置管引流术
C. 开腹胆囊切除术
D. 腹腔镜胆囊切除术
E. 经皮肝穿刺胆管引流
【答案】B
【解析】经皮经肝胆囊穿刺置管引流能有效降低胆囊内压，迅速缓解病情，适用于病情危重又不适宜手术的化脓性胆囊炎患者，急性期过后再择期手术。
【难度】中

15. 女性，46岁，因胆囊结石行腹腔镜胆囊切除术，术后5小时出现烦躁、心慌、出冷汗，血压90/65mmHg，心率122次/min，口唇及睑结膜苍白，以下手术并发症最有可能的是
A. 胆汁渗漏　　B. 肝外胆管梗阻
C. 膈下感染　　D. 腹腔出血
E. 十二指肠穿孔
【答案】D
【解析】患者表现为手术后早期低血容量性休克，应首先考虑腹腔镜胆囊切除术后并发腹腔内出血。
【难度】易

16. 女性，34岁，因胆囊结石行腹腔镜胆囊切除术，术后3天持续右上腹隐痛，伴低热，腹胀，逐渐加重，谷丙转氨酶80U/L，总胆红素72μmol/L，直接胆红素57μmol/L，B超显示肝内外胆管无扩张，右肝下积液，盆腔积液，穿刺抽液为胆汁，下列疾病中最可能的是
A. 胆瘘　　B. 胆囊动脉出血
C. 肝外胆管梗阻　　D. 十二指肠穿孔
E. 胰瘘
【答案】A
【解析】腹腔镜胆囊切除术后出现腹痛、发热，腹腔积液，应注意有无术中胆道损伤或胆囊管夹闭不全所致的胆瘘。
【难度】中

17. 女性，68岁，反复右上腹疼痛伴高热，外院治疗10天无效。既往因干燥综合征服用硫

唑嘌呤30余年。查体:Murphy阳性,移动性浊音阳性,B超示肝脏体积缩小,胆囊壁厚0.5cm,腔内泥沙样结石,腹腔内大量液性暗区。以下处理方式**不适宜**的是
A. 经验性使用抗生素
B. 病原微生物培养
C. 经皮胆囊穿刺置管引流
D. 急诊胆囊切除术
E. 护肝治疗
【答案】D
【解析】患者长期服用硫唑嘌呤,可能导致慢性肝损伤。临床表现及B超所见亦符合急性胆囊炎。但肝硬化失代偿期为胆囊切除禁忌证,应以保守治疗为主。保守治疗效果不佳时可考虑胆囊穿刺引流。
【难度】中

18. 女性,36岁,孕24周,突发右上腹疼痛伴发热2天,体温39.2℃。B超示胆囊形态饱满,胆囊壁呈双边征,腔内多个强回声光团,以下处理方式**错误**的是
A. 静脉滴注抗生素
B. 禁食、水
C. 经皮胆囊穿刺置管引流
D. 手术切除胆囊
E. 引产
【答案】E
【解析】孕24周时,子宫体积较大,宫高超过脐上,腹腔容积相对减小。考虑手术及麻醉对孕妇及胎儿的影响,一般采取保守治疗。若保守治疗效果不佳,可超声引导下胆囊穿刺置管引流。一般观点认为中晚期妊娠是腹腔镜胆囊切除术的禁忌证。但现有文献报道,妊娠期可以实施腹腔镜手术。对于孕妇的救治应采取积极态度,劝导引产有违医学伦理。
【难度】难

19. 女性,38岁,间断右上腹疼痛伴发热3天,血常规白细胞12.6×10^9/L,谷丙转氨酶95U/L,谷草转氨酶102U/L,总胆红素87μmol/L,直接胆红素64μmol/L,谷氨酰胺转肽酶560U/L,B超示“胆囊增大,胆囊多发结石、胆总管扩张(内径1.2cm)、胆总管下段显示不清”,为明确诊断首选的检查为
A. X线检查
B. 腹部增强CT
C. 磁共振胰胆管成像(MRCP)
D. 逆行胰胆管造影(ERCP)
E. 经皮肝穿刺胆道造影(PTC)
【答案】C
【解析】除含钙结石外,X线片难以观察到结石。超声检查能观察到结石并明确大小和部位,可作为首选的检查方法,但是对于因气体干扰而观察不清者,MRCP是最好的无创检查方法,PTC及ERCP为有创性检查,能清楚显示肝内、肝外结石及部位,但可能引起胆管炎、胰腺炎、出血、胆瘘等并发症。CT对于不含钙结石难以显示。
【难度】中

20. 女性,48岁,间断右上腹疼痛伴发热3天,血常规白细胞12.6×10^9/L,谷丙转氨酶95U/L,谷草转氨酶102U/L,总胆红素44μmol/L,直接胆红素34μmol/L,谷氨酰胺转肽酶130U/L,B超示“结石性胆囊炎”,行腹腔镜胆囊切除术中发现胆囊管增粗,直径约0.5cm,胆总管直径1.2cm,以下处理最恰当的是
A. 行胆囊切除术
B. 行胆囊取石术
C. 行胆囊切除、胆总管探查术
D. 行胆囊造瘘术
E. 行胆囊切除,术后行EST取石
【答案】C
【解析】术中发现胆囊管增宽大于0.3cm,或胆总管增宽大于1.0cm,或胆囊内结石细小,直径小于0.3cm,均为胆总管探查的手术指征。
【难度】难

21. 男性,50岁,间断右上腹疼痛伴发热黄疸3天,B超示“胆囊增大,胆囊多发结石、胆总管扩张(内径1.2cm)、胆总管下段结石”,该患者最合适的手术方案为
A. 腹腔镜胆囊切除术
B. 腹腔镜下胆囊切除、胆总管探查取石术
C. 胆囊切除、胆总管十二指肠吻合术
D. 胆囊切除、胆总管空肠Roux-en-Y吻合术
E. 经内镜十二指肠乳头肌切开取石术
【答案】B
【解析】胆囊结石、继发性胆总管结石治疗的主要手段是胆囊切除、胆总管探查取石、T管引流术,手术可以在腹腔镜下或开腹完成。
【难度】中

22. 男性,38岁,因“胆囊多发结石、胆总管结石”行腹腔镜下胆囊切除、胆总管探查取石、T管引流术,术后1周行T管造影提示胆总管内充盈缺损,大小0.8cm,计划行经T管窦道胆道镜取石的合理时间至少是

A. 术后1周　　B. 术后2周
C. 术后3周　　D. 术后4周
E. 术后6周

【答案】E

【解析】胆总管探查取石T管引流术后造影如发现有结石残留，应在手术后至少6周纤维窦道形成后行纤维胆道镜检查和取石。对于经腹腔镜胆总管探查T管引流的患者，首次实施胆道镜治疗的时间还需要进一步延长。

【难度】中

23. 女性，39岁，间断右上腹不适2年，B超发现肝左叶多个强回声，呈"串珠样"排列，较大的约2.1cm，后方伴声影，胆总管未见扩张，进一步行磁共振胰胆管成像（MRCP）提示肝内胆管扩张，以左叶为著，肝左叶胆管内见多发条状、结节状低信号影，胆总管管径最宽处0.8cm，其内未见异常信号影。该患者诊断为

A. 肝内钙化灶　　B. 肝内胆管结石
C. 胆总管结石　　D. 胆管癌
E. 先天性胆总管扩张症

【答案】B

【解析】超声检查可显示肝内胆管结石及部位，根据肝胆管扩张部位可判断狭窄位置，但需要与肝内钙化灶相鉴别，后者常无相应的胆管扩张，PTC、ERCP、MRCP均能直接观察胆管树，可观察到胆管内结石负影、胆管狭窄及近端胆管扩张、或胆管树显示不全、某部分胆管不显影、左右胆管不对称等。

【难度】难

24. 女性，80岁，诊断为急性胆囊炎，经非手术治疗已5天。目前仍疼痛加剧，伴高热，右上腹广泛压痛，反跳痛，腹肌紧张，肠鸣音减弱，体温39℃，血白细胞计数18×10^9/L，ASA评级3级，应行

A. 胆囊切除术
B. 胆囊切除及胆总管引流
C. 胆囊造瘘及腹腔引流术
D. 胆囊切除及腹腔引流术
E. 胆总管十二指肠引流术

【答案】C

【解析】结石性胆囊炎急性期手术力求安全、简短、有效，对年老体弱、并发多个重要脏器疾病者，选择手术应慎重。对高危患者或局部粘连解剖不清者，可先行胆囊造瘘术引流减压，3个月后再择期切除胆囊。病情危重不适宜手术的化脓性胆囊炎患者可行B超引导下经皮经肝胆囊穿刺引流术。

【难度】中

25. 女性，81岁，"间断发热半个月，发现胆囊增大、肝内低回声1天"入院，最高体温39.1℃，发热前有轻微畏寒，无黄疸，无恶心呕吐，无呕血黑便。查体：右上腹压痛，无反跳痛，无腹肌紧张，可触及肿大的胆囊，白细胞计数12.2×10^9/L，中性87.5%，腹部B超提示胆囊增大，胆汁淤积，肝内外胆管未见扩张，肝右前叶近胆囊床位置可见不均质回声，内可见液区分布。诊断首先考虑

A. 急性胆管炎伴肝脓肿
B. 急性胆囊炎伴肝脓肿
C. 胆囊癌
D. 肝内胆管癌
E. 原发性肝癌

【答案】B

【难度】中

26. 女性，60岁，胆囊结石病史5年，1周前口服中药"排石冲剂"并进食香油炒鸡蛋后无明显诱因突发右上腹持续性绞痛，阵发性加剧，疼痛向右肩部放射，伴寒战、高热，恶心，呕吐胃内容物，查体：体温39.5℃，脉搏112次/min，呼吸28次/min，血压86/64mmHg，精神差，皮肤巩膜黄染，右上腹压痛，墨菲征阳性，肠鸣音正常。该患者最可能的病因是

A. 胆总管结石
B. 胆总管末端狭窄
C. 胆道出血继发感染
D. 胆管下段癌
E. 先天性胆总管扩张症

【答案】A

【解析】急性梗阻性化脓性胆管炎发病基础是胆道梗阻和细菌感染，在我国最常见病因是肝内外胆管结石，其次为胆道寄生虫和胆管狭窄。

【难度】中

27. 女性，45岁，突发右上腹及剑突下绞痛伴阵发性加重1天，发病后12小时出现寒战、高热。查体：巩膜黄染，剑突偏右侧深压痛，右上腹轻度肌紧张，体温38℃，血白细胞计数14×10^9/L，血清总胆红素84μmol/L，谷丙转氨酶126U/L，尿胆原（-），尿胆素（++），应诊断为

A. 溃疡病穿孔

B. 急性胰腺炎
C. 胆囊结石伴急性胆囊炎
D. 胆总管结石伴胆管炎
E. 高位阑尾炎

【答案】D

【解析】胆总管结石伴急性胆管炎患者多有典型夏柯氏三联征表现。

【难度】中

28. 女性,48岁,2天前无明显诱因突发右上腹持续性绞痛,阵发性加剧,疼痛向右肩部放射,伴寒战、高热,恶心,呕吐胃内容物。查体:体温39.1℃,脉搏110次/min,呼吸26次/min,血压86/65mmHg,精神差,皮肤巩膜黄染,右上腹压痛,墨菲征阳性,肠鸣音正常。既往有胆囊结石病史5年。该患者最可能的诊断是
A. 溃疡病穿孔
B. 急性胰腺炎
C. 胆囊结石伴急性胆囊炎
D. 急性梗阻性化脓性胆管炎
E. 高位阑尾炎

【答案】D

【解析】急性梗阻性化脓性胆管炎除有典型的Charcot三联征外,还有休克和神志改变,称Reynolds五联症。

【难度】中

29. 女性,43岁,突发右上腹剧痛并阵发性加剧3天,寒战、高热、恶心、呕吐。体检:全身黄染,体温39℃,脉搏120次/min,血压95/60mmHg,谵妄,神志不清,剑突偏左腹肌紧张,肝肋下2cm,血白细胞15×10^9/L,中性粒细胞百分比80%,血清总胆红素110μmol/L,直接胆红素98μmol/L,B超提示胆囊结石颈部嵌顿,胆总管扩张伴下段结石,治疗方案正确的是
A. 胆囊切除术
B. 胆囊切除,腹腔置管引流术
C. 胆囊穿刺引流术
D. 胆囊切除胆总管探查T管引流术
E. 胆囊取石术

【答案】D

【解析】急性梗阻性化脓性胆管炎治疗原则是立即解除胆道梗阻并引流,当胆管内压降低后,患者情况常能迅速改善,有利于争取时间进一步治疗。

【难度】中

30. 男性,22岁,突发剑突下钻顶样疼痛半小时,大汗淋漓,伴恶心,呕吐胃内容物。查体:体温正常,上腹部轻微压痛,无腹肌紧张,自诉既往曾在大便中发现蛔虫。B超检查提示胆道内有平行强光带,以下处理处理**错误**的是
A. 胆囊切除术
B. 针刺足三里
C. 解痉利胆驱虫
D. 胆总管探查取虫引流
E. 手术后驱虫治疗

【答案】A

【解析】胆道蛔虫的特点是剧烈右上腹钻顶样痛、轻微的腹部体征。以解痉止痛、利胆驱虫、内镜取虫等非手术治疗为主。经积极非手术治疗无效者,可行胆总管切开取虫T管引流,手术后仍需要驱虫治疗。

【难度】中

31. 男性,66岁,突发右上腹疼痛伴发热1天。B超示"胆囊增大、壁厚水肿、胆囊颈部结石嵌顿",入院给予禁食水、抗感染、补液、对症止痛治疗,疼痛缓解不明显,次日右上腹疼痛突然减轻,伴发热。查体:全腹肌紧张,压痛以右上腹为著,反跳痛阳性,Murphy征可疑阳性,肠鸣音消失,最可能的情况是
A. 抗感染治疗有效　B. 止痛治疗有效
C. 胆囊穿孔　D. 结石排入胆总管
E. 急性化脓性胆管炎

【答案】C

【解析】3%~10%的急性胆囊炎可并发胆囊坏疽和胆囊穿孔,多见于胆囊壶腹部或胆囊颈部结石嵌顿者,胆囊压力持续升高可使胆囊壁缺血坏疽,引发胆囊穿孔。

【难度】难

32. 男性,51岁,皮肤巩膜黄染10天入院。诊断为胰头癌伴肝转移,行PTCD及胆道支架植入术减黄,术后第5天突发呕血,量约100ml,伴腹痛,PTCD引流红褐色胆汁150ml,有少量凝血块,经止血、对症治疗出血停止,5天后再发呕血,伴有腹痛,黄疸加深,诊断考虑为
A. 应激性溃疡出血
B. 胆道出血
C. 十二指肠溃疡出血

D. 胃溃疡出血

E. 食管 - 胃底静脉曲张破裂出血

【答案】B

【解析】胆道出血的临床表现因病因不同及出血量多少而异。出血量少者仅有黑便或大便潜血阳性，出血量大者可出现胆绞痛、黄疸、上消化道出血三联征。有周期性出血特点，可每隔 1~2 周发作一次。

【难度】难

33. 男性，26 岁，体检发现胆囊息肉 5 年，逐渐增大，入院前 B 超提示胆囊息肉大小 1.3cm，平时无明显不适。入院后行腹腔镜下胆囊切除术，术后第 3 天出现皮肤巩膜黄染，伴低热及上腹部隐痛，黄疸逐渐加重，术后第 4 天行 MRCP 检查提示高位胆道梗阻，梗阻部位位于左右肝管汇合区，最可能的诊断为

A. 胆管炎　　B. 胆总管结石

C. 胆道出血　　D. 医源性胆管损伤

E. 胆管癌

【答案】D

【解析】医源性胆管损伤多因腹部手术、介入、穿刺治疗等造成，绝大多数发生于胆囊切除术中，常见原因有解剖变异、局部粘连重、手术操作失误、热损伤等。医源性胆管损伤是胆道外科的严重并发症。

【难度】中

34. 男性，51 岁，发现胆囊息肉 5 年，逐渐增大，近期 B 超提示胆囊息肉大小 1.2cm，单发，基底部可见血流信号。平时无不适症状，应进行的处理措施是

A. 继续观察

B. 口服熊去氧胆酸治疗

C. 行胆囊切开息肉摘除术

D. 行腹腔镜胆囊切除术

E. 行开腹手术以便于根治性切除

【答案】D

【解析】少数胆囊息肉可能癌变，特别是单发、宽基底，息肉直径超过 1cm。对于直径小于 2cm 的息肉可行腹腔镜胆囊切除术，超过 2cm 或高度怀疑癌变的应行剖腹探查，以便根治性切除。

【难度】中

35. 女性，65 岁，右上腹不适 1 个月，肝功能谷丙转氨酶 30U/L，谷草转氨酶 28U/L，总胆红素 12μmol/L，直接胆红素 8μmol/L，糖类抗原 CA19-9>1 000U/ml，上腹增强 CT 示：胆囊底部增厚 1.5cm，动脉期呈不均匀强化，肝内外胆管未见扩张，最可能的诊断是

A. 胆囊息肉　　B. 慢性胆囊炎

C. 胆囊癌　　D. 胆囊腺肌症

E. 胆囊腺瘤

【答案】C

【解析】胆囊癌可表现为右上腹疼痛、消化不良、黄疸、发热、右上腹肿块等，CT 可见胆囊壁局限或弥漫不规则增厚（壁厚型），肿瘤标志物（CEA、CA19-9、CA12-5、CA15-3 等）可升高。

【难度】中

36. 女性，72 岁，上腹不适 2 个月，皮肤、巩膜黄染 20 天，无发热，尿色如浓茶。近 1 周大便呈白陶土样，腹部 B 超提示胆囊增大，肝内外胆管扩张，胆总管下端可见低回声。最可能的诊断是

A. 肝胆管结石　　B. 胆总管结石

C. 下段胆管癌　　D. 上段胆管癌

E. 胆囊癌

【答案】C

【解析】下段胆管癌表现为低位胆道梗阻，患者常出现小便颜色加深，大便颜色变浅，B 超可发现肝内外胆管扩张，胆囊增大，胆总管下端低回声软组织影像可与强回声结石影像相鉴别。

【难度】难

37. 男性，62 岁，上腹不适 3 个月，皮肤、巩膜黄染 2 周，尿色如浓茶。血谷丙转氨酶 95U/L，谷草转氨酶 102U/L，总胆红素 253μmol/L，直接胆红素 186μmol/L，谷氨酰胺转肽酶 334U/L。上腹部增强 CT 提示：肝内胆管广泛扩张，肝门区胆管截断，动脉期不均匀强化，胆囊体积缩小，以下最可能的诊断是

A. 肝胆管结石　　B. 胆总管结石

C. 下段胆管癌　　D. 上段胆管癌

E. 胆囊癌

【答案】D

【解析】上段胆管癌表现为高位胆道梗阻，影像学检查可发现肝内胆管扩张，肝外胆管不扩张，胆囊萎缩空虚，增强 CT 于肝门部可显示软组织影，动脉期强化。

【难度】难

【A3/A4 型题】

（1~3 题共用题干）

女性，55 岁，反复右上腹疼痛 2 年，近 1 个月疼痛频繁并加重，伴发热，体温最高达 38.9℃。查体：皮肤、巩膜轻度黄染，右上腹深压痛，无反跳痛，肝脾未及，肠鸣音正常。B 超示胆囊大小

10cm×6cm，壁毛糙，左、右肝管轻度扩张，胆总管扩张，直径1.4cm，下段显示不清。

1. 该患者黄疸的原因首先考虑为

A. 急性胆囊炎　　B. 慢性胆囊炎
C. 胆总管结石　　D. 肝内胆管结石
E. 胆管癌

【答案】C

【解析】胆总管结石分为原发性和继发性。继发性结石主要是胆囊结石排入胆总管并停留在胆管内，可引起急性和慢性胆管炎、肝损害、胆源性胰腺炎等。

【难度】易

2. 为明确诊断，下一步应进行的最佳检查是

A. ERCP　　B. 核素扫描
C. PTC　　D. MRCP
E. 胆道镜检查

【答案】D

【解析】继发性胆管结石多来源于胆囊结石，大部分胆囊结石（主要为胆固醇性结石）在CT下不显影。MRCP是无创检查方法，常规可清晰显示胆总管结石，应优先选择。

【难度】中

3. 该患者应选择的手术方式为

A. 胆囊切除术
B. 胆囊切除、胆肠吻合术
C. 胆囊造瘘术
D. 胆囊切除、胆总管探查、T管引流术
E. 胆囊空肠吻合术

【答案】D

【解析】胆囊结石、继发性胆总管结石应行胆囊切除、胆总管探查取石，T管引流术。

【难度】中

（4~6题共用题干）

男性，61岁，突发右上腹绞痛10小时，伴恶心、呕吐，无呕血。血常规白细胞 $10.8\times10^9/L$，总胆红素22μmol/L，直接胆红素16μmol/L，谷丙转氨酶33U/L，谷草转氨酶20U/L，谷氨酰胺转肽酶40U/L。B超示胆囊形态饱满，呈双边征，胆囊颈部强回声光团后伴声影，胆总管内径0.6cm。

4. 该患者初步临床诊断是

A. 急性胃肠炎
B. 胆囊结石伴慢性胆囊炎
C. 十二指肠溃疡穿孔
D. 急性梗阻性化脓性胆管炎
E. 胆囊结石伴急性胆囊炎

【答案】E

【解析】起病急骤，右上腹疼痛症状典型，符合胆绞痛临床表现。B超检查示胆囊颈部强回声光团后伴声影，符合胆囊颈部结石嵌顿超声影像，"双边征"为胆囊壁水肿的特殊表现。因此诊断胆囊结石伴急性胆囊炎。

【难度】中

5. 入院后对该患者初期处理措施恰当的是

A. 禁食、水
B. 禁止使用解痉止痛药物
C. 不使用抗生素
D. 立即行经皮胆囊穿刺置管引流
E. 急诊手术治疗

【答案】A

【解析】禁食、水不但可以消除食物对消化系统的刺激，减少消化腺分泌，还能阻断由进食诱发的胆囊收缩，防止因胆囊内压力增高而疼痛加重。

【难度】易

6. 病情观察过程中，以下情况中提示胆囊穿孔的是

A. 腹痛缓解
B. 右上腹压痛加重
C. 持续发热
D. 血常规白细胞及中性百分比升高
E. 腹痛波及全腹，穿刺抽出胆汁性腹水

【答案】E

【解析】当急性结石性胆囊炎腹痛由局限于右上腹转而波及全腹时，应该考虑胆囊穿孔导致急性化脓性腹膜炎。在某些特殊情况下，即使胆囊未发生穿孔，局部感染亦可向全腹腔扩散，如：老年人、儿童、免疫功能低下者、肝硬化或糖尿病患者等。

【难度】中

（7~9题共用题干）

男性，46岁，反复右上腹隐痛不适1年，加重伴腹胀、低热2天。查体：右上腹压痛，无反跳痛，Murphy征阴性，肝脾未及，肠鸣音正常。血常规白细胞 $12.5\times10^9/L$，总胆红素126μmol/L，直接胆红素92μmol/L，谷丙转氨酶146U/L，谷草转氨酶204U/L，谷氨酰胺转肽酶170U/L。增强CT显示胆囊大小3.5cm×2cm，腔内充满高密度影，左、右肝管内径均为0.4cm，肝总管内径1.2cm，胆总管内径0.6cm。

7. 该患者黄疸最可能的原因是

A. 胆红素通过受损胆囊黏膜进入循环
B. 胆总管结石阻塞胆道

C. 严重感染引发溶血
D. 胆囊颈部结石持续嵌顿压迫胆总管
E. 急性炎症造成肝损害

【答案】D

【解析】胆囊结石压迫肝总管或胆总管导致肝总管以上胆道扩张，符合 Mirizzi 综合征。而继发性胆总管结石，梗阻部位多发生在胆总管下段，致使肝内和肝外胆管均扩张。

【难度】中

8. 为明确诊断，应首先完善的检查是
A. 上腹部增强 MRI　B. MRCP
C. PTC　D. ERCP
E. 口服胆囊造影

【答案】B

【解析】MRCP、ERCP、PTC 均可清晰显示胆道系统，其中 MRCP 为无创检查，应为首选。

【难度】中

9. 该患者手术治疗的原则是
A. 取尽结石，胆管减压，通畅引流
B. 切除胆囊，控制感染，解除梗阻
C. 切除胆囊，解除梗阻，恢复胆管完整性
D. 祛除病灶，解除梗阻，胆管减压，通畅引流
E. 取尽结石，控制感染，恢复胆管完整性

【答案】C

【解析】Mirizzi 综合征手术时的中心问题是避免发生胆总管损伤和矫正已有的胆总管损伤及狭窄。治疗原则应是切除病变胆囊，取尽结石，解除胆道受压梗阻，修补胆管缺损及通畅胆汁引流。

【难度】难

（10~12 题共用题干）

女性，59 岁，反复右上腹隐痛 2 年，进食油腻易诱发。查体：腹软，无压痛，Murphy 征阴性，肝脾未及，肠鸣音正常。血常规白细胞计数 6.7×10^9/L，总胆红素 20μmol/L，直接胆红素 7μmol/L，谷丙转氨酶 34U/L，谷草转氨酶 28U/L，谷氨酰胺转肽酶 50U/L，B 超显示胆囊大小 7cm×4cm，壁厚 0.3cm，其内充满强回声光团，胆总管内径 0.6cm。

10. 该患者最适合的治疗方式是
A. 腹腔镜胆囊切除术
B. 腹腔镜胆囊取石术
C. 开腹胆囊切除术
D. 口服药物溶石
E. 胆囊切除、胆总管探查术

【答案】A

【难度】易

11. 行腹腔镜胆囊切除术，最严重的手术并发症是
A. 胆道感染　B. 胆管损伤
C. 术后出血　D. 胆总管残余结石
E. 切口疝

【答案】B

【解析】腹腔镜胆囊切除术并发症包括：肝外胆管损伤，胆瘘，术后出血，十二指肠穿孔，腹腔穿刺相关并发症，气腹相关并发症，腹壁切口疝，胆总管、胆囊管残余结石等。最严重的是胆管损伤。

【难度】难

12. 该患者胆囊切除术后 1 个月，餐后右上腹疼痛，伴巩膜轻微黄染，B 超提示胆总管轻度扩张，首选的检查是
A. ERCP　B. PTC
C. 增强 CT　D. 内镜超声
E. MRCP

【答案】E

【解析】胆囊切除术后 1 个月出现腹痛及黄疸需考虑胆管炎、胆管结石可能。MRCP 可清晰显示胆总管扩张、狭窄及其内部有无结石，且为无创检查，应该首选。

【难度】中

（13~15 题共用题干）

女性，68 岁，反复右上腹隐痛 15 年，加重 3 天。查体：巩膜无黄染，右上腹深压痛，无反跳痛，Murphy 征阴性。血常规白细胞 5.6×10^9/L，总胆红素 17μmol/L，直接胆红素 9μmol/L，谷丙转氨酶 26U/L，谷草转氨酶 31U/L，谷氨酰胺转肽酶 78U/L。B 超示胆囊大小 6cm×4cm，壁增厚，腔内低回声肿块伴有血流信号，胆囊颈部强回声光团大小 2.5cm×1.8cm，胆总管内径 0.6cm。

13. 为明确诊断该患者下一步最先选择的检查是
A. 口服胆囊造影　B. ERCP
C. MRCP　D. 上腹部增强 CT
E. PTC

【答案】D

【解析】胆囊结石病史较长，特别是结石体积较大、胆囊壁增厚，应警惕并发胆囊癌。增强 CT 或增强 MRI 可提供有价值的诊断信息。MRCP、ERCP、PTC 在显示胆管结构及变异方面有优势，但对胆囊本身疾病的诊断作用有限。口服胆囊造影图像不清晰，易受胆囊功能影

响，现已少用。

【难度】中

14. 胆囊内有占位如考虑胆囊癌，下列不是诊断胆囊癌依据的是

A. 胆囊结石病史 15 年

B. 胆囊息肉

C. 急性胆囊炎发作

D. 胆囊结石直径大于 2.5cm

E. 胆囊壁不均匀增厚

【答案】C

【解析】以下情况与胆囊癌发病率相关：胆囊炎合并胆石症病程超过 15 年；病程在 10 年以上、结石直径大于 2cm 或胆囊颈部结石嵌顿；患有直径大于 1cm 的胆囊腺瘤样息肉者；B 超提示胆囊壁明显增厚、局限性增厚、不规则增厚或胆囊萎缩者；同时并发胆囊息肉、胆囊腺肌症等。

【难度】易

15. 上腹部增强 CT 显示肝脏无异常，胆囊壁不均匀增厚，动脉期强化，近胆囊底部腔内见一肿块大小 3cm×2cm，动脉期不均匀强化，腔内另见类圆形高密度影，腹腔未见增大淋巴结，该患者的手术治疗方式应为

A. 单纯胆囊切除术

B. 标准胆囊癌根治术

C. 扩大胆囊癌根治术

D. 姑息性手术

E. 扩大右半肝切除术

【答案】B

【解析】CT 表现符合 Nevin 分期为Ⅲ期的胆囊癌，可行标准胆囊癌根治术。

【难度】难

(16~18 题共用题干)

女性，67 岁，间断右上腹痛伴发热 3 天，加重 2 小时。体温 40℃，既往有糖尿病病史 7 年。查体：心率 138 次 /min，血压 75/40mmHg，巩膜中度黄染，右上腹压痛并反跳痛，Murphy 征可疑阳性，肝脾未及，肝区叩击痛阳性，肠鸣音减弱。B 超示胆囊增大，壁增厚，腔内见颗粒状强回声光团，胆总管直径 1.5cm，内部回声细密增强，腹腔未见液性暗区。

16. 患者最可能的诊断是

A. 急性胰腺炎

B. 肝脓肿

C. 上消化道穿孔

D. 急性化脓性胆囊炎并穿孔

E. 急性梗阻性化脓性胆管炎

【答案】E

【解析】患者有夏柯氏三联征并伴有休克，判断为急性梗阻性化脓性胆管炎。

【难度】中

17. 以下处理最优先的是

A. 解痉、止痛治疗

B. 退热、抗感染治疗

C. 抗感染、抗休克治疗

D. 行 MRCP 检查

E. 行腹部立位 X 线

【答案】C

【解析】根据患者病史及生命体征判断符合感染性休克，优先维持生命体征，需要尽快补充血容量，必要时加用血管活性药物。

【难度】中

18. 应尽早施行的手术方案是

A. 胆囊造瘘术

B. 胆囊切除术

C. 胆囊切除、胆总管探查、T 管引流术

D. 经皮经肝胆囊穿刺置管引流

E. 继续保守治疗

【答案】C

【解析】急性梗阻性化脓性胆管炎后续治疗方案应根据患者的具体情况和对治疗的反应来决定，包括非手术胆道减压和开腹手术治疗。原则上患者能耐受手术应尽快手术治疗，否则，采用非手术胆道减压治疗。外科手术切开梗阻以上胆管减压，取出结石解除梗阻因素和通畅引流胆道是最为迅速有效的治疗方法。

【难度】难

(19~21 题共用题干)

男性，48 岁，反复上腹部隐痛 1 年，自服“胃药”无效。查体：皮肤、巩膜无黄染，腹部无压痛及反跳痛，Murphy 征阴性。B 超显示胆囊大小 7cm×4cm，壁厚 0.3cm，内壁光滑，腔内可见数枚强回声光团随体位变化移动，胆总管内径 0.7cm。

19. 该患者胆囊 B 超检查属于异常征象的是

A. 胆囊大小　　B. 胆囊壁厚

C. 胆总管直径　　D. 胆囊内异常回声

E. 胆囊内壁

【答案】D

【解析】胆囊结石伴胆囊炎超声特点：①胆囊长径和宽径可正常或稍大，由于张力增高常呈椭圆形；②胆囊壁增厚，轮廓模糊；有时多数呈双环状，其厚度大于3mm；③胆囊内容物透声性降低，出现雾状散在回声光点；④胆囊下缘增强效应减弱或消失；⑤胆囊内出现强回声团，后方伴有声影，并随体位而移动。

【难度】易

20. 该患者要求行保守治疗，首选方案是

A. 布洛芬缓释胶囊　B. 消炎利胆片

C. 阿莫西林胶囊　D. 颠茄片

E. 护肝片

【答案】B

【解析】胆囊结石药物治疗首选消炎利胆片，溶石治疗的主要药物是鹅去氧胆酸（鹅脱氧胆酸）及熊去氧胆酸（熊脱氧胆酸）。

【难度】中

21. 患者间断服药治疗1年，症状无明显减轻，一次脂肪餐后出现胆绞痛，经休息后缓解，复查B超提示胆囊壁厚0.4cm，胆囊多发结石，以下处理正确的是

A. 继续服药并观察

B. 联合用药溶石

C. 胆囊碎石术

D. 腹腔镜胆囊切除术

E. 腹腔镜胆囊取石术

【答案】D

【解析】无症状胆囊结石一般不需积极手术治疗，可观察和随访，但下列情况应考虑手术治疗：①结石直径≥3cm；②并发需要开腹的手术；③伴有胆囊息肉>1cm；④胆囊壁增厚；⑤胆囊壁钙化或瓷性胆囊；⑥儿童胆囊结石；⑦并发糖尿病；⑧有心肺功能障碍；⑨边远或交通不发达地区、野外工作人员；⑩发现胆囊结石10年以上。

【难度】易

（22~23题共用题干）

男性，68岁，反复右上腹疼痛3年，B超提示胆囊多发结石。有“糖尿病、冠心病”病史10年。晚餐后突发剑突下及右上腹绞痛，伴恶心、呕吐、腹胀，体温37.6℃。查体：皮肤、巩膜轻微黄染，腹肌轻度紧张，中上腹及左上腹压痛，无反跳痛，Murphy征阴性，肠鸣音减弱。

22. 以下处理**错误**的是

A. 急查血常规、肝肾功能、血/尿常规

B. 急查腹部B超

C. 禁食水、胃肠减压

D. 急诊行腹腔镜胆囊切除术

E. 抗感染、补液对症治疗

【答案】D

【解析】根据患者临床表现及左上腹压痛阳性体征，结合既往胆结石病史，拟诊胆源性胰腺炎。该病多因细小胆囊结石移行经过胆总管末端时诱发。在未明确胰腺炎诊断及胆总管结石之前不应急诊行胆囊切除术。

【难度】中

23. 如经保守治疗5天，患者腹痛缓解，体温正常，复查肝功能、血、尿淀粉酶正常，行腹部B超及MRCP检查未见胆管扩张及结石影，以下后续治疗方案最佳的是

A. 先予出院，择期行腹腔性胆囊切除术

B. 出院后择期行腹腔镜胆囊切除、胆管探查术

C. 出院前行腹腔镜胆囊切除、胆管探查术

D. 出院前行腹腔镜胆囊切除术

E. 出院前行腹腔镜胆囊切除、内镜下十二指肠乳头肌切开术

【答案】D

【解析】患者胆囊内存在小结石，排石过程中容易引起一过性胆管炎及诱发急性胰腺炎，部分患者结石可自行排出，如经影像学及血清学检查判定胆管结石已排出，可于胰腺炎恢复后尽早行腹腔镜胆囊切除术（出院前），以防止再因进食刺激而复发胰腺炎。

【难度】难

（24~26题共用题干）

女性，35岁，反复右上腹疼痛、寒战发热及黄疸1年。1周前又出现腹痛、黄疸，行腹部B超提示胆囊体积缩小，壁增厚，可见多个中强回声附壁，较大为0.4cm，肝左外叶内多发强回声，串珠样排列，胆总管扩张，内多发结石。腹部CT提示肝左外叶萎缩，内多发高密度影，胆总管扩张，内多发高密度影，胆囊内未见高密度结石影。

24. 该患者初步诊断为

A. 胆道蛔虫

B. 胆管癌

C. 肝内外胆管结石

D. 胆囊结石

E. 肝内钙化并发胆总管结石

【答案】C

【解析】肝内胆管结石好发于左外叶及右后叶，由于结石自肝内排入胆总管，常并发胆总管结石。

【难度】难

25. 如行手术治疗,需有多种方式组合完成,下列**不宜**采用的手术术式是
A. 肝左外叶切除术
B. 胆囊切除术
C. 胆总管探查取石术
D. T管引流术
E. 胆总管空肠吻合术
【答案】E
【解析】结石局限于肝左外叶,同时伴有所属肝段萎缩,应行肝叶切除、胆囊切除、胆总管探查取石、T管引流术,取净结石后无须行胆肠吻合术。
【难度】难

26. 手术中放置了T管引流,术后T管的拔管时间至少是
A. 7天 B. 10天 C. 14天
D. 21天 E. 28天
【答案】C
【解析】T管拔管时间一般应在术后至少14天。
【难度】易

【案例分析题】

案例一 女性,66岁,因“阵发性右上腹疼痛2天”入院。2天前进食油腻饮食后突发右上腹绞痛,向右肩部放射,伴恶心,呕吐胃内容物1次,自行控制饮食,3小时后腹痛略缓解。昨日晚间睡眠时再次出现右上腹痛,伴低热,肛门有排气。既往体健。查体:皮肤、巩膜无黄染,腹部平坦,右上腹压痛,无反跳痛,Murphy征阳性,移动性浊音(-),肠鸣音正常。

提问1:该患者需要考虑的临床诊断是
A. 肝脓肿
B. 消化性溃疡穿孔
C. 肾结石
D. 胆囊结石伴急性胆囊炎
E. 右侧肺炎或胸膜炎
F. 急性肠梗阻
G. 急性胰腺炎
【答案】ABDEG
【解析】临床拟诊胆囊结石伴急性胆囊炎,需与以下疾病鉴别:肝脓肿、胃窦区或十二指肠溃疡穿孔、右侧大叶性肺炎早期或胸膜炎纤维素性渗出期、急性胰腺炎,以上疾病均可出现右上腹疼痛,伴发热。肾结石疼痛多向会阴部放射。患者肛门有排气,腹部听诊肠鸣音正常,急性肠梗阻诊断可排除。
【难度】中

提问2:为明确诊断,该患者应进行的检查项目有
A. 上腹部CT
B. 上腹部B超
C. 上腹部增强MRI
D. 腹部立位X线
E. 上消化道双对比造影
F. 胸部正侧位X线
G. 超声心动图
【答案】ABCDF
【解析】拟诊胆囊结石伴急性胆囊炎,上腹B超为首选检查。如果B超发现肝脏占位、胆管扩张、胰腺占位等疾病时,上腹部增强CT、MRI检查对进一步明确有无合并肿瘤或胆管结石等疾病更具优势。患者右上腹痛伴发热,胸部X线正侧位可发现有无肺部感染,腹部立位X线有助于排除消化道穿孔、急性肠梗阻等疾病。但上消化道双对比造影、超声心动图是不必要的检查。
【难度】中

提问3:B超提示胆囊形态饱满,内见多个强回声光团,胆囊壁0.4cm,胆总管内径0.6cm。腹部立位X线未见异常。诊断为胆囊结石伴急性胆囊炎,以下描述有利于**排除**继发胆总管结石的是
A. 胆总管内径0.6cm
B. 胆囊多发结石,呈细小颗粒状
C. 胆总管内未见异常回声
D. 胆囊管增宽,内径0.5cm
E. 肝内外胆管无扩张
F. 胆总管下端可见强回声
G. 皮肤、巩膜无黄染
【答案】ACEG
【解析】胆管扩张是胆囊结石继发胆总管结石的常见间接影像。可由静脉胆道造影、PTC(经皮肝穿刺胆道造影)、ERCP、CT扫描等检查证实。当上述检查发现胆管腔内典型结石影像时即可确诊。选项ACE均为正常胆道超声描述,皮肤、巩膜无黄染也不支持继发胆总管结石诊断。
【难度】中

提问4:血化验白细胞13.6×10^9/L,总胆红素23μmol/L,直接胆红素10μmol/L,谷丙转氨酶29U/L,谷草转氨酶44U/L,谷氨酰胺转肽酶50U/L,血淀粉酶90U/L,尿淀粉酶205U/L。该患者治疗方案选择恰当的是
A. 口服消炎利胆片
B. 胆囊造瘘术

C. 急诊行腹腔镜胆囊切除术
D. 胆囊穿刺置管引流
E. 炎症好转后择期行腹腔镜胆囊切除术
F. 胆囊切除、胆总管探查术
G. 急诊胆囊切口取石

【答案】CE

【解析】胆囊结石伴急性胆囊炎患者经短期保守治疗后可尽早实施腹腔镜胆囊切除术。对于经验性判断局部炎症粘连较重、解剖困难或不愿接受手术的患者，也可在保守治疗症状好转炎症消退后择期手术。

【难度】中

提问 5：如患者急诊行胆囊切除术，以下关于该手术描述正确的是

A. 先切断胆囊管及胆囊动脉后沿颈部至底部剥除胆囊称为顺行法
B. 直接由底部开始剥除胆囊最后处理胆囊动脉、胆囊管称为逆行法
C. 先切断胆囊管及胆囊动脉，再沿胆囊底部向颈部切除胆囊称为顺逆结合法
D. 距离胆总管 0.5cm 结扎或夹闭胆囊管
E. 沿浆膜下与胆囊肌层之间的疏松组织剥离胆囊
F. 胆囊水肿、张力大时可先切开胆囊减压
G. 不需放置腹腔引流管

【答案】ABCDEFG

【解析】切除胆囊有 3 种方法，即顺行性切除法，是由胆囊管开始，由下向上剥离胆囊；逆行性切除法，如胆囊颈部粘连较重，周围结构不清，则从胆囊底部先将胆囊由胆囊床剥除后，再处理胆囊管；先切断胆囊管及胆囊动脉，再沿胆囊底部向颈部切除胆囊称为顺逆结合法。分离时沿浆膜下与胆囊肌层之间疏松组织剥离胆囊，距离胆总管 0.5cm 结扎或夹闭胆囊管，胆囊水肿、张力大时可先切开胆囊减压。

【难度】难

案例二　男性，76 岁，进餐后突发右上腹痛 6 小时，伴发热，体温 39.2℃。既往有糖尿病及冠心病病史。3 天前行左侧髋关节置换术。查体：心肺听诊无异常，皮肤、巩膜无黄染，腹肌轻度紧张，右上腹压痛，反跳痛可疑阳性，Murphy 征阳性，肠鸣音减弱。

提问 1：为明确诊断，应进一步进行的检查是

A. 上腹部 CT
B. ERCP
C. MRCP
D. PTCD
E. 腹部 B 超
F. 肝胆系统核素扫描
G. 立位腹部 X 线检查

【答案】AE

【解析】患者为髋关节置换术后突发右上腹痛，根据临床表现考虑急性胆囊炎，为明确诊断应优先选择简单有效的检查手段，如腹部 CT 或 B 超。其余选项对发现胆管异常更有帮助，其中 ERCP 和 PTCD 为侵入性或有创性检查，不宜作为急诊首选检查。

【难度】易

提问 2：B 超提示胆囊增大，腔内透声差，胆囊壁呈双边征，胆总管内径 0.5cm，肝肾间隙少量积液。CT 显示胆囊增大，壁水肿，胆囊内密度均匀，略增高，胆囊周围渗出性改变。临床诊断为非结石性急性胆囊炎，关于该病以下描述正确的是

A. 发生率约占急性胆囊炎的 5%
B. 病情发展比较缓慢
C. 致病的主要因素是胆汁淤滞和缺血
D. 较早出现胆囊穿孔
E. 烧伤、严重创伤及脓毒症的患者发病率高
F. 胆囊壁不容易坏疽
G. 长期肠外营养支持的患者不易发生

【答案】ACDE

【解析】约 5% 急性胆囊炎患者未并发胆囊结石，称为非结石性胆囊炎。老年患者胆囊容易发生坏疽及穿孔，对症状较重者应尽早手术。急性非结石性胆囊炎引起的腹痛其持续时间往往较长，致病的主要因素是胆汁淤滞和缺血，烧伤、严重创伤、肠外营养支持的患者发病率高。

【难度】难

提问 3：急查血常规白细胞计数 18×10^9/L，肝功总胆红素 21μmol/L，直接胆红素 10μmol/L，谷丙转氨酶 80U/L，谷草转氨酶 110U/L，血淀粉酶 36U/L，尿淀粉酶 380U/L，血糖 10.2mmol/L。对于该患者可以选择的治疗方式有

A. 暂行保守治疗，密切观察全身及腹部体征
B. 急诊行胆囊切除术

C. 胆囊切除、胆总管探查术
D. 经皮肝穿刺胆囊置管引流术
E. 胆管空肠吻合术
F. 经皮肝穿肝内胆管引流术
G. 中药攻下

【答案】ABD

【解析】对于急性非结石性胆囊炎患者，一般经非手术治疗症状多可缓解，以后择期再行手术治疗。具备急诊手术条件的患者可行胆囊切除术。不具备手术条件时可行超声引导下经皮肝穿刺胆囊置管引流术。

【难度】中

提问4：患者急诊行腹腔镜胆囊切除术，术后出现呃逆，伴发热，右上腹压痛，皮肤、巩膜无黄染，心肺听诊无异常，肝区叩击痛阳性。换药见腹壁戳孔无红肿、渗出。腹部B超提示胆囊窝积液，混杂回声，范围为7.0cm×4.5cm，腹腔其余部位未见液区分布，可能的诊断为

A. 戳孔口感染　B. 胆道感染
C. 膈下感染　D. 胆瘘
E. 肺炎　F. 肝脓肿
G. 腹腔内出血

【答案】CD

【解析】根据临床表现及腹部B超，考虑存在膈下感染，胆瘘可能性不除外。胆道感染多伴有肝功能异常和黄疸发生。如果超声检查发现特征性肝脏内异常回声区则支持肝脓肿诊断。

【难度】难

提问5：对上述存在的问题，下一步的处理方式应是

A. PTCD
B. 超声引导下腹腔穿刺置管引流
C. 穿刺液标本微生物培养及药敏试验
D. 必要时调整抗生素
E. 如存在胆瘘，可行鼻胆管引流
F. 保守治疗无效可手术探查引流
G. 静脉使用生长抑素

【答案】BCDEF

【解析】超声引导下腹腔穿刺置管引流对膈下积液的治疗简单有效，穿刺液标本应常规行微生物培养及药敏试验，以便指导调整抗生素治疗方案，如证实存在胆瘘，可鼻胆管引流，该方法利于胆道减压及胆瘘愈合保守治疗无效可手术探查引流。生长抑素主要用于急性胰腺炎。

【难度】难

案例三　男性，35岁，反复右上腹疼痛1年，加重3天就诊。腹痛向右侧肩背部放射。伴低热，无恶心、呕吐。既往有胆囊结石病史5年。查体：血压120/70mmHg，心率82次/min，皮肤、巩膜轻度黄染，腹软，右上腹压痛，无反跳痛，Murphy征阴性，肠鸣音正常。

提问1：为进一步明确诊断，应进行的化验和检查有

A. 上腹部增强CT
B. 上消化道钡餐
C. MRCP
D. 上腹部超声
E. 血常规
F. 肝功能
G. 血C反应蛋白

【答案】ACDEF

【解析】出现黄疸时，肝功能检查可以确定胆红素升高水平并推断黄疸原因。血常规可以用于判断是否合并感染及严重程度。上腹部超声、增强CT和MRCP对胆道梗阻定位及定性诊断至关重要且互为印证补充。

【难度】易

提问2：B超及增强CT显示胆囊增大，胆囊壁增厚，轻度强化，胆囊颈部高密度结石影，肝门部及肝内胆管轻度扩张，胆总管未见扩张。肝功能显示转氨酶、胆红素轻度增高，血淀粉酶正常，该患者可能的诊断为

A. 肝门部胆管癌
B. 急性胆管炎
C. 胆囊结石伴急性胆囊炎
D. 胆总管囊肿并发感染
E. 胆源性胰腺炎
F. 胆囊癌
G. 急性胃肠炎

【答案】BC

【解析】急性结石性胆囊炎的症状主要有右上腹疼、恶心、呕吐和发热等。常有轻度至中度发热。B超及CT描述未见肿瘤征象，所见符合胆囊结石伴急性胆囊炎，该病病程中可以出现一过性肝功能异常和黄疸，但胆红素指标往往仅轻度升高。患者临床表现具备腹痛、发热、黄疸三联征，且肝门部及肝内胆管有扩张，因此急性胆管炎诊断不能除外。血淀粉酶正常，不考虑急性胰腺炎。

【难度】中

提问3：为进一步明确肝内胆管扩张的原因，行MRCP检查显示胆囊体积稍大，颈部可见充盈缺损，直径2.5cm，压迫肝总管，其上肝门部胆

管及肝内胆管扩张，胆囊管消失，下段胆总管正常。根据病史及 MRCP 判断可能的原因是

A. 并发 Mirizzi 综合征
B. 并发胆总管结石
C. 并发肝内胆管结石
D. 并发胆囊胆管瘘
E. 并发胆囊穿孔
F. 并发胆囊十二指肠瘘
G. 并发胰头癌

【答案】AD

【解析】胆囊颈部结石较大压迫肝总管导致肝总管狭窄或胆囊肝总管内瘘，称为 Mirizzi 综合征，本病例 MRCP 描述符合 Mirizzi 综合征。

【难度】难

提问 4：下一步行手术治疗，其手术包括多个步骤，这些步骤应包括

A. 胆囊切除术
B. 胆总管探查术
C. T 管引流术
D. 胆总管修补术
E. 胆总管空肠吻合术
F. 胆总管十二指肠吻合术
G. 空肠造瘘术

【答案】ABCD

【解析】Mirizzi 综合征手术治疗首先需要切除病变胆囊，再酌情处理胆管。术中有必要探查胆总管，同时应注意保护胆道连续性，如有胆总管或肝总管局部缺损，需进行修补，术后留置 T 管支撑引流。术中仔细操作避免医源性胆管损伤。胆管空肠吻合术仅在胆总管不能修补并且无法恢复通畅时才考虑实施，手术相对复杂。胆总管十二指肠吻合术因术后返流性胆管炎发生率高，已经较少应用。

【难度】难

案例四 男性，64 岁，因“上腹部疼痛伴发热、黄疸 5 天”急诊入院。患者因“腹主动脉瘤”拟在外院行腹主动脉支架植入术，住院期间出现右上腹阵发性绞痛，无放射痛，自测体温 38.5℃，无恶心、呕吐，无呕血、黑便，无嗜睡、昏迷。曾在外院抗感染治疗 5 天，为进一步诊治转来我院急诊，腹部 B 超提示“胆囊结石伴胆囊炎”，化验总胆红素 237μmol/L，直接胆红素 185μmol/L。入院时体温 36℃，脉搏 120 次 /min，呼吸 16 次 /min，血压 101/79mmHg，精神萎靡，皮肤、巩膜重度黄染，右上腹及剑突下压痛，无反跳痛，可触及增大的胆囊，墨菲征阳性，移动性浊音阴性，双下肢无水肿。

提问 1：该患者入院后恰当的处理措施是

A. 禁食、水
B. 抗感染、补液、保肝治疗
C. 口服利胆药物
D. 先行腹主动脉瘤手术
E. 急诊行胆囊切除、胆总管探查取石
F. 急诊行超声引导下经皮经肝胆囊穿刺引流术（PTBD）
G. 急诊行空肠造瘘术

【答案】ABF

【解析】患者临床表现符合急性化脓性梗阻性胆管炎、胆囊结石伴急性胆囊炎。一般情况较差，合并腹主动脉瘤，应首先考虑非手术治疗。胆道梗阻患者禁忌服用利胆药。常规治疗包括禁食、抗感染、保肝、补液等。为解除胆道梗阻可酌情行 PTBD 或 PTCD，其中 PTBD 对胆囊减压缓解炎症更有利，间接引流胆汁，而 PTCD 减黄效果更佳，但对胆囊无减压作用。经过综合治疗待患者病情稳定后再行确定性手术。

【难度】中

提问 2：该患者入院后即在 B 超引导下行 PTBD 引流出大量脓液，并常规细菌培养，以下说法正确的是

A. 需氧革兰氏阴性杆菌多见
B. 革兰氏阳性球菌中粪链球菌和葡萄球菌多见
C. 厌氧菌中脆弱杆菌为主
D. 大剂量应用抗生素后可能无细菌生长
E. 胆汁中细菌来源主要为肠道细菌逆行感染
F. 胆汁中细菌也可来源于门静脉系统
G. 可培养出真菌

【答案】ABCDEF

【解析】细菌来源主要为肠道逆行胆道感染，也可来源于门静脉系统血行感染。

【难度】中

提问 3：入院后给予头孢他定 + 奥硝唑抗感染治疗，胆汁细菌培养 13 小时报警为肺炎克雷伯菌，ESBL 阴性，经药敏试验头孢他定敏感。患者未再发热，无腹痛，黄疸减轻，胆汁引流每日量约 200~550ml，逐渐恢复饮食，复查血常规正常，总胆红素 42.4μmol/L，直接胆红素 38.0μmol/L，

谷丙转氨酶 50U/L,谷草转氨酶 41U/L。下一步治疗方案合理的是

A. 升级抗生素
B. 先行腹主动脉支架植入术
C. 先行腹腔镜胆囊切除术
D. 长期保留胆囊引流管,暂不手术
E. 腹主动脉支架植入术完成后行胆道手术
F. 行腹主动脉支架植入术,然后行胆道金属支架植入术
G. 行肠造瘘给肠内营养

【答案】BE

【解析】患者腹主动脉瘤有随时破裂或形成急性血栓等风险,目前胆道感染已控制,进一步行胆道确定性手术前先处理腹主动脉瘤更为安全。

【难度】难

提问 4:该患者出院后 1 个月于专科医院行腹主动脉支架植入术,术后恢复良好,术后 6 天转来我院,行腹部 CT 提示:右前腹壁 - 肝右叶 - 胆囊内间高密度引流管影,胆总管管径 0.8cm,胆总管胰腺段见类圆形高密度结石,大小 0.9cm×0.6cm,肿瘤标志物正常。下一步手术处理方法正确的是

A. 行胆囊取石术
B. 行胆囊切除术
C. 行胆总管探查取石术
D. 行 T 管引流术
E. 行胆囊引流管更换术
F. 行胆道支架植入术
G. 放置腹腔引流管

【答案】BCDG

【解析】介入引流手术一般不能去除胆道梗阻病因,如介入手术后患者一般情况恢复,可在 1~3 个月后根据病因选择确定性手术治疗。胆囊取石、引流管更换、胆道支架置入均不是确定性手术。

【难度】难

提问 5:患者术后留置腹腔引流及 T 管引流,术后 3 天腹腔引流管无液体引出,T 管每日引流胆汁 200~350ml,无腹痛、发热、黄疸,肛门排气,进流食无不适,拔除腹腔引流管,有关 T 管管理正确的是

A. T 管应留置至少 2 周
B. 注意观察胆汁引流量及颜色
C. 注意观察 T 管有无结石残渣、有无堵塞
D. 术后 1 周可抬高 T 管,无不适可夹闭 T 管
E. 拔管前应行 T 管造影或胆道镜检查
F. 经 T 管窦道胆道镜检查至少应在术后 2 周以上
G. 每天留胆汁做细菌培养

【答案】ABCDE

【解析】经 T 管窦道胆道镜检查至少应在术后 6 周以上,年老体弱者还可以适当延长。

【难度】中

案例五 男性,63 岁进行性皮肤巩膜黄染 1 个月就诊。伴有皮肤瘙痒,偶有上腹饱胀不适,无腹痛,无恶心、呕吐,无畏寒、发热。尿色如浓茶,大便颜色变浅。曾自服中药治疗,具体不详,症状未缓解。近期体重下降约 5kg。既往无肝炎病史。

提问 1:针对该患者黄疸原因相关的化验和影像检查有

A. 总胆红素、直接胆红素
B. 腹部 B 超
C. 腹部 CT
D. 尿胆红素
E. 尿潜血
F. 红细胞渗透脆性试验
G. MRCP

【答案】ABCDG

【解析】患者无痛性黄疸,进行性加重,大便颜色浅,小便颜色深,考虑为梗阻性黄疸。尿潜血及红细胞渗透脆性试验并非梗阻性黄疸必要检查。

【难度】中

提问 2:腹部 B 超提示:肝内胆管扩张,肝门部低回声结节,直径约 2cm,结节与门静脉右支关系紧密。胆囊体积缩小,肝门区可见多个增大淋巴结,前后径最大 1.5cm。根据 B 超结果,临床诊断考虑为

A. 梗阻性黄疸
B. 肝门部胆管癌
C. 胆管下段癌
D. 肝门部淋巴结转移癌
E. 胆囊癌
F. 原发性肝癌

G. 胰头癌

【答案】ABD

【解析】患者影像学表现符合肝门部胆管癌，伴梗阻性黄疸，腹腔淋巴结短径超过 1cm 可考虑转移。

【难度】难

提问 3：上腹增强 CT 诊断为肝门部胆管癌，以下关于该病 Bismuth-Corlette 分型描述正确的是

A. Ⅰ型肿瘤位于左、右肝管汇合部以下的肝总管

B. Ⅱ型肿瘤局限于左、右肝管汇合部及肝总管

C. Ⅲa 型肿瘤累及右肝管

D. Ⅲb 型肿瘤累及左肝管

E. Ⅳ型肿瘤累及左、右肝管

F. Ⅴ型肿瘤累及肝内胆管二级分支

G. 该分型需考虑病理类型及神经侵犯

【答案】ABCDE

【解析】根据 Bismuth-Corlette 分型，肝门部胆管癌分四型，只考虑肿瘤累及部位和范围。

【难度】难

提问 4：关于肝门部胆管癌根治手术原则，以下描述正确的是

A. 联合肝叶与尾状叶切除以保证足够胆管切缘

B. 胆管切除范围在肝脏侧应距肿瘤边缘 5mm 以上

C. 整块切除肝十二指肠韧带内除肝动脉和门静脉以外的全部组织

D. 廓清肝总动脉周围及胰头后淋巴结和神经丛

E. 胆管切除范围在胰腺侧为胰腺上缘

F. 术中无须行胆管切缘冷冻病理检查

G. 病变切除后需重建胆道通路

【答案】ABCDEG

【解析】根治性切除手术包括肝外胆道切除、肝十二指肠韧带血管"骨骼化"、广泛切除肝十二指肠韧带上的纤维脂肪组织、神经、淋巴结，必要时切除一侧肝叶，重建肝管空肠吻合。肝门部胆管癌多有肝尾状叶浸润，当肿瘤侵犯左右肝管汇合部或左、右肝管者均须切除尾状叶。

【难度】难

提问 5：如果经影像学评估该患者肿瘤不可切除，以下还可以进行的治疗措施有

A. PTCD

B. EST

C. ENBD

D. 经内镜胆道内支架置入术

E. Longmire 手术

F. 胆总管空肠吻合术

G. 胆囊造瘘

【答案】ACDE

【解析】由于肝门部胆管癌属于高位胆道梗阻，十二指肠乳头肌切开及胆总管空肠吻合无助于解除胆道梗阻。

【难度】中

(赵刚 刘承利)

第十六章 胰腺疾病

【A1 型题】

1. 胰腺的解剖位置是
   A. 十二指肠水平部上方平第 3 腰椎体
   B. 腹膜后相当于第 3~4 腰椎前方
   C. 胃的后方第 3 腰椎前方
   D. 腹膜后相当于第 1~2 腰椎椎体前方
   E. 腹膜后间隙相当第 1 腰椎

【答案】D
【解析】胰腺是位于腹膜后的一个狭长的器官，从右至左横跨第 1~2 腰椎的前方，长度为 10~20cm，宽 3~5cm，厚 1.5~2.5cm，重 75~125g。
【难度】易

2. 主胰管直径为
   A. 1~2mm　B. 2~3mm　C. 3~4mm
   D. 4~5mm　E. 5~6mm

【答案】B
【难度】易

3. 正常人胰管与胆总管末段开口汇合形成共同通道约占比例是
   A. 95%　B. 90%　C. 85%
   D. 80%　E. 70%

【答案】C
【难度】易

4. 贯穿胰腺全长的胰管的名称是
   A. Santorini 管　B. Arantius 管
   C. Wirsung 管　D. 三级分支胰管
   E. 二级分支胰管

【答案】C
【解析】贯穿胰腺全长的胰管为主胰管，又称 Wirsung 管。
【难度】中

5. 关于胰腺血供下列说法正确的是
   A. 胰头血供部分来自肠系膜下动脉
   B. 胰头血供部分来自胃十二指肠动脉
   C. 胰头血供部分来自肝固有动脉
   D. 胰体尾血供主要来自胃十二指肠动脉
   E. 胰体尾血供主要来自肠系膜下动脉

【答案】B
【难度】中

6. 成人胰腺胰液每天分泌量为
   A. 400~500ml　B. 500~600ml
   C. 700~1 500ml　D. 1 500~2 000ml
   E. >2 000ml

【答案】C
【难度】易

7. 关于胰腺外分泌包含的各项胰消化酶正确的是
   A. 丙氨酸氨基转移酶
   B. 胆碱酯酶
   C. 胰脂肪酶
   D. 门冬氨酸氨基转移酶
   E. 碱性磷酸酶

【答案】C
【解析】胰腺消化酶主要包括胰蛋白酶、糜蛋白酶、弹性蛋白酶、胰淀粉酶、胶原酶、羧基肽酶、核糖核酸酶、脱氧核糖核酸酶、胰脂肪酶、胰磷脂酶等。
【难度】中

8. 胰岛的各类细胞分泌产生的物质正确的是
   A. A 细胞分泌胰岛素
   B. B 细胞分泌胰岛素
   C. D 细胞分泌胰多肽
   D. D_1 细胞分泌生长抑素
   E. G 细胞分泌氢离子

【答案】B
【解析】A 细胞分泌胰高血糖素，B 细胞分泌胰岛素，D 细胞分泌生长抑素，E_1 细胞分泌血管活性肠肽（VIP），

G细胞分泌胃泌素。

【难度】中

9. 我国急性胰腺炎最常见的原因是

A. 过量饮酒
B. 胰腺创伤
C. 腹腔感染
D. 高脂血症
E. 胆道疾病

【答案】E

【难度】中

10. 关于急性胰腺炎的诊断标准中下列正确的是

A. 急性发作的持续性上腹部剧烈疼痛,常向背部放射
B. 停止排气、排便
C. 血清淀粉酶和/或脂肪酶活性必须高于正常上限值3倍
D. 消化道造影可见"鸟嘴征"
E. 腹部X线片可见明显气液平

【答案】A

【难度】中

11. 急性胰腺炎病变累及全部胰腺时其疼痛特点是

A. 右上腹痛并伴右肩背部放射
B. 上腹部隐痛
C. 左上腹痛并向左肩部放射
D. 疼痛范围较宽且呈束带状放射至两侧腰背部
E. 左上腹痛伴左侧腰背部放射

【答案】D

【难度】中

12. 急性胰腺炎时常见的感染细菌是

A. 革兰氏阳性球菌
B. 革兰氏阴性球菌
C. 革兰氏阳性杆菌
D. 革兰氏阴性杆菌
E. 霉菌

【答案】D

【难度】中

13. 急性胰腺炎时血清淀粉酶增高的规律为

A. 发病后2小时升高,48小时达到高峰
B. 发病后数小时开始增高,12~24小时达到高峰
C. 发病后24小时开始升高,48小时达到高峰
D. 发病后12小时开始升高,24~48小时达到高峰
E. 发病后2小时开始升高,3~4天后达到高峰

【答案】B

【难度】易

14. 诊断急性胰腺炎并有坏死的最佳方法是

A. 腹部增强CT
B. 腹部MRI
C. 胰腺彩超
D. 腹部立位X线
E. B超定位下胰腺穿刺

【答案】A

【解析】腹部增强CT不仅能诊断胰腺炎,而且能鉴别是否并发胰腺组织坏死,在胰腺弥漫性增大的背景上若出现质地不均、液化和蜂窝状低密度区,则可诊断为胰腺坏死。此为最具诊断价值的影像学检查。

【难度】中

15. 关于胆源性胰腺炎手术时机选择,下列正确的是

A. 仅有胆囊结石且症状较轻者,抗感染保守治疗即可,无须行胆囊切除术
B. 坏死性胰腺炎患者需急诊行胆囊切除术
C. 并发胆管结石梗阻者需要及时解除梗阻
D. 坏死性胰腺炎患者在清除坏死胰腺组织同时,不可一并行胆囊切除术
E. 一旦诊断为胆源性胰腺炎均应早期行胆管探查取石T管引流术

【答案】C

【解析】胆源性胰腺炎不建议早期行手术治疗,如并发梗阻、病情较重、全身状况不佳者可考虑急诊或早期行纤维十二指肠镜Oddis括约肌切开、取石及鼻胆管引流术。

【难度】中

16. 重症急性胰腺炎第一个死亡高峰发生在

A. 发病至2周
B. 2~4周
C. 4~8周
D. 8~12周
E. 3个月以后

【答案】A

【解析】急性胰腺炎发病到2周,该期主要是以SIRS和器官功能衰竭为主要表现,构成第一个死亡高峰。

【难度】中

17. 我国大多数慢性胰腺炎的发病原因是

A. 酗酒
B. 高脂血症
C. 甲状旁腺功能亢进
D. 胰脾外伤
E. 胆道疾病

【答案】E

【难度】易

18. 慢性胰腺炎的典型四联征症状是

A. 腹痛、消瘦、糖尿病、脂肪泻
B. 腹痛、黄疸、消瘦、脂肪泻

C. 腹痛、脾大、消瘦、糖尿病
D. 腹痛、消瘦、脂肪泻、胰腺钙化
E. 腹痛、消瘦、脂肪泻、胰管扩张

【答案】A
【难度】中

19. 有关胰腺假性囊肿的描述，正确的是
A. 多继发于胰腺炎或上腹部外伤后
B. 囊壁有单层立方或扁平上皮覆盖
C. 囊液可以是浆液性或黏液性
D. 囊内不易出血
E. 治疗首选外科手术切除

【答案】A
【解析】胰腺假性囊肿是最常见的胰腺囊性病变，多继发于急慢性胰腺炎或胰腺损伤后，其形成原因是胰液外溢积聚在网膜囊内，刺激周围组织及器官的浆膜形成纤维包膜，囊内壁无上皮细胞，可并发出血、感染等。治疗可选择观察、外引流或内引流。
【难度】中

20. 胰腺癌的病理组织学类型最常见的是
A. 导管细胞腺癌　B. 黏液癌
C. 腺鳞癌　D. 腺泡细胞癌
E. 囊腺癌

【答案】A
【难度】中

21. 胰头癌的最主要临床特点是
A. 持续腹痛　B. 腹部压痛
C. 腹胀　D. 进行性黄疸
E. 食欲低下，消瘦

【答案】D
【难度】中

22. 壶腹周围癌包括
A. 贲门癌　B. 胆总管下端癌
C. 胰体癌　D. 肝癌
E. 结肠癌

【答案】B
【解析】壶腹周围癌包括壶腹癌、胆总管下端癌、十二指肠乳头癌，广义的壶腹周围癌还包括胰头癌。
【难度】中

23. 诊断胰岛细胞瘤最重要的根据是
A. Whipple 三联征
B. 葡萄糖耐量为持续低平曲线
C. 血胰岛素值 <24mU/L
D. 影像学显示胰腺肿物
E. 胰岛素 / 血糖比值 <0.3

【答案】A
【难度】中

24. Whipple 三联征是指
A. 禁食后出现儿茶酚胺释放征、血糖低于 2.8mmol/L、给予葡萄糖后症状缓解
B. 禁食后出现精神症状、血糖低于 2.8mmol/L、给予葡萄糖后症状缓解
C. 禁食后出现低血糖症状、血糖低于 2.8mmol/L、口服或静脉给予葡萄糖后症状缓解
D. 禁食后出现低血糖症状、血糖低于 2.8mmol/L、静脉给予胰高血糖素后症状缓解
E. 禁食后出现低血糖症状、血糖低于 2.8mmol/L、静脉给予胰岛素后症状缓解

【答案】C
【难度】中

【A2 型题】

1. 女性，44 岁，晚餐后 2 小时出现右上腹及剑突下疼痛，伴恶心，呕吐 1 次为胃内容物，无发热就诊。既往有胆囊结石病史 4 年。急诊化验血淀粉酶 1 200U/L（正常值 0~200U/L），血常规白细胞 12.0×10^9/L，谷丙转氨酶 196U/L，总胆红素 78.6μmol/L，直接胆红素 61.5μmol/L，血脂正常，首先考虑的诊断
A. 急性胃肠炎　B. 胆源性胰腺炎
C. 十二指肠乳头炎　D. 急性阑尾炎
E. 十二指肠溃疡穿孔

【答案】B
【解析】患者有上腹痛伴恶心、呕吐的典型症状，发病后 2 小时血淀粉酶增高大于正常值高限 3 倍，有胆囊结石病史，发病后转氨酶、胆红素增高，考虑胆囊结石排入胆总管造成胆道梗阻、胆汁逆流诱发胰腺炎，因此，诊断考虑为胆源性胰腺炎。
【难度】中

2. 男性，42 岁，饮酒及进食油腻饮食后感上腹剧痛，呕吐胃内容物 5 小时。查体：体温 37.5 ℃，脉搏 122 次 /min，呼吸 25 次 /min，血压 95/70mmHg，痛苦病容，皮肤巩膜无黄染，腹部压痛及反跳痛，以上腹部为重，全腹肌紧张，肠鸣音消失，肝浊音界存在。右下腹穿刺出淡红色血性液体；血常规白细胞计数 12×10^9/L；血清淀粉酶 1 600U/L（正常值 0~200U/L）。诊断应考虑

A. 溃疡病穿孔　　B. 胆囊炎胆囊穿孔
C. 急性胃炎　　D. 重症急性胰腺炎
E. 急性绞窄性肠梗阻

【答案】D

【解析】判断重症急性胰腺炎,除有上腹痛、恶心、呕吐、血尿淀粉酶增高外,还有腹膜炎范围广、体征重、腹胀明显、肠鸣音减弱或消失、腹腔积液呈血性或脓性,严重者可有休克表现。

【难度】中

3. 男性,32 岁,暴饮暴食后感持续性腹痛、腹胀 4 小时,以上腹部为著。急诊化验血清淀粉酶 1 600U/L(正常值 0~200U/L),查体:血压 150/90mmHg,肥胖体型,腹部膨隆,上腹压痛反跳痛,腹部 CT 平扫提示胰腺肿胀,胰周渗出,诊断为急性胰腺炎。下列属该患者发病最有可能的病因是

A. 尿淀粉酶　　B. 血糖
C. 血三酰甘油　　D. 血 C 反应蛋白
E. 血清钙

【答案】C

【解析】高三酰甘油(甘油三酯)血症诱发的急性胰腺炎目前在我国所占的比例有增高趋势,患者肥胖体型,平素喜脂餐,发病前暴饮暴食,高脂血症可能性较大,血三酰甘油 >11.3mmol/L 极易诱发胰腺炎。

【难度】中

4. 男性,45 岁,因梗阻性黄疸 6 天住院。行逆行胰胆管造影,3 小时后出现中上腹疼痛,伴恶心、呕吐,对症治疗无好转。查体:体温 37.5℃,血压 120/75mmHg,腹部平软,左上腹轻压痛,无反跳痛及肌紧张。血常规白细胞计数 12×10^9/L,中性粒细胞百分比 82%。该患者最可能的诊断是

A. 急性胆囊炎　　B. 急性胰腺炎
C. 十二指肠穿孔　　D. 急性胃肠炎
E. 急性阑尾炎

【答案】B

【解析】逆行胰胆管造影(ERCP)可导致 2%~10% 的患者发生胰腺炎。

【难度】易

5. 男性,35 岁,饮酒后突发上腹剧痛 12 小时,伴恶心呕吐。有十二指肠溃疡病史 3 年。查体:体温 37.7℃,脉搏 118 次 /min,血压 115/75mmHg,肝浊音界下移,右上腹肌紧张,压痛、反跳痛明显,移动性浊音阳性,血淀粉酶 60U/L(正常值 0~200U/L),白细胞计数 15.6×10^9/L,中性粒细胞百分比 82%,诊断为

A. 急性胰腺炎
B. 急性胆囊炎
C. 急性胆管炎
D. 急性梗阻性化脓性胆管炎
E. 消化性溃疡穿孔

【答案】E

【解析】消化性溃疡穿孔的诊断标准为既往有溃疡病史或反酸嗳气、节律性右上腹痛等高胃酸分泌症状,发病时有腹痛,查体有腹膜炎体征,膈下有游离气体(肝浊音界下移或消失)。有时会有血淀粉酶轻度增高或血性腹腔积液,需要与胰腺炎相鉴别。

【难度】中

6. 男性,51 岁,饱餐后 8 小时出现上腹部持续性疼痛,疼痛较剧烈,向背部放射。查体:急性病容,脉搏 120 次 /min,腹部略膨隆,压痛及反跳痛,以上腹部为著,化验血淀粉酶 800U/L(正常值 0~200U/L)。对该患者,下列诊断价值最大的检查是

A. 血常规　　B. 腹部 X 线片
C. 腹部 B 超　　D. 腹部增强 CT
E. 尿淀粉酶

【答案】D

【解析】上腹部增强 CT 是最具诊断价值的影像学检查,不仅能诊断急性胰腺炎,而且能鉴别是否并发胰腺组织坏死。此外,对其并发症如胰腺脓肿、假性囊肿等也有诊断价值。

【难度】中

7. 男性,40 岁,进油腻饮食并饮白酒 400ml 后,因上腹痛 4 小时就诊。查体:血压 120/75mmHg,脉搏 112 次 /min,左上腹深压痛,此时应对患者做的最合适的化验是

A. 血清淀粉酶测定
B. 尿淀粉酶测定
C. 血常规
D. 尿常规
E. 丙氨酸氨基转移酶测定

【答案】A

【解析】急性胰腺炎发病后数小时血淀粉酶即开始增高,发病早期应注意化验血清淀粉酶。

【难度】易

8. 男性,30 岁,腹痛 3 天,考虑急性胰腺炎,最具有诊断意义的化验指标是

A. 血清钙　　B. 血清淀粉酶

C. 尿淀粉酶　　D. 血降钙素原

E. 血红蛋白

【答案】C

【解析】尿淀粉酶增高也是急性胰腺炎的重要诊断指标，发病后12~24小时开始升高，48小时到高峰，1~2周后恢复正常，患者发病3天，最有意义的化验应为尿淀粉酶，而血清淀粉酶24小时峰值后下降。

【难度】中

9. 女性，38岁，因剧烈上腹痛4天来诊。腹痛4小时后曾查血淀粉酶为120U/L（正常值0~200U/L），按胃炎治疗无显效。体检：腹软，上腹偏左轻度压痛，血白细胞计数$11\times10^9/L$，中性粒细胞百分比80%。为明确有无胰腺炎，下列最有意义的检查是

A. 血清淀粉酶测定

B. 血清脂肪酶测定

C. 血钙及血糖测定

D. 淀粉酶、肌酐清除率比值

E. 血清正铁血白蛋白

【答案】B

【解析】与血清淀粉酶相比，血清脂肪酶的唯一来源是胰腺，血清淀粉酶和脂肪酶的平行升高，增加诊断的准确性，且血清脂肪酶持续时间较血清淀粉酶更长。

【难度】中

10. 女性，35岁，左上腹剧烈疼痛，向腰背部放射，伴恶心、呕吐1天，但无发热，无血尿，无黄疸。有胆囊结石病史8年。查体：上腹部剑突下偏左压痛，为明确诊断，首选的实验室检查是

A. 便常规和隐血试验

B. 血清转氨酶

C. 血清淀粉酶

D. 尿常规

E. 血C反应蛋白

【答案】C

【解析】胆囊结石伴急性胆囊炎一般为右上腹痛并向右肩背部放射痛，当胆囊结石急性发作，但疼痛位于剑突下或剑突下偏左时，应考虑胆源性胰腺炎可能。

【难度】中

11. 男，30岁，突发上腹剧痛伴恶心、呕吐2小时。查体：血压120/80mmHg，腹软，上腹轻压痛。化验血白细胞计数$11.0\times10^9/L$，血淀粉酶>正常值上限3倍，腹部B超提示胰腺肿胀，不均质改变，胰周未见积液。该患者最可能诊断为

A. 溃疡病穿孔　　B. 急性肠梗阻

C. 急性阑尾炎　　D. 重症急性胰腺炎

E. 轻型急性胰腺炎

【答案】E

【解析】轻型急性胰腺炎病变轻，多局限在体尾部，胰腺肿胀变硬，充血，被膜紧张，胰周可有积液，腹腔积液多为淡黄色。腹腔内的脂肪组织，特别是大网膜可见散在粟粒状或斑块状的黄白色皂化斑。

【难度】中

12. 男性，54岁，持续性上腹钝痛2小时，疼痛部位以剑突下偏左为著，伴恶心，呕吐3次为胃内容物，无发热。查体：生命体征平稳，剑突下偏左压痛明显，无反跳痛及肌紧张，肠鸣音减弱，化验血白细胞计数$8.4\times10^9/L$，中性粒细胞百分比87.8%，谷丙转氨酶89U/L（正常值0~40U/L），谷草转氨酶148U/L（正常值0~40U/L），血淀粉酶2 596U/L（正常值0~200U/L），尿淀粉酶11 832U/L（正常值0~800U/L）。急诊腹部CT：胰腺体积稍大，周围少量渗出，边界模糊。诊断为

A. 急性胃肠炎

B. 急性轻型胰腺炎

C. 急性重症胰腺炎

D. 急性梗阻性化脓性胆管炎

E. 急性心肌梗死

【答案】B

【解析】多数急性胰腺炎患者由于炎性水肿引起弥漫性或局限性胰腺肿大，CT表现为胰腺实质均匀强化，但胰周脂肪间隙模糊，可伴有胰周积液，称为间质水肿型胰腺炎属轻型。

【难度】难

13. 男性，35岁，腹痛2天，伴呕吐、腹胀。血清淀粉酶1 800U/L（正常值0~200U/L），血压80/50mmHg，脉搏120次/min，最恰当的诊断为

A. 急性肠梗阻伴休克

B. 重症急性胰腺炎

C. 急性心肌梗死

D. 急性胃炎

E. 幽门不全梗阻

【答案】B

【解析】临床上符合以下3项特征中的2项，即可诊断AP：①与AP相符合的腹痛；②血清淀粉酶和/或脂肪酶活性至少高于正常上限值3倍；③腹部影像学检查符合AP影像学改变，且有休克属重症型。

【难度】中

14. 男性，28岁，酗酒后上腹剧痛10小时，伴发热、呕吐。查体：体温39℃，血压75/45mmHg，呼吸32次/min。神清，腹平，脐周压痛、反跳痛，肝脾未及。化验血清淀粉酶576U/L(正常值0~200U/L)，脂肪酶700U/L(正常值0~51.6U/L)，血气分析PaO_2 58mmHg。该患者最可能的诊断是
A. 急性水肿型胰腺炎
B. 胆道结石并感染
C. 重症急性胰腺炎
D. 十二指肠球部穿透性溃疡
E. 急性肠梗阻

【答案】C

【解析】重症急性胰腺炎多为出血坏死性胰腺炎，除腹痛、腹胀、恶心、呕吐等症状外，腹膜炎范围广，体征重，腹胀明显，肠鸣音减弱或消失，严重者发生休克，并发多脏器功能障碍和严重的代谢障碍，甚至出现DIC，死亡率高。

【难度】难

15. 女性，38岁，突发上腹痛8小时，伴恶心、呕吐。发病前有暴饮暴食史。查体：血压80/60mmHg，脉搏110次/min，腹平坦，上腹压痛、反跳痛及肌紧张，Cullen征及Grey-Turner征阳性。最可能的诊断是
A. 消化性溃疡穿孔
B. 重症急性胰腺炎
C. 胆道感染
D. 肠梗阻
E. 急性胃炎

【答案】B

【解析】少数严重患者急性重症胰腺炎可经腹膜后途径渗入皮下，在腰部、季肋下和下腹部皮肤出现大片青紫色瘀斑，称Grey-Turner征，若出现在脐周，称Cullen征。

【难度】中

16. 女性，36岁，肥胖体型，暴饮暴食后上腹痛2天，疼痛剧烈，向腰背部放射，伴恶心、呕吐胃内容物，呕吐后腹痛不缓解，肛门不排气。查体：体温37.8℃，血压110/78mmHg，中上腹压痛，无反跳痛及肌紧张，血淀粉酶460U/L(正常值0~200U/L)，尿淀粉酶1 600U/L(正常值0~800U/L)，该患者下列处理措施中最恰当的是
A. 急诊手术
B. 禁食，应用山莨菪碱解痉止痛
C. 禁食、补液、抗感染、止痛、抑制胰液分泌
D. 早期肠内高营养
E. 腹腔灌洗

【答案】C

【解析】急性胰腺炎病因复杂，病情严重程度、病程差别很大。总的治疗原则为：在非手术治疗的基础上，根据不同的病因、不同的病程分期选择有针对性的治疗方案。非手术治疗的方式主要有禁食水、液体复苏、止痛、抑制胰腺分泌、抑制胃酸、抗感染等。

【难度】难

17. 男性，28岁，突然上腹剧痛4小时，无发热、无腹泻。既往体健。查体：血压100/60mmHg，心肺听诊正常，腹平软，脐周轻压痛，余无异常。化验血清淀粉酶2 200U/L(正常值0~200U/L)，主要的治疗措施为
A. 抑制胰液分泌
B. 密切观察生命体征
C. 止痛解痉
D. 充分静脉补液
E. 糖皮质激素

【答案】A

【解析】急性轻型胰腺炎非手术治疗的主要治疗措施为抑制胰液分泌。

【难度】中

18. 男性，45岁，上腹痛1天，伴恶心、呕吐入院。血常规白细胞计数12.7×10^9/L，中性粒细胞百分比81.6%，血淀粉酶1 256U/L(正常值0~200U/L)，谷丙转氨酶112U/L，总胆红素28.6μmol/L，直接胆红素15.8μmol/L，腹部B超提示胆囊多发结石，较大者0.8cm。经保守治疗症状缓解，1周后复查MRCP提示胆囊多发结石，未见胆管扩张及结石，后续治疗方案是
A. 行开腹胆囊切除、胆总管探查术
B. 行腹腔镜下胆囊切除术
C. 行腹腔镜下胆囊切除、胆总管探查术
D. 行腹腔镜下胆囊切除、内镜下乳头肌切开术
E. 无须进一步治疗，可出院观察

【答案】B

【解析】胆源性胰腺炎如果没有胆道梗阻，先行非手术治疗，待胰腺炎病情稳定后，行腹腔镜胆囊切除术。

【难度】中

19. 男性，41岁，连续饮酒及脂餐后出现上腹部剧痛1天入院。经检查诊断为重症急性胰腺炎，给予抗感染、补液、抑酶治疗10小时后，自诉口渴，腹胀、腹痛剧烈，测心率128次/min，血压154/80mmHg，动脉血气分析(面罩吸氧5升/min) pH 7.35，PaO_2 67mmHg，乳酸2.0mmol/L，剩余碱-3.7mmol/L，以下适宜的治疗措施是

A. 继续抑酶、抑酸对症治疗
B. 应用血管活性药物维持血压
C. 糖皮质激素冲击治疗
D. 5%碳酸氢钠纠正酸中毒
E. 立即急诊手术

【答案】A

【解析】重症急性胰腺炎早期尽量采取非手术治疗的方案，包括禁食、胃肠减压，药物治疗包括解痉、镇痛、蛋白酶抑制剂和胰酶抑制治疗，如生长抑素及其类似物。外科治疗主要针对胰腺局部并发症继发感染或产生压迫症状，如消化道梗阻、胆道梗阻等，以及胰瘘、消化道瘘、假性动脉瘤破裂出血等其他并发症。

【难度】难

20. 男性，38岁，急性胰腺炎住院治疗1周，在恢复过程中，饮肉汤一碗，再发上腹部剧痛，注射山莨菪碱无效，并出现腹胀。以下处理中合理的是

A. 禁食+注射吗啡+输液
B. 胃肠减压+输液+哌替啶
C. 注射阿托品+阿尼利定(安痛定)
D. 胃肠减压+阿托品+输液
E. 禁食+输液+注射吗啡、阿托品

【答案】B

【解析】吗啡可使Oddis括约肌收缩，不利于胰液引流，可加重病情，故急性胰腺炎时禁用。如患者出现剧烈腹痛可考虑应用哌替啶(杜冷丁)。阿托品虽然有解痉止痛作用，但易加重肠麻痹加重腹胀，故应减少使用。

【难度】难

21. 女性，28岁，夜宵后上腹痛，恶心，不伴吐泻30分钟就诊。妊娠6个月。查体：体温37℃，脉搏80次/min，呼吸14次/min，血压110/70mmHg。全身皮肤、黏膜无黄染。下腹膨隆，上腹软，轻度压痛，无反跳痛，肝、脾不大，肠鸣音存在。下列诊疗计划最恰当的是

A. 口服埃索美拉唑40mg，可回家，病情加重再来院就诊
B. 留院观察，暂禁食、补液，查血常规、血淀粉酶、肝功能
C. 留院观察，静脉补液，静脉给予左氧氟沙星
D. 立即肌内注射阿托品0.5mg
E. ECG，胸部X线片检查，腹部X线检查

【答案】B

【解析】妊娠并发急性胰腺炎临床较为常见，考虑到病情特殊，一般建议留院观察，除非病情紧急，禁用可能对胎儿有不利影响的检查项目及药物等治疗措施。可采用常规禁食水、补液等措施。

【难度】中

22. 男性，63岁，急性胰腺炎住院，保守治疗2周后症状缓解，复查腹部CT提示胰腺略肿胀，密度欠均匀，胰周脂肪间隙模糊，腹膜、肠系膜周围间隙多发渗出，较大者位于胃大弯侧，范围为8.9cm×5.6cm。诊断考虑

A. 急性胰周液体积聚
B. 急性坏死物积聚
C. 包裹性坏死
D. 胰周假性囊肿
E. 胰周脓肿

【答案】A

【解析】根据《2012版急性胰腺炎分类-亚特兰大国际共识的分类和定义的修订》急性胰腺炎局部并发症分为：①急性胰周液体积聚(acute peripancreatic fluid collection，APFC)；②急性坏死物积聚(acute necrotic collection，ANC)；③包裹性坏死(walled-off necrosis，WON)；④胰腺假性囊肿(pancreatic pseudocyst)；以上每种局部并发症存在无菌性及感染性两种情况。其中ANC和WON继发感染称为感染性坏死(infected necrosis)。

【难度】难

23. 男性，30岁，急性胰腺炎住院治疗已4周，突然出现畏寒、发热、腹胀。查体：左中上腹饱满，有压痛，腹部CT提示胰头肿胀，模糊，胰体尾部轮廓消失，小网膜囊内可见混杂密度囊实性包块，范围5.0cm×6.0cm，增强扫描可见周边强化，其内部密度不均，该患者应考虑为

A. 胰腺真性囊肿
B. 胰腺假性囊肿
C. 胰腺癌
D. 胰腺周围坏死物包裹
E. 腹腔肿瘤

【答案】D

【解析】胰腺周围坏死物包裹或称包裹性坏死(walled-off necrosis,WON),是一种包含胰腺和/或胰周坏死组织且具有界限清晰炎性包膜的囊实性结构,多发生于急性胰腺炎起病4周后。

【难度】难

24. 男性,49岁,3个月前诊断为急性坏死性胰腺炎,保守治疗2个月后腹痛缓解。近日再次出现发热,伴腹痛。腹部CT提示:胰腺颈、体、尾正常形态消失,局部可见一椭圆形囊状低密度影,边界不清,最大层面8.0cm×2.8cm,内可见多发积气。目前考虑诊断为

A. 急性胃肠炎

B. 慢性胰腺炎

C. 胰腺假性囊肿并发出血

D. 胰周脓肿

E. 胰腺假性囊肿破裂

【答案】D

【解析】胰周脓肿或称坏死物包裹继发感染,临床特点是出现脓毒综合征(发热、虚弱、胃肠功能障碍、分解代谢和脏器功能受损),多无腹膜刺激征。增强CT扫描胰腺或胰周可见包裹性低密度病灶,可有气泡征。

【难度】难

25. 男性,40岁,反复上腹部隐痛不适、饮食差,便不成形5年。近3个月时有上腹隐痛,向背部放射,伴乏力,体重下降,大便不成形,有油珠。5年前有急性胰腺炎发病史。该患者应首选的检查是

A. 纤维结肠镜检查

B. 肝胆胰B超或CT检查

C. 肝功能检查

D. 血淀粉酶检查

E. 腹腔动脉造影

【答案】B

【解析】平扫和增强CT是慢性胰腺炎首选的检查手段,能显示胰腺形态改变,有无钙化点,胰管有无结石、扩张或狭窄。

【难度】中

26. 女性,54岁,中上腹痛,体重减轻,消化不良,脂肪泻、便量多、泡沫状。腹部CT检查可见胰腺钙化、胰管结石、扩张。最可能的诊断是

A. 急性胰腺炎　　B. 慢性胰腺炎

C. 胰腺癌　　D. 慢性萎缩性胃炎

E. 胰岛素瘤

【答案】B

【解析】慢性胰腺炎典型四联征:腹痛、消瘦、脂肪泻及糖尿病,腹部CT可见胰腺钙化、胰管结石、扩张。

【难度】中

27. 女性,40岁,腹泻3个月,粪便量多,含大量脂肪及泡沫,奇臭,首先应考虑为

A. 慢性萎缩性胃炎　　B. 慢性胰腺炎

C. 慢性细菌性痢疾　　D. 甲状腺功能亢进

E. 肠易激综合征

【答案】B

【解析】腹泻、脂肪泻应考虑慢性胰腺炎可能。

【难度】中

28. 男性,60岁,饮酒30年,近期出现上腹痛向腰背部放射,进油腻食物后腹痛加剧,大便中出现油珠,超声检查示主胰管4mm。最可能的诊断是

A. 慢性胃炎　　B. 慢性胆囊炎

C. 胰腺癌　　D. 慢性胰腺炎

E. 消化性溃疡

【答案】D

【解析】慢性胰腺炎有时与胃、胆囊疾病难以鉴别,主要临床表现为与饮食相关的腹痛、消化不良、消瘦等,如大便中出现脂肪滴、胰管增宽(正常3mm以下),则应重点考虑该病。

【难度】中

29. 男性,53岁,上腹痛5年,有时放射至背部,4个月前出现腹泻,2次/d。有长期吸烟史。查体:消瘦,未扪及腹部包块。空腹血糖7.5mmol/L,腹部B超未见异常,胃镜示非糜烂性胃炎。粪苏丹Ⅲ染色阳性。诊断慢性胰腺炎,下列处理正确的是

A. 补充胰酶,同时抑制胃酸

B. 用胰岛素治疗,严格控制血糖

C. 口服环丙沙星

D. 给予硝酸甘油

E. 口服蒙脱石散

【答案】A

【解析】慢性胰腺炎患者外分泌功能不足,导致消化不良,特别是对脂肪泻的患者,应给予大量外源性胰酶制剂,伴有腹痛患者给予抑制胃酸治疗可缓解疼痛。

【难度】中

30. 女性,55岁,自觉上腹部渐隆起20天,伴腹痛,无发热,进食后腹胀。半年前曾患急性胰腺炎伴胰腺坏死。查体:上腹部饱满,压痛阳性,B超提示小网膜囊性肿物,首先考

虑的诊断为

A. 胰腺囊腺瘤　　B. 胰腺假性囊肿

C. 胰腺周围脓肿　　D. 胃癌

E. 胰腺癌

【答案】B

【解析】胰腺假性囊肿多继发于胰腺炎或胰腺外伤，是由于胰液外漏聚积在网膜囊内，刺激周围组织或器官的浆膜而形成的包裹性纤维包囊。腹部B超显示小网膜囊性肿物。

【难度】中

31. 男性，46岁，餐后上腹胀满伴恶心、呕吐，上腹部隆起2周。3个月前有跌倒致上腹部触及台阶病史。查体：上腹正中隆起，可触及大小为12cm×15cm的囊性包块，轻压痛，B超提示胃后方囊性包块，首先考虑的诊断

A. 肝囊肿　　B. 肠系膜囊肿

C. 腹膜后囊肿　　D. 胰腺假性囊肿

E. 胆总管囊肿

【答案】D

【难度】中

32. 男性，30岁，半年前上腹部曾受钝挫伤，2个月前上腹部出现肿物，近来常有呕吐，但无腹痛及发热。查体：上腹部有巨大囊性肿物，无压痛，目前诊断为胰腺假性囊肿，最佳的治疗方法是

A. 继续观察

B. 穿刺抽吸囊肿内容物

C. 手术切除囊肿

D. 囊肿外引流术

E. 囊肿内引流术

【答案】E

【解析】胰腺假性囊肿经保守治疗不吸收的可选择手术治疗，手术方式首选内引流术。

【难度】难

33. 男，56岁，反复发作性中上腹痛20余年，已确诊为慢性胰腺炎。3个月前再发上腹胀痛、恶心，行保守治疗后好转，但进食少许后血尿淀粉酶又明显升高。B超示慢性胰腺炎，胰腺假性囊肿（直径达10cm）。近日复查囊肿直径仍为10cm，最佳的治疗方案是

A. 抑制胰酶活性

B. 手术治疗

C. 肾上腺糖皮质激素

D. 继续禁食

E. 抗生素静脉滴注

【答案】B

【解析】胰腺假性囊肿大于6cm，经观察3个月后仍不吸收者，做囊肿内引流。

【难度】中

34. 男性，56岁，上腹不适、食欲缺乏3个月，近2周出现黄疸并进行性加深，尿色黄，大便白陶土色。查体：全身皮肤巩膜黄染，右肋缘下似可触及胆囊底部，血生化示总胆红素276.5μmol/L（正常值0~25μmol/L），尿胆红素阳性。该患者最可能的诊断是

A. 黄疸型肝炎　　B. 胆石症

C. 胰头癌　　D. 慢性胰腺炎

E. 肝内胆汁淤积

【答案】C

【解析】临床上出现无痛性黄疸，伴有尿色加深、大便色浅，应考虑恶性梗阻性黄疸。患者查体有胆囊增大，称Courvoisier征，考虑低位胆道梗阻，应考虑胰腺癌。

【难度】中

35. 男性，39岁，右上腹轻微胀痛、食欲缺乏1个月，10天前皮肤巩膜黄染。查体：右肋缘下可触及增大的胆囊，血生化示总胆红素166μmol/L（正常值0~25μmol/L），直接胆红素128μmol/L（正常值0~10μmol/L），谷丙转氨酶76U/L（正常值0~40μmol/L），AFP 5μg/L（正常值0~10μmol/L），最可能的诊断是

A. 黄疸型肝炎　　B. 胆总管结石梗阻

C. 肝癌　　D. 肝硬化终末期

E. 壶腹周围癌

【答案】E

【解析】临床上出现无痛性黄疸，伴有尿色加深、大便色浅，应考虑恶性梗阻性黄疸。患者查体有胆囊增大，称Courvoisier征，考虑低位胆道梗阻，应考虑壶腹周围癌。

【难度】中

36. 男性，28岁，多次出现心慌、发抖、苍白、出冷汗半年。今晨起运动后出现四肢抽搐、神志不清，送至急诊测血糖2.0mmol/L，给予静脉注射50%葡萄糖50ml后症状缓解，首先考虑的诊断

A. 癫痫发作　　B. 饥饿性低血糖

C. 胰岛素瘤　　D. 胃泌素瘤

E. 脑垂体瘤

【答案】C

【解析】胰岛素瘤临床表现典型的Whipple三联征：①空腹时低血糖症状发作；②空腹或发作时血糖低于2.8mmol/L(50mg/dl)；③进食或静脉注射葡萄糖可迅速缓解症状。

【难度】中

37. 男性，44岁，上腹部隐痛4月余，伴反酸、嗳气，进食后为重，腹泻，每天3~4次。查体：消瘦体型，上腹部偏右轻压痛，其余未见异常，胃镜检查提示胃窦部及十二指肠球部各有直径2.0cm的溃疡，较深，黏膜皱襞集中，诊断除考虑消化性溃疡外，首先还应考虑

A. 甲状旁腺功能亢进

B. 胃癌

C. 胃泌素瘤

D. 胰岛素瘤

E. 胃淋巴瘤

【答案】C

【解析】胃泌素瘤又称佐林格-埃利森综合征(Zollinger-Ellison syndrome，ZES)，来源于G细胞，在我国发病率仅次于胰岛素瘤，是第二常见的胰腺内分泌肿瘤。主要表现为顽固性消化性溃疡和腹泻，与胃酸高分泌有关。

【难度】难

【A3/A4型题】

(1~3题共用题干)

男性，58岁，饱食后出现中上腹钝痛1天，呈持续性，阵发性加剧，向腰背部放射，进食后加重。既往有胆石症、高血压病8年。查体：上腹部轻压痛，无肌紧张及反跳痛，墨菲征阴性。

1. 除急性胆囊炎外，最可能的并发疾病是

A. 功能性消化不良　B. 急性阑尾炎

C. 急性胰腺炎　D. 消化性溃疡

E. 心肌梗死

【答案】C

【解析】胆石症患者出现中上腹痛，且呈持续性，向腰背部放射，符合有急性胰腺炎症状。

【难度】中

2. 为明确诊断，化验首选

A. 血常规　B. 血糖

C. 肝功能　D. 血、尿淀粉酶

E. 心肌酶谱

【答案】D

【解析】血、尿淀粉酶增高是急性胰腺炎重要的诊断依据。

【难度】易

3. 进一步判断病情轻重，首选的检查是

A. 腹部B超

B. 腹部增强CT

C. 腹部MRI

D. 磁共振胰胆管成像(MRCP)

E. 逆行胰胆管造影(ERCP)

【答案】B

【解析】平扫和增强CT检查是急性胰腺炎的首选影像学检查手段，用于诊断、观察病变动态、判断病变程度。

【难度】中

(4~6题共用题干)

女性，38岁，上腹痛7天来诊，腹痛为持续性疼痛，阵发性加剧，呈刀割样，向腰背部放射，伴恶心、呕吐，腹胀，排气减少。查体：巩膜轻度黄染，心肺正常，上腹正中有深压痛，无反跳痛及肌紧张，墨菲征(+)。肠鸣音减弱。血淀粉酶正常。B超示胆囊增大，胆囊结石。

4. 该患者首先考虑的诊断是什么

A. 急性胃肠炎　B. 急性胆囊炎

C. 急性胰腺炎　D. 消化性溃疡

E. 急性阑尾炎

【答案】B

【解析】患者有上腹痛症状，阵发加剧，墨菲征阳性，B超提示胆囊增大，胆囊结石，符合急性胆囊炎。

【难度】易

5. 同时还需要考虑的诊断是什么

A. 急性心肌梗死　B. 机械性肠梗阻

C. 急性胰腺炎　D. 消化性溃疡

E. 急性阑尾炎

【答案】C

【解析】患者发病7天无缓解，上腹部正中压痛，向腰背部放射，肠鸣音减弱，应考虑并发胆源性胰腺炎。

【难度】中

6. 如果要证实以上诊断，还需要进一步化验的指标是什么

A. 血常规　B. 血糖

C. 血清脂肪酶　D. 血淀粉酶

E. 心肌酶谱

【答案】C

【解析】因为血淀粉酶一般持续3~5天，该患者7天

来诊，可做血清脂肪酶测定，该值可持续升高 7~10 天，对病后就诊较晚的急性胰腺炎有诊断价值。

【难度】难

(7~9 题共用题干)

男性，29 岁，大量饮酒后，恶心、呕吐，上腹部疼痛，吐后不缓解，不发热。既往有溃疡病史。查体：巩膜无黄染，心肺正常。左上腹有压痛，无反跳痛及肌紧张。肝浊音界存在，肠鸣音正常。血淀粉酶 1 600U/L（正常值 0~200U/L)，血白细胞计数 6.0×10^9/L。

7. 初步诊断

A. 急性水肿型胰腺炎

B. 急性重症胰腺炎

C. 急性胆囊炎

D. 消化道溃疡穿孔

E. 急性胃肠炎

【答案】A

【解析】患者有上腹痛伴恶心、呕吐，查体左上腹压痛，但无反跳痛及肌紧张，结合淀粉酶增高，可考虑急性胰腺炎，缺乏腹膜炎体征，考虑为急性水肿型胰腺炎。既往溃疡病病史，但肝浊音界存在，暂时可排除溃疡病穿孔。

【难度】中

8. 为除外消化性溃疡穿孔，下列检查可得到明确结果的是

A. 心电图

B. 立体腹部 X 线检查

C. 腹部 B 超

D. 上消化道钡餐

E. 急诊胃镜

【答案】B

【解析】立位腹部 X 线片见膈下游离气体影，可诊断空腔脏器穿孔。如怀疑消化性溃疡穿孔，则不适宜行钡餐及急诊胃镜检查。

【难度】易

9. 下列有关该病程中饮酒所导致的靶器官损害说法正确的是

A. 乙醇不会直接损伤胰腺

B. 乙醇可抑制胰腺分泌

C. 乙醇引起十二指肠乳头水肿和 Oddis 括约肌痉挛

D. 乙醇可增加胰腺血流灌注

E. 乙醇可减轻炎症反应

【答案】C

【解析】乙醇可引起十二指肠乳头水肿和 Oddis 括约肌痉挛，可促进胰腺分泌，降低胰腺血流灌注。

【难度】难

(10~12 题共用题干)

男性，48 岁，全身皮肤巩膜黄染 1 个月，黄疸进行性加深，伴上腹饱胀感，隐痛，向背部放射，大便灰白色，有脂肪泻。实验室检查血总胆红素 250.7μmol/L（正常值 0~25μmol/L)，直接胆红素 195.0μmol/L（正常值 0~10μmol/L)，血淀粉酶 147U/L（正常值 0~200U/L)。

10. 其最可能的诊断是

A. 肝癌　　B. 慢性胰腺炎

C. 胰腺癌　　D. 胆总管结石

E. 黄疸型肝炎

【答案】C

【解析】黄疸是胰头癌最主要的临床表现，多数由胰头癌压迫或浸润胆总管所致，呈进行性加重，完全梗阻时可出现白陶土色大便；由于胰液及胆汁排出不畅，消化功能受损，患者可有消化不良、腹泻等。

【难度】中

11. 如考虑肿瘤，该患者最常见异常的肿瘤标志物是

A. AFP　　B. CEA　　C. CA19-9

D. CA12-5　　E. CA15-3

【答案】C

【解析】目前尚未找到特异性的胰腺癌标记物，但 CA19-9 是目前最常用于胰腺癌的辅助诊断和术后随访指标。肿瘤标志物的联合检测有助于提高敏感性和特异性。

【难度】中

12. 目前对该类患者疗效影响较大的因素是

A. 早期症状不明显，发现和确诊晚

B. 手术时间长，对患者创伤大

C. 患者消化不良，营养状况差

D. 黄疸对肝功能影响较大

E. 贫血

【答案】A

【解析】胰腺为腹膜后器官，位置深在，胰腺癌发病隐匿，早期症状不明显，黄疸出现相对于壶腹癌较晚，且容易侵犯血管及腹膜后神经等而导致转移，因此，确诊时多失去手术机会。

【难度】中

(13~15 题共用题干)

男性，50 岁，全身皮肤巩膜黄染 1 个月，黄疸呈波动性，伴上腹饱胀感，隐痛，向背部放射，大便

潜血(++),有腹泻。血总胆红素 220.1μmol/L(正常值 0~25μmol/L),直接胆红素 169.0μmol/L(正常值 0~10μmol/L),血淀粉酶正常。

13. 其最可能的诊断是

A. 肝癌 B. 慢性胰腺炎
C. 胰腺癌 D. 壶腹癌
E. 黄疸型肝炎

【答案】D

【解析】壶腹癌黄疸出现早,可呈波动性,与肿瘤组织坏死脱落有关;常并发感染,类似胆总管结石;大便潜血可为阳性;胰头癌多无此表现。

【难度】难

14. 该患者的影像学表现,下列所述正确的是

A. 上腹部增强 CT 可见胰头肿块
B. 腹部 MRCP 多见胆管扩张,胰管不扩张
C. ERCP 可见十二指肠乳头隆起的菜花样肿物
D. 腹部 B 超提示胆囊空虚
E. ERCP 可见胰管扩张,胆管不扩张

【答案】C

【解析】壶腹癌易侵犯十二指肠乳头,因此,ERCP 常可见十二指肠乳头隆起的菜花样肿物,同时由于早期导致胆管及胰管梗阻,影像学表现为双管征,即胆管及胰管均扩张。

【难度】难

15. 该患者恰当的手术治疗方式为

A. 壶腹切除术 B. 十二指肠切除术
C. Whipple 手术 D. 胆管空肠吻合术
E. 胃空肠吻合术

【答案】C

【解析】手术切除是壶腹癌唯一有希望治愈的治疗方法,手术治疗的方式有胰十二指肠切除术(Whipple 手术)、保留幽门的胰十二指肠切除术(PPPD),姑息性手术适用于高龄、已有肝转移、肿瘤已不能切除或并发明显心肺功能障碍不能耐受较大手术的患者。

【难度】难

(16~18 题共用题干)

男性,50 岁,饱食后 2 小时出现上腹部胀痛,并渐加重,伴恶心,无呕吐,肌内注射阿托品未缓解,6 小时后来院急诊。查体:全腹压痛,上腹部为著,伴反跳痛及肌紧张,肝浊音界存在,肠鸣音消失。血常规白细胞计数 15×10^9/L,中性粒细胞百分比 80%。腹部 B 超提示胰腺肿胀,腹腔少量积液。

16. 此时优先选择的化验是

A. 血清淀粉酶 B. 血糖
C. 血清脂肪酶 D. 尿淀粉酶
E. 心肌酶谱

【答案】A

【解析】血清淀粉酶是早期诊断急性胰腺炎的重要化验指标。

【难度】易

17. 患者入院后给予胃肠减压、补液、抑酸、抑酶等治疗,10 小时后腹痛不缓解,出现气促,呼吸窘迫,脉搏氧饱和度 85%,储氧面罩给氧改善不明显,此时应考虑

A. 肺部感染 B. 肺不张
C. ARDS D. 补液量过多
E. 氧气浓度过低

【答案】C

【解析】重症急性胰腺炎早期,由于存在全身炎症反应综合征(SIRS),毛细血管渗透脆性增加,常累及肺部,导致弥漫性的肺泡损伤,并引起急性肺损伤(ALI)和急性呼吸窘迫综合征(ARDS)。

【难度】中

18. 依据血气分析、胸片等检查结果,诊断急性呼吸窘迫综合征,最有效的治疗措施为

A. 继续治疗原发病
B. 应用呼气末正压通气
C. 迅速应用糖皮质激素
D. 应用正压机械通气
E. 继续加大氧流量

【答案】B

【解析】急性呼吸窘迫综合征是以顽固性低氧血症为特征的综合征,其治疗关键在于早期机械通气,呼气末正压通气防止肺泡塌陷,减少肺内分流。

【难度】难

(19~20 题共用题干)

男性,35 岁,大量饮酒后出现上腹痛 36 小时来院急诊,疼痛持续性逐渐加重,向腰背部放射,无发热,无恶心、呕吐。化验血淀粉酶 151U/L(正常值 0~200U/L),尿淀粉酶 1 967U/L(正常值 0~800U/L),白细胞计数 12.9×10^9/L,诊断为急性胰腺炎。

19. 入院后化验该患者血三酰甘油 24.16mmol/L,凝血四项 PT 15.0 秒,PTA 65%,TT>60 秒,INR1.34,D- 二聚体 1 338μg/L。以下正确的是

A. 静脉乳糜状血或血三酰甘油 >2.83mmol/L 可明确诊断高脂血症性急性胰腺炎

B. 需要短时间降低三酰甘油水平，尽量降至 2.83mmol/L 以下
C. 可使用脂肪乳剂供能
D. 因凝血机制异常，可早期应用小剂量低分子肝素
E. 切忌采用血脂吸附和血浆置换快速降脂

【答案】D
【解析】患者早期凝血机制异常可能与乳糜血等有关，早期应用小剂量低分子肝素有助于改善胰腺微循环，增加脂蛋白酶的活性，加速乳糜微粒的降解。
【难度】难

20. 下列关于该患者早期治疗措施中，正确的是
A. 禁食、胃肠减压、胰酶抑制治疗
B. 使用糖皮质激素
C. 早期静脉使用抗生素以预防感染
D. 急诊手术
E. 中医中药

【答案】A
【解析】急性胰腺炎患者不推荐静脉使用抗生素以预防感染。针对部分易感人群(如胆道梗阻、高龄、免疫低下等)可能发生的肠源性细菌易位，可选择喹诺酮类、头孢菌素、碳青霉烯类及甲硝唑等预防感染。
【难度】难

(21~23 题共用题干)
男性，39 岁，汽车追尾致方向盘挤压上腹部 10 小时，上腹部、腰部疼痛伴恶心、呕吐。查体：体温 37.6℃，上腹部压痛，伴反跳痛及肌紧张，无移动性浊音，肠鸣音存在，怀疑存在胰腺损伤。

21. 对明确诊断帮助最大的是
A. 腹部 B 超　　B. 腹部 CT
C. 血细胞比容　　D. 血淀粉酶
E. 腹腔穿刺液淀粉酶

【答案】B
【解析】由于胰腺位于上腹部腰椎体前方，汽车追尾致方向盘挤压伤最易导致上腹部胰腺颈体部、横结肠损伤，患者有上腹痛应注意胰腺损伤的可能，明确诊断最有价值的检查为腹部 CT。
【难度】中

22. 最有可能并发的脏器损伤是
A. 十二指肠　　B. 胆总管
C. 横结肠　　D. 右肾
E. 脾

【答案】C
【解析】汽车追尾致方向盘挤压伤最易导致上腹部胰腺颈体部、横结肠损伤。
【难度】中

23. 术中发现胰颈部裂伤，行胰腺缝合修补术并放置引流，术后 1 个月腹腔引流管仍有清亮液体引出，每日约 200ml，考虑存在的问题为
A. 十二指肠瘘　　B. 腹腔积液
C. 淋巴漏　　D. 胰瘘
E. 结肠瘘

【答案】D
【解析】胰腺裂伤或横断伤最易并发胰管损伤，修补不当容易出现术后胰瘘。
【难度】中

(24~26 题共用题干)
男性，46 岁，近 1 个月出现皮肤巩膜黄染，呈进行性加重，无腹痛，略消瘦。既往体健。查体：肝肋下 1cm，右上腹可触及肿大的胆囊，无触痛，无发热。

24. 应首先考虑的诊断
A. 低位胆道梗阻　　B. 肝癌
C. 慢性胆囊炎　　D. 慢性胰腺炎
E. 胆囊结石

【答案】A
【解析】患者为无痛性黄疸，伴有肝大、胆囊增大，无发热，符合低位胆道梗阻。
【难度】中

25. 若黄疸性质为梗阻性，欲明确梗阻部位，应选择下列哪项检查
A. MRI
B. MRCP
C. B 超
D. 十二指肠低张造影
E. CT 检查

【答案】B
【解析】磁共振胰胆管成像(MRCP)对于显示胆道有无梗阻、梗阻的部位、梗阻原因具有明显优势，且与 ERCP、PTC 相比，具有安全性高、无创伤、多维成像、定位准确的特点。
【难度】中

26. 患者入院后诊断为胰头癌，家属要求手术治疗，评判手术可切除性的首选检查是
A. MRI　　B. MRCP
C. B 超　　D. 增强 CT
E. PET-CT

【答案】D

【解析】增强CT扫描能较好地显示胰腺肿物的大小、部位、内部结构及周围结构的关系，能够准确判断有无肝转移及显示增大的淋巴结。因此，是判断胰头癌可切除性方面的首选检查。

【难度】难

(27~29题共用题干)

男性，41岁，反复头晕、心慌、出冷汗1年余入院。进食后好转，无发热、黄疸、恶心等，行腹部CT检查，提示胰腺可疑占位，大小1.5cm×1.8cm，测空腹血糖2.7mmol/L。

27. 根据以上表现，最可能的诊断是

A. 慢性胰腺炎　　B. 胰腺癌

C. 胰高血糖素瘤　　D. 胰岛素瘤

E. 生长抑素瘤

【答案】D

【解析】胰岛素瘤任何年龄均可发生，但青壮年多见，男性多于女性，90%以上为单发良性，直径一般1~2cm，肿瘤分布在胰头、体、尾，大致相等。临床表现典型的Whipple三联征。

【难度】中

28. 入院后进一步定性诊断的方法是

A. 糖耐量检查

B. 同时测定胰岛素/血糖比值，大于0.3具有诊断价值

C. 检测空腹胰岛素定量

D. 检测空腹胰高血糖素定量

E. 动脉刺激静脉采血试验(ASVS)

【答案】B

【解析】胰岛素瘤同时测定空腹或症状发作时免疫活性胰岛素(IRI)和血糖(G)水平，并计算其比值，如IRI/G比值[胰岛素(U/L)/血糖(mg/dl)]大于0.3，则具有较大诊断价值；如在0.3左右，则需做进一步检查明确诊断。

【难度】难

29. 诊断明确后，该患者的手术方式为

A. 肿瘤摘除术

B. 胰体尾切除术

C. 胰头切除术

D. 胰十二指肠切除术

E. 胰体尾切除+脾切除术

【答案】A

【解析】对小于2cm的胰岛素瘤，肿瘤摘除术是最常用的方法，对单发或散在的、不大而表浅的肿瘤，无论在何部位均可采用。

【难度】难

【案例分析题】

案例一　女性，78岁，上腹痛2天来院急诊。2天前进食后出现上腹正中隐痛，逐渐加重，呈持续性，向腰背部放射，仰卧、咳嗽或活动时加重，伴低热、恶心、频繁呕吐，吐出食物及胃液，吐后腹痛无减轻，多次使用止痛药也无效。

提问1：该患者需要考虑的诊断及鉴别诊断有

A. 急性胃肠炎

B. 急性胰腺炎

C. 消化性溃疡穿孔

D. 急性肠梗阻

E. 急性心肌梗死

F. 急性脑膜炎

G. 急性胆囊炎

【答案】ABCDEG

【解析】上腹部疼痛并向腰背部放射的急腹症患者，初步考虑急性胰腺炎可能性大，其鉴别诊断应考虑急性胃肠炎、溃疡穿孔、急性肠梗阻、急性心肌梗死等。

【难度】易

提问2：为明确诊断，急诊科行进一步化验检查有

A. 血常规、尿常规

B. 血、尿淀粉酶

C. 腹部B超

D. 24小时动态心电图

E. 立位腹部X线检查

F. 颅脑CT

G. 上消化道造影

【答案】ABCE

【解析】急诊接诊上腹部疼痛并向腰背部放射的急腹症患者，应考虑急性胰腺炎的可能性大，应行血、尿常规，血、尿淀粉酶等化验，并注意鉴别诊断，如溃疡穿孔、急性肠梗阻等。如无颈项强直，则可暂不行颅脑CT等检查。

【难度】中

提问3：如尿淀粉酶4 200U/L(正常值0~800U/L)，腹部X线片未见膈下游离气体和液平，肠管稍扩张，血清BUN 7.0mmol/L。初步诊断为急性胰腺炎，应采取的治疗措施是

A. 清淡饮食

B. 给予吗啡镇痛

C. 禁食水

D. 胃肠减压

E. 输液、抑制胰腺分泌
F. 呼吸机支持治疗
G. 急诊手术

【答案】CDE

【解析】明确诊断急性胰腺炎患者应给予禁食水、胃肠减压、输液、抑制胰腺分泌等，并禁用吗啡镇痛以免影响 Oddis 括约肌功能。除非合并胆道梗阻，一般不建议急诊手术。

【难度】中

提问 4：患者入院后进一步复查腹部 CT，提示胆囊增大，胆囊结石，胰腺水肿，边界模糊，周围少量渗出，积液。诊断考虑为

A. 急性水肿型胰腺炎
B. 急性出血坏死性胰腺炎
C. 轻型急性胰腺炎
D. 中重型急性胰腺炎
E. 重型急性胰腺炎
F. 复发性急性胰腺炎
G. 胰腺假性囊肿

【答案】AC

【解析】根据急性胰腺炎病理及临床分型，应为急性水肿性胰腺炎（轻型）和急性出血性坏死性胰腺炎（重型）两型。本患者属轻型。

【难度】易

提问 5：经积极抑酸、抑酶、补液、维持内环境等治疗 10 小时，患者腹痛稍缓解，腹胀减轻，肛门尚未排气，下一步应采取的措施为

A. 可经口进流食
B. 继续抑酸、抑酶、补液巩固治疗
C. 给予适当静脉营养支持治疗
D. 建议立即行腹腔镜胆囊切除术
E. 可选择喹诺酮类、头孢菌素、碳青霉烯类及甲硝唑等预防感染
F. 给予中药导泻治疗
G. 行胰腺坏死组织清创引流术

【答案】BCEF

【解析】急性胰腺炎治疗的基础有：减少胰腺分泌，防止感染，防止病情进展，包括禁食、适当静脉营养支持、导泻等。轻型急性胰腺炎经非手术治疗可基本治愈。急性胰腺炎患者不推荐静脉使用抗生素来预防感染。针对部分易感人群（如胆道梗阻、高龄、免疫低下等）可能发生的肠源性细菌易位，可选择喹诺酮类、头孢菌素、碳青霉烯类及甲硝唑等预防感染。

【难度】中

案例二 男性，51 岁，右上腹疼痛 2 天，加重伴腹胀 1 天入院，为持续性胀痛，伴恶心，呕吐胃内容物，无发热黄疸，无腹泻。查体：急性病容，心肺未发现异常，全腹压痛，中上腹为著，伴轻微反跳痛，无肌紧张，肠鸣音 1~2 次 /min。血白细胞计数 12.8×10^9/L，中性粒细胞百分比 87.0%，谷丙转氨酶 288U/L，谷草转氨酶 208U/L，血淀粉酶 5 109U/L（正常值 0~200U/L），腹部彩超提示胆囊多发结石伴胆囊壁增厚，胰腺体积稍大，可见少量腹腔积液。

提问 1：该患者应考虑的诊断为

A. 胆囊结石伴急性胆囊炎
B. 急性胰腺炎
C. 急性胃肠炎
D. 急性腹膜炎
E. 急性心肌梗死
F. 急性肠梗阻
G. 消化道溃疡穿孔

【答案】ABD

【难度】易

提问 2：患者入院后复查血常规白细胞计数 21.3×10^9/L，中性粒细胞百分比 92.7%，血三酰甘油 1.08mmol/L，谷丙转氨酶 140U/L，AST 55U/L，总胆红素 25.8μmol/L，血淀粉酶 488U/L（正常值 0~200U/L），尿淀粉酶 2 348U/L（正常值 0~800U/L），给予禁食水、抑酸抑酶、营养支持等治疗，以下有关营养支持方案正确的是

A. 肠道功能恢复前先选用全肠外营养
B. 一旦肠功能恢复，则应尽早实施肠内营养
C. 肠内营养可采用鼻肠管输入，营养管末端置于十二指肠悬韧带以远 20cm 以上
D. 逐渐过渡到完全经口进食
E. 长期使用全胃肠外营养会导致胆汁淤积、肝脏损害
F. 血常规正常前不能给予营养支持治疗
G. 对于长期禁食，且不能耐受肠内营养的患者，首选胃肠外营养

【答案】ABCDEG

【解析】营养支持的开始时机：当内环境紊乱纠正后，就可以开始营养支持治疗。

【难度】难

提问 3：有关该患者可能的病因描述，正确的是

A. 胆囊结石排入胆总管诱发胰腺炎
B. 患者入院后无黄疸、胆总管无扩张，考虑胆管小结石可能已自行排出
C. 胆囊结石有再次排入胆总管可能
D. 如欲明确有无胆总管结石，则首选 ERCP
E. 如欲明确有无胆总管结石，则首选 MRCP
F. 胆管结石阻塞导致胆汁逆流，激活胰酶导致胰腺炎
G. 胆管结石引起 Oddis 括约肌痉挛，导致胰腺炎

【答案】ABCEFG

【解析】磁共振胰胆管成像（MRCP）对于显示胆道有无梗阻、梗阻的部位、梗阻原因具有明显优势，且与 ERCP、PTC 相比，具有安全性高、无创伤、多维成像、定位准确的特点。

【难度】中

提问 4：患者经积极治疗 10 天后腹痛缓解，复查血常规正常、肝肾功正常，血、尿淀粉酶正常，腹部 B 超提示胆囊大小正常，壁厚 0.5cm，胆囊多发结石，胆总管未见扩张，胰腺不均质改变，腹腔未见积液，MRCP 未见胆管扩张及结石。经口进食 3 天病情无反复，该患者出院前建议行

A. 内镜下十二指肠乳头肌切开引流术
B. 经腹腔镜胆囊切除术
C. 腹腔镜下胆总管探查取石术
D. 中药排石治疗
E. 如反复发生胰腺炎再考虑手术
F. 保胆取石治疗
G. 胆囊切除术 + 胆总管探查术

【答案】B

【解析】胆源性胰腺炎痊愈后应尽早行胆囊切除术。

【难度】中

案例三　男性，41 岁，持续性上腹痛 1 天入院。发病前饮酒及大量高脂高蛋白饮食，疼痛剧烈，刀割样，腹胀，恶心，呕吐胃内容物，无腰背部放射，无腹泻，无发热、无黄疸。查体：体温 36.5℃、脉搏 78 次 /min，呼吸 20 次 /min，血压 146/98mmHg，心肺未发现异常，腹部膨隆，全腹压痛、反跳痛、肌紧张，肠鸣音弱，移动性浊音阴性。血常规白细胞计数 15.16×10^9/L，中性粒细胞百分比 79.7%，血三酰甘油 19.68mmol/L，谷丙转氨酶 94U/L，血、尿淀粉酶正常。立位腹部 X 线片未见膈下游离气体及肠梗阻征象，腹部 CT 提示胰腺水肿，少量渗出。

提问 1：对于该患者，诊断思路正确的是

A. 根据血、尿淀粉酶值应排除胰腺炎
B. 根据腹部 CT 表现应考虑胰腺炎
C. 根据发病前饮酒及高脂高蛋白饮食应考虑胰腺炎
D. 根据血三酰甘油水平升高应考虑胰腺炎
E. 根据腹痛特点应考虑胰腺炎
F. 根据腹部体征考虑急性胰腺炎
G. 根据腹部 X 线检查结果，可排除肠梗阻、肠破裂可能

【答案】BCDEF

【解析】急性胰腺炎血、尿淀粉酶的高低不能反映病情的轻重，因此，不能完全依赖淀粉酶的增高诊断胰腺炎。

【难度】中

提问 2：该患者入院后给予禁食水、胃肠减压、抑酸抑酶、补液等治疗，经 12 小时治疗病情无缓解，心率 159 次 /min，呼吸 28 次 /min，血压 163/102mmHg，体温 36.8℃，再次复查腹部 CT，考虑急性出血坏死型胰腺炎。以下关于出血坏死性胰腺炎表述正确的是

A. CT 表现为胰腺略增大，实质尚均匀，边缘模糊不清
B. CT 表现为肿大的胰腺内出现皂泡状密度减低区
C. 起病 1 周后的增强 CT 更有价值。
D. 有自限性，多在 1~2 周恢复
E. 如并发持续的器官功能障碍，早期病死率高
F. CT 检查显示增强期胰腺实质间不强化区
G. 早期增强 CT 有可能低估胰腺及胰周坏死的程度

【答案】BCEG

【解析】腹部增强 CT 是判断急性出血坏死性胰腺炎坏死程度最重要的手段，多表现为胰腺实质密度不均、出现低密度灶、增强扫描不强化等。胰腺灌注损伤和胰

周坏死的演变需要数天，早期增强 CT 有可能低估胰腺及胰周坏死的程度，起病 1 周后的增强 CT 更有价值。

【难度】难

提问 3：因经 12 小时治疗腹痛仍无缓解，腹胀加重，呼吸急促，精神差，诉口渴，血常规白细胞计数 14.6×10^9/L，中性粒细胞百分比 84.6%，血红蛋白 204g/l，血红细胞比容 58.1%，此时下列治疗措施正确的是

A. 液体复苏治疗
B. 复苏液首选代血浆制剂
C. 不推荐选用乳酸林格液
D. 需避免液体复苏不足或过量
E. 注意纠正电解质紊乱
F. 纠正酸碱平衡
G. 须应用血管活性药物维持血压平稳

【答案】ADEF

【解析】急性胰腺炎全身炎症反应引起毛细血管渗漏综合征（capillary leak syndrome，CLS），导致血液成分大量渗出，造成血容量丢失与血液浓缩。复苏液首选乳酸林格液，可适量选用代血浆制剂。

【难度】中

提问 4：患者入重症医学科后 APACHE 评分 10 分，BISAP 评分 2 分，腹胀严重，呼吸费力，给予气管插管呼吸机辅助呼吸（模式容量控制 SIMV，容量 480ml，频率 15 次 /min，压力支持 $10cmH_2O$，PEEP $6cmH_2O$，氧浓度 30%），同时给予咪达唑仑、右美托咪定镇静，心电监护等治疗，24 小时补液量 6 100ml，尿量 765ml，测心率 110 次 /min，血压 110/60mmHg，肠鸣音消失，测腹压 $29cmH_2O$，考虑腹腔间隔室综合征。此时采取的措施有

A. 胃肠道减压
B. 镇痛镇静、使用肌松剂
C. 床边血滤减轻组织水肿
D. 超声或 CT 引导下腹腔内与腹膜后引流减轻腹腔压力
E. 开腹手术减压
F. 导泻
G. 解痉镇痛

【答案】ABCDF

【解析】重症急性胰腺炎出现高腹压综合征不建议早期开腹手术减压，除非出现腹腔内肠坏死、肠瘘、出血等严重并发症。

【难度】难

提问 5：该患者于重症医学科治疗 15 天后病情稳定，脱离呼吸机，给予经鼻肠管肠内营养，入院后 18 天转入普通病房，复查腹部 CT 提示急性出血性坏死性胰腺炎并周围渗出，胰腺假性囊肿形成。第 40 天复查腹部 MRI 提示胰腺前方、脾周、左结肠旁沟不规则囊性密度影，大小 9.8cm×7.8cm、13.3cm×5.8cm，患者无发热、腹痛、腹胀，经口进食后无不适，复查血常规、淀粉酶正常、生化示三酰甘油 2.61mmol/L，其余正常。后续胰腺假性囊肿治疗方案为

A. 立即穿刺外引流
B. 定期复查，3 个月仍不吸收者做内引流
C. 术前可行 ERCP 确定囊肿与胰管关系
D. 如囊内感染可考虑外引流
E. 立即行内引流
F. 非手术治疗后囊肿增大应行手术治疗
G. 立即行囊肿切除

【答案】BCDF

【解析】胰腺假性囊肿早期可予以观察，行非手术治疗，较小的囊肿多可以自行吸收，较大囊肿（>6cm）如观察 3~6 个月仍不吸收，或增大、并发感染、出血、破裂、有压迫症状的可采取外科治疗。

【难度】中

案例四 男性，42 岁，间断上腹胀痛 5 年。5 年前因饮酒及饱餐后出现上腹胀痛，诊断为急性胰腺炎，治疗后好转出院，此后每年发作 1~3 次，治疗后可好转。近半年自觉间断上腹部隐痛，无腰背痛、腹泻等，1 个月前上腹痛再次发作，当地医院腹部 B 超提示胰管扩张，直径 0.8cm，胰管多发结石，保守治疗好转后来我院。入院查体无特殊。

提问 1：对明确诊断有意义的检查项目有

A. 血、尿淀粉酶
B. 便常规
C. 腹部增强 CT 检查
D. 胸部 CT
E. 磁共振胰胆管成像
F. 钡灌肠
G. 上消化道造影

【答案】ABCE

【解析】胰腺炎反复发作,同时有胰管扩张、胰管结石,考虑慢性胰腺炎,需进一步检查,明确胰腺病变范围及程度,以决定治疗方案。

【难度】易

提问 2:患者入院后行腹部增强 CT 提示胆囊壁增厚,胰头点状钙化伴胰头、颈、体胰管扩张,胰尾部胰管不扩张。胰管内多发结石,肿瘤标志物正常,未见明确胰腺内肿物,胃镜未见异常。该患者目前存在的诊断有

A. 慢性胆囊炎　B. 慢性胰腺炎
C. 胰管结石　D. 慢性肝炎
E. 胰管扩张　F. 胰腺癌
G. 急性胰腺炎

【答案】ABCE

【解析】根据病史及检查结果,诊断慢性胰腺炎、胰管结石等,但慢性胰腺炎应注意与胰头癌相鉴别,部分慢性胰腺炎并发胰头肿块难以和胰腺癌相区分,需要结合肿瘤标志物、腹部 CT 及磁共振,甚至穿刺活检等。

【难度】中

提问 3:该患者应选择的手术方式为

A. 胰管纵行切开取石
B. 胰十二指肠切除术
C. 胰管空肠侧 - 侧 Roux-en-y 吻合术
D. 胰体尾 + 脾切除术
E. 全胰切除术
F. 保留幽门胰十二指肠切除术
G. 胰体尾切除术

【答案】AC

【解析】慢性胰腺炎外科治疗方式主要有胰管引流术和胰腺切除术,单纯胰管扩张、胰管结石患者可采用胰管纵行全程切开取石 + 胰管空肠吻合术;胰腺纤维化或肿块型胰腺炎根据病变部位和范围可选择胰体尾切除术、胰腺次全切除术、保留十二指肠胰头切除术、胰十二指肠切除术或全胰切除术。

【难度】难

提问 4:手术后 6 天腹腔引流液约 20ml,淡红色,查引流液淀粉酶 52 810U/L(正常值 0~200U/L),患者无发热、腹痛,血常规正常,应采取的措施是

A. 暂禁食水
B. 立即拔除腹腔引流管
C. 行腹部 CT 检查
D. 应用生长抑素类似物
E. 再次手术重新行胰肠吻合
F. 更换高级别抗生素
G. 行肠内营养

【答案】ACD

【解析】胰腺术后≥3 天任意量的引流液中淀粉酶浓度高于正常血清淀粉酶浓度上限 3 倍以上,同时必须有相应临床表现可诊断胰瘘。发生胰瘘可通过非手术或手术治疗,包括禁食水、应用生长抑素类似物、延期拔管、B 超或 CT 引导下穿刺冲洗引流等。抗生素使用可结合临床症状、引流液细菌培养等,如无严重感染,暂可不需要更高级别抗生素。

【难度】难

提问 5:该患者治愈出院后应给予的注意事项有

A. 戒酒
B. 低蛋白饮食
C. 如有腹泻可补充胰酶制剂
D. 应用阿片类止痛剂
E. 如有营养不良可有计划地给予肠外或肠内营养支持
F. 监测血糖
G. 低脂饮食

【答案】ACEFG

【解析】慢性胰腺炎非手术治疗包括戒酒、低脂高蛋白饮食、有脂肪泻者需大量补充胰酶、营养不良者需有计划地给予肠外或肠内营养,同时应注意监测及控制血糖,如有疼痛可给予阶梯止痛治疗,防止药物依赖。

【难度】难

案例五　女性,52 岁,因上腹部不适 2 个月,皮肤巩膜黄染 20 天入院。其间无发热,无明显腹胀、腹痛、腹泻,无恶心、呕吐、呕血、黑便。当地医院行腹部 B 超提示胆囊 3.9cm×11.4cm,胆总管内径 1.5cm,胰头部可见低回声,大小 2.3cm×3.1cm,主胰管宽 0.5cm。

提问 1:对该患者初步考虑的诊断有

A. 梗阻性黄疸
B. 胆道低位梗阻
C. 胆管结石
D. 胰腺癌
E. 肝门部胆管癌
F. 黄疸型肝炎
G. 壶腹周围癌

【答案】AEDG

【解析】无痛性黄疸伴有或不伴有不典型消化道症状应考虑恶性梗阻性黄疸,该患者有胰头低回声肿块,

伴有胰管扩张，因此，以上诊断中符合梗阻性黄疸、胆道低位梗阻、胰腺癌或壶腹周围癌。

【难度】中

提问2：患者入院后肝功显示总胆红素 367.1μmol/L（正常值 0~25μmol/L），直接胆红素 326.7μmol/L（正常值 0~10μmol/L），谷丙转氨酶 704U/L，谷草转氨酶 602U/L，CA19-9 341.99U/L。行腹部增强 CT 提示胰腺勾突占位，胆囊增大，肝内外胆管扩张，胰管扩张。拟行术前减黄治疗，可选择的减黄措施有

A. 经皮肝穿胆道引流术（PTCD）
B. 经皮肝穿胆囊引流术（PTBD）
C. 内镜鼻胆管引流术（ENBD）
D. 内镜逆行胆道塑料支架植入
E. 胆囊空肠吻合术
F. 胆总管空肠吻合术
G. 胆道探查术

【答案】ABCD

【解析】胰头癌伴梗阻性黄疸，当黄疸严重时可先行术前减黄，可通过微创或介入方式进行。

【难度】难

提问3：经术前行 PTCD 减黄 12 天后患者胆红素及转氨酶显著下降，遂行胰十二指肠切除术，术后早期恢复良好，术后第 8 天经口进食后腹腔胰肠吻合口引流管流出暗褐色液体约 150ml，伴发热，体温 38.8℃，查引流液淀粉酶 7 800U/L（正常值 0~200U/L），诊断“胰瘘”，应采取的措施有

A. 禁饮食
B. 全胃肠外营养
C. 应用生长抑素
D. 引流液细菌培养
E. 超声或 CT 了解腹腔有无包裹性积液
F. 必要时穿刺置管冲洗引流
G. 腹腔灌洗

【答案】ABCDEF

【解析】胰瘘可通过非手术或手术治疗，包括禁食水、应用生长抑素类似物、全胃肠外营养、延期拔管、B 超或 CT 引导下穿刺冲洗引流等。抗生素使用可结合临床症状、引流液细菌培养等。

【难度】难

提问4：经积极治疗后患者各项指标好转，饮食恢复，引流管拔除，术后 40 天病情痊愈出院，术后病理报告胰腺勾突部中 - 低分化腺癌，大小 3.0cm×2.7cm×2.5cm，侵及十二指肠黏膜下，淋巴结可见转移癌（1/31），病理分期（$T_2N_{1a}M_0$，Ⅱb），关于是否化疗的建议措施合理的为

A. 不建议化疗
B. 术后 4~8 周化疗
C. 化疗方案可选择吉西他滨
D. 化疗前应检查 CA19-9
E. 化疗前无须再次复查腹部 CT
F. 化疗期间应注意化疗不良反应
G. 化疗与放疗可同时进行

【答案】BCDF

【解析】患者术后病理分期为（$T_2N_{1a}M_0$，Ⅱb）（根据 AJCC 胰腺癌分期第 8 版），应行术后辅助治疗，胰腺癌术后辅助治疗应在术后 1 个月左右开始，常用化疗药物为吉西他滨，化疗前应行 CA19-9、腹部 CT 等基线检测，并注意防治化疗期间不良反应。

【难度】难

（刘承利）

第十七章　消化道大出血

【A1 型题】

1. 上消化道出血最常见的病因是
   A. 消化性溃疡
   B. 门静脉高压症
   C. 胆道出血
   D. 胃壁动脉瘤
   E. 贲门黏膜撕裂综合征

【答案】A
【解析】消化性溃疡是上消化道出血最常见病因。
【难度】易

2. 下消化道出血最常见的病因是
   A. 溃疡型结肠炎　　B. 克罗恩病
   C. 痔疮、肛裂　　D. 结肠癌
   E. 肠息肉

【答案】C
【解析】下消化道出血最常见的病因就是痔疮和肛裂。
【难度】易

3. 成人出现粪便潜血阳性时，消化道出血量至少大于
   A. 10ml　　B. 8ml　　C. 6ml
   D. 7ml　　E. 5ml

【答案】E
【解析】粪便潜血试验阳性时，消化道出血量大于5ml/d。
【难度】易

4. 消化道大出血是指
   A. 24 小时内出血量超过 1 000ml 以上或者血容量减少 20% 以上
   B. 12 小时内出血量超过 2 000ml 以上或者血容量减少 15% 以上
   C. 36 小时内出血量超过 2 000ml 以上或者血容量减少 20% 以上
   D. 24 小时内出血量超过 2 000ml 以上或者血容量减少 15% 以上
   E. 12 小时内出血量超过 1 000ml 以上或者血容量减少 10% 以上

【答案】A
【解析】上消化道大出血 24 小时内出血量超过 1 000ml 以上或者血容量减少 20% 以上。
【难度】易

5. 下列属于上消化道出血的是
   A. 幽门以上出血
   B. 空肠以上出血
   C. 十二指肠空肠曲以上出血
   D. 贲门以上出血
   E. 十二指肠乳头水平以上出血

【答案】C
【解析】上消化道出血指十二指肠悬韧带(Treitz 韧带或十二指肠空肠曲)以近的消化道，中消化道出血指十二指肠悬韧带至回盲部之间的小肠出血，下消化道出血为回盲部以远的结直肠出血。
【难度】中

6. 患者服用阿司匹林药物后出现黑便，最先考虑的是
   A. 急性糜烂出血性胃炎
   B. 食管静脉曲张破裂出血
   C. 胃癌出血
   D. 胃食管反流所致出血
   E. 消化性溃疡出血

【答案】A
【解析】非甾体类抗炎药(如阿司匹林等非特异性 COX 抑制剂)导致的黑便常常是由药物导致的急性胃炎(急性糜烂出血性胃炎)。
【难度】易

7. 下列症状能够确定是上消化道出血的是
A. 贫血伴氮质血症　B. 腹泻伴脓血便
C. 果酱样大便　D. 呕血伴黑便
E. 鲜血便
【答案】D
【解析】上消化道出血常出现呕血和黑便，也会伴有贫血和氮质血症，但是其他失血性疾病也能导致贫血和氮质血症。
【难度】中
8. 上消化道出血常伴有呕血和黑便，通常呕血和黑便程度主要取决于
A. 出血病变位置
B. 患者血红蛋白含量
C. 出血的速度和出血量
D. 消化道蠕动情况
E. 患者红细胞数目
【答案】C
【解析】消化道出血，呕血和黑便的严重程度主要取决于出血的速度和出血量，倘若出血量少，速度慢，可能仅有黑便；而出血量较大，出血速度快，即使是幽门以下病变，也会出现大量呕血和便血。
【难度】中
9. 为明确上消化道出血的原因，首选的检查方法是
A. 纤维内镜检查
B. 腹部B超检查
C. 选择性腹腔动脉造影检查
D. X线钡餐造影检查
E. 胃液分析
【答案】A
【解析】胃镜检查是目前明确上消化道出血病因首选的检查方法。
【难度】中
10. 肝硬化食管 - 胃底静脉曲张破裂大出血时，最有效的止血方法是
A. 静脉注射生长抑素
B. 静脉输注特利加压素
C. 口服凝血酶
D. 冰生理盐水洗胃
E. 三腔两囊管压迫止血
【答案】E
【解析】气囊压迫止血是食管 - 胃底静脉曲张出血最有效的止血措施。
【难度】中
11. 对患有高血压及冠心病的肝硬化患者，出现上消化道出血时，**谨慎**使用的是
A. 血管加压素　B. 去甲肾上腺素
C. 三腔两囊管　D. 冰生理盐水洗胃
E. 生长抑素
【答案】A
【解析】血管加压素可导致血压升高、心律失常、心绞痛等不良反应，因此，对于有心血管基础疾病的患者要慎用。
【难度】中
12. 当上消化道大出血休克时，首选的处理措施为
A. 完善血常规、凝血、肝肾功能
B. 积极补充血容量
C. 急诊剖腹探查查明病因
D. 纤维内镜检查
E. 选择性血管造影检查
【答案】B
【解析】对于消化道出血休克的患者，通常首先采用补充血容量纠正休克状态，只有纠正休克，生命体征平稳时才能进行下一步治疗和处理，对保守治疗无效者，一般才考虑行手术治疗。
【难度】中
13. 对于胆道出血的处理，主要原则是
A. 止血和抗感染
B. 腹腔动脉造影，必要行栓塞治疗
C. 立即手术治疗
D. 结扎肝总动脉
E. 只需密切观察
【答案】A
【解析】胆道出血的患者可以保守治疗为主，必要时根据病情切除病变的肝段，不可行肝总动脉结扎。主要治疗原则是止血和防止感染。
【难度】中
14. 应激性溃疡最常见的部位是
A. 十二指肠　B. 胃
C. 食管　D. 空肠
E. 结肠
【答案】B
【解析】应激性溃疡又称急性胃黏膜病变，主要发生部位在胃。
【难度】易
15. 排柏油样便最常见的出血部位是
A. 回肠　B. 直肠　C. 结肠
D. 空肠　E. 胃
【答案】E
【解析】柏油样便是由于血液在消化道内长时间停滞，经胃肠液作用后形成的，常见于上消化道出血。

【难度】中

16. 可能导致肠鸣音活跃的疾病是

A. 肠系膜血栓形成

B. 麻痹性肠梗阻

C. 消化道穿孔

D. 上消化道出血

E. 重症急性胰腺炎

【答案】D

【解析】肠鸣音活跃常见于急性胃肠炎、消化道出血时。

【难度】难

17. 消化性溃疡大出血时，首选的药物为

A. 硫糖铝 B. 兰索拉唑

C. 凝血酶 D. 生长抑素制剂

E. 巴曲酶

【答案】B

【解析】消化性溃疡大出血属于非静脉曲张导致的上消化道出血，其首要的止血措施是抑制胃酸分泌，首选质子泵抑制剂。

【难度】难

18. 治疗食管静脉曲张时首选

A. 硫糖铝 B. 兰索拉唑

C. 凝血酶 D. 生长抑素制剂

E. 巴曲酶

【答案】D

【解析】食管静脉曲张破裂出血多见于门静脉高压症，生长抑素可明显减少门静脉及其侧支循环血流量。

【难度】中

19. 在上消化道出血的病因寻找中首选的检查方法是

A. 胃镜

B. 血常规及凝血功能

C. X 线钡剂造影

D. 腹部 B 超

E. 生化化验

【答案】A

【解析】急诊胃镜目前是上消化道出血病因的首选检查方法。

【难度】中

20. 剧烈呕吐后出现呕血，其病因可能是

A. 食管 - 胃底静脉曲张破裂

B. 胃癌

C. 胃溃疡

D. 食管癌

E. 食管贲门黏膜撕裂综合征

【答案】E

【解析】食管贲门黏膜撕裂综合征也称 Mallory-Weiss 综合征，常于剧烈呕吐后发生。

【难度】中

21. 消化性溃疡并发出血的患者，明确诊断的首选检查是

A. 内镜检查 B. 腹部 B 超

C. 凝血功能 D. 肝肾功能

E. 消化道 X 线钡剂造影

【答案】A

【解析】消化性溃疡并发出血的患者，内镜检查准确率可有助于明确出血的部分和性质，应在出血后 24 小时内进行，阳性率高达 95% 左右。

【难度】中

22. 确定消化性溃疡出血最可靠的方法是

A. 便隐血试验 B. 钡餐透视

C. 凝血功能 D. 内镜检查

E. B 超检查

【答案】D

【解析】消化性溃疡出血病因的诊断目前首选内镜检查，并且早期（出血后 24 小时内）阳性率高。

【难度】中

23. 胃癌大出血的处理，正确的是

A. 情况允许时进行手术治疗

B. 任何时候首选胃镜下处理

C. 体质消瘦者不宜进行手术治疗

D. 不需要手术处理，观察病情

E. 立即行动脉造影，明确出血部位

【答案】A

【解析】胃癌大出血，在常规急救展开的同时，积极补充血容量，必要时手术治疗，不能因患者体质消瘦就不行手术治疗。

【难度】中

【A2 型题】

1. 男性，47 岁，呕血 2 小时，量约 600ml。有慢性乙型肝炎病史 10 年。查体脾脏肋下 2cm。患者出血的病因，首先要考虑的是

A. 胃癌

B. 食管贲门黏膜撕裂综合征

C. 胃血管畸形破裂出血

D. 消化性溃疡

E. 食管 - 胃底静脉曲张破裂

【答案】E

【解析】患者既往慢性乙型肝炎病史，首先考虑的是由肝硬化门静脉高压症导致的食管 - 胃底静脉曲张破裂出血。

【难度】中

2. 男性，63 岁，饮酒后出现剧烈呕吐，呕吐物为胃内容物，随后出现呕吐鲜血约 300ml。既往体健。血压 90/60mmHg。最可能的出血原因是

A. 消化性溃疡 B. 胃血管畸形
C. 胃癌 D. 贲门黏膜撕裂
E. 应激性溃疡

【答案】D

【解析】患者既往体健，此次由于饮酒后先出现剧烈呕吐，呕吐物主要为胃内容物，呕吐之后出现呕鲜血症状，因此高度怀疑是由于剧烈呕吐导致的贲门黏膜撕裂。

【难度】中

3. 男性，60 岁，进食后呕吐大量鲜血 6 小时入院。既往乙肝病史 25 年。为迅速明确出血病因，首选的检查是

A. 腹部 CT
B. 纤维胃镜
C. 腹部 B 超
D. 上消化道 X 线钡餐造影
E. 选择性腹腔动脉造影

【答案】B

【解析】患者既往乙肝病史 25 年，此次出现呕血症状，考虑肝硬化导致的食管 - 胃底静脉曲张破裂出血，首选胃镜检查，能够发现食管 - 胃底曲张的静脉。

【难度】中

4. 女性，48 岁，食管静脉曲张出血，既往乙肝病史 25 年。以下提示出血量较大的临床表现是

A. 腹泻 B. 颈静脉怒张
C. 皮肤湿冷 D. 乏力食欲差
E. 移动性阳性

【答案】C

【解析】肝硬化导致的食管 - 胃底静脉曲张大出血后，患者常伴有休克状态，如皮肤湿冷、意识障碍。

【难度】中

5. 男性，36 岁，间断上腹痛 2 周，呕血 3 小时。既往有消化道溃疡病史。目前首选的检查是

A. 腹部 CT
B. 电子胃镜
C. 腹部 B 超
D. 上消化道 X 线钡餐造影
E. 选择性腹腔动脉造影

【答案】B

【解析】结合患者病史，考虑消化性溃疡并发出血，首选的检查是胃镜。

【难度】易

6. 男性，26 岁，上腹部不适 3 年，加重 3 天，胃镜检查时示十二指肠球部前壁溃疡，可见红色血栓并有少量活动性出血。目前最适合治疗是

A. 胃镜下止血治疗
B. 口服凝血酶
C. 外科手术
D. 口服去甲肾上腺素盐水
E. 口服奥美拉唑

【答案】A

【解析】结合患者病史，考虑消化性溃疡可能性大，胃镜下可见少量活动性出血，首选的治疗是内镜下止血。

【难度】中

7. 女性，36 岁，既往乙肝病史 20 年，胃镜检查示食管 - 胃底静脉曲张，2 小时前突然呕鲜血 1 000ml 来院，目前最有效的止血方案是

A. 胃镜下止血治疗
B. 三腔两囊管压迫
C. 冰生理盐水洗胃
D. 口服去甲肾上腺素盐水
E. 口服奥美拉唑

【答案】B

【解析】食管 - 胃底静脉曲张最有效的止血措施是气囊压迫止血。

【难度】中

8. 男性，63 岁，因口服吲哚美辛后自觉上腹部不适，晨起呕吐咖啡样胃内容物 300ml，目前诊断考虑为

A. 急性糜烂出血性胃炎
B. 食管静脉曲张破裂出血
C. 胃癌出血
D. 反流性食管炎出血
E. 十二指肠溃疡出血

【答案】A

【解析】非甾体类抗炎药物如阿司匹林导致的黑便常常是由药物导致的急性糜烂出血性胃炎。

【难度】易

9. 女性，33 岁，右上腹节律性疼痛、进食后可缓解，伴有反酸、嗳气 3 年。2 天前突发疼痛加重，伴有黑便，首先考虑的诊断为

A. 急性糜烂出血性胃炎
B. 食管静脉曲张破裂出血

C. 胃癌出血
D. 反流性食管炎出血
E. 消化性溃疡出血
【答案】E
【解析】右上腹节律性疼痛，进食后可缓解，伴有反酸嗳气，考虑十二指肠溃疡，出现黑便提示有出血情况。
【难度】易

10. 男性，66岁，因进食坚硬食物后，出现呕血800ml，色红，呕血呈喷射状，既往有慢性肝病病史12年。来院时心率110次/min，血压90/50mmHg，考虑诊断为
A. 急性糜烂出血性胃炎
B. 食管静脉曲张破裂出血
C. 胃癌出血
D. 反流性食管炎出血
E. 十二指肠溃疡出血
【答案】B
【解析】患者有慢性肝病病史，进食坚硬食物后出现消化道出血，首先考虑食管静脉曲张破裂出血。
【难度】易

11. 男性，27岁，间断上腹痛3年，因突发呕血急诊入院。查体：脉搏125次/min，血压90/60mmHg，面色苍白，四肢湿冷。目前最主要的治疗措施是
A. 快速补充血容量
B. 静脉输注升压药物
C. 胃管注入冰盐水洗胃
D. 给予凝血酶
E. 口服质子泵抑制剂
【答案】A
【解析】上消化道出血出现休克后，首先应抗休克，迅速补充血容量治疗。
【难度】中

12. 女性，54岁，突发呕血300ml1小时就诊。既往有乙肝病史15年，高血压病史15年，冠心病10年，近期有心绞痛发作，在患者的处理时需谨慎使用的药物为
A. 生长抑素　　B. 支链氨基酸
C. 雷尼替丁　　D. 奥美拉唑
E. 血管加压素
【答案】E
【解析】血管加压素常可导致血压升高、心律失常、心绞痛，严重者可发生心肌梗死，本例患者既往有冠心病病史，不宜使用血管加压素。
【难度】易

13. 男性，41岁，上腹部无规律性隐痛3个月，5天前发现排黑便，今饮酒后出现呕吐咖啡样胃内容物150ml入院。查体：脉搏95次/min，血压90/60mmHg，血红蛋白90g/L，上腹部轻压痛，肝脾肋下未触及。最佳的治疗选择是
A. 维生素K静脉滴注
B. 垂体后叶素静脉滴注
C. 6-氨基己酸静脉滴注
D. 奥美拉唑静脉滴注
E. 三腔两囊管压迫
【答案】D
【解析】患者考虑消化性溃疡出血，出血量不大，可以考虑使用药物处理，首选的药物为质子泵抑制剂。
【难度】中

14. 女性，26岁，妊娠8周后出现剧烈呕吐，呕吐数次胃内容物后呕鲜血150ml，主要考虑诊断为
A. 急性糜烂出血性胃炎
B. 食管静脉曲张破裂出血
C. 食管贲门黏膜撕裂综合征
D. 反流性食管炎出血
E. 消化性溃疡出血
【答案】C
【解析】患者由于剧烈呕吐，呕吐物主要为胃内容物，呕吐之后出现呕鲜血症状，因此，主要考虑是由剧烈呕吐导致的贲门黏膜撕裂。
【难度】中

15. 男性，50岁，2周前因外伤诊断为肝挫伤，经保守治疗后症状缓解，今日突发上腹部剧烈绞痛，随后出现黄疸及黑便症状。该患者首先考虑的诊断为
A. 消化性溃疡出血
B. 胆道出血
C. 胃癌出血
D. 食管静脉曲张破裂大出血
E. 出血性胃炎
【答案】B
【解析】该患者既往肝挫伤病史，突发上腹部疼痛、黑便和黄疸，首先考虑肝脏外伤后胆管也受损，黑便提示有胆道出血破入肠道，因此，诊断应该为胆道出血。
【难度】难

16. 女性，55岁，呕血、便血7小时入院。呕血约1 500ml，既往肝炎后肝硬化病史15年。

查体：脉搏 130 次 /min，血压 85/55mmHg。立即给予三腔两囊管压迫止血，操作正确的是

A. 先向食管囊内充气
B. 先向胃囊内充气
C. 胃囊内压力应足够高，以保证充分止血
D. 一般持续压迫时间可维持 24 小时
E. 气囊排气后不可再充气

【答案】B

【解析】三腔两囊管压迫止血时，首先检查气囊有无漏气及损坏，置入后先充胃囊，向外加压牵引，用于压迫胃底，若未能止血，再充入食管囊，压迫食管曲张静脉，为防止黏膜糜烂，一般持续性压迫时间不应超过 12 小时，可短暂排气，同时关注患者病情变化，防止出现漏气、脱管等意外情况的发生。

【难度】难

17. 男性，32 岁，主因头晕、黑便 2 次就诊。既往"消化性溃疡"5 年。入院后脉搏 115 次 /min，血压 95/65mmHg，面色苍白，冷汗。患者首先的治疗措施是

A. 抗感染治疗　　B. 溶栓治疗
C. 开腹探查　　D. 抗休克治疗
E. 静脉输注止血药

【答案】D

【解析】患者消化性溃疡，目前出现黑便，考虑溃疡出血，生命体征提示休克表现，首先的治疗措施是抗休克处理，随后明确病因进行后续治疗。

【难度】易

18. 女性，58 岁，间断上腹部不适 10 余天。2 年前出现过"脑梗死"，右侧肢体偏瘫，2 周前开始服用阿司匹林，腹部不适感增强，昨日发现大便发黑，最有可能的诊断是

A. 急性出血坏死性胰腺炎
B. 急性胃炎出血
C. 食管静脉曲张破裂出血
D. 反流性食管炎出血
E. 消化性溃疡出血

【答案】B

【解析】患者有服用非甾体类抗炎药病史，考虑为急性胃黏膜病变，因此，最有可能的诊断为急性胃炎出血。

【难度】中

19. 男性，45 岁，经常出现反酸、胃灼热、胸骨后烧灼感 3 年，近两天症状加重并伴有黑便。首先考虑的诊断为

A. 食管贲门黏膜撕裂综合征
B. 急性胃炎出血
C. 食管静脉曲张破裂出血
D. 反流性食管炎出血
E. 消化性溃疡出血

【答案】D

【解析】患者既往有反酸、胃灼热、胸骨后烧灼感，考虑是典型的胃 - 食管反流性疾病，此次症状加重并出现黑便，主要考虑是反流性食管炎出血所致。

【难度】中

20. 男性，33 岁，饥饿性上腹痛 2 个月，3 小时前出现呕吐症状，呕吐物为棕褐色液体，量约 100ml。近期体重无明显变化。查体：腹软，上腹部压痛，无明显反跳痛，肝脾肋下未触及。首先考虑的诊断为

A. 食管贲门黏膜撕裂综合征
B. 急性胃炎出血
C. 食管静脉曲张破裂出血
D. 反流性食管炎出血
E. 消化性溃疡出血

【答案】E

【解析】患者既往有饥饿性上腹痛 2 月余，考虑是典型的胃溃疡性病变，伴有呕血情况，考虑为消化性溃疡并发出血。

【难度】中

21. 男性，46 岁，上腹痛 2 月余，3 小时前出现呕吐症状，呕吐物为棕褐色液体，量约 100ml。近期体重无明显变化，查体腹软，上腹部压痛，无明显反跳痛，肝脾肋下未触及。最佳的止血药物是

A. 口服阿托品
B. 血管加压素静脉滴注
C. 静脉滴注奥美拉唑
D. 急诊手术
E. 口服硫糖铝

【答案】C

【解析】患者既往上腹痛 2 月余，考虑是胃溃疡性病变，伴有呕血情况，考虑为消化性溃疡并发出血，首选的止血药物为质子泵抑制剂。

【难度】中

22. 男性，54 岁，近 3 天反复呕血 6 次，在某医院急诊保守治疗，提示消化道出血基本已停止的临床表现是

A. 血压、脉搏波动大
B. 细胞计数，血红蛋白浓度持续降低
C. 中心静脉压力不稳定

D. 血尿素氮水平持续升高

E. 由鲜红血便变为黑便，且大便次数减少

【答案】E

【解析】患者有呕血症状，考虑消化道出血，当鲜红色血便逐渐变为黑便且次数减少，提示出血基本停止。

【难度】中

23. 男性，32岁，上腹部不适2周，进食后有所缓解，2小时前出现腹痛、腹胀症状，伴有呕血，量约150ml，呕血后腹部不适可缓解。最可能的诊断是

A. 食管贲门黏膜撕裂综合征

B. 急性胃炎出血

C. 食管静脉曲张破裂出血

D. 胃癌出血

E. 消化性溃疡出血

【答案】E

【解析】患者右腹部不适症状，进食后有所缓解，考虑十二指肠溃疡可能，出现呕血症状，最有可能的诊断是溃疡并发出血。

【难度】中

24. 男性，42岁，2天内排柏油样大便9次，自觉腹胀，今晨出现昏倒后被送至医院急诊。以往无腹痛及肝病病史。查体：血压85/50mmHg，脉搏120次/min，首选的处理是

A. 胃管给予凝血酶

B. 静脉输注止血药物

C. 胃管注入冰盐水洗胃

D. 快速补充血容量

E. 口服质子泵抑制剂

【答案】D

【解析】患者考虑上消化道出血后出现休克症状，首先应当抗休克，迅速补充血容量治疗。

【难度】中

【A3/A4型题】

(1~3题共用题干)

女性，54岁，今晨起呕吐少许咖啡色液体，至晚上排成形黑便2次。既往有风湿性关节炎6年，近1周因关节痛加剧，口服吲哚美辛(消炎痛)1周。

1. 该患者呕血的原因最可能是

A. 食管静脉曲张破裂出血

B. 食管贲门黏膜撕裂综合征

C. 急性胃黏膜病变

D. 胃十二指肠溃疡

E. 胃血管畸形破裂

【答案】C

【解析】长期服用阿司匹林和吲哚美辛等有促进胃酸分泌增加或导致胃黏膜屏障损害(致黏液分泌，加重胃局部血管痉挛)的作用，可诱发急性溃疡形成，或使已有的溃疡趋向活动化，导致大出血。

【难度】中

2. 患者黑便提示上消化道出血量至少为

A. 10ml　B. 20ml　C. 30ml

D. 40ml　E. 50ml

【答案】E

【解析】上消化道出血在50ml以上时可表现出黑便。

【难度】易

3. 正确的处理措施是

A. 停用吲哚美辛栓

B. 温盐水洗胃

C. 输血

D. 应用三腔两囊管止血

E. 急诊手术止血

【答案】A

【解析】由药物引起的胃黏膜病变出血，在停用该药物后，经过初步处理，出血多会自止。保守治疗方法可以使用冰盐水洗胃，起到收缩血管的作用，该患者出血量不多一般不需要输血。

【难度】中

(4~5题共用题干)

男性，67岁，上腹持续性隐痛半年，与进食无关，无反酸，偶有嗳气，食欲差，发病以来体重减轻5kg。体检：腹平软，上腹部轻度压痛，未触及包块。大便隐血试验持续阳性半个月。

4. 该患者出血的病因最可能是

A. 胃癌

B. 食管静脉曲张破裂出血

C. 急性胃黏膜病变

D. 食管贲门黏膜撕裂综合征

E. 应激性溃疡

【答案】A

【解析】胃癌早期多无明显症状，随着病情发展，可出现上腹隐痛、食欲下降、乏力、消瘦等。肿瘤破溃或侵犯胃周血管后可出现呕血、黑便等。食管静脉曲张破裂出血多继发于肝硬化，临床可有肝病面容、脾大等。

【难度】易

5. 为明确诊断，首选的检查方法是

A. 三腔两囊管胃液检查

B. X 线钡餐检查

C. 胃镜检查

D. 选择性腹腔动脉造影

E. 腹部 B 超

【答案】C

【解析】胃镜能直接观察胃黏膜病变的部位和范围，并可以对病灶活检，是诊断胃癌的最有效方法。

【难度】易

(6~8 题共用题干)

男性，33 岁，2 天内排柏油样便 5 次，伴头晕、心悸、出冷汗住院。既往无上腹痛及肝脏病史，近期无用药史。查体：神志清，面色苍白，皮肤湿冷，脉搏 120 次 /min，血压 80/60mmHg。

6. 此患者最可能的诊断是

A. 消化性溃疡并出血

B. 慢性胃炎并出血

C. 急性胃黏膜病变

D. 食管 - 胃底静脉曲张破裂出血

E. 胃癌并出血

【答案】A

【解析】上消化道出血最常见的原因为胃、十二指肠溃疡出血，如既往无肝病史、无用药史、无创伤等应激史，消化性溃疡出血为最常见。

【难度】中

7. 首选的处理措施是

A. 立即查血常规和大便潜血

B. 口服止血药物

C. 补充血容量

D. 静脉注射止血药

E. 插胃管冰盐水洗胃

【答案】C

【难度】易

8. 为明确诊断应选择的检查是

A. 心脏彩超　　B. 腹部 B 超

C. 胃镜检查　　D. 胃液分析

E. 钡餐检查

【答案】C

【解析】胃镜有助于明确出血的部位和性质，并可同时进行止血(双极电凝、激光、套扎和注射硬化剂等)。内镜检查应早期(出血后 24 小时内)进行，阳性率高达 95% 左右。

【难度】中

(9~11 题共用题干)

男性，48 岁，间歇性中上腹隐痛 2 个月，黑便 6 天，呕血 1 天。腹痛多发生于空腹，进食后可缓解，有时夜间痛。入院前 1 天出现呕血，随即头晕、心悸、出汗，此后再次呕血 2 次。体检：脉搏 120 次 /min，血压 80/40mmHg，心律齐，两肺呼吸音无异常，腹平软，肠鸣音活跃。

9. 患者上消化道出血最可能的原因是

A. 胃溃疡

B. 十二指肠溃疡

C. 食管静脉曲张破裂出血

D. 急性胃黏膜病变

E. 小肠血管畸形

【答案】B

【解析】十二指肠溃疡的特点是空腹痛、夜间痛，进食后可缓解。

【难度】易

10. 估计其出血量约为

A. 300ml　　B. 400ml　　C. 500ml

D. 600ml　　E. >800ml

【答案】E

【解析】短时内一次出血量在超过全身总血量的 20%(800 以上)可出现休克症状。

【难度】中

11. 如经胃镜检查诊断为十二指肠球部后壁溃疡出血，予以内镜下止血成功，后续需采取的措施是

A. 行胃次全切除术

B. 切开十二指肠球部前壁行缝扎止血

C. 进行正规的溃疡病内科治疗

D. 行十二指肠溃疡旷置术

E. 行胃十二指肠动脉结扎术

【答案】C

【解析】胃镜止血或贯穿缝扎止血后，只是暂时止住出血，未治疗溃疡本身，因此，患者出院后还需要进行正规的溃疡病内科药物治疗。

【难度】中

(12~14 题共用题干)

男性，42 岁，呕咖啡样物 500ml，黑便 2 次伴晕厥入院。既往有十二指肠球部溃疡史。

12. 如果考虑消化性溃疡致消化道出血，应注意询问的病史为

A. 呕血量　　B. 腹泻

C. 反酸　　D. 腹痛的特点
E. 后背痛
【答案】D
【解析】规律性上腹痛是消化性溃疡的主要特征。
【难度】易

13. 查体贫血貌，皮肤巩膜无黄染，心肺正常，腹部软，剑突下及右上腹轻压痛，肝、脾肋下未触及。最可能的出血原因是
A. 消化性溃疡
B. 急性胃黏膜病变
C. 贲门黏膜撕裂综合征
D. 胃癌
E. 食管 - 胃底静脉曲张破裂
【答案】A
【解析】患者既往有消化性溃疡病史，无肝硬化及脾大，考虑出血来源于消化性溃疡可能性大。
【难度】中

14. 为了确诊，首选的检查方法是
A. 急诊胃镜　　B. 肝功能
C. 血常规　　D. 腹部超声
E. 消化道钡餐
【答案】A
【解析】胃镜能直接观察胃黏膜病变的部位和范围，并可以对病灶活检，是诊断胃癌的最有效方法。
【难度】易

(15~17 题共用题干)
男性，54 岁，无明显诱因突发呕吐大量暗红色血液，量约 800ml，感乏力、头晕就诊。查体：脉搏 110 次 /min，血压 70/40mmHg。

15. 首先应采取的急救措施是
A. 禁食、胃肠减压
B. 开放静脉通道、快速扩充血容量
C. 静脉滴注升压药物
D. 三腔两囊管止血
E. 监测生命体征及尿量
【答案】B
【解析】患者短时间内失血量达到 800ml 以上时即可出现休克症状，此时最重要的处理措施是积极抗休克治疗，在病情许可下尽快行检查明确出血原因。
【难度】中

16. 询问病史患者既往有乙肝病史 6 年，查体肝掌，前胸部皮肤有蜘蛛痣，腹壁静脉曲张，脾大，移动性浊音(+)，最可能的诊断是
A. 食管静脉曲张破裂出血
B. 胃癌出血
C. 应激性溃疡出血
D. 消化性溃疡出血
E. 胆道出血
【答案】A
【解析】根据有乙肝病史，查体肝掌、前胸部皮肤有蜘蛛痣、腹壁静脉曲张、脾大，符合肝硬化、门静脉高压症的表现。
【难度】易

17. 血化验血红蛋白 80g/L，血小板计数 43×10^9/L，血清白蛋白 25.8g/L，总胆红素 87μmol/l，对此患者最适宜、有效的治疗措施是
A. 血管加压素 20U+5% 葡萄糖 500ml 静脉滴注
B. 生长抑素 6mg+ 生理盐水 500ml 静脉滴注
C. 三腔两囊管压迫止血
D. 急诊行贲门周围血管离断术
E. 急诊行 TIPS
【答案】C
【解析】患者肝功能 C 级，手术风险高，首选三腔两囊管压迫止血。
【难度】难

(18~20 题共用题干)
男性，38 岁，腹胀、乏力、食欲缺乏 3 个月，4 小时前突然呕吐鲜血 800ml。查体：脉搏 120 次 /min，血压 75/53mmHg，巩膜黄染，肝、脾肋下未触及，腹腔积液征(+)，HBsAg(+)。

18. 该患者出血最可能的原因是
A. 应激性溃疡
B. 食管 - 胃底曲张静脉破裂出血
C. 消化性溃疡
D. 胆道出血
E. 胃癌出血
【答案】B
【解析】患者 HBsAg(+)，有黄疸、腹腔积液等门静脉高压症表现，突发呕血多与食管胃底静脉曲张破裂有关。
【难度】中

19. 入院后给予垂体后叶激素、生长抑素静脉滴注，并给予输血、扩充血容量治疗，1 小时后再次呕血一次，量约 400ml，测血压 85/60mmHg，脉搏 114 次 /min，尿少，略烦躁。应采取的止血措施是

A. 给予镇静药物
B. 给予利尿剂
C. 禁食、胃肠减压
D. 急诊行贲门周围血管离断术
E. 给予三腔两囊管压迫止血

【答案】E

【解析】三腔两囊管压迫止血是暂时控制出血的有效方法，一般不超过 24 小时，在等待行内镜治疗或放射介入治疗（TIPS）期间，气囊压迫常作为过渡治疗措施。

【难度】中

20. 如果使用三腔两囊管治疗时，以下最危险的并发症是
A. 鼻咽部溃疡
B. 贲门部缺血溃烂
C. 食管气囊脱出到咽部导致窒息
D. 食管黏膜损伤
E. 肺部感染

【答案】C

【解析】三腔两囊管压迫止血并发症的发生率为 10%~20%，并发症包括吸入性肺炎、食管破裂和窒息，其中最危险的并发症是食管气囊脱出至咽部导致窒息。使用时应严密监护。

【难度】中

（21~24 题共用题干）

女性，38 岁，上腹部剧烈阵发性绞痛，寒战、发热，伴少量柏油样大便 2 天，1 周前右上腹部有自行车车把撞伤史。经输液、抗感染、对症治疗病情缓解。7 天后病情反复。查体：急病容，巩膜黄染，肝脏肋下 3.0cm，压痛。

21. 该患者出血最可能的诊断是
A. 消化性溃疡出血
B. 食管 - 胃底静脉曲张破裂出血
C. 应激性溃疡出血
D. 胆道出血
E. 胃癌

【答案】D

【解析】胆道出血多发生于肝内感染、创伤、肿瘤或血管性原因，胆道大量出血的典型症状是胆道出血三联征腹痛（胆绞痛）、黄疸、周期性上消化道出血，出血多 1~2 周发作 1 次。

【难度】中

22. 为确定消化道出血的来源，首选的检查方法是
A. 十二指肠镜检查
B. 腹部超声
C. 腹部 CT
D. X 线钡餐检查
E. 三腔两囊管检查

【答案】A

【解析】十二指肠镜检查可直接看到十二指肠乳头有血流出而确诊胆道出血，并可排除胃、十二指肠溃疡或胃癌等引起的上消化道出血。

【难度】中

23. 如果胃镜未发现溃疡和食管静脉曲张，为明确出血的病因，下列对诊断意义较大的检查是
A. 立位腹部 X 线检查
B. 腹部超声
C. 腹部 CT
D. 选择性经腹腔动脉和 / 或肠系膜上动脉造影
E. 肝脏核素扫描

【答案】D

【解析】上腹部外伤致肝脏受损，实质损伤后形成血肿，最后血肿继发感染，在此基础上与破损的胆管相通，出现胆道出血。B 超及 CT 可显示肝脏原发疾病，对引起胆道出血的原发病灶的定位和定性诊断有帮助。另外，选择性经腹腔动脉和 / 或肠系膜上动脉造影是了解胆道出血最有价值的诊断和定位方法，但只有在活动出血，且出血量达 0.5~1.0ml/min，才能作出诊断。

【难度】难

24. 非手术治疗的首选止血方法是
A. 输血
B. 静脉滴注止血药
C. 补液
D. 抗生素
E. 护肝药物

【答案】B

【解析】胆道出血的量一般不大，多可经非手术方法包括抗感染和止血药的应用而自止，但反复大量出血时，可进行超选择性肝动脉造影，以明确性质，同时可进行栓塞治疗。

【难度】难

（25~27 题共用题干）

男性，35 岁，因车祸致颅脑外伤行脑外科手术，术后 4 天从患者胃管中吸出咖啡样液体，并有多次稀黑便，血压、脉搏正常。既往有肝硬化病史。

25. 引起此次急性上消化道出血的病因最可能是
A. 食管静脉曲张破裂
B. 应激性溃疡
C. 急性腐蚀性胃炎
D. 十二指肠球部溃疡
E. 胆道出血
【答案】B
【解析】应激性溃疡约占上消化道出血病因的 20%,近年来还有明显上升,多与休克、复合性创伤、严重感染、严重烧伤(Curling 溃疡)、严重脑外伤(Cushing 溃疡)或大手术有关。
【难度】中
26. 明确病因最直接的检查方法是
A. 急诊胃镜检查
B. 给予置入三腔两囊管
C. 行上消化道钡餐
D. 上腹部 CT
E. 腹腔动脉造影
【答案】A
【解析】急诊胃镜检查可明确胃黏膜糜烂或食管胃底静脉曲张破裂出血。
【难度】中
27. 胃镜检查提示胃黏膜糜烂,可见点状出血,首选的治疗措施是
A. 给予冰盐水 + 去甲肾上腺素胃管注入
B. 给予胃黏膜保护剂
C. 给予质子泵抑制剂
D. 给予生长抑素类似物静脉滴注
E. 急诊手术治疗
【答案】C
【解析】应激性溃疡多采取保守治疗的方式,首选质子泵抑制剂抑制胃酸、保护胃黏膜。
【难度】中

(28~30 题共用题干)
男性,66 岁,因十二指肠恶性肿瘤行胰十二指肠切除术后 3 个月。患者术后 1 个月出院,出院后自觉腹胀,偶有恶心,行胃镜检查提示胃肠吻合口溃疡,间断口服抗酸药物治疗,症状有所减轻。
28. 患者突发呕血,为暗红色凝血块,量约 500ml,无黑便及便血,首先考虑的诊断为
A. 胃黏膜糜烂出血
B. 胃肠吻合口溃疡出血
C. 胰肠吻合口出血
D. 胆肠吻合口出血
E. 食管静脉曲张破裂出血
【答案】B
【解析】胃肠吻合口溃疡出血多发生于胃空肠吻合术后,多由胃酸分泌过多引起。在胃和空肠吻合口附近可发生溃疡,前者发生率为 1%~3%,后者发生率可高达 15%~30%,50% 吻合口溃疡会出血,少数患者可发生大出血需要手术处理。
【难度】中
29. 患者神志清,精神稍差,无腹痛、发热,测血压 128/80mmHg,脉搏 118 次 /min,结膜稍苍白,巩膜无黄染,腹软,无压痛。以下较为合理的措施是
A. 静脉滴注抗生素
B. 静脉滴注止血药物
C. 给予质子泵抑制剂静脉滴注
D. 输液、输血抗休克
E. 简单术前准备后急诊手术
【答案】C
【解析】对于胃肠吻合口溃疡患者,多因胃酸对吻合口腐蚀所致,因此,首选质子泵抑制剂抑制胃酸治疗。
【难度】难
30. 患者经保守治疗后未再呕血,无发热黄疸,上午急诊行胃镜检查提示胃次全切除术后,毕Ⅱ式吻合,胃肠吻合口间巨大溃疡,底覆白苔,有新鲜血痂,未见活动性出血,其余未见异常。吻合口留取活检病理提示慢性活动性胃炎。后续治疗方案恰当的是
A. 正规抗酸治疗,加用黏膜保护剂
B. 再次行胃部分切除术
C. 行胃肠吻合口切除重建术
D. 行迷走神经切断术
E. 行空肠代胃术
【答案】A
【解析】见上题。
【难度】难

【案例分析题】

案例一 男性,62 岁,因呕血 200ml、黑便 2 次,伴晕厥入院。查体:心率 110 次 /min,血压 90/ 60mmHg,贫血貌,精神差,腹软,无压痛,肝、脾未及,肠鸣音活跃,移动性浊音阴性。

提问 1:目前应考虑的诊断有

A. 上消化道出血
B. 腹腔出血
C. 食管静脉曲张出血
D. 结肠癌出血
E. 溃疡病出血
F. 梅克尔憩室出血
G. 胃癌出血

【答案】ACEG

【解析】上消化道出血多表现为呕血及黑便,常见原因有溃疡病、食管静脉曲张、胃十二指肠黏膜糜烂、胃癌等。

【难度】中

提问 2:为进一步明确诊断,获得病史中下列症状及体征符合消化性溃疡的有

A. 反酸、胃灼热
B. 规律性饥饿痛
C. 服用抗酸药物症状可缓解
D. 前胸部可见蜘蛛痣
E. 肝掌
F. 腹壁静脉曲张
G. 体重减轻

【答案】ABC

【解析】消化性溃疡常表现为反酸、胃灼热,规律性上腹痛,十二指肠溃疡常有饥饿痛,服用抗酸药物可缓解。

【难度】中

提问 3:如考虑消化性溃疡,对诊断消化性溃疡有价值的检查手段有

A. 胃镜
B. 冠状动脉造影
C. 腹部 CT
D. 上消化道钡餐
E. 诊断性腹腔穿刺
F. 结肠镜检查
G. 腹部 B 超

【答案】AD

【难度】易

提问 4:经胃镜检查诊断为十二指肠溃疡出血,考虑动脉出血,行胃镜下止血失败,可采取的措施有

A. 行动脉造影栓塞止血
B. 十二指肠球部切开止血
C. 近端胃切除术
D. 全胃切除术
E. 胃次全切除术
F. 单纯十二指肠切除术
G. 内镜下喷洒止血药物

【答案】ABE

【解析】十二指肠溃疡出血保守治疗或内镜治疗失败者,为尽快止血,需手术治疗,手术可行缝扎止血或溃疡切除、旷置等,不能耐受手术或造影检查发现出血部位也可以行栓塞封堵治疗。

【难度】难

提问 5:患者因十二指肠溃疡瘢痕较重,行旷置式胃次全切除术,术后当晚,胃管流出大量鲜血,血压下降,心率加快,出血原因可能是

A. 吻合口出血
B. 胃断端出血
C. 旷置的十二指肠溃疡出血
D. 食管静脉曲张出血
E. 血小板减少引起出血
F. 急性胃黏膜糜烂出血
G. 胆道出血

【答案】ABC

【解析】最常见的是旷置的十二指肠溃疡再次出血,多由于局部瘢痕化较重,供血动脉未有效结扎,此外,也存在各残断端或吻合口出血的可能性。

【难度】难

案例二　男性,45 岁,腹胀、食欲缺乏近 1 个月,排柏油样便 1 天,晚餐后突发呕血,暗红色,量约 800ml,伴头晕、出冷汗入院。有乙型肝炎病史 10 年,平素肝功能不详。急诊测血压 80/57mmHg,脉搏 120 次 /min,贫血貌,皮肤巩膜轻度黄染,腹腔积液征阳性,双下肢无水肿。

提问 1:该患者诊断应考虑的有

A. 食管 - 胃底静脉曲张破裂出血
B. 肝炎后肝硬化
C. 乙型病毒性肝炎
D. 门静脉高压症
E. 失血性休克
F. 肝性脑病
G. 肝癌

【答案】ABCDE

【解析】乙肝、肝硬化、门静脉高压症患者失代偿期出现上消化道出血,一般出血量大,且剧烈,一次出血有时可达 800ml 以上。所提到的信息未提示有神志改变和 AFP 升高,因此,不考虑肝癌及肝性脑病。

【难度】中

提问 2:入院后化验乙肝小三阳,血白细胞计数 6.7×10^9/L,血红蛋白 95g/L,血细胞比容 30%,血小板计数 45×10^9/L,肝功能示谷丙转氨酶 55U/L,总胆红素 51μmol/L,直接胆红素 22μmol/L,血清白蛋白 25g/L,B 超提示肝硬化、脾大、腹腔积液。目前的治疗措施是

A. 补充晶体液 + 胶体液
B. 给予垂体后叶激素静脉滴注
C. 给予生长抑素静脉滴注
D. 给予维生素 K_1 等止血药物
E. 给予保肝治疗
F. 给予抗生素治疗
G. 急诊手术

【答案】ABCDE

【解析】上消化道出血未明确病因前,积极抗休克治疗、降低内脏血流量、止血等处理措施可有效缓解病情,减少出血,抢救生命。

【难度】中

提问 3:经上述治疗后血压回升至 110/70mmHg,心率 90 次 /min,夜间再次呕血 1 次,量约 200ml,心率上升至 110 次 /min,可采取的措施是

A. 输血
B. 行三腔两囊管压迫止血
C. 行急诊胃镜下止血
D. 急诊行贲门周围血管离断术
E. 急诊行 TIPS
F. 急诊行脾肾分流术
G. 急诊行门体分流术

【答案】ABCE

【解析】患者肝硬化失代偿期,肝功能 C 级,不适合急诊断流手术治疗,应积极抗休克同时可给予三腔两囊管暂时压迫止血,为内镜下治疗或介入手术(TIPS)争取时间。

【难度】难

提问 4:急诊胃镜检查,提示食管静脉重度曲张,食管距门齿 36cm 处可见曲张静脉表面糜烂、渗血,胃底静脉曲张,未见活动性出血,胃镜下套扎出血静脉及曲张静脉 4 处。出血停止,该患者后续治疗方案有

A. 保肝抗病毒治疗
B. 补充白蛋白
C. 适当利尿
D. 口服普萘洛尔
E. 择期行贲门周围血管离断术
F. 防治肝性脑病
G. 肝移植

【答案】ABCDEF

【解析】内科保守治疗有效、肝功能恢复后可选择贲门周围血管离断术,有利于防止再次出血,减少肝性脑病的发生。肝移植有争议。

【难度】难

提问 5:患者经保守治疗 1 周后,再次出现黑便,少量呕血,大量腹腔积液,查血氨 50μmol/L,黄疸,应采取的治疗措施是

A. 行 TIPS
B. 急诊开腹行断流术
C. 再次胃镜下套扎或注射组织胶
D. 进行肝移植
E. 行三腔两囊管压迫止血
F. 急诊开腹行分流术
G. 静脉滴注止血药物

【答案】ACDEG

【解析】如患者肝功能短期内难以达到 A 级或 B^+,则开腹手术的风险很大,围术期死亡率高,如再次出血可采取创伤较小的胃镜下止血或 TIPS 治疗。终末期肝病患者最有效的治疗手段是肝移植。

【难度】难

案例三 男性,60 岁,上腹部间断疼痛 3 年。1 天前突发上腹部疼痛,呕血 1 次,黑便 3 次。查体:生命体征平稳,皮肤巩膜无黄染,腹软,剑突下压痛阳性,无腹肌紧张及反跳痛,肝脾肋下未触及。

提问 1:在分析患者出血量时,下列概念对出血量估计正确的是

A. 出血量大于 5ml/d,会出现潜血试验阳性
B. 出血量大于 50ml/d,会出现黑便
C. 血红蛋白每下降 1g,出血量为 300~400ml
D. 血细胞比容 30%~40%,出血量约 400ml
E. 血压下降,出血量大于 500ml
F. 中心静脉压小于 5cmH_2O,出血量小于 1 000ml
G. 出血量小于 5ml/d,便潜血阳性

【答案】ABCDE

【解析】基础概念题，出血量大于5ml/d时会出现潜血试验阳性；出血量大于50ml/d时会出现黑便；血红蛋白每下降1g，出血量为300~400ml；血细胞比容30%~40%，出血量约400ml；血压下降，出血量大于500ml；中心静脉压小于$5cmH_2O$，出血量大于1 000ml。

【难度】难

提问2：在病情观察时，提示患者消化道仍在出血的情况是

A. 反复呕血次数增多
B. 黑便次数增多
C. Hb持续性下降
D. 肠鸣音减弱
E. 正常情况下，血尿素氮水平降低
F. 外周血管充盈状况逐渐恢复
G. 血压降低，心率加快

【答案】ABCG

【解析】反复呕血次数及黑便次数增多；Hb、RBC、HCT进行性下降；外周循环状态经补液和输血后逐渐稳定并好转；补液及尿量足够的正常情况下，尿素氮水平持续或再次升高都提示仍有继续出血的情况。

【难度】难

提问3：入院时，患者仍有呕血症状，此时患者可采取的措施有

A. 内镜检查　B. 腹部超声
C. 腹部CT　D. X线钡餐造影
E. 腹部MRI　F. 急诊手术
G. 三腔两囊管压迫止血

【答案】ABCE

【解析】患者仍有出血情况，此时不适宜行消化道钡餐造影，可待出血停止数天后进行。同时，对于不明原因的消化道出血，首先应明确出血病灶，保守治疗无效或危及生命时才采用手术治疗的方案。

【难度】中

提问4：行胃镜检查发现十二指肠球部后壁溃疡，底部可见小血管破裂出血，此时应采取的治疗方案是

A. 内镜下注射止血药物
B. 内镜下使用止血夹夹闭血管
C. 立刻急诊手术治疗
D. 立刻静脉给予PPI药物
E. 输血
F. 立刻使用三腔两囊管
G. 行血管介入栓塞

【答案】ABD

【解析】患者胃镜检查是发现仍有出血情况，此时已明确十二指肠溃疡并发出血，首选内镜下治疗，可注射止血药物或使用止血夹，同时常规给予静脉输注PPI类药物抑制胃酸。

【难度】中

提问5：住院过程中，患者再次出现消化道大出血，呕血1 000ml，脉搏125次/min，血压80/50mmHg，此时治疗原则正确的是

A. 立刻行内镜下止血
B. 卧位，保持呼吸道通畅
C. 心电监护、吸氧
D. 立即开始体液复苏
E. 输血
F. 立刻使用三腔两囊管
G. 立刻急诊手术

【答案】BCDE

【解析】患者再次出血导致失血性休克，首先进行生命体征的监测和一般急救，同时第一时间开始液体复苏和输液处理。

【难度】易

（刘承利　蒲猛）

第三篇　骨科

第一章　骨科急救及其他

【A1 型题】

1. 对于山体滑坡导致的严重损伤患者的处理，首先的是

A. 抗休克　　B. 骨折固定
C. 治疗窒息　　D. 镇静止痛
E. 止血

【答案】C

【解析】遇到重大事故造成严重创伤的患者，一定要保持镇静，因为一旦发现有大血管、主要脏器或其他损伤，此时首先要处理的不是骨折，而是抢救生命。

【难度】中

2. 感染伤口的处理原则是

A. 彻底切除坏死组织，再植皮
B. 控制感染，加强换药
C. 彻底清创后缝合伤口
D. 彻底清创，延期缝合
E. 局部制动，进行理疗

【答案】B

【解析】感染伤口初期可为局部感染，处理不当或严重者可迅速扩散成全身感染，特别是广泛软组织损伤，因此，应当控制感染，加强换药，消灭病菌，使伤口感染局限。

【难度】中

3. 耻骨及坐骨支骨折造成尿道损伤滴血，此骨折属于

A. 稳定骨折　　B. 青枝骨折
C. 开放骨折　　D. 闭合骨折
E. 嵌插骨折

【答案】C

【解析】耻骨及坐骨支骨折可伤及后尿道，尿道滴血提示骨折端刺破尿道黏膜，骨折端与外界相通。

【难度】中

4. 石膏或夹板固定后，最应关注的是

A. 松脱　　B. 骨折再移位
C. 压迫性溃疡　　D. 血液循环受阻
E. 石膏变形

【答案】D

【难度】易

5. 骨折急救处理措施中，不恰当的是

A. 凡有骨折可疑的患者，均按骨折处理
B. 复位已戳出创口的骨折端
C. 创口包扎，止血
D. 妥善固定患肢
E. 迅速送往医院

【答案】B

【解析】戳出创口的骨折端已被污染，急救时复位可将污染带至伤口深部，故不恰当，应待清创术时将污染清理后再行复位。

【难度】易

6. 先天性肌性斜颈的最佳手术时间是出生后

A. 3 个月以内　　B. 6 个月以内
C. 1 岁以内　　D. 1~3 岁以上
E. 12 岁以上

【答案】D

【解析】1 岁以内婴儿应采用非手术治疗，如热敷、按摩、手法扳正和固定头部等，大多能治愈；多数学者认为最佳手术时间为 1.5~3 岁；12 岁以上者仍可手术治疗，但仅能使畸形有所改善，不是最佳手术时间。

【难度】中

7. 下列属于不稳定骨折的是

A. 嵌插骨折　　B. 横形骨折
C. 压缩骨折　　D. 青枝骨折
E. 斜形骨折

【答案】E

【解析】椎体压缩骨折、青枝骨折、横形骨折、嵌插骨折均属于稳定骨折，只有斜形骨折属于不稳定骨折。

【难度】易

8. 骨折复位时，肌肉张力解除的最好方法是
   A. 牵引与对抗牵引
   B. 将肢体放在中立位
   C. 麻醉
   D. 操作时动作快速轻柔
   E. 先给予一段时间的牵引治疗

【答案】C
【难度】易

9. 在开放性骨折的处理中，会影响骨折愈合的是
   A. 清创要争取在 6~8 小时内进行
   B. 清洗伤口先从伤口周围开始，逐步扩大，最后冲洗伤口
   C. 彻底切除一切无血运的组织
   D. 彻底切除污染的骨骼及一切碎骨块
   E. 修复损伤的肌腱，神经，血管，争取闭合伤口

【答案】D
【解析】清除骨折块容易出现骨缺损，影响骨折愈合。
【难度】中

10. 早期施行开放性骨折清创缝合的时间最好是在外伤后的
   A. 8 小时内　　B. 9~10 小时
   C. 11~12 小时　　D. 13~24 小时
   E. 24 小时以上

【答案】A
【解析】原则上开放性骨折的清创越早越好。通常伤后 6~8 小时内是清创术的黄金时间，经过彻底清创缝合术后，绝大多数可以一期愈合。超过 8 小时，感染的可能性增大；但在 24 小时之内，在使用有效抗生素的情况下仍可进行清创。
【难度】易

11. 断指再植手术的顺序是
   A. 骨骼—肌腱—神经—静脉—动脉
   B. 骨骼—肌腱—静脉—动脉—神经
   C. 骨骼—静脉—动脉—肌腱—神经
   D. 骨骼—神经—肌腱—静脉—动脉
   E. 骨骼—肌腱—神经—动脉—静脉

【答案】B
【解析】断肢再植术的操作顺序是：①彻底清创；②骨折固定；③缝合肌腱；④吻合血管，重建断肢血液循环；⑤缝合。
【难度】中

12. 双侧股骨干骨折患者的局部高度肿胀，急诊检查时应首先注意的是
   A. 血压和脉搏
   B. 骨折情况和程度
   C. 足背动脉搏动情况
   D. 皮肤感觉和肢体活动情况
   E. 防止骨筋膜室综合征发生

【答案】C
【解析】局部高度肿胀，急诊检查时应首先注意血管损伤情况。
【难度】中

13. 在下列情况下，可以**排除**存在骨折的是
   A. 无骨擦音及畸形
   B. 无骨擦音及反常活动
   C. 无畸形及反常活动
   D. 骨擦音，畸形及反常活动两者均无
   E. 局部组织玻璃划伤

【答案】E
【解析】骨折专有体征为畸形、反常活动、骨擦音或骨擦感，具有以上三个体征之一者，即可诊断骨折。而根据局部软组织划伤的受伤机制可判断不存在骨折。
【难度】易

14. 手外伤处理中的最基本要求是
   A. 彻底清创　　B. 骨折的解剖复位
   C. Ⅰ期神经修复　　D. Ⅰ期肌腱缝合
   E. 抗生素的应用

【答案】A
【难度】易

15. 骨折不可轻易切开复位内固定，其最主要的原因是
   A. 易损伤大血管，引起肢体坏死
   B. 损伤神经，引起肢体瘫痪
   C. 术中发生意外
   D. 影响骨折血运，导致延迟愈合或不愈合
   E. 手术后发生感染，形成骨髓炎

【答案】D
【解析】影响骨折愈合的最根本因素是局部的血液供应，切开复位时，势必剥离局部的骨外膜，使骨外膜进入骨内的营养血管损伤，影响断端血运。断端血运不良不但影响骨折端修复组织生长，而且造成骨折端骨坏死，直接影响骨的愈合过程。
【难度】中

16. 关节受伤后出现关节囊空虚、畸形，最可能的原因是
   A. 关节囊破裂
   B. 关节内骨折
   C. 关节面失去对合关系

D. 关节内血肿
E. 关节功能丧失

【答案】C
【解析】关节脱位的特有体征是关节囊空虚。
【难度】中

17. 单纯关节脱位时可出现
A. 骨摩擦音 B. 反常活动
C. 关节饱满 D. 肘后三角失常
E. 鹰嘴固定压痛

【答案】D
【难度】易

18. 关于青枝骨折的特征，以下说法**错误**的是
A. 发生在儿童
B. 是一种不完全性骨折
C. 无局部压痛及纵行叩痛
D. 畸形不严重
E. 无明显功能障碍

【答案】C
【难度】中

19. 关于骨折切开复位指征的叙述，下列说法**错误**的是
A. 骨折端之间有软组织嵌入
B. 骨折并发主要血管神经损伤
C. 多发骨折，为了便于护理
D. 反复手法复位失败者
E. 儿童患者，有利于功能恢复

【答案】E
【解析】多处骨折，为便于护理和治疗，防止并发症，应行切开复位。绝大多数的儿童骨折应首选闭合复位，只有存在关节内骨折、闭合复位失败、伴有血管损伤、开放性骨折和病理性骨折时才需要切开复位，而不是仅仅为了功能恢复。
【难度】中

20. 下列**不属于**导致骨折延迟愈合或不愈合的因素是
A. 反复手法复位
B. 不适当的切开复位
C. 固定不确切
D. 清创时丢失骨片
E. 没有达到解剖复位

【答案】E
【难度】易

21. 多发外伤患者，同时存在股骨、胫腓骨及骨盆骨折，在急救中应首先关注的并发症是
A. 创口感染 B. 腹膜后血肿
C. 脂肪栓塞 D. 尿道损伤
E. 骨筋膜室综合征

【答案】C
【解析】脂肪栓塞常发生于下肢长骨骨折或骨盆骨折，是严重创伤的早期危重并发症之一。
【难度】中

22. 在影响骨折愈合的因素中，**不包括**
A. 粉碎骨折 B. 未应用抗生素
C. 固定不确切 D. 年老
E. 骨折局部感染

【答案】B
【难度】易

23. 易发生桡神经损伤的骨折部位是
A. 肱骨颈骨折
B. 肱骨外科颈骨折
C. 肱骨中下 1/3 骨折
D. 肱骨髁上骨折
E. 肱骨髁间骨折

【答案】C
【解析】桡神经在肱骨中、下 1/3 交界处紧贴肱骨，该处骨折最常见桡神经损伤。
【难度】易

24. 桡神经损伤的典型体征为
A. 爪形手 B. 垂腕
C. 猿手 D. 屈腕无力
E. 锤状指

【答案】B
【难度】易

25. 下列骨折中，属闭合性骨折的是
A. 耻骨骨折伴膀胱或尿道破裂
B. 尾骨骨折致直肠破裂
C. 腰椎压缩骨折伴腹膜后血肿形成
D. 刀砍伤致左尺骨骨折
E. 枪伤致股骨干骨折

【答案】C
【难度】中

26. 关于新鲜关节脱位的描述，最准确的是
A. 未满 1 个月 B. 未满 3 周
C. 未满 2 周 D. 未满 1 周
E. 未满 2 个月

【答案】B
【解析】关节脱位是以脱位的原因、脱位发生时间及关节腔是否与外界完全相通而分类的，其中脱位未满 3 周的称新鲜脱位；脱位超过 3 周的称陈旧性脱位。
【难度】中

27. 正确、有效的手部创伤止血方法是
A. 局部加压包扎　B. 腕部压迫止血
C. 橡皮带止血　D. 止血带止血
E. 钳夹止血
【答案】A
【难度】易

【A2 型题】

1. 女性，52岁，工人，1个月来左肘部疼痛，向前臂外侧放射，肘关节活动正常，肱骨外上髁部局限性压痛，目前针对该患者最好的治疗方法是
A. 手术
B. 理疗
C. 痛点注射醋酸泼尼松
D. 按摩
E. 石膏固定
【答案】C
【难度】中

2. 男性，25岁，工人，右手机器绞伤1小时。右手血运好，第三、四掌骨骨折错位，手背皮肤缺损4cm×3cm，基底为骨，肌腱(3~4)伸指肌腱断裂，最佳治疗方法是
A. 清创，肌腱缝合，手法复位石膏外固定
B. 清创，夹板外固定，肌腱二期处理
C. 清创，骨折内固定，肌腱缝合，腹部皮瓣石膏外固定
D. 清创，骨折内固定，肌腱缝合，植皮，石膏外固定
E. 换药，抗感染以后二期处理
【答案】C
【解析】开放性骨折及肌腱手术原则：清创，骨折内固定，肌腱缝合，腹部皮瓣石膏外固定。
【难度】中

3. 男性，20岁，工人，用力打苍蝇时致右肱骨上端骨折，应首先考虑的诊断是
A. 肱骨大结节撕脱骨折
B. 肱骨外科颈骨折
C. 肱骨解剖颈骨折
D. 病理性骨折
E. 疲劳性骨折
【答案】D
【解析】一次小外力导致的骨折首先应考虑病理性骨折。肱骨大结节系肩袖附着部，肩袖肌群强力收缩可引起肱骨大结节撕脱骨折，常在上肢外展受阻时发生，与外力方向不符。
【难度】易

4. 男性，54岁，工人，车祸致右胫腓骨中1/3粉碎骨折，复位后夹板固定。因右小腿肿胀足趾剧烈疼痛伤后36小时转诊。查体：右足趾明显肿胀，青紫，感觉麻木，足趾活动差，毛细血管充盈尚存在，去除夹板见右小腿肿胀严重，皮温较高且皮肤有水疱出现。最可能的并发症为
A. 腓总神经损伤　B. 胫前动脉损伤
C. 胫后动脉损伤　D. 胫动脉损伤
E. 骨筋膜室综合征
【答案】E
【难度】易

5. 男性，46岁，塌方将其骨盆部砸伤，3小时后方被救出。查体：神志清，面色苍白，血压测不清。最有必要检查的项目是
A. 骨盆分离试验
B. 是否有腹膜刺激症状
C. 腹部听诊
D. 腹腔诊断性穿刺
E. 尿道口是否有血液滴出
【答案】D
【难度】中

6. 男性，20岁，工人，踢足球时扭伤膝部2个月，常有打软腿、交锁疼痛史。查体：膝不肿，关节外侧间隙有压痛，外侧挤压痛(+)，前后抽屉试验(-)，关节活动正常。最可能的诊断是
A. 内侧半月板撕裂　B. 外侧半月板撕裂
C. 外侧副韧带损伤　D. 前交叉韧带损伤
E. 后交叉韧带损伤
【答案】B
【难度】易

7. 男性，15岁，学生，跑动中摔倒，手掌着地，感肘部剧痛，不能屈伸，尚可旋转，检查肘部肿胀畸形，弹性固定于半伸位，最可能的诊断是
A. 肘部软组织扭伤　B. 肘关节后脱位
C. 肱骨髁上骨折　D. 上尺桡关节脱位
E. 桡骨小头脱位
【答案】B
【解析】肘关节后脱位的临床表现是：肿胀畸形，弹性固定于半伸位。
【难度】中

8. 女性，50岁，工人，开放性右胫骨中下1/3双段骨折，伤后4小时，清创，超长钢板螺钉固定。拆线时伤口皮缘部分坏死，无感染。术后1个月持双拐下地患肢不负重而被动运动，术后半年X线显示，对位佳，近折线模糊，远折线较清晰，骨痂少。最主要的原因是
   A. 年龄过大
   B. 内固定物选择不当
   C. 功能锻炼不够
   D. 血供不足
   E. 小腿软组织条件不佳

【答案】D
【难度】中

9. 女性，65岁，退休，左股骨颈骨折行内固定术后2年。术后1年拔钉。近半年来侧髋部疼痛，下蹲不便，跛行。左髋关节正侧位X线片示：左髋间隙窄，股骨头不规则密度增高，塌陷，骨质疏松。其最主要原因为
   A. 损伤性骨化　B. 创伤性关节炎
   C. 缺血性骨坏死　D. 老年骨质疏松
   E. 疲劳性骨折

【答案】C
【难度】易

10. 男性，10岁，外伤后左膝附近肿胀，剧痛，体温达39~40℃，经大剂量抗生素治疗3天，效果不明显。查体：急性病容，左大腿下段及膝关节肿胀明显，发红，皮温高，压痛明显，左膝活动受限。X线平片骨质未见破坏。血常规：白细胞计数19×10^9/L，中性粒细胞百分比89%。目前最佳的处理是
    A. 全身支持疗法
    B. 反复关节穿刺及腔内抗生素注射
    C. 股骨下端切开引流
    D. 应用止痛药物
    E. 血液细菌培养

【答案】C
【难度】易

11. 男性，6岁，右股骨急性骨髓炎，经抗感染治疗40天。目前体温趋于平稳2周，此时最适合的治疗为
    A. 继续选用有效抗生素
    B. 患肢制动，观察
    C. 切开引流留管，局部应用抗生素
    D. 死骨剔除蝶形手术
    E. 死骨剔除肌瓣充填手术

【答案】B
【解析】急性骨髓炎患者，治疗有效且有停药指征，应患肢制动，并观察病情。
【难度】易

12. 男性，20岁，建筑工人，由高处坠落1小时。查体：右小腿胫骨中段骨折，局部明显肿胀，趾端麻木，剧痛，足背动脉搏动微弱。应最先采取的措施为
    A. 应用止痛药　B. 骨折复位
    C. 小夹板固定　D. 石膏固定
    E. 减张切开

【答案】E
【难度】中

13. 男性，50岁，工人，左小腿被砸伤24小时。查体：左小腿肿胀，压痛，反常活动，皮温略高于对侧，体温37.8℃，最可能的诊断为
    A. 左胫骨骨髓炎
    B. 左小腿软组织蜂窝织炎
    C. 左胫骨干骨折
    D. 左小腿血肿
    E. 左小腿软组织挫伤

【答案】C
【解析】反常活动是骨折的专有体征。
【难度】易

14. 男性，10岁，右股骨干骨折3个月，X线检查为中段1/3斜形骨折，重叠移位1.5cm，成角移位10°，骨折端处有骨痂通过，目前最佳的处理是
    A. 切开复位，钢板内固定
    B. 手法折骨，石膏固定
    C. 手法折骨，牵引加小夹板
    D. 切开复位，髓内针固定
    E. 不需要特殊治疗

【答案】E
【难度】中

15. 男性，16岁，左肱骨髁上骨折，行手法复位术后6小时。现患者前臂高张力肿胀，手指主动活动障碍，被动活动剧烈疼痛，桡动脉搏动触不清，感觉减退。进一步诊治措施为
    A. 继续观察病情发展，若出现“5P”征时急诊手术减压
    B. 应用脱水剂、扩张血管药物

C. 急诊手术减压
D. 行血管超声检查
E. 无须处置,向患者解释此症状为正常术后表现

【答案】C
【解析】已经出现骨筋膜室综合征表现需要急诊手术减压。
【难度】易

16. 男性,11岁,右膝外伤半个月后,疼痛,活动受限,高热5天。右胫骨上端明显深压痛,为明确诊断,应选择的检查是
A. X线平片
B. 手术切开活检
C. 局部分层穿刺抽液送培养
D. CT
E. MRI

【答案】C
【难度】中

17. 男性,20岁,右上臂撞伤中下段成角畸形,伤后腕关节不能主动背伸,各掌指关节不能主动伸直,除考虑肱骨干中下段骨折外,还应首先考虑
A. 臂丛神经损伤　B. 肌皮神经损伤
C. 正中神经损伤　D. 桡神经损伤
E. 尺神经损伤

【答案】D
【解析】患者出现了垂腕畸形,为桡神经损伤的表现。
【难度】易

18. 男性,23岁,右小腿中1/3骨折入院,管形石膏固定24小时后,自诉足趾疼痛、发凉。查体:右足趾不敢活动,以下处理方法中**不正确**的是
A. 拆除石膏外固定
B. 立即切开筋膜减压
C. 抬高患肢利于静脉回流
D. 应用脱水剂
E. 急查血电解质和尿素氮

【答案】C
【难度】易

19. 女性,45岁,乘车时车祸致左下肢挤压伤3小时。查体:左下肢闭合性外伤,呈青紫肿胀,在急诊处理中,需评估骨筋膜室综合征“5P”征,下列**不属于**“5P”征的是
A. 疼痛　B. 麻痹　C. 苍白
D. 肿胀　E. 感觉异常

【答案】D
【难度】易

20. 女性,36岁,司机,颈椎外伤不全瘫,行手术后3个月。复查时患者肌力测定为抗引力时有完全运动幅度,其肌力为
A. 1级　B. 2级　C. 3级
D. 4级　E. 5级

【答案】C
【难度】易

21. 男性,20岁,左腕掌侧切割伤,小指和环指尺侧半感觉消失,夹纸试验阳性,可能损伤的神经是
A. 正中神经　B. 尺神经
C. 桡神经　D. 前臂内侧皮神经
E. 前臂骨间背神经

【答案】B
【难度】易

22. 男性,30岁,手工操作者,工作中被电锯切断示指1小时。在急救过程中,保存断指最好的方法是
A. 浸泡于生理盐水中
B. 浸泡于抗生素溶液中
C. 浸泡于苯扎溴铵溶液中
D. 包装于口袋内干燥冷藏
E. 置于冰块内

【答案】D
【难度】易

23. 男性,30岁,被枪弹击伤上臂中段3小时。查体:垂腕,各手指不能伸直,拇指、示指、中指背侧麻木,肘关节屈伸活动正常。X线平片示:肱骨中段见1个弹头形状的金属异物,骨质未见断裂。其最可能损伤的神经是
A. 桡神经　B. 正中神经
C. 尺神经　D. 臂丛神经
E. 副神经

【答案】A
【难度】易

24. 男性,20岁,厨师,1小时前被菜刀将示指末节掌侧方切去一块皮肤。查体:左手示指末节掌侧1.0cm×0.5cm缺损,皮下脂肪裸露,手术治疗选择的方法是
A. 三角皮瓣移植

B. 游离周围软组织予以覆盖
C. 单纯缝合皮肤
D. 鱼际皮瓣移植
E. 胸部皮管移植

【答案】B
【难度】易

25. 女性，48岁，工人，晨起左中指发僵、疼痛，缓慢活动后可消失，屈伸中指时有弹响。最可能的诊断是
A. 类风湿关节炎　B. 狭窄性腱鞘炎
C. 腱鞘囊肿　D. 滑囊炎
E. 创伤性关节炎

【答案】B
【难度】易

26. 男性，39岁，胫骨下段骨折石膏外固定后门诊复查，医师诊断骨折刚达到临床愈合，此时骨折的愈合过程正处的阶段是
A. 血肿机化演进期　B. 骨折后2周以内
C. 原始骨痂形成期　D. 骨痂改造塑型期
E. 永久骨痂形成期

【答案】C
【难度】中

27. 男性，20岁，军人，训练后出现疲劳性骨折，最易发生的部位是
A. 髋骨上极　B. 尺骨鹰嘴
C. 第二、三跖骨　D. 第一趾骨
E. 尺骨下端

【答案】C
【解析】第二、三跖骨常常发生疲劳性骨折。
【难度】易

28. 男性，40岁，股骨骨折行骨牵引，下列说法正确的是
A. 操作简便，患者痛苦少，对肢体损失小
B. 时间不持久，效果不确实
C. 对于青壮年、肌力强大处及不稳定骨折等，疗效不好
D. 牵引重量一般不超过5kg
E. 患者有一定痛苦和感染机会

【答案】E
【难度】易

29. 男性，3岁，跑步摔倒后肩部疼痛，表现为患肩下沉，患肢有活动障碍，头向患侧倾斜，Dugas征阴性，最有可能的诊断是
A. 肩关节脱位
B. 锁骨骨折
C. 臂丛神经损伤
D. 颈部假性动脉瘤
E. 枕骨小头半脱位

【答案】B
【解析】肩部外伤后疼痛，活动受限，出现患肩下沉、头向患侧偏斜的体征，应想到最大可能是锁骨骨折。Dugas征阴性，排除肩关节脱位。
【难度】中

30. 男性，33岁，因胫腓骨骨折1小时，复位后行石膏固定。治疗中患者未能积极功能锻炼，2个月后去除石膏复查，见骨折已愈。经1个月关节活动练习，膝关节活动度仍很差，此患者存在的问题是
A. 损伤性骨折　B. 创伤性骨折
C. 缺血性肌痉挛　D. 关节僵硬
E. 缺血性骨坏死

【答案】D
【解析】关节僵硬是指正常关节功能（如屈伸、旋转等）发生不同程度的障碍，表现为活动范围的减小。与功能完全丧失的关节强直截然不同。
【难度】易

31. 女性，48岁，左肩痛3个月，最近疼痛逐渐加重，不能梳头。左肩外展、后伸受限，三角肌萎缩，无手臂麻木感，最可能的原因是
A. 颈椎病　B. 肩部肿瘤
C. 肩周炎　D. 肩关节结核
E. 风湿性关节炎

【答案】C
【难度】易

32. 女性，50岁，家庭妇女，左拇指狭窄性腱鞘炎2年，活动受限，非手术治疗无效，局部肌腱有结节形成。此时有效的治疗方法是
A. 制动
B. 理疗
C. 醋酸泼尼松局部封闭
D. 行腱鞘切开术
E. 局部注射抗生素

【答案】D
【解析】扳机指手术，适用于非手术治疗无效者或晚期病例，局部肌腱有结节形成者。
【难度】易

33. 男性，1岁，从滑梯上摔下，股骨干上1/3斜形骨折，最适宜的治疗是
A. 水平皮牵引

B. 水平骨牵引
C. 垂直悬吊牵引
D. 切开复位内固定
E. 石膏或夹板外固定

【答案】C
【解析】垂直悬吊牵引适合 2 岁以内的股骨干骨折。
【难度】中

34. 男性，30 岁，建筑工人，右前臂尺侧切割伤，右手呈爪状畸形，诊断尺神经损伤，在有关尺神经损伤诊断治疗的描述中，**错误**的是
A. 肘上部尺神经损伤者较肘下部损伤者爪状畸形重
B. 拇指、示指夹纸试验时需注意检查方法，因有时可出现阴性检查结果
C. 尺神经中感觉与运动纤维相当，缝合时尤需准确对位，不可有旋转
D. 为了获得足够长度以利于吻合，可将尺神经移至肘前
E. 若神经吻合后功能恢复不佳，可将中指及环指指浅屈肌腱转移重建骨间肌与蚓状肌功能

【答案】A
【解析】尺神经受损者，在肘下部损伤者，指深屈肌尺侧半的功能正常，小指及环指呈现为掌指关节过伸，指间关节屈曲，不能在屈掌指关节同时伸指间关节而呈典型的爪状。
【难度】易

35. 女性，50 岁，骨折行石膏外固定 2 个月，复查发现缺血性肌挛缩，下列最常继发于的疾病是
A. 肩关节脱位
B. 肱骨干骨折
C. 桡骨下端骨折
D. 肱骨髁上骨折
E. 肘关节脱位

【答案】D
【解析】在上肢损伤中，肱骨髁上骨折常伴有血管损伤，大多系挫伤和压迫发生血管痉挛。若不及时处理可发生前臂肌肉缺血性坏死。纤维化以后形成缺血性肌挛缩，导致爪形手畸形。
【难度】易

36. 男性，18 岁，骑车摔倒，下肢受伤导致腓总神经损伤，可出现瘫痪的肌肉是
A. 趾长屈肌
B. 腓肠肌
C. 腓骨长肌
D. 胫后肌
E. 股四头肌

【答案】C
【解析】腓总神经易在腘窝部及腓骨小头处损伤，导致小腿前外侧伸肌麻痹，出现足背屈、外翻功能障碍，呈内翻下垂畸形，以及伸踇、伸趾功能丧失，呈屈曲状态，小腿前外侧和足背前、内侧感觉障碍。
【难度】中

37. 男性，70 岁，桡骨远端骨折，复位后需行石膏绷带的固定，下列有关石膏绷带的叙述**错误**的是
A. 提高水温可以缩短石膏固化时间
B. 食盐可以缩短石膏固化时间
C. 浸泡石膏的水温最好控制在 30~40℃
D. 石膏应密封保存
E. 使用前 30 分钟即将石膏浸入水中

【答案】E
【解析】使用时，石膏绷带卷要轻轻地横放到水桶底部，以防石膏粉散失。等到气泡出完，两手握住石膏绷带卷的两端取出，而不是提前 30 分钟。
【难度】易

38. 女性，59 岁，胫骨平台骨折，不需要手术，在行石膏操作技术时，下列说法中**错误**的是
A. 骨性突起的部位应做好衬垫
B. 为使衬垫平整应使用绷带环形缠绕衬垫
C. 石膏未固化前尽量减少肢体活动
D. 石膏未固化前用手掌扶持石膏固定的肢体
E. 应避免在关节屈侧出现向内的石膏皱褶

【答案】B
【解析】不能使用绷带环形缠绕衬垫，以免影响血液循环。
【难度】易

39. 女性，70 岁，外伤后脊髓损伤致截瘫，手术后需长期卧床，在患者的护理中尤其应特别关注的是
A. 上呼吸道感染
B. 心功能障碍
C. 术后疼痛
D. 肌肉萎缩
E. 深静脉血栓形成

【答案】E
【解析】截瘫术后需长期卧床的患者应警惕深静脉血栓形成，尤其是下肢的血栓。
【难度】易

40. 男性，48 岁，车祸伤，开放性多发性骨折合并创伤性休克，采用损伤控制策略的目的是
A. 损伤的解剖学修复，以利于患者的早期功能恢复
B. 避免损伤后生理潜能的进行性耗竭，为计划确定性手术赢得时间

C. 为了保全肢体,减少截肢的概率
D. 尽可能一期一次完成多处骨折手术,避免多次手术的打击
E. 避免感染

【答案】B
【解析】能够达到安全地接受确定性手术,是损伤控制外科的目的。
【难度】难

41. 男性,30岁,篮球运动员,在比赛中摔伤,诊断为肩袖损伤,最常见的临床症状是
A. 疼痛 B. 活动受限
C. 无力 D. 弹响
E. 绞锁

【答案】A
【难度】易

42. 男性,20岁,中指离断伤入院,再植术后43小时,发现患指苍白,皮温低于健侧3℃,经解除包扎、给予解痉药物等处理后不见好转,此时应采取的措施是
A. 抬高患肢,保温
B. 臂丛神经阻滞麻醉
C. 应用抗凝溶栓药物
D. 继续观察
E. 立即手术探查吻合血管

【答案】E
【解析】根据题干所示,应想到是动脉供血受阻,出现了血管危象;血管危象多在术后48小时内发生,一旦发现应立即打开敷料,解除压迫,给予解痉措施。短期观察如无好转,多为血管栓塞,应立即手术检查,去除血栓,切除吻合口,重新吻合。
【难度】易

43. 男性,11个月,有多汗、夜惊表现。查体:方颅、前囟大,肋骨串珠,血钙、磷降低,碱性磷酸酶增高,该患儿最可能的诊断为
A. 维生素D缺乏性佝偻病初期
B. 维生素D缺乏性佝偻病激期
C. 维生素D缺乏性佝偻病恢复期
D. 维生素D缺乏性佝偻病后遗症期
E. 维生素D缺乏性佝偻病中期

【答案】B
【解析】维生素D缺乏性佝偻病激期主要表现为骨骼改变,出现头部颅骨软化、方颅、前囟闭合延迟、出牙延迟;胸部肋骨串珠、肋膈沟、鸡胸或漏斗胸;四肢手镯或脚镯、"O"形腿或"X"形腿;脊柱后凸或侧凸。
【难度】易

【A3/A4型题】

(1~2题共用题干)

男性,29岁,登山活动时不慎臀部受伤,感臀部疼痛、肿胀,行走困难,有可能造成了神经、血管等结构损伤。

1. 一般情况下,经由梨状肌下缘出骨盆的结构**不包括**
A. 坐骨神经 B. 臀上动脉
C. 阴部神经 D. 股后侧支神经
E. 阴部内动脉

【答案】B
【解析】除了臀上动脉以外,其余选项均由梨状肌下缘出骨盆。
【难度】难

2. 如果存在坐骨神经损伤,则**不会**出现
A. 足趾不能背伸
B. 足部大部分皮肤感觉消失
C. 足趾不能跖屈
D. 跟腱反射消失
E. 膝反射消失

【答案】E
【解析】坐骨神经损伤,引起股后部肌肉及小腿和足部所有肌肉全部瘫痪,导致膝关节不能屈、踝关节与足趾运动功能完全丧失,呈足下垂。小腿后外侧和足部感觉丧失,足部出现神经营养性改变。由于股四头肌健全,膝关节呈伸直状态,行走时呈跨阈步态。如在股后中、下部损伤,则股后部肌肉正常,膝关节屈曲功能保存。
【难度】中

(3~5题共用题干)

男性,41岁,骑车与汽车相撞跌倒,右手掌撑地,随后腕部肿痛,活动障碍,检查后初步诊断为腕舟状骨骨折。

3. 体格检查中可以初步确立诊断的依据是
A. 桡侧腕部肿胀
B. 腕关节桡侧偏受限
C. 腕屈伸受限
D. 纵向叩击第三掌骨头,腕部疼痛
E. 鼻烟窝部有明显压痛

【答案】B
【解析】将患者患侧腕关节被动尺偏,检查者一只手握住患者腕部,用拇指压迫舟骨结节,另一只手握住患者手掌使腕关节逐渐转向桡侧,感觉腕部疼痛剧烈则为阳性。
【难度】中

4. 如果腕关节正侧位片未见明显异常,那么对确诊最为简单、适用的检查方法是
A. 腕关节分层摄片
B. 腕关节舟状骨轴位X线片
C. 腕关节CT
D. 核素骨扫描
E. MRI
【答案】B
【解析】腕关节舟状骨轴位X线片对诊断舟状骨骨折有价值。CT不是最简单的检查,核素骨扫描对骨坏死诊断价值大。
【难度】易
5. 诊断确立后首选的措施是
A. 切开复位,加压螺丝钉内固定
B. 切开复位,接骨板内固定
C. 无须固定,局部外敷药物消肿
D. 拇指"人"字石膏固定
E. 护腕夹板固定
【答案】D
【解析】新鲜舟状骨骨折的治疗原则。
【难度】易

(6~8题共用题干)
女性,6个月,有烦躁不安,多汗、夜惊、枕秃,前囟3.5cm×3.5cm。查体未发现明确骨骼畸形。
6. 该患儿诊断为佝偻病,其诊断依据是
A. 临床表现　B. 血钙
C. 血碱性磷酸酶　D. X线骨骼改变
E. 血磷
【答案】A
【解析】佝偻病患儿发病初期有夜啼、多汗、烦躁、食欲减退,枕秃。活动期可见颅骨软化、方颅、前囟迟闭、出牙延迟、肋骨串珠、肋外翻、肋膈沟、鸡胸、漏斗胸、手镯等体征。实验室检查:血钙正常或稍低;血磷降低,碱性磷酸酶增高。X线腕部摄片显示尺桡骨下端增宽,状如杯口,钙化线不齐,呈毛刷状。
【难度】易
7. 该患儿的实验室检查可能出现的结果是
A. 血钙增高
B. 血磷增高
C. 碱性磷酸酶增高或正常
D. PTH降低
E. PTH增高
【答案】C
【难度】难
8. 在该患儿的治疗中,下列正确的是
A. 维生素D_2 20~40U治疗
B. 抗生素治疗
C. 对有并发症者给予维生素D_3肌内注射
D. 给予维生素D_2预防量治疗
E. 外科手术
【答案】C
【解析】佝偻病的治疗原则是根据需要补充钙和维生素D。口服维生素D一般剂量为每日2 000~4 000U,或1,25-OH_2-D 30.5~2.0μg,1个月后改预防量400U/d。大剂量治疗应有严格的适应证。当重症佝偻病有并发症,或无法口服者,可大剂量肌内注射维生素D,3个月后改预防量。
【难度】中

(9~10题共用题干)
男性,36岁,骑摩托车发生车祸至下肢疼痛、活动受限2小时。查体:一般情况尚可。右小腿有一长约16cm的伤口,胫骨断端外露,伤口可见少量渗血。
9. 首先应该进行的急救处理是
A. 抗休克
B. 止血
C. 急送手术室
D. 行简单的包扎及外固定
E. 跟骨结节骨牵引
【答案】D
【难度】易
10. 首选的检查项目是
A. X线检查　B. 超声
C. CT　D. 磁共振
E. 核素扫描
【答案】A
【解析】外伤及开放骨折的治疗原则为伤情评估、止血、镇痛、清创、骨折固定、破伤风被动免疫及术前准备。此患者已确定为胫骨骨折,第一步应局部固定,不断稳定骨折,减少软组织二次损伤及减轻患者疼痛,同时可便于转运进行下一步影像学检查。X线检查是骨折首选、最基本的影像检查方式。
【难度】易

(11~12题共用题干)
男性,31岁,程序员,因"玩游戏时感右手拇指无力并发现肌肉萎缩1个月"来诊。查体:右肘关节提携角40°,右手第1骨间肌萎缩明显,追

问病史可知20年前曾有肘关节外伤病史。

11. 考虑该患者可能的诊断是
    A. 骨筋膜室综合征
    B. 腕管综合征
    C. 肘管综合征
    D. 吉兰 - 巴雷综合征
    E. 夏 - 科关节

【答案】C
【难度】中

12. 应选用的治疗方法是
    A. 腕横韧带切开术
    B. 尺神经前置术
    C. 深筋膜切开减张术
    D. 局部制动
    E. 功能锻炼

【答案】B
【解析】肘管综合征患者早期常感到小指指腹麻木、不适。有时写字、用筷子动作不灵活。症状加重时，尺侧腕屈肌及环指、小指指深屈肌力弱，手内在肌萎缩，出现轻度爪形指畸形。拇示指捏夹试验(Froment test)阳性，保守治疗适用于患病的早期、症状较轻者。非类固醇抗炎镇痛药物偶尔可缓解疼痛与麻木症状。手术治疗适用于手内在肌萎缩、保守治疗效果不好者。
【难度】难

(13~15题共用题干)

女性，婴儿，为臀位娩出，生后发现左大腿肿胀、缩短畸形，并有异常活动。

13. 为确定诊断首选的检查是
    A. 血常规　　B. 出凝血时间
    C. X线片　　D. CT
    E. MRI

【答案】C
【难度】易

14. 给患婴行下肢X线检查的主要目的是
    A. 了解骨折的发生机制
    B. 明确骨折的诊断
    C. 判断骨折的预后
    D. 了解组织的损伤情况
    E. 了解骨质密度

【答案】B
【难度】易

15. 如经检查诊断为左股骨干骨折，其首选的治疗方法是
    A. 切开复位内固定手术
    B. 手法复位，小夹板外固定
    C. 垂直悬吊牵引
    D. 蛙位石膏外固定
    E. 将伤肢用绷带固定于胸腹部

【答案】E
【解析】婴儿臀位娩出，生后左大腿肿胀、缩短畸形，并有异常活动，应考虑有产伤所致的左股骨干骨折，需经X线检查以明确诊断。治疗方法为将伤肢用绷带固定于胸腹部。
【难度】中

(16~19题共用题干)

男性，55岁，左手中、环、小指电锯伤6小时。查体：中指可主动屈伸，但固定中节指骨后，末节指间关节无屈曲运动。环指呈伸直位不能主动屈指。小指末节伤口内可见骨折断端。

16. 考虑的诊断为
    A. 中、环指屈肌腱断裂，小指末节不全离断
    B. 中指屈指深肌腱，环指屈指深、浅肌腱断裂，小指开放性骨折
    C. 中、环指屈指深肌腱断裂，小指开放性骨折
    D. 中、环、小指屈肌腱断裂，小指不全离断
    E. 中、环指屈指浅肌断裂，小指开放性骨折

【答案】B
【解析】手指的屈指深腱是支配远指间关节的，屈指浅腱是支配掌指关节的。中指可主动屈伸，但固定中节指骨后，末节指间关节无屈曲运动，故考虑中指屈指深肌腱断裂；环指呈伸直位不能主动屈指，考虑环指屈指深、浅肌腱均断裂；小指末节伤口内可见骨折断端为开放性骨折。
【难度】中

17. 处理方法首选的是
    A. 清创包扎
    B. 清创缝合，小指骨折内固定，肌腱延期修复
    C. 清创缝合，肌腱修复，石膏托外固定
    D. 清创缝合，石膏托外固定
    E. 清创缝合，肌腱修复，小指小夹板固定

【答案】C
【解析】手外伤，早期彻底清创，一般争取在伤后6~8小时进行。正确处理深部组织损伤，清创的时候应该尽可能的修复深部组织，恢复重要的组织，如肌腱、神经、骨关节的连续性，以便尽早的恢复功能。一期闭合伤口，术后用石膏托将患肢固定，以利于修复组织的愈合。
【难度】中

18. 外伤处理后,如考虑石膏固定,应将其固定的位置是
A. 伤指指间关节屈曲保护位
B. 手部休息位
C. 伤指指间关节伸直位
D. 手部功能位
E. 手部反功能位
【答案】A
【解析】石膏在手背侧,伤指指间关节屈曲,无张力,利于肌腱愈合。
【难度】中

19. 如果进行肌腱修复,术后常见的并发症是
A. 肌腱不愈合 B. 肌腱坏死
C. 肌腱断裂 D. 肌腱硬化
E. 肌腱粘连
【答案】E
【解析】指屈肌腱修复后容易产生肌腱粘连,粘连是最常见的影响手功能的合并症,其次为指关节僵硬。为减轻肌腱粘连及指关节僵硬的程度,手术后制订严格的康复训练计划非常重要。
【难度】易

【案例分析题】

案例 男性,6 个月,玩耍中突然出现四肢抖动,双眼上翻持续约 5 秒后缓解,每天发作 2~5 次。查体:体温 36.5℃,枕秃(+),颅骨软化。

提问 1:为明确诊断,该患儿应考虑做的检查有
A. 血糖
B. 脑电图
C. 血钙
D. 血镁
E. 血磷
F. 血 AKP(血清磷酸酶)
G. 头颅 CT
【答案】CEF
【难度】中

提问 2:患儿可能出现的实验室检查结果有
A. 血糖降低
B. 血清钙降低
C. 血清镁降低
D. 血清钠降低
E. 脑脊液细胞数增多
F. 血清钙升高
G. 血白细胞正常
【答案】BG
【难度】易

提问 3:该患儿可能的诊断是
A. 热性惊厥
B. 低血糖症
C. 颅内感染
D. 低血钠症
E. 维生素 D 缺乏性手足搐搦症
F. 脑瘫
G. 癫痫
【答案】EG
【难度】中

提问 4:止抽后处理的选择是
A. 补充钙剂
B. 给氧
C. 补充维生素 D
D. 肌内注射维生素 B_{12}
E. 止痉
F. 密切观察
【答案】ACE
【解析】枕秃及颅骨软化均是佝偻病的体征,并出现无热惊厥。佝偻病即维生素 D 缺乏性佝偻病,是由于婴幼儿、儿童、青少年体内维生素 D 不足,引起钙、磷代谢紊乱,产生的一种以骨骼病变为特征的全身、慢性、营养性疾病。诊断依据临床表现、血生化及骨骼 X 线检查。
【难度】中

(周华)

第二章 四肢创伤

【A1 型题】

1. 锁骨骨折最常见的类型是
   A. 内 1/3 骨折
   B. 中 1/3 骨折
   C. 外 1/3 骨折
   D. 开放骨折
   E. 骨折合并喙锁韧带断裂

【答案】B
【难度】中

2. 肩锁关节脱位需要手术治疗的类型是
   A. Ⅰ型　B. Ⅱ型　C. Ⅲ型
   D. Ⅳ型　E. Ⅴ型

【答案】C
【难度】易

3. 肩关节脱位时呈阳性的体征是
   A. Babinski 征　B. Thomas 征
   C. Thompson 征　D. Dugas 征
   E. Hoffmann 征

【答案】D
【解析】肩关节脱位时 Dugas 征阳性。
【难度】易

4. 肱骨近端最易发生骨折的部位是
   A. 解剖颈　B. 外科颈
   C. 大结节　D. 小结节
   E. 肱骨头

【答案】B
【解析】肱骨外科颈为肱骨大结节、小结节移形为肱骨干的交界部位，该部位是松质骨和密质骨的交界处，易发生骨折。
【难度】中

5. 肱骨干骨折最易损伤的神经是
   A. 腋神经　B. 尺神经
   C. 正中神经　D. 臂丛神经
   E. 桡神经

【答案】E
【解析】在肱骨干中下 1/3 段后外侧有桡神经沟，由臂丛神经后束发出的桡神经经内后方紧贴骨面斜向外前方进入前臂，此处骨折容易发生桡神经损伤。
【难度】易

6. 伸直型肱骨髁上骨折易导致前臂骨筋膜室综合征的原因是骨折近端向前下移位压迫或刺破
   A. 肱动脉　B. 桡动脉　C. 尺动脉
   D. 腋动脉　E. 肘动脉

【答案】A
【难度】中

7. 5 岁以下的儿童，当腕、手被向上提拉、旋转时，易出现
   A. 肱骨小头半脱位
   B. 肩关节脱位
   C. 肘关节脱位
   D. 腕关节脱位
   E. 桡骨小头半脱位

【答案】E
【解析】由于 5 岁以下的儿童桡骨小头发育不完全，环状韧带薄弱，易出现桡骨小头半脱位。
【难度】难

8. 孟氏骨折是
   A. 尺骨上 1/3 骨干骨折合并桡骨小头脱位
   B. 尺骨下 1/3 骨干骨折合并桡骨小头脱位
   C. 桡骨上 1/3 骨干骨折合并尺骨小头脱位
   D. 桡骨下 1/3 骨干骨折合并尺骨小头脱位
   E. 尺骨中 1/3 骨干骨折合并桡骨小头脱位

【答案】A
【难度】中

9. 加莱亚齐骨折(盖氏骨折)是
A. 尺骨上 1/3 骨干骨折合并桡骨小头脱位
B. 尺骨下 1/3 骨干骨折合并桡骨小头脱位
C. 桡骨上 1/3 骨干骨折合并尺骨小头脱位
D. 桡骨下 1/3 骨干骨折合并尺骨小头脱位
E. 尺骨中 1/3 骨干骨折合并桡骨小头脱位
【答案】D
【难度】中
10. 伸直型桡骨远端骨折是
A. Barton 骨折 B. Colles 骨折
C. Smith 骨折 D. 反 Barton 骨折
E. Jones 骨折
【答案】B
【难度】易
11. 髋关节脱位最常见的是
A. 前脱位 B. 后脱位
C. 中心脱位 D. 陈旧性脱位
E. 习惯性脱位
【答案】B
【难度】易
12. 股骨颈完全骨折部分移位依据 Garden 分型是
A. Ⅰ型 B. Ⅱ型 C. Ⅲ型
D. Ⅳ型 E. Ⅴ型
【答案】C
【难度】易
13. 股骨颈骨折后导致股骨头坏死的主要原因是
A. 小凹动脉损伤
B. 股骨干滋养动脉分支损伤
C. 旋股内侧动脉损伤
D. 旋股外侧动脉损伤
E. 股动脉
【答案】C
【难度】易
14. 股骨颈骨折后,股骨头坏死率高而多采用人工关节置换术治疗的年龄是
A. 60 岁以上 B. 65 岁以上
C. 70 岁以上 D. 75 岁以上
E. 80 岁以上
【答案】B
【解析】65 岁以上的老人,股骨颈骨折后股骨头坏死率高,多采用人工关节置换术治疗。
【难度】易
15. 股骨转子间骨折下肢外旋畸形明显,可达的角度是
A. 60° B. 70° C. 80°
D. 90° E. 100°
【答案】D
【难度】易
16. 股骨干容易损伤腘动脉的骨折部位是
A. 上 1/2 B. 下 1/2 C. 上 1/3
D. 中 1/3 E. 下 1/3
【答案】E
【解析】股骨干下 1/3 骨折后,骨折远端由于肌肉牵拉向后移位,容易损伤腘动脉。
【难度】易
17. 股骨远端骨折容易损伤的血管是
A. 股动脉 B. 腘动脉 C. 腓动脉
D. 胫动脉 E. 髂动脉
【答案】B
【难度】易
18. 人体最大的籽骨是
A. 腕舟骨 B. 足舟骨 C. 豌豆骨
D. 髌骨 E. 骶骨
【答案】D
【难度】易
19. 由于肌肉牵拉可使髌骨发生骨折,这块肌肉是
A. 腓肠肌 B. 腘绳肌
C. 缝匠肌 D. 胫前肌
E. 股四头肌
【答案】E
【解析】股四头肌猛烈收缩可将髌骨撕裂。
【难度】中
20. 股四头肌收缩造成髌骨骨折的形态是
A. 横形骨折 B. 斜形骨折
C. 纵形骨折 D. 螺旋形骨折
E. 粉碎骨折
【答案】A
【难度】易
21. 髌骨横形骨折移位超过 0.3cm 时,最常采用的治疗方法是
A. 保守治疗
B. 切开复位克氏针钢丝张力带固定
C. 闭合复位髓内针固定
D. 切开复位接骨板固定
E. 髌骨切除术
【答案】B

【解析】髌骨横形骨折常采用切开复位克氏针钢丝张力带固定。

【难度】中

22. 前交叉韧带很少会单独损伤,有可能会使其单独损伤的体位是

A. 膝关节过伸位　B. 膝关节过屈位

C. 膝关节外翻位　D. 膝关节内翻位

E. 膝关节外旋位

【答案】A

【难度】难

23. 抽屉试验胫骨结节后移增加提示损伤的韧带是

A. 内侧副韧带　B. 外侧副韧带

C. 前交叉韧带　D. 后交叉韧带

E. 环状韧带

【答案】D

【难度】中

24. 胫骨平台骨折常用的分型是

A. Muller 分型　B. Schatzker 分型

C. Dennis 分型　D. Garden 分型

E. Evans 分型

【答案】B

【难度】易

25. 外侧胫骨平台单纯压缩骨折,Schatzker 分型是

A. Ⅰ型　B. Ⅱ型　C. Ⅲ型

D. Ⅳ型　E. Ⅴ型

【答案】C

【难度】难

26. 胫骨干骨折容易出现延迟愈合或不愈合的部位是

A. 上 1/2　B. 下 1/2　C. 上 1/3

D. 中 1/3　E. 下 1/3

【答案】E

【解析】胫骨干下 1/3 几乎无肌肉附着,血液循环很少,因此,愈合较慢,常出现延迟愈合或不愈合。

【难度】易

27. 踝关节垂直压缩型骨折是

A. Walkmann 骨折

B. Jones 骨折

C. Maisonneuve 骨折

D. Pilon 骨折

E. Colles 骨折

【答案】D

【难度】中

28. 需检查腓骨全长的踝关节骨折分型是

A. Ⅰ型　B. Ⅱ型　C. Ⅲ型

D. Ⅳ型　E. Ⅴ型

【答案】C

【解析】Ⅲ型踝关节骨折,需检查腓骨全长,若腓骨近端有压痛,应拍 X 线片,明确有无骨折。

【难度】中

29. 踝关节三角韧带是

A. 内侧副韧带　B. 外侧副韧带

C. 下胫腓韧带　D. 距腓韧带

E. 跟腓韧带

【答案】A

【难度】易

30. 陈旧跟骨骨折后重度创伤性关节炎的手术治疗方法是

A. 闭合撬拨复位治疗

B. 切开复位内固定

C. 微创切开复位解剖钢接骨板内固定

D. 关节融合术

E. 关节置换术

【答案】D

【难度】中

31. 因腓骨短肌猛烈收缩而发生骨折的是

A. 第Ⅰ跖骨头骨折

B. 第Ⅰ跖骨基底骨折

C. 第Ⅴ跖骨头骨折

D. 第Ⅴ跖骨干骨折

E. 第Ⅴ跖骨基底骨折

【答案】E

【难度】易

32. McMurray 试验指的是

A. 过伸试验　B. 过屈试验

C. 旋转挤压试验　D. 研磨试验

E. 蹲走试验

【答案】C

【难度】易

33. 股骨颈骨折内收型 Pauwels 角的特点是

A. 大于 50°

B. 小于 50°,大于 30°

C. 小于 30°

D. 大于 70°

E. 小于 10°

【答案】A

【难度】中

34. 髋关节中心脱位后壁有骨折，股骨头向后方脱出的分型是
A. Ⅰ型 B. Ⅱ型 C. Ⅲ型
D. Ⅳ型 E. Ⅴ型
【答案】B
【解析】髋关节中心脱位Ⅱ型后壁有骨折，股骨头可向后方脱出。
【难度】中

35. 髋关节后脱位合并股骨头骨折 Epstein 分型是
A. Ⅰ型 B. Ⅱ型 C. Ⅲ型
D. Ⅳ型 E. Ⅴ型
【答案】E
【难度】中

36. 以下**不属于**手外伤现场急救处理原则的是
A. 止血 B. 创口包扎
C. 局部固定 D. 迅速转运
E. 迅速手术
【答案】E
【难度】易

【A2 型题】

1. 女性，30 岁，摔倒后肩部着地，X 线片提示锁骨中段骨折，骨折无明显移位，应立即采取的治疗方法是
A. 三角巾悬吊
B. "8"字绷带固定
C. 闭合复位克氏针固定
D. 切开复位内固定术
E. 功能锻炼
【答案】A
【解析】青枝骨折或成人无移位骨折可不做特殊治疗，仅用三角巾悬吊。
【难度】易

2. 女性，30 岁，摔倒后肩部着地，患者疼痛明显，肩关节活动受限。X 线片提示锁骨远端和肩峰完全性脱位，移位超过 2cm，应采取的治疗方法是
A. 三角巾悬吊
B. "8"字绷带固定
C. 闭合复位克氏针固定
D. 切开复位钩状钢板内固定术
E. 锁骨远端切除术
【答案】D
【解析】Ⅲ型肩锁关节脱位，移位超过 2cm 时，应选择手术治疗。
【难度】易

3. 女性，30 岁，摔倒后肩部着地，疼痛，肩关节活动障碍。X 线片提示肩锁关节脱位，查体时可能出现的体征是
A. 方肩畸形 B. 肩胛盂处空虚感
C. Dugas 征阳性 D. 上肢弹性固定
E. 琴键征
【答案】E
【解析】肩关节脱位的体征：方肩畸形，肩胛盂空虚感，上肢弹性固定，Dugas 征阳性。肩锁关节脱位体征：琴键征。
【难度】易

4. 女性，80 岁，既往体健，独立生活，摔倒后肩部着地。X 线片提示肱骨近端骨折，根据骨折分型，收住院行人工肱骨头置换术治疗，患者的骨折 Neer 分型是
A. 一部分骨折 B. 二部分骨折
C. 三部分骨折 D. 四部分骨折
E. 五部分骨折
【答案】D
【解析】对于特别复杂的老年人四部分骨折可以选择人工关节置换术。
【难度】中

5. 男性，30 岁，掰手腕导致上臂变形，疼痛剧烈，功能障碍，考虑最可能的诊断是
A. 肱骨外科颈骨折 B. 肱骨解剖颈骨折
C. 肱骨干骨折 D. 肱骨髁上骨折
E. 肱骨髁间骨折
【答案】C
【解析】肱骨干骨折可由掰腕导致。
【难度】易

6. 男性，30 岁，掰手腕导致肱骨干骨折，查体出现垂腕垂指畸形，受损的神经是
A. 腋神经 B. 桡神经 C. 尺神经
D. 正中神经 E. 臂丛神经
【答案】B
【解析】肱骨干骨折导致桡神经损伤，出现垂腕、垂指畸形。
【难度】易

7. 男性，30 岁，掰手腕导致肱骨干骨折，查体出现垂腕、垂指畸形，应选择的治疗方法是
A. 骨牵引治疗
B. 手法复位石膏固定

C. 闭合复位克氏针固定
D. 切开复位内固定术
E. 关节置换术
【答案】D
【解析】肱骨干骨折合并桡神经损伤，应选择切开复位内固定手术治疗，术中探查桡神经。
【难度】易

8. 男性，30 岁，摔倒后手撑地，肘部疼痛伴活动受限，查体肘后三角关系发生改变，最可能的诊断是
A. 肩锁关节脱位
B. 上尺桡关节脱位
C. 桡骨小头半脱位
D. 肘关节脱位
E. 肩关节脱位
【答案】D
【难度】易

9. 男童，3 岁，跟父母玩耍时突然出现肘部疼痛，活动受限，最可能的诊断是
A. 肩锁关节脱位 B. 上尺桡关节脱位
C. 桡骨小头半脱位 D. 肘关节脱位
E. 肩关节脱位
【答案】C
【解析】儿童手臂被牵拉可出现桡骨小头半脱位。
【难度】易

10. 男性，30 岁，摔伤后手撑地，手腕疼痛，活动障碍，最可能的诊断是
A. 前臂单骨折 B. 前臂双骨折
C. Monteggia 骨折 D. Galeazzi 骨折
E. Colles 骨折
【答案】E
【难度】易

11. 男性，30 岁，打篮球时手指挫伤，拇指疼痛，活动障碍，最可能的诊断是
A. Colles 骨折 B. Smith 骨折
C. Barton 骨折 D. 反 Barton 骨折
E. Bennett 骨折
【答案】E
【解析】腕部骨折的几种类型。
【难度】易

12. 男性，30 岁，摔伤后手掌着地，腕部疼痛，活动障碍。X 线片提示桡骨远端骨折未累及关节面，骨折远端向掌侧移位。考虑的诊断是
A. Colles 骨折 B. Smith 骨折
C. Barton 骨折 D. 反 Barton 骨折
E. Bennett 骨折
【答案】B
【难度】易

13. 男性，30 岁，摔伤后手掌着地，腕部疼痛，活动障碍。X 线片提示桡骨远端骨折未累及关节面，骨折远端向桡背侧移位。应立即采取的治疗方法是
A. 功能锻炼
B. 手法复位石膏固定
C. 闭合复位克氏针固定
D. 闭合复位外固定架固定
E. 切开复位内固定术
【答案】B
【难度】易

14. 男性，30 岁，车祸伤，髋部疼痛、活动受限，患肢短缩，内收、内旋畸形，臀部可扪及股骨头，最可能的诊断是
A. 髋关节前脱位
B. 髋关节后脱位
C. 髋关节中心脱位
D. 髋关节半脱位
E. 髋关节发育不良
【答案】B
【解析】髋关节脱位的常见类型为前脱位、后脱位和中心脱位。
【难度】易

15. 男性，30 岁，车祸伤，髋部疼痛、活动受限，患肢外展、外旋和屈曲畸形，最可能的诊断是
A. 髋关节前脱位 B. 髋关节后脱位
C. 髋关节中心脱位 D. 髋关节半脱位
E. 髋关节发育不良
【答案】A
【难度】易

16. 男性，30 岁，车祸伤，髋部疼痛、活动受限，大腿上段外侧有大血肿，血压 90/60mmHg，最可能的诊断是
A. 髋关节前脱位 B. 髋关节后脱位
C. 髋关节中心脱位 D. 髋关节半脱位
E. 髋关节发育不良
【答案】C
【难度】易

17. 男性，60 岁，摔倒后髋部疼痛，活动受限，患肢外旋畸形 50°，最可能的诊断是
A. 股骨头骨折 B. 股骨颈骨折
C. 股骨转子间骨折 D. 股骨转子下骨折
E. 髋臼骨折
【答案】B
【解析】股骨颈骨折患者可出现外旋畸形，一般在 45°~60°。
【难度】中

18. 男性，59 岁，摔倒后髋部疼痛，活动受限，诊断为股骨颈骨折 Garden Ⅲ型，应采用的治疗方法是
A. 闭合复位牵引治疗
B. 闭合复位外固定架治疗
C. 闭合复位内固定术
D. 关节置换术
E. 打压植骨术
【答案】C
【解析】股骨颈骨折治疗指征。Garden Ⅲ型股骨颈骨折在无手术禁忌证的条件下宜行手术治疗，65 岁以下可选择闭合复位空心钉内固定术。
【难度】中

19. 男性，69 岁，摔倒后髋部疼痛，活动受限，诊断为股骨颈骨折 Garden Ⅳ型，应采用的治疗方法是
A. 闭合复位牵引治疗
B. 闭合复位外固定架治疗
C. 闭合复位内固定术
D. 关节置换术
E. 打压植骨术
【答案】D
【解析】股骨颈骨折治疗指征。Garden Ⅳ型股骨颈骨折在无手术禁忌证的条件下宜行手术治疗，65 岁以上患者行髋关节置换术。
【难度】中

20. 男性，59 岁，摔倒后髋部疼痛，活动受限，诊断为股骨颈骨折 Garden Ⅳ型，急诊行闭合复位内固定术治疗，术后半年复查，X 线片提示股骨头变形，最可能的诊断是
A. 股骨颈骨折术后骨折不愈合
B. 股骨颈骨折术后感染
C. 股骨颈骨折术后股骨头坏死
D. 股骨颈骨折术后内固定失败
E. 股骨颈骨折术后再骨折
【答案】C
【解析】Garden Ⅳ型股骨颈骨折，股骨头坏死可能性大。
【难度】中

21. 男性，60 岁，摔倒后髋部疼痛，活动受限，患肢外旋畸形 90°，最可能的诊断是
A. 股骨头骨折 B. 股骨颈骨折
C. 股骨转子间骨折 D. 股骨转子下骨折
E. 髋臼骨折
【答案】C
【解析】股骨转子间骨折下肢外旋畸形可达 90°。
【难度】易

22. 男性，59 岁，摔倒后髋部疼痛，活动受限，诊断为股骨转子间骨折 Evans Ⅲ型，应采用的治疗方法是
A. 闭合复位牵引治疗
B. 闭合复位外固定架治疗
C. 闭合复位内固定术
D. 关节置换术
E. 打压植骨术
【答案】C
【解析】股骨转子间骨折宜手术治疗，首选闭合复位髓内钉内固定。
【难度】中

23. 男性，59 岁，摔倒后髋部疼痛，活动受限，诊断为股骨颈骨折，保守治疗后骨折畸形愈合并发股骨头坏死，应采用的治疗方法是
A. 闭合复位牵引治疗
B. 闭合复位外固定架治疗
C. 闭合复位内固定术
D. 切开复位内固定术
E. 关节置换术
【答案】E
【解析】股骨颈骨折后股骨头坏死应行关节置换术治疗。
【难度】中

24. 男性，39 岁，车祸伤，诊断为双侧股骨干闭合性骨折，急诊血压 80/50mmHg，患者的休克类型是
A. 心源性休克 B. 感染中毒性休克
C. 过敏性休克 D. 失血性休克
E. 神经源性休克
【答案】D
【解析】股骨干骨折处血量较大，可出现休克表现。
【难度】易

25. 男性,39 岁,摔伤致股骨干闭合性骨折,最适合的治疗方法是
A. 闭合复位牵引治疗
B. 闭合复位外固定架治疗
C. 切开复位钢板内固定术
D. 闭合复位髓内针固定术
E. 闭合复位弹性钉内固定术
【答案】D
【难度】难
26. 男性,39 岁,摔伤致股骨颈骨折,拟行手术治疗,较多使用的内固定方法是
A. 支撑钢板
B. 95°角钢板
C. 动力髋螺钉
D. 股骨髁解剖钢板
E. 股骨远端逆行髓内针
【答案】C
【解析】动力髋螺钉(DHS)是常用的治疗股骨颈骨折的内固定器械。
【难度】难
27. 男性,39 岁,摔伤致髌骨闭合性骨折,X 线片显示骨折为横形,移位 0.5cm,最适合的治疗方法是
A. 石膏固定
B. 外固定架固定
C. 牵引治疗
D. 切开复位内固定术
E. 髌骨切除术
【答案】D
【解析】横形髌骨骨折移位超过 0.3cm 应采用克氏针钢丝张力带固定。
【难度】易
28. 男性,39 岁,摔伤致膝关节周围疼痛剧烈,活动受限,肿胀明显,出现骨筋膜室综合征表现,最可能的骨折是
A. 股骨干中段骨折 B. 股骨近端骨折
C. 胫骨平台骨折 D. 胫骨干下段骨折
E. 髌骨骨折
【答案】C
【解析】胫骨平台骨折可出现骨筋膜室综合征。
【难度】易
29. 男性,39 岁,摔伤致膝关节疼痛,活动受限,X 线片提示胫骨外侧平台劈裂骨折,无明显移位,最适合的治疗方法是
A. 石膏固定
B. 外固定架固定
C. 闭合复位克氏针固定
D. 切开复位内固定
E. 关节置换术
【答案】A
【解析】胫骨平台骨折 Schatzker Ⅰ型无移位时采用石膏固定。
【难度】易
30. 男性,39 岁,扭伤致踝部疼痛,活动受限,X 线片提示踝关节骨折Ⅱ型,治疗方法是
A. 石膏固定
B. 外固定架固定
C. 闭合复位克氏针固定
D. 切开复位钢板螺钉内固定
E. 闭合复位髓内针固定
【答案】D
【难度】易
31. 男性,39 岁,扭伤致踝部疼痛,活动受限,X 线片提示踝穴增宽,下胫腓分离,骨折分型是
A. Ⅰ型 B. Ⅱ型 C. Ⅲ型
D. Ⅳ型 E. Ⅴ型
【答案】C
【难度】易
32. 男性,39 岁,建筑工人,从 3m 高跳下致足部疼痛,CT 提示跟骨骨折 Sanders Ⅳ型,患者要求尽快恢复工作,应选择的治疗方法是
A. 非手术治疗
B. 闭合撬拨复位治疗
C. 切开复位内固定术
D. 微创切开复位解剖钢板、加压骨栓内固定
E. 关节融合术
【答案】E
【解析】关节融合术对于严重粉碎的跟骨骨折患者,可缩短治疗时间,尽快恢复工作。
【难度】难
33. 男性,23 岁,长跑运动员,在训练中感到足部疼痛,最可能的诊断是
A. 第一跖骨骨折
B. 第二跖骨骨折
C. 第四跖骨骨折
D. 第五跖骨头骨折
E. 第五跖骨基底骨折

【答案】B

【解析】疲劳骨折最常发生在第二、三跖骨干。

【难度】易

34. 男性，23 岁，打球时扭伤足踝部，外踝及足背疼痛肿胀，踝关节 X 线正侧位片提示外踝骨折，为了避免漏诊，最应该进一步拍摄的 X 线片是

A. 跟骨侧位　　B. 跟骨轴位

C. 足正斜位　　D. 跟骨 Broden 位

E. 膝关节正侧位

【答案】C

【解析】该患者最可能合并第五跖骨基底骨折，应拍摄足正斜位片以确诊。

【难度】难

35. 男性，23 岁，摔伤致肩关节疼痛，查体见肩关节上方有隆起，琴键征阳性，最可能的诊断是

A. 锁骨骨折　　B. 肩锁关节脱位

C. 肩关节脱位　　D. 肱骨近端骨折

E. 肩胛骨骨折

【答案】B

【难度】易

36. 男性，73 岁，摔伤致髋关节疼痛，尚可行走，就诊于急诊，X 线片提示股骨颈骨折，该骨折最可能的移位是

A. 成角移位　　B. 侧方移位

C. 短缩移位　　D. 分离移位

E. 旋转移位

【答案】C

【解析】股骨颈骨折断端嵌插后，骨折短缩移位，属于稳定性骨折，所以患者尚可行走。

【难度】难

37. 男性，43 岁，外伤后就诊于急诊，血压 80/50mmHg。检查：除骨折外并未并发其他脏器血管神经损伤，最可能的骨折部位是

A. 锁骨骨折　　B. 肱骨骨折

C. 胫骨骨折　　D. 跟骨骨折

E. 骨盆骨折

【答案】E

【解析】骨盆骨折出血量可达 2 000ml，患者可出现休克表现。

【难度】中

38. 女性，73 岁，摔伤致腰背部疼痛。查体：L_1 棘突压痛。患者 2 年前曾经摔伤导致 L_1 椎体压缩骨折，为判断是否存在新骨折最适合的检查是

A. X 线　　B. CT　　C. MRI

D. 造影　　E. PET-CT

【答案】C

【解析】脂肪抑制 MRI 如果存在出血信号，可提示存在新鲜骨折。

【难度】易

39. 男性，83 岁，摔伤致股骨转子间骨折，收住院手术治疗。术后第 3 天患者突发胸闷憋气，患者最可能出现的并发症是

A. 坠积性肺炎

B. 肺栓塞

C. 脂肪栓塞综合征

D. 感染

E. 下肢深静脉血栓形成

【答案】B

【解析】胸闷憋气考虑肺栓塞的可能性大，是由下肢静脉血栓脱落所致。

【难度】中

40. 男性，23 岁，摔伤致右胫骨下 1/3 段骨折，手术治疗后 5 个月骨折仍未愈合，最可能造成骨折延迟愈合的因素是

A. 年龄

B. 健康状况

C. 骨折部位的血液供应

D. 软组织嵌入

E. 感染

【答案】C

【解析】胫骨下 1/3 段骨折由于血供不好，常导致延迟愈合或不愈合。

【难度】易

41. 男性，23 岁，摔伤时手掌撑地导致前臂骨折，骨折部位可见一 1cm 长的伤口，与骨折断端相通，患者开放性骨折的分度是

A. Gustilo Ⅰ度

B. Gustilo Ⅱ度

C. Gustilo Ⅲ度 A 型

D. Gustilo Ⅲ度 B 型

E. Gustilo Ⅲ度 C 型

【答案】A

【解析】Gustilo 开放骨折分度，骨折断端自内向外刺破，伤口不超过 1cm 为 Gustilo Ⅰ度。

【难度】中

42. 男性，23 岁，摔伤致前臂开放性骨折，Gustilo Ⅱ度，为使伤口能一期愈合，最合适的清创手术时间是

A. 6~8 小时　　B. 8~10 小时
C. 10~12 小时　　D. 12~24 小时
E. 24~48 小时

【答案】A
【解析】一般认为开放性骨折在 6~8 小时清创，创口绝大多数能一期愈合。
【难度】易

43. 男性，39 岁，小腿开放性骨折，Gustilo Ⅲ度 A 型，清创后关闭切口的方法中最优的选择是
A. 直接缝合　　B. 减张缝合
C. 植皮术　　D. 延迟闭合
E. 皮瓣移植

【答案】D
【解析】开放性骨折Ⅲ度，但如组织仍能覆盖骨折处，应选择延迟闭合伤口。
【难度】难

44. 男性，39 岁，股骨干骨折髓内针固定术后 12 个月。X 线表现：骨折端膨大、硬化，呈象足样。最准确的诊断是
A. 骨折延迟愈合
B. 骨折不愈合肥大型
C. 骨折不愈合萎缩型
D. 骨折畸形愈合
E. 骨折术后感染

【答案】B
【难度】中

45. 男性，39 岁，股骨干骨折髓内针固定术后 12 个月，骨折不愈合肥大型，造成不愈合最可能的原因是
A. 感染
B. 骨折断端稳定性不足
C. 骨折断端血供不足
D. 手术未植骨
E. 应使用接骨板固定而不是髓内针

【答案】B
【难度】难

46. 男性，39 岁，车祸，发现有下肢骨折伤，在车祸现场测血压 60/40mmHg，最先应进行的处置是
A. 抢救休克　　B. 包扎伤口
C. 妥善固定　　D. 迅速转运
E. 尽早手术

【答案】A
【难度】中

47. 男性，39 岁，摔伤致 Colles 骨折，急诊行手法复位后，应使用石膏将患者的腕关节固定，正确的固定位置是
A. 背伸、尺偏　　B. 背伸、桡偏
C. 掌屈、尺偏　　D. 掌屈、桡偏
E. 中立位

【答案】C
【解析】Colles 骨折，骨折块向桡侧、背侧移位，因此，复位固定的时候跟移位方向相反。
【难度】中

48. 男性，39 岁，手部外伤。查体：小指掌侧和背侧麻木。最可能损伤的神经是
A. 桡神经　　B. 尺神经
C. 正中神经　　D. 臂丛神经
E. 腋神经

【答案】B
【解析】小指掌侧和背侧的皮肤感觉为尺神经支配。
【难度】易

49. 男性，39 岁，因手部外伤就诊于急诊，手部伤口呈多样性，组织损伤重，污染重，坏死组织多，最可能的损伤类型是
A. 刺伤　　B. 切割伤
C. 钝器伤　　D. 挤压伤
E. 火器伤

【答案】E
【难度】难

50. 男性，39 岁，手部外伤 1 年。查体：拇示指捏夹试验（Froment test）阳性。最可能损伤的神经是
A. 桡神经　　B. 尺神经
C. 正中神经　　D. 臂丛神经
E. 腋神经

【答案】B
【解析】尺神经运动功能障碍为第 3、4 蚓状肌麻痹所致的环指、小指爪形手畸形，骨间肌和拇收肌麻痹所致的 Froment 征。
【难度】中

51. 男性，39 岁，手部外伤，准备手术治疗，术前需判断尺、桡动脉吻合支是否通畅，应选择的试验是
A. Lachman　　B. McMurray　　C. Apley
D. Allen　　E. Tinel

【答案】D
【解析】Allen 试验判断尺桡动脉吻合支是否通畅。
【难度】易

52. 男性,39岁,手部外伤,肌腱断裂,行肌腱缝合术,术后应固定的时间是

A. 1~2周　B. 2~3周　C. 3~4周
D. 4~6周　E. 6~8周

【答案】C
【解析】肌腱缝合后应固定3~4周。
【难度】易

【A3/A4型题】

(1~3题共用题干)
男性,39岁,摔倒后肩部疼痛伴活动受限2小时至外科急诊就诊。

1. 为迅速作出诊断,下列最有价值的检查是

A. X线　B. CT　C. MRI
D. 超声　E. 造影

【答案】A
【解析】X线检查最为简便快捷,是检查骨折的首选方法。
【难度】易

2. 该患者最可能的诊断是

A. 桡骨小头骨折　B. 尺骨鹰嘴骨折
C. 肩关节脱位　D. 肱骨髁间骨折
E. 肱骨髁上骨折

【答案】C
【解析】肩关节脱位症状一般为外伤后肩部疼痛伴活动受限。
【难度】易

3. 若X线片示患者为肩锁关节脱位Ⅲ型,最合适的治疗方法是

A. 无须特殊治疗
B. "8"字绷带固定
C. 三角巾悬吊
D. 切开复位内固定手术
E. 关节置换

【答案】D
【解析】肩锁关节脱位Ⅲ型及有症状的陈旧性半脱位患者,应手术复位固定。
【难度】易

(4~6题共用题干)
男性,39岁,摔倒后肘部疼痛伴活动受限2小时就诊。

4. 为准确作出诊断并指导治疗,下列最有价值的检查是

A. X线　B. CT　C. MRI
D. 超声　E. 造影

【答案】B
【解析】CT检查最为准确清晰,可以判断肘部骨折分型,指导治疗。
【难度】易

5. 该患者最可能的诊断是

A. 锁骨骨折　B. 肱骨近端骨折
C. 肩关节脱位　D. 肩胛骨骨折
E. 尺骨鹰嘴骨折

【答案】E
【解析】尺骨鹰嘴骨折症状一般为外伤后肘关节疼痛伴活动受限。
【难度】易

6. 若CT示患者为肱骨髁间髁上骨折"C"形,最合适的治疗方法是

A. 无须特殊治疗
B. 手法复位石膏固定
C. 三角巾悬吊
D. 切开复位内固定手术
E. 关节置换

【答案】D
【解析】肱骨髁间髁上骨折"C"形,应手术复位固定。
【难度】中

(7~9题共用题干)
男性,39岁,摔倒后前臂疼痛伴活动受限1小时。

7. 如X线片未见肘关节脱位,下列诊断中最有可能的是

A. 舟骨骨折　B. 月骨骨折
C. 尺骨骨折　D. 豌豆骨骨折
E. 恐怖三联征

【答案】C
【解析】尺骨骨折症状一般是外伤后前臂疼痛伴活动受限。
【难度】中

8. 如诊断为前臂双骨折,Gustilo Ⅰ型,最适合的治疗方法是

A. 无须特殊治疗
B. 三角巾悬吊
C. 手法复位石膏固定
D. 切开复位内固定手术
E. 关节置换

【答案】D
【解析】开放骨折是手术指征。前臂双骨折等同于

关节内骨折，通常前臂双骨折有移位即应该切开复位内固定手术治疗；Gustilo Ⅰ型说明骨折虽为开放骨折，但伤口污染不严重，行伤口清创术后可行Ⅰ期切开复位内固定术。

【难度】中

9. 该患者术后最可能发生的早期并发症是

A. 骨髓炎　B. 骨筋膜室综合征
C. 内固定失败　D. 骨折不愈合
E. 创伤性关节炎

【答案】B

【解析】骨筋膜室综合征为早期并发症，其余选项均为晚期并发症。

【难度】中

(10~12 题共用题干)

男性，39 岁，摔倒后腕部疼痛伴活动受限 1 小时就诊。

10. 为迅速作出诊断，下列最有价值的检查是

A. X 线　B. CT　C. MRI
D. 超声　E. 造影

【答案】A

【难度】易

11. 该患者 X 线片示桡骨远端骨折，骨折未累及关节面，骨折块向背侧、桡侧移位，最准确的诊断是

A. Colles 骨折　B. Smith 骨折
C. Barton 骨折　D. 反 Barton 骨折
E. 桡骨远端骨折

【答案】A

【解析】Colles 骨折不累及关节面，骨折块向桡侧、背侧移位。

【难度】易

12. 该患者最合适的治疗方法是

A. 无须特殊治疗
B. 手法复位石膏固定
C. 三角巾悬吊
D. 切开复位内固定手术
E. 关节置换

【答案】B

【解析】Colles 骨折应先手法复位，石膏固定。

【难度】易

(13~15 题共用题干)

男性，29 岁，车祸后大腿疼痛伴活动受限 1 小时送至医院急诊。

13. 在急诊时测得血压 80/50mmHg，若患者不并发其他血管、内脏器等损伤，最可能的骨折是

A. 股骨颈骨折　B. 股骨粗隆间骨折
C. 股骨干骨折　D. 股骨髁上骨折
E. 股骨髁间骨折

【答案】C

【解析】股骨干骨折出血量较大，患者可出现失血性休克。

【难度】易

14. 这时在急诊首先应采取的处置是

A. X 线
B. CT
C. MRI
D. 超声
E. 开放静脉通路输液，骨折简单固定

【答案】E

【解析】患者休克，应首先补液，为防止骨折进一步出血，应迅速将骨折做简单固定。

【难度】中

15. 当患者一般情况稳定后，经检查为股骨干中段粉碎骨折，术前准备完善，最佳的治疗方法是

A. 持续骨牵引 6~8 周
B. 外固定架治疗
C. 切开复位接骨板内固定
D. 闭合复位髓内针固定
E. 关节置换

【答案】D

【解析】患者骨折类型为髓内针适应证。股骨干骨折中段粉碎骨折，不能切开复位，切开会破坏骨折血供，增加骨折不愈合的风险，也不能做接骨板固定，因为偏心生物力学不稳定。这种情况最适合闭合复位保护血供，并行髓内针固定，髓内针中心生物力学稳定性好，且相对稳定的固定类型适合粉碎骨折。

【难度】难

(16~18 题共用题干)

男性，39 岁，摔倒后膝部疼痛伴活动受限 2 小时至医院就诊。

16. X 线片提示胫骨平台骨折，骨折累及双侧平台，对于进一步诊治最有帮助的检查是

A. 查体　B. CT　C. MRI
D. 超声　E. 造影

【答案】B

【解析】CT 检查最为准确清晰，可以判断膝部骨折分型，指导治疗。
【难度】易

17. 该患者骨折 Schatzker 分型是
A. Ⅰ型　B. Ⅱ型　C. Ⅲ型
D. Ⅳ型　E. Ⅴ型
【答案】E
【解析】胫骨双侧平台骨折是 Schatzker Ⅴ型。
【难度】难

18. 最合适的治疗方法是
A. 无须特殊治疗
B. 手法复位石膏固定
C. 外固定架固定
D. 切开复位内固定手术
E. 关节置换
【答案】D
【解析】胫骨平台骨折 Schatzker Ⅴ型，骨折累及关节面，关节内骨折必要时手术切开复位，尽力做到关节面解剖复位。
【难度】易

(19~21 题共用题干)
男性，59 岁，摔倒后小腿疼痛伴活动受限 3 小时至医院就诊。

19. 为迅速作出诊断，下列最有价值的检查是
A. X 线　B. CT　C. MRI
D. 超声　E. 造影
【答案】A
【难度】易

20. 若 X 线片示患者为胫腓骨干双骨折，骨折粉碎严重，最合适的治疗方法是
A. 无须特殊治疗
B. 手法复位石膏固定
C. 跟骨牵引
D. 切开复位内固定手术
E. 关节置换
【答案】D
【解析】不稳定的胫腓骨干双骨折，骨折严重粉碎时应采用切开复位内固定手术。
【难度】中

21. 手术后最可能出现的术后并发症是
A. 缺血性骨坏死　B. 下肢静脉血栓
C. 骨髓炎　D. 骨折不愈合
E. 腓总神经损伤
【答案】B
【解析】老年患者，下肢骨折，以上 5 种术后并发症的发生率，下肢静脉血栓的发生率最高。
【难度】难

(22~24 题共用题干)
男性，39 岁，扭伤踝部致疼痛伴活动受限 2 小时至医院就诊。

22. 为迅速作出诊断，下列最有价值的检查是
A. X 线　B. CT　C. MRI
D. 超声　E. 造影
【答案】A
【难度】易

23. 如果患者同时诉膝部疼痛，最可能的诊断是
A. 胫骨平台骨折　B. 半月板损伤
C. 交叉韧带损伤　D. 侧副韧带损伤
E. Mainsonneuve 损伤
【答案】E
【解析】Mainsonneuve 损伤为踝关节损伤合并腓骨高位骨折。
【难度】难

24. 若 X 线片示患者确为 Mainsonneuve 损伤，最合适的治疗方法是
A. 无须特殊治疗
B. 手法复位石膏固定
C. 外固定架固定
D. 切开复位内固定手术
E. 跟骨牵引
【答案】D
【解析】Mainsonnerve 损伤位关节内损伤，应手术做到关节解剖复位。
【难度】中

(25~27 题共用题干)
男性，39 岁，高处跳下致双足疼痛伴活动受限 1 小时至医院就诊。

25. 为迅速作出诊断，下列最有价值的检查是
A. X 线　B. CT　C. MRI
D. 超声　E. 造影
【答案】A
【难度】易

26. 为进一步准确分型及指导治疗，还应进行的检查是
A. X 线　B. CT　C. MRI
D. 超声　E. 造影
【答案】B

【解析】跟骨骨折Sanders分型基于CT扫描，同时CT检查可以指导治疗，决定治疗方案。

【难度】易

27. 若CT示患者为Sanders Ⅲ型骨折，最合适的治疗方法是

A. 无须特殊治疗

B. 手法复位石膏固定

C. 跟骨撬拨复位石膏固定

D. 切开复位内固定手术

E. 关节融合术

【答案】D

【解析】Sanders Ⅲ型关节内骨折，手术治疗，做到关节解剖复位。

【难度】中

【案例分析题】

案例一　男性，39岁，摔倒后膝部疼痛伴活动受限3小时，由他人送至急诊。

提问1：为进一步诊治，应进行的检查有

A. X线　　B. CT

C. MRI　　D. 超声

E. 造影　　F. PET-CT

G. 骨扫描

【答案】ABCD

【解析】X线检查最快捷；CT检查最为准确清晰，可以判断分型，指导治疗；MRI可以明确半月板和交叉韧带有无损伤；超声可检查有无下肢静脉血栓。

【难度】易

提问2：若CT提示双侧平台骨折，该患者Schatzker分型可能是

A. Ⅱ型　　B. Ⅲ型

C. Ⅳ型　　D. Ⅴ型

E. Ⅵ型　　F. Ⅰ型

G. Ⅶ型

【答案】DE

【解析】涉及胫骨双侧平台骨折是Ⅴ型和Ⅵ型。

【难度】难

提问3：最合适的治疗方法是

A. 无须特殊治疗

B. 手法复位石膏固定

C. 外固定架固定

D. 切开复位内固定手术

E. 关节置换术

F. 关节融合术

G. 3D打印假体植入术

【答案】D

【解析】关节内骨折，手术解剖复位关节面。

【难度】中

提问4：若超声提示腘静脉有血栓形成，该患者术前需要做的准备有

A. 低分子量肝素抗凝

B. 放置滤器

C. 溶栓

D. 热敷

E. 使用足底静脉泵

F. 使用口服Xa因子抑制剂

G. 使用被动活动治疗仪

【答案】AB

【解析】血栓形成需要抗凝，为减少肺栓塞的风险，一般可放置滤器。

【难度】中

提问5：若MRI提示半月板撕裂，进一步治疗的方案是

A. 无须特殊治疗

B. 一期切开手术处理

C. 二期关节镜手术处理

D. 半月板移植

E. 关节置换术

F. 关节融合术

G. 3D打印假体植入术

【答案】BC

【解析】一期、二期手术处理均可。

【难度】难

案例二　男性，69岁，行走时不小心摔倒，右侧臀部着地，感右髋部疼痛伴活动受限1小时来院。

提问1：为进一步诊治，应进行的检查是

A. X线　　B. CT

C. MRI　　D. 超声

E. 造影　　F. PET-CT

G. 核素显像

【答案】ABD

【难度】易

提问2：若CT提示股骨颈骨折有移位，该患者Garden分型可能是

A. Ⅰ型　　B. Ⅱ型

C. Ⅲ型　　D. Ⅳ型

E. Ⅴ型　　F. Ⅵ型

G. Ⅶ型

【答案】CD

【解析】完全骨折部分移位是Ⅲ型，完全骨折完全移位是Ⅳ型。

【难度】易

提问 3：最合适的治疗方法是

A. 无须特殊治疗
B. 手法复位石膏固定
C. 外固定架固定
D. 切开复位内固定手术
E. 关节置换
F. 关节融合术
G. 3D 打印假体植入术

【答案】E

【解析】65 岁以上患者，Garden Ⅲ型或Ⅳ型股骨颈骨折，关节置换治疗。

【难度】难

提问 4：手术后仍需进行的处理有

A. 无须特殊治疗
B. 低分子量肝素抗凝
C. 骨质疏松治疗
D. 镇痛
E. 抗生素
F. 脱水
G. 输血

【答案】BCDE

【解析】老年骨质疏松骨折患者，手术治疗后会痛，所以要镇痛；有感染风险，为预防感染，应使用抗生素；有下肢深静脉血栓风险，所以应抗凝；同时为促进骨折愈合，减少骨折不愈合、内固定失效及再次骨折的风险，应抗骨质疏松治疗。

【难度】难

案例三　男性，37 岁，摔倒后右腕部疼痛伴活动受限 2 小时，到急诊就诊。

提问 1：为进一步诊治，应进行的检查是

A. X 线　　B. CT
C. MRI　　D. 超声
E. 造影　　F. PET-CT
G. 骨扫描

【答案】AB

【难度】易

提问 2：若 CT 提示骨折向背侧、桡侧移位，该患者可能是

A. Barton 骨折　　B. Smith 骨折
C. Colles 骨折　　D. Bennett 骨折
E. Jones 骨折　　F. Pilon 骨折
G. Lisfranc 损伤

【答案】AC

【解析】Colles 骨折和 Barton 骨折均为骨折块向桡侧、背侧移位的桡骨远端骨折，两者的区别在于是否累及关节面。

【难度】中

提问 3：可采用的治疗方法是

A. 无须特殊治疗
B. 手法复位石膏固定
C. 外固定架固定
D. 切开复位内固定手术
E. 关节置换术
F. 关节融合术
G. 3D 打印假体植入术

【答案】BCD

【解析】该类骨折应首先手法复位石膏固定，再根据复位情况决定是否手术治疗，手术方式包括外固定架和内固定手术。

【难度】中

提问 4：若复位后，该患者影像学检查提示桡骨短缩明显，掌倾角为负角，患者应采取的进一步治疗措施是

A. 无须特殊治疗
B. 手法复位石膏固定
C. 外固定架固定
D. 切开复位内固定手术
E. 关节置换术
F. 关节融合术
G. 3D 打印假体植入术

【答案】D

【解析】桡骨远端骨折手术治疗的指征包括桡骨的长度、掌倾角和尺偏角。

【难度】中

提问 5：手术后若患者诉示指、中指和环指的桡侧半麻木，可能损伤的神经是

A. 尺神经　　B. 桡神经
C. 正中神经　　D. 腋神经
E. 腓总神经　　F. 腓肠神经
G. 腓浅神经

【答案】C

【解析】麻木的区域为正中神经支配区域，该区域麻木，则提示该神经损伤可能。

【难度】中

案例四 男性,60岁,行走时不小心摔倒,右侧肩部着地,疼痛伴活动受限1小时来院。

提问1:为进一步诊治,应进行的检查是

A. X线　B. CT
C. MRI　D. 超声
E. 造影　F. PET-CT
G. 骨扫描

【答案】ABC

【解析】X线检查最快捷;CT检查最为准确清晰,可以判断分型,指导治疗;MRI检查可以明确有无肩袖损伤。

【难度】易

提问2:若CT提示肱骨外科颈骨折大小结节、骨折块均有明显移位,该患者Neer分型可能是

A. Ⅰ型　B. Ⅱ型
C. Ⅲ型　D. Ⅳ型
E. Ⅴ型　F. Ⅵ型
G. Ⅶ型

【答案】DE

【解析】大结节骨折是Ⅳ型,小结节骨折是Ⅴ型。

【难度】中

提问3:可采用的治疗方法有

A. 无须特殊治疗
B. 手法复位石膏固定
C. 外固定架固定
D. 切开复位内固定手术
E. 关节置换
F. 关节融合术
G. 3D打印假体植入术

【答案】DE

【解析】该类骨折应行切开复位内固定术或关节置换术。

【难度】易

提问4:若患者MRI提示存在肩袖损伤,该患者术中可能需要

A. 术中进一步探查肩袖
B. 无须修复肩袖
C. 修复肩袖
D. 探查腋神经
E. 加快补液
F. 输血
G. 使用被动活动治疗仪

【答案】AC

【解析】肩袖损伤建议术中进一步探查和修复。

【难度】中

提问5:术后仍需进行的治疗有

A. 无须特殊治疗
B. 低分子量肝素抗凝
C. 治疗骨质疏松
D. 镇痛
E. 抗生素
F. 脱水
G. 输血

【答案】CDE

【解析】老年骨质疏松骨折患者,手术治疗后疼痛明显,应给予镇痛处理;有感染风险,应使用抗生素预防;同时为促进骨折愈合,减少骨折不愈合、内固定失效及再次骨折的风险,应给予抗骨质疏松治疗。

【难度】难

(郭琰 田华)

第三章　关节

【A1 型题】

1. 人工髋关节置换时，髋臼前倾角应为

A. >60°　　B. 40°~50°

C. <40°　　D. 40°~60°

E. 10°~15°

【答案】E

【难度】易

2. 关于骨与关节化脓性感染，下列正确的是

A. 急性血源性骨髓炎常发生在小儿长管状骨的干骺端

B. 婴幼儿化脓性骨髓炎不易并发骨骺骨髓炎

C. 化脓性关节炎应积极鼓励活动避免形成粘连

D. 化脓性关节炎不会发生关节强直

E. 骨与关节化脓性感染多为厌氧菌感染

【答案】A

【解析】婴幼儿期骺板薄弱，如化脓性骨髓炎控制不好，向骺端蔓延，易引起骨骺骨髓炎，化脓性关节炎应局部固定，多为金黄色葡萄球菌感染。

【难度】中

3. 所谓单腿站立试验，其测试的是

A. 腰部是否有侧突畸形

B. 下肢是否等长

C. 髋关节的臀中、小肌功能及股骨头与髋的关系是否正常

D. 臀大肌是否瘫痪

E. 髋关节是否强直

【答案】C

【解析】单腿站立时骨盆位置的维持主要依赖髋关节外展肌力的正常，特别是臀中肌的力量。

【难度】中

4. 肘关节提携角为

A. 1°~5°　　B. 6°~9°　　C. 10°~15°

D. 16°~19°　　E. 20°~25°

【答案】C

【难度】易

5. 托马斯(Thomas)征主要用于检查的畸形是

A. 髋关节内收内旋畸形

B. 髋关节外展外旋畸形

C. 髋关节屈曲畸形

D. 股骨大粗隆上移

E. 股骨大粗隆下移

【答案】C

【解析】髋关节屈曲畸形时，当屈曲对侧髋关节时，患侧大腿将被动抬起，表现为 Thomas 征阳性。

【难度】中

6. 早期诊断化脓性关节炎最有价值的检查是

A. CT　　B. 血液学检查

C. X 线片　　D. 超声

E. 关节穿刺液检查

【答案】E

【解析】化脓性关节炎最直接的诊断依据为关节液检查，其他检查为间接辅助诊断手段。

【难度】中

7. 损伤后最易引起股骨头缺血坏死的动脉是

A. 股圆韧带内的小凹动脉

B. 股骨干滋养动脉升支

C. 旋股内侧动脉

D. 旋股外侧动脉

E. 腹壁下动脉

【答案】C

【解析】股骨头主要的血液供应来自旋股内侧动脉的升支，因此，损伤旋股内侧动脉容易引起股骨头缺血性坏死。

【难度】中

8. 化脓性关节炎最常累及的关节是
A. 髋关节和膝关节
B. 肩关节和肘关节
C. 膝关节和踝关节
D. 肘关节和腕关节
E. 踝关节和髋关节
【答案】A
【解析】化脓性关节炎最常累及膝髋下肢大关节，尤以膝关节多见。
【难度】易
9. 急性化脓性髋关节炎早期治疗的最好方法是
A. 足量有效抗生素加支持疗法
B. 足量有效抗生素加关节内注入抗生素
C. 足量有效抗生素加关节切开引流
D. 足量有效抗生素加石膏固定
E. 足量有效抗生素加早期功能锻炼和理疗
【答案】A
【解析】急性化脓性髋关节炎早期应足量有效抗生素加支持治疗，保守治疗无效时考虑手术治疗。
【难度】中
10. 现阶段，我国人工全髋关节的髋臼内衬常用的是
A. 过氧化二甲酰
B. 超高分子聚乙烯
C. 聚甲基丙烯酸甲酯
D. 甲基丙烯酸甲酯，- 苯乙烯共聚物
E. 钛合金
【答案】B
【解析】目前髋臼内衬常用材料为高交联聚乙烯和陶瓷。
【难度】易
11. 骨关节结核的早期 X 线主要表现是
A. 以骨质增生为主
B. 骨质增生与破坏并存
C. 以骨质破坏为主
D. 局限性脱钙
E. 关节间隙消失
【答案】C
【解析】骨关节结核早期以骨破坏为主，晚期出现关节间隙的消失。
【难度】易
12. 股骨颈骨折好发于
A. 儿童　　B. 青年人
C. 成年人　　D. 老年人
E. 无年龄差别
【答案】D
【解析】股骨颈骨折多见于老年人，特别是并发骨质疏松的老年人。
【难度】易
13. 全关节结核是指
A. 关节内积液增多，且混浊
B. X 线照片骨端有空洞形成
C. 有瘘管形成
D. 关节骨端、滑膜及关节软骨均受累
E. 滑膜广泛结核病灶
【答案】D
【解析】全关节结核指关节内所有结构均受累，包括骨、软骨和滑膜。
【难度】中
14. 在股骨颈骨折中最易发生股骨头坏死的是
A. 股骨头下骨折
B. 经颈股骨颈骨折
C. 经基底部股骨颈骨折
D. 不完全移位的股骨颈骨折
E. 稳定型股骨颈骨折
【答案】A
【解析】移位的头下型股骨颈骨折对股骨头血供破坏最明显，最易发生股骨头坏死。
【难度】易
15. 临床上最常用的关节镜度数是
A. 0°　　B. 30°　　C. 70°
D. 90°　　E. 120°
【答案】B
【难度】中
16. 肱骨外上髁炎的病因，最主要的是
A. 急性化脓性感染　　B. 结核
C. 类风湿　　D. 风湿
E. 慢性损伤
【答案】E
【解析】肱骨外上髁炎又称网球肘，是局部的无菌性炎症，多由劳损引起。
【难度】易
17. 类风湿关节炎的诊断标准除对称性关节肿外，另一标准是
A. 髋、膝关节肿胀
B. 4 个或 4 个以上关节肿胀
C. 腕、掌指关节或近侧指间关节肿胀
D. 小指动脉炎
E. 眼部病变
【答案】C

【解析】类风湿关节炎的诊断标准中有对称性关节肿胀和腕、掌指关节或近侧指间关节肿胀。

【难度】中

18. 血友病性关节炎主要的治疗是

A. 手术治疗　　B. 放射治疗

C. 药物治疗　　D. 生物治疗

E. 物理治疗

【答案】B

【解析】放射治疗是血友病性骨关节炎常用的治疗方法。

【难度】中

19. 目前在风湿病中下列疾病通过测定 HLA 等位基因 HLA-B27 阳性率增高的是

A. 类风湿关节炎

B. 系统性红斑狼疮

C. 强直性脊柱炎

D. 干燥综合征

E. 进行性系统性硬化症

【答案】C

【解析】超过 90% 的强直性脊柱炎患者其 HLA-B27 抗原表达为阳性，普通人群中仅 5%~10% 的为阳性，而强直性脊柱炎由于症状与许多疾病相似而难以确诊，因此，HLA-B27 的检测在本病的诊断中有着重要意义。

【难度】易

20. 血友病性关节炎病理改变描述正确的是

A. 常出现骨膜下出血

B. 常见血友病性假肿瘤并发症

C. 生长发育期修复能力差，骨髓不容易出现变形

D. 中期引起滑膜炎、软骨退变和关节表面侵蚀

E. 早期出现软骨下硬化和囊变及关节周围软组织萎缩

【答案】D

【解析】血友病性关节炎滑膜出血、渗出、增生和绒毛形成，淋巴细胞和浆细胞浸润。反复出血可使关节囊和滑膜增厚及纤维化，软骨坏死脱落，中心部分可出现地图状破坏区。软骨下骨裸露、硬化，并出现多发性囊性变、骨质疏松及骨赘形成。关节囊纤维化和硬化使关节挛缩畸形或纤维性强直。正处于发育生长期的患者，由于出血引起的炎症反应可使骨骺增大、生长不规则或骺板提前融合，因而可导致骨骼畸形。

【难度】中

21. 除关节肿痛、晨僵以外，对类风湿关节炎的诊断最有意义的临床表现是

A. 消瘦、乏力、低热

B. 手指小动脉炎

C. 小腿发现红色痛性皮下结节

D. 弥漫性肺间质改变伴肺内结节

E. 双侧渗出性胸腔积液，其糖定量正常

【答案】B

【解析】类风湿关节炎关节外表现包括类风湿结节，类风湿血管炎，肺纤维化、肺内结节和胸膜炎，口、眼干燥，周围神经可出现血管炎性神经炎和压迫(嵌压)性周围神经病变如腕管综合征等。其中血管炎对诊断最有意义。

【难度】易

22. 膝关节骨关节炎，最常见的畸形是

A. 伸直畸形　　B. 屈曲畸形

C. 内翻畸形　　D. 外翻畸形

E. 过伸畸形

【答案】C

【解析】膝关节骨关节炎最常出现胫股关节内侧间室磨损，进一步发展为内翻畸形。

【难度】易

23. 类风湿关节炎引起关节强直的原因是

A. 长期置于畸形位

B. 皮肤瘢痕挛缩

C. 软骨坏死

D. 关节周围软组织挛缩

E. 关节面上形成纤维性粘连

【答案】E

【难度】易

24. 骨关节炎疼痛最主要的特点是

A. 运动痛　　B. 静止痛

C. 不定时痛　　D. 阴雨天痛

E. 寒冷痛

【答案】B

【难度】易

25. 类风湿关节炎最常累及的关节是

A. 髋关节　　B. 肘关节

C. 膝关节　　D. 肩关节

E. 四肢小关节

【答案】E

【解析】类风湿关节炎最常累及的关节是双手掌指关节、近端指间关节及腕关节。

【难度】易

26. 以下属于骨关节炎手术治疗方式的是

A. 关节清理术　　B. 切开复位术

C. 腰椎截骨术　　D. 切开引流术

E. 病灶清除术

【答案】A
【解析】骨关节炎常用的手术方式有截骨术、关节清理术、关节融合术及人工关节置换术等。
【难度】易

27. 强直性脊柱炎的好发年龄是
A. 16~30 岁 B. 20~35 岁
C. 35~45 岁 D. 46~55 岁
E. 56~65 岁
【答案】A
【难度】易

28. 大骨节病的可能病因为
A. 肥胖
B. 马尾松毛虫接触史
C. 硒元素缺乏
D. 甲型链球菌感染
E. 先天性髋关节脱位
【答案】C
【解析】大骨节病的病因至今不明，多数认为可能与谷物中的致病霉菌有关，可能为留镰刀菌，仍未完全证实；另外，环境因素可能与局地缺硒有关。
【难度】易

29. 继发性骨关节炎的病因为
A. 肥胖
B. 马尾松毛虫接触史
C. 硒元素缺乏
D. 甲型链球菌感染
E. 先天性髋关节脱位
【答案】E
【解析】骨关节炎分为原发性和继发性两大类，其中继发性包括机械性或解剖学异常如先天性髋关节脱位等。
【难度】易

30. 大骨节病可表现为
A. 晨僵 B. 休息痛 C. 侏儒
D. 驼背 E. 高热
【答案】C
【难度】易

31. 类风湿关节炎的典型体征是
A. 肩关节活动受限
B. 扳机指
C. Finkelstein 试验（+）
D. 鼓槌指
E. 关节处红肿热痛
【答案】D
【难度】易

32. 类风湿关节炎 2010 年 ACR/EULAR 的诊断标准，评分在（ ）以上可确诊类风湿性关节炎
A. 6 分 B. 7 分
C. 8 分 D. 9 分
E. 10 分
【答案】B
【解析】关节受累、血清学、滑膜炎持续时间、急性时相反应物 4 个部分，评分为 10 分。总分≥6 分确诊为类风湿性关节炎。
【难度】难

33. 在膝关节滑膜结核的诊断中，下列最可靠的是
A. 膝关节肿痛
B. 病史中有低热、盗汗
C. 红细胞沉降率（血沉）增快，X 线片示骨质疏松
D. 核素扫描局部浓聚
E. 滑膜活组织检查
【答案】E
【解析】病理检查为最可靠的诊断手段。
【难度】易

34. 慢性血源性骨髓炎死骨形成，出现红肿热痛，应采用的治疗是
A. 病灶清除术 B. 切开引流术
C. 开窗引流术 D. 穿刺引流术
E. 窦道切除术
【答案】B
【难度】易

35. 急性血源性骨髓炎晚期的病理特点是
A. 骨折破坏、死骨形成
B. 窦道形成
C. 既有骨质破坏、死骨形成，又有新生骨
D. 病理性骨折
E. 新生骨和骨性包壳形成
【答案】E
【难度】易

36. 儿童期急性骨髓炎脓肿穿透干骺端皮质后，可直接进入关节的部位是
A. 胫骨上端 B. 胫骨下端
C. 股骨上端 D. 股骨下端
E. 肱骨上端
【答案】C
【解析】小儿骨骺板是抵抗感染的天然屏障，但如干

骺端位于关节腔内(股骨颈位于髋关节囊内),则脓肿可穿破干骺端骨皮质进入关节,形成化脓性关节炎。

【难度】易

37. 急性血源性骨髓炎好发于儿童的哪些骨骼

A. 以胫骨上端和股骨下端多见

B. 肱骨和髂骨

C. 股骨上端和肱骨下端

D. 肱骨和桡骨

E. 胫骨下端与股骨上端最多见

【答案】A

【难度】易

38. 人工关节感染的临床表现中**不常出现**的是

A. 严重关节疼痛

B. 发热、寒战

C. 关节周围红肿,窦道形成

D. 关节周围皮温升高

E. 休克

【答案】E

【难度】易

39. 急性血源性骨髓炎,在X线片上出现异常的最早时间为病后

A. 1周　B. 2周　C. 3周

D. 1个月　E. 2个月

【答案】B

【解析】急性血源性骨髓炎患者14天内X线片上往往无异常发现。

【难度】中

40. 化脓性骨髓炎最常见的致病菌为

A. 金黄色葡萄球菌　B. 溶血性链球菌

C. 肺炎球菌　D. 大肠埃希菌

E. 铜绿假单胞菌

【答案】A

【难度】易

41. 急性血源性骨髓炎最好发的部位是

A. 肱骨

B. 尺、桡骨

C. 胫骨上端与股骨下端

D. 骨盆

E. 脊柱

【答案】C

【解析】急性血源性骨髓炎以胫骨上端与股骨下端多见,其次为肱骨及髂骨。

【难度】易

42. 慢性骨髓炎的手术指征是

A. 有骨膜反应

B. 有死骨

C. 病变骨变粗,密度增高

D. 局部红肿

E. 反复发热,局部疼痛

【答案】B

【解析】有死骨形成、有无效腔及窦道流脓者均为手术指征。

【难度】易

43. 股骨头骨软骨炎,多见于

A. 3~10岁小儿　B. 青少年

C. 中年　D. 老年

E. 股骨颈骨折后

【答案】A

【解析】3~10岁为股骨头骨软骨炎的好发年龄。

【难度】易

44. 膝关节处于半屈曲位,伤力来自胫骨上段前方,可造成的损伤为

A. 膝关节内侧半月板损伤

B. 膝关节外侧半月板损伤

C. 膝关节前交叉韧带损伤

D. 膝关节后交叉韧带损伤

E. 膝关节内侧副韧带损伤

【答案】D

【解析】膝关节后交叉韧带是维持膝关节稳定防止胫骨向后移位的重要结构,因此,当胫骨上段向后方过度移位时容易造成膝关节后交叉韧带损伤。

【难度】易

45. 各级肌力描述**错误**的是

A. 1级:肌肉完全不能收缩,为完全瘫痪

B. 2级:肌收缩可使关节活动,但不能对抗重力

C. 3级:能有关节活动,但不能对抗阻力

D. 4级:能对抗一定阻力,但肌力较弱

E. 5级:肌力正常

【答案】A

【解析】肌力1级时有肌肉收缩但不能产生动作。

【难度】易

46. 股骨颈囊内骨折常见的和最严重的后期并发症为

A. 下肢短缩

B. 髋内翻畸形

C. 股骨头缺血坏死

D. 髋关节半脱位

E. 创伤性关节炎

【答案】C

【解析】股骨头缺血坏死是股骨颈囊内骨折常见的和最严重的后期并发症。

【难度】易

47. 股骨颈骨折愈合过程中不出现外骨痂的原因是

A. 股骨颈骨折后血肿太多

B. 股骨颈无骨外膜

C. 股骨颈无骨内膜

D. 股骨颈血液供应差

E. 股骨颈骨折损伤严重，难以形成骨痂

【答案】B

【解析】股骨颈无骨外膜，骨折愈合过程中不出现外骨痂。

【难度】易

48. 股骨颈骨折的典型表现是

A. 患肢髋屈曲、外展外旋

B. 患肢缩短、外旋

C. 患肢内旋、内收

D. 患肢髋屈曲、内旋

E. 患肢较健侧长

【答案】B

【难度】易

49. 髋关节后脱位时患肢的畸形是

A. 患肢缩短，髋关节屈曲，外旋畸形

B. 患肢缩短，髋关节屈曲，外展、外旋畸形

C. 患肢缩短，髋关节屈曲，内收、内旋畸形

D. 患肢缩短，髋关节屈曲，外展、内旋畸形

E. 患肢缩短，髋关节屈曲，大转子明显上移

【答案】C

【解析】髋关节后脱位时患肢呈现的典型畸形是患肢缩短，髋关节呈屈曲、内收、内旋畸形。

【难度】易

50. 下列情况会出现蹒跚步态的是

A. 融合髋

B. 先天性髋关节脱位

C. 膝关节骨关节炎

D. 髋关节结核

E. 化脓性膝关节炎

【答案】B

【解析】最早发现先天性髋关节脱位的检查方法是观察跛行步态或摇摆(蹒跚步态)。

【难度】中

51. 有关先天性髋脱位的治疗原则，下列项目中**错误**的是

A. 治疗越早，效果越好

B. 1岁以内穿连衣袜套，使两髋保持在外展位

C. 1~3岁者，以非手术治疗为主，如闭合复位确已失败，应及早行切开复位手术

D. 4岁以上者，手术治疗是主要方法

E. 诊断明确后尽早手术

【答案】E

【解析】先天性髋关节脱位要根据患儿年龄选择合适的治疗方法。

【难度】易

52. 对运动系统慢性损伤的治疗，临床上最常用的有效方法是

A. 限制致伤动作，纠正不良姿势和增强肌力等

B. 理疗、按摩等方法

C. 局部注射肾上腺皮质类固醇

D. 非甾体抗炎药

E. 手术治疗

【答案】C

【解析】慢性运动系统损伤的治疗，临床上最常用的行之有效的方法是局部封闭。

【难度】易

53. 最常发生先天性脱位的关节是

A. 踝关节　　B. 肩锁关节

C. 髋关节　　D. 肩关节

E. 上尺桡关节

【答案】C

【难度】易

54. 先天性髋关节脱位的婴儿期典型体征是

A. 鸭步

B. 摇摆式跛行

C. 屈髋畸形

D. 弹跳征(Ortolani 试验)(+)

E. 单腿站立试验

【答案】D

【难度】易

55. 最易引起股骨头缺血坏死的相关动脉是

A. 股圆韧带内的小凹动脉

B. 股骨干滋养动脉升支

C. 旋股内侧动脉

D. 旋股外侧动脉

E. 腹壁下动脉

【答案】C

【难度】易

56. 婴幼儿髋臼指数正常值为

A. 5°~10° B. 10°~15° C. 15°~20°

D. 20°~25° E. 25°~30°

【答案】D

【难度】难

57. 髋关节脱位截骨术后患者一般采用髋人字石膏固定，术后固定时间一般是

A. 2周 B. 4周 C. 6周

D. 8周 E. 10周

【答案】C

【难度】中

58. 关于先天性髋关节脱位，正确的是

A. 右侧多于左侧，单侧少于双侧

B. 右侧多于左侧，单侧多于双侧

C. 左侧多于右侧，双侧少于单侧

D. 左侧多于右侧，双侧多于单侧

E. 左右侧脱位比例相等

【答案】C

【解析】先天性髋关节脱位中单侧较为多见，其中左侧更多见。

【难度】易

59. 关节受伤后出现关节空虚、畸形的最可能原因是

A. 关节囊破裂

B. 关节内骨折

C. 关节面失去对合关系

D. 关节内血肿

E. 固定缺少功能锻炼

【答案】C

【难度】难

60. 人工关节使用的常用材料是

A. 不锈钢

B. 镁合金

C. 钴铬钼合金

D. 聚甲基丙烯酸甲酯

E. 低分子聚乙烯

【答案】C

【解析】早期的人工关节是不锈钢制造的，但因其耐腐蚀性和强度不及钛合金与钴合金，已逐渐被后两者所替代。

【难度】易

61. 下列体征提示髋关节有屈曲畸形的是

A. Allis 征阳性

B. Ortolani 试验及 Barlow 征阳性

C. Thomas 征阳性

D. Trendelenburg 征阳性

E. "4"字试验阳性

【答案】C

【解析】Thomas 征：又称髋关节屈曲挛缩试验。患者仰卧，将健侧髋膝关节尽量屈曲，大腿紧贴腹壁，使腰部接触床面，以消除腰前凸增加的代偿作用。再让其伸直患侧下肢，若患肢随之翘起而不能伸直平放于床面上，即为阳性体征。说明该患侧髋关节有屈曲挛缩畸形。

【难度】易

62. 肩周炎是指肩关节周围肌肉、肌腱、滑膜和关节囊等软组织的慢性炎症，其中最主要的受累结构为

A. 肱二头肌长头腱鞘

B. 三角肌下滑囊

C. 肩胛提肌滑囊

D. 肩峰下滑囊

E. 斜方肌纤维

【答案】A

【解析】肱二头肌长头腱鞘是导致冻结肩(肩周炎)的主要炎症累及结构。

【难度】中

63. 止血带使用不当造成的最严重后果是

A. 患肢麻木

B. 患肢剧烈疼痛

C. 伤口出血不止

D. 休克

E. 患肢坏死

【答案】E

【难度】易

64. 对于股骨颈骨折后股骨头缺血坏死的治疗有**不利**影响的是

A. 让患者扶双拐，长期不负重

B. 手术加压固定

C. 早期离床活动，促进局部血运

D. 股骨头钻孔，促进血管长入

E. 采用股骨头内血管植入

【答案】C

【解析】早期骨折部位未愈合就下地，会导致骨折再次移位、畸形愈合，影响股骨头血供。

【难度】易

65. 40岁以下的患者，最容易导致髋关节退行性关节炎的疾病是

A. 戈谢病

B. 股骨前倾角度增大

C. 先天性髋关节脱位
D. 股骨头骨骺滑脱
E. 先天性髋关节半脱位

【答案】E
【难度】难

66. 股骨颈外展型骨折是指 Parwells 角
A. 小于 10° B. 小于 15° C. 小于 20°
D. 小于 25° E. 小于 30°

【答案】E
【解析】Pauwells 角小于 30°，为外展骨折。由于骨折面接触多，不容易再移位，故属于稳定性骨折。Pauwells 角大于 50°，为内收骨折，属于不稳定性骨折。
【难度】易

67. 骨关节结核患者手术病灶清除期间，需要注意的是
A. 立即手术
B. 术前至少抗结核治疗 2~4 周
C. 术前 5 天开始抗结核治疗
D. 先做手术，然后立即开始抗结核治疗
E. 死骨形成后再手术

【答案】B
【解析】骨关节结核患者需要手术病灶清除应在全身抗结核治疗下进行，术前至少抗结核治疗 2~4 周。
【难度】难

68. 全关节结核是指
A. 关节内积液增多
B. X 线片可见骨质破坏
C. 血沉明显增快
D. 关节疼痛严重
E. 病变累及骨、软骨及滑膜

【答案】E
【难度】易

69. 查体见患者股骨头可上下移动提示
A. 稳定髋
B. 先天性髋关节脱位期
C. 打气筒征阳性
D. Trendelenburg 征
E. 先天性髋关节脱位继发性病变

【答案】C
【解析】打气筒征阳性：推拉患侧股骨时，股骨头可上下移动，似打气筒样。
【难度】中

70. 对于新鲜股骨颈基底部骨折，首选治疗方式为
A. 解剖复位，坚强内固定
B. 人工全髋关节置换术
C. 人工股骨头置换术
D. 牵引治疗
E. 髋人字石膏外固定术

【答案】A
【解析】随着内固定材料及手术技术的进步，多数作者报道内固定术后股骨颈骨折不愈合率低于 5%，且内固定术后关节功能评分大大地高于行关节置换者，因此，目前的观点主张对绝大多数新鲜股骨颈骨折应首先考虑行解剖复位、坚强内固定治疗。
【难度】中

71. 股骨颈的前倾角是
A. 8°~10° B. 12°~15° C. 16°~19°
D. 20°~23° E. 30°~45°

【答案】B
【难度】难

72. 关节脱位的定义是
A. 关节分离
B. 关节囊扭伤并断裂
C. 关节面持续地失去正常对合关系
D. 关节韧带断裂
E. 关节出现畸形和弹性固定

【答案】C
【难度】易

【A2 型题】

1. 女性，60 岁，因股骨颈骨折，行三根钉固定术后 1 年。现髋关节活动仍有疼痛，X 线片示股骨头密度增高，纹理不清。首先应考虑的诊断为
A. 化脓性关节炎
B. 创伤性关节炎
C. 股骨头缺血发生坏死
D. 老年性退行性关节炎
E. 关节结核

【答案】C
【解析】股骨头坏死为股骨颈骨折内固定手术后的常见并发症之一，早期典型的 X 线表现为股骨头密度不均。
【难度】中

2. 女性，62 岁，主诉右膝关节间断性肿胀疼痛半年，其他关节无症状，曾经穿刺抽液发现暗红色关节液，检查右膝关节滑膜肥厚，关节积液。首先考虑的初步诊断是
A. 干燥综合征

B. 类风湿关节炎
C. 骨关节炎
D. 结核性滑膜炎
E. 色素沉着绒毛结节性滑膜炎

【答案】E
【解析】间断反复关节血性积液应首先考虑色素沉着绒毛结节性滑膜炎。
【难度】易

3. 男性,69岁,在跑步时,不慎摔伤右髋部2小时就诊,平素体健。X线提示:右侧股骨颈骨折,Garden Ⅲ型。首选的治疗方法是
A. 卧床,皮牵引
B. 骨牵引
C. 多根空心钉内固定
D. 股骨头置换术
E. 全髋关节置换术

【答案】E
【解析】股骨颈骨折Garden Ⅲ~Ⅳ型的老年患者首选全髋关节置换术。
【难度】中

4. 女性,60岁,因右侧膝关节骨关节炎,屈曲挛缩畸形30°,外翻畸形25°,接受人工全膝关节置换术,术后使用止痛泵,但是患肢足背仍有疼痛,麻木无力。请问最可能的原因为
A. 假体移位
B. 敷料包扎过紧
C. 胫后动脉损伤
D. 腓总神经麻痹
E. 坐骨神经受牵拉所致

【答案】D
【解析】严重屈曲外翻畸形患者行膝关节置换手术,因为畸形的矫正有腓总神经牵拉损伤导致腓总神经麻痹的风险。
【难度】中

5. 男性,25岁,右膝关节扭伤2周,行走时打软,不稳,有“错位”感。下列对诊断交叉韧带损伤最有帮助的检查是
A. McMurray试验阳性
B. 抽屉试验阳性
C. 过伸过屈试验阳性
D. 浮髌试验阳性
E. 内外翻试验阳性

【答案】B
【解析】前后抽屉试验是检查交叉韧带损伤常用的体格检查手法。
【难度】易

6. 男性,20岁,踢球时左膝损伤,关节内侧疼痛、肿胀,活动受限。经保守治疗1个月后症状减轻,但时有关节交锁及打软现象。股四头肌内侧头明显萎缩、内侧关节间隙压痛,McMurray征(+)、抽屉试验(-)、侧方应力试验(-)。最有可能的诊断是
A. 前十字韧带断裂　B. 内侧半月板损伤
C. 内侧副韧带断裂　D. 关节内游离体
E. 骨软化症

【答案】B
【解析】内侧半月板损伤常见体征为内侧关节间隙压痛,McMurray试验阳性。
【难度】易

7. 女性,67岁,因膝关节骨关节炎继发较严重膝内翻,拟行膝关节置换治疗,下列假体中最佳的选择是
A. 全髁型人工膝关节
B. 球臼式人工膝关节
C. 绞链旋转式人工膝关节
D. 绞链式人工膝关节
E. 单髁型人工膝关节

【答案】A
【解析】全髁型膝关节假体是目前最常使用的膝关节假体类型,而铰链式关节适合内外侧韧带功能不全或翻修患者,单髁假体适合畸形较轻的患者。
【难度】中

8. 男性,28岁,腰背及髋部疼痛1年,晨起活动发僵,时而双眼红痛。查体:骶髂关节处叩痛,X线无异常,血沉28mm/h。为进一步确诊首选检查是
A. 双膝关节X线片　B. PPD试验
C. 血HLA-B27　D. 血抗核抗体
E. IgM型RF

【答案】C
【解析】年轻男性患者,腰背疼痛起病,骶髂关节叩痛,应首先考虑强直性脊柱炎,血HLA-B27是强直性脊柱炎的特异性指标。
【难度】易

9. 男性,15岁,高热,右膝关节肿痛6天。膝关节穿刺抽出脓液。最宜采用的治疗措施是
A. 大量使用抗生素
B. 使用抗生素加患肢固定

C. 全身使用抗生素，关节穿刺、冲洗，注入抗生素加外固定
D. 抗生素加切开引流
E. 抗生素加功能锻炼

【答案】B
【解析】化脓性关节炎的保守治疗以全身应用抗生素和患肢休息制动为主，保守治疗无效考虑手术治疗。
【难度】中

10. 男性，65 岁，陈旧性股骨颈骨折，股骨头缺血性坏死，最佳治疗方法是
A. 股骨头钻孔、植骨
B. 经粗隆旋转截骨
C. 髋关节融合术
D. 人工髋关节置换术
E. 药物治疗

【答案】D
【解析】陈旧性股骨颈骨折发生股骨头缺血性坏死后的最佳治疗应为全髋关节置换手术。
【难度】中

11. 男性，68 岁，下台阶时摔伤，右下肢短缩约 3cm，足外旋 45°，髋部叩痛明显，肿胀不明显，最可能的诊断是
A. 右股骨干骨折
B. 右髋臼骨折
C. 右股骨颈骨折
D. 右股骨头骨折
E. 右股骨粗隆间骨折

【答案】C
【解析】股骨颈骨折为囊内骨折，外旋畸形多为 45°以内。粗隆间骨折为囊外骨折，外旋畸形可达 90°。
【难度】中

12. 男性，50 岁，右髋部疼痛 3 年，加重 2 个月，伴跛行，酗酒史 10 年。查体：直腿抬高试验阳性，右侧 4 字试验阳性。首先考虑的诊断是
A. 强直性脊椎炎并髋关节强直
B. 髋关节化脓性关节炎
C. 右髋关节结核
D. 右股骨头缺血性坏死
E. 右髋关节创伤性滑膜炎

【答案】D
【解析】酗酒、创伤和激素应用，是发生髋关节股骨头坏死的 3 个最常见因素。在酗酒人群中，随着日饮酒和酗酒时长的增加，股骨头缺血坏死的风险也逐步上升。
【难度】易

13. 男性，36 岁，手、腕、膝等诸关节疼痛，肿胀反复发作 6 年，指关节呈梭形肿大，有压痛，诊断为类风湿关节炎。以下临床表现特征**错误**的是
A. 晨僵 B. 关节痛
C. 反复肿胀 D. 关节畸形
E. 单侧关节受累

【答案】E
【解析】类风湿关节炎关节受累表现为多关节、对称性。
【难度】易

14. 女性，50 岁，反复双腕及指间关节痛伴晨僵 3 年。查体：双侧近端指间关节呈梭形肿胀，有压痛。实验室检查：类风湿因子 1∶160（+）。对确诊最有价值的检查项目是
A. ASO B. ESR
C. 手部 X 线 D. CRP
E. 血常规

【答案】C
【难度】中

15. 女性，70 岁，双膝关节疼痛 10 年，近 1 年感疼痛加重，行走较长距离后疼痛感加重。查体：双膝关节内翻，浮髌试验（-），双膝关节活动度 95°-10°-0°（中立位 0°法）。X 线片可见内侧关节间隙狭窄、周缘骨赘形成。首先考虑的诊断是
A. 强直性脊柱炎 B. 类风湿关节炎
C. 骨关节炎 D. 化脓性关节炎
E. 创伤性关节炎

【答案】C
【解析】骨关节炎 X 线表现为关节间隙狭窄，软骨下骨质致密，骨小梁断裂，有硬化和囊性变。关节边缘有唇样增生。
【难度】中

16. 女性，51 岁，双手腕关节肿痛 3 个月，双手第 3、4 指间关节肿痛，双手第 2 掌指关节肿痛 2 个月，晨僵 2 个小时，低热。最可能的诊断是
A. 系统性红斑狼疮
B. 脊柱关节病
C. 骨关节病
D. 类风湿关节炎
E. 风湿性关节炎

【答案】D
【难度】易

17. 女性,40岁,反复全身多关节疼痛5年余,伴晨僵,活动后症状疼痛可减轻。怀疑为类风湿关节炎。下列关于类风湿关节炎的说法**错误**的是
A. 发病和免疫反应有关
B. 最基本的病理变化是滑膜炎
C. 类风湿因子阴性可以除外类风湿关节炎的诊断
D. 类风湿因子阳性具有诊断价值
E. 高滴度类风湿因子提示预后较差
【答案】C
【解析】70%~80%的类风湿关节炎患者类风湿因子阳性,部分患者类风湿因子可为阴性。
【难度】中

18. 女性,21岁,下腰痛5个月。骨盆正位片见骶髂关节间隙增宽,部分髂骨侧关节面模糊,可疑骨侵蚀。首先考虑的诊断为
A. 强直性脊柱炎 B. 痛风性关节炎
C. 风湿性关节炎 D. 反应性关节炎
E. 骨关节炎
【答案】A
【解析】强直性脊柱炎(AS)是以骶髂关节和脊柱附着点炎症为主要症状的疾病。
【难度】易

19. 男性,22岁,右膝关节肿痛7天,20天前尿痛、排尿不畅。查体:双眼结膜充血。实验室检查:尿中白细胞增多,血尿酸436μmol/L。右膝关节X线检查见关节周围软组织肿胀。首先考虑的诊断为
A. 强直性脊柱炎
B. 痛风性关节炎
C. 风湿性关节炎
D. 反应性关节炎
E. 骨关节炎
【答案】B
【难度】易

20. 男性,62岁,双膝关节痛反复发作15年,加重2年。X线片见骨质疏松,髁间嵴变尖,软骨下骨硬化带形成。首先考虑的诊断为
A. 强直性脊柱炎 B. 痛风性关节炎
C. 风湿性关节炎 D. 反应性关节炎
E. 骨关节炎
【答案】E
【难度】易

21. 男性,36岁,左膝肿痛半年,无红、热现象。X线片左膝关节骨小梁模糊,关节间隙变窄,诊断为膝关节结核,经治疗为判断是否基本治愈,下列判断标准中**错误**的是
A. 全身情况良好,体温正常,血沉正常
B. 局部无肿痛,无窦道
C. X线片显示脓肿消失或钙化
D. 起床活动一年或轻工作半年,以上三项无改变
E. 起床活动一年或轻工作半年,病情复发在两次之内
【答案】E
【解析】膝关节结核基本治愈的标准有:①全身情况良好,体温正常,血沉正常;②局部无肿痛,无窦道;③X线片显示脓肿消失或钙化;④起床活动一年或轻工作半年,以上三项无改变。
【难度】难

22. 男性,25岁,左膝关节慢性肿痛半年,活动障碍,但皮肤色泽正常。X线片示关节间隙变窄。诊断首先考虑为
A. 单纯骨结核
B. 单纯滑膜结核
C. 全关节结核
D. 化脓性关节炎
E. 化脓性骨髓炎并发关节炎
【答案】C
【难度】中

23. 女性,70岁,不慎摔倒,左髋部着地5小时。当时左髋剧痛,不能站立,急诊来院。检查见左下肢缩短,外旋畸形。其最可能的诊断是
A. 左髋关节前脱位
B. 左髋关节后脱位
C. 左髋关节中心脱位
D. 左股骨颈骨折
E. 左股骨干骨折
【答案】D
【解析】股骨颈骨折典型表现是外伤后患髋疼痛,伤侧足呈45°~60°外旋畸形,患肢短缩,患髋压痛,下肢纵向叩击痛。
【难度】中

24. 女性,65岁,擦地时滑倒,造成股骨近端骨折。下列骨折类型预后最差的是
A. 头下型 B. 经颈型 C. 基底型
D. 粗隆型 E. 粗隆下型

【答案】A
【解析】头下型骨折线位于股骨头下，使旋股内外侧动脉营养支损伤，导致股骨头坏死。
【难度】中

25. 男性，60岁，右股骨颈骨折，行空心钉固定术后2年，术后半年开始负重。复查X线检查提示股骨颈骨折已愈合，股骨头变扁、塌陷，髋关节关节间隙变窄，呈Ficat分级的4期表现。现右髋疼痛明显，活动受限，以下最适宜的治疗是
A. 带血管蒂腓骨移植
B. 全髋关节置换
C. 股骨头减压
D. 大粗隆截骨术
E. 带髂骨肌骨瓣移植
【答案】B
【解析】患者X线提示存在股骨头坏死，髋关节炎明显，需行全髋关节置换。
【难度】难

26. 男性，70岁，跌倒致股骨头头下型骨折并有移位4小时，平素健康，最合适的治疗方法是
A. 皮牵引治疗
B. 石膏固定
C. 骨牵引治疗
D. 股骨粗隆间骨折
E. 人工股骨头置换术
【答案】E
【解析】头下型骨折易导致股骨头缺血性坏死，首选人工股骨头置换术。
【难度】中

27. 男性，56岁，平地摔倒后致右髋关节疼痛，活动受限2天入院。1年前曾因肝癌行“肝移植”治疗。X线检查可见股骨颈骨折，股骨颈周缘骨质溶骨性改变。以下治疗合适的是
A. 人工股骨头置换术
B. 闭合复位内固定
C. 切开复位内固定
D. 截肢术
E. 髋关节表面置换
【答案】A
【解析】股骨颈周缘骨质溶骨性改变考虑病理性骨折的可能性大，首选关节置换。
【难度】中

28. 女性，75岁，因股骨颈骨折行内固定治疗术后1年。现髋部活动时仍有疼痛。X线片示股骨头密度增高，纹理不清。首先应考虑的诊断为
A. 化脓性关节炎
B. 创伤性关节炎
C. 股骨头缺血性坏死
D. 老年退行性关节炎
E. 关节肿瘤
【答案】C
【解析】股骨头密度增高提示股骨头缺血坏死，骨质硬化。
【难度】中

29. 女性，83岁，跌倒致股骨头头下型骨折，骨折分型Garden Ⅲ型，平素体质一般。最合适的治疗是
A. 皮牵引治疗
B. 髋人字石膏固定
C. 骨牵引治疗
D. 股骨粗隆间截骨术
E. 人工股骨头置换术
【答案】E
【解析】Garden Ⅲ型骨折应行手术治疗，而头下型骨折使股骨头血供受损，可致股骨头坏死，需行关节置换术。
【难度】易

30. 男性，30岁，左膝关节疼痛5个月，逐渐加重，上下楼梯困难。查体：左髌骨下缘局限性压痛，髌骨研磨试验(+)，股四头肌萎缩。X线检查未见异常，核素扫描见髌骨局限性核素浓聚。其诊断考虑为
A. 半月板损伤　　B. 髌韧带损伤
C. 交叉韧带损伤　　D. 髌骨软骨软化症
E. 膝关节骨关节炎
【答案】D
【解析】髌骨软骨软化症多发生于青壮年，主要症状是膝关节髌骨后疼痛，轻重不一，一般平地走路症状不显，在下蹲起立、上下楼或走远路后疼痛加重。骨显像检查时，侧位显示髌骨局限性放射性浓集，有早期诊断意义。
【难度】中

31. 女性，60岁，外伤后左下肢短缩，足外旋约50°，左髋部压痛，无肿胀1天入院。最可能的诊断为
A. 左髋臼骨折

B. 左股骨头骨折
C. 左股骨颈骨折
D. 左股骨转子间骨折
E. 左股骨干骨折

【答案】C

【解析】股骨颈骨折后，髋部压痛，出现下肢短缩外旋畸形，一般不超过60°，超过60°要考虑股骨转子间骨折。

【难度】易

32. 女性，60岁，跌倒致右股骨颈骨折1天，现给予持续皮牵引处理。该患者最易发生的并发症是
A. 休克
B. 髋关节创伤性关节炎
C. 骨化性肌炎
D. 右股骨头缺血坏死
E. 骨盆骨折

【答案】C

【解析】创伤性骨化性肌炎是一种以纤维性、软骨或骨性化生为特征的局部反应性病变。常发生于靠近骨或骨膜的软组织，骨骼肌并不受累也无炎症改变。此症由外伤引起。

【难度】易

33. 男性，35岁，车祸致右髋关节疼痛，活动不能3天就诊，经检查诊断为右髋关节后脱位。在硬膜外麻醉下行手法复位治疗。伤后1年出现右髋关节疼痛，行走跛行，此时最可能的诊断是
A. 右髋关节创伤性关节炎
B. 右股骨头缺血坏死
C. 右坐骨神经损伤
D. 右髋关节僵硬
E. 右髋关节感染

【答案】B

【解析】股骨头缺血坏死是髋关节脱位后期并发症，特别是在24小时内没有复位的髋关节脱位发生率更高。

【解析】易

34. 女性，75岁，摔倒后右髋部疼痛2小时就诊。X线检查：右股骨颈经颈型骨折，移位明显。该患者平日身体健康，最合适的治疗方法为
A. 牵引治疗
B. 切开复位内固定，指骨
C. 闭合复位，穿针固定
D. 人工股骨头置换
E. 全髋关节置换

【答案】E

【解析】经颈型股骨颈骨折，股骨头坏死发生率高，治疗首选关节置换。

【难度】易

35. 女性，83岁，股骨颈头下型骨折1天住院，既往有糖尿病病史。治疗方案选择人工股骨头置换术，主要原因为
A. 如果采用内固定治疗，常常导致失败
B. 一般情况下，人工股骨头置换手术时间比全髋置换短，对患者创伤小
C. 对老年股骨颈头下型骨折患者，不能做全髋关节置换术
D. 人工股骨头比全髋关节价格低
E. 错误选择，应做全髋关节置换术

【答案】B

【解析】高龄患者，既往基础疾病较多，首选股骨头置换术。

【难度】易

36. 男性，70岁，摔倒致右侧股骨颈头下骨折3小时住院，X线提示骨折有移位，平素健康。较恰当的治疗选择是
A. 三刃钉内固定
B. 粗隆间截骨术
C. 皮牵引
D. 人工股骨头置换术
E. 保守治疗，卧床休息

【答案】D

【解析】股骨颈头下型骨折，移位明显，若可耐受手术，首选人工髋关节置换。

【难度】中

37. 男性，23岁，夏天足球比赛中，出现小腿肌肉抽搐不适，最常见的原因是
A. 局部肌肉疲劳
B. 准备活动不足
C. 电解质丢失过度
D. 寒冷刺激
E. 过度活动致肌肉拉伤

【答案】C

【解析】夏季，青年患者剧烈活动后出现的肌肉痉挛，首先考虑电解质丢失过度。

【难度】中

38. 男性，21岁，因“篮球比赛时扭伤右侧脚踝”就诊，医院诊断右踝关节外侧副韧带完全断裂，该患者区别于一般扭伤的征象为
A. 明显肿胀

B. 强迫外翻试验有开口感
C. 踝关节后抽屉试验阴性
D. 强迫内翻试验有开口感
E. 踝关节前抽屉试验阴性

【答案】B
【解析】踝关节外侧副韧带完全断裂时，强迫外翻试验有开口感。
【难度】易

39. 男性，50岁，肩痛，僵硬，活动受限，颈部无症状3个月，最可能的诊断是
A. 颈椎病　B. 胸廓出口综合征
C. 臂丛神经炎　D. 肩关节周围炎
E. 脊髓空洞症

【答案】D
【解析】肩关节周围炎，俗称"五十肩"。以肩部逐渐产生疼痛，夜间为甚，逐渐加重，肩关节活动功能受限而且日益加重，达到某种程度后逐渐缓解，直至最后完全复原为主要表现的肩关节囊及其周围韧带、肌腱和滑囊的慢性特异性炎症。
【难度】中

40. 女性，50岁，右肩痛，右上肢上举、外展受限8个月，无肩周红肿热等表现，疼痛向颈、耳、前臂、手放射，最可能的诊断是
A. 肩关节骨关节炎
B. 肩周炎
C. 肩关节结核
D. 颈椎病
E. 类风湿关节炎

【答案】B
【难度】易

41. 女性，10岁，摔伤后右膝部疼痛，发热，经用青霉素3天无效就诊。查体：右股骨下端肿胀，右局限性深压痛，膝关节内有积液，活动障碍，体温39.2℃。实验室检查：血白细胞计数16.5×10^9/L，血沉80mm/h。首先考虑的诊断是
A. 风湿性膝关节炎
B. 化脓性膝关节炎
C. 股骨下端化脓性骨髓炎
D. 创伤性膝关节炎
E. 股骨下端骨肉瘤

【答案】A
【解析】风湿性膝关节炎的诊断主要依据临床表现和实验室检查，如发病前1~4周有溶血性链球菌感染史，急性游走性大关节炎，常伴有风湿热的其他表现如心肌炎、环形红斑、皮下结节等，血清中抗链球菌溶血素"O"凝集效价明显升高，咽拭子培养阳性，血白细胞计数增高等。
【难度】易

42. 女性，9岁，突然右髋疼痛，并有高热5天。查体：体温39.5℃，脉搏110次/min，右髋关节肿胀，不敢活动。实验室检查：白细胞计数22×10^9/L，中性粒细胞百分比98%，血沉30mm/h。最可能的诊断是
A. 急性化脓性关节炎
B. 急性风湿性关节炎
C. 类风湿关节炎
D. 髋周软组织炎
E. 髋关节结核

【答案】A
【解析】突起高热，关节疼痛肿胀，血白细胞计数增高，考虑为急性化脓性关节炎。
【难度】易

43. 男性，7岁，突发寒战、高热(39.8℃)，烦躁不安2天。诉右膝下方剧痛，膝关节呈半屈曲状，拒动。查体：右小腿近端皮温高，压痛。病变区域穿刺抽出混浊液体，送细菌培养，最可能的结果是
A. 乙型链球菌　B. 金黄色葡萄球菌
C. 大肠埃希菌　D. 链球菌
E. 无细菌生长

【答案】B
【解析】急性骨髓炎、化脓性关节炎最常见的病原菌是金黄色葡萄球菌。
【难度】易

44. 男性，5岁，突发寒战，高热，体温39℃，右膝部疼痛剧烈，不敢活动1天。检查膝部无明显肿胀。应首先考虑的诊断是
A. 慢性骨髓炎
B. 化脓性关节炎
C. 类风湿关节炎
D. 急性血源性骨髓炎
E. 胫骨结节骨软骨病

【答案】D
【解析】儿童，寒战、高热提示感染性疾病，局部无明显肿胀除外化脓性关节炎，急性起病，除外慢性骨髓炎。
【难度】中

45. 男性，18岁，左小腿外伤后局部红肿热痛，破溃伴脓性渗出液2个月。X线片见胫骨骨膜反应，内有小片状游离骨片，其诊断是

A. 胫骨骨折
B. 急性骨髓炎
C. 尤因肉瘤
D. 慢性化脓性骨髓炎
E. 胫骨结核

【答案】D

【解析】有严重表现及破溃流脓,X线表现为有骨膜反应及死骨,为慢性化脓性骨髓炎。

【难度】易

46. 男性,20岁,右股骨急性化脓性骨髓炎半年,经治疗后好转。但局部有窦道形成,常有少许稀黄色脓液流出。近4天窦道口闭合,但出现高热,局部压痛明显,并有红肿。X线片提示有死骨存留,而且包壳形成充分。其治疗选择是
A. 窦道切除,一期缝合
B. 死骨摘除,肌瓣填塞术
C. 死骨摘除,植骨术
D. 切开引流术
E. 窦道搔刮术

【答案】D

【解析】考虑为慢性骨髓炎急性发作,除全身治疗外局部应行切开引流术。

【难度】易

47. 男性,10岁,胫骨中上段慢性骨髓炎半年。一般情况好,体温不高,局部有流脓窦道。X线片有4cm长整段死骨,周围有不连续包壳。当前的主要治疗是
A. 手术摘除死骨,肌瓣填塞消灭死骨
B. 手术摘除死骨,填入庆大霉素,3周后取出,松质骨植入
C. 手术摘除死骨,植入细塑料管,每日经管滴入抗生素
D. 患肢长腿石膏管型固定,开窗换药
E. 局部换药,保持引流通畅

【答案】D

【解析】如此时摘除死骨,骨膜将失去内衬而塌陷,新骨形成将受到很大影响,甚至造成骨缺损,故此时应将患肢长腿石膏管型固定,开窗换药。

48. 男性,2岁,双侧先天性髋关节脱位,最佳的治疗方案是
A. 手术切开复位
B. 牵拉复位
C. 髋臼成形术
D. 手法复位+蛙式石膏固定
E. 连衣袜套

【答案】D

【解析】3岁以内患儿,可尝试保守治疗,蛙式石膏固定。

【难度】中

49. 男性,42岁,打羽毛球后出现左肩部疼痛不适2天,就诊医院行MRI检查示肩袖撕裂。肩袖的解剖构成为
A. 冈上肌,冈下肌,小圆肌
B. 冈上肌,冈下肌,大圆肌
C. 冈上肌,冈下肌,肩胛下肌
D. 冈上肌,冈下肌,小圆肌,肩胛下肌
E. 冈上肌,冈下肌,小圆肌,大圆肌

【答案】D

【难度】中

50. 男性,24岁,因运动导致右膝关节疼痛不适就医,诊断可疑半月板损伤。下列辅助检查中,可显示半月板损伤的检查是
A. X线
B. CT
C. CT造影
D. MRI
E. 骨扫描

【答案】D

【解析】磁共振是目前清楚显示半月板的首选检查。

【难度】易

51. 女性,62岁,双膝关节屈曲挛缩畸形3年,X线关节间隙狭窄,诊断双膝骨关节炎,骨关节炎的主要病变是
A. 关节内化脓性感染
B. 关节特异性炎症
C. 关节软骨退变和继发性骨质增生
D. 关节骨质疏松
E. 骨与关节慢性疼痛

【答案】C

【难度】易

52. 女性,65岁,因膝痛行X线检查见膝关节骨关节炎。膝关节骨关节炎最初始的病理损害发生于
A. 关节软骨
B. 关节滑膜
C. 软骨下骨
D. 十字韧带
E. 关节囊

【答案】A

【解析】膝关节炎最先表现为软骨损害。

【难度】易

53. 男性,69 岁,乘车时突遇急刹车,右膝前方受撞击,出现右髋剧痛,髋关节运动障碍,处于屈曲内收、内旋畸形状态 2 小时。应考虑的诊断为
A. 股骨颈骨折
B. 股骨粗隆间骨折
C. 股骨粗隆下骨折
D. 髋关节后脱位
E. 髋关节前脱位
【答案】D
【解析】髋关节后脱位应力多来自髋关节前方,表现为髋关节屈曲内收、内旋畸形。
【难度】难
54. 男性,10 岁,外伤术后 1 年右大腿疼痛不适,可见右侧大腿皮温升高,查血白细胞计数升高明显,入院完善检查诊断化脓性骨髓炎,儿童化脓性骨髓炎的脓肿不易进入关节腔的主要原因是
A. 儿童的关节对化脓性炎症的抵抗力强
B. 关节囊对关节腔具有保护作用
C. 脓液容易局限和吸收
D. 脓肿容易由软组织溃破
E. 骺板起屏障作用
【答案】E
【解析】骨骺是化脓性骨髓炎的脓肿进入关节腔的天然屏障。
【难度】中
55. 男性,32 岁,活动时出现膝关节扭伤 1 小时入院。查 MRI 见右膝半月板内侧部分撕裂,保守治疗 1 个月右膝反复疼痛,关节肿胀,最合理的治疗方法为
A. 半月板切除术
B. 制动、给予止痛药
C. 关节镜下半月板切除
D. 局部封闭
E. 关节镜下半月板部分切除
【答案】E
【解析】半月板手术时,能做部分切除者不做全切。
【难度】易
56. 男性,22 岁,打篮球时扭伤左膝 2 小时,后出现关节交锁,前后 Lachman 试验(–),膝关节分离试验(–),最可能的诊断是
A. 膝关节外侧副韧带损伤
B. 胫骨平台骨折
C. 半月板损伤
D. 内侧副韧带撕裂
E. 前十字韧带撕裂
【答案】C
【解析】关节交锁是半月板损伤的常见临床表现,即关节突然半屈曲固定,伸直障碍,但可屈曲。
【难度】易
57. 女性,32 岁,膝关节结核 1 个月,在治疗膝关节滑膜结核中,除全身治疗外,局部治疗首选
A. 制动
B. 穿刺抽脓,注入抗结核药
C. 穿刺抽脓,注入抗结核药 + 制动
D. 滑膜切除术
E. 膝关节加压融合术
【答案】C
【解析】除全身治疗外,可采用关节腔穿刺、抗结核药物局部注射治疗,局部制动十分重要,固定时间不少于 3 个月。
【难度】中
58. 女性,34 岁,因早期膝关节滑膜结核就诊,除全身治疗及局部制动外,局部治疗首选
A. 滑膜切除术
B. 关节融合术
C. 关节腔内持续抗结核药物滴入、冲洗、吸引 2 周
D. 关节腔抗结核药物注入,每周 1~2 次,3 个月为 1 个周期
E. 局部物理治疗
【答案】D
【解析】早期膝关节结核局部治疗首选关节腔抗结核药物注入。
【难度】难
59. 女性,19 岁,因患膝关节结核就诊,在病情分析时下列**不属于**膝关节结核的临床表现的是
A. 单纯滑膜结核或骨结核病程较长
B. 一旦转变为全关节结核,疼痛加重
C. 单纯骨结核,中心型早期 X 线片多呈溶骨性破坏
D. 膝关节肿胀呈梭形,也称"鹤膝风"
E. 严重时可有屈曲或内、外翻畸形
【答案】C
【解析】膝关节结核早期 X 线片表现为骨质模糊,呈磨砂玻璃样,以后可形成死骨及空洞。
【难度】难

60. 男性，20岁，低热，膝关节疼痛8个月就诊，考虑骨结核的可能，确诊早期骨、关节结核的可靠依据是
A. 临床表现
B. 手术探查及活组织检查
C. X线检查
D. C反应蛋白
E. 血沉
【答案】B
【解析】组织活检为骨关节结核诊断的重要依据。
【难度】中
61. 男性，8岁，因患膝关节结核就诊儿童医院，儿童膝关节全关节结核的治疗适选择
A. 膝关节穿刺抽脓注入抗结核药物
B. 膝关节病灶清除术
C. 膝关节滑膜活检术
D. 石膏管型固定于关节功能位
E. 病灶清除术＋膝关节融合术
【答案】B
【解析】儿童患膝关节全关节结核时，早期不宜行关节融合术。
【难度】中
62. 男性，60岁，因长期膝关节疼痛不适就诊，诊断为膝关节骨关节炎。下列关于骨关节炎的疼痛最重要的特点是
A. 静止痛，活动后加重
B. 运动痛，无静止痛
C. 寒冷痛
D. 不定时痛
E. 阴雨天痛
【答案】A
【解析】骨关节炎的患者由于软骨下骨的充血，患者会感到在静止时有疼痛，一般称"休息痛"，即关节处于一定的位置过久，或在清晨，患者感到关节疼痛。
【难度】易
63. 男性，61岁，因踝关节炎2年住院治疗，拟行踝关节置换术，以下项目属于人工踝关节置换适应证的是
A. 创伤性关节炎，踝关节疼痛、功能较好者
B. 距骨骨质尚好，踝关节周围韧带稳定性差
C. 内、外翻畸形小于10°
D. 后足畸形无法纠正者
E. 类风湿关节炎，踝关节功能无明显受限
【答案】C
【解析】踝关节置换的适应证：①类风湿关节炎，踝关节疼痛、残留功能极差者；②踝关节疼痛和踝关节的退变；③距骨骨质尚好，踝关节周围韧带稳定性完好者；④内/外翻畸形小于10°者；⑤后足畸形可以矫正者。
【难度】中
64. 男性，50岁，因右髋关节脱位3小时就诊，髋关节后脱位处理的时间最好在
A. 24小时复位完毕
B. 48小时复位完毕
C. 72小时复位完毕
D. 1周复位完毕
E. 3周复位完毕
【答案】A
【解析】应尽可能在24小时之内复位完毕，48~72小时行复位十分困难且并发症增多。
【难度】中
65. 男性，70岁，因股骨颈骨折入院治疗，分析病情时稳定性股骨颈骨折是指
A. 头下骨折　　B. 经颈骨折
C. 基底骨折　　D. 内收骨折
E. 外展骨折
【答案】E
【解析】外展骨折为Pauwels角<30°的骨折，属于稳定性骨折。
【难度】中
66. 男性，70岁，因股骨颈骨折入院治疗，下列叙述中属于人工关节置换术应用于新鲜股骨颈骨折治疗相对适应证的是
A. 患者生理年龄在65岁以上，由于其他疾病，预期寿命不超过10~15年
B. 重度髋关节炎
C. 股骨近端骨质完好
D. 髋关节发育不良
E. 患者生理年龄在65岁以下，无基础疾病者
【答案】A
【解析】患者生理年龄在65岁以上，由于其他疾病，预期寿命不超过10~15年是相对适应证。
【难度】中
67. 女性，26岁，因可疑髋关节发育不良入院。完善髋部X线评估患者髋部情况，需熟悉正常股骨头位于Perkin象限的
A. 内下象限
B. 外下象限
C. 外上象限

D. 内上象限
E. 外上和外下的象限交界处

【答案】A

【解析】正常股骨头位于 Perkin 象限的内下象限，半脱位位于外下象限，全脱位位于外上象限。

【难度】中

68. 男性，52 岁，因可疑髋关节脱位住院，下列骨盆正位 X 线测量参数**不属于**诊断髋关节脱位的是

A. CE 角　　B. Carrying 角
C. Shenton 线　　D. Sharp 角
E. Calve 线

【答案】B

【解析】提携角(carrying angle)，是指臂轴与前臂轴的延长线相交形成一向外开放的角度，为 165°~170°，其补角为 15° ± 5°。

【难度】易

69. 男性，32 岁，因开放性关节损伤 1 小时经急诊入院治疗，对开放性关节损伤的处理，下列正确的是

A. 治疗的主要目的是防止关节感染和恢复关节功能
B. 对于一度损伤，需要打开关节，以便引流
C. 对三度开放性关节损伤，应打开关节囊大量生理盐水反复冲洗
D. 对二度开放性关节损伤，关节囊和韧带无须保留修复
E. 对一度开放性关节损伤，经彻底清创后敞开伤口，无菌辅料湿敷，3~5 天后可行延期缝合

【答案】A

【解析】开放性关节损伤分三度：对于一度损伤，不需要打开关节，以免污染进一步扩大；对于二度损伤，关节囊和韧带应尽量保留修复；对于三度损伤，经彻底清创后敞开伤口，无菌敷料湿敷，3~5 天后可行延期缝合。

【难度】中

70. 男性，61 岁，因髋部疼痛不适 3 个月住院，完善检查诊断髋关节骨关节炎。有关髋臼的构成，以下叙述正确的是

A. 由髂骨、坐骨及耻骨共同构成
B. 由髂骨及耻骨共同构成
C. 由坐骨及耻骨共同构成
D. 由髂骨与坐骨共同构成
E. 仅由髂骨参与构成

【答案】A

【难度】易

71. 女性，60 岁，因髋部疼痛不适 4 年入院，完善检查诊断髋关节骨关节炎。拟行 Charnley 型人工髋关节置换，该型假体小头型设计是为了

A. 节省材料
B. 减少头臼之间的摩擦力
C. 减少头臼之间的摩擦系数
D. 延长头的使用寿命
E. 增加人工髋关节的活动度

【答案】B

【解剖】小头设计可以减少头臼之间的摩擦力，延长假体寿命等。

【难度】中

72. 女性，12 岁，考虑关节急性化脓性感染 1 周入院，以下各项中对于骨与关节急性化脓性感染的诊断，最有价值的依据是

A. 高热，局部红肿
B. 高热，局部疼痛
C. 血白细胞计数高，血沉快
D. 全身情况差，食欲减退
E. 局部穿刺有脓性物

【答案】E

【解析】抽出物涂片检查及细菌培养，发现脓细胞及细菌即可明确急性化脓性感染的诊断。

【难度】易

73. 女性，20 岁，因急性骨髓炎 1 周就诊，骨膜下穿刺抽出脓液后，最重要的治疗是

A. 联合应用大剂量有效抗生素
B. 局部石膏托固定
C. 骨皮质局部钻孔或“开窗”引流术
D. 用清热解毒中药治疗
E. 降温、补液，少量多次输血

【答案】C

【解析】骨皮质局部钻孔或“开窗”引流术放出骨膜下脓肿内的高压脓液，可减轻毒血症症状，阻止进展为慢性骨髓炎。

【难度】易

74. 女性，45 岁，右髋疼痛 2 年就诊。肾病综合征病史 5 年，长期口服泼尼松。查体：托马斯(Thomas)征阳性。考虑患者出现的畸形是

A. 髋关节内收内旋畸形
B. 髋关节外展外旋畸形

C. 髋关节内收外旋畸形
D. 髋关节屈曲畸形
E. 股骨大粗隆上移

【答案】D
【解析】髋关节屈曲畸形时，当屈曲对侧髋关节时，患侧大腿将被动抬起，表现为 Thomas 征阳性。
【难度】中

75. 女性，23 岁，杂技运动员，运动后右膝疼痛 1 小时就诊，诊断为前十字韧带损伤。患者最有可能出现的体征是
A. 浮髌试验阳性
B. 髌骨摩擦试验阳性
C. 前抽屉试验阳性
D. 内收试验时，关节外侧疼痛
E. McMurray 试验阳性

【答案】C
【难度】易

76. 女性，50 岁，左肩疼痛伴活动受限 6 个月，夜间为甚，逐渐加重，诊断为肩关节周围炎。下列关于肩关节周围炎的描述，正确的是
A. 本病是肩关节周围多种软组织的免疫炎症反应
B. 特征是肩关节疼痛，活动受限和肌肉萎缩
C. 前屈受限最严重
D. 病变结果为肩关节破坏
E. 本病不可自愈

【答案】B
【解析】肩关节周围炎（简称“肩周炎”）是肩关节周围软组织的慢性炎症，特征是肩关节疼痛，活动受限和肌肉萎缩，有自愈倾向。
【难度】中

77. 女性，37 岁，诊断为“髌骨软骨软化症”，在患者的治疗原则中下列选项**错误**的是
A. 股四头肌锻炼
B. 物理治疗
C. 关节内注射玻璃酸钠
D. 关节内封闭
E. 一旦发现尽早手术治疗

【答案】E
【解析】髌骨软骨软化症首选保守治疗，而且保守治疗多可改善症状，一般不需要手术治疗。
【难度】易

78. 男性，39 岁，左膝关节肿胀 2 年，诊断为 Charcot 关节炎，下列临床表现中**错误**的是
A. 关节逐渐肿大、不稳
B. 关节积液，可穿刺出血样液体
C. 关节疼痛严重，活动受限
D. 关节疼痛与关节破坏不一致
E. 功能受限与关节破坏不一致

【答案】C
【解析】Charcot 关节炎关节逐渐肿大、不稳、积液，关节可穿刺出血样液体。肿胀关节多无疼痛或仅轻微胀痛，关节功能受限不重。关节疼痛和功能受限与关节肿胀破坏不一致为本病特点。
【难度】中

79. 男性，25 岁，膝关节反复肿胀 5 年余，患有凝血因子Ⅷ缺乏，诊断为血友病性关节炎，关于本病，下列说法**错误**的是
A. 因积血吸收可有低热
B. 好发于膝关节
C. 首次发作不易诊断
D. 凝血时间延长
E. 患者剧烈活动不受影响

【答案】E
【解析】血友病性关节炎患者不宜参加剧烈活动并严格避免外伤。
【难度】易

80. 男性，14 岁，右侧髋关节疼痛伴跛行 6 个月，伴午后低热，患肢屈曲外展外旋畸形，既往肺结核病史。初步诊断为右侧髋关节结核，下列说法**错误**的是
A. 髋关节结核多为儿童
B. 早期以单纯滑膜结核为主
C. 晚期可出现病理性脱位
D. 髋关节前侧可有压痛
E. 容易出现冷脓肿和窦道

【答案】E
【解析】髋关节周围的肌肉丰富，所以较少出现冷脓肿和形成窦道。
【难度】中

81. 男性，50 岁，遗传性高尿酸血症患者，长期酗酒，诊断为痛风性关节炎，下列关于本病的临床表现描述**错误**的是
A. 好发于第五跖趾关节
B. 典型首次发作多起于午夜
C. 受累关节明显红肿热痛
D. 患者可出现慢性疼痛
E. 皮下可见痛风石

【答案】A
【解剖】痛风性关节炎好发于第一跖趾关节。
【难度】易

82. 女性,10岁,诊断为先天性髋关节脱位,站立时,负重足对侧骨盆不能抬起,反而下降。该体征称
A. Ortolani试验　B. Barlow征
C. Galeazzi征　D. Trendelenburg征
E. Cob角
【答案】D
【解析】Trendelenburg征:又称单足站立试验。在正常情况下,用单足站立时,臀中、小肌收缩,对侧骨盆抬起,才能保持身体平衡。如果站立侧患有先天性髋关节脱位时,因臀中、小肌松弛,对侧骨盆不但不能抬起,反而下降,为单足站立试验阳性。
【难度】难

【A3/A4型题】

(1~3题共用题干)
女性,60岁,全身不适伴多关节对称性肿痛10年,晨起关节僵硬达2小时,活动后逐渐缓解。近2年患者病情加重,行走困难。查体:双手尺偏、纽扣指畸形,双膝关节轻度肿胀、屈曲挛缩畸形,活动度范围20°~80°。X线检查可见双膝关节间隙明显变窄,骨质疏松,关节周围有骨赘增生。血常规检查:白细胞轻度升高,血沉60mm/h,类风湿因子(+)。

1. 最可能的诊断是
A. 类风湿关节炎　B. 骨关节炎
C. 痛风症　D. 化脓性关节炎
E. 创伤性关节炎
【答案】A
【难度】易

2. 下列对本病诊断无特殊帮助的是
A. 晨僵达2小时
B. 多关节对称性肿胀10年
C. 类风湿因子阳性
D. 对称性关节肿胀
E. 双膝关节活动范围20°~80°
【答案】E
【解析】类风湿关节炎的诊断标准是:①晨僵;②3个或3个区域以上关节部位的关节炎;③手关节炎;④对称性关节炎;⑤类风湿结节;⑥类风湿因子阳性;⑦典型的放射学改变。以上7条,满足4条或以上并排除其他关节炎即可诊断。
【难度】易

3. 目前该患者最佳的治疗方式是
A. 保守治疗
B. 膝关节表面置换术
C. 膝关节融合术
D. 膝滑膜切除术
E. 膝关节镜下关节清理术
【答案】B
【解析】严重类风湿关节炎,可通过全膝关节置换改善症状体征。
【难度】难

(4~6题共用题干)
女性,68岁,双膝关节类风湿关节炎15年。因双膝关节疼痛住院,见双膝关节屈曲挛缩畸形。

4. 该患者发生关节屈曲畸形的原因是
A. 关节周围软组织挛缩
B. 皮肤瘢痕挛缩
C. 软骨坏死
D. 长期置于畸形位
E. 关节面上形成纤维性粘连
【答案】E
【解析】类风湿关节炎患者关节面上形成纤维性粘连可引起屈曲畸形。
【难度】易

5. 关于类风湿关节炎,下列描述正确的是
A. 病因可能与自身免疫反应无关
B. 受累关节为对称性、多发性
C. 原发性病理变化是一种特异性滑膜炎
D. 晚期出现乏力,全身肌肉痛,低热和手足麻木、刺痛等全身症状
E. 病因与感染因素无关
【答案】B
【解析】类风湿关节炎(RA)是一种病因未明的慢性、以炎性滑膜炎为主的系统性疾病。其特征是手、足小关节的多关节、对称性、侵袭性关节炎症,经常伴有关节外器官受累及血清类风湿因子阳性,可以导致关节畸形及功能丧失。女性好发,发病率为男性的2~3倍。可发生于任何年龄,高发年龄为40~60岁。
【难度】中

6. 目前该患者最佳的治疗方式是
A. 膝关节融合术
B. 膝关节表面置换术
C. 膝关节镜下关节清理术

D. 膝滑膜切除术
E. 保守治疗
【答案】B
【难度】易

(7~8 题共用题干)
男性,45 岁,反复发作第一跖趾及踝关节疼痛,多在夜间突然发病,受累关节剧痛,全身无力、发热、头痛等。上述症状可持续 3~11 天。饮酒、暴食、过劳、着凉、手术刺激、精神紧张均可成为发作诱因。

7. 该患者最可能的诊断是
A. 强直性脊柱炎
B. 痛风性关节炎
C. 风湿性关节炎
D. 反应性关节炎
E. 骨关节炎
【答案】B
【解析】痛风性关节炎诊断标准为:①急性关节炎发作一次以上,在 1 天内即达到发作高峰。②急性关节炎局限于个别关节,整个关节呈暗红色。第一跖趾关节肿痛。③单侧跗骨关节炎急性发作。④有痛风石。⑤高尿酸血症。⑥非对称性关节肿痛。⑦发作可自行停止。凡具备上述条件 3 条以上,并可排除继发性痛风者即可确诊。
【难度】易

8. 本病急性期治疗正确的选项是
A. 秋水仙碱为首选止痛药,从小剂量开始使用
B. 非甾体抗炎药为首选止痛药
C. 秋水仙碱为首选止痛药,从大剂量开始使用
D. 常规应用糖皮质激素
E. 长期常规应用秋水仙碱治疗
【答案】B
【解析】非甾体抗炎药在急性期为首选止痛药物,效果不好时改用秋水仙碱,症状缓解后需停用秋水仙碱。当急性期出现肾功能不全时,可考虑加用糖皮质激素。
【难度】难

(9~12 题共用题干)
男性,35 岁,右膝关节疼痛伴低热 1 年,行走困难。查体:右大腿肌肉萎缩,右膝关节肿胀,呈屈曲畸形。X 线提示右膝关节骨质增生,关节间隙变窄,血沉 35mm/h。

9. 该患者最有可能的诊断是
A. 类风湿关节炎　　B. 膝关节结核
C. 风湿性关节炎　　D. 痛风性关节炎
E. 膝关节滑膜炎
【答案】B
【解析】长期低热,膝关节畸形,血沉异常,提示为关节结核表现。
【难度】难

10. 为进一步明确诊断,下列检查最有价值的是
A. CT　　B. MRI
C. ECT　　D. 滑膜穿刺活检
E. 关节穿刺涂片检查
【答案】D
【解析】穿刺组织病理检查为重要的诊断方式。
【难度】易

11. 在鉴别诊断分析时,要鉴别早期骨关节结核与类风湿关节炎可靠的依据是
A. 单一关节肿胀
B. 血沉增快
C. X 线平片示关节间隙有无狭窄
D. 关节穿刺行关节液检查
E. 活组织检查
【答案】E
【解析】早期临床症状及影像学缺乏特异性,需借助于组织学诊断。关节穿刺行关节液检查对判断细菌性感染有价值,对早期结核的诊断率很低。
【难度】中

12. 此患者的膝关节早期 X 线主要表现是
A. 以骨质增生为主
B. 骨质增生与破坏并存
C. 以骨破坏为主
D. 局限性脱钙
E. 关节间隙消失
【答案】C
【解析】早期骨关节结核影像学表现为骨破坏。
【难度】中

(13~14 题共用题干)
女性,32 岁,右膝关节疼痛伴低热 1 年,行走困难,既往有肺结核病史,血沉 45mm/h。

13. 患者如诊断为膝关节结核,其 X 线片结果**不会**出现的是
A. 骨小梁模糊
B. 关节间隙变窄
C. 膝关节周围软组织肿胀

D. Codman 三角

E. 区域性骨质疏松

【答案】D

【解析】Codman 三角见于骨肉瘤。

【难度】易

14. 下列检查对进一步确诊意义最大的是

A. CT

B. MRI

C. ECT

D. 滑膜活检

E. 关节穿刺涂片检查

【答案】D

【解析】组织活检病理检查对确诊意义最大。

【难度】易

（15~18 题共用题干）

女性，48 岁，乘车时盘腿而坐，突然刹车时左膝关节受撞击致左髋关节疼痛不能活动 3 小时。查体：患肢缩短，左髋关节屈曲、外展、外旋畸形。

15. 应首先考虑的诊断是

A. 髋关节脱位

B. 髋关节后脱位

C. 髋关节前脱位

D. 髋关节脱位并发膝关节损伤

E. 髋关节中心脱位

【答案】C

【解析】患者盘腿而坐，髋关节表现为外展、外旋状态，应力使股骨头自前方脱位。

【难度】易

16. 为明确诊断，首先考虑的检查是

A. 左髋关节 X 线侧位片

B. 右髋关节 X 线正位片

C. 双侧髋关节 X 线正、侧位片

D. 左髋关节正侧位片

E. 双髋磁共振

【答案】C

【解析】X 线检查为首选检查，双侧正侧位片可有效对比患侧及健侧。

【难度】易

17. 若 X 线片未见明显的骨折征象，应选择的治疗方法是

A. 骨牵引 4 周

B. 切开复位石膏托外固定

C. 单纯手法复位

D. 单纯手法复位后立即下地功能锻炼

E. 手法复位后患肢骨牵引 2~3 周

【答案】E

【解析】无骨折的髋关节脱位治疗首选手法复位后皮牵引或骨牵引。

【难度】中

18. 该患者复位固定 4 周后，扶双拐下地活动，需要多长时间后才能完全承重

A. 1 个月　　B. 2 个月　　C. 3 个月

D. 4 个月　　E. 5 个月

【答案】C

【解析】4 周后可持拐下地，3 个月后可完全负重活动。

【难度】中

（19~21 题共用题干）

女性，64 岁，双膝关节疼痛、畸形，伸直受限 10 年，加重 3 个月。查体：双膝关节呈内翻畸形，双膝关节屈曲 90°，伸直 10°受限，RF（-）。

19. 根据资料，首先考虑的诊断是

A. 双膝关节骨关节炎

B. 双膝关节半月板损伤

C. 双膝关节髌骨软骨软化症

D. 双膝关节交叉韧带损伤

E. 双膝关节结核

【答案】A

【解析】中华医学会骨科学分会 2007 年修订的膝关节骨关节炎的诊断标准为：①近 1 个月内反复膝关节疼痛；②X 线片（站立或负重位）示关节间隙变窄、软骨下骨硬化和/或囊性变、关节缘骨赘形成；③关节液（至少 2 次）清亮、黏稠，白细胞数量 <2 000 个/ml；④中老年患者（≥40 岁）；⑤晨僵≤30 分钟；⑥活动时有骨摩擦音（感）综合临床、实验室及 X 线检查。符合①②条或①③⑤⑥条或①④⑤⑥条，可诊断为膝关节骨关节炎。

【难度】易

20. 不属于该患者发病原因的是

A. 软骨营养、代谢异常

B. 应力平衡失调

C. 生物化学的改变

D. 酶对软骨基质的异常降解作用

E. 广泛的滑膜增生

【答案】E

【解析】骨关节炎的发病原因主要为软骨营养、代谢异常，应力平衡失调，生物化学的改变，酶对软骨基质的异常降解作用。广泛的滑膜增生为类风湿关节炎或滑膜炎的发病原因。

【难度】难

21. 根据患者的临床表现,最佳的治疗方案为
A. 双侧全膝关节置换术
B. 双胫骨截骨矫形术
C. 双膝关节关节镜冲洗打磨术
D. 双膝关节滑膜切除术
E. 双膝关节游离体摘除术
【答案】A
【解析】患者双膝全关节置换后可改善膝关节屈曲畸形,缓解双膝疼痛。
【难度】易

(22~24 题共用题干)
男性,50 岁,体力劳动者。自觉髌骨深面疼痛不适,下蹲时加重。上下楼时关节发软、不稳定 2 年。查体:髌骨内侧关节面压痛,髌股摩擦时有捻发音。X 线未见明显异常。
22. 该患者最可能的诊断是
A. 膝关节髌骨软骨软化症
B. 膝关节内翻畸形
C. 髌骨半脱位
D. 滑膜皱襞综合征
E. 髌骨髁间移位
【答案】A
【解析】髌骨软骨软化症多发生于青壮年,且多有明显外伤史,或有慢性积累性小损伤,主要症状是膝关节髌骨后疼痛,轻重不一,一般平地走路症状不显,在下蹲起立、上下楼,或走远路后疼痛加重。骨显像检查时,侧位显示髌骨局限性放射性浓集,有早期诊断意义。
【难度】难
23. 该患者保守治疗无效,需手术,有关手术方法的说法**错误**的是
A. 术式可分为关节内及关节外手术
B. 关节外手术主要调整髌骨位置
C. 胫骨结节前移术减少了股四头肌力臂
D. 膝关节外侧松解术可有一定疗效
E. 关节内治疗方式
【答案】C
【解析】胫骨结节前移术会增加股四头肌力臂。
【难度】难
24. 对该患者的治疗方案,下列说法**不正确**的是
A. 应避免膝关节过度活动
B. 可服用非甾体抗炎药
C. 理疗
D. 不宜行股四头肌等训练,以免症状加重
E. 保守治疗无效时可考虑手术
【答案】D
【解析】对该患者应加强股四头肌训练,可减轻症状。
【难度】难

(25~28 题共用题干)
男性,60 岁,车祸致右髋关节疼痛,活动受限 1 天入院。查体可见右下肢外旋、短缩畸形。
25. 在首先考虑的诊断中**不包括**
A. 右股骨颈骨折
B. 右股骨粗隆间骨折
C. 右髋关节脱位
D. 右髋臼骨折
E. 股骨远端骨折
【答案】E
【解析】患者右髋关节疼痛,右下肢外旋、短缩畸形,首选考虑股骨颈骨折、粗隆间骨折、髋关节脱位、髋臼骨折等。
【难度】易
26. 为明确诊断,首选的检查是
A. 髋关节 X 线　　B. 髋关节 CT
C. 髋关节磁共振　　D. 血管造影
E. 核素骨扫描
【答案】A
【难度】易
27. 经 X 线检查,明确为右股骨颈头下型骨折,予行空心钉固定,术后半年开始负重,手术后 1 年复查 X 线提示股骨颈骨折已愈合。2 年后因右髋疼痛明显,活动受限,再次复查 X 线见右股骨头变扁、塌陷,髋关节关节间隙变窄。以下治疗最合适的是
A. 右侧人工股骨头置换术
B. 右侧全髋关节置换术
C. 右侧股骨头减压
D. 右侧大粗隆截骨术
E. 密切观察
【答案】B
【解析】右股骨头变扁、塌陷,髋关节关节间隙变窄,提示髋关节退行性改变,需行全髋置换术。
【难度】中
28. 如予患者行右侧全髋关节置换术,下列**不属于**术后早期并发症的是
A. 下肢不等长　　B. 感染

C. 异位骨化 D. 假体脱位
E. 下肢深静脉血栓

【答案】C
【解析】异位骨化为全髋关节置换术中晚期并发症。
【难度】难

(29~30 题共用题干)
男性,40 岁,乘坐公交车时,右大腿在左大腿上,因突然向前冲撞倒地,右髋疼痛、活动障碍 2 小时就诊。查体:右下肢短缩,呈屈曲、内收、内旋畸形。

29. 该患者应考虑的诊断为
A. 股骨颈骨折 B. 股骨粗隆间骨折
C. 骨盆骨折 D. 髋关节前脱位
E. 髋关节后脱位

【答案】E
【解析】乘车时髋关节呈前屈位,来自髋关节前方应力使股骨头自后方脱位。
【难度】易

30. 该患者经治疗后下地行走,预计可能发生的情况是
A. 神经损伤
B. 关节僵硬
C. 习惯性脱位
D. 股骨头缺血性坏死
E. 肢体短缩跛行

【答案】D
【解析】髋关节脱位复位后需牵引制动,不可负重,如过早负重,可能发生股骨头缺血性坏死。
【难度】易

(31~33 题共用题干)
男性,23 岁,踢足球时,右膝于外展外旋位受损伤,后出现膝关节疼痛,主动活动受限 1 小时来院就诊。

31. 患者此种情况最易伤及
A. 膝外侧副韧带 B. 膝内侧副韧带
C. 双侧半月板 D. 髌韧带
E. 半月板股骨韧带

【答案】B
【解析】右膝于外展外旋位受损伤时易损伤膝内侧副韧带。
【难度】易

32. 为确定损伤部位,首选的检查是
A. X 线检查 B. CT 检查
C. 增强 CT D. MRI
E. 关节镜检查

【答案】A
【解析】首先 X 线检查除外骨折等并协助判断膝关节有无内翻外翻畸形等。
【难度】易

33. 由于解剖特点,上述结构受强烈牵拉断裂时,容易并发以下哪个结构的损伤
A. 内侧半月板 B. 外侧半月板
C. 前交叉韧带 D. 后交叉韧带
E. 髌韧带

【答案】A
【解析】内侧副韧带强烈牵拉断裂时,可损伤内侧半月板。
【难度】易

(34~36 题共用题干)
女性,70 岁,膝关节疼痛 8 年,长期口服止痛药,但止痛效果不明显。查体:膝关节内侧间隙压痛,外侧关节间隙无压痛,膝内翻应力试验(–),膝外翻应力试验(+/–),Lachman 试验(+),髌骨加压研磨试验(+),无屈曲畸形,10° 内翻畸形。X 线见内侧关节间室磨损明显,外侧间室关节无明显异常,关节软骨厚度完整。

34. 如准备手术治疗,下列**不属于**术前必须完善的检查项目是
A. 负重 X 线片
B. 双下肢全长 X 线片
C. 超声心动图
D. X 线胸片
E. 膝关节镜检查

【答案】E
【解析】诊断较为明确的膝关节骨关节炎,术前通常无须膝关节镜检查。
【难度】易

35. 患者最适宜的治疗方式为
A. 继续保守治疗
B. 行内侧部分关节置换
C. 行全膝关节置换
D. 行胫骨高位截骨
E. 外固定矫形治疗

【答案】C
【解析】严重的膝关节骨关节炎患者可行关节置换改善症状体征等。
【难度】中

36. 如使用人工膝关节，临床上关节垫片常用的材料是

A. 不锈钢　B. 镁合金
C. 钴铬钼合金　D. 聚甲基丙烯酸甲酯
E. 高分子聚乙烯

【答案】E
【难度】中

(37~39 题共用题干)
女性，30 岁，打羽毛球扭伤膝盖，出现关节绞索症状，膝关节肿胀明显 2 小时就诊，行 MRI 检查见内侧半月板损伤、前十字韧带断裂、内侧副韧带损伤。

37. 根据患者受伤史和体征，下列**不属于**膝关节查体试验的是

A. McMurray 试验　B. Lachman 试验
C. Linder 征　D. Jones 试验
E. McGreger 试验

【答案】C
【解析】屈颈试验也称 Linder 征，患者仰卧，也可端坐或直立位，检查者一手置于患者胸部前，另一手置于枕后，缓慢、用力地上抬其头部，使颈前屈，若下肢出现放射痛，则为阳性。
【难度】中

38. 患者最适合的治疗是

A. 急诊行关节镜下韧带重建术
B. 择期行人工关节置换
C. 择期行关节镜下韧带重建术
D. 急诊行人工关节置换
E. 支具固定，不需手术治疗

【答案】C
【解析】患者为急性损伤，膝关节肿胀明显，不利于关节镜下探查治疗，应先行固定，择期行关节镜下手术治疗。
【难度】中

39. 在韧带重建时，**不作为**常用韧带重建移植物的是

A. 人工韧带
B. 腘绳肌腱
C. 骨 - 髌腱 - 骨
D. 骨 - 股四头肌肌腱
E. 腘肌腱

【答案】E
【难度】难

(40~42 题共用题干)
男性，70 岁，行全膝关节置换术后 3 周出现左膝关节红肿，疼痛难忍，有脓肿，抽出约 2ml 脓性渗液，血沉增快，C 反应蛋白升高，血白细胞正常，脓培养为革兰氏阳性菌。

40. 该患者最可能有的并发症为

A. 左膝关节假体感染
B. 左髌前滑囊感染
C. 左膝切口皮下感染
D. 左髌前脂肪液化坏死感染
E. 血肿形成

【答案】A
【解析】依据患者左膝关节有脓肿，血沉增快，C 反应蛋白升高，血白细胞正常，脓培养为革兰氏阳性菌，可诊断膝关节假体感染。
【难度】易

41. 该患者进一步的治疗措施是

A. 抗感染
B. 清创 + 扩创
C. 去除假体冲洗
D. 进一步完善检查，观察
E. 清创 + 局部冲洗

【答案】C
【解析】膝关节假体感染的患者应取出假体冲洗，病灶清除，待感染控制后行二期翻修手术。
【难度】中

42. 患者术中去除假体彻底清洗，感染灶清除彻底后，术中宜选择的处理是

A. 直接行关节置换翻修术
B. 使用旷置假体
C. 直接缝合，进行观察
D. 行膝关节融合术
E. 局部留置引流管冲洗

【答案】B
【解析】术中取出假体彻底清洗后，感染病灶清除完毕，应使用旷置假体，保持膝关节功能。
【难度】难

(43~45 题共用题干)
男性，8 岁，突发寒战、高热，体温可至 39.5℃，诉"左膝部疼痛剧烈，不敢活动 2 天"。查体：局部皮温高，无明显肿胀。

43. 应首先考虑的诊断是

A. 慢性骨髓炎

B. 化脓性关节炎
C. 类风湿关节炎
D. 急性血源性骨髓炎
E. 胫骨结节骨软骨病
【答案】D
【难度】易
44. 该疾病发展至晚期的主要病理特点是
A. 骨折破坏、死骨形成
B. 窦道形成
C. 既有骨质破坏、死骨形成，又有新生骨
D. 病理性骨折
E. 新生骨和骨性包壳形成
【答案】E
【难度】中
45. 行膝关节穿刺，抽出混浊液体并送细菌培养，最可能的结果是
A. 乙型链球菌　B. 金黄色葡萄球菌
C. 大肠埃希菌　D. 链球菌
E. 结核分枝杆菌
【答案】B
【解析】急性血源性骨髓炎最常见的致病菌是金黄色葡萄球菌。
【难度】中

(46~48 题共用题干)
女童，10 岁，胫骨中上段慢性骨髓炎病史 3 年。2 天前出现局部红肿热痛住院治疗。查体未见窦道形成。
46. 该患儿进行 X 线检查，出现以下何种改变时需行手术治疗
A. 有骨膜反应
B. 有死骨
C. 病变骨变粗，密度增高
D. 局部红肿
E. 反复发热，局部疼痛
【答案】B
【解析】对于慢性骨髓炎，一旦当死骨形成并完全分离、骨包壳形成时，应行死骨摘除术。
【难度】中
47. 该患儿如手术，目前应采用的术式是
A. 病灶清除术　B. 切开引流术
C. 开窗引流术　D. 穿刺引流术
E. 窦道切除术
【答案】A
【解析】对于慢性骨髓炎，一旦死骨形成并完全分离、骨包壳形成时，应行死骨摘除术。
【难度】易
48. 术中见局部有混浊脓性液体，送检细菌培养，最可能的结果是
A. 乙型链球菌
B. 铜绿假单胞菌
C. 大肠埃希菌
D. 金黄色葡萄球菌
E. 克雷伯杆菌
【答案】D
【解析】骨髓炎最常见的致病菌是金黄色葡萄球菌。
【难度】易

(49~51 题共用题干)
男性，25 岁，平素喜好运动。因“右膝关节扭伤 3 天，行走时不稳，有“错位感”就诊。
49. 下列检查对诊断最有意义的是
A. McMurray 试验阳性
B. 抽屉试验阳性
C. 过伸过屈试验阳性
D. 浮髌试验阳性
E. 内外翻试验阳性
【答案】B
【解析】前后抽屉试验是检查交叉韧带损伤常用的体格检查方法。
【难度】易
50. 为明确损伤情况，对确诊意义最大的辅助检查为
A. 膝关节磁共振
B. 膝关节 X 线
C. 血常规
D. 下肢全长片
E. 应力位 X 线片
【答案】A
【难度】易
51. 若上述检查示前交叉韧带完全断裂，该患者首选的治疗方案为
A. 石膏固定
B. 支具固定
C. 切开手术
D. 关节镜手术
E. 减少活动
【答案】D

【解析】首选关节镜下修复。目前大多取自体移植韧带，镜下重建前交叉韧带，辅助术后康复训练，可获得良好的临床效果。

【难度】易

(52~54 题共用题干)

女性，75 岁，因膝关节骨关节炎继发严重膝内翻 5 年，疼痛范围广泛，活动度明显受限，严重影响生活，保守治疗无效。

52. 作为主管医师，下一步最佳的治疗方案是

A. 膝关节置换术　B. 单髁手术

C. 关节镜清理手术　D. 注射透明质酸钠

E. 物理治疗

【答案】A

【解析】膝关节症状严重者可行关节置换术改善症状体征等。

【难度】易

53. 如选择手术，首选的假体是

A. 活动平台型单髁　B. 旋转铰链膝

C. 铰链膝　D. PS 型假体

E. 单髁假体

【答案】D

【解析】PS 型假体是膝关节置换术常用假体之一。

【难度】易

54. 患者术后 2 周，感觉伤口疼痛，局部皮温略高，口服镇痛药物可缓解，实验室检查示血沉升高，C 反应蛋白正常，首先考虑的是

A. 感染

B. 创伤后炎症反应

C. 腰椎疾病

D. 髋部疾病

E. 反射性交感性营养不良

【答案】B

【解析】术后早期，局部皮温略高，口服镇痛药物可缓解，尽管血沉升高，但 C 反应蛋白已正常，故首先考虑为创伤后炎症反应

【难度】中

(55~57 题共用题干)

女性，50 岁，反复双腕及指间关节痛伴晨僵 3 年。查体：双侧近端指间关节呈梭形肿胀，有压痛。实验室检查示类风湿因子 1∶160(+)。

55. 对确诊最有价值的检查项目是

A. ASO　B. ESR

C. 影像学检查　D. CRP

E. 血常规

【答案】C

【难度】易

56. 关于类风湿关节炎的诊断标准正确的是

A. 晨起关节僵硬小于 1 小时

B. 3 个或 3 个以上关节肿胀(≥6 周)

C. 腕、掌指关节或近端指间关节肿胀(<6 周)

D. 皮下未扪及结节

E. 手 X 线片显示无骨侵蚀或有明确的骨质疏松

【答案】B

【解析】美国风湿病学会 1987 年修订的类风湿关节炎(RA)分类标准如下，≥4 条并排除其他关节炎可以确诊 RA：①晨僵至少 1 小时(≥6 周)；②3 个或 3 个以上的关节受累(≥6 周)；③手关节(腕、掌指关节或近端指间关节)受累(≥6 周)；④对称性关节炎(≥6 周)；⑤有类风湿皮下结节；⑥X 线片改变；⑦血清类风湿因子阳性。

【难度】中

57. 如应用滑膜切除术治疗本病，下列**不属于**手术治疗原则的是

A. 滑膜组织，至少应切除 70% 以上

B. 将软骨边缘的类风湿肉芽组织及血管翳刮除干净

C. 尽量保留肌腱和重要的韧带组织，保持关节的稳定性

D. 不截断骨组织，早期术后功能锻炼

E. 可以截断骨组织，行关节融合手术

【答案】E

【解析】应用滑膜切除术治疗类风湿关节炎不截断骨组织。

【难易】中

(58~60 题共用题干)

女性，83 岁，平素体质一般，跌倒后左下肢痛活动受限 2 小时就诊。经检查诊断为股骨头头下型骨折，骨折分型 Garden Ⅲ型。

58. 下列关于股骨颈骨折 Garden 分型**错误**的是

A. Ⅰ型，不完全骨折

B. Ⅱ型，完全骨折无移位

C. Ⅲ型，完全骨折部分移位

D. Ⅳ型，完全骨折完全移位

E. Ⅴ型，骨折脱位

【答案】E

【解析】股骨颈骨折 Garden 分型分为Ⅰ型、Ⅱ型、Ⅲ型、Ⅳ型。

【难度】中

59. 在股骨颈骨折引起股骨头坏死的众多原因中，最主要的是

A. 骨质疏松

B. 骨折畸形愈合

C. 患者年龄大

D. 股骨头血供受损

E. 长期卧床

【答案】D

【解析】股骨颈骨折引起股骨头坏死的主要原因是股骨头血供受损。

【难度】易

60. 该患者最合适的治疗选择是

A. 皮牵引治疗

B. 髋人字石膏固定

C. 骨牵引治疗

D. 股骨粗隆间截骨术

E. 人工股骨头置换术

【答案】E

【解析】83 岁高龄，平素身体一般，Garden Ⅲ型患者首选人工股骨头置换术。

【难度】易

(61~63 题共用题干)

男性，68 岁，平素体健，平地跌倒后下肢痛活动受限 3 小时送至医院，经检查诊断为右股骨头头下型骨折并移位，Garden Ⅳ型。

61. 该患者最合适的治疗措施是

A. 皮牵引治疗

B. 髋人字石膏固定

C. 骨牵引治疗

D. 股骨粗隆间截骨术

E. 人工全髋关节置换术

【答案】E

【解析】68 岁，平素体健，Garden Ⅳ型，首选人工全髋关节置换术。

【难度】易

62. 手术后下列处理**错误**的是

A. 应用抗生素防治感染

B. 术后行踝泵运动

C. 术后不可用药物抗凝

D. 术后应用药物镇痛

E. 术后复查双下肢静脉超声

【答案】C

【解析】髋关节置换术后为预防下肢深静脉血栓需药物抗凝。

【难度】易

63. 在决策人工全髋关节置换手术时，**不适宜**手术的情况是

A. 陈旧性股骨颈骨折，头臼均已破坏并疼痛，影响关节功能

B. Ⅲ期以上的股骨头缺血性坏死

C. 有严重疼痛的退行性骨关节炎

D. 类风湿关节炎及强直性脊柱炎

E. 无明显移位的转子间骨折

【答案】E

【解析】无明显移位的转子间骨折手术方式首选内固定治疗。

【难度】易

(64~66 题共用题干)

男性，65 岁，膝关节周围疼痛 10 年，内翻畸形，经药物保守治疗疼痛不缓解。X 线检查见关节间隙狭窄，关节周围明显骨赘形成。

64. 目前患者适宜的治疗方案是

A. 单纯药物止痛治疗

B. 人工全膝关节置换手术

C. 关节镜下膝关节探查

D. 单纯行关节腔内药物注射

E. 单纯使用外用矫形器具治疗

【答案】B

【难度】易

65. 如患者行手术治疗，但术后出现患肢足下垂，最可能的原因是

A. 术中腓肠肌撕裂

B. 术中胫神经损伤

C. 术中腓总神经损伤

D. 术中腘绳肌损伤

E. 术中跟腱撕裂

【答案】C

【解析】关节置换术后出现患肢足下垂，首先考虑术中腓总神经损伤。

【难度】易

66. 术后第 3 天患者出现体温升高，以下处理**错误**的是

A. 留取尿常规培养

B. 复查胸片

C. 冰敷物理降温
D. 抽取血液培养
E. 立即行膝关节翻修治疗

【答案】E
【解析】膝关节翻修治疗在感染未明确诊断或药物有效治疗前不是首选治疗措施。
【难度】易

(67~69题共用题干)
男性,70岁,膝关节骨关节炎病史15年入院。继发较重膝外翻畸形,膝周广泛疼痛,活动度明显受限,严重影响生活,保守治疗无效。

67. 该患者膝关节骨关节炎为膝外翻畸形,但实际最常见的畸形是
A. 伸直畸形　B. 屈曲畸形
C. 内翻畸形　D. 外翻畸形
E. 过伸畸形

【答案】C
【解析】膝关节骨关节炎常见的畸形是内翻畸形,即O形腿。
【难度】中

68. 下列有关骨关节炎的病理改变描述,患者**不可能**出现的是
A. 最早的病理改变在关节软骨
B. 有骨刺形成
C. 可有关节内游离体
D. 滑膜的改变是原发病变
E. 关节囊可产生纤维变性和增厚

【答案】D
【解析】滑膜的改变多继发于软骨及骨病变。
【难度】易

69. 如行膝关节置换手术治疗,以下属于人工膝关节置换术禁忌证的是
A. 膝关节周围或全身无活动性感染病灶
B. 无膝关节肌肉瘫痪或神经性关节病变
C. 全身情况良好或不伴有未纠正的糖尿病
D. 无其他可预见的导致手术危险和术后功能不良的病理情况
E. 无患膝退变严重表现

【答案】E
【解析】无患膝退变严重表现的患者不应行人工膝关节置换术。
【难度】易

(70~72题共用题干)
男性,71岁,左髋部疼痛活动受限7年,行X线检查可见左髋关节骨性关节狭窄,软骨下骨磨损,拟收住院行关节置换手术。

70. 人工髋关节置换手术时,股骨头优选使用的材料为
A. 不锈钢
B. 钴铬钼合金
C. 陶瓷
D. 聚甲基丙烯酸甲酯
E. 低分子聚乙烯

【答案】C
【解析】陶瓷是目前人工髋关节手术中,人工股骨头部件常使用的材料。具有摩擦系数低、亲水性好、硬度高等特点。
【难度】易

71. 患者询问人工髋关节假体理论上可使用的年限为
A. 10~15年　B. 15~20年　C. 20~25年
D. 25~30年　E. 30~35年

【答案】D
【解析】目前人工髋关节假体理论上计算使用年限为25~30年。
【难度】中

72. 有时需用陶瓷材料头的原因是
A. 价格低　B. 耐蚀性好
C. 耐磨性好　D. 生物相容性好
E. 耐疲劳性好

【答案】C
【难度】易

(73~75题共用题干)
女性,81岁,摔倒后出现右髋部疼痛、活动受限2小时就诊。行X线检查可见右侧股骨头脱位,股骨颈骨折移位明显。

73. 关于髋关节脱位,下列说法中**错误**的是
A. 通常由较大暴力所致
B. 临床表现为患肢缩短,髋关节屈曲、内旋、内收
C. 可并发股骨头骨折
D. 可并发坐骨神经损伤
E. 复位后可允许慢步行走

【答案】E
【难度】易

74. 正常人测量双下肢真实长度时，一般误差**不应超过**

A. 0.1cm　B. 0.2cm　C. 0.5cm
D. 1.0cm　E. 2.0cm

【答案】C
【难度】难

75. 该患者最合适的治疗措施是

A. 皮牵引治疗
B. 髋人字石膏固定
C. 骨牵引治疗
D. 股骨粗隆间截骨术
E. 人工股骨头置换术

【答案】E
【解析】81 岁的老年患者，股骨颈移位明显，首选人工股骨头置换术。
【难度】易

(76~78 题共用题干)
女性，27 岁，爬山时出现右膝疼痛，行走时更为明显就诊。查体：右膝关节肿胀，关节间隙压痛，Appley 研磨试验阳性，Appley 牵拉试验阴性，前后抽屉试验阴性，侧方应力试验阴性。右膝关节正侧位 X 线片未见明显异常。

76. 该患者最可能的诊断是

A. 右侧膝关节半月板损伤
B. 右侧膝关节前交叉韧带损伤
C. 右侧膝关节后交叉韧带损伤
D. 右侧膝关节内侧副韧带损伤
E. 右侧胫骨平台骨折

【答案】A
【解析】患者存在关节间隙压痛，特殊检查阳性，右膝关节正侧位 X 线片未见明显异常，故应首先考虑半月板损伤。
【难度】易

77. 如考虑膝关节半月板损伤，在下列描述造成膝关节半月板损伤的机制中与之**无关**的是

A. 膝的内收和外展　B. 膝的前后移动
C. 膝的旋转　D. 膝的挤压
E. 膝的半屈

【答案】B
【解析】膝关节半月板常见损伤机制为屈膝位膝关节发生旋转挤压动作。膝关节前后移动不易发生半月板损伤，而是容易发生交叉韧带损伤。
【难度】中

78. 如考虑膝关节半月板损伤，下列关于半月板损伤诊治措施**错误**的是

A. 关节交锁史
B. 关节间隙压痛
C. MRI 检查阳性
D. 关节镜手术治疗
E. 应尽量将半月板完全切除

【答案】E
【解析】半月板损伤的手术治疗应尽量保留正常部分而避免完全切除。
【难度】中

【案例分析题】

案例　女性，70 岁，下台阶时摔伤髋部，伤后感髋部疼痛，下肢活动受限，不能站立和行走 3 小时就诊。查体：右下肢短缩 3cm，右足外旋 50°，髋部叩压痛明显，旋转痛阳性，髋部无明显肿胀及瘀斑。

提问 1：患者可能的诊断是

A. 股骨颈骨折
B. 转子间骨折
C. 髋关节半脱位
D. 髋关节全脱位
E. 髂骨骨折
F. 坐骨骨折
G. 股骨颈头下型骨折

【答案】AG
【解析】老年患者，外伤后髋部疼痛、下肢外旋短缩畸形，髋部骨折可能性大。同时，足外旋 50°，考虑为囊内骨折，故最可能为股骨颈骨折。
【难度】中

提问 2：如考虑股骨颈骨折，对于此病下列说法**错误**的是

A. 头下型骨折易发生股骨头坏死
B. 基底型骨折易发生股骨头坏死
C. Pauwels 角小于 30°稳定性最差
D. Pauwels 角大于 50°稳定性最差
E. Garden Ⅰ型易发生股骨头坏死
F. Garden Ⅳ型易发生股骨头坏死
G. 骨折线越大，稳定性越差。

【答案】BCE
【解析】Garden 分型是股骨颈骨折常用的分型方法，根据骨折及移位程度，分为Ⅰ~Ⅳ型，严重程度依次增加，发生股骨头坏死的概率也逐步递增。另有根据骨折形

态及骨折线角度进行的分型,骨折越靠近头下,坏死可能性越大。骨折线越大,稳定性越差。

【难度】中

提问 3:如有股骨头坏死,下列有关影像学表现说法中正确的是

A. 普通 X 线片可早期诊断
B. MRI 检查可发现早期病变
C. 核素扫描可发现早期病变
D. 骨血流动力学检查可发现早期病变
E. CT 可以鉴别是否有骨塌陷
F. 动脉造影可发现早期病变
G. 超声检查较少应用于股骨头坏死的早期诊断

【答案】BCDEFG

【解析】股骨头坏死早期诊断,主要依靠磁共振或核素骨扫描,普通 X 线帮助不大。骨血流动力学检查及动脉造影不作为临床首选检查方法,但也能够早期发现病变。CT 对于骨塌陷的诊断有价值。

【难度】易

提问 4:如患者骨折诊断为 Garden Ⅳ型,首选的治疗方案是

A. 密切观察
B. 药物治疗
C. 外固定支架
D. 髓内钉固定
E. 钉板系统固定
F. 人工关节置换术
G. 骨牵引固定

【答案】F

【解析】对于完全骨折、完全移位的 Garden Ⅳ型骨折,首选人工髋关节置换术,主要是因为这类患者在行内固定术后的 2 年内,继发股骨头坏死的概率很大。

【难度】中

提问 5:患者如行内固定手术,与术后股骨头坏死并发症发生有关的因素包括

A. 年龄
B. 致伤到手术时间
C. Garden 分型
D. 骨折复位质量
E. 营养状态
F. 使用止血药
G. 旋股内侧动脉受损

【答案】ABCDG

【解析】旋股内侧动脉是股骨头血供的最主要来源,股骨颈骨折时,容易受到破坏,是骨折继发股骨头坏死的主要原因,另外也与年龄、骨折分型、手术早晚、复位质量等有关。

【难度】难

(李子剑 赵旻暐 田华)

第四章　脊柱

【A1 型题】

1. 腰椎间盘突出症，出现鞍区麻木及大小便功能障碍，受压迫的是

A. 脊髓腰膨大部　　B. 脊髓圆锥

C. 马尾神经　　D. S_1 神经根

E. S_2 神经根

【答案】C

【难度】易

2. 鉴别神经源性和血管源性下肢间歇性跛行最常用的检查方法是

A. 腰椎 MRI　　B. 腰椎 CT

C. 下肢血管造影　　D. 检查下肢血管搏动

E. 脊髓造影

【答案】D

【解析】血管源性间隙性跛行多可触及足背动脉减弱或消失。

【难度】难

3. 成人脊柱结核的正、侧位 X 线片显示的改变为

A. 椎体骨破坏，椎间隙正常

B. 椎体骨明显压缩，呈所谓的扁平椎

C. 椎体压缩楔形变，驼背畸形

D. 椎体破坏、增生，椎间隙变窄

E. 椎体破坏，椎间隙明显狭窄

【答案】E

【解析】脊柱结核在全身骨与关节结核中发病率最高，其中椎体结核占绝大多数。

【难度】中

4. 骨与关节结核发病率最高的部位

A. 肩关节　　B. 肘关节　　C. 脊柱

D. 髋关节　　E. 膝关节

【答案】C

【难度】易

5. 拾物试验阳性的骨关节疾病是

A. 髋关节结核

B. 膝关节结核

C. 化脓性髋关节炎

D. 化脓性膝关节炎

E. 腰椎结核

【答案】E

【解析】拾物试验阳性是腰椎结核的典型体征。

【难度】易

6. 关于脊柱结核的描述正确的是

A. 主要累及棘突

B. 可有拾物试验阳性

C. 可有托马斯征阳性

D. 手术治疗无须抗结核药物配合

E. 早期易形成寒性脓肿

【答案】B

【难度】易

7. 直腿抬高试验阳性表明

A. Schmorl 结节

B. 马尾神经损伤

C. 慢性腰肌劳损

D. $L_{3\sim4}$ 椎间盘膨出

E. $L_{4\sim5}$ 或 $L_5\sim S_1$ 椎间盘突出症

【答案】E

【解析】此型发生率在 97% 左右。

【难度】易

8. 直腿抬高试验，正常一般至少抬高到

A. 40°~49°　　B. 50°~59°

C. 60°~70°　　D. 80°~90°

E. 90°以上

【答案】C

【难度】易

9. 腰椎间盘突出症最常见的部位是
A. T_{12}~L_1　B. L_1~L_2　C. L_2~L_3
D. L_3~L_4　E. L_4~L_5
【答案】E
【难度】易

10. 脊髓型颈椎病的典型体征为
A. 4字试验阳性
B. 伸肌腱牵拉试验(Mills征)阳性
C. 杜加(Dugas)征阳性
D. 直腿抬高试验(Lasegue)阳性
E. Hoffmann征阳性
【答案】E
【解析】脊髓型颈椎病常出现上运动神经元损害的体征。
【难度】易

11. 有关腰椎间盘突出症的病因,正确的是
A. 高处坠落伤是腰椎间盘突出症的常见原因
B. 发病无遗传因素
C. 椎间盘退行性变是基本因素
D. 腰椎间融合有利于预防相邻节段间盘突出
E. 老年人发病率高是因为退变发生于50岁以后
【答案】C
【难度】中

12. 体格检查时,某肌肉能够抵抗重力屈曲关节,但不能抵抗阻力,应记录其肌力为
A. 1级　B. 2级　C. 3级
D. 4级　E. 5级
【答案】C
【解析】肌力3级指能够对抗重力,但不能对抗阻力。
【难度】易

13. 腰椎间盘髓核摘除术后继发椎间隙感染最常见的致病菌是
A. 表皮葡萄球菌　B. 金黄色葡萄球菌
C. 乙型链球菌　D. 大肠埃希菌
E. 肺炎球菌
【答案】B
【解析】金黄色葡萄球菌为脊柱切口感染最常见的致病菌。
【难度】中

14. 对于神经根型颈椎病患者,行神经损害定位诊断时最重要的依据是
A. CT表现　B. MRI表现
C. X线片表现　D. 肌电图表现
E. 症状和体征
【答案】E
【解析】脊柱退行性疾病诊断的基本依据是患者的症状和体征。
【难度】易

15. L_4~L_5后外侧椎间盘突出最可能累及
A. 股神经　B. 马尾神经
C. L_4神经根　D. L_5神经根
E. S_1神经根
【答案】D
【解析】L_5神经根最易受累,极外侧突出可能累及L_4神经根。
【难度】易

16. 查体中发现患者的一侧跟腱反射消失,其椎间盘突出的节段最可能位于
A. $L_{1\sim2}$　B. $L_{2\sim3}$　C. $L_{3\sim4}$
D. $L_{4\sim5}$　E. L_5~S_1
【答案】E
【解析】L_5~S_1椎间盘突出累及S_1神经根,查体可发现跟腱反射消失。
【难度】易

17. 查体发现患者的一侧膝腱反射减弱,其椎间盘突出的节段最可能位于
A. $L_{1\sim2}$　B. $L_{2\sim3}$　C. $L_{3\sim4}$
D. $L_{4\sim5}$　E. L_5~S_1
【答案】C
【解析】$L_{3\sim4}$椎间盘突出累及L_4神经根,临床查体可发现膝腱反射减弱。
【难度】易

18. 查体发现躯干部感觉减退平面位于乳头连线水平,其相应皮节定位是
A. T_4皮节　B. T_6皮节　C. T_8皮节
D. T_{10}皮节　E. T_{12}皮节
【答案】A
【难度】易

19. 脊柱结核与脊柱肿瘤在X线片上最主要的鉴别要点是
A. 椎体破坏、空洞形成
B. 脊柱旁软组织肿胀
C. 椎间盘受累,椎间隙狭窄
D. 脊柱后凸畸形
E. 椎体内死骨
【答案】C
【解析】脊柱肿瘤累及椎间盘少见。
【难度】难

20. 出现下肢痉挛性瘫痪可能损伤的是
A. 腰多根神经干
B. 马尾神经
C. 脊髓圆锥
D. 胸段脊髓
E. 腰椎间孔区神经根
【答案】D
【解析】胸段脊髓损伤可出现下肢上运动神经元损害。
【难度】中

21. 颈椎病最常见的类型是
A. 神经根型 B. 脊髓型
C. 交感型 D. 食管型
E. 椎动脉型
【答案】A
【解析】神经根型颈椎病占 50%~60%。
【难度】易

22. 用于评价神经根型颈椎病患者症状严重程度的方法是
A. NDI B. Nurick 评分
C. SF-36 D. JOA17 分法
E. Odom 评分
【答案】A
【解析】NDI(neck disability index)评价颈部疼痛对生活功能的影响程度。
【难度】难

23. 维持寰枢关节稳定性最重要的解剖结构是
A. 前纵韧带 B. 后纵韧带
C. 翼状韧带 D. 黄韧带
E. 横韧带
【答案】E
【解析】横韧带与枢椎齿突维持寰枢关节稳定。
【难度】中

24. 评价脊柱转移瘤患者预期生存时间并有助于指导选择治疗策略的评分为
A. JOA17 分 B. Karnofsky 评分
C. ECOG 评分 D. Tomita 评分
E. JOACMEQ 评分
【答案】D
【解析】Tomita 评分是基于患者预期生存时间的手术决策方法。
【难度】难

25. 神经根型颈椎病，$C_{5\sim6}$ 椎间关节退变，一般累及 C_6 神经根，典型的体征为
A. 三角肌无力、萎缩，肱二头肌反射亢进，肩部痛觉减退
B. 肱三头肌力弱；腱反射减弱，中指痛觉减弱
C. 肱二头肌腱反射亢进，拇指痛觉减弱
D. 肱二头肌力弱，腱反射消失，拇指痛觉减弱
E. 握力减弱，肱二、三头肌反射正常，拇指痛觉减弱。
【答案】D
【解析】C_6 神经根受累表现为肱二头肌腱反射减弱或消失，拇指为 C_6 神经根支配区。
【难度】中

26. 与 L_5~S_1 椎间盘突出有关的临床表现是
A. 腰部活动受限
B. 直腿抬高试验和加强试验阴性
C. 外踝部和足背外侧痛觉减退
D. 膝反射异常
E. 股神经牵拉试验阳性
【答案】C
【解析】L_5~S_1 椎间盘突出主要累及 S_1 神经根，支配区多在外踝和足外侧。
【难度】易

27. 跟腱反射检查的神经是
A. L_2 神经根 B. L_3 神经根
C. L_4 神经根 D. L_5 神经根
E. S_1 神经根
【答案】E
【难度】易

28. 下列**不会**出现脊柱圆弧形后凸的疾病是
A. 类风湿脊柱炎 B. 青年性驼背
C. 佝偻病 D. 姿势性驼背
E. 脊柱结核
【答案】E
【解析】脊柱结核由于常侵犯椎间隙，故多表现为角状后凸。
【难度】难

29. 腰椎结核伴有右髂窝脓肿，检查时托马斯(Thomas)征阳性，说明
A. 髋关节活动受限
B. 右下肢有放射性疼痛
C. 右侧髂腰肌受刺激
D. 右股四头肌受刺激
E. 臀大肌受刺激
【答案】C
【解析】髂腰肌受刺激会出现 Thomas 征阳性。

30. 脊髓震荡是指
A. 脊髓受压
B. 脊髓挫伤
C. 脊髓裂伤
D. 脊髓血运障碍
E. 脊髓暂时性功能抑制
【答案】E
【难度】易

31. 下肢牵涉痛受刺激的神经组织是
A. 脊神经前根　　B. 脊神经后根
C. 交感神经　　D. 脊神经前支
E. 脊神经后支
【答案】B
【难度】中

32. 急性腰扭伤与腰椎间盘突出症均可有坐骨神经支配区疼痛，其鉴别依靠
A. 外伤史
B. X 线片
C. 局部痛点普鲁卡因封闭
D. 直腿抬高试验
E. 股神经牵拉试验
【答案】C
【解析】腰椎间盘突出症的坐骨神经放射痛无法通过局部封闭缓解。
【难度】中

33. 出现踇背伸肌力减弱的腰椎间盘突出间隙是
A. $L_{1\sim2}$　　B. $L_{2\sim3}$　　C. $L_{3\sim4}$
D. $L_{4\sim5}$　　E. $L_5\sim S_1$
【答案】D
【解析】$L_{4\sim5}$ 椎间盘突出累及 L_5 神经根，支配踇背伸肌肌力下降。
【难度】易

34. 腰椎间盘突出症下肢放射痛最常见于
A. 坐骨神经分布区
B. 闭孔神经分布区
C. 阴部神经分布区
D. 股神经分布区
E. 股外侧皮神经分布区
【答案】A
【解析】腰椎间盘突出症是导致坐骨神经痛的主要原因之一。一般认为腰椎间盘突出引起坐骨神经痛的发病机制为突出的髓核压迫和过度牵伸脊神经根所致。
【难度】易

35. 腰椎间盘突出症与椎管内肿瘤最有鉴别意义的辅助检查是
A. X 线　　B. CT　　C. MRI
D. 肌电图　　E. 超声
【答案】C
【解析】MRI 可以清晰显示椎管内占位性病变，借以与椎间盘突出相鉴别。
【难度】易

36. 腰椎间盘突出症与腰椎管狭窄症临床症状的主要不同点为
A. 腰痛及下肢放射痛的程度
B. 有否间歇性跛行
C. 鞍区感觉改变情况
D. 双下肢无力情况
E. 二便是否障碍
【答案】B
【解析】间歇性跛行是腰椎管狭窄症最具代表性的症状。
【难度】易

37. 颈椎病的手术指征是
A. 颈痛伴手麻木
B. 头痛、头晕、眩晕
C. 颈肩痛较重，手握力减退，X 线片有骨棘生成、椎间隙狭窄
D. 反复发作，症状严重，长期保守疗法无效，有脊髓受压或瘫痪表现
E. 颈肩痛，手部肌力减弱，头痛头晕，耳鸣
【答案】D
【难度】中

38. 诊断成人脊柱结核最有价值的检查项目是
A. 细菌培养
B. 血沉
C. X 线
D. 结核菌素试验
E. 血尿常规与血生化检查
【答案】C
【解析】脊柱结核 X 线表现具有典型性，可见椎间隙狭窄、破坏。
【难度】中

39. 腰椎间盘突出在神经根外侧时，功能性腰椎侧凸应该是
A. 凸向健侧　　B. 凸向患侧
C. 无变化　　D. 方向不定
E. 前凸增加

【答案】B

【解析】腰椎间盘突出症时脊柱可出现代偿性侧凸。若突出位于神经根内侧是腰椎凸向健侧；若突出位于神经根外侧时腰椎凸向患侧。

【难度】中

40. 下列符合神经根型颈椎病的是

A. 下肢麻木，走路困难

B. 上肢麻木，持物不稳

C. 大小便障碍

D. 压颈试验阳性

E. 腱反射亢进，肌张力增高

【答案】D

【难度】易

41. 关于颈椎病，下列描述正确的是

A. 颈椎病患者多见于青壮年

B. 颈椎病的发病基础是椎间盘的外伤

C. 颈椎病常分为脊髓型、神经根型、椎动脉型、交感型等

D. 没有典型临床症状也能诊断为颈椎病

E. 手术治疗是颈椎病唯一有效的治疗方式

【答案】C

【难度】易

42. 腰椎间盘承受的压力最大时的体位是

A. 站立前屈　　B. 站立后伸

C. 坐位前屈　　D. 平卧位

E. 仰卧位

【答案】C

【解析】腰椎间盘在坐位前屈姿势时受力最大，平时生活中应尽量避免。

【难度】中

43. 容易发生急慢性损伤和退行性变的脊柱节段是

A. $C_{1\sim4}$　　B. $C_7\sim T_1$　　C. $T_{5\sim7}$

D. $T_{12}\sim L_1$　　E. $L_4\sim S_1$

【答案】E

【难度】易

44. 有关腰腿痛的神经放射痛症状，下列正确的是

A. 是神经根受损害的特征性表现

B. 疼痛多从肢体远端向近端放射

C. 无典型的定位体征

D. 无论病程长短均不会发生肌萎缩

E. 多由于神经营养不良所致

【答案】A

【难度】易

45. 关于腰椎间盘突出症发病因素，下列正确的是

A. 多发生于青少年

B. 多发生于老年

C. 有明确的家族遗传史

D. 多在体育运动后发病

E. 患者多有弯腰工作史

【答案】E

【解析】前屈位是腰椎间盘压力最大的姿势。

【难度】易

46. 腰腿痛的病理基础是

A. 损伤和退行性变　　B. 炎症

C. 肿瘤　　D. 发育异常

E. 外界刺激

【答案】A

【难度】易

47. 腰椎间盘突出症的主要临床症状是

A. 腰背痛

B. 腰骶部疼痛

C. 双下肢感觉异常

D. 大小便功能障碍

E. 腰痛及坐骨神经痛

【答案】E

【难度】易

48. 关于椎间盘的叙述，下列正确的是

A. 脊椎椎间盘若无发育异常有 27 块

B. 椎间盘由髓核及软骨板构成

C. 椎间盘承受纵向压力较弱

D. 椎间盘纤维环有血管分布

E. 椎间盘软骨板及髓核无血管分布

【答案】E

【难度】难

49. 腰椎管狭窄症的典型症状是

A. 腰痛　　B. 下肢放射痛

C. 大小便障碍　　D. 间歇性跛行

E. 性功能障碍

【答案】D

【难度】易

50. 有关腰椎管狭窄症的治疗，正确的观点是

A. 确诊为腰椎管狭窄症应早期手术

B. 对于症状轻又无明显体征者，应先保守治疗

C. 有神经根痛和明确的神经功能损害者均应手术治疗

D. 凡减压者均应进行植骨融合及内固定术，以防止术后出现腰椎不稳等

E. 对受压的马尾和神经根组织进行充分、有效的减压，减压范围越广越好

【答案】B

【解析】腰椎管狭窄症患者首选保守治疗。

【难度】中

51. 下列选项中属于腰椎间盘突出症的检查方法是

A. 肌活检　B. 腰椎 MRI

C. 腰穿　D. 血管造影

E. 全身骨扫描

【答案】B

【难度】易

52. 腰腿痛与下列韧带关系最为密切的是

A. 棘间韧带

B. 棘上韧带

C. 黄韧带和后纵韧带

D. 黄韧带和棘间韧带

E. 棘间韧带和棘上韧带

【答案】C

【解析】黄韧带和后纵韧带肥厚是导致腰椎管狭窄的重要病理改变。

【难度】难

53. 有关颈椎病的描述，下列正确的是

A. 头晕、心悸等是主要临床表现

B. 神经根型颈椎病可表现为颈部疼痛多于上肢疼痛

C. 交感型颈椎病最为常见

D. 脊髓型颈椎病病情严重者可出现二便障碍

E. 神经根型颈椎病可出现胸腹部束带感

【答案】D

【解析】脊髓型颈椎病严重者可导致括约肌功能异常，出现二便障碍。

【难度】中

54. 颈椎失稳的主要放射学诊断标准之一是过伸过屈位 X 线椎体后缘成角大于

A. 15°　B. 12°　C. 11°

D. 10°　E. 13°

【答案】C

【难度】中

55. 腰椎间盘突出症与腰椎滑脱症均可以出现的症状是

A. 腰痛　B. 下肢放射痛

C. 间歇性跛行　D. 鞍区感觉异常

E. 双下肢无力

【答案】A

【难度】易

56. 临床中多推荐诊断后早期手术的颈椎病是

A. 脊髓型　B. 神经根型

C. 交感型　D. 椎动脉型

E. 椎间盘突出型

【答案】A

【解析】脊髓型颈椎病确诊后建议早期手术。

【难度】易

57. 椎间盘的稳定限制结构主要是

A. 纤维环　B. 髓核

C. Sharpery 纤维　D. 软骨板

E. 脊髓

【答案】A

【解析】纤维环是维持椎间盘稳定最重要的解剖结构。

【难度】中

58. 椎间盘内呈半透明、凝胶状、易突出的结构是

A. 纤维环　B. 软骨板

C. 髓核　D. Sharpery 纤维

E. 椎体

【答案】C

【难度】易

59. 在脊柱横断面上，黄韧带最厚的部位是

A. 颈段　B. 胸段　C. 腰段

D. 骶段　E. 尾段

【答案】C

【难度】中

60. 先天性脊柱侧凸的病因中，下列选项最常见的是

A. 姿势性脊柱侧凸

B. 功能性脊柱侧凸

C. 楔形椎

D. 神经源性脊柱侧凸

E. 胸源性脊柱侧凸

【答案】A

【难度】中

61. 强直性脊柱炎的好发年龄是

A. 16~30 岁　B. 30~35 岁

C. 35~45 岁　D. 45~55 岁

E. 55~65 岁

【答案】A

【解析】强直性脊柱炎好发于16~30岁的青壮年。
【难度】易

62. 腰椎间盘突出症早期最重要的治疗是
A. 推拿 B. 止痛药
C. 理疗 D. 完全卧床休息
E. 腰背肌锻炼
【答案】D
【解析】卧床休息可以减轻椎间盘的压力。
【难度】易

63. 脊柱结核最严重的并发症是
A. 窦道形成
B. 病理性骨折
C. 脊柱运动功能障碍
D. 截瘫
E. 骨骺受累时影响生长发育
【答案】D
【难度】中

64. 颈椎的旋转运动主要发生在
A. 寰枕关节 B. 寰枢关节
C. 上颈段 D. 下颈段
E. 颈胸段
【答案】B
【解析】50%以上的颈椎旋转发生在寰枢关节。
【难度】难

65. “竹节样”脊柱改变主要见于
A. 脊柱结核 B. 脊柱侧凸
C. 脊柱骨折 D. 脊柱肿瘤
E. 强直性脊柱炎
【答案】E
【解析】强直性脊柱炎影像学的典型表现:椎间小关节形成广泛而严重的骨化性骨桥表现,称为“竹节样脊柱”。
【难度】易

66. 下列选项在脊髓圆锥损伤中一般**不出现**的是
A. 鞍区感觉障碍 B. 括约肌功能障碍
C. 性功能障碍 D. 会阴区感觉障碍
E. 下肢感觉障碍
【答案】E
【难度】中

67. $L_{4\sim5}$ 腰椎间盘突出症患者体格检查时,可出现的体征是
A. 股神经牵拉试验阳性
B. 直腿抬高试验阳性
C. Hoffmann 征阳性
D. 膝反射减弱
E. 跟腱反射减弱
【答案】B
【难度】易

68. 腰椎管狭窄症目前最理想的检查诊断手段是
A. X线 B. CT C. MRI
D. 肌电图 E. 脊髓造影
【答案】C
【难度】易

69. 颈椎病各类型中手术治疗最多的是
A. 神经根型颈椎病 B. 颈型颈椎病
C. 椎动脉型颈椎病 D. 脊髓型颈椎病
E. 食管型颈椎病
【答案】D
【难度】易

70. 颈椎病术后出现 C_5 神经麻痹最常见的临床表现是
A. 肱二头肌肌力下降
B. 颈部疼痛
C. 胸腹部束带感
D. 肩关节外展受限
E. 大鱼际萎缩
【答案】D
【解析】C_5 神经根麻痹会出现三角肌肌力下降,导致肩外展受限。
【难度】中

【A2型题】

1. 男性,55岁,右颈肩痛1年,伴右手桡侧麻木3个月。查体:颈椎生理弧度消失,$C_{5\sim6}$ 棘突间压痛,右颈肩部肌肉紧张,右手掌桡侧皮肤感觉减退,肱二头肌反射减弱,诊断为颈椎病。从体格检查中可以发现受累的神经根是
A. C_4 B. C_5 C. C_6
D. C_7 E. C_8
【答案】C
【解析】$C_{5\sim6}$ 椎间盘突出累及 C_6 神经根。
【难度】易

2. 女性,38岁,下肢无力3个月,伴小便费力。查体:上肢正常;下肢膝腱反射活跃,跟腱反射消失,提睾反射消失,Babinski征阳性,左侧股四头肌肌肉萎缩。考虑最可能的病变部位在
A. 颈椎 B. 胸椎 C. 腰椎
D. 胸腰段 E. 腰骶段

【答案】D
【解析】胸腰段脊髓受压会出现上、下运动神经元损伤的表现。
【难度】难

3. 男性，56 岁，出现腰痛 6 个月，行走时双手扶腰，伴有盗汗，午后潮热、消瘦、食欲缺乏、全身乏力。应首先考虑的诊断是
A. 腰椎间盘突出症　B. 腰肌劳损
C. 腰椎结核　D. 髋关节结核
E. 脊柱骨退行性变
【答案】C
【解析】脊柱结核存在结核的全身毒血症状。
【难度】易

4. 男性，60 岁，间歇性跛行 6 年。下蹲时疼痛减轻，骑自行车正常。直腿抬高试验阴性。X 线片示：腰椎骨质增生明显。最可能的诊断是
A. 腰椎管狭窄症　B. 腰椎间盘突出症
C. 慢性腰肌劳损　D. 棘间韧带损伤
E. 腰椎结核
【答案】A
【解析】间歇性跛行是腰椎管狭窄症的典型症状。
【难度】易

5. 男性，35 岁，外伤后腰痛伴右下肢麻木 1 周。查体：腰部活动受限，右小腿外侧感觉减退。疑有腰椎间盘突出症，最有诊断价值的检查方法是
A. X 线片　B. 透视
C. CT　D. 核素骨扫描
E. 肌电图
【答案】C
【难度】易

6. 男性，56 岁，颈肩痛 1 个月，并向右手放射，右手拇指痛觉减弱，肱二头肌肌力弱。初步诊断为
A. 颈椎病　B. 肩周炎
C. 肩袖综合征　D. 臂丛神经炎
E. 颈部劳损
【答案】A
【解析】神经根型颈椎病的典型表现。
【难度】易

7. 女性，45 岁，四肢无力，站立不稳，进行性加重半年，无外伤史。查体：双下肢肌张力高、腱反射亢进，Hoffmann 征(+)，Babinski 征(+)。其诊断为
A. 脊髓型颈椎病　B. 神经根型颈椎病
C. 椎动脉型颈椎病　D. 交感型颈椎病
E. 混合型颈椎病
【答案】A
【解析】上运动神经元损害表现。
【难度】易

8. 男性，65 岁，因右上肢放射痛伴手指麻木 2 年就诊。查体：颈肩部压痛，神经牵拉试验及压头试验阳性，右上肢桡侧皮肤感觉减退，握力减弱，肌张力减低。最可能的诊断是
A. 交感型颈椎病
B. 脊髓型颈椎病
C. 椎动脉型颈椎病
D. 神经根型颈椎病
E. 混合型颈椎病
【答案】D
【解析】神经牵拉试验及压头试验阳性。
【难度】易

9. 男性，30 岁，从事驾驶员工作 5 年，近 2 年反复发作腰痛，放射到右足跟部。CT 提示 L_5~S_1 椎间盘突出，突向右后方，压迫神经根。以下体征中与该诊断**不符**的是
A. L_5~S_1 棘突间压痛，向右下肢放射
B. 右下肢直腿抬高试验阳性，加强试验阳性
C. 右膝反射明显减弱
D. 右足外侧皮肤感觉减迟
E. 右小腿三头肌肌力 3 级
【答案】C
【解析】膝腱反射提示 L_4 神经根受累。
【难度】易

10. 女性，59 岁，诊断为脊髓型颈椎病。MRI 检查见 $C_{5\sim6}$ 椎间盘突入椎管压迫颈脊髓。保守治疗无效，瘫痪渐渐加重。应选择的治疗方案是
A. 大重量牵引
B. 旋转复位推拿
C. 后路椎板切除手术
D. 前外侧椎管减压术
E. 前路髓核摘除植骨术
【答案】E
【解析】压迫为突出椎间盘，手术宜直接解除压迫。
【难度】中

11. 男性，27 岁，3 天前搬重物后腰痛伴右下肢放射痛，咳嗽、喷嚏时加重，不能下床活动。查体：腰椎活动受限，直腿抬高试验 40°，加

强试验阳性，右足外侧外踝部皮肤感觉过敏，右跟腱反射减弱。经过治疗症状缓解后，首选的康复预防措施为

A. 增加营养，增强抵抗力

B. 禁止弯腰活动

C. 减轻体重

D. 腰背肌肉力量锻炼

E. 下肢肌力锻炼

【答案】D

【难度】易

12. 女性，58 岁，患者主诉渐进性双下肢发僵、无力、行走不稳 1 年。查体：双下肢肌张力高，双膝腱反射亢进。其最可能的病损是

A. 股神经损害

B. 腰椎神经根损害

C. 马尾神经损害

D. 脊髓圆锥水平以上的脊髓损害

E. 脊髓圆锥损害

【答案】D

【难度】易

13. 男性，25 岁，搬重物后腰痛 1 天。查体：腰部屈伸活动明显受限，左侧下肢直腿抬高试验阴性，加强试验阴性，双下肢感觉、肌力、反射均未见异常，病理征阴性。考虑其最可能的诊断是

A. 腰椎间盘突出症 B. 腰肌劳损

C. 腰扭伤 D. 髋关节扭伤

E. 腰椎横突骨折

【答案】C

【难度】易

14. 男性，33 岁，因车祸后双下肢麻木、无力 1 小时就诊。查体发现其剑突水平以下针刺觉减退，由此推断其脊髓损伤节段应在

A. T_4 节段以上 B. T_6 节段以上

C. T_8 节段以上 D. T_{10} 节段以上

E. T_{12} 节段以上

【答案】B

【难度】易

15. 男性，49 岁，主诉右侧下肢后外侧放射性麻痛 1 个月。查体：右侧足背针刺觉减弱，右足踇长伸肌肌力 3 级，双侧膝腱反射及跟腱反射均正常，据此推测其椎间盘突出最可能的节段是

A. $L_{1\sim2}$ B. $L_{2\sim3}$ C. $L_{3\sim4}$

D. $L_{4\sim5}$ E. $L_5\sim S_1$

【答案】D

【解析】右足踇长伸肌肌力下降，提示 L_5 神经根受累。

【难度】易

16. 女性，47 岁，主诉渐进性双下肢无力 1 年。查体：双侧股四头肌肌张力增高，双侧膝腱反射亢进，双侧跟腱反射消失，双侧 Babinski 征（-）。其最可能的病损是

A. 股神经损害

B. 腰椎神经根损害

C. 马尾神经损害

D. 脊髓圆锥损害

E. 脊髓圆锥水平以上的脊髓损害

【答案】D

【解析】脊髓圆锥平面损害可出现损害平面以下的上、下运动神经元受损表现。

【难度】中

17. 男性，70 岁，轻微蹲地伤后腰痛 3 周。X 线片示 T_{12}、L_1、L_2 椎体不同程度楔形变，椎间隙正常。最可能的诊断是

A. 椎体结核

B. 椎体嗜酸性肉芽肿

C. 椎体巨细胞瘤

D. 椎体转移性骨肿瘤

E. 老年性骨质疏松症，椎体压缩骨折

【答案】E

【解析】通过年龄（高龄）、受伤方式（蹲地受伤）、X 线表现（楔形变），推测为老年性骨质疏松症继发椎体压缩骨折。

【难度】易

18. 男性，25 岁，骑马时从马背摔落致腰痛 2 天。查体：腰部屈伸活动轻度受限，右侧腰椎椎旁固定压痛，双侧下肢直腿抬高试验阴性，双下肢感觉、肌力、反射均未见异常，病理征阴性。考虑其最可能的诊断是

A. 腰椎间盘突出症

B. 腰肌劳损

C. 腰椎棘上韧带拉伤

D. 髋关节扭伤

E. 腰椎横突骨折

【答案】E

【难度】易

19. 男性,50 岁,因“颈部疼痛,四肢无力 2 年”就诊,检查时出现第二肋间以下感觉明显减弱,对其诊断最有意义的检查
A. 胸椎 X 线平片　B. 颈椎 X 线平片
C. 颈椎 MRI　D. 胸椎 MRI
E. 全身详细的体检
【答案】C
【解析】四肢无力,首选颈椎 MRI 检查。
【难度】中

20. 女性,38 岁,从马车上摔下,头后枕部着地。查体:颈部活动受限,下颈椎压痛明显,四肢弛缓性瘫痪,躯干感觉平面在胸骨柄以下,痛、温觉消失,不能自行排尿。首先考虑的诊断是
A. 颈椎间盘突出症
B. 颈椎骨折脱位并颈髓损伤
C. 颈部软组织损伤
D. 颈椎骨折脱位并臂丛神经与腰骶丛神经损伤
E. 胸椎骨折并脊髓损伤
【答案】B
【难度】中

21. 男性,20 岁,夜间骑自行车,头朝下跌于壕沟,发生四肢不全瘫,X 线片显示齿状突骨折伴半脱位,此时在治疗上最先采取的措施是
A. 石膏领固定　B. 颅骨牵引固定
C. 吊带牵引　D. 环枕固定术
E. 切开复位内固定
【答案】B
【解析】C_1 骨折伴半脱位应行颅骨牵引。
【难度】中

22. 男性,29 岁,建筑工人,不慎坠楼,腰剧痛,双下肢感觉运动障碍,大小便功能障碍。现场搬运的正确方法是
A. 平托或滚动法　B. 单人搂抱法
C. 双人搂抱法　D. 侧卧搬运法
E. 背驮法
【答案】A
【解析】脊柱外伤搬运需采用平托或滚动法,搬运时,注意保持伤员颈部的稳定性,以免加重颈脊髓损伤。
【难度】易

23. 男性,23 岁,不慎坠楼,腰剧痛,双下肢感觉运动障碍,二便功能障碍。经 X 线平片检查,诊断为胸腰段屈曲型压缩骨折并发脊髓损伤。为进一步明确骨折片向椎管内的移位情况,下列哪项检查最有价值
A. MRI　B. CT
C. ECT　D. 脊髓造影
E. X 线断层摄影
【答案】B
【难度】中

24. 男性,40 岁,长期从事办公室工作,弯腰取物时,突感腰部疼痛来诊。查体:被动姿势,$L_{3\sim4}$ 右椎旁及 L_3 右横突压痛明显,放射到臀部、腰部,右直腿抬高试验(+),加强(-)。可能的诊断为
A. 急性腰扭伤　B. 腰椎间盘突出症
C. 腰椎管狭窄症　D. 腰肌劳损
E. 腰椎滑脱
【答案】A
【难度】易

25. 男性,55 岁,猛抬重物后腰剧痛并向右下肢放射,咳嗽时加重,其最大可能的诊断是
A. 腰椎骨折　B. 腰椎滑脱
C. 腰部肌筋膜炎　D. 腰椎间盘突出症
E. 腰扭伤
【答案】D
【难度】易

26. 女性,40 岁,搬重物后表现单侧坐骨神经痛及腰痛,直腿抬高试验及加强试验阳性,脊柱侧凸,踝反射异常,足趾跖屈力减退,此时最可能的诊断为
A. 腰椎间盘突出症　B. 慢性腰肌劳损
C. 腰椎骶化　D. 类风湿脊柱炎
E. 骶椎裂
【答案】A
【难度】易

27. 男性,40 岁,车工。因近 2 个月来经常加班劳动而引起腰背痛及活动障碍,5 天前又扭伤腰部,疼痛加剧,且向右下肢后侧放射,每于弯腰、咳嗽及用力排便时加重。脊髓造影显示 $L_{4\sim5}$ 椎间盘水平偏右有一圆形压迹。最可能的诊断是
A. 腰部肌筋膜炎　B. 慢性腰部损伤
C. 强直性脊柱炎　D. 劳累性腰痛
E. 腰椎间盘突出症

【答案】E
【难度】易

28. 男性，40 岁，诉头痛头晕，颈侧弯后伸后头晕加重并出现猝倒。肱二头肌腱反射亢进，颈椎斜位片显示钩椎关节增生，最可能的诊断是
A. 梅尼埃病 B. 体位性眩晕
C. 脊髓肿瘤 D. 椎动脉型颈椎病
E. 粘连性蛛网膜炎
【答案】D
【解析】颈椎钩椎关节严重的骨性增生可导致横突孔内椎动脉受到刺激，继而引发椎动脉血流变化，影响大脑后循环血供，出现头晕等临床症状。
【难度】中

29. 女性，49 岁，颈肩痛 5 年余，出现四肢麻木，无力半年，行走时步态不稳。查体：双手尺侧以下皮肤感觉减退，双下肢肌张力增高，肌力 3~4 级。X 线片见颈椎骨质明显退行性改变，其诊断可能为
A. 颈椎增生 B. 神经根型颈椎病
C. 脊髓型颈椎病 D. 交感型颈椎病
E. 椎管内肿瘤
【答案】C
【难度】易

30. 男性，20 岁，工人，抬重物后感觉腰痛。查体：骶棘肌紧张，仰卧检查直腿抬高试验阳性，在屈髋屈膝姿势下将双膝向腹部推压时疼痛加剧，俯卧位检查时腰部肌肉压痛，正确的诊断是
A. 腰椎间盘突出症 B. 急性腰扭伤
C. 脊柱滑脱 D. 急性肌筋膜炎
E. 腰肌劳损
【答案】B
【难度】易

31. 男性，26 岁，汽车修配工人，两天前抬轮胎时失手，腰部骤然有撕裂感，随即剧痛，自今晨起疼痛向右下肢放射，咳嗽与排便时疼痛加剧，查体腰部僵硬，腰肌活动明显受限，右棘突旁明显压痛，直腿抬高试验左侧 60°，右侧 45°，加强试验阳性，最可能的诊断是
A. 腰部肌筋膜炎
B. 腰椎间盘突出症
C. 急性腰扭伤
D. 腰椎屈曲型压缩骨折
E. 腰椎结核
【答案】B
【难度】易

32. 男性，20 岁，青年工人。抬东西而致腰痛，右下肢亦痛，直腿抬高试验阳性，而加强试验阴性，腰部右侧有压痛，站立时压痛区可摸到指肚大之肿块，平卧时即消失，其可能诊断为
A. 腰椎间盘突出症
B. 肌疝
C. 腰肌筋膜炎
D. 第三腰椎横突综合征
E. 棘间韧带损伤
【答案】B
【难度】易

33. 男性，33 岁，腰痛、腰僵硬，逐渐出现驼背，X 线片见骶髂关节模糊，间隙消失，可能诊断是
A. 慢性腰扭伤 B. 腰肌劳损
C. 腰椎结核 D. 腰椎间盘突出症
E. 强直性脊柱炎
【答案】E
【解析】骶髂关节模糊，间隙消失是强直性脊柱炎的典型 X 线表现。
【难度】易

34. 男性，50 岁，四肢麻胀，乏力逐渐加重近 2 年，1 个月前不慎滑倒，当即出现四肢活动障碍，查体：神志清楚，头部活动无明显受限，第 2 肋以下皮肤痛觉减退，四肢不能主动活动，肌张力增高，病理征(+)。X 线片示 C_4、T_1 椎体后缘骨质增生，椎间隙变窄，首先考虑的诊断为
A. 外伤性颈髓损伤 B. 颈椎脱位
C. 脊髓型颈椎病 D. 颈椎肿瘤
E. 颈椎管内肿瘤
【答案】C
【难度】易

35. 女性，65 岁，近半年来反复出现头痛，头晕，今晨在突然转头时感眩晕耳鸣，恶心呕吐，摔倒在地，2 分钟后缓解。既往曾类似发作 2 次，X 线片示 $C_{5\sim6}$ 椎体后缘骨质增生，椎间孔明显缩小，最可能的诊断是
A. 神经根型颈椎病

B. 脊髓型颈椎病
C. 交感神经型颈椎病
D. 椎动脉型颈椎病
E. 癫痫发作

【答案】D
【难度】易

36. 男性，49 岁，腰痛多年，时轻时重，伴双下肢痛。10 天前搬重物后腰腿痛加剧，并出现麻木与排尿困难。查体：腰运动受限，椎旁压痛向下肢放射，直腿高举与足背屈附加试验阳性。马鞍区痛觉减退。出现排尿困难，鞍区麻木的原因是

A. 窦椎神经受刺激　B. 脊神经后支卡压
C. 马尾神经受压　D. L_5 神经根受压
E. S_1 神经根受压

【答案】C
【解析】鞍区感觉减退，排尿困难，提示马尾神经损害。
【难度】易

37. 男性，49 岁，腰痛多年，时轻时重，伴双下肢痛。10 天前搬重物后腰腿痛加剧，并出现麻木与排尿困难。查体：腰运动受限，椎旁压痛向下肢放射，直腿高举与足背屈附加试验阳性。鞍区痛觉减退。最需要鉴别的疾病是

A. 腰扭伤
B. 腰椎管狭窄症
C. 第三腰椎横突综合征
D. 椎管内肿瘤
E. 强直性脊柱炎

【答案】D
【解析】鞍区感觉减退、排尿困难，应注意鉴别椎管内肿瘤。
【难度】中

38. 女性，54 岁，腰痛多年，时轻时重，伴双下肢痛。10 天前搬重物后腰腿痛加剧，并出现麻木与排尿困难。查体：腰运动受限，椎旁压痛向下肢放射，直腿高举与足背屈附加试验阳性。马鞍区痛觉减退。最主要的治疗措施是

A. 卧硬床休息
B. 牵引
C. 硬脊膜外腔泼尼松龙注射
D. 手术
E. 激素，非甾体类抗炎剂

【答案】D
【解析】马尾综合征是急诊手术指征。
【难度】易

39. 男性，55 岁，双下肢无力半年，右侧明显，近 2 个月行走不稳，右手不能扣钮扣，无外伤史，无发热。体格检查：颈背部无明显压痛，两上肢前臂、手及上臂尺侧皮肤感觉减退，右侧尤其明显，四肢肌张力增高，肱二头肌反射亢进，双侧膝踝反射亢进，右髌阵挛阳性，右巴宾斯基征阳性。最可能的诊断是

A. 脑卒中　B. 颈椎病
C. 颈椎肿瘤　D. 颈椎结核
E. 颈神经根炎

【答案】B
【解析】上运动神经元损害表现。
【难度】中

40. 男性，55 岁，双下肢无力半年，右侧明显，近 2 个月步态不稳，右手不能扣纽扣，无外伤史，无发热。体格检查：颈背部无明显压痛，两上肢前臂、手及上臂尺侧皮肤感觉减退，右侧尤其明显，四肢肌张力增高，肱二头肌反射亢进，双侧膝踝反射亢进，右髌阵挛阳性，右巴宾斯基征阳性。根据上述病情，确定病变节段为

A. $C_{5\sim6}$　B. $C_{6\sim7}$
C. $C_7\sim T_1$　D. $C_{4\sim5}$
E. 臂丛神经

【答案】A
【解析】根据上肢感觉异常部位可确定。
【难度】中

41. 男性，85 岁，双下肢无力 1 年，近 2 个月步态不稳，右手不能扣纽扣，无外伤史，无发热。体格检查：颈背部无明显压痛，两上肢前臂、手及上臂尺侧皮肤感觉减退，右侧尤其明显，四肢肌张力增高，肱二头肌反射亢进，双侧膝踝反射亢进，右髌阵挛阳性，右巴宾斯基征阳性。下列哪项**不利于**患者病情

A. 长时间低头伏案写作
B. 枕头过高
C. 头过度后伸
D. 颈部突然前后摆动
E. 牵引

【答案】D
【解析】脊髓型颈椎病，脊髓受压，颈部突然前后摆动会导致脊髓损伤。
【难度】中

42. 26岁，女性患者，平素有背痛，乏力与低热，分娩后出现下肢瘫痪，检查 $T_{9\sim10}$ 压痛，平脐以下痛觉减退，下肢痉挛性瘫，血沉加快，首先应考虑是
A. 脊髓蛛网膜炎　B. 脊髓肿瘤
C. 硬膜外腔脓肿　D. 胸椎结核
E. 横断性脊髓炎
【答案】D
【解析】青年，乏力与低热，血沉加快，提示结核可能性大。
【难度】易

43. 女性，30岁，以往有肺结核史，近1个月来腰背痛，伴低热，盗汗。体格检查示 $T_{11\sim12}$ 棘突明显压痛。有助于诊断的试验是
A. Dugas 征
B. 直腿抬高试验
C. Trendelenburg 征（单足站立试验）
D. 拾物试验
E. Thomas 征
【答案】D
【难度】易

44. 女性，30岁，以往有肺结核史，近1个月来腰背痛，伴低热，盗汗。体格检查示 $T_{11\sim12}$ 棘突明显压痛。早期诊断确立后，下列哪项治疗措施**不妥**
A. 正规抗结核治疗
B. 卧硬板床休息
C. 立即手术，病灶清除
D. 全身支持疗法
E. 注意检查全身其他部位有无结核
【答案】C
【解析】脊柱结核应首先全身抗结核治疗。
【难度】中

45. 男性，50岁，1小时前车祸伤，诊断为 C_6 骨折脱位伴截瘫。检查时，股四头肌稍有收缩，但不引起膝关节活动，这时的肌力应该是
A. 1级　B. 2级　C. 3级
D. 4级　E. 5级
【答案】A
【难度】易

46. 男性，58岁，发现颈前肿物2年，声音嘶哑4个月，2个月前平地滑倒，臀部着地，出现腰部疼痛，逐渐加重，腰椎拍片，腰椎压缩变扁，其中密度不均，椎间隙正常，椎旁影稍增宽，最可能的诊断是
A. 外伤性压缩性骨折
B. 椎体结核并冷脓肿
C. 椎体骨髓炎
D. 椎体肿瘤
E. 转移性骨肿瘤
【答案】E
【解析】颈前占位，声嘶，提示甲状腺恶性肿瘤可能。
【难度】中

47. 男性，45岁，腰痛伴右下肢放射痛3周。查体：$L_{4\sim5}$ 棘突间叩击痛阳性，右直腿抬高试验45°阳性，加强试验阳性。应首先考虑的诊断是
A. 脊柱侧凸　B. 腰椎管狭窄症
C. 腰椎滑脱症　D. 腰椎间盘突出症
E. 腰椎不稳症
【答案】D
【解析】直腿抬高试验阳性，下肢放射痛。
【难度】易

48. 男性，35岁，腰痛、乏力半年，加重近1个月，近2周出现排尿淋漓。查体：稍消瘦，腰部叩痛，上段腰椎轻度后凸畸形，$L_{2\sim3}$ 棘突叩痛明显，双下肢腱反射正常，双下肢 Babinski 征阴性。鞍区皮肤感觉下降，右下腹可扪及边界不清包块，压痛。右下腹包块的最大可能性是
A. 回盲部肿瘤　B. 回肠粘连团
C. 脓性包块　D. 寒性脓肿
E. 盆腔后腹膜肿瘤
【答案】D
【解析】消瘦、后凸畸形，提示结核可能，右下腹包块考虑结核寒性脓肿。
【难度】中

49. 男性，55岁，因腰痛5年，加重伴右下肢放射性疼痛2个月来诊。患者腰痛卧床可部分缓解，下床活动后明显加重，体重无明显下降。查体：双侧足背动脉搏动良好，双侧直腿抬高试验（-），右小腿外侧针刺觉减退，右侧拇背伸肌肌力Ⅳ级，余无阳性体征。最佳的手术治疗方法为

A. 峡部修补融合术
B. 单纯椎板切除减压术
C. 后路 $L_{4\sim5}$ 椎管减压，椎弓根钉内固定，后外侧植骨融合术
D. 后路 $L_4\sim S_1$ 椎管减压，椎弓根钉内固定，后外侧植骨融合术
E. 前路 $L_{4\sim5}$ 椎间盘切除，椎间植骨融合术

【答案】C
【解析】根据症状和查体可定位在 $L_{4\sim5}$ 节段，患者下床后疼痛明显加重，提示需要稳定。
【难度】中

50. 女性，58 岁，双上肢无力、活动不灵活 1 年半，伴行走无力半年。查体：双侧乳头以下针刺觉减退，双手握力差，双下肢肌张力略增高，双股四头肌肌力Ⅳ级。四肢腱反射活跃，Hoffmann 征和 Babinski 征阳性。患者首先应做的影像学检查是
A. 颈椎 X 线片、颈椎 MRI
B. 颈椎 X 线片、颈椎 MRI 及胸椎 MRI
C. 胸椎 MRI
D. 胸椎 X 线片
E. 颈椎 X 线片、颈椎 MRI、胸椎 MRI 及胸椎 CT

【答案】A
【难度】易

51. 男性，35 岁，腰痛、乏力半年，加重近 1 个月，近 2 周出现排尿淋漓。查体：稍消瘦，腰部叩痛，上段腰椎轻度后凸畸形，$L_{2\sim3}$ 棘突叩痛明显，双下肢腱反射正常，双下肢 Babinski 征阴性。病史中应该着重了解的内容是
A. 家族中有无先天性脊柱侧凸的患者
B. 有无长期咳嗽、咳痰、低热、盗汗病史
C. 疼痛时有无恶心、呕吐
D. 有无间歇性跛行
E. 有无尿急、尿痛病史

【答案】B
【解析】脊柱结核应着重了解结核毒血症状。
【难度】易

52. 男性，30 岁，抬重物后感觉腰痛，检查时发现骶棘肌紧张，仰卧检查直腿抬高试验阳性，在屈髋屈膝姿势下将双膝向腹部推压时疼痛加剧，俯卧位检查时腰部肌肉压痛，正确的诊断是
A. 腰椎间盘突出症　B. 急性腰扭伤
C. 脊柱滑脱　D. 急性肌筋膜炎
E. 腰椎不稳

【答案】B
【难度】易

53. 男性，47 岁，双下肢无力、行走不稳 1 年，查体双股部中段以下皮肤针刺觉减退，右胫前肌肌力减弱，双膝腱反射减弱，双下肢病理征阳性。患者可能的病变部位是
A. 颈椎　B. 腰椎　C. 中胸椎
D. 胸腰段　E. 上胸椎

【答案】D
【难度】易

54. 女性，45 岁，腰痛 1 年，加重近 1 个月，近 1 周出现排尿困难。查体：稍瘦，腰部叩痛，上段腰椎轻度后凸畸形，$L_{2\sim3}$ 棘突叩痛明显，双下肢腱反射正常，双下肢 Babinski 征阴性。若查体发现下腹部压痛，腹肌紧张，为排除腹腔空腔脏器损伤，最简单可靠的检查方法是
A. 超声　B. CT　C. X 线
D. 腹腔穿刺　E. 血常规

【答案】C
【解析】X 线可通过有无游离气体判断是否有脏器损伤。
【难度】中

55. 女性，24 岁，腰背痛 6 年，开始时腰骶部疼痛后腰骶部痛减轻，背痛加重，并逐渐出现驼背畸形。实验室检查：血液检查 RF(-)，ASO 250U，ESR 54mm/h，HLA-B27(+)。初步诊断应首先考虑
A. 类风湿关节炎
B. DISH 病
C. 强直性脊柱炎胸腰椎后凸畸形
D. 脊柱结核
E. 腰背肌劳损

【答案】C
【解析】HLA-B27 阳性提示强直性脊柱炎。
【难度】易

56. 男性，36 岁，感颈肩部不适伴左手麻木 3 年，近渐加重感双手无力，握物困难，行走时双下肢“踏棉感”。查体：一般状况好，双手握力减弱，双下肢肌力 4 级，双膝反射亢进。应考虑的诊断是

A. 颈型颈椎病　　B. 交感型颈椎病
C. 神经根型颈椎病　　D. 椎动脉型颈椎病
E. 脊髓型颈椎病

【答案】E
【难度】易

57. 男性,60岁,腰痛3周,无明显外伤史,X线片示L_3椎体破坏,压缩楔形变,椎间隙正常,最可能的诊断是

A. 脊柱结核　　B. 脊柱肿瘤
C. 脊柱骨折　　D. 强直性脊柱炎
E. 化脓性脊柱炎

【答案】B
【解析】老年男性,无外伤史,椎体破坏性病变,椎间隙正常。
【难度】中

58. 男性,60岁,外伤后CT显示枢椎齿状突基底部骨折,但无移位,寰椎亦无移位。枕颌吊带牵引2周后,颈痛减轻,活动范围增加。3周后离床活动,6周后颈痛再次加剧,活动明显受限,并逐渐出现四肢无力与瘫痪,这种迟发性瘫痪的原因是

A. 迟发性血肿压迫
B. 椎管内纤维质增生压迫
C. 脊髓血运障碍
D. 黄韧带增厚
E. 寰椎迟发性脱位

【答案】E
【解析】横韧带损伤导致寰椎迟发性脱位。
【难度】难

59. 女性,20岁,因外伤致$C_{4\sim5}$骨折并发颈髓损伤,四肢呈弛缓性瘫痪,高热40℃,持续数日不降,应采取何种方法降温

A. 口服APC　　B. 冬眠疗法
C. 使用抗生素　　D. 物理降温
E. 肌内注射退热药

【答案】D
【解析】颈脊髓损伤中枢性高热处理以物理降温为主。
【难度】中

60. 女性,15岁,学生。训练时,站立不稳,枕部触及垫上,出现双上肢麻木,活动无力,头稍歪向一侧,不敢活动,考虑为何种损伤

A. 寰椎前脱位
B. 寰椎单侧半脱位
C. 枢椎齿状突基底骨折
D. 寰椎后弓骨折
E. 寰椎后脱位

【答案】B
【解析】青少年,外伤史,外伤致颈部旋转固定。
【难度】难

61. 男性,25岁,骤然抬起重物时腰剧痛,继而右下肢麻痛,咳嗽时疼痛由臀部串到左足跟。检查:腰部有肌痉挛,活动受限并有侧弯现象,$L_{4\sim5}$间隙有明显按痛和叩痛,临床诊断最可能是

A. 腰椎骨折
B. 腰椎滑脱症
C. 蛛网膜下腔出血
D. 腰椎间盘突出症
E. 腰扭伤

【答案】D
【难度】易

62. 男性,34岁,半个月前因倒一盆水引起腰痛,2天后加剧,并出现小腿外侧痛,弯腰,咳嗽及用力排便时加重。查体:脊柱侧弯,椎旁叩痛并向右腿放射,右直腿抬高试验阳性,X线片见腰椎骨质有增生。首先考虑的诊断是

A. 腰肌劳损
B. 腰椎结核
C. 腰椎间盘突出症
D. 腰椎管狭窄症
E. 腰椎肿瘤

【答案】C
【难度】易

63. 男性,40岁,2周前扭腰后感腰部剧痛,咳嗽加剧,右下肢发麻。体查:$L_{4\sim5}$椎间隙压痛,直腿抬高试验右侧30°(+),加强试验(+),右小腿外侧感觉迟纯,腱反射正常。首选的治疗为

A. 卧床休息、骨盆牵引及理疗
B. 单纯卧床休息
C. 单纯口服止痛药
D. 手术摘除椎间盘
E. 加强腰肌锻炼

【答案】A
【解析】腰椎间盘突出症首选保守治疗。

【难度】易

64. 男性，30岁，腰痛半年，行走困难1周来诊。查体：明显消瘦，胸腰段向后成角畸形，X线片提示 T_{12}~L_1 椎体骨质破坏，椎间隙消失，首先考虑的诊断是

A. 椎体转移癌伴脊髓压迫
B. 骨髓瘤伴椎管内侵占
C. 椎体结核伴脊髓压迫
D. 中央型腰椎间盘突出症
E. 马尾神经肿瘤

【答案】C
【难度】中

65. 男性，40岁，反复发作腰痛伴右下肢放射痛，与劳累有关，咳嗽、用力排便时可加重疼痛。查体：右直腿抬高试验40度阳性，加强实验阳性。X线片示 $L_{4\sim5}$ 椎间隙变窄，最可能的诊断为

A. 急性腰扭伤　B. L_3 横突综合征
C. 梨状肌综合征　D. 腰椎间盘突出症
E. 腰椎滑脱症

【答案】D
【难度】易

66. 男性，40岁，反复发作腰痛伴右下肢放射痛2个月，痛与劳累有关，咳嗽、用力排便时可加重疼痛。查体：右直腿抬高试验40°阳性，加强实验阳性。X线片示 $L_{4\sim5}$ 椎间隙变窄，其右下肢麻木的区域可能为

A. 小腿前外侧和足内侧
B. 股前侧
C. 小腿前内侧
D. 小腿后侧及足底
E. 大腿后侧

【答案】A
【解析】$L_{4\sim5}$ 椎间盘突出，累及 L_5 神经根，感觉异常范围在小腿前外侧及足内侧。
【难度】易

67. 女性，54岁，反复发作腰痛伴左下肢放射痛1个月。查体：左直腿抬高试验30°阳性。X线片示 $L_{4\sim5}$ 椎间隙变窄，对其诊断有定位定性意义的检查方法是

A. X线片　B. CT
C. 核素骨扫描　D. 肌电图
E. 超声

【答案】B
【难度】易

68. 男性，70岁，反复发作腰痛伴右下肢放射痛，近日出现会阴区感觉麻木，小便无法解出。查体：右直腿抬高试验40°阳性，加强试验阳性。X线片示 $L_{4\sim5}$ 椎间隙变窄。对于该患者治疗，最适当的治疗方法是

A. 卧床休息　B. 理疗
C. 按摩　D. 口服药物
E. 手术

【答案】E
【解析】马尾综合征是手术指征。
【难度】中

69. 男性，60岁，腰痛伴右下肢放射痛3个月，加重4天，查体见右踇背伸肌肌力0级。X线片示 $L_{4\sim5}$ 椎间隙变窄。对于该患者治疗，最适当的处理方法是

A. 卧床休息　B. 理疗
C. 按摩　D. 口服药物
E. 手术

【答案】E
【解析】踇背伸肌肌力0级提示神经根严重损害。
【难度】中

70. 男性，40岁，矿工，井下作业时发生塌方砸伤背部，当即倒于地上，下肢无力不能行走，立即来诊。检查见胸腰段后凸畸形并压痛，双下肢不全瘫，感觉异常平面位于双侧腹股沟水平，对于该患者，正确的搬运方法是

A. 一人抱颈，一人抱腿
B. 一人抬头，另一人抬足，放于木板上
C. 两人架其上肢助其走上担架车
D. 两人将其躯干成一体滚动至木板上
E. 双手置于腋下拖至担架上

【答案】D
【难度】易

71. 男性，45岁，重物砸伤背部，当即倒于地上，下肢无力不能行走，立即来诊。查体：胸腰段后凸畸形并压痛，双下肢不全瘫，感觉异常平面位于双侧腹股沟水平，患者至急诊室后，骨科首先应做的影像学检查是

A. MRI　B. CT
C. B型超声　D. X线
E. 放射性核素骨扫描

【答案】D

【解析】脊柱结核X线可有显著表现。
【难度】中

72. 男性,36岁,砸伤后倒于地上,下肢无力不能行走2小时来诊。查体:胸腰段后凸畸形并压痛,双下肢不全瘫,感觉异常平面位于双侧腹股沟水平,未明确患者有无神经损伤,应首选的检查是
A. 肌电图　B. X线片　C. CT
D. MRI　E. 骨扫描
【答案】D
【解析】磁共振是明确神经损伤的首选检查。
【难度】易

73. 女性,39岁,车祸中伤及背部,当即倒于地上,下肢无力不能行走2小时来诊。查体:胸腰段后凸畸形并有压痛,双下肢不全瘫,感觉异常平面位于双侧腹股沟水平,受伤3个小时后,患者双下肢感觉运动逐渐恢复,最可能的诊断是
A. 脊髓水肿　B. 脊髓出血
C. 脊髓震荡　D. 脊髓挫伤
E. 脑震荡
【答案】C
【难度】中

74. 男性,27岁,重物砸伤背部,当即倒于地上,下肢无力不能行走10天就诊。查体:胸腰段后凸畸形并压痛,双下肢不全瘫,感觉异常平面位于双侧腹股沟水平,检查发现胸椎压缩性骨折,骨折块凸入椎管,应采取的治疗措施为
A. 牵引
B. 卧硬板床,背部垫高
C. 双桌法过伸复位
D. 尽快手术
E. 胸腰支具固定
【答案】D
【难度】易

75. 女性,28岁,妊娠后期出现进行性背痛,下肢乏力,食欲减退。查体:见T_7轻度后突,有叩痛,X线片示$T_{6\sim7}$间隙变窄,椎旁软组织阴影膨隆,血沉60mm/h,最可能的诊断是
A. 胸椎转移癌　B. 胸椎结核
C. 胸椎血管瘤　D. 化脓性脊柱炎
E. 胸椎间盘脱出
【答案】B
【难度】易

76. 男性,60岁,车祸伤,四肢感觉消失,四肢无法活动,大小便失禁4小时。查体:四肢感觉消失,肌力0级,肛门括约肌松弛,颈椎X线示$C_{5\sim6}$骨折脱位,该患者早期可能出现的情况是
A. 压疮　B. 骨质疏松
C. 四肢肌肉萎缩　D. 脂肪栓塞
E. 呼吸功能障碍
【答案】A
【解析】完全性脊髓损伤早期最常见并发症之一是压疮。
【难度】易

77. 男性,28岁,腰背痛10年,开始时腰骶部疼痛向双臀部放射。曾在县医院诊断为腰椎间盘突出症。后腰骶部痛减轻,背痛加重,并逐渐出现驼背畸形,双髋活动部分受限,上3楼后气喘、呼吸困难。查体:脊柱活动明显受限,肺活量明显减少,Thomas征阳性,床边试验阳性,血液检查RF(-),HLAB-27(+),ASO 200U,ESR 54mm/h。初步诊断应首先考虑
A. 类风湿关节炎
B. 特发性弥漫性骨肥大
C. 强直性脊柱炎
D. 脊柱结核
E. 后纵韧带骨化症
【答案】C
【难度】易

78. 男性,60岁,颈肩痛3年,四肢乏力,行走持物不稳4个月,近1个月来行走踩棉花感。查体:Hoffmann征阳性,双膝反射活跃,双踝阵挛阳性,最可能的诊断是
A. 胸椎管狭窄症　B. 亚急性联合硬化
C. 脊髓型颈椎病　D. 脊髓空洞症
E. 肌萎缩侧索硬化症
【答案】C
【难度】易

79. 男性,30岁,建筑工人,2个小时前从5m高处坠落,颈部着地,四肢不能活动,颈部以下皮肤感觉减退,平片示$C_{5\sim6}$椎体脱位。对患者首先应该进行的治疗是
A. 颈椎牵引

B. 急症手术治疗
C. 手法复位
D. 大剂量甲泼尼龙冲击治疗
E. 颈托固定

【答案】B
【难度】易

80. 男性，55 岁，右颈肩痛 1 年，伴右手麻 3 个月。查体：颈椎生理弧度消失，$C_{5\sim6}$ 棘突间压痛，右颈肩部肌肉紧张，右手掌桡侧皮肤感觉减退，有肱二头肌反射亢进，诊断为颈椎病，在颈椎病的诊断中，以下哪一条是可靠的依据
A. 颈肩部疼痛
B. X 线提示骨赘形成
C. 霍夫曼征阳性
D. 手指麻木
E. 颈部活动受限

【答案】C
【解析】病理征阳性提示上运动神经元损害。
【难度】易

81. 男性，65 岁，颈肩痛伴双手麻木 6 个月，近 1 个月来有行走踩棉感，查体：Hoffmann 征阳性，双膝反射活跃。X 线提示发育性椎管狭窄，若诊断颈椎不稳定，患者 X 线屈伸位上椎体成角应大于
A. 9° B. 10° C. 11°
D. 12° E. 15°

【答案】C
【难度】中

82. 女性，30 岁，从 3 楼跌下臀部着地，两下肢完全不能活动 2 小时就诊。双侧腹股沟平面以下感觉丧失，小便不能自解，最有可能的诊断是
A. 骨盆骨折 B. Hangman 骨折
C. L_5 骨折 D. 颈椎骨折
E. T_{10} 骨折

【答案】E
【难度】易

83. 男性，25 岁，搬重物后腰痛 2 小时就诊。查体：腰部活动明显受限，右侧骶脊肌痉挛伴压痛，右直腿抬高 45° 时，诉腰痛，加强试验(–)，感觉肌力反射均正常，诊断应最先考虑
A. 腰椎间盘突出症 B. 腰扭伤
C. 髋关节扭伤 D. 梨状肌综合征
E. L_3 横突综合征

【答案】B
【难度】易

84. 男性，36 岁，10 天前招重物扭伤腰部，腰痛伴右下肢后外侧放射痛，无大小便功能障碍。经检查诊断为腰椎间盘突出症，下列的治疗措施目前哪项**不宜**采用
A. 卧床休息
B. 骨盆牵引
C. 理疗
D. 糖皮质类固醇激素硬膜外注射
E. 立即手术治疗，行髓核摘除术

【答案】E
【解析】无手术指征，应首选保守治疗
【难度】易

85. 女性，18 岁，体瘦弱，脊柱后凸畸形，弯腰动作受限，腹股沟区有肿物。肿物穿刺抽出灰白色脓液，应考虑是
A. 股疝 B. 腹股沟脓肿
C. 骨肿瘤 D. 脊柱结核
E. 化脓性骨髓炎

【答案】D
【难度】中

86. 男性，40 岁，腰扭伤，经治疗腰痛缓解，但仍有左下肢麻痛并放射 1 个月，查体：腰背肌痉挛，沿坐骨神经走行有压痛，直腿抬高试验阳性，为明确诊断，应选择的检查方法是
A. X 线 B. CT C. 骨扫描
D. ECT E. 肌电图

【答案】B
【难度】易

87. 男性，35 岁，从建筑工地跌落(约 4m 高)后平躺在地，当即感腰背部疼痛不适，伴双下肢活动障碍 3 小时。患者来院后已排除其他系统并发伤。查体：L_1 棘突及椎旁压痛，双下肢肌力 2 级；骨科诊疗应完善下列哪种检查
A. 腰椎超声检查 B. 腰椎 X 线
C. 腰椎 CT D. 腰椎 MRI
E. 腰椎 X 线 +CT+MRI

【答案】E
【难度】易

88. 女性,45 岁,自述颈部不适 3 年,6 个月前出现行走时出现踩棉花感,1 个月前双手写字颤抖,手持物经常掉落,无外伤史。查体:双下肢肌力 4 级,双上肢肌力 4 级,双下肢肌张力增高、腱反射亢进。Hoffmann 征(+),Babinski 征(+)。为明确诊断,患者目前应行下列哪项检查最为恰当

A. 颅脑 CT　　B. 颅脑 MRI

C. 颈椎 MRI　　D. 经颅多普勒超声

E. 颈部动脉超声

【答案】C

【难度】易

89. 女性,45 岁,自述颈部不适 3 年,6 个月前出现行走时出现踩棉花感,1 个月前双手写字颤抖,手持物经常掉落,无外伤史。查体:双下肢肌力 4 级,双上肢肌力 4 级,双下肢肌张力增高、腱反射亢进。Hoffmann 征(+),Babinski 征(+)。已排除脑部疾病可能,该患者最有可能的诊断为

A. 脊髓型颈椎病　　B. 神经根型颈椎病

C. 交感型颈椎病　　D. 椎动脉型颈椎病

E. 颈型颈椎病

【答案】A

【难度】易

90. 女性,45 岁,自述颈部不适 3 年,6 个月前出现行走时出现踩棉花感,1 个月前双手写字颤抖,手持物经常掉落,无外伤史。入院查体:双下肢肌力 4 级,双上肢肌力 4 级,双下肢肌张力增高、腱反射亢进。Hoffmann 征(+),Babinski 征(+)。该患者目前应首选的治疗方式是

A. 理疗　　B. 手术治疗

C. 推拿按摩　　D. 牵引

E. 药物

【答案】B

【难度】易

91. 男性,35 岁,无明显外伤时突然出现腰痛 1 个月,经理疗 1 周腰痛缓解,后逐渐出现右下肢放射痛,无低热、盗汗。查体:直腿抬高试验阳性。该患者最有可能的诊断是

A. 腰椎间盘突出症　　B. 胸椎管狭窄症

C. 腰椎滑脱症　　D. 腰椎结核

E. 腰椎管狭窄症

【答案】A

【难度】易

92. 男性,55 岁,右下肢放射痛 2 周,查体:直腿抬高试验阳性,腰椎 MRI 显示 $L_{4\sim5}$ 椎间盘轻度突出。对于该患者首选的治疗方案是

A. 开放手术治疗　　B. 休息＋牵引

C. 微创手术治疗　　D. 按摩推拿

E. 背肌锻炼

【答案】B

【难度】易

93. 男性,53 岁,腰痛伴右下肢放射痛 2 个月,反复发作,与劳累有关,咳嗽,用力排便时可加重疼痛。查体右直腿抬高试验 40° 阳性,加强试验阳性,X 线片示:$L_{4\sim5}$ 椎间隙变窄。其最可能的诊断为

A. 急性腰扭伤　　B. L_3 横突综合征

C. 腰椎管狭窄症　　D. 腰椎间盘突出症

E. 腰椎滑脱症

【答案】D

【难度】易

94. 男性,65 岁,腰痛伴左下肢放射痛 2 年。查体右直腿抬高试验阳性,MRI 示:$L_{4\sim5}$ 椎间盘突出。其最有可能出现力量改变的肌肉是

A. 胫前肌　　B. 踇背伸肌

C. 小腿三头肌　　D. 股四头肌

E. 髂腰肌

【答案】B

【难度】易

95. 男性,78 岁,左下肢放射痛 2 个月,咳嗽,用力排便时可加重疼痛。查体:左直腿抬高试验 40° 阳性,X 线片示:$L_{4\sim5}$ 椎间隙变窄。其最可能出现麻木的区域为

A. 小腿外侧或足背　　B. 大腿前侧

C. 臀部及大腿后侧　　D. 小腿后侧及足底

E. 会阴区

【答案】A

【难度】易

96. 女性,48 岁,腰痛伴右下肢放射痛 2 个月,反复发作,与劳累有关,咳嗽,用力排便时可加重疼痛。查体:右直腿抬高试验 40° 阳性,加强试验阳性,X 线片示:$L_{4\sim5}$ 椎间隙变窄。对于该患者诊断有定位及定性意义的首选检查方法是

A. CT
B. 肌电图
C. ECT
D. 放射性核素骨扫描
E. 骨密度测定
【答案】A
【难度】易

97. 男性，28岁，自8m高处坠落2小时后送至医院。自述胸背部疼痛，双下肢不能活动。首先应考虑的诊断是
A. 颅脑损伤　　B. 胸椎损伤
C. 颈椎损伤　　D. 骨盆骨折
E. 双下肢骨折
【答案】B
【难度】易

98. 女性，35岁，腰痛伴左下肢放射痛3个月，脊柱侧凸，左小腿肌肉萎缩，足背感觉下降，左直腿抬高试验(+)，X线平片L_5~S_1椎间隙狭窄。该患者最可能的诊断是
A. 腰椎管狭窄症
B. 腓总神经损伤
C. 腰椎间盘突出症
D. 腰肌劳损
E. 腰椎肿瘤
【答案】C
【难度】易

99. 女性，55岁，腰痛伴左下肢放射痛6个月，左小腿肌肉萎缩，足背感觉下降，X线平片L_5~S_1椎间隙狭窄。该患者最可能出现异常的体征是
A. 左侧膝腱反射减弱
B. 左侧跟腱反射减弱
C. 左侧巴氏征阳性
D. 左侧踝阵挛阳性
E. 左侧髌阵挛阳性
【答案】B
【难度】易

100. 女性，70岁，摔伤致四肢麻木、无力1天入院，查体：双上肢前臂尺侧痛觉过敏，双上肢远端肌力2级，近端肌力3级，双下肢肌力4~5级，双侧Hoffmann征阳性，该患者最可能的诊断是
A. 中央脊髓综合征
B. Brown-Sequard综合征
C. 前脊髓综合征
D. 后脊髓综合征
E. 脊髓休克
【答案】A
【解析】外伤史，上肢症状重于下肢，提示中央脊髓综合征。
【难度】中

101. 男性，60岁，因脊髓型颈椎病接受颈椎前路间盘切除植骨融合内固定术，手术顺利，术后2小时突发呼吸困难，口唇青紫，观察伤口肿胀明显，局部淤青，考虑最可能出现的情况是
A. 硬膜外血肿　　B. 伤口血肿形成
C. 脑脊液漏　　D. 伤口感染
E. C_5神经根麻痹
【答案】B
【解析】颈前路术后早期出现伤口肿胀最常见于伤口急性血肿形成，应紧急处理。
【难度】易

102. 女性，55岁，因颈椎后纵韧带骨化症接受颈椎后路单开门椎管扩大成形术，手术顺利，术后患者自觉症状明显改善，术后第3天，患者突然出现右侧三角肌肌力下降，抬臂困难，考虑最可能出现的情况是
A. 脑梗死
B. 脑脊液漏
C. 硬膜外血肿形成
D. C_5神经根麻痹
E. 缺血再灌注损伤
【答案】D
【解析】颈后路术后三角肌肌力下降，排除术中直接损伤，C_5神经根麻痹是最常见的并发症。
【难度】中

103. 男性，60岁，因脊髓型颈椎病接受颈后路单开门椎管扩大成形术，手术顺利，术后患者自觉症状明显改善，术后3小时，患者自觉左侧下肢麻木，术后4小时，患者出现左侧上肢及下肢肌力明显下降，考虑最可能出现的情况是
A. 脑脊液漏　　B. 脑梗死
C. C_5神经根麻痹　　D. 硬膜外血肿形成
E. 缺血再灌注损伤
【答案】D

【解析】颈后路术后一侧肢体肌力下降，应考虑硬膜外血肿形成。

【难度】中

104. 女性，65岁，因腰椎管狭窄症接受腰椎椎板切除减压，椎弓根螺钉固定后外侧植骨融合术，手术顺利，术后患者自觉症状明显改善，术后第3天，患者伤口引流量500ml，为清亮浆液性液体，患者自觉头晕、头疼，伴恶心、呕吐，考虑最可能出现的情况是

A. 颅内出血　B. 高血压病

C. 脑脊液漏　D. 硬膜外血肿形成

E. 医源性神经损伤

【答案】C

【解析】术后引流量异常增大，颜色淡，患者伴头晕等症状需考虑脑脊液漏。

【难度】中

105. 男性，60岁，因脊髓型颈椎病接受颈椎前路间盘切除植骨融合内固定术，手术顺利，术后3天恢复进食后出现高热、颈部肿胀，引流液性质混浊，考虑最可能的情况为

A. 伤口感染　B. 过敏反应

C. 食管损伤　D. 软组织血肿形成

E. 脑脊液漏

【答案】C

【解析】术后进食后出现明显感染表现，同时引流液混浊，应考虑食管损伤。

【难度】中

106. 男性，30岁，车祸时胸背部受伤，伤后疼痛。查体：胸腰段压痛及叩击痛阳性，双下肢感觉、肌力未见明显异常，X线及CT提示T_{11}椎体压缩骨折，压缩程度约60%，骨折累及椎体后壁，对于该患者最恰当的治疗方式应选择

A. 切开复位固定术

B. 经皮穿刺椎体成形术

C. 经皮穿刺后凸成形术

D. 牵引治疗

E. 卧床治疗

【答案】A

【解析】椎体压缩骨折程度大于50%，建议手术。

【难度】中

107. 男性，80岁，突发胸背部疼痛伴双下肢无力1天，既往前列腺癌病史。查体：胸背部压痛及叩击痛阳性，双下肢感觉减退，肌力2~3级。X线提示T_6椎体骨质破坏伴塌陷，MR可见胸椎多发椎体信号改变，T_6椎体周围软组织肿块形成，伴脊髓压迫，间盘未见破坏。考虑该患者最可能的诊断是

A. 胸椎结核

B. 胸椎转移癌伴病理性骨折

C. 胸椎骨质疏松伴压缩骨折

D. 胸椎管狭窄症

E. 脑梗死

【答案】B

【难度】中

108. 男性，70岁，突发胸背部疼痛伴双下肢无力1天，既往前列腺癌病史。查体：胸背部压痛及叩击痛阳性，双下肢感觉减退，肌力2~3级。X线提示T_6椎体骨质破坏伴塌陷，MR可见胸椎多发椎体信号改变，T_6椎体周围软组织肿块形成，伴脊髓压迫，间盘未见破坏。下列评分/分级对于指导患者治疗及预后最有意义的是

A. Tomita评分　B. m-JOA评分

C. SINS评分　D. Enneking分级

E. Frankel分级

【答案】A

【难度】中

109. 男性，25岁，3m高处坠下致颈椎损伤，为了明确是否并发脊髓损伤，最重要的检查是

A. X线检查　B. CT检查

C. MRI检查　D. 肌电图检查

E. 神经系统查体

【答案】E

【难度】易

110. 男性，22岁，颈部外伤后出现疼痛，四肢感觉运动正常1小时。X线检查：颈椎无骨折及脱位，未行任何治疗，于伤后1个月逐渐出现右上肢麻木、无力，考虑迟发性脊髓损伤。最主要的原因是

A. 血管压迫　B. 血管栓塞

C. 组织增生　D. 局部不稳定

E. 韧带骨化

【答案】D

【解析】不稳定是颈脊髓病的重要致病机制。

【难度】难

111. 男性，22岁，颈部外伤后出现疼痛，四肢感觉运动正常1小时。X线检查：颈椎无骨折及脱位，未行任何治疗，于伤后1个月逐渐出现右上肢麻木、无力，考虑颈椎不稳定所致颈脊髓损害，若诊断颈椎不稳定，在颈椎过屈过伸位X线，相邻椎体前后滑移距离应大于

A. 0.5mm　　B. 1.5mm
C. 2.5mm　　D. 3.5mm
E. 5.5mm

【答案】D
【难度】中

112. 男性，24岁，由3m高处坠下，臀部着地，伤后12小时入院。查体：腹股沟区以远感觉减退，双下肢肌力0级，小便潴留，X线示：T_{10}椎体骨折，骨折片凸入椎管。早期关键性的治疗措施是

A. 应用糖皮质激素冲击治疗
B. 导尿并留置尿管
C. 做好护理，预防压疮、呼吸道及泌尿系统感染
D. 急诊手术治疗
E. 高低桌法复位后行石膏背心固定

【答案】D
【难度】中

【A3/A4型题】

(1~3题共用题干)

男性，36岁，建筑工人，失足从10m高处坠落，臀部着地摔伤半个小时后至急诊就诊。X线片及MRI检查见T_{11}压缩骨折，椎体后缘骨折块突入椎管，继发椎管变窄、脊髓受压变形。背部局部明显压痛，双下肢瘫痪，感觉丧失。

1. 该患者最可能的诊断是

A. 高处坠落伤继发截瘫
B. 胸椎骨折伴脊髓损伤
C. 胸椎管狭窄症
D. 双下肢神经肌肉损伤
E. 胸椎骨折脱位

【答案】B
【解析】患者外伤起病，影像学检查明确骨折及脊髓受压，下肢瘫痪。
【难度】易

2. 脊柱屈曲型损伤最常发生的部位在

A. 颈椎　　B. 颈胸椎交界处
C. 胸椎　　D. 胸腰椎交界处
E. 腰椎

【答案】D
【解析】脊柱生理学弯曲包括胸椎后凸、腰椎前凸，加上胸廓的支撑左右，导致胸腰椎交界处应力最集中，最常发生屈曲型损伤。
【难度】中

3. 搬运此患者的正确方法是

A. 两人分别抱头和脚抬起后平放于硬板上后送医院
B. 两人用手和前臂分别托住伤员头肩，臀和下肢，动作一致将伤员搬起平放于担架上后送医院
C. 一人双手横向抱起伤员(一手托后背，另一手托大腿)放于门板担架上后送医院
D. 两人用手分别托住伤员头，肩，臀和下肢，平放于帆布担架上后送医院
E. 为节省时间，可一人背负伤员送医院

【答案】B
【解析】脊柱外伤患者的转运要点是平起平放，避免发生二次损伤。
【难度】易

(4~6题共用题干)

男性，36岁，建筑工人，失足从10m高处坠落，臀部着地摔伤半小时后至急诊就诊。MRI检查见T_{11}压缩骨折，椎体后缘骨折块突入椎管，继发椎管变窄、脊髓受压变形。背部局部明显压痛，双下肢瘫痪，感觉丧失。

4. 急诊医师接诊此患者时须关注有无并发伤，以下哪项是正确的

A. 立即请普外科、泌尿外科、胸外科、心外科、神经外科会诊
B. 就诊时患者生命体征及神志情况无异常即可放心
C. 仔细进行体格检查，尤其是头部、腹部、胸部
D. 发现腹部压痛、反跳痛时密切观察，择日行腹部平片及超声检查
E. 为避免尿道损伤，尽量不予留置导尿管

【答案】C
【解析】全面而细致的查体是确保全面而准确诊断的基础。
【难度】易

5. 如果在经过相关检查明确其他系统无异常后,该患者最合理的治疗方案是
A. 大剂量激素冲击 + 甘露醇脱水 + 营养神经药物治疗
B. 对症止痛、卧床休息 4 周,若神经功能不恢复再手术治疗
C. 尽快完善术前准备工作后急诊手术
D. 手法复位 + 支具制动 + 康复锻炼
E. 牵引复位 + 卧床休息 + 康复锻炼

【答案】C
【解析】脊柱骨折并发脊髓损伤是明确的手术适应证。
【难度】易

6. 如果 CT 检查发现 T_{11} 骨折并 $T_{11\sim12}$ 双侧关节突交锁,首选的治疗方法是
A. 骨盆牵引
B. 骨折处垫厚枕复位
C. 局麻下手法复位
D. 全麻下手法复位
E. 手术切开复位

【答案】E
【解析】双侧关节突交锁导致闭合复位困难,且易导致二次损伤。
【难度】难

(7~9 题共用题干)
男性,38 岁,软件工程师,慢性腰痛伴双侧臀部酸胀不适近 3 年,无下肢放射痛,无间歇性跛行。在外院行腰椎 MRI 后发现多节段椎间盘退变伴膨出。

7. 为明确该患者是否为腰椎间盘突出症,最重要不能忽视的方法是
A. 详细询问病史与严格体检
B. 正侧伸屈位 X 线平片
C. 椎间盘造影
D. MRI
E. CT

【答案】A
【解析】所有的影像学检查都是辅助诊断方法,临床表现是最根本的诊断依据。
【难度】易

8. 如果该患者腰椎 X 线片发现“竹节样”改变,其诊断最可能是
A. 强直性脊柱炎　　B. 脊柱结核
C. 脊柱退变　　D. 脊柱劳损
E. 脊柱肿瘤

【答案】A
【解析】竹节样改变是强直性脊柱炎晚期的特征性影像学表现。
【难度】易

9. 如果 X 线片显示腰椎及骶髂关节均无明显异常,其诊断最可能是
A. 腰椎间盘突出症　　B. 腰椎管狭窄症
C. 腰肌劳损　　D. 急性腰扭伤
E. 强直性脊柱炎

【答案】C
【解析】腰肌劳损是临床上最常见的慢性腰痛原因,影像学检查无明显异常。
【难度】易

(10~12 题共用题干)
男性,38 岁,软件工程师,慢性腰痛伴双侧臀部酸胀不适 5 年,无下肢放射痛,无间歇性跛行,自行上网检索后怀疑是强直性脊柱炎。

10. 强直性脊柱炎的好发年龄是
A. 16~30 岁　　B. 30~35 岁
C. 35~45 岁　　D. 46~55 岁
E. 56~65 岁

【答案】A
【解析】强直性脊柱炎多于青年时期发病。
【难度】易

11. 为进一步确诊是否强直性脊柱炎,应首选完善的检查是
A. 血沉(ESR)
B. C 反应蛋白(CPR)
C. 降钙素原
D. HLA-B27
E. 穿刺活检

【答案】D
【解析】HLA-B27 是强直性脊柱炎的特异性化验指标。
【难度】易

12. 如果该患者经过治疗后腰疼症状缓解,为了预防症状复发给予的指导是
A. 规律运动,加强腰背肌锻炼
B. 长期坚持腰背部理疗

C. 长期坚持口服消炎镇痛药
D. 长期坚持针灸、艾灸
E. 将家中硬床垫更换为软床垫

【答案】A
【解析】规律运动，加强腰背肌有助于控制病情进展。
【难度】易

(13~15 题共用题干)
男性，25 岁，工人，骤然抬起重物时腰剧痛，继而左下肢麻痛，咳嗽时疼痛由左臀部串到左大腿后外侧、左小腿外侧、左足背 1 小时就诊。

13. 其临床诊断最可能是
A. 腰椎骨折　B. 腰椎滑脱
C. 蛛网膜下腔出血　D. 腰椎间盘突出症
E. 急性腰扭伤

【答案】D
【解析】青年男性，外伤起病，典型的坐骨神经痛症状，应高度怀疑腰椎间盘突出。
【难度】易

14. 其下肢串痛的原因最可能是
A. 左下肢肌肉拉伤
B. 左下肢神经拉伤
C. 左侧 L_5 神经根受压
D. 左侧 S_1 神经根受压
E. 椎间盘源性疼痛

【答案】C
【解析】疼痛范围符合 L_5 神经根支配区域。
【难度】易

15. 该患者早期基本的活动方法是
A. 间断进行推拿按摩
B. 口服止痛药后坚持锻炼
C. 坚持进行规范的理疗
D. 完全卧床休息
E. 在床上进行腰背肌锻炼

【答案】D
【解析】腰椎间盘突出症急性期适当卧床休息利于症状缓解。
【难度】易

(16~18 题共用题干)
男性，35 岁，搬运工人，骤然抬起重物时腰剧痛，继而左下肢麻痛，咳嗽时疼痛由左臀部串到左大腿后外侧、左小腿外侧、左足背 2 小时就诊。

16. 对该患者的进一步确诊最有价值的影像学检查方法是
A. 全身骨扫描　B. 腰部彩超
C. PET-CT　D. 腰椎 MRI 平扫
E. 腰椎双斜位 X 线片

【答案】D
【解析】MR 成像最适于显示椎间盘、神经根等软组织结构。
【难度】易

17. 如果体检发现其腰 4~5 椎间隙压痛，左侧直腿抬高试验 30°(+)，加强试验(+)，左小腿外侧针刺觉减弱，各肌的肌力均为Ⅴ级，膝腱反射及跟腱反射正常。其首选治疗方案为
A. 卧床休息 + 药物 + 理疗
B. 单纯卧床休息
C. 单纯口服止痛药
D. 手术切除病变椎间盘
E. 加强腰肌锻炼

【答案】A
【解析】腰椎间盘突出症的首选治疗方案是保守治疗。
【难度】易

18. 如果患者进行了 3 周的保守治疗，症状时轻时重，当出现下列哪种症状时需尽快手术治疗
A. 左下肢疼痛加重
B. 右下肢出现疼痛症状
C. 左下肢疼痛缓解，但出现明显麻木症状
D. 肛门周围麻木，排尿费力
E. 腰痛严重，持续不缓解

【答案】D
【解析】马尾神经损害是手术适应证之一。
【难度】难

(19~21 题共用题干)
男性，58 岁，发现颈前肿物 2 年，声音嘶哑 4 个月。2 个月前平地行走时滑倒，臀部着地，随后出现腰部疼痛，逐渐加重。腰椎 X 线片显示 L_3 椎体压缩变扁，其中密度不均，椎间隙正常，椎旁影稍增宽。

19. 该患者最可能的诊断是
A. 外伤性压缩性骨折
B. 椎体结核并冷脓肿
C. 椎体骨髓炎
D. 椎体肿瘤
E. 转移性骨肿瘤

【答案】E
【解析】既往有肿瘤病史;轻度外伤导致骨折,首选考虑为病理性骨折。
【难度】难

20. 为进一步明确该患者的诊断,下列哪项检查**不必要**
A. 甲状腺及颈部淋巴结超声
B. 全身核素骨扫描
C. 腰椎穿刺活检
D. 骨密度测定
E. 肺部 CT
【答案】D
【解析】骨密度测定是评价骨质疏松症的常用方法,对转移性骨肿瘤的诊断没有太大价值。
【难度】易

21. 在完善各项必要检查的同时,应立即进行的是
A. 胸椎局部放疗　B. 全身化疗
C. 胸腰椎支具制动　D. 加强营养支持
E. 加强腰背肌锻炼
【答案】C
【解析】加强保护,避免发生继发性损伤。
【难度】易

(22~24 题共用题干)
男性,44 岁,半个月前因端一盆水引起腰痛,2 天后加剧,并出现小腿外侧痛,弯腰、咳嗽或用力排便时加重。查体:脊柱侧弯,腰椎活动受限,椎旁压痛并向右腿放射,右直腿抬高试验及加强试验阳性,X 线片可见腰椎骨质增生。

22. 该患者的临床体征中,最有诊断意义的是
A. 腰椎侧突
B. 腰部活动受限
C. 椎旁压痛
D. 直腿抬高试验阳性
E. 直腿抬高试验及加强试验阳性
【答案】E
【解析】直腿抬高试验是诊断腰椎神经根受累的可靠体检方法。
【难度】难

23. 该患者的首选治疗方案为
A. 保守治疗(药物 + 理疗)
B. 开放手术治疗(切除突出的椎间盘)
C. 射频消融术
D. 经皮内镜下髓核摘除术
E. 加强腰肌锻炼
【答案】A
【解析】保守治疗是腰椎间盘突出症的首选。
【难度】易

24. 对该患者的疾病而言,下列哪项是**错误**的手术适应证
A. 有明显神经损害表现
B. 腰痛,CT 检查发现有巨大椎间盘突出
C. 马尾神经损害,出现大、小便障碍
D. 规范保守治疗无效
E. 受压神经支配的肌肉萎缩、肌力降低
【答案】B
【解析】椎间盘的突出程度不是决定手术治疗的依据。
【难度】难

(25~27 题共用题干)
男性,40 岁,农民,腰痛半年,行走困难 1 周来诊。查:明显消瘦,胸腰段向后驼背畸形,X 线片示 T_{12}、L_1 椎体骨质破坏,椎间隙消失。

25. 该患者首先考虑的诊断是
A. 椎体转移瘤,压迫脊髓
B. 骨髓瘤向椎管内生长
C. 胸腰段结核继发后凸畸形
D. 中央型腰椎间盘突出症
E. 马尾神经瘤
【答案】C
【解析】慢性病程、消瘦、驼背畸形、椎间盘受累,均符合脊柱结核表现。
【难度】中

26. 该患者病情最严重的并发症是
A. 窦道形成,混合感染
B. 椎体的病理性骨折
C. 脊柱的活动功能障碍
D. 截瘫
E. 骨骺受累时可影响生长发育
【答案】D
【解析】节段稳定性丧失或椎管狭窄导致胸脊髓受累可继发截瘫。
【难度】中

27. 该患者的疾病最常发生的部位是
A. 全身滑膜面积最大的膝关节
B. 脊柱
C. 活动最多的髋关节

D. 负重最大的踝关节

E. 肌肉最不发达的腕关节

【答案】B

【解析】骨结核可以发生在四肢大关节及脊柱，其中脊柱最常见。

【难度】易

(28~30 题共用题干)

女性，55 岁，腰痛 3 年，行走时伴左下肢放射痛 3 个月。近 1 周腰腿痛加重，行走约 300m 即需要停步休息，休息后左下肢痛缓解，但不能完全消失。查体：下腰椎叩击痛阳性，左直腿抬高试验阳性（45°），加强试验阳性。

28. 根据该患者的症状推断其最可能的诊断是

A. 腰椎间盘炎　　B. 腰椎管狭窄症

C. 颈椎病　　D. 腰椎结核

E. 腰肌劳损

【答案】B

【解析】神经源性间歇性跛行是腰椎管狭窄症的典型临床表现。

【难度】易

29. 为了进一步尽快地确诊又可节省费用，首选的检查方案是

A. 腰椎平片 +MRI 平扫

B. 腰椎平片 +MRI 增强

C. 腰椎 MRI 平扫

D. 腰椎 CT

E. 腰椎平片 +CT+MRI 平扫

【答案】A

【解析】平片可以显示腰椎曲度、骨结构异常及节段稳定性，而 MRI 可以显示椎间盘、硬膜囊、神经根，两者结合对诊断腰椎管狭窄症最适合。

【难度】中

30. 最终检查结果证实了预判诊断之后，其治疗原则是

A. 只能保守治疗，包括药物治疗、物理治疗等

B. 只能手术治疗，根据具体情况决定手术方式

C. 首选保守治疗，若疗效不佳则可手术治疗

D. 首选手术治疗，术后辅以药物治疗和功能锻炼

E. 保守或手术均可，让患者自行选择

【答案】C

【解析】不是所有的腰椎管狭窄症患者都需要手术治疗，对于没有绝对手术适应证者应首先尝试保守治疗。

【难度】中

(31~33 题共用题干)

女性，会计，52 岁，慢性颈肩痛数年，伴左上肢放射性麻痛 2 个月，远端放射至拇指。双手精细动作无异常，患侧上肢上举时麻痛症状可减轻。躯干部及双下肢无不适主诉。X 线片示颈椎退变，$C_{5\sim6}$ 椎间隙狭窄，后缘骨质增生明显。

31. 颈椎病可根据临床表现分为多种类型，该患者属于下列哪型

A. 脊髓型　　B. 交感型

C. 椎动脉型　　D. 神经根型

E. 混合型

【答案】D

【解析】神经根型颈椎病是最常见的颈椎病类型。

【难度】易

32. 该患者的症状是由于下列哪个结构受累所致

A. 脊髓　　B. 交感神经

C. 椎动脉　　D. C_5 神经根

E. C_6 神经根

【答案】E

【解析】患者症状符合 C_6 皮节支配区。

【难度】易

33. 该型颈椎病的治疗原则是

A. 只能保守治疗，包括药物治疗、物理治疗等

B. 只能手术治疗，根据具体情况决定手术方式

C. 首选保守治疗，若疗效不佳或症状严重可手术治疗

D. 首选手术治疗，术后辅以药物治疗和功能锻炼

E. 保守或手术均可，让患者自行选择

【答案】C

【解析】神经根型颈椎病的首选治疗方案是保守治疗。

【难度】中

(34~36 题共用题干)

男性，会计，58 岁，慢性颈肩痛 5 年，伴双上肢麻

木、无力、双手笨拙、行走不稳4个月，休息后不能缓解。X线片示颈椎退变，$C_{5\sim6}$椎间隙狭窄，后缘骨质增生明显。

34. 颈椎病根据临床表现分为多种类型，该患者是下列哪个类型

A. 脊髓型
B. 交感型
C. 椎动脉型
D. 神经根型
E. 混合型

【答案】A

【解析】双上肢麻木、无力、手术笨拙、行走不稳都是脊髓受累的表现。

【难度】易

35. 该患者的症状是由于下列哪个结构受累所致

A. 脊髓
B. 交感神经
C. 椎动脉
D. C_5神经根
E. C_6神经根

【答案】A

【解析】脊髓型颈椎病的发病机制是由于退变所致的椎间盘突出、骨质增生、节段不稳等各种原因导致的脊髓受累。

【难度】易

36. 该型颈椎病的治疗原则是

A. 只能保守治疗，包括药物治疗、物理治疗等
B. 只能手术治疗，根据具体情况决定手术方式
C. 首选保守治疗，若疗效不佳或症状严重可手术治疗
D. 首选手术治疗，术后辅以药物治疗和功能锻炼
E. 保守或手术均可，让患者自行选择

【答案】D

【解析】脊髓型颈椎病的保守治疗效果差，条件允许时宜积极手术治疗。

【难度】中

(37~39题共用题干)

男性，44岁，搬运煤炭引起腰痛半个月，2天后加剧，并出现小腿后侧痛，弯腰，咳嗽及用力排便时加重。查体：脊柱侧弯，腰椎活动受限，椎旁压痛并向右腿放射，远端放射至足背外侧及足底，右直腿抬高试验及加强试验阳性，X线片见腰椎骨质有增生。

37. 该患者的最可能的诊断是

A. 急性腰扭伤
B. 腰椎结核
C. 腰肌劳损
D. 腰椎间盘突出症
E. 退变性腰痛

【答案】D

【解析】搬重物诱发疾病，存在明确的根性痛症状，符合腰椎间盘突出症临床表现特征。

【难度】易

38. 该患者的症状是因为下列哪一结构受累所致

A. 脊髓
B. 脊髓圆锥
C. 马尾神经
D. 右侧L_5神经根
E. 右侧S_1神经根

【答案】E

【解析】患者下肢放射痛区域符合S_1神经根支配区。

【难度】易

39. 该患者的首选治疗方案为

A. 保守治疗(药物+理疗)
B. 开放手术治疗(切除突出的椎间盘)
C. 射频消融术
D. 经皮内镜下髓核摘除术
E. 加强腰肌锻炼

【答案】A

【解析】保守治疗是腰椎间盘突出症的首选治疗方案。

【难度】中

(40~42题共用题干)

女性，62岁，慢性背痛4年，双下肢麻木、无力、行走不稳3个月，渐加重，伴下腹部束带感和踩棉感，双上肢无不适主诉。查体发现肚脐平面以下针刺觉减弱，双侧膝腱反射活跃，Babinski征阳性。X线片及CT显示胸椎、腰椎均有明显退变，$T_{9\sim10}$节段黄韧带骨化，继发椎管狭窄。

40. 该患者最可能的诊断是

A. 脊髓型颈椎病
B. 胸椎管狭窄症
C. 腰椎管狭窄症
D. 运动神经元病
E. 脑血管病

【答案】B

【解析】患者表现为双下肢的麻木、无力，伴束带感、踩棉感，上肢无症状。查体示双下肢的上运动神经元损害伴T_{10}皮节以下针刺觉减退，CT示$T_{9\sim10}$节段黄韧带骨化。临床表现与影像学改变相符，诊断胸椎管狭窄症明确。

【难度】难

41. 该患者的症状是由于下列哪个结构受累所致
A. 脊髓　B. 交感神经
C. 脊髓圆锥　D. 马尾神经
E. 胸神经根
【答案】A
【解析】胸椎管狭窄症的发病机制是多种病理改变导致脊髓受压。
【难度】易

42. 该患者所患疾病的治疗原则是
A. 必须保守治疗，包括药物治疗、物理治疗等
B. 必须手术治疗，根据具体情况决定手术方式
C. 首选保守治疗，若疗效不佳或症状严重可手术治疗
D. 首选手术治疗，保守治疗也有明显效果
E. 保守或手术均可，让患者自行选择
【答案】B
【解析】保守治疗对胸椎管狭窄症无效。
【难度】中

(43~45 题共用题干)
男性，30 岁，建筑工人，失足从 8m 高处坠落，头部着地摔伤 1 小时后四肢瘫痪，至急诊就诊。MRI 检查见 C_5 骨折，椎体后缘骨折块突入椎管，继发椎管变窄、脊髓受压变形。颈部局部明显压痛，双手握力 0 级，双下肢瘫痪。

43. 该患者的最准确的诊断是
A. 高处坠落伤
B. 颈椎骨折伴脊髓损伤
C. 颈椎管狭窄症
D. 四肢神经肌肉损伤
E. 颈椎骨折脱位
【答案】B
【难度】易

44. 脊柱屈曲型损伤最常发生的部位在
A. 颈椎　B. 颈胸椎交界处
C. 胸椎　D. 胸腰椎交界处
E. 腰椎
【答案】D
【解析】胸腰椎交界处是脊柱全长应力最集中的节段，最易发生屈曲型损伤。
【难度】中

45. 该患者的适宜的手术方式是
A. 颈后路 $C_{3\sim7}$ 单开门椎板成形术
B. 颈前路 $C_{4\sim5}$ 椎间盘切除、椎体间 Cage 植骨、钛板固定术
C. 颈前路 $C_{5\sim6}$ 椎间盘切除、椎体间 Cage 植骨、钛板固定术
D. 颈前路 C_5 椎体次全切除、$C_{4\sim6}$ 椎体钛网植骨、钛板固定术
E. 以上都不对
【答案】D
【解析】单节段椎体骨折且椎体后缘骨块突入椎管，行椎体次全切更易实现充分减压。
【难度】中

(46~48 题共用题干)
男性，35 岁，空调安装工人，失足从 3m 高处坠落，头肩部着地，摔伤 1 小时后四肢无力至急诊就诊。颈部局部明显压痛，双手握力Ⅱ级，双下肢肌力Ⅳ级。X 线片及 MRI 检查见 $C_{5\sim6}$ 骨折脱位，继发椎管变窄、脊髓明显受压且 T_2 相可见髓内高信号。

46. 急诊医师接诊时须关注有无并发颅脑损伤，以下哪项是正确的
A. 立即神经外科来会诊
B. 关注患者生命体征及神志情况并进行仔细的体格检查
C. 反复询问患者本人头部有无受伤
D. 立即联系头颅 CT 平扫 + 增强
E. 立即联系头颅 MRI 平扫 + 增强
【答案】B
【解析】体格检查是明确诊断的重要依据，不应完全依赖于影像学检查技术。
【难度】易

47. 如果在经过相关检查最终明确其他系统无异常后，该患者最合理的治疗方案是
A. 大剂量激素冲击 + 甘露醇脱水 + 营养神经药物治疗
B. 对症止痛、卧床休息 4 周，若神经功能不恢复再手术治疗
C. 尽快完善术前准备工作后急诊手术
D. 手法复位 + 支具制动 + 康复锻炼
E. 牵引复位 + 卧床休息 + 康复锻炼
【答案】C

【解析】患者诊断颈椎骨折并发脊髓损伤，手术指征明确。

【难度】中

48. 如果CT检查发现$C_{5\sim6}$双侧关节突交锁，首选的治疗方法是

A. 颅骨牵引下尝试复位

B. 骨折处垫厚枕复位

C. 局麻下手法复位

D. 全麻下手法复位

E. 手术切开复位

【答案】E

【解析】关节突交锁可致闭合复位困难，并易导致脊髓的二次损伤。

【难度】难

(49~51题共用题干)

男性，38岁，软件工程师，慢性颈肩部胀痛3年，无上肢放射痛，无间歇性跛行。

49. 如果其X线片显示颈椎及骶髂关节均无明显异常，其诊断最可能是

A. 颈椎间盘突出症 B. 颈椎管狭窄症

C. 颈肌筋膜炎 D. 颈椎退变

E. 强直性脊柱炎

【答案】C

【解析】肌筋膜炎是最常见的颈肩痛的病因，常见于从事伏案工作者。

【难度】易

50. 为鉴别该患者是否为颈椎病，最重要的鉴别诊断依据是

A. 详细询问病史与严格体检

B. 正侧伸屈位X线平片

C. 椎间盘造影

D. MRI

E. CT

【答案】A

【解析】临床表现是诊断的最重要依据，必要时可以辅以影像学检查。

【难度】中

51. 如果该患者体检未发现任何阳性体征，其下一步合理的诊疗方案是

A. 建议患者至心理门诊就诊

B. 保守治疗(休息、对症止痛、局部理疗)

C. 完善颈椎MRI检查

D. 完善颈椎CT检查

E. 完善颈部软组织超声检查

【答案】B

【解析】肌筋膜炎不需手术治疗，采用对症治疗即可治愈。

【难度】易

(52~54题共用题干)

男性，48岁，公务员，1年前因腰椎间盘突出症行$L_{4\sim5}$左侧椎板间开窗、髓核摘除术，术后腰腿痛症状缓解满意。1个月前搬重物后腰腿痛症状复发，腰痛、腿痛部位同术前。

52. 根据其病史，该患者最可能的诊断是

A. 坐骨神经痛

B. 腰椎间盘突出症($L_5\sim S_1$)

C. 腰椎间盘突出症($L_{4\sim5}$，复发性)

D. 腰椎管狭窄症

E. 腰椎术后继发感染

【答案】C

【解析】根据其病史、症状，最可能的问题就是椎间盘突出复发。

【难度】中

53. 如果腰椎MRI显示$L_{4\sim5}$椎间盘向左后方突出，硬膜囊及神经根受压，其合理的治疗方案是

A. 再手术的风险很高，必须保守治疗

B. 保守治疗无效，必须手术治疗

C. 保守或手术均可，让患者自行决定

D. 首选保守治疗，若无效则手术治疗

E. 穿刺活检

【答案】C

【解析】复发性腰椎间盘突出症的治疗原则与普通的腰椎间盘突出症相同，首选保守治疗。

【难度】难

54. 如果该患者经过一系列治疗后症状得以缓解，有助于预防其症状复发的措施是

A. 长期佩戴腰围，保护腰椎

B. 坚持行远红外、超短波等理疗

C. 规律运动，加强腰背肌锻炼

D. 平时多卧床休息

E. 将家中软床垫更换为硬床垫

【答案】C

【解析】通过腰背肌锻炼增强腰椎节段稳定性是预防病情反复发作的有效方法。

【难度】易

(55~57题共用题干)

男性,40岁,工人,工作中颈部扭伤后颈部剧痛1周,继而右上肢麻痛,咳嗽时疼痛由右肩部串到右上臂、前臂桡侧及拇指和示指。

55. 其临床诊断最可能是

A. 颈椎骨折　　B. 颈椎滑脱

C. 蛛网膜下腔出血　　D. 颈椎间盘突出症

E. 急性颈椎扭伤

【答案】D

【解析】青年男性,急性起病,临床表现为右上肢根性症状,最可能的诊断是颈椎间盘突出症。

【难度】易

56. 其右上肢串痛的原因最可能是

A. 上肢肌肉拉伤　　B. 上肢神经拉伤

C. C_5 神经根受压　　D. C_6 神经根受压

E. 椎间盘源性疼痛

【答案】D

【解析】患者上肢疼痛放射区域符合 C_6 根支配区。

【难度】中

57. 该患者早期合理的应对措施是

A. 坚持进行推拿按摩

B. 坚持体育锻炼

C. 应用强效镇痛药

D. 卧床休息

E. 静脉输液

【答案】D

【解析】神经根型颈椎病急性期可通过卧床休息减轻症状。

【难度】中

(58~60题共用题干)

男性,45岁,工人,工作中颈部扭伤后颈部剧痛1周,继而右上肢麻痛,咳嗽时疼痛由右肩部串到右上臂、前臂桡侧及拇指和示指。

58. 对该患者的进一步确诊最有价值的影像学检查方法是

A. 全身骨扫描

B. 颈部彩超

C. PET-CT

D. 颈椎 MRI 平扫

E. 颈椎双斜位 X 线片

【答案】D

【解析】MRI 平扫最适合评价椎间盘情况以及神经根情况。

【难度】易

59. 如果体检发现其右侧压颈试验(+),臂丛牵拉试验(+),右手拇指针刺觉减弱,各肌的肌力均为Ⅴ级,病理征阴性。其首选治疗方案为

A. 休息 + 药物 + 理疗

B. 单纯卧床休息

C. 单纯口服止痛药

D. 手术切除病变椎间盘

E. 加强项背肌锻炼

【答案】A

【解析】保守治疗是颈椎间盘突出症的首选治疗,具体包括药物、理疗等措施。

【难度】易

60. 如果患者进行了3周的保守治疗,症状时轻时重,当出现下列哪种症状时需尽快手术治疗

A. 右上肢疼痛加重

B. 左上肢出现疼痛症状

C. 右上肢疼痛缓解,但出现明显麻木症状

D. 右侧肱二头肌肌力减弱伴肌萎缩

E. 颈痛严重,持续不缓解

【答案】D

【解析】关键肌的肌力减弱、肌萎缩是明确的手术适应证。

【难度】中

(61~63题共用题干)

男性,68岁,前列腺癌行手术治疗4个月,2个月前平地行走时滑倒,臀部着地,随后出现背部疼痛,逐渐加重,胸椎X线片显示 T_{10} 椎体压缩变扁,其中密度不均,椎间隙正常,椎旁影稍增宽。

61. 该患者最可能的诊断是

A. 外伤性压缩性骨折

B. 椎体结核并冷脓肿

C. 椎体骨髓炎

D. 椎体肿瘤

E. 转移性骨肿瘤

【答案】E

【解析】根据其肿瘤病史、轻微外伤即发生椎体骨折,最可能的问题就是转移瘤。

【难度】中

62. 为进一步明确该患者的诊断,下列哪项是**不必要**的检查

A. 腹部超声　　B. 全身核素骨扫描

C. 胸椎穿刺活检　　D. 肌电图
E. 肺部 CT

【答案】D
【解析】对怀疑转移瘤的患者，需进行一系列检查来确诊，包括寻找原发灶和确认有无并存的转移灶，肌电图对此无价值。
【难度】易

63. 在完善各项必要检查的同时，应立即进行的是
A. 胸椎局部放疗　　B. 全身化疗
C. 胸腰椎支具制动　　D. 加强营养支持
E. 加强腰背肌锻炼

【答案】C
【解析】在完善检查确定正式的治疗方案之前，需要临床制动，避免进一步继发损伤。
【难度】中

(64~66 题共用题干)
男性，44 岁，搬重物引起腰痛 3 天，第 2 天后加剧，不能起床或翻身。就诊时疼痛稍减轻，但腰椎屈伸活动仍明显受限。查体：脊柱无畸形，腰椎活动受限，椎旁压痛，不向下肢放射，双直腿抬高试验及加强试验阴性，双侧下肢肌力正常，腱反射正常。X 线片见腰椎生理前凸消失，伴轻度骨质增生。

64. 该患者的最可能的诊断是
A. 急性腰扭伤　　B. 腰椎结核
C. 腰椎间盘突出症　　D. 腰肌劳损
E. 退化性腰椎痛

【答案】A
【解析】急性起病，因搬重物诱发，腰痛伴活动障碍，无根性症状，符合急性腰扭伤的临床表现特征。
【难度】易

65. 该患者的临床体征中，最有诊断意义的是
A. 脊柱无畸形
B. 腰部活动受限
C. 椎旁压痛
D. 双下肢肌力正常
E. 直腿抬高试验及加强试验阴性

【答案】E
【解析】确认无神经刺激症状或体征是诊断腰扭伤的必要条件。
【难度】中

66. 该患者的首选治疗方案为
A. 保守治疗(休息 + 药物 + 理疗)
B. 开放手术治疗(切除突出的椎间盘)
C. 射频消融术
D. 针灸、拔罐
E. 加强腰肌锻炼

【答案】A
【解析】腰扭伤发病急，病程短，经短期保守治疗后即可缓解。
【难度】易

(67~69 题共用题干)
男性，40 岁，牧民，背痛半年，伴食欲缺乏、盗汗。查：明显消瘦，脊柱无畸形，X 线片示 $T_{9\sim11}$ 椎体骨质破坏，椎间隙消失。

67. 该患者的最可能的诊断是
A. 胸椎转移瘤　　B. 胸椎化脓性感染
C. 胸椎结核　　D. 胸椎间盘突出
E. 胸椎骨髓瘤

【答案】C
【解析】食欲缺乏、盗汗、消瘦、椎间隙消失，均符合结核的表现特征。
【难度】易

68. 该患者病情最严重的并发症是
A. 窦道形成，混合感染
B. 椎体的病理性骨折
C. 脊柱的活动功能障碍
D. 截瘫
E. 骨骺受累时可影响生长发育

【答案】D
【解析】结核破坏局部稳定性，或脓肿突入椎管压迫脊髓，均可继发脊髓受累，从而导致截瘫。
【难度】中

69. 该患者的疾病最常发生的部位是
A. 全身滑膜面积最大的膝关节
B. 脊柱
C. 活动最多的髋关节
D. 负重最大的踝关节
E. 肌肉最不发达的腕关节

【答案】E
【解析】结核可以见于四肢关节及脊柱，但以脊柱为最常见。
【难度】易

(70~72 题共用题干)
男性，56 岁，软件工程师，慢性颈肩痛 6 年，伴左上肢放射性麻痛 3 个月，远端放射至中指。双

手精细动作无异常，患侧上肢上举时麻痛症状可减轻。躯干部及双下肢无不适主诉。X线片示颈椎退变，$C_{6\sim7}$椎间隙狭窄，椎体后缘骨质增生明显。

70. 颈椎病可根据临床表现分为多型，该患者属于下列哪型

A. 脊髓型　B. 交感型
C. 椎动脉型　D. 神经根型
E. 混合型

【答案】D
【解析】慢性病程，典型的C_7根性痛症状，X线片示颈椎退变，符合神经根型颈椎病表现特征。
【难度】易

71. 该患者的症状是由于下列哪个结构受累所致

A. 脊髓　B. 交感神经
C. 椎动脉　D. C_6神经根
E. C_7神经根

【答案】E
【解析】其上肢麻痛放射区域符合C_7根支配区。
【难度】中

72. 该型颈椎病的治疗原则是

A. 只能保守治疗，包括药物治疗、物理治疗等
B. 只能手术治疗，根据具体情况决定手术方式
C. 首选保守治疗，若疗效不佳或症状严重可手术治疗
D. 首选手术治疗，术后辅以药物治疗和功能锻炼
E. 保守或手术均可，让患者自行选择

【答案】D
【解析】神经根型颈椎病患者中多数可以经保守治疗获得症状缓解，应为首选。
【难度】易

(73~75题共用题干)

男性，58岁，长期从事文秘工作，慢性颈肩痛10年，伴双上肢麻木、双手笨拙、行走不稳3个月，休息后不能缓解。X线片示颈椎退变，$C_{4\sim5}$椎间隙狭窄，后缘骨质增生明显。

73. 颈椎病根据临床表现分为多种类型，该患者是下列哪个类型

A. 脊髓型　B. 交感型
C. 椎动脉型　D. 神经根型
E. 混合型

【答案】A
【解析】慢性病程、双上肢麻木、笨拙、行走不稳，均符合脊髓型颈椎病的典型特征，X线片显示颈椎退变，支持颈椎病诊断。
【难度】易

74. 该患者的症状是由于下列哪个结构受累所致

A. 脊髓　B. 交感神经
C. 椎动脉　D. C_5神经根
E. C_6神经根

【答案】A
【解析】脊髓型颈椎病的发病机制是退变导致的多种病理改变继发脊髓受累。
【难度】易

75. 该型颈椎病的治疗原则是

A. 只能保守治疗，包括药物治疗、物理治疗等
B. 只能手术治疗，根据具体情况决定手术方式
C. 首选保守治疗，若疗效不佳可手术治疗
D. 保守治疗无效，首选手术治疗
E. 保守或手术均可，让患者自行选择

【答案】D
【解析】脊髓型颈椎病通常保守治疗无效，一旦确诊即应积极手术治疗。
【难度】中

(76~78题共用题干)

女性，52岁，程序员，慢性颈肩痛8年，伴左上肢放射性麻痛2个月，远端放射至小指。双手精细动作无异常，患侧上肢上举时麻痛症状可减轻。躯干部及双下肢无不适主诉。X线片示颈椎退变，$C_7\sim T_1$椎间隙狭窄，后缘骨质增生明显。

76. 颈椎病可根据临床表现分为多种类型，该患者是下列哪个类型

A. 脊髓型　B. 交感型
C. 椎动脉型　D. 神经根型
E. 混合型

【答案】D
【解析】上肢放射性麻痛是神经根型颈椎病的典型症状。
【难度】易

77. 该患者的症状是由于下列哪个结构受累所致
A. 脊髓　B. 交感神经
C. 椎动脉　D. C_7 神经根
E. C_8 神经根
【答案】E
【解析】患者麻痛放射区域符合 C_8 根支配区。
【难度】易
78. 该型颈椎病的治疗原则是
A. 必须保守治疗，包括药物治疗、物理治疗等
B. 必须手术治疗，根据具体情况决定手术方式
C. 首选保守治疗，若病情严重或疗效不佳可手术治疗
D. 首选手术治疗，保守治疗将会延误病情
E. 保守或手术均可，让患者自行选择
【答案】C
【解析】神经根型颈椎病患者中多数可以保守治愈。
【难度】易

(79~81 题共用题干)
女性，56 岁，无明显诱因双下肢麻木、无力、行走不稳 6 个月，渐加重，伴胸腹部束带感和踩棉感，双上肢无不适主诉。查体：发现乳头平面以下针刺觉减弱，双侧膝腱反射活跃，Babinski 征阳性。X 线片及 CT 显示胸椎、腰椎均有明显退变，$T_{2\sim4}$ 节段后纵韧带骨化，继发椎管狭窄。
79. 该患者最可能的诊断是
A. 脊髓型颈椎病　B. 胸椎管狭窄症
C. 腰椎管狭窄症　D. 运动神经元病
E. 脑血管病
【答案】B
【解析】患者症状体征为双下肢的上运动神经元损害，伴 T_4 皮节以远针刺觉减弱，影像学检查明确上胸段后纵韧带骨化，诊断胸椎管狭窄症可以明确。
【难度】难
80. 该患者的症状是由于下列哪个结构受累所致
A. 脊髓　B. 交感神经
C. 脊髓圆锥　D. 马尾神经
E. 胸神经根
【答案】A
【解析】胸椎管狭窄症是继发于多种病理因素导致的脊髓受压而出现一系列症状。
【难度】中
81. 该患者所患疾病的治疗原则是
A. 必须保守治疗，包括药物治疗、物理治疗等
B. 尽快手术治疗，保守治疗将延误病情，影响疗效
C. 首选保守治疗，若疗效不佳或症状严重可手术治疗
D. 首选手术治疗，保守治疗也有效果
E. 保守或手术均可，让患者自行选择
【答案】B
【解析】胸椎管狭窄症保守治疗通常无效，手术治疗是唯一有效的治疗方式。
【难度】中

【案例分析题】

案例一　男性，55 岁，搬运电冰箱时突发腰部剧烈疼痛，随后腰部活动受 2 小时就诊。自诉近一年来间断出现腰部钝性疼痛，劳累时加重。此次腰痛异常剧烈，当时感觉腰部有“弹响”，疼痛向右侧大腿和小腿后外侧面放射；右侧小腿后侧、足背外侧和小趾麻木。
提问 1：根据上述资料分析，该患者可能的诊断包括
A. 腰椎间盘突出症
B. 腰椎滑脱症
C. 急性腰扭伤
D. 腰椎肿瘤
E. 腰椎结核
F. 腰椎畸形
G. 腰肌筋膜炎
【答案】ADE
【解析】中年男性，慢性起病，急性加重，临床表现为腰痛及右下肢根性刺激症状，椎间盘突出、肿瘤或结核均可能导致上述临床表现，而肿瘤的发病规律与本病例的表现不符。
【难度】易
提问 2：为明确诊断，该患者首诊时可选择的影像学检查项目有
A. 腰椎 X 线片(正侧位)
B. 腰椎 X 线片(正侧屈伸位)
C. 腰椎 CT(平扫或平扫 + 重建)
D. 腰椎 MRI 平扫

E. 腰椎 MRI 增强
F. 腰椎穿刺活检
G. 骨密度检查

【答案】ACD
【解析】腰椎X线片是常规检查,因患者腰痛导致活动受限,屈伸位片无法实现;腰椎CT和MRI分布擅长显示骨性结构和软组织结构,三项检查基本上可以满足明确诊断的需求。
【难度】易

提问3:如果体检发现患者腰部弯向右侧,L_5~S_1椎间隙侧方有明显压痛;右腿伸直抬高时疼痛明显。CT、MRI检查显示L_5~S_1椎间盘突出。据此可以判断突出椎间盘与S_1神经根的位置关系是

A. L_5~S_1椎间盘突出于S_1神经根的腋部
B. L_5~S_1椎间盘突出于S_1神经根的前部
C. L_5~S_1椎间盘突出于S_1神经根的肩部
D. L_5~S_1椎间盘突出于S_1神经根的头端
E. L_5~S_1椎间盘突出于S_1神经根的尾端
F. L_5~S_1椎间盘突出于L_5~S_1椎间孔区

【答案】A
【解析】当椎间盘突出于神经根腋部时,身体向患侧倾斜可以在一定程度上减轻神经受压,因此,患者常常存在功能性侧弯。
【难度】中

提问4:如果经CT、MRI检查后明确诊断为腰椎间盘突出症,且查体证实双下肢各肌的肌力均为V级,鞍区针刺觉正常。此时该患者可以选用的治疗措施包括

A. 经皮内镜下髓核摘除术
B. 口服 NSAID 药物
C. 腰椎牵引
D. 腰椎理疗(远红外、超短波)
E. 静脉滴注20%甘露醇 q.8h.,连续3~5天
F. 椎间盘切除、椎弓根钉固定、植骨融合术
G. 针灸、按摩

【答案】BCDEG
【解析】腰椎间盘突出症首选保守治疗。该患者目前没有手术适应证,应选择各种保守治疗措施,观察疗效再决定下一步措施。
【难度】中

提问5:如果经休息、药物、理疗等保守治疗12周后症状缓解仍不明显,X线片检查示腰椎退变,L_5~S_1节段不稳定。此时该患者可以选用的治疗措施有

A. 经皮内镜下髓核摘除术
B. 椎板间开窗、髓核摘除术
C. 椎板间开窗、髓核摘除、棘突间动态固定术(如 Coflex)
D. 椎板间开窗、髓核摘除、椎弓根螺钉动态固定术(如 Dynesys)
E. 椎间盘切除、椎弓根钉固定、后外侧植骨融合术
F. 椎间盘切除、椎弓根钉固定、椎体间植骨融合术(如 TLIF、PLIF)

【答案】CDEF
【解析】腰椎间盘突出症保守治疗无效是相对手术适应证,经12周治疗无效后选择手术是合理的,对于单纯的椎间盘突出、无节段不稳定者而言,宜行单纯减压,不需辅以任何形式的固定或融合,而对于并发节段不稳定者,则需在减压的同时辅以弹性固定或刚性固定+融合。
【难度】难

案例二 男性,35岁,建筑工人,从约5m高处坠落,臀部着地摔伤后1小时急送医院就诊。查体:生命体征无异常,腰背部压痛明显,双下肢无力且腹股沟区以下感觉完全丧失,伴小便失禁。

提问1:该患者可能的诊断是

A. 中胸椎骨折($T_{5\sim9}$)
B. 胸腰段骨折(T_{10}~L_2)
C. 下腰椎骨折($L_{3\sim5}$)
D. 脊髓损伤
E. 脊髓圆锥损伤
F. 马尾神经损伤
G. 颈椎骨折($C_{3\sim5}$)

【答案】ABDE
【解析】患者外伤起病,高处坠落且臀部着地,伤后腰背部疼痛明显,提示脊柱骨折可能。神经功能方面,双下肢无力、T_{12}皮节以下感觉丧失,说明损伤节段位于T_{12}或更高,据此可排除下腰椎骨折可能。根据其下肢感觉运动功能异常,且伴尿失禁,可推断脊髓或脊髓圆锥损伤可能。颈椎骨折伴脊髓损伤可引起上肢也瘫痪。
【难度】中

提问2:为明确诊断并制定合理的治疗方案,需尽快完善的影像学检查项目包括

A. 胸椎及腰椎X线片(正侧位)

B. 胸椎及腰椎 CT(平扫 + 重建)
C. 胸椎及腰椎 MRI 平扫
D. 骨盆 X 线片(正位)
E. 双股骨 X 线片(正侧位)
F. 腹部超声
G. 盆腔超声

【答案】ABCDFG

【解析】患者临床表现可疑胸椎或胸腰段骨折,因此,需尽快完善胸椎及腰椎的 X 线片、CT 及 MRI,全面评估可疑部位的骨性结构及神经结构的损伤情况。除此之外,结合患者高处坠落史,需拍骨盆片以除外骨盆骨折,还需做腹部超声以除外腹部实体脏器的损伤。

【难度】易

提问 3:X 线片、CT 显示第 T_{12} 椎体压缩性骨折,相应节段椎管狭窄,MRI T_2 相显示脊髓明显受压并存在明显的髓内高信号。为尽快明确其脊髓损伤是否为完全性损伤,可做下列哪项检查

A. 胸腰段 MRI 增强
B. 胸腰段 CT 增强
C. 肌电图
D. 肛门指诊
E. 腹壁反射
F. 下肢病理反射

【答案】D

【解析】对于脊髓损伤的患者,影像学检查并不能确认其损伤程度,唯有临床表现,包括其症状和体征,尤其是肛门括约肌的功能状态,能够反映其脊髓损伤的程度。

【难度】易

提问 4:X 线片、CT 及 MRI 检查见第 T_{12} 椎体压缩性骨折,相应节段椎管狭窄,脊髓明显受压并可见 T_2 髓内高信号,临床查体判断其脊髓损伤为不完全性。此时,患者的最佳治疗方案是什么

A. 甲泼尼龙冲击治疗
B. 甘露醇脱水,减轻脊髓水肿
C. 脊柱牵引、手法复位
D. 急诊手术(椎管减压 + 固定 + 植骨融合)
E. 急诊手术(局麻下行椎体成形术或后凸成形术)
F. 脊柱手术(切开硬膜,探查并修复脊髓)
G. 静脉给予利尿剂脱水

【答案】D

【解析】在确认 T_{11} 骨折、节段椎管狭窄继发脊髓受压,并且初步判断为非完全性脊髓损伤的情况下,应尽快实施手术,解除脊髓压迫并重建脊柱序列及稳定性,唯有如此才能最大限度地为其脊髓功能恢复创造条件。

【难度】易

提问 5:其 X 线片、CT 及 MRI 检查见第 T_{12} 椎体压缩性骨折,相应节段椎管狭窄,脊髓明显受压并可见 T_2 髓内高信号。此时的体格检查结果可能会是下列哪种情况

A. 感觉减退平面在肚脐水平
B. 感觉减退平面在腹股沟区(大腿根)
C. 膝腱反射减弱、病理征阴性
D. 膝腱反射减弱、病理征阳性
E. 膝腱反射活跃、病理征阳性
F. 上肢无阳性体征

【答案】BCDEF

【解析】T_{12} 水平对应的椎管内神经结构为脊髓圆锥,处于上下运动神经元交界的区域,临床表现出的体征复杂多变,既可表现上运动神经元损伤,又可表现为下运动神经元损伤,还可以表现为上下运动神经元混合性损伤。

【难度】中

案例三 女性,65 岁,慢性支气管炎急性发作 1 周,腰背痛 2 天,下肢无明显不适,可下地行走,但劳累后背痛加重。X 线片示 T_{10} 椎体前缘高度轻度降低(约 15%),局部稍后凸。患者 3 个月前体检时行腰椎骨密度测定,T 值为 −2.8。

提问 1:该患者目前的诊断可能是

A. 胸椎骨折(病理性)
B. 胸椎骨折(创伤性)
C. 腰椎骨折(病理性)
D. 腰椎骨折(创伤性)
E. 重度骨质疏松症
F. 轻度骨质疏松症

【答案】AE

【解析】患者无明显外伤史,但有慢性支气管炎导致的频繁喷嚏,结合其体检得到的骨密度 T 值为 −2.8 和 X 线片表现,可以明确诊断 T_{10} 椎体病理性骨折,并发重度骨质疏松症。

【难度】易

提问 2:为了与 T_{10} 转移瘤相鉴别并制定治疗方案,还可进行哪些影像学检查

A. 肺部 CT
B. 胸椎 CT 增强
C. 胸椎 MRI 平扫
D. 腹部超声
E. 全身骨扫描
F. PET-CT
G. 骨密度

【答案】ABCDEF

【解析】胸椎病理性骨折的常见病理基础包括骨质疏松症和肿瘤，因此，需要进行一系列检查除外原发性或继发性肿瘤的可能，避免漏诊或误诊。

【难度】中

提问 3：如果最终明确诊断为重度骨质疏松症并发 T_{10} 椎体病理性骨折，其椎体前缘高度降低约 15%。此时其可行的治疗方案包括

A. 保守治疗
B. 椎体成形术（PVP）
C. 后凸成形术（PKP）
D. 椎弓根钉固定、骨折复位术
E. 椎弓根钉固定、骨折复位、植骨融合术
F. 其他

【答案】ABC

【解析】椎体压缩比例仅为 15%，可以先试行保守治疗。若保守治疗后疼痛持续缓解不满意，则可行 PVP 或 PKP 以骨水泥填充骨折椎体，达到快速止痛并早起下地的目的。

【难度】中

提问 4：如果最终明确诊断为重度骨质疏松症并发 T_{10} 椎体病理性骨折，其椎体前缘高度降低约 55%。此时其可行的治疗方案包括

A. 保守治疗
B. 椎体成形术（PVP）
C. 后凸成形术（PKP）
D. 椎弓根钉固定、骨折复位术
E. 椎弓根钉固定、骨折复位、植骨融合术
F. 补充维生素 D+ 钙剂

【答案】CEF

【解析】其 T_{10} 椎体压缩比例达到 45%，宜手术治疗，恢复椎体前缘高度，避免远期遗留后凸畸形。具体方式可以试行 PKP，恢复椎体高度的同时以骨水泥填充骨折椎体，也可以行经皮或开放的椎弓根钉固定、骨折复位、植骨融合术。

【难度】难

提问 5：该患者术后还需长期抗骨质疏松治疗，可以选用以下哪些

A. 碳酸钙　　B. 骨化三醇
C. 鲑鱼降钙素　　D. 阿仑膦酸钠
E. 唑来膦酸钠
F. 骨头汤

【答案】ABCDE

【解析】临床常用的抗骨质疏松药物包括钙剂、骨化三醇（促进钙吸收）、降钙素（抑制破骨细胞）类、二膦酸盐类。骨头汤内主要成分是脂肪，对骨质疏松的治疗无积极意义。

【难度】中

（周非非　孙垂国）

第五章　脊柱及骨盆骨折

【A1 型题】

1. 脊柱骨折患者在搬运过程中，最正确的体位是
A. 侧卧位　B. 仰卧屈曲位
C. 仰卧过伸位　D. 俯卧过伸位
E. 坐位

【答案】C

【解析】脊柱损伤患者，平卧过度可以增加椎管宽度，从而减少压迫，从而保护神经功能。

【难度】易

2. 脊柱骨折脱位合并脊髓损伤的手术指征是
A. 骨折脱位合并关节突交锁者
B. 截瘫平面不断下降者
C. 椎体压缩超过 1/10
D. 影像学显示没有骨片凸入椎管压迫脊髓者
E. 手法复位后没有不稳定因素存在者

【答案】A

【解析】对于胸腰椎椎体压缩骨折，手术指征为关节突持续交索或者压缩超过 1/3 或者局部 COBB 角大于 25°。

【难度】中

3. Chance 骨折是指
A. 脊柱楔形压缩性骨折
B. 脊柱前柱和中柱爆破型骨折
C. 脊柱椎体水平撕裂骨折
D. 脊柱屈曲一牵拉型骨折
E. 脊柱骨折伴脱位

【答案】C

【解析】Chance 骨折是指从后向前累及三柱的横贯性骨折，前柱损伤可以累及椎体，也可累及椎间盘。

【难度】中

4. 胸腰椎体骨折截瘫 1~2 周后，发热 >38°，造成原因可能是
A. 肺部感染
B. 自主神经功能紊乱
C. 病毒性流感
D. 中枢性高热
E. 骨折断端吸收热

【答案】A

【解析】胸腰椎骨折不会造成中枢性高热，造成中枢高热的一般为颈椎骨折脱位。

【难度】易

5. 脊髓损伤四肢瘫，患者最常见的死亡原因为
A. 体温失调　B. 泌尿系统感染
C. 呼吸道感染　D. 高钙血症
E. 压疮

【答案】C

【解析】脊柱脊髓损伤早期的常见死亡原因是肺部感染，晚期是肾衰竭。

【难度】易

6. 骨盆骨折最常见的并发症是
A. 腹膜后血肿　B. 直肠损伤
C. 尿道损伤　D. 神经损伤
E. 其他腹腔脏器损伤

【答案】A

【解析】骨盆骨折最常见也是最致命的并发症为腹膜后血肿，常可继发休克。

【难度】易

7. 诊断不稳定骨盆骨折，下列选项**无意义**的是
A. 骨盆挤压，分离引起骨折处痛
B. 骨盆上升时，测髂前上棘至内髁距离患侧缩短
C. 一侧髂后上嵴也可向右，向上，向中线移位
D. 外伤后下肢移动痛加重
E. 双侧髂前上棘与脐失去等边三角形

【答案】B
【解析】髂前上棘至内踝距离患侧缩短不是骨盆骨折的体征，而是下肢骨折的体征。
【难度】中

8. 车祸伤，骨盆挤压分离试验(+)，下腹压痛肌紧张。为排除内脏损伤，简单可靠的检查是
A. 血象检查 B. X线检查
C. 腹穿 D. 超声
E. CT
【答案】C
【解析】骨盆骨折怀疑腹腔脏器损伤，腹腔穿刺可以明确腹腔内液体的性质，从而考虑何种内脏破裂。
【难度】易

9. 下列脊柱各段中，当直立活动时，负荷应力最集中也是最容易出现骨折的部位是
A. 颈段 B. 胸段 C. 腰段
D. 胸腰段 E. 骶段
【答案】D
【解析】直立时，胸腰段承受应力最为集中，坐位时，腰骶段承受应力最为集中，故应力集中部位最容易出现骨折。
【难度】易

10. 下列脊柱各段中，当坐位时，负荷应力最集中也是最容易出现骨折的部位是
A. 颈段 B. 胸段 C. 腰段
D. 腰骶段 E. 骶段
【答案】D
【解析】直立时，胸腰段承受应力最为集中，坐位时，腰骶段承受应力最为集中，故应力集中部位最容易出现骨折。
【难度】中

11. 依据脊柱三柱分类理论，脊柱稳定性判断主要决定于脊柱的部位是
A. 前柱 B. 后柱 C. 中柱
D. 椎管 E. 棘间韧带
【答案】C
【解析】对于胸腰椎骨折，累及两柱的骨折即为不稳定骨折。
【难度】中

12. 前纵韧带和椎体前部属于三柱理论的哪一柱
A. 前柱 B. 中柱 C. 后柱
D. 前中柱 E. 中后柱
【答案】A
【解析】前纵韧带和椎体属于前柱。
【难度】中

13. 后纵韧带和椎体后部属于三柱理论的哪一柱
A. 前柱 B. 中柱 C. 后柱
D. 前中柱 E. 中后柱
【答案】B
【解析】后纵韧带和椎体后部属于中柱。
【难度】中

14. 椎板，棘突以及肌肉韧带复合体属于三柱理论的哪一柱
A. 前柱 B. 中柱 C. 后柱
D. 前中柱 E. 中后柱
【答案】C
【解析】椎板，棘突以及肌肉韧带复合体属于后柱。
【难度】中

15. 怀疑发生脊柱骨折的患者，抬送姿势要求是
A. 数人平托 B. 搂抱
C. 轮椅 D. 同时抬头和腿
E. 背送
【答案】A
【解析】脊柱骨折患者应该进行平卧转运不可屈曲。
【难度】易

16. 脊柱胸腰段骨折并完全性截瘫的患者压疮常发生的部位是
A. 头部 B. 股骨小粗隆
C. 髂嵴 D. 足跟
E. 尺骨头
【答案】D
【解析】截瘫患者的压疮常发生在骨性结构凸起且皮肤较薄弱的地方。
【难度】易

17. 对于脊柱骨折后影像学检查，下列描述中**错误**的是
A. X线平片不能显示出椎管内受压情况
B. 凡中柱损伤或有神经症状者均需作CT检查
C. CT检查可显示出椎体的骨折情况，还可以显示出有无碎骨片突出于椎管内，并可计算出椎管的前后径与横径损失程度
D. CT片不能显示出脊髓受损情况
E. MRI片上见不到骨折出血所致的信号改变和前方血肿
【答案】E
【解析】MRI可以看到骨折的血肿以及神经结构周围的血肿。
【难度】中

18. 无骨折脱位的脊柱脊髓损伤早期的治疗方法是
A. 20% 甘露醇脱水
B. 地塞米松
C. 短期大剂量甲基泼尼松龙
D. 神经营养剂
E. 颈部固定制动
【答案】C
【解析】无骨折脱位型颈部脊髓损伤早期可以使用激素冲击治疗，从而观察疗效，如果疗效不佳可行手术治疗。
【难度】中
19. 骨盆骨折特有的临床表现是
A. 疼痛广泛，坐位或行走时加重
B. 局部肿胀、瘀斑、压痛显著
C. 患侧肢体短缩
D. 骨盆挤压、分离试验阳性
E. 患侧髂后上嵴较健侧高
【答案】D
【解析】骨盆骨折特有的临床表现为骨盆挤压试验阳性。
【难度】中
20. 骨盆骨折最严重的并发症是
A. 腹膜后巨大血肿　B. 膀胱尿道损伤
C. 直肠损伤　D. 腰骶神经丛损伤
E. 性功能障碍
【答案】A
【解析】骨盆骨折严重并发症为腹膜后血肿，易导致休克。
【难度】中
21. 脊髓损伤四肢瘫，患者最常见的死亡原因为
A. 体温失调　B. 泌尿系感染
C. 呼吸道感染　D. 高钙血症
E. 压疮
【答案】C
【解析】脊柱骨折四肢瘫患者早期死亡是因为呼吸道感染重症肺炎。
【难度】中
22. 骨盆骨折最常并发的是
A. 缺血性肌挛缩　B. 压疮
C. 膀胱尿道损伤　D. 周围神经损伤
E. 缺血性骨坏死
【答案】C
【解析】骨盆骨折容易损伤周围的膀胱，直肠等脏器。
【难度】易
23. 在下列骨盆骨折的并发症中，更常见的是
A. 腹膜内血肿　B. 脂肪栓塞
C. 小肠损伤　D. 骶丛损伤
E. 阴道损伤
【答案】D
【解析】骨盆骨折常损伤骶丛神经。
【难度】易
24. 在脊柱骨折中，下列选项叙述正确的是
A. 绝大多数由直接暴力引起
B. 胸腰段交界处脊柱活动较多，最不常受伤
C. 屈曲型脊柱骨折最常见
D. 伸直型脊柱骨折极多见
E. 脊柱骨折不会导致脊髓损伤
【答案】C
【解析】胸腰段处于交界区域容易引起损伤。
【难度】易
25. 在脊髓损伤中，下列选项最可能出现的是
A. 四肢瘫　B. 双上肢瘫
C. 双下肢瘫　D. 截瘫
E. 节段性瘫痪
【答案】D
【解析】脊髓损伤后出现损伤平面以下截瘫。
【难度】易
26. 关于神经根损伤定位：肱二头肌腱反射减弱，神经损害定于
A. L_3~L_4　B. T_2　C. C_5，C_6
D. C_7　E. T_1
【答案】C
【难度】中
27. 关于神经根损伤定位：膝腱反射消失，神经损害定位于
A. L_3~L_4　B. S_1　C. C_5，C_6
D. C_7　E. T_1
【答案】A
【难度】中
28. 关于神经根损伤定位：跟腱反射消失，神经损害定位于
A. L_3~L_4　B. S_1　C. C_5，C_6
D. C_7　E. T_1
【答案】B
【难度】中
29. 骨盆骨折后，导尿时无尿，而且导尿位置、深度均正确，应考虑的是
A. 膀胱破裂　B. 前尿道损伤

C. 后尿道损伤　　D. 出血性休克
E. 肾衰无尿
【答案】A
【解析】骨盆骨折导尿无尿,很可能为膀胱破裂。
【难度】中

30. 脊柱骨折脱位并脊髓半横切损伤,其损伤平面以下的改变是
A. 双侧肢体完全截瘫
B. 同侧肢体运动消失,双侧肢体深浅感觉消失
C. 同侧肢体运动和深感觉消失,对侧肢体痛温觉消失
D. 同侧肢体运动和痛温觉消失,对侧肢体深感觉消失
E. 同侧肢体痛温觉消失,对侧肢体运动及深感觉消失
【答案】C
【解析】脊髓半切综合征表现为同侧肢体运动和深感觉消失,对侧肢体痛温觉消失。
【难度】难

31. 骨盆骨折合并后腹膜血肿,保守治疗血压仍无法维持,则需要
A. 介入下止血　　B. 继续大量输液
C. 血管活性药物　　D. 半骨盆离断术
E. 大量输入血液制品
【答案】A
【解析】骨盆骨折造成休克,后腹膜血肿无法保守治疗的时候,只有通过介入下静脉栓塞方可达到止血的目的。
【难度】中

32. 脊柱骨折脱位,造成脊髓损伤,出现会阴部感觉消失,膀胱充盈性尿失禁,肛门反射消失,此时拍X线片的部位应该是
A. 上胸段的正侧位片
B. 下胸段的正侧位片
C. 腰椎正侧位片
D. 骶椎正侧位片
E. 尾椎正侧位片
【答案】C
【解析】仅造成大小便功能受损多为圆锥损伤,圆锥位于L_1,L_2水平。
【难度】中

33. 脊椎骨折合并脊髓损伤,其手术指征是
A. 临床检查证明脊髓已完全横断
B. 明显有骨折片突出椎管
C. 不全截瘫症状呈进行性减轻
D. 关节突交锁能闭合复位
E. 患者无神经体征
【答案】B
【解析】爆散骨折是手术指征之一。
【难度】中

34. 第四颈椎骨折脱位,完全性截瘫,伤后很快突然死亡的原因是
A. 窒息　　B. 肺炎或肺不张
C. 低血压休克　　D. 脂肪栓塞
E. 肺栓塞
【答案】A
【解析】四肢瘫患者突发死亡多为误吸或者窒息死亡。
【难度】中

35. 0级肌力是指
A. 完全瘫痪
B. 可见肌肉收缩,但无肢体运动
C. 有肢体运动,但不能克服地心引力。即肢体能在床上轻微移动,但不能抬离床面
D. 能克服地心引力,而做主动运动。即肢体能抬离床面
E. 能做抵抗阻力的运动
【答案】A
【难度】易

36. 1级肌力是指
A. 完全瘫痪
B. 可见肌肉收缩,但无肢体运动
C. 有肢体运动,但不能克服地心引力。即肢体能在床上轻微移动,但不能抬离床面
D. 能克服地心引力,而做主动运动。即肢体能抬离床面
E. 能做抵抗阻力的运动
F. 正常肌力
【答案】B
【难度】易

37. 2级肌力是指
A. 完全瘫痪
B. 可见肌肉收缩,但无肢体运动
C. 有肢体运动,但不能克服地心引力。即肢体能在床上轻微移动,但不能抬离床面

D. 能克服地心引力，而做主动运动。即肢体能抬离床面
E. 能做抵抗阻力的运动

【答案】C
【难度】易

38. 3级肌力是指
A. 完全瘫痪
B. 可见肌肉收缩，但无肢体运动
C. 有肢体运动，但不能克服地心引力。即肢体能在床上轻微移动，但不能抬离床面
D. 能克服地心引力，而做主动运动。即肢体能抬离床面
E. 能做抵抗阻力的运动

【答案】D
【难度】易

39. 4级肌力是指
A. 完全瘫痪
B. 可见肌肉收缩，但无肢体运动
C. 正常肌力
D. 能克服地心引力，而做主动运动。即肢体能抬离床面
E. 能做抵抗阻力的运动

【答案】E
【难度】易

40. 5级肌力是指
A. 正常肌力
B. 可见肌肉收缩，但无肢体运动
C. 有肢体运动，但不能克服地心引力。即肢体能在床上轻微移动，但不能抬离床面
D. 能克服地心引力，而做主动运动。即肢体能抬离床面
E. 能做抵抗阻力的运动

【答案】A
【解析】应该牢记各级肌力的概念。
【难度】易

41. 颈椎外伤后，双侧肘关节屈曲不能，双侧上臂外侧区针刺觉下降，考虑可能的损伤皮节区为
A. C_4　B. C_5　C. C_6
D. C_7　E. C_8

【答案】B
【解析】三角肌无力加肩关节外侧针刺觉下降为 C_5 皮节支配区。
【难度】中

42. 颈椎外伤后，双侧肘关节屈曲不能，双侧上臂外侧区针刺觉下降，可能损伤的阶段为
A. $C_{4/5}$　B. $C_{5/6}$　C. $C_{6/7}$
D. C_7/T_1　E. $C_{3/4}$

【答案】A
【解析】$C_{4/5}$ 椎间孔走行的为 C_5 神经根。
【难度】中

43. 颈椎外伤后，双侧腕关节屈曲不能，双侧腕关节桡侧针刺觉下降，考虑可能的损伤皮节区为
A. C_4　B. C_5　C. C_6
D. C_7　E. C_8

【答案】C
【解析】双侧腕关节屈曲不能，双侧腕关节桡侧针刺觉下降为 C_6 皮节支配区。
【难度】中

44. 颈椎外伤后，双侧腕关节屈曲不能，双侧腕关节桡侧针刺觉下降，可能损伤的阶段为
A. $C_{4/5}$　B. $C_{5/6}$　C. $C_{6/7}$
D. C_7/T_1　E. $C_{3/4}$

【答案】B
【解析】$C_{5/6}$ 椎间孔走行的为 C_6 神经根。
【难度】中

45. 颈椎外伤后，双侧腕关节伸展无力，中指远节掌侧针刺觉下降，考虑可能的损伤皮节区为
A. C_4　B. C_5　C. C_6
D. C_7　E. C_8

【答案】D
【解析】双侧腕关节伸展无力，中指远节掌侧针刺觉下降为 C_7 皮节支配区。
【难度】中

46. 颈椎外伤后，双侧腕关节伸展无力，中指远节掌侧针刺觉下降，可能损伤的阶段为
A. $C_{4/5}$　B. $C_{5/6}$　C. $C_{6/7}$
D. C_7/T_1　E. C_8

【答案】C
【解析】$C_{6/7}$ 椎间孔走形的为 C_7 神经根。
【难度】中

47. 颈椎外伤后，双侧小指外展无力，腕关节尺侧针刺觉下降，考虑可能的损伤皮节区为
A. C_4　B. C_5　C. C_6
D. C_7　E. C_8

【答案】E
【解析】双侧小指外展无力，腕关节尺侧针刺觉下降为 C_8 皮节支配区。
【难度】中

48. 颈椎外伤后，双侧小指外展无力，腕关节尺侧针刺觉下降，可能损伤的阶段为
A. $C_{4/5}$　B. $C_{5/6}$　C. $C_{6/7}$
D. C_7/T_1　E. $C_{3/4}$
【答案】D
【解析】C_7/T_1 椎间孔走行的为 C_8 神经根。
【难度】中

49. 颈椎外伤后，双侧伸肘无力，肘关节尺侧针刺觉下降，考虑可能的损伤皮节区为
A. T_1　B. C_5　C. C_6
D. C_7　E. C_8
【答案】A
【解析】双侧伸肘无力，肘关节尺侧针刺觉下降为 T_1 皮节支配区。
【难度】中

50. 高位截瘫患者早期排尿障碍表现为
A. 尿失禁　B. 尿潴留　C. 无尿
D. 尿崩症　E. 少尿
【答案】B
【解析】高位截瘫患者排尿障碍表现为：早期尿潴留；晚期尿失禁。
【难度】中

51. 高位截瘫患者晚期排尿障碍表现为
A. 尿失禁　B. 尿潴留　C. 无尿
D. 尿崩症　E. 少尿
【答案】A
【解释】高位截瘫患者排尿障碍表现为：早期尿潴留；晚期尿失禁。
【难度】中

52. 易发生休克的骨折
A. 骨盆骨折　B. 肱骨髁上骨折
C. 股骨颈骨折　D. 锁骨骨折
E. Colles 骨折
【答案】A
【解析】下肢的骨盆骨折以及股骨干骨折容易出现大量间隙性出血造成休克。
【难度】难

53. 颈椎损伤患者，双上肢近端肌力 3 级，远端肌力 0 级，双下肢肌力 0 级，大腿针刺觉下降，小腿针刺觉消失，骶尾部针刺觉消失，二便功能障碍，Frankel 分级为
A. Frankel A　B. Frankel B
C. Frankel C　D. Frankel D
E. Frankel E　F. Frankel F
【答案】A
【解析】截瘫为 Frankel A 级损伤。
【难度】中

54. 颈椎损伤患者，双上肢近端肌力 3 级，远端肌力 0 级，双下肢肌力 0 级，双腿以及骶尾部针刺觉下降，二便功能障碍，Frankel 分级为
A. Frankel A　B. Frankel B
C. Frankel C　D. Frankel D
E. Frankel E
【答案】B
【解析】损伤平面下肌力消失，针刺觉存在为 Frankel B 级损伤。
【难度】中

55. 颈椎损伤患者，双上肢近端肌力 3 级，远端肌力 1 级，双下肢肌力 2 级，双腿以及骶尾部针刺觉下降，小便功能障碍，Frankel 分级为
A. Frankel A　B. Frankel B
C. Frankel C　D. Frankel D
E. Frankel E　F. rankel F
【答案】C
【解析】损伤平面下肌力下降，且大部分小于 3 级，针刺觉存在为 Frankel C 级损伤。
【难度】中

56. 颈椎损伤患者，双上肢近端肌力 3 级，远端肌力 4 级，双下肢肌力 3 级，双腿以及骶尾部针刺觉下降，Frankel 分级为
A. Frankel A　B. Frankel B
C. Frankel C　D. Frankel D
E. Frankel E
【答案】D
【解析】损伤平面下肌力下降，且大部分大于 3 级，针刺觉存在为 Frankel D 级损伤。
【难度】中

57. 脊柱外伤时，关节突交锁是指
A. 关节突完全骨折
B. 关节突不完全脱位
C. 上关节突位于下一椎骨下关节突的前方
D. 下关节突位于下一椎骨上关节突的前方
E. 关节突骨折并伴脱位
【答案】D
【解析】关节突交索就是指关节突的单纯脱位。
【难度】易

58. 颈椎压缩性骨折合并脱位最先选择的治疗方法是

A. 手法复位,石膏外固定

B. 颌枕带牵引

C. 两桌复位法

D. 颅骨牵引

E. 切开复位内固定

【答案】D

【解析】颈椎骨折后行颅骨牵引可以止痛,维持骨折位置,甚至增加重量可以起到复位作用。

【难度】中

59. 椎体横突骨折多发生在

A. $C_{5\sim7}$ B. $T_{5\sim7}$ C. $T_{10\sim12}$

D. $L_{2\sim4}$ E. L_5,S_1

【答案】D

【解析】横突骨折多出现在下腰椎。

【难度】易

60. 腰椎椎体压缩性骨折,双下肢感觉运动功能正常,X线片示椎体压缩1/3,局部COBB角20°,合理的治疗应该是

A. 急诊手术复位,内固定

B. 石膏固定

C. 平卧硬板床,腰下垫枕休息

D. 神经营养药物治疗

E. 抗生素治疗

【答案】C

【解析】椎体压缩骨折的手术指征是椎体压缩超过一半,或者COBB角大于30°,保守治疗应以绝对卧床为主。

【难度】中

61. 判断脊柱骨折脱位是否并发脊髓损伤,下列检查最重要的是

A. X线拍片

B. CT

C. 超声

D. 神经系统检查

E. 腰穿做奎肯试验及脑脊液生化检查

【答案】D

【解析】神经系统查体是判断脊髓损伤的"金标准"。

【难度】中

62. 对于骨盆骨折合并尿道损伤及失血性休克患者的处理,顺序是

A. 骨盆骨折→尿道损伤→休克

B. 休克→尿道损伤→骨盆骨折

C. 休克→骨盆骨折→尿道损伤

D. 尿道损伤→休克→骨盆骨折

E. 同时处理休克和尿道损伤→骨盆骨折

【答案】B

【解析】对于开放性骨盆骨折合并全身系统性改变,首选处理系统性改变,之后处理开放性损伤情况,最后处理骨折。

【难度】难

63. 关于脊柱外伤与脊髓损伤的关系的叙述,下列选项**错误**的是

A. 脊髓损伤节段与椎骨受伤平面不一致

B. 胸椎较固定,所以胸椎的脱位多无脊髓损伤

C. 有的病例表现为明显脊髓损伤,但X线片却无骨折脱位

D. 屈曲型骨折脱位造成脊髓损伤最多见

E. 椎管狭窄者,脊柱创伤更易发生脊髓损伤

【答案】B

【解析】胸椎管相对狭窄,在脊柱骨折时最容易受损。

【难度】难

64. 脊柱外伤造成脊髓休克,是由于

A. 脊髓神经细胞遭受震荡,产生暂时性功能抑制,发生传导障碍

B. 骨折片刺入脊髓

C. 因脊髓受血肿等压迫

D. 外伤后脊髓神经细胞遭到破坏

E. 脊髓上、下行传导束断裂

F. 局部出现脑脊液漏

【答案】A

【解析】脊髓休克是由于神经细胞受冲击造成的一过性功能障碍。

【难度】难

65. 骨盆骨折合并尿道完全断裂,最好的处理是

A. 采用橡皮导尿管导尿

B. 采用金属导尿管导尿

C. 膀胱穿刺

D. 膀胱造瘘

E. 尿道吻合术

【答案】E

【解析】骨盆骨折并发尿道断裂需要行手术进行吻合。

【难度】易

66. 双侧耻骨上下支骨折,无明显移位,哪种治疗方法最理想

A. 蛙式石膏固定 B. 仅卧床休养即可

C. 骨盆悬吊牵引　　D. 切开复位
E. 手法复位夹板固定

【答案】B
【解析】对于骨盆环不存在旋转不稳定和垂直不稳定的骨折患者，卧床休息即可。
【难度】易

67. T_{10} 压缩性骨折合并脊髓损伤，损伤的脊髓是
A. 胸段脊髓　　B. 胸腰段脊髓
C. 腰段脊髓　　D. 腰骶段脊髓
E. 骶段脊髓

【答案】C
【解析】脊柱损伤与脊髓损伤的节段判断是颈椎为同节段，上胸髓为脊柱损伤节段 +1，中胸髓为脊柱损伤节段 +2，下胸髓为脊柱损伤节段 +3。
【难度】中

68. 下列结构构成骨盆环的选项是
A. 髂骨与骶尾骨　　B. 耻坐骨与骶尾骨
C. 髋骨与骶尾骨　　D. 髋骨与坐骨
E. 耻坐骨与骶骨

【答案】C
【解析】骨盆环是由前环和后环组成的，前环为髋骨，后环为骶骨。
【难度】中

69. 脊髓震荡是指
A. 脊髓受压
B. 脊髓挫伤
C. 脊髓裂伤
D. 脊髓血运障碍
E. 脊髓暂时性功能抑制
F. 脊髓横断性损伤

【答案】E
【解析】脊髓震荡是指脊髓暂时性功能缺失。
【难度】易

70. 了解各个椎骨与脊髓节段间的关系，对于判断脊髓损伤的平面有指导意义，马尾的平面是在
A. L_1 平面
B. L_2 平面以下
C. L_2 平面以上
D. $L_{1/2}$ 平面
E. L_3 平面以上

【答案】B
【解析】圆锥位于 L_1/L_2 水平，L_2 以下称马尾。
【难度】易

71. 脊柱屈曲型损伤最常发生的部位是
A. 颈椎　　B. 颈胸椎交界处
C. 胸椎　　D. 胸腰段交界处
E. 腰椎

【答案】D
【解析】屈曲性损伤多发伤在胸腰段。
【难度】中

72. 胸腰段粉碎压缩骨折伴有神经症状，脊髓损伤的平面在
A. 胸段脊髓　　B. 胸腰段脊髓
C. 腰段脊髓　　D. 腰骶段脊髓
E. 骶段脊髓

【答案】D
【解析】胸腰段是指 T_{11}~L_2，损伤脊髓可能为 L_2~S_5。
【难度】中

73. 劳动时将盛满泥土的铁铲向上掷致发生 C_7 及 T_1 的铲土者骨折，其骨折类型属于
A. 压缩骨折　　B. 嵌插骨折
C. 撕脱骨折　　D. 疲劳骨折
E. 病理骨折

【答案】C
【解析】铲土者骨折是指颈椎棘突根部的撕脱骨折。
【难度】中

74. 下列选项属于**不稳定**型脊柱骨折的是
A. 椎体粉碎爆散骨折
B. 两侧腰 2、3 及 4 横突骨折
C. 椎体骨折不伴脱位
D. $L_{4/5}$ 椎板、关节突骨折无移位
E. 第 1 颈椎 Jefferson 骨折

【答案】A
【解析】粉碎性爆散骨折不稳定，需手术治疗。
【难度】难

75. 对截瘫患者应积极处理，防止并发症压疮发生，下列选项**错误**的是
A. 床褥平软，及时料理，保持皮肤清洁干燥
B. 每 2 小时翻身 1 次，夜间可适当减少次数，保证患者休息
C. 对骨隆突部位用软垫或气枕垫好，并用 25%~50% 的乙醇擦洗，滑石粉按摩
D. 对已发生深的压疮要及时剪去坏死组织，用 920 油膏和中药粉治疗
E. 待炎症控制，肉芽新鲜时，作转移皮瓣缝合

【答案】B

【解析】即使夜间也不可减少患者翻身的频率。

【难度】易

76. 患者颈椎外伤截瘫，查体：双上肢屈肘位，屈肘动作存在，伸肘功能丧失，损伤部位是在

A. $C_{2\sim3}$　B. $C_{3\sim4}$　C. $C_{4\sim5}$

D. $C_{5\sim6}$　E. $C_{6\sim7}$

【答案】D

【解析】屈肘为 C_5 髓节，伸肘是 C_6 髓节，C_6 髓节损伤发生在 $C_{5/6}$ 间隙。

【难度】中

77. 某患者脊柱损伤后，跟腱反射消失，膝腱反射正常，可能损伤的脊髓节段是

A. S_1 以下　B. S_2 以下　C. L_5 以下

D. L_2 以下　E. T_{12} 以下

【答案】C

【解析】膝腱反射是 L_3，L_4 根控制；跟腱反射是 L_5，S_1 根控制。

【难度】中

78. 颈椎 2~3 骨折脱位并发脊髓严重损伤易发生

A. 多立即死亡

B. 四肢全瘫

C. 上肢屈肘动作存在，伸肘及手的功能丧失，下肢瘫

D. 下肢痉挛性瘫痪

E. 下肢弛缓性瘫痪

【答案】A

【解析】C_4 以上水平损伤，多影响膈肌，且脊髓水肿上行会影响延髓，故多早期死亡。

【难度】易

79. 髋臼后壁骨折，易损伤的神经是

A. 坐骨神经

B. 股神经

C. 闭孔神经

D. 阴部内神经

E. 生殖股神经

【答案】A

【解析】髋臼后壁骨折多合并髋关节后脱位，容易引起坐骨神经损伤。

【难度】中

80. 死亡冠是指

A. 腹壁下动脉和闭孔动脉之间有一支吻合支

B. 腹壁下动脉和髂内动脉之间有一支吻合支

C. 腹壁下动脉和髂外动脉之间有一支吻合支

D. 腹壁上动脉和髂内动脉之间有一支吻合支

E. 腹壁上动脉和髂外动脉之间有一支吻合支

【答案】A

【解析】死亡冠是指腹壁下动脉和闭孔动脉之间有一支吻合支，共通髂内外血管系统，STOPPA 入路容易损伤。

【难度】难

81. 脊柱骨折根据受伤时暴力作用的方向分型，下列分型中最少见的是

A. 屈曲型损伤

B. 伸直型损伤

C. 屈曲旋转型损伤

D. 垂直型损伤

E. 垂直压缩型损伤

【答案】E

【解析】McAfee 分型为根据暴力机制的分型，其中垂直压缩最少见。

【难度】中

82. 骶尾骨骨折伴会阴部撕裂易并发的是

A. 腹内脏器损伤

B. 骨盆倾斜和肢体缩短

C. 神经损伤

D. 尿道或膀胱损伤

E. 直肠损伤

【答案】E

【解析】骶骨前方即为直肠，在存在会阴撕裂的时候常并发直肠损伤。

【难度】易

83. 双侧耻骨上、下支骨折合并耻骨联合分离易并发的是

A. 腹内脏器损伤

B. 骨盆倾斜和肢体缩短

C. 神经损伤

D. 尿道或膀胱损伤

E. 直肠损伤

【答案】D

【解析】耻骨支骨折常并发尿道及膀胱损伤。

【难度】中

84. 骨盆环破裂，同时发生耻骨和髂骨骨折并明显向上移位可并发

A. 腹内脏器损伤

B. 骨盆倾斜和肢体缩短

C. 神经损伤
D. 尿道或膀胱损伤
E. 直肠损伤

【答案】B
【解析】当出现骨盆C型损伤的时候，则会出现明显的肢体短缩。
【难度】难

85. 颈椎半脱位易并发的是
A. 腹内脏器损伤　B. 失血性休克
C. 神经损伤　D. 尿道或膀胱损伤
E. 直肠损伤

【答案】C
【解析】颈椎骨折脱位常引起不同程度的瘫痪。
【难度】中

86. 胸腹部外力打击除引起骨折外可并发
A. 腹内脏器损伤
B. 骨盆倾斜和肢体缩短
C. 神经损伤
D. 尿道或膀胱损伤
E. 直肠损伤

【答案】A
【解析】胸腹部钝器伤合并脊柱骨折一定需要排除脏器损伤。
【难度】难

87. 对于无移位的 Anderson Ⅱ型齿状突骨折，应该选择的治疗方式是
A. 围领固定　B. 头颈胸支具
C. 头环背心　D. 手术治疗
E. 牵引治疗

【答案】D
【解析】Anderson Ⅱ型齿突骨折容易不愈合，因此，多选择手术治疗。
【难度】难

88. 对于无移位的 Anderson Ⅰ型齿状突骨折，应该选择的治疗方式是
A. 围领固定
B. 头颈胸支具
C. 无须固定，定期观察
D. 手术治疗
E. 牵引治疗
F. 无须固定，定期观察

【答案】A
【解析】Anderson Ⅰ型齿突骨折容易愈合，所以选择围领固定即可。
【难度】易

89. 对于无移位的 Anderson Ⅲ型齿状突骨折，应该选择的治疗方式是
A. 围领固定
B. 头颈胸支具
C. 无须固定，定期观察
D. 手术治疗
E. 牵引治疗

【答案】A
【解析】Anderson Ⅲ型齿突骨折容易愈合，因此，选择围领固定即可。
【难度】中

90. 对于X线显示的无移位的 Hangman 骨折，最有必要、要做得检查是
A. CT　B. MRI　C. 超声
D. 核素显像　E. PET-CT

【答案】B
【解析】Hangman 骨折必须通过 MRI 判断是否并发 $C_{2/3}$ 间盘损伤。
【难度】难

91. 髋臼骨折的 Letournal 分型共有
A. 7型　B. 8型　C. 9型
D. 10型　E. 11型

【答案】D
【解析】Letournal 分型分5个简单和5个复杂骨折，共10型。
【难度】易

92. Letournal 分型中下列骨折中必须行后路手术的是
A. 前壁骨折
B. 前柱伴前壁骨折
C. 横行骨折
D. 前柱伴后伴横行骨折
E. 横行伴后壁骨折

【答案】E
【解析】髋臼骨折累及后壁的一定需要通过后路手术方可达到复位固定。
【难度】中

93. 关于骶骨骨折伴神经损伤以下说法正确的是
A. 只要不存在神经受损的症状和体征可以不进行骶管减压
B. 椎管内有碎骨片即需行手术减压
C. DenisⅡ区的骨折需要行骶孔探查
D. 骶骨骨折伴神经损伤的治疗关键是解剖复位

E. 骶骨骨折出血的神经损伤为外周神经损伤,术后可以完全恢复其功能

【答案】A

【解析】存在神经受损的症状体征是唯一的骶管减压探查的指征。

【难度】中

94. 关于尾骨骨折以下说法正确的是

A. 尾骨骨折必须复位

B. 尾骨骨折常合并阴道损伤

C. 尾骨骨折常引起局部的疼痛

D. 尾骨骨折后出现大便带血,多为便秘造成的

E. 尾骨骨折常需手术治疗

【答案】C

【解析】尾骨骨折多只需对症止痛即可,但是对于严重的骨折脱位,需要经直肠行复位,如果为开放性骨折合并直肠损伤者需手术治疗。

【难度】易

【A2 型题】

1. 男性,25 岁,骨盆骨折不能排尿 1 天。膀胱区膨胀,肛诊直前方触痛明显,前列腺浮动感,导尿管不能插入膀胱,首先考虑的诊断为

A. 膀胱破裂

B. 前尿道损伤

C. 后尿道损伤

D. 前列腺损伤

E. 膀胱周围血肿

【答案】C

【解析】骨盆骨折可以合并前或者后尿道损伤,前尿道损伤血尿多见,后尿道损伤无尿多见。

【难度】易

2. 男性,30 岁,从马车上摔下,伤后双下肢正常活动,但腰痛不能排尿 1 天。最可能损伤的部位是

A. 腰段脊髓

B. 骶段脊髓

C. 腹膜后血肿刺激自主神经

D. 骶段脊髓及马尾神经

E. 马尾神经

【答案】B

【解析】骶段神经只控制大小便和性功能而不控制下肢肌肉,故在无肌力缺失的情况下,大小便功能不全考虑为骶段神经损伤。

【难度】难

3. 男性,60 岁,高坠致颈椎骨折并截瘫 2 天。体温 38.8℃。为防止发生致死性并发症,最重要的措施是

A. 勤翻身,按摩骶后背部的受压区

B. 留置导管

C. 高热量,高蛋白饮食

D. 气管切开吸痰

E. 物理降温降低消耗

【答案】D

【解析】颈髓损伤早期致死并发症为肺炎或者误吸,气管切开可以很好控制呼吸道。

【难度】难

4. 男性,45 岁,自房上坠地摔伤 13 小时。神清,血压 100/60mmHg,心率 100 次 /min,第一腰椎棘突明显后凸,压痛叩痛,膀胱充盈,腹股沟韧带下痛觉消失,左腿无自主运动,右踝可背屈,X 线片显示第一腰椎体压缩骨折(超过 1/2)。CT 显示椎管内有碎骨片。需要采取的处理方法是

A. 卧床牵引,推拿

B. 三桌法复位,石膏背心固定

C. 手术减压

D. 手术固定

E. 手术复位,减压,固定

【答案】E

【解析】胸腰椎爆散骨折伴有神经体征应该行手术复位,减压固定术。

【难度】易

5. 女性,20 岁,高处坠落伤致双下肢不全瘫 3 小时。X 线及 CT 证实 T_{12} 椎体爆裂骨折,碎骨片挤入椎管内并压迫脊髓,治疗最合理的是

A. 立即脱水,给予神经营养药物,3 周后根据神经恢复情况再考虑是否手术

B. 除给予脱水及营养神经药物外,立即行大重量复位牵引

C. 后路行椎板切除并摘除挤入椎管内的碎骨片,脊柱植骨,内固定

D. 经椎弓根外固定架复位及固定

E. 侧前方入路椎体切除减压,切除挤入椎管内的碎骨片,脊柱植骨、内固定

【答案】E

【解析】胸腰椎爆散骨折伴有神经体征应该行手术复位,减压固定术,而不伴有椎板骨折的病例,最理想的

手术办法为前路手术直接减压固定。

【难度】中

6. 女性，38岁，从3楼跳下臀部着地，两下肢完全不能活动，双侧腹股沟以下感觉丧失，小便不能自解，最可能的诊断是

A. 骨盆骨折　B. 第5腰椎骨折

C. 颈椎骨折　D. 第6胸椎骨折

E. 第12胸椎骨折

【答案】E

【解析】高处坠落伤容易引起胸腰段骨折，腹股沟水平为 T_{12}，L_1 损伤平面。

【难度】中

7. 男性，26岁，耻骨骨折并发膀胱破裂1小时，检查所见：耻骨骨折轻度移位，骨折分类应属

A. 闭合骨折　B. 裂缝骨折

C. 压缩骨折　D. 骨骺分离

E. 开放骨折

【答案】E

【解析】骨盆骨折并发膀胱及直肠损伤应为开放骨折。

【难度】中

8. 男性，24岁，由8m高坠落，臀部着地，伤后12小时入院，查体：脐下3指平面感觉明显减退，左踇趾稍能活动，双下肢自主运动消失，尿潴留。X线片示 T_{10} 椎体压缩，有骨折片突向椎管，下列哪项是最关键的治疗

A. 积极而强有力的抗生素治疗

B. 导尿并留置导尿管

C. 做好护理，勤翻身以防压疮发生

D. 尽早手术探查椎管，解除压迫

E. 高低桌法复位后，上石膏背心

【答案】D

【解析】椎体爆散骨折应尽早损伤减压。

【难度】难

9. 男性，42岁，交通事故造成耻骨骨折并刺破膀胱，检查所见，耻骨联合处已塌陷，骨折分类应属

A. 闭合性骨折　B. 开放性骨折

C. 裂缝骨折　D. 压缩性骨折

E. 骨骺分离

【答案】B

【解析】骨盆骨折并发直肠膀胱损伤为开放骨折。

【难度】难

10. 男性，37岁，颈椎外伤并四肢瘫3天，出现高热。下列措施中更关键的是

A. 物理降温　B. 调节室温

C. 治疗并发症　D. 抗生素治疗

E. 药物降温

【答案】D

【解析】颈椎外伤后四肢瘫需要尽早使用抗生素预防呼吸道感染。

【难度】中

11. 男性，30岁，从马车上摔下，伤后双下肢正常活动，但腰痛不能排尿1天。查 L_1 棘突叩痛，排尿困难，最可能损伤的部位是

A. 腰段脊髓

B. 骶段脊髓

C. 腹膜后血肿刺激自主神经

D. 骶段脊髓及马尾神经

E. 马尾神经

【答案】B

【解析】无肌力下降的损伤多为圆锥损伤。

【难度】难

12. 男性，25岁，搬重物后腰痛，检查发现腰部活动明显受限，右侧骶棘肌痉挛伴压痛，右直腿抬高45°时，诉腰痛，加强试验(–)，感觉肌力反射均正常，诊断应最先考虑

A. 腰椎间盘突出症

B. 腰扭伤

C. 髋关节扭伤

D. 梨状肌综合征

E. 第三腰椎横突综合征

【答案】B

【解析】腰部外伤后无神经体征仅腰部疼痛则首选考虑肌肉扭伤。

【难度】难

13. 男性，30岁，从高处坠落，腰背挫伤，双下肢弛缓性瘫痪2小时，来院急诊。查体：腰部不能活动，双侧腹股沟以下感觉、运动及反射消失。X线显示 T_{12} 椎体压缩性骨折。入院后2小时其双下肢功能逐渐恢复。该患者的脊髓伤可能是

A. 脊髓震荡　B. 脊髓出血

C. 脊髓水肿　D. 脊髓受压

E. 马尾损伤

【答案】A

【解析】与脑震荡相似，是最轻微的脊髓损伤。脊髓受强烈震荡后，立即发生弛缓性瘫痪，损伤平面以下，感觉、运动、反射及括约肌功能全部丧失。数分钟或数个小时后完全恢复。

【难度】中

14. 男性,35 岁,由高处跌下,发生 L_1 压缩性骨折,双下肢不全瘫 2 个月。脊髓造影发现有不全梗阻,脊髓被向后突出的 L_1 后缘的骨嵴压迫,此时应采取的措施是
A. 自身功能复位
B. 双踝悬吊牵引
C. 椎板切除减压术
D. 两桌法复位
E. 椎管侧后方减压术
【答案】E
【解析】腰椎爆散骨折应首选手术治疗。
【难度】中

15. 男性,16 岁,自马车上摔下,头后枕部着地,颈部活动受限 2 小时。下颈椎压痛明显,四肢弛缓性瘫痪,躯干感觉平面在胸骨柄以下,痛、温觉消失,不能自行排尿,诊断应首先考虑
A. 颈椎间盘突出症
B. 颈椎骨折脱位并颈髓损伤
C. 颈部软组织损伤
D. 颈椎骨折脱位并臂丛神经与腰骶丛神经损伤
E. 胸椎骨折并脊髓损伤
【答案】B
【解析】高处坠落造成颈部脊髓损伤,应首选考虑骨折脱位。
【难度】难

16. 男性,20 岁,夜间骑自行车,头朝下跌于壕沟,发生四肢不全瘫 3 小时。X 线片显示齿状突骨折伴半脱位,此时在治疗上最先采取的措施是
A. 石膏围领固定　B. 颅骨牵引固定
C. 吊带牵引　D. 环枕固定术
E. 切开复位内固定
【答案】B
【解析】齿状突骨折伴有移位应首选颅骨牵引稳定骨折。
【难度】难

17. 女性,20 岁,因外伤导致 $C_{4/5}$ 颈椎骨折并发颈髓损伤 2 天。四肢呈弛缓性瘫痪,高热 40℃,持续数日不降,应采取的降温办法为
A. 口服 APC　B. 冬眠疗法
C. 使用抗生素　D. 物理降温
E. 口服芬必得
【答案】D
【解析】脊髓损伤造成的中枢性高热,应进行相应的对症处理
【难度】难

18. 男性,32 岁,不慎坠楼,腰剧痛,双下肢感觉运动障碍,大小便功能障碍 6 小时。除手术外,伤后早期最重要的治疗措施为
A. 抗生素
B. 止痛剂
C. 甘露醇与大剂量糖皮质激素
D. 防止压疮
E. 留置尿管
【答案】C
【解析】对于脊髓损伤,糖皮质激素是目前唯一证明有效的药物。
【难度】难

19. 男性,30 岁,车祸导致右髋臼粉碎骨折 2 小时。查体:血压 80/50mmHg,脸色苍白,右足不能背伸。最适当的处理是
A. 行骨盆 X 线检查
B. 行骨盆 CT 检查
C. 行腰椎 MRI 检查
D. 行详细的体格检查
E. 开放输液通道,补液,抗休克治疗
【答案】E
【解析】骨盆骨折并发休克,坐骨神经损伤的处理顺序是先处理休克抢救。
【难度】中

20. 男性,50 岁,坠楼后出现截瘫 1 周。对其截瘫应积极处理,防止并发症压疮发生,下列选项正确的是
A. 床褥平软,及时料理,保持皮肤清洁干燥
B. 每 8 小时翻身一次,夜间可适当减少次数,保证患者休息
C. 对骨隆突部位用软垫或气枕垫好,每日用 100% 乙醇擦洗,滑石粉按摩
D. 对已发生深的压疮要保留坏死组织,勤换敷料
E. 不需要待炎症控制、肉芽新鲜时,作转移皮瓣缝合
【答案】A
【解析】截瘫患者在骨突部位容易出现压疮,需要经常换药进行处理,最重要的是做好预防。
【难度】中

【A3/A4型题】

(1~4 题共用题干)

男性,50 岁,车祸致四肢活动受限,感觉障碍 2 小时,呼吸困难来急诊。查体:神清,呼吸困难,四肢肌力四级,腱反射阳性。

1. 最可能的诊断为

A. 颈部脊髓损伤　B. 胸部脊髓损伤

C. 腰部脊髓损伤　D. 骶部脊髓损伤

E. 中枢神经损伤

【答案】A

【解析】颈部脊髓损伤可以导致呼吸困难及四肢肌力下降。

【难度】中

2. 为明确诊断,最有诊断价值的检查是

A. MRI　B. CT　C. 超声

D. X 线　E. CTA

【答案】A

【解析】MRI 是确诊脊髓损伤最准确的办法。

【难度】中

3. 急诊室处理首要而又重要的是

A. 颈部制动

B. 留置导尿

C. 气管切开

D. 减轻脊髓水肿和继发性损害应用大剂量激素冲击

E. 颈部牵引治疗

【答案】A

【解析】颈椎外伤不全损伤不需要导尿和气管切开,激素冲击治疗目前存在争议,颈椎牵引需要收入病房进行。

【难度】中

4. 该疾病并发症**不包括**的是

A. 呼吸困难与呼吸道感染

B. 泌尿生殖道的感染与结石

C. 压疮

D. 体温失调

E. 脑炎

【答案】E

【解析】颈部脊髓损伤并发症包括呼吸道感染,泌尿系感染,压疮,体温异常高热等。

【难度】中

(5~8 题共用题干)

男性,28 岁,8m 高处坠落,2 小时后送至医院。自述胸背部疼痛,双下肢不能活动。

5. 诊断应首选

A. 颈部脊髓损伤　B. 胸部脊髓损伤

C. 腰部脊髓损伤　D. 骶部脊髓损伤

E. 延髓神经损伤

【答案】B

【解析】下肢损伤伴有胸背部疼痛考虑胸部脊髓损伤可能性大。

【难度】中

6. 检查应首选

A. MRI　B. CT　C. 超声

D. X 线　E. CTA

【答案】D

【解析】X 线是脊柱脊髓损伤的首选检查。

【难度】易

7. 患者到急诊室时下列处理中哪项是**错误**的

A. 留置导尿管

B. 药物减轻脊髓水肿及出血

C. 胸部制动

D. 预防感染

E. 输血

【答案】E

【解析】对于脊髓损伤的患者导尿,抗感染,减轻脊髓水肿及制动都是必须的。

【难度】中

8. 该患者可能发生的远期并发症中**错误**的是

A. 呼吸道感染

B. 泌尿生殖道的感染与结石

C. 压疮

D. 慢性腰背部疼痛

E. 下肢痉挛

【答案】E

【解析】胸部脊髓损伤并发症包括呼吸道感染,泌尿系统感染,压疮,慢性腰背痛等。

【难度】难

(9~11 题共用题干)

男性,31 岁,行走不慎跌入下水井缘,骑跨伤后 6 小时,会阴区疼痛剧烈,不能坐和行走。伤后未排尿,解不出小便。检查:骨盆挤压分离试验(+)。

9. 最可能出现骨折或脱位的部位是

A. 耻骨及耻骨联合　B. 骶髂关节

C. 尾骨 / 髂骨 / 骶骨　D. 股骨

E. 腰椎

【答案】A

【解析】骨盆前环损伤可能会造成尿道损伤。
【难度】难

10. 明确诊断最准确的检查方式是
A. MRI B. CT C. 超声
D. X 线 E. CTA
【答案】B
【解析】骨盆骨折的最准确检查是 CT。
【难度】中

11. 该患者首选的治疗是
A. 留置导尿管
B. 骨盆外固定支架
C. 开腹探查
D. 切开复位内固定术
E. 介入治疗
【答案】A
【解析】对于骨盆骨折合并尿道损伤的患者首选的治疗是留置导尿管。
【难度】中

(12~13 题共用题干)
男性,65 岁,汽车撞伤右髋,右下肢不能负重 2 小时。右大转子上移 2.0cm,右下肢真实长度与左下肢相同,右下肢相对长度较左下肢短缩 2.0cm。

12. 该患者**不可能**出现的病情诊断是
A. 髋臼骨折
B. 髋关节后脱位
C. 股骨颈头下型骨折
D. 股骨颈基底部骨折
E. 股骨上段骨折
【答案】E
【解析】股骨上段骨折大转子不会上移。
【难度】难

13. 该患者明确诊断的常用检查方法是
A. 右髋断层 X 线 B. 右髋 CT
C. 右髋 MRI D. 骨扫描
E. 骨盆正位像
【答案】E
【解析】骨盆正位像可以判断骨盆以及股骨近端的骨折情况。
【难度】易

(14~16 题共用题干)
男性,24 岁,8m 高坠落 12 小时,臀部着地。脐下 3 指平面感觉明显减退,左踇趾稍能活动,双下肢自主运动消失,尿潴留。X 线片示 T_{10} 椎体压缩,有骨折片突向椎管。

14. 最可能的诊断是
A. 压缩骨折 B. 爆散骨折
C. 青枝骨折 D. 劈裂骨折
E. 线型骨折
【答案】B
【解析】爆散骨折的特点是椎管内有骨折块。
【难度】中

15. 最关键的治疗是
A. 尽早手术探查椎管,解除压迫
B. 高低桌法复位后,上石膏背心
C. 做好护理,勤翻身以防压疮发生
D. 积极而强有力的抗生素治疗
E. 导尿并留置导尿管
【答案】A
【解析】对于有存在神经体征的脊柱骨折关键治疗是手术减压。
【难度】易

16. 如果不存在神经损害,该类骨折椎管减压的指征是
A. 骨块椎管侵占 30%
B. 骨块椎管侵占 40%
C. 骨块椎管侵占 50%
D. 骨块椎管侵占 60%
E. 骨块椎管侵占 70%
【答案】C
【解释】爆散骨折无神经损伤的减压指征是 50% 椎管侵占,文献报告低于 50% 椎管侵占骨块,多可在伤后 2 年内自行吸收。
【难度】难

(17~18 题共用题干)
男性,30 岁,5m 高处坠落 2 小时,颈部着地四肢不能活动,颈部以下皮肤感觉减退。颈椎平片示 $C_{5/6}$ 脱位。

17. 首先应进行的治疗是
A. 颈椎牵引
B. 急症手术治疗
C. 手法复位
D. 大剂量甲泼尼龙冲击治疗
E. 颈托固定
【答案】E
【解析】颈椎骨折脱位最重要及最有效的治疗是手

术恢复脊柱的顺列。

【难度】中

18. 除X线片，还需做的检查是

A. MRI B. CT C. 超声

D. X线 E. CTA

【答案】B

【解析】对于骨折脱位患者CT与X线片都是必需的。

【难度】中

(19~21题共用题干)

男性，36岁，煤矿工人，弯腰中被重物砸伤胸背部而致腰痛，活动受限3小时。查体：$L_{1/2}$棘突间压痛，棘间距离加大，双下肢感觉运动好。

19. 入院时最有意义的检查是

A. 胸腰椎X线正侧位片

B. 脊髓造影

C. 腹部超声

D. 肌电图检查

E. 腰椎CT检查

【答案】A

【解析】X线是怀疑脊柱骨折患者最重要的检查。

【难度】易

20. 患者最后诊断为L_1椎体Chance骨折，为了进一步手术治疗，患者需做哪一项检查最有意义

A. 肌电图检查

B. 腹部超声检查

C. 腰椎CT检查

D. 心电图检查

E. 出凝血时间检查

【答案】C

【解析】明确脊柱骨折后，需进行CT检查来了解骨折的详细信息。

【难度】中

21. 该患者的最佳治疗方法是

A. 卧床休息

B. 石膏床固定制动

C. 过伸复位术

D. 后路短节段椎弓根螺钉固定术

E. Steffee钢板固定术

【答案】D

【解析】对于不稳定脊柱骨折需要行钉棒技术固定。

【难度】难

(22~24题共用题干)

男性，35岁，从高处跳下时，双下肢顿时感到无力30分钟。

22. 急救运送的方法是

A. 双人扶着让患者走

B. 一人背着运送

C. 一人抱着运送

D. 一人抬头，一人抬脚运送

E. 躺在木板床上运送

【答案】E

【解析】怀疑脊柱脊髓损伤应该使用平板转运法。

【难度】易

23. 在急诊室首先应做的影像学检查是

A. MRI B. CT

C. 核素骨扫描 D. X线

E. B型超声

【答案】D

【解析】排除脊柱脊髓损伤应首选X线检查。

【难度】易

24. 如果检查显示胸椎压缩性骨折，并有骨块进入椎管，应采取的治疗方法是

A. 牵引

B. 仰卧硬板床，背部垫高

C. 双桌法过伸复位

D. 早期背伸锻炼

E. 及早手术解除脊髓压迫

【答案】E

【解析】胸腰椎爆散骨折最重要的治疗是手术减压。

【难度】中

(25~27题共用题干)

男性，25岁，高处坠落伤1小时，右侧臀部着地，疼痛伴运动障碍并有休克表现。

25. 首先考虑的诊断是

A. 肾损伤 B. 股骨颈骨折

C. 骨盆骨折 D. 软组织挫裂伤

E. 股骨粗隆间骨折

【答案】C

【解析】坠落时伴休克首选考虑骨盆骨折。

【难度】中

26. 在抗休克的同时，急需进行的检查是

A. CT B. 超声

C. X线 D. MRI

E. 静脉肾盂造影

【答案】C
【解释】怀疑骨盆骨折首选X线检查。
【难度】易

27. 在积极抗休克的同时，血压未能回升，可能的原因是
A. 肾包膜下出血　B. 腰大肌血肿形成
C. 肝脾破裂　D. 组织挫伤严重
E. 剧烈疼痛刺激

【答案】C
【解析】骨盆骨折抗休克治疗无效，应考虑内脏损伤。
【难度】难

(28~30题共用题干)
男性，30岁，马车从小腹压过，腰与骨盆区疼痛2小时。查体：心率120次/min，血压80/50mmHg，神志清，不能自行排尿，无腹压痛及反跳痛，膀胱膨满，直肠指诊，指套上染有血迹。

28. 正确的诊断是
A. 骨盆骨折
B. 骨盆骨折并发休克
C. 骨盆骨折并发休克与尿道损伤
D. 骨盆骨折并发休克，尿道与直肠损伤
E. 骨盆骨折并发膀胱破裂

【答案】D
【解析】骨盆骨折常合并尿道，以及直肠损伤，尿道损伤可以表现为尿潴留，直肠损伤多见指诊带血。
【难度】中

29. 治疗措施的先后顺序是
A. 抗休克、修复尿道、直肠损伤、处理骨折
B. 修复尿道、直肠损伤、处理骨折、抗休克
C. 抗休克、处理骨折、修复尿道、直肠损伤
D. 处理骨折、抗休克、修复尿道、直肠损伤
E. 抗休克、处理骨折、修复尿道、直肠损伤

【答案】A
【解析】骨盆骨折并发休克的处理原则是，先全身，后重要脏器，后骨折。
【难度】难

30. 休克难以矫正时，应采用的最主要的措施是
A. 加快输血速度　B. 使用升压药物
C. 使用止血药物　D. 结扎髂内动脉
E. 结扎髂外动脉

【答案】D
【解析】骨盆骨折盆腔出现多为髂内分支的血管丛出血，可以结扎或者栓塞止血。
【难度】难

【案例分析题】

案例一　男性，40岁，建筑工人，从约8m高处坠落，臀部着地摔伤后1小时急送医院就诊。查体：见生命体征无异常，腰背部压痛明显，双下肢无力且腹股沟区以下感觉完全丧失，伴小便失禁。

提问1：该患者可能的诊断是
A. 中胸椎骨折($T_{5\sim9}$)
B. 胸腰段骨折($T_{10}\sim L_2$)
C. 下腰椎骨折($L_{3\sim5}$)
D. 脊髓损伤
E. 马尾神经损伤
F. 脊髓圆锥损伤

【答案】ABDF
【解析】患者外伤起病，高处坠落且臀部着地，伤后腰背部疼痛明显，提示脊柱骨折可能。神经功能方面，双下肢无力、T_{12}皮节以下感觉丧失，说明损伤节段位于T_{12}或更高，据此可排除下腰椎骨折可能。根据其下肢感觉运动功能异常，且伴尿失禁，可推断脊髓或脊髓圆锥损伤可能。
【难度】中

提问2：为明确诊断并制定合理的治疗方案，需尽快完善的影像学检查项目包括
A. 胸椎及腰椎X线片(正侧位)
B. 胸椎及腰椎CT(平扫＋重建)
C. 胸椎及腰椎MRI平扫
D. 骨盆X线片(正位)
E. 腹部超声
F. 双股骨X线片(正侧位)
G. 立位腹平片

【答案】ABCDE
【解析】患者临床表现可疑胸椎或胸腰段骨折，因此，需尽快完善胸椎及腰椎的X线片、CT及MRI，全面评估可疑部位的骨性结构及神经结构的损伤情况。除此之外，结合患者高处坠落史，需拍骨盆片以除外骨盆骨折，还需做腹部超声以除外腹部实体脏器的损伤。
【难度】易

提问3：X线片、CT显示第T_{12}椎体压缩性骨折，相应节段椎管狭窄，不除外脊髓损伤，为尽快明确其脊髓损伤是否有损伤及损伤程度，可做下列哪项检查进行评价
A. 胸腰段MRI增强
B. 胸腰段CT增强
C. 肌电图

D. 腹壁反射
E. 肛门指诊
F. 下肢病理反射
G. 椎间盘造影

【答案】AE

【解析】对于脊髓损伤的患者，除功能 MRI 外其他影像学检查并不能确认其损伤程度，唯有临床表现，包括其症状和体征，尤其是肛门括约肌的功能状态，能够反映其脊髓损伤的程度。

【难度】难

提问 4:X 线片、CT 及 MRI 检查见第 T_{12} 椎体压缩性骨折，相应节段椎管狭窄，脊髓明显受压并可见 T_2 相髓内高信号，临床查体判断其脊髓损伤为不完全性。此时，患者的最佳治疗方案是什么

A. 甲泼尼龙冲击治疗
B. 甘露醇脱水，减轻脊髓水肿
C. 脊柱牵引、手法复位
D. 脊柱手术(切开硬膜，探查并修复脊髓)
E. 急诊手术(局麻下行椎体成形术或后凸成形术)
F. 急诊手术(椎管减压 + 固定 + 植骨融合)
G. 针灸按摩治疗

【答案】F

【解析】在确认 T_{11} 骨折、节段椎管狭窄继发脊髓受压，并且初步判断为非完全性脊髓损伤的情况下，应尽快实施手术，解除脊髓压迫并重建脊柱序列及稳定性，唯有如此才能最大限度地为其脊髓功能恢复创造条件。

【难度】难

提问 5:其 X 线片、CT 及 MRI 检查见第 T_{12} 椎体压缩性骨折，相应节段椎管狭窄，脊髓明显受压并可见 T_2 相髓内高信号。此时的体格检查结果可能会是下列哪几种情况

A. 上肢无阳性体征
B. 感觉减退平面在肚脐水平
C. 感觉减退平面在腹股沟区(大腿根)
D. 膝腱反射减弱、病理征阴性
E. 膝腱反射减弱、病理征阳性
F. 膝腱反射活跃、病理征阳性
G. 提睾反射正常

【答案】ABCDE

【解析】T_{12} 水平对应的椎管内神经结构为脊髓圆锥，处于上下运动神经元交界的区域，临床表现出的体征复杂多变，既可表现上运动神经元损伤，又可表现为下运动神经元损伤，还可以表现为上下运动神经元混合性损伤。

【难度】中

案例二 患者，50 岁，女性，因“摔伤致双上肢麻木乏力 1 小时”来院急诊。查体：额部可见皮肤擦伤。双上肢肌力 2 级；双下肢肌力 4 级；四肢浅感觉减退，双上肢痛觉过敏。肛门括约肌功能正常。X 线示：颈椎椎体骨质增生、椎间隙变窄、韧带无钙化。

提问 1:该患者可能存在的诊断为

A. 颈椎骨折
B. 齿状突骨折
C. 颈椎过伸伤
D. 颈椎半脱位
E. 胸椎骨折
F. 颈部扭伤
G. 颈椎骨质增生

【答案】CG

【解析】①额部皮肤擦伤；②上肢重于下肢，且双上肢痛觉过敏；③X 线提示颈椎退变。

【难度】中

提问 2:进一步检查包括

A. CT 平扫　B. CT 加强
C. CT 二维重建　D. MRI
E. 脑部磁共振　F. 胸部平片
G. 腹部超声

【答案】ACD

【解析】CT 平扫 + 二维重建明确有无颈椎骨折脱位；MRI 明确有无颈髓受压。

【难度】中

提问 3:急诊处理

A. 颈托固定
B. 留院观察
C. 甲泼尼龙、甘露醇等减轻脊髓水肿及营养神经等对症支持治疗
D. 注意呼吸等生命体征
E. 手术治疗
F. 回家休养

【答案】ABCDF

【解析】给予颈托固定；甲泼尼龙、甘露醇等减轻脊髓水肿及营养神经等对症支持治疗；注意呼吸等生命体

征;待 MRI 结果明确是否需手术治疗。

【难度】中

提问 4:患者 MRI 示 $C_{4/5}$ 间盘突出,CT 上没有明显的后纵韧带骨化且不伴有发育性椎管狭窄,应该选择何种手术方式

A. 颈椎前路间盘切除,cage 植入,钛板固定术

B. 颈椎前路单纯间盘切除术

C. 椎间孔镜技术间盘切除

D. 颈椎后路椎板成形术

E. 颈椎后路椎板切除固定术

F. 颈椎前路间盘切除,cage 植入,钛板固定术 + 颈椎后路椎板成形术

【答案】A

【解析】对于单纯颈椎间盘突出而非后纵韧带骨化造成的过伸伤,且不合并发育性椎管狭窄,单纯前路间盘切除,cage 植入,钛板固定即可。

【难度】难

(吕扬　刘忠军)

第六章 骨肿瘤及骨病

【A1 型题】

1. 骨囊肿的治疗原则是
   A. 囊壁刮除 + 囊腔内液体引流
   B. 囊壁彻底骨切除 + 植骨
   C. 病段切除 + 植骨
   D. 观察,不必手术
   E. 截肢

【答案】B

【解析】骨囊肿的外科治疗原则是刮除植骨术,术中彻底刮除病灶至正常骨组织,填充材料中以自体骨移植愈合较好,也可使用其他生物活性骨修复材料,临床常用同种异体骨或人工骨填充。

【难度】中

2. 针对骨肉瘤的叙述,下列选项中**错误**的是
   A. 好发于股骨下端和胫骨上端干骺端
   B. 局部肿胀疼痛,有时表现类似急性炎症
   C. 摄片可见骨质破坏,骨膜下新骨形成和日光放射状阴影
   D. 一经摄片诊断,应即行高位截肢术
   E. 术前,术后均应用化疗

【答案】D

【解析】一经摄片诊断是骨肉瘤后,据病情先行化疗,再考虑截肢术。

【难度】易

3. **除了**下列哪项外,都是骨肉瘤的典型临床表现
   A. 多见于年轻人
   B. 好发于骨骺生长活跃部位
   C. 骨膜下三角形新生骨(Codman 三角)
   D. 出现蜂窝状骨吸收区,夹有钙化斑块
   E. 早期肺转移

【答案】D

【解析】D 项不是骨肉瘤的 X 线片所见,是软骨肉瘤的 X 线片所见。骨肉瘤 X 线片所见为长骨干骺端边界不清的骨破坏,有骨膜反应,除可见 Codman 三角外,还有"日光射线"形态。

【难度】中

4. 恶性骨肿瘤的最主要诊断根据是
   A. 局部疼痛,夜间重　B. 突然生长迅速
   C. 切除后复发　D. 发生转移
   E. 患者消瘦

【答案】D

【解析】病理学检查和远处转移是恶性肿瘤诊断最重要的依据,其他也是诊断的依据,但不是最主要的依据。

【难度】中

5. 单纯使用根治性切除手术治疗骨肉瘤,5 年存活率不高,其主要原因是
   A. 早期髓腔内广泛蔓延
   B. 早期淋巴管内瘤栓形成
   C. 早期血液中发现瘤细胞
   D. 早期广泛侵犯软组织
   E. 多见于年轻人

【答案】C

【解析】骨肉瘤远处转移通过血液途径,肺转移的发生率极高,80% 的患者在进行根治性手术时已有微小的肺转移,故 5 年存活率不高。

【难度】中

6. 内生软骨瘤好发于
   A. 颅骨和下颌骨
   B. 手和足的管状骨
   C. 骶尾椎和颅底蝶枕部
   D. 股肌下端、胫骨或腓骨上端和肱肌上端
   E. 下肢长骨骨干

【答案】B

【解析】内生软骨瘤属良性肿瘤,好发于手和足的管状骨的干骺端。

【难度】易

7. 骨肉瘤一般情况下，不会出现的化验结果是

A. 血钙升高

B. 血磷升高

C. 血碱性磷酸酶升高

D. 血酸性磷酸酶升高

E. 血总蛋白浓度升高

【答案】D

【解析】除血酸性磷酸酶升高以外均为正确答案。

【难度】易

8. 骨软骨瘤 X 片典型表现是

A. 骨端膨胀性溶骨性破坏

B. 短骨膨胀，有蜂窝状骨吸收区夹杂钙化斑块

C. 长骨干骺端骨破坏和日光射线现象，可有 Codman 三角

D. 骨膜板层状或葱皮状反应性骨形成和骨破坏

E. 自长骨干骺端突出的骨性病损

【答案】E

【解析】自长骨干骺端突出的骨性病损是骨软骨瘤X片特点。

【难度】中

9. 下列原发病灶在转移性骨肿瘤中最多见的是

A. 乳腺癌　　B. 前列腺癌

C. 肾癌　　D. 甲状腺癌

E. 膀胱癌

【答案】A

【解析】转移性骨肿瘤占骨恶性肿瘤的很大比率，原发灶以乳腺癌最多，其次为前列腺，肺，肾，膀胱等。

【难度】中

10. 下列不属于脊髓灰质炎后遗症外科手术治疗原则的是

A. 矫正骨与关节畸形

B. 稳定关节恢复生理负重力线

C. 肌力重建与平衡

D. 均衡下肢不等长

E. 美观无瘢痕

【答案】E

【解析】治疗脊髓灰质炎后遗症的原则：矫正骨与关节畸形、肌力重建与平衡、均衡下肢不等长、稳定关节和恢复生理负重力线。

【难度】中

11. 脊髓灰质炎后遗症主要手术方法是

A. 骨与关节手术矫形

B. 肌腱移位

C. 楔形截骨

D. 纠正下肢长度

E. 肌腱移位和(或)骨与关节手术

【答案】E

【解析】脊髓灰质炎后遗症是脊髓前角运动神经元病变导致的肌肉失支配，肢体肌力失衡，并可继发关节畸形。手术治疗分为：肌腱移位和骨矫形手术，轻者仅需肌腱移位矫正肌力失衡，防止继发关节畸形。

【难度】难

12. 下列疾病 X 线片表现为 Codman 三角的是

A. 内生软骨病　　B. 骨关节结核

C. 骨肉瘤　　D. 骨软骨瘤

E. 骨囊肿

【答案】C

【解析】X 线片表现 Codman 三角是骨肉瘤的特征。

【难度】中

13. 胫骨上端外侧 X 线片可见皮质膨胀，边缘整齐的骨质透光区，中心有间隔改变，最可能的诊断为

A. 骨囊肿　　B. 内生软骨瘤

C. 转移癌　　D. 胫骨骨髓炎

E. 骨巨细胞瘤

【答案】E

【解析】骨巨细胞瘤的 X 线表现。

【难度】中

14. 下列关于先天性髋关节脱位描述正确的是

A. 治疗时间对预后无影响

B. 早期诊断不明，可以半年后再复查

C. 病理改变对治疗效果影响不大

D. 治疗越早，效果越佳

E. 带蹬吊带法是最好的治疗方法

【答案】D

【解析】新生儿先天性髋关节脱位早期治愈率高 95% 左右，且治疗方法简单，故多预后良好，但漏诊率高达 2%，需 1 个月后复查。

【难度】难

15. 先天性马蹄内翻足 1 岁以内的婴儿应采取的治疗为

A. 全身麻醉下矫正足跟内翻下垂

B. 石膏矫正

C. Denis-Browne 轻便夹板

D. 软组织松解手术治疗

E. 反复多次行手法矫正，使患足外翻，外展及背伸

【答案】E
【解析】每10天左右重复一次按摩矫正,胶布固定。
【难度】难

16. 关于先天性马蹄内翻足的治疗正确的是
A. Denis-Browne 夹板是最好的治疗方法
B. 1~3 岁应反复多次行手法矫正
C. 手法治疗失败或未经治疗的 3~15 岁患儿,可用软组织松解手术治疗
D. 复位和手术矫正不常见小腿青枝骨折或踝部骨骺分离
E. 对于 3~15 岁,手法治疗失败或未经治疗的患者可行三关节融合手术

【答案】C
【解析】先天性马蹄内翻足的治疗原则。
【难度】难

17. 下列关于踇外翻的说法正确的是
A. 第 2 跖骨头在足内侧形成骨赘
B. 第 2,3 跖骨头跖面皮肤形成胼胝
C. 跖趾关节无半脱位
D. 趾被第 2 趾挤向背侧
E. 穿合适的鞋子,不能防止外翻的发生和发展

【答案】B
【难度】中

18. 最常见的良性骨肿瘤为
A. 骨髓瘤　B. 骨软骨瘤
C. 骨巨细胞瘤　D. 骨囊肿
E. 骨瘤

【答案】B
【难度】易

【A2 型题】

1. 男性,15 岁,学生,骨软骨瘤 1 个月,近段突然生长加快,X 线片示在瘤体边缘有模糊不清的棉絮状钙化阴影,对其治疗应采用
A. 观察
B. 肿瘤切除术
C. 局部广泛切除或截肢
D. 放射疗法
E. 化学疗法

【答案】C
【解析】骨软骨瘤突然生长加快,考虑恶性变,局部广泛切除或截肢。
【难度】中

2. 女性,20 岁,大学生,左膝肿物 8 年,经 X 线片检查诊断为骨软骨瘤。一个月前较剧烈活动后,左膝部明显疼痛,自感包块增大,口服布洛芬能缓解疼痛,但夜间仍影响睡眠,最适宜的处理是
A. 服止痛药　B. 摄 X 线片复查
C. 按摩热敷　D. 局部封闭
E. 气功治疗

【答案】B
【解析】进一步检查明确是骨折还是恶性变。
【难度】中

3. 男性,60 岁,农民,腰痛 3 周就诊,无明显外伤史,X 线片示第 3 腰椎椎体破坏,压缩楔形变,椎间隙正常,最可能的诊断是
A. 脊椎结核　B. 脊椎肿瘤
C. 脊椎骨折　D. 强直性脊柱炎
E. 化脓性脊椎炎

【答案】B
【解析】椎间隙正常是肿瘤和结核等的鉴别要点。
【难度】中

4. 女性,22 岁,因外伤后检查发现骨巨细胞瘤 2 周。下列关于骨巨细胞瘤特点的描述**错误**的是
A. 属于潜在恶性肿瘤
B. 多见于成年人
C. 病灶多在骨干中段
D. 肿瘤可穿刺骨质侵入软组织
E. 局部刮除后易复发

【答案】C
【解析】骨巨细胞瘤属于潜在恶性或介于良恶性之间的溶骨性肿瘤,好发年龄为 20~40 岁,女性多于男性,好发部位为股骨下端和胫骨上端。局部刮除后容易复发。
【难度】中

5. 男性,20 岁,腰痛,低热 3 个月,活动时腰痛加重。检查:腰椎生理弯曲消失,后凸畸形不明显,但椎旁肌紧张,有压痛及叩痛,拾物试验阳性。体温 38℃,血白细胞计数 9×10^9/L,中性多核细胞百分比 70%,血沉 30mm/h。X 线片见 $L_{4\text{-}5}$ 椎体骨小梁模糊,椎间隙狭窄,腰大肌阴影无增宽现象。该患者应选择哪一种最合适的治疗方法
A. 骨盆牵引
B. 抗结核药物 + 卧硬板床休息

C. 硬膜外封闭
D. 推拿按摩
E. 理疗
【答案】B
【解析】考虑脊柱结核,其治疗原则是休息平卧、加强营养+全身抗结核治疗。
【难度】中

6. 男性,58岁,工人,发现颈前肿物2年,声音嘶哑4个月。2个月前平地滑倒,臀部着地,出现腰部疼痛,逐渐加重,腰椎拍片,腰椎压缩变扁,其中密度不均,椎间隙正常,椎旁影稍增宽,最可能的诊断是
A. 外伤性压缩性骨折
B. 椎体结核并冷脓肿
C. 椎体骨髓炎
D. 椎体肿瘤
E. 转移性骨肿瘤
【答案】E
【解析】颈前肿物2年,转移行肿瘤--病理性骨折,如果是单纯的外伤性骨折,后突和软组织肿胀应该明显;椎间隙正常排除结核及感染。
【难度】中

7. 女性,65岁,左股骨颈骨折行内固定术后2年术后1年拔钉,半年来患髋痛,下蹲不便,跛行。骨盆照片,左髋间隙窄,股骨头不规则密度增高,塌陷,骨质疏松。其最主要原因为
A. 损伤性骨化　　B. 创伤性关节炎
C. 缺血性骨坏死　　D. 老年骨质疏松
E. 疲劳骨折
【答案】C
【解析】股骨颈骨折术后并发症,缺血性股骨头坏死。
【难度】易

8. 男性,25岁,右膝肿痛渐进行性加重半年,关节功能稍受限,局部触痛,皮温增高就诊。血清碱性磷酸酶正常,X线片示右胫骨上端5cm×7cm偏旁膨胀骨性破坏,似皂泡状,皮质薄部分破坏,局部软组织肿胀影,无骨膜反应。最可能诊断是
A. 良性骨肿瘤
B. 原发性恶性骨肿瘤
C. 潜在恶性骨肿瘤
D. 骨的瘤样病损
E. 转移性骨肿瘤
【答案】C
【解析】膨胀骨性破坏,似皂泡状,皮质薄部分破坏,局部软组织肿胀影,无骨膜反应。有恶性可能。
【难度】中

9. 男性,24岁,体检发现骨肿瘤2天。适合于病灶刮除、瘤细胞灭活治疗的疾病是
A. 骨肉瘤　　B. 骨软骨瘤
C. 骨巨细胞瘤　　D. 骨内生软骨瘤
E. 尤因肉瘤
【答案】C
【解析】骨巨细胞瘤的治疗原则。
【难度】中

10. 男性,35岁,工人,检查提示股骨下端病变,且患者感疼痛剧烈,病程进展快,临床最可能诊断是
A. 骨肉瘤　　B. 骨软骨瘤
C. 骨巨细胞瘤　　D. 骨瘤
E. 软骨瘤
【答案】A
【解析】病变疼痛剧烈,病程进展快,符合恶性肿瘤特征。
【难度】易

11. 女性,25岁,教师,无意中发现左膝内下有一硬性肿物,触之不痛2周。X线示左胫骨上端内侧有一边缘清楚,杵形肿块,最可能的诊断是
A. 骨瘤　　B. 骨样肉瘤
C. 骨软骨瘤　　D. 成骨细胞瘤
E. 骨巨细胞瘤
【答案】C
【解析】符合骨软骨瘤的影像学特征。
【难度】易

12. 男性,17岁,跌倒后出现局部疼痛,伴膝关节活动轻微受限3天。既往有右股骨下端内侧长蒂状骨软骨瘤。首先要考虑的原因是
A. 骨软骨瘤恶变
B. 骨软骨瘤基底部骨折
C. 骨软骨瘤周围出现滑囊炎
D. 局部软组织挫伤
E. 骨软骨瘤外层软骨帽损伤
【答案】B
【解析】骨软骨瘤是一种比较常见的良性肿瘤,多见于长骨的干骺端,如股骨下端、胫骨上端和肱骨上端。仅有1%的单纯骨软骨瘤可恶变。外伤后出现疼痛,考虑骨软骨瘤基底部骨折。
【难度】难

13. 女性,15 岁,触及左胫骨上端内侧硬性肿物,3cm×1cm,1 周就诊。X 线示肿物从骨皮质突起界限清楚。最可能诊断是

A. 骨肉瘤　　B. 骨巨细胞瘤
C. 骨软骨瘤　　D. 骨囊肿
E. 尤因肉瘤

【答案】C
【解析】从部位,形态界清等符合良性肿瘤,其中最可能是骨软骨瘤。
【难度】中

14. 男性,30 岁,农民,腰痛半年,行走困难 1 周来诊。查体:明显消瘦,胸腰段向后成角畸形,X 线片示胸椎,腰椎体多发骨质破坏,椎间隙消失,首先考虑的诊断是

A. 椎体转移癌,压迫脊髓
B. 骨髓瘤向椎管内生长
C. 椎体边缘型结核,脊髓受压
D. 中央型腰椎间盘突出症
E. 马尾神经瘤

【答案】C
【解析】消瘦,胸腰段向后成角畸形,多发骨质破坏,椎间隙消失符合性脊柱结核。
【难度】中

15. 男性,8 岁,左股骨下段疼痛,肿胀 1 周,体温 39.5℃,局部皮温高,深压痛。经抗感染治疗无效,局部穿刺,抽出少量脓性液体,进一步治疗中,下列措施属**不正确**的是

A. 联合应用大剂量抗生素
B. 局部制动,以利炎症吸收
C. 全身支持疗法
D. 局部减压引流
E. 病灶清除术

【答案】E
【解析】大剂量抗生素不能控制症状者,即应作局部骨钻孔手术,用以引流与减压。引流越早、越彻底,防止感染扩散和缓解症状的效果越好。
【难度】中

16. 男性,21 岁,右股骨下端骨肿瘤,穿刺活检示尤因肉瘤。肿瘤最大径 4cm,未发现淋巴结及远处转移,临床分期为

A. Ⅰ期　　B. ⅠB 期
C. ⅡA 期　　D. ⅡB 期
E. Ⅲ期

【答案】C
【解析】尤因肉瘤组织学分级为高级,未发现淋巴结及远处转移,故此患者分期为ⅡA 期。
【难度】难

17. 男性,26 岁,邮递员,右侧股骨下端疼痛 3 天就诊。X 线片见右股骨下端呈膨胀性,偏心性肥皂泡样改变,初步诊断是

A. 骨瘤　　B. 骨囊肿
C. 慢性骨髓炎　　D. 骨软骨瘤
E. 骨巨细胞瘤

【答案】E
【解析】骨巨细胞瘤的影像学:X 线片见右股骨下端呈膨胀性,偏心性肥皂泡样改变。
【难度】中

18. 女性,18 岁,右大腿下端肿痛 2 个月,摄片见股骨下端有境界不清的骨质破坏区,骨膜增生及放射状阴影,两端可见骨膜三角,最可能的诊断是

A. 骨结核　　B. 骨髓炎
C. 骨肉瘤　　D. 骨巨细胞瘤
E. 骨软骨瘤

【答案】C
【解析】骨肉瘤的影像学表现。
【难度】易

19. 20 岁,女性,右小腿上端内侧发现肿物 4 年,无明显疼痛,X 线显示右胫骨上端内侧骨性突起,基底较宽,边界清,骨结构无明显破坏。最可能诊断为

A. 骨肉瘤　　B. 慢性骨髓炎
C. 骨巨细胞瘤　　D. 骨软骨瘤
E. 胫骨先天畸形

【答案】D
【解析】骨软骨瘤的影像学表现。
【难度】中

20. 男性,18 岁,左上臂近端疼痛、肿胀 1 个月。X 线片显示:左肱骨上段膨胀性囊状透亮区,边界清,内有骨性间隔将囊腔分成蜂窝状。最可能的诊断是

A. 骨囊肿
B. 骨纤维异样增殖症
C. 动脉瘤样骨囊肿
D. 内生性软骨瘤
E. 骨肉瘤

【答案】C
【解析】动脉瘤样骨囊肿的影像学变现。
【难度】中

21. 男性,62岁,退休,胃癌术后5年,发现脊柱转移,准备行手术治疗。骨转移癌进行手术的主要目的是

A. 减少肿瘤负荷

B. 根治性手术

C. 减轻疼痛

D. 固定病理骨折和解除脊髓压迫

E. 取得组织学诊断

【答案】D

【解析】骨转移癌的治疗应与原发癌及其他并发症一同考虑,治疗目的是减轻症状,提高生活质量。手术包括对即将发生病理性骨折部位的预防性固定和已经发生的病理性骨折部位的固定处理等。

【难度】中

22. 男性,11岁,病理证实为右股骨下端骨肉瘤,病变局限在骨内,其临床分期是

A. Ⅳ期 B. Ⅲ期 C. ⅠB期

D. ⅡA期 E. ⅡB期

【答案】D

【解析】骨肉瘤,病变局限在骨内,按TNM分期标准属ⅡA期。

【难度】难

23. 女性,17岁,行影像学检查后初步诊断骨肉瘤,骨肉瘤最主要的X线和CT征象是

A. 骨质破坏 B. 软组织肿胀

C. 骨膜反应 D. 骨质增生硬化

E. 瘤骨形成

【答案】E

【解析】X线和CT显示瘤骨形成是影像学诊断骨肉瘤的可靠依据。

【难度】易

24. 女性,14岁,右小腿酸痛2个月,进行性加重近1周,疼痛难忍,夜间尤其明显,伴发热38℃。体格检查:右胫骨中段膨隆,压痛,局部皮温增高。X线片显示胫骨中段骨质破坏,骨膜呈葱皮样改变。诊断为尤因肉瘤,最主要需鉴别的疾病是

A. 骨结核 B. 化脓性骨髓炎

C. 骨囊肿 D. 骨纤维肉瘤

E. 骨纤维异样增殖症

【答案】B

【解析】本病发病急,多有高热,疼痛较尤因肉瘤剧烈。在骨破坏的同时很快出现骨质增生,多有死骨;在骨髓炎的早期,穿刺即可有血性液体或脓性液体,细菌培养阳性,而尤因肉瘤则否。行脱落细胞学检查有助于诊断。骨髓炎抗感染治疗效果明显,尤因肉瘤对放疗极敏感。

【难度】中

25. 女性,37岁,程序员。2个月来学习蹲马步,2周前无意中发现左腘窝部有无痛性肿块,无其他不适。最可能的诊断为

A. 脂肪瘤 B. 腘窝半月板囊肿

C. 腘窝囊肿 D. 腘窝纤维瘤

E. 腘窝骨软骨瘤

【答案】C

【解析】腘窝囊肿指腘窝深部滑囊增大或膝关节滑膜囊向后膨出的统称,引起膝后部疼痛和发胀,并可触及有弹性的软组织肿块。

【难度】易

【A3/A4型题】

(1~4题共用题干)

女性,36岁,营业员。右股骨上端疼痛20天。3年前患乳癌,行乳癌根治术,局部无复发。查体:右股骨上端肿胀,压痛,右髋关节活动受限。X片:右股骨颈及转子下溶骨性破坏。

1. 最可能的诊断是

A. 骨肉瘤 B. 软骨肉瘤

C. 纤维肉瘤 D. 骨巨细胞瘤

E. 乳癌骨转移

【答案】E

【难度】易

2. 为下一步治疗做决策,最重要的辅助检查项目是

A. 胸部X线检查 B. 局部CT检查

C. 局部MRI检查 D. 血生化检查

E. 心脏超声检查

【答案】A

【难度】中

3. 为除外其他部位的骨骼是否有并存的病灶,最重要的检查项目是

A. CT B. ECT

C. MRI D. X线断层摄影

E. 骨髓穿刺

【答案】B

【难度】易

4. 经检查如果肺及其他部位未见转移,最佳治疗方案

A. 皮牵引,止痛,化疗

B. 单纯化疗
C. 单纯放疗
D. 瘤段切除，假体置入
E. 瘤段切除，假体置入，化疗

【答案】E
【解析】乳癌骨转移一般多发，X 线以溶骨型破坏为主，表现为病变区疼痛。血清碱性磷酸酶升高和血钙升高。胸部 X 线排除肺部转移，对制定治疗策略有价值；ECT 有助于了解其他部位是否有病灶；如果肺及其他部位未见转移，瘤段切除假体置入，化疗是最佳治疗方案。
【难度】难

（5~9 题共用题干）
男性，35 岁，右膝关节内侧疼痛，肿胀半年，曾在外院摄 X 线片，见右胫骨上端内侧有一大小为 5cm × 4cm 的透光区，中间有肥皂泡沫阴影，骨端膨大。近 1 个月来肿胀明显加重，夜间疼痛难忍，右膝关节活动受限。入院后 X 线片示胫骨上端病变扩大，肥皂泡沫阴影消失，呈云雾状阴影，病变侵入软组织。

5. 该患者最可能的诊断是
A. 骨肉瘤　B. 骨软骨瘤恶变
C. 骨囊肿　D. 骨纤维肉瘤
E. 骨巨细胞瘤恶变

【答案】E
【难度】中

6. 为判断是否手术治疗，术前最重要的常规检查项目是
A. 血尿常规
B. 胸部 X 线检查
C. 胫骨局部 CT 检查
D. 血碱性磷酸酶测定
E. 尿本 - 周蛋白测定

【答案】B
【难度】中

7. 通过检查肺未见转移灶，考虑病变处于早期阶段，恰当的治疗选择是
A. 病灶刮除 + 植骨
B. 病灶不处理，严密观察
C. 瘤段切除，假体植入
D. 瘤段切除，植骨
E. 放射治疗

【答案】A
【难度】中

8. 如行穿刺活检，发现有恶性肿瘤细胞，下列治疗措施属最合适的是
A. 病灶刮除 + 植骨
B. 病灶刮除 + 骨水泥填充
C. 广泛切除 + 大块骨或假体植入
D. 截肢
E. 放射治疗或化疗

【答案】D
【难度】中

9. 如穿刺活检，发现有恶性肿瘤细胞，且肺有转移病灶，另外还有其他部位骨转移，其治疗措施应选择的是
A. 病灶刮除 + 植骨
B. 病灶刮除 + 骨水泥填充
C. 广泛切除 + 大块骨或假体植入
D. 截肢
E. 放射治疗或化疗

【答案】E
【解析】骨巨细胞瘤按良性和恶性程度分为三级。胸部 X 线排除肺部转移，对制定治疗策略有价值；ECT 检查有助于了解其他部位的骨骼是否有病灶；穿刺活检取病理有助于诊断。X 线片示胫骨上端病变扩大，肥皂泡沫阴影消失，呈云雾状阴影，骨皮质被肿瘤组织穿破，侵入软组织。考虑恶性骨肉瘤的可能性大。如其他部位转移，只能行放疗或化疗。
【难度】难

（10~13 题共用题干）
女性，16 岁，左小腿上段肿胀疼痛半年，近 1 个月来肿胀明显，且夜间疼痛明显。查体：左胫骨上端肿胀严重，压痛明显，浅静脉怒张，扪及一个 6cm × 7cm 的硬性肿块，固定，边界不清。

10. 临床就诊时最先选择的检查是
A. X 线片　B. CT
C. MRI　D. PET-CT
E. 活检

【答案】A
【难度】易

11. 如 X 线检查显示左胫骨上段呈虫蚀状溶骨性破坏，骨膜反应明显，可见 Codman 三角。最可能的诊断是
A. 左胫骨慢性骨髓炎
B. 左胫骨软骨肉瘤
C. 左胫骨骨巨细胞瘤恶变

D. 左胫骨骨肉瘤

E. 左胫骨骨软骨瘤恶变

【答案】D

【难度】中

12. 为排除远处转移，应常规进行的检查是

A. 淋巴结活检　　B. 颅脑 CT

C. 胃肠道钡餐检查　　D. 胸部 X 线检查

E. 骨髓穿刺

【答案】D

【难度】中

13. 经检查无远处转移时，下列方案中，最佳治疗方案是

A. 单纯化疗

B. 单纯放疗

C. 截肢术，术前后化疗

D. 刮除植骨术，术前后化疗

E. 刮除骨水泥充填术，术前后化疗

【答案】C

【解析】骨肉瘤起病急，进展快，预后极差，短期内迅速转移，肺为最常见的转移部位经胸部检查排除肺转移，应根据具体情况考虑局部切除或截肢，有的切除肿瘤后失去关节作用，如股骨颈，可考虑切除后应用人工关节或关节融合术。该患者的治疗中可以考虑保肢，但是其他的选项均不合适。

【难度】中

(14~18 题共用题干)

女性，25 岁，左膝外上方逐渐隆起包块伴酸痛半年。X 线平片提示左股骨下端外侧有一病灶，边缘膨胀，中央有肥皂泡样改变，无明显的骨膜反应。

14. 首先考虑的诊断为

A. 骨纤维异样增殖症

B. 骨髓瘤

C. 骨巨细胞瘤

D. 骨肉瘤

E. 骨囊肿

【答案】C

【难度】中

15. 为确立诊断，最有价值的检查方法是

A. 外周血中碱性磷酸酶检测

B. 局部穿刺活组织检查

C. CT 检查

D. 核素骨扫描

E. 外周血白细胞计数和分类

【答案】B

【难度】中

16. 以下所述治疗方案中，对该患者**不恰当**的是

A. 病灶刮除骨水泥填塞

B. 病段骨切除，胫骨翻转植骨膝关节融合

C. 病段骨切除，同种异体半关节移植术

D. 病段骨切除，带血管骨移植

E. 股骨中上 1/3 截肢，安装假肢

【答案】E

【解析】骨巨细胞瘤的治疗以手术切除为主，应用切刮术加灭活处理，植入自体或异体松质骨或骨水泥。本病复发率高，对于复发者，应作切除或节段截除术或假体植入术。属 G_1-$2T_1$-$2M_0$ 者，宜广泛或根治切除。本病对化疗无效。

【难度】中

17. 男性，69 岁，双下肢无力，行走困难 6 个月余。查体：T_9 棘突压痛，叩击痛明显，脐以下感觉减退，下肢关键肌的肌力为 1 级，巴宾斯基征阳性，血沉 19mm/h。X 线片未见软组织肿大阴影，胸椎弓根显影不清，CT 示：T_9 椎体及附件结构破坏，脊髓受压。应首先考虑的诊断是

A. 脊柱肿瘤(T_9)

B. 蛛网膜炎

C. 椎体骨髓炎

D. 胸椎间盘突出

E. 脊髓肿瘤

【答案】A

【难度】中

18. 若发现肺部、右肝有占位病变，最适宜的治疗是

A. 经皮椎体形成术

B. 后路全椎板减压术伴椎体内骨水泥注射

C. 前路病灶清除钛网支撑

D. 胸腔镜下胸椎肿瘤瘤体切除重建内固定术

E. 后路全椎体切除内固定植骨融合术 + 钛网支撑

【答案】B

【解析】患者的可能诊断应是转移性骨肿瘤，并伴有脊髓受压迫不全瘫痪，可行后路全椎板减压术伴椎体内骨水泥注射。MRI 检查，可以为骨肿瘤的存在及确定其性质提供依据，也可更清楚地描绘肿瘤范围、侵袭程度、与邻近组织的关系。

【难度】中

(19~21 题共用题干)

男性,15 岁,左小腿上段进行性疼痛 3 个月余,偶有轻微发热。查体:左小腿上段外侧方可触及一质硬包块,有轻微压痛。左下肢 X 线片示:左侧腓骨骨干边界模糊,存在不规则的破坏区,周围伴“葱皮样”反应骨形成。

19. 在采集病史时应特别注意询问的是
A. 有无低热、盗汗及慢性咳嗽病史
B. 有无左小腿局部红、肿、热、痛病史
C. 有无左下肢外伤史
D. 疼痛是否在夜间加重
E. 服用阿司匹林控制疼痛的效果如何

【答案】B
【难度】易

20. 如果经活组织检查证实为 Ewing 肉瘤,则其最可能来源于
A. 成骨细胞　B. 成纤维细胞
C. 成软骨细胞　D. 骨髓细胞
E. 破骨细胞

【答案】D
【难度】中

21. 除骨核素扫描外,对评估病情及判断预后最不可缺少的辅助检查是
A. 患处 B 型超声显像
B. 胸部 X 线检查
C. 患肢 CT 检查
D. 测定血钙、血磷
E. 测定血清总蛋白的浓度
F. 碱性磷酸酶

【答案】B
【解析】该患者 X 线片出现葱皮样改变,为尤因肉瘤典型的 X 线表现。疼痛和肿胀是最常见的早期症状,其次是神经根及脊髓等神经功能损伤,部分患者伴低热,血清高密度脂蛋白胆固醇和红细胞沉降率明显升高,有时伴有白细胞计数增多和贫血。影像学是评价解剖部位、软组织浸润、椎管侵占程度及远处的有效方法。
【难度】中

(22~25 题共用题干)

女性,28 岁,农民,出现进行性背痛、下肢乏力,食欲减退 3 个月。检查:见第 6 胸椎轻度后突,有叩痛,血沉 60mm/h。X 线片示第 6 胸椎椎体轻度压缩骨折,中央存在骨质破坏。

22. 当常规 X 线片上能够显示出病变时,受累骨质的范围一般已达
A. 10% 以上　B. 30% 以上
C. 50% 以上　D. 70% 以上
E. 80% 以上

【答案】C
【难度】难

23. 如果经积极治疗后脊髓神经功能开始恢复,则最早恢复的功能多是
A. 震动觉、关节位置觉
B. 温觉、触觉和痛觉
C. 自主运动
D. 括约肌功能
E. 肌萎缩

【答案】A
【难度】中

24. 经规范药物治疗 3 个月后,患者截瘫症状无明显缓解,下一步治疗应采用
A. 继续全身药物治疗,并调整药物种类及剂量
B. 石膏背心外固定
C. 半椎板减压术
D. 病灶清除减压术
E. 胸椎牵引、理疗

【答案】D
【难度】中

25. 如果 X 线片示该处椎旁存在单侧的梭形阴影,则诊断多倾向于考虑
A. 化脓性脊椎炎　B. 胸椎结核
C. 胸椎肿瘤　D. 胸椎血管瘤
E. 胸椎间盘突出症

【答案】C
【解析】脊柱结核病理改变有两种,一是中心型结核,二是边缘型椎体结核。椎体肿瘤一般只侵犯椎体骨质,很少累及椎间盘,故椎间隙不窄。脊柱结核出现神经症状而影像学检查确有脊髓受压者原则上都应该接受手术治疗,主要为病灶清除,彻底去除所有致压物质。一般来讲,当常规 X 线片上能够显示出病变时,受累骨质一般已达 50% 以上。
【难度】难

(26~28 题共用题干)

男性,5 岁,患右髋关节早期滑膜结核,有低热、盗汗、消瘦,右膝轻痛,右髋关节半屈曲畸形,轻度跛行。

26. 该患者如在基层医院早期诊断最重要的依据是
A. 临床症状和体征
B. 血常规及血沉检查
C. 结核菌培养或豚鼠接种试验
D. 质量好的双侧髌关节X线片结合临床表现
E. CT
【答案】D
【难度】中
27. 早期最好的治疗方法是
A. 牵引、营养、全身抗结核药物治疗
B. 卧床休息、营养、牵引、全身抗结核药物治疗
C. 早期滑膜切除,保护关节功能
D. 留置引流管,向关节腔内注入抗结核药物
E. 局部制动、营养
【答案】B
【难度】中
28. 首先应予鉴别的疾病是
A. 风湿性关节炎 B. 类风湿性关节炎
C. 股骨头骨软骨病 D. 暂时性滑膜炎
E. 早期化脓性关节炎
【答案】D
【解析】关节结核临床表现:①疼痛与压痛;②肿胀;③肌肉萎缩;④功能障碍跛行。暂时性滑膜炎多为一过性,有过度活动病史,X线未见异常,卧床休息2周即愈,没有后遗症。
【难度】难

(29~31题共用题干)
男性,45岁,快递员,右膝关节疼痛反复发作3年,无外伤史,行走时有时可扪及不定位置的活动物。体格检查:右大腿肌肉轻度萎缩,膝关节肿胀、积液不明显。X线片示轻度骨质增生,髁间窝处隐约可见黄豆大密度增高影。
29. 该患者最可能的诊断是
A. 骨关节炎
B. 滑膜软骨瘤病
C. 关节内游离体
D. 关节面撕脱性骨折
E. 痛风性关节炎
【答案】B
【难度】难
30. 存在关节内游离体数量最多的疾病是
A. 滑膜软骨瘤病
B. 痛风性膝关节炎
C. 退行性骨关节病
D. 创伤性骨关节炎
E. 关节体多发性骨折
【答案】A
【难度】难
31. 该患者首选的治疗方法是
A. 手术取出游离体
B. 关节镜下取出游离体
C. 手术取出游离体,同时尽可能切除病变滑膜
D. 关节成形术
E. 化疗
F. 关节置换术
【答案】C
【解析】滑膜软骨瘤病是关节的骨膜或滑膜囊、腱鞘内所发生的软骨性、纤维软骨性或骨软骨性小体。临床表现以关节疼痛、异物感多见。治疗原则为手术切除体,摘除关节腔内游离体,如若滑膜肥厚水肿且并有多个结节附着时,应同时做滑膜切除手术,但关节功能难以恢复正常。
【难度】难

【案例分析题】

案例 女性,27岁,右髋痛伴跛行3天,1周前有上呼吸道感染病史。查体:体温37.5℃,患髋屈曲畸形,后伸受限伴极度疼痛,血白细胞计数及血沉检查正常,关节液检查无异常。
提问1:最可能的诊断是
A. 化脓性关节炎
B. 髋关节结核
C. 创伤性滑膜炎
D. 神经纤维瘤
E. 骨巨细胞瘤
F. 尤因肉瘤
G. 类风湿性关节炎
【答案】ACF
【解析】1周前有上呼吸道感染病史。查体:体温37.5℃。所以发热性疾病:化脓性关节炎,髋关节结核、创伤性滑膜炎、尤因肉瘤不能排除,白细胞计数及血沉检查正常,排除结核。
【难度】中

提问 2:对确定诊断,下列有帮助的辅助检查是

A. 血管造影　　B. 肿瘤标记物
C. 全身骨扫描　　D. 骨盆 CT
E. 腹部超声　　F. 腰椎 X 线片
G. 颅脑 CT

【答案】ABCD

【解析】辅助检查针对髋关节疾病可进行血管造影、肿瘤标记物、全身骨扫描、骨盆 CT 等。

【难度】难

提问 3:如果经检查骨扫描提示骶尾部呈放射性稀疏缺损区,应考虑的诊断为

A. 脊索瘤　　B. 骨髓瘤
C. 骨转移瘤　　D. 神经纤维瘤
E. 骨巨细胞瘤　　F. 骨母细胞瘤
G. 骨结核

【答案】AB

【难度】中

提问 4:为明确诊断,还需进一步进行的相关检查有

A. 碱性磷酸酶及乳酸脱氢酶检测
B. 蛋白电泳
C. 尿本周蛋白检测
D. 骨髓穿刺
E. 血清钙、磷离子水平
F. CT 引导下穿刺活检检查
G. C 反应蛋白

【答案】BCDF

【解析】脊索瘤和骨髓瘤的骨扫描表现可见放射性稀疏一缺损区。明确骨髓瘤需进行碱性磷酸酶及乳酸脱氢酶检测,蛋白电泳,尿本周蛋白检测,骨髓穿刺等。

【难度】难

提问 5:如果经进一步检查为 S_3 及尾骨破坏,并有软组织肿块,行 CT 引导下穿刺活检,初步诊断为骶尾部脊索瘤,下一步最佳的治疗策略是

A. S_3 以下肿瘤整块切除手术
B. 肿瘤刮除
C. 肿瘤刮除 + 放疗
D. 放疗
E. 化疗
F. 放疗 + 化疗
G. 观察

【答案】A

【解析】CT 引导下穿刺活检,初步诊断为骶尾部脊索瘤,下一步的治疗策略是 S_3 以下肿瘤整块切除手术,不会影响大小便功能,又能彻底切除肿瘤。

【难度】易

(周华　刘忠军)

第四篇　胸心外科

第一章　胸部损伤

【A1 型题】

1. 发生闭合性肋骨骨折时，以下情况能说明支气管或肺有损伤的是
   A. 伤侧胸内剧痛
   B. 伤侧肺呼吸音减低
   C. 伤侧皮下气肿
   D. 伤侧肺有啰音
   E. 伤侧胸膜腔积液

【答案】C

【解析】并发肺或支气管损伤，气体进入胸膜腔形成气胸，以上选项只有皮下气肿是气胸的体征。

【难度】易

2. 严重的闭合性胸部损伤导致连枷胸，其主要病理生理紊乱为
   A. 二氧化碳潴留、缺氧
   B. 呼吸循环衰竭
   C. 吸气时软化区鼓起，呼气时内陷
   D. 呼气时软化区鼓起，吸气时内陷
   E. 胸膜腔内压力增高

【答案】B

【解析】连枷胸时出现反常呼吸，即吸气时软化区胸壁内陷，呼气时外突，呼吸时两侧胸腔压力不均衡，造成纵隔扑动，严重时可发生呼吸循环衰竭。

【难度】中

3. 肋骨骨折的急救，以下处理较合适的是
   A. 胶布固定　　B. 胸带包扎
   C. 肋骨牵引　　D. 肋间神经封闭
   E. 消炎、止痛药物

【答案】B

【解析】胸带包扎固定可减少骨折断端活动，减轻疼痛，适用于闭合性单处肋骨骨折及胸背部、胸侧壁多根多处肋骨骨折及胸壁软化范围小的患者。

【难度】易

4. 关于胸部外伤，以下说法正确的是
   A. 张力性气胸常伴有反常呼吸运动
   B. 间接暴力所致肋骨骨折易产生气胸或血胸并发症
   C. 肋骨骨折好发于第 4~7 肋
   D. 多根肋骨骨折可造成浮动胸壁
   E. 反常呼吸即指软化区的胸壁在吸气时向外鼓出，呼气时内陷

【答案】C

【解析】胸壁外伤时，第 4~7 肋长而薄，最易折断。

【难度】易

5. 关于张力性气胸病理生理学改变的基础，以下说法正确的是
   A. 较深较大的肺组织裂伤，裂口形成“活瓣”
   B. 纵隔左右摆动
   C. 严重呼吸循环功能障碍
   D. 严重皮下气肿形成
   E. 双侧肺组织均受严重挤压

【答案】A

【解析】张力性气胸时，由于较深较大的肺组织裂伤，并形成“活瓣”，使纵隔向健侧偏，可导致严重的呼吸循环功能障碍。

【难度】易

6. 皮下气肿是下列哪种疾病的特征性表现
   A. 闭合性气胸　　B. 开放性气胸
   C. 张力性气胸　　D. 血气胸
   E. 多发性肋骨骨折

【答案】C

【解析】张力性气胸时，胸内压高于大气压，使气体经支气管、气管周围疏松结缔组织或壁层胸膜裂伤处，进入纵隔或胸壁软组织，形成纵隔气肿或面、颈、胸部的皮下气肿。

【难度】易

7. 开放性气胸所导致的病理生理改变中，最易引起循环衰竭的是
A. 患侧肺萎缩　B. 健侧肺受压
C. 气管移位　D. 纵隔摆动
E. 残气对流
【答案】D
【解析】开放性气胸时，呼吸时两侧胸膜腔压力不均衡的周期性变化使纵隔扑动，影响静脉回心血流，引起循环障碍。
【难度】易
8. 创伤性窒息典型的体征是
A. 面、颈及胸部广泛皮下气肿
B. 泡沫样痰
C. 面、颈及胸部皮下出血点
D. 颈静脉怒张
E. 广泛湿啰音
【答案】C
【难度】中
9. 外伤性血胸时，可能形成凝固性血胸的是
A. 给予止血药后
B. 胸腔内出血速度快
C. 同时并发食管损伤时
D. 输液、输血后
E. 补充多种凝血因子后
【答案】B
【解析】当胸腔内出血速度较快，迅速积聚大量血液，超过肺、心包和膈肌运动所起的去纤维蛋白作用时，积血发生凝固，形成凝固性血胸。
【难度】中
10. 胸部损伤中气管支气管损伤最常见的部位是
A. 气管上段
B. 隆突部上下 2.5cm 以内
C. 左侧主支气管
D. 右侧主支气管
E. 隆突嵴部
【答案】B
【解析】暴力作用于前胸壁，使胸部前后受挤压，同时胸腔负压作用两肺受左右分离的拉力，使隆突部受较大剪力作用而断裂；同时隆突受暴力作用猛击于脊柱上，造成破裂或折断，损伤点常在隆突上下 2.5cm 以内。
【难度】难
11. 以下关于肺爆震伤说法正确的是
A. 肺爆震伤属开放性损伤
B. 肺爆震伤的病理生理改变是肺水肿，肺毛细血管出血
C. 不会并发耳膜破裂和胃肠道出血
D. 肺爆震伤表现为上半身发绀
E. 肺爆震伤应及时开胸手术
【答案】B
【解析】肺爆震伤主要由高压、高冲击波造成，主要病理生理改变是肺泡壁和毛细血管破裂导致肺气肿和肺水肿，重度爆震伤可能伴发腹部脏器损伤，治疗以呼吸支持为主。
【难度】中
12. 进行性血胸最重要的处理原则是
A. 及时开胸探查
B. 胸腔穿刺抽血
C. 开放静脉通道，补液
D. 人工或机械辅助呼吸
E. 胸腔闭式引流
【答案】A
【解析】进行性血胸应及时开胸探查，控制出血，挽救生命。
【难度】易
13. 下列属于心脏压塞表现的是
A. 动脉压升高　B. 静脉压下降
C. 心音低钝、遥远　D. 心尖抬举性搏动
E. 水冲脉
【答案】C
【解析】心脏压塞的典型体征是 Beck 三联征：静脉压升高、动脉压下降、心搏微弱，心音遥远、低钝。有时可扪及奇脉。
【难度】易
14. 进行性血胸的征象包括
A. 持续咳鲜红色血痰
B. 胸腔闭式引流量超过 100ml/h，持续 2 小时
C. 胸腔闭式引流量超过 200ml/h，持续 3 小时
D. 胸腔穿刺抽出不凝固血液
E. 中心静脉压持续升高
【答案】C
【解析】进行性血胸的表现：①脉搏持续加快，血压降低，虽经补充血容量血压仍不稳定；②胸腔闭式引流量每小时超过 200ml，持续 3 小时；③血红蛋白量、红细胞计数及血细胞比容进行性降低，引流液的血红蛋白量和红细胞计数与周围血接近，且迅速凝固。
【难度】易

【A2 型题】

1. 男性，21 岁，瘦高体形，吸烟 1 年，每天 5~10 支，休息时突发左侧胸痛、憋气，伴咳嗽，脉搏 110 次 /min，呼吸 26 次 /min，血压 110/75mmHg。最可能的诊断是

A. 心绞痛　　B. 肋间神经痛

C. 肋骨骨折　　D. 自发性气胸

E. 急性肺炎

【答案】D

【解析】年轻男性，瘦高体形，为肺大疱的高危因素，突发胸痛胸闷，首先考虑自发性气胸。

【难度】易

2. 男性，25 岁，刀刺伤 1 小时。查体：血压 65/40mmHg，脉搏 140 次 /min，皮肤湿冷苍白，呼吸困难，颈静脉怒张，脉搏微弱，左前胸第 5 肋间见约 3cm 的伤口。此时应考虑的措施是

A. 胸膜腔穿刺　　B. 心包穿刺

C. 胸腔镜探查　　D. 开胸探查

E. 胸腔闭式引流

【答案】B

【解析】患者伤口位于左前胸，颈静脉怒张、动脉压降低、脉弱，提示心脏压塞，考虑心包内出血，应行心包穿刺以明确诊断。

【难度】易

3. 男性，32 岁，刀刺伤 1 小时。查体：伤口位于左前胸第 4 肋间胸骨旁约 2cm 处，伤口有少量鲜血外溢，血压 80/50mmHg，颈静脉怒张，呼吸短促，心搏微弱，左肺呼吸音明显减弱，右肺呼吸音正常，气管未移位。首先应考虑的诊断是

A. 开放性气胸　　B. 张力性气胸

C. 外伤性血胸　　D. 心脏压塞

E. 外伤性血气胸

【答案】D

【解析】患者左前胸刀扎伤史，动脉压下降，颈静脉怒张提示静脉压升高，心搏微弱，符合心脏压塞的 Beck 三联征。

【难度】中

4. 男性，54 岁，右胸外伤后肋骨骨折，伴呼吸困难，发绀，烦躁不安。查体：血压 85/50mmHg，皮肤湿冷，气管向左偏移，颈静脉充盈，颈部及右胸皮下气肿，右侧胸廓饱满，叩诊呈鼓音，右肺呼吸音消失。该患者主要的病理生理紊乱为

A. 纵隔摆动

B. 伤侧胸膜腔压力进行性升高

C. 反常呼吸

D. 休克

E. 肺水肿

【答案】B

【解析】患者气管向健侧移位，右肺呼吸音消失，右侧叩诊呈鼓音，提示右侧张力性气胸，导致健侧肺受压、腔静脉回流受阻。

【难度】中

5. 男性，35 岁，驾驶途中车祸，胸部撞于方向盘上，伤后呼吸困难，面、颈及上胸部广泛皮下气肿，伴咳嗽，痰中带血。胸部 X 线片见纵隔气肿和右侧气胸，右肺萎陷下垂，首先考虑的诊断是

A. 严重的肺裂伤　　B. 患侧肺不张

C. 气管支气管破裂　　D. 膈肌破裂

E. 食管破裂

【答案】C

【解析】患者右侧气胸伴皮下气肿，提示张力性气胸。纵隔气肿提示气管或支气管损伤。

【难度】易

6. 男性，24 岁，左前胸壁刀刺伤后 1 小时，行胸腔闭式引流术后引出血性液体 800ml。血压 86/50mmHg，血红蛋白 70g/L。下一步的处理为

A. 开放静脉通道，输血，给予止血药物

B. 夹闭胸管，以减少出血量

C. 再放置一根引流管以通畅引流

D. 开胸探查

E. 再观察 1 小时，以判断是否为进行性血胸

【答案】D

【解析】患者刀刺伤 1 小时，出血量 800ml，伴血压下降，应尽早开胸探查，而不应再观察等待。

【难度】中

7. 男性，20 岁，瘦高体型，突发呼吸困难、胸痛 1 天。胸片示左侧气胸，肺压缩 60%。1 年前曾患左侧气胸 1 次，经闭式引流后治愈。此次应首先考虑的治疗方案是

A. 吸氧、观察、抗感染

B. 穿刺、吸气

C. 胸腔闭式引流

D. 胸腔镜探查

E. 开胸探查

【答案】D

【解析】同侧复发性气胸，结合患者年龄及体型，考虑为肺大疱破裂所致，应首选手术治疗。

【难度】难

8. 男性，45 岁，右侧胸部闭合性损伤 1 天，胸壁皮肤无淤血。胸部 X 线片示右侧第 5 肋骨单处骨折，双肺无明显异常，双侧胸腔无积气积液。该患者首选的治疗是

A. 胸腔闭式引流

B. 胸壁包扎固定

C. 胸壁切开，肋骨切除

D. 胸壁切开，肋骨内固定

E. 开胸探查

【答案】B

【解析】单根单处肋骨骨折，断端由于有上下完整的肋骨和肋间肌的支撑，较少有肋骨断端错位、活动和重叠，给予胸壁包扎固定即可，固定胸廓能减少断端活动，减轻疼痛。

【难度】易

9. 男性，36 岁，左侧胸部腋后线第 7 肋间刀刺伤 4 小时，胸部及上腹部疼痛难忍。胸片提示左侧气胸，伴大量胸腔积液。首先考虑的诊断是

A. 左侧肺损伤　　B. 左侧膈肌损伤

C. 左侧胸腹联合伤　　D. 气管支气管损伤

E. 腹部损伤

【答案】C

【解析】胸部刀刺伤，气胸及胸腔积液提示胸部损伤明确，伤口位于下胸部且伴腹痛，应考虑联合腹部损伤。

【难度】中

10. 男性，52 岁，高处坠落伤，右侧第 4~7 肋骨骨折，胸壁塌陷，伴反常呼吸，吸氧后呼吸困难好转，SaO_2 86%，首选的治疗是

A. 开胸探查　　B. 胸腔闭式引流术

C. 呼吸机辅助呼吸　　D. 胸腔穿刺抽气

E. 胸带包扎固定

【答案】C

【解析】患者多根肋骨骨折，伴反常呼吸，提示“连枷胸”，需气管插管机械通气，因为正压通气对浮动胸壁有“内固定”作用。

【难度】中

11. 男性，32 岁，胸背部多处刀刺伤。右前胸壁有一 4cm × 2cm 的伤口，可闻及气体进出声，右侧后胸壁数处伤口，渗血较多，部分可见骨质外露。首先应采取的处理是

A. 清创术

B. 开胸探查

C. 封闭前胸壁伤口

D. 胸腔闭式引流术

E. 开放静脉通道，输血

【答案】C

【解析】患者前胸壁伤口可闻及气体进出声，提示为开放性气胸，应首先封闭伤口，将其变为闭合性气胸。

【难度】易

12. 女性，35 岁，突发胸痛、呼吸困难 2 小时。查体：左侧胸壁广泛皮下气肿。胸片见左肺压缩 90%。首先应采取的处理是

A. 气管插管辅助呼吸

B. 开胸探查

C. 紧急胸腔穿刺排气

D. 胸腔闭式引流术

E. 开放静脉通道，输血

【答案】C

【解析】广泛皮下气肿提示为张力性气胸，首先应行胸腔穿刺排气，减少左侧胸腔内压力，改善纵隔移位。

【难度】易

13. 男性，48 岁，既往有支气管哮喘及肺气肿病史。1 天前上呼吸道感染后出现咳嗽、咳痰，剧烈咳嗽后突发胸闷、气短 2 小时，伴明显呼吸困难。胸片提示左肺压缩 90%，右肺纹理增粗。最可能的诊断是

A. 哮喘持续发作

B. 哮喘发作伴左侧自发性气胸

C. ARDS

D. 哮喘继发肺炎

E. 左侧自发性血气胸

【答案】B

【解析】患者有支气管哮喘病史，上呼吸道感染后咳嗽加重，考虑哮喘发作，突发胸闷，左肺压缩 90%，可明确气胸的诊断。

【难度】易

14. 男性，20 岁，右前胸壁刀刺伤 1 小时，伴胸痛、呼吸困难。查体：血压 80/50mmHg，心率 140 次 /min，胸骨右缘第 4 肋间有一长 4cm 的伤口，有鲜血涌出。此时的急救措施是

A. 胸腔穿刺抽血

B. 开胸探查

C. 胸腔闭式引流

D. 封闭开放创口

E. 开放静脉通道,输血,给予止血药物治疗

【答案】B

【解析】刀刺伤患者,血压低,心率快,伤口有鲜血涌出,提示大量出血,应紧急开胸探查,迅速止血。

【难度】易

15. 男性,30岁,左前胸第4肋间刀刺伤1小时,血压80/50mmHg,颈静脉怒张,呼吸短促,心搏微弱,开胸探查手术应选择

A. 左胸第3肋间前外侧切口

B. 左胸第4肋间前外侧切口

C. 左胸第4肋间后外侧切口

D. 左胸第6肋间后外侧切口

E. 左胸第6肋间前外侧切口

【答案】B

【解析】该患者出现心脏压塞的表现,应开胸探查,切口应选择在前外侧第4或第5肋间。

【难度】中

16. 男性,18岁,突发左侧胸痛1天,伴轻度呼吸困难。胸部X线片示左侧气胸,左肺压缩60%。胸腔闭式引流插管部位是

A. 腋中线上胸部任一肋间

B. 锁骨中线第2肋间

C. 腋中线第6肋间

D. 腋中线与腋后线之间第7肋间

E. 腋中线第8肋间

【答案】B

【解析】单纯气胸的胸腔闭式引流插管的部位一般在前胸壁锁骨中线第2肋间,血胸则在腋中线与腋后线之间第6或7肋间。

【难度】易

【A3/A4型题】

(1~3题共用题干)

男性,25岁,1小时前不慎被重物挤压胸部,来院急诊。查体:神清,痛苦面容,呼吸短促,血压低,脉率快,眼睑结膜及头面部皮下瘀血斑,双肺听诊散在湿啰音。胸片未见明显异常。

1. 最可能的诊断是

A. 心脏破裂　　B. 创伤性窒息

C. 心脏压塞　　D. 气胸

E. 血胸

【答案】B

【解析】创伤性窒息临床表现为面、颈、上胸部皮肤出现针尖大小的蓝紫色瘀斑,以面部及眼眶部最为明显。

【难度】易

2. 此时,最有效的急诊处理是

A. 开胸探查

B. 镇静,吸氧,观察生命体征

C. 气管切开,辅助呼吸

D. 胸腔闭式引流

E. 应用血管活性药物抗休克

【答案】B

【解析】创伤性窒息所致皮下出血及瘀斑一般2~3周可自行吸收,无须特殊治疗。

【难度】易

3. 该患者基本的病理生理变化是

A. 胸部受挤压,使肺组织撞击胸壁

B. 胸内压力增高,纵隔移位

C. 肺泡和小支气管破裂

D. 毛细血管破裂

E. 胸腔积液

【答案】D

【解析】创伤性窒息是钝性暴力作用于胸部所致的上半身广泛皮肤、黏膜、末梢毛细血管淤血及出血性损害。

【难度】易

(4~6题共用题干)

男性,29岁,左侧胸壁第7肋间腋后线刀扎伤后1小时,腹痛,呼吸困难。查体:血压90/60mmHg,脉搏108次/min,神清,左肺呼吸音低,左上腹压痛明显。

4. 首先考虑的诊断是

A. 开放性气胸　　B. 开放性血气胸

C. 左侧膈肌破裂　　D. 心脏压塞

E. 胸腹联合伤

【答案】E

【解析】左下胸壁刀刺伤,伴腹痛,压痛(+),应考虑胸腹联合伤。

【难度】中

5. 患者胸腔及腹腔均穿刺出不凝血,下一步的处理应考虑

A. 开放静脉通道,输血

B. 胸腹联合探查

C. 开胸探查

D. 胸腔闭式引流

E. 止血药物治疗

【答案】B

【解析】胸腔及腹腔均抽出不凝血,提示胸腹联合伤

诊断基本明确，应积极探查。

【难度】易

6. 开胸探查见左肺下叶裂伤，胸腔内积血约200ml，膈肌破裂，伤口大小约3cm，下一步正确的处理是

A. 膈肌修补

B. 开腹探查

C. 打开膈肌，腹腔探查

D. 修补损伤肺

E. 左肺下叶切除术

【答案】C

【解析】该患者为胸腹联合伤，腹腔损伤情况不明，膈肌破裂，可经由膈肌切口进行腹腔探查。

【难度】难

(7~8题共用题干)

男性，29岁，左前胸刀刺伤半小时，胸部X线片示左侧气胸伴大量胸腔积液，胸穿抽出不凝血。

7. 该患者胸腔积血不凝固是因为

A. 血液的凝固因子减少

B. 短期内大量出血所致

C. 肺、心和膈肌运动的去纤维蛋白作用

D. 胸膜脏层分泌抗凝物质

E. 反应性胸腔积液的稀释作用

【答案】C

【解析】胸腔内积血一般不凝固，如果胸腔内迅速积聚大量血液，超过由于肺、心和膈肌运动的去纤维蛋白作用，胸腔内积血发生凝固，则形成凝固性血胸。

【难度】易

8. 下一步的诊疗方案应首选

A. 胸部CT　　B. 心包穿刺

C. 动脉造影　　D. 开胸探查

E. 胸腔闭式引流

【答案】D

【解析】刀刺伤后大量胸腔积液，穿刺抽出不凝血，说明出血速度快，应尽快开胸探查止血。

【难度】易

(9~11题共用题干)

男性，63岁，既往COPD病史20年，吸烟30年。1小时前剧烈咳嗽后出现胸闷、胸痛，伴发绀。查体：血压90/60mmHg，心率120次/min，呼吸28次/min，意识模糊，双侧胸廓饱满，可触及明显的捻发感，右肺呼吸音消失。

9. 最可能的诊断是

A. 开放性气胸　　B. 张力性气胸

C. 外伤性血胸　　D. 支气管哮喘发作

E. 外伤性血气胸

【答案】B

【解析】患者突发胸闷、胸痛，既往有COPD病史，考虑自发性气胸，查体有皮下气肿提示为张力性气胸。

【难度】易

10. 首先应采取的急救处理是

A. 给予扩张支气管药物

B. 开胸探查

C. 紧急胸腔穿刺排气

D. 胸腔闭式引流术

E. 吸氧、补液、支持治疗

【答案】C

【解析】张力性气胸首先应行胸腔穿刺排气，减少左侧胸腔内压力，改善纵隔移位。

【难度】易

11. 急救后的进一步治疗为

A. 胸腔闭式引流术

B. 开胸探查

C. 胸腔镜探查

D. 持续穿刺排气

E. 胸腔开放引流

【答案】A

【解析】自发性张力性气胸，进一步处理应留置胸腔闭式引流，持续漏气而肺难以膨胀时考虑开胸或胸腔镜探查手术。

【难度】易

【案例分析题】

案例一　男性，39岁，汽车撞伤后2小时。查体：血压65/40mmHg，呼吸38次/min，口唇发绀，左下胸壁可见3.5cm伤口，有气泡逸出，胸壁塌陷，反常呼吸。胸部X线片提示左胸第4~8肋骨骨折，左侧肋膈角消失，胃泡影未见。腹腔穿刺抽出50ml不凝血。

提问1：该患者的诊断为

A. 左侧多发肋骨骨折

B. 左侧开放性血气胸

C. 胸腹联合伤

D. 腹胸联合伤

E. 肺爆震伤

F. 创伤性窒息

G. 心脏压塞

H. 食管破裂

【答案】ABC

【解析】胸片可诊断多发肋骨骨折；结合胸壁开放性伤口和胸片可诊断开放性血气胸；腹腔穿刺抽出不凝血，考虑腹腔脏器损伤，故诊断胸腹联合伤。穿透性暴力同时伤及胸部、腹部内脏和膈肌，致伤物入口位于胸部的称为胸腹联合伤，致伤物入口位于腹部的称为腹胸联合伤。

【难度】中

提问2：该患者查体可能会出现的表现是

A. 左下胸壁伤口可闻及吸吮音

B. 气管向健侧偏移

C. 气管向患侧偏移

D. 腹膜刺激征

E. 心率140次/min

F. 患侧叩诊呈鼓音

G. 患侧听诊呼吸音消失

H. 皮下气肿

【答案】ABDEFGH

【解析】开放性气胸时开放伤口可以听到"嘶-嘶-"的吸吮音，称为"吸吮样"伤口，同时由于胸腔压力接近或等于大气压，气管及纵隔会向健侧明显移位，患侧叩诊呈鼓音而听诊呼吸音消失；部分气体可以经伤口进入皮下而出现皮下气肿。失血性休克时心率可能会加快，而腹部脏器损伤可能会出现腹膜刺激征。

【难度】大

提问3：诊疗措施应考虑

A. 开放静脉通道，补液、输血

B. 胸壁加压包扎

C. 胸部CT

D. 心包穿刺

E. 骨折内固定

F. 胸腔闭式引流

G. 呼吸机辅助呼吸

H. 开胸探查

【答案】AH

【解析】患者胸腹联合伤，伴休克，应行急诊开胸探查手术，控制出血，同时快速补充血容量。

【难度】中

提问4：患者术后拔除闭式引流管的指征包括

A. 水柱无波动

B. 水柱波动减弱

C. 无气泡逸出

D. 24小时引流量=0

E. 24小时引流量<200ml，颜色清亮正常

F. 胸片提示肺复张好

G. 胸片提示无胸腔积液

H. 皮下气肿完全消失

【答案】BCEFG

【解析】水柱无波动不代表没有漏气，可能是管路堵塞；人体胸腔存在生理分泌，无需24小时引流量为零；皮下气肿可能无法很快吸收，只要确保无明显漏气且气肿消退明显即可拔管，不需要等待完全消失。

【难度】易

案例二　男性，39岁，车祸撞伤左胸部1小时，胸痛伴呼吸困难，并进行性加重，间断咳鲜红色血痰。查体：呼吸浅快，38次/min，脉搏128次/min，血压90/40mmHg，面色苍白，嘴唇发绀，烦躁不安，气管右移，广泛皮下气肿，左外侧胸部皮下可及骨擦感，胸壁局限血肿，右肺呼吸音尚清，左侧呼吸音消失。

提问1：根据患者症状体征，可能的诊断包括

A. 肋骨骨折

B. 心脏压塞

C. 创伤性休克

D. 肺爆震伤

E. 肺裂伤

F. 张力性气胸

G. 气管/支气管损伤

H. 创伤性窒息

【答案】ACEFG

【解析】车祸伤，有骨擦感可诊断肋骨骨折；血压低可诊断创伤性休克；左侧呼吸音消失伴气管右移、皮下气肿，诊断张力性气胸，同时应考虑肺裂伤及气管/支气管损伤。

【难度】易

提问2：应立即采取的处理包括

A. 气管切开，气管插管

B. 吸氧，补液，抗休克

C. 固定肋骨骨折

D. 急诊纤维支气管镜吸痰

E. 心包穿刺

F. 左侧胸腔闭式引流

G. 急诊左侧开胸探查

H. 急诊胸腔镜左侧胸腔探查

【答案】BF

【解析】患者出现休克、张力性气胸可危及生命，应

首先纠正休克、行左侧胸腔穿刺排气或闭式引流以减轻胸腔压力，改善症状。

【难度】中

提问 3：该患者闭式引流切口位置可考虑选择

A. 左侧锁骨中线第 2 肋间
B. 左侧腋前线第 2 肋间
C. 左侧腋中线第 2 肋间
D. 左侧锁骨中线第 4 肋间
E. 左侧腋中线第 7 肋间
F. 左侧胸骨旁第 4 肋间
G. 左侧腋后线第 7 肋间
H. 左侧腋后线第 9 肋间

【答案】AE

【解析】气胸闭式引流位置常规选择锁骨中线第 2 肋间，胸腔积液常规选择腋前线或腋中线第 6 或第 7 肋间，脓胸常规选择脓腔最低点。该患者目前最急需治疗的是气胸，故可以选锁骨中线第 2 肋间。但如果考虑到患者车祸伤，有潜在合并胸腔出血的可能，也可选择腋中线第 7 肋间。

【难度】易

提问 4：完善检查后，患者气管及双侧支气管未见异常，左肺复张良好，左侧胸腔内中等量凝固性血胸，纵隔居中，左侧第 7 肋骨单处骨折，余未见明显异常，下一步的处理首选

A. 左侧肋骨骨折外固定术
B. 左侧肋骨骨折内固定术
C. 左侧胸腔闭式引流术
D. 左侧胸腔开放引流术
E. 左侧胸腔穿刺术
F. 胸腔镜左侧胸腔探查术
G. 左侧开胸探查术
H. 加压吸氧，积极抗感染、对症治疗

【答案】F

【解析】凝固性血胸应待患者情况稳定后尽早手术，清除血块，剥除胸膜表面凝血块和机化形成的包膜，胸腔镜手术也可用于凝固性血胸的处理，具有创伤小、恢复快等优点。

【难度】易

案例三 患者，男性，54 岁，车祸伤后 2 小时来院，患者左侧胸痛明显，伴有胸闷。查体：血压 90/60mmHg，心率 120 次 /min，呼吸 35 次 /min，神志清楚，轻度发绀，气管轻度右偏。胸片：未见肋骨骨折，左侧胸腔可见肠管影，内有气液平面。

提问 1：最可能的诊断是

A. 左侧气管断裂
B. 自发性食管破裂
C. 食管裂孔疝嵌顿绞窄
D. 左侧创伤性膈疝
E. 食管裂孔疝
F. 肺破裂
G. 脾破裂
H. 心脏压塞

【答案】D

【解析】患者外伤后出现胸痛，胸片提示左侧胸腔可见肠管影，内有气液平面，是典型的创伤性膈疝的表现。

【难度】易

提问 2：为进一步治疗，需要完善的检查是

A. 胸部 CT
B. 腹部 CT
C. 食管造影
D. 肺功能
E. 急诊胃镜检查
F. 血常规、肝肾功能和电解质
G. 凝血功能和感染筛查
H. 急诊肠镜检查

【答案】ABFG

【解析】胸腹 CT 可以明确诊断。创伤性膈疝需急诊手术探查，应完善术前常规检查。

【难度】中

提问 3：患者血常规提示血红蛋白 110g/L，血细胞比容 42%，白细胞计数 6.22×10^9/L，则出现呼吸循环不稳定的主要原因是

A. 败血症
B. 失血性休克
C. 左侧胸腔负压减低，纵隔移位
D. 肠梗阻
E. 创伤性休克
F. 心脏压塞
G. 肺栓塞
H. 张力性气胸

【答案】C

【解析】创伤造成膈肌破裂，腹腔内脏器疝入胸腔，胸腔内负压减低甚至呈正压，使纵隔向健侧移位，造成血液回流障碍，同时进入胸腔的肠管压迫心脏，减低了泵功能，从而出现呼吸循环不稳定。

【难度】难

提问 4:下一步最佳的治疗方案是

A. 急诊左侧开胸探查

B. 气管插管,呼吸支持,动态观察

C. 维持呼吸循环稳定,择期手术治疗

D. 立即行胸腔闭式引流

E. 胸腔开放引流

F. 开腹探查

G. 胃镜检查

H. 静脉补液

【答案】A

【解析】创伤性膈疝诊断明确,无论破裂口大小,均应急诊开胸探查。

【难度】难

(刘彦国　周礼馨)

第二章　胸部感染性疾病

【A1 型题】

1. 胸壁结核常见的表现是
   A. 胸壁包块，局部红肿，疼痛明显
   B. 胸壁包块，急性起病，皮温增高
   C. 胸壁包块常伴有局部疼痛、皮温增高，可有低热、盗汗症状
   D. 胸壁包块，局部无明显红肿及疼痛，皮温不高，破溃处有少量干酪样渗液。
   E. 胸壁包块，实性，活动度好。

【答案】D

【解析】胸壁结核是继发于肺或胸膜结核感染的肋骨、胸骨、胸壁软组织结核病变，是一种常见的胸壁疾病。常表现为无明显红、肿、热的"寒性脓肿"，可穿破皮肤，形成久不愈合的慢性窦道，长期排出干酪样或黄白样脓液。

【难度】易

2. 下列关于胸壁结核的治疗正确的是
   A. 全身抗结核治疗，加强营养支持
   B. 局部清除病灶，穿刺或开放引流即可
   C. 病灶局部注入抗结核药物
   D. 术后无须继续抗结核治疗
   E. 手术前无须抗结核治疗

【答案】A

【解析】对单纯的胸壁结核脓肿，不应进行切开引流，应行胸壁结核病灶清除术。术前应加强患者的营养，必须全身抗结核治疗。术中彻底清除感染灶和结核性肉芽组织，用胸大肌或背阔肌等填塞残腔，一期缝合创面并加压包扎，术后继续抗结核治疗 3 个月以上。

【难度】中

3. 肺结核的外科手术适应证是
   A. 直径小于 2cm 的结核干酪样病灶
   B. 局限性毁损肺
   C. 结核球 <1cm
   D. 经抗结核药物规则的初治和复治，空洞明显缩小者
   E. 血行播散型肺结核

【答案】B

【解析】直径大于 2cm 的结核干酪样病灶，局限性毁损肺，局限性结核性支气管扩张及经抗结核规则的药物初治和复治空洞无明显变化或增大者，均属于经久不愈的肺结核或肺结核后遗症，需要手术治疗。

【难度】中

4. 目前诊断支气管扩张最常用的检查是
   A. 胸部平片
   B. 支气管断层扫描
   C. 支气管碘油造影
   D. 胸部高分辨 CT
   E. 支气管镜检查

【答案】D

【解析】随着技术的发展，胸部高分辨 CT 已经是诊断支气管扩张最常用的方法，不仅可以提供平面影像，还可以进行三维模拟重建。支气管碘油造影已不常用。

【难度】中

5. 下列关于急性脓胸的治疗**错误**的是
   A. 胸腔穿刺　　B. 胸腔闭式引流
   C. 抗感染治疗　　D. 尽早开放引流
   E. 全身支持治疗

【答案】D

【解析】急性脓胸的治疗原则包括全身治疗、抗感染、彻底脓液引流和促进肺复张。引流脓液可以采用胸腔穿刺、胸腔闭式引流。开放引流尽管可以引流脓液，但在急性脓胸期间，纵隔未固定，开放引流会导致开放性气胸，肺进一步萎陷，危及生命。

【难度】中

6. 慢性脓胸最常见的原因是
   A. 急性脓胸未能及时诊治，或早期处理不当
   B. 胸腔毗邻部位慢性感染病灶

C. 外伤后胸腔内异物存留
D. 手术并发症
E. 肺部慢性感染或特异性感染

【答案】A

【解析】慢性脓胸最常见的原因是急性脓胸未能及时诊治,或急性脓胸早期处理不当,如穿刺抽吸不彻底、引流管位置不佳造成引流不畅,脓液潴留,形成慢性脓胸。其他选项也属于慢性脓胸成形的原因,但不是最常见的。

【难度】中

【A2 型题】

1. 男性,65 岁,既往体健,发现胸壁包块 4 个月,1 个月前在当地医院行切开引流,局部创口不愈,有少量干酪样脓液流出,下一步的治疗正确的是

A. 根据伤口引流培养结果加强抗生素治疗
B. 局部清创,继续换药引流
C. 经过局部及周身抗感染及抗结核药物治疗后,应做胸壁窦道及结核病灶的彻底切除手术
D. 局部换药,并用抗生素冲洗
E. 局部应用抗结核药物,继续引流

【答案】C

【解析】胸壁结核有慢性窦道形成者,经过局部及周身抗感染及抗结核药物治疗后,应做胸壁窦道及结核病灶的彻底切除手术。术前系统抗结核治疗和全身支持治疗,术中彻底清除感染灶和结核性肉芽组织,用胸大肌或背阔肌等填塞残腔,一期缝合创面并加压包扎,术后继续抗结核治疗 3 个月以上。

【难度】中

2. 男性,45 岁,15 年前患过肺结核,平素健康,近 3 个月来有刺激性咳嗽,痰中偶有血丝,有时发热。X 线检查示:右肺上叶前段有 2.0cm×2.5cm 的块状阴影,边缘不整,呈分叶状。痰查脱落细胞 3 次均阴性。首先需要鉴别的疾病是

A. 肺结核和肺癌
B. 肺脓肿和肺结核
C. 肺囊肿和肺脓肿
D. 肺癌和肺良性肿瘤
E. 肺结核和肺良性肿瘤

【答案】A

【解析】患者有肺结核病史,胸部 X 线发现右肺上叶块状阴影,需要鉴别肺结核和肺癌。

【难度】易

3. 男性,55 岁,反复咳嗽、咳痰 2 年,时有发热,内科治疗效果欠佳。既往肺结核病史。X 线发现右肺上叶陈旧性肺结核部分钙化,合并囊柱状支气管扩张。诊疗计划**不包括**

A. 支气管镜检查
B. 行右肺上叶切除术
C. 痰抗酸杆菌检查
D. 术前系统抗结核治疗至少 3 个月
E. 雾化和呼吸锻炼

【答案】D

【解析】根据患者病史考虑局限性支气管扩张,内科治疗无效,应行外科手术治疗。在没有结核复发证据的情况下,无须术前抗结核治疗。

【难度】中

4. 女性,35 岁,反复咳嗽、咳痰 10 余年,间断咯血 2 年。胸部 CT 提示右侧下叶广泛支气管囊柱状改变,余肺未见明显异常。下一步治疗最佳的是

A. 根据痰培养结果,继续抗生素治疗
B. 介入治疗,栓塞下叶支气管动脉
C. 中医治疗
D. 右肺下叶切除手术
E. 体位排痰

【答案】D

【解析】支气管扩张如病变局限,有明显症状,或肺部反复感染,是手术适应证,可以彻底切除病变肺组织,取得良好效果。

【难度】易

5. 男性,52 岁,反复咳脓痰 20 余年。胸部 CT 示左下肺背段、后基底段及左肺上叶舌段和右肺下叶广泛柱状支气管扩张。经抗生素治疗及体位排痰,现体温、血象正常,痰量 30ml/d。下一步主要的治疗是

A. 继续内科保守治疗
B. 雾化吸入
C. 继续体位排痰即可
D. 应用祛痰剂
E. 手术治疗

【答案】A

【解析】支气管扩张手术适应证是反复发作的大咯血,肺部感染经长期内科治疗效果不佳,病变不超过 2 个肺叶,无严重心、肺功能损害者。该患者病变广泛,手术靶区不明确,且目前内科治疗效果良好,可以继续内科保守治疗。

【难度】中

6. 男性，54岁，反复咳脓痰20余年，间断咯血3年。胸部CT示左肺上叶尖后段、下叶基底段，右肺上叶前段和右下叶广泛囊柱状支气管扩张。经抗生素治疗及体位排痰，现体温、血象正常，气喘好转，可轻微下床活动。下一步的治疗策略应选择
   A. 加强雾化、平喘，选择合适抗生素，继续治疗
   B. 右肺下叶切除
   C. 体位排痰，呼吸功能锻炼
   D. 左肺下叶基底段和右肺下叶分期行肺叶切除
   E. 考虑双侧肺移植

【答案】E

【解析】支气管扩张双侧有广泛病变，患者一般情况及肺功能不断恶化，内科治疗无效，估计存活时间不超过1~2年，可以考虑双侧肺移植手术。该患者双肺病变广泛，尽管内科治疗症状略好转，但仍仅能轻微下床活动，这提示肺功能很差，适合积极准备肺移植手术。

【难度】难

7. 女性，45岁，咳嗽、发热伴右侧胸部不适2个月余。曾于当地医院诊断为脓胸，予抗感染和胸腔穿刺治疗。胸部CT提示右侧胸腔包裹性多房积液，直径约15cm。下一步的治疗最佳的是
   A. 胸腔闭式引流
   B. 开放引流
   C. 胸膜纤维板剥脱
   D. 继续胸腔穿刺，结合胸腔灌洗
   E. 胸廓成形术

【答案】C

【解析】慢性脓胸早期可行胸膜纤维板剥脱手术，术中剥除脓腔脏层胸膜、壁层胸膜的纤维板，促进肺复张，消除脓腔，最大限度恢复肺功能。

【难度】难

8. 男性，29岁，寒战，发热，咳脓痰3天，体温40℃。X线胸片示右肺下野大片致密影，右侧胸腔积液。体格检查中可能出现的体征是
   A. 气管移向患侧
   B. 右胸叩诊肺下界下移
   C. 右胸肋间隙增宽
   D. 右胸肋间隙变窄
   E. 右肺呼吸音增强

【答案】C

【解析】急性脓胸主要体征是气管健侧移位，右胸叩诊呈浊音，活动度小，右胸肋间隙增宽，右肺呼吸音减弱。肋间隙变窄是慢性脓胸的表现。

【难度】中

【A3/A4型题】

(1~2题共用题干)

男性，55岁，咳嗽、发热2周，近3天胸闷不适加重，出现右侧胸痛。胸部X线提示右肺下野可见致密影。超声考虑右侧中等量胸腔积液，内有分隔。

1. 为迅速作出诊断，下列检查最有价值的是
   A. 观察血常规动态变化
   B. 胸部CT检查
   C. 检查痰液，细菌培养加药敏试验
   D. 胸腔穿刺，积液进行生化、常规检查
   E. 支气管镜检查

【答案】D

【解析】根据超声检查考虑胸腔积液，胸腔穿刺抽出脓液即可确诊。

【难度】易

2. 该患者胸腔穿刺仅抽出约50ml脓性液体，下一步最佳的治疗是
   A. 反复穿刺，抽脓液
   B. 胸腔穿刺灌洗抗生素
   C. 开胸探查，清理脓腔
   D. 开胸清理脓腔
   E. 经肋床胸腔闭式引流术

【答案】E

【解析】该患者胸腔穿刺仅抽出50ml液体，超声提示胸腔中等量积液，内有分隔，可诊断为多房性脓胸，这种情况下宜选择经肋床胸腔闭式引流，用手指或器械分离间隔，使多房变为单房，以利于引流。开胸手术创伤大，目前不是适宜的选择。

【难度】难

(3~5题共用题干)

男性，40岁，糖尿病史，发热、咳痰、胸闷伴左侧胸痛2个月。查体：体温37.8℃，左胸肋间隙变窄，叩诊呈浊音，活动度小，呼吸音减弱。

3. 下一步最**不需要**做的检查是
   A. 胸部X线检查　　B. 血尿常规
   C. 生化检查　　D. 胸部超声
   E. 血培养

【答案】E

【解析】患者慢性感染,病变局限,无全身感染的中毒症状,目前血培养意义不大。

【难度】中

4. 为进一步确定外科治疗方案,最需要做的检查是

A. 胸部 CT

B. 超声引导下反复胸腔穿刺,检查致病菌

C. 血糖监测

D. 检查心肺功能

E. 血肿瘤标志物

【答案】A

【解析】为进一步确定外科治疗计划,需要了解胸腔内病变范围、部位、程度,胸部 CT 可直接提供这些资料。血糖监测、心肺功能检查和查找致病菌等也很有必要,但对于外科手术没有 CT 检查的直接意义大。

【难度】难

5. 如果检查提示患者为左侧脓胸,内有大量分隔,胸膜增厚,最应考虑的治疗方案是

A. 经肋床胸腔闭式引流

B. 经肋间胸腔闭式引流

C. 胸膜纤维板剥脱术

D. 胸腔穿刺,抗生素胸腔灌洗

E. 胸廓成形术

【答案】C

【解析】慢性脓胸早期最适宜的手术方案是胸膜纤维板剥脱术。

【难度】难

(6~9 题共用题干)

女性,55 岁,反复咳嗽、咳痰 20 年,间断咯血 2 年,加重 3 天,急诊来院。每天咯血量 100ml 以上,既往无特殊,平素步行上下 5 楼活动正常。查体:体温 38.5℃,脉搏 125 次 /min,呼吸 23 次 /min,血压 95/60mmHg;急性病容;左肺上叶可闻及湿啰音,下野呼吸音低;右肺呼吸音粗。

6. 初步诊断最可能的是

A. 肺部感染,大叶性肺炎

B. 支气管扩张大咯血

C. 肺部肿瘤大咯血

D. 肺结核

E. 肺脓肿

【答案】B

【解析】根据患者的病史和表现,考虑最可能是支气管扩张大咯血。

【难度】易

7. 为迅速作出诊断,下列检查最有价值的是

A. 观察血常规动态变化

B. 胸部高分辨 CT

C. 检查痰液,细菌培养加药敏试验

D. 胸部平片

E. 支气管镜检查

【答案】B

【解析】胸部高分辨 CT 检查可以准确评估支气管扩张情况,同时可以对其他疾病提供鉴别依据。

【难度】易

8. 胸部高分辨 CT 检查提示左肺上叶和下叶基底段可见囊柱状支气管扩张,该患者首先考虑的治疗方案是

A. 抗休克、止血、介入栓塞治疗

B. 抗休克、加大抗生素用量

C. 抗休克、加大抗生素用量、止血

D. 抗休克、支气管镜下检查治疗

E. 抗休克、积极手术治疗

【答案】A

【解析】患者支气管扩张涉及左肺上叶和下叶,并有大咯血症状,首先可行介入治疗,进行支气管动脉栓塞。如采用手术治疗,对患者损伤大,目前不是最佳的选择。

【难度】中

9. 患者治疗后症状好转,血红蛋白 112g/L,3 天后咯血再次复发,每天 150~200ml,急查血红蛋白 92g/L,下一步首选的治疗是

A. 气管镜下止血、介入栓塞治疗

B. 止血剂超声雾化、加大抗生素用量

C. 气管镜下止血,加大垂体后叶素剂量

D. 考虑外科手术治疗

E. 介入栓塞治疗

【答案】D

【解析】患者支气管扩张病变涉及左肺上叶和下叶,大咯血经过介入治疗后 3 天再次复发,内科治疗无效,而患者平素可步行上下 5 层楼,说明心肺功能良好,此时最合适的选择是外科手术治疗。

【难度】难

(10~11 题共用题干)

男性,48 岁,“反复咳嗽、咳痰 15 年”来院。胸部 CT 提示左肺上叶舌段可见柱状支气管扩张,右肺下叶可见囊柱状支气管扩张,内有少量气液平。

10. 最佳的治疗建议是
   A. 抗生素长期治疗
   B. 左肺上叶切除
   C. 家庭雾化治疗 + 抗生素治疗
   D. 支气管镜检查治疗
   E. 右肺下叶切除

【答案】E

【解析】支气管扩张如双侧均有病变，一侧严重，对侧很轻，症状主要来自病重一侧，可以切除该侧，术后如对侧病变仍有症状可药物治疗。该患者以右肺下叶为重，可先行右肺下叶切除术。

【难度】中

11. 如患者出现咯血症状，必须做的检查是
   A. 痰液培养 + 药敏试验
   B. 介入支气管动脉造影
   C. 支气管镜检查
   D. 结核菌素试验
   E. 痰找肿瘤细胞

【答案】C

【解析】患者双侧病变，必须进行支气管镜检查了解出血来源、部位，支气管扩张性咯血可能是来源于病变较轻的一侧。

【难度】难

【案例分析题】

案例一 女性，68 岁，发热、咳脓痰 2 个月，突发胸痛 3 天就诊。自述 2 个月前感冒发热，咳脓痰，自服抗生素略有缓解。3 天前突发右侧胸痛，伴有高热，目前胸痛略有缓解。查体：体温 38.9℃，脉搏 115 次 /min，呼吸 22 次 /min，血压 130/85mmHg，急性病容，气管略向左偏，右侧胸背部叩诊呈实音，呼吸音消失。

提问 1：为明确诊断，需要进行的检查包括
   A. 胸部 CT　　B. 血尿常规
   C. 生化检查　　D. 胸部超声
   E. PET/CT　　F. 心脏彩超
   G. 胸部 X 线

【答案】ABCDG

【解析】根据患者病情，首先考虑肺部及胸膜腔急性感染性疾病。暂无证据提示有心脏问题，心脏彩超暂不必要。PET/CT 主要针对肿瘤性疾病，因此不需要。

【难度】易

提问 2：如果患者胸部超声提示右侧大量胸腔积液，CT 提示右肺上叶后段肺脓肿、胸腔积液（大量），目前需要进行的治疗包括
   A. 全身支持治疗
   B. 经肋间胸腔闭式引流
   C. 合理应用抗生素
   D. 胸腔穿刺，抗生素胸腔灌洗
   E. 胸腔探查，准备脓胸廓清 + 右肺上叶切除
   F. 反复穿刺抽脓
   G. 立即开胸手术

【答案】ABC

【解析】患者诊断为右侧肺脓肿破溃后形成急性脓胸，全身支持治疗、合理应用抗生素是必要的治疗手段。外科直接行经肋间胸腔闭式引流术，引流出脓液，促进肺复张，并根据脓液检查结果选择合适的抗生素。是否需要进行胸腔探查甚至肺叶切除，还需要根据治疗情况评判。

【难度】中

提问 3：该患者入院后的治疗原则是
   A. 选用敏感抗生素
   B. 联合应用抗结核药物
   C. 排尽脓液、促进肺复张
   D. 控制原发感染
   E. 尽早胸廓成形术
   F. 气管插管机械通气
   G. 体温正常尽早停用抗生素

【答案】ACD

【解析】急性脓胸的治疗原则是依据致病菌对药物的敏感性，选用有效抗生素；控制原发感染，全身支持治疗；彻底排净脓液，使肺早日复张。在没有细菌学和其他证据之前，不应进行抗结核治疗；胸廓成形术适用于慢性脓胸患者。

【难度】中

提问 4：如果患者经上述治疗 50 天后，复查 CT 提示右肺不张，大量包裹性胸腔积液，应采取的治疗策略是
   A. 全身支持治疗
   B. 联合应用抗结核药物
   C. 胸腔镜手术探查，脓胸廓清 + 纤维板剥脱
   D. 开胸手术探查，纤维板剥脱
   E. 胸腔冲洗，注入尿激酶
   F. 继续观察
   G. 右肺切除

【答案】ACD

【解析】患者经治疗后转为慢性脓胸，在全身支持治疗的基础上，需要进行外科手术，可以采用开放或腔

镜两种方式,进行脓液清除和纤维板剥脱,促进肺复张。抗结核药物在没有足够证据之前,不应使用;而胸腔冲洗,注入尿激酶对于慢性脓胸是没有作用的。

【难度】难

案例二 女性,45岁,左肺下叶支气管扩张,行胸腔镜左肺下叶切除手术,术后恢复良好,术后第4天拔除胸腔闭式引流管。术后第6天出现胸痛,间断高热,第7天出现咳脓臭痰,呼吸急促伴胸闷,进食尚可,时有恶心。

提问1:需要进行的检查包括

A. 痰液培养+药敏试验

B. 支气管镜检查

C. 胸部X线

D. 血常规和生化检查

E. 胸部超声

F. 心脏彩超检查

G. 肿瘤标志物检查

【答案】ABCDE

【解析】患者支气管扩张左肺下叶切除术后第7天,出现上述症状,考虑术后支气管胸膜瘘的可能性大,胸部X线和超声检查有助于发现胸腔内液体和气体情况,支气管镜检查可以了解气管残端情况。

【难度】难

提问2:需要进一步采取的治疗措施包括

A. 合理应用抗生素

B. 胸腔闭式引流

C. 胸腔灌洗

D. 支气管镜下灌洗治疗

E. 急诊开胸探查

F. 禁食水,肠外营养

G. 机械通气

【答案】ABC

【解析】患者支气管扩张术后出现支气管胸膜瘘,在合理应用抗生素、给予全身支持治疗的基础上,首先要做的是引流胸腔内脓液,可进行支气管镜下瘘口栓堵,在充分引流、肺复张良好的情况下,常不需要急诊手术治疗。胸腔灌洗有利于控制感染。支气管镜下灌洗并无必要。

【难度】难

提问3:患者出现上述症状的可能原因是

A. 肺部感染 B. 支气管胸膜瘘

C. 气管食管瘘 D. 脓胸

E. 支气管异物 F. 上呼吸道感染

G. 积液吸收热

【答案】ABD

【解析】患者支气管扩张手术后,出现上述症状,可能是肺部感染所致,但需要高度警惕支气管胸膜瘘,在肺炎和气管瘘的基础上可能会出现脓胸。患者进食尚可,可以除外气管食管瘘,不考虑胃肠型感冒、流感和吸收热。

【难度】中

提问4:如果治疗期间,患者体温下降,但咳痰重,可以采用的措施是

A. 提高抗生素级别,或联合多种抗生素

B. 加强雾化吸入

C. 保持呼吸道通畅

D. 给予可待因药物镇咳

E. 立即开胸探查

F. 气管镜辅助吸痰

G. 呼吸机辅助呼吸

【答案】BCF

【解析】患者治疗后体温下降,说明炎症得到一定的控制,在没有进一步细菌学检查之前,不应调整抗生素;可待因镇咳不利于痰液咳出,是错误的;开胸探查没有指征。对该患者,应该加强雾化吸入、呼吸道护理、保持气道通畅。

【难度】中

案例三 男性,35岁,大咯血2天来院急诊。既往身体健康。

提问1:为明确诊断,首先需要进行的检查包括

A. 胸片

B. 完善血常规、生化等检查

C. 胸部MRI

D. CT肺动脉造影

E. 胸部CT

F. PET/CT

G. 胸腔穿刺活检

【答案】ABE

【解析】大咯血最常见的原因是呼吸系统疾病,急诊诊治首先需要保持呼吸道通畅,完善血常规、生化检查等项目的同时,首先可进行胸部X线或胸部高分辨CT检查,以明确肺部病变并初步判定出血原因。在胸部CT检查后如果怀疑肺动-静脉瘘是咯血的原因,可以进行CT肺动脉造影,但不是咯血患者首选的检查项目。

【难度】中

提问2:胸部CT提示左肺下叶支气管扩张,下一步的诊治包括

A. 即刻行外科手术治疗

B. 内科保守治疗

C. 纤维支气管镜检查
D. 介入治疗
E. 应用抗生素
F. 禁食水,肠外营养
G. 应用广谱抗生素

【答案】BCDE

【解析】支气管扩张大咯血患者,急诊可行介入治疗或内科保守治疗。如果治疗无效或治疗后反复发作,可行外科手术治疗。纤维支气管镜检查有助于明确出血来源。该患者首次发作,未经内科治疗,不适宜即刻外科手术。

【难度】中

提问3:如果患者CT提示左侧下叶支气管扩张,右肺上叶不张,考虑可能的原因是

A. 双侧支气管扩张
B. 肺内继发感染
C. 右上肺肿物
D. 血块阻塞气道
E. 痰液阻塞气道
F. 肺结核
G. 气胸

【答案】CDE

【解析】右肺上叶不张,最可能是血块堵塞气管引起,痰液堵塞及肿物的可能性也都存在,需要进一步行支气管镜检查来明确。双侧支气管扩张及肺内继发感染通常不会引起肺不张。

【难度】易

提问4:假如患者既往曾咯血3次,平素咳脓痰,晨起为主,逐渐加重。CT提示左下叶支气管扩张,部分囊柱状变,余肺正常。适宜的治疗策略是

A. 急诊左侧开胸下叶切除
B. 急诊腔镜左肺下叶切除
C. 继续内科保守治疗
D. 介入支气管动脉栓塞治疗
E. 纤维支气管镜下治疗
F. 呼吸机辅助呼吸
G. 无须特殊处理

【答案】AB

【解析】患者病变局限,症状典型,多次咯血,是外科手术的适应证,可以行开胸或腔镜左肺下叶切除术。不应再继续内科治疗和支气管动脉栓塞,纤维支气管镜下治疗是错误的。

【难度】难

(侯生才　苗劲柏)

第三章 肺癌

【A1 型题】

1. 与吸烟关系最密切的两种病理类型肺癌是
   A. 大细胞癌和小细胞癌
   B. 非小细胞癌和小细胞癌
   C. 鳞状细胞癌和腺癌
   D. 腺癌和小细胞癌
   E. 小细胞癌和鳞状细胞癌

【答案】E

【解析】肺癌常见的病理类型包括腺癌、鳞状细胞癌（简称“鳞癌”）、小细胞癌和大细胞癌等，其中小细胞癌和鳞癌与吸烟关系密切。

【难度】易

2. 以下诊断肺癌最可靠的依据是
   A. 胸片有肿块阴影
   B. 大量胸腔积液
   C. 痰中找到癌细胞
   D. 造影示支气管狭窄
   E. 放射性核素扫描阳性

【答案】C

【解析】肺癌脱落的癌细胞可随痰液咳出，痰细胞学找到癌细胞可以直接诊断。

【难度】易

3. 以下 X 线表现提示为肺癌的是
   A. 多房性空洞
   B. 圆形薄壁空洞，并有液平面
   C. 上叶空洞，空洞周围有纤维化病变
   D. 圆形阴影，顶部有月形透明区
   E. 厚壁偏心性空洞，内壁不平

【答案】E

【解析】肺癌肿块较大时可发生中心坏死，形成厚壁偏心空洞，内壁不规则。

【难度】易

4. 以下属于肺癌晚期表现的是
   A. 头面部肿胀　　B. 痰中带血
   C. 胸腔积液　　D. 杵状指
   E. 关节肿痛

【答案】A

【解析】肺癌晚期压迫上腔静脉可导致上腔静脉阻塞综合征，表现为面部、颈部、上肢和上胸部静脉怒张，皮下组织水肿。

【难度】易

5. 肺癌患者出现血清碱性磷酸酶升高及血钙升高，提示可能出现
   A. 前列腺转移　　B. 骨转移
   C. 肺内转移　　D. 肾上腺转移
   E. 脑转移

【答案】B

【解析】肺癌常见骨转移，骨质破坏可导致血清碱性磷酸酶升高及血钙升高。

【难度】中

6. 肺癌常见的远处转移部位**不包括**
   A. 脑　　B. 肝　　C. 骨
   D. 甲状腺　　E. 肾上腺

【答案】D

【难度】易

7. 按照最新国际肺癌分期标准，以下**不属于** T_2 期肺癌的是
   A. 肿瘤侵及脏层胸膜
   B. 肿瘤累及主支气管，但未侵及隆突
   C. 肿瘤最大直径大于 3cm
   D. 同一肺叶内出现孤立性癌结节
   E. 伴有阻塞性肺炎、部分或全肺不张

【答案】D

【解析】同一肺叶内出现孤立性癌结节为 T_3 期肺癌。

【难度】中

8. 气管恶性肿瘤最常见的病理类型是
   A. 鳞癌　B. 腺癌
   C. 小细胞癌　D. 类癌
   E. 移行细胞癌

【答案】A
【难度】中

9. 关于正电子发射体层成像(PET)在肺癌中应用的描述,以下说法**不正确**的是
   A. 利用正常细胞和肿瘤细胞对脱氧葡萄糖的摄取不同而显像
   B. 恶性肿瘤的糖代谢显著高于正常组织,表现为局部放射性浓聚
   C. 可用于肺结节的鉴别诊断、肺癌分期、转移灶检测等
   D. PET 检查是利用进入人体并参与体内生物活动的各种示踪剂发射的射线成像
   E. 在肺癌纵隔淋巴结分期中,PET 检查的准确性明显高于纵隔镜检查

【答案】E
【解析】纵隔淋巴结转移在 PET 上可表现为放射性浓聚,但影像学检查准确性不及纵隔镜病理学检查。
【难度】中

10. 在肺癌的几种病理类型中,最常见的是
   A. 小细胞癌　B. 腺癌
   C. 鳞癌　D. 腺鳞癌
   E. 大细胞癌

【答案】B
【解析】腺癌近年来发病率上升明显,已超越鳞癌成为最常见的肺癌。
【难度】易

11. 根据 2016 年修订的肺癌国际分期标准,以下**不属于**Ⅲ期的是
   A. $T_3N_0M_0$　B. $T_3N_1M_0$　C. $T_4N_0M_0$
   D. $T_4N_1M_0$　E. $T_2N_2M_0$

【答案】A
【解析】根据分期标准,$T_3N_0M_0$ 属于ⅡB 期,其他均为ⅢA 期。
【难度】难

12. 以下综合征符合肺癌晚期表现的是
   A. 肌无力综合征
   B. 上腔静脉阻塞综合征
   C. 抗利尿异常分泌综合征
   D. 骨关节病综合征
   E. Cushing 综合征

【答案】B
【解析】上腔静脉阻塞综合征为肺癌局部晚期侵犯上腔静脉所致,其他为肺癌的副肿瘤综合征,为非转移性症状。
【难度】中

13. 在各种病理类型的肺癌中,预后最差的是
   A. 腺癌　B. 鳞癌
   C. 大细胞癌　D. 小细胞癌
   E. 类癌

【答案】D
【解析】小细胞肺癌恶性程度高,生长快,预后差。
【难度】易

14. 肺癌根治手术最常用的术式是
   A. 病灶切除 + 淋巴结清扫术
   B. 肺楔形切除 + 淋巴结清扫术
   C. 解剖性肺段切除 + 淋巴结清扫术
   D. 解剖性肺叶切除 + 淋巴结清扫术
   E. 全肺切除 + 淋巴结清扫术

【答案】D
【解析】肺癌手术方式首选解剖性肺叶切除和淋巴结清扫。但由于肿瘤或患者耐受性因素,又有扩大切除和局部切除。
【难度】易

15. 早期周围型肺癌最常见的临床表现是
   A. 刺激性咳嗽　B. 胸痛
   C. 气促或喘鸣　D. 咯血
   E. 无症状

【答案】E
【解析】早期周围型肺癌通常无任何症状,大多在行胸片或胸部 CT 检查时发现。
【难度】易

16. 中心型肺癌最常见的临床表现是
   A. 胸痛　B. 刺激性咳嗽
   C. 咯血　D. 气促或喘鸣
   E. 无症状

【答案】B
【解析】肺癌在较大的支气管内长大后,常出现刺激性咳嗽。
【难度】中

17. 下列最容易出现声音嘶哑的肺癌类型是
   A. 左肺中心型肺癌
   B. 左肺多发结节伴胸腔积液
   C. 右肺周围性肺癌
   D. 右肺中心型肺癌
   E. 右肺中心型肺癌伴 7 组、R_4 组淋巴结肿大

【答案】A

【解析】局部晚期肺癌压迫或侵犯喉返神经，引起声带麻痹，声音嘶哑。左侧喉返神经行走途径较长，绕主动脉弓沿气管食管沟上行，因此，左肺中心型肺癌更易出现声音嘶哑。

【难度】难

【A2 型题】

1. 男性，60 岁，吸烟 30 年，可以确诊为肺癌的证据是

A. 咯血 2 个月，血清肿瘤标志物 CEA：130（正常 0~10）

B. 胸片发现右上肺反 S 征，CT 示右肺门肿块伴纵隔淋巴结肿大

C. PET/CT 见右肺门肿块，直径 3cm，SUV=7

D. 血清 EGFR 突变检测，EGFR 突变阳性

E. 痰找肿瘤细胞，见到肿瘤细胞

【答案】E

【难度】易

2. 男性，60 岁，咳嗽半年，声音嘶哑 2 个月。胸部 CT 示左肺上叶中心型占位，直径 4cm，主动脉弓下及弓旁淋巴结明显肿大、融合。该患者出现声音嘶哑最可能的原因是

A. 肿瘤侵犯声带

B. 肿瘤侵犯喉返神经

C. 肿瘤侵犯交感神经

D. 肿瘤侵犯膈神经

E. 肿瘤侵犯气管

【答案】B

【解析】患者主动脉弓下淋巴结肿大，符合喉返神经走行位置，故考虑声音嘶哑的主要原因为肿瘤侵犯喉返神经。

【难度】易

3. 男性，70 岁，咳嗽伴痰中带血 3 个月，头面部肿胀 1 个月。胸片示右肺门肿块影。痰找瘤细胞发现鳞癌细胞。该患者头面部肿胀的原因最可能是

A. 肿瘤出现脑转移

B. 肿瘤引起的低蛋白血症

C. 肿瘤侵犯心包

D. 肿瘤压迫上腔静脉

E. 肿瘤出现颈部淋巴结转移

【答案】D

【难度】易

4. 男性，64 岁，刺激性咳嗽 1 个月，无咳痰、咯血及发热，头痛 10 天。既往吸烟 35 年，每天 1 包。胸片显示左肺门占位，颅脑 CT 发现颅内占位性病变。最可能的诊断为

A. 肺腺癌

B. 肺鳞癌

C. 肺小细胞癌

D. 肺良性肿瘤

E. 肺炎

【答案】C

【解析】小细胞肺癌及鳞癌与吸烟关系密切，小细胞肺癌更易发生远处转移。

【难度】中

5. 男性，65 岁，低热、咳嗽并痰中带血丝 3 个月。胸部 X 线片显示左肺上叶不张，少量胸腔积液。为确诊应首选

A. 胸部 CT 检查

B. 支气管镜检查

C. 经胸壁穿刺活组织检查

D. 胸腔镜探查

E. 开胸探查

【答案】B

【解析】根据患者的临床表现及胸部 X 线片，考虑左肺上叶中心型肺癌的可能性大，支气管镜下活检可明确病理诊断。

【难度】易

6. 女性，50 岁，6 个月前体检发现右肺下叶背段结节，直径 1.0cm，距胸膜 1cm，密度均匀，边界模糊，有空泡征。6 个月后复查 CT，结节增大到 1.3cm，密度略增高。以下最恰当的处理是

A. 继续观察，3~6 个月后复查 CT，如继续增大则手术

B. 行 CT 引导下穿刺，如为恶性则行肺癌根治术，良性则继续观察

C. 行 PET/CT 检查，如 SUV 值明显增高则行肺癌根治术，否则继续观察

D. 胸腔镜探查，楔形切除，送冷冻病理，如恶性则行肺癌根治术，良性则手术结束

E. 开胸肺叶切除

【答案】D

【解析】患者右肺下叶结节，半年来增大，不除外恶性，有手术指征，应先行楔形切除送冷冻病理，明确良恶性，根据病理结果决定具体的手术方式。

【难度】中

7. 女性,40 岁,胸部 CT 检查提示双侧肺门及纵隔淋巴结肿大,纤维支气管镜检查未见异常,为明确诊断,下一步的诊疗手段应考虑

A. PET/CT 检查
B. 经皮穿刺肿物活检
C. 开胸探查
D. 胸腔镜探查
E. 支气管内超声引导针吸活检术

【答案】E

【解析】支气管内超声引导针吸活检术(EBUS-TBNA)可对肺门及纵隔淋巴结进行细针穿刺针吸活检,可用于病理获取。

【难度】中

8. 男性,53 岁,咳嗽 2 个月,咯血 1 周。胸部 CT 示右肺上叶尖段直径 2.5cm 占位,隆突下淋巴结肿大、融合。PET/CT 提示右肺上叶占位及隆突下淋巴结摄取值增高,未见远处转移。支气管镜检查见右肺上叶尖段开口新生物,病理为鳞癌。下一步治疗应考虑

A. EBUS-TBNA 穿刺,明确纵隔淋巴结是否为转移,如阴性则行肺癌根治术,如阳性则先化疗
B. 直接行肺癌根治术
C. 新辅助化疗 2 个周期,再 CT 评价疗效,决定下一步手术或放化疗
D. 根治性放化疗
E. CT 引导下穿刺活检,根据基因检测结果决定靶向治疗或化疗

【答案】A

【解析】患者临床分期 $T_1N_2M_0$,为ⅢA 期,应先行 EBUS-TBNA 穿刺明确病理分期,再决定治疗方案。

【难度】难

9. 女性,64 岁,因“胸闷憋气半个月”就诊。胸部 X 线片示左侧大量胸腔积液。胸腔穿刺抽出血性液体 1 000ml,病理报告为腺癌。以下检查**不必要**的是

A. 胸部增强 CT
B. 全身骨扫描
C. 头部 MRI
D. 上消化道造影
E. 胸腔积液沉淀离心,基因突变检测

【答案】D

【解析】患者肺癌晚期,行胸部 CT 可以显示病灶的局部影像学特征,还可以评估肿瘤范围、与邻近器官的关系、淋巴结转移情况等;全身骨扫描和头部 MRI 可评估有无远处转移;胸腔积液肿瘤细胞突变检测可有助于指导治疗。

【难度】易

10. 男性,30 岁,主因“咳嗽 1 周”就诊。行胸部增强 CT 检查发现左肺下叶分叶状肿物,大小 2.0cm × 2.0cm × 1.8cm,边缘光滑,可见“爆米花”样钙化。首先考虑为

A. 肺错构瘤　　B. 肺炎
C. 肺部真菌球　　D. 肺癌
E. 肺脓肿

【答案】A

【解析】青年男性,肺内“爆米花”样钙化,错构瘤的可能性大。

【难度】易

11. 男性,75 岁,既往吸烟 40 年,主因“痰中带血 1 个月”就诊。CT 发现左肺上叶中心型肿物,大小 3cm × 3cm,纵隔多发肿大的融合淋巴结。辅助检查:血钠 118mmol/L。该患者肺部肿物最有可能的病理类型是

A. 腺癌　　B. 鳞癌
C. 小细胞肺癌　　D. 肺转移癌
E. 肉瘤样癌

【答案】C

【解析】小细胞肺癌可能异常分泌抗利尿激素,导致抗利尿激素分泌异常综合征,从而表现为低钠血症。

【难度】易

12. 男性,82 岁,体检发现左肺上叶肿物 1 个月,胸部 CT 示左肺上叶胸膜下肿物,直径 1cm,可见毛刺。既往吸烟 50 年,每天 1 包,高血压病史 10 年,脑梗死 3 年,慢性阻塞性肺病 5 年。针对该患者最佳的手术方式是

A. Lobectomy
B. Segmentectomy
C. Pneumoectomy
D. Wedge resection
E. Sleeve lobectomy

【答案】D

【解析】患者左肺上叶胸膜下小结节,肺癌可能性大,标准手术方式为解剖性肺叶切除(lobectomy)+纵隔淋巴结清扫,但患者高龄,合并心、脑、肺并发症,手术耐受性较差,故可采用楔形切除(wedge resection)以缩短手术时间、降低手术风险。

【难度】中

13. 男性，50岁，间断咳血1个月。胸部CT未见肿物，气管镜检查未见新生物，痰找瘤细胞可见异常细胞。该患者下一步最恰当的治疗是

A. PET/CT
B. 严密观察，定期复查胸部CT
C. 放疗
D. 化疗
E. 抗结核治疗

【答案】B

【解析】痰或支气管镜灌洗液中找到异常细胞，胸部CT及气管镜未见异常，为"隐匿性肺癌"，应严密观察，定期复查胸部CT。

【难度】难

14. 女性，50岁，1年前行胸部薄层CT提示左肺上叶舌段靠近胸膜处0.8cm的类圆形磨玻璃影。2周前复查见病变增大至1.5cm，实性成分增多。对该患者最合适的治疗建议是

A. 3~6个月后复查CT
B. CT引导下穿刺
C. 射频消融
D. 手术切除
E. 立体定向放疗

【答案】D

【解析】部分早期肺癌在胸部薄层CT上表现为磨玻璃影，该患者1年来结节增大，实性成分增多，考虑恶性的可能性大，应限期手术。

【难度】中

15. 男性，63岁，咳血痰1个月。既往慢性支气管炎病史20年，吸烟30年。胸部X线片示：右侧膈肌抬高，右上肺肿块影，右下肺过度通气。辅助检查：白细胞计数 11×10^9/L，中性粒细胞百分比75%，痰找结核杆菌阴性。以下检查中应首选的是

A. 经皮穿刺肺活检
B. 放射性核素肺扫描
C. 痰培养＋药敏试验
D. 纤维支气管镜检查
E. 结核菌素试验

【答案】D

【解析】患者右肺上叶肿块影，咳血痰，伴右侧膈肌抬高，可能为肺癌侵犯了膈神经，应首选胸部CT及纤维支气管镜检查。

【难度】中

16. 男性，65岁，咳嗽、痰中带血1个月，胸部X线示左肺舌叶有1枚圆形结节，直径约为2.5cm，边界清楚。纤维支气管镜检查未见异常。手术方式应采取

A. 左肺舌叶切除＋术后放射治疗
B. 左肺舌叶切除＋淋巴结清扫术
C. 左肺舌叶切除，术中做冷冻病理切片
D. 左肺上叶切除术
E. 左全肺切除术

【答案】C

【解析】患者左肺舌叶结节，良恶性待鉴别，术中应先行舌叶切除，根据冷冻病理，良性则结束手术，恶性则行左肺上叶切除＋淋巴结清扫术。

【难度】易

17. 男性，65岁，胸痛、痰中带血3个月，胸部X线片见右肺门不规则肿块阴影，既往有肺结核史，无吸烟史，首先考虑的诊断是

A. 肺炎性假瘤　　B. 肺癌
C. 肺部感染　　D. 肺结核
E. 肺转移瘤

【答案】B

【解析】老年男性，肺内不规则肿块影，伴新发的胸痛、痰中带血，肺癌的可能性大。

【难度】易

18. 男性，50岁，胸痛、痰中带血2个月。胸部X线片见右肺门不规则肿块阴影。支气管镜检查发现右上叶支气管开口内有菜花样肿物，病理为鳞癌。肺功能呈轻度通气功能减退，心功能正常。以下治疗方式最适宜的是

A. 右肺上叶切除＋淋巴结清扫
B. 右全肺切除＋淋巴结清扫
C. 右上叶切除＋右中叶切除＋淋巴结清扫
D. 右上叶袖状肺叶切除术＋淋巴结清扫
E. 右肺上叶切除＋放疗

【答案】D

【解析】肺癌侵犯右肺上叶支气管开口，肺叶切除可能导致支气管切缘肿瘤残留，无法满足根治性需要，应选择扩大切除，对于该患者，袖状肺叶切除术是合理的手术方式。

【难度】难

19. 男性，45岁，喘憋1周。胸部CT示左肺上叶结节，直径2cm，边界不清，可见毛刺征。左侧可见中量胸腔积液，合并左肺下叶不

张，PET/CT 未见远处转移。如患者手术意愿强烈，为指导治疗首选的检查是

A. 痰找肿瘤细胞

B. 肿瘤标志物

C. 胸腔穿刺抽液找肿瘤细胞

D. 心、肺功能检查

E. 气管镜检查

【答案】C

【解析】患者左肺上叶结节，肺癌的可能性大，左侧胸腔中等量积液，不除外胸膜转移，胸膜转移为手术禁忌。应先行胸腔穿刺找肿瘤细胞以明确是否有胸膜转移。

【难度】中

20. 男性，40 岁，因右肺上叶占位行胸腔镜右肺上叶切除术 + 纵隔淋巴结清扫，术后第 1 天引流 1 000ml 液体，混浊，生命体征平稳，无发热。术后第 2 天开始进食清淡无脂肪饮食，引流液仍为 1 000ml，颜色清淡。进一步治疗的关键是

A. 完全禁食水

B. 肠外营养，补充蛋白

C. 输注血浆，补充凝血因子，促进伤口愈合

D. 加强抗感染治疗

E. 胸腔镜探查，R_4 区域淋巴管结扎，胸导管结扎

【答案】E

【解析】患者肺癌术后引流量多且色混浊，考虑为乳糜漏，多为淋巴结清扫损伤淋巴管所致，保守治疗通常效果不佳，应早期手术探查，行胸导管结扎术。

【难度】难

21. 男性，50 岁，因左肺上叶占位，行胸腔镜左肺上叶切除术 + 纵隔淋巴结清扫，术后第 5 天拔除胸腔闭式引流管。术后第 7 天咳嗽后出现呼吸困难，头、面、前胸皮肤肿胀，眼睑肿胀。既往有 COPD 病史。进一步治疗的关键是

A. 镇静、止咳

B. 吸氧，营养支持治疗

C. 加压包扎伤口

D. 行胸部 CT 明确胸腔内积气明显之处，放置闭式引流管

E. 局部皮肤切开引流

【答案】D

【解析】患者术后出现皮下气肿，既往有慢性阻塞性肺疾病（COPD）病史，考虑肺或支气管切缘漏气，应行胸部 CT 明确漏气部位，重新留置闭式引流管。

【难度】难

22. 女性，34 岁，体检发现双肺 GGO 1 年。复查胸部 CT 示左肺上叶前段 GGO，直径 0.5cm，右肺下叶后基底段 GGO，直径 0.6cm，与一年前 CT 比较无变化。下一步的处理是

A. 随访，每 6~12 个月复查胸部 CT

B. 胸腔镜探查，双侧 GGO 切除，送冷冻病理，如恶性则行淋巴结清扫

C. 胸腔镜探查，右肺下叶楔形切除 GGO，送冷冻病理，如浸润腺癌则行肺叶切除 + 淋巴结清扫

D. 胸部 PET，如摄取值增高，则手术切除

E. CT 引导穿刺活检，如恶性，则手术切除

【答案】A

【解析】早期肺癌可表现为肺内磨玻璃影（GGO），一般倍增时间较长，预后较好，直径 5~10mm 的 GGO 多推荐 3~12 个月复查，稳定则每年复查。

【难度】难

23. 男性，47 岁，因肺癌行右肺下叶切除术后第 1 天，诉胸痛、胸闷、气短。查体：体温 37.4℃，心率 120 次 /min，律齐，呼吸 26 次 /min，血压 128/90mmHg；右肺呼吸音低，有痰鸣音；胸腔引流管通畅，术后 12 小时共引流 350ml，引流液呈淡血性，有少量气体随咳嗽逸出。最可能的诊断及治疗是

A. 术后肺不张，加强排痰

B. 术后疼痛，吸氧 + 止痛治疗

C. 室上性心动过速，吸氧 + 止痛治疗

D. 急性肺水肿，利尿，限制入量

E. 胸腔内出血，容量不足，输血 + 加快输液

【答案】A

【解析】患者肺癌术后第 1 天，常见因疼痛而未良好地咳嗽、咳痰，导致肺不张，表现为胸闷、气短、痰鸣音。

【难度】中

24. 男性，56 岁，因肺癌行右肺上叶切除术 + 纵隔淋巴结清扫，术后第 2 天出现心悸、气促。查体：体温 38.4℃，心率 126 次 /min，律齐，呼吸 26 次 /min，血压 125/80mmHg，SpO_2 90%；胸腔闭式引流通畅，术后共引出 500ml 淡血性液体，液面波动 15cm，咳嗽时有气泡逸出。胸片示左肺纹理清，右肺

下叶密度高，聚扰在肺门，右胸顶部及外带无肺纹理，纵隔右偏。下一步关键的治疗措施为

A. 增大吸氧量，给予止痛药物
B. 气管镜吸痰，或经鼻吸痰管吸痰
C. 增加输液速度，给予酒石酸美托洛尔等降低心率
D. 胸引瓶接负压，促进胸内残气排出
E. 雾化、拍背排痰

【答案】B

【解析】患者术后第2天发热、右肺不张，考虑为痰液堵塞支气管，导致肺不张合并肺部感染，应尽快充分引流痰液，气管镜或经鼻吸痰可更有效地吸出痰液。

【难度】中

25. 男性，60岁，吸烟史30年，咳嗽、咳痰伴胸闷1个月。胸部增强CT示右肺占位伴右上叶肺不张，胸腔内少量积液。气管镜诊断右肺上叶鳞癌，累及并完全堵塞上叶支气管。拟行手术治疗，下列检查诊疗价值**不大**的是

A. 全身骨扫描
B. 腹部增强 CT
C. 头部 MRI
D. 全身 PET/CT
E. 胸腔积液穿刺查肿瘤突变基因检测

【答案】E

【解析】患者肺癌诊断明确，ABCD选项的检查是为了明确有无远处转移。胸腔少量积液难以穿刺获取，也不必要。

【难度】中

26. 男性，45岁，因肺癌接受胸腔镜左肺下叶切除术＋纵隔淋巴结清扫。术后病理回报：腺癌，肿瘤直径2cm，侵犯脏层胸膜，可见脉管内癌栓，11组淋巴结可见转移(1/2)。术后应

A. 定期复查
B. 辅助化疗
C. 辅助放疗
D. 辅助放化疗
E. 中医中药治疗

【答案】B

【解析】该患者病理分期$T_{2a}N_1M_0$，为ⅡA期，术后应辅助化疗。

【难度】中

【A3/A4型题】

(1~3题共用题干)

男性，69岁，3个月前因右肺上叶小细胞肺癌开始行放射治疗，共60Gy。近2周来逐渐出现发热及刺激性咳嗽，体温37.6℃。胸片示右上肺与照射野一致的片状模糊影，密度均匀。

1. 该患者近期的肺部病变最可能的是

A. 病毒性肺炎　　B. 细菌性肺炎
C. 阻塞性肺炎　　D. 放射性肺炎
E. 肺癌局部扩散

【答案】D

【解析】患者放射治疗后出现发热及咳嗽，胸片提示与照射野一致的浓密斑片状密度增高影，首先考虑放射性肺炎。

【难度】难

2. 药物治疗首选的是

A. 敏感抗生素　　B. 广谱抗生素
C. 抗肿瘤化疗药　　D. 糖皮质激素类药
E. 抗病毒药

【答案】D

【解析】放射性肺炎主要是对症治疗，早期应用糖皮质激素有效。

【难度】难

3. 对于患者出现此并发症的易感因素，下列表述**错误**的是

A. 肺部肿瘤恶性程度高
B. 放疗剂量大
C. 合并基础肺部疾病
D. 合并糖尿病
E. 放疗安排密集

【答案】A

【解析】放射性肺炎的发生与放射方法、放射量、放射面积及速度有关，还与年龄、并发症、联合化疗等相关。

【难度】难

(4~6题共用题干)

男性，69岁，刺激性咳嗽2个月，痰中带血1周。既往吸烟20年，每天10~20支。胸片发现右肺上叶周围型结节，大小1.5cm，边界不清，有短毛刺。

4. 进一步检查首选

A. 胸部超声　　B. 胸部 CT
C. 胸部磁共振　　D. 胸部 PET
E. 支气管镜

【答案】B

【解析】胸部 CT 可以显示病灶的局部影像学特征，还可以评估肿瘤范围、与邻近器官的关系、淋巴结转移情况等，为制订肺癌的治疗方案提供重要依据。

【难度】易

5. 最可能的诊断是
   A. 肺结核　　B. 肺炎性假瘤
   C. 肺脓肿　　D. 肺癌
   E. 肺错构瘤

【答案】D

【解析】老年男性，长期大量吸烟史，痰中带血，肺部结节边界不清伴短毛刺，提示肺癌的可能性大。

【难度】易

6. 如患者需手术，以下检查**不必要**的是
   A. 肺功能检查
   B. 超声心动图
   C. 头颅 MRI
   D. 全身骨显像
   E. CT 引导下穿刺活检

【答案】E

【解析】心肺功能评估手术耐受度，头颅 MRI 和全身骨显像评估有无远处转移，都是肺癌手术的术前常规检查，CT 引导下穿刺活检可能引起胸腔种植转移，不应作为可手术患者的术前检查。

【难度】易

(7~9 题共用题干)

女性，68 岁，胸部 CT 提示右下肺背段有一周围型 GGO，边界清，直径 1.1cm，无咳嗽等临床症状。

7. 患者确诊的方式首选
   A. 胸腔镜肺楔形切除术
   B. 胸腔镜肺叶切除术
   C. 开胸肺楔形切除术
   D. CT 引导下穿刺活检
   E. 纤维支气管镜下活检

【答案】A

【解析】肺内周围型 GGO 为明确诊断应首先楔形切除，根据术中冰冻病理结果决定进一步的手术方式。CT 引导下穿刺活检诊断率不高，且可能导致胸腔种植转移，故不应选择。

【难度】易

8. 患者术中冰冻病理结果为腺瘤样增生，下一步的处理为
   A. 手术结束，关胸
   B. 行右下肺背段切除
   C. 行右下肺背段切除 + 纵隔淋巴结采样
   D. 行右下肺叶切除
   E. 行右下肺叶切除 + 纵隔淋巴结采样

【答案】A

【解析】腺瘤样增生为癌前病变，局部切除可满足根治性手术需要。

【难度】中

9. 术后病理为原位癌，下一步的处理为
   A. 定期随访复查　　B. 术后化疗
   C. 术后放疗　　D. 术后靶向治疗
   E. 免疫治疗

【答案】A

【解析】原位癌为 $TisN_0M_0$，0 期，楔形切除切缘足够则无须接受辅助治疗，定期复查即可。

【难度】中

(10~11 题共用题干)

男性，54 岁，因肺癌行右肺上叶切除 + 纵隔淋巴结清扫术。术后 12 小时患者出现心慌，伴冷汗、头晕。查体：心率 130 次 /min，律齐，血压 90/60mmHg；伤口周围少量皮下气肿，气管居中，右肺呼吸音弱。水封瓶液面未见波动，胸管引流液呈暗红色，可见小血块，量约 50ml。尿量 100ml。床旁胸片示右侧胸腔内大片致密影。

10. 最可能的并发症是
    A. 肺不张
    B. 低血糖
    C. 阵发的室上性心动过速
    D. 张力性气胸
    E. 胸腔内出血

【答案】E

【解析】患者术后血压低、心率快，引流液呈暗红色，且可见凝固血块，提示胸腔内大量出血，胸片提示右侧胸腔大片致密影，可确诊。

【难度】易

11. 处理方案应考虑
    A. 开放静脉，充分补液
    B. 输血
    C. 急诊探查止血
    D. 止血药物治疗
    E. 留置新引流管，充分引流

【答案】C

【解析】引流管中见凝固性血块，胸腔内积血多，引流不通畅，提示为凝固性血胸，出血速度快，应尽快探查止血。

【难度】中

(12~15 题共用题干)

男性,65 岁,长期大量吸烟史。咳嗽、咯血 1 个月。CT 提示右肺上叶部分不张,肺门处可见实性团块,约 3.0cm×2.6cm,上叶支气管腔显影不清,右肺动脉主干及上肺静脉未受累,未见肿大的淋巴结。气管镜提示右上叶支气管开口处新生物,质地脆,触之易出血,上叶支气管开口完全堵塞;右主支气管及中间段支气管未见明显受累,病理诊断为肺癌。完善分期检查未见远处转移。

12. 患者病理类型最可能是

A. 腺癌　B. 鳞癌
C. 小细胞肺癌　D. 原位癌
E. 类癌

【答案】B

【解析】鳞癌和小细胞肺癌与吸烟关系密切,小细胞肺癌更易发生转移。支气管腔内见新生物,鳞癌的可能性大。

【难度】易

13. 该患者如果考虑手术切除,最可能采用的术式是

A. 右肺上叶切除
B. 右肺上叶袖式切除
C. 右肺上叶楔形切除
D. 右肺上叶尖后段切除
E. 右全肺切除

【答案】B

【解析】肺癌侵犯右肺上叶支气管开口,肺叶切除无法满足支气管切缘阴性要求,应选择扩大切除,对于该患者,袖状肺叶切除术是合理的手术方式。

【难度】中

14. 术后病理:肺癌,肿瘤大小 2.5cm×2.3cm,伴胸膜受侵,可见脉管内癌栓,第 7 组淋巴结可见转移(4/6),基因检测 EGFR 为野生型。分期为

A. $T_{1c}N_1M_0$,ⅢA 期　B. $T_{1c}N_2M_0$,ⅢA 期
C. $T_{2a}N_1M_0$,ⅡA 期　D. $T_{2a}N_2M_0$,ⅢA 期
E. $T_{2a}N_2M_0$,ⅢB 期

【答案】D

【解析】肿瘤最大径 3.0cm,伴胸膜受侵,为 T_{2a};7 组淋巴结转移,为 N_2;临床分期为ⅢA 期。

【难度】中

15. 患者出院后应接受

A. 定期随访复查　B. 术后化疗
C. 术后放疗　D. 术后靶向治疗
E. 免疫治疗

【答案】B

【解析】ⅢA 期患者接受根治术后,应接受辅助化疗。

【难度】中

(16~17 题共用题干)

男性,68 岁,既往吸烟 40 年,发现右肺占位 1 周。全身 PET/CT 提示:右肺下叶实性肿物,直径 2cm,SUV=6,肺门及纵隔淋巴结未见明显摄取;右侧肾上腺实性肿物,直径 1.5cm,SUV=5;其他部位未见明显转移病灶。

16. 该患者的诊断为

A. 肺癌,$T_1N_0M_1$,Ⅳ期
B. 肺癌,$T_1N_0M_0$,ⅠA 期,肾上腺良性肿瘤
C. 肺及肾上腺结核
D. 肺炎性病变合并肾上腺良性肿瘤
E. 肾上腺恶性肿瘤肺转移

【答案】A

【解析】老年男性,长期吸烟史,右肺下叶结节,SUV=6,提示肺癌的可能性大。右侧肾上腺肿物,SUV=5,提示恶性的可能性大。肾上腺为肺癌常见的远处转移部位。

【难度】易

17. 如下治疗方案更符合目前肺癌诊疗规范的是

A. 手术切除肺部肿瘤,术后全身化疗
B. 同期行肺部原发癌及肾上腺转移瘤的手术根治术
C. 全身化疗,序贯行肺部及肾上腺区域的根治性放疗
D. 全身化疗+肾上腺区域放疗
E. 肺部及肾上腺区域放疗配合中医中药

【答案】B

【解析】肾上腺及脑部可控的单发转移灶,可考虑肺癌根治术+转移灶手术切除或放疗。

【难度】难

(18~20 题共用题干)

女性,56 岁,3 年前因乳腺癌行左乳腺癌保乳根治术,病理为浸润性导管癌,ER(+),PR(-),Ki-67(30%+),HER_2(-),分期 $T_2N_0M_0$,术后一般情况良好。3 个月前复查胸部 CT 发现左肺下叶后基底段结节,直径 1cm,边界不清,伴短毛

刺，无胸膜牵拉，距胸膜1cm。1周前复查发现结节较前稍增大，直径1.2cm。

18. 该患者应接受的进一步检查是
    A. 胸部MRI
    B. CT引导下穿刺活检
    C. PET/CT
    D. EBUS-TBNA
    E. 继续观察，定期复查

【答案】C
【解析】患者有乳腺癌病史，应考虑乳腺癌肺转移，同时影像学表现不除外原发肺癌。PET/CT可用于鉴别诊断和分期，具有较强的诊断价值，除外其他转移灶以评价是否有手术适应证。
【难度】中

19. 为明确病理，患者最适合的活检方式是
    A. 胸腔镜肺楔形切除术
    B. 胸腔镜肺叶切除术
    C. CT引导下穿刺活检术
    D. 气管镜检查术
    E. 纵隔镜检查术

【答案】A
【解析】患者左肺下叶单发周围型结节，可行胸腔镜肺楔形切除术送术中冰冻病理以明确诊断，如为转移癌则结束手术，如为原发肺癌则行肺叶切除术+纵隔淋巴结清扫。
【难度】易

20. 患者病理为腺癌，以下免疫组化结果对于判断肿瘤来源价值最高的是
    A. ER(+)　B. Ki-67(+)　C. HER_2(-)
    D. CEA(+)　E. TTF-1(+)

【答案】E
【解析】甲状腺转录因子(TTF-1)是肺腺癌、小细胞肺癌较特异的免疫组化指标，表达于肺和甲状腺的上皮细胞、甲状腺滤泡旁C细胞、胚胎大脑的某些区域。
【难度】难

【案例分析题】

案例一　男性，65岁，8个月前无明显诱因出现咳嗽、咳痰，伴痰中带血，无发热、胸闷、胸痛等不适，抗感染治疗后好转。5个月前，咳嗽、痰中带血症状加重，偶有咳血块。胸部CT示右肺上叶周围型占位，直径约2cm，边界不清，有毛刺及胸膜牵拉征，纵隔淋巴无明显肿大。发病以来，体重下降约5kg。既往史：吸烟10余年，每周1~2包，不嗜酒。

提问1：为明确诊断，辅助检查应包括
    A. 胸部磁共振　B. PPD试验
    C. 气管镜检查　D. 颈动脉超声
    E. 腹部超声　F. 头颅磁共振
    G. 胃镜　H. 颈部超声

【答案】BC
【解析】PPD试验可鉴别诊断肺结核，气管镜检查可获得病理诊断，其他选项无诊断价值。
【难度】中

提问2：为明确TNM分期，还需要完善的检查包括
    A. 胸部磁共振
    B. 头颅磁共振
    C. 全身骨显像
    D. 腹部超声
    E. 超声心动图
    F. 肺功能检查
    G. 下肢静脉彩超
    H. 颈部淋巴结超声

【答案】BCDH
【解析】TNM分期中T与N分期可以通过胸部CT明确，而M分期需排查肺癌常见部位，包括头部、骨骼及肝和肾上腺。
【难度】易

提问3：如拟行手术治疗，还需完善的检查是
    A. 血、尿、便常规
    B. 肝肾功能、电解质
    C. 凝血功能
    D. 乙肝、丙肝、梅毒及艾滋病感染筛查
    E. 超声心动图
    F. 心电图
    G. 肺功能
    H. 血气分析

【答案】ABCDEFGH
【解析】以上均为术前常规检查。
【难度】易

提问4：若病理诊断浸润性腺癌，该患者标准的治疗方式应该是
    A. 肺楔形切除+淋巴结采样
    B. 肺段切除+淋巴结清扫
    C. 肺叶切除+淋巴结采样
    D. 肺叶切除+淋巴结清扫
    E. 化疗
    F. 放疗

G. 靶向治疗
H. 免疫治疗

【答案】D
【解析】早期非小细胞肺癌的标准治疗方式是肺叶切除+淋巴结清扫术。
【难度】易

案例二 女性,55岁,咳嗽伴痰中带血3个月,无发热、盗汗、胸痛、喘憋等不适。胸部CT提示左肺上叶中央型占位,伴纵隔淋巴结肿大,既往史无特殊。查体:可触及左锁骨上淋巴结肿大。实验室检查结果提示:血钠125mmol/L,肿瘤标志物无异常。

提问1:为明确病理诊断,该患者可采用的检查方式包括

A. 痰细胞学检查
B. 支气管镜检查
C. 支气管内超声引导针吸活检术
D. 纵隔镜检查
E. 经胸壁穿刺细胞学或组织学检查
F. 锁骨上淋巴结活检
G. 胸腔镜检查
H. PET/CT

【答案】ABCF
【解析】该患者临床考虑诊断小细胞肺癌伴淋巴结转移,故应选择创伤较小且易获得组织病理学诊断的检查方法。
【难度】中

提问2:该患者病理诊断为小细胞肺癌,下一步适宜的治疗方式是

A. 化疗 B. 放疗
C. 靶向治疗 D. 免疫治疗
E. 中医中药治疗 F. 袖式肺叶切除术
G. 全肺切除术 H. 最佳支持治疗

【答案】AB
【解析】除$T_{1\sim2}N_0M_0$期小细胞肺癌可考虑选择手术切除外,小细胞肺癌的最佳治疗方式应该是化疗和放疗。
【难度】易

提问3:该患者还应该常规排查的转移部位是

A. 甲状腺 B. 肾上腺
C. 肾脏 D. 肝脏
E. 脾 F. 脑
G. 骨骼 H. 膀胱

【答案】BDFG
【难度】易

提问4:该患者的化疗方案应首选

A. 环磷酰胺
B. 表柔比星
C. 依托泊苷+顺铂
D. 培美曲塞+顺铂
E. 吉西他滨+顺铂
F. 紫杉醇
G. 氟尿嘧啶
H. 卡铂

【答案】C
【解析】小细胞肺癌的化疗首选依托泊苷联合铂类。
【难度】易

案例三 女性,53岁,5个月前无明显诱因出现左侧肩背部持续性疼痛,并传导至左前臂及手掌,2个月前出现左侧眼睑下垂伴左侧面部无汗。胸部CT示:左肺尖部高密度软组织影,与胸膜顶及纵隔关系密切。

提问1:最可能的诊断是

A. 肺转移癌 B. 肺结核瘤
C. 肺炎性假瘤 D. 肺上沟瘤
E. 肺错构瘤 F. 肺硬化性血管瘤
G. 淋巴瘤 H. 结节病

【答案】D
【解析】患者出现臂丛神经及颈交感神经症状,考虑为肺上沟瘤侵犯或压迫所致。
【难度】易

提问2:该患者还可能出现的症状是

A. 左侧瞳孔缩小
B. 左侧眼球内陷
C. 左上肢肿胀
D. 左上肢麻痹
E. 声音嘶哑
F. 咳嗽、咳痰、咯血
G. 左侧口角歪斜
H. 消瘦

【答案】ABCDEFH
【解析】肺上沟瘤常侵及上肢动静脉、臂丛神经和颈交感神经,可出现上肢肿胀麻痹等表现及Horner综合征。另外也可出现肺癌常见症状,如声音嘶哑、咳嗽、咳痰、咯血及消瘦恶病质等。
【难度】中

提问3:该病变最常侵犯的器官或组织**不包括**

A. 第1肋骨　B. 膈神经
C. 锁骨下动脉　D. 臂丛神经
E. 颈交感神经　F. 无名静脉
G. 椎体　H. 迷走神经

【答案】BH

【解析】肺上沟瘤通常侵犯第1肋骨、锁骨下动脉和静脉、臂丛神经、颈交感神经、椎体等。

【难度】中

提问4:若完善检查未见其他部位的转移,病理诊断肺腺癌,下一步的治疗原则是

A. 直接手术切除
B. 直接化疗
C. 直接放疗
D. 新辅助放化疗后手术治疗
E. 基因检测后口服靶向药物
F. 免疫治疗
G. 中医中药治疗
H. 直接放化疗

【答案】D

【解析】可手术切除的肺上沟瘤治疗原则应该是放化疗后手术切除。

【难度】难

(刘彦国　周礼馨)

第四章 食管良性疾病

【A1 型题】

1. 贲门失弛缓症的特征性 X 线表现是
   A. 局限性食管黏膜皱襞增粗和断裂
   B. 食管壁的充盈缺损
   C. 局限性食管壁僵硬
   D. 食管下端鸟嘴样狭窄
   E. 食管壁黏膜串珠样改变

【答案】D

【解析】贲门失弛缓症是由于食管缺乏蠕动，食管下端括约肌（LES）高压和对吞咽动作的松弛反应减弱，导致钡剂难以通过贲门部而潴留于食管下端，显示为对称的、黏膜光滑的漏斗形狭窄，其上段食管呈现不同程度的扩张与弯曲，无蠕动波，呈特征性的鸟嘴状狭窄。

【难度】易

2. 贲门失弛缓症的首选检查是
   A. 胸部 CT（平扫 + 增强）
   B. 食管造影
   C. 纤维内镜及细胞学检查
   D. 食管压力测定
   E. 腹部 CT

【答案】B

【解析】食管造影是诊断贲门失弛缓症的首选检查；另外，胸部 CT（平扫 + 增强）可以了解食管壁厚度及周围情况，与肿瘤和其他疾病相鉴别；纤维内镜及细胞学检查可了解食管黏膜病变情况，与食管癌、食管良性肿瘤等相鉴别；食管压力测定对于诊断和治疗效果评判有重要意义。

【难度】中

3. 食管化学性烧伤早期处理，下列**不适当**的是
   A. 立即口服植物油或蛋白水
   B. 给予肾上腺皮质激素
   C. 静脉营养支持
   D. 给予抗生素
   E. 禁食 2~3 周

【答案】E

【解析】食管化学性烧伤早期立即口服植物油或蛋白水，给予肾上腺皮质激素、静脉营养支持及抗生素，禁食 2~3 天后开始逐步进流食。禁食 2~3 周是不适当的。

【难度】中

4. 关于食管憩室的说法**错误**的是
   A. 食管憩室按发生部位可分为：咽食管憩室、食管中段憩室、膈上憩室
   B. 食管真性憩室和假性憩室主要区别在于有无黏膜下层
   C. 由于食管腔内压力过高，而形成的膨出型憩室，属于假性憩室
   D. 食管牵引型憩室常常由于邻近的纵隔炎性病变等引起
   E. 食管中段牵引型真性憩室，可单发，也可多发。憩室颈口多较大，不易潴留食物

【答案】B

【解析】食管真性憩室，憩室含有正常食管壁全部组织结构，包括黏膜、黏膜下层和肌层；假性憩室，憩室只含有黏膜和黏膜下层。

【难度】中

5. 食管憩室最主要的诊断依据是
   A. 吞咽困难
   B. 吞咽疼痛
   C. 呼吸异味
   D. 食管内压力升高
   E. 钡餐 X 线见到膨出影袋

【答案】E

【难度】易

6. 贲门失弛缓症的临床表现**不包括**
   A. 咽下困难

B. 食物反流为宿食胃内容物
C. 胸痛
D. 体重减轻、贫血
E. 少数患者咽下液体较固体食物更困难

【答案】B

【解析】贲门失弛缓症的患者常常有食物反流，反流出来的内容物因未进入过胃腔，故无胃内呕吐物的特点，但可混有大量黏液和唾液。在并发食管炎、食管溃疡时，反流物可含有血液。

【难度】易

7. 对于食管憩室治疗**不适当**的是
A. 咽部食管憩室多以手术治疗为主
B. 无明显症状的食管中段憩室也应积极手术治疗
C. 有症状、较大的膈上憩室需要手术治疗
D. 食管憩室手术常需要从基部切除憩室，然后分层缝合
E. 咽部食管憩室手术需要同时做环咽肌纤维切开

【答案】B

【解析】食管中段憩室临床上无症状者不需手术。若合并有炎症、水肿时，可用消炎及解痉药物缓解症状。但经常残留食物且引发炎症者，或并发出血、穿孔者，应考虑手术治疗。

【难度】难

【A2 型题】

1. 男性，35 岁，吞咽困难 3 个月，下一步最需要追问的病史是
A. 吞咽困难时间、特点和程度
B. 是否有呕吐
C. 是否有反酸、胸痛
D. 吞咽困难与食物的关系
E. 是否有腹痛

【答案】A

【解析】吞咽困难的具体情况是该患者进行诊断最需要首先了解的病史，吞咽困难与食物的关系、呕吐、反酸、胸痛、腹痛等均需要询问，但不是首要的。

【难度】易

2. 女性，33 岁，间歇性吞咽困难 3 个月。最有助于诊断的检查是
A. 食管纤维内镜检查　B. 胸部平片
C. 上消化道造影　D. 胸部 CT
E. 胸部 MRI

【答案】C

【解析】上消化道造影显示食管下端鸟嘴样变是诊断贲门失弛缓症的主要依据，同时也可对食管黏膜进行初步判断，是最常用的检查方式。

【难度】易

3. 女性，45 岁，间断性吞咽困难半年。食管造影提示食管下端鸟嘴样变，长度约 2cm。首先考虑的诊断是
A. 贲门失弛缓症　B. 食管肿瘤
C. 反流性食管炎　D. 食管静脉曲张
E. 食管憩室

【答案】A

【难度】易

4. 女性，55 岁，间断性吞咽困难 15 年，加重 2 年。曾于当地医院诊断为贲门失弛缓症，经内科扩张治疗，效果不佳。食管造影提示全食管扩张明显，直径约 6cm，弯曲呈“S”形，下段呈鸟嘴样变，未见蠕动，食管黏膜尚光滑。胃镜提示食管黏膜广泛出血点、糜烂。最适宜的治疗策略是
A. Heller 手术
B. Heller 手术 +Nissen 手术
C. Heller 手术 +Belsey 手术
D. 三切口食管切除胃代食管颈部吻合
E. 经口内镜下肌切开术（POEM）

【答案】D

【解析】患者诊断为贲门失弛缓症，病史长，经内科治疗无效，造影提示食管重度扩张，无蠕动波。这种情况下，适合三切口食管切除胃代食管颈部吻合。贲门肌层切开术（Heller 手术）虽然是目前贲门失弛缓症最常用的术式，但不适合该患者。Nissen 手术（胃底包绕食管末端 360°）、Belsey 手术（270°）是抗反流手术。

【难度】难

5. 男性，43 岁，间断性吞咽困难 5 年，曾于当地医院诊断为贲门失弛缓症，经内科扩张治疗 4 次，效果不佳。食管造影提示下段鸟嘴样变，上端食管轻度扩张，直径约 3cm，蠕动正常，食管黏膜尚光滑。最适宜的治疗策略是
A. Heller 手术
B. Heller 手术 +Nissen 手术
C. 继续保守内科治疗
D. 三切口食管切除胃代食管颈部吻合
E. 经口内镜下肌切开术（POEM）

【答案】B

【解析】患者诊断为贲门失弛缓症，经内科扩张治疗无效，单纯贲门肌层切开术（Heller 手术）常出现术后

反流性食管炎,因此,联合 Nissen 抗反流手术是适合的方式。

【难度】难

6. 男性,48 岁,诊断为贲门失弛缓症,行经腹腔镜 Heller 手术 +Nissen 手术,术后 1 个月再次出现进食困难。考虑最可能的原因是

A. 术后食管狭窄

B. 贲门失弛缓症复发

C. 食管肿瘤

D. 反流性食管炎

E. 肠梗阻

【答案】A

【难度】中

7. 女性,54 岁,因贲门失弛缓症,行经左胸 Heller 手术。术后 3 天进流食,第 4 天出现突发左侧胸痛,高热,胸闷。胸片可见左侧液气平。考虑最可能的原因是

A. 术后胸腔感染　　B. 术后食管瘘

C. 反流性食管炎　　D. 肺栓塞

E. 肺炎

【答案】B

【解析】Heller 手术需要切开食管肌层,在手术过程中可能损伤食管黏膜,在进食后压力增高,黏膜破溃出现食管瘘,胃液及食物进入胸腔,发生化学性和感染性胸膜炎,导致上述症状。

【难度】难

8. 女性,54 岁,因贲门失弛缓症,行经左胸 Heller 手术,下列处理**不正确**的是

A. 术后应用抗生素 3~5 天

B. 术后即可下床活动

C. 术后可行食管造影,了解贲门情况

D. 术后可经留置胃管进行肠内营养

E. 术后防治下肢静脉血栓

【答案】A

【解析】Heller 手术需要切开食管肌层,术后可行食管造影,了解贲门黏膜情况;也可经留置胃管进行肠内营养。术后早期下床活动可以防治下肢静脉血栓。而 Heller 手术属于无菌手术,不必在术后应用抗生素 3~5 天。

【难度】中

9. 男性,74 岁,诊断为咽部食管憩室,直径约 3cm,最适当的治疗是

A. 经颈部食管憩室切除

B. 经颈部食管憩室切除 + 环咽肌切开

C. 保守治疗

D. 食管切除 + 胃食管颈部吻合

E. 中医加按摩治疗

【答案】B

【解析】患者咽部憩室较大,应行经颈部食管憩室切除 + 环咽肌切开,保守治疗仅对于憩室甚小、症状轻微或年老体弱的患者适用。

【难度】中

10. 男性,64 岁,体检发现食管中段憩室,憩室颈口直径约 3cm。造影剂无明显残留。既往冠心病搭桥术后 2 年,糖尿病 3 年。最适当的治疗是

A. 保守治疗

B. 经胸食管憩室切除

C. 全腔镜食管切除,胃食管颈部吻合

D. 经左胸食管切除 + 胃食管吻合

E. 经口内镜下治疗

【答案】A

【解析】食管中段憩室无症状、无食物残留者通常不需手术。若合并有炎症、水肿时,可用消炎及解痉药物缓解症状。

【难度】中

11. 男性,19 岁,误服火碱(NaOH)1 小时来院,最适当的治疗是

A. 立即服用酸性液体中和

B. 立即洗胃

C. 立即口服植物油或蛋白水

D. 服用植物油或蛋白水后即行胃镜检查

E. 急诊开胸手术治疗

【答案】C

【解析】吞服腐蚀剂后应尽早口服植物油或蛋白水,以保护食管和胃黏膜。无条件时甚至可吞咽生理盐水或清水稀释。用酸性溶液中和碱性物、碱性溶液中和酸性物的方法不推荐使用,因化学反应产生的热可造成再度损伤。

【难度】易

12. 男性,69 岁,贲门失弛缓症行经腹腔镜 Heller 手术 +Belsey 手术,术后最**不适当**的处理是

A. 术后应用制酸剂

B. 术后禁食 2~3 天

C. 术后应用抗生素至进食

D. 术后应用低分子肝素

E. 术后适当应用静脉营养

【答案】C

【解析】贲门失弛缓症行经腹腔镜 Heller 手术 + Belsey 手术属于无菌手术,术后不应长期应用抗生素。

【难度】易

【A3/A4 型题】

(1~4 题共用题干)

女性,44 岁,主诉"间歇性吞咽困难 3 年"来院。自述近 3 个月来胸背部疼痛,持续时间不等,时有呕吐,既往体健。

1. 需要补充追问的病史是
   A. 吞咽困难的时间、与食物的关系
   B. 胸背部疼痛的性质、时间、与活动的关系
   C. 呕吐物的性状
   D. 胸背部疼痛与进食的关系
   E. 以上均是

【答案】E

【解析】根据主诉考虑贲门失弛缓症的可能性大,也可以解释近期出现了胸痛,但是也可能这种胸痛是由心脏病或其他疾病引起,因此,需要进一步仔细询问病史。而呕吐物的性质对于诊断贲门失弛缓症很有帮助。

【难度】易

2. 不需要首先进行的检查是
   A. 上消化道造影　　B. 心电图
   C. 血尿常规　　D. 纤维内镜
   E. 血生化和心肌酶

【答案】D

【解析】上消化道造影是诊断贲门失弛缓症的首选检查,而心电图、血尿常规、生化、心肌酶等对于鉴别诊断非常有帮助。纤维内镜属于有创检查,对于贲门失弛缓症和心脏疾病的诊断和鉴别意义不大。

【难度】中

3. 下列结果支持贲门失弛缓症诊断的是
   A. 食管下段黏膜皱襞增粗和断裂
   B. 中段食管壁充盈缺损
   C. 中段食管受压性狭窄,黏膜光滑
   D. 食管下端鸟嘴样狭窄
   E. 食管中段可见帐篷状光滑的膨出

【答案】D

【解析】食管下端鸟嘴样狭窄是贲门失弛缓症的典型 X 线表现。

【难度】易

4. 如果胸痛考虑是食管源性,诊断为贲门失弛缓症,下一步的治疗计划是
   A. 经胸 Heller 手术
   B. 腹腔镜下 Heller 手术
   C. 腹腔镜下 Heller 手术 +Nissen 手术
   D. 内科保守治疗
   E. 三切口食管切除胃代食管颈部吻合

【答案】D

【解析】手术治疗是针对中、重度及传统内镜下治疗效果不佳的贲门失弛缓症患者。该患者可首先内科保守治疗,无效再考虑内镜下治疗,手术常常是最后的选择。

【难度】中

(5~7 题共用题干)

男性,56 岁,胸骨后疼痛、间歇性吞咽困难 10 年,有时伴有呕吐。上消化道造影发现食管明显扩张,下端狭窄呈鸟嘴状。既往肺气肿 20 年。肺功能检查:FEV_1=1.2L,FEV_1/FVC%=42%;D_LCO=38%。

5. 首先考虑的诊断是
   A. 贲门失弛缓症　　B. 食管肿瘤
   C. 反流性食管炎　　D. 食管下段憩室
   E. 食管裂孔疝

【答案】A

【难度】易

6. 首选的手术方法是
   A. 胃大部切除
   B. 胃底折叠术
   C. 贲门肌层切开术
   D. 食管部分切除,胃食管吻合
   E. 胃部分切除 + 食管部分切除,胃食管吻合

【答案】C

【解析】贲门失弛缓症的首选手术是贲门肌层切开术。

【难度】中

7. 最佳的手术方案是
   A. 开胸 Heller 手术
   B. 腹腔镜下 Heller 手术
   C. 腹腔镜下 Heller 手术 +Nissen 手术
   D. 胸腔镜 Heller 手术
   E. 胸腹腔镜联合食管切除,胃代食管吻合

【答案】C

【解析】患者为重度慢性阻塞性肺疾病(COPD),肺功能差,首选的手术方案应该是腹腔镜下 Heller 手术 + Nissen 手术。

【难度】难

【案例分析题】

案例一　女性,45 岁,间歇性吞咽困难 2 年,有时伴有呕吐。半年前上消化道造影发现食管明显扩张,下端狭窄呈鸟嘴状。

提问 1:有助于诊断和鉴别诊断的病历资料是

A. 间歇性吞咽困难

B. 呕吐

C. 造影提示食管扩张

D. 食管下段狭窄

E. 食管下段呈鸟嘴样变

F. 女性

G. 病史 2 年

【答案】ACE

【解析】食管癌的典型症状是进行性吞咽困难,与贲门失弛缓症的间歇性吞咽困难不同;造影提示食管扩张是诊断的一个重要依据,而食管下段呈鸟嘴样变是贲门失弛缓症的典型 X 线表现。

【难度】易

提问 2:进一步的检查包括

A. 上消化道造影

B. 纤维内镜及细胞学检查

C. 胸部 CT(平扫 + 增强)

D. 食管压力测定

E. 食管造影

F. 腹部 CT 检查

G. 食管 24 小时胃酸检测

【答案】ABCD

【解析】患者需要复查上消化道造影,了解疾病进展情况;胸部 CT(平扫 + 增强)可以了解食管壁厚度及周围情况,与肿瘤和其他疾病相鉴别;纤维内镜及细胞学检查可了解食管黏膜病变情况,与食管癌、食管良性肿瘤等相鉴别;食管压力测定对于诊断和治疗效果评判有重要意义。食管造影不能较好地提供胃部情况,不应选择。

【难度】中

提问 3:患者术后第 2 天出现发热,胸片提示左肺上叶不张,应采取的适宜措施是

A. 拍背咳痰

B. 气管镜吸痰

C. 静脉或口服祛痰药物,适当给予止痛药物

D. 急诊手术探查

E. 气管切开或经气管插管呼吸机辅助通气

F. 根据血液检查结果,选择合适抗生素

G. 加强营养支持

【答案】ABCF

【解析】患者手术后出现肺不张,是由于咳痰不利引起。这种情况下,需要进行拍背咳痰,或气管镜吸痰,以促进肺复张;应该加用祛痰药物,如痰液稀释药和黏液溶解剂等,稀释痰液,促进痰液排出;术后的咳痰不利,通常是术后疼痛引起,所以有必要加用适量的止痛剂;根据血液检查结果,有必要选择合适抗生素。

【难度】中

案例二 女性,60 岁,进行性吞咽困难 4 个月,目前可进半流质食。查体未见明显异常。食管吞钡 X 线片示:食管可见椭圆形充盈缺损,边缘光滑锐利。

提问 1:此患者应首先鉴别的疾病是

A. 食管贲门失弛缓症

B. 胃食管反流病

C. 食管癌

D. 食管平滑肌瘤

E. Barrett 食管

F. 食管憩室

G. 食管裂孔疝

【答案】ACD

【解析】根据患者病史和 X 线表现,首先需要鉴别的是贲门失弛缓症、食管癌、食管平滑肌瘤。

【难度】易

提问 2:如果胸部 CT 可见肿物位于食管下段,直径约 4cm,为手术治疗准备,还应完善的检查是

A. 超声胃镜 + 活检

B. 心电图

C. 心脏超声

D. CTPA

E. ^{14}C 呼气试验

F. 腹部 CT

G. PET/CT

【答案】ABC

【解析】胸部 CT 和食管 X 线检查已经明确病变位于食管下段,因此,下一步需要进行超声胃镜检查以了解病变深度和周围情况,可以同时取活检;心电图和心脏超声属于术前常规检查;而 CT 肺动脉造影(CTPA)和 ^{14}C 呼气试验、腹部 CT、PET/CT 无必要。

【难度】中

提问 3:可以选择的治疗方案是

A. ESD

B. 腔镜食管平滑肌瘤摘除术

C. 胸腹腔镜联合食管切除,胃代食管吻合

D. 胸腹腔镜联合食管切除,食管端端吻合

E. 开胸食管平滑肌瘤摘除术
F. 腔镜食管部分扩大切除
G. 胸腔镜 Heller 手术

【答案】BE

【解析】食管平滑肌瘤适宜手术是食管平滑肌瘤摘除术,根据病变部位和患者具体情况可以选择开胸或经胸腔镜手术入路。胸腹腔镜联合食管切除,胃代食管吻合适于食管癌手术;Heller 手术是贲门失弛缓症的手术方式;ESD 是内镜黏膜下剥离术,不适用于 4cm 的食管平滑肌瘤。

【难度】中

提问 4:如果病变位于食管中段,治疗前必须做的检查是

A. 超声胃镜
B. 纤维支气管镜
C. 腰椎 MRI
D. 胸部增强 CT
E. 上腹部 MRI
F. 介入食管血管造影
G. 甲状腺超声

【答案】AD

【解析】如果病变位于食管中段,除食管源性疾病外还需要鉴别主动脉异常引起的食管外压改变,所以必须要做胸部增强 CT 和食管超声胃镜以鉴别诊断;纤维支气管镜意义有限;其他检查不是必须的。

【难度】中

(侯生才　苗劲柏)

第五章　食管癌

【A1 型题】

1. 与食管癌发病诱发因素有关的是
   A. 过热、过硬食物慢性刺激
   B. 食物被多种真菌污染
   C. 水及土壤中钼的含量低，硝酸盐含量高
   D. 口腔不洁或龋齿
   E. 以上都是

【答案】E

【解析】亚硝胺、真菌、缺乏某些微量元素、缺乏维生素及动物蛋白；烟、酒、热食、热饮、口腔不洁等因素；长期饮烈性酒、嗜好吸烟；食物过硬、过热、进食过快，引起慢性刺激，以及炎症、创伤或口腔不洁、龋齿等均可能与食管癌的发生有关。

【难度】易

2. 食管癌好发部位是
   A. 颈部食管　B. 胸部食管上段
   C. 胸部食管中段　D. 胸部食管下段
   E. 腹部食管

【答案】C

【解析】食管癌以胸段最为常见，其中 50% 左右发生在胸部食管中段，30% 在下段，20% 在上段。

【难度】易

3. 关于食管癌的病理分型，**错误**的是
   A. 缩窄型　B. 蕈伞型　C. 髓质型
   D. 溃疡型　E. 梗阻型

【答案】E

【解析】食管癌按照病理类型分为缩窄型、蕈伞型、髓质型和溃疡型。

【难度】易

4. 中晚期食管癌最典型的症状是
   A. 胸骨后烧灼感
   B. 食管内异物感
   C. 咽下食物哽噎感
   D. 胸骨后针刺样疼痛
   E. 进行性吞咽困难

【答案】E

【解析】胸骨后烧灼感、食管内异物感、咽下食物哽噎感、胸骨后针刺样疼痛属于食管癌早期的表现，只有进行性吞咽困难才是食管癌中晚期最典型的症状。

【难度】中

5. 食管癌患者有持续性胸背痛多表示
   A. 癌肿部有炎症　B. 有远处转移癌
   C. 已侵犯食管外组织　D. 癌肿较长
   E. 食管气管瘘

【答案】C

【解析】食管肿瘤侵犯周围组织可产生持续性的胸背痛，常预示预后不良。

【难度】中

6. 早期食管癌诊断简易且有效的筛查方法是
   A. 食管 X 线钡餐透视
   B. 食管镜检查
   C. 胸部 CT
   D. 带网气囊检查
   E. PET/CT

【答案】D

【解析】带网气囊检查诊断早期食管癌简易有效，受检者痛苦小，假阳性率低，目前仍是流行病学高发区筛查的主要手段之一。

【难度】易

7. 有关食管癌的说法，下列正确的是
   A. 上段食管癌多见
   B. 溃疡型食管癌可引起早期梗阻
   C. 血行转移多见
   D. 中段食管癌的切除率不高
   E. 食管镜对食管癌确诊率可达 100%

【答案】D

【解析】食管癌以中段多见，上段则最少；早期引起

梗阻症状的是缩窄型食管癌；最常见的转移方式是淋巴结转移；中段食管癌手术切除率较上、下段低；食管镜可以确诊，但对于黏膜下病变诊断率达不到100%。

【难度】中

8. 早期食管癌的X线表现**不包括**

A. 局限性黏膜皱襞断裂

B. 局限小龛影

C. 黏膜串珠样改变

D. 局限性小充盈缺损

E. 局限性管壁僵硬

【答案】C

【解析】早期食管癌的X线表现包括：局限性黏膜皱襞断裂、小龛影、小充盈缺损、管壁僵硬等。而黏膜串珠样改变是食管静脉曲张的典型X线表现。

【难度】易

9. 早期食管癌的症状是

A. 进行性吞咽困难

B. 持续胸背痛

C. 声音嘶哑

D. 进食时呛咳

E. 进食时胸骨后烧灼感或针刺样疼痛

【答案】E

【解析】进行性吞咽困难是中晚期食管癌的典型症状，但不是早期症状。早期食管癌常表现为进食时胸骨后烧灼感或针刺样疼痛。持续胸背痛、声音嘶哑、进食时呛咳已是疾病晚期的表现。

【难度】中

10. 淋巴结转移是食管癌最常见的转移方式，根据UICC/AJCC 2017年第8版食管癌TNM分期标准，癌症侵犯黏膜下层，未及固有层，涉及3个区域淋巴结转移，无远处转移，属于

A. $T_2N_1M_0$　B. $T_{1a}N_2M_0$　C. $T_{1b}N_2M_0$

D. $T_2N_2M_0$　E. $T_{1b}N_3M_0$

【答案】C

【难度】难

11. 食管癌手术切除率最高的是

A. 上段食管癌　B. 中段食管癌

C. 下段食管癌　D. 颈段食管癌

E. 贲门癌

【答案】C

【解析】由于解剖位置和毗邻关系，下段食管癌切除率最高，中段最低。

【难度】易

12. 早期食管癌是指

A. 病变局限于肌层间

B. 病变局限于黏膜内

C. 病变小于3cm

D. 无吞咽困难症状

E. 无远处淋巴结转移

【答案】B

【解析】早期食管癌是指病变局限在黏膜内，未达固有肌层。

【难度】易

13. 关于食管癌超声内镜检查的描述，下列**不正确**的是

A. 可观察局部淋巴结大小

B. 可判断肿瘤侵犯深度

C. 可观察局部淋巴结内部结构

D. 可观察食管周围组织有无受侵

E. 可以替代食管造影检查

【答案】E

【解析】食管癌超声内镜检查对于评判食管癌局部情况很有意义，可以了解肿瘤侵犯深度、内部结构、周围组织有无受侵及淋巴结等情况，但是对于评估食管整体情况、食管癌长度、食管活动度等有局限性，不能替代食管造影检查。

【难度】中

14. 下述**不属于**晚期食管癌表现的是

A. 持续性胸背痛

B. 声音嘶哑

C. 锁骨上淋巴结转移

D. 发生食管气管瘘

E. 严重吞咽困难

【答案】E

【解析】持续性胸背痛、声音嘶哑、锁骨上淋巴结转移、发生食管气管瘘均是晚期食管癌的临床表现，但是缩窄型食管癌早期即可出现严重吞咽困难，不足以对其分期进行评判。

【难度】中

【A2型题】

1. 男性，65岁，进食胸骨后烧灼感3周。上消化道钡餐造影检查示：食管中段黏膜紊乱、中断，长约3cm。此时首选考虑的诊断是

A. 食管裂孔疝　B. 食管囊肿

C. 食管癌　D. 食管平滑肌瘤

E. 食管憩室

【答案】C

【解析】食管中段黏膜紊乱、中断、管壁僵硬是食管癌的X线特征性表现。

【难度】难

2. 男性，54岁，进行性吞咽困难3个月，近1周来出现声音嘶哑，偶有饮水呛咳。对该患者最适合的检查是
A. 胸部X线片＋心电图＋胸部CT
B. 腹部超声＋痰细胞学检查＋间接喉镜
C. 食管镜＋胸部CT＋纤维支气管镜
D. 上消化道造影＋食管镜＋间接喉镜
E. 癌胚抗原＋放射性核素扫描＋胃液分析
【答案】D
【解析】根据患者症状，考虑诊断食管癌。声音嘶哑伴有饮水呛咳提示食管癌晚期，累及喉返神经所致。上消化道造影和食管镜可诊断食管癌，间接喉镜可了解声带情况。
【难度】中

3. 男性，32岁，进食后胸骨后疼痛及间歇吞咽困难约1年。上消化道造影示食管中段半月状压迹，黏膜尚完整。为明确诊断，最合适的检查是
A. 胸部CT
B. 食管内镜检查
C. 食管纤维内镜超声检查
D. 胸部MRI
E. 纤维支气管镜检查
【答案】C
【解析】根据患者病史及上消化道造影结果，考虑食管外压迫性病变，原因包括平滑肌瘤、大血管异常发育等。食管纤维内镜超声检查可以了解病变深度和毗邻关系，是对诊断和鉴别诊断最合适的检查。
【难度】难

4. 男性，50岁，咽部异物感1个月，肝炎病史20年。查体：锁骨上未触及肿大的淋巴结，肝脾不大。为明确诊断，最简单的方法是
A. 食管镜检查
B. 胸部CT
C. 腹部超声
D. 食管X线钡餐透视
E. 带网气囊食管脱落细胞检查
【答案】D
【解析】带网气囊检查诊断早期食管癌简易有效，受检者痛苦小，但是对于有长期肝炎病史的患者，可能存在食管静脉曲张，不适合做。因此，对于该患者行X线钡餐透视最为适合。
【难度】难

5. 男性，55岁，进行性进食困难2个月，既往体健。食管X线钡餐透视检查示：食管中段黏膜紊乱、中断、管壁僵硬。CT检查：食管中段管腔狭窄。最可能的诊断是
A. 食管平滑肌瘤
B. 食管癌
C. 食管憩室
D. 贲门失弛缓症
E. 反流性食管炎
【答案】B
【难度】易

6. 女性，54岁，进行性吞咽困难半年，无胸痛。上消化道造影见中段食管有5cm长的狭窄，管壁僵硬，黏膜破坏，诊断为食管中段癌。首先考虑的治疗方式是
A. 放射疗法
B. 化学疗法
C. 激光疗法
D. 手术切除
E. 胃造瘘术
【答案】D
【解析】外科手术是食管癌治疗方法的首选，尤其是早期食管癌患者，但是根治性切除手术，仍有40%左右的病例在术后发生肿瘤局部复发和区域性淋巴结转移，其远期疗效不佳。目前晚期食管癌治疗方法多采用以手术为主中医中药结合放化疗的综合性治疗方法。
【难度】中

7. 男性，70岁，吞咽困难3个月，近1个月来时有胸痛，夜间多发。既往冠心病7年，糖尿病3年。食管钡餐透视检查示：中段食管可见3cm的不规则食管充盈缺损，病理报告为鳞癌。心电图示：ST段下降，T波倒置。肺功能检查：$FEV_1/FVC\%=35\%$，$D_LCO=50\%$。其治疗策略最合适的是
A. 化学药物治疗
B. 左侧开胸食管癌根治术
C. Ivor-Lewis手术
D. 放射治疗
E. 胃造瘘术
【答案】D
【解析】该患者为食管鳞癌，结合病史和检查，提示存在冠心病、不稳定型心绞痛的可能，同时肺功能较差，在这种情况下，最适宜的治疗是选择放射治疗，食管鳞癌对放射治疗较敏感。
【难度】难

8. 男性，43岁，平素喜热饮，近4个月有进行性吞咽困难。钡餐检查：食管中段有4cm狭窄，黏膜断裂。最可能的诊断是
A. 食管炎
B. 食管瘢痕性狭窄
C. 食管癌

D. 贲门失弛缓症
E. 食管静脉曲张

【答案】C

【解析】根据进行性吞咽困难和钡餐X线表现(狭窄、黏膜断裂),首先考虑的诊断是食管癌。

【难度】易

9. 男性,67岁,进行性吞咽困难6个月。上消化道钡餐透视显示:食管中段黏膜破坏,充盈缺损。腹部超声检查发现肝内有多发性转移瘤,提示来自食管癌的转移途径是

A. 直接浸润　　B. 种植转移
C. 淋巴转移　　D. 血行转移
E. 消化道黏膜下浸润

【答案】D

【解析】食管癌血行转移常见的部位是肝、肺。

【难度】易

10. 男性,61岁,进行性吞咽困难7个月,现仅能进流质食物。查体:消瘦,锁骨上未触及肿大的淋巴结。食管钡餐透视显示:食管中段黏膜破坏,管腔狭窄。如患者出现声音嘶哑,最可能的原因是

A. 声带息肉
B. 肿瘤累及气管隆突
C. 肿瘤累及迷走神经
D. 肿瘤累及膈神经
E. 肿瘤累及喉返神经

【答案】E

【解析】根据患者病史和检查,诊断为食管癌,声音嘶哑最可能的原因是肿瘤侵犯喉返神经,需要喉镜检查明确。

【难度】易

11. 男性,53岁,进行性吞咽困难4个月。食管造影:下段食管5cm长狭窄,黏膜破坏。胸部CT提示下段食管壁不规则增粗,无明显外侵,隆突下淋巴结肿大。最适宜的治疗策略是

A. 病变食管切除 + 术后化疗
B. 胃造瘘术
C. 食管内置管术 + 放疗
D. 术前新辅助化放疗 + 手术治疗
E. 放疗

【答案】D

【解析】根据患者病史和检查,诊断为下段食管癌,分期至少T_3N_1,最适宜的治疗策略是术前新辅助化放疗 + 手术治疗。

【难度】难

12. 女性,45岁,进行性吞咽困难半年。食管钡餐透视提示上段食管3cm长狭窄,管壁僵硬,黏膜破坏。胸部CT提示上段食管壁不规则增粗,主气管受压。治疗前**不需要**进行的检查是

A. 纤维支气管镜　　B. 上消化道造影
C. 食管内镜超声　　D. 腹部超声
E. CTPA

【答案】E

【解析】根据病史和检查,该患者诊断为食管癌,食管内镜超声可以了解食管癌侵犯深度;由于CT提示主气管受压,需要纤维支气管镜了解主气管是否受侵;上消化道造影的目的在于了解胃部情况,为手术前评判代食管器官提供依据;腹部超声可了解腹腔主要脏器情况。

【难度】中

13. 男性,63岁,吞咽困难2个月。食管镜检查报告:中段食管鳞癌,病变长度约3cm,外侵不明显,无远处转移。下述处理最合适的是

A. 食管大部分切除,空肠代食管术
B. 食管病灶切除,食管端端吻合术
C. 食管大部分切除,结肠代食管术
D. 放疗 + 抗癌药物治疗
E. 食管大部分切除,胃代食管术

【答案】E

【解析】该患者属于食管癌早期,应行手术治疗,而食管癌手术代食管的首选器官为胃。

【难度】易

14. 男性,60岁,近1个月出现吞咽时胸骨后烧灼痛,门诊吞钡检查未发现明显异常。为进一步明确诊断,最适宜的检查是

A. 食管镜检查　　B. 胸部X线摄片
C. 胸部CT　　D. 粪便隐血试验
E. 胸部MRI

【答案】A

【解析】根据患者情况首先考虑食管源性疾病,对于明确诊断,食管镜检查最适宜。

【难度】易

15. 男性,60岁,诊断为下段食管癌,行左侧开胸食管癌根治 + 胃代食管吻合术,术后胸腔引流300~400ml/d,进食后引流增多至1 000ml/d以上,无发热及胸痛,最可能的原因是

A. 胸腔感染　　B. 吻合口漏
C. 乳糜胸　　D. 残胃瘘
E. 气管食管瘘

【答案】C

【解析】食管癌术后胸腔引流液增多，特别是进食后增多明显，最可能的原因是乳糜胸。

【难度】中

16. 男性，62 岁，诊断为下段食管癌，行左侧开胸食管癌根治 + 胃代食管吻合术，术后 36 小时突发胸痛，伴高热，胸腔引流液体呈棕褐色，混浊，最简单的诊断方法是

A. 胸腔引流液生化检查

B. 胸部 CT

C. 食管造影

D. 口服亚甲蓝

E. 纤维食管镜

【答案】D

【解析】根据患者临床表现和胸腔引流液情况，最先考虑的可能性是食管癌术后早期瘘，胸腔引流液检查、胸部 CT、食管造影和纤维食管镜均对诊断有帮助，但口服亚甲蓝最为简单易行，胸腔引流在口服亚甲蓝后如果变蓝，即可以明确诊断。

【难度】中

17. 男性，68 岁，进食吞咽哽噎感 2 个月。查体：消瘦明显，右锁骨上淋巴结肿大，质硬，活动差。临床诊断食管癌晚期。为确定下一步的治疗方案，最合适的检查方法是

A. 胸部 CT

B. 食管吞钡 X 线检查

C. 食管脱落细胞检查

D. 食管镜检查及组织活检

E. 锁骨上淋巴结活检

【答案】E

【解析】食管癌患者锁骨上淋巴结转移的可能性大，所以通过锁骨上淋巴结活检一方面可以通过病理明确组织来源，另一方面可以兼顾诊断淋巴结是否转移。食管脱落细胞检查和食管镜检查及组织活检均可诊断食管癌，但是无法明确淋巴结是否转移。

【难度】中

18. 男性，58 岁，下段食管癌，Ivor-Lewis 食管癌根治 + 胃代食管吻合术后第 2 天，突发右侧胸痛 2 小时，伴高热，胸腔引流液体呈棕褐色，混浊。食管造影提示吻合口漏，下一步最佳的治疗是

A. 放置空肠营养管

B. 右侧开胸探查，胃食管再次吻合或食管旷置术

C. 胸腔开放引流

D. 空肠造瘘

E. 胸腔冲洗

【答案】B

【解析】术后早期瘘发生于术后 2 天内，多为吻合技术问题，该患者突发胸痛 2 小时，发现吻合口漏，这种情况下胸腔内感染尚不严重，在胸腔探查时，如果局部水肿轻，可进行胃食管重新吻合；如若局部水肿坏死严重，可以行食管旷置，二期手术。

【难度】难

19. 男性，52 岁，进食后吞咽哽噎感 2 个月，消瘦，临床高度怀疑食管癌。最适宜的确诊方法是

A. 食管镜检查及组织活检

B. PET/CT

C. 食管吞钡 X 线检查

D. 食管脱落细胞检查

E. 锁骨上淋巴结活检

【答案】A

【解析】食管癌的诊断需要组织病理学证据，食管脱落细胞检查简单易行，但是对于诊断食管癌的准确度不及食管镜组织活检，而且食管镜检查可以确定病变部位、程度等。

【难度】易

20. 男性，65 岁，进食后吞咽哽噎感 3 个月，消瘦，营养不良，目前不能进食，临床诊断为食管癌（$T_2N_1M_0$），在手术治疗前最适宜的治疗是

A. 全静脉营养

B. 静脉应用抗生素

C. 口服抗生素肠道准备

D. 鼻胃管肠内营养

E. 空肠造瘘，营养支持

【答案】D

【解析】患者食管癌诊断明确，根据分期适合手术治疗，但是患者目前消瘦，不能进食，需要进行营养支持，而鼻胃管进行肠内营养是最合适的方法。抗生素没有必要使用。

【难度】中

21. 男性，64 岁，中段食管癌 Ivor-Lewis 食管癌根治 + 胃代食管吻合术后第 6 天，已进流食，但出现明显呕吐，量大，呕吐物为宿食，已排气排便，下床活动正常。血常规：白细胞计数 6.5×10^9/L，血红蛋白 112g/L。最可能的原因是

A. 吻合口漏

B. 吻合口狭窄
C. 应激性溃疡
D. 肠梗阻
E. 术后功能性胃排空障碍

【答案】E

【解析】术后功能性胃排空障碍是指无机械性梗阻因素导致的胃无力、排空延迟,俗称胃瘫,根据患者的表现,是最可能的原因。而吻合口狭窄除非机械原因,否则通常在术后1个月以后出现。

【难度】难

【A3/A4型题】

(1~5题共用题干)

女性,54岁,主诉"进行性吞咽困难3个月"来院。

1. 首先考虑的诊断是
A. 食管裂孔疝 B. 贲门失弛缓症
C. 反流性食管炎 D. 食管癌
E. 食管憩室

【答案】D

【解析】进行性吞咽困难是食管癌的典型症状,因此,首先考虑诊断食管癌。

【难度】易

2. 首先进行的检查是
A. 上消化道造影 B. 胸部CT
C. PET/CT D. 纤维内镜
E. 血液肿瘤标志物

【答案】A

【解析】上消化道造影是食管癌诊断和鉴别诊断的首选检查,而胸部CT、PET/CT、纤维内镜、血液肿瘤标志物对于诊断有意义,但通常不是首先需要的检查。

【难度】中

3. 如果X线检查提示食管中段黏膜紊乱、中断、管壁僵硬,长约4cm,下列症状常常提示预后不良的是
A. 无法进食
B. 进食时胸骨后针刺样疼痛
C. 持续性胸背痛
D. 反酸明显
E. 胸骨后烧灼感

【答案】C

【解析】食管癌患者若有持续性胸背痛多为癌肿侵犯和/或压迫胸膜及脊神经所致,提示预后不良。缩窄型食管癌在早期即可出现明显的进食困难;胸骨后烧灼感、进食时胸骨后针刺样疼痛常常是早期食管癌的症状;反酸明显主要是反流性食管炎的表现。

【难度】中

4. 如果检查结果显示治疗前分期为$T_3N_0M_0$,下一步的治疗计划是
A. 放疗
B. 化疗
C. 食管癌根治手术
D. 介入食管内支架+放疗
E. 联合放化疗

【答案】C

【解析】根据治疗前分期属于ⅡB期,外科手术治疗是首选的治疗方式。

【难度】易

5. 选择代食管的最佳器官是
A. 胃 B. 结肠 C. 空肠
D. 回肠 E. 以上都是

【答案】A

【难度】易

(6~10题共用题干)

男性,68岁,进行性吞咽困难3个月,消瘦。上消化道钡餐造影检查见:食管中下段黏膜紊乱、中断,长约5cm。临床诊断为食管癌。

6. 治疗计划中最**不需要**的处理是
A. 心肺功能检查 B. 胸部CT
C. 术前营养支持 D. 术前清洁洗肠
E. 术前宣教

【答案】D

【解析】术前心肺功能检查、胸部CT是进行手术评估的方法,术前营养支持和宣教对于提高患者手术耐受力和术后恢复很重要。术前清洁洗肠通常不需要。

【难度】易

7. 如果术前胸部CT提示肿瘤累及胸膜,淋巴结阴性,未见远处转移,根据UICC/AJCC 2017年第8版食管癌TNM分期标准,术前分期是
A. $T_3N_0M_0$ B. $T_{4a}N_0M_0$ C. $T_{4b}N_0M_0$
D. $T_{3b}N_0M_0$ E. $T_{3a}N_0M_0$

【答案】B

【解析】食管癌分期:T_1,癌症侵犯黏膜固有层、黏膜肌层或黏膜下层,并被分为T_{1a}(癌症侵犯黏膜固有层或黏膜肌层)和T_{1b}(癌症侵犯黏膜下层);T_2,癌症侵犯固有肌层;T_3,癌症侵犯外膜;T_4,癌症侵入局部结构,并且被分为T_{4a}(癌症侵入相邻结构,如胸膜、心包膜、奇静脉、膈肌或腹膜)和T_{4b}(癌症侵入主要相邻结构,如主动脉、椎体或气管)。因此,本例患者属于$T_{4a}N_0M_0$。

【难度】中

8. 如果患者术前进行了新辅助放疗，则合适的手术时间是
   A. 放疗后 1~2 周　　B. 放疗后 3~4 周
   C. 放疗后 5~6 周　　D. 放疗后 2~3 个月
   E. 放疗后 3~6 个月

【答案】B
【解析】食管癌术前放疗后，早期会导致局部水肿明显，而后期会导致局部纤维化，这两种情况都提高手术难度、增加手术并发症，因此，宜在放疗后 3~4 周进行手术。
【难度】难

9. 主治医师嘱该患者手术前 2~3 小时经胃管鼻饲 100ml 奶制品，其目的是
   A. 改善患者术前营养状态
   B. 促进术后胃肠功能恢复
   C. 减少术后吻合口漏
   D. 有利于术中发现乳糜管
   E. 调节胃肠道菌群分布

【答案】D
【解析】在食管癌特别是中段食管癌手术中，容易损伤乳糜管，术前服用奶制品、油类制品，可以使乳糜管在手术中呈现白色，有助于发现并减少损伤；即便是损伤，也易于发现、及时处理。
【难度】难

10. 术后第 5 天出现右下肢小腿肿胀，皮温不高，最佳的诊断检查是
   A. 下肢血管超声　　B. 血常规
   C. 血生化　　D. 血 D-Dimer
   E. 下肢血管造影

【答案】A
【解析】术后出现单侧下肢肿胀，皮温不高，最可能的情况是下肢静脉血栓形成，血常规和 D- 二聚体(D-Dimer)有助于诊断；下肢静脉超声和下肢血管造影均可以明确诊断，但是超声检查更为便捷方便，可以床旁进行。
【难度】中

(11~14 题共用题干)
男性，64 岁，进行性吞咽困难 3 个月，消瘦，偶有反酸。

11. 为鉴别诊断，首选的检查是
   A. 带网气囊检查
   B. 食管压力测定
   C. 胸部 CT
   D. 食管 X 线钡餐透视
   E. PET/CT

【答案】D
【解析】根据患者病史考虑食管病变，带网气囊检查只针对食管癌，食管压力测定是针对贲门失弛缓症的，因此，首选的检查是食管 X 线钡餐透视，可以鉴别贲门失弛缓症、食管良性狭窄和食管静脉曲张。
【难度】易

12. 如果该患者食管造影检查发现食管中段黏膜紊乱、中断，长约 5cm。食管镜提示距门齿 22~28cm 可见溃疡性病变。病理诊断为食管鳞癌。为进一步治疗，下一步检查**不需要**的是
   A. 胸部 CT　　B. 上消化道造影
   C. 头颅 MRI　　D. 骨扫描
   E. CTPA

【答案】E
【解析】患者食管癌诊断明确，为进一步治疗，需明确病变局部和全身情况，因此胸部 CT、骨扫描、头颅 MRI 需要进行检查；而该患者尽管有食管造影，但是如果准备手术，需要确定代食管器官，因此，应进行上消化道造影以了解胃部情况；CT 肺动脉造影（CTPA）则不需要进行检查。
【难度】中

13. 如果术前胸部 CT 和食管超声提示肿瘤累及外膜，淋巴结阴性，未见远处转移，根据 UICC/AJCC 2017 年第 8 版食管癌 TNM 分期标准，术前分期是
   A. $T_3N_0M_0$　　B. $T_{4a}N_0M_0$　　C. $T_{4b}N_0M_0$
   D. $T_{3b}N_0M_0$　　E. $T_{3a}N_0M_0$

【答案】A
【难度】中

14. 基于上述情况，对于该患者，应采取的治疗方式是
   A. 放疗
   B. 联合放化疗
   C. 食管癌根治手术
   D. 免疫治疗
   E. 新辅助化疗后手术治疗

【答案】C
【解析】患者食管癌诊断明确，术前分期为 $T_3N_0M_0$，首选的治疗方法是食管癌根治手术。
【难度】易

(15~17 题共用题干)
男性，58 岁，中段食管癌，行 Ivor-Lewis 手术，术后第 6 天出现持续高热，胸腔引流为棕褐色。

15. 首先考虑的可能诊断是
A. 肺部感染继发脓胸
B. 吻合口漏
C. 乳糜胸
D. 引流管上行感染继发脓胸
E. 手术引起的肿瘤胸腔播散,恶性胸腔积液

【答案】B
【解析】患者胸腔积液为棕褐色,可能是胸腔感染,而在食管癌术后第6天,突发上述情况,最可能的是吻合口漏引起的胸腔感染。
【难度】易

16. 为制订下一步的治疗计划,最合适的检查是
A. 胸腔引流液细胞学检查
B. 胸部CT
C. 纤维食管镜
D. 食管泛影葡胺造影
E. 口服亚甲蓝

【答案】D
【解析】对于食管癌术后吻合口漏,胸腔引流液检查、胸部CT、口服亚甲蓝、食管造影和纤维食管镜均对诊断有帮助,口服亚甲蓝最为简单易行。但食管造影可以明确瘘口位置和大小、程度,为下一步治疗提供较为具体的资料,是最合适的检查手段。
【难度】中

17. 最适宜的治疗方案是
A. 开胸探查
B. 全静脉营养、合理应用抗生素、保持引流通畅
C. 纤维食管镜或介入下放置食管支架
D. 放置空肠营养管或空肠造瘘营养支持、合理应用抗生素、保持引流通畅
E. 经肋床胸腔引流

【答案】D
【解析】食管癌术后第6天出现吻合口漏,属于中期瘘,这时胸腔已粘连,瘘形成的胸腔感染为局限包裹性。治疗应以保守为主,即合理应用抗生素的同时保持引流通畅,并加强全身营养支持。由于肠道功能已经恢复,因此,不宜采用全静脉营养,适宜的是放置空肠营养管或空肠造瘘,比全静脉营养并发症少,有利于维护肠道功能。
【难度】中

【案例分析题】

案例一 男性,64岁,既往体健,进行性吞咽困难2个月。食管造影检查发现食管下段黏膜紊乱、中断,长约3cm。食管镜提示距门齿35~38cm可见溃疡性病变。病理诊断为食管鳞癌,术前分期为$T_2N_0M_0$。

提问1:适宜的手术方式是
A. McKeown手术
B. Ivor-Lewis手术
C. 全腔镜Ivor-Lewis手术
D. 经左胸食管癌根治手术,胃代食管弓下吻合
E. 食管内翻拔脱术
F. 胃造瘘术
G. Heller手术+Nissen手术

【答案】ABCD
【解析】患者既往体健,诊断下段食管癌,食管拔脱术无法对区域淋巴结进行清扫;且患者有食管癌根治手术机会,胃造瘘术不适合本患者;Heller手术+Nissen手术为贲门失弛缓症的手术方式;其余手术方式均适合本例患者。
【难度】中

提问2:术后适宜的处理包括
A. 采用TPN营养支持
B. 术后早期应用预防剂量低分子肝素
C. 雾化吸入,呼吸道护理
D. 早期下床活动
E. 定期拍背、做深呼吸,预防肺不张

【答案】ABCDE
【解析】食管癌术后需要进行营养支持,采用全静脉营养(TPN);患者高龄、手术大且时间长,为恶性肿瘤,属于静脉血栓栓塞症(VTE)的高危患者,术后应用低分子肝素预防;雾化吸入、呼吸道护理和早期下床活动都是常规必要治疗。
【难度】中

提问3:该患者术后病理分期为$T_2N_1M_0$,可以结合的术后治疗包括
A. 术后化疗 B. 术后放疗
C. 免疫治疗 D. 介入化疗
E. 中药治疗 F. 靶向治疗
G. 内分泌治疗

【答案】ABCE
【解析】术后放疗、化疗、免疫治疗和中医治疗均是食管癌综合治疗的内容,而该患者已行食管癌根治手术,介入化疗不适合,食管癌患者术后不须行靶向治疗和内分泌治疗。
【难度】易

提问4:如果患者术后给予肠内营养后出现腹泻,适宜的处理是

A. 改变肠内营养剂型

B. 减低肠内营养的速度并提高浓度

C. 减低肠内营养速度和浓度

D. 提高肠内营养输入的速度，降低浓度

E. 立即停止肠内营养，改用 TPN

F. 适当加温，避免温度过低

【答案】ACF

【解析】食管癌术后进行肠内营养可以促进肠道功能恢复、改善肠道菌群。应用过程中需要注意控制输入的速度、浓度，在适宜的温度下，由低速、低浓度循序渐进，出现腹泻时，可以适当减低浓度和速度，所以 B、D 选项均不正确，也不需要立即停止肠内营养。

【难度】中

案例二 男性，50 岁，进行性吞咽困难 3 个月，诊断为食管癌。既往体健。

提问 1：患者出现下列哪些情况时**不考虑**根治手术治疗

A. 严重吞咽困难

B. 声音嘶哑

C. 气管食管瘘

D. 左锁骨上淋巴结转移

E. 严重恶病质

F. 多发肝脏转移

G. 贲门受累

【答案】BCDEF

【解析】声音嘶哑、气管食管瘘、左锁骨上淋巴结转移、多发肝脏转移均提示食管癌晚期，而严重恶病质者手术耐力差，是手术禁忌证。严重吞咽困难可以出现在缩窄性食管癌早期，无法评判分期。

【难度】中

提问 2：为进行术前肿瘤评估，应进行的检查包括

A. 胸部 CT

B. 心脏造影

C. PET/CT

D. 腹部超声

E. 上消化道造影

F. 心脏彩超

G. 肺功能测定

【答案】ACDE

【解析】胸部 CT、腹部超声、上消化道造影均是食管癌术前评估的常规内容；PET/CT 可以对肿瘤进行影像学定性，并对全身有无转移进行评价。心脏造影、心脏彩超和肺功能测定不属于肿瘤评估。

【难度】易

提问 3：如果超声胃镜提示食管距门齿 23cm 和 35cm 各有一处病变（1cm、3cm），深达肌层，病理均提示为鳞癌.其他检查提示分期为 N_0M_0，下列治疗方案恰当的是

A. McKeown 手术，胸内吻合

B. Ivor-Lewis 手术，颈部吻合

C. 全腔镜 Ivor-Lewis 手术，颈部吻合

D. 经左胸食管癌根治手术，胃代食管弓上吻合

E. 开放颈胸腹三切口食管癌根治手术

F. 食管金属内支架置入术

G. 放化疗

【答案】BCE

【解析】患者食管两处病变，均为食管鳞癌，诊断明确，$T_3N_0M_0$，可以采用多种手术方式，但需要切除食管做颈部吻合，所以 B、C、E 选项是正确的。A 和 D 选项尽管可以进行，但是不能达到根治的目的。支架和放化疗用于晚期不能手术者。

【难度】难

提问 4：如果患者术后第 5 天出现发热伴咳黄脓痰，引流液颜色混浊，可能的原因有

A. 吻合口瘘

B. 肺部感染

C. 泌尿系感染

D. 切口感染

E. 深静脉置管感染

F. 脓胸

G. 膈疝

【答案】ABF

【难度】中

案例三 男性，70 岁，既往 COPD 病史 5 年，进行性吞咽困难3个月，消瘦，诊断为中段食管癌。

提问 1：如果患者有刺激性咳嗽，为制订下一步的治疗计划，需要进行检查的是

A. 血常规、生化检查

B. 心肺功能评价

C. 血气分析

D. 超声胃镜

E. 纤维支气管镜检查

F. CTPA

G. CTCA

【答案】ABCDE

【解析】血常规、生化、血气分析和心肺功能对于患

者属于常规检查项目；中段食管癌诊断，需要行超声胃镜检查，了解局部病变情况，并做活检以明确诊断；患者有刺激性咳嗽的症状，在胸部CT的基础上，需要进行纤维支气管镜检查，了解肿瘤与气管的关系。CT肺动脉造影（CTPA）和CT冠状动脉成像（CTCA）不是必要的检查。

【难度】中

提问2：围术期治疗包括

A. 营养支持
B. 术前呼吸锻炼
C. 术前应用抗生素
D. 术前清洁洗肠
E. 术前超声雾化吸入
F. 术前肠外营养
G. 术后绝对卧床

【答案】ABE

【解析】患者中段食管癌诊断明确，慢性阻塞性肺疾病（COPD）提示肺功能受损，同时消瘦，因此，术前需要必要的营养支持、呼吸功能锻炼和肺保护。而清洁洗肠、术前肠外营养和使用抗生素无必要，术后无须绝对卧床，应鼓励下地活动，避免下肢深静脉血栓形成。

【难度】中

提问3：如果该患者拟行食管癌根治手术，胃代食管吻合，游离胃时下列处理正确的是

A. 离断胃网膜左动脉
B. 离断胃网膜右动脉
C. 离断胃短动脉
D. 保留胃网膜左动脉
E. 保留胃右动脉
F. 离断胃左动脉

【答案】ACEF

【解析】食管癌手术胃代食管吻合，游离胃时，需要离断胃网膜左动脉、胃左动脉、胃短动脉，必须保留胃网膜右动脉，胃右动脉多数可以保留。

【难度】中

提问4：患者可以采取的手术方案是

A. McKeown手术
B. Ivor-Lewis手术
C. 全腔镜Ivor-Lewis手术
D. 经左胸食管癌根治手术，胃代食管弓下吻合
E. 颈胸腹三切口食管癌根治手术
F. 食管金属内支架置入术

【答案】ABCE

【解析】患者中段食管癌诊断明确，可以采用多种手术方式，经左胸食管癌根治手术也可以用，但是胃代食管弓下吻合不适宜。支架用于晚期不能手术者。

【难度】中

（侯生才　苗劲柏）

第六章　纵隔膈肌疾病

【A1 型题】

1. 下列对纵隔的描述**不正确**的是
   A. 纵隔内有心脏、大血管、食管、气管、胸腺
   B. 以胸骨角与第四胸椎下缘的水平连线为界，纵隔分成上、下两部分
   C. 在气管，心包前面的间隙为前纵隔
   D. 在气管，心包后面的称后纵隔
   E. 原发性纵隔肿瘤以恶性多见

【答案】E

【解析】原发性纵隔肿瘤以胸腺瘤最为常见，其次为神经源性肿瘤和畸胎瘤；其他如囊肿、胸内甲状腺、支气管囊肿相对少见。这些肿瘤多数为良性。

【难度】易

2. 神经源性肿瘤多见于
   A. 前纵隔　　B. 后纵隔　　C. 上纵隔
   D. 下纵隔　　E. 中纵隔

【答案】B

【解析】原发性纵隔肿瘤中神经源性肿瘤绝大多数发生于后纵隔脊柱旁沟处，少数肿瘤可部分发生在椎间孔内，使肿瘤呈哑铃状生长。病理上良性占多数。

【难度】易

3. 关于胸腺瘤的描述正确的是
   A. 均合并重症肌无力
   B. 好发于后纵隔
   C. 均需放射治疗
   D. 多不采取手术治疗
   E. 合并肌无力与自身免疫机制有关

【答案】E

【解析】胸腺瘤多见于前上纵隔，以手术治疗为主，不能手术的可采用放疗。少数胸腺瘤会合并重症肌无力。目前认为肌无力的发病与自身免疫有关。

【难度】中

4. 最常见的膈疝是
   A. 胸腹裂孔疝　B. 创伤性膈疝
   C. 胸骨旁疝　　D. 食管裂孔疝
   E. 心包膈疝

【答案】D

【解析】膈疝中最为常见的是食管裂孔疝，占膈疝的90%。

【难度】易

5. 下列纵隔肿瘤的治疗方法正确的是
   A. 胸腺瘤均需要放射治疗
   B. 淋巴瘤需手术切除
   C. 胸骨后甲状腺肿均需开胸切除
   D. 胸腔镜下行神经源性肿瘤切除
   E. 支气管囊肿无须手术治疗

【答案】D

【解析】胸腺瘤首选手术治疗，淋巴瘤属于血液系统恶性肿瘤，以放化疗为主，除需要活检明确类型外，不需要手术。胸骨后甲状腺肿可经颈部切除。神经源性肿瘤多数可经胸腔镜切除，个别需要开胸。明确的，尤其是较小的支气管囊肿无须治疗。

【难度】易

6. Horner 综合征的临床表现**不包括**
   A. 同侧眼睑下垂　　B. 脸部无汗
   C. 瞳孔缩小　　　　D. 睑裂变小
   E. 眼球突出

【答案】E

【解析】Horner 综合征是以患侧眼球凹陷、瞳孔缩小、上睑下垂、睑裂变小、血管扩张及面颈部无汗为特征的一组交感神经麻痹综合征。

【难度】易

7. 下列表述中**不正确**的是
   A. 膈疝分为创伤性膈疝与非创伤性膈疝，后者又可分为先天性与后天性两类

B. 食管裂孔疝在膈疝中不常见,疝入胸腔的脏器主要是胃
C. 食管裂孔疝外科治疗的目的是修复扩大的食管裂孔,常需要加抗反流手术
D. 创伤性膈疝是由于外伤致膈肌破裂,腹腔脏器疝入胸腔所致,常合并胸腹腔脏器损伤或严重的呼吸循环障碍
E. 创伤性膈疝一经确诊,即应进行手术治疗

【答案】B
【解析】食管裂孔疝是膈疝中最常见的类型,疝入胸腔的脏器主要是胃。其余选项均正确。
【难度】难

【A2 型题】

1. 女性,32 岁,主因"胸闷伴声音嘶哑 2 个月"来医院就诊。查体:甲状腺下极不能扪及。胸片示上纵隔影增宽。最可能的诊断是
A. 淋巴瘤
B. 神经源性肿瘤
C. 支气管囊肿
D. 食管囊肿
E. 胸骨后甲状腺肿

【答案】E
【解析】胸骨后甲状腺肿 X 线表现为上纵隔增宽,该患者甲状腺下极不能触及,首先考虑为胸骨后甲状腺肿。
【难度】中

2. 男性,32 岁,主因"胸闷 2 个月"来医院就诊。查体:双侧颈静脉怒张。最适宜的检查是
A. 胸部 CT
B. 上胸段 + 下颈段 CT
C. 颈部超声
D. 颈部血管造影
E. 喉镜

【答案】B
【解析】患者胸闷症状原因很多,但颈静脉怒张,提示首先考虑的诊断是纵隔肿瘤,可能是胸骨后甲状腺或胸腺瘤压迫上腔静脉,引起颈静脉怒张。因此,最适宜的检查是上胸段 + 下颈段 CT。
【难度】中

3. 男性,42 岁,主因"胸闷伴左侧抬眼乏力 2 个月"来医院就诊。查体:左侧睑肌无力。可能的诊断是
A. 胸腺瘤　　B. 神经源性肿瘤
C. 支气管囊肿　　D. 食管囊肿
E. 胸骨后甲状腺肿

【答案】A
【解析】胸腺疾病伴随症状是一组复杂的全身症状,可能是一些胸腺瘤患者的首发症状,其中最常见的是眼肌型重症肌无力。
【难度】中

4. 男性,55 岁,行胸腺瘤切除手术,术后病理学检查所见提示预后最好的是
A. 病变包膜完整无浸润,镜下为梭形细胞胸腺瘤
B. 病变包膜完整无浸润,镜下为混合型胸腺瘤
C. 病变包膜完整无浸润,镜下为富含淋巴细胞的胸腺瘤
D. 病变包膜完整无浸润,镜下为皮质型胸腺瘤
E. 病变包膜完整无浸润,镜下为上皮型、非典型、类鳞状上皮胸腺瘤或分化好的胸腺癌

【答案】A
【解析】WHO 的胸腺瘤组织为:①A 型即髓质型或梭形细胞胸腺瘤。②AB 型胸腺瘤,即混合型胸腺瘤。③B 型胸腺瘤,按照逐渐增加的上皮细胞 / 淋巴细胞及核异型上皮细胞比例又分为 3 个亚型。B_1 型胸腺瘤:即富含淋巴细胞的胸腺瘤、淋巴细胞型胸腺瘤、皮质为主型胸腺瘤或类器官胸腺瘤;B_2 型胸腺瘤:即皮质型胸腺瘤;B_3 型胸腺瘤:即上皮型、非典型、类鳞状上皮胸腺瘤或分化好的胸腺癌。④C 型胸腺瘤:即胸腺癌,组织学上此型较其他类型的胸腺瘤更具有恶性特征。A 型胸腺瘤预后最好。
【难度】中

5. 男性,46 岁,考虑纵隔肿瘤,临床上初步判断纵隔良性肿瘤类型的主要依据是
A. 临床症状
B. 胸部超声检查
C. 病变在胸片上所处的位置及肿瘤形态
D. 经皮肤穿刺活组织检查
E. 试验性治疗观察疗效

【答案】C
【解析】纵隔肿瘤的来源不同,其所处的解剖位置也常不同,临床上根据病变的位置,常可初步判断良恶性。经皮肤穿刺活组织检查尽管可以明确病理,但是对于单纯胸腺肿瘤,需要结合术中大体所见,而对于后纵隔神经源性肿瘤、中纵隔肿瘤等常无法进行穿刺,因此,不是最佳选择。
【难度】中

6. 女性，36 岁，考虑胸腺肿瘤，适宜的治疗方案是
A. 放射治疗　　B. 化学治疗
C. 对症治疗　　D. 手术治疗
E. 中药治疗

【答案】D
【解析】对于胸腺肿瘤一经确诊，都应早期手术治疗，一方面肿瘤体积增大可产生压迫症状，另一方面某些肿瘤可能发生恶变。
【难度】中

7. 男性，41 岁，主因“胸骨后或剑突下烧灼感”来院。消化道造影提示膈上疝囊，疝囊内有胃黏膜皱襞影，出现食管胃环；间接征象：横隔裂孔增宽，钡剂反流入膈上疝囊。最可能的诊断是
A. 膈膨升　　B. 食管裂孔疝
C. 胃食管反流　　D. 贲门失弛缓症
E. 巨食管

【答案】B
【解析】食管裂孔疝是膈疝中最常见的类型，膈上疝囊，疝囊内有胃黏膜皱襞影，出现食管胃环；间接征象：横隔裂孔增宽，钡剂反流入膈上疝囊，是典型的食管裂孔疝的 X 线征象。
【难度】易

8. 男性，27 岁，车祸伤后 90 分钟送至急诊。查体：血压 80/50mmHg，心率 120 次 /min，呼吸 30 次 /min；烦躁，气管右偏，左下胸叩诊呈浊音，左侧呼吸音弱，可闻及肠鸣音。胸片提示左侧胸腔可见胃肠道阴影及肠道气液平面。最适宜的治疗是
A. 动态观察
B. 急诊左侧开胸探查
C. 立即行胸腔闭式引流
D. 胸腔开放引流
E. 补液及呼吸支持，择期手术治疗

【答案】B
【解析】根据患者临床表现和影像学证据，考虑为创伤性膈疝。由于创伤性膈肌破裂、膈疝形成一般均不能自愈，随时有腹部脏器进一步疝入胸腔并危及生命的危险。故一旦诊断明确，无论破裂口大小，均应立即手术修补。
【难度】中

9. 女性，55 岁，因“坠落伤后 2 年余，便后突发胸痛 3 小时”来院。查体：急性病容，血压 90/60mmHg，心率 135 次 /min，呼吸 32 次 /min，左侧呼吸音弱，左下胸叩诊呈浊音，可闻及肠鸣音。胸片提示左侧胸腔可见肠道阴影及肠道气液平面。最可能的诊断是
A. 食管裂孔疝
B. 食管裂孔疝，疝绞窄
C. 迟发型创伤性膈疝
D. 自发性食管破裂
E. 左侧胸腔感染

【答案】C
【解析】患者有胸腹外伤病史，此次排便时可能由于腹腔压力增高，腹腔内器官突然疝入胸腔，从而引发一系列症状，结合影像学结果，最可能的诊断是迟发型创伤性膈疝。
【难度】中

10. 男性，51 岁，胸部 CT 发现后纵隔肿物，位于脊柱旁，最可能的诊断是
A. 胸腺瘤　　B. 淋巴瘤
C. 神经源性肿瘤　　D. 心包囊肿
E. 畸胎瘤

【答案】C
【解析】纵隔肿瘤类型与发生位置有关，后纵隔脊柱旁肿物，最常见的是神经源性肿瘤。
【难度】易

11. 男性，45 岁，主因“胸闷 2 个月”来院。门诊胸片提示上纵隔增宽。胸部 CT 发现前上纵隔肿物，脂肪密度为主，内含钙化的实体结节。下一步的治疗计划是
A. 手术切除肿物
B. 放射治疗
C. 手术扩大胸腺切除
D. 化学治疗
E. 放射治疗 2~3 周后，手术切除

【答案】A
【解析】根据 CT 检查结果，诊断考虑为纵隔成熟畸胎瘤，手术切除即可，不需要进行胸腺扩大切除。
【难度】中

12. 男性，65 岁，因“上腹饱胀、胸痛 2 个月伴反酸”来院，诊断为滑动型食管裂孔疝，最佳的手术方案是
A. 疝切除，胃代食管吻合
B. 单纯疝修补
C. 疝还纳
D. 疝修补术及抗反流手术
E. 疝切除，食管端端吻合

【答案】D

【解析】滑动型食管裂孔疝患者常伴有胃食管反流，因此，在疝修补手术基础上需要联合抗反流手术。

【难度】难

【A3/A4 型题】

(1~3 题共用题干)

男性，44 岁，“坠落伤后 3 小时”来院，患者胸痛明显，伴有轻度发绀。查体：血压 90/60mmHg，心率 120 次 /min，呼吸 35 次 /min，神志清楚，气管轻度右偏。胸片：未见肋骨骨折，左侧胸腔可见肠管影，内有气液平面。

1. 最可能的诊断是
   A. 左侧气管断裂
   B. 自发性食管破裂
   C. 食管裂孔疝嵌顿绞窄
   D. 左侧创伤性膈疝
   E. 食管裂孔疝

【答案】D

【难度】易

2. 患者血常规提示血红蛋白 119g/L，血细胞比容 42%，白细胞计数 1.12×10^9/L，则出现呼吸循环不稳定的主要原因是
   A. 败血症
   B. 失血性休克
   C. 肠梗阻
   D. 创伤性休克
   E. 左侧胸腔负压减低，纵隔移位

【答案】E

【解析】创伤造成膈肌破裂，腹腔内脏器疝入胸腔，胸腔内负压减低甚至呈正压，使得纵隔向健侧移位，造成血液回流障碍，同时进入胸腔的肠管压迫心脏，减低了泵功能，从而出现呼吸循环不稳定。

【难度】中

3. 下一步最佳的治疗方案是
   A. 急诊左侧开胸探查
   B. 气管插管，呼吸支持，动态观察
   C. 立即行胸腔闭式引流
   D. 胸腔开放引流
   E. 维持呼吸循环稳定，择期手术治疗

【答案】A

【解析】创伤性膈疝诊断明确，无论破裂口大小，均应立即手术修补。

【难度】易

(4~7 题共用题干)

男性，58 岁，主因“胸闷 2 个月”来院。查体：右侧颈静脉怒张。门诊胸片提示上纵隔增宽。

4. 对于最需要鉴别的疾病，下列组合最常见的是
   A. 神经源性肿瘤和畸胎瘤
   B. 胸腺瘤和胸骨后甲状腺肿
   C. 心包囊肿和胸腺瘤
   D. 支气管囊肿和食管囊肿
   E. 恶性淋巴瘤和畸胎瘤

【答案】B

【解析】上纵隔肿瘤中最常见的，也是最需要鉴别的疾病是胸腺瘤和胸骨后甲状腺肿。

【难度】中

5. 如果该患者有左侧睑肌无力，最可能的诊断是
   A. 恶性淋巴瘤　　B. 神经源性肿瘤
   C. 支气管囊肿　　D. 胸腺瘤
   E. 胸骨后甲状腺肿

【答案】D

【解析】患者有眼肌型重症肌无力的表现，常常是胸腺肿瘤的并发症状。

【难度】中

6. 如果胸部 CT 提示前上纵隔肿瘤，直径约 4cm，边界不清，包绕右侧无名静脉，最佳的治疗方案是
   A. 放射治疗
   B. 化学治疗
   C. 右侧胸腔镜胸腺肿物切除
   D. 胸腔镜胸腺扩大切除
   E. 正中开胸，胸腺扩大切除

【答案】E

【解析】对于胸腺肿瘤，由于其潜在恶性和易复发的特性，因此，需要进行胸腺扩大切除，以达到根治目的，特别是该患者 CT 表现为边界不清，包绕右侧无名静脉，恶性胸腺瘤的可能性大。胸腔镜胸腺扩大切除对于这类患者有一定的局限性。

【难度】中

7. 如果术中发现肿瘤侵犯上腔静脉，需要进行血管置换，常温下上腔静脉阻断时间通常**不应**超过
   A. 10 分钟　　B. 30 分钟　　C. 40 分钟
   D. 50 分钟　　E. 60 分钟

【答案】B

【解析】常温下上腔静脉阻断时间不应超过 30 分钟。

【难度】难

【案例分析题】

案例一 女性,45岁,因"胸闷2个月"来院,诊断为胸腺肿瘤,行手术治疗。

提问1:下列表述正确的是

A. 良性表现为病变包膜完整无浸润,细胞形态及组成呈良性肿瘤表现
B. 尽管细胞形态及组成呈良性肿瘤表现,但可浸润纵隔大血管
C. 手术中要尽可能多留胸腺组织
D. 由于胸腺扩大切除,所以术后不会出现重症肌无力
E. 对于胸腺癌应以放化疗为主
F. 术后无须继续服用抗胆碱药
G. 手术中不应切除胸腺及心包周围脂肪

【答案】AB

【解析】胸腺肿瘤应行胸腺扩大切除,术后可能出现重症肌无力表现。而对于胸腺癌的治疗,手术切除是第一选择,即便不能达到根治目的,减低瘤负荷也是必要的。

【难度】难

提问2:下列关于手术前的处理正确的是

A. 心肺功能评估
B. 是否合并重症肌无力
C. 评估肿瘤与大血管关系,是否需要血管置换
D. 进行必要的心理疏导和宣教
E. 术前应用抗生素2~3天
F. 完善PET/CT,明确有无远处转移
G. 术前需行穿刺明确肿瘤良恶性

【答案】ABCD

【解析】纵隔手术为无菌手术,除非损伤肺或食管等器官或其他特殊原因,否则不需要常规应用抗生素,术前不需要常规行PET/CT,且胸腺瘤的良恶性判断一般需要结合术中大体所见,无须术前常规穿刺。

【难度】中

提问3:如果肿瘤直径约4cm,囊实性,可以采用的手术方案是

A. 腔镜剑突下胸腺肿物切除
B. 腔镜经右胸胸腺肿物切除
C. 正中开胸胸腺肿物切除
D. CT引导下胸腺囊肿抽吸术
E. 腔镜经左胸胸腺肿物切除
F. 经颈部切口胸腺肿物切除

【答案】ABCE

【解析】胸腺肿瘤的手术目前有多种入路,包括腔镜经剑突下、经左胸、经右胸,或正中开胸也是一种选择,但是CT引导下胸腺囊肿抽吸术、经颈部切口胸腺肿物切除不正确。

【难度】易

提问4:如果患者行胸腺扩大切除,术后第3天下床活动时出现呼吸困难。查体:体温36.8℃,呼吸31次/min,脉搏78次/min,血压128/72mmHg,SaO_2 80%~85%。可能的原因是

A. 深静脉血栓/肺栓塞
B. 重症肌无力
C. 考虑术中损伤膈神经
D. 心力衰竭
E. 术后肺部感染
F. 气胸

【答案】AB

【解析】患者胸腺扩大切除术后第3天出现呼吸困难,呼吸频率增快,低氧状态,可能是由于术后静脉血栓栓塞症/肺栓塞引起,常见于下床活动后;而重症肌无力也是可能的原因,对于胸前扩大切除术后的患者应给予高度重视,这种情况通常不会术后立即发生,有别于术中损伤膈神经。而心力衰竭、肺部感染和气胸,根据患者的病史及体征,不符合。

【难度】中

案例二 女性,54岁,体检胸部正位片发现纵隔占位。查体:双眼运动正常,双侧锁骨上无肿大淋巴结,四肢肌力正常。CT:前上纵隔团块影,直径约5.5cm。

提问1:此患者应鉴别的疾病是

A. 胸骨后甲状腺肿
B. 气管囊肿
C. 神经源性肿瘤
D. 胸腺瘤
E. 畸胎瘤
F. 肺癌
G. 主动脉夹层

【答案】ADE

【解析】前上纵隔肿物最常见的是胸腺瘤、胸骨后甲状腺肿和畸胎瘤,气管囊肿常见于中纵隔,神经源性肿瘤多见于后纵隔。

【难度】中

提问2:为鉴别诊断,需要进行的检查是

A. 甲状腺超声　B. 甲状腺核素检查

C. 胸部增强 CT　D. PET/CT
E. 胸部 MRI　F. EBUS
G. 超声胃镜

【答案】ABCE

【解析】前上纵隔肿瘤常见为胸腺瘤、胸骨后甲状腺和畸胎瘤，为鉴别，需要进行甲状腺相关检查，包括超声、同位素等；胸部增强 CT 或 MRI 对于肿瘤位置、毗邻关系有鉴别意义。PET/CT、经支气管镜腔内超声(EBUS)及超声胃镜不应选择。

【难度】中

提问 3：如果患者诊断为胸腺瘤，下列说法正确的是

A. 手术范围包括胸腺及周围脂肪组织
B. 术后可发生肌无力
C. 常用的手术切口为正中开胸
D. 手术无须切除心包前脂肪
E. 如果肿瘤侵及肺组织，不应选择手术治疗
F. 术后均需要放射治疗
G. 术后无须继续使用抗胆碱药

【答案】ABC

【解析】胸腺肿瘤手术范围应包括胸腺及周围组织，包括心包前及血管周围脂肪组织，手术后部分患者可出现肌无力表现；正中开胸是常用的手术切口；胸腺瘤一经诊断即应外科手术切除。无论良性或恶性胸腺瘤都应尽早切除，如果侵及肺组织，可一并切除，术后结合放化疗。

【难度】中

提问 4：如果考虑为胸骨后甲状腺肿，CT 提示肿瘤位于无名静脉上缘，包膜完整，可以采用的手术方式是

A. 腔镜剑突下胸骨后甲状腺切除
B. 腔镜经右胸胸骨后甲状腺切除
C. 正中开胸胸骨后甲状腺切除
D. 经颈部入路胸骨后甲状腺切除
E. 开放经右胸胸骨后甲状腺切除
F. 开放经左胸胸骨后甲状腺切除

【答案】CD

【解析】胸骨后甲状腺肿大，包膜完整，常与周边界限清晰，常用的手术方式是经颈入路切除，正中开胸也是一种选择，特别是对于与血管关系密切时。其他选项均无法完成。

【难度】中

(侯生才　苗劲柏)

第七章　胸外科基本技能

【A1 型题】

1. 胸腔闭式引流术的适应证是
   A. 气胸需要持续排气者
   B. 脓胸需要持续排脓者
   C. 血胸需要持续排血者
   D. 切开胸膜腔者
   E. 以上都是

【答案】E

【解析】胸腔闭式引流既可以排出胸腔内积气，又可以排除胸腔内积液或积血，故以上选项均正确。

【难度】易

2. 大量血胸是指出血量在
   A. >500ml　　B. >800ml
   C. >1 000ml　　D. >1 200ml
   E. >1 500ml

【答案】C

【解析】一般成人血胸出血量≤500ml 为少量血胸，500~1 000ml 为中量，>1 000ml 为大量血胸。

【难度】易

3. 胸部外伤后，**不属于**开胸探查的指征是
   A. 心脏压塞　　B. 进行性血胸
   C. 外伤性膈疝　　D. 胸腹联合伤
   E. 严重肺挫伤

【答案】E

【解析】胸部外伤时急诊开胸探查的指征包括：进行性血胸，心脏大血管损伤，严重肺裂伤或气管、支气管损伤，食管破裂，胸腹或腹胸联合伤，胸壁大块缺损，胸内存留较大的异物。

【难度】中

4. 闭式引流管侧孔应位于胸腔内
   A. 1~2cm　　B. 2~3cm
   C. 3~5cm　　D. 5~7cm
   E. 8~10cm

【答案】E

【难度】易

【A2 型题】

1. 男性，28 岁，车祸致右侧胸壁开放伤口半小时，呼吸极度困难，胸壁伤口少量渗血，随患者呼吸有明显气体出入。该患者首要的急救措施是
   A. 开放静脉，输液
   B. 吸氧
   C. 气管插管辅助通气
   D. 封闭伤口阻止气体出入
   E. 胸腔穿刺抽液

【答案】D

【解析】该患者诊断为开放性气胸，急救首先应变开放性气胸为闭合性气胸。

【难度】难

2. 男性，22 岁，晨起剧烈咳嗽后突发呼吸困难。胸片示左侧气胸，肺压缩 60%，伴中等量胸腔积液。该患者胸腔闭式引流术置管位置应在
   A. 锁骨中线第 2 肋间
   B. 锁骨中线第 6 肋间
   C. 腋中线上胸部任一肋间
   D. 锁骨中线与腋中线之间第 6~7 肋间
   E. 腋中线与腋后线之间第 6~7 肋间

【答案】E

【解析】单纯气胸的引流管位置一般在前胸壁锁骨中线第 2 肋间，血胸则在腋中线与腋后线之间第 6~7 肋间。该患者气胸并发血胸，故应放置在腋中线与腋后线之间第 6~7 肋间。

【难度】中

3. 男性，38 岁，从高处坠落，右胸着地。查体：神清，呼吸 34 次 /min，心率 108 次 /min，血压

120/80mmHg,右胸壁淤青,伴骨擦感,反常呼吸,双肺无干湿啰音。此时最重要的急救处理是

A. 开放静脉通道,补液

B. 吸氧、止痛、支持治疗

C. 加压包扎,消除反常呼吸

D. 行气管插管辅助呼吸

E. 胸腔闭式引流术

【答案】C

【解析】患者高处坠落伤,反常呼吸,考虑连枷胸。应迅速加压包扎,消除反常呼吸,以纠正纵隔摆动。

【难度】易

4. 男性,56岁,左侧胸骨旁刀扎伤后1小时。查体:血压80/50mmHg,心音遥远,颈静脉怒张。考虑心脏压塞,开胸探查切口应选择

A. 右前胸第4肋间切口进胸

B. 右胸第6肋间后外侧切口进胸

C. 左胸第6肋间后外侧切口进胸

D. 左前胸第4肋间切口进胸

E. 左前胸第2肋间切口进胸

【答案】D

【解析】患者心脏压塞,开胸探查切口应选择前外侧第4或第5肋间。

【难度】中

（刘彦国　周礼馨）

第八章　先天性心脏病

【A1 型题】

1. 法洛四联症的四个基本畸形中最主要的畸形是
   A. 室间隔缺损
   B. 肺动脉口狭窄
   C. 右心室肥厚
   D. 主动脉骑跨
   E. 右室流出道狭窄
   【答案】B
   【难度】易
2. 室间隔缺损能否进行手术主要取决于
   A. 缺损大小　　B. 缺损部位
   C. 肺动脉压力　　D. 肺血管阻力
   E. 患者年龄
   【答案】D
   【难度】易
3. 下列临床表现与法洛四联症**无关**的是
   A. 蹲踞现象
   B. 杵状指(趾)
   C. 肺动脉瓣区第二心音亢进
   D. 生长发育障碍
   E. 胸骨左缘粗糙收缩期杂音
   【答案】C
   【难度】中
4. 动脉导管未闭患儿,无肺动脉高压时,可闻及
   A. 胸骨左缘第 2 肋间,舒张期杂音
   B. 胸骨左缘第 2 肋间,连续机器样杂音
   C. 胸骨左缘第 3 肋间,收缩期杂音
   D. 胸骨左缘第 3 肋间,连续机器样杂音
   E. 胸骨左缘第 4 肋间,收缩期杂音
   【答案】E
   【难度】中
5. 室间隔缺损常见的心脏杂音为
   A. 胸骨左缘第 3、4 肋间 3/6~4/6 级全收缩期杂音,肺动脉瓣听诊区第二心音亢进
   B. 胸骨左缘第 2、3、4 肋间收缩期杂音,肺动脉瓣听诊区第二心音减弱
   C. 胸骨右缘第 3、4 肋间 3/6~4/6 级全收缩期杂音,肺动脉瓣听诊区第二心音亢进
   D. 胸骨右缘第 2、3、4 肋间收缩期杂音,肺动脉瓣听诊区第二心音减弱
   E. 胸骨右缘第 2、3、4 肋间收缩期杂音,肺动脉瓣听诊区第二心音亢进
   【答案】A
   【难度】易
6. 以下关于法洛四联症的描述**错误**的是
   A. 红细胞增多
   B. 肺循环血量增多
   C. 血液经室间隔由右向左分流
   D. 常见发绀型先天性心脏病
   E. 血红蛋白增多
   【答案】B
   【难度】中
7. 法洛四联症常见的心脏杂音是
   A. 胸骨左缘第 2、3 肋间收缩期杂音,肺动脉瓣听诊区第二心音亢进
   B. 胸骨左缘第 2、3 肋间收缩期杂音,肺动脉瓣听诊区第二心音减弱
   C. 胸骨右缘第 3、4 肋间收缩期杂音,肺动脉瓣听诊区第二心音亢进
   D. 胸骨右缘第 3、4 肋间收缩期杂音,肺动脉瓣听诊区第二心音减弱

E. 胸骨左缘第2、3、4肋间收缩期杂音，肺动脉瓣听诊区第二心音减弱

【答案】E

【难度】中

8. 以下**不属于**动脉导管未闭患者常见体征的是

A. 肺动脉瓣听诊区第二心音亢进

B. 开瓣音

C. 水冲脉

D. 胸骨左缘连续性杂音

E. 收缩期震颤

【答案】B

【难度】中

9. 由于第二房间隔未能闭合而形成的房间隔缺损称

A. 中央型房间隔缺损

B. 继发孔型房间隔缺损

C. 上腔型房间隔缺损

D. 原发孔型房间隔缺损

E. 下腔型房间隔缺损

【答案】B

【难度】中

10. 最常见的儿童先天性心脏病是

A. 房间隔缺损

B. 室间隔缺损

C. 动脉导管未闭

D. 法洛四联症

E. 肺动脉瓣狭窄

【答案】A

【难度】中

11. 下列哪项**不属于**房间隔缺损的X线表现

A. 肺循环血量增多

B. 右心房右心室增大

C. 肺动脉段突出

D. 主动脉结增宽

E. 透视可见肺门舞蹈症

【答案】D

【难度】中

12. 有关先天性主动脉狭窄**不恰当**的叙述是

A. 多发生于升主动脉

B. 婴儿型常有下半身发绀，上半身无发绀

C. 远端降主动脉常扩张

D. 可能与动脉导管纤维化闭锁过程有关

E. 下肢血压常低于上肢

【答案】A

【难度】中

13. 有关室间隔缺损的治疗，下列描述**不恰当**的是

A. 室间隔缺损的大小和位置是决定手术选择的重要依据

B. 有的病例可选择介入治疗

C. 巨大室间隔缺损应尽早手术

D. 室间隔缺损并发呼吸系统疾病不是手术绝对禁忌证

E. 一期解剖修复是所有室间隔缺损的唯一手术选择

【答案】E

【难度】中

14. 下列**不属于**左向右分流的先天性心脏病的是

A. 动脉导管未闭　　B. 房间隔缺损

C. 室间隔缺损　　D. 法洛四联症

E. 主动脉窦瘤破裂

【答案】D

【难度】中

15. 大多数法洛四联症(TOF)患者发绀的出现时间一般在

A. 生后立即出现　　B. 生后3~6个月

C. 幼儿期　　D. 儿童期

E. 成人

【答案】B

【难度】中

16. “McGoon”比率是用来评价

A. 左心室发育情况　　B. 右心室发育情况

C. 二尖瓣发育情况　　D. 主动脉发育情况

E. 肺动脉发育情况

【答案】E

【难度】中

17. 在法洛四联症X线平片中一般**不会**出现

A. 两肺血减少

B. 两肺血不对称

C. 两肺血增多，肺动脉段突出

D. 右心扩大

E. 靴形心影

【答案】C

【难度】中

18. 先天性心脏病动脉导管未闭患者肺动脉压估计方法为

A. 动脉导管分流压差＋肺动脉瓣反流压差

B. 动脉导管分流压差 + 三尖瓣反流压差
C. 动脉导管分流压差 + 右心房压
D. 动脉导管分流压差 + 肺动脉瓣反流压差 = 肺动脉舒张压动脉导管分流压差 + 三尖瓣反流压差
E. 肱动脉收缩压 – 动脉导管收缩期分流压差 = 肺动脉收缩压
肱动脉舒张压 – 动脉导管舒张期分流压差 = 肺动脉舒张压

【答案】E
【难度】中

19. 先天性心脏病分类正确的是
A. 房间隔缺损、室间隔缺损、肺动脉瓣狭窄属于潜在青紫型
B. 法洛四联症、大血管转位属于潜在青紫型
C. 动脉导管未闭、肺动脉瓣狭窄、主动脉缩窄属于无分流型
D. 动脉导管未闭、室间隔缺损、房间隔缺损属于潜在青紫型
E. 法洛四联症、肺动脉瓣狭窄、室间隔缺损属于青紫型

【答案】D
【难度】中

20. 右心房、右心室、肺循环、左心房血流量增多,而左心室、体循环血流量减少,这是哪种先天性心脏病的血流动力学改变
A. 动脉导管未闭　B. 室间隔缺损
C. 肺动脉瓣狭窄　D. 法洛四联症
E. 房间隔缺损

【答案】E
【解析】右心房、右心室、肺循环、左心房血流量增多,而左心室、体循环血流量减少是房间隔缺损典型的血流动力学改变。动脉导管未闭引起肺循环、左心房、左心室血流量增多,体循环血流量减少。室间隔缺损引起右心室、肺循环、左心房血流量增多,左心室、体循环血流量减少。法洛四联症肺循环血流量减少,体循环血流增多。
【难度】中

【A2 型题】

1. 男性,7 岁,体格瘦小,因“1 周来剧烈活动后气急”入院,已于 3 岁时确诊为房间隔缺损,关于下列情况**不可能**出现的是
A. 在小儿时期出现肺动脉高压者少见
B. 出生及新生儿时可发生暂时性青紫
C. 有时可于胸骨左缘下部闻及舒张期杂音
D. 如缺损小者,可完全无症状
E. 肺动脉瓣区第二心音亢进伴通常分裂

【答案】E
【解析】房间隔缺损患儿可出现肺动脉瓣区第二心音亢进伴固定分裂。其他选项均是房间隔缺损的常见表现。
【难度】中

2. 男性,6 岁,门诊体检时发现心脏杂音,经超声心动图检查诊断为先天性心脏病(室间隔缺损,肺动脉高压)。下面**不符合**此病表现的是
A. 肺动脉瓣区第二心音减弱伴固定分裂
B. 胸骨左缘第 3、4 肋间闻及 3/6 级全收缩期杂音
C. 心尖部可闻及舒张期充盈性杂音
D. 胸骨左缘第 3、4 肋间触及收缩期震颤
E. 剧烈哭闹后出现发绀

【答案】A
【解析】肺动脉高压患儿第二心音应亢进。
【难度】中

3. 男性,4 岁,自 1 岁起发现口唇青紫,活动后加剧,喜坐少动。心前区有 1/6~2/6 级收缩期杂音,无震颤。下列因素与预后有关,但应**除外**
A. 右向左分流量严重度
B. 肺动脉瓣狭窄严重程度
C. 并发亚急性细菌性心内膜炎
D. 并发脑血栓
E. 心电图示电轴右偏,左心室肥大

【答案】E
【解析】法洛四联症应出现右心室肥大而非左心室。
【难度】中

4. 女性,5 岁,自 6 个月起出现发绀,逐渐加重,有昏厥史,无肺炎史。查体:发绀明显,杵状指(+),胸骨左缘第 2~3 肋间闻及 2/6 级喷射性收缩期杂音,肺动脉瓣区第二心音减弱。股动脉血氧饱和度 80%。心电图显示右心室肥大。应考虑的诊断为
A. 大动脉转位
B. 肺动脉瓣狭窄伴房间隔缺损
C. 艾森门格综合征
D. 动脉导管未闭
E. 法洛四联症

【答案】E

【解析】根据患者的表现和检查，提示可能为法洛四联症。大动脉转位往往在出生即有发绀，常在4个月内出现心力衰竭。艾森门格综合征为一系列右向左或双向分流的复杂先天性心脏病的发展结果。动脉导管未闭典型的表现为胸骨左缘第2肋间连续性机器样杂音，可有差异性发绀。

【难度】中

5. 男性，10岁，既往健康，最近出现呼吸急促与心动过速。胸片示心脏增大，肺纹理正常。下面无须鉴别的疾病是

A. 青少年型类风湿痛

B. 心包炎

C. 心肌炎

D. 大型室间隔缺损

E. 心肌病

【答案】D

【解析】肺纹理正常应排除大型室间隔缺损的可能。大型室间隔缺损分流量大，肺血增多，肺纹理重。

【难度】中

6. 女性，6岁，2岁时诊断为先天性心脏病，1.5岁出现下半身青紫，应考虑的诊断是

A. 室间隔缺损并发肺动脉高压

B. 房间隔缺损并发肺动脉高压

C. 动脉导管未闭并发肺动脉高压

D. 动脉导管未闭并发左心力衰竭

E. 动脉导管未闭并发右心力衰竭

【答案】C

【解析】1.5岁出现下半身青紫多提示动脉导管未闭并发肺动脉高压。差异性青紫是动脉导管未闭出现肺动脉高压后的典型特征。

【难度】中

7. 男性，3岁，诊断为先天性心脏病，肺动脉瓣狭窄并发右心室漏斗部狭窄。超声心动图测定跨瓣压差为80mmHg。目前的治疗首选

A. 暂不需要手术

B. 手术治疗

C. 球囊导管扩张术

D. 长期随访

E. 先球囊导管扩张肺动脉瓣，再开胸手术解除漏斗部狭窄

【答案】B

【解析】肺动脉瓣狭窄，超声心动图测定跨瓣压差为80mmHg，为明确的手术指征。

【难度】中

8. 男性，2岁，诊断为室间隔缺损，其最常发生的并发症为

A. 支气管肺炎　　B. 心力衰竭

C. 脑栓塞　　D. 感染性心内膜炎

E. 心律失常

【答案】A

【解析】婴幼儿左向右分流型先天性心脏病，由于肺血增多，最常见发生的并发症为支气管肺炎。

【难度】中

9. 女性，3岁，患先天性心脏病，无发绀。X线检查示左心室增大，主动脉影增宽，肺血增多。最可能的诊断为

A. 室间隔缺损　　B. 动脉导管未闭

C. 房间隔缺损　　D. 法洛四联症

E. 艾森门格综合征

【答案】B

【解析】左心室增大，主动脉影增宽，肺血增多，且无发绀，提示动脉导管未闭的可能。房、室间隔缺损一般不引起主动脉增宽，法洛四联症及艾森门格综合征则伴有发绀。

【难度】中

10. 男性，12岁，自幼发现心脏杂音，平素易感冒。查体：胸骨左缘第2肋间收缩期轻震颤及杂音。超声检查：降主动脉及肺动脉之间可见分流。此时最可能的诊断为

A. 动脉导管未闭　　B. 高位室间隔缺损

C. 主动脉瘤破裂　　D. 肺动脉口狭窄

E. 主动脉瓣狭窄

【答案】A

【难度】中

11. 女性，5岁，因发现心脏杂音4年来诊。查体：胸骨左缘第2~3肋间可闻及4/6级粗糙收缩期杂音，向上传导，可触及震颤，P_2减弱。心电图示右心室肥厚。初步诊断为

A. 房间隔缺损　　B. 室间隔缺损

C. 主动脉瓣狭窄　　D. 肺动脉瓣狭窄

E. 三尖瓣关闭不全

【答案】D

【解析】体检于胸骨左缘第2~3肋间闻及4/6级粗糙收缩期杂音，向上传导，可触及震颤，P_2减弱，提示肺动脉瓣狭窄的可能。室间隔缺损可于胸骨左缘第3~4肋间闻及收缩期杂音。房间隔缺损可于胸骨左缘第2、3肋间闻及收缩期杂音，第二心音亢进伴固定分裂。主动脉瓣狭窄可于胸骨右缘第2肋间闻及收缩期杂音。三尖瓣关闭不全可于胸骨左下缘闻及收缩期杂音。动脉导管未闭可于胸骨左缘第2肋间闻及连续性机器样杂

音。法洛四联症可根据症状(易疲乏,喜蹲踞,活动后呼吸困难和青紫)、查体(杵状指,胸骨左缘第 2~4 肋间闻及收缩期喷射性杂音伴震颤,肺动脉瓣区第二心音减弱)判断。

【难度】中

12. 男性,18 岁,自幼体质虚弱,易疲乏,喜蹲踞,活动后出现呼吸困难和青紫,近几年几乎卧床不起,无夜间阵发性呼吸困难和端坐呼吸现象。查体:杵状指,胸骨左缘第 2~4 肋间闻及收缩期喷射性杂音伴震颤,肺动脉瓣区第二心音减弱。胸片示右心室增大,肺动脉段凹陷,肺血管纹理减少。最可能的诊断是

A. 房间隔缺损　B. 室间隔缺损
C. 动脉导管未闭　D. 肺动脉瓣狭窄
E. 法洛四联症

【答案】E
【难度】中

13. 男性,12 岁,自幼发现心脏杂音,易感冒。查体:胸骨左缘第 2 肋间收缩期轻震颤及杂音。UCG 提示降主动脉及肺动脉之间可见分流。此时最可能的诊断为

A. 动脉导管未闭　B. 高位室间隔缺损
C. 主动脉窦瘤破裂　D. 肺动脉口狭窄
E. 房间隔缺损

【答案】A
【解析】胸骨左缘第 2 肋间收缩期轻震颤及杂音,超声心动图(UCG)提示降主动脉及肺动脉之间可见分流,可能为动脉导管未闭。
【难度】中

14. 男性,5 岁,反复发生肺炎,每年 2~3 次。平时乏力,活动后气促。查体:胸骨左缘第 2 肋间可闻及连续性机器样杂音,伴震颤。经超声心动图证实为先天性心脏病,动脉导管未闭。其血流动力学的改变最主要为

A. 肺循环血流量增加,左心室舒张期负荷加重
B. 肺循环血流量增加,右心室收缩期负荷加重
C. 肺循环血流量增加,左心室收缩期负荷加重
D. 肺循环血流量增加,右心室舒张期负荷加重
E. 肺循环血流量增加,左心室、左心房和主动脉血流量减少

【答案】B
【难度】中

15. 男性,7 岁,平时反复发生呼吸道感染,每年发生肺炎 2~3 次,活动后乏力、气促,无发绀。查体:胸骨左缘第 3~4 肋间有 3/6~4/6 级收缩期杂音,粗糙,传导广,伴震颤。最可能的诊断是

A. 房间隔缺损　B. 室间隔缺损
C. 动脉导管未闭　D. 肺动脉瓣狭窄
E. 法洛四联症

【答案】B
【难度】中

16. 女性,6 岁,反复发生支气管肺炎,于 2 岁时体检发现胸骨左缘第 2 肋间有 1/6~3/6 级收缩期杂音,最可能的诊断是

A. 房间隔缺损　B. 室间隔缺损
C. 动脉导管未闭　D. 肺动脉瓣狭窄
E. 法洛四联症

【答案】A
【解析】胸骨左缘第 2 肋间有 1/6~3/6 级收缩期杂音提示房间隔缺损的可能,反复发生支气管肺炎进一步提示肺血增多,符合房间隔缺损血流动力学变化。
【难度】中

17. 男性,5 岁,自幼瘦弱,不爱活动,易疲劳,来院确诊。查体:无青紫,胸骨左缘第 3~4 肋间可闻及 3/6~4/6 级收缩期杂音,粗糙且伴震颤,肺动脉瓣区第二心音亢进。为进一步确诊,首选的检查是

A. X 线胸片　B. 心导管检查
C. 心电图　D. 心音图
E. 超声心动图

【答案】E
【解析】超声心动图可明确室间隔缺损的诊断及分流情况。
【难度】中

18. 女性,3 月龄,喘憋 4 天,咳嗽、哭闹时出现青紫。查体:心率 150 次 /min,肺有细小水泡音,胸骨左缘第 3~4 肋间可闻及全收缩期粗糙 4/6 级杂音,向心前区及背部传导,肝在肋下 3cm。最可能的诊断为

A. 房间隔缺损　B. 法洛四联症
C. 室间隔缺损　D. 艾森门格综合征
E. 动脉导管未闭

【答案】C
【难度】中

19. 女性,2 岁,体重 9kg,生后 6 个月开始出现口唇发绀,无肺炎史。查体:轻度杵状指,胸骨左缘第 3 肋间闻及 3/6 级收缩期喷射性杂音,肺动脉瓣区第二心音单一响亮。X 线胸片示心影呈“靴形”,两肺清晰透亮。最可能的诊断是
A. 房间隔缺损 B. 室间隔缺损
C. 动脉导管未闭 D. 肺动脉瓣狭窄
E. 法洛四联症
【答案】E
【解析】胸骨左缘第 3 肋间闻及 3/6 级收缩期喷射性杂音,肺动脉瓣区第二心音单一响亮,X 线胸片示心影呈“靴形”,提示法洛四联症的可能。
【难度】中

【A3/A4 型题】

(1~3 题共用题干)
女性,6 月龄,因发现心脏杂音 1 周来诊。查体:发育营养良好,无发绀,胸骨左缘第 3、4 肋间可闻及 3/6 级收缩期杂音,杂音局限,无震颤。超声心动图检查示:各房室内径正常,室间隔膜部回声中断 3mm,可探及左向右过隔血流。

1. 该患儿最可能的诊断为
A. 房间隔缺损 B. 法洛四联症
C. 室间隔缺损 D. 动脉导管未闭
E. 主动脉瓣狭窄
【答案】C
【解析】查体及超声结果提示可能为室间隔缺损。
【难度】中

2. 心室水平左向右分流主要会造成
A. 右心容量负荷增加
B. 左心容量负荷增加
C. 右心压力负荷增加
D. 左心压力负荷增加
E. 双心室压力负荷增加
【答案】B
【解析】室间隔缺损形成的室水平分流,早期并未引起肺动脉阻力增加,因此分流主要造成左心容量负荷增加。
【难度】中

3. 根据上述检查,给家长的建议应是
A. 随诊观察病情进展 B. 立即手术
C. 不必治疗 D. 服药治疗
E. 介入治疗
【答案】A
【解析】非大型室间隔缺损可密切观察病情进展,视情况决定治疗方案。
【难度】中

(4~6 题共用题干)
女性,12 岁,自幼发现心脏杂音。查体:胸骨左缘第 2~3 肋间可闻及双期连续性杂音。超声心动图诊断 PDA 直径 5mm,行 PDA 结扎术。

4. PDA 根据解剖形态的各个分型中,最多见的是
A. 管形 B. 窗形
C. 哑铃形 D. 动脉瘤形
E. 漏斗形
【答案】E
【解析】漏斗形动脉导管未闭(PDA)最常见,约占 50% 以上。
【难度】中

5. 术中发生出血,以下处理中**错误**的是
A. 迅速堵压出血部位
B. 用止血钳钳夹止血
C. 如显露不好,可延长切口
D. 应注意观察 PDA 后壁易损伤的部位
E. 止血的同时注意勿损伤其他组织
【答案】B
【解析】导管术中出血属于急症,术野常被大量血液充斥,正确的处理是控制出血,血泊中盲目用止血钳钳夹不仅不利于控制出血,同时易损伤周围神经。
【难度】中

6. 术后出现声音嘶哑,其原因最可能是
A. 喉返神经损伤 B. 喉上神经损伤
C. 气管插管损伤 D. 喉部损伤
E. 肺部炎症
【答案】A
【解析】左喉返神经在主动脉弓前外侧,紧靠动脉导管远端离开左迷走神经,绕过主动脉弓,因此术中容易发生损伤,导致声音嘶哑。
【难度】中

(7~9 题共用题干)
女性,15 岁,自幼发现心脏杂音,未治疗。近几年活动后气促并出现发绀。查体:轻度发绀及杵状指,胸骨左缘第 3~4 肋间极轻收缩期杂音、

P_2 明显亢进。动脉血氧饱和度 87%。超声心电图示室间隔回声脱失 18mm,双向分流。

7. 此例可能的诊断是
   A. 艾森门格综合征
   B. 主动脉瓣上狭窄综合征
   C. 马方综合征
   D. 预激综合征
   E. 卢滕巴赫综合征

【答案】A

【解析】左向右分流由于右心压力过高继而转变为右向左分流,为艾森门格综合征(Eisenmenger 综合征)。

【难度】中

8. 对确定手术适应证最有意义的检查是
   A. 右心室造影　B. 左心室造影
   C. 主动脉造影　D. 肺动脉造影
   E. 右心导管检查

【答案】E

【解析】右心导管检查可了解肺动脉压力和阻力情况,确定有无手术禁忌。

【难度】中

9. 上述检查的目的是
   A. 了解左心室形态及功能
   B. 了解右心室形态及功能
   C. 了解主动脉形态
   D. 了解肺动脉发育情况
   E. 了解肺动脉压力和阻力情况

【答案】E

【难度】中

(10~12 题共用题干)

男性,6 岁,因活动后气短就诊。查体:胸骨左缘第 2 肋间可闻及收缩期震颤,并可闻及 4/6 级收缩期杂音,P_2 明显减弱。

10. 该患儿最可能的诊断为
    A. 动脉导管未闭　B. 房间隔缺损
    C. 肺动脉瓣狭窄　D. 室间隔缺损
    E. 主动脉缩窄

【答案】C

【解析】胸骨左缘第 2 肋间闻及收缩期震颤,并闻及 4/6 级收缩期杂音,P_2 明显减弱,提示肺动脉瓣狭窄的可能。

【难度】中

11. 患儿接受右心导管检查,发现右心室窦部与漏斗部之间存在约 25mmHg 的压差,这说明
    A. 右心室窦部存在病变
    B. 右心室漏斗部存在病变
    C. 肺动脉瓣存在病变
    D. 主肺动脉存在病变
    E. 肺动脉分叉部存在病变

【答案】B

【解析】正常情况右心室窦部和漏斗部之间没有压差存在,右心室窦部与漏斗部之间存在约 25mmHg 的压差,说明漏斗部存在病变。

【难度】中

12. 若患儿并发以下情况**不宜**行单纯肺动脉瓣狭窄矫治术的是
    A. 低氧血症
    B. 胸闷、气促
    C. 运动耐量明显降低
    D. 存在依赖右心室的冠状动脉循环
    E. 杵状指(趾)

【答案】D

【解析】这种情况下行单纯矫治术可导致冠状动脉缺血,进而导致心肌损伤。

【难度】中

(13~14 题共用题干)

男性,3 月龄,出现气促,两肺水泡音。急诊查体:胸骨左缘第 2~3 肋间闻及收缩期杂音,上肢动脉搏动强,股动脉搏动触及不清。

13. 该患儿最可能的诊断为
    A. 室间隔缺损　B. 房间隔缺损
    C. 动脉导管未闭　D. 主动脉缩窄
    E. 法洛四联症

【答案】D

【解析】胸骨左缘第 2~3 肋间闻及收缩期杂音,上肢动脉搏动强,股动脉搏动触及不清,高度提示主动脉缩窄的可能。

【难度】中

14. 以下治疗中,**错误**的是
    A. 吸氧
    B. 静脉输入前列腺素 E_1
    C. 及早手术治疗
    D. 予以吲哚美辛或阿司匹林
    E. 静脉输入多巴胺

【答案】D

【解析】予以吲哚美辛或阿司匹林可促进动脉导管闭合,加剧症状。

【难度】中

(15~17 题共用题干)

女性,3 岁,生后反复发生呼吸道感染,于 2 岁体检时发现心脏杂音。查体:气尚平,两肺呼吸音清,胸骨左缘第 2、3 肋间可及 3/6~4/6 级连续性机器样杂音,肺动脉瓣区第二心音亢进。胸片示肺门影增浓,肺动脉段凸出,心影略增大。心电图示左心室肥大、右心室略肥大。

15. 该患儿最可能的诊断为

A. 法洛四联症　B. 动脉导管未闭

C. 房间隔缺损　D. 室间隔缺损

E. 肺动脉瓣狭窄

【答案】B

【解析】查体(胸骨左缘 2、3 肋间可闻及 3/6~4/6 级连续性机器样杂音,肺动脉瓣区第二心音亢进)及胸片均提示动脉导管未闭的可能。

【难度】中

16. 为进一步明确诊断,最有意义的检查为

A. CT　B. MRI

C. 超声　D. 造影

E. 核素成像

【答案】C

【解析】超声检查可明确动脉导管处分流大小和流速情况。

【难度】中

17. 以下**不属于**该病的手术禁忌证是

A. 并发严重肺动脉高压

B. 并发法洛四联症

C. 并发主动脉弓中断

D. 出现明显发绀和杵状指(趾)

E. 出现充血性心力衰竭且药物不易控制

【答案】E

【解析】除 E 选项外其余四项均需依赖动脉导管代偿,其闭合后会导致症状加剧。

【难度】中

(18~20 题共用题干)

女性,6 岁,反复发生呼吸道感染,于 2 岁体检时发现心脏杂音。查体:气尚平,两肺呼吸音清,胸骨左缘第 2、3 肋间闻及 2/6~3/6 级收缩期杂音,肺动脉瓣区第二心音固定分裂。胸片示肺门影增浓,肺动脉段凸出,心尖圆钝。心电图示右心室肥大。

18. 该患儿最可能的诊断为

A. 房间隔缺损　B. 室间隔缺损

C. 法洛四联症　D. 动脉导管未闭

E. 肺动脉瓣狭窄

【答案】A

【解析】房间隔缺损右心负荷重,相对肺动脉瓣狭窄,胸骨左缘第 2、3 肋间闻及 2/6~3/6 级收缩期杂音,伴肺动脉瓣区第二音固定分裂,以及胸片可出现肺高压征象。

【难度】中

19. 为进一步明确诊断,最有意义的检查为

A. CT　B. MRI　C. 超声

D. 造影　E. 核素成像

【答案】C

【解析】超声可明确房间隔缺损的大小及分流流速。

【难度】中

20. 以下**不符合**该病的手术禁忌证是

A. 出现不可逆性肺动脉高压

B. 出现右心衰竭

C. 患者年龄 2~4 岁

D. 右心导管检查肺血管阻力 >1 000dyne.s.cm5

E. 发绀

【答案】C

【解析】患者年龄 2~4 岁为手术最佳时间窗。

【难度】中

(21~24 题共用题干)

女性,10 岁,自幼体弱,发育营养差。查体:胸骨左缘第 3~4 肋间有 3/6 级粗糙收缩期杂音,P_2 亢进,肺(-),腹平软,肝、脾未触及。心电图:电轴不偏,P 波增宽、双峰,V_3 导联 R 波 +S 波为 7mV。X 线胸片显示肺血增多,心影中度增大。

21. 首先考虑的诊断是

A. 房间隔缺损　B. 室间隔缺损

C. 动脉导管未闭　D. 肺动脉瓣狭窄

E. 法洛四联症

【答案】B

【解析】胸骨左缘第 3~4 肋间有 3/6 级粗糙收缩期杂音,P_2 亢进,提示室间隔缺损的可能。

【难度】中

22. 若临床上出现发绀,听诊的表现为

A. 收缩期杂音较前增强

B. 收缩期杂音减弱甚至消失

C. 出现舒张期杂音

D. 出现连续性杂音

E. P_2 消失

【答案】B

【解析】出现发绀则说明出现右向左分流，即艾森门格综合征，此时收缩期杂音会减弱甚至消失。

【难度】中

23. 心电图检查有二度Ⅰ型房室传导阻滞，以下叙述**不正确**的是

A. P-R 间期进行性延长，伴 QRS 波脱漏

B. 主要针对病因治疗

C. 二度Ⅰ型多是暂时的，可恢复

D. 可用阿托品、异丙肾上腺素治疗

E. 多与迷走神经张力增高有关

【答案】D

【解析】阿托品和异丙肾上腺素禁用于室间隔缺损伴二度Ⅰ型房室传导阻滞患者。

【难度】难

24. 该患儿的进一步治疗应是

A. 尽早手术

B. 不必手术

C. 观察 1~2 年再做决定

D. 已失去手术机会

E. 先服用洋地黄，如无效再考虑手术

【答案】A

【解析】尽早手术可显著改善患者临床预后。

【难度】中

【案例分析题】

案例一　男性，5 岁，自幼发现心脏杂音，无发绀史及长期高热史。查体：发育较差，双唇无发绀，心前区稍隆起，心界扩大，胸骨左缘第 3 肋间扪及收缩期震颤，闻及 4/6 级全收缩期杂音，肺动脉瓣第二心音明显亢进，心尖区闻及舒张中期杂音，外周动脉血氧饱和度 98%。心脏 X 线检查：双肺充血，心胸比 0.60，肺动脉段突出，双心室及左心房增大。心电图：电轴不偏，双室肥厚，V_5 导联有深大 Q 波。

提问 1：应考虑的诊断为

A. 大动脉转位

B. 肺动脉瓣狭窄伴房间隔缺损

C. 室间隔缺损

D. 动脉导管未闭

E. 法洛四联症

F. 三尖瓣关闭不全

G. 房室间隔缺损

【答案】CG

【难度】易

提问 2：患儿出现声音嘶哑，最常见的原因可能是

A. 合并肺部炎症

B. 肺动脉显著扩张压迫喉返神经

C. 双室大压迫喉返神经

D. 右心室大压迫喉返神经

E. 右心房大压迫喉返神经

F. 左心房大压迫喉返神经

G. 双房大压迫喉返神经

【答案】B

【难度】中

提问 3：进一步治疗的措施为

A. 积极完善检查

B. 尽早手术

C. 观察 1~2 年再做决定

D. 已失去手术机会

E. 服用药物

F. 先服用药物，如无效再考虑手术

G. 介入治疗

【答案】AB

【解析】患儿发育差、听诊 P_2 亢进、胸片示心胸比 0.60、肺动脉段突出均说明室间隔缺损并发肺动脉高压，但因杂音较响亮，且伴收缩期震颤，心尖区有舒张中期杂音，胸片示双肺充血，心电图电轴不偏，双室肥厚，V_5 导联有 Q 波，外周 SaO_2 98%，均说明肺血管阻力尚无明显增加，左向右分流血量尚多，有手术指征。

【难度】中

提问 4：如使用药物降低肺动脉压，目前常用的降低肺动脉压的药物**不包括**

A. β 肾上腺素受体兴奋剂

B. β 肾上腺素受体拮抗剂

C. 钙通道阻滞剂

D. 直接作用于平滑肌的血管扩张药

E. 前列腺素类

F. 血管紧张素转化酶抑制剂及一氧化氮

G. 强心苷类药物

【答案】BG

【解析】β 肾上腺素受体拮抗剂常用于控制心率，强心苷类药物主要用于改善右心室功能，没有直接降低肺动脉压的作用。

【难度】难

案例二　男性，63 岁，间断劳累后心前区不适 1 个月，晕厥 1 天就诊。1 个月前间断出现劳累后及情绪激动后心前区疼痛不适，休息及含服

"速效救心丸"症状缓解不明显,未进一步诊治。1 天前头痛不适,随即发生晕厥,发作时面色苍白,血压下降,脉搏及心音减弱,持续时间约 3 分钟,后自行缓解,无抽搐。既往体健。查体:神志清楚,心前区无隆起,心尖冲动有力而不弥散,心率 82 次 /min,心律齐,主动脉瓣区可闻及粗糙高调的收缩期增强的杂音和舒张期叹息样杂音。

提问 1:该患者可能的诊断是

A. 二尖瓣狭窄
B. 三尖瓣狭窄
C. 主动脉瓣狭窄
D. 主动脉瓣上狭窄合并主动脉瓣关闭不全
E. 主动脉瓣狭窄伴关闭不全
F. 二尖瓣关闭不全
G. 三尖瓣关闭不全

【答案】DE

【解析】老年男性,心绞痛症状合并动脉瓣区听诊区收缩期增强的杂音和舒张期叹息样杂音,首先考虑主动脉瓣水平狭窄合并关闭不全。

【难度】易

提问 2:为明确诊断应完善的检查有

A. 心肌核素显像
B. 心电图
C. 胸部 X 线平片
D. 冠状动脉造影
E. 超声心动图
F. 冠状动脉 CT
G. 心脏磁共振检查

【答案】BCE

【解析】心电图、胸片、超声心动图是瓣膜病常规检查项目。

【难度】中

提问 3:超声检查示主动脉瓣瓣口面积 0.75cm^2,主动脉瓣重度狭窄伴重度关闭不全,适宜该患者的治疗方案包括

A. 积极药物治疗调整心脏功能
B. 经皮球囊二尖瓣成形术
C. 经皮球囊主动脉瓣成形术
D. 二尖瓣修补术
E. 主动脉瓣置换术
F. 冠状动脉旁路移植术
G. 主动脉瓣成形术

【答案】AE

【解析】主动脉瓣重度狭窄伴重度关闭不全外科手术是首选治疗方案,患者有心绞痛症状,必要的药物治疗是保证围术期安全的基础。

【难度】中

提问 4:如进行手术治疗,机械瓣膜替换术后围术期可采用的抗凝药物有

A. 阿司匹林　B. 替格瑞洛
C. 氯吡格雷　D. 华法林
E. 低分子肝素　F. 达比加群酯
G. 利伐沙班

【答案】DE

【解析】华法林用于机械瓣术后常规抗凝,肝素、低分子肝素可用于临时抗凝。

【难度】难

(郑哲　侯剑峰)

第九章　瓣膜病

【A1 型题】

1. 单纯型二尖瓣狭窄的典型表现不包括
   A. 心尖部第一心音增强
   B. 二尖瓣区舒张期杂音和收缩期杂音
   C. X线片见肺淤血、梨形心影
   D. 超声检查发现二尖瓣活动曲线呈城垛状，前后叶同向运动，瓣口开放受限
   E. 窦性心律或心房纤颤
   【答案】B
   【难度】中
2. 风湿性心脏病，二尖瓣狭窄患者不适合做经皮穿刺球囊扩张术的是
   A. 窦性心律，左心房无血栓
   B. 中度隔膜样二尖瓣狭窄
   C. 心功能Ⅱ~Ⅲ级
   D. 二尖瓣狭窄伴中度关闭不全
   E. 左心房明显扩大
   【答案】D
   【难度】中
3. 下列检查结果与肺动脉口狭窄诊断不符的是
   A. 心电图电轴左偏，左心室肥厚
   B. X线检查示肺血减少，肺动脉段突出
   C. 右心导管测定右心室与肺动脉压力阶差>6.7kPa（50mmHg）
   D. 心电图电轴右偏、右心室肥厚
   E. 超声心动图显示右心室漏斗部狭窄
   【答案】A
   【难度】中
4. 风湿性心脏瓣膜病最常累及
   A. 二尖瓣和肺动脉瓣
   B. 二尖瓣和主动脉瓣
   C. 二尖瓣和三尖瓣
   D. 三尖瓣和肺动脉瓣
   E. 三尖瓣和主动脉瓣
   【答案】B
   【难度】易
5. 不属于主动脉瓣关闭不全引起的周围血管征的是
   A. 毛细血管壁搏动征阳性
   B. 点头征
   C. 水冲脉
   D. 股动脉枪击音
   E. 动脉舒张压升高
   【答案】E
   【难度】中
6. 关于主动脉瓣关闭不全病理生理变化的描述错误的是
   A. 失代偿时左心排血量增加
   B. 舒张压降低
   C. 左心室扩大、肥厚
   D. 左心衰竭
   E. 冠状动脉灌注减少
   【答案】A
   【难度】中
7. 下列可产生左心室向心性肥厚的病变是
   A. 二尖瓣狭窄
   B. 二尖瓣关闭不全
   C. 主动脉瓣狭窄
   D. 二尖瓣狭窄合并三尖瓣关闭不全
   E. 主动脉瓣关闭不全
   【答案】C
   【难度】中

8. 关于二尖瓣狭窄的血流动力学改变，下列说法**错误**的是
A. 肺毛细血管压力增高
B. 左心房压力增高
C. 左心室肥大
D. 肺动脉高压
E. 血流经二尖瓣压差增加
【答案】C
【难度】易
9. 主动脉瓣关闭不全时主要引起
A. 右心室压力负荷过重
B. 左心室容量负荷过重
C. 左心室压力负荷过重
D. 右心室容量负荷过重
E. 心肌代谢障碍
【答案】B
【难度】易
10. 有关二尖瓣关闭不全，对诊断最有意义的是
A. X 线检查
B. 听诊闻及心尖部收缩期吹风样杂音
C. 心电图
D. 超声心动图检查
E. 询问病史
【答案】D
【难度】易
11. 二尖瓣狭窄，产生肺水肿最可能的原因是
A. 肺动脉高压
B. 左心室负担过重
C. 肺毛细血管压力升高，超过血浆渗透压
D. 肺血管痉挛，阻力增高
E. 水盐潴留，多种脏器水肿
【答案】C
【难度】中
12. 缺血性心脏病二尖瓣关闭不全的主要病理改变是
A. 乳头肌功能失调或断裂
B. 左心室扩大
C. 腱索延长
D. 瓣环扩大
E. 瓣叶穿孔
【答案】A
【难度】中
13. 在发达国家，慢性二尖瓣关闭不全的最常见病因是
A. 风湿性心脏病
B. 结缔组织病
C. 二尖瓣黏液样变性
D. 感染性心内膜炎
E. 二尖瓣先天异常
【答案】C
【难度】易
14. 最可能发生晕厥的心脏瓣膜病是
A. 二尖瓣狭窄　　B. 主动脉瓣狭窄
C. 肺动脉瓣狭窄　　D. 二尖瓣关闭不全
E. 主动脉瓣关闭不全
【答案】B
【解析】约 1/3 的主动脉瓣狭窄患者于直立运动后或运动中发生晕厥。
【难度】中
15. 主动脉瓣狭窄最常见的并发症是
A. 体循环栓塞　　B. 右心衰竭
C. 心律失常　　D. 心脏性猝死
E. 感染性心内膜炎
【答案】C
【难度】易
16. 二尖瓣狭窄右心室负荷加大时心电图可见
A. P 波增宽 >0.1 秒
B. 右束支传导阻滞或右心室肥大
C. P_{V1} 呈双相波
D. R_{V5}>2.5mV
E. 左束支传导阻滞
【答案】B
【难度】中
17. 与 Austin-Flint 杂音的发生有关的是
A. 血流加速
B. 肺动脉高压
C. 左心房巨大血栓形成
D. 主动脉瓣狭窄
E. 主动脉瓣关闭不全
【答案】E
【难度】中

【A2 型题】

1. 男性，38 岁，患风湿性心脏病，近几日出现咳嗽、端坐呼吸。查体：两肺闻及湿啰音，心尖区舒张中期隆隆样杂音、第一心音亢进。考虑诊断为
A. 二尖瓣狭窄，急性肺水肿

B. 二尖瓣关闭不全,急性肺水肿
C. 二尖瓣狭窄,右心衰竭
D. 二尖瓣狭窄伴关闭不全
E. 二尖瓣关闭不全,右心衰竭

【答案】A

【解析】风湿性心脏病好发二尖瓣狭窄、二尖瓣关闭不全,心尖区是二尖瓣听诊区,舒张中期隆隆样杂音考虑二尖瓣狭窄;两肺闻及湿啰音,说明左心房压升高导致肺淤血,出现肺水肿。

【难度】中

2. 男性,18岁,劳累后出现心悸、气短,发现心脏杂音。查体:胸骨左缘3/6级收缩期喷射样杂音,伴震颤,肺动脉瓣区第二心音减弱。心电图提示电轴右偏,右心室肥厚。X线摄片示肺血减少,右心增大。其初步诊断可能为

A. 二尖瓣狭窄　　B. 房间隔缺损
C. 动脉导管未闭　　D. 二尖瓣关闭不全
E. 肺动脉瓣狭窄

【答案】E

【解析】胸骨左缘杂音3/6级收缩期喷射样杂音,考虑肺动脉瓣狭窄、主动脉瓣狭窄、三尖瓣关闭不全的可能;右心室肥厚;X线摄片示肺血减少,右心增大,提示肺动脉瓣狭窄,右心代偿。

【难度】中

3. 女性,45岁,劳累后心悸、气促5年,渐加重。3个月前曾有突发咳血性泡沫痰及端坐呼吸史。既往有四肢关节酸痛史。查体:心尖区舒张期隆隆样杂音,肺动脉瓣区第二心音增强。最符合的诊断是

A. 二尖瓣关闭不全
B. 二尖瓣狭窄
C. 二尖瓣狭窄伴关闭不全
D. 主动脉瓣关闭不全
E. 主动脉瓣狭窄

【答案】B

【解析】四肢关节酸痛史,考虑风湿病史;咳血性泡沫痰,表示出现了肺淤血;心尖区舒张期隆隆样杂音,肺动脉瓣区第二心音增强,考虑二尖瓣狭窄。

【难度】中

4. 女性,55岁,诊断风湿性二尖瓣狭窄26年,内科保守治疗,近半年症状有所加重。超声心动图提示:左心房明显扩大,二尖瓣开放受限,交界粘连,瓣口面积1.0cm^2,瓣下结构挛缩、钙化,此时的治疗措施为

A. 继续内科药物治疗
B. 二尖瓣闭式扩张术
C. 二尖瓣直视成形术
D. 二尖瓣置换术
E. 经皮二尖瓣球囊扩张术

【答案】D

【解析】瓣口面积1.0cm^2,中度二尖瓣狭窄,内科治疗无效,考虑手术;瓣膜钙化严重,不考虑成形,可行瓣膜置换术。

【难度】中

5. 女性,24岁,劳累后心慌气短6年,近1周来症状加重,咳粉红色泡沫样痰,夜间不能平卧。查体:心律绝对不齐,心尖部双期杂音,心脏扩大。二维超声心动检查诊断为二尖瓣重度狭窄及中度关闭不全。收入院后首先应采取的治疗方案为

A. 立即行二尖瓣置换术
B. 择期行二尖瓣闭式扩张术
C. 抗心力衰竭治疗
D. 先抗心力衰竭治疗,择期行二尖瓣置换术
E. 立即行二尖瓣球囊扩张术

【答案】D

【解析】二尖瓣重度狭窄及中度关闭不全,考虑瓣膜置换。患者一般情况不好,应先抗心力衰竭治疗,再择期行二尖瓣置换术。

【难度】中

6. 女性,38岁,心慌气短10年,加重2年。查体:心律绝对不整,心尖区有2/6级收缩期杂音及舒张期隆隆样杂音,P_2分裂、亢进。胸片示左心房增大,右心室增大。超声心动图示二尖瓣瓣口面积1.75cm^2,呈中度二尖瓣反流。正确的处理是

A. 休息,低盐饮食
B. 抗风湿治疗并观察
C. 强心、利尿治疗
D. 闭式二尖瓣分离术
E. 直视下二尖瓣成形术或瓣膜置换术

【答案】E

【解析】心尖区有2/6级收缩期杂音及舒张期隆隆样杂音,提示二尖瓣狭窄合并二尖瓣关闭不全;二尖瓣瓣口面积1.75cm^2,呈中度二尖瓣反流,可尝试成形术或进行瓣膜置换。

【难度】中

7. 女性,25岁,既往曾因活动时心慌、气短,诊断为风湿性心脏病、二尖瓣狭窄。近5天出

现夜间阵发性呼吸困难。住院后服用利尿剂和扩血管药物后未再发作，查体发现颈静脉怒张、肝大和双下肢水肿，其呼吸困难改善的最可能原因是

A. 经合理治疗，左心功能被纠正
B. 在左心功能不全的基础上并发了心包积液
C. 左心功能不全加重
D. 左心功能不全的基础上发生了右心功能不全
E. 右心功能不全代替了左心功能不全

【答案】D

【解析】二尖瓣狭窄代偿，左心房压力增高，肺循环淤血，右心室高压，出现呼吸困难；出现右心功能不全时右心室输出量减少，肺循环高压情况缓解，呼吸困难得到改善。

【难度】难

8. 女性，23岁，心尖区可闻及收缩中晚期吹风样杂音及喀喇音。超声心动图可见二尖瓣前叶CD段呈吊床样波形。最可能的诊断是

A. 二尖瓣狭窄
B. 二尖瓣关闭不全
C. 主动脉瓣狭窄
D. 主动脉瓣关闭不全
E. 二尖瓣脱垂

【答案】E

【解析】心尖区可闻及收缩中晚期吹风样杂音考虑二尖瓣关闭不全，喀喇音是二尖瓣脱垂典型的听诊音，超声心动图可见二尖瓣前叶CD段呈吊床样波形。

【难度】中

9. 男性，65岁，活动后胸闷气短，心尖部闻及收缩期吹风样杂音，向左腋下传导，最可能的诊断是

A. 二尖瓣狭窄
B. 二尖瓣关闭不全
C. 主动脉瓣狭窄
D. 主动脉瓣关闭不全
E. 二尖瓣脱垂

【答案】B

【解析】心尖部闻及收缩期吹风样杂音，提示二尖瓣关闭不全。

【难度】易

10. 男性，32岁，诊断为风湿性心脏病二尖瓣关闭不全5年，心脏听诊不可能出现的体征是

A. 心尖部第一心音亢进
B. 心尖部第三心音
C. 心尖部短促的舒张中期杂音
D. 心尖部收缩期杂音向胸骨左缘及心底部传导
E. 心尖部收缩期杂音向左腋下传导

【答案】A

【解析】第一心音是心室收缩时血流冲击房室瓣产生的，二尖瓣关闭不全时，心室收缩血液有反流，第一心音减弱。

【难度】中

11. 男性，56岁，因乳头肌断裂致急性二尖瓣关闭不全时，下列描述正确的是

A. 左心室大小无明显变化
B. 可无症状
C. 左心房明显增大
D. 胸部X线片示肺纹理稀疏
E. 心电图示 $S_{V1}+R_{V3}>4.0mV$

【答案】A

【解析】心肌梗死导致乳头肌断裂出现急性二尖瓣关闭不全时，心脏无代偿性增大。

【难度】中

12. 女性，46岁，因风湿性心脏病二尖瓣关闭不全而行换瓣手术，术后使用华法林，近来出现月经过多及血尿。实验室检查：PT延长，APTT、TT正常。考虑的诊断为

A. 因子Ⅷ、Ⅴ缺乏
B. 因子Ⅱ、Ⅶ、Ⅸ、Ⅹ缺乏
C. 过敏性紫癜
D. 特发性血小板减少性紫癜
E. 弥散性血管内凝血

【答案】B

【解析】华法林抑制凝血因子Ⅱ、Ⅶ、Ⅸ、Ⅹ表达，过度使用导致患者凝血功能不佳，出现月经过多及血尿。

【难度】易

13. 男性，40岁，10年前被告知有风湿性心脏病，目前心功能尚好。查体：胸骨左缘第2~3肋间闻及舒张期叹气样杂音。拟诊断风湿性心脏病主动脉瓣关闭不全，但最需鉴别的是

A. Austin-Flint 杂音
B. Graham-Steell 杂音
C. 器质性肺动脉瓣狭窄杂音
D. 器质性肺动脉瓣关闭不全杂音
E. 二尖瓣关闭不全杂音

【答案】B

【解析】胸骨左缘第 2~3 肋间闻及舒张期叹气样杂音，考虑主动脉瓣关闭不全，但风湿性心脏病最好发二尖瓣狭窄，应该认真鉴别该患者是否有二尖瓣狭窄杂音 Graham-Steell 杂音。

【难度】中

14. 男性，40 岁，情绪激动后胸骨后疼痛 10 分钟左右入院，近一年有数次晕厥史。查体：血压 110/90mmHg，心率 84 次 /min，律齐，心界左下增大，主动脉瓣区 4/6 级喷射性收缩期杂音，向颈部传导，第二心音明显减弱；心尖部轻度舒张期隆隆样杂音，肺底少量湿啰音。心电图示左心室肥厚劳损。下列最能提示此患者预后不佳的是

A. 胸骨后疼痛

B. 晕厥史

C. 主动脉瓣区杂音响度

D. 肺部啰音

E. 心电图示左心室肥厚劳损

【答案】B

【解析】主动脉瓣区 4/6 级喷射性收缩期杂音提示主动脉瓣狭窄，心尖部轻度舒张期隆隆样杂音提示二尖瓣狭窄。主动脉瓣狭窄合并二尖瓣狭窄导致的晕厥可视作卒中，预后不佳。

【难度】难

15. 女性，28 岁，自述心脏病 8 年。查体：心尖部舒张期隆隆样杂音，主动脉瓣区 3/6 级收缩期喷射样杂音向颈部传导，胸骨左缘第 3、4 肋间舒张期吸气样杂音向心尖部传导。考虑的诊断是

A. 二尖瓣狭窄并主动脉瓣关闭不全

B. 主动脉瓣狭窄并主动脉瓣关闭不全

C. 二尖瓣狭窄并相对性肺动脉瓣关闭不全

D. 二尖瓣狭窄并主动脉瓣狭窄

E. 二尖瓣狭窄并主动脉瓣关闭不全及主动脉瓣狭窄

【答案】E

【解析】心尖部舒张期隆隆样杂音提示二尖瓣狭窄，主动脉瓣区 3/6 级收缩期喷射样杂音向颈部传导提示主动脉瓣狭窄，胸骨左缘第 3、4 肋间舒张期吸气样杂音向心尖部传导提示主动脉瓣关闭不全。

【难度】难

16. 男性，30 岁，近一年感疲乏无力，偶有劳累时胸痛，主动脉瓣区粗糙收缩期喷射性杂音，A_2 减弱，脉细。胸部 X 线示左心室肥厚，升主动脉扩张，为明确诊断，首选的检查是

A. 冠状动脉造影

B. 放射性核素心肌显像

C. 超声心动图

D. 心电图

E. 心向量图

【答案】C

【解析】主动脉瓣区粗糙收缩期喷射性杂音提示主动脉瓣狭窄，主动脉瓣狭窄首选超声心动图检查。

【难度】易

17. 女性，65 岁，发作性左胸痛 5 年，疼痛放射至左肩，发作持续 3~4 分钟，休息后可缓解。今日下午劳动时突发晕厥。查体：血压 90/50mmHg，神志清，心率 140 次 /min，主动脉瓣区可闻及收缩期喷射样杂音伴震颤，杂音向颈部传导，双肺呼吸音清。最可能的诊断是

A. 高血压病

B. 主动脉扩张

C. 主动脉瓣狭窄

D. 主动脉粥样硬化

E. 主动脉瓣关闭不全

【答案】C

【难度】中

18. 男性，64 岁，头晕、心悸 4~5 年。查体：心尖搏动向左下移位，呈抬举性搏动，于胸骨左缘第 3、4 肋间闻及叹气样舒张期杂音，为递减型，向心尖传导，在心尖区闻及隆隆样舒张早期杂音，股动脉可闻及枪击音。首先应考虑的诊断为

A. 二尖瓣狭窄

B. 主动脉瓣关闭不全

C. 二尖瓣关闭不全

D. 主动脉瓣狭窄

E. 室间隔缺损

【答案】B

【难度】中

19. 男性，50 岁，有心脏病史多年。查体：血压 150/40mmHg，可触及水冲脉，毛细血管搏动征阳性，股动脉可闻及枪击音。与上述临床表现相对应的体征是

A. 胸骨右缘第 2 肋间舒张期杂音

B. 胸骨左缘第 3 肋间舒张期杂音

C. 心尖部舒张期杂音

D. 胸骨左缘第 3 肋间收缩期杂音

E. 心尖部收缩期杂音

【答案】B
【解析】主动脉瓣关闭不全的早期舒张期杂音及风湿性联合瓣膜病主动脉瓣关闭不全时的舒张期杂音，常在主动脉瓣第二听诊区最响亮。
【难度】中

20. 男性，32 岁，胸骨左缘第 3、4 肋间可闻及舒张期叹气样杂音，向心尖部传导。该患者典型临床表现还包括
A. 脉压增大
B. 肝颈静脉回流征阳性
C. 夜间阵发性呼吸困难
D. 劳累性呼吸困难
E. 心尖搏动呈抬举性
【答案】A
【解析】胸骨左缘第 3、4 肋间即在主动脉瓣第二听诊区可闻及舒张期叹气样杂音，提示主动脉瓣关闭不全，患者舒张压降低，脉压增大。
【难度】中

21. 男性，40 岁，发现风湿性心脏病 10 余年。查体：双侧颊部皮肤呈紫红色，心界向左扩大，心腰膨隆，心率 96 次 /min，心尖部可闻及开瓣音及舒张期隆隆样杂音。该患者查体还可能发现的其他阳性体征是
A. 肺动脉瓣区舒张早期杂音
B. 胸骨左缘第 3 肋间收缩期杂音
C. 第二心音减弱
D. 第一心音减弱
E. 第二心音逆分裂
【答案】A
【解析】风湿性心脏病 10 余年，双侧颊部皮肤呈紫红色，心尖部可闻及开瓣音及舒张期隆隆样杂音，提示该患者可能有二尖瓣狭窄，二尖瓣狭窄导致肺循环高压可使肺动脉扩张，肺动脉瓣代偿出现关闭不全，在肺动脉瓣区可闻及舒张早期杂音。
【难度】中

22. 女性，34 岁，风湿性心脏瓣膜病主动脉瓣狭窄 9 年，进行性活动耐力降低，近一年来，每于剧烈运动中发生晕厥。无高血压、糖尿病、高脂血症病史。查体：血压 100/70mmHg，心率 78 次 /min，律齐，主动脉瓣区可闻及收缩期喷射样杂音。超声心动图提示左心室增大，LVEF 40%，主动脉瓣瓣口面积 1.1cm^2，平均压力阶差 55mmHg，跨瓣峰速度 5.4m/s。对该患者最恰当的处置是
A. 每日口服单硝酸异山梨酯
B. 晕厥时硝酸甘油急救
C. 避免竞技性运动，其他体力活动不受限制
D. 口服阿托伐他汀
E. 主动脉瓣置换术
【答案】E
【解析】主动脉瓣狭窄凡出现症状者均应手术治疗。
【难度】中

23. 女性，43 岁，诊断为风湿性心脏瓣膜病 20 余年。查体：心前区未触及震颤，胸骨左缘第 3 肋间可闻及舒张期叹气样杂音，心尖部可闻及舒张早中期杂音，S_1 减弱。最可能的诊断是
A. 主动脉瓣关闭不全伴二尖瓣器质性狭窄
B. 主动脉瓣关闭不全伴二尖瓣相对性狭窄
C. 主动脉瓣器质性狭窄伴二尖瓣器质性狭窄
D. 主动脉瓣相对性狭窄伴二尖瓣相对性狭窄
E. 主动脉瓣相对性狭窄伴二尖瓣器质性狭窄
【答案】B
【解析】胸骨左缘第 3 肋间可闻及舒张期叹气样杂音，考虑主动脉瓣关闭不全；心尖部可闻及舒张早中期杂音，考虑因主动脉瓣关闭不全代偿出现相对性二尖瓣狭窄。
【难度】难

24. 男性，27 岁，劳累时心悸，胸骨后疼痛 1 年。查体：可闻及主动脉瓣区收缩期粗糙的喷射性杂音，主动脉瓣区第二心音减弱。X 线检查示：左心室扩大和升主动脉扩张。可能的诊断是
A. 冠心病心绞痛
B. 非梗阻性肥厚型心肌病
C. 主动脉瓣狭窄
D. 主动脉瓣关闭不全
E. 高血压性心脏病
【答案】C
【解析】主动脉瓣区收缩期粗糙的喷射性杂音提示主动脉瓣狭窄。
【难度】易

【A3/A4 型题】

(1~3 题共用题干)

女性,47 岁,主因"劳累性心悸、气促 1 年余"就诊。患者于 1 年前劳累后感心悸、气促,休息后可缓解,无口唇发绀,无阵发性呼吸困难,无咳嗽、咳痰。患者平素易感冒,活动耐量较前稍下降。1 年来,患者反复出现上述症状,并开始出现间断胸闷,但休息后可自行缓解,无双下肢水肿,无咳嗽、咳痰,无腹胀。患者近 1 年来饮食可,睡眠稍差,体重无明显变化。否认既往"高血压、肾病、糖尿病"等病史。查体:体温 36.7℃,心率 85 次 /min,心律齐,心前区无隆起,心音清晰有力,$P_2>A_2$,心尖区可闻及舒张期隆隆样杂音,双肺呼吸音清,未闻及干、湿啰音,唇甲无发绀,双下肢无水肿。

1. 该患者最可能的诊断是
   A. 二尖瓣狭窄
   B. 三尖瓣狭窄
   C. 主动脉瓣狭窄
   D. 肺动脉瓣狭窄
   E. 主动脉瓣关闭不全

【答案】A
【难度】易

2. 为明确诊断首选的辅助检查是
   A. 彩色多普勒　　B. 24 小时心电图
   C. 胸部 X 线平片　　D. 冠状动脉造影
   E. 超声心动图

【答案】E
【难度】易

3. 若检查发现瓣膜严重钙化,瓣口面积 $0.9cm^2$,下一步的治疗计划是
   A. 无须治疗
   B. 经皮球囊二尖瓣成形术
   C. 经皮球囊主动脉瓣成形术
   D. 二尖瓣修补术
   E. 人工瓣膜置换术

【答案】E
【解析】根据患者的表现和检查考虑是二尖瓣狭窄,首选超声心动图能够测定二尖瓣压差、二尖瓣口面积等,确诊和量化二尖瓣狭窄。如果检查发现瓣膜严重钙化,瓣口面积 $0.9cm^2$,不适合成形术,考虑行瓣膜置换术。
【难度】中

(4~6 题共用题干)

男性,58 岁,主因"胸闷、心悸 1 年余"来院就诊。患者于 1 年余前上楼梯时出现胸闷、心悸,休息后缓解,无口唇发绀,无咳嗽、咳痰、咯血。患者平素体质一般,活动耐量下降。否认既往"高血压、肾病、糖尿病、冠心病"等病史。查体:体温 36.3℃,心率 76 次 /min,心律齐,心界向左下扩大,心音清晰有力,心尖区可闻及收缩期 3/6 级杂音,双肺呼吸音清,未闻及干、湿啰音,唇甲无发绀,双下肢无水肿。

4. 该患者最可能的诊断是
   A. 二尖瓣狭窄　　B. 二尖瓣关闭不全
   C. 主动脉瓣狭窄　　D. 肺动脉瓣狭窄
   E. 主动脉瓣关闭不全

【答案】E
【难度】中

5. 为明确诊断应首选的辅助检查是
   A. 彩色多普勒　　B. 24 小时心电图
   C. 胸部 X 线平片　　D. 冠状动脉造影
   E. 二维超声心动图

【答案】A
【难度】易

6. 若该患者术前超声提示二尖瓣重度关闭不全,LVEF<50%,下一步的治疗计划是
   A. 静脉滴注硝普钠
   B. 经皮球囊二尖瓣成形术
   C. 经皮球囊主动脉瓣成形术
   D. 主动脉瓣置换术
   E. 二尖瓣置换术

【答案】E
【解析】患者心尖区可闻及收缩期 3/6 级杂音,考虑二尖瓣关闭不全。二尖瓣关闭不全首选彩色多普勒,敏感性 100%,超声心动图不能确诊。若该患者术前超声提示二尖瓣重度关闭不全,LVEF<50%,应考虑行二尖瓣置换术。
【难度】中

(7~9 题共用题干)

男性,40 岁,情绪激动后胸骨后疼痛 10 分钟左右入院,近 1 年有数次晕厥史。BP 130/80mmHg),心界左下增大,心率 84 次 /min。律齐,主动脉瓣区 4/6 级,喷射性收缩期杂音,向颈部传导,第二心音明显减弱。肺底少量湿罗音,心电图左室肥厚劳损。

7. 该患者最可能的诊断是
A. 二尖瓣狭窄　B. 三尖瓣狭窄
C. 主动脉瓣狭窄　D. 肺动脉瓣狭窄
E. 主动脉瓣关闭不全
【答案】C
【难度】中
8. 为明确诊断应首选的辅助检查是
A. 心肌核素显像　B. 24 小时心电图
C. 胸部 X 线平片　D. 冠状动脉造影
E. 超声心动图
【答案】E
【难度】易
9. 若该患者主动脉瓣中重度狭窄，冠状动脉造影未提示异常，下一步的治疗计划是
A. 无需治疗
B. 经皮球囊二尖瓣成形术
C. 经皮球囊主动脉瓣成形术
D. 二尖瓣修补术
E. 主动脉瓣置换术
【答案】E
【解析】根据患者的表现和检查，考虑主动脉瓣狭窄，应首选超声心动图检查。主动脉瓣狭窄患者凡出现症状均应手术治疗，经皮主动脉瓣成形术适用于高龄、心力衰竭患者，而该患者应优先选择瓣膜置换术。
【难度】中

(10~12 题共用题干)
男性，48 岁，主因“活动胸闷气短 9 年，加重伴心悸 10 天”来门诊就诊。曾就诊于当地医院，诊断为主动脉瓣关闭不全，未行进一步治疗。近 2 年来上述症状发作频繁，并出现头晕，黑矇，伴咳嗽、咳痰，白黏痰，无晕厥史。10 天前症状加重，伴心悸，食欲不佳，但无夜间不能平卧及双下肢水肿。查体：血压 126/48mmHg，神清语利，口唇无发绀，双侧颈动脉搏动明显；双肺呼吸音清；心界向左下扩大，心率 70 次 /min，心律齐，主动脉瓣听诊区可闻及轻度收缩期杂音及舒张期叹息样杂音；腹软，肝脾肋下未触及，双下肢无水肿，周围血管征(+)。
10. 该患者最可能的诊断是
A. 二尖瓣狭窄　B. 三尖瓣狭窄
C. 主动脉瓣狭窄　D. 肺动脉瓣狭窄
E. 主动脉瓣关闭不全
【答案】E
【难度】中
11. 为明确诊断应首选的辅助检查是
A. 心肌核素显像　B. 24 小时心电图
C. 胸部 X 线平片　D. 冠状动脉造影
E. 超声心动图
【答案】E
【难度】易
12. 该患者下一步的治疗计划是
A. 无须治疗
B. 经皮球囊二尖瓣成形术
C. 经皮球囊主动脉瓣成形术
D. 人工瓣膜置换术
E. 二尖瓣修补术
【答案】D
【解析】主动脉瓣听诊区可闻及轻度收缩期杂音及舒张期叹息样杂音，周围血管征(+)，考虑主动脉瓣关闭不全。首选超声心动图检查。该患者症状明显，建议行主动脉瓣瓣膜置换术。
【难度】中

(13~15 题共用题干)
男性，70 岁，3 个月前出现活动后胸闷伴头晕，曾晕厥一次，近 1 周上一层楼即感心前区绞痛。2 小时前因再次感胸痛伴短暂晕厥来院。既往糖尿病史 12 年，吸烟 35 年。查体：脉搏 82 次 /min，血压 100/85mmHg，神清，颈静脉无怒张，双肺(–)，心尖搏动呈抬举状，心界向左下扩大，心律齐，S_1 低钝，胸骨右缘第 2 肋间可闻及 3/6~6/6 级收缩期吹风样杂音，粗糙，呈喷射状，向颈部放射。
13. 导致患者出现上述临床表现最可能的心脏疾病是
A. 肥厚型梗阻性心肌病
B. 主动脉瓣狭窄
C. 不稳定型心绞痛
D. 病态窦房结综合征
E. 肺动脉瓣狭窄
【答案】B
【难度】中
14. 对明确诊断意义最大的无创性检查是
A. 常规体表心电图
B. 24 小时动态心电图
C. 冠状动脉 CT
D. 超声心动图
E. 胸部 X 线平片

【答案】D
【难度】易

15. 为缓解胸痛、晕厥症状，应选用的最佳治疗方法是
A. 长期口服硝酸酯类药物
B. 应用大剂量β受体阻滞剂
C. 冠状动脉介入治疗
D. 心脏瓣膜置换术
E. 二尖瓣修补术

【答案】D
【解析】根据患者表现，考虑为主动脉瓣狭窄。首选超声心动图检查。主动脉瓣狭窄患者凡出现症状均应手术治疗，建议进行瓣膜置换术。
【难度】中

(16~18题共用题干)
男性，35岁，心慌、气促2年，加重3天入院。查体：呼吸25次/min，端坐呼吸，口唇发绀；双肺底闻及散在细小湿啰音；心尖部第一心音亢进并闻及舒张中期隆隆样杂音，于心尖区闻及开瓣音。

16. 该患者最可能的诊断为
A. 二尖瓣狭窄
B. 二尖瓣关闭不全
C. 二尖瓣狭窄合并二尖瓣关闭不全
D. 二尖瓣狭窄合并肺动脉瓣关闭不全
E. 二尖瓣狭窄合并主动脉瓣关闭不全

【答案】A
【难度】易

17. 为确诊，最需要做的检查是
A. 胸部X线片　B. 超声
C. 二维超声心动图　D. 彩色多普勒
E. 心导管检查

【答案】C
【难度】中

18. 若诊断成立，待患者病情稳定后，应选择的治疗方案是
A. 静脉滴注硝普钠
B. 经皮球囊二尖瓣成形术
C. 经皮球囊主动脉瓣成形术
D. 主动脉瓣瓣膜置换术
E. 二尖瓣瓣膜置换术

【答案】B
【解析】根据患者表现考虑二尖瓣狭窄且瓣膜活动度好。首选超声心动图检查。由于一般情况较好，该患者可考虑经皮球囊二尖瓣成形。
【难度】中

【病例分析题】

案例　男性，20岁，感心悸，活动后气急，休息后缓解半年。无双下肢水肿，无咳嗽、咳痰，无腹胀。有四肢关节疼痛病史，否认既往"高血压、肾病、糖尿病"等病史。查体：双颧呈紫红色，唇甲发绀。入院诊断为二尖瓣狭窄，风湿性。

提问1：心脏听诊可闻及的杂音包括
A. 第一心音亢进
B. Graham-Steell杂音
C. Austin-Flint杂音
D. 胸骨右缘第2肋间收缩期粗糙响亮的射流性杂音
E. 心尖区舒张中晚期低调隆隆样杂音
F. 胸骨左缘第2肋间连续性机器样杂音
G. 胸骨左缘第2肋间舒张期叹气样杂音

【答案】ABE
【难度】中

提问2：对明确诊断意义最大的无创性检查是
A. 常规体表心电图
B. 24小时动态心电图
C. 冠状动脉CT
D. 超声心动图
E. 胸部X线平片
F. 心肌核素扫描
G. 心脏磁共振检查

【答案】D
【难度】易

提问3：关于二尖瓣狭窄的病理生理正确的是
A. 由于肺动脉压升高，从而使左心房压力升高
B. 由于左心房平均压升高，从而使肺静脉压及肺毛细血管压力升高
C. 右心衰竭使肺毛细血管淤血加重
D. 肺小动脉收缩产生的肺动脉高压，吸氧后可升高
E. 右心受累与左心房压力有关
F. 由于左心房压力升高，从而使左心室后负荷增大

G. 由于左心室舒张末压升高，左心衰竭导致肺静脉压升高

【答案】BE

【难度】中

提问 4：该病可能出现的并发疾病是

A. 心房颤动

B. 急性肺水肿

C. 脑栓塞

D. 右心衰竭

E. 感染性心内膜炎

F. 肺动脉栓塞

G. 体循环栓塞

【答案】ABCDE

【解析】二尖瓣狭窄可闻及心尖区舒张中晚期低调隆隆样杂音，肺循环高压代偿导致肺动脉扩张出现相对关闭不全时出现 Graham-Steell 杂音。二尖瓣狭窄时心室充盈减少，心室开始收缩时二尖瓣位置低垂，瓣叶须经过较长距离到达闭合位置，振动幅度增大，导致第一心音增强。二尖瓣狭窄时左心房压力升高，从而使肺静脉压及肺毛细血管压力升高，可进一步导致右心受累。出现二尖瓣狭窄时可并发心房颤动、急性肺水肿、脑栓塞、右心衰竭、感染性心内膜炎。

【难度】难

提问 5：心脏超声提示患者二尖瓣瓣口面积 $1.0cm^2$，腱索挛缩，进一步的治疗应该是

A. 积极药物治疗调整心脏功能

B. 二尖瓣替换术

C. 二尖瓣成形术

D. 经皮二尖瓣球囊扩张术

E. 二尖瓣闭式扩张术

F. 经皮二尖瓣成形术

G. 休息，必要时药物治疗

【答案】AB

【解析】二尖瓣瓣口面积小于 $1.5cm^2$ 考虑手术干预，患者有活动后憋气症状，考虑合并心衰，同期应给予积极药物治疗。

【难度】中

（郑哲　侯剑峰）

第十章　冠心病

【A1 型题】

1. 冠状动脉旁路移植术常用的桥血管**不包括**
   A. 大隐静脉　B. 桡动脉
   C. 肋间动脉　D. 乳内动脉
   E. 小隐静脉
   【答案】C
   【难度】易

2. 在解剖学正常的患者中，由右冠状动脉延续而来的是
   A. 前降支　B. 回旋支
   C. 对角支　D. 后降支
   E. 钝圆支
   【答案】D
   【难度】易

3. 冠心病的典型症状是
   A. 心悸　B. 心绞痛
   C. 头晕、晕厥　D. 端坐呼吸
   E. 下肢水肿
   【答案】B
   【难度】易

4. 诊断冠心病的"金标准"是
   A. 胸部 X 线平片　B. 超声心动图
   C. 冠状动脉造影　D. 胸部 CT
   E. 核素心肌显像
   【答案】C
   【难度】易

5. 以下**不属于**冠心病二级预防的药物是
   A. 阿司匹林　B. β 受体阻滞剂
   C. 硝酸酯类　D. 地高辛
   E. 他汀类
   【答案】D
   【难度】中

6. 心肌梗死后并发症**不包括**
   A. 室壁瘤　B. 室间隔穿孔
   C. 乳头肌断裂　D. 胸主动脉瘤形成
   E. 神经系统并发症
   【答案】D
   【难度】中

7. 冠状动脉旁路移植术（CABG）后常见并发症**不包括**
   A. 心肌缺血　B. 心律失常
   C. 出血　D. 胸骨感染
   E. 二尖瓣关闭不全
   【答案】E
   【难度】口

8. 冠心病心绞痛患者，至少有一支冠状动脉的主支管腔显著狭窄达横切面的
   A. 55% 以上　B. 65% 以上
   C. 75% 以上　D. 85% 以上
   E. 95% 以上
   【答案】C
   【难度】易

9. 以下**不属于**冠心病危险因素的是
   A. 高血压　B. 糖尿病
   C. 饮酒　D. 肥胖
   E. 吸烟
   【答案】C
   【难度】易

10. 以下搭桥患者术后治疗原则，**错误**的是
    A. 戒烟戒酒
    B. 低盐低脂饮食
    C. 术后 3 年内口服阿司匹林
    D. 适当运动
    E. 定期复查

【答案】C
【难度】中

11. 冠状动脉旁路移植术(CABG)后最常见的心律失常是
A. 室性心律失常　B. 心房颤动
C. 传导阻滞　D. 窦性心律失常
E. 预激综合征
【答案】B
【难度】中

12. 冠状动脉旁路移植术后远期通畅率最高的桥血管材料是
A. 大隐静脉　B. 桡动脉
C. 小隐静脉　D. 乳内动脉
E. 胃网膜动脉
【答案】D
【难度】易

13. 冠状动脉旁路移植术后,需预防痉挛发生的桥血管是
A. 大隐静脉　B. 桡动脉
C. 小隐静脉　D. 乳内动脉
E. 胃网膜动脉
【答案】B
【难度】中

14. 原则上左乳内动脉(LIMA)移植到的血管是
A. 回旋支　B. 前降支
C. 右冠状动脉　D. 对角支
E. 钝圆支
【答案】B
【难度】中

15. 下列关于冠心病的说法,错误的是
A. 主要症状为心绞痛
B. 冠状动脉造影具有诊断价值
C. 治疗方式包括搭桥、室壁瘤切除、冠状动脉支架
D. 心肌梗死并发室壁瘤或室间隔穿孔或乳头肌断裂常可在搭桥术同期解决
E. 螺旋CT成像已经完全取代造影检查
【答案】E
【难度】中

16. 急性心肌梗死时,心源性休克的最主要原因是
A. 呕吐,多汗造成的低血容量
B. 室性期前收缩
C. 心肌收缩力减弱,心排血量降低
D. 剧烈疼痛神经反射引起周围血管扩张
E. 乳头肌功能不全
【答案】C
【难度】中

17. 以下不属于CABG术后深部胸骨感染危险因素的是
A. 肥胖
B. 糖尿病
C. 再次手术
D. 应用双侧乳内动脉
E. 吸烟
【答案】E
【难度】易

18. 以下不属于心肌梗死后心脏破裂易发因素的是
A. 男性患者
B. 初次心肌梗死
C. 高血压患者
D. 使用激素或非甾体抗炎药
E. 大面积心肌梗死
【答案】A
【难度】中

19. 对于急性心肌梗死患者,以下情况不宜行急诊CABG的是
A. 多支病变,反复心绞痛发作
B. 75岁以上的ST段抬高性心肌梗死
C. PCI不成功,血流动力学不稳定
D. 并发乳头肌断裂
E. 梗死心肌"无复流",微循环灌注无法恢复
【答案】E
【难度】中

【A2型题】

1. 女性,68岁,急性心肌梗死入院,2天后病情突然恶化,患者烦躁不安。查体:呼吸急促,血压降低,四肢潮冷,双肺底湿啰音,胸骨左缘第3~4肋间闻及收缩期杂音,并触及震颤。最可能出现的并发症是
A. 心肌梗死后综合征
B. 成人型呼吸窘迫综合征
C. 乳头肌功能不全
D. 室间隔穿孔
E. 室壁瘤形成

【答案】D

【解析】本题考查急性心肌梗死的并发症。根据患者急性心肌梗死病史,循环突然恶化,首先考虑机械性并发症,乳头肌功能不全常导致缺血性二尖瓣反流,所以根据 L_3~L_4 杂音的位置和性质不难判断室间隔穿孔。

【难度】中

2. 男性,48 岁,既往有冠心病史,于熟睡中突感心前区痛,持续 30 分钟。心电图:V_1~V_5 导联 ST 段抬高,室性期前收缩。1 小时后复查心电图正常。最可能的诊断是

A. 急性广泛前壁心肌梗死
B. 急性心包炎
C. 变异型心绞痛
D. 卧位型心绞痛
E. 心脏神经症

【答案】C
【难度】中

3. 女性,48 岁,有高血压病史及冠心病家族史,反复前胸刺痛多年,对确诊最有意义的检查手段是

A. 动态心电图　B. 放射性核素
C. 超声心动图　D. 冠状动脉造影
E. 运动负荷试验

【答案】D
【难度】中

4. 男,52 岁,发作性胸痛 1 个月,每次发作含硝酸甘油后缓解,考虑冠心病心绞痛。最常用的检查方法是

A. 心脏 X 线摄片
B. 心电图运动负荷试验
C. 放射性核素检查
D. 动态心电图
E. 超声心动图

【答案】B
【难度】中

5. 男性,63 岁,既往有高血压、冠心病及胃溃疡,1 天前突然上腹部剧烈刺痛,有濒死感伴发热。白细胞计数增多。心电图:Ⅱ、Ⅲ、aVF 导联 ST 段抬高,有病理性 Q 波。诊断为

A. 心绞痛　B. 急性心包炎
C. 急性肺动脉栓塞　D. 急性心肌梗死
E. 急腹症

【答案】D
【难度】中

6. 男性,75 岁,血压 180/110mmHg,近期有胃溃疡出血。诊断冠心病、急性心肌梗死、室性期前收缩。处置中**不宜**选用

A. 溶解血栓疗法　B. 消除心律失常
C. 解除疼痛　D. 监护和一般治疗
E. 急诊冠脉搭桥手术

【答案】A
【难度】中

7. 男性,38 岁,发作性心前区绞痛,冠状动脉造影无器质性病变,临床诊断冠心病。心前区绞痛的原因是

A. 冠状动脉先天性畸形
B. 冠状动脉粥样硬化
C. 冠状动脉炎
D. 冠状动脉血栓形成
E. 冠状动脉痉挛

【答案】E
【难度】中

8. 男性,64 岁,冠心病 10 年。心率 50 次 /min。心电图Ⅱ、Ⅲ、aVF 导联出现深宽的 Q 波。最有可能病变的血管为

A. 前降支　B. 回旋支
C. 左主干　D. 右冠状动脉
E. 后降支

【答案】D
【难度】中

9. 女性,48 岁,间发心前区闷痛 1 个月,常夜间发作。发作时心电图Ⅱ、Ⅲ、aVF 导联 ST 段上抬,考虑为冠心病心绞痛。缓解期的最佳治疗药物是

A. 硝酸酯类　B. 普萘洛尔
C. 双嘧达莫　D. 硝酸异山梨酯片
E. 地尔硫䓬

【答案】E

【解析】根据此患者的症状发作特点,考虑为变异型心绞痛,主要通过钙通道阻滞剂进行治疗。

【难度】中

10. 男性,55 岁,冠心病,发生急性剧烈胸骨后疼痛。查体:颈静脉充盈,肝大,血压下降至 80/40mmHg。血磷酸肌酸激酶明显升高。应诊断为

A. 冠心病心力衰竭型
B. 急性右侧心肌梗死
C. 冠心病合并急性心脏压塞

D. 急性前壁心肌梗死伴泵衰竭
E. 急性心肌梗死并室间隔破裂

【答案】B
【解析】患者病程急，右心衰竭体征明显，主要考虑急性右侧心肌梗死。A选项病程较长。C、E选项是指心肌梗死的并发症心脏破裂和室间隔穿孔，在急性心肌梗死早期一般不出现。D选项主要由左心衰竭导致，通常呼吸困难、咯血等肺部症状体征明显。
【难度】中

11. 男性，60岁，冠心病患者，稍活动后即可有心悸、气短，根据其临床表现可诊断为
A. 心功能Ⅰ级
B. 心功能Ⅱ级
C. 心功能Ⅲ级
D. 心功能Ⅳ级
E. 心功能0级伴老年性肺气肿

【答案】C
【难度】中

12. 男性，54岁，确诊为心绞痛型冠心病。该患者应具有的症状是
A. 胸前区针刺样痛，每次15秒
B. 心前区钝痛，每次1~2天
C. 胸骨后压榨性疼痛，含硝酸甘油3分钟可缓解
D. 胸前区刀扎样剧痛30分钟
E. 安静时发作胸痛，含硝酸甘油30分钟后方可缓解

【答案】C
【解析】A、B选项症状不典型，通常为非缺血原因引起；D选项是心肌梗死的表现；E选项是变异型心绞痛的表现。
【难度】中

13. 男性，30岁，因发作性胸骨后压迫感诊断为冠心病心绞痛。既往患高血压、糖尿病，吸烟10年。其父患冠心病。该患者患冠心病的危险因素**不包括**
A. 高血压病　　B. 糖尿病
C. 吸烟　　D. 冠心病家族史
E. 青年男性

【答案】E
【难度】易

14. 男性，61岁，冠心病患者，3天前发生急性心肌梗死，现双肺可闻及大量细湿啰音，可以使用的药物**不包括**
A. 呋塞米　　B. 卡托普利
C. 美托洛尔　　D. 毛花苷C
E. 硝酸甘油

【答案】C
【难度】中

15. 男性，70岁，患急性心肌梗死，收入急诊室。突然呼吸困难，面色青紫，神志不清，心音消失，呼吸停止。此时立即采取的措施是
A. 心电监测
B. 吸氧
C. 心脏按压、人工呼吸
D. 强心剂
E. 呼吸兴奋剂

【答案】C
【难度】中

16. 男性，60岁，持续胸骨后压榨性疼痛2小时入院。查体：血压150/90mmHg，心率102次/min，心律齐，心尖区闻及2/6级吹风样收缩期杂音。EKG：窦性心律，心电轴左偏 -30°，V_1、V_2 呈QS型，V_1~V_2 导联ST段弓背向上抬高0.4mV。该患者的梗死部位最可能在
A. 左心室前壁　　B. 左心室前间壁
C. 左心室隔面　　D. 左心室前侧壁
E. 左心室高侧壁

【答案】B
【难度】难

17. 男性，50岁，因突发性持续胸痛5小时急诊入院。查体：血压150/95mmHg，心率108次/min，律齐，双肺底可闻及少许湿啰音。心电图示 V_1~V_5 导联ST段弓背向上抬高≥2mV，诊断为急性前壁心肌梗死。患者既往体健，目前首选的治疗是
A. 尿激酶溶栓治疗
B. 口服美托洛尔
C. 静脉注射去乙酰毛花苷
D. 口服卡托普利
E. 静脉滴注低分子右旋糖酐

【答案】A
【解析】急性心肌梗死6小时以内在溶栓时间窗内，应进行溶栓治疗。
【难度】中

18. 男性，47岁，10天前患急性前壁心肌梗死出院，因持续性胸痛再诊，吸气时胸痛加重，与上次心肌梗死的胸痛明显不同，仰卧位加重，坐位或前倾位减轻。查体：血压正常，体

温 37.5℃,可闻及心包摩擦音,右肺底部叩诊呈浊音,呼吸音减弱。胸部 X 线片示右侧胸腔少量积液。实验室检查:白细胞计数 11×10^9/L,血沉 28mm/h。最可能的诊断是

A. 心肌梗死扩展

B. 不稳定型心绞痛

C. 变异型心绞痛

D. 肺栓塞

E. 心肌梗死后综合征

【答案】E

【难度】中

19. 男性,78 岁,夜间睡眠中憋醒,气喘不能平卧,神志淡漠,手脚冰凉,急诊做心电图示广泛前壁心肌梗死。查体:血压 70/40mmHg,心率 120 次 /min,可闻及室性奔马律。低血压最可能的原因是

A. 低血容量性休克

B. 心源性休克

C. 急性左心衰竭

D. 心律失常

E. 急性脑血管意外

【答案】B

【难度】中

20. 男性,45 岁,快速行走后胸痛发作,休息缓解,运动平板阳性,冠状动脉造影示前降支中段心肌桥,下列**不正确**的是

A. 主要应用硝酸酯类药物治疗

B. 可有典型的劳力性胸痛

C. β 受体阻滞剂可明显减轻症状,甚至预防猝死

D. 可以手术分离受压的冠状动脉

E. 严重病例可以考虑搭桥治疗

【答案】A

【难度】中

21. 男性,62 岁,急性心肌梗死。查体:血压 150/90mmHg,双肺未闻及干湿啰音,心率 120 次 /min,律齐。下列药物长期应用可改善预后的是

A. 硝酸异山梨酯　　B. 美托洛尔

C. 硝苯地平　　D. 普罗帕酮

E. 维拉帕米

【答案】B

【难度】中

22. 男性,62 岁,2 天突发心前区疼痛伴胸闷,^{201}Tl 负荷显像示下壁部位放射性缺损,延迟显像放射性分布见明显填充。此时患者的诊断最可能为

A. 心肌缺血　　B. 急性心肌梗死

C. 心肌炎　　D. 扩张型心肌病

E. 肥厚型心肌病

【答案】A

【难度】中

23. 男性,70 岁,糖尿病 10 年,以往无心悸、胸痛史。今日早餐后 1 小时,突然胸闷明显,面色苍白,烦躁,出汗,有恐惧感,2 小时未缓解。查体:心率 100 次 /min,血压 86/70mmHg。最可能的诊断是

A. 糖尿病酸中毒　　B. 不典型心绞痛

C. 低血糖　　D. 变异型心绞痛

E. 急性心肌梗死

【答案】E

【难度】中

【A3/A4 型题】

(1~2 题共用题干)

男性,60 岁,农民,因"劳力性心前区不适 2 年,加重 2 周"入院。患者近 2 年来心前区偶有不适,每个月 1~2 次,活动后易诱发,发作时休息或含化硝酸甘油可缓解。近 2 周感心前区不适加重,夜间时有发作,每次持续 10 分钟左右,白天静息时也有发作,含服硝酸甘油缓解不明显。既往有高血压病史10年,吸烟20年,每天20支。近期体重无明显变化。

1. 为明确诊断,以下检查最有价值的是

A. 胸部 X 线平片　　B. 超声心动图

C. 冠状动脉造影　　D. 胸部 CT

E. 核素心肌显像

【答案】C

【难度】易

2. 患者目前最可能的诊断是

A. 稳定型心绞痛　　B. 不稳定型心绞痛

C. 急性心肌梗死　　D. 主动脉夹层形成

E. 肺动脉栓塞

【答案】B

【难度】中

(3~4 题共用题干)

男性,72 岁,因胸痛 24 小时,诊断前壁心肌梗死入院。常规接受药物治疗,入院后第 4 天,再次感心前区疼痛,持续约 30 分钟。查体:心尖部内侧可闻及收缩期中晚期高调短促附加音伴收缩晚期杂音,与呼吸运动无关。

3. 新出现的附加音最可能是

A. 心包摩擦音　　B. 开瓣音
C. 喀喇音　　D. 第四心音
E. 第三心音

【答案】C

【难度】中

4. 出现该附加音最可能的原因是

A. 心力衰竭　　B. 渗出性心包炎
C. 二尖瓣脱垂　　D. 心室壁瘤
E. 主动脉瓣关闭不全

【答案】C

【解析】本例老年男性患者 4 天前出现急性前壁心肌梗死,经药物治疗后,再次出现心前区疼痛,心尖部内侧可闻及收缩中晚期高调短促附加音伴收缩晚期杂音,考虑乳头肌功能不全。乳头肌功能失调或断裂是急性心肌梗死最常见的并发症。心尖区出现收缩中晚期喀喇音和吹风样收缩期杂音,是因二尖瓣乳头肌缺血、坏死等使收缩功能发生障碍,造成不同程度的二尖瓣脱垂并关闭不全所致。

【难度】中

(5~6 题共用题干)

男性,46 岁,5 天前因压榨性胸痛伴大汗 3 小时来院,诊断为急性前壁心肌梗死。因拒绝介入溶栓治疗而按常规行保守处理,1 天后症状缓解,此后病情平稳。4 小时前,患者再次发作胸痛,持续 50 分钟,心尖部可闻及 3/6 级收缩期晚期吹风样杂音。

5. 该患者出现杂音最可能的原因是

A. 心力衰竭　　B. 腱索断裂
C. 乳头肌功能不全　　D. 室间隔穿孔
E. 二尖瓣关闭不全

【答案】C

【解析】根据题干信息,考虑该患者出现杂音是由乳头肌功能不全导致。产生杂音的机制:二尖瓣乳头肌因缺血、坏死等使收缩功能发生障碍,造成不同程度的二尖瓣脱垂并关闭不全,心尖区出现收缩中晚期喀喇音和吹风样收缩期杂音。

【难度】中

6. 下列指标升高对诊断再梗死意义最大的是

A. cTnT　　B. CK-MB
C. LDH　　D. AST
E. CSR

【答案】B

【解析】肌酸激酶同工酶(CK-MB)在起病后 4 小时内增高,16~24 小时达高峰,3~4 天恢复正常,其增高的程度能较准确地反映梗死的范围。CK-MB 不如 cTnT、cTnI 敏感,但在心肌梗死后 3~4 天即可恢复正常,若出现 CK-MB 再次升高,提示再次发生心肌梗死,故其诊断意义最大。肌钙蛋白 I(cTnI)或 T(cTnT)起病 3~4 小时后升高,cTnI 于 11~24 小时达高峰,7~10 天降至正常,cTnT 于 24~48 小时达高峰,10~14 天降至正常。本例患者 5 天前发生急性心肌梗死,cTnT 仍未恢复正常,故不能用于诊断再发心肌梗死。乳酸脱氢酶(LDH)和天冬氨酸转氨酶(AST)测定的特异性及敏感性均远不如心肌坏死标记物,临床上少用。

【难度】难

(7~9 题共用题干)

男性,58 岁,晨起突感心前区剧烈疼痛,伴头晕,呕吐,大汗,平卧休息及含服救心丹均不能缓解,2 小时后送入院。查体:血压 77/60mmHg,心率 43 次 /min,面色苍白,四肢厥冷,律齐,心音低沉,心脏无杂音。心电图示Ⅱ、Ⅲ、aVF 导联 ST-T 呈单向曲线,窦性心动过缓。

7. 血管闭塞最可能发生在

A. 前降支　　B. 左旋支
C. 右冠状动脉　　D. 第一对角支
E. 钝缘支

【答案】C

【解析】心电图提示下壁心肌梗死,该区域最常由右冠状动脉供血。

【难度】中

8. AMI 后,最早出现在血中的酶是

A. 乳酸脱氢酶　　B. 谷草转氢酶
C. 肌钙蛋白Ⅰ(cTnⅠ)　　D. 谷丙转氨酶
E. 碱性磷酸酶

【答案】C

【解析】肌钙蛋白Ⅰ(cTnⅠ)或 T(cTnT)起病 3~4 小时后升高,是上述心肌损伤标志物当中最早可以检出的。

【难度】易

9. 此时抢救最**不宜**选用

A. 低分子右旋糖酐
B. 静脉滴注硝酸甘油

C. 静脉滴注镁极化液
D. 静脉注射去乙酰毛花苷
E. 肌内注射哌替啶

【答案】D
【难度】中

(10~11 题共用题干)
男性,62 岁,心前区闷痛 3 天,呼吸困难,不能平卧 2 天来诊。既往糖尿病 3 年,前壁心肌梗死 3 年。查体:体温正常,半卧位,脉搏 100 次 /min,呼吸 24 次 /min,血压 160/90mmHg。

10. 最合适的实验室检查是
A. 血清电解质浓度 B. 血肌酐,尿素氮
C. 心肌酶谱 D. 全血计数
E. 尿常规

【答案】C
【解析】根据患者症状体征,首先考虑心肌梗死。
【难度】易

11. 下列检查与动脉粥样硬化斑块形成关系密切的是
A. 血浆血管紧张素Ⅱ
B. 血清胆固醇浓度
C. 血清三酰甘油浓度
D. 血清醛固酮测定
E. 24 小时尿蛋白定量

【答案】B
【解析】胆固醇水平升高是粥样硬化发生的基础。
【难度】中

(12~13 题共用题干)
男性,45 岁,工人。近 1 周来每天骑自行车上班途中都感觉胸闷,下车休息后缓解,再骑车时又发作。来门诊检查时心电图正常。

12. 为了尽快明确诊断,首选检查最适宜的是
A. 胸部 CT B. 心脏超声
C. 胸部 X 线检查 D. 心电图运动试验
E. 心功能测定

【答案】D
【解析】心肌缺血时心电图会发生动态变化。
【难度】易

13. 如果患者在就诊时胸痛发作,血压 150/90mmHg,心率 100 次 /min,应立即给予什么药物对诊断最有帮助
A. 硝酸甘油 B. 阿司匹林
C. 硝普钠 D. 哌唑嗪
E. 酒石酸美托洛尔

【答案】A
【解析】硝酸酯类药物是控制心绞痛的首选药物。
【难度】中

(14~15 题共用题干)
男性,60 岁,急性下壁心肌梗死,住院 5 天突然出现呼吸困难,出冷汗,不能平卧,在心底部可闻及 3/6 级收缩期杂音。

14. 最可能的原因为
A. 感染性心内膜炎
B. 急性主动脉夹层
C. 室间隔破裂
D. 乳头肌断裂
E. 可能不是杂音,而是心包摩擦音

【答案】C
【解析】心肌梗死后新发杂音,杂音位置、性质符合室间隔穿孔。
【难度】中

15. 最有效的治疗是
A. 洋地黄类药物
B. ACEI
C. 利尿剂
D. 主动脉内球囊反搏术
E. 循环支持下外科手术

【答案】E
【解析】心肌梗死急性期机械并发症手术时机尚存争议,如无循环衰竭等并发症一般在心肌梗死慢性期实施较为安全,急性期可考虑采用机械循环辅助稳定病情。
【难度】中

(16~18 题共用题干)
男性,52 岁,2 年来每于剧烈活动时发作剑突下疼痛,向咽部放射,持续数分钟可自行缓解。2 周来发作频繁且有夜间睡眠中发作。2 小时前出现剑突下剧烈疼痛,向胸部放射,伴胸闷、大汗,症状持续不缓解,急诊入院。既往高血压病史 10 年,糖尿病病史 5 年,有吸烟史。查体:体温正常,血压 160/60mmHg,心率 103 次 /min,律不齐,早搏 15 次 /min,急性病容,口唇无发绀,双肺呼吸音清。

16. 接诊时首先需要考虑的诊断是
A. 急性胰腺炎 B. 急性心肌梗死

C. 消化性溃疡　　　D. 急性胆囊炎
E. 急性肺栓塞

【答案】B
【解析】劳累后剑突下疼痛，向咽部放射，持续数分钟可自行缓解符合心绞痛特点，结合2周来发作频繁且有夜间睡眠中发生，符合心绞痛恶化，此次发病心绞痛症状持续无缓解符合急性心肌梗死表现。
【难度】易

17. 最可能引起该患者死亡的原因是
A. 上消化道出血
B. 弥散性血管内凝血
C. 急性腹膜炎
D. 恶性心律失常
E. 感染性休克

【答案】D
【解析】恶性心律失常是急性心肌梗死最常见死亡原因。
【难度】中

18. 接诊时该患者需要首先完成的检查是
A. 血气分析
B. 急诊胃镜
C. 血和尿淀粉酶测定
D. 心电图
E. 急诊腹部超声

【答案】D
【难度】中
【解析】急性心肌梗死发作常伴有典型心电图变化和心肌酶学变化。

(19~21题共用题干)
女性，70岁，突发胸闷，憋喘10小时入院。既往高血压病史12年，糖尿病病史5年。查体：血压160/90mmHg，心率128次/min，端坐呼吸，双肺可闻及广泛湿啰音及散在哮鸣音；心律齐，心脏各瓣膜区未闻及杂音。ECG示：V_1~V_6导联ST段抬高。动脉血气分析：pH 7.35，氧分压71mmHg，二氧化碳分压40mmHg。

19. 患者目前憋喘最可能的原因是
A. 肺动脉栓塞
B. 支气管哮喘
C. 糖尿病酮症酸中毒
D. 急性心肌梗死
E. 肺部感染

【答案】D
【难度】易

20. 最恰当的药物治疗是
A. 口服华法林
B. 静脉滴注糖皮质激素
C. 静脉注射毛花苷C
D. 静脉注射硝酸甘油
E. 静脉滴注抗生素

【答案】D
【难度】中

21. 患者经治疗后好转，入院第5天，患者突发呼吸困难、咳嗽、咳粉红色泡沫痰。查体：血压150/90mmHg，心尖部可闻及4/6级收缩期杂音。该患者突发呼吸困难最可能的原因为
A. 肺栓塞进展为肺梗死
B. 再次发生肺栓塞
C. 急性乳头肌功能不全
D. 哮喘急性发作
E. 肺部感染加重

【答案】C
【解析】①根据患者表现，应诊断为急性广泛前壁心肌梗死。肺动脉栓塞通常为胸痛、呼吸困难、咯血三联症；支气管哮喘不会出现心电图异常改变。②硝酸甘油有扩张冠状动脉的作用，可增加冠状动脉血流，缓解症状。华法林为抗凝药，起效慢，不宜使用。糖皮质激素对急性心肌梗死无效。急性心肌梗死24小时内禁止使用洋地黄制剂。③急性心肌梗死后第5天，呼吸困难加重，咳粉红色泡沫痰，说明并发急性左心衰竭。患者心尖部出现收缩期杂音，说明并发乳头肌功能不全。肺梗死、哮喘等不会出现心尖部收缩期杂音。
【难度】难

(22~23题共用题干)
男性，74岁，突发剧烈心前区疼痛，胸闷，气憋。查体：心率96次/min，心律失常，心界向左扩大，心尖区闻及3/6级收缩期吹风样杂音，双肺底湿啰音。心电图示：Ⅰ、aVL、V_5、V_6导联ST段抬高，Ⅰ、aVL导联有异常Q波，室性期前收缩。血清CK-MB为200U。

22. 应考虑的诊断是
A. 急性心包炎，肺部感染
B. 急性前侧壁心肌梗死
C. 扩张型心肌病，心力衰竭
D. 风湿性心脏病二尖瓣关闭不全
E. 风湿性心脏病二尖瓣狭窄

【答案】B
【难度】中

23. 治疗该患者的心律失常应首选的药物是
A. 普罗帕酮
B. 洋地黄
C. 阿托品
D. 利多卡因
E. 胺碘酮

【答案】D

【解析】①老年患者突发胸痛，相应 ST 段抬高，有病理性 Q 波，血清 CK-MB 升高，应诊断为急性心肌梗死。根据异常导联，判断应为前侧壁梗死。②室性心律失常见于 75%~95% 的心肌梗死患者。一旦出现，应立即注射利多卡因，以防演变为心室颤动。

【难度】中

(24~26 题共用题干)

男性，68 岁，2 周来反复胸痛，发作与劳累及情绪有关，休息可以缓解。3 小时前出现持续性疼痛，进行性加剧，气促，不能平卧。查体：血压 110/70mmHg，心率 120 次 /min，律齐，心尖部可闻及 3/6 级收缩期杂音，双肺散在哮鸣音及湿啰音。

24. 根据上述临床表现，该患者最可能的诊断是
A. 风湿性二尖瓣关闭不全
B. 扩张型心肌病
C. 支气管哮喘
D. 支气管肺炎
E. 急性心肌梗死并左心衰竭

【答案】E

【解析】根据患者反复胸痛，气促、不能平卧，双肺散在哮鸣音及湿啰音等特点，不难判断急性心机梗死合并左心衰。

【难度】中

25. 首选的检查是
A. X 线胸片
B. 心电图
C. 超声心动图
D. 血生化
E. 心肌核素扫描

【答案】B

【解析】急性心肌梗死发作常伴有典型心电图变化。

【难度】易

26. 首选的治疗方案应为
A. 抗生素控制感染
B. β 受体阻滞剂预防室性心律失常
C. 洋地黄类药物
D. 吗啡和利尿剂
E. 肾上腺皮质激素减轻气管痉挛

【答案】D

【解析】合并左心衰时首先应镇静降低心肌氧耗，同时控制容量，渐少回心血量。

【难度】中

(27~28 题共用题干)

女性，65 岁，因阵发性胸闷 8 年，持续胸痛 8 小时入院。入院时血压为 150/90mmHg，诊断为急性前壁心肌梗死。

27. 支持诊断的心电图改变为
A. Ⅱ、Ⅲ、aVF 出现异常 Q 波，伴 ST 段弓背向上抬高
B. V_1~V_4 出现异常 Q 波，伴 ST 段弓背向上抬高
C. Ⅰ、aVL 出现肺性 P 波
D. 频发室性期前收缩
E. 三度房室传导阻滞

【答案】B

【难度】中

28. 此时最具特征性的实验室改变是
A. 血清 LDH 上升
B. 血清 GOT 上升
C. 血清 GPT 上升
D. 血清 CK-MB 上升
E. 血清肌红蛋白下降

【答案】D

【解析】①急性前壁心肌梗死的心电图表现为 V_1~V_5 导联异常 Q 波(病理性 Q 波)+ST 段弓背向上抬高。②急性心肌梗死时最具价值的血清学指标为肌钙蛋白 T 或 I，其次为肌酸激酶同工酶(CK-MB)。由于选项中没有肌钙蛋白 T 或 I，故选 CK-MB。

【难度】难

(29~31 题共用题干)

女性，65 岁，因阵发性胸闷 8 年，持续胸痛 8 小时入院。入院时血压为 150/90mmHg，诊断为急性前壁心肌梗死。

29. 上述患者出现频发室性期前收缩，伴短阵性心动过速，此时最恰当的处理是
A. 静脉注射去乙酰毛花苷
B. 口服美西律
C. 静脉注射利多卡因
D. 口服普鲁卡因胺
E. 口服妥卡尼

【答案】C
【难度】中

30. 住院第2天患者出现胸闷、大汗、面色苍白。查体：血压90/50mmHg，心率126次/min，律齐，双肺未闻及啰音。考虑并发心源性休克。此时不宜应用
A. 主动脉内气囊反搏术
B. 静脉注射呋塞米
C. 静脉滴注多巴胺
D. 静脉滴注多巴酚丁胺
E. 皮下注射低分子肝素
【答案】B
【难度】易

31. 起病4周后，患者反复低热，左肺底有湿啰音，心前区闻及心包摩擦音，此时应考虑并发
A. 肺结核
B. 尿毒症
C. 感染性心内膜炎
D. 心肌梗死后综合征
E. 肺栓塞
【答案】D
【解析】①对于急性心肌梗死，一旦出现室性期前收缩或室性心动过速，若无血流动力学障碍，应立即静脉注射利多卡因。急性心肌梗死24小时内禁用洋地黄类药物。②患者存在低血压的情况，若使用呋塞米，会导致休克，增加病死率。③心肌梗死后综合征常于心肌梗死后数周至数月发生，表现为心包炎、胸膜炎、肺炎等，伴发热。
【难度】难

(32~33题共用题干)
男性，68岁，阵发性胸骨后闷痛1周，持续胸痛6小时。高血压病史3年。查体：血压100/70mmHg，心率45次/min，律齐，心脏各瓣膜听诊区未闻及杂音。心电图示：Ⅱ、Ⅲ、aVF导联ST段抬高0.3mV，V_1~V_6导联ST段下斜型压低0.2mV。

32. 为明确诊断首选的检查是
A. 血常规　B. 血清肌钙蛋白
C. 血沉　D. 超声心动图
E. 胸部X线片
【答案】B
【难度】中

33. 不正确的治疗是
A. 口服他汀类药物
B. 口服抗血小板药物
C. 口服镇痛药
D. 口服β受体阻滞剂
E. 静脉滴注溶栓药
【答案】D
【解析】①根据患者表现及心电图检查，首先考虑急性下壁心肌梗死。为明确诊断，应首选血清肌钙蛋白检查。②本病例心率44次/min，是存在三度房室传导阻滞的典型表现，故不可口服β受体阻滞剂，以免减慢心率、减慢传导，加重病情。
【难度】中

【案例分析题】

案例一　女性，55岁，无明显诱因频发心前区疼痛1周。高脂血症病史5年。患者常在熟睡时因胸痛而惊醒，急诊就诊，发作时Ⅱ、Ⅲ、aVF导联ST段一过性抬高3mm，胸痛缓解后抬高的ST段恢复正常。

提问1：该患者应考虑的诊断为
A. 卧位型心绞痛　B. 变异型心绞痛
C. 劳力性心绞痛　D. 中间综合征
E. 恶化型心绞痛　F. 心肌梗死
G. 冠心病
【答案】BG
【难度】难
【解析】本题主要考查心绞痛类型和鉴别。①卧位型心绞痛：指患者在卧位、安静状态下引起心绞痛发作，由于心肌耗氧量增加，冠脉存在严重狭窄所致，属于劳力性心绞痛；②变异型心绞痛：由冠脉狭窄基础上冠状动脉痉挛所致，而与心肌耗氧量增加无明显关系；③劳力性心绞痛：其特点是疼痛由体力劳累、情绪激动或其他足以增加心肌需氧量的情况所诱发，休息或舌下含服硝酸甘油后迅速消失；④中间综合征：又称急性冠状动脉功能不全，疼痛在休息或睡眠时发生，历时较长达30分钟以上，但无死心肌梗塞的客观依据，常为心肌梗死的前奏；⑤恶化型心绞痛属于劳力性心绞痛一种，表现为原为稳定型心绞痛病人，在3个月内心绞痛的频率、程度、时限、诱发因素经常变动且进行性恶化。区别，治疗上亦有其独特性。根基诊断病史、临床症状、心电图变化提冠心病变异型心绞痛。

提问2：导致患者发生上述症状可能的病因为
A. 冠状动脉痉挛所致
B. 粥样硬化斑块血栓形成
C. 栓塞
D. 主动脉瓣狭窄
E. 主动脉夹层

F. 主动脉窦瘤急性破裂

G. 冠状动脉夹层

【答案】AB

【解析】冠脉痉挛和血栓形成是变异性心绞痛形成的基础。

【难度】中

提问 3:首先考虑选用的药物有

A. 硝酸甘油 B. 地尔硫䓬

C. β 受体阻滞剂 D. ACEI

E. 阿司匹林 F. 地高辛

G. 1,6- 二磷酸果糖

【答案】AB

【解析】冠状动脉痉挛优先考虑硝酸酯类和 CCB 类药物。

【难度】中

提问 4:如诊断考虑心脏血管病变,可能病变的血管为

A. 前降支 B. 回旋支

C. 左主干 D. 右冠状动脉

E. 后降支 F. 左心室后支

G. 钝缘支

【答案】DEF

【解析】心室下壁供血的冠状动脉是右冠状动脉的后降支和左心室后支。

【难度】难

案例二 女性,60 岁,肥胖,近 2 年心绞痛发作,明显与劳累、情绪激动等因素有关,胸骨后压迫感向左肩放射,持续 3~5 分钟,休息或服用硝酸甘油后迅速缓释,发作时心电图 V_1~V_3 导联 ST 段水平压低 0.15mV。2 型糖尿病病史 10 年,高血压病史 5 年,血压控制在 120~140/80~90mmHg。

提问 1:应考虑的诊断为

A. 稳定型心绞痛

B. 不稳定型心绞痛

C. 卧位型心绞痛

D. 变异型心绞痛

E. 急性冠脉综合征

F. 前壁心肌缺血

G. 后壁心肌缺血

【答案】AF

【解析】病史、临床症状、心电图变化提示稳定性心绞痛、前壁心肌缺血。

【难度】易

提问 2:对该患者**不宜**单独选用的药物是

A. ACEI B. 维拉帕米

C. 硝酸酯类 D. β 受体阻滞剂

E. 硝苯地平 F. 地高辛

G. 1,5- 二磷酸果糖

【答案】EF

【解析】硝苯地平常用于控制血压,心肌缺血期洋地黄类药物是使用禁忌。

【难度】中

提问 3:如果心绞痛容易诱发,持续时间延长,而且加重,服用硝酸甘油不易缓解,且有时发作时伴有心悸、大汗等症状,可能需考虑的诊断为

A. 变异型心绞痛

B. 不稳定型心绞痛

C. 中间综合征

D. 隐匿型冠心病

E. 心肌梗死

F. 主动脉夹层

G. 冠状动脉夹层

【答案】BE

【解析】持续无缓解的心绞痛提示不稳定型心绞痛或心肌梗死。

【难度】中

提问 4:下列药物长期应用可改善预后的是

A. 硝酸异山梨酯 B. 美托洛尔

C. 硝苯地平 D. ACEI

E. 维拉帕米 F. 胺碘酮

【答案】BD

【解析】目前对改善心肌梗死预后有循证医学证据的是 β 受体阻滞剂和 ACEI 类药物。

【难度】难

提问 5:冠状动脉造影提示患者右冠状动脉中段 90% 局限性狭窄,管壁轻度钙化,应首先考虑的治疗方案是

A. 经皮冠状动脉介入治疗

B. 冠状动脉旁路移植术

C. 冠状动脉内膜切除术

D. 冠状动脉补片成形术

E. Hybrid 血运重建技术

F. 大网膜包裹术

G. 药物治疗

【答案】AG

【解析】右冠独立病变,血管条件适合介入治疗,长期药物治疗是冠心病治疗基础。

【难度】中

(郑哲 侯剑峰)

第十一章　大血管病变

【A1 型题】

1. 主动脉瘤是主动脉的病理性扩张，超过正常血管直径的
   A. 25%　　B. 30%　　C. 50%
   D. 55%　　E. 75%
   【答案】C
   【难度】中
2. 对于主动脉根部瘤或升主动脉瘤，最常见的症状是
   A. 前胸部疼痛　　B. 后背部撕裂样疼痛
   C. 上腹部疼痛　　D. 心前区疼痛
   E. 肩背部疼痛
   【答案】A
   【难度】中
3. 下列不属于主动脉瘤临床症状的是
   A. 上腔静脉综合征　　B. 截瘫
   C. 呼吸困难　　D. 声音嘶哑
   E. 后背部撕裂样疼痛
   【答案】E
   【难度】中
4. 最适合检查主动脉根部最近段的无创伤检测方法是
   A. 胸部 X 线平片
   B. 经食管超声心动图
   C. 血管 CT 造影
   D. 磁共振血管造影
   E. MRA
   【答案】B
   【难度】易
5. 下列不属于主动脉瘤病因的是
   A. 主动脉退行性病变
   B. 主动脉瓣狭窄
   C. 主动脉二叶畸形
   D. 马方综合征
   E. 动脉粥样硬化
   【答案】B
   【难度】易
6. 下列不属于主动脉瘤手术治疗方式的是
   A. 人工血管置换术　　B. Wheat 术
   C. Bentall 术　　D. Miles 术
   E. 腔内修复术
   【答案】D
   【难度】中
7. 升主动脉瘤最严重的后果是
   A. 破裂导致急性心脏压塞
   B. 压迫气管导致呼吸困难
   C. 主动脉关闭不全
   D. 压迫食管导致吞咽困难
   E. 以上说法都不对
   【答案】A
   【难度】中
8. 主动脉窦瘤最常发生于
   A. 左冠窦　　B. 右冠窦
   C. 无冠窦　　D. 左冠窦 + 右冠窦
   E. 左冠窦 + 无冠窦
   【答案】B
   【难度】易
9. 主动脉瓣二瓣化畸形时，升主动脉扩张至何种程度需要手术干预
   A. 40mm　　B. 45mm
   C. 50mm　　D. 55mm
   E. 60mm
   【答案】B
   【难度】易

10. 胸主动脉瘤最常见的病因是
A. 主动脉囊性中层坏死
B. 梅毒感染
C. 创伤
D. 动脉粥样硬化
E. 先天性主动脉窦瘤
【答案】D
【难度】中

11. 真性动脉瘤的特点是
A. 瘤壁为正常的血管三层结构
B. 均为先天性
C. 瘤壁为动脉外膜
D. 常见的分型是 Stanford 分型
E. 多见于儿童
【答案】A
【难度】中

12. 急性主动脉夹层最常见的临床症状是
A. 前胸部疼痛
B. 后背部撕裂样疼痛
C. 上腹部疼痛
D. 心前区疼痛
E. 肩背部疼痛
【答案】B
【难度】中

13. 下列**不属于**主动脉夹层病理生理表现的是
A. 急性心肌梗死　B. 截瘫
C. 急腹症　D. 下肢疼痛
E. 声音嘶哑
【答案】E
【难度】中

14. 怀疑主动脉夹层的患者，最应进行的检查是
A. 心电图　B. 心肌酶
C. 超声心动图　D. CTA
E. MRI
【答案】D
【难度】中

15. 主动脉夹层最凶险的并发症是
A. 夹层破裂
B. 压迫脏器
C. 夹层累及分支动脉开口影响血供
D. 主动脉急性水肿
E. 假腔血栓形成
【答案】A
【难度】中

16. 下列**不符合**主动脉夹层病因的是
A. 主动脉退行性变
B. 高血压
C. 低血压
D. 马方综合征
E. 动脉壁中层弹性纤维减少
【答案】C
【难度】中

17. Stanford A 型主动脉夹层原发破口最常见的部位是
A. 升主动脉　B. 主动脉弓
C. 左锁骨下动脉　D. 降主动脉
E. 腹主动脉
【答案】A
【难度】中

18. Stanford B 型主动脉夹层原发破口最常见的部位是
A. 升主动脉
B. 主动脉弓
C. 左锁骨下动脉近心端
D. 降主动脉起始段
E. 腹主动脉
【答案】D
【难度】中

19. 马方综合征患者临床危害最重的病变是
A. 晶体脱位
B. 主动脉瘤和主动脉夹层
C. 自发性气胸
D. Wrist 征
E. Thumb 征
【答案】B
【解析】马方综合征手部体征：Wrist 征（腕征），用一只手握住另一只手的桡骨茎突下方，拇指与小指在不加压条件下可接触。Thumb 征（拇指征），拇指内收，其余 4 指握拳，拇指尖端超出手掌下侧缘。当马方综合征患者出现主动脉瘤和主动脉夹层可危及生命。
【难度】易

20. 关于 Stanford B 型主动脉夹层覆膜支架植入术的目的，下列**不正确**的是
A. 封堵原发破口
B. 改善脏器缺血
C. 扩大主动脉真腔
D. 防止夹层破裂
E. 降低血压

【答案】E
【难度】中

21. 主动脉腔内修复术**不能**治疗的疾病是
   A. Stanford A 型主动脉夹层
   B. Stanford B 型主动脉夹层
   C. 胸主动脉穿透性溃疡
   D. 胸主动脉假性动脉瘤
   E. 胸主动脉真性动脉瘤

【答案】A
【难度】中

22. 关于主动脉囊性中层坏死，下列**不正确**的是
   A. 可能是先天性和遗传性疾病，如马方综合征
   B. 主动脉壁中层发生囊性坏死
   C. 弹力纤维无明显损坏
   D. 伴有黏液性变
   E. 动脉瘤常位于升主动脉

【答案】C
【难度】中

23. 关于主动脉夹层动脉瘤，下列说法**不正确**的是
   A. 内膜破裂，血液在主动脉压力下，沿内膜和中层之间扩展
   B. 内膜破裂，血液在主动脉压力下，在中层形成血肿，并向远端延伸
   C. 夹层动脉瘤也可向外穿破，造成出血死亡
   D. 少数病例也可向内穿破，再进入主动脉腔，症状得到缓解
   E. 夹层动脉瘤致主动脉主要分支闭塞而产生各种症状

【答案】A
【难度】中

24. 主动脉夹层紧急处理中的降压治疗首选
   A. ACEI
   B. 肼屈嗪
   C. 硝普钠 +β 受体阻滞剂
   D. 呋塞米
   E. 硝苯地平

【答案】C
【难度】中

【A2 型题】

1. 男性，60 岁，高度怀疑主动脉根部瘤，首先应做的检查是
   A. 胸部 X 线平片
   B. 经食管超声心动图
   C. 血管 CT 造影
   D. 磁共振血管造影
   E. MRA

【答案】B
【难度】中

2. 男性，67 岁，已诊断为升主动脉瘤，累及主动脉根部近端并引起主动脉瓣窦的扩大。最合适的手术方式是
   A. 人工血管置换术　B. Wheat 术
   C. Bentall 术　D. Miles 术
   E. 腔内修复术

【答案】C
【解析】①Wheat 手术：保留主动脉窦的主动脉瓣和升主动脉替换术；适用于主动脉窦无明显病变，但无法保留主动脉瓣，且升主动脉明显扩张者。②Bentall 手术：带瓣人工血管主动脉根部替换 + 双侧冠状动脉开口移植术；适用于主动脉根部明显扩张瘤变，双侧冠脉开口明显移位，主动脉瓣无法成形修复者。③Mile 手术：直肠癌根治术。
【难度】难

3. 男性，51 岁，4 小时前突然出现剧烈的胸背部疼痛，呈撕裂样。患高血压病 5 年，最高时达 200/120mmHg。该患者最可能的诊断是
   A. 主动脉瘤　B. 主动脉夹层
   C. 急性心肌梗死　D. 肺栓塞
   E. 急性胸膜炎

【答案】B
【难度】中

4. 女性，50 岁，既往高血压病史 10 年，药物控制不佳。入院诊断为主动脉夹层(Stanford A 型)，夹层近端累及主动脉根部，主动脉瓣中度关闭不全。最佳的手术方式是
   A. David 手术　B. Bentall 手术
   C. AVR 手术　D. Wheat 手术
   E. Carbol 手术

【答案】B
【解析】夹层累及主动脉根部近端并引起主动脉瓣关闭不全时最合适的手术方式是 Bentall 术。①David 手术：保留主动脉瓣的主动脉根部替换术；适用于主动脉瓣功能良好，但主动脉根部明显扩张，双侧冠脉开口明显移位。②Bentall 手术：带瓣人工血管主动脉根部替换 + 双侧冠状动脉开口移植术；适用于主动脉根部明显扩张瘤变，双侧冠脉开口明显移位，主动脉瓣无法成形修复者。③Wheat 手术：保留主动脉窦的主动脉瓣和升

主动脉替换术；适用于主动脉窦无明显病变，但无法保留主动脉瓣，且升主动脉明显扩张者。④Carbol 手术：与 Bentall 术不同之处在于为减轻左右冠状动脉吻合口张力，而采用一段直径 10mm 涤纶血管，两端分别吻合于左右冠状动脉开口，于该涤纶血管中段做一纵切口，吻合于带瓣涤纶血管组件上。

【难度】难

5. 男性，64 岁，突感胸部剧痛 2 小时，呈撕裂样，并向背部放射，有高血压病史 10 年，含服硝酸甘油 3 片不能缓解，首先应考虑的疾病是

A. 主动脉夹层　　B. 急性胆囊炎
C. 急性心肌梗死　　D. 急性胸膜炎
E. 急性胰腺炎

【答案】A

【解析】根据临床表现撕裂样胸痛，并有高血压病史，且含服硝酸甘油不缓解，诊断为主动脉夹层。

【难度】中

【A3/A4 型题】

(1~3 题共用题干)

男性，57 岁，患者半年前无明显诱因出现前胸部持续性疼痛。查体：颈动脉搏动明显，胸骨上凹可扪及动脉搏动，心前区无隆起，心尖搏动弥散有力，向左下移位；胸骨右缘第 2 肋间主动脉瓣第二听诊区可闻及 3/6~4/6 级收缩期舒张期双期杂音。家族史中兄弟为主动脉瓣二叶畸形。已行手术治疗。

1. 高度怀疑患有的疾病是

A. 主动脉瘤
B. 主动脉夹层
C. 冠心病
D. 主动脉瓣关闭不全
E. 主动脉瓣狭窄

【答案】A

【解析】根据患者的临床表现“前胸部持续性疼痛，胸骨上凹可扪及动脉搏动”和家族史“兄弟为主动脉瓣二叶畸形”，不难判断。

【难度】中

2. 应首先做的检查是

A. 胸部 X 线平片
B. 经食管超声心动图
C. 血管 CT 造影
D. 磁共振血管造影
E. MRA

【答案】B

【解析】最适合主动脉根部最近段的无创伤检测方法是经食管超声心动图。

【难度】中

3. 该患者术后出现心音遥远，血压 80/55mmHg，最可能出现的情况是

A. 术后出血
B. 脑损伤
C. 心律失常及心力衰竭
D. 感染
E. 主动脉瓣关闭不全

【答案】A

【解析】根据血压偏低可以判断患者术后可能出现了心脏压塞，从而推断出是由于术后出血所致。

【难度】中

【案例分析题】

案例　男性，43 岁，2 小时前突然出现剧烈胸背部疼痛，呈撕裂样，向腹部放射，伴胸闷，大汗。查体：急性面容，口唇无发绀，双肺呼吸音清。

提问 1：下列既往史最有利于诊断的是

A. 高血压病史　　B. 糖尿病病史
C. 吸烟史　　D. 饮酒史
E. 脑梗死病史　　F. 手术史

【答案】A

【解析】根据撕裂样背部疼痛表现高度怀疑主动脉夹层，主动脉夹层常伴有高血压病史。

【难度】中

提问 2：为明确诊断，最应进行的检查是

A. 心电图　　B. 心肌酶
C. 超声心动图　　D. CTA
E. MRI　　F. 胸部 X 线片

【答案】D

【解析】CT 血管造影（CTA）可以清楚地看到主动脉夹层等真假腔，明确诊断。

【难度】中

提问 3：心电图、心肌酶等未见明显异常，最应考虑的疾病是

A. 主动脉瘤
B. 主动脉夹层
C. 急性心肌梗死
D. 肺栓塞
E. 急性胸膜炎
F. 纤维素性心包炎

【答案】B

【难度】易

提问 4:急诊行支架植入术,术后患者出现上下肢压差大于 50mmHg,并出现无尿,最可能发生的情况是

A. 术后出血
B. 下肢深静脉血栓
C. 神经系统并发症
D. 截瘫
E. 支架置于假腔
F. 急性心肌梗死

【答案】E

【解析】根据上下肢压差大于 50mmHg,并出现无尿,可以判断出该患者在行支架植入术时将支架植入了假腔。

【难度】中

提问 5:接下来应立即进行的操作是

A. 人工血管转流术
B. 重置支架
C. 补液升压
D. 急诊行主动脉置换术
E. 继续观察
F. 无须处理

【答案】A

【解析】支架置入假腔是主动脉夹层支架术后的严重并发症,发现后应及早行人工血管转流术。

【难度】难

(郑哲　侯剑峰)

第十二章　心外科其他疾病

【A1 型题】

1. 心脏黏液瘤最好发生于
   A. 右心房　B. 右心室　C. 左心房
   D. 左心室　E. 二尖瓣
   【答案】C
   【难度】易
2. 以下检查对诊断心脏黏液瘤准确率最高的是
   A. 心脏彩色多普勒超声
   B. 胸片
   C. 心电图
   D. 左心室造影
   E. 心导管检查
   【答案】A
   【难度】易
3. 以下不属于左心房黏液瘤的临床表现是
   A. 荨麻疹　B. 消瘦
   C. 下肢动脉栓塞　D. 肺栓塞
   E. 晕厥
   【答案】D
   【难度】中
4. 慢性缩窄性心包炎，最常见的受累部位是
   A. 心室表面　B. 心房表面
   C. 大动脉根部　D. 腔静脉入口处
   E. 房室交界处
   【答案】A
   【难度】中
5. 缩窄性心包炎手术时，先剥除的心包面是
   A. 心尖部
   B. 右心房
   C. 左心室前区
   D. 左心房
   E. 上、下腔静脉入口处的缩窄环
   【答案】C
   【难度】中
6. 慢性缩窄性心包炎，最常见的病因为
   A. 风湿性　B. 创伤性　C. 化脓性
   D. 结核性　E. 真菌性
   【答案】D
   【难度】中
7. 有关慢性缩窄性心包炎的病理生理改变，以下说法不恰当的是
   A. 搏出量减小
   B. 左心后负荷增加
   C. 心肌收缩力减弱
   D. 静脉血回流受阻
   E. 心脏的舒张功能受损
   【答案】B
   【难度】中
8. 下列不符合心脏压塞征象的是
   A. 奇脉　B. 心音低钝、遥远
   C. 颈静脉怒张　D. 静脉压下降
   E. 心尖搏动消失
   【答案】D
   【难度】中
9. 在心脏移植中，供体心肌离体时间最好不超过
   A. 2 小时　B. 4 小时　C. 5 小时
   D. 6 小时　E. 8 小时
   【答案】B
   【难度】中
10. 关于左心房黏液瘤的描述恰当的是
    A. 可出现肺循环栓塞表现
    B. 心脏内最常见的恶性肿瘤
    C. 好发于左心耳

D. 手术切除后不会复发
E. 预后良好

【答案】E
【难度】中

11. 在行心脏黏液瘤摘除术时，以下处理**不恰当**的是
A. 应尽早手术摘除
B. 应在体外循环下切除
C. 应用手指探查手术的部位
D. 分离肿瘤时要避免损伤瘤体
E. 应仔细检查各心腔，防止遗漏多发瘤

【答案】C
【难度】中

12. 慢性缩窄性心包炎，临床表现应**除外**
A. 奇脉
B. 肝-颈静脉回流征阳性
C. 心音弱而遥远
D. 脉压增大
E. 常合并心房颤动

【答案】D
【难度】中

13. 慢性缩窄性心包炎应与下列疾病相鉴别，**除外**
A. 心力衰竭　B. 限制性心肌病
C. 肝硬化　D. 结核性腹膜炎
E. 主、肺动脉间隔缺损

【答案】E
【难度】中

14. 缩窄性心包炎临床治疗原则是
A. 抗结核药物治疗
B. 强心、利尿
C. 尽早施行手术治疗
D. 心包穿刺或胸腔穿刺
E. 全身支持治疗，不需手术治疗

【答案】C
【难度】中

15. 关于慢性缩窄性心包炎的病理和病理生理的描述，下列最恰当的是
A. 仅限于心包壁层增厚，钙化
B. 膈面心包增厚最轻
C. 无心肌萎缩，但心包腔完全消失
D. 心脏舒张期不能充分扩张
E. 肺动脉压力降低

【答案】D
【难度】中

16. 缩窄性心包炎最常见的体征是
A. 气促
B. 肺部啰音
C. 心浊音界增大
D. 颈静脉怒张，肝大，腹水
E. 奇脉

【答案】D
【难度】中

17. 下列**不属于**心脏移植禁忌证的是
A. 感染未控制
B. 淋巴细胞交配试验阳性
C. EF<20%
D. 肝肾功能严重损害
E. 肺血管阻力 >10Wood 单位

【答案】C
【解析】EF<20% 是心脏移植的适应证之一。
【难度】易

18. 下列关于慢性缩窄性心包炎的描述，**不正确**的是
A. 出现肝大，腹水和胸腔积液，下肢肿胀表现
B. X 线检查发现心包钙化是有力证据
C. 心包积血可能是其原因之一
D. 一般病变只累及右心系统，不会出现肺循环淤血表现
E. 许多患者病因不明

【答案】E
【解析】慢性缩窄性心包炎是各种心包疾病的最终结果，在我国最常见的病因为结核性和化脓性心包。
【难度】中

19. 有关慢性缩窄性心包炎的病理生理改变，下列**错误**的是
A. 心脏的舒张功能受损
B. 搏出量减小
C. 心肌收缩力减弱
D. 静脉血回流受阻
E. 左心后负荷增加

【答案】E
【难度】中

20. 慢性缩窄性心包炎与结核性腹膜炎的鉴别诊断要点，以下正确的是
A. 两者均有颈静脉怒张
B. 心包炎为渗出液，腹膜炎为漏出液

C. 心包炎有奇脉,结核性腹膜炎无奇脉
D. 两者上腔静脉压均增高
E. 两者症状无任何差别,需辅助检查进行鉴别

【答案】C
【解析】慢性缩窄性心包炎腔静脉压升高,有颈静脉怒张,但结核性腹膜炎无;心包炎为漏出液,腹膜炎为渗出液。
【难度】难

21. 慢性缩窄性心包炎心包部分切除术毕,发生心力衰竭,最主要的原因是
A. 心包切除不彻底
B. 心肌失用性萎缩
C. 术后抗感染治疗不足
D. 水电解质平衡紊乱
E. 术前抗感染不足

【答案】B
【难度】中

【A2 型题】

1. 男性,37 岁,有二尖瓣狭窄的症状和体征,彩色多普勒超声检查发现左心房内有一个 2.5cm^3 的肿物,关于超声检查下列描述**错误**的是
A. 黏液瘤最多见于左心房
B. 常有长短不一的蒂
C. 黏液瘤的轮廓清晰,可见强度不等的团块
D. 心房内的黏液瘤有较大的活动性
E. 心房内的黏液瘤在舒张期回缩,在收缩期进入心室

【答案】E
【难度】中

2. 男性,56 岁,1 小时前因手扶拖拉机翻倒压伤胸部,呼吸困难。查体:神清,表情淡漠,血压 53/45mmHg,心率 120 次 /min,气管居中,两肺呼吸音清晰,除左前胸壁有刺伤外,全身其他部位未发现严重损伤。在观察过程中,血压持续下降,心音遥远,脉搏细弱。此患者最可能的诊断是
A. 挤压综合征　B. 创伤性窒息
C. 急性心脏压塞　D. 左侧血气胸
E. 成人呼吸窘迫综合征

【答案】C
【难度】中

3. 男性,20 岁,临床表现不典型,略感尿少、气短、腹胀外无任何不适,经心外科讨论后予以手术治疗。以下检查结果中,支持该治疗方案最有力证据的是
A. 肘静脉压 220mmH_2O
B. 心电图肢体导联轻度低电压
C. 彩色多普勒示心包增厚,少量积液
D. 侧位 X 线片见少许心包钙化
E. 肝肋下 3cm

【答案】D
【解析】慢性缩窄性心包炎是心包纤维增厚、粘连收缩,限制了心室舒张,造成心排量减少、静脉回流受阻的综合征,临床表现为劳力性呼吸困难、肝大及腹水,X 线检查常见心包钙化,超声心动图可见心包增厚、钙化及双房增大。本题主要考点为慢性缩窄性心包炎的手术指证,结合题二描述的临床表现和选项给出的辅助检查结果来分析,只有 D 选项提示的慢性缩窄性心包炎符合题意。
【难度】难

4. 女性,38 岁,农民,气短心慌半年。查体:颈静脉怒张,心尖搏动减弱,肝肋下 4 指,腹部移动性浊音(+)。胸部 X 线检查示右胸少量积液,心包有钙化。最可能的临床诊断是
A. 充血性心力衰竭　B. 肝硬化腹水
C. 结核性腹膜炎　D. 心肌病晚期
E. 慢性缩窄性心包炎

【答案】E
【难度】中

5. 男性,18 岁,半小时前刀刺伤胸骨左缘第 4 肋间。急诊查体:神志清楚,血压低,脉搏快,听诊双肺呼吸音清晰,心音低远。最可能的诊断是
A. 心脏挫伤　B. 胸主动脉破裂
C. 心脏压塞　D. 血胸
E. 气胸

【答案】C
【难度】中

6. 男性,28 岁,工人,发病 2 年。查体:颈静脉怒张,腹水,下肢水肿,肝肋下 4cm,心界不大,心音遥远。ECG:ST 段低平,各导联 QRS 波低电压。心脏正位片提示心包部分钙化。最佳的处理方案为
A. 纠正低蛋白血症
B. 争取早日手术

C. 应用洋地黄、利尿剂
D. 改善肝功能,控制腹水
E. 给予抗生素及抗结核治疗
【答案】B
【难度】中

7. 女性,30 岁,1 年多来心悸,乏力,腹胀,下肢水肿。查体:颈静脉怒张,奇脉,心脏搏动减弱,肝大,腹水征(++)。心电图示 QRS 波低电压,肘静脉压 250mmH_2O。临床诊断首选
A. 肝硬化,门静脉高压症
B. 风湿性心脏瓣膜病
C. 心力衰竭
D. 缩窄性心包炎
E. 心肌病
【答案】D
【难度】中

8. 男性,49 岁,心悸,气短,并有晕厥史 6 个月。X 线片示心影大小正常,彩色多普勒超声示左心房内团状回声,心电图正常。最适合的处理是
A. 强心利尿治疗
B. 冠状动脉造影
C. 尽早体外循环下手术治疗
D. 溶栓治疗
E. 介入治疗
【答案】C
【难度】中

9. 女性,35 岁,有二尖瓣狭窄的症状和体征,彩色多普勒超声发现左心房内有一个 3cm^3 的肿物,该肿物最可能是
A. 转移癌　　B. 恶性淋巴瘤
C. 血管瘤　　D. 横纹肌瘤
E. 黏液瘤
【答案】E
【难度】中

10. 男性,32 岁,1 年来心悸,乏力,腹胀,下肢水肿。查体:颈静脉怒张,奇脉,心脏搏动减弱,肝大,腹水征(++)。心电图示 QRS 波低电压。关于其治疗方案的选择,下列叙述正确的是
A. 内科保守治疗,静脉滴注心肌保护药物
B. 一旦确诊应尽早手术治疗
C. 强心利尿治疗
D. 待肝肾功能正常时考虑手术治疗
E. 彻底治疗原发病因
【答案】B
【难度】中

11. 女性,35 岁,2 年来心悸、乏力。查体:颈静脉怒张,有奇脉,心脏搏动减弱,肝大,腹部移动性浊音阳性。下列临床检查中,对确诊最有意义的是
A. 胸片示心影明显增大
B. 心脏超声示心包膜增厚
C. 心电图提示胸导联 ST 段下移,T 波倒置
D. 胸片示心包有蛋壳样钙化
E. 心脏超声示心包膜回声增强
【答案】D
【难度】中

12. 男,26 岁,结核性缩窄性心包炎,经治疗后 3 个月,一般情况好转,血沉(ESR)12mm/h,双侧仅有少量胸腔积液,腹水征不明显,下一步的处理首选
A. 继续抗结核治疗 3 个月后再手术
B. 继续抽胸腔积液,待胸腔积液消失后再手术
C. 使用洋地黄,控制心率在正常范围后再手术
D. 心包剥离术
E. 继续加强支持治疗
【答案】D
【难度】中

【案例分析题】

案例一　女性,49 岁,间断心悸气短,并有晕厥史 6 个月,现因晕厥急诊入院。胸部 X 线片示心影大小正常。心电图正常。

提问 1:根据目前的病史和检查结果,可以考虑的诊断有
A. 二尖瓣狭窄
B. 主动脉瓣狭窄
C. 心肌梗死
D. 黏液瘤
E. 肥厚型心肌病
F. 心律失常
G. 扩张型心肌病
【答案】DF

【解析】本组题考查黏液瘤的诊断与鉴别诊断，根据心悸、气短、晕厥的病史特点可以确定黏液瘤、肥厚型心肌病、主动脉瓣狭窄、心律失常四个选项，而肥厚型心肌病、主动脉瓣狭窄患者心影扩大，与题干不符，可排除。

【难度】难

提问 2：为明确诊断，下一步首先考虑的检查方法是

A. CT

B. 冠状动脉造影

C. 心脏彩色多普勒超声

D. MRI

E. PET

F. 24 小时动态心电图

G. 胸片

【答案】CF

【难度】易

提问 3：较适宜的处理是

A. 控制心律失常

B. 冠状动脉造影

C. 尽早体外循环下手术治疗

D. 溶栓治疗

E. 介入治疗

F. 不予处理

G. 扩血管治疗

【答案】AC

【难度】中

提问 4：如心脏彩色多普勒超声提示心脏黏液瘤，其好发部位是

A. 左心房　　B. 左心室

C. 右心房　　D. 右心室

E. 二尖瓣　　F. 三尖瓣

G. 右室流出道

【答案】AC

【解析】心脏黏液瘤好发于心房，75% 位于左心房。

【难度】中

案例二　女性，22 岁，胸闷、气短、腹胀、下肢水肿 1 年，诊断胸腔积液，曾多次抽胸腔积液，症状仍未彻底改善。查体：血压 90/70mmHg，心率 90 次 /min，脉细，奇脉，颈静脉怒张，右下胸部呼吸音减弱，叩诊呈浊音，心音遥远，未闻及心脏杂音，肝肋下 3.5cm。心电图：肢体导联低电压。

提问 1：该患者可疑的诊断是

A. 限制性心肌病

B. 主动脉瓣狭窄

C. 慢性缩窄性心包炎

D. 三动脉瓣关闭不全

E. 主动脉瓣狭窄伴关闭不全

F. 二尖瓣关闭不全

G. 心脏肿瘤

【答案】AC

【解析】患者临床症状、体征提示慢性缩窄性心包炎，同时需要与限制性心肌病鉴别诊断。

【难度】中

提问 2：为明确诊断需要进行的常规检查是

A. 心肌核素显像

B. 心电图

C. 血肌钙蛋白测定

D. 冠状动脉造影

E. 超声心动图

F. CT

G. 胸片

【答案】BEG

【难度】易

提问 3：应选择的治疗方案是

A. 无须治疗

B. 利尿剂解除水肿

C. 肾上腺素受体激动剂升高血压

D. 抗生素抗感染治疗

E. 洋地黄类药物强心治疗

F. 手术治疗

G. 抗感染治疗

【答案】BEF

【解析】缩窄性心包炎的治疗应在充分改善患者症状的基础上考虑心包剥脱术。

【难度】难

提问 4：导致患者患病较常见的病因是

A. 结核性心包炎

B. 急性心包炎迁延而来

C. 化脓性心包炎

D. 尿毒症

E. 心脏损伤后综合征

F. 非特异性心包炎

G. 肿瘤性心包炎

【答案】AB

【解析】结核性心包炎在过去是缩窄性心包炎最常见的病因，其次为急性心包炎迁延不愈。

【难度】中

案例三 男性,58岁,8个月前因糖尿病肾衰竭行透析后出现发热,每次透析后均出现,温度39.5℃,伴寒战,服用抗生素后可缓解。近1个月发热次数明显增加,血培养粪肠球菌阳性。心脏超声可见主动脉瓣右冠瓣5mm×6mm的强回声赘生物,随瓣膜活动。

提问1:该患者可能的诊断是

A. 心房黏液瘤
B. 感染性心内膜炎
C. 主动脉瓣关闭不全
D. 主动脉瓣狭窄
E. 冠状动脉粥样硬化性心脏病
F. 主动脉瓣瓣上狭窄
G. 主动脉瓣损害

【答案】BG
【解析】患者病史、发热特点、病原学诊断提示感染性心内膜炎,主动脉瓣赘生物提示感染部位。
【难度】中

提问2:若诊断已经明确,下一步的治疗方案是

A. 手术切除赘生物
B. 积极改善心脏功能及营养状态
C. 采用敏感抗生素治疗
D. 停止透析
E. 主动脉瓣置换
F. 暂不处理
G. 经皮介入治疗

【答案】BC
【解析】感染性心内膜炎感染活动期不是手术最佳时期,应积极控制感染,改善心功能和一般状态,为下一步手术奠定基础。
【难度】中

提问3:该患者如使用抗生素,按照抗生素使用原则,以下选项**错误**的是

A. 病原体不明时选用广谱抗生素
B. 早期应用,在连续送3~5次血培养后即开始治疗
C. 充分用药,联合、大剂量、长疗程
D. 联合用药时常规加用抗真菌药物
E. 静脉用药为主,保持高而稳定的血药浓度
F. 体温正常后也应继续用药
G. 抗结核治疗

【答案】DG
【难度】中

提问4:血培养提示草绿色链球菌感染,最常用的抗生素组合是

A. β-内酰胺类+氨基糖苷类
B. 头孢菌素+氨基糖苷类
C. 大环内酯类+氨基糖苷类
D. 糖肽类+氨基糖苷类
E. 喹诺酮类+氨基糖苷类
F. 头霉素类+氨基糖苷类
G. 碳青霉烯类+氨基糖苷类

【答案】AB
【解析】β-内酰胺类和头孢菌素联合氨基糖苷类是目前常用的治疗组合。
【难度】难

案例四 男性,25岁,进行性呼吸困难、活动耐量下降5年。近1年明显加重,出现夜间憋醒、端坐呼吸等表现。今晨突发意识丧失,急诊入院行心肺复苏后苏醒。查体:体温36℃,血压80/60mmHg,呼吸22次/min,脉搏90次/min。胸片提示心界明显扩大。

提问1:该患者可能的诊断是

A. 限制型心肌病
B. 扩张型心肌病
C. 肥厚型心肌病
D. 心律失常
E. 冠心病
F. 心包炎
G. 心肌炎

【答案】BD
【解析】有心力衰竭症状,心界明显扩大,考虑扩张型心肌病;意识突然丧失可能与心律失常有关。
【难度】中

提问2:为明确诊断,首先应做的初步检查是

A. 心肌核素显像
B. 心电图
C. 心内膜心肌活检
D. 冠状动脉造影
E. 超声心动图
F. CT
G. 胸片

【答案】BEG
【难度】易

提问3:该患者恰当的治疗方案是

A. 药物治疗控制心力衰竭症状

B. 控制心律失常

C. 心脏移植

D. 抗凝治疗

E. 使用升压药提高血压

F. 地高辛

G. 抗结核治疗

【答案】ABC

【解析】患者目前终末期心衰急性发作期，应积极药物治疗，控制症状，改善一般状态，进入心脏移植评估序列。

【难度】中

提问 4：患者入院后行心肌活检术，常见的并发症是

A. 室性心律失常

B. 束支传导阻滞

C. 心脏瓣膜及腱索损伤

D. 心壁穿孔

E. 冠状动脉损伤

F. 栓塞

G. 心包填塞

【答案】ABCDFG

【解析】心肌活检术中冠状动脉损伤很罕见。

【难度】中

（郑哲 侯剑峰）

第十三章　心包穿刺术与置管引流

【A1 型题】

1. Beck 三联征的内容是
   A. 呼吸困难,脉搏细弱,血压下降
   B. 静脉压升高、心搏微弱、动脉压降低
   C. 心律失常,心力衰竭
   D. 心电图 ST 段明显抬高、T 波低平或倒置
   E. CPK-MB 及 LDH_1、LDH_2 值明显升高
   【答案】B
   【难度】中
2. 进行心肺复苏时,胸外按压和人工呼吸的比例为
   A. 10 ∶ 2　B. 30 ∶ 2　C. 30 ∶ 3
   D. 40 ∶ 6　E. 60 ∶ 5
   【答案】B
   【难度】易
3. 心包积血的急救原则为
   A. 心包穿刺减压,并做好剖胸探查止血的准备
   B. 胸腔穿刺并置管
   C. 应用止血药
   D. 大量使用强心利尿药
   E. 镇静,密切观察
   【答案】A
   【难度】中
4. 心包穿刺的常用穿刺点是
   A. 剑突与左肋缘成角处
   B. 剑突与右肋缘成角处
   C. 胸骨左缘第二肋间
   D. 左锁骨中线与第 5 肋间相交处
   E. 胸骨右缘第 5 肋间
   【答案】A
   【难度】中
5. 下列属于心外科手术微创小切口的是
   A. 胸骨正中切口
   B. 前外侧剖胸切口
   C. 后外侧剖胸切口
   D. 联合切口
   E. 胸骨上段部分胸骨劈开切口
   【答案】E
   【难度】中

【A2 型题】

1. 女性,26 岁,因心悸不适 6 个月余入院。超声检查提示心包内大量液性暗区,右心房收缩减弱,右心室舒张受限。此时首选的治疗方式是
   A. 使用大剂量利尿药
   B. 心包穿刺置管引流
   C. 使用强心药物增强心脏收缩功能
   D. 开胸探查
   E. 暂不处理
   【答案】B
   【难度】中
2. 男性,55 岁,因大量心包积液行心包穿刺术并置管引流,以下**不符合**拔管指征的是
   A. 24 小时引流量 50ml
   B. 24 小时引流量少于 20ml
   C. 夹闭引流管 24 小时无变化
   D. 超声显示无心包积液存在
   E. X 线胸片检查无心包积液存在
   【答案】A
   【难度】中

（郑哲　侯剑峰）

第五篇　泌尿外科

第一章　泌尿系肿瘤

第一节　肾肿瘤

【A1 型题】

1. 肾细胞癌最常见的病理类型是
   A. 透明细胞癌　　B. 鳞状细胞癌
   C. 腺癌　　D. 未分化癌
   E. 移行细胞癌

【答案】A
【难度】易

2. “肾癌三联征”是指
   A. 消瘦、发热、血尿
   B. 发热、血尿、腰腹部包块
   C. 血尿、腰腹部包块、胁肋部疼痛
   D. 血尿、贫血、腰腹部包块
   E. 血尿、发热、胁肋部疼痛

【答案】C
【解析】“肾癌三联征”是肾癌较为晚期的征象，包括：血尿、疼痛、肿块。
【难度】易

3. 下列有关肾细胞癌治疗的叙述中，正确的是
   A. 对肾细胞癌的治疗原则是行根治性肾切除术
   B. 对无法手术的患者，放化疗可以取得满意的疗效
   C. 射频消融对肾细胞癌的效果不佳
   D. 靶向治疗效果较差
   E. 均可采取肾动脉栓塞的方法治疗

【答案】A
【解析】肾细胞癌对放化疗不敏感；对肿瘤较小、不适合手术的患者，射频消融亦可达到满意的肿瘤控制效果；靶向治疗对晚期肾癌和转移灶有良好的控制效果；肾动脉栓塞仅用于晚期肿瘤或肿瘤严重出血时。
【难度】中

4. 下列有关肾细胞癌影像学检查的描述中，**错误**的是
   A. 腹部 X 线平片可见肾影增大，偶见钙化影
   B. 在静脉肾盂造影片中，肾盏有受压、变形或移位
   C. 超声检查对肾癌的诊断准确性接近 CT
   D. 静脉肾盂造影的结果有助于与肾囊肿的鉴别
   E. 超声、CT 的检查结果有助于与肾脏血管平滑肌脂肪瘤相鉴别

【答案】D
【解析】静脉肾盂造影对肾囊肿无鉴别效果，常用超声和 CT 检查对两者进行鉴别。
【难度】易

5. 肾细胞癌最常见的转移部位是
   A. 肝　　B. 肺　　C. 骨骼
   D. 肾上腺　　E. 脑

【答案】B
【解析】肾细胞癌转移部位的常见程度依次为肺、骨骼、肝。
【难度】易

6. 关于肾癌的流行病学特点，正确的是
   A. 美洲发病率最高
   B. 农村高于城市
   C. 高发年龄为 50~60 岁
   D. 与吸烟无关
   E. 占全身恶性肿瘤的 10%

【答案】C
【解析】发达国家的肾癌发病率高于发展中国家，高发年龄 50~60 岁，肾癌发病占成人恶性肿瘤的 2%~3%，吸烟是肾癌的危险因素。
【难度】难

7. 一侧肾癌主要的治疗方法是
   A. 肾肿瘤切除术　B. 单纯肾切除术
   C. 根治性肾切除术　D. 肾输尿管切除术
   E. 化疗
   【答案】C
   【难度】易
8. 不属于常见肾癌肾外表现的是
   A. 低钙血症　B. 凝血功能异常
   C. 红细胞增多　D. 血糖异常
   E. 肝功能异常
   【答案】A
   【解析】肾癌肾外表现多出现高钙血症,而非低钙血症。
   【难度】中
9. 下列不适用于肾部分切除术的情况是
   A. 小于 2cm 的囊实性肿瘤
   B. 怀疑为肾错构瘤
   C. 先天性孤立肾
   D. 病理活检提示肉瘤样变可能
   E. 2cm 的肾门部肿瘤
   【答案】D
   【解析】肉瘤样变提示高度恶性肾癌,无论肿瘤直径大小,均需进行根治性肾切除术。
   【难度】中
10. 下列不属于经腰腹腔镜左肾根治性切除术常见并发症的是
   A. 胰腺损伤
   B. 下腔静脉损伤
   C. 肾上腺中央静脉撕裂
   D. 胸膜破裂
   E. 左半结肠损伤
   【答案】B
   【解析】下腔静脉损伤是右肾切除术的并发症,左侧经腰手术较少涉及下腔静脉的走行区域。
   【难度】难
11. 下列属于肾部分切除术后最常见并发症的是
   A. 出血　B. 漏尿
   C. 感染　D. 肠梗阻
   E. 周围脏器损伤
   【答案】A
   【难度】易
12. 对术前影像学分期 $T_{1b}N_1M_0$ 的肾癌患者,下列说法正确的是
   A. 需要同时实施腹膜后广范围淋巴结清扫
   B. 应选择肾肿瘤剜除术治疗
   C. 不应行腹腔镜手术治疗
   D. 不必实施新辅助化疗
   E. 肿瘤直径在 7cm 以上
   【答案】D
   【解析】未有证据表明肾癌可以导致腹膜后淋巴结广泛转移,因此,即使伴有局部淋巴结转移,一般仅需进行肉眼可见的局部淋巴结切除。大部分病例选择腹腔镜手术,术前不必进行新辅助化疗。
   【难度】难
13. 鉴别肾癌和肾盂癌的首选检查工具是
   A. 静脉肾盂造影
   B. 利尿肾动态显像
   C. 尿脱落细胞学检查
   D. 膀胱镜 + 逆行肾盂造影检查
   E. 泌尿增强 CT 检查
   【答案】E
   【难度】易

【A2 型题】

1. 男性,65 岁,间断肉眼血尿 3 个月余,偶有血块。IVU 示左肾上盏拉长并向内侧移位。超声提示左肾上极 3cm 低回声实性占位。最可能的诊断是
   A. 左肾细胞癌
   B. 左肾盂癌
   C. 左肾囊肿
   D. 左肾血管平滑肌脂肪瘤
   E. 左肾被膜下血肿
   【答案】A
   【解析】患者超声提示肾脏低回声占位,静脉尿路造影(IVU)可见肾盏受压移位,未见充盈缺损表现,诊断肾细胞癌的可能性最大。肾盂癌超声提示多为肾盂或肾窦内实性占位;血管平滑肌脂肪瘤在超声下多为高回声不均质占位;被膜下血肿与上述症状不符。
   【难度】易
2. 男性,63 岁,间断全程无痛性肉眼血尿半年,无其他不适。查体:双侧肾区未及肿物,无叩击痛,耻骨上区未及肿物、压痛,左侧阴囊可及蚯蚓状团块,平卧后不消失。下列最有助于明确诊断的检查是
   A. 血管造影　B. 腹部超声
   C. 阴囊普通超声　D. 阴囊多普勒超声
   E. 腹部 CT
   【答案】E

【解析】左侧阴囊内蚯蚓状团块提示精索静脉曲张，平卧不消失的精索静脉曲张常提示左肾肿瘤伴静脉瘤栓，应行腹部增强CT明确肿瘤性质及瘤栓范围，为手术作准备。超声较难显示瘤栓全貌。

【难度】易

3. 女性，48岁，1个月前体检发现左肾肿块，无肉眼血尿史。超声示左肾上极有一个5cm×4cm×4cm大小的中强回声肿物。CT平扫：左肾上极肿物，CT值为-25~-20Hu。最可能的诊断是

A. 左肾细胞癌

B. 左肾盂癌

C. 左肾Wilms瘤

D. 左肾血管平滑肌脂肪瘤

E. 左肾囊肿

【答案】D

【解析】肾血管平滑肌脂肪瘤的超声表现多为中高回声，CT平扫可见特征性负值，诊断明确。

【难度】易

4. 男性，63岁，7年前因右肾癌行根治性右肾切除术。最近复查发现左肾下极有一个向肾外突出的3cm肿瘤，CT值平扫为28Hu，增强后为79Hu，其余各项检查未见异常。此患者最适宜采取的治疗为

A. 严密观察

B. 根治性左肾切除术

C. 左肾部分切除术

D. 选择性左肾肿瘤血管栓塞术

E. 分子靶向药物治疗

【答案】C

【解析】一侧肾根治切除后另一侧出现早期肾肿瘤，应采取尽量保留肾单位的方式进行手术。

【难度】易

5. 男性，62岁，3年前因右肾癌行根治性右肾切除术。最近常规复查时，胸部X线片发现右肺多发转移性结节，其余各项检查未见异常。此患者最适宜采取的治疗为

A. 右肺切除术
B. 右肺放射性治疗
C. 分子靶向药物治疗
D. 顺铂为主的化疗
E. 紫杉醇为主的化疗

【答案】C

【解析】肾肿瘤术后出现多发肺转移，宜行分子靶向药物（如舒尼替尼等）治疗。肾癌对化疗药物不敏感，较少采用。右肺切除对患者创伤过大，不宜采用。

【难度】易

6. 男性，65岁，因咯血1周就诊，胸部X线片发现双肺多发结节，考虑为转移瘤。进一步检查发现右肾中部6cm肿瘤，患者既往体健，无内科疾病。对此患者首先应该采取的治疗是

A. 右肾切除术

B. 干扰素治疗

C. 白细胞介素-2治疗

D. 分子靶向药物治疗

E. 干扰素+白细胞介素-2治疗

【答案】A

【解析】诊断肾癌伴肺转移时，如肾肿瘤可通过手术切除，则尽量根治性切除病灶。分子靶向药物常用于无法切除的病灶或肾脏切除术后转移灶的治疗。干扰素、白细胞介素治疗已证明并无改善患者生存的作用，较少采用。

【难度】中

7. 男性，60岁，主因发现“间歇无痛肉眼血尿5天”来诊。肾脏超声检查提示右肾上极一直径约3cm的无回声肿物。下一步的处理，**错误**的是

A. 进一步行膀胱、前列腺超声检查

B. 进行泌尿系CT检查

C. 行尿脱落细胞学+FISH检查

D. 行尿红细胞位相检查

E. 行右肾局限肿物射频消融术改善症状

【答案】E

【解析】肾脏无回声肿物考虑囊肿的可能性大，绝大部分囊肿均不需要处理。囊肿一般不会导致肉眼血尿，此患者的症状与囊肿无相关性，所以不能因为肾脏有肿物，就必然要进行处理。

【难度】中

8. 女性，45岁，增强CT检查提示左肾上极有一直径约5cm的肿物，CT值约为-20Hu，最可能的诊断是

A. 囊性肾癌
B. 囊性肾瘤
C. 透明细胞癌
D. 肾错构瘤
E. 肾盂囊性占位

【答案】D

【解析】该患者的CT值为负数，血管平滑肌脂肪瘤（错构瘤）的可能性较大。

【难度】易

9. 男性，50岁，根治性肾切除术后6小时，患者在床上翻身后，突然出现意识丧失、呼之不应，脉细速、口唇苍白。心电监护示：心率

120次/min,血压80/50mmHg。目前考虑最可能的情况是

A. 急性肺栓塞
B. 急性心肌梗死
C. 失血性休克
D. 饮水后急性绞窄性肠梗阻
E. 急性脑出血

【答案】C

【解析】患者的临床表现及心电监护数值,符合典型的肾切除术后出血导致的失血性休克征象。

【难度】易

10. 女性,35岁,肾部分切除术后5天,出现低热,体温波动于37.5~38℃,伴轻度腹胀,排气排便可,血红蛋白、肌酐检查均未见明显异常,伤口引流量400~600ml,为清亮液体,下一步的处理是

A. 介入栓塞止血
B. 输尿管支架管置入
C. 禁食水、胃管胃肠减压
D. 抗生素抗感染
E. 伤口区域超声引导下穿刺引流重新置管

【答案】B

【解析】肾部分切除术后出现清亮的引流液增多,考虑集合系统损伤,出现漏尿的可能,应予以留置输尿管支架管改善症状。

【难度】难

11. 男性,46岁,平素体健,体检发现右肾一直径约8cm的实性占位,进一步行胸部增强CT检查,可见右上肺一直径约2cm的实性占位。行肺部肿物穿刺活检,病理考虑"透明细胞癌可能"。下一步的首选处理,正确的是

A. 全身静脉化疗
B. 肾肿物穿刺后行靶向药物治疗
C. 肾脏切除术后行靶向药物治疗
D. 肾脏切除术后行全身静脉化疗
E. 新辅助化疗+肾脏手术+辅助化疗

【答案】C

【解析】此病例考虑为肾癌并肺转移。目前推荐先予以切除肾脏进行减瘤,术后再配合靶向治疗控制肺部的转移灶进展。

【难度】中

【A3/A4型题】

(1~3题共用题干)

女性,58岁,间歇无痛肉眼血尿2个月余,查体未发现异常。肾脏超声提示右肾中下极6.5cm低回声肿物,向肾外侧突出。

1. 该患者在做静脉肾盂造影时最可能出现的异常情况是

A. 右肾不显影
B. 右肾盂积水
C. 右肾下盏拉长、移位
D. 右肾下盏边缘不整,呈虫蚀样改变
E. 右肾显影延迟

【答案】C

【解析】肾肿瘤在做静脉肾盂造影(IVP)时,可见到集合系统受压变形、移位。肾肿瘤较少引起肾积水,患肾血供亦不受太大影响,显影正常。D选项的表现多见于肾结核。

【难度】中

2. 该患者**最不可能**出现的情况是

A. 血钙增高
B. 红细胞计数增多
C. 血沉增快
D. 尿脱落细胞检查发现肿瘤细胞
E. 尿常规检查正常

【答案】D

【解析】尿脱落细胞学检查发现肿瘤细胞见于尿路上皮癌,其他选项为肾癌的几种肾外表现。

【难度】中

3. 对该患者治疗时手术切除的范围应包括

A. 右侧肾脏
B. 右侧肾脏+肾周围脂肪囊+肾周围筋膜
C. 右侧肾脏+右侧全长输尿管
D. 右侧肾脏+右侧全长输尿管+右输尿管膀胱入口处膀胱壁
E. 右肾下极

【答案】B

【解析】患者应行肾根治性切除术,包括肾脏、周围脂肪囊及周围筋膜结构。肾肿瘤不需切除全长输尿管。肿瘤较大,不宜行肾部分切除术。

【难度】中

(4~5题共用题干)

男性,45岁,体检超声检查发现右肾上级外凸性囊实性肿物,大小3.0cm×2.5cm,平素无不适。

4. 为明确诊断,下一步最有意义的检查为

A. CTU
B. 膀胱镜
C. 开腹探查
D. 穿刺活检
E. KUB

【答案】A
【解析】了解肾脏囊实性占位性质的有效检查手段为增强 CT。
【难度】易

5. 检查结果提示患者为右肾囊肿，Bosniak Ⅲ级，下一步的治疗为
A. 右肾囊肿去顶手术
B. 右肾部分切除术
C. 右肾根治性切除术
D. 等待观察
E. 右肾囊肿硬化注射治疗
【答案】B
【解析】Bosniak Ⅲ级的肾脏囊实性占位，恶性的可能性较大，应完整切除。该患者病灶体积较小，可试行保留肾单位的手术方式。
【难度】中

(6~8 题共用题干)
男性，72 岁，间断无痛性全程肉眼血尿 1 周余。查体发现右侧精索静脉曲张，平卧后不消失。

6. 该患者最可能的诊断是
A. 右肾细胞癌伴肝转移
B. 右肾细胞癌伴右肾静脉瘤栓形成
C. 右肾细胞癌伴下腔静脉瘤栓形成
D. 右肾细胞癌伴肾门淋巴结转移
E. 右肾细胞癌伴腹膜后淋巴结转移
【答案】C
【解析】肾细胞癌伴下腔静脉瘤栓形成可出现精索静脉曲张。
【难度】中

7. 为明确诊断应首选的检查是
A. 尿脱落细胞学检查
B. 静脉肾盂造影检查
C. 超声检查
D. MRI
E. 穿刺活检
【答案】D
【解析】明确下腔静脉瘤栓范围首选 MRI。
【难度】中

8. 该患者首选的治疗方法为
A. 手术治疗 B. 化疗
C. 放疗 D. 生物治疗
E. 分子靶向治疗
【答案】A
【解析】肾癌合并下腔静脉瘤栓首选手术治疗。
【难度】易

(9~11 题共用题干)
女性，48 岁，1 个月前体检发现左肾肿块，无肉眼血尿史。超声检查示左肾上极有一 5cm × 2cm × 2cm 大小的高回声肿物。

9. 为明确诊断，进一步进行的检查是
A. CT 平扫 B. 肾动脉造影
C. CT 增强 D. FISH 检查
E. 膀胱镜检查
【答案】C
【解析】增强 CT 是目前检查肾肿瘤最可靠的影像学方法。
【难度】易

10. 最可能的诊断是
A. 左肾癌 B. 左肾盂癌
C. 左肾母细胞瘤 D. 左肾错构瘤
E. 左肾囊肿
【答案】D
【解析】结合肾错构瘤的超声表现常为"高回声"的特点，可诊断为肾错构瘤。
【难度】难

11. 对该患者治疗时手术切除的范围应包括
A. 左侧肾脏
B. 左侧肾脏 + 肾周围脂肪囊 + 肾周围筋膜
C. 右侧肾脏 + 右侧全长输尿管
D. 右侧肾脏 + 右侧全长输尿管 + 右输尿管膀胱入口处膀胱壁
E. 仅切除肿瘤
【答案】E
【解析】肾错构瘤为良性肿瘤，首选肾部分切除术，即仅切除肿瘤。
【难度】中

(12~15 题共用题干)
男性，52 岁，主因发现"左腰背部酸胀 10 天"来诊。行泌尿系超声检查可见左肾上极一 6cm 的实性占位，侵犯肾盂肾盏可能性大，肾上腺累及不能完全除外。胸片、心电图、骨扫描未见明显异常。

12. 继续追问病史，该患者一般**不可能**出现的临床表现是
A. 无痛肉眼血尿
B. 血压升高
C. 右侧睾丸精索静脉曲张
D. 不明原因低热
E. 贫血

【答案】C

【解析】左肾癌合并静脉瘤栓的患者，可能因静脉回流障碍，出现左侧睾丸精索静脉曲张，左肾癌一般不会产生右侧精索静脉曲张。

【难度】易

13. 为进一步明确肾上腺是否受累及，应采用的检查手段是
    A. 肾上腺增强 CT
    B. 肾上腺磁共振
    C. 肾上腺放射性核素显像
    D. 下丘脑 - 垂体 - 肾上腺皮质轴功能检测
    E. 血浆肾上腺皮质醇激素分泌检测

【答案】A

【解析】明确脏器有无占位及占位性质，应首选增强 CT 检查。

【难度】易

14. 该患者的首选治疗手段是
    A. 根治性肾输尿管全长切除术 + 肾上腺切除术
    B. 根治性肾切除术 + 肾上腺切除术
    C. 根治性肾切除术 + 肾上腺切除术 + 腹膜后淋巴结清扫术
    D. 根治性肾切除术
    E. 根治性肾输尿管全长切除术

【答案】B

【解析】根据题干，该患者应为肾癌侵犯肾盂肾盏，而非肾盂癌，故没有必要行全长切除术，进行根治性肾切除术即可。只要怀疑累及肾上腺，应同时切除。

【难度】中

15. 患者术后病理提示右肾透明细胞癌，后续治疗手段应为
    A. 静脉化疗
    B. 放疗 + 化疗
    C. 靶向药物治疗
    D. 内分泌治疗
    E. 可暂不予辅助治疗

【答案】E

【解析】肾癌无淋巴结转移及远隔器官转移者，可暂不予以辅助治疗。

【难度】中

（16~19 题共用题干）

女性，81 岁，行根治性左肾切除术后 6 小时，自觉多汗、心前区不适，既往糖尿病。查体：患者神清，伴大汗，嘴唇轻度发绀，脉细速。心电监护示：心率 125 次 /min，血压 100/70mmHg。引流 500ml 血性液体，术后尿量 150ml。

16. 下一步的处理，首选
    A. 降心率治疗
    B. 升压药治疗
    C. 密切监测血糖
    D. 开放静脉通路补液
    E. 利尿剂治疗

【答案】D

【解析】患者心率快、血压低、尿量少，术后引流量多，考虑术后出血的可能性大，应先积极补液抗休克治疗。

【难度】易

17. 经上述处理后，患者症状未见明显好转。心电监护示：心率 130 次 /min，血压 80/55mmHg。引流 800ml 血性液体，尿量 200ml。此时应采取的措施是
    A. 手术探查
    B. 继续加大补液量
    C. 增加相关治疗药物的使用量
    D. 急诊 CT 检查
    E. 紧急介入栓塞

【答案】A

【解析】经补液治疗后未见好转，应积极手术探查，明确具体出血的情况。

【难度】中

18. 该患者目前的表现可能与术中哪项操作有关
    A. 补液量过少
    B. 肾动脉结扎夹脱落
    C. 误伤肾上腺
    D. 腹膜损伤
    E. 生殖静脉或腰静脉撕裂

【答案】E

【解析】患者术后出血，考虑血管损伤的可能，如果为动脉结扎夹脱落，出血速度会异常迅猛，常难以抢救。结合此例患者出血速度为 100~200ml/h，静脉出血的可能性较大。

【难度】难

19. 术后 6 个月复查时见双肺上极各出现一枚直径约 1cm 的结节影，行右肺上极结节穿刺后，提示透明细胞癌改变，下一步的处理是
    A. 采用干扰素 +IL-2 治疗
    B. 静脉顺铂 + 依托泊苷化疗

C. 口服舒尼替尼治疗

D. 口服依维莫司治疗

E. 使用 PD-L1 免疫治疗

【答案】C

【解析】此题考查肾癌药物靶向治疗的进展，肾透明细胞癌肺部转移目前一线推荐的药物靶向方案是口服舒尼替尼或索拉非尼。

【难度】难

【案例分析题】

案例　男性，62 岁，因“间歇性全程肉眼血尿半年”就诊，不伴尿频、尿急、尿痛。近 2 个月来患者右腰腹部胀痛不适，偶有下午低热。查体：双肾区叩痛（-），右上腹可扪及质硬包块，站立位时可见右侧精索静脉曲张，平卧后不消失。

提问 1：该患者可能的诊断是

A. 右肾细胞癌

B. 右肾静脉瘤栓形成

C. 下腔静脉瘤栓形成

D. 肾门淋巴结转移

E. 腹膜后淋巴结转移

F. 右肾盂癌

G. 肝转移癌

【答案】AC

【解析】血尿、疼痛、腹部包块符合“肾癌三联征”的表现，另可见右侧精索静脉曲张，平卧后不消失，考虑存在右肾癌伴下腔静脉瘤栓形成。

【难度】易

提问 2：术前应选择的检查是

A. 静脉肾盂造影

B. 放射性核素肾图

C. 腹部增强 MRI

D. 肾动脉造影

E. 下腔静脉造影

F. 腹部增强 CT

G. 胸部 CT

【答案】CEFG

【解析】腹部增强 CT 可了解肿瘤及腹部脏器情况，MRI、下腔静脉造影在肾癌伴下腔静脉瘤（癌）栓诊断中可提供充分的信息。胸部 CT 有助于了解肺部有无转移灶。

【难度】中

提问 3：患者在完善检查后确定其肿瘤临床分期为 $T_{3b}N_0M_0$，且未发现肿瘤远处转移证据。此时，对该患者的治疗建议为

A. 右肾肿瘤穿刺活检术

B. 右肾动脉栓塞术

C. 局部放疗

D. 右肾根治性切除术

E. 腔静脉切开瘤栓取出术

F. 全身化疗

G. 靶向药物治疗

【答案】DE

【解析】$T_{3b}N_0M_0$ 期肾癌患者首选切除患肾 + 瘤栓取出术。动脉栓塞治疗和放疗、化疗效果不好，靶向药物治疗应用于无法切除的病灶治疗。

【难度】中

提问 4：患者术后稳定，病理报告：右肾透明细胞型肾细胞癌，Fuhrman 分级为中分化，肿瘤大小 7.5cm × 6.0cm × 6.4cm，为 T_{3b} 期，肿瘤侵犯肾盂脂肪及肾周围脂肪并进入下腔静脉。该患者出院后需注意的事项有

A. 定期复查

B. 应用中药预防

C. 应用干扰素

D. 应用白细胞介素 -2

E. 应用肿瘤疫苗

F. 全身化疗

G. 靶向药物术后辅助

【答案】A

【解析】对于 T_3 期肾癌，除非参加临床研究，否则不需进行术后辅助治疗。

【难度】难

（张口元　徐奔）

第二节　膀胱癌及其他尿路上皮癌

【A1 型题】

1. 膀胱癌最常见的临床表现是

A. 排尿困难

B. 尿中有腐肉样物排出

C. 无痛性血尿

D. 尿频

E. 尿流中断

【答案】C

【解析】尿路上皮癌最常见的临床症状是全程无痛肉眼血尿，部分膀胱颈口的带蒂肿瘤可能引起排尿困难或排尿中断，膀胱广泛原位癌可能出现尿频症状，较大的肿瘤可能出现坏死脱落而出现尿中腐肉样物排出。

【难度】易

2. 以下检查对膀胱癌诊断**意义不大**的是

A. 泌尿系统增强 CT　B. 膀胱镜

C. 泌尿系统超声　D. KUB

E. 尿细胞学

【答案】D

【解析】泌尿系统增强 CT、超声、膀胱镜和尿细胞学都是用于诊断膀胱癌的重要检查项目。单纯尿路平片(KUB)对诊断膀胱癌意义不大,KUB+静脉尿路造影(IVU)可能有助于发现并存的上尿路肿瘤。

【难度】易

3. 关于膀胱肿瘤所致的血尿,下列正确的是

A. 大多数伴有尿痛

B. 通常为持续性

C. 一般为全程肉眼血尿

D. 血尿程度与肿瘤大小一致

E. 血尿程度与肿瘤恶性程度一致

【答案】C

【解析】血尿是膀胱癌最常见的临床症状,特点是间歇无痛全程肉眼血尿。血尿出现的时间和出血量与肿瘤分级、分期或数目并不一致。

【难度】中

4. 关于膀胱癌的特点,以下说法正确的是

A. 原位癌局限于尿路上皮内,分化良好

B. 肿瘤 T 分期是影响预后的唯一因素

C. 具有多中心复发倾向

D. 好发于膀胱三角区

E. 发病女性多于男性

【答案】C

【解析】原位癌虽然局限于尿路上皮内,但是分化一般较差,属于高度恶性的肿瘤;肿瘤分期和分级对预后均有影响;发生部位多为侧壁和顶壁;男性发病明显高于女性。

【难度】中

5. 关于膀胱原位癌,以下说法正确的是

A. 原位癌分化差、多灶性且易复发

B. 少部分原位癌可发展为浸润癌

C. 原位癌通常单独存在

D. 原位癌可行肿瘤电切术

E. 原位癌在尿路上皮之外生长

【答案】A

【解析】膀胱原位癌是膀胱癌的一种特殊类型,它局限于尿路上皮内生长,但分化差、多灶性且易复发;原位癌多存在于膀胱癌旁;50%~80% 的原位癌可发展为浸润癌,发现膀胱原位癌应行根治性膀胱切除术。

【难度】难

6. 膀胱肿瘤 T_{2b} 期表明肿瘤侵及

A. 黏膜表面　B. 黏膜固有层

C. 浅肌层　D. 深肌层

E. 外膜层

【答案】D

【难度】中

7. 膀胱肿瘤 G_3 分级代表肿瘤

A. 高分化　B. 中分化　C. 低分化

D. 低级别　E. 预后好

【答案】C

【解析】依据 WHO 尿路上皮癌分级,G_3 代表分化程度低,肿瘤恶性程度高,新分级系统中属于高级别,预后较差。

【难度】中

8. 膀胱癌最常见的组织类型是

A. 非上皮性肿瘤　B. 鳞状细胞癌

C. 透明细胞癌　D. 绒毛膜上皮癌

E. 尿路上皮癌

【答案】E

【难度】易

9. 确诊膀胱癌的方法是

A. 尿沉渣找肿瘤细胞

B. 超声

C. IVP

D. 增强 CT

E. 膀胱镜检 + 活组织病理检查

【答案】E

【难度】易

10. 决定膀胱癌患者预后的首要因素是

A. 肿瘤的生长部位

B. 血尿的程度

C. 肿瘤浸润的深度和癌细胞分化程度

D. 肿瘤的大小

E. 肿瘤的数目

【答案】C

【难度】易

11. 关于膀胱癌的 CT 表现,下列表述**错误**的是

A. 突入膀胱腔内的结节肿物

B. 肿瘤可以是单发也可以是多发

C. 肿瘤可以带蒂生长

D. 肿瘤累及黏膜下层和肌层时可表现为膀胱壁增厚

E. 可区分肿瘤限于黏膜内或侵入黏膜下层

【答案】E

【难度】中

12. 对行经尿道膀胱肿瘤切除术的患者，为防止肿瘤复发，术后应采取的治疗是
A. 定期膀胱灌注治疗
B. 局部三维适形放疗
C. 应用干扰素或白细胞介素治疗
D. 采取吉西他滨 + 顺铂的化疗
E. 中药治疗
【答案】A
【难度】易

13. 患者在 TUR-BT 术后进行即刻膀胱灌注化疗的最佳时机是
A. 术后 24 小时内　B. 术后 24~48 小时
C. 术后 48~72 小时　D. 术后 1 周内
E. 术后 2 周内
【答案】A
【难度】易

14. 主要是通过诱导机体局部免疫反应而预防膀胱肿瘤复发和进展的膀胱灌注药物是
A. 吉西他滨　B. 表柔比星
C. 卡介苗　D. 吡柔比星
E. 羟喜树碱
【答案】C
【难度】中

15. 下列哪种情况的膀胱肿瘤可考虑采用 TUR-BT
A. 单发肿瘤 <2cm，有蒂
B. 肿瘤侵犯膀胱肌层
C. 多发肿瘤且宽基底
D. 短期内多次复发且恶性程度增加
E. 肿瘤紧邻输尿管口伴同侧肾积水
【答案】A
【解析】经尿道膀胱肿瘤切除术（TUR-BT）是非肌层浸润性膀胱癌的主要治疗手段，尤其是针对单发、较小并且有蒂的初发膀胱肿瘤。但是针对其他选项情况，通过单纯 TUR-BT 可能已无法解决问题，需要考虑根治性膀胱切除术。
【难度】易

16. 对于肌层浸润性膀胱癌，首选治疗方式为
A. TUR-BT 术
B. 膀胱部分切除术
C. 根治性膀胱切除 + 盆腔淋巴结清扫术
D. 膀胱灌注治疗
E. 放疗联合化疗
【答案】C
【难度】易

17. 关于膀胱癌的治疗策略，以下说法正确的是
A. 非肌层浸润性膀胱癌均需要进行维持膀胱灌注化疗
B. 肌层浸润性膀胱癌不需要进行盆腔淋巴结清扫
C. 首次 TUR-BT 电切不完全或标本内无肌层可进行二次电切
D. 含铂类药物的联合化疗对于转移性膀胱癌患者无效
E. 男性根治性膀胱切除术通常需保留前列腺和精囊
【答案】C
【解析】低危非肌层浸润性膀胱癌仅需即刻膀胱灌注化疗，肌层浸润性膀胱癌治疗方式为根治性膀胱切除术联合盆腔淋巴结清扫，男性患者需同时切除前列腺和精囊，转移性膀胱癌对于含铂类药物的联合化疗方案总体反应率可达到 50% 左右。
【难度】难

18. 膀胱癌保留膀胱的手术适应证是
A. T_a 及 T_1 期肿瘤
B. T_a、T_1 及病变范围局限的 T_2 期高级别肿瘤
C. T_1、T_2、T_3 期肿瘤
D. T_3 期肿瘤未发生远处转移
E. 膀胱原位癌
【答案】A
【难度】易

19. 尿路上皮癌发生在上尿路的比例为
A. 1% 左右　B. 5% 左右
C. 10% 左右　D. 20% 左右
E. 50% 左右
【答案】B
【难度】难

20. 关于肾盂癌的症状，以下**最不常见**的表现是
A. 镜下血尿　B. 发热
C. 肾绞痛　D. 肉眼血尿
E. 高钙血症
【答案】E
【难度】中

21. 下列关于肾盂癌的说法正确的是
A. 多与长期尿石、感染等刺激有关
B. 间歇无痛性肉眼血尿为晚期症状
C. 新鲜尿液标本或逆行插管收集患侧肾盂尿可能发现癌细胞

D. 膀胱镜是选择性检查

E. 根治手术需要切除患侧肾脏和同侧输尿管上段

【答案】C

【解析】间歇无痛性肉眼血尿为早期常见症状;膀胱镜是为了明确有无合并膀胱肿瘤,是必要检查;根治手术需要切除患侧肾脏以及同侧输尿管全长。

【难度】中

22. 肾盂癌患者有血尿,双侧肾功能正常,首选的治疗方法是

A. 肾切除

B. 肾盂肿瘤切除

C. 化疗

D. 患肾及输尿管全切除 + 膀胱袖状切除

E. 继续观察

【答案】D

【难度】易

23. 与肾盂癌及输尿管癌的发生关系密切的是

A. 黄曲霉素　　B. 石棉纤维

C. 酗酒　　D. 关木通等中草药

E. EB病毒感染

【答案】D

【解析】含马兜铃酸的中草药(关木通、广防己等)可以造成尿路上皮细胞基因突变而导致上尿路上皮癌的发生。

【难度】中

【A2型题】

1. 男性,57岁,半年前出现全程无痛性肉眼血尿3次,未经诊治而自行消失,1周来肉眼血尿重新出现,并有小血块。为明确诊断,下列最适宜作为初步筛选的尿液检查是

A. 尿常规检查

B. 尿三杯试验

C. 尿红细胞位相检查

D. 尿脱落细胞检查

E. 尿找结核杆菌

【答案】D

【解析】患者出现全程无痛肉眼血尿时应警惕尿路上皮肿瘤,在初步筛选时要进行尿脱落细胞找癌细胞的检查,同时进行影像学检查。

【难度】易

2. 男性,60岁,2个月来间歇性无痛性全程血尿,近3天来加重伴有血块。超声检查:双肾正常,膀胱内有直径2cm的新生物,有蒂。为明确诊断,最重要的检查是

A. 尿常规　　B. 尿脱落细胞检查

C. 膀胱镜检查　　D. 静脉尿路造影

E. CT

【答案】C

【解析】膀胱镜检查是膀胱癌常用的诊断工具,可以直接观察到肿瘤所在部位、大小、数目、形态,可以取活检明确诊断、肿瘤分级。

【难度】易

3. 男性,75岁,尿频、尿急、尿痛伴间歇性血尿半年,尿细胞学检查三次阳性。超声检查:双肾及膀胱均未发现异常。膀胱镜检查:未发现膀胱有新生物,但右侧壁局部黏膜粗糙,在该处取活检,病理报告最可能的结果为

A. 急性膀胱炎

B. 慢性膀胱炎

C. 膀胱原位癌

D. 低级别尿路上皮癌

E. 高级别尿路上皮癌

【答案】C

【解析】血尿伴尿细胞学检查阳性,考虑存在尿路上皮癌,但影像学检查未见明显肿瘤,膀胱右侧壁黏膜粗糙,活检可能会见到原位癌。膀胱黏膜原位癌可引起尿路刺激征,亦符合患者的症状。

【难度】难

4. 男性,60岁,间断肉眼血尿2个月余,尿脱落细胞学检查发现有肿瘤细胞,膀胱镜检查发现膀胱内多发肿瘤,为除外上尿路肿瘤的存在,首先应该做的检查是

A. 静脉尿路造影　　B. 超声

C. 输尿管镜检查　　D. MRI

E. 腹部X线平片

【答案】A

【解析】膀胱癌术前了解上尿路情况时,宜使用含造影剂的检查,可显示有无上尿路肿瘤,静脉尿路造影较为适合,检查快捷、显影清晰;MRI可通过水成像达到静脉肾盂造影类似的效果,但检查复杂,费用高,成像不够清晰。

【难度】易

5. 男性,46岁,无痛全程肉眼血尿2周,完善泌尿系超声提示膀胱后壁肿瘤,最大径1.6cm,宽基底,肿瘤侵犯至肌层,其分期为

A. T_a　　B. T_1　　C. T_2

D. T_3　　E. T_4

【答案】C

【解析】膀胱癌的分期为：T_a为非浸润性乳头状癌，T_1为肿瘤侵入上皮下结缔组织，T_2为侵入肌层，T_3为侵入膀胱周围组织，T_4为浸润邻近器官。

【难度】易

6. 女性，56岁，间歇性无痛全程肉眼血尿3周。泌尿系统超声提示膀胱多发肿瘤，浸润肌层。膀胱镜检查提示膀胱后壁和前壁多发菜花样肿物，宽基底，呈浸润性生长，周围黏膜多发乳头样小肿物。下一步最可能的治疗方式为

A. 膀胱灌注化疗

B. 膀胱部分切除术

C. 膀胱全切 + 盆腔淋巴结清扫术

D. 放疗联合化疗

E. 干扰素治疗

【答案】C

【解析】该患者膀胱肿瘤分期为T_2，高危，故首选膀胱全切 + 盆腔淋巴结清扫术。

【难度】中

7. 男性，57岁，2周前因膀胱癌行TUR-BT术，术后膀胱灌注化疗后出现尿频、尿急和尿痛，尿常规提示白细胞50~60个/HP，上述症状和化验结果提示

A. 化学性膀胱炎　　B. 膀胱癌复发

C. 膀胱癌残留　　D. 膀胱穿孔

E. TUR综合征

【答案】A

【解析】化学性膀胱炎为膀胱灌注化疗常见不良反应，通常表现为尿频、尿急和尿痛等下尿路刺激症状，尿常规提示白细胞增多。

【难度】中

8. 男性，52岁，膀胱镜检查见膀胱三角区有直径超过5cm大小的肿瘤，无蒂，表面伴坏死出血。活检为高级别移行细胞癌。增强CT提示T_3期，未见明显肿大淋巴结。PET/CT未见远处转移。最佳治疗方案是

A. 化疗 + 放疗

B. 膀胱肿瘤电切术

C. 膀胱部分切除术

D. 膀胱全切术 + 标准淋巴结清扫

E. 单纯膀胱全切术

【答案】D

【解析】对于T_3期未发生远处转移的膀胱癌，根治性膀胱切除术（包括淋巴结清扫）+ 尿流改道为治疗的“金标准”手术方式。

【难度】易

9. 女性，60岁，2个月来间歇性无痛性全程血尿。超声提示膀胱左侧壁有带蒂乳头状肿瘤，直径约1.5cm。最佳的治疗方法是

A. 膀胱部分切除术

B. 膀胱全切术

C. 膀胱切开肿瘤单纯切除术

D. 经尿道膀胱肿瘤切除术

E. 经尿道灌注化疗药物

【答案】D

【解析】对于早期T_a/T_1期膀胱肿瘤，以经尿道膀胱肿瘤切除术（TUR-BT）为主要治疗方法。

【难度】易

10. 男性，53岁，无痛性肉眼血尿3个月。膀胱镜检查见膀胱三角区直径约5cm肿瘤，广基底。取活检病理回报膀胱腺癌。最适宜的治疗方式是

A. 膀胱部分切除术

B. 经尿道膀胱肿瘤切除术

C. 化疗

D. 根治性膀胱切除术

E. 放疗

【答案】D

【解析】膀胱腺癌恶性度高，应尽早行根治性膀胱切除术。

【难度】难

11. 女性，60岁，无痛肉眼血尿伴腰痛2周，完善检查后考虑诊断为左侧肾盂癌T_1期，其常规诊疗流程**不包括**

A. 根治性肾输尿管全长切除术

B. 术前膀胱镜检查

C. 术后膀胱镜复查

D. 泌尿系统增强CT检查

E. 新辅助化疗

【答案】E

【解析】增强CT是诊断肾盂癌的重要检查手段，其标准治疗方式即为根治性肾输尿管全长切除术；术前需要完善膀胱镜检查除外同时合并膀胱肿瘤，术后亦需复查膀胱镜除外膀胱内肿瘤复发。分期为T_1的肾盂癌不需要常规进行新辅助化疗。

【难度】中

12. 女性，58岁，间断肉眼血尿伴左腰痛1周，尿中偶见条索状血块。尿常规见红细胞满视野，白细胞阴性。泌尿系统超声检查提示左肾及左侧输尿管上段轻度积水扩张。尿

荧光原位杂交(FISH)检查结果阳性。其最可能的诊断是

A. 急性膀胱炎　B. 慢性膀胱炎
C. 膀胱肿瘤　D. 急性肾盂肾炎
E. 输尿管肿瘤

【答案】E

【解析】上尿路上皮肿瘤尿中可见标志性的条索状/蚯蚓状血块,结合左侧上尿路梗阻以及FISH检查结果阳性,输尿管肿瘤的可能性大。尿白细胞阴性不支持膀胱炎的诊断。

【难度】中

13. 男性,45岁,间歇性肉眼血尿3个月余,IVP见左肾盂内有不规则充盈缺损,膀胱镜检查见左侧输尿管口喷血,应首先考虑

A. 肾结核　B. 肾癌　C. 肾结石
D. 肾盂癌　E. 肾炎

【答案】D

【难度】易

14. 女性,55岁,年轻时常服用龙胆泻肝丸,15年前出现慢性肾功能不全,10年前因尿毒症行同种异体肾移植术,术后长期口服免疫抑制药物。3个月前出现全程无痛性肉眼血尿,查血肌酐正常。该患者血尿最可能的原因是

A. 结石　B. 泌尿系统感染
C. 肾癌　D. 尿路上皮癌
E. 发生排异反应

【答案】D

【解析】含马兜铃酸的药物可导致马兜铃酸肾病,最终可出现肾衰竭。同时将导致不可逆的基因突变而引起尿路上皮癌。

【难度】中

15. 女性,48岁,间断无痛性肉眼血尿1个月。膀胱镜检查发现膀胱左后壁有3cm大小的浅红色绒毛样肿瘤,似水草样在水中漂浮。超声提示膀胱左后壁肿瘤,大小3.0cm×2.8cm,有蒂,肿瘤后方膀胱壁完整。最适合该患者的治疗方法是

A. 经尿道膀胱肿瘤切除术
B. 膀胱部分切除术
C. 膀胱全切+尿流改道术
D. 膀胱灌注化疗
E. 全身静脉化疗

【答案】A

【解析】膀胱肿瘤分期为T_1,经尿道膀胱肿瘤切除术最适合。膀胱部分切除术对肿瘤控制较差,严重影响后期膀胱全切,极少采用。全身静脉化疗多用于分期较晚的肿瘤、新辅助化疗或无法切除的肿瘤。

【难度】易

16. 男性,75岁,行经尿道膀胱肿瘤切除术后半年,膀胱镜复查发现膀胱内多发T_1肿瘤,再次行电切术,术后病理为尿路上皮癌G_2。术后如采取膀胱灌注治疗,下列预防复发效果最好的药物是

A. 卡介苗　B. 丝裂霉素　C. 阿霉素
D. 顺铂　E. 噻替哌

【答案】A

【解析】膀胱黏膜原位癌行TUR-BT术后,用卡介苗进行膀胱灌注,可有效预防原位癌复发,其他灌注药物无效。

【难度】中

17. 男性,60岁,2年来出现间歇性肉眼血尿,半年来出现尿频、尿痛,3个月来出现耻骨后疼痛伴消瘦,最有可能的诊断为

A. 膀胱癌　B. 泌尿系统结核
C. 前列腺增生　D. 膀胱结石
E. 膀胱炎

【答案】A

【解析】患者长期血尿,现出现尿路刺激征和疼痛、消瘦症状,考虑尿路上皮癌的可能性大,故选择膀胱癌。

【难度】中

【A3/A4型题】

(1~3题共用题干)

女性,65岁,曾口服龙胆泻肝汤,2年前在肾内科诊断为马兜铃酸肾病,现在由于肾衰竭而长期行血液透析治疗,最近1周出现全程无痛肉眼血尿。

1. 最有可能的诊断是

A. 膀胱癌　B. 输尿管癌
C. 肾盂癌　D. 尿路上皮癌
E. 肾细胞癌

【答案】D

【解析】马兜铃酸可诱发尿路上皮癌,可能发生于肾盂、输尿管或膀胱,故选择D选项更全面。

【难度】中

2. 下一步的检查,不应该采纳的是

A. 尿细胞学　B. 膀胱镜检查

C. 静脉尿路造影　　D. MRI

E. 逆行造影

【答案】C

【解析】患者已进入肾衰竭透析阶段，尿液分泌极少，静脉尿路造影显影困难且显示不清。逆行造影或MRI水成像可以显示上尿路梗阻情况并显示病灶，膀胱镜可了解膀胱内肿瘤情况并观察输尿管口喷血情况，尿细胞学检查可取得肿瘤病理结果。

【难度】中

3. 在随后的检查中，发现左肾盂占位，但尿细胞学阴性，为了明确诊断，应该选择的检查手段为

A. 膀胱镜检

B. 输尿管镜

C. 经皮肾镜

D. 腹腔镜

E. 手术中送快速冷冻病理检查

【答案】B

【解析】影像学发现肾盂占位，但尿细胞学因敏感性低的特点未能得到肿瘤证据，可选择进一步行输尿管镜检查进入肾盂，观察占位情况并取得活检病理，以明确诊断。

【难度】中

(4~6 题共用题干)

女性，52 岁，反复全程无痛肉眼血尿 1 个月。超声：膀胱左、右侧壁及后壁可见 3 个直径 1~4cm 的肿物，侵及深肌层，双肾未见异常。膀胱镜检查见膀胱内多发菜花样肿瘤，基底较宽。活检病理报告为高级别尿路上皮癌。

4. 该患者还须进行的检查是

A. 输尿管镜检查　　B. 肾盂镜检查

C. 血管造影检查　　D. MRU

E. 泌尿系增强 CT

【答案】E

【解析】患者膀胱癌分期较晚，拟行膀胱全切术，术前应完善增强 CT 检查，了解膀胱肿瘤侵犯情况、膀胱与周围器官血管的关系、上尿路情况及盆腔淋巴结是否有转移等，以制订适宜的治疗和手术方案。其他检查并无必要。

【难度】中

5. 该患者膀胱癌的临床分期是

A. T_1　　B. T_{2a}　　C. T_{2b}

D. T_3　　E. T_4

【答案】C

【难度】中

6. 该患者的治疗应选择

A. 膀胱全切 + 回肠膀胱术

B. 经尿道膀胱肿瘤切除术

C. 膀胱部分切除术

D. 单纯放疗

E. 单纯化疗

【答案】A

【解析】患者为中年女性，膀胱癌分期 T_{2b}，适宜行膀胱全切术，尿流改道选择回肠膀胱术。膀胱部分切除术极少采用。单纯化疗无法改善患者的生存。

【难度】易

(7~9 题共用题干)

男性，80 岁，因间断无痛全程肉眼血尿 1 周入院，偶可见小片状血块，泌尿系统专科查体未见明显异常。尿常规提示红细胞满视野，白细胞阴性，亚硝酸盐阴性。尿细胞学可见巴氏 4~5 级细胞。

7. 为迅速作出诊断，下列最有价值的检查是

A. KUB　　B. 泌尿系统超声

C. 尿流率　　D. 尿培养

E. 直肠指诊

【答案】B

【解析】泌尿系统超声是针对间断无痛全程肉眼血尿的首选筛查手段，通过超声可初步明确有无膀胱癌或上尿路上皮癌，还可以除外结石。

【难度】易

8. 该患者最可能的诊断是

A. 膀胱结核　　B. 急性附睾炎

C. 尿道炎　　D. 膀胱肿瘤

E. 前列腺增生

【答案】D

【解析】老年男性患者出现无痛肉眼血尿伴片状血块，尿细胞学可见巴氏 4~5 级细胞，考虑膀胱肿瘤的可能性大。

【难度】易

9. 下列**不属于**该疾病可选的治疗方式是

A. TUR-BT

B. 根治性膀胱切除术

C. 膀胱灌注治疗

D. 核素治疗

E. 化疗

【答案】D

【解析】膀胱肿瘤患者，可选的手术治疗包括 TUR-BT、根治性膀胱切除术、膀胱灌注治疗和化疗。核素治疗一般不用于膀胱肿瘤。

【难度】易

(10~12 题共用题干)

女性,71 岁,间断无痛肉眼血尿伴有蚯蚓状血块1 个月,膀胱镜检查可见右侧输尿管口喷血,其余无特殊。专科查体见右侧肾区可疑叩击痛,其余无明显异常。

10. 为尽快明确诊断,最有价值的检查是

A. 泌尿系统增强 CT

B. 泌尿系统超声

C. MRI 平扫

D. 逆行造影

E. IVP

【答案】A

【解析】蚯蚓状血块及输尿管口喷血提示上尿路上皮癌的可能,通过泌尿系增强 CT 可见肿瘤强化,其近端可能有输尿管或肾盂扩张积水。

【难度】中

11. 该患者最可能的诊断是

A. 输尿管肿瘤　　B. 输尿管结石

C. 肾结石　　D. 膀胱肿瘤

E. 膀胱结石

【答案】A

【解析】患者为老年女性,无痛肉眼血尿伴蚯蚓状血块以及输尿管口喷血提示上尿路上皮肿瘤(含肾盂肿瘤和输尿管肿瘤)的可能性大。

【难度】易

12. 该病最主要的治疗方式是

A. 根治性肾输尿管全长切除术

B. 膀胱灌注治疗

C. IL-2 治疗

D. TUR-BT

E. 根治性膀胱切除术

【答案】A

【解析】上尿路上皮肿瘤主要的治疗方式为根治性肾输尿管全长切除术。

【难度】易

(13~15 题共用题干)

女性,48 岁,肉眼血尿 5 天,尿常规见红细胞满视野。超声提示膀胱三角区直径约 2.2cm 占位,蒂不明显,病理活检提示尿路上皮癌。

13. 为明确肿瘤临床分期,下列检查中价值最大的是

A. KUB+IVP　　B. 泌尿系统超声

C. 尿细胞学　　D. 尿常规

E. FISH 检查

【答案】B

【解析】泌尿系统超声可提示肿瘤侵犯膀胱壁的深度,有助于术前临床分期。

【难度】中

14. 以下伴随症状中该患者**不可能**出现的是

A. 盆腔疼痛　　B. 尿急

C. 尿频　　D. 尿痛

E. 腰部肿块

【答案】E

【解析】膀胱癌患者除间歇无痛全程肉眼血尿外,还可出现尿频、尿急、尿痛等尿路刺激症状及盆腔疼痛,此与广泛原位癌和浸润性膀胱癌有关。膀胱癌一般不会出现腰部肿块。

【难度】易

15. 手术前必不可少的检查是

A. 尿细胞学检查

B. 膀胱肿瘤细胞 ABO 抗原测定

C. 膀胱造影

D. 泌尿系统增强 CT

E. 利尿肾动态显像

【答案】D

【解析】需完善泌尿系统增强 CT,明确是否同时存在上尿路上皮肿瘤。

【难度】中

(16~18 题共用题干)

男性,76 岁,无痛性肉眼血尿 9 天。查体:前列腺增大,中央沟变浅,无结节。超声提示双肾未见明显异常,膀胱左侧壁见单发、蒂长、直径约 1.2cm 实性占位,病变局限于黏膜下层,未累及肌层。

16. 为明确占位性质,下列检查中价值最大的是

A. 膀胱镜检查 + 活检

B. 膀胱造影

C. 尿细胞学

D. 泌尿系统 CT

E. 尿培养

【答案】A

【解析】结合无痛性肉眼血尿和超声结果,考虑膀胱肿瘤的可能性大,膀胱镜活检可明确肿瘤的病理性质。

【难度】中

17. 针对该患者首选的治疗方式是

A. 膀胱全切 + 输尿管皮肤造口术

B. 膀胱部分切除术

C. 单纯吡柔比星膀胱灌注化疗

D. 经尿道膀胱肿瘤切除术

E. 先放疗，再化疗

【答案】D

【解析】针对单发、蒂长的非肌层浸润膀胱癌首选经尿道膀胱肿瘤切除术(TUR-BT)。

【难度】易

18. 为预防肿瘤复发，最好的方法是

A. 放疗　　B. 全身化疗

C. 干扰素治疗　　D. IL-2 治疗

E. 膀胱灌注治疗

【答案】E

【解析】对于非肌层浸润膀胱癌接受 TUR-BT 后，膀胱灌注治疗有助于预防膀胱肿瘤的复发。

【难度】中

(19~21 题共用题干)

男性，88 岁，间断无痛性全程肉眼血尿 4 个月，尿色为鲜红色，并可见片状血凝块，无发热或尿路刺激症状。查 PSA 正常。既往无排尿困难或夜尿频多表现。

19. 首要考虑的诊断是

A. 膀胱肿瘤　　B. 膀胱结石

C. 前列腺增生　　D. 肾结石

E. 前列腺癌

【答案】A

【解析】无痛性肉眼血尿和片状血凝块，考虑膀胱肿瘤的可能性大。

【难度】易

20. 能够帮助判断该疾病恶性程度的方法**不包括**

A. Gleason 分级　　B. 尿细胞学

C. 超声　　D. CT

E. MRI

【答案】A

【解析】Gleason 分级是用于前列腺癌的病理评分。

【难度】易

21. 完善检查后考虑诊断为膀胱癌 T_1 期并接受 TUR-BT 治疗，术后随访中最重要的项目是

A. CT 检查　　B. 膀胱镜检查

C. 超声检查　　D. 尿常规检查

E. 尿细胞学检查

【答案】B

【难度】中

(22~23 题共用题干)

男性，59 岁，涂料厂工人，3 个月来出现间断无痛性肉眼血尿。发病以来一般状况尚可，轻度贫血貌，双肾未触及，膀胱区叩诊呈清音。

22. 首先考虑的诊断是

A. 尿路感染　　B. 膀胱结石

C. 泌尿系统结核　　D. 前列腺增生

E. 尿路上皮肿瘤

【答案】E

【解析】老年男性，有高危职业史，无痛性肉眼血尿为主要症状，首先考虑尿路上皮肿瘤。

【难度】易

23. 为明确诊断，该病例首选的检查方法是

A. 尿常规　　B. CT　　C. PET/CT

D. 肾图　　E. KUB

【答案】B

【解析】针对泌尿系统肿瘤，尤其是膀胱肿瘤，目前以泌尿系统增强 CT 为影像学检查"金标准"。

【难度】易

(24~25 题共用题干)

男性，69 岁，因反复无痛性肉眼血尿 2 个月入院，膀胱镜可见右侧输尿管喷血，尿细胞学可见癌细胞。

24. IVP 检查最有诊断价值的描述是

A. 右肾不显影　　B. 右肾盏破坏

C. 右肾萎缩　　D. 右肾盂充盈缺损

E. 右肾积水

【答案】D

【解析】针对肾盂癌及输尿管癌，以充盈缺损为主要静脉肾盂造影(IVP)表现。

【难度】易

25. 明确诊断后首选的治疗措施是

A. 肾切除

B. 肾盂肿瘤切除

C. 化疗

D. 肾及输尿管全切除

E. 继续观察

【答案】D

【解析】肾盂癌治疗的标准手术方式为肾输尿管全长切除术＋膀胱袖状切除术。

【难度】中

(26~28 题共用题干)

男性，67 岁，以间歇性无痛性全程肉眼血尿 1 周来院就诊，经超声及膀胱镜检查证实，膀胱右侧壁有一个直径 1.5cm 的占位病变。

26. 首先考虑的诊断是
A. 膀胱癌　B. 膀胱肉瘤
C. 膀胱憩室　D. 膀胱滤泡
E. 输尿管口囊肿
【答案】A
【难度】易
27. 治疗原则是
A. 化疗　B. 放疗
C. 局部注射化疗　D. 手术治疗
E. 冷冻治疗
【答案】D
【解析】膀胱肿瘤的首选治疗方式为手术治疗。
【难度】易
28. 预防复发最合适的方法是
A. 全身化疗
B. 放疗
C. 口服卡介苗
D. 膀胱灌注化疗或灌注卡介苗
E. 免疫治疗
【答案】D
【难度】易

(29~30 题共用题干)
女性，52 岁，反复发作全程肉眼无痛血尿 1 个月收住院。尿细胞学检查找到癌细胞。超声：膀胱左、右侧壁及后壁可见 7 个直径 1~4cm 的肿物，侵及深肌层，双肾未见异常。膀胱镜检查与超声相似。尿路平片和静脉肾盂造影示：双肾、输尿管显影良好，膀胱内可见充盈缺损。
29. 该患者膀胱肿瘤的分期是
A. T_a　B. T_1　C. T_2
D. T_3　E. T_4
【答案】D
【解析】肿瘤侵犯深肌层，为 T_{3b} 期肿瘤。
【难度】易
30. 膀胱镜活检结果为分化较好的尿路上皮癌，该患者的治疗应选择
A. 根治性膀胱切除术
B. TUR-BT 术
C. 开放膀胱部分切除术
D. 单纯放疗
E. 全身化疗
【答案】A
【解析】T_3 期膀胱癌，应选择根治性膀胱切除术。
【难度】易

(31~32 题共用题干)
男性，65 岁，血尿 1 年。膀胱镜检查见膀胱三角区有大小为 4cm × 5cm 的肿瘤，无蒂，表面有坏死，活检证实为恶性。影像学检查提示为 T_3 期。
31. 最佳的治疗方案为
A. 化疗 + 放疗
B. 膀胱部分切除术
C. 经尿道膀胱肿瘤切除术
D. 根治性膀胱切除术
E. 髂内动脉栓塞术
【答案】D
【难度】易
32. 若术后病理回报淋巴结转移，则下一步的治疗方案为
A. 膀胱灌注化疗
B. 观察等待
C. 以顺铂为基础的化疗
D. 以蒽环类为基础的化疗
E. 长期注射干扰素
【答案】C
【解析】T_3 期膀胱癌，有淋巴结转移，术后采用以顺铂为基础的（如 GC 方案）辅助化疗可以明显延长患者的生存期。
【难度】中

(33~34 题共用题干)
女性，73 岁，间断无痛肉眼血尿半年，不伴尿痛、尿急、尿频，不伴发热及腰痛。尿常规示：红细胞(++)，白细胞(±)。超声示左肾积水，肾实质萎缩。输尿管观察不清。
33. 为明确诊断，下列最有价值的检查是
A. KUB　B. MRU
C. 肾图　D. 平扫 CT
E. 尿红细胞位相
【答案】B
【解析】首先完善泌尿系造影检查，了解梗阻部位和程度。平扫 CT 无法清晰显示梗阻部位，磁共振尿路成像(MRU)具有类似造影剂的显像效果。
【难度】中
34. 该患者最可能的诊断是
A. 输尿管结石　B. 输尿管肿瘤
C. 泌尿系感染　D. 肾炎
E. 膀胱肿瘤

【答案】B

【解析】老年女性，主诉无痛肉眼血尿，伴患侧上尿路积水及肾萎缩，首先考虑输尿管肿瘤梗阻所致。

【难度】易

(35~37 题共用题干)

男性，76 岁，间歇性无痛性肉眼血尿 8 个月余。CT 尿路造影：左肾盂输尿管连接部不规则软组织占位，直径约 3cm；左肾盂以及各盏可见扩张积水，左肾实质变薄；右肾灌注良好，右输尿管未见异常。

35. 下一步还应进行的检查为

A. IVP　　B. 超声

C. 尿脱落细胞学　　D. 尿常规

E. 膀胱镜检查

【答案】E

【解析】尿路上皮癌具有多病灶特点，发现上尿路病灶时，应行膀胱镜了解膀胱内有无并发病灶，可同时进行手术切除。

【难度】易

36. 最可能的诊断为

A. 左肾盂癌　　B. 膀胱癌

C. 左肾癌　　D. 左肾结核

E. 左肾盂肾炎

【答案】A

【难度】易

37. 若膀胱镜检查发现膀胱内乳头状新生物，直径约 1cm，可见细蒂，下一步最佳的治疗方案为

A. 左肾输尿管全长切除术 + 膀胱全切术

B. TUR-BT+ 左肾输尿管全长切除术

C. TUR-BT+ 左肾切除术

D. TUR-BT+ 左输尿管镜肿瘤烧灼术

E. 全身化疗

【答案】B

【解析】发现膀胱内并发尿路上皮癌时，可同时手术切除。膀胱病灶较小，行膀胱镜下电切即可。

【难度】中

(38~39 题共用题干)

男性，40 岁，间断无痛肉眼血尿半年，加重伴排尿困难 2 小时就诊，既往吸烟史 20 年。查体：心率 100 次 /min，血压 150/95mmHg，伴大汗、贫血貌；耻骨上膨隆，叩诊呈浊音。超声提示膀胱残余尿 750ml，右后壁混杂回声团块，直径约 5cm，宽基底。

38. 最可能的诊断是

A. 前列腺增生　　B. 前列腺癌

C. 膀胱癌　　D. 膀胱炎

E. 膀胱结石

【答案】C

【解析】患者出现下尿路严重梗阻，既往有血尿史，超声见膀胱后壁占位，诊断膀胱癌的可能性大。

【难度】中

39. 下一步首先应进行的治疗是

A. 急诊膀胱全切术

B. 留置尿管、持续膀胱冲洗

C. 急诊 TUR-BT

D. 急诊膀胱部分切除术

E. 输血

【答案】B

【解析】目前应紧急解除下尿路梗阻，同时避免血尿堵塞尿管，故应留置尿管并持续膀胱冲洗，待病情稳定且术前检查完善后，可行膀胱镜肿瘤切除术或膀胱全切术。

【难度】难

【案例分析题】

案例一　男性，66 岁，因“间断无痛全程肉眼血尿 1 个月”就诊，伴轻度尿频、尿急，无发热或腰痛。泌尿系专科查体：前列腺稍增大，中央沟变浅，未触及结节；余无异常。

提问 1：为明确诊断，该患者可完善的检查项目包括

A. 泌尿系统超声

B. 尿常规

C. 腹部平片

D. 利尿肾动态显像

E. 尿细胞学

F. 泌尿系统增强 CT

G. 血 PSA

【答案】ABEFG

【解析】查尿常规明确血尿情况及是否存在泌尿系感染，选择泌尿系统超声或泌尿系统增强 CT 明确是否存在泌尿系肿瘤；部分尿路上皮肿瘤患者可在其尿细胞学检查中发现肿瘤细胞；老年男性需要了解前列腺特异性抗原(PSA)情况，以判断有无前列腺癌。

【难度】中

提问 2：目前考虑的可能诊断有

A. 睾丸肿瘤　　B. 膀胱肿瘤

C. 肾盂肿瘤　　D. 输尿管肿瘤
E. 输尿管结石　　F. 膀胱结石
G. 前列腺癌

【答案】BCD
【解析】老年男性无痛全程肉眼血尿，需考虑尿路上皮肿瘤的可能。
【难度】中

提问 3：患者行泌尿系统超声检查示膀胱后壁乳头状肿物，直径为 1.5cm，有蒂，考虑膀胱肿瘤 T_1 期。该患者下一步的治疗主要为

A. TUR-BT
B. 根治性膀胱切除术
C. 根治性膀胱切除术 + 盆腔扩大淋巴结清扫术
D. 根治性膀胱切除术 + 盆腔标准淋巴结清扫术
E. 膀胱部分切除术
F. 放疗
G. 新辅助化疗

【答案】A
【解析】初发、单发、较小的非肌层浸润性膀胱癌的主要治疗方式是 TUR-BT，暂不需要膀胱全切或新辅助化疗。膀胱部分切除对肿瘤控制极差。
【难度】易

提问 4：患者术后病理确诊为低级别尿路上皮癌 (G_3)，pT_1 期。根据目前资料，该患者可使用的膀胱灌注药物包括

A. 表柔比星　　B. 羟喜树碱
C. 吡柔比星　　D. 多西他赛
E. 顺铂　　F. 卡介苗
G. 透明质酸钠

【答案】ABCF
【解析】根据目前病理资料考虑高危组膀胱癌，需要维持膀胱灌注，常用药物包括表柔比星、吡柔比星、羟喜树碱及卡介苗等。多西他赛和顺铂不用于膀胱灌注治疗。玻璃质酸钠常用于减轻膀胱刺激症状。
【难度】难

提问 5：以下可用于该患者术后随访的检查包括

A. 膀胱镜检查
B. 泌尿系统超声
C. 输尿管镜检查
D. 腹部平片
E. 泌尿系统增强 CT
F. 尿动力
G. 尿流率

【答案】ABE
【解析】TUR-BT 和膀胱灌注治疗后，需定期复查膀胱镜，其他检查包括泌尿系超声或增强 CT。输尿管镜检查、腹部平片、尿动力和尿流率检查不常规用于 TUR-BT 术后随访。
【难度】中

案例二　男性，25 岁，主因"体检发现膀胱占位 2 周"入院。超声提示双肾未见明显异常，膀胱内可见 2.0cm × 1.5cm × 1.0cm 的肿物。

提问 1：为明确诊断，进一步需要做的检查有

A. 尿常规
B. 泌尿系统增强 CT
C. 膀胱镜检查
D. 静脉尿路造影
E. 尿脱落细胞检查
F. 血 PSA
G. 血 AFP

【答案】BC
【解析】膀胱镜检查是膀胱肿瘤常用的诊断工具，也可以取活检明确诊断。增强 CT 有助于了解盆腔情况及上尿路有无肿瘤，不必再做静脉尿路造影。青年男性不必检查 PSA。尿脱落细胞学常用于上尿路尿路上皮癌的诊断，血 AFP 是肝癌的肿瘤标记物，对该患者无实际意义。
【难度】易

提问 2：该患者首先考虑的治疗方式是

A. 经尿道膀胱肿瘤切除术
B. 口服碳酸氢钠
C. 开放膀胱部分切除术
D. 全身化疗
E. 腹腔镜膀胱部分切除术
F. 盆腔放疗
G. 膀胱全切

【答案】A
【解析】经尿道膀胱肿瘤切除术为临床最常用的膀胱肿瘤手术方式，可在祛除病灶的同时明确病理诊断及肿瘤分期分级。膀胱部分切除容易导致肿瘤播散，仅用于部分终末期患者姑息治疗，本青年患者不应采用。
【难度】易

提问 3：应重点询问的病史是

A. 药物过敏史　　B. 吸烟史
C. 饮酒史　　D. 冶游史
E. 工作接触史　　F. 手术史
G. 遗传史

【答案】BE
【解析】吸烟和化学毒物接触为膀胱癌的重要致癌

因素,应在询问中关注,并在治疗后嘱咐患者避免。

【难度】中

提问4:若术后最终病理回报为内翻性乳头状瘤,则下一步的治疗原则是

A. 全身化疗　B. 局部放疗
C. 免疫治疗　D. 膀胱灌注化疗
E. 等待观察　F. 重复电切
G. 定期复查

【答案】EG

【解析】内翻性乳头状瘤生物学行为多为良性,定期复查即可。

【难度】难

第三节　前列腺癌

【A1型题】

1. 前列腺癌最常见的病理组织类型是

A. 鳞癌　B. 腺癌
C. 移行细胞癌　D. 透明细胞癌
E. 未分化癌

【答案】B

【难度】易

2. 前列腺癌最常发生的部位是

A. 中央带　B. 移行带
C. 外周带　D. 尿道周围区
E. 前列腺尖部

【答案】C

【难度】易

3. 早期前列腺癌最常见的临床症状是

A. 尿频　B. 排尿困难　C. 血尿
D. 腰痛　E. 无症状

【答案】E

【解析】早期前列腺癌多无明显症状。当肿瘤进展时可能出现排尿困难、血尿及腰痛等症状。

【难度】中

4. 确诊前列腺癌最可靠的方法是

A. 直肠指诊　B. 超声
C. MRI　D. 穿刺活检
E. 前列腺特异性抗原

【答案】D

【难度】易

5. 前列腺癌最常见的远处转移部位是

A. 肺　B. 肝　C. 脑
D. 骨骼　E. 淋巴结

【答案】D

【难度】易

6. 协助前列腺癌诊断的常用肿瘤标记物是

A. AFP　B. CEA　C. PSA
D. ALP　E. CA125

【答案】C

【难度】易

7. 诊断前列腺癌常用的影像学检查是

A. 超声　B. KUB　C. 骨扫描
D. MRI　E. CT

【答案】D

【难度】易

8. 前列腺癌骨转移**最少**出现于以下哪个部位

A. 股骨　B. 骨盆　C. 肋骨
D. 胸椎　E. 腰椎

【答案】A

【解析】前列腺癌骨转移部位多位于中轴骨,四肢骨骼转移较为少见。

【难度】难

9. 以下有关前列腺癌的描述,正确的是

A. 直系亲属患前列腺癌是罹患前列腺癌的高危因素
B. 绿茶、番茄可能增加前列腺癌的风险
C. 随着年龄的增长,患有前列腺癌的风险降低
D. 中国人的前列腺癌患病率较欧美人更高
E. 性传播疾病不会增加患前列腺癌的风险

【答案】A

【解析】前列腺癌的发病与人种、饮食、遗传、年龄、感染均存在关联。服用绿茶、番茄并不增加前列腺癌的风险。中国人患前列腺癌的概率明显低于欧美人。高龄男性患癌的概率更高。

【难度】中

10. 有关睾酮与前列腺癌的关系,正确的是

A. 进行雄激素补充治疗之前无须检查前列腺癌
B. 口服非那雄胺可以降低前列腺癌的风险
C. 切除双侧睾丸可以治疗前列腺癌
D. 抗雄激素治疗和去势治疗不需要联合使用
E. 去势治疗不会引起生活质量的影响

【答案】C

【解析】进行雄激素补充之前应确认有无前列腺癌的风险;口服非那雄胺可以降低PSA值、控制前列腺体积增生,但对于前列腺癌并没有预防意义;因睾酮不仅来源于睾丸,去势治疗与抗雄激素治疗常联合使用;去势治疗对患者生活质量会产生较明显的影响。

【难度】中

11. 以下有关前列腺癌 Gleason 评分的表述，正确的是
    A. Gleason 5+3 分与 Gleason 4+4 分肿瘤预后不同
    B. 报告 Gleason 评分时应先报相对恶性度较高的评分
    C. 穿刺标本中经常见到 Gleason 1 分或 2 分
    D. Gleason 总评分 9~10 分为低分化癌
    E. 穿刺的评分与根治性切除手术的评分之间不存在差异

【答案】D

【解析】5+3 分与 4+4 分的肿瘤预后相似；报告 Gleason 评分时应该先报相对所占面积最大的评分；1 分或 2 分的肿瘤多见于前列腺电切或膀胱全切的标本中；穿刺标本评分与根治性切除的标本评分可能存在较大差异。

【难度】难

12. 以下提示患者为中危前列腺癌的指标是
    A. 临床分期 T_{3a}
    B. PSA 9ng/ml
    C. f/t 0.08
    D. 穿刺 Gleason 评分 4+3 分
    E. 患者有明显骨痛症状

【答案】D

【解析】中危患者的标志为 PSA 10~20ng/ml；Gleason 评分 7 分，临床分期 T_{2b}~T_{2c}。f/t、症状原则上与危险度无关。

【难度】难

13. 有关前列腺穿刺的管理正确的是
    A. 不需要停用抗凝药物
    B. 经直肠穿刺前应进行肠道准备
    C. 穿刺后鼓励尽早恢复活动
    D. 穿刺后不需要常规使用抗生素
    E. 穿刺前可以用内分泌治疗药物

【答案】B

【解析】穿刺后原则上 24 小时内应避免活动，促进穿刺伤口恢复，避免出血或尿潴留。常规应用抗生素。穿刺前尽量不要使用内分泌治疗药物，避免对穿刺病理产生影响。

【难度】中

14. 用于治疗晚期前列腺癌的药物是
    A. 植物类药
    B. α 受体阻滞剂
    C. 5α- 还原酶抑制剂
    D. 干扰素
    E. 抗雄激素类药物

【答案】E

【难度】易

15. 早期前列腺癌的治疗方法最常用的是
    A. 等待观察　　B. 手术治疗
    C. 内分泌治疗　　D. 外放射治疗
    E. 内放射治疗

【答案】B

【难度】易

16. 前列腺癌一线化疗方案药物是
    A. 米托蒽醌　　B. 多西他赛
    C. 环磷酰胺　　D. 顺铂
    E. 长春新碱

【答案】B

【解析】前列腺癌一线化疗方案为 DP 方案（多西他赛 + 泼尼松）。

【难度】中

17. 治疗前列腺癌骨转移的常用药物是
    A. 氟他胺　　B. 碳酸钙
    C. 维生素 D　　D. 比卡鲁胺
    E. 唑来膦酸

【答案】E

【解析】双膦酸盐作为骨转移癌的一线用药，可以有效治疗骨破坏，缓解骨痛，预防和推迟骨相关事件的发生。

【难度】中

18. 根治性前列腺切除术中，为了保护患者的性功能应注意避免损伤
    A. 髂腹股沟神经　　B. 血管神经束
    C. 阴茎背深静脉丛　　D. 下腹下丛神经
    E. 精囊尖部

【答案】B

【解析】控制勃起功能的神经位于前列腺两侧的血管神经束中，对于促进患者术后性功能恢复有很大意义。

【难度】中

19. 以下有关根治性前列腺切除术的表述，正确的是
    A. 应尽量保护闭孔神经
    B. 应尽量保护阴茎背深静脉
    C. 应尽量选择腹腔镜手术
    D. 应尽量进行淋巴结清扫
    E. 应尽量保留前列腺尖部

【答案】A

【解析】闭孔神经损伤可能导致术后下肢活动障碍,因此,应尽量保护。阴茎背深静脉一般予以结扎来防止出血。腹腔镜手术并非适合所有患者,既往腹腔手术史、腹腔粘连、气栓风险较高的高龄患者不宜采用腹腔镜手术。淋巴结清扫对于低危患者无需常规开展。前列腺尖部保留过多可能导致切缘阳性。

【难度】难

20. 以下有关放疗在前列腺癌治疗中的应用表述正确的是
   A. 早期前列腺癌放疗的肿瘤控制比手术差
   B. 放疗的并发症比较严重
   C. 外放射治疗与内放射治疗不应同时进行
   D. 放疗可联合内分泌治疗一起开展
   E. 术前新辅助放疗可改善肿瘤控制

【答案】D

【解析】前列腺癌的放疗具有早期肿瘤控制良好、并发症少的特点;外放疗与内照射可以同时进行,以期达到良好的肿瘤杀灭效果;术前放疗可能会影响局部组织愈合,一般对于前列腺癌不建议在术前开展新辅助放疗。

【难度】难

21. 针对前列腺癌预后的表述,正确的是
   A. 前列腺癌很少在尸检时才发现
   B. PSA 筛查使前列腺癌死亡率有了较大下降
   C. 早期前列腺癌预后较好
   D. 前列腺癌不适用冷冻、射频等治疗
   E. 高龄患者应尽量手术

【答案】C

【解析】前列腺癌在尸检标本中常有发现;PSA 筛查并未明显降低前列腺癌的死亡率;对于不适合手术的局限期前列腺癌患者,局部冷冻、射频治疗是较为适合的肿瘤控制方式;高龄患者尽量不用手术治疗的方式。

【难度】中

22. 腹腔镜前列腺癌根治术后可能出现的早期并发症**不包括**
   A. 出血　　B. 直肠损伤
   C. 尿失禁　　D. 尿漏
   E. 尿道狭窄

【答案】E

【解析】尿道狭窄属于前列腺根治术后的远期并发症。

【难度】中

【A2 型题】

1. 男性,73 岁,尿频、排尿困难 6 年余。直肠指诊:前列腺增大,有不规则质硬结节,怀疑前列腺癌。下列对明确诊断最有帮助的辅助检查是
   A. 前列腺特异性抗原
   B. 前列腺酸性磷酸酶
   C. 总酸性磷酸酶
   D. 癌胚抗原
   E. 甲胎蛋白

【答案】A

【难度】易

2. 男性,75 岁,尿频、排尿困难 10 年余,近 2 周出现终末肉眼血尿。直肠指诊:前列腺有不规则质硬结节,高度怀疑为前列腺癌。为明确诊断,最需要做的检查是
   A. 经直肠前列腺超声检查
   B. 血清前列腺特异性抗原检查
   C. 经直肠前列腺穿刺活检
   D. 盆腔 MRI
   E. 全身骨扫描

【答案】C

【解析】前列腺穿刺活检为前列腺癌的确证性检查,可非常明确地诊断前列腺癌。PSA、超声、盆腔 MRI、全身骨扫描均为辅助检查,可辅助判断。

【难度】易

3. 男性,76 岁,前列腺癌患者查 PSA 15.6ng/ml,Gleason 评分 4+3=7 分,临床分期 T_{2c},请问该患者的危险因素等级属于
   A. 极低危　　B. 低危
   C. 中危　　D. 高危
   E. 极高危

【答案】C

【解析】前列腺癌根据 PSA、Gleason 评分及临床分期分为低、中、高危。其中高危患者 PSA>20ng/ml,Gleason 评分≥8 分,临床分期≥T_{3a}。

【难度】难

4. 男性,70 岁,行前列腺系统性穿刺活检,共穿刺 13 针,其中第 1、2 及 11 针可见前列腺癌,癌组织所占比例分别为 5%、20% 及 15%。请问这位患者的肿瘤临床分期是
   A. T_1　　B. T_{2a}　　C. T_{2b}
   D. T_{2c}　　E. T_3

【答案】D

【解析】肿瘤局限于单侧叶的 1/2 为 T_{2a},超过单侧叶的 1/2 但局限于该侧为 T_{2b},第 1、2 及 11 针属于前列腺的两侧叶,肿瘤侵犯两侧叶为 T_{2c}。

【难度】难

5. 男性，65岁，体检发现tPSA 105.9ng/ml，MRI提示前列腺左侧外周带占位，穿刺活检证实为前列腺癌。在开始治疗前该患者还应完善的检查是

A. 超声 B. X线 C. 膀胱镜

D. CT E. 骨扫描

【答案】E

【解析】PSA>20ng/ml的前列腺癌患者骨转移风险明显增加，需完善骨扫描检查，并且是否存在骨转移对治疗方案的选择具有重要的指导意义。

【难度】易

6. 男性，70岁，进行性排尿困难5年，近期体检tPSA 15ng/ml。MRI提示前列腺体积增大，中叶突入膀胱；右侧叶外周带可疑信号，PI-RADS评分为4分。下一步应进行的处理是

A. 放疗 B. 内分泌治疗

C. 全身化疗 D. 前列腺穿刺活检

E. TURP

【答案】D

【难度】易

7. 男性，68岁，排尿困难4年余。直肠指诊发现前列腺硬结，经直肠前列腺穿刺活检证实为前列腺癌。盆腔MRI提示已有盆腔淋巴结转移。全身骨扫描未见阳性病灶。该患者可以选择以下治疗方法，**除外**

A. 双侧睾丸切除术

B. 口服雌激素

C. 皮下注射LHRH类似物

D. 根治性前列腺切除+盆腔淋巴结清扫术

E. 双侧睾丸切除术+口服抗雄激素制剂

【答案】B

【解析】前列腺癌伴盆腔淋巴结转移，不伴骨转移，适宜行内分泌治疗（药物去势治疗和/或抗雄治疗）或前列腺根治性切除+盆腔淋巴结清扫，术后行辅助内分泌治疗或辅助放疗。口服雌激素较少应用于前列腺癌的初始治疗。如药物内分泌治疗无法将睾酮浓度控制到理想水平，须行睾丸切除术。

【难度】难

8. 男性，78岁，排尿困难3年余。直肠指诊发现前列腺硬结，经直肠前列腺穿刺活检证实为前列腺癌。盆腔MRI提示右侧精囊受侵犯，右髂骨、右坐骨转移。该患者最适合的治疗为

A. 观察等待

B. 根治性前列腺切除术

C. 内分泌治疗

D. 前列腺放疗

E. 全身化疗

【答案】C

【解析】前列腺癌，侵犯精囊，伴骨转移，不适合手术或局部放疗，处于激素敏感阶段，适宜内分泌治疗（抗雄激素治疗）。

【难度】易

9. 男性，72岁，确诊前列腺癌伴全身多发骨转移，拟行内分泌治疗，可以选择的药物**不包括**

A. 戈舍瑞林 B. 米托蒽醌

C. 氟他胺 D. 亮丙瑞林

E. 比卡鲁胺

【答案】B

【解析】米托蒽醌是前列腺癌的化疗药物，其余几项均为前列腺癌内分泌治疗药物。

【难度】中

10. 男性，21岁，因会阴部不适、排尿困难1个月就诊。查体：前列腺明显增大、质硬，超声提示前列腺增大，呈球状，不均质实性，约8cm大小，挤压膀胱。此时最应该进行的治疗是

A. 高级别抗生素控制

B. 前列腺穿刺

C. 前列腺微波治疗

D. 留置尿管改善尿液引出

E. 加用多沙唑嗪缓解局部症状

【答案】B

【解析】患者为青年男性，查体和超声表现需考虑前列腺肿瘤风险，特别是前列腺肉瘤。应尽快穿刺明确，必要时尽早手术治疗。

【难度】难

11. 男性，84岁，因排尿困难2个月、尿潴留1天就诊。急诊就诊后行导尿术，引流出尿液600ml，实验室检查PSA 13ng/ml，超声提示前列腺体积65ml。此时最合理的诊疗安排是

A. 前列腺穿刺

B. 完善MRI检查

C. 口服多沙唑嗪

D. 静脉滴注抗生素

E. 完善准备后行经尿道前列腺切除术

【答案】C

【解析】患者在尿潴留状态、留置尿管状态中PSA检

查会受到影响，目前患者的诊断仍考虑前列腺增生的可能性大，应对症用药控制后再复查PSA。目前没有尽快行经尿道前列腺切除术或静脉应用抗生素的指征。

【难度】中

12. 男性，75岁，尿频伴排尿困难多年，曾发作两次尿潴留，现留置导尿管，检查发现PSA 35ng/ml，MRI提示前列腺肿瘤可能、侵犯直肠，以下治疗**最不合理**的是

A. 放疗

B. 内分泌治疗

C. 化疗

D. 根治性前列腺切除术

E. 经尿道前列腺电切术

【答案】D

【解析】患者为前列腺癌晚期，已不适宜根治性手术切除，可以选择其他肿瘤治疗方式。患者下尿路症状明显，且高龄，亦可考虑姑息性经尿道电切术缓解梗阻。

【难度】易

13. 男性，65岁，因PSA升高就诊，MRI考虑前列腺两侧叶外周带均存在异常低信号，穿刺诊断前列腺癌。行根治性前列腺切除术后病理提示：前列腺左侧叶42张切片中28张可见癌，左侧尖部切缘可见少量肿瘤，右侧叶46张切片未见癌，肿瘤未突破包膜。此时患者的肿瘤分期为

A. T_{1c} B. T_{2a} C. T_{2b}

D. T_{2c} E. T_{3a}

【答案】C

【解析】肿瘤侵犯前列腺一叶的1/2以上，应诊断为T_{2b}。

【难度】难

14. 男性，76岁，因经尿道膀胱肿瘤切除术后2年复发入院，CT提示膀胱后壁、三角区肿瘤侵犯肌层，完善准备后行根治性膀胱切除术。术后病理回报膀胱移行细胞癌T_{2b}，高级别，淋巴结未见转移；前列腺部可见前列腺腺癌，Gleason评分3+3分。此时应予以的治疗是

A. 多西他赛化疗

B. 顺铂+吉西他滨化疗

C. 盆腹腔放射治疗

D. 行骨扫描了解有无骨转移

E. 定期复查随诊

【答案】E

【解析】患者系膀胱全切中发现前列腺偶发癌，级别较低，目前无进一步治疗指征。患者的膀胱癌目前也无进一步辅助治疗指征。

【难度】中

15. 男性，41岁，因体检发现PSA 5.2ng/ml就诊，既往体健。穿刺结果：12针穿刺中1针可见肿瘤，Gleason评分3+3分。患者目前排尿功能正常，要求行根治性前列腺切除术。以下叙述正确的是

A. 术后需要辅助放疗或内分泌治疗

B. 术后尿失禁发生率较高

C. 可考虑行保留性神经的术式

D. 可保留精囊和输精管以保留生育功能

E. 应行盆腔淋巴结清扫

【答案】C

【解析】肿瘤分期早、低危，患者年轻，可选择保留性神经的术式，术中无须清扫淋巴结，术后不需要辅助治疗。根治性前列腺切除术必然破坏精液排出道，且该手术必须切除精囊。

【难度】难

【A3/A4型题】

(1~2题共用题干)

男性，65岁，尿频、排尿困难2年。血清PSA 6.3ng/ml。盆腔MRI提示前列腺左侧外周带低信号灶，前列腺包膜完整，盆腔未见肿大淋巴结。骨扫描未见异常。前列腺穿刺活检病理结果为前列腺腺癌，Gleason评分是3+4分。

1. 该患者前列腺癌临床分期为

A. T_1 B. T_2 C. T_3

D. T_4 E. T_0

【答案】B

【解析】MRI提示病灶位于前列腺左侧叶外周带，未见侵及包膜或精囊，临床分期应为T_2期。

【难度】中

2. 该患者最适合的治疗为

A. 观察等待

B. 根治性前列腺切除术

C. 内分泌治疗

D. 前列腺放疗

E. 全身化疗

【答案】B

【解析】早期前列腺癌、预期寿命较长者适宜行前列腺根治性切除术，能明显改善患者预后。

【难度】易

(3~4 题共用题干)

男性,70 岁,尿频、排尿困难 4 年,血清 PSA 2.3ng/ml,TURP 术后病理发现前列腺有小的癌灶,Gleason 评分是 2+2 分。

3. 该患者前列腺癌的分期为

A. T_1　　B. T_2　　C. T_3

D. T_4　　E. T_0

【答案】A

【解析】前列腺电切后病理发现的偶发前列腺癌,体积比例极小,分期为 T_1 期。

【难度】中

4. 该患者适合的治疗方法是

A. 观察等待

B. 根治性前列腺切除术

C. 内分泌治疗

D. 前列腺放疗

E. 全身化疗

【答案】A

【解析】偶发前列腺癌、恶性度低、PSA 不高,进展风险很低,观察等待即可。

【难度】中

(5~7 题共用题干)

男性,67 岁,平素有尿频及夜尿增多症状。实验室检查:PSA 14.5ng/ml。超声提示前列腺增生。行前列腺穿刺活检证实为前列腺癌。患者接受腹腔镜前列腺癌根治术,术后恢复顺利。

5. 术前为明确肿瘤分期最应该进行的检查是

A. X 线　　B. CT　　C. MRI

D. IVP　　E. 膀胱镜

【答案】C

【解析】MRI 可以显示前列腺包膜的完整性,肿瘤是否侵犯周围组织及器官,对于术前分期具有重要作用。

【难度】易

6. 患者术后病理类型最可能是

A. 鳞癌　　B. 移行细胞癌

C. 导管腺癌　　D. 腺泡腺癌

E. 肉瘤

【答案】D

【解析】前列腺癌最常见的病理类型为腺泡腺癌。

【难度】中

7. 术后 3 年复查发现全身多发骨转移,医生建议患者接受内分泌治疗。治疗期间,除 PSA 外,还应监测的指标是

A. 雌激素　　B. 睾酮　　C. hCG

D. AFP　　E. LDH

【答案】B

【解析】睾酮浓度是内分泌治疗期间需要监测的重要指标,能了解去势水平是否达到目标。

【难度】中

(8~9 题共用题干)

男性,75 岁,进行性排尿困难 6 个月,直肠指诊发现前列腺右侧外周带质硬结节,查 PSA 120ng/ml,骨扫描提示骨盆及腰椎转移。

8. 此患者最适宜的治疗方案是

A. 根治性前列腺切除 + 放射治疗

B. 根治性前列腺切除 + 化疗

C. 根治性前列腺切除 + 盆腔淋巴结清扫

D. 根治性前列腺切除 + 综合治疗

E. 内分泌治疗

【答案】E

【解析】初诊的转移性前列腺癌首选内分泌治疗。

【难度】易

9. 以下**不属于**内分泌治疗用药的是

A. 比卡鲁胺　　B. 氟他胺

C. 唑来膦酸　　D. 亮丙瑞林

E. 曲普瑞林

【答案】C

【解析】唑来膦酸是针对骨转移的药物,不是内分泌治疗药物。

【难度】中

(10~11 题共用题干)

男性,72 岁,5 年前因前列腺癌行前列腺根治性切除,术后定期复查。近期复查 PSA 显著升高,伴全身多发骨痛。

10. 若考虑骨转移的可能,以下最具参考意义的指标是

A. 酸性磷酸酶　　B. 碱性磷酸酶

C. 谷丙转氨酶　　D. 儿茶酚胺

E. CEA

【答案】B

【解析】前列腺癌骨转移时碱性磷酸酶可显著升高。

【难度】难

11. 全身骨扫描证实骨转移癌,骨转移病灶最可能出现在以下哪个部位

A. 颅骨　　B. 肩胛骨　　C. 肱骨

D. 胸腰椎　　E. 股骨

【答案】D

【解析】前列腺癌骨转移最多见于中轴骨，其中以椎骨及肋骨转移最为常见。

【难度】易

(12~13题共用题干)

男性，78岁，因进行性排尿困难就诊，查PSA 25.2ng/ml。MRI提示前列腺左侧外周带低回声结节，可能侵及左侧精囊腺，伴左侧髂血管旁增大淋巴结。前列腺穿刺活检证实为前列腺癌。

12. 此患者的临床分期为

A. T_{2b}　　B. T_{2c}　　C. T_{3a}

D. T_{3b}　　E. T_4

【答案】D

【解析】前列腺癌侵犯精囊腺为T_{3b}期。

【解析】中

13. 最佳的治疗方案为

A. 保守观察

B. 前列腺根治性切除

C. 放疗

D. 内分泌治疗

E. 放疗＋内分泌治疗

【答案】E

【解析】局部进展性前列腺癌首选治疗方案为放疗联合2~3年内分泌治疗。

【解析】中

(14~15题共用题干)

男性，75岁，4年前确诊前列腺癌伴全身多发骨转移，行内分泌治疗。定期监测PSA指标，近期复查PSA较前明显升高，医生建议患者接受化疗。

14. 此患者的首选化疗方案为

A. 卡巴他赛＋泼尼松

B. 多西他赛＋泼尼松

C. 米托蒽醌＋泼尼松

D. 顺铂＋吉西他滨

E. 卡铂＋吉西他滨

【答案】B

【解析】前列腺癌的一线化疗方案为多西他赛＋泼尼松。

【难度】中

15. 患者按照此方案化疗，以下不良反应出现概率相对较低的是

A. 中性粒细胞减少　B. 过敏反应

C. 幻视、幻听　　D. 体液潴留

E. 血栓

【答案】C

【解析】多西他赛较易导致中性粒细胞减少及过敏反应。泼尼松为糖皮质激素，可导致体液潴留及血栓风险增加。出现幻视、幻听等精神症状相对较少。

【难度】难

(16~17题共用题干)

男性，67岁，既往体健。因尿频、尿急就诊，实验室检查：PSA 6.5ng/ml。

16. 以下哪项检查结果**不是**前列腺穿刺活检的指征

A. f/t 0.13

B. 超声低回声区

C. 直肠指诊疑似触及肿物

D. MRI提示外周带低信号

E. 曾有尿潴留病史

【答案】E

【解析】一般认为当总PSA值在4~10ng/ml时，穿刺指征一般为：f/t<0.16；直肠指诊可触及肿物；超声或MRI有异常发现。既往尿潴留病史与前列腺癌无直接关系。

【难度】易

17. 患者前列腺穿刺病理提示：非典型增生。此时应进行的处理是

A. 根治性前列腺切除术

B. 经尿道前列腺电切术

C. 内分泌治疗

D. 口服α受体阻滞剂，定期复查PSA

E. 休息1个月后再行穿刺确诊

【答案】D

【解析】此时患者诊断为非典型增生，暂无积极治疗指征，可采用相关药物改善症状，定期复查PSA，必要时行MRI检查，若发现病情进一步变化再考虑二次穿刺。

【难度】中

(18~19题共用题干)

男性，74岁，因前列腺癌入院，行腹腔镜前列腺根治性切除术，术中行盆腔淋巴结清扫，手术顺利。术后5天盆腔引流量持续在1 500ml/d左右，引流液体轻度混浊，尿管引流出尿液600ml/d左右。患者无不适主诉，生命体征平稳，血常规、肝肾功能检查均正常。

18. 此时最可能的诊断是
A. 淋巴漏
B. 漏尿
C. 盆腔感染
D. 直肠损伤
E. 输尿管损伤
【答案】B
【解析】前列腺癌根治术后出现引流量明显增加，尿管引流尿量减少，应主要怀疑吻合口漏尿。
【难度】易
19. 此时最建议开展的治疗措施是
A. 换用较强抗生素控制
B. 手术探查
C. 盆腔穿刺改善引流
D. 牵拉尿管继续观察
E. 行盆腔 MRI 了解局部病灶情况
【答案】D
【解析】对于吻合口漏尿，一般均可在牵拉尿管之后逐步好转。
【难度】中

(20~22 题共用题干)
男性，68 岁，因穿刺提示前列腺癌进行了根治性前列腺切除术。手术顺利。
20. 针对该患者的围术期管理，不正确的是
A. 术前应常规备皮，围术期应使用抗生素
B. 术前应进行肠道准备
C. 术后应定时翻身、更换体位
D. 术后应鼓励尽早恢复下地活动
E. 术后应采用盐水进行膀胱冲洗
【答案】E
【解析】前列腺根治性切除术后不需要常规膀胱冲洗，冲洗并不降低出血风险。其他表述均正确。
【难度】中
21. 下面提示该患者可能预后较差的指标是
A. PSA 15ng/ml
B. 病理回报前列腺双侧叶均可见肿瘤
C. 前列腺体积约 8cm × 6cm × 6cm
D. 手术切缘发现有肿瘤
E. Gleason 评分 3+4 分
【答案】D
【解析】前列腺癌的预后与体积无直接关系。较高的 PSA、较晚的分期、较高的 Gleason 评分、切缘阳性的患者预后较差。
【难度】易
22. 该患者接受了亮丙瑞林 + 比卡鲁胺治疗，PSA 控制在 0.2ng/ml 以下，随后逐步上升至 4ng/ml。此时不适合的治疗是
A. 换用戈舍瑞林　B. 局部放疗
C. 多西他赛输注　D. 口服阿比特龙
E. 口服恩杂鲁胺
【答案】A
【解析】内分泌治疗控制效果不佳时，应选用其他二线内分泌药物或进行化疗，亦可采用挽救性局部放疗。换用同类型去势治疗无改善作用。
【难度】难

【案例分析题】

案例一　男性，82 岁，进行性排尿困难 6 个月，PSA 120ng/ml，直肠指诊示前列腺显著增大、质硬。
提问 1：为明确诊断可选的检查包括
A. 尿脱落细胞学检查
B. 膀胱镜检查
C. 腹部增强 CT
D. 盆腔增强 MRI
E. 穿刺活检
F. 血 PSA
G. 全身骨扫描
【答案】DEFG
【解析】前列腺穿刺活检是确诊前列腺癌的“金标准”，盆腔 MRI、血 PSA 化验、骨扫描可为前列腺癌诊断和分期提供帮助。
【难度】易
提问 2：患者穿刺活检证实为前列腺癌。穿刺后第 1 天患者发热，最高体温 38.6℃，伴排尿困难。急诊查尿白细胞(+++)，血白细胞计数 12×10^9/L。下一步合理的处理方案为
A. 抗生素治疗
B. 血液透析
C. 肾穿刺造瘘
D. 膀胱造瘘
E. 留置导尿管
F. 给予去势治疗
G. 泌尿系统超声检查
【答案】AG
【解析】前列腺穿刺后继发细菌性前列腺炎，应予以抗生素治疗。超声检查可了解前列腺与其他泌尿系器官情况。
【难度】易

提问3:患者诉食欲缺乏、恶心。行全身骨扫描检查提示多发骨转移。泌尿系统超声提示双肾重度积水伴双输尿管全程扩张,双输尿管下段受累。查血肌酐205μmol/L。后续治疗方案包括

A. TURP
B. 根治性手术切除
C. 全盆腔放疗
D. 内分泌治疗
E. 双膦酸盐治疗
F. 肾盂造瘘术
G. 多西他赛化疗

【答案】DEFG

【解析】内分泌治疗为转移性前列腺癌的首选治疗方案。对于骨转移患者,可用双膦酸盐治疗骨破坏。双侧泌尿系统梗阻性肾积水严重影响肾功能,应予以肾造瘘。肿瘤负荷大,在内分泌治疗起效后可选多西他赛化疗。

【难度】中

案例二 男性,66岁,因"尿频5年,加重1年伴排尿困难"就诊。患者5年来间断出现尿频,以夜尿增多为主,口服坦索罗辛控制。近1年来症状加重,自述排尿困难。既往体健。查体前列腺Ⅱ度增大,未触及明显硬结。

提问1:目前考虑进行的检查有

A. 尿流率
B. 超声
C. 残余尿
D. PET/CT
E. 盆腔CT
F. 盆腔MRI
G. 血PSA

【答案】ABCFG

【解析】盆腔CT对于前列腺癌的诊断效能较差,一般多采用MRI检查来进行前列腺癌的辅助诊断。超声可明确局部占位情况,尿流率和残余尿可了解排尿功能。

【难度】易

提问2:患者PSA值为8.2ng/ml,行经直肠前列腺穿刺活检术。穿刺当晚患者于2小时内排便3次,均为暗红色,排尿通畅,尿色尚可。患者诉轻度头晕。查体:心率92次/min,血压140/85mmHg。此时以下处理正确的是

A. 静脉补液
B. 适当使用通便药物
C. 查血常规
D. 抗生素预防感染
E. 留置尿管
F. 使用止血药物并停用抗凝药物
G. 放置直肠内止血纱布

【答案】ACDF

【解析】患者考虑为前列腺穿刺后出血,此时处理应为卧床休息、减少活动,补充血容量,可使用止血药物及抗生素。不宜采用通便药物,因为可能会加重血便。患者目前无尿潴留表现,也无休克表现,无导尿和直肠内止血指征。

【难度】中

提问3:穿刺病理回报前列腺腺癌,Gleason评分3+3分,结合其他资料考虑临床分期为$T_{2a}N_0M_0$。此时考虑开展的治疗有

A. 腹腔镜根治性切除术
B. 粒子植入术
C. 外放射治疗
D. 多西他赛治疗
E. 经尿道切除术
F. 双膦酸盐静脉治疗
G. 切除双侧睾丸

【答案】ABC

【解析】低危前列腺癌患者,除根治性切除外,也可以采用粒子植入或外放射治疗。目前没有化疗的指征。患者梗阻症状不明显且预期寿命较长,不宜采用切除睾丸或经尿道姑息手术。患者无骨转移,不需要双膦酸盐治疗。

【难度】中

提问4:患者在腹腔镜根治性切除术后3天拔除引流管,3周拔除尿管。拔除尿管后患者诉排尿困难,口服药物效果不佳,此时可以进行的检查或治疗包括

A. 超声检查残余尿
B. 查尿流率
C. 查盆腔MRI
D. 留置尿管
E. 定期尿道扩张
F. 双侧肾盂造瘘
G. 膀胱尿道镜探查

【答案】ABDEG

【解析】前列腺癌术后排尿困难可能由吻合口狭窄等原因所致,此时可以行残余尿、尿流率等检查以辅助判断,盆腔MRI不适宜。若梗阻加重,必要时可以行尿道扩张缓解或留置尿管,并且应行膀胱尿道镜探查或手术。

【难度】难

提问5：患者术后随访PSA，2年之后PSA上升达4.5ng/ml，此时可以进行的检查或治疗包括

A. 骨扫描
B. PET/CT
C. 膀胱尿道镜
D. 双侧睾丸切除术
E. 多西他赛化疗
F. 挽救性放疗
G. 比卡鲁胺＋戈舍瑞林治疗

【答案】ABEFG

【解析】患者此时已经出现了肿瘤复发，应采取内分泌治疗，可行骨扫描判断是否存在转移，行PET/CT了解是否存在局部复发，化疗或挽救性放疗均可开展。膀胱尿道镜此时没有明确意义。睾丸切除术现较少采用。

【难度】难

第四节　阴茎癌、睾丸肿瘤及其他泌尿系统肿瘤

【A1型题】

1. 大多发生在幼儿阶段的肾肿瘤为

A. 梭形细胞癌　B. 颗粒细胞癌
C. 肾母细胞癌　D. 透明细胞癌
E. 嫌色细胞癌

【答案】C

【难度】难

2. 阴茎癌最易首先发生淋巴结转移的部位为

A. 髂血管周围淋巴结
B. 腹股沟区淋巴结
C. 肾蒂及主动脉旁淋巴结
D. 锁骨上淋巴结
E. 肠系膜淋巴结

【答案】B

【难度】易

3. 以下肿瘤中放疗效果最好的为

A. 肾透明细胞癌　B. 睾丸精原细胞瘤
C. 膀胱癌　D. 睾丸成熟畸胎瘤
E. 肾盂癌

【答案】B

【难度】易

4. 下面关于阴茎癌治疗原则的描述**错误**的是

A. 一般需行阴茎部分切除或全切
B. 早期局限性肿瘤可单纯行放疗
C. T_2期肿瘤应行双侧腹股沟淋巴结清扫
D. 丝裂霉素有良好的治疗效果
E. 局限于包皮的小肿瘤可行包皮环切术并严密随诊

【答案】D

【解析】丝裂霉素对阴茎癌并无治疗效果，阴茎癌常用化疗药为长春新碱、博来霉素和甲氨蝶呤，以及铂类和紫杉醇类。

【难度】中

5. 下列睾丸肿瘤中，属于非生殖细胞肿瘤的是

A. 畸胎瘤
B. 绒毛膜上皮细胞癌
C. 卵黄囊肿瘤
D. 间质细胞瘤
E. 精原细胞瘤

【答案】D

【难度】易

6. 下列关于阴茎癌的描述，**错误**的是

A. 大多有包茎或包皮过长史
B. 很少浸润尿道海绵体
C. 病理类型主要是鳞癌
D. 腹股沟淋巴结肿大提示有转移癌
E. 以手术治疗为主

【答案】D

【解析】阴茎癌多为鳞癌，多发生于包茎患者或包皮过长者，较少侵犯尿道海绵体，手术治疗为主要治疗方式。体积较小的腹股沟淋巴结肿大并不一定是肿瘤转移，可于抗感染后观察淋巴结变化。

【难度】中

【A2型题】

1. 男性，65岁，右侧睾丸进行性增大2周，无明显不适，最有可能的诊断为

A. 睾丸胚胎癌　B. 睾丸鞘膜积液
C. 附睾炎　D. 精索静脉曲张
E. 睾丸淋巴瘤

【答案】E

【解析】睾丸进行性增大应考虑肿瘤，老年男性常见的睾丸肿瘤类型为睾丸淋巴瘤。睾丸生殖细胞肿瘤常见于年轻人。附睾炎常有明显的疼痛症状。精索静脉曲张较少引起睾丸增大。

【难度】中

2. 男性，55岁，包皮过长，发现阴茎冠状沟有一菜花样肿物半年，直径2cm，距离阴茎根部约5cm，双腹股沟区触及多个蚕豆大小的淋巴结。合理的治疗是

A. 阴茎部分切除术
B. 阴茎全切术
C. 阴茎部分切除术及腹股沟淋巴结清扫术
D. 阴茎全切术及腹股沟淋巴结清扫术
E. 阴茎部分切除术及腹膜后淋巴结清扫术

【答案】C

【解析】患者考虑为阴茎癌,位于阴茎头部,可行阴茎部分切除术,同时应进行腹股沟淋巴结清扫术。

【难度】易

3. 男性,60岁,包皮过长,发现阴茎头菜花样肿物多年,未予诊治,肿物直径约5cm,表面有溃疡及坏死,肿物占据阴茎1/2以上,向阴茎根部生长,距离阴茎根部约2cm,双腹股沟区触及多个肿大的淋巴结。该患者合理的治疗是
A. 阴茎部分切除术
B. 阴茎全切术
C. 阴茎部分切除术及腹股沟淋巴结清扫术
D. 阴茎全切术及腹股沟淋巴结清扫术
E. 阴茎部分切除术及腹膜后淋巴结清扫术

【答案】D

【解析】患者考虑为阴茎癌,体积大,剩余阴茎长度过短,不足以维持站立排尿,所以应行阴茎全切术,同时应进行腹股沟淋巴结清扫术。

【难度】易

4. 男性,43岁,包皮过长,发现包皮内板直径为0.7cm的菜花样斑块,周围轻度糜烂。腹股沟未触及明显淋巴结肿大。该患者下一步合理的处理方案是
A. 腹股沟淋巴结活检
B. 包皮环切术做病理检查明确病理
C. 阴茎部分切除术
D. 阴茎癌根治术
E. 阴茎部分切除术+腹股沟淋巴结活检

【答案】B

【解析】患者肿物位于包皮内板,不除外恶性,可行包皮环切术并明确术后病理,较阴茎部分切除简捷,创伤小。如病理确认为鳞癌,可观察病情变化,出现复发或进展时再行阴茎部分切除。

【难度】易

【A3/A4型题】

(1~2题共用题干)
男性,24岁,左睾丸根治性切除术后,病理提示为精原细胞瘤,术后2周血清hCG恢复至正常,但AFP仍高,腹部CT怀疑有肿大的腹膜后淋巴结,胸部CT未发现异常。

1. 睾丸肿瘤早期淋巴转移通常最先转移到
A. 同侧腹股沟淋巴结
B. 同侧肾蒂周围淋巴结
C. 同侧髂外淋巴结
D. 同侧髂内淋巴结
E. 同侧髂总淋巴结

【答案】B

【难度】中

2. 该患者下一步应采取的治疗是
A. 腹膜后淋巴结清除术
B. 腹膜后放疗
C. 腹膜后加纵隔放疗
D. 采取PVB化疗
E. 先腹膜后放疗,然后行PVB化疗

【答案】A

【解析】精原细胞瘤在睾丸切除术后发现AFP升高,影像学检查发现腹膜后淋巴结肿大,应怀疑有非精原肿瘤存在的可能,行腹膜后淋巴结清扫既能去除病灶,亦能明确病理,还能避免放疗、化疗的毒副损伤。

【难度】中

(3~4题共用题干)
男性,30岁,发现左睾丸无痛性增大2周。查体:左睾丸均匀增大,表面光滑,质硬而沉重。超声、CT及胸部X线片未发现有转移征象。根治性左睾丸切除术后病理证实为睾丸精原细胞瘤。

3. 该患者哪项肿瘤标记物可能升高
A. AFP　B. CEA　C. CA19-9
D. PSA　E. HCG

【答案】E

【解析】精原细胞瘤常见升高的指标为HCG,精原细胞瘤AFP较少升高。

【难度】中

4. 该患者下一步应采取的治疗是
A. 随诊观察
B. 放疗
C. 腹膜后淋巴结清除术
D. 化疗
E. 先放疗,后化疗

【答案】B

【解析】精原细胞瘤临床进展缓慢,早期肿瘤对放疗极其敏感,对腹膜后区域进行放疗照射可降低肿瘤复发。

【难度】中

(5~7 题共用题干)

男性,4 岁,左上腹包块进行性增大 2 个月余,质地稍硬,无肉眼血尿。

5. 为明确诊断首选的检查是

A. 超声　　B. 肾动脉造影

C. CT 增强　　D. FISH 检查

E. 膀胱镜检查

【答案】C

【解析】增强 CT 是目前诊断肾肿瘤最可靠的影像学方法。

【难度】易

6. 最可能的诊断是

A. 左肾癌　　B. 左肾盂癌

C. 左肾母细胞瘤　　D. 左肾错构瘤

E. 左肾囊肿

【答案】C

【解析】幼儿的常见肾肿瘤为肾母细胞瘤。

【难度】易

7. 该患者术后首选的辅助治疗方法为

A. 手术治疗　　B. 化疗

C. 放疗　　D. 生物治疗

E. 分子靶向治疗

【答案】C

【解析】肾母细胞瘤对放疗敏感,术后首选放疗。

【难度】易

(周利群　田野)

第二章　泌尿系统结石

【A1型题】

1. 有关尿石症的叙述**不正确**的是
   A. 好发年龄30~50岁
   B. 在我国，南方比北方更多见
   C. 与水质的硬度有明显关系
   D. 下尿路结石在贫困地区居多
   E. 上尿路结石较下尿路更常见

【答案】C

【解析】目前的研究表明泌尿系统结石与水质的相关性并不明确，仅与一些特定成分有关。

【难度】易

2. 易在碱性尿中形成的结石是
   A. 尿酸结石　　B. 磷酸盐结石
   C. 草酸盐结石　　D. 胱氨酸结石
   E. 黄嘌呤结石

【答案】B

【解析】碱性结石容易在碱性尿液中形成，如磷酸盐结石。

【难度】易

3. 下列**不属于**引起泌尿系结石常见病因的是
   A. 甲状旁腺功能亢进
   B. 远端肾小管酸中毒
   C. 高钙尿症
   D. 高尿酸尿症
   E. 高镁尿症

【答案】E

【难度】中

4. 有利于泌尿系感染性结石形成的细菌是
   A. 大肠埃希菌　　B. 变形杆菌
   C. 产气杆菌　　D. 铜绿假单胞菌
   E. 金黄色葡萄球菌

【答案】B

【难度】易

5. 关于泌尿系统结石对泌尿系的损害，下列**错误**的是
   A. 直接损害　　B. 泌尿系统梗阻
   C. 泌尿系统感染　　D. 诱发恶性肿瘤
   E. 诱发憩室

【答案】E

【难度】易

6. 泌尿系统结石引起泌尿系统感染，其大多感染的细菌是
   A. 大肠埃希菌　　B. 变形杆菌
   C. 产气杆菌　　D. 铜绿假单胞菌
   E. 金黄色葡萄球菌

【答案】A

【难度】中

7. 有关上尿路结石的临床表现，下列**错误**的是
   A. 大多数患者有腰部疼痛
   B. 结石越大，疼痛越剧烈
   C. 可引起肉眼或镜下血尿
   D. 可并发寒战、高热等感染症状
   E. 双侧或孤立肾上尿路结石完全梗阻可无尿

【答案】B

【解析】上尿路结石的症状严重程度注往与结石大小不一致。

【难度】易

8. 关于肾绞痛的特点下列正确的是
   A. 疼痛与活动相关
   B. 常为持续性发作
   C. 疼痛可放射到下腹部
   D. 疼痛严重时可引起大出血
   E. 无恶心呕吐

【答案】C

【解析】肾绞痛常可诱发患者恶心呕吐，可有下腹部或会阴部放射，与活动或姿势无关，常为阵发性发作。

【难度】易

9. 上尿路结石典型的症状是

A. 血尿 + 尿痛　　B. 腰痛 + 血尿

C. 腰痛 + 脓尿　　D. 尿频 + 血尿

E. 腰痛 + 尿痛

【答案】B

【解析】上尿路结石的典型症状为腰部疼痛伴血尿，尿痛为尿道结石的症状，脓尿见于泌尿系统感染。

【难度】易

10. 上尿路结石的血尿特点是

A. 无痛性血尿　　B. 活动后血尿

C. 终末血尿　　D. 初期血尿

E. 血尿伴血块

【答案】B

【解析】活动后血尿可见于上尿路结石，无痛性血尿常见于尿路上皮肿瘤，初始血尿和终末血尿并非结石的典型症状，严重的血尿可出现血块，较少见于结石。

【难度】易

11. 在腹部平片**不易**显影的结石是

A. 磷酸盐结石　　B. 草酸盐结石

C. 尿酸结石　　D. 碳酸盐结石

E. 混合结石

【答案】C

【解析】尿酸结石在腹部 X 线平片上多不显影，称“阴性结石”。

【难度】易

12. 关于上尿路结石的治疗**不正确**的是

A. 结石引起疼痛前应尽早手术

B. 双侧肾结石应先做简单安全的一侧

C. 双侧输尿管结石应先取梗阻重的一侧

D. 一侧肾结石一侧输尿管结石，先取输尿管结石

E. 结石引起梗阻，肾功能严重受损时可行肾切除术

【答案】A

【解析】并非所有泌尿系统结石都需要手术治疗，需要考虑结石大小、是否产生梗阻等因素。

【难度】中

13. 对侧肾功能良好的肾结石患者，下列情况需要做患侧肾切除的是

A. 肾盂结石

B. 肾盏结石

C. 肾下极多发结石

D. 鹿角形结石并发肾积水

E. 肾多发结石、患肾功能丧失

【答案】E

【解析】患肾切除仅在患肾功能损伤严重时采用，功能尚可时，应尽量通过手术或引流保存肾功能。

【难度】易

14. 右肾结石 0.5cm 大小，肾无积水，应采取的治疗方法是

A. 肾盂切开取石　　B. 肾实质切开取石

C. 套石术　　D. 非手术治疗

E. 肾镜取石

【答案】D

【解析】肾结石体积小、不产生梗阻时，可采取保守治疗方式。

【难度】易

15. 膀胱结石最准确的诊断方法是

A. 依据典型症状尿流中断

B. 双合诊检查

C. 金属尿道探子检查

D. 腹部平片检查

E. 膀胱镜检查

【答案】E

【难度】易

16. 膀胱结石直径 2cm，尿检白细胞 3~5 个 /HP，最适宜的治疗方法是

A. 经尿道内镜下碎石

B. 膀胱切开取石

C. 留置导尿消炎后，膀胱切开取石

D. 体外冲击波碎石

E. 药物排石

【答案】A

【解析】膀胱切开取石创伤较大，适用于膀胱巨大结石；膀胱结石活动度大，冲击波难以击碎；药物排石适用于较小的结石；内镜下碎石能有效治疗膀胱结石。

【难度】易

17. 预防尿酸盐结石可服用

A. 氧化镁或维生素 B_6

B. 氯化铵

C. 碳酸氢钠

D. 氯化钾

E. 氢氯噻嗪

【答案】C

【解析】碱化尿液可预防、治疗尿酸结石，碳酸氢钠可达到碱化尿液的目的。

【难度】易

18. 下列有关体外冲击波碎石术(ESWL)的说法中,**错误**的是
A. ESWL对身体组织器官可产生挫伤
B. ESWL对肾脏的损伤在1个月内多恢复正常
C. 有出血性疾病的患者不宜进行ESWL
D. ESWL可用于治疗肾实质钙化
E. 血尿是ESWL治疗后最常见的临床症状
【答案】D
【难度】中
19. 目前对鹿角形结石最适宜的治疗方法是
A. 体外冲击波碎石术(ESWL)
B. 经皮肾镜碎石术
C. 经皮肾镜碎石术+ESWL
D. 经肾盂切开取石术
E. 患肾切除术
【答案】C
【解析】目前常用的方法是,先行经皮肾镜碎石、取石治疗,对经皮肾镜不能粉碎和不能取出的结石再行体外冲击波碎石治疗。
【难度】中
20. 泌尿系统结石的血尿特点是
A. 无痛性全程肉眼血尿
B. 终末血尿伴膀胱刺激征
C. 初始血尿
D. 疼痛伴血尿
E. 血红蛋白尿
【答案】D
【难度】易
21. 尿路结石中最常见的结石性质是
A. 磷酸钙类　B. 磷酸铵镁
C. 尿酸类　D. 胱氨酸
E. 草酸钙类
【答案】E
【难度】中
22. 纯尿酸结石的保守疗法**错误**的是
A. 低嘌呤饮食　B. 多饮水
C. 碱化尿液　D. 酸化尿液
E. 口服别嘌醇
【答案】D
【解析】纯尿酸结石的非手术疗法:低嘌呤饮食、多饮水、碱化尿液、口服别嘌醇。
【难度】中
23. 预防尿酸结石可使用
A. 氯化铵　B. 维生素C
C. 氯化钾　D. 别嘌醇
E. 维生素E
【答案】D
【解析】别嘌醇可碱化尿液,预防尿酸结石。
【难度】中
24. 体外冲击波碎石的禁忌证描述正确的是
A. 下尿路梗阻　B. 妊娠
C. 消瘦　D. 肾盏结石
E. 轻微尿路感染
【答案】B
【难度】中
25. 输尿管结石引起肾绞痛的患者首先应采取的措施是
A. 立即切开取石　B. 立即冲击波碎石
C. 立即核素检查　D. 立即用解痉药
E. 立即输液利尿
【答案】D
【解析】肾绞痛可先应用解痉止痛药,待疼痛缓解后再做其他相应处理。
【难度】中
26. 下列**不属于**输尿管肾镜取石并发症的是
A. 输尿管裂伤或断裂伤
B. 膀胱输尿管回流
C. 输尿管狭窄
D. 可能带进感染
E. 尿失禁
【答案】E
【解析】输尿管肾镜取石对尿道括约肌未造成损害,不会引起尿失禁。
【难度】中

【A2型题】

1. 男性,30岁,长跑后发生腰部绞痛,继而出现肉眼血尿,最大的可能是
A. 输尿管肿瘤　B. 膀胱肿瘤
C. 肾肿瘤　D. 上尿路结石
E. 下尿路结石
【答案】D
【解析】腰痛伴有血尿,是上尿路结石的典型表现。
【难度】中
2. 女性,20岁,近1年来时有右下腹疼痛伴膀胱刺激症状。查体:腹软,右下腹深压痛,右腰部轻叩痛。尿常规:红细胞(++),白细胞(+)。肾图检查:右侧呈梗阻型曲线。应考虑的诊断为

A. 慢性膀胱炎
B. 急性阑尾炎
C. 慢性附件炎
D. 急性肾盂肾炎
E. 右输尿管下段结石
【答案】E
【难度】中

3. 男性，55岁，膀胱内2cm大小结石，首选的治疗方法是
A. 药物溶石　　B. 切开膀胱取石
C. 内镜下碎石取石　　D. 体外冲击波碎石
E. 不予处理
【答案】C
【难度】中

4. 男性，70岁，排尿困难2年。腹部X线平片发现膀胱区有一个2cm的椭圆形致密影。患者典型的临床症状应为
A. 膀胱刺激症状
B. 进行性排尿困难
C. 血尿
D. 腰痛、血尿、脓尿
E. 尿流中断，改变体位后好转
【答案】E
【解析】尿流中断，改变体位后好转，是膀胱结石典型的症状。
【难度】中

【A3/A4型题】

(1~2题共用题干)
男性，32岁，右肾绞痛后无尿1天。超声见该患者为右孤立肾，右肾积水，右肾多发结石。腹部平片可见右肾内多发结石，最大直径2.2cm。

1. 该患者急诊治疗应采用
A. 服中药排石
B. 中西医结合解痉排石
C. 肾造瘘或DJ管置入
D. 应用利尿药物
E. 立即手术输尿管切开取石
【答案】C
【解析】患者孤立肾出现上尿路结石梗阻，首要解决的是解除梗阻，保护肾功能，故选择输尿管插管或肾盂造瘘。排石或手术取石均不适宜。
【难度】中

2. 该患者进一步的治疗为
A. 非手术治疗　　B. ESWL
C. 输尿管镜手术　　D. PCNL
E. 开放手术取石
【答案】D
【解析】肾内多发结石，结石体积较大，且为孤立肾，选择经皮肾镜取石术(PCNL)可较彻底、快捷地去除结石，术中压力亦较低，适宜选择。输尿管镜碎石不适用于此类患者。
【难度】中

(3~5题共用题干)
男性，70岁，尿频、尿痛，有突发排尿中断，改变体位后又能排尿。超声见膀胱内多发强回声，随体位改变而活动。

3. 该患者目前的诊断最可能是
A. 泌尿系统感染　　B. 膀胱肿瘤
C. 膀胱结石　　D. 尿道结石
E. 输尿管末端结石
【答案】C
【难度】易

4. 该患者应进行以下检查，**除外**
A. KUB+静脉尿路造影
B. 尿流率
C. 超声
D. 尿常规
E. 尿找瘤细胞
【答案】E
【解析】患者目前并无尿路上皮肿瘤征象，暂无尿找瘤细胞的必要。应完善下尿路梗阻以及上尿路结石相关检查。
【难度】中

5. 导致患者出现上述表现的最常见原发病是
A. 肾结石　　B. 泌尿系肿瘤
C. 泌尿系感染　　D. 良性前列腺增生
E. 泌尿系结核
【答案】D
【解析】前列腺增生产生的下尿路梗阻是膀胱结石的最常见病因。
【难度】中

(6~10题共用题干)
男性，37岁，因右腰部不适1个月来诊，KUB+静脉尿路造影显示左输尿管中段1.2cm致密影，左肾盂输尿管上段轻度扩张积水；右肾区可见2.5cm致密影，右肾无积水。血肌酐77μmol/L。

6. 对该患者应选择的治疗
   A. 两侧同时手术治疗
   B. 两侧同时行体外冲击波碎石治疗
   C. 先治疗右肾结石再治疗左输尿管结石
   D. 先治疗左输尿管结石再治疗右肾结石
   E. 行右肾造瘘同时治疗左输尿管结石

【答案】D
【解析】双侧泌尿系统结石、双肾功能正常的治疗原则为：先治疗梗阻较严重的一侧，以尽早解除梗阻、保护肾功能，故选择先做输尿管结石，后做另一侧肾结石。
【难度】中

7. 该患者开始进行治疗时，应首选
   A. 非手术治疗　　B. ESWL
   C. 输尿管镜手术　　D. PCNL
   E. 开放手术取石

【答案】B
【解析】对于体积不大、输尿管情况正常的输尿管结石，可选体外冲击波碎石，较为快捷、创伤小；结石较大、输尿管情况复杂或体外碎石不成功者可行输尿管镜碎石术。切开取石创伤较大，较少采用。
【难度】中

8. 如上述治疗失败，该患者应优先考虑的治疗是
   A. 非手术治疗　　B. ESWL
   C. 输尿管镜手术　　D. PCNL
   E. 开放手术取石

【答案】C
【难度】难

9. 再次选择治疗后，在治疗当日，患者术前必须进行的准备工作是
   A. 多活动　　B. 多饮水
   C. 输血　　D. 尿路X线平片
   E. 尿常规检查

【答案】D
【解析】行输尿管镜碎石手术之前，应最后再明确结石位置及相关情况，拍摄尿路X线平片较为快捷。
【难度】中

10. 右肾进行治疗时，首先选择的方式是
   A. 非手术治疗　　B. ESWL
   C. 输尿管镜手术　　D. PCNL
   E. 开放手术取石

【答案】D
【解析】右肾结石体积较大，适宜选择经皮肾镜取石术(PCNL)治疗。
【难度】中

(11~14题共用题干)
男性，58岁，尿频，进行性排尿困难伴夜尿增多3年，尿流中断半年。直肠指诊发现前列腺增大。腹部X线平片及超声检查可见膀胱区2枚大小分别为4.5cm×3.5cm×2.5cm和2.5cm×2.0cm×2.0cm的结石，上尿路未见异常改变。

11. 在预防结石复发的措施中，不包括
   A. 治疗下尿路梗阻
   B. 大量饮水，使每天尿量>2 000ml
   C. 定期膀胱镜检查
   D. 根据结石成分调节饮食
   E. 限制钠盐摄入

【答案】C
【解析】定期膀胱镜检查可早期发现结石，不可预防结石复发。
【难度】易

12. 发生膀胱结石的常见原因是
   A. 膀胱炎　　B. 前列腺增生
   C. 膀胱颈硬化　　D. 神经源性膀胱
   E. 前列腺癌

【答案】B
【难度】中

13. 患者如无尿道感染，目前可考虑采取的治疗是
   A. 膀胱切开取石术+前列腺摘除术
   B. 膀胱内碎石术
   C. 膀胱切开取石
   D. 体外冲击波碎石
   E. 药物排石

【答案】A
【解析】患者膀胱结石体积较大，如无尿道感染，目前可考虑采取膀胱切开取石术+前列腺摘除术。
【难度】中

14. 患者尿常规检查发现满视野白细胞，此时应采取的措施是
   A. 先留置导尿管，控制感染后再膀胱切开取石+前列腺摘除
   B. 立即膀胱切开取石
   C. 立即膀胱镜碎石
   D. 先输抗生素治疗
   E. 非手术治疗

【答案】A
【解析】该患者存在感染，可考虑先留置导尿管，控制感染后再膀胱切开取石+前列腺摘除。
【难度】中

(15~17 题共用题干)

男性,45 岁,左腰部胀痛、少尿伴恶心呕吐 7 天入院。查体:左肾区压痛、叩痛明显。血清肌酐 1 050μmol/L,血钾 5.9mmol/L。尿常规:红细胞充满视野,白细胞 2~3 个 /HP。超声检查:左肾为孤立肾,伴肾盂积水及左输尿管上段扩张。

15. 根据患者情况,目前还需要补充的检查是

A. 放射性核素肾图
B. 输尿管镜检查
C. MRI
D. KUB+ 静脉尿路造影
E. CT

【答案】E

【解析】对于超声和 KUB+ 静脉尿路造影不能确诊的结石,无论是阳性还是阴性结石,均可选择 CT 检查明确诊断。

【难度】中

16. 检查发现左输尿管中段结石,大小 0.8cm。目前首先应采取的治疗是

A. 输尿管切开取石
B. 经皮肾穿刺造瘘引流尿液
C. 输尿管逆行插管引流尿液
D. 血液透析
E. 体外冲击波碎石

【答案】D

【解析】孤立肾伴梗阻性肾衰竭,特别是并发高血钾、酸中毒的患者,应尽快行血液透析纠正电解质和酸碱代谢紊乱,再考虑其他治疗。

【难度】难

17. 待患者情况好转后,下列治疗方法中**不宜**采取的是

A. 输尿管切开取石
B. 经皮肾穿刺造瘘引流尿液
C. 输尿管逆行插管引流尿液
D. 输尿管镜下碎石
E. 体外冲击波碎石

【答案】E

【解析】患者已出现梗阻性肾衰竭,不宜采用体外冲击波碎石的方法,而其他几种治疗方法均可根据技术和设备情况选用。

【难度】难

(18~20 题共用题干)

男性,32 岁,反复左侧腰、腹部绞痛伴恶心、呕吐 3 天。疼痛可向下腹、左侧腹股沟区及左侧阴囊放射,尿色黄。查体:痛苦面容,左肾区明显叩击痛。血常规正常。尿常规:红细胞(+++),白细胞 2~3 个 /HP。超声检查:左肾集合系统分离 1.5cm,输尿管上段扩张,中段怀疑有“花生米样”结石。

18. 患者入院后,首先要做的检查是

A. MRI
B. 逆行造影
C. 增强 CT
D. 放射性核素肾图
E. 左侧顺行性尿路造影

【答案】C

【解析】根据典型的临床症状、体征,结合实验室及超声检查结果,初步诊断为尿路结石。KUB+ 静脉尿路造影检查既能显示结石的部位和大小,又能明确肾脏的形态与功能,故为首选的检查项目。

【难度】难

19. 目前首要采取的治疗是

A. 应用解痉止痛药物
B. 经皮肾穿刺造瘘
C. 输尿管镜碎石术
D. 体外冲击波碎石
E. 套石术

【答案】A

【解析】患者就诊时表现为肾绞痛,需解痉止痛对症治疗。疼痛缓解后再做其他相应处理。

【难度】中

20. 取石后,结石成分分析为尿酸结石,下列为预防结石复发应注意的事项,**除外**

A. 多卧床休息　　B. 大量饮水
C. 低嘌呤饮食　　D. 优质低蛋白饮食
E. 碱化尿液

【答案】A

【解析】大量饮水,每天保持尿量 >2 000ml,对所有结石都有预防作用,对于嘌呤类结石的预防措施主要是低嘌呤饮食和碱化尿液。另外,定期到医院复查也是必要的。

【难度】难

【案例分析题】

案例　66 岁,女性,尿量减少 2 周,无尿 1 天来诊。10 年前因左侧输尿管癌行左肾输尿管全长切除术。超声示右肾积水,肾盂扩张 3.2cm,右输尿管上段扩张,中下段受肠气干扰观察不清。查血肌酐 351μmol/L。

提问 1:患者目前需要进一步做的检查包括

A. 腹部 CT 平扫

B. 腹部 CT 增强

C. 利尿肾动态

D. 右侧逆行造影

E. 膀胱镜

F. 输尿管镜

G. 血电解质

【答案】AG

【解析】患者孤立肾、输尿管梗阻，血肌酐升高，应做 CT 平扫明确梗阻部位、性质，以制订解除梗阻的方案；CT 造影剂有肾功能损伤风险且对肾脏有代谢负担，不应选用。查血电解质水平以了解血钾情况。

【难度】易

提问 2:检查发现右输尿管中段 1.0cm × 0.8cm 结石，下一步合适的处理有

A. 输尿管镜碎石　　B. 大量饮水

C. 剧烈运动　　D. 留置 DJ 管

E. 体外冲击波碎石　　F. 肾盂造瘘

G. 药物排石

【答案】DF

【解析】患者孤立肾、输尿管结石梗阻，肾功能不全，应尽快解除梗阻，二期处理结石。留置 DJ 管和肾盂造瘘都可以选择。输尿管镜碎石可能在术中导致肾脏损伤，体外碎石对于较大的结石有效率不高，缓解梗阻不够有效，药物排石亦无法有效排除。

【难度】中

提问 3:(假设信息)右输尿管中段结石后来经输尿管镜激光碎石术治疗后好转，术后应注意的事项有

A. 尝试夹闭并拔除肾盂造瘘管

B. 定期监测血肌酐

C. 二期行输尿管皮肤造口术

D. 定期行输尿管镜检查

E. 术后 3 个月后拔除 DJ 管

F. 定期复查监测结石

G. 定期行体外冲击波碎石

【答案】ABEF

【解析】患者孤立肾、输尿管结石行输尿管镜碎石术后，应在保留 DJ 管的情况下尝试拔除肾盂造瘘管以提高患者生活质量。复查结石碎石效果满意后，可于术后 3 个月左右拔除 DJ 管。定期监测血肌酐和结石复发情况，避免再次出现梗阻性肾病。

【难度】中

提问 4:(假设信息)检查发现右输尿管中段软组织占位，约 3.0cm × 1.2cm，下一步的处理为

A. 大量饮水

B. 服用利尿药

C. 留置 DJ 管

D. 肾盂造瘘

E. 输尿管镜检查

F. 肾输尿管全长切除

G. 输尿管切断再吻合

【答案】DE

【解析】患者孤立肾、输尿管肿瘤可能，肾功能不全，应尽快解除梗阻，但留置 DJ 管会影响下一步的诊断和手术，肾盂造瘘既能尽快缓解梗阻，恢复肾功能，还能为进一步的输尿管检查创造条件。留置肾盂造瘘并缓解肾积水后，可考虑行输尿管镜以进一步探明占位肿物性质。

【难度】难

提问 5:(假设信息)患者右输尿管内肿物诊断为尿路上皮癌，下一步可选的处理是

A. 大量饮水

B. 化疗

C. 留置 DJ 管

D. 肾盂造瘘

E. 输尿管镜下烧灼

F. 肾输尿管全长切除

G. 外放疗

【答案】DEF

【解析】患者孤立肾、输尿管尿路上皮癌，肾功能不全，应在尽快解除梗阻的同时进行肿瘤治疗。较小的黏膜肿瘤可行镜下烧灼治疗，较大的或多发的肿瘤应行根治性切除手术，术后规律透析治疗。放疗作用不大。患者目前肾功能不全，暂不考虑化疗。

【难度】难

(张雷　三宇　魏强)

第三章　泌尿系统梗阻及良性前列腺增生

【A1 型题】

1. 下列尿路梗阻病因的说法，正确的是
   A. 前列腺增生可引起上尿路梗阻
   B. 腹膜后肿瘤可引起上尿路梗阻
   C. 输尿管狭窄可引起下尿路梗阻
   D. 先天因素形成梗阻仅见于小儿
   E. 动力性梗阻仅见于下尿路疾病

【答案】B

【解析】前列腺增生属于下尿路梗阻，输尿管狭窄属于上尿路梗阻，先天因素引起的机械性梗阻可以在青年甚至成年人中见到，上尿路疾病如输尿管蠕动障碍亦属于动力性梗阻。

【难度】易

2. 前列腺增生多好发于前列腺的
   A. 中央区　B. 外周区　C. 尖部
   D. 移行区　E. 精阜区

【答案】D

【解析】前列腺增生多发生于前列腺移行区，前列腺癌多发生于前列腺外周区。

【难度】易

3. 前列腺增生最常见的早期表现是
   A. 尿等待　B. 夜尿增多　C. 尿线细
   D. 下肢水肿　E. 尿不尽感

【答案】B

【解析】尿等待、尿线细和尿不尽感是前列腺增生排尿期症状，水肿是前列腺增生导致双肾积水、肾功能不全的继发症状，发生均晚于夜尿增多症状。

【难度】易

4. 以下前列腺增生引起的并发症，最严重的是
   A. 膀胱结石　B. 下尿路感染
   C. 膀胱憩室　D. 镜下血尿
   E. 肾积水

【答案】E

【解析】肾积水会继发肾功能不全，是最严重的前列腺增生继发改变。

【难度】中

5. 前列腺增生常见的并发症**不包括**
   A. 血尿　B. 膀胱结石
   C. 膀胱功能障碍　D. 肾功能损伤
   E. 尿道狭窄

【答案】E

【难度】易

6. 关于直肠指诊，下述正确的是
   A. 直肠指诊在排尿前进行
   B. 前列腺位于直肠后壁旁
   C. 不需要了解肛管括约肌功能
   D. 了解前列腺大小和有无结节
   E. 患者应采取截石位

【答案】D

【解析】直肠指诊应在排尿后进行，需要同时了解肛管括约肌功能，患者常用膝胸位进行检查。

【难度】易

7. 尿流动力学检查的目的是
   A. 了解前列腺体积
   B. 了解膀胱形态
   C. 了解排尿通畅情况
   D. 了解膀胱收缩力
   E. 了解括约肌收缩力

【答案】D

【解析】尿流动力学检查尿路各部压力、流率及生物电活动，从而了解尿路排送尿液的功能和机制，以及排尿功能障碍性疾病的病理生理学变化。

【难度】易

8. 下列针对肾积水的治疗**不正确**的是
   A. 口服呋塞米
   B. 肾穿刺造瘘
   C. 留置输尿管支架管

D. 输尿管镜碎石术
E. 体外碎石

【答案】A

【解析】肾积水属于肾后性梗阻,应用利尿剂没有效果。

【难度】易

9. 了解患者有无肾积水最优先选择的检查是
A. 增强 CT　　B. 利尿肾动态
C. 尿流率　　D. 泌尿系统超声
E. 增强 MRI

【答案】D

【解析】泌尿系统超声对于肾脏大小、形态等观察满意,最为方便,且没有辐射、造影剂等潜在的危险,是肾积水最有效的检查方法。

【难度】易

10. 下列肾积水常见的原因中**不正确**的是
A. 输尿管结石
B. 输尿管肿瘤
C. 泌尿系统感染
D. 肾盂输尿管连接部狭窄
E. 妊娠

【答案】C

【难度】中

11. 以下会继发肾积水的是
A. 膀胱 - 阴道瘘　　B. 压力性尿失禁
C. 急迫性尿失禁　　D. 膀胱尿道炎
E. 神经源性膀胱

【答案】E

【解析】神经源性膀胱会导致膀胱内压力升高,继发肾积水。

【难度】难

12. 以下**不导致**机械性梗阻的是
A. 先天性巨输尿管　　B. 尿道憩室
C. 前列腺增生　　D. 妊娠
E. 后尿道瓣膜

【答案】A

【解析】先天性巨输尿管属于动力性梗阻。

【难度】中

13. 以下**不属于**泌尿系统梗阻所致病变的是
A. 感染　　B. 血尿
C. 结石　　D. 高血压
E. 肾功能不全

【答案】B

【难度】易

14. **不属于**肾积水常用辅助检查的是
A. 超声
B. 静脉尿路造影
C. 利尿肾动态
D. 排尿压力 - 流率测定
E. 逆行尿路造影

【答案】D

【解析】排尿压力 - 流率测定属于尿流动力学检查,主要研究膀胱在储尿和排尿生理过程及功能障碍,仅在下尿路梗阻较严重时采用。

【难度】易

15. 输尿管发生梗阻后出现的病理生理变化是
A. 很快出现输尿管收缩力减弱或消失
B. 肾盂内压力达到 10mmHg 时,肾小球即停止滤过
C. 肾小球停止滤过时,肾盂内尿液可通过肾盂静脉回流
D. 肾盂内压力持续增高是导致肾实质萎缩的唯一原因
E. 输尿管急性完全梗阻时,肾盂明显扩张

【答案】C

【解析】输尿管出现梗阻后早期,肾盂内压力升高至 40~60mmHg,肾小球的滤过并没有停止,但肾盂并不会迅速出现扩张,输尿管的蠕动收缩会有所增强;随着梗阻的持续,肾盂内压力不断升高,肾小球灌注明显减少,肾脏因供血减少而出现萎缩。残存的尿液可通过肾盂静脉回流、肾盂周围淋巴回流或尿外渗的方式分流。

【难度】难

16. 以下关于肾积水的说法,**错误**的是
A. 成人肾积水容量超过 1 000ml,称巨大肾积水
B. 小儿肾积水容量超过 500ml,称巨大肾积水
C. 发生肾积水时,细菌可通过变得极薄的尿路上皮层进入血液,造成菌血症
D. 下尿路梗阻也可引起肾积水
E. 神经源性膀胱引起肾积水多为双侧

【答案】B

【解析】小儿肾积水是指容量大于 24 小时尿量的肾积水。

【难度】易

17. 有关肾积水的诊断,以下说法正确的是
A. 肾积水的诊断主要依靠症状和体征
B. 影像学检查首选静脉尿路造影
C. 逆行肾盂造影可被 MRI 水成像取代
D. 肾图检查的意义是了解总肾功能
E. 输尿管镜检查对肾积水诊断无意义

【答案】C

【解析】肾积水的诊断主要依靠辅助检查；影像学检查首选超声和CT；肾图检查是为了了解分肾功能；对于不明确输尿管占位的肾积水，输尿管镜检查具有诊断和治疗的意义。MRI水成像可以达到与逆行造影相媲美的程度。

【难度】易

18. 有关肾积水的治疗，以下说法正确的是

A. 肾积水的治疗目标是去除病因，切除患肾

B. 如肾积水合并感染，肾功能严重受损时，应立即解除梗阻

C. 严重肾积水，剩余的肾实质较少，首选肾切除术

D. 对某些肾积水患者，肾造瘘可以是永久性治疗措施

E. 神经源性膀胱引起双侧肾积水，首选双侧肾造瘘术

【答案】D

【解析】肾积水合并感染且肾功能严重受损时，应尽快切除患肾；严重的肾积水伴肾萎缩时，首选保守观察方式；神经源性膀胱引起的双肾积水首选留置导尿管缓解梗阻。某些肾积水患者因不可逆的疾病，可能会长久地保留肾盂造瘘管。

【难度】难

19. 良性前列腺增生最初常见的症状是

A. 尿潴留　　B. 排尿费力

C. 贫血、乏力　　D. 血尿

E. 尿频

【答案】E

【解析】良性前列腺增生最常见、最早发生的症状往往是尿频。

【难度】易

20. 良性前列腺增生失代偿期的主要表现是

A. 排尿费力　　B. 肾功能不全

C. 血尿　　D. 慢性尿潴留

E. 夜尿增多

【答案】D

【解析】失代偿期主要表现为慢性尿潴留，少部分患者可发展至肾积水甚至肾功能不全。

【难度】易

21. 良性前列腺增生的主要发病基础是

A. 老龄和有功能的睾丸

B. 遗传和饮食习惯

C. 吸烟和肥胖

D. 饮酒和人种

E. 饮食习惯和老龄

【答案】A

【解析】良性前列腺增生发病的重要基础就是年龄的增长和有功能的睾丸，饮食、肥胖、烟酒等可能会有促进作用。

【难度】易

22. 前列腺增生梗阻症状主要决定于

A. 梗阻的程度　　B. 前列腺体积大小

C. 患者年龄　　D. 前列腺硬度

E. 有无并发癌

【答案】A

【解析】梗阻越重，排尿困难的症状越重。梗阻症状与前列腺大小、硬度、患者年龄、前列腺有无癌症并不直接相关。

【难度】中

23. 前列腺增生最主要的症状是

A. 血尿　　B. 排尿痛

C. 进行性排尿困难　　D. 会阴疼痛和便秘

E. 尿流中断

【答案】C

【难度】易

24. 前列腺增生时，残余尿过多，膀胱过度膨胀，尿不自主从尿道口流出，称为

A. 压力性尿失禁　　B. 充溢性尿失禁

C. 急迫性尿失禁　　D. 真性尿失禁

E. 混合性尿失禁

【答案】B

【难度】易

25. 前列腺增生手术切除部位应是

A. 受压迫而狭窄的后尿道

B. 全部前列腺

C. 前列腺增生部分

D. 前列腺增生部分和前列腺外科包膜

E. 后尿道和精阜

【答案】C

【难度】易

26. 下列检查**不能**直接显示肾积水的是

A. 大剂量造影剂静脉连续滴注造影

B. 推注造影剂后延迟24~36小时拍片

C. 逆行肾盂造影

D. KUB

E. CT

【答案】D

【难度】易

27. 前列腺增生伴尿潴留，首先考虑的处理方法是

A. 导尿一次拔除导尿管

B. 导尿并保留导尿管
C. 耻骨上膀胱穿刺排尿
D. 用金属导尿管导尿
E. 急诊行膀胱造瘘

【答案】B
【解析】前列腺增生伴尿潴留需持续引流,使膀胱功能充分得到恢复,然后再考虑是否适合拔除尿管。
【难度】易

28. 下列对前列腺增生鉴别诊断**无意义**的是
A. 前列腺癌和膀胱癌
B. 神经源性膀胱
C. 膀胱颈硬化
D. 前列腺炎
E. 尿道狭窄

【答案】D
【难度】易

29. 有关泌尿系统梗阻,下列说法**错误**的是
A. 上尿路梗阻可引起肾积水
B. 上尿路梗阻一般仅累及一侧肾脏
C. 下尿路梗阻很快影响肾功能
D. 下尿路梗阻一般累及双侧肾脏
E. 尿路梗阻最终均可导致肾功能损害

【答案】C
【解析】下尿路梗阻需要一段时间后才会对上尿路产生影响。
【难度】中

30. 下列**不适合**接受前列腺增生手术的是
A. 合并膀胱结石
B. 药物治疗疗效欠佳
C. 逼尿肌最大收缩压 $35cmH_2O$
D. 反复尿潴留
E. 前列腺体积 150ml,最大自由尿流率 5ml/s

【答案】C
【解析】逼尿肌收缩力偏弱,术后效果欠佳。
【难度】中

31. 成人泌尿系统梗阻常见的原因是
A. 结石和肿瘤　B. 直肠肿瘤
C. 先天性畸形　D. 前列腺增生
E. 包皮过长

【答案】A
【难度】易

32. 为了准确评价最大尿流率,排尿量至少应在
A. 50ml 以上　B. 100ml 以上
C. 150ml 以上　D. 200ml 以上
E. 400ml 以上

【答案】C
【难度】易

33. 鉴别前列腺增生与神经源性膀胱的辅助检查是
A. 超声　B. 测残余尿量
C. 静脉尿路造影　D. 肾图
E. 尿流动力学检查

【答案】E
【解析】尿流动力学检查可明确鉴别造成排尿困难的病因。
【难度】易

34. 关于良性前列腺增生的治疗,下列**不正确**的是
A. 可缓解下尿路症状
B. 可预防或延缓相关并发症的发生
C. 应坚持长期治疗
D. 应早期外科治疗
E. 可解除膀胱出口梗阻

【答案】D
【解析】良性前列腺增生应在符合手术指征时再选择手术治疗。
【难度】易

35. 在良性前列腺增生的治疗药物中,容易引起直立性低血压的是
A. 5α- 还原酶抑制剂
B. 植物类制剂
C. α 受体阻滞剂
D. 中成药
E. M 受体阻滞剂

【答案】C
【解析】α 受体阻滞剂可引起血管舒张,引起直立性低血压,其余药物并无此副作用。
【难度】易

36. 在良性前列腺增生的外科治疗中,容易引起低钠血症的是
A. 经尿道前列腺电切术
B. 耻骨后前列腺摘除术
C. 经尿道前列腺激光汽化术
D. 经尿道微波治疗
E. 经尿道膀胱颈切开术

【答案】A
【解析】经尿道前列腺电切术中的冲洗液为低渗液体,手术时间较长时,可出现低钠血症和水中毒。
【难度】易

37. 下列**不是**良性前列腺增生的外科治疗指征的是

A. 药物治疗后疗效不佳
B. 急性尿潴留留置尿管 3 天后
C. 发现膀胱结石
D. 发现双肾积水
E. 反复泌尿系统感染

【答案】B

【解析】急性尿潴留留置尿管后应保留 2~4 周,并检查尿流动力学明确逼尿肌和尿道情况后再决定是否手术,其他几项均为良性前列腺增生的手术指征。

【难度】易

38. 急性尿潴留机械性梗阻的原因有
A. 肛管直肠术后
B. 应用各种松弛平滑肌的药物后
C. 腰麻术后
D. 中枢和周围神经急性损伤
E. 前列腺增生

【答案】E

【解析】盆腔手术、药物、神经损伤造成膀胱逼尿肌损伤,均为梗阻的非机械性因素,前列腺增生引起的梗阻为机械性。

【难度】易

39. 急性尿潴留机械性梗阻的原因**不包括**
A. 尿道损伤
B. 尿道结石或异物的突然堵塞
C. 婴幼儿直肠内粪块
D. 尿道狭窄
E. 中枢和周围神经急性炎症

【答案】E

【解析】中枢和周围神经急性炎症引起的梗阻为非机械性因素。

【难度】易

【A2 型题】

1. 女性,40 岁,体检超声发现右肾重度积水,无症状,尿常规正常。1 年前曾行右侧卵巢肿瘤切除术。以下检查对明确诊断、制订治疗方案意义**最小**的是
A. 尿沉渣找抗酸杆菌　B. 静脉尿路造影
C. CT　D. MRI 水成像
E. 逆行尿路造影

【答案】A

【解析】患者发现无症状重度肾积水,有盆腔妇科手术史,需要排除输尿管损伤的可能,查找其他输尿管机械梗阻病因,患者并无泌尿系统结核征象,暂无尿找抗酸杆菌的必要。

【难度】易

2. 男性,20 岁,自幼排尿不畅,加重 2 年,近日出现尿失禁,超声发现双肾严重积水,双侧输尿管扩张,膀胱大量残余尿。以下诊断、治疗措施中,最迫切的是
A. 静脉尿路造影
B. MRI 水成像
C. 尿流动力学检查
D. 双肾穿刺造瘘引流
E. 留置导尿管

【答案】E

【解析】考虑患者存在下尿路梗阻导致的双肾积水,解除梗阻、保护肾功能为最重要的治疗措施,而留置导尿管最为快捷有效。

【难度】中

3. 男性,66 岁,近 3 年来夜尿增多,近 1 年出现排尿费力、尿线变细症状,诊断应首先考虑
A. 慢性膀胱炎　B. 慢性肾盂肾炎
C. 良性前列腺增生　D. 膀胱癌
E. 尿道炎

【答案】C

【难度】易

4. 男性,70 岁,饮酒后不能排尿 8 小时,下腹憋胀难忍。既往有"前列腺增生"病史 5 年,无血尿史。查体:耻骨上区膨隆,按压有尿意,叩诊呈实音。目前的诊断是
A. 急性膀胱炎　B. 膀胱结石
C. 尿道狭窄　D. 急性尿潴留
E. 神经源性膀胱

【答案】D

【解析】老年男性患者,大量尿液残留不能排出,有前列腺增生的病史,目前诊断为急性尿潴留最准确,可进一步检查有无膀胱结石或有无膀胱动力学疾病存在。

【难度】易

5. 男性,68 岁,尿频伴排尿困难 5 年,症状加重 1 年。查体:耻骨上区膨隆,双下肢轻度可凹性水肿;直肠指诊示前列腺增大,表面光滑。超声:双肾轻度积水,前列腺体积 5.0cm×5.0cm×4.5cm,膀胱内残余尿 500ml。PSA 4.0ng/ml。下一步检查应首先考虑
A. 腹部 CT　B. 血常规　C. 肾功能
D. 膀胱镜　E. 血糖

【答案】C

【解析】患者为老年男性,出现尿潴留,检查发现下肢水肿和双肾积水,应警惕有无慢性尿潴留导致的肾功能损伤,故查肾功能为下一步首选。

【难度】易

6. 男性，63 岁，尿频伴排尿困难 2 年，间断全程肉眼血尿 1 个月。直肠指诊示前列腺增大，表面光滑，无结节。超声：左肾轻度积水，前列腺体积 5.0cm × 4.0cm × 4.5cm，膀胱内残余尿 60ml。PSA 3.4ng/ml。最大尿流率 9ml/s。下一步检查应首先考虑

A. 前列腺 MRI　　B. 膀胱镜

C. 尿流动力学检查　　D. 泌尿系统增强 CT

E. 肾功能

【答案】D

【解析】患者诊断前列腺增生，PSA 处于正常范围，目前需进一步检查明确左肾积水原因，故泌尿系统增强 CT 为下一步检查首选；前列腺 MRI 主要用于前列腺癌筛查，膀胱镜用于膀胱、尿道内占位的探查。

【难度】中

7. 男性，58 岁，尿频伴排尿困难 1 年。既往 1 年半前曾患脑梗死，现仍有一侧肢体活动受限。查体：直肠指诊示前列腺轻度增大，表面光滑，无结节。超声：上尿路未见异常，前列腺体积 4cm × 4cm × 3cm，膀胱残余尿 120ml。PSA 2.1ng/ml。最大尿流率 7ml/s。下一步检查应首先考虑

A. 前列腺 MRI　　B. 腹部 CT

C. 尿流动力学检查　　D. 静脉尿路造影

E. 肾图

【答案】C

【解析】排尿困难原因探查，前列腺检查存在前列腺增生，患者有中枢神经系统疾病，残余尿多，需排除有无尿流动力学疾病的存在，故需要检查尿流动力学。

【难度】易

8. 男性，68 岁，排尿困难伴尿频 5 年多。查体：下腹膨隆；直肠指诊前列腺增大，中央沟消失，未及结节。超声：前列腺 5.8cm × 4.2cm × 4.8cm，双肾中度积水，残余尿 500ml。血生化测定：BUN 14.3mmol/L，Cr 201.6μmol/L。首先应采取的处理措施是

A. α 受体阻滞剂　　B. 双侧肾造瘘

C. 前列腺切除术　　D. 留置导尿管

E. 前列腺球囊扩张

【答案】D

【难度】易

9. 男性，58 岁，尿频、尿急 3 年。直肠指诊前列腺增大，中央沟变浅，未及结节。超声：前列腺 5.1cm × 4.2cm × 4.5cm，双肾(–)，残余尿 10ml。血清 PSA 1.35ng/ml。尿常规：白细胞 15~25 个 /HP。IPSS：17 分。首选的处理措施是

A. α 受体阻滞剂 + 抗感染治疗

B. 留置导尿管引流尿液

C. 经尿道前列腺电切术

D. α 受体阻滞剂 +M 受体阻滞剂

E. 经尿道微波治疗

【答案】A

【解析】患者诊断前列腺增生、泌尿系统感染，症状评分中等，目前无尿潴留，暂无导尿或手术指征，可以给予 α 受体阻滞剂及抗生素治疗。

【难度】易

10. 男性，72 岁，尿频、尿急 10 年，排尿困难 2 年。直肠指诊前列腺增大，中央沟消失。超声：前列腺 5.7cm × 4.9cm × 4.8cm，双肾(–)，残余尿 30ml。外院血清 PSA 9.35ng/ml。尿常规未见异常。IPSS：19 分。首选的处理措施是

A. α 受体阻滞剂 +5α- 还原酶抑制剂

B. 立即前列腺穿刺活检

C. 经尿道前列腺电切术

D. 复查 PSA 和查盆腔 MRI

E. 经尿道微波治疗

【答案】D

【解析】患者诊断前列腺增生，发现 PSA 升高，处于 4~10 的灰度区间内，应复查 PSA 并检查盆腔前列腺 MRI，如 PSA 持续升高，或 MRI 考虑可疑病灶，则建议行前列腺穿刺活检以明确诊断。不应只给予药物治疗而忽略 PSA 检查。

【难度】中

11. 男性，66 岁，排尿困难 5 年。未接受药物治疗。直肠指诊前列腺增大，未及结节。超声：前列腺 4.9cm × 5.4cm × 4.9cm，膀胱内可见 1.5cm 大小结石 2 枚，残余尿 20ml。外院血清 PSA 3.15ng/ml。尿常规：白细胞 5~10 个 /HP，红细胞 8~12 个 /HP。IPSS：24 分。首选的处理措施是

A. α 受体阻滞剂 +5α- 还原酶抑制剂治疗

B. 立即经尿道前列腺电切术

C. 抗感染治疗后经尿道前列腺电切术 + 经尿道膀胱碎石

D. 抗感染治疗后膀胱切开取石术

E. 抗感染治疗耻骨后前列腺摘除术

【答案】C

【解析】患者症状评分为重度,PSA 不高,伴有少量膀胱结石,符合手术适应证,尿常规检查提示泌尿系统感染,应先进行抗感染治疗。膀胱切开取石适用于膀胱巨大结石,已较少采用;耻骨后前列腺摘除术创伤大,临床亦较少采用。

【难度】易

12. 男性,32 岁,突发左侧腰部疼痛 3 小时,伴恶心、呕吐,不伴发热,急诊就诊,最合理的检查是

A. 增强 CT
B. 增强 MRI
C. 超声 + 尿常规
D. KUB
E. KUB+ 静脉尿路造影

【答案】C

【解析】结合患者症状,怀疑泌尿系统结石。依据尿常规见镜下血尿、超声强回声伴声影或肾积水等表现来确诊。

【难度】易

13. 男性,68 岁,进行性排尿困难 5 年,加重 1 个月就诊。以下进一步检查中**不合理**的是

A. 尿常规　B. 超声　C. 残余尿
D. 增强 CT　E. PSA

【答案】D

【解析】结合患者症状,考虑前列腺增生。增强 CT 不是评估前列腺增生的常规检查。

【难度】易

14. 女性,54 岁,车祸致颈部外伤后排尿困难 3 个月就诊。超声示残余尿 180ml,尿流率曲线低平,最大尿流率 5ml/s,尿量 65ml。下一步合理的检查是

A. 压力 - 流率测定　B. 增强 CT
C. MRU　D. 肾图
E. 膀胱镜检查

【答案】A

【解析】结合患者高位脊柱外伤病史及残余尿量,首先考虑神经源性膀胱。应完善尿流动力学检查。

【难度】难

15. 女性,60 岁,左侧腰痛 2 周,加重伴发热 3 天就诊。查体:体温 40℃,心率 105 次 /min,血压 90/60mmHg,左肾区叩痛(+)。血常规:白细胞计数 20.0×10^9/L。尿常规未见异常。CT 示左侧肾脏积水约 4cm,肾周炎症渗出明显,输尿管上段结石嵌顿,直径约 2cm。最合理的诊疗措施是

A. 体外碎石
B. 左肾造瘘
C. 输尿管镜碎石
D. 膀胱镜留置 DJ 管
E. 静脉抗感染治疗

【答案】B

【解析】患者上尿路结石继发泌尿系统感染,伴感染中毒性休克。结石较大,支架管置入成功率低。肾造瘘是最合理的治疗。

【难度】易

16. 男性,75 岁,10 年前诊断前列腺增生,口服多沙唑嗪及非那雄胺治疗,效果满意,半年前排尿困难症状加重。超声示双肾及输尿管(-),前列腺体积 102ml,向膀胱内突出,残余尿 30ml。下一步最合理的治疗是

A. 加用中成药物
B. 停用多沙唑嗪,改用坦索罗辛
C. 停用非那雄胺,改用度他雄胺
D. 前列腺电切手术
E. 留置导尿管

【答案】D

【解析】药物控制不佳,该患者有手术治疗指征。

【难度】中

17. 男性,72 岁,进行性排尿困难 3 年,加重 1 个月就诊。查体:双下肢可凹性水肿。超声提示双肾积水。下一步合理的处理措施是

A. 口服坦索罗辛 + 非那雄胺
B. 完善尿流率检查
C. 完善压力 - 流率测定
D. 留置双侧 DJ 管
E. 留置导尿管

【答案】E

【解析】前列腺增生继发上尿路积水,首先选择引流尿液,保护肾功能。

【难度】易

18. 男性,67 岁,进展性排尿困难 3 年,长期口服非那雄胺和坦索罗辛,现夜尿 5~6 次。直肠指诊:前列腺Ⅲ度增大,光滑、质韧。血肌酐 100μmol/L。超声:残余尿 20ml,前列腺两侧叶及中叶明显增大。心功能、肝功能正常,尿常规正常。此患者应选择的治疗是

A. 经膀胱前列腺切除术
B. 经尿道前列腺电切术
C. 膀胱造瘘术

D. 药物治疗

E. 前列腺尿道支架

【答案】B

【解析】药物治疗无效，可选择手术治疗，目前首选腔内治疗。

【难度】易

19. 男性，72岁，排尿困难5年，夜尿4~5次。直肠指诊可触及前列腺Ⅲ度增生。超声可见残余尿220ml，双肾中度积水。血肌酐360μmol/L。尿常规：白细胞20~30个/HP。此患者目前最适宜的治疗方法是

A. TURP

B. 膀胱造瘘术

C. 留置导尿

D. 药物治疗

E. 经膀胱前列腺切除术

【答案】C

【解析】该患者存在下尿路梗阻，应充分解除，持续引流，最大限度地使膀胱功能及肾功能得以恢复，然后再考虑进一步的治疗措施。

【难度】中

【A3/A4型题】

(1~3题共用题干)

男性，35岁，左腰痛伴高热、寒战1天入院。半年前因左肾结石行体外冲击波碎石，未见结石排出。血常规：白细胞 15×10^9/L。尿常规：红细胞20个/HP，白细胞满视野。超声发现左肾积水，左输尿管上段明显扩张，输尿管中下段观察不清楚。

1. 根据以上资料，目前最准确的初步诊断是

A. 急性肾盂肾炎

B. 左肾结核合并细菌感染

C. 左输尿管结石、左肾积水

D. 左输尿管结石、左肾积水并发感染

E. 左肾脓肿

【答案】D

【解析】患者有结石病史，本次诊断输尿管结石伴梗阻较明确，出现高热、寒战以及脓尿，考虑并发感染；目前缺乏结核证据。

【难度】中

2. 为明确诊断，以下检查措施首选

A. 泌尿系统平片和静脉尿路造影

B. 逆行尿路造影

C. CT

D. MRI水成像

E. 肾图

【答案】C

【解析】为明确诊断，进一步需了解结石梗阻部位、结石大小及形态、肾脏感染情况等，CT能比较全面直接地获取上述信息。MRI检查对结石不敏感；逆行造影易造成感染加重；肾图可反映患肾受损情况，目前并不是必要的。

【难度】难

3. 以下治疗措施首选

A. 静脉应用广谱抗生素

B. 体外冲击波碎石

C. 手术探查，解除梗阻

D. 经尿道输尿管镜碎石

E. 经皮肾穿刺造瘘引流

【答案】E

【解析】梗阻造成的肾积水合并感染应尽快行肾造瘘引流，以避免感染中毒加重。

【难度】中

(4~6题共用题干)

男性，68岁，排尿困难，伴尿频5年多。查体：下腹膨隆，残余尿500ml。直肠指诊前列腺Ⅱ度增大，光滑，中央沟消失，肛门括约肌张力正常。球海绵体肌反射正常。超声：前列腺5.8cm×4.2cm×4.8cm，双肾轻度积水。测BUN 14.3mmol/L，Cr 201.6μmol/L。

4. 该患者的诊断为

A. 前列腺癌　　B. 前列腺增生

C. 膀胱颈挛缩　　D. 神经源性膀胱

E. 膀胱癌

【答案】B

【难度】易

5. 目前患者需要做的检查是

A. 膀胱镜

B. 输尿管镜

C. KUB+静脉尿路造影

D. 肾图

E. 尿流动力学检查

【答案】E

【解析】目前需要鉴别是否存在神经源性膀胱，尿流动力学检查最重要。

【难度】中

6. 首先应选择的治疗为

A. 药物治疗　　B. 留置导尿管

C. 前列腺切除术　　D. 热疗

E. 前列腺球囊扩张

【答案】B

【解析】患者可见肾功能不全，出现排尿困难的严重并发症，应尽快解除尿路梗阻。药物、热疗起效慢，手术创伤较大，均不适宜。

【难度】易

(7~9 题共用题干)

男性，76 岁，饮酒后不能自行排尿约 15 小时，下腹憋胀，疼痛难忍。既往有排尿不畅史 1 年。查体：体温 36.5℃，下腹膀胱区明显膨隆，按压尿意感强，叩诊呈浊音。

7. 目前最可能的诊断是

A. 膀胱破裂　　B. 前列腺癌

C. 急性前列腺炎　　D. 急性尿潴留

E. 急性泌尿系统感染

【答案】D

【解析】老年男性出现不能排尿，查体可见膀胱内大量残余尿征象，符合急性尿潴留的诊断。

【难度】易

8. 以下处理**错误**的是

A. 导尿

B. 膀胱区热疗

C. 耻骨上膀胱穿刺造瘘

D. 静脉滴注利尿剂

E. 用空针穿刺膀胱抽吸尿液

【答案】D

【解析】出现急性尿潴留时，可通过热疗等保守办法尝试恢复排尿，亦可直接通过导尿、造瘘的方法引流尿液，条件限制时可直接穿刺抽吸尿液。使用利尿剂会加重膀胱憋胀，加重病情，不应采用。

【难度】易

9. 导尿时**错误**的做法为

A. 在无菌操作下进行

B. 快速排出尿液

C. 缓慢排出尿液

D. 应留置尿管一段时间

E. 每日清洁尿道口

【答案】B

【解析】为尿潴留患者导尿时，不应过快地放出残余尿，以避免膀胱出血和血压降低。尿管应保留一段时间，充分引流尿液，并且应在尿动力检查明确膀胱收缩力后再拔除。

【难度】易

(10~11 题共用题干)

男性，65 岁，进行性排尿困难 3 年就诊，伴尿不尽感。最大尿流率 8ml/s(尿量 180ml)。tPSA 2.7ng/ml。超声示双肾(–)，前列腺 55ml。

10. 患者还需完善的检查是

A. 增强 CT　　B. MRU

C. 尿流动力学检查　　D. 残余尿

E. 肾图

【答案】D

【解析】症状有尿不尽感，应完善残余尿量检查，了解梗阻程度及有无尿潴留。

【难度】中

11. 该患者合理的治疗是

A. 前列腺电切术

B. 口服坦索罗辛 + 多沙唑嗪

C. 口服坦索罗辛 + 非那雄胺

D. 口服坦索罗辛 + 索利那新

E. 前列腺穿刺活检

【答案】C

【解析】治疗较大体积的前列腺增生，除应用 α 受体阻滞剂外，还需应用 5α- 还原酶抑制剂。目前暂时没有手术指征。

【难度】中

(12~13 题共用题干)

男性，52 岁，3 年前因排尿困难诊断前列腺增生，口服坦索罗辛治疗，效果欠佳。既往高血压、糖尿病，未规律诊治。门诊就诊，完善检查 tPSA 1.6ng/ml，最大尿流率 5ml/s(尿量 70ml)。超声示双肾(–)，前列腺体积 25ml，残余尿 150ml。

12. 该患者进一步应采取的措施是

A. 停用坦索罗辛，改为多沙唑嗪

B. 继续口服坦索罗辛，加用非那雄胺

C. 停用坦索罗辛，改为非那雄胺

D. 留置导尿管

E. 前列腺电切术治疗

【答案】D

【解析】残余尿量 150ml，应留置导尿管引流尿液。

【难度】中

13. 该患者还需完善的检查是

A. 增强 CT　　B. MRU

C. 血肌酐、尿素氮　　D. 前列腺指诊

E. 压力 - 流率测定

【答案】E

【解析】结合患者排尿困难症状及糖尿病病史，应考虑可能为神经源性膀胱，需完善尿流动力学检查。

【难度】易

(14~15题共用题干)

女性，60岁，左侧腰痛2周，加重伴发热3天就诊。查体：体温40℃，心率110次/min，血压90/55mmHg，左肾区叩痛(+)。血常规：白细胞计数20.0×10^9/L。尿常规(-)。

14. 该患者合理的影像学检查是

A. 肾图

B. CT

C. MRU

D. KUB+静脉尿路造影

E. 超声

【答案】B

【解析】结合患者症状，考虑泌尿系统结石梗阻导致败血症的可能性大，CT检查能全面评估结石信息、肾积水情况及感染部位。

【难度】易

15. 该患者合理的优先治疗措施是

A. 肾造瘘

B. 静脉抗感染治疗

C. 膀胱镜留置DJ管

D. 体外碎石

E. 输尿管镜碎石

【答案】A

【解析】患者上尿路结石继发泌尿系统感染，伴感染中毒性休克。肾造瘘是最合理的治疗。

【难度】中

(16~17题共用题干)

女性，38岁，腰部疼痛2周，少尿2天就诊。尿常规示：红细胞(++)，白细胞(-)。CT平扫提示左肾积水萎缩，积水最大径5cm，输尿管上段结石，直径约2cm；右肾积水，积水最大径1.8cm。输尿管下段结石0.9cm，结石以上输尿管扩张积水。

16. 该患者还需完善的检查是

A. 增强CT　　B. MRU

C. 肾图　　D. 肾功能检查

E. 静脉尿路造影

【答案】D

【解析】双侧上尿路结石伴一侧肾萎缩患者，应完善肾功能检查。

【难度】中

17. 该患者合理的治疗是

A. 左侧肾造瘘

B. 右侧肾造瘘

C. 左侧留置DJ管

D. 右侧留置DJ管

E. 体外碎石

【答案】D

【解析】双侧上尿路结石，应首先处理肾功能相对较好的一侧。留置DJ管创伤较小，应优先尝试。

【难度】难

(18~19题共用题干)

女性，25岁，妊娠30周，突发左腰部疼痛伴发热2天就诊。查体：体温38.5℃，左肾区叩痛(+)。尿常规：白细胞(-)，红细胞(+)。

18. 该患者还需完善的影像学检查是

A. CT平扫　　B. MRU

C. 利尿肾动态　　D. 超声

E. 静脉尿路造影

【答案】D

【解析】超声是对孕妇最安全、便捷的检查。

【难度】中

19. 该患者合理的治疗是

A. 保守抗感染治疗

B. 肾造瘘+抗感染治疗

C. 留置DJ管+抗感染治疗

D. 体外碎石

E. 输尿管镜碎石

【答案】C

【解析】结合患者病史，考虑孕妇上尿路梗阻伴发热感染，需引流及抗感染治疗。

【难度】中

(20~21题共用题干)

男性，72岁，进行性排尿困难3年，加重1个月就诊。查体：双下肢可凹性水肿。超声提示双肾积水，最大径约3cm。

20. 该患者还需完善的检查是

A. 膀胱镜　　B. 血管彩超

C. 增强CT　　D. 利尿肾动态

E. 血生化

【答案】E

【解析】双肾积水合并下肢水肿，有肾功能不全的可能，需生化检查以明确。

【难度】易

21. 该患者合理的处理措施是
  A. 口服坦索罗辛＋非那雄胺
  B. 双肾造瘘
  C. 留置双侧 DJ 管
  D. 留置导尿管
  E. 应用呋塞米利尿

【答案】D

【解析】排尿困难合并双肾积水，首先选择引流尿液，保护肾功能。

【难度】易

(22~23 题共用题干)

女性，69 岁，左侧腰腹部疼痛 2 天余，伴寒战、高热，体温最高可达 40.1℃，既往有左肾结石病史 3 年，未进行任何治疗。2 型糖尿病史 9 年余。急诊查体：体温 39.1℃，心率 106 次 /min，呼吸 20 次 /min，血压 80/40mmHg，左侧肾区叩痛(+)。急查血白细胞计数 29×10^9/L，中性粒细胞百分比 91%。尿常规示白细胞满视野。急诊予以开放静脉，补液，心电监护等处理，并进行急诊生化、血培养、尿培养检查。

22. 为明确诊断，下一步需要做的检查最有价值的是
  A. 泌尿系统超声
  B. KUB+ 静脉尿路造影
  C. 利尿肾动态显像
  D. 泌尿系统 CT
  E. 泌尿系统 MRI

【答案】D

【解析】该患者目前考虑左侧输尿管结石梗阻继发左侧肾积脓的可能性最大，CT 检查可很快了解泌尿系统的情况。

【难度】中

23. 该患者经补液、抗生素治疗 1 天余，仍未见显著好转，下一步应当采取的措施最合理的是
  A. 更换抗生素，继续保守治疗
  B. 急诊行肾盂穿刺造瘘术
  C. 急诊切除左肾
  D. 左侧输尿管镜碎石
  E. 左侧体外冲击波碎石

【答案】B

【解析】如果患者存在左肾积脓，经输液保守治疗效果不佳，而且已经出现尿脓毒症，应当积极引流患肾，可以选择 DJ 管置入或肾造瘘术。

【难度】中

【案例分析题】

案例一　女性，28 岁，寒战，高热，全身疼痛，轻度尿频、尿急、尿痛 3 天。查体：体温 39.8℃，心率 106 次 /min，右肾区压痛，叩击痛明显。血常规：白细胞计数 20×10^9/L，中性粒细胞百分比 86%。尿常规：白细胞 100 个 /HP，红细胞 40~50 个 /HP。

提问 1：需考虑的初步诊断为
  A. 急性肾盂肾炎
  B. 右肾结核
  C. 膀胱结核
  D. 膀胱肿瘤
  E. 右肾肿瘤
  F. 泌尿系统感染
  G. 右输尿管结石

【答案】AF

【解析】患者泌尿系统感染证据充分，伴高热和肾盂压痛、叩击痛，诊断急性肾盂肾炎明确。目前暂无病因诊断证据。

【难度】易

提问 2：该患者尿细菌培养较可能的结果是
  A. 金黄色葡萄球菌
  B. 表皮葡萄球菌
  C. 大肠埃希菌
  D. 真菌
  E. 粪肠球菌
  F. 肺炎克雷伯杆菌
  G. 淋病奈瑟菌

【答案】CEF

【解析】泌尿系统感染最常见的细菌为大肠埃希菌，粪肠球菌和肺炎克雷伯杆菌也较常见。

【难度】易

提问 3：本病最常见的感染途径是
  A. 血行感染　B. 淋巴感染
  C. 直接蔓延　D. 尿路逆行感染
  E. 医源性感染　F. 妇科感染
  G. 肠道感染

【答案】D

【解析】大肠埃希菌感染泌尿系统的最常见途径即尿路逆行感染，血行感染极少见。

【难度】易

提问 4：根据患者尿培养药敏结果应用抗生素治疗 3 天后，症状无明显缓解，体温仍为 38.3~38.8℃。血常规：白细胞计数 10.0×10^9/L，中性粒细胞百分比 87%。尿常规：白细胞多数 /HP，红细胞 20~30 个 /HP。下一步应做的检查包括

A. 再次尿培养
B. 膀胱镜
C. 腹部 MRI
D. 泌尿系统超声
E. 尿流率
F. 泌尿系统 CT
G. 尿流动力学检查

【答案】DF
【解析】肾盂肾炎抗感染治疗后感染缓解不明显，应注意有无泌尿系统梗阻，超声和 CT 检查能较为快捷地发现上尿路积水等情况，适宜首选。
【难度】中

提问 5：检查结果考虑右肾重度积水、右输尿管上段结石，以下最适宜的治疗是

A. 输尿管镜碎石
B. 体外冲击波碎石
C. 右肾穿刺造瘘
D. 输尿管切开取石
E. 经皮肾镜碎石
F. 右侧输尿管支架管置入
G. 继续抗生素治疗

【答案】CF
【解析】输尿管结石造成上尿路梗阻继发严重感染，应尽快解除梗阻、彻底引流，避免感染进展至中毒休克，肾穿刺造瘘和支架管置入较为适宜。碎石治疗易造成感染进一步加重。
【难度】中

案例二 男性，71 岁，脑血栓昏迷，不能自行排尿 1 天入院。查血肌酐 530μmol/L。超声示前列腺体积增大，体积 105ml，膀胱内小梁改变，双肾输尿管扩张积水。既往多年夜尿增多、尿频、排尿困难病史。

提问 1：患者此时应接受的治疗有

A. 静脉滴注利尿药物
B. 留置双侧 DJ 管
C. 导尿并持续引流
D. 耻骨上穿刺造瘘
E. 双肾造瘘
F. 营养及对症支持
G. 调整水电解质及酸碱平衡

【答案】CDFG
【难度】易

提问 2：此时以下检查有意义的是

A. PSA
B. 残余尿
C. 尿流动力学检查
D. 输尿管反流造影
E. 血电解质
F. 心脏彩超
G. 头颅 MRI

【答案】ABCE
【解析】残余尿量、尿动力可以协助判断此时膀胱功能受损情况，PSA 有助于了解有无前列腺癌，查血电解质，依据实际缺乏情况予以补充。其余检查均不适宜。
【难度】中

提问 3：患者经过处理一般情况稳定后，血肌酐恢复正常。尿流动力学检查：逼尿肌最大收缩压力 89cmH_2O，逼尿肌过度活动。tPSA 10ng/ml。以下描述正确的是

A. 可接受 TURP 治疗
B. 可拔除尿管
C. 术后尿频症状明显
D. 需立即行前列腺穿刺
E. 需复查 PSA
F. 应行前列腺根治性切除术
G. 辅助 α 受体阻滞剂治疗

【答案】ACEG
【解析】在未经其他治疗的情况下拔除尿管可能再次出现尿潴留。该患者具备手术治疗适应证，并且因逼尿肌过度活动，尿频症状会较为明显。保留尿管情况下 PSA 水平会受到干扰，需复查。
【难度】中

提问 4：此患者若接受手术治疗，可选择的术式是

A. 经膀胱前列腺切除术
B. 腹腔镜前列腺根治性切除术
C. 经尿道前列腺电切术
D. 激光前列腺剜除术
E. 等离子前列腺剜除术
F. 前列腺扩裂术
G. 经会阴前列腺注射治疗

【答案】CDE
【难度】中

提问 5:若此患者接受手术治疗,手术切除的范围包括

A. 受压迫而狭窄的后尿道
B. 全部前列腺
C. 前列腺增生部分
D. 前列腺外周带
E. 后尿道和精阜
F. 精囊和输精管
G. 膀胱颈

【答案】C
【难度】易

(米悦　杨洋　王宇　韩文科)

第四章 泌尿系统感染及结核

【A1 型题】

1. 下列**不常见**于急性单纯下尿路感染的是
   A. 尿频、尿急、尿痛
   B. 尿常规中可查见白细胞
   C. 发热
   D. 肉眼血尿
   E. 行尿培养可发现细菌生长

【答案】C

【解析】急性单纯下尿路感染以尿路刺激症状为主，患者多无发热症状。

【难度】易

2. 对于细菌性前列腺炎的诊断，除症状与体征以外，下面检查结果有决定意义的是
   A. 尿常规：白细胞 0~3 个 /HP
   B. 前列腺液镜检：白细胞 >10 个 /HP，磷脂小体少
   C. 前列腺液细菌培养为变形杆菌
   D. 直肠指诊于前列腺右叶可触及一个直径 0.5cm 的小结节
   E. 超声示前列腺被膜增厚

【答案】C

【解析】前列腺液中培养出细菌为诊断细菌性前列腺炎的决定性要素，其他几项并不一定由前列腺炎引起。

【难度】中

3. 下列有关泌尿系统结核的说法，正确的是
   A. 腰痛多是肾结核的最初症状
   B. 尿频都是由于膀胱挛缩引起的
   C. 肾结核患者尿液检查多呈酸性
   D. 多为全程无痛肉眼血尿
   E. 肾结核多经呼吸道感染

【答案】C

【解析】肾结核的早期症状多为下尿路刺激症状，如尿频；并不是所有的尿频均由膀胱挛缩引起，仅在结核后期才出现；血尿多为终末血尿；泌尿系统结核不经呼吸道传播，多为血行传播。

【难度】中

4. 肾结核的血尿特点，最常见的是
   A. 全程无痛血尿　　B. 间歇性无痛血尿
   C. 初始血尿　　D. 终末血尿
   E. 镜下血尿

【答案】D

【解析】泌尿系统结核的膀胱受累区域多为三角区，因此，肉眼血尿以终末血尿多见，多伴有疼痛。

【难度】易

5. 肾结核常见晚期并发症是
   A. 结核性尿道狭窄
   B. 结核性膀胱 - 阴道瘘
   C. 附睾结核
   D. 前列腺结核
   E. 膀胱挛缩和对侧肾积水

【答案】E

【难度】难

6. 下列属于结核患肾切除适应证的是
   A. 一侧肾肾盏模糊，对侧肾正常
   B. 一侧肾实质表面有局限性空洞，对侧肾正常
   C. 一侧肾结核，肾脏广泛破坏，已经无功能，对侧肾正常
   D. 尿抗酸杆菌阳性，影像学改变不显著
   E. 双侧肾结核，严重尿毒症

【答案】C

【解析】结核肾切除的适应证为肾脏广泛破坏，对侧肾功能正常或轻度积水，总肾功能正常。

【难度】易

7. 肾结核的患者,早期即可出现尿频症状,其原因是
A. 膀胱挛缩
B. 膀胱结核性溃疡
C. 脓尿刺激膀胱黏膜
D. 结核性尿道狭窄
E. 并发前列腺结核
【答案】C
【解析】肾结核病变在肾脏,但症状往往反映为下尿路刺激,这是因为早期结核杆菌尿的刺激引起;其他选项均为结核晚期并发症。
【难度】中
8. 肾结核存在肾切除指征,需要行患肾切除,之前至少需要抗结核治疗
A. 1周　B. 2周
C. 1个月　D. 6个月
E. 至尿常规正常
【答案】B
【解析】肾结核行患肾切除之前,至少需要抗结核治疗2周,并不要求尿常规一定恢复正常。
【难度】易
9. 泌尿系统结核最早受累的器官是
A. 一侧肾　B. 双侧肾　C. 输尿管
D. 膀胱　E. 前列腺
【答案】B
【解析】肾结核病变最早经肺部血行感染双侧肾皮质,称病理肾结核,多数免疫功能正常的患者可以自行痊愈,如出现免疫力低下等情况,可以一侧痊愈而另一侧发展为临床肾结核。
【难度】难
10. 肾结核最早出现的症状是
A. 血尿
B. 尿中排出干酪样坏死物
C. 腰部疼痛
D. 尿频
E. 发热
【答案】D
【解析】尿频是肾结核最早出现的症状,其他选项都是结核病变进展之后的症状。
【难度】中
11. 男性生殖系统结核好发的部位是
A. 睾丸　B. 附睾　C. 前列腺
D. 精囊　E. 阴囊
【答案】B
【解析】泌尿系统结核常常有男性生殖系统受累,其中,受累部位最为常见的是附睾,可以触及附睾呈串珠样改变。
【难度】中

【A2型题】

1. 男性,65岁,排尿困难、尿频、尿急2年。3天前症状明显加重,高热、寒战,伴尿痛、会阴部不适。体温39.7℃。尿常规:WBC 100个/HP,RBC 20个/HP,尿Glu(++)。直肠指诊:前列腺增大,触痛明显。以下处理**不合理**的是
A. 嘱患者大量饮水
B. 应用足量抗生素治疗
C. 应用解热、解痉等对症治疗
D. 前列腺按摩,留前列腺液细菌培养
E. 如发生急性尿潴留,可行耻骨上膀胱造瘘
【答案】D
【解析】急性细菌性前列腺炎发作时,禁忌行前列腺按摩,因为会导致大量细菌和毒素入血,引发败血症。
【难度】中
2. 男性,71岁,术后留置尿管1周,1天前出现发热、右侧阴囊肿痛。查体:体温38.6℃,右侧阴囊皮肤红肿,右侧睾丸、附睾增大饱满,触痛明显,右侧精索增粗。应采取的治疗是
A. 应用抗生素,尽早拔除尿管
B. 右侧睾丸固定术
C. 右侧睾丸切除术
D. 右侧腹股沟疝成形术
E. 右侧睾丸鞘膜翻转固定术
【答案】A
【解析】患者的症状符合急性附睾炎的表现,常发生于留置尿管期间,应及时应用抗生素治疗,并尽早拔除尿管。
【难度】易
3. 女性,57岁,无明显诱因出现尿频、尿急、尿痛1天余,伴有肉眼血尿,不伴发热,不伴腰腹疼痛,应首先进行的检查是
A. 超声　B. 尿常规　C. KUB
D. IVP　E. 膀胱镜检查
【答案】B
【解析】该患者考虑急性单纯下尿路感染的可能性大,首先需要进行尿常规检查;如果尿中发现白细胞阳性,可以做出下尿路感染的诊断。
【难度】易
4. 男性,47岁,无明显诱因突然出现尿频、尿痛伴明显排尿困难2天,体温最高39.6℃。查体:双肾区叩击痛(-)。血常规:白细胞计数

17×10^9/L,中性粒细胞百分比89%。尿常规:白细胞满视野。最有可能的诊断是

A. 急性肾盂肾炎　　B. 急性前列腺炎

C. 急性膀胱炎　　D. 膀胱结石

E. 前列腺增生

【答案】B

【解析】男性单纯下尿路感染往往并不合并发热,如果合并发热,需要考虑:①急性前列腺炎;②急性肾盂肾炎。该患者双肾区叩击痛均为阴性,故考虑前列腺炎的可能性更大。

【难度】中

5. 女性,59岁,体检发现左输尿管上段结石1年余,未规律治疗。3天前出现左侧腰部疼痛,伴发热,体温最高40℃,在当地医院予静脉抗生素治疗3天,无显著好转。查体:左肾区叩痛(+)。CT:左侧肾盂中度积水,伴肾周炎性改变,输尿管上段结石。对侧肾脏未见显著异常。下一步治疗应为

A. 体外冲击波碎石

B. 输尿管镜碎石

C. 经皮肾镜碎石

D. 继续抗感染保守治疗

E. 超声引导下肾穿刺造瘘术

【答案】E

【解析】患者为输尿管上段结石继发上尿路感染,可能已经出现肾积脓,当前应当先引流患肾,待感染控制满意,全身炎症消退之后,再处理泌尿系统结石。

【难度】中

6. 男性,31岁,尿频、尿急及尿痛3个月,伴终末肉眼血尿。尿细菌学检查找到抗酸杆菌。尿路平片(KUB)+静脉尿路造影:左肾上盏虫蚀样改变,中盏、下盏、肾盂及左输尿管显影正常,右肾及膀胱显影正常。最适宜的治疗是

A. 左肾切除术

B. 抗结核治疗2周后,左肾切除术

C. 异烟肼、利福平及吡嗪酰胺治疗半年后复查

D. 左肾切除术,右输尿管膀胱再吻合术

E. 抗结核治疗3个月后,行乙状结肠膀胱扩大术

【答案】C

【解析】患者存在局灶性肾结核感染,大部分泌尿系结构尚正常,可予以抗结核药物治疗半年后复查,如病灶控制良好或痊愈,可不行肾切除术,如结核病灶进展,则及时行肾切除术。膀胱扩大术适用于膀胱挛缩后。

【难度】难

7. 男性,49岁,尿频、尿急2年,有时可见豆腐渣样坏死组织从尿中排出。广谱抗生素治疗无效。尿液检查:白细胞满视野,红细胞40个/HP。近半年来开始出现纳差、体重下降。急诊生化:血肌酐947μmol/L,血钾5.9mmol/L。泌尿系统CT平扫:左肾破坏严重,考虑结核改变的可能性大;右肾重度积水伴右输尿管全程扩张。需要立刻处理,下列治疗最合理的是

A. 立即透析治疗

B. 抗结核治疗2周后复查

C. 抗结核治疗2周后行左肾切除术

D. 即刻行左肾切除术

E. 右肾造瘘术

【答案】E

【解析】一侧肾结核无功能,对侧肾积水,先引流积水,挽救肾功能,再切除结核肾。

【难度】中

8. 男性,56岁,尿频、尿急、肉眼血尿9个月余,服用左氧氟沙星1周,未见显著好转。复查尿常规:白细胞70~80个/HP,红细胞50~60个/HP。进一步行超声检查可见:右肾多处破坏灶,左侧肾积水伴上段输尿管扩张,膀胱容量47ml。下一步的检查,**不合适**的是

A. 尿找抗酸杆菌3次

B. 泌尿系统增强CT

C. 血生化全项

D. 膀胱镜检查

E. 放射性核素肾图检查

【答案】D

【解析】患者泌尿系感染,广谱抗生素治疗效果不佳,有一侧肾结核对侧肾积水的典型表现,膀胱出现结核性挛缩。此时应关注结核是否处于活动状态、肾积水和肾功能受损状态,而不应该做膀胱镜,结核性膀胱挛缩是膀胱镜检查的禁忌征。

【难度】易

9. 男性,41岁,尿频、尿急及尿痛5个月,尿中可找到抗酸杆菌。CT尿路造影:右肾萎缩、广泛破坏伴钙化灶形成,右输尿管全程增粗,左肾及膀胱未见明显异常。肾动态显像:左肾GFR为52ml/min,右肾为6ml/min。最适宜的治疗是

A. 右肾切除术

B. 抗结核治疗 2 周后，行右肾切除术
C. 异烟肼、利福平及吡嗪酰胺治疗半年后复查
D. 右肾造瘘术
E. 右侧 DJ 管置入术

【答案】B
【解析】该患者诊断右侧肾结核，肾功能已经严重受损，对侧肾功能正常，宜切除患肾。行肾切除之前需要常规抗结核治疗至少 2 周。
【难度】中

10. 男性，26 岁，因左肾结核、肾自截行左肾切除术后 1 年，自诉尿频症状较术前加重，伴乏力。超声及静脉尿路造影显示右肾中度积水，输尿管全长扩张显著，膀胱容量 50ml 左右。尿结核杆菌培养(–)。肾功能检查：BUN 12.5mmol/L，Cr 172.2μmol/L。最适宜的手术方法是
A. 右输尿管膀胱再植术
B. 膀胱扩大术
C. 右肾造瘘术
D. 右输尿管皮肤造口术
E. 膀胱造瘘术

【答案】D
【解析】患者出现膀胱挛缩，已经出现对侧肾积水和肾功能下降，应尽快行尿流改道术，避免肾衰竭。
【难度】难

【A3/A4 型题】

(1~2 题共用题干)
女性，25 岁，突然出现尿频、尿急、尿痛，伴全程肉眼血尿。查体：体温 36.9℃，双肾区无叩击痛，耻骨上区轻压痛。尿常规：白细胞 50~80 个 /HP，红细胞 30~50 个 /HP。经抗生素治疗 3 天后症状有缓解。

1. 最可能的诊断是
A. 泌尿系统结核　B. 急性膀胱炎
C. 慢性膀胱炎　D. 急性肾炎
E. 膀胱肿瘤

【答案】B
【难度】易

2. 本病最常见的感染途径是
A. 腹腔内蔓延　B. 尿路逆行感染
C. 血行感染　D. 淋巴感染
E. 医源性感染

【答案】B
【难度】易

(3~4 题共用题干)
女性，36 岁，5 年前诊断为右肾结核，抗结核药治疗 3 个月后自行停药。1 周前体检发现“右肾萎缩、右肾多发钙化灶”。尿路平片(KUB)+静脉尿路造影示右肾影明显缩小，右肾区可见多发片状高密度影，40 分钟右肾不显影，左肾、输尿管及膀胱显影正常。尿常规未见异常，尿找抗酸杆菌阴性。

3. 该患者首先考虑的诊断是
A. 右肾结石　B. 右肾自截
C. 右肾癌　D. 右肾囊肿
E. 右肾错构瘤

【答案】B
【解析】患者既往肾结核治疗不规范，本次检查肾脏不显影，表现符合肾自截。
【难度】易

4. 对该患者的治疗首选
A. 定期复查
B. 单纯口服三联抗结核药治疗
C. 口服三联抗结核药 2 周后，行右肾切除术
D. 立即行右肾切除术
E. 立即行右肾切除及膀胱扩大术

【答案】C
【解析】肾自截的治疗方法推荐患肾切除，应口服抗结核药物 2 周左右后实施。膀胱并无手术指征。
【难度】中

(5~6 题共用题干)
女性，27 岁，无明显诱因高热 3 天，体温最高 39.7℃，伴寒战和左腰部疼痛。查体：左侧肾区叩击痛(+)。尿常规示白细胞满视野。

5. 该患者首先考虑的诊断是
A. 左肾结石　B. 左侧肾盂肾炎
C. 左肾结核　D. 急性膀胱炎
E. 左肾破裂

【答案】B
【解析】急性肾盂肾炎的典型症状是寒战、高热，伴有肾区叩击痛阳性。
【难度】易

6. 下一步应当立刻完善的检查**不包括**
A. 血培养　B. 尿培养

C. 泌尿系统超声 D. 血常规

E. 利尿肾动态显像

【答案】E

【解析】急性肾盂肾炎在开始治疗之前应当留取相应的病原学信息，并进行影像学检查了解有无上尿路梗阻。利尿肾动态显像目前对患者的诊断无帮助。

【难度】中

(7~8 题共用题干)

男性，69 岁，尿频、尿急 1 年，完善 CT 及尿找抗酸杆菌等检查后，确诊为右肾结核。6 个月前行右肾切除术；术后继续规律抗结核治疗。但现在尿频症状仍进行性加重，超声测膀胱容量为 25ml。

7. 该患者目前应考虑出现了

A. 结核病情反复 B. 泌尿系统感染

C. 膀胱挛缩 D. 精神性因素

E. 良性前列腺增生

【答案】C

【难度】易

8. 下一步应进行的检查最有价值的是

A. 尿常规

B. 尿找抗酸杆菌

C. 泌尿系统超声及肾功能评定

D. 膀胱镜

E. 膀胱造影

【答案】C

【解析】该患者目前的情况是典型的膀胱结核挛缩表现，因为有可能引起对侧肾积水和肾功能不全，故对侧肾脏情况是目前首要的关注点。

【难度】难

(9~10 题共用题干)

男性，84 岁，反复发作泌尿系统感染 3 年余。1 周前再次出现尿频、尿痛。尿常规：白细胞 30~40 个 /HP，红细胞 10 个 /HP。追问病史，该患者在 9 年前即开始出现进行性排尿困难，尿线无力，尿等待等现象，平时夜尿 4~5 次 / 晚，但一直未规律诊治。

9. 下一步应当完善的以下检查，但**不包括**

A. 泌尿系统超声 + 前列腺超声 + 残余尿测定

B. 尿流率测定

C. 血 PSA

D. 尿培养

E. 泌尿系统 MRI

【答案】E

【解析】该患者反复发作泌尿系统感染，存在泌尿系统梗阻，应当通过检查了解梗阻情况和感染原情况。泌尿系统 MRI 价格昂贵，且帮助不大，故不应选择。

【难度】难

10. 目前针对该患者，在选择敏感抗生素治疗的基础上，还应加用的药物是

A. M 受体阻滞剂 B. 中药治疗

C. 利尿剂治疗 D. α 受体阻滞剂

E. 抗真菌药治疗

【答案】D

【解析】对于泌尿系统梗阻合并泌尿系统感染，除抗生素外，比较重要的就是去除梗阻因素，α 受体阻滞剂可明显减轻下尿路梗阻。

【难度】中

(11~12 题共用题干)

男性，91 岁，因尿潴留留置尿管已经 9 个月，近 2 天来出现发热，体温 38.9℃，伴右侧阴囊肿痛。查体：尿管内尿液混浊，右侧阴囊红肿，触痛明显，睾丸及附睾触诊界限不清。

11. 该患者目前最有可能出现的情况是

A. 鞘膜积液 B. 右侧睾丸炎

C. 右侧附睾结核 D. 右侧附睾炎

E. 右侧睾丸扭转

【答案】D

【解析】长期留置尿管的患者，易因逆行感染出现附睾炎。

【难度】易

12. 如果该情形反复出现，合理的措施是

A. 长期口服抗生素

B. 经尿道前列腺电切术

C. 附睾切除术

D. 更换为耻骨上膀胱造瘘

E. 持续膀胱冲洗

【答案】D

【解析】耻骨上膀胱造瘘较少出现附睾炎，亦适于长期留置。

【难度】中

(13~14 题共用题干)

男性，37 岁，6 个月前因右肾结核行右肾切除术，术后继续规律药物抗结核治疗，但尿频症状进

行性加重。超声评价膀胱容量为50ml,考虑诊断为膀胱挛缩,对侧肾脏未见明显异常。总肾功能正常,尿常规示白细胞1~3个/HP,尿找抗酸杆菌(–)。

13. 下一步的治疗,合理的选择是
A. 继续药物抗结核治疗
B. 耻骨上膀胱造瘘
C. 对侧输尿管皮肤造口
D. 膀胱扩大术
E. 对侧肾造瘘

【答案】D
【解析】对于结核性膀胱挛缩的患者,如果对侧肾正常,并排除其他治疗禁忌,可以考虑施行膀胱扩大术。
【难度】难

14. 如果准备采用上述治疗方式,下列属于该治疗的绝对禁忌证的是
A. 活动性膀胱结核　B. 前列腺增生
C. 对侧肾结石　D. 精索静脉曲张
E. 附睾结核

【答案】A
【解析】活动性膀胱结核是膀胱扩大术的绝对禁忌,会导致手术失败。
【难度】难

【案例分析题】

案例　男性,26岁,尿频、尿急、尿痛,有时尿液混浊2年,近半年来常有终末血尿,一般抗感染治疗无效。尿常规:白细胞20~30个/HP,红细胞15~20个/HP,蛋白(+)。

提问1:为明确诊断,需要做的辅助检查是
A. 尿找结核杆菌　B. 增强CT
C. 膀胱镜检查　D. 胸部X线片
E. 血生化检查　F. 利尿肾动态
G. 结核菌素试验

【答案】ABDEG
【解析】青年男性泌尿系统感染,治疗效果不佳,应考虑泌尿系统结核感染的可能,行增强CT检查和尿找结核杆菌可充分了解有无泌尿系统结核,血生化了解肾功能情况,胸部X线检查了解有无肺部结核病灶。查结核菌素试验以了解有无结核感染。
【难度】中

提问2:查体发现右输精管增粗变硬,右附睾尾增大、有硬结,可考虑的诊断包括
A. 右附睾囊肿　B. 右附睾炎
C. 右精索静脉曲张　D. 右附睾结核
E. 右附睾肿瘤　F. 右附睾坏死
G. 右睾丸结石

【答案】AD
【解析】根据病史及症状,考虑附睾结核的诊断,亦可能同时伴有附睾囊肿。
【难度】中

提问3:影像学示左肾不显影,右肾轻度积水,尿找结核杆菌(+),测膀胱容量180ml,实验室检查示肾功能正常。适宜的治疗建议是
A. 抗结核药物治疗
B. 加强营养,注意休息
C. 右肾造瘘
D. 抗结核治疗2周后切除左肾
E. 立即切除左肾
F. 膀胱扩大术
G. 留置右侧DJ管

【答案】ABD
【解析】泌尿系统结核诊断明确,左肾自截,应于抗结核治疗后切除左肾,同时注意休息、营养。依据目前的膀胱容量,可暂不行膀胱扩大术。
【难度】难

提问4:该患者出院继续抗结核治疗过程中,需要注意的是
A. 营养支持,注意休息
B. 附睾切除
C. 定期胸透
D. 定期泌尿系统超声检查
E. 定期尿结核杆菌检查
F. 定期查血生化
G. 监测每次排尿量

【答案】ADEFG
【解析】患者结核肾切除术后,应注意是否出现膀胱挛缩,避免因膀胱挛缩造成另一侧肾积水继而导致肾功能不全,故除营养支持等处理外,还应严密监测另一侧肾脏的超声表现和血生化情况。
【难度】中

(郝瀚　王宇　韩文科)

第五章　泌尿系统损伤

【A1 型题】

1. 以下**不是**骨盆骨折引起膜部尿道断裂征象的是
   A. 急性尿潴留
   B. 直肠指诊前列腺尖部浮动
   C. 尿道造影有造影剂外渗
   D. 充溢性尿失禁
   E. 导尿管不能插入膀胱

【答案】D

【解析】膜部尿道断裂时，尿液会出现外渗，膀胱内尿液很少，极少出现充溢性尿失禁，其他几项是膜部尿道断裂的症状。

【难度】易

2. 依据肾损伤的类型，对患者危害最大的是
   A. 肾挫伤　　B. 肾部分裂伤
   C. 肾全层裂伤　　D. 肾盂、输尿管裂伤
   E. 肾蒂血管断裂

【答案】E

【解析】肾蒂血管断裂可出现严重而快速的失血性休克而危及患者生命，危害最大。

【难度】易

3. 泌尿生殖系统外伤中，男性最易受伤的部位是
   A. 尿道　　B. 阴茎　　C. 膀胱
   D. 输尿管　　E. 肾脏

【答案】A

【解析】男性尿道较表浅且固定，因骑跨伤或骨盆骨折等外伤可伤及，而肾脏、输尿管和膀胱位置深在，较少伤及，阴茎活动度大，亦不易伤及。

【难度】易

4. 以下**不属于**肾外伤晚期并发症的是
   A. 肾性高血压　　B. 肾下垂
   C. 肾周脓肿　　D. 腹膜后尿性囊肿
   E. 动静脉瘘形成

【答案】B

【解析】肾外伤后肾脏出现周围粘连，极少出现肾下垂的并发症；血管损伤、狭窄可出现肾性高血压或动静脉瘘，尿外渗可出现尿性囊肿，继发感染可出现脓肿。

【难度】易

5. 男性骑跨伤最易损伤的部位是
   A. 尿道球部　　B. 尿道膜部
   C. 尿道阴茎部　　D. 前列腺尿道部
   E. 膀胱颈

【答案】A

【解析】男性骑跨伤最易损伤的部位是尿道球部，骨盆骨折最易损伤的尿道部位是尿道膜部。

【难度】易

6. 男性骨盆骨折最易损伤的部位是
   A. 尿道球部　　B. 尿道膜部
   C. 尿道阴茎部　　D. 前列腺尿道部
   E. 膀胱颈

【答案】B

【难度】易

7. 怀疑肾损伤时，可以考虑做下列影像学检查，**除外**
   A. CT　　B. MRI
   C. 超声　　D. 逆行肾盂造影
   E. 静脉尿路造影

【答案】D

【解析】超声、静脉尿路造影、CT、MRI 均可较快捷准确地反映肾损伤的情况。逆行造影检查有创，易出现感染，仅能显示集合系统情况，在怀疑肾损伤时较少采用。

【难度】易

8. 以下**不属于**肾损伤临床表现的是
   A. 血尿　　B. 休克

C. 肾绞痛　　D. 腰腹部肿块
E. 尿痛
【答案】E
【解析】尿痛常见于下尿路感染和尿道结石,较少见于肾损伤。
【难度】易

9. 输尿管损伤最常见的原因是
A. 腰腹部直接暴力　　B. 医源性
C. 枪弹伤　　D. 输尿管结石
E. 刀刺伤
【答案】B
【解析】输尿管位置深在,体积小,活动度较大,外源性损伤较少发生,损伤多发生于医疗操作中,如输尿管镜操作、腹盆腔手术等。
【难度】易

10. 以下肾损伤会出现明显血尿的是
A. 输尿管断裂
B. 肾盂广泛撕裂
C. 肾血管严重损伤
D. 输尿管血块堵塞
E. 肾实质深度裂伤,破入肾盏肾盂
【答案】E
【解析】严重血尿常见于肾皮质深度损伤,破入肾脏集合系统时。
【难度】中

11. 肾损伤密切观察过程中,下列情况**不应**采取手术治疗的是
A. 抗休克治疗不好转
B. 观察过程中发现合并脏器损伤
C. 血尿越来越重
D. 血尿仍存在,但血压在上升
E. 腹部包块越来越大
【答案】D
【解析】血压上升说明外伤患者病情平稳,应继续保守治疗。
【难度】中

【A2 型题】

1. 男性,28 岁,骑跨伤 8 小时,排尿困难,尿道口流血,排尿时会阴部疼痛加重。查体:阴囊明显增大,有血尿外渗,尿管不能插入。其最佳的处理方法是
A. 以金属导尿管导尿
B. 立即施行尿道修补
C. 行尿道会师术
D. 耻骨上膀胱造瘘
E. 施行尿道修补
【答案】D
【解析】患者外伤后 8 小时不能排尿,阴囊肿胀,应急诊行膀胱造瘘,解决排尿问题。
【难度】中

2. 男性,30 岁,从高处跌下,左腰部着地,伤后腰痛并有肉眼全程血尿,有小血块。查体:脉搏 100 次 /min,血压 110/70mmHg,左腰部青紫压痛,腹部无压痛和反跳痛。可初步诊断为
A. 膀胱损伤　　B. 输尿管损伤
C. 脾损伤并肾损伤　　D. 肾结石
E. 肾挫伤
【答案】E
【难度】中

3. 男性,23 岁,骑跨伤后 4 小时,排尿通畅但尿道痛。查体:会阴部有青紫、瘀斑,无血肿,尿道口有血迹。该患者最佳的治疗方法是
A. 留置导尿 2 周　　B. 抗感染对症治疗
C. 尿道探查　　D. 留置导尿 1 周
E. 耻骨上膀胱造瘘
【答案】B
【解析】考虑为球部尿道损伤,排尿通畅,可对症保守治疗。
【难度】中

4. 男性,28 岁,被车撞伤左腰部,伤后腰部痛,全程血尿伴血块 8 小时。查体:脉搏 120 次 /min,血压 70/50mmHg,左腰部包块,季肋下 5 指并触痛。经输血 800ml,血压仅上升到 80/60mmHg,尿色无改变,左腰部肿块增大。超声考虑肾裂伤,对侧肾正常。该患者应立即采取的最佳治疗方法是
A. 快速输血补液
B. 经第 11 肋间切口肾切除术
C. 介入肾动脉栓塞术
D. 继续输血,经腹行肾切除术
E. 继续输血,经腹试行修补术
【答案】E
【解析】患者肾裂伤伴休克,应在抗休克治疗后进行手术探查,根据具体情况选择手术方式。
【难度】中

【A3/A4 型题】

(1~2 题共用题干)
女性,45 岁,行子宫切除术后第 5 天出现发热,

伤口积液并阴道内持续漏尿，超声提示左肾积水。

1. 此例患者首先应考虑
   A. 术中损伤输尿管
   B. 术中损伤膀胱
   C. 伤口感染
   D. 左输尿管结石
   E. 输尿管狭窄

【答案】A

【解析】子宫切除术易损伤输尿管，患者术后短期内出现肾积水及阴道内漏尿，应怀疑输尿管损伤。损伤膀胱并不会出现单侧肾积水。

【难度】易

2. 此时应采取的处理措施**不包括**
   A. 静脉尿路造影，了解损伤部位及梗阻情况
   B. 患侧逆行造影，必要时置入内支架管
   C. 即刻手术，修复损伤部位
   D. 彻底引流外渗尿液，抗感染治疗
   E. 先行患肾造口，3 个月后再行修复术

【答案】C

【解析】子宫术后短期内怀疑出现输尿管损伤，在未探明情况下直接贸然手术风险较高。

【难度】中

(3~5 题共用题干)

男性，30 岁，被他人击伤左腰部 2 小时。伤后排尿 1 次，为全程血尿，无血块，伴左腰腹部疼痛。查体：心率 90 次 /min，血压 135/68mmHg，左腰部轻度肿胀，左腰部及左上腹有压痛。

3. 下列检查**不合适**的是
   A. 尿常规
   B. 血红蛋白与血细胞比容
   C. 逆行肾盂造影
   D. 静脉尿路造影
   E. 超声或 CT

【答案】C

【解析】外伤后出现血尿，应警惕肾脏损伤，通过血液检查和影像学检查明确损伤情况。逆行造影属于有创检查，用于了解上尿路梗阻，有加重损伤风险，对外伤患者不适合。

【难度】易

4. 患者最可能的诊断是
   A. 输尿管损伤　　B. 肾蒂断裂伤
   C. 右肾挫裂伤　　D. 肾盂损伤
   E. 尿道损伤

【答案】C

【解析】腰部外伤后全程血尿，血压、心率平稳，无明显腹膜刺激征，考虑为肾挫裂伤的可能性大。肾蒂断裂常出现严重出血和失血性休克，肾盂、输尿管损伤常出现尿外渗，尿道损伤与本病例伤情不符。

【难度】中

5. 最适宜的治疗方法是
   A. 手术探查
   B. 左肾切除术
   C. 抗休克治疗
   D. 绝对卧床并抗感染
   E. 左肾穿刺造瘘

【答案】D

【解析】无明显并发症、比较稳定的肾挫裂伤，治疗常规是严格卧床，予以补液及抗感染治疗，以期伤情愈合。

【难度】易

(6~7 题共用题干)

男性，42 岁，被车撞伤致骨盆骨折，不能排尿 1 天。抬入病室。查体：脉搏 120 次 /min，血压 70/50mmHg。

6. 患者目前不能排尿的原因应首先考虑是
   A. 膀胱破裂
   B. 尿道前列腺部损伤
   C. 尿道膜部损伤
   D. 尿道球部损伤
   E. 尿道悬垂部损伤

【答案】C

【解析】骨盆骨折导致的尿道损伤为尿道膜部损伤。

【难度】中

7. 该患者入院后紧急治疗的最好方法是
   A. 尿道会师术
   B. 膀胱造瘘术
   C. 抗休克治疗后膀胱造瘘术
   D. 止痛止血镇静消炎
   E. 尿道缝合术

【答案】C

【解析】患者目前休克、不能排尿，首先应该抗休克治疗，并解决排尿问题。

【难度】易

【案例分析题】

案例　男性，38 岁，车祸致骨盆骨折，下腹痛、不能排尿 6 小时就诊。抬入病室。查体：脉搏 122 次 /min，血压 71/53mmHg。

提问1:患者目前应优先选择的检查是

A. 腹部超声
B. 骨盆X线片
C. 尿道造影
D. 泌尿系统增强CT
E. 腹部MRI
F. 膀胱尿道镜检
G. 静脉肾盂造影

【答案】ABD

【解析】骨盆骨折导致的尿道损伤多为尿道膜部损伤,应尽快了解创伤情况并为手术做好准备,泌尿系统增强CT可比较清晰地显示盆腔情况。腹部超声可以了解有无其他器官损伤、有无盆腔尿外渗,骨盆X线片用于显示骨折情况。

【难度】易

提问2:辅助检查发现腹腔大量积液,膀胱内残余尿80ml,考虑患者目前泌尿系统受损的部位包括

A. 膀胱腹膜内破裂
B. 膀胱腹膜外破裂
C. 尿道前列腺部损伤
D. 尿道膜部损伤
E. 尿道球部损伤
F. 肾盂破裂
G. 输尿管损伤

【答案】AD

【解析】骨盆骨折多会出现尿道膜部损伤,腹腔内大量积液、膀胱尿量少,出现膀胱腹膜内破裂的可能性大,其他部位损伤的证据不足。

【难度】中

提问3:结合上一问的病情,该患者目前的处理应包括

A. 抗休克治疗
B. 开放膀胱修补术
C. 尿道会师术
D. 止痛镇静
E. 应用抗生素
F. 经会阴尿道吻合术
G. 留置膀胱造瘘管

【答案】ABDEG

【解析】患者目前休克、不能排尿,应抗休克、消炎、对症支持治疗,膀胱腹膜内破损需要修补缝合后留置造瘘管。尿道损伤可在二期修复。

【难度】中

提问4:患者受伤3个月后,骨盆骨折恢复良好,拟进一步治疗,应进行的辅助检查包括

A. 盆腔增强CT　　B. 尿道造影
C. 尿道镜检　　D. 静脉肾盂造影
E. 膀胱造影　　F. 腹部MRI
G. 骨盆X线片

【答案】BC

【解析】患者尿道损伤,需要二期修复,应进行尿道造影了解尿道损伤部位及长度,尿道镜检了解尿道内情况。

【难度】中

(孟一森　王宇　田野)

第六章　肾上腺外科及泌尿系统其他疾病

第一节　肾上腺外科

【A1 型题】

1. 原发性醛固酮增多症最常见的表现为
   A. 高血压　　B. 肥胖
   C. 周期性瘫痪　　D. 夜尿增多
   E. 烦渴

【答案】A
【难度】易

2. 嗜铬细胞瘤术前需要充分准备的药物是
   A. CCB 类降压药物
   B. α 受体阻滞剂
   C. β 受体阻滞剂
   D. ARB 类降压药物
   E. 镇静剂

【答案】B
【解析】嗜铬细胞瘤术前需要用 α 受体阻滞剂充分拮抗，以防术后严重的血管舒张造成血压急剧下降。
【难度】中

3. 关于肾上腺危象，下列说法**错误**的是
   A. 是 Addison 病急剧加重的表现之一
   B. 常发生于感染、创伤等应激情况下
   C. 可出现低血糖和低血钠
   D. 血钾降低
   E. 可有恶心、脱水和血压降低表现

【答案】D
【解析】肾上腺危象时血钾会升高。
【难度】难

4. 原发性醛固酮增多症最常见的原因是
   A. 高盐饮食　　B. 醛固酮腺瘤
   C. 醛固酮癌　　D. 异位醛固酮肿瘤
   E. 库欣综合征

【答案】B
【解析】原发性醛固酮增多症最常见的原因是肾上腺醛固酮腺瘤。
【难度】中

5. 筛选嗜铬细胞瘤的常用试验有
   A. 测尿 CA　　B. 测血 CA
   C. 测尿 MN　　D. 测血 MN
   E. 测尿 VMA

【答案】D
【解析】最近新的专家共识认为尿 VMA 价值不大，血甲氧基肾上腺素(MN)的检测较准确，更方便，特异性高。其中，CA 为儿茶酚胺，MN 为甲氧基肾上腺素，VMA 为甲氧基 4 羟基苦杏仁酸，是肾上腺素和去甲肾上腺素的代谢产物。
【难度】易

6. 伴有低血钾的高血压，其病因应首先考虑
   A. 皮质醇增多症　　B. 醛固酮增多症
   C. 嗜铬细胞瘤　　D. 慢性肾炎
   E. 肾动脉狭窄

【答案】B
【难度】易

7. 原发性醛固酮增多症患者出现肌无力的原因是
   A. 持续性高血压　　B. 血钠潴留过多
   C. 持久尿量过多　　D. 尿钾排出增多
   E. 血钾浓度降低

【答案】E
【解析】原发性醛固酮增多症可引起低血钾，血钾降低可导致肌无力。
【难度】易

8. 肾上腺皮质肿瘤引起的库欣综合征与库欣病的鉴别，最有意义的试验是

A. 血皮质醇昼夜节律消失
B. 葡萄糖耐量试验
C. 测试 24 小时尿 17- 羟皮质类固醇
D. 小剂量地塞米松抑制试验
E. 大剂量地塞米松抑制试验
【答案】E
【解析】小剂量地塞米松抑制试验主要用于筛选诊断库欣综合征，大剂量地塞米松抑制试验主要用于鉴别 ACTH 依赖 / 非依赖性库欣综合征。
【难度】难

9. 皮质醇增多症最常见的病因是
A. 肾上腺皮质腺瘤
B. 肾上腺皮质腺癌
C. 垂体 ACTH 分泌过多
D. 异位 ACTH 综合征
E. 医源性皮质醇增多症
【答案】C
【解析】垂体 ACTH 分泌过多是引起皮质醇增多最常见的病因，其次是肾上腺皮质腺瘤及异位 ACTH 综合征。
【难度】难

10. 原发性慢性肾上腺皮质功能减退症典型体征是
A. 皮肤紫纹
B. 轻度肥胖
C. 皮肤黏膜色素沉着
D. 皮肤多汗及低热
E. 脉率增快
【答案】C
【难度】中

【A2 型题】

1. 女性，45 岁，肢体软弱无力、夜尿多 2 年余，今晨起双下肢不能活动。查体：血压 170/100mmHg，均匀性轻度肥胖，双下肢松弛性瘫痪，血钾 2.4mmol/L。最可能的诊断为
A. 原发性高血压
B. 嗜铬细胞瘤
C. 肾性高血压
D. 原发性醛固酮增多症
E. 库欣病
【答案】D
【难度】中

2. 女性，26 岁，肥胖、头痛伴闭经 1 年半。查体：血压 180/110mmHg，向心性肥胖，满月脸，皮肤薄，有痤疮，腹壁有宽大紫纹，下肢胫前可凹性水肿。为明确诊断，应首先的检查是
A. 血浆皮质醇
B. 尿游离皮质醇
C. 血皮质醇昼夜节律
D. 小剂量地塞米松抑制试验
E. 大剂量地塞米松抑制试验
【答案】A
【解析】依据患者的临床表现考虑为库欣综合征，应首先查血浆皮质醇来明确诊断。
【难度】中

【A3/A4 型题】

（1~3 题共用题干）
女性，36 岁，发现高血压半年，伴周期性双下肢无力，血压 160/90mmHg，血清钾 2.8mmol/L。CT 检查发现左肾上腺区有一直径 1.5cm 的肿瘤。

1. 该患者最可能的诊断是
A. 皮质醇增多症
B. 原发性醛固酮增多症
C. 儿茶酚胺症
D. 肾素瘤
E. 肾动脉狭窄
【答案】B
【解析】高血压、低血钾，发现肾上腺肿瘤，符合原发性醛固酮增多症的诊断。
【难度】易

2. 该患者最可能的病变部位在
A. 肾上腺皮质球状带
B. 肾上腺皮质束状带
C. 肾上腺皮质网状带
D. 肾上腺髓质
E. 交感神经节
【答案】A
【解析】醛固酮由肾上腺皮质球状带分泌。
【难度】中

3. 该患者如需接受左肾上腺肿瘤切除术，术前控制血压的最佳药物为
A. 硝苯地平　　B. 酒石酸美托洛尔
C. 卡托普利　　D. 螺内酯
E. 酚苄明
【答案】D
【解析】螺内酯具有保钾排钠的利尿作用，既能降血压，还能改善低血钾，常用于原发性醛固酮增多症的治疗与术前准备。
【难度】易

(4~6 题共用题干)

男性,30 岁,身体明显发胖伴血压高 1 年。查体:血压 160/90mmHg,向心性肥胖,满月脸,皮肤多痤疮,双腋窝及下腹部皮肤有紫纹。超声及 CT 示右肾上腺区肿瘤,直径 5cm。

4. 该患者最可能的诊断是
   A. 原发性醛固酮增多症
   B. 皮质醇增多症
   C. 儿茶酚胺症
   D. 垂体瘤
   E. 肾上腺性征异常

【答案】B

【解析】该患者为高血压,向心性肥胖,皮肤出现紫纹,肾上腺有 5cm 的肿瘤,符合皮质醇增多症的特点。

【难度】易

5. 该患者病变最可能的部位在
   A. 肾上腺皮质束状带
   B. 肾上腺皮质球状带
   C. 肾上腺皮质网状带
   D. 肾上腺髓质
   E. 交感神经节

【答案】A

【解析】皮质醇由肾上腺皮质束状带细胞分泌。

【难度】中

6. 该患者如果接受右肾上腺肿瘤切除术,术后最应该注意的是
   A. 抗生素治疗感染
   B. 防止低血钾
   C. 补充糖皮质激素
   D. 控制血压
   E. 防止低血钠

【答案】C

【解析】皮质醇增多症患者切除肿瘤后,会出现严重的皮质醇不足,引起肾上腺危象。故此类患者术后多需要补充外源性糖皮质激素,并适时减量。

【难度】中

(7~9 题共用题干)

女性,36 岁,发现高血压 1 年,高血压阵发性发作,最高可达 210/100mmHg,发作时伴头痛、心悸、出汗,发作持续约半小时后缓解。经超声、CT 检查发现左肾上腺区有一直径 3.5cm 大小的肿瘤。

7. 该患者最可能的诊断是
   A. 皮质醇增多症
   B. 原发性醛固酮增多症
   C. 嗜铬细胞瘤
   D. 肾素瘤
   E. 肾动脉狭窄

【答案】C

【解析】患者血压急剧升高,有儿茶酚胺增多相关表现,肾上腺可见肿瘤,符合嗜铬细胞瘤诊断。

【难度】易

8. 该患者最可能的病变部位在
   A. 肾上腺皮质球状带
   B. 肾上腺皮质束状带
   C. 肾上腺皮质网状带
   D. 肾上腺髓质
   E. 交感神经节

【答案】D

【难度】易

9. 该患者如需接受左肾上腺肿瘤切除术,术前控制血压的最佳药物为
   A. 硝苯地平
   B. 酒石酸美托洛尔
   C. 卡托普利
   D. 螺内酯
   E. 酚苄明

【答案】E

【解析】嗜铬细胞瘤患者术前应使用足量 α 受体阻滞剂,以扩张周围小血管,避免出现严重的术后低血压。

【难度】易

(10~11 题共用题干)

女性,33 岁,近半年发现血压升高、体重增加,伴满月脸,CT 提示右肾上腺 4cm 占位。

10. 最有可能的诊断为
    A. 垂体瘤
    B. 肾上腺增生
    C. 原发性肾上腺皮质瘤
    D. 原发性醛固酮增多症
    E. 肾上腺皮质癌

【答案】C

【解析】患者的症状符合皮质醇增多症的表现,肾上腺病灶亦考虑皮质瘤的可能性大。

【难度】中

11. 宜选择的治疗方法为
    A. 口服药物治疗
    B. 垂体瘤切除术
    C. 肾上腺肿瘤切除术
    D. 肾上腺区放疗
    E. 双侧肾上腺全切 + 术后辅助激素治疗

【答案】C
【解析】治疗肾上腺肿瘤引起的皮质醇增多症，手术切除肿瘤为有效的方式。
【难度】易

(12~15 题共用题干)
女性,35 岁,因多食、肥胖、闭经、血糖升高 1 年就诊。查体:身高 160cm,体重 75kg,血压 170/100mmHg,腹部、臀部脂肪堆积,可见紫纹。血糖 10.1mmol/L。

12. 下述检查对确诊最有意义的是
A. 血皮质醇节律测定
B. 24 小时尿游离皮质醇测定
C. 24 小时尿 VMA 测定
D. 血 ACTH 测定
E. OGTT

【答案】A
【解析】考虑该患者为库欣综合征,应行血皮质醇节律测定。
【难度】中

13. 如需进一步确定是否为库欣病,下述检查**没有**意义的是
A. CRF 兴奋试验
B. 小剂量地塞米松抑制试验
C. ACTH 兴奋试验
D. 大剂量地塞米松抑制试验
E. 甲吡酮试验

【答案】B
【解析】小剂量地塞米松抑制试验对诊断库欣病没有帮助。
【难度】中

14. 如经腹部 CT 证实有左侧肾上腺腺瘤,应首选的治疗方案是
A. 腹腔镜左肾上腺腺瘤切除术
B. 开放左侧肾上腺腺瘤切除术
C. 腹腔镜左侧肾上腺全切术
D. 开放左侧肾上腺全切术
E. 腹腔镜双侧肾上腺切除术

【答案】A
【解析】患者为肾上腺腺瘤,首先应考虑微创腹腔镜手术。因患者为库欣综合征,应尽量保留正常的肾上腺组织。
【难度】中

15. 患者术后 1 年复查,**不支持**治疗有效的是
A. 向心性肥胖减轻
B. 月经恢复
C. 空腹血糖 6.8mmol/L
D. 血压 120/70mmHg
E. 血皮质醇节律早 8 时 510mmol/L(正常 165~441mmol/L),16 时 480mmol/L

【答案】E
【解析】患者皮质醇节律没有恢复正常,不支持治疗有效。
【难度】难

第二节 泌尿系统其他疾病

【A1 型题】

1. 压力性尿失禁的确诊性诊断方法是
A. 漏尿诱发试验　B. 膀胱镜检查
C. 尿流动力学检查　D. 尿道长度测定
E. 膀胱尿道造影

【答案】A
【解析】压力性尿失禁最确诊性的诊断方法即观察到患者的压力性漏尿,如尿垫试验等。
【难度】易

2. 进行尿道下裂手术适宜的时间是
A. 0~3 岁　B. 3~6 岁
C. 6~12 岁　D. 12~18 岁
E. 18 岁以后

【答案】A
【解析】尿道下裂手术宜在幼年时完成,越早越好,愈合较快,并发症少,亦能减轻疾病对患者的心理影响。
【难度】易

3. 根据尿道口位置将尿道下裂分为四型,下列**不包括**在内的是
A. 阴茎头型　B. 阴茎系带型
C. 阴茎体型　D. 阴茎阴囊型
E. 会阴型

【答案】B
【解析】尿道下裂依据尿道口的位置,可分为阴茎头型、阴茎体型、阴茎阴囊型和会阴型,阴茎系带型属于阴茎头分型中的亚型。
【难度】中

4. 在中国,尿道下裂在新生儿中的发病率大约是
A. 1/50　B. 1/250　C. 1/2 500
D. 1/1 000　E. 1/10 000

【答案】B
【难度】难

5. 隐睾的发生,可能与下列因素有关,**除了**
A. 将睾丸向下牵引的引带异常或缺如
B. 睾丸对促性腺激素不敏感
C. 下降途中受机械梗阻
D. 分娩过程中受外伤
E. 胎儿生长过程中,母体内缺乏足量的促性腺激素

【答案】D
【解析】隐睾的发生,与分娩过程关系不大,与睾丸牵引异常、下降机械梗阻、激素不足有关。
【难度】中

6. 造成胡桃夹现象的原因是
A. 左肾静脉位于主动脉与肠系膜下动脉之间,受压迫
B. 右肾静脉位于主动脉与肠系膜上动脉之间,受压迫
C. 左肾静脉位于主动脉与肠系膜上动脉之间,受压迫
D. 左肾静脉位于腔静脉与肠系膜上动脉之间,受压迫
E. 右肾静脉位于腔静脉与肠系膜上动脉之间,受压迫

【答案】C
【解析】胡桃夹综合征是由于左肾静脉位于主动脉与肠系膜上动脉之间,受压迫,引起左肾静脉回流不畅,继而出现相关症状。
【难度】中

7. 睾丸扭转最常发生的时间段是
A. 睡眠中　B. 吃饭时　C. 走路时
D. 游泳时　E. 排便时

【答案】A
【解析】睾丸扭转发病急,多于睡眠中发病。
【难度】中

8. 睾丸扭转最容易误诊为
A. 附睾炎　B. 睾丸癌
C. 睾丸鞘膜积液　D. 附睾囊肿
E. 精索静脉曲张

【答案】A
【难度】中

9. 精索静脉曲张最常发生的侧别是
A. 左侧
B. 右侧
C. 左右侧发生率一样
D. 与个人解剖变异有关
E. 与伴随疾病有关

【答案】A
【解析】因为左侧精索静脉一般汇入左肾静脉,回流压力大,容易形成精索静脉曲张。
【难度】中

10. 右侧精索静脉和左侧精索静脉分别汇入
A. 右肾静脉,左肾静脉
B. 下腔静脉,下腔静脉
C. 下腔静脉,左肾静脉
D. 右肾静脉,下腔静脉
E. 下腔静脉,右肾静脉

【答案】C
【解析】右侧精索静脉一般以锐角汇入下腔静脉,左侧精索静脉一般以直角汇入左肾静脉。
【难度】中

11. 睾丸扭转最常出现的扭转方向是
A. 顺时针扭转
B. 逆时针扭转
C. 向外侧扭转(左侧顺时针扭转,右侧逆时针扭转)
D. 向内侧扭转(右侧顺时针扭转,左侧逆时针扭转)
E. 扭转方向无规律

【答案】D
【解析】睾丸扭转向内侧旋转的情况较多,手法复位时可考虑。
【难度】难

【A2 型题】

1. 女性,38 岁,经产妇,因子宫肌瘤行子宫切除术,手术数天后于站立位时出现持续漏尿。该患者最有可能的诊断是
A. 压力性尿失禁　B. 急迫性尿失禁
C. 膀胱阴道瘘　D. 泌尿系统感染
E. 神经源性膀胱

【答案】C
【解析】子宫切除术后出现的持续漏尿,多为膀胱阴道瘘引起。
【难度】易

2. 女性,50 岁,绝经后常出现咳嗽后漏尿,近来起立动作时也有漏尿,自行排尿通畅。该患者最可能的诊断是
A. 压力性尿失禁　B. 急迫性尿失禁
C. 膀胱阴道瘘　D. 泌尿系统感染
E. 神经源性膀胱

【答案】A

【难度】易

3. 男性，19岁，体检时发现右侧阴囊空虚，未发现腹股沟及阴囊上方包块，首选的辅助检查是

A. 超声　　B. CT

C. MRI　　D. 静脉肾盂造影

E. 腹腔镜

【答案】B

【解析】青年男性，考虑存在隐睾，位置较高，可能位于腹腔内，应行CT检查以明确位置及是否恶变，MRI较少采用。

【难度】易

4. 男性，15岁，查体时发现左阴囊空虚，左腹股沟可触及一3cm×2cm的质韧包块。首先考虑的诊断是

A. 左睾丸鞘膜积液　　B. 左睾丸扭转

C. 左精索静脉曲张　　D. 左隐睾

E. 左睾丸肿瘤

【答案】D

【解析】青少年男性，阴囊空虚，首先应考虑隐睾，目前肿块暂无肿瘤征象。

【难度】易

5. 男性，20岁，入院诊断左精索静脉曲张中度，查体时应能发现的体征是

A. Valsalva试验阳性

B. 可触及并可看到成团的曲张静脉

C. 可触及曲张静脉但外观正常

D. 阴囊抬高试验阳性

E. 睾丸增大

【答案】C

【解析】中度曲张定义为外观正常，触诊可及曲张；外观能见到的精索静脉曲张应定义为重度。

【难度】易

6. 男性，20岁，部队士官，左阴囊坠胀2年，加重1个月来诊，平卧时症状减轻，应首先考虑的诊断是

A. 原发性精索静脉曲张

B. 继发性精索静脉曲张

C. 睾丸炎症

D. 睾丸鞘膜积液

E. 隐睾

【答案】A

【解析】部队士兵因久站与军事训练常见精索静脉曲张。平卧可回复，属于原发性精索静脉曲张。继发性精索静脉曲张多为肾静脉瘤栓导致，平卧不恢复。

【难度】易

7. 男性，55岁，近1年来发现左侧阴囊逐渐增大，无疼痛，左睾丸触及不清，透光试验(+)，最可能的诊断为

A. 左睾丸肿瘤

B. 左睾丸鞘膜积液

C. 左睾丸附睾慢性炎症

D. 左附睾精液囊肿

E. 左腹股沟斜疝

【答案】B

【难度】易

8. 男性，55岁，近1年来发现左侧阴囊逐渐增大，无明显自觉症状。查体：阴囊内肿物呈梨状，光滑，左睾丸触及不清。此时最应该进行的检查是

A. 阴囊抬高试验　　B. Valsalva试验

C. 阴囊透光试验　　D. 直肠指诊

E. 球海绵体肌反射

【答案】C

【解析】患者阴囊肿大，可采用透光试验与睾丸鞘膜积液和肿瘤相鉴别。

【难度】易

9. 男性，15岁，夜间突发右侧阴囊内疼痛2小时，持续性，急诊就诊。查体：阴囊红肿，右侧睾丸附睾增大，位置升高，触痛，阴囊抬高试验阳性。最可能的诊断为

A. 右睾丸附睾炎　　B. 右睾丸鞘膜积液

C. 右睾丸扭转　　D. 右精索静脉曲张

E. 右睾丸肿瘤

【答案】C

【难度】易

10. 男性，20岁，间断左侧阴囊坠胀不适，站立时间长可见阴囊表面粗大静脉，平时喜好打篮球，其最可能的病因为

A. 睾丸肿瘤

B. 肾阴虚

C. 左侧精索静脉曲张

D. 睾丸癌

E. 睾丸鞘膜积液

【答案】C

【难度】易

11. 男性，20岁，突发右侧睾丸剧痛8小时。查体：右侧阴囊肿胀，睾丸触痛明显。超

声提示右侧睾丸未见血流。其最可能的病因为

A. 睾丸肿瘤

B. 附睾炎

C. 精索静脉曲张

D. 睾丸扭转

E. 睾丸鞘膜积液

【答案】D

【解析】超声提示右侧睾丸无血流应考虑睾丸扭转。

【难度】易

【A3/A4 型题】

(1~3 题共用题干)

男性，14 岁，夜间突发右侧睾丸疼痛 2 小时，持续性，急诊就诊。查体：阴囊红肿，右侧睾丸肿大，位置升高，触痛明显。

1. 对鉴别诊断有意义的查体是

A. 阴囊透光试验　　B. 阴囊抬高试验

C. Valsalva 试验　　D. 直肠指诊

E. 球海绵体肌反射

【答案】B

【解析】青年男性，阴囊抬高试验阳性为睾丸扭转的特征体征，可予以鉴别。

【难度】易

2. 为确诊必须进行的检查为

A. 血常规　　B. 尿常规

C. 阴囊多普勒超声　　D. 睾丸穿刺

E. 中段尿培养

【答案】C

【解析】睾丸扭转的确诊性检查为睾丸多普勒超声，了解患侧睾丸供血是否正常，如扭转可见睾丸供血障碍。

【难度】中

3. 如根据症状、体征、检查确诊该病，需进行的治疗是

A. 抬高阴囊，止痛

B. 切开引流

C. 手术探查

D. 静脉滴注广谱抗生素

E. 根治性睾丸切除术

【答案】C

【解析】患者发病时间短，确诊睾丸扭转后，应行急诊手术探查，恢复睾丸正常位置，避免缺血造成的损害。

【难度】中

(4~6 题共用题干)

男性，18 岁，夜间突发右侧睾丸疼痛 5 小时，伴腹股沟区牵涉痛，触痛明显，自行服用布洛芬止痛，无明显效果，遂来急诊就诊。查体：体温 37.0℃，脉搏 90 次 /min，呼吸 20 次 /min，血压 120/70mmHg，右侧阴囊发红肿胀，右侧睾丸、附睾触诊不清，触痛(+)。

4. 为迅速作出诊断，下列检查最有价值的是

A. 血常规　　B. 阴囊超声

C. KUB　　D. 急诊 CT

E. 尿常规

【答案】B

【解析】超声是阴囊急症患者的首选检查，能够区分睾丸扭转、附睾炎、睾丸炎等疾病。

【难度】易

5. 如果患者行超声检查提示右侧睾丸无血流，该患者最可能的诊断是

A. 右侧睾丸扭转　　B. 睾丸鞘膜积液

C. 附睾炎　　D. 睾丸肿瘤

E. 附睾囊肿

【答案】A

【解析】患者为青少年男性，夜间突发睾丸疼痛，阴囊触痛明显，睾丸、附睾触诊不清，超声提示无血流，考虑睾丸扭转的可能性大。

【难度】中

6. 最适宜的治疗方法是

A. 补液、抗感染治疗

B. 让患者回家服用抗生素

C. 急诊手术

D. 先尝试手法复位，再急诊手术

E. 手法复位

【答案】D

【解析】患者右侧睾丸扭转 6 小时，最好的方案是先尝试用手法向外侧复位睾丸，同时准备手术，若能复位成功，能缩短睾丸缺血时间，当然即便手法复位成功，也需要急诊探查行睾丸固定术。

【难度】难

(7~8 题共用题干)

女性，24 岁，头痛、头晕 4 年，偶伴恶心。血压 180/100mmHg。超声显示左肾 6.0cm × 4.0cm × 3.2cm。

7. 首先考虑的诊断是

A. 原发性醛固酮增多症

B. 肾血管性高血压

C. 皮质醇增多症

D. 肾上腺腺瘤

E. 肾癌副瘤综合征

【答案】B

【解析】患者左肾体积较小，诊断肾萎缩，可继发肾血管性高血压。

【难度】中

8. 此患者在诊断过程中需进一步的检查是

A. 尿 VMA

B. 血浆儿茶酚胺

C. 血浆肾素 - 血管紧张素 - 醛固酮浓度

D. 血浆皮质醇

E. 尿 17- 羟皮质类固醇

【答案】C

【解析】萎缩肾可激活肾素 - 血管紧张素 - 醛固酮系统引发高血压，查血浆肾素 - 血管紧张素 - 醛固酮浓度可支持该诊断。

【难度】中

【案例分析题】

案例　男性，28 岁，左侧阴囊坠胀不适 3 个月就诊。站立时间长后加重，平躺休息后减轻。结婚 2 年，婚后未避孕，未育，妻子体健。查体：右侧睾丸约 15ml，右侧精索静脉未触及增粗；左侧睾丸约 11ml，左侧阴囊可见迂曲静脉，左侧精索静脉触及增粗，屏气时明显。

提问 1：目前建议患者检查的项目有

A. 腹部 CT　　B. 阴囊超声

C. 精液常规　　D. KUB

E. 尿流率　　F. 性激素

G. 尿常规

【答案】BCF

【解析】患者诊断为左侧精索静脉曲张、不育症。需要检查了解不育症与精索静脉曲张的关系，因此选择阴囊超声、精液常规、性激素检查。

【难度】中

提问 2：目前考虑的可能诊断有

A. 左侧精索静脉曲张

B. 左侧睾丸鞘膜积液

C. 男性不育症

D. 睾丸肿瘤

E. 附睾炎

F. 睾丸扭转

G. 尿道狭窄

【答案】AC

【难度】易

提问 3：如患者选择手术治疗，可选的手术方式有

A. 经腰开放精索静脉高位结扎术

B. 腹股沟区开放精索静脉高位结扎术

C. 经腹腹腔镜精索静脉高位结扎术

D. 经阴囊显微镜下精索静脉高位结扎术

E. 精囊镜操作

F. 膀胱镜操作

G. 血管栓塞术

【答案】BCD

【难度】易

提问 4：如患者选择手术治疗，可能出现的手术并发症有

A. 睾丸鞘膜积液　　B. 睾丸萎缩

C. 伤口感染　　D. 静脉曲张复发

E. 睾丸继发肿瘤　　F. 尿道狭窄

G. 对侧精索静脉曲张

【答案】ABCD

【解析】精索静脉曲张手术不会诱发睾丸肿瘤、尿道狭窄或对侧疾病。

【难度】中

（孟一森　郑卫　唐渊　王宇　魏强）

第六篇　神经外科

第一章　神经系统查体及腰椎穿刺

【A1 型题】

1. 肌张力增高，呈折刀现象见于
   A. 锥体外系损伤　　B. 前角灰质炎
   C. 周围神经炎　　D. 锥体束损伤
   E. 小脑病变

【答案】D
【解析】锥体束受损时出现痉挛性肌张力增高(折刀样痉挛)，锥体外系受损时出现铅管样强直或伴有震颤的齿轮样强直。
【难度】难

2. 不属于浅反射的是
   A. 跖反射　　B. 腹壁反射
   C. 角膜反射　　D. 桡骨膜反射
   E. 提睾反射

【答案】D
【解析】浅反射包括刺激皮肤、角膜、黏膜引起的肌肉急速收缩反应，常见包括腹壁反射、提睾反射、跖反射、肛门反射、角膜反射。
【难度】易

3. 以下不属于动眼神经受损时表现的是
   A. 眼球向内活动受限
   B. 眼球向上活动受限
   C. 眼球斜视
   D. 眼球向下及外展运动减弱
   E. 眼睑下垂

【答案】D
【解析】动眼神经支配内直肌、上直肌、下直肌、下斜肌及上睑提肌和瞳孔括约肌，因此，损伤后可出现相应症状，而眼球向外活动受限则由展神经支配的外直肌控制。
【难度】易

4. 高度怀疑自发蛛网膜下腔出血(SAH)，而 CT 检查为阴性时应选择
   A. MRI　　B. MRA
   C. 腰椎穿刺　　D. 核素扫描
   E. 头部 X 线检查

【答案】C
【解析】出血性脑血管病的诊断和鉴别诊断是腰椎穿刺术的适应证之一。
【难度】易

5. 内囊出血导致对侧肢体运动障碍(偏瘫)，主要是由于损伤了
   A. 皮质脊髓束　　B. 皮质红核束
   C. 顶枕颞桥束　　D. 皮质核束
   E. 小脑

【答案】A
【解析】皮质脊髓束是连接大脑皮质与脊髓间的运动传导通路，自大脑发出后在内囊交叉至对侧脊髓。
【难度】易

6. 下列符合痉挛性瘫痪体征的是
   A. 腱反射消失　　B. 有肌萎缩
   C. 肌张力增高　　D. 肌群瘫痪为主
   E. 无病理反射

【答案】C
【解析】痉挛性瘫痪又称硬瘫，表现为肌张力增高、腱反射亢进、有病理反射、无肌肉萎缩；其余选项皆为弛缓性瘫痪，即软瘫表现。
【难度】中

7. 无眩晕、无听力障碍和肌力完好的患者，出现右上肢指鼻试验不正确和轮替动作差，右下肢跟 - 膝 - 胫试验差。病损的部位在
   A. 小脑蚓部
   B. 右侧小脑半球
   C. 左侧小脑半球
   D. 左侧脑桥前庭神经核
   E. 大脑

【答案】B

【解析】小脑半球病变出现同侧肢体性共济失调，也即病变小脑同侧的上下肢出现共济失调。

【难度】中

8. 以下不属于颅内压增高患者出现的眼底改变的是

A. 眼底动脉扩张

B. 视神经萎缩

C. 眼底正常

D. 一侧视神经乳头水肿

E. 眼底静脉增粗

【答案】A

【解析】颅内压增高患者的眼底改变在病变的不同阶段有不同的表现。初期可以并无异常，后期可以由视神经乳头水肿转化为视神经萎缩，也可以表现为一侧水肿、对侧萎缩。

【难度】中

9. 以下可导致左侧偏瘫、右侧面神经麻痹的病损部位是

A. 右内囊 B. 右延髓 C. 右脑桥

D. 左延髓 E. 左中脑

【答案】C

【解析】脑桥面丘水平病变时表现为病灶同侧周围性面瘫，对侧肢体上运动神经元性瘫痪（Millard-Gubler综合征）。

【难度】中

10. 根性感觉障碍表现为

A. 感觉分离 B. 放射性疼痛

C. 症状在病变对侧 D. 站立不稳

E. 共济失调

【答案】B

【解析】脊神经后根受刺激或压迫而产生疼痛，疼痛部位固定，常局限于一处并沿受累神经根分布区放射。

【难度】易

11. 锥体外系损害常见的症状是

A. 感觉障碍 B. 肌张力障碍

C. 视觉障碍 D. 平衡障碍

E. 痛性麻痹

【答案】B

【解析】锥体外系是调节肌肉运动的中枢神经，其主要的功能是协调肌群的运动、调节肌张力维持和调整姿势等。

【难度】易

12. 确定患者重型颅脑损伤深昏迷最有价值的体征是

A. 肠鸣音消失 B. 三凹征阳性

C. 深浅反射消失 D. 眼球固定

E. 呼之不应

【答案】C

【解析】浅昏迷：患者无自主运动，对声、光等刺激无反应，强烈的疼痛刺激可有痛苦表情、呻吟和下肢的防御反应，浅反射（吞咽、角膜等）存在。中度昏迷：对周围事物及各种刺激均无反应，对于剧烈刺激或可出现防御反应，角膜反射减弱，瞳孔对光反射迟钝。深度昏迷：全身肌肉松弛，对各种刺激全无反应，深浅反射均消失。

【难度】难

13. 常用的自主神经功能检查方法不包括

A. 皮肤划痕试验 B. 指鼻试验

C. 竖毛反射 D. 卧立位试验

E. 发汗试验

【答案】B

【难度】易

14. 有关深反射的反射中枢不正确的是

A. 肱二头肌反射由 $C_{5\sim6}$ 支配

B. 膝反射由 $L_{2\sim4}$ 支配

C. 肱三头肌反射由 $C_{6\sim7}$ 支配

D. 桡骨膜反射由 $C_{5\sim7}$ 支配

E. 跟腱反射由 $S_{1\sim2}$ 支配

【答案】D

【难度】易

15. 右眼瞳孔散大，直接对光反射消失，间接对光反射存在，左侧瞳孔间接对光反射消失，提示病灶部位在

A. 视交叉 B. 右侧视反射

C. 右视束 D. 右侧视神经

E. 左侧视神经

【答案】D

【难度】易

16. 一侧视神经乳头萎缩，对侧视神经乳头水肿，以下定位诊断中可能性最大的病变部位是

A. 松果体区 B. 颅前窝

C. 脑桥 D. 中脑

E. 延髓

【答案】B

【解析】同侧额叶肿瘤可导致原发性视神经萎缩，对侧视神经乳头水肿，即所谓的福斯特肯尼迪综合征。本综合征多见于大脑额叶底部的肿瘤或脓肿，如颈内动脉瘤、嗅沟脑膜瘤、颅前凹颅底脑膜瘤、颅咽管瘤等。

【难度】中

17. 下列不属于锥体束征的是

A. Gordon 征 B. Hoffmann 征

C. Babinski 征　　D. Chaddock 征
E. Kernig 征

【答案】E
【难度】易

18. 小脑幕切迹疝患者出现患侧瞳孔散大，是由于患侧哪一支脑神经受压
A. 三叉神经　　B. 动眼神经
C. 滑车神经　　D. 展神经
E. 视神经

【答案】B
【难度】易

19. 下列**不属于** Horner 征的是
A. 瞳孔缩小
B. 面部出汗增加
C. 眼裂变小
D. 眼球内陷
E. 用力睁眼时双侧眼裂等大

【答案】B
【解析】颈交感神经麻痹综合征，又称 Horner 综合征，其特点为病侧眼球轻微下陷、瞳孔缩小但对光反应正常、上睑下垂、同侧面部少汗等。虽有上睑下垂，但是用力睁眼时双眼裂等大。
【难度】易

【A2 型题】

1. 男性，80 岁，因观看足球比赛突然晕倒而入院治疗。查体：左侧上、下肢瘫痪，腱反射亢进，左侧眼裂以下面瘫，伸舌时舌尖偏向左侧；左半身深、浅感觉消失；双眼左侧半视野缺失，瞳孔对光反射存在。考虑病变的部位在
A. 左侧中央前、后回　　B. 右侧中央前回
C. 左侧内囊　　D. 右侧内囊
E. 双侧内囊

【答案】D
【解析】内囊受损表现为对侧偏瘫、偏身感觉减退及对侧同向偏盲，称“三偏”征。
【难度】中

2. 男性，25 岁，脑血管畸形患者，突然倒地，昏迷。查体：脉搏 52 次 /min，双侧瞳孔不等大，左：右 =4mm：2mm，右侧锥体束征阳性。首先考虑的诊断是
A. 小脑幕切迹疝　　B. 小脑扁桃体疝
C. 视神经损伤　　D. 颅内低压
E. 原发性脑干损伤

【答案】A
【解析】病侧动眼神经麻痹和对侧肢体上运动神经元性瘫痪是小脑幕切迹疝的典型表现。
【难度】中

3. 男性，15 岁，左下肢跛行 3 年。查体：左侧马蹄内翻足畸形，胫前肌有轻度肌收缩，但不能产生关节运动。其肌力为
A. 0 级　　B. 1 级　　C. 2 级
D. 3 级　　E. 4 级

【答案】B
【解析】肌力的分级：0 级，无肌肉收缩，完全瘫痪；1 级，可见或触摸到肌肉收缩，但不能使关节发生运动；2 级，肢体关节可以水平活动，但不能抵抗重力；3 级，肢体关节能够抵抗重力，但不能抵抗阻力；4 级，肢体和关节能够抵抗重力和一定的阻力；5 级，正常肌力。
【难度】易

4. 男性，4 岁，4 小时前因地震导致脊髓 L_1 节段右侧半横断，则受损平面以下会出现的体征是
A. 右侧痛温觉丧失
B. 右侧深感觉丧失
C. 右侧粗感觉丧失
D. 左侧深感觉丧失
E. 左侧肢体随意运动丧失

【答案】B
【解析】成人的脊髓终止于圆锥，水平位于腰椎的 L_1 水平，下面延续为马尾神经。成人在脊髓 L_1 节段右侧半横断，损伤脊髓，导致 Brown-Séquard 综合征，表现为同侧感觉和对侧痛温觉减退、同侧肢体上运动神经元性瘫痪。
【难度】易

5. 男性，35 岁，高处坠落导致胸背部疼痛，下肢感觉障碍，5 小时逐渐恢复。最可能的诊断是
A. 脊髓休克　　B. 脊髓震荡
C. 脊髓损伤　　D. 脊髓截断
E. 脊髓水肿

【答案】B
【解析】脊髓震荡：脊髓遭受强烈震荡后立即发生弛缓性瘫痪，损伤的平面以下运动丧失，只是短暂性功能抑制，可以在数分钟或数小时内完全恢复。
【难度】中

6. 男性，12 岁，2 年来步态不稳，发音含糊，渐重。查体：走路步态宽，直线行走不能，语言含混欠清，四肢肌力正常，深浅感觉正常。其病变部位可能是

A. 脑干　　B. 小脑
C. 大脑　　D. 脊髓
E. 尾组脑神经
【答案】B
【难度】易

7. 男性，24 岁，头部 MRI 提示右侧小脑半球颅内肿瘤，在入院查体时最有可能被发现的体征是
A. 右侧肢体共济失调，粗大水平眼震
B. 左侧肢体共济失调，粗大水平眼震
C. 右侧肢体共济失调，粗大垂直眼震
D. 左侧肢体共济失调，粗大垂直眼震
E. 躯干型共济失调，旋转性眼震
【答案】A
【难度】易

8. 女性，40 岁，左耳鸣 2 年，左耳聋 1 年，口角右偏 1 周，最可能的定位诊断是
A. 左侧延髓　　B. 左侧脑桥
C. 左桥小脑角　　D. 蝶鞍区
E. 左中脑
【答案】C
【难度】易

【A3/A4 型题】

(1~2 题共用题干)
男性，20 岁，2 天来胸背部疼痛，今晨出现双下肢无力，伴二便障碍。查体：脐以下各种感觉障碍，双下肢肌力 0 级，无病理反射。

1. 最可能的诊断是
A. 脊髓出血
B. 脊髓肿瘤
C. 急性脊髓炎
D. 吉兰 - 巴雷综合征
E. 大脑旁脑膜瘤
【答案】C
【难度】易

2. 首先应做的有诊断意义的检查是
A. 腰椎穿刺脑脊液检查
B. 头部 MRI
C. 颈椎 MRI
D. 胸椎 MRI
E. 腰椎 MRI
【答案】A
【解析】急性脊髓炎多发生在青壮年，无性别差异。脊髓受损部位以上胸段($T_{3\sim5}$)多见，因此，常出现双下肢瘫痪，受累平面以下的传导束型感觉障碍，各种感觉均减退或消失，急性期常出现尿潴留或充盈性尿失禁，肛门括约肌松弛而大便失禁。根据急性起病、病前有感染或疫苗接种史及迅速出现脊髓横贯性损害，结合脑脊液检查，诊断不难。
【难度】难

(3~5 题共用题干)
男性，3 个月来双下肢无力、麻木，逐渐加重，背后疼痛且咳嗽时加剧。查体：左半侧 T_8 以下痛、温觉消失，右下肢肌力 3 级，腱反射亢进，Babinski 征阳性，右下肢足趾振动觉、位置觉消失。

3. 可能的诊断为
A. T_8 附近脊髓髓内癌变
B. 左 T_8 附近脊髓髓外病变
C. 右 T_8 附近脊髓髓内病变
D. T_8 附近脊前动脉闭塞
E. 右 T_8 附近脊髓髓外病变
【答案】E
【解析】髓外病变病程较长，常有神经根痛，症状多从一侧开始，多出现脊髓半切综合征的表现。
【难度】中

4. 病变处脊髓，MRI 表现为
A. 脊髓呈梭形膨大，广泛低信号
B. 正常脊髓
C. 脊髓不膨大，髓内广泛点状高信号
D. 脊髓外肿块
E. 两侧肿块
【答案】D
【难度】易

5. 该脊髓损害为
A. 脊髓后角损害
B. 脊髓横贯性损害
C. Brown-Séquard 综合征
D. 脊髓完全损害
E. 脊髓后索和侧索联合损害
【答案】C
【解析】此为 Brown-Séquard 综合征(脊髓半切综合征)，表现为同侧上运动神经元性瘫痪及触觉、深感觉(振动觉、位置觉)减退，对侧病变平面 2~3 个节段以下的痛温觉丧失，髓外病变多自远端开始向心发展，此患者首先出现下肢无力，故为髓外病变。
【难度】中

(6~8 题共用题干)

女性,50 岁,晨起大便时突然出现剧烈头痛、恶心呕吐、低热及畏光症状,2 小时后右侧上睑下垂,意识模糊,急诊就诊。

6. 采集病史时应特别注意询问

A. 头痛的部位

B. 家人有无类似发作

C. 有无高血压、动脉硬化史

D. 有无慢性颅内压增高,如头痛、呕吐及视力减退史

E. 有无全身慢性感染病灶

【答案】C

【难度】易

7. 神经系统查体的重点应该是

A. 眼底　B. 感觉神经系统

C. 运动神经系统　D. 脑膜刺激征

E. 自主神经功能

【答案】C

【难度】易

8. 确诊最有价值、最安全、快捷的辅助检查是

A. 颅脑 X 线片　B. 颅脑超声

C. 腰椎穿刺　D. 颅脑 CT 平扫

E. TCD

【答案】D

【解析】①患者突然发病,有头痛、呕吐及意识改变,出现右侧动眼神经功能障碍,蛛网膜下腔出血表现较明显,这是颅内动脉瘤最易发生的特征,但高血压病也是病因之一,因此,应结合患者年龄、病情,特别注意询问既往血压情况。②患者急性蛛网膜下腔出血可导致急性动脉痉挛,高血压脑出血多发于基底节区,有明显运动障碍,故运动功能的改变有重要的鉴别诊断意义和定位诊断价值。③确诊蛛网膜下腔出血或颅内出血,颅脑 CT 是最快捷、最准确的措施。

【难度】中

(9~13 题共用题干)

男性,12 岁,因发热、头痛入院治疗,疑诊为乙型脑炎,需做脑脊液检查,现请您施行腰椎穿刺术。

9. 患者需要进行的准备**不包括**

A. 穿刺前先测量血压

B. 摆放体位:背部与床面垂直,头向前胸屈曲,两手抱膝紧贴腹部,使躯干呈弓形

C. 由助手在术者对面一手挽住患者头部,另一手挽住双下肢腘窝处并用力抱紧,使脊柱尽量后凸

D. 禁食水 3~5 小时

E. 与家属沟通知情工作

【答案】D

【难度】易

10. 以髂后上棘连线与后正中线的交会处为穿刺点在皮肤上作一标记,此处相当于

A. 第 3~4 腰椎棘突间隙

B. 第 4~5 腰椎棘突间隙

C. 第 2~3 腰椎棘突间隙

D. 第 1~2 腰椎棘突间隙

E. 腰 5~ 骶 1 棘突间隙

【答案】A

【难度】易

11. 以下**不属于**腰椎穿刺禁忌证的是

A. 疑有颅内压升高者,眼底检查发现明显视神经乳头水肿

B. 脑疝

C. 剧烈头痛者

D. 处于休克、衰竭或濒危状态

E. 穿刺部位皮肤有炎症

【答案】C

【难度】易

12. 该患者在腰椎穿刺取 3 管 CSF 送检时出现以下情况:3 管标本中,第 1 管呈红色,第 2、3 管逐渐变淡,离心后上清透明则提示发生以下哪种情况

A. 穿刺损伤

B. 颅内新鲜血进入蛛网膜下腔

C. 椎管内新鲜血进入蛛网膜下腔

D. 脑膜黑色素瘤

E. 化脓性脑膜炎

【答案】A

【难度】易

13. 如该患者为急性颅脑损伤患者,以下何种情况应谨慎甚至禁行腰椎穿刺

A. 病情稳定之后

B. 怀疑有颅内蛛网膜下腔出血

C. 怀疑有颅脑血肿

D. 意识障碍尚未恢复

E. 开放性颅脑损伤

【答案】C

【解析】本题考查腰椎穿刺操作基本步骤和禁忌症。当腰椎穿刺发现脑脊液含血时,应该鉴别是损伤性出血,还是由于脑出血或蛛网膜下腔出血所造成,将脑脊

液收集在3个试管中，如果血色逐渐变清即为创伤所致；如果3管均匀血性，则为脑出血或蛛网膜下腔出血。外伤性颅内血肿会导致严重的颅内高压，不主张做腰穿。

【难度】中

（14~16题共用题干）

男性，40岁，因言语不利、颈肩痛并双手萎缩4年入院。查体：神清，言语不流利，面部不对称，后发际低，双侧 C_4、T_3 节段性分离性感觉障碍，双手鱼际肌萎缩。

14. 本病例首先考虑的诊断为
    A. 颈段髓外硬膜下占位
    B. 颈胸段脊髓空洞症
    C. 颈椎管狭窄
    D. 小脑扁桃体下疝畸形
    E. 颈胸段脊髓髓内肿瘤

【答案】D

【难度】中

15. 确诊的首选检查是
    A. 颅脑X线片
    B. 查体发现感觉分离
    C. 腰椎穿刺
    D. 头颈部MRI
    E. 颈椎X线片

【答案】D

【难度】易

16. 脊髓中央管病变的查体特点是
    A. 沿神经根分布的放射性疼痛
    B. 沿神经根分布的疱疹
    C. 痛温觉、触觉及深感觉保留
    D. 分离性感觉障碍
    E. 深感觉分离

【答案】D

【解析】根据查体后发际低，双侧 C_4、T_3 节段性分离性感觉障碍，双手鱼际肌萎缩，符合小脑扁桃体下疝畸形诊断。诊断应首选头颈部MRI。脊髓中央管病变的查体特点是分离性感觉障碍。

【难度】中

【案例分析题】

案例一 男性，65岁，退休，突然头痛，右侧肢体活动不灵活，伴言语不能3小时，由救护车送来急诊求治。患者于3小时前晨练后突然头痛，以左侧顶部为甚，呈持续性胀痛及跳痛，程度剧烈，但无恶心呕吐，同时出现右侧肢体"不听使唤"，伴言语不能，无意识障碍及肢体抽搐发作。血压205/120mmHg。病程中无发热。既往病史：高血压病史11年，平时血压维持在160~180/100~110mmHg，未经系统治疗。否认糖尿病、肝炎、结核病史。家族中有高血压病史。

提问1：该患者最可能的诊断为
    A. 帕金森病
    B. 高血压脑出血
    C. 脑膜炎
    D. 颅内占位病变
    E. 脑血栓形成
    F. 自发性硬脑膜下血肿
    G. 蛛网膜下腔出血

【答案】B

【解析】此题主要考查高血压脑出血的诊断。该病诊断要点是：①多见于50岁以上的高血压动脉硬化患者；②常在白天活动用力时突然发病；③病程进展迅速，很快出现意识障碍及偏瘫等完全性卒中的表现；④经CT或MRI扫描证实。

【难度】中

提问2：该患者若进行查体，最可能出现的阳性体征是
    A. 嗜睡
    B. 完全性运动性失语
    C. 眼底可见动脉硬化
    D. 右侧中枢性面舌瘫
    E. 右侧肢体肌力3级
    F. 共济失调
    G. 听觉障碍

【答案】ABCDE

【解析】此题主要考查偏瘫失语的查体特点。根据病史及症状特点，该患者为高血压脑出血，最常见的出血部位在基底节区，多累及内囊，常引起"三偏"症状，即出血对侧肢体的中枢性偏瘫（上运动神经元瘫痪）、偏盲（病灶对侧同向性偏盲）和偏深感觉障碍（出血灶对侧偏身的感觉减退），如出血位于优势半球还可能出现失语的体征。

【难度】易

提问3：以下提示严重颅内压增高的查体表现是
    A. 一侧肢体瘫痪 B. 共济失调
    C. 嗜睡 D. 一侧瞳孔散大
    E. 颈项强直 F. 躁动
    G. 肌张力异常

【答案】CDE

【解析】此题主要考查脑疝的体征特点。严重颅内压高可导致脑疝，体征特点包括：进行性意识障碍、一侧瞳孔先刺激性缩小，随即散大，对光反射由迟钝到消失。对侧肢体偏瘫、浅反射减弱或消失，深反射亢进，可出现病理反射，对侧锥体束征阳性。

【难度】易

提问4：右侧同向性偏盲见于

A. 左侧外侧膝状体损伤
B. 视交叉损伤
C. 左侧视束损伤
D. 左侧视放射损伤
E. 左侧枕叶皮质损伤
F. 右侧视神经损伤
G. 右侧视束损伤

【答案】ACDE

【解析】此题主要考查偏盲的定位诊断。视束或外侧膝状体以后通路的损害，可产生一侧鼻侧与另一侧颞侧视野缺损，称为同向偏盲。

【难度】中

提问5：上运动神经元损伤的临床表现包括

A. 随意运动障碍
B. 深反射亢进
C. 肌萎缩明显
D. 浅反射减弱或消失
E. 肌张力增高
F. 瘫痪肌肉无萎缩，但可出现失用性萎缩
G. 出现病理反射

【答案】ABDEFG

【解析】上运动神经元瘫痪为痉挛性瘫痪，瘫痪分布以整个肢体为主，表现为肌张力增高、腱反射亢进、有病理反射、无肌萎缩或轻度失用性萎缩。高级中枢对反射的调节功能包括对深反射的抑制和对浅反射的易化，因此上运动神经元损伤可导致深反射亢进和浅反射减弱。

【难度】中

案例二　男性，15岁，颅内后颅窝肿瘤开颅切除术后4天。间断发热2天，最高39.7℃，有轻度头颈部疼痛，无恶心呕吐，无咳嗽、咽痛、流涕或尿频、尿痛等不适，伤口换药未见红肿及异常分泌物。

提问1：该患者最可能的诊断是

A. 肿瘤复发　　B. 放射性坏死
C. 术后颅内感染　　D. 脑脓肿
E. 肺部感染　　F. 术区出血
G. 肺炎

【答案】C

【解析】此题考查开颅术后颅内感染的诊断特点。体温变化是发现颅内感染的重要手段，结合查体及实验室检查，此病诊断并不难，由于该题尚未给出相关检查，因此，可根据临床表现采取排除法，进而得出最终结论。

【难度】易

提问2：如进行查体，该患者何种体征有利于确诊

A. 共济失调　　B. 小脑综合征
C. 眼球震颤　　D. 颈项强直
E. 脑膜刺激征　　F. 深反射亢进
G. 视神经乳头水肿

【答案】DE

【解析】此题考查脑膜刺激征的概念及意义。脑膜刺激征为脑膜受激惹的表现，是脑膜病变导致脊髓膜受刺激并影响到脊神经根，当牵拉刺激时引起相应肌群反射性痉挛的一种病理反射。见于脑膜炎，蛛网膜下腔出血和颅内压增高等。脑膜刺激征主要表现为不同程度的颈项强直，尤其是伸肌。颈项强直也可见于颈椎疾病和颈部炎症，引起一系列症状，如头痛、呕吐、Kernig征等。

【难度】易

提问3：若需给患者明确诊断，应尽快进行的实验室检查是

A. 血常规及白细胞分类
B. 腰椎穿刺留取脑脊液常规和细胞学检查
C. 脑室穿刺留取脑脊液标本
D. 血培养
E. 胸部X线片
F. 腰椎穿刺留取脑脊液生化检查
G. 腰椎穿刺留取脑脊液细菌培养

【答案】BFG

【解析】此题考查腰椎穿刺的指征。

【难度】易

提问4：关于腰椎穿刺中患者的体位要求，以下选项中**不正确**的是

A. 整个穿刺过程体位始终一致，需由助手良好固定
B. 穿刺中和穿刺后体位是一致的
C. 穿刺后患者需绝对平卧位，禁止变动体位
D. 穿刺测压提示患者为高颅压时，可于穿刺后将患者置于头高足低的半卧位或坐位

E. 穿刺前侧卧位，但测压时应将患者身体由蜷曲状态调整为直线
F. 穿刺时患者侧卧，背齐床沿，屈颈抱膝
G. 腰椎穿刺术后应该去枕平卧4~6小时

【答案】ABCD
【解析】此题考查腰椎穿刺的体位摆放要求。
【难度】易

提问5：腰椎穿刺失败的常见原因包括
A. 穿刺方向不对
B. 穿刺位置选择不准确
C. 穿刺针选择不对
D. 患者过分紧张或无法配合，椎间隙未打开
E. 脊柱畸形，患者过度肥胖
F. 患者脑脊液压力过低
G. 老年患者棘间韧带钙化

【答案】ABCDEFG
【解析】此题考查腰椎穿刺的基本操作，以上选项均为腰穿失败的常见原因。
【难度】中

（刘巍）

第二章　脊髓脊柱损伤

【A1 型题】

1. 第十胸椎压缩性骨折合并脊髓损伤，损伤的脊髓节段是

A. 胸段脊髓　　B. 胸腰段脊髓
C. 腰段脊髓　　D. 腰骶段脊髓
E. 骶段脊髓

【答案】C

【解析】第十胸椎对应脊髓腰膨大，因而骨折后损伤的为腰段脊髓。

【难度】中

2. 脊髓损伤临床综合征中，“脊髓骶段圆锥损伤，引起膀胱、肠道和下肢反射消失”属于

A. 半切综合征
B. 前束综合征
C. 后束综合征
D. 中央束综合征
E. 脊髓圆锥综合征

【答案】E

【解析】脊髓圆锥综合征指脊髓圆锥损伤和椎管内腰神经根损伤后的表现。双下肢多无明显的运动功能障碍，肛门与会阴部有鞍状感觉障碍，性功能障碍(阳痿或射精不能)；大小便失禁或潴留，肛门等反射消失。偶尔可以保留球-肛门反射和排尿反射。

【难度】中

3. 最轻微的脊髓损伤是

A. 脊髓震荡　　B. 脊髓挫伤出血
C. 脊髓断裂　　D. 脊髓受压
E. 马尾神经损伤

【答案】A

【解析】脊髓震荡为脊髓受冲击后出现的暂时性功能抑制，不伴实质性神经损伤，可在一定时间后自行恢复，是最轻微的脊髓损伤。

【难度】中

4. 脊髓圆锥损伤表现为

A. 损伤平面以下同侧肢体的运动及深感觉消失，对侧肢体痛觉和温觉消失
B. 四肢瘫痪，下肢瘫痪重于上肢
C. 损伤平面以下的瘫痪，上肢重于下肢
D. 大小便不能控制，双下肢感觉和运动仍正常
E. 大小便障碍，双下肢感觉运动均丧失

【答案】D

【解析】脊髓圆锥为大小便功能控制中枢，男性损伤后还会出现性功能障碍如阳痿或射精不能。

【难度】难

5. 以下**不属于**脊髓损伤后表现的是

A. 四肢瘫痪　　B. 截瘫
C. 尿失禁　　D. 感觉障碍
E. 言语障碍

【答案】E

【解析】脊髓损伤后临床表现包括运动、感觉障碍及大小便功能障碍，无言语障碍。

【难度】易

6. 高位脊髓损伤可引起

A. 脱水性休克　　B. 心源性休克
C. 过敏性休克　　D. 低血容量性休克
E. 神经源性休克

【答案】E

【解析】高位脊髓损伤可引发神经源性休克及四肢瘫痪和呼吸功能障碍。

【难度】中

7. 脊髓损伤的分型**不包括**

A. 脊髓震荡　　B. 脊髓休克
C. 脊髓出血　　D. 脊髓栓系
E. 脊髓断裂

【答案】D

【解析】脊髓栓系为先天性脊髓发育异常，不是脊髓损伤的范畴。
【难度】中

8. 脊髓损伤的常见并发症是
A. 压疮 B. 尿道损伤
C. 损伤性骨化 D. 缺血性肌挛缩
E. 感染
【答案】A
【解析】脊髓损伤的常见并发症包括压疮、静脉血栓、坠积性肺炎等。
【难度】中

9. 脊髓休克是指损伤平面以下出现
A. 痉挛性瘫痪、括约肌功能丧失、球-肛门反射阳性
B. 痉挛性瘫痪、腱反射亢进、括约肌功能丧失
C. 弛缓性瘫痪、各种神经反射消失、括约肌功能丧失
D. 弛缓性瘫痪、各种神经反射消失、球-肛门反射阳性
E. 弛缓性瘫痪、各种神经反射消失、括约肌功能保留
【答案】D
【难度】中

10. 高处坠落致脊髓损伤的患者，来院后以下检查最能准确地确定脊髓损伤平面的是
A. 检查感觉平面 B. 检查肢体的运动
C. 检查肢体的温度 D. MRI 检查
E. X 线片
【答案】D
【解析】MRI 是目前最直观判断脊髓损伤平面的影像学方法，但是有些脊髓损伤早期影像学变化不明显，需要结合查体根据感觉及运动损伤的结果来判断损伤平面。
【难度】中

11. 脊髓损伤康复治疗的重点是
A. 急性期着重预防并发症，恢复期着重改善活动能力
B. 急性期着重恢复肢体功能，恢复期着重改善活动能力
C. 急性期着重提高活动能力，恢复期着重预防并发症
D. 急性期着重防止压疮，恢复期着重改善肢体功能
E. 急性期着重功能训练，恢复期着重提高活动能力
【答案】A
【难度】中

12. 脊髓损伤早期是指伤后
A. 1 个月内 B. 2 个月内
C. 3 个月内 D. 半年内
E. 1 年内
【答案】A
【难度】易

13. 脊髓损伤早期处理的关键是
A. 早期解除脊髓压迫
B. 石膏固定
C. 营养神经的药物
D. 早期功能锻炼
E. 预防压疮
【答案】A
【解析】脊髓损伤早期解除压迫避免后续治疗的再损伤为治疗的关键。
【难度】中

14. 脊髓半切损伤将导致
A. 同侧损伤平面以下痛、温觉消失
B. 同侧损伤平面以下本体感觉消失
C. 同侧肢体软瘫
D. 对侧损伤平面以下本体感觉消失
E. 对侧肢体痉挛性瘫痪
【答案】B
【解析】脊髓半切损伤时同侧本体觉、运动觉及对侧的痛温觉消失。
【难度】中

15. 导致脊髓损伤的病因**不包括**
A. 脊椎外伤 B. 脊椎骨折
C. 脊柱关节脱位 D. 脊椎肿瘤
E. 脊柱侧凸
【答案】E
【解析】脊髓损伤的常见原因包括脊椎外伤导致的脊椎骨折、脊柱关节脱位及脊椎肿瘤等。
【难度】中

16. 脊髓损伤的神经平面是指
A. 脊髓功能障碍的最高节段
B. 具有正常功能的最低脊髓节段
C. 受损伤的脊髓节段
D. 脊椎骨损伤的平面
E. 肌肉运动功能障碍的相应神经节段
【答案】B
【解析】脊髓损伤的神经平面不是指受损伤的脊髓平面，而是指具有正常功能的最低脊髓节段。
【难度】中

17. 脊髓损伤常见的临床表现
A. 感觉过敏　B. 记忆障碍
C. 大小便障碍　D. 头痛、头晕
E. 反射活跃
【答案】C
【难度】易

18. 脊髓损伤最主要的病因是
A. 外伤　B. 肿瘤
C. 血管疾病　D. 感染
E. 脊柱结核
【答案】A
【解析】脊髓损伤的原因包括外伤、肿瘤、血管病、感染等,然而最主要的病因是脊柱外伤。
【难度】易

19. 脊髓损伤临床综合征中,"脊髓后部损伤,造成损伤平面以下本体感觉丧失,而运动和温痛觉存在"属于
A. 半切综合征　B. 前束综合征
C. 后束综合征　D. 中央束综合征
E. 脊髓圆锥综合征
【答案】C
【解析】脊髓后部损伤,造成损伤平面以下本体感觉丧失,而运动和温痛觉存在在脊髓损伤临床综合征中被称为后束综合征。
【难度】中

20. 脊髓损伤患者能够出现反射性膀胱的损伤平面是
A. T_{12} 水平以上　B. T_{12} 水平以下
C. T_{12}~L_2 水平　D. L_2 水平以上
E. L_2 水平以下
【答案】A
【难度】中

21. 第五、六颈椎骨折脱位合并脊髓损伤的表现是
A. 立即窒息死亡
B. 四肢全瘫
C. 上肢屈肘动作存在,伸肘及手的功能丧失,下肢瘫痪
D. 下肢痉挛性瘫痪
E. 下肢弛缓性瘫痪
【答案】C
【解析】成人 $C_{1\sim4}$ 脊髓节段对应第一至四椎骨。$C_{5\sim8}$ 和 $T_{1\sim4}$ 脊髓节段,对应同序数的上一个椎体。颈膨大为颈髓 C_4~T_1 节段形成,第五至六颈椎椎体对应 $C_{6\sim7}$,因此,上肢屈肘动作存在,伸肘及手的功能丧失。
【难度】中

22. 脊髓损伤后判断运动功能是否完全损伤最可靠的指征是
A. 肢体可以被动活动
B. 触摸肢体有感觉
C. 被动活动拇指能分辨出活动方向
D. 肢体没有主动运动
E. 肛门指诊时可触及外括约肌的收缩
【答案】E
【解析】脊髓损伤运动时如果肛门指诊时可触及外括约肌的收缩说明运动功能仍有残留。
【难度】中

23. 以下部位损伤可伤及脊髓骶段的是
A. 第一腰椎　B. 第一、二骶椎
C. 第二腰椎　D. 第三腰椎
E. 第五腰椎
【答案】A
【解析】颈髓($C_{1\sim4}$)对应同平面的颈椎,下颈髓及上胸髓(C_5~T_4)对应同序列的上一个椎体,中胸髓($T_{5\sim8}$)对应同序列的上两个椎体,下胸髓($T_{9\sim12}$)对应同序列的上三个椎体,腰髓所对应的脊椎节段是第十一、十二胸椎,骶髓所对应的脊椎节段是第一腰椎。
【难度】中

24. 脊髓损伤水平的评定,正确的是
A. 可主动屈肘、伸腕,但不能伸直肘关节,损伤水平定位 C_4
B. 确定损伤平面时,该平面关键性的肌肉肌力必须≥4 级
C. 脐水平感觉减退,损伤水平定位 T_{12}
D. 主要以感觉损伤平面为依据
E. 乳房水平感觉减退,损伤水平定位 T_4
【答案】E
【难度】中

25. 脊髓损伤最严重的病理类型是
A. 脊髓挫伤　B. 脊髓震荡
C. 脊髓断裂　D. 脊髓水肿
E. 脊髓受压
【答案】C
【难度】易

26. 脊柱骨折并发脊髓损伤手术的目的**不包括**
A. 整复骨折与脱位
B. 解除脊髓或神经根的压迫
C. 内固定稳定脊柱
D. 部分脊髓或马尾损伤者,可于术中修复
E. 手术中可直接给予神经营养药物

【答案】E
【难度】中
27. 脊髓损伤患者出现的尿失禁属于
A. 真性尿失禁　B. 假性尿失禁
C. 压力性尿失禁　D. 充溢性尿失禁
E. 急迫性尿失禁
【答案】A
【解析】脊髓损伤可使膀胱逼尿肌过度收缩、尿道括约肌过度松弛,以致尿液不能控制从膀胱流出,这种尿失禁为真性尿失禁。
【难度】难
28. 降低脊髓损伤后尿道外括约肌痉挛应使用
A. 巴氯芬　B. 酚苄明
C. 哌唑嗪　D. 黄酮哌酯
E. 特拉唑嗪
【答案】A
【难度】中
29. 引起脊髓损伤最常见的脊柱骨折类型为
A. 压缩型脊柱骨折
B. 屈曲型脊柱骨折
C. 伸展型脊柱骨折
D. 纵向压力型脊柱骨折
E. 扭转型脊柱骨折
【答案】B
【难度】中
30. 关于脊髓损伤的急救转运**错误**的是
A. 维持脊柱的稳定
B. 要防止脊柱的分离、扭曲
C. 制动装置中,轮椅简单实用
D. 避免移动时再次损伤脊髓
E. 应尽可能经制动固定后再搬动
【答案】C
【难度】易
31. 脊髓前损伤综合征表现为
A. 损伤平面以下同侧肢体的运动及深感觉消失,对侧肢体痛觉和温觉消失
B. 四肢瘫痪,下肢瘫痪重于上肢
C. 损伤平面以下的瘫痪,上肢重于下肢
D. 二便不能控制,双下肢感觉和运动仍正常
E. 二便障碍,双下肢感觉运动均丧失
【答案】B
【难度】中
32. 最容易损伤脊髓的外伤是
A. 横突孔骨折伴附件骨折
B. 椎体压缩性骨折伴横突骨折
C. 胸椎骨折伴肋骨骨折
D. 下腰椎骨折,骨折碎片进入椎管
E. 胸椎附件骨折,骨折碎片进入椎管
【答案】E
【解析】脊髓损伤多伴发于脊柱稳定性的破坏及由于骨折片等造成的直接切割伤。脊髓末端位于腰1水平,其下延续为马尾,故答案D一般不易引起脊髓损伤。
【难度】中
33. 脊髓损伤引起的腹肌瘫痪特点为
A. 板状腹　B. 触之如揉面感
C. 腹部紧张度减弱　D. 腹部紧张度消失
E. 腹部触之柔软
【答案】D
【难度】中
34. 脊髓损伤后所出现的功能障碍是
A. 运动功能障碍
B. 感觉、运动功能障碍
C. 膀胱运动功能障碍
D. 肠道、感觉、运动功能障碍
E. 以上都是
【答案】E
【难度】易
35. 脊柱骨折导致脊髓损伤的比例大约是
A. 10%　B. 20%　C. 30%
D. 40%　E. 50%
【答案】B
【难度】难
36. 脊髓损伤伴痉挛性瘫痪可出现
A. 剪刀步态　B. 摇摆步态
C. 跨阈步态　D. 跛行步态
E. 间歇性跛行
【答案】A
【解析】脊髓损伤所致截瘫患者,如脊髓损伤部位稍高且损害程度较重但能拄双拐行走时,双下肢可因肌张力高而始终保持伸直,行走时出现剪刀步。
【难度】难
37. 脊髓损伤后影响排便过程的关键是
A. 骶反射弧是否完整
B. 损伤平面
C. 直肠是否受损
D. 肛门括约肌是否受损
E. 与以上均有明显关系
【答案】A

【难度】中

38. MRI不能诊断的脊髓损伤性病变是

A. 脊髓断裂　　B. 脊髓挫伤

C. 脊髓受压　　D. 脊髓震荡

E. 脊髓出血

【答案】D

【解析】脊髓震荡指脊髓损伤后发生的一种可逆性功能紊乱,MRI上无明显异常。

【难度】中

39. 第四至五颈椎骨折脱位合并脊髓损伤的表现是

A. 立即窒息死亡

B. 四肢全瘫

C. 上肢屈肘动作存在,伸肘及手的功能丧失,下肢瘫痪

D. 下肢痉挛性瘫痪

E. 下肢弛缓性瘫痪

【答案】B

【解析】颈膨大以上脊髓损伤,造成四肢瘫痪。

【难度】中

40. 第二至三颈椎骨折脱位合并脊髓严重损伤的表现是

A. 立即窒息死亡

B. 四肢全瘫

C. 上肢屈肘动作存在,伸肘及手的功能丧失,下肢瘫痪

D. 下肢痉挛性瘫痪

E. 下肢弛缓性瘫痪

【答案】A

【解析】C_{2-3}水平脊髓损伤可造成呼吸中枢损伤。

【难度】中

41. 关于脊髓损伤后导尿的叙述,不正确的是

A. 脊髓损伤早期,由于括约肌紧张,应采用留置导尿

B. 留置导尿管理与训练的重点是定时用力排尿

C. 留置导尿1周后,应逐渐改为间歇导尿

D. 形成自律性或反射性膀胱后,停止导尿

E. 导尿期间,宜每日行膀胱冲洗

【答案】A

【难度】难

42. 脊髓某节段前角细胞损伤后以下描述中错误的是

A. 所支配的骨骼肌瘫痪并逐渐萎缩

B. 所支配的骨骼肌本体感觉消失

C. 所支配的骨骼肌腱反射消失

D. 伤侧下肢病理反射阳性

E. 所支配的骨骼肌腱反射减弱

【答案】B

【解析】本体感觉由脊髓后角传入脊髓,因此,前角细胞损伤后不受影响。

【难度】难

43. 脊髓完全性损伤与不完全性损伤的鉴别点是

A. 肛门感觉或肛门外括约肌的随意收缩是否保留

B. 腱反射是否存在

C. 排尿是否正常

D. 损伤平面以下的感觉是否存在

E. 巴宾斯基征是否阳性

【答案】A

【难度】中

44. 颈椎损伤致脊髓横断,早期可能出现

A. 呼吸衰竭

B. 心力衰竭

C. 双下肢弛缓性瘫痪

D. 心动过速

E. 压疮

【答案】A

【难度】易

45. 脊髓损伤严重程度评定采用

A. ASIA分级　　B. Brunnstrom法

C. McCorMick分级　　D. MMT法

E. MMSE法

【答案】A

【难度】中

46. 脊髓的创伤性损伤中,"X线往往呈阴性,脊髓损伤多为不完全性"属于

A. 颈脊髓损伤　　B. 过伸性损伤

C. 开放性损伤　　D. 挥鞭性损伤

E. 胸腰脊髓损伤

【答案】D

【难度】中

47. 脊髓损伤患者,ASIA分级C级表现为

A. 损伤水平以下,包括S_{4-5}有感觉但无运动功能

B. 损伤水平以下,运动功能存在,大多数关键肌肌力小于3级

C. 损伤水平以下，运动功能存在，大多数关键肌肌力大于或等于 3 级
D. 感觉和运动功能正常
E. S_{4-5} 无感觉和运动功能

【答案】B
【解析】美国脊柱损伤协会（ASIA）神经功能分级分为 5 级，即 A、B、C、D、E 级，其中 C 级为不完全性损伤，神经平面以下有运动功能保留，一半以上的关键肌肌力 <3 级。
【难度】中

48. 脊髓损伤患者早期最常用的是
A. 硬板床 B. 水床 C. 气垫床
D. 翻身床 E. 抢救床

【答案】A
【解析】脊髓损伤患者早期使用硬板床避免损伤的脊柱活动造成脊髓二次损伤。
【难度】易

49. 第八胸椎骨折可能损伤脊髓
A. 第八胸节 B. 第十胸节
C. 第十一胸节 D. 第十二胸节
E. 以上均不对

【答案】B
【解析】第八胸椎对应脊髓节段为 T_{10}。
【难度】中

50. 胸段脊髓损伤最常见的平面是
A. T_1 B. T_{12} C. T_4
D. T_6 E. T_2

【答案】B
【解析】最常见的颈部脊髓损伤伤及 C_4 或 C_5。胸段脊髓损伤最常伤及 T_{11} 和 T_{12}。因胸腰段脊柱稳定性较容易受损，故胸腰段脊髓损伤最常见。
【难度】难

51. 脊髓损伤 Franke 功能分类的 D 级表示
A. 不完全性，损伤平面以下的任何感觉均保留，但无运动功能
B. 完全瘫痪
C. 保留运动，但无任何有用的功能，感觉可保留可不保留
D. 完全恢复，运动和感觉完全恢复，但仍可有异常反射
E. 不完全性，保留随意的有用的运动功能

【答案】E
【难度】难

52. 目前脊髓损伤的最主要原因是
A. 砸伤 B. 暴力
C. 高空坠落 D. 运动损伤
E. 交通事故

【答案】E
【难度】中

53. 脊髓不完全损伤的评定标准是
A. 不存在骶残留，部分保留区超过 3 个节段
B. 不存在骶残留，部分保留区超过 2 个节段
C. 存在骶残留，部分保留区超过 3 个节段
D. 存在骶残留，部分保留区超过 2 个节段
E. 存在骶残留，部分保留区不超过 3 个节段

【答案】C
【难度】中

54. 脊髓损伤临床综合征中，常见于颈脊髓血管损伤。患者有可能可以步行，但上肢部分完全麻痹属于
A. 半切综合征 B. 前束综合征
C. 后束综合征 D. 中央束综合征
E. 脊髓圆锥综合征

【答案】D
【解析】该患者具有不完全性脊髓损伤的特殊表现。由于脊髓动脉分布的特征，表现为血管损伤时脊髓中央先开始发生损害，然后再向外周扩展。上肢的运动神经偏于脊髓中央，而下肢的运动神经偏于脊髓的外周，造成上肢神经受累重于下肢。
【难度】难

55. 按照常规，脊髓损伤后早期应该
A. 每小时翻身 1 次
B. 每 2 小时翻身 1 次
C. 每 3 小时翻身 1 次
D. 每 4 小时翻身 1 次
E. 每 5 小时翻身 1 次

【答案】B
【难度】中

56. 以下**不属于**脊髓损伤的是
A. 脊髓震荡 B. 脊髓挫裂伤
C. 脊髓压迫 D. 脊髓横断
E. 脊髓空洞症

【答案】E
【解析】脊髓空洞症是脊髓的一种慢性、进行性的病变，病因不十分清楚，其病变特点是脊髓（主要是灰质）内形成管状空腔及胶质（非神经细胞）增生。常好发于颈部脊髓。
【难度】中

【A2 型题】

1. 男性，58 岁，因高处坠落后双下肢活动不利于骨科就诊，诊断为腰椎骨折，行复位 + 内固定手术治疗，术后 2 个月复查。查体：神志清楚，双侧大腿中部以下轻触觉、针刺觉减退，屈髋肌力 4 级，伸膝、踝背伸肌力 1 级，踝跖屈肌力 0 级，直肠指诊（-）。按 ASIA 损伤分级，该患者的脊髓损伤程度为

A. A 级　B. B 级　C. C 级
D. D 级　E. E 级

【答案】C

【解析】ASIA 损伤分级 C 级：不完全损伤，在神经损伤平面以下有运动功能保留，一半以上的关键肌肌力小于 3 级，感觉存在。

【难度】中

2. 男性，41 岁，三楼坠落后 20 天。查体：神清，MMT 检查髂腰肌肌力左右侧均 4 级；股四头肌左右侧均 3 级；胫骨前肌右侧 1 级，左侧 2 级；肛门括约肌无张力，感觉检查减弱。根据以上检查，患者脊髓损伤的平面为

A. L_2　B. L_3　C. L_4
D. L_5　E. S_1

【答案】B

【解析】本题考查支配特定肌肉的脊髓节段。L_2：屈髋肌（髂腰肌）；L_3：伸膝肌（股四头肌）；L_4：踝背伸肌（胫前肌）；L_5：足趾长伸趾肌（足趾长伸肌）；S_1：踝跖屈肌（腓肠肌和比目鱼肌）。

【难度】难

3. 男性，25 岁，因车祸致脊髓损伤后，跟腱反射消失，膝反射正常，可能的脊髓损伤节段是

A. S_4 以下　B. S_2 以下　C. L_5 以下
D. L_2 以下　E. T_{12} 以下

【答案】C

【解析】跟腱反射又称踝反射，反射中枢在骶髓第 1~2 节。膝反射，反射中枢在腰髓第 2~4 节，因此，患者脊髓损伤节段定位于 L_5 以下。

【难度】难

4. 女性，20 岁，因外伤致第四至五颈椎骨折并发颈髓损伤，四肢呈弛缓性瘫痪，高热 40℃，持续数日不降，最应采取的降温方法是

A. 口服 APC　B. 冬眠疗法
C. 使用抗生素　D. 物理降温
E. 以上都不是

【答案】D

【难度】中

5. 男性，34 岁，建筑工人，从高处坠落，腰背部挫伤，双下肢弛缓性瘫痪，来院急诊。查体：腰椎不能活动，双侧腹股沟以下感觉、运动及反射消失。X 线片显示 T_{12} 椎体压缩骨折。入院后 3 小时其双下肢功能逐渐恢复。该患者的脊髓损伤可能是

A. 脊髓震荡　B. 脊髓出血
C. 脊髓水肿　D. 脊髓受压
E. 马尾损伤

【答案】A

【难度】中

6. 男性，46 岁，车祸致腰背部受伤，腰部活动明显受限，双下肢出现弛缓性瘫痪，大小便失禁。伤后 1.5 小时双下肢感觉、运动功能好转。最可能的诊断是

A. 马尾神经损伤　B. 脊髓受压
C. 脊髓挫伤　D. 脊髓震荡
E. 脊髓出血

【答案】D

【难度】中

7. 男性，18 岁，不慎被汽车撞伤，当时昏迷，醒后感四肢麻木无力。查体：神清，四肢痉挛性瘫痪，C_4 以下的深浅感觉障碍。受伤部位可能是

A. 颈膨大　B. 腰骶膨大
C. 胸髓　D. 颈膨大以上颈髓
E. 脑挫裂伤

【答案】D

【解析】C_4~T_1 节段脊髓称颈膨大，上肢由 $C_{5\sim8}$ 支配，若为颈膨大受损，则上肢表现为弛缓性瘫痪，下肢表现为痉挛性瘫痪，而患者为四肢痉挛性瘫痪，提示受损部位在颈膨大以上颈髓。

【难度】难

【A3/A4 型题】

（1~3 题共用题干）

男性，73 岁，长期饮酒，摔伤后 5 小时，伤后短暂意识障碍，清醒后自觉四肢不可运动约 15 分钟，来院时自觉双上肢乏力。查体：脉搏 70 次 /min，呼吸 18 次 /min，血压 155/80mmHg，体温 37.8℃，意识清楚，双侧瞳孔等大等圆，直径约 2.5mm，直接、间接对光反射灵敏，双上肢肌力 2 级，双

下肢肌力4级,鞍区感觉正常。颈椎X线提示颈椎生理曲度消失。

1. 患者下一步需要进行的检查为
   A. 颈椎CT B. 双上肢肌电图
   C. 双下肢肌电图 D. 体感诱发电位
   E. 运动诱发电位

【答案】A
【难度】易

2. 颈椎CT未见明显异常。下一步的处理原则中**不正确**的是
   A. 避免频繁搬运
   B. 给予甲泼尼龙治疗
   C. 急诊椎板切除减压手术
   D. 颈托固定
   E. 颈椎MRI

【答案】C
【难度】中

3. 目前的诊断是
   A. 中央脊髓综合征 B. 前脊髓综合征
   C. 脊髓半切综合征 D. 后脊髓综合征
   E. 马尾综合征

【答案】A
【解析】患者伤后双上肢肌力2级,双下肢肌力4级,颈椎X线提示颈椎生理曲度消失,应首先行颈椎CT、MRI明确颈髓损伤情况。颈椎CT未见明显异常,无脊髓受压表现,不应急诊椎板切开减压。颈脊髓中央损伤主要见于颈椎过伸性损伤的老年患者。主要临床表现为:上肢神经功能损伤,下肢症状相对较轻。颈脊髓中央损伤综合症的治疗多采用保守治疗,一般认为手术对颈脊髓中央型损伤是禁忌证,保守治疗神经功能多可以自行恢复,椎管无梗阻,无须减压处理。
【难度】难

(4~5题共用题干)

男性,37岁,从汽车上摔下,头后枕部着地,颈部活动受限,下颈椎压痛明显,四肢弛缓性瘫痪,躯干感觉平面在胸骨柄以下,痛、温觉消失,不能自行排尿。

4. 诊断首先考虑
   A. 颈椎间盘突出症
   B. 颈椎骨折脱位并颈髓损伤
   C. 颈部软组织损伤
   D. 颈椎骨折脱位并臂丛神经与腰骶丛神经损伤
   E. 胸椎骨折并脊髓损伤

【答案】B
【难度】中

5. 若患者出现四肢弛缓性瘫痪,高热40℃,持续数日不降,应采取的降温方法是
   A. 口服APC B. 冬眠疗法
   C. 使用抗生素 D. 物理降温
   E. 使用镇静药

【答案】D
【解析】患者颈椎屈曲型损伤,出现颈部活动受限,下颈椎压痛明显,四肢弛缓性瘫,躯干感觉平面在胸骨柄以下,痛、温觉消失,不能自行排尿,应首先考虑颈椎骨折脱位并颈髓损伤。脊髓损伤病人如果出现高热,应以物理方法降温为主。
【难度】难

(6~7题共用题干)

男性,35岁,建筑工人,不慎坠楼,腰剧痛,双下肢感觉运动障碍,大小便功能障碍。经X线片检查,诊断为胸腰段屈曲型压缩骨折合并脊髓损伤。

6. 为进一步明确骨折片向椎管内的移位情况,下列最有价值的检查是
   A. MRI B. CT
   C. ECT D. 脊髓造影
   E. X线断层摄影

【答案】B
【难度】易

7. 除手术外,伤后早期最重要的治疗措施是
   A. 抗生素
   B. 止痛剂
   C. 甘露醇与大剂量糖皮质激素
   D. 防止压疮
   E. 留置尿管

【答案】C
【解析】对于脊髓损伤的患者,早期药物治疗包括大剂量皮质激素冲击治疗,另外需要甘露醇脱水缓解脊髓水肿的情况。
【难度】中

(8~9题共用题干)

男性,51岁,高空坠落伤。查体:呼吸困难,颈部压痛,双肺闻及痰鸣音,四肢瘫痪。X线片显$C_{4\sim5}$骨折脱位。

8. 首先采取的治疗措施是
   A. 颈托制动 B. 颌枕带牵引

C. 气管切开　　D. 手术复位固定
E. 应用呼吸兴奋剂

【答案】C
【难度】中

9. 为明确神经损伤情况，首选的检查是
A. ECT　B. 肌电图　C. CT
D. MRI　E. PET/CT

【答案】D
【解析】①患者为高空坠落伤，X 线片显示 $C_{4\sim5}$ 骨折脱位，可能合并脊髓损伤。膈肌属于呼吸肌，由 C_4 支配，因此，C_4 以上颈髓损伤，致膈肌麻痹，呼吸困难。若不及时行气管切开控制呼吸，将危及患者生命。而在脊髓损伤患者中 MRI 为明确脊髓损伤平面的首选检查手段。
【难度】中

(10~13 题共用题干)
男性，31 岁，矿井下作业时发生塌方砸伤背部，当即倒地，下肢无力不能行走，立即来诊。查体：胸腰段后凸畸形并压痛，双下肢不全瘫，感觉异常平面位于双侧腹股沟水平。

10. 为明确诊断应首选的辅助检查是
A. 肌电图　B. X 线　C. CT
D. MRI　E. 超声

【答案】D
【解析】局部畸形为骨折的特有体征，患者背部外伤，胸腰段后凸畸形并有压痛，应诊断为胸腰椎骨折。伤后下肢无力不能行走，双下肢不全瘫，应考虑合并脊髓损伤。感觉异常平面位于双侧腹股沟水平，提示受损脊髓节段在 T_{12} 左右。脊髓受损的定位标准为胸骨角平 T_2，双侧乳头平 T_4，剑突平 T_6，肋弓平 T_8，脐平 T_{10}，腹股沟平 T_{12}。故本例应诊断为第九胸椎骨折合并脊髓损伤。为明确诊断应首选 MRI 检查，而不是 X 线或 CT 检查。X 线检查只能确诊有无椎体骨折，而不能显示有无脊髓损伤。CT 仅可以显示椎体的骨折及椎管的变形。
【难度】中

11. 正确的搬运方法是
A. 一人用一手抱颈另一手抱腿放于担架上
B. 一人抬头，另一人抬足放于木板上
C. 两人架其上肢助其走上担架车
D. 两人将其躯干成一体滚至木板上
E. 三人分别抬其头和两腿放于担架上

【答案】D
【难度】易

12. 如果伤后 3 小时，患者双下肢感觉、运动逐渐恢复，其最可能是
A. 脊髓水肿　　B. 脊髓出血
C. 脊髓震荡　　D. 脊髓挫伤
E. 脊髓受压

【答案】C
【难度】易

13. 如果患者腹胀、腹痛、便秘，可能是
A. 肾脏损伤　　B. 尿道损伤
C. 直肠损伤　　D. 膀胱损伤
E. 腹膜后血肿刺激

【答案】E
【解析】胸腰椎骨折可引起腹膜后血肿，可压迫刺激交感神经使其兴奋，肠壁肌肉受抑制，肠蠕动减少或消失，从而产生肠麻痹症状，包括腹胀、腹痛、便秘等。
【难度】难

(14~16 题共用题干)
男性，37 岁，建筑工人。3 小时前不慎从高处坠落摔伤，腰部疼痛，活动受限，不能直立行走。

14. 为明确有无神经损伤，最有意义的体格检查是
A. 直腿抬高试验　　B. 逐个棘突按压
C. 腰部过伸过屈　　D. 椎旁肌肉按压
E. 双下肢感觉运动

【答案】E
【难度】易

15. 为明确是否有腰椎骨折，首选的影像学检查是
A. ECT　B. X 线　C. MRI
D. 超声　E. CT

【答案】B
【难度】易

16. 为明确神经损伤情况，首选的检查是
A. ECT　B. 肌电图　C. CT
D. MRI　E. PET/CT

【答案】D
【解析】神经损伤后所支配的肌肉呈弛缓性瘫痪，所支配区域的皮肤感觉也消失，故为明确有无合并神经损伤，最有意义的体格检查是双下肢感觉运动。逐个棘突按压、椎旁肌按压用于检查脊柱有无骨折。直腿抬高试验用于诊断腰椎间盘突出。患者怀疑腰部骨折，不可行腰部过伸过屈检查，以免加重损伤程度。判断是否存在骨折首选 X 线检查，判断是否有神经损伤需选择 MRI。
【难度】中

(17~19 题共用题干)
男性，30 岁，建筑工人，不慎坠楼，腰部剧痛，双下肢感觉运动障碍，二便功能障碍，经 X 线检查

诊断为胸腰段压缩骨折，高度怀疑脊髓损伤。

17. 下列检查最有价值的是

A. MRI　B. CT　C. ECT

D. 脊髓造影　E. MRI

【答案】A

【难度】易

18. 除手术治疗外，早期最重要的治疗措施是

A. 抗生素

B. 吗啡止痛

C. 大剂量糖皮质激素和甘露醇脱水

D. 防治压疮

E. 留置导尿

【答案】C

【难度】中

19. 该患者最常见的并发症是

A. 压疮　B. 尿道损伤

C. 损伤性骨化　D. 缺血性肌挛缩

E. 感染

【答案】A

【解析】脊柱损伤物理检查是最基本的检查方法，也是急诊首选的检查方法。影像学检查中X线摄片是首选的检查方法。CT检查可以显示出椎体的骨折清况，有无碎骨片突出于椎管内，但不能显示脊髓受损情况。因此，怀疑有脊髓损伤时应进行MRI检查，了解椎体骨折致出血所致的信号改变和脊髓损伤所表现出的异常高信号，脊髓信号改变的范围和脊髓萎缩情况等，是最有价值的检查方法。脊髓损伤6小时内是治疗的关键期，24小时内为急性期，应尽早治疗。减轻脊髓水肿和继发性损害的方法：①地塞米松静脉滴注；②甘露醇静脉滴注；③甲泼尼龙冲击疗法；④高压氧治疗。而压疮为脊髓损伤患者最常见的并发症。

【难度】中

(20~22题共用题干)

男性，27岁，建筑工人，不幸摔伤脊柱，双下肢无法运动，脐平面以下感觉缺失。

20. 该患者首选的检查应为

A. CT　B. X线　C. MRI

D. ECT　E. ERCP

【答案】B

【难度】易

21. 该患者搬运时首选的搬运工具为

A. 平板床　B. 轮椅　C. 出租车

D. 凉席　E. 自行车

【答案】A

【难度】易

22. 若该患者损伤的辅助检查明确为椎体压缩骨折，最可能损伤的椎体为

A. T_5　B. T_6　C. T_7

D. T_8　E. T_9

【答案】C

【解析】对脊柱摔伤的患者首选X线检查，明确是否存在脊柱骨折。在搬运时为避免二次损伤，应采用平板床搬运。脐平面以下感觉减退，考虑T_{10}节段脊髓损伤，对应椎体节段为T_7椎体。

【难度】易

(23~25题共用题干)

男性，30岁，工人，高处坠落伤，患者出现反射性膀胱，双下肢活动不能。

23. 该患者脊髓损伤平面可能位于

A. T_{11}　B. L_1　C. L_2

D. L_5　E. L_4~S_1

【答案】A

【难度】中

24. 判断该患者运动功能是否完全损伤的最可靠指征是

A. 肢体可以被动活动

B. 触摸肢体有感觉

C. 被动活动拇指能分辨出活动方向

D. 肢体没有主动运动

E. 肛门指诊时可触及外括约肌收缩

【答案】E

【难度】易

25. 该患者救治的最佳时间为伤后

A. 24小时　B. 6小时

C. 9小时　D. 12小时

E. 15小时

【答案】B

【解析】反射性尿失禁是由完全的上运动神经元病变引起，排尿依靠脊髓反射，患者不自主地排尿。排尿的外周中枢位于T_{12}水平以下，其中副交感神经中枢位于S_{2-4}中间外侧带，交感神经中枢位于T_{12}~L_2中间外侧带，脊髓中枢位于S_{2-4}前角，因此，T_{12}水平以上损伤可以出现反射性膀胱。脊髓损伤的早期救治极为重要，伤后6小时内是治疗的最佳时间。伤后24小时内为急性期，也是治疗的重要时间。

【难度】难

(26~27题共用题干)

男性，45岁，入院前2小时发生车祸，伤后胸背部疼痛。查体：T_9、T_{10}处明显肿胀，压痛，后凸畸

形，双下肢肌力0级，为软瘫，无感觉，损伤平面以下无反射。

26. 该患者目前最**不可能**的脊髓损伤程度为
A. 脊髓震荡　　B. 脊髓受压
C. 脊髓挫裂伤　　D. 脊髓出血
E. 马尾神经损伤

【答案】E

【解析】马尾神经损伤可产生损伤平面以下的感觉、运动和反射完全消失，膀胱失去神经支配。马尾神经损伤严重，则可变为永久性功能障碍，表现为肌肉软瘫，感觉丧失和自主性膀胱。该患者损伤部位为 $T_{9\sim10}$，而马尾神经通常位于 L_2 以下，因此最不可能的情况为E。

【难度】难

27. 脊髓损伤的治疗**不包括**
A. 全身治疗　　B. 局部治疗
C. 长期激素治疗　　D. 高压氧治疗
E. 康复治疗

【答案】C

【难度】易

【案例分析题】

案例　女性，35岁，“车祸导致颈肩部疼痛，双上肢麻木5小时”入院。患者于5小时前乘坐车辆与前车发生追尾，患者在副驾驶位置，佩戴安全带，撞击时身体剧烈向前移动。伤后无头痛头晕，无视物模糊，无恶心呕吐。颈部剧烈疼痛，撕裂样，活动加重。双上肢疼痛，四肢可活动。无抽搐，无大小便失禁。

提问1：患者可能的诊断是
A. 胸椎骨折　　B. 颈椎损伤
C. 挥鞭样损伤　　D. 肱骨骨折
E. 气胸　　F. 脑挫裂伤
G. 脑振荡

【答案】BC

【解析】患者在交通事故中颈椎向前出现挥鞭样损伤，伤后颈部剧烈疼痛。

【难度】易

提问2：病史采集结束后，下一步查体的重点是
A. 患者意识情况
B. 患者呼吸频率、血压和脉搏
C. 肢体其他部位是否存在压痛、反常活动
D. 颈椎活动受限、压痛程度
E. 感觉损伤平面
F. 脑神经系统检查
G. 脊柱活动度检查

【答案】ABCDE

【解析】患者颈椎受伤，因此应检查颈柱、精髓损伤情况，选项DE正确。意识情况可反映是否存在颅脑损伤。受伤过程可能出现胸腔和腹腔内脏复合伤，应重视生命体征的检查。肢体其他部位可发生骨折，故需要观察是否存在压痛、反常活动，选项ABC正确。伤后应制动，因此应避免脊柱活动度检查。

【难度】中

提问3：患者颈椎活动明显受限，$C_{5\sim6}$ 棘突压痛，双下肢肌力4级，腱反射亢进，双侧巴宾斯基征阳性。考虑可能为脊髓损伤，该例患者的脊髓损伤的分类为
A. 脊髓震荡
B. 脊髓休克
C. 不完全性脊髓损伤
D. 完全性脊髓损伤
E. 脊髓圆锥综合征
F. 脊髓横断
G. 脊髓挫伤

【答案】CG

【难度】易

提问4：针对该可疑颈椎骨折患者应进行的辅助检查有
A. X线　　B. CT
C. MRI　　D. 超声
E. PET/CT　　F. 脊髓血管造影
G. 神经电生理检查

【答案】ABCG

【解析】考查脊柱、脊髓损伤的相关辅助检查。

【难度】易

提问5：患者拟行植骨融合内固定手术恢复颈椎生理曲度和稳定性，后续治疗原则为
A. 脊柱制动，防止二次脊髓损伤
B. 激素冲击治疗
C. 恢复脊柱正常序列和生理曲度
D. 解除脊髓压迫
E. 防止并发症
F. 使用药物和高压氧治疗减轻脊髓水肿
G. 术后无需固定，尽早活动

【答案】ABCDEF

【解析】考查脊髓损伤的治疗原则。颈椎植骨融合内固定手术后应佩戴颈托，固定1~3个月。其他选项均正确。

【难度】中

（贾文清）

第三章　颅脑外伤

【A1 型题】

1. 急性硬脑膜下血肿最多见的出血来源为
   A. 脑皮质破裂的小动脉
   B. 注入上矢状窦的桥静脉
   C. 注入蝶顶窦的大脑中静脉
   D. 注入横窦的 Labbé 静脉
   E. 大脑大静脉

【答案】A
【难度】易

2. 亚急性硬脑膜下血肿是指伤后
   A. 24 小时 ~3 周　　B. 3 天 ~3 周
   C. 1~3 周　　D. 24 小时 ~2 周
   E. 2 天 ~2 周

【答案】B
【难度】易

3. 脑挫裂伤后脑水肿高峰期出现于伤后
   A. 24 小时内　　B. 1~2 天
   C. 2~4 天　　D. 4~6 天
   E. 1 周后

【答案】C
【解析】脑挫裂伤后脑水肿高峰期出现于伤后的 2~4 天,1 周左右消退,2 周后消失。
【难度】难

4. 小脑幕裂孔疝早期的临床表现是
   A. 意识丧失,呼吸次数减少
   B. 双侧瞳孔扩大
   C. 一侧瞳孔扩大,对侧肢体瘫痪
   D. 双侧瞳孔散大,意识丧失
   E. 意识丧失,一侧瞳孔散大,对侧肢体瘫痪

【答案】E
【难度】易

5. 成人颅内压增高,较客观的指标是
   A. 头痛　　B. 意识障碍
   C. 呕吐　　D. 脑中线移位 2mm
   E. 视神经乳头水肿

【答案】E
【解析】颅内高压的客观表现是视神经乳头水肿。表现为视神经乳头充血、边缘模糊、静脉怒张。
【难度】易

6. 有关火器性颅脑损伤的手术,以下处理**错误**的是
   A. 清创应尽早进行
   B. 碎骨片应力争彻底清除
   C. 深部小弹片更应清除
   D. 术中应适当扩大射入口
   E. 术中应用抗生素水冲洗

【答案】C
【解析】对于脑深部、1cm 以下的弹片如寻找困难可以保留,以免寻找时加重脑损伤。
【难度】中

7. 临床诊断为脑震荡的患者,可能的表现是
   A. 有逆行性遗忘,昏迷时间常大于 30 分钟
   B. 神经系统检查一定有病理反射
   C. 脑脊液常规、生化有异常
   D. CT 检查可有阳性表现
   E. 脑干听觉诱发电位可有异常

【答案】E
【解析】对轻型脑震荡患者行脑干诱发电位检查时发现,50% 以上的患者存在波形异常,表明实际上有脑器质性损害。
【难度】中

8. 治疗颅底骨折引起的脑脊液漏时,下列方法**错误**的是
   A. 保持鼻腔和外耳道清洁

B. 使用乙酰唑胺
C. 限制液体入量
D. 使用棉球填塞鼻腔或外耳道
E. 头抬高 30°
【答案】D
【难度】易

9. 关于原发性脑干损伤的治疗方法**不适宜**的是
A. 激素
B. 气管切开
C. 开颅手术
D. 颅内压监测
E. 亚低温治疗
【答案】C
【难度】易

10. 对于弥漫性轴索损伤中微小脑挫伤灶及早期脑梗死的显示,常需行
A. CT 平扫
B. CT 增强扫描
C. MRI
D. PET
E. SPECT
【答案】C
【解析】对于弥漫性轴索损伤中微小脑挫伤灶及早期脑梗死的显示 MRI 明显优于 CT。
【难度】易

11. 在颅脑外伤中,属间接暴力致伤的方式有
A. 加速伤
B. 减速伤
C. 对冲伤
D. 挤压伤
E. 颅骨和脊柱连接处损伤
【答案】E
【解析】间接暴力损伤包括:挥鞭样损伤及颅骨与脊柱连接处损伤,而加速伤、减速伤和挤压伤属直接暴力损伤。
【难度】中

12. 减速伤常造成
A. 脑干损伤
B. 弥漫性轴索损伤
C. 冲击点伤
D. 对冲伤
E. 冲击点伤和对冲伤同时出现
【答案】E
【解析】运动中的头颅碰撞在静止的外物上,为减速伤,常造成冲击点伤和对冲伤同时出现。
【难度】难

13. 脑干损伤的特征性表现是
A. 中枢性高热
B. 瞳孔不等大
C. 去大脑强直
D. 深度昏迷
E. 生命功能紊乱
【答案】C
【解析】对于伤后立即昏迷并进行性加重,瞳孔大小多变、早期发生呼吸循环功能衰竭、出现去大脑强直及双侧病理征阳性的患者,原发性脑干损伤的诊断基本成立。
【难度】中

14. 下列关于慢性硬脑膜外血肿的说法**错误**的是
A. 伤后 3 天至 1 周出现临床症状
B. 青年男性多见
C. 好发于额、顶、颞区
D. 较为少见
E. 对于需要手术者,绝大多数需行骨瓣开颅,血肿清除术
【答案】A
【解析】慢性硬脑膜外血肿是指伤后 3 周以上出现症状者,与急性硬脑膜外血肿相反,它好发于额、颞、顶区。一般老年人多见。
【难度】易

15. 关于急性硬脑膜外血肿的手术治疗,以下选项**错误**的是
A. 对与硬膜粘连的小血肿块无须清除
B. 对骨折线出血应寻找来源并彻底止血
C. 如脑减压满意无须做硬膜下探查
D. 一般不做去骨瓣减压
E. 血肿清除后周边硬膜应悬吊缝合于骨缘
【答案】B
【解析】对骨折线延伸较长的硬脑膜外血肿,清除血肿后硬膜悬吊缝合多可制止再出血,沿骨折线追寻出血来源将加重硬膜外出血及渗血,应予避免。
【难度】易

16. 颅脑外伤后,在意识方面,常出现昏迷—清醒—昏迷,即所谓中间清醒期,下列关于中间清醒期的叙述**错误**的是
A. 颅脑外伤后,由硬脑膜外血肿导致的昏迷,均存在中间清醒期
B. 急性硬脑膜下血肿患者可出现中间清醒期
C. 急性硬脑膜下血肿患者可不出现中间清醒期
D. 第一次昏迷为原发性颅脑损伤所致,第二次昏迷为继发性颅脑损伤所致
E. 急性硬脑膜外血肿的中间清醒期比急性硬脑膜下血肿的表现更为典型
【答案】A

【解析】当原发性颅脑损伤较重,患者原发性昏迷和继发性昏迷重叠时,或昏迷进行性加重时,即使急性硬脑膜外血肿也不出现中间清醒期。原发性颅脑损伤较轻时,伤后可无原发昏迷,至颅内血肿形成后出现进行性颅内压增高及意识障碍。

【难度】易

17. 开放性颅脑损伤最主要的处理原则是

A. 认真清创　B. 抗生素

C. 止痛　D. 止血药物

E. 纠正一般情况

【答案】A

【难度】易

18. 关于颅底骨折的说法,下列选项**错误**的是

A. 颅底 X 线检查可无阳性发现

B. 依靠临床体征可以诊断

C. 诊断需有脑脊液漏发生

D. 单纯颅底骨折以保守治疗为主

E. 脑脊液漏无须早期修补

【答案】C

【解析】脑脊液漏的发生提示存在颅底骨折,但也有许多颅底骨折并无脑脊液漏发生。

【难度】易

19. 形成脑疝的根本条件是

A. 剧烈头痛

B. 频繁呕吐

C. 过量补液

D. 颅内各分腔压力不均衡

E. 高压灌肠

【答案】D

【难度】易

20. 对于头皮血肿的说法,下列选项**错误**的是

A. 皮下血肿体积小,中心稍软,周边硬,有时误认为凹陷骨折

B. 帽状腱膜下血肿可前至眉弓,后至枕外粗隆与上项线

C. 骨膜下血肿不可抽吸,应给予加压包扎治疗

D. 各类血肿均可采取早期冷敷,24~48 小时后热敷的方法处理

E. 巨大帽状腱膜下血肿可采用抽吸后加压包扎的方法处理

【答案】C

【解析】骨膜下血肿在严格消毒下抽吸淤血 1~2 次即可康复,但忌加压包扎,以防血液经骨折缝流向颅内。

【难度】易

21. 外伤性颅内血肿形成的严重后果是

A. 引起颅内压增高,出现脑疝

B. 脑组织受压

C. 引起脑水肿

D. 血肿位于白质深部

E. 脑皮质功能受损

【答案】A

【解析】颅脑创伤后原发性损伤和继发性损伤,治疗干预的主要目的是防止继发性损伤,脑疝是继发性损伤中最严重的后果,会危及患者的生命。

【难度】易

22. 在颅脑损伤中,对冲伤常见于

A. 外力打击的加速性损伤

B. 额、顶部着地的减速性损伤

C. 枕部着地的减速性损伤

D. 挥鞭样损伤

E. 挤压性损伤

【答案】C

【解析】由于前中颅凹底骨质凹凸不平,因此,枕部着地的减速伤易导致额颞部对冲伤。

【难度】易

23. 开放性颅脑损伤的标志是

A. 头皮裂伤

B. 颅骨开放性骨折

C. 硬脑膜破裂

D. 头皮、颅骨和硬脑膜都有裂伤

E. 颅骨粉碎骨折

【答案】C

【解析】硬脑膜是脑组织的重要屏障,创伤性脑损伤中硬脑膜破裂是开放性脑损伤的标志。而颅底骨折伴随的内开放性损伤,可以不伴有头皮的损伤。

【难度】难

24. 关于弥漫性轴索损伤,下列选项**错误**的是

A. 常由头部遭受加速、扭转暴力所致

B. 是伤后立即发生和不可逆的,多无有效的治疗方法

C. 通常有脑干损伤的表现

D. 颅内压增高不明显

E. 可导致持续性植物状态

【答案】B

【解析】伤后早期轴索断裂发生率很低,轴索损伤是一个渐进的过程,理论上讲,尽早采取有效措施是可以终止其进行性发展。

【难度】中

25. 标准外伤大骨瓣开颅术,骨窗大小为

A. 12cm × 15cm　B. 5cm × 6cm

C. 8cm×10cm　　D. 6cm×8cm
E. 15cm×18cm

【答案】A
【难度】中

26. 急性硬脑膜外血肿患者中间清醒期的长短主要取决于
A. 原发性脑损伤的轻重
B. 出血的来源
C. 血肿的部位
D. 血肿形成的速度
E. 血肿量的大小

【答案】D
【解析】中间清醒期就是在脑原发性损伤和继发性损伤之间的时间,如果原发性损伤重可能也不明显。硬脑膜外血肿可以是逐渐增加的,当颅内压失代偿时会出现意识障碍,这是决定中间清醒期长短的主要因素。
【难度】中

27. 头部外伤后昏迷1小时即发现右侧肢体轻瘫,腰椎穿刺呈血性脑脊液,以后逐渐好转恢复。应首先考虑为
A. 脑震荡
B. 脑挫伤
C. 脑内血肿
D. 急性硬脑膜外血肿
E. 急性硬脑膜下血肿

【答案】B
【解析】根据病史分析,脑脊液为血性,说明有脑损伤,但是较轻,可恢复,应首先考虑为脑挫伤。
【难度】中

28. 治疗颅底骨折引起的脑脊液漏时,下列方法中**错误**的是
A. 保持鼻腔和外耳道清洁
B. 用乙酰唑胺
C. 使用棉球填塞鼻腔或外耳道
D. 限制液体入量
E. 头抬高30°卧向患侧

【答案】C
【难度】易

29. 脑干损伤的特征性表现是
A. 中枢性高热　　B. 瞳孔不等大
C. 去大脑强直　　D. 深度昏迷
E. 生命功能紊乱

【答案】C
【难度】易

30. 良性颅内压增高是指颅内压增高伴
A. 脑积水
B. 头痛、视神经乳头水肿等症状
C. 共济失调
D. 脑脊液蛋白增高
E. 视野缺损及偏瘫

【答案】B
【解析】良性颅内压增高是指凡颅内压增高伴头痛、视神经乳头水肿等症状,但没有其他神经系统阳性体征,脑脊液检查正常,排除占位性病变及脑积水者。
【难度】易

31. 颈内动脉海绵窦瘘最常见的病因是
A. 先天性　　B. 外伤性
C. 感染性　　D. 动脉硬化
E. 血管壁结构不良

【答案】B
【解析】颈内动脉海绵窦瘘因外伤引起者占3/4,窦内段颈内动脉因外伤而破裂,多与颅底骨折合并存在。
【难度】易

32. 有关外伤性脑脊液漏,下列说法**错误**的是
A. 脑脊液漏多可自行停止
B. 岩骨骨折可出现脑脊液耳漏
C. 脑脊液鼻漏见于前颅窝骨折
D. 大量、持续的脑脊液漏应考虑手术修补漏口
E. 脑脊液漏可延迟发生

【答案】C
【解析】脑脊液鼻漏在前、中颅窝骨折均可发生。
【难度】中

33. 闭合性颅脑损伤早期治疗要点是
A. 防止休克
B. 防止癫痫
C. 气管切开
D. 控制水入量
E. 防止脑水肿和颅内血肿

【答案】E
【解析】闭合性颅脑损伤早期治疗主要是防止继发性脑损伤。
【难度】中

34. 患者头部外伤后,双眼出现向左侧的同向凝视,可能的诊断是
A. 右侧额极损伤
B. 左侧额极损伤
C. 左侧额中回后部损伤

D. 左枕叶损伤
E. 右颞叶损伤

【答案】C
【解析】在额中回后部，有额叶凝视中枢，刺激性病变引起双眼向健侧的同向凝视，破坏性病变引起向病侧的同向凝视。
【难度】难

35. 偏瘫少见于
A. 外伤性脑内血肿
B. 迟发性脑内血肿
C. 慢性硬脑膜下血肿
D. 慢性硬脑膜下积液
E. 蛛网膜下腔出血

【答案】E
【解析】如果出血弥漫地分布于蛛网膜下腔，而没有形成颅内血肿或硬脑膜下血肿，往往局灶体征少见。
【难度】易

36. 关于颅底骨折，下列选项**错误**的是
A. 颅前窝骨折可出现“熊猫眼”
B. 颅中窝骨折可出现鼻漏
C. 颅后窝骨折可出现乳突区皮下瘀斑
D. 有脑脊液漏时禁行腰椎穿刺
E. 脑脊液漏时一般应在2周内自行停止，若不停止，即应行手术修补

【答案】E
【解析】脑脊液漏者一般在伤后2周会自行闭合，但是如果迁延1个月以上仍不愈合可根据患者情况行脑脊液漏修补术。
【难度】易

37. 下列关于静脉窦损伤的说法**错误**的是
A. 上矢状窦损伤最常见
B. 静脉窦损伤后伴有颅内血肿多需手术治疗
C. 术中为减少出血，患者头位可抬高，但不宜过高
D. 上矢状窦后1/3损伤，可分别结扎两断端
E. 非主侧横窦断裂，可分别结扎

【答案】D
【解析】上矢状窦前1/3损伤可结扎，而后2/3及主要一侧的横窦，因结扎后可能引起多肢瘫或颅内压增高以致死亡，故不宜结扎，而应尽可能修复。
【难度】中

38. 颅盖骨折通常的诊断依据是
A. 颅脑X线片　B. 头痛伴呕吐
C. 脑定位体征　D. 局部骨擦音
E. 头部外伤史

【答案】A
【解析】颅脑X线片是颅盖骨折通常的诊断依据。
【难度】易

39. 下列关于急性硬脑膜外血肿的说法**错误**的是
A. 幕上急性硬脑膜外血肿以颞部多见
B. 均出现所谓的“中间清醒期”
C. 大多数并发颅骨骨折
D. 好发于青壮年
E. 在患者中间清醒期常有躁动不安

【答案】B
【解析】当原发性脑损伤较轻时，可不出现原发性昏迷，即不出现中间清醒期。
【难度】易

40. 脑挫裂伤后2~3天，病灶周围常伴有局限性脑水肿的是
A. 血管源性脑水肿
B. 细胞性脑水肿
C. 血管源性脑水肿和细胞性脑水肿
D. 渗透压性脑水肿
E. 间质性脑水肿

【答案】C
【解析】在脑挫裂伤灶周围常常是血管源性脑水肿和细胞性脑水肿都存在。
【难度】中

41. 硬脑膜外血肿的好发部位在
A. 额部　B. 颞部　C. 顶枕部
D. 顶部　E. 矢状窦旁

【答案】B
【难度】易

42. 治疗脑水肿最常用的药物为
A. 25%山梨醇　B. 20%甘露醇
C. 30%尿素　D. 50%葡萄糖
E. 地塞米松

【答案】B
【解析】高渗性脱水药物目前应用较为广泛的是20%甘露醇。
【难度】易

43. 以下关于脑震荡的诊断**不正确**的是
A. 意识丧失小于30分钟
B. 有头痛、恶心等症状
C. 常有逆行性健忘
D. 颅脑CT显示轻微异常
E. 神经系无阳性体征

【答案】D
【难度】易

44. 头部创伤后患者长期昏迷，并出现尿崩症，受损的部位是
A. 视上核、室旁核　B. 室旁核
C. 结节核　D. 结节漏斗
E. 网状结构
【答案】A
【解析】视上核和室旁核与抗利尿激素分泌有关并控制渴感，损伤后导致尿崩症。
【难度】中

45. 脑水肿常发生于
A. 颅脑损伤　B. 脑性瘫痪
C. 脑营养不良　D. 颅内动脉瘤
E. 颅底凹陷症
【答案】A
【难度】易

46. 双足着地的坠落伤多为
A. 加速性损伤　B. 减速性损伤
C. 挤压伤　D. 挥鞭样损伤
E. 颅颈连接处损伤
【答案】E
【难度】易

47. 幕上急性硬脑膜外血肿的CT表现一般为
A. 透镜状高密度影　B. 透镜状低密度影
C. 新月形高密度影　D. 新月形低密度影
E. 不规则高密度影
【答案】A
【难度】易

48. 外伤性颅内幕上血肿造成小脑幕切迹疝的早期表现为
A. 意识丧失，双侧瞳孔缩小，呼吸困难
B. 意识丧失，双侧瞳孔散大，去大脑强直
C. 意识丧失，血肿同侧瞳孔散大，光反射消失及同侧偏瘫
D. 意识丧失，血肿对侧瞳孔散大，光反射消失及对侧偏瘫
E. 意识丧失，血肿同侧瞳孔散大，光反射消失及对侧偏瘫
【答案】E
【解析】小脑幕切迹疝时疝入的脑组织压迫同侧动眼神经导致同侧瞳孔散大，压迫中脑导致对侧偏瘫。
【难度】易

49. 迟发性外伤性颅内血肿多发于伤后
A. 3天内　B. 1周内
C. 2周内　D. 3周内
E. 1个月内
【答案】A
【难度】易

50. 下列关于脑挫裂伤的说法**错误**的是
A. 在部分患者可无意识障碍
B. 意识障碍常是最突出的临床表现，昏迷时间常大于30分钟
C. 腰椎穿刺脑脊液是血性的
D. 多数有中间清醒期
E. 确诊常需CT扫描检查
【答案】D
【解析】脑挫裂伤临床表现差异很大，轻者可没有原发性意识障碍，多数伤后立即昏迷，时间常大于30分钟，脑脊液为血性的，常需CT检查确诊。
【难度】易

51. 与继发性脑干损伤**无关**的表现是
A. 脑水肿　B. 癫痫
C. 颞叶血肿　D. 小脑血肿
E. 额颞部脑挫裂伤
【答案】B
【解析】创伤后脑继发性脑干损伤，很少引起癫痫。
【难度】中

52. 治疗颅内压增高的关键措施是
A. 应用脱水药物
B. 脑室穿刺、脑脊液引流
C. 开颅减压
D. 迅速去除病因
E. 限制水、钠摄取量
【答案】D
【难度】易

【A2型题】

1. 男性，40岁，头部外伤后2小时入院，伤后曾有昏迷约30分钟。查体：神志清楚，GCS评分10分，头顶有一头皮血肿约3cm×3cm，头皮无明显裂伤，左侧外耳道可见稀薄血性液体流出。CT：左颞可见一线形骨折，左额颞可见一薄层硬脑膜下血肿，左颞点、片状高密度，颅内可见少量气体。应诊断为
A. 轻型闭合性颅脑损伤
B. 中型闭合性颅脑损伤
C. 重型闭合性颅脑损伤
D. 轻型内开放性颅脑损伤

E. 中型内开放性颅脑损伤

【答案】E

【解析】创伤性脑损伤的诊断，有轻中重型的诊断，目前主要是依靠 GCS 评分。颅底骨折并伴有颅内积气，说明有内开放性损伤。

【难度】易

2. 女性，46 岁，脑外伤 12 小时，头痛、呕吐 2 次，伤后昏迷 1 小时。颅脑 CT 示左额颞脑挫裂伤，中线无移位，但出现脑脊液鼻漏。其治疗应为

A. 开颅探查修补漏口

B. 经鼻窦手术修补漏口

C. 脱水降颅压

D. 预防感染

E. 鼻腔填塞漏口

【答案】D

【难度】易

3. 女性，15 岁，骑车摔倒，左额部着地，当时昏迷，20 分钟后清醒，自觉轻微头痛，四肢活动正常，次日头痛加重，呕吐 1 次，来院复诊，首先应行的检查是

A. 颅脑 CT　　B. 脑电图

C. 脑血管造影　　D. 腰椎穿刺

E. 颅脑 MRI

【答案】A

【解析】创伤性脑损伤最主要的辅助检查是 CT。

【难度】易

4. 男性，29 岁，工人，右侧颞枕部被石块击伤后昏迷 10 分钟，摄片时有右颞骨骨折，清醒 3 小时后又转入昏迷，逐渐伴右侧瞳孔散大，左侧肢体瘫痪。此时最好的处理是

A. 开颅探查，右侧颞部入路

B. 开颅探查，右侧额颞部入路

C. 开颅探查，右侧枕顶部入路

D. 开颅探查，左侧额颞入路

E. 继续脱水利尿，应用激素治疗

【答案】B

【解析】颅骨骨折是硬脑膜外血肿的主要原因，病史中叙述的是典型的中间清醒期，而且出现了脑疝征象，应该紧急开颅探查。探查手术应该顾及尽量大的范围，并要考虑到减压手术，采用额颞部入路为好。

【难度】中

5. 男性，70 岁，跌倒摔伤头部，无昏迷及意识障碍，无颅骨骨折。1 个月后出现颅内高压症状。最可能的诊断是

A. 慢性硬脑膜外血肿

B. 多发颅内血肿

C. 慢性硬脑膜下血肿

D. 脑外伤后遗症

E. 脑卒中

【答案】C

【难度】易

6. 男性，50 岁，2 小时前被木棒击伤左颞部，伤后头痛、呕吐，1 小时前意识不清。中度昏迷，左侧瞳孔散大，右侧肢体病理征(+)。诊断考虑为

A. 颅骨凹陷性骨折伴脑疝

B. 急性硬脑膜外血肿伴脑疝

C. 急性硬脑膜下血肿伴脑疝

D. 脑挫裂伤伴脑疝

E. 原发脑干损伤

【答案】B

【难度】易

7. 女性，18 岁，枕部外伤 2 小时入院。X 线片显示枕骨骨折，行 MRI 检查时，突然呼吸停止，昏迷，瞳孔散大。患者最可能的诊断为

A. 休克　　B. 脑挫裂伤

C. 脑干损伤　　D. 小脑幕切迹疝

E. 枕骨大孔疝

【答案】E

【解析】枕骨大孔疝病情变化更为凶险，由于直接压迫脑干会出现呼吸骤停。

【难度】易

【A3/A4 型题】

(1~3 题共用题干)

男性，28 岁，头部被爆炸的弹片击伤，昏迷 6 小时。查体：体温 39℃，脉搏 100 次 /min，呼吸 26 次 /min，血压 105/83mmHg，浅昏迷，右额部可见伤口大小 3cm×4cm，有血性液体外流，两侧瞳孔等大，右上肢活动少。

1. 首先应检查

A. 颅脑 X 线片　　B. 颅脑 CT

C. 颅脑 MRI　　D. 颅脑多普勒超声

E. 颅内压测定

【答案】B

【难度】易

2. 可**除外**的诊断是

A. 急性硬脑膜外血肿

B. 开放性颅脑损伤
C. 颅骨骨折
D. 急性颅脑火器伤
E. 脑挫裂伤

【答案】A
【难度】易

3. 最适宜的治疗措施是
A. 抗休克
B. 伤口加压包扎
C. 抗生素
D. 物理降温
E. 彻底清创,修补硬脑膜

【答案】E
【解析】本题考查开放性脑损伤,特别是火器伤 CT 是首选的辅助检查。在此种受伤机制下,单纯的硬脑膜外血肿少见;治疗原则应为彻底清创,修补硬脑膜。
【难度】易

(4~5 题共用题干)

男性,32 岁,头部外伤。查体:呼之睁眼,不能正确回答问题,刺痛定位。

4. 该患者 GCS 分级为
A. 8 分　B. 9 分　C. 10 分
D. 11 分　E. 12 分

【答案】E
【难度】易

5. 该患者的颅脑损伤类型为
A. 轻型　B. 中型　C. 重型
D. 特重型　E. 挫裂型

【答案】B
【解析】GCS 评分是脑外伤诊断的基本功,伤情轻重的程度也是依此判定的。
【难度】易

(6~8 题共用题干)

女性,45 岁,头部外伤 3 小时,伤后立即昏迷。查体:中度昏迷,右侧瞳孔散大,对光反射消失,左侧肢体肌张力增高,病理反射(+),左顶枕部有直径 4cm 的头皮下血肿。颅脑 CT 示右额颞部高密度新月形影像。

6. 应考虑的诊断是
A. 右额颞脑挫伤,脑疝
B. 右额颞脑内血肿,脑疝
C. 右额颞急性硬脑膜下血肿,脑疝
D. 右额颞急性硬脑膜外血肿,脑疝
E. 右额颞急性硬脑膜下积液,脑疝

【答案】C
【难度】易

7. 出血来自
A. 脑膜中动脉　B. 脑表面挫伤小动脉
C. 脑桥静脉　D. 矢状窦
E. 蛛网膜颗粒

【答案】E
【难度】易

8. 最重要的治疗措施是
A. 冬眠疗法
B. 气管切开
C. 脱水疗法
D. 止血,抗感染
E. 急诊手术去除血肿,去骨瓣减压

【答案】E
【解析】创伤后出现硬脑膜下血肿是伤情较为严重的一种,病情发展快,脑疝发生早,应该尽早干预,手术清除血肿,若有脑疝应去除骨瓣减压。
【难度】易

(9~11 题共用题干)

男性,30 岁,脑外伤昏迷 1 小时。查体:血压 170/100mmHg,脉搏 60 次 /min,呼吸 12 次 /min,GCS 7 分,瞳孔左侧 4mm、右侧 2mm,左侧瞳孔对光反射消失,右侧肢体瘫痪。

9. 最有价值的检查为
A. 颅脑 X 线片　B. 腰椎穿刺
C. 颅脑超声　D. 颅脑 CT
E. 脑血管造影

【答案】D
【难度】易

10. 颅脑 CT 示:左额颞底面广泛脑挫裂伤,颞叶脑内血肿量 60ml,同侧脑室受压,中线向右移位 15mm,考虑出血受伤的机制为
A. 左枕部的加速性损伤所致
B. 右枕部的减速性损伤所致
C. 左额颞部对冲伤所致
D. 左额颞部冲击伤所致
E. 左额颞部直接击伤所致

【答案】B
【难度】易

11. 该患者目前最适宜的治疗方法为
A. 严密观察
B. 大量应用激素
C. 腰椎穿刺放疗
D. 急诊开颅手术
E. 绝对休息,对症处理
【答案】D
【解析】颅脑损伤最有价值的检查手段是颅脑CT;减速性损伤常可见对冲伤;左颞叶血肿的手术指征为血肿大于30ml,中线移位大于10mm。
【难度】易

(12~15题共用题干)
女性,30岁,不慎摔倒,枕部着地,昏迷40分钟,醒后对伤情记忆不清,呕吐3次。查体:神清,嗜睡,枕部可见0.5cm×2.0cm的裂口,其他神经系统检查阴性。颅脑CT示双额极少许混杂密度影。颅脑X线片示枕骨骨折。
12. 该患者补充诊断为
A. 轻度闭合性颅脑损伤,脑震荡,枕骨骨折
B. 中度开放性颅脑损伤,脑挫裂伤,枕骨骨折
C. 重度闭合性颅脑损伤,脑挫裂伤,枕骨骨折
D. 轻度闭合性颅脑损伤,脑挫裂伤,枕骨骨折
E. 中度闭合性颅脑损伤,双额叶脑挫裂伤,枕骨骨折
【答案】A
【难度】易
13. 第3天患者神志淡漠,呕吐重。复查CT示枕骨梭形高密度影,脑室枕角受压。修正诊断为
A. 急性硬脑膜外血肿
B. 亚急性硬脑膜外血肿
C. 急性硬脑膜下血肿
D. 亚急性硬脑膜下血肿
E. 脑内血肿增大
【答案】A
【难度】易
14. 以上诊断的血肿出血来源为
A. 脑膜中动脉 B. 脑膜中静脉
C. 横窦和乙状窦 D. 骨折部位出血
E. 脑表层血管
【答案】D
【难度】易
15. 此患者回答问题错误,呼唤可睁眼,压眶可定位GCS评分为
A. 14分 B. 13分 C. 12分
D. 11分 E. 10分
【答案】C
【解析】GCS评分是脑外伤诊断的基本方法,伤情轻重的程度也是依此判定。如果在病情观察中,GCS变差,提示颅内情况恶化,需要明确诊断,积极干预。
【难度】易

【案例分析题】

案例一 男性,30岁,高处坠落致头部损伤3小时,意识进行性变差。查体:GCS评分7分,瞳孔左：右=4mm：2mm,双侧对光反射迟钝,左颞部头皮肿胀,左眼周青紫。
提问1:考虑患者存在小脑幕切迹疝发生时,下列结构中可能受损的是
A. 大脑前动脉 B. 滑车神经
C. 动眼神经 D. 大脑后动脉
E. 中脑 F. 丘脑下部
G. 颞叶外侧
【答案】CDEF
【解析】动眼神经、大脑后动脉邻近小脑幕裂孔,易因疝入脑组织压迫及中脑移位牵拉而受损。大脑前动脉及滑车神经均距小脑幕裂孔较远,一般不受影响。而小脑幕裂孔疝发生时,中脑移位、缺血、坏死可导致上方的丘脑下部受损。
【难度】难
提问2:针对此患者,最有诊断价值的检查是
A. MRI B. 腰椎穿刺
C. CT D. X线
E. 脑血管造影 F. 神经系统查体
G. 脑电图
【答案】C
【解析】CT和MRI可以看到颅内血肿的量和对周围脑组织的影响,脑血管造影可以观察到血肿对血管的影响,并能间接反映血肿对脑组织的影响,其余两个帮助不大。此患者为脑疝,病情危及,应首选CT检查,了解颅内的具体情况。
【难度】易
提问3:辅助检查提示左颞硬脑膜外血肿,中线移位10mm。此时应该采取的治疗策略为
A. 神经重症监护,加大脱水治疗
B. 过度换气,降低颅内压

C. 急诊手术,清除血肿去除左额颞骨瓣
D. 急诊手术,清除血肿去除左颞骨瓣
E. 巴比妥治疗
F. 低温治疗
G. 姑息治疗

【答案】C
【解析】此患者为脑疝,病情危及,应急诊行手术治疗,脑疝患者应去除骨瓣,为了减压充分,额颞开颅去除骨瓣为经典。
【难度】易

提问4:经治疗后,患者的GCS评分为8分,此时应该关注的治疗包括
A. 早期的肠内营养支持
B. 感染的预防和治疗
C. 呼吸换气的正常化
D. 物理治疗
E. 液体治疗
F. 神经重症监护
G. 适当的神经影像检查

【答案】ABCDEFG
【解析】以上选项都是神经重症患者在ICU需要关注的内容。
【难度】难

案例二 男性,68岁,摔伤头部50天,当时CT检查未见明确异常。近1周来出现头痛和左侧肢体活动不利,并进行性加重。既往有高血压病史。

提问1:分析病史,最有可能的诊断是
A. 颅内肿瘤
B. 脑梗死
C. 良性颅内压增高
D. 自发颅内出血(高血压脑出血)
E. 慢性硬脑膜下血肿
F. 动脉瘤破裂出血
G. 硬脑膜外血肿

【答案】E
【解析】慢性硬脑膜下血肿,常有头部轻伤或被忽略的受伤史,症状常在伤后3周以上出现,血肿增大后会产生占位效应,好发于中老年人。
【难度】易

提问2:若此时复查CT,这种疾病有可能的表现包括
A. 高、低混合密度　B. 双凸形低密度
C. 新月形低密度　D. 新月形高密度
E. 新月形等密度　F. 颅骨骨折
G. 脑内混合密度

【答案】ABCDE
【解析】慢性硬脑膜下血肿由于时间的不同,在CT上可表现为新月形、半月形、双凸形低密度,也可为高密度、等密度和混杂密度。
【难度】难

提问3:针对该病,以下说法正确的是
A. 是由于直接损伤颅内血管导致
B. 一些病例可以没有明确的颅脑创伤史
C. 一部分患者的血肿可以自行吸收
D. 药物治疗受到越来越多的关注,对一些病例有效
E. 钻孔引流术是较为常用的手术方式
F. 开颅手术的治疗效果更好
G. 手术治疗效果很好,随访意义不大

【答案】BCDE
【解析】慢性硬脑膜下血肿增大的原因一般认为是硬膜下慢性炎症所致,是一个缓慢增长的过程,而不是直接的脑血管损伤所致。一些病例并不能提供明确的头部创伤病史。一些症状轻微或偶然发现慢性硬脑膜下血肿的患者,包括术后残留的血肿,血肿可以自行吸收。阿托伐他汀经过临床试验证明对该病有效。钻孔引流手术证明是该病有效的手术治疗方式,甚至比开颅手术的预后还要好,开颅手术由于巨大的风险,已基本摒弃,只在一些特殊病例中采用。钻孔引流手术的复发率在10%左右,随访是十分有必要的,至少随访半年。
【难度】难

提问4:下面关于慢性硬脑膜下血肿钻孔引流术,**不正确**的说法是
A. 手术创伤小,可以手术后完成相关检查
B. 手术可以采用局部麻醉
C. 钻两个孔和钻一个孔均可
D. 生理盐水冲洗的步骤很重要
E. 若术中观察到血肿清除干净,可以考虑不放置引流
F. 术后应注意观察,保持引流管通畅
G. 拔除引流管前CT检查没必要

【答案】AEG
【解析】钻孔引流是神经外科"最小"的手术,但有必要在术前对身体状况作出评估。一般局部麻醉可以完成手术。目前的证据显示,手术钻孔多少是根据医生自己的经验决定,和预后无明显相关。生理盐水冲洗一

般认为可以促进血肿的排出，改善预后。放置引流管可以明显改善疗效，引流管可以排出残留的血肿，因此术后应该保持引流的通畅。拔除引流管前，CT的检查是必要的，可观察血肿的引流情况，因为血肿是否残余与预后相关。

【难度】难

案例三 男性，72岁，因进行性左侧肢体无力2周，无其他症状。既往有高血压病史，无其他病史及头部创伤史。查体：左侧肢体肌力5^{-}级，余正常。

提问1：接诊的医生除了行CT检查外，应该考虑到的鉴别诊断疾病有

A. 缺血性脑血管病(脑梗死)
B. 出血性脑血管病(脑出血)
C. 慢性硬脑膜下血肿
D. 颅内肿瘤
E. 神经系统免疫或炎性病变
F. 癫痫
G. 颈髓疾病

【答案】CDE

【解析】脑血管病不管是缺血性还是出血性，一般是急骤发病，很快就发展到病情高峰，即使是短暂脑缺血发作，在发作的间歇期是正常的，因此，A、B选项排除，而C、D、E选项不能排除。

【难度】难

提问2：CT检查发现右侧额颞顶新月形低密度影，脑室受压，中线向左移位，最有可能的诊断是

A. 急性硬脑膜下血肿
B. 脑卒中
C. 慢性硬脑膜下血肿
D. 硬脑膜下积液
E. 无法诊断，还需进一步检查
F. 急性硬脑膜外血肿
G. 脑外积水

【答案】C

【解析】慢性硬脑膜下血肿可以没有明确的头部外伤史，依照病史和CT表现，最为符合。

【难度】中

提问3：针对这一疾病，可以采用的治疗措施有

A. 开颅血肿清除术
B. 钻孔引流术
C. 药物治疗
D. 钻孔引流术 + 药物治疗
E. 开颅清除血肿 + 药物治疗
F. 观察，不做任何干预
G. 不确定

【答案】BCD

【解析】对于有症状的慢性硬脑膜下血肿患者应积极治疗，以免延误治疗。慢性硬脑膜下血肿钻孔引流术疗效为大家肯定。近来的研究发现药物治疗也能起到一定效果，如患者情况不是很严重，可以采用。手术后继续服用药物可以减少复发，但这点需要更多临床证据支持。

【难度】易

提问4：慢性硬脑膜下血肿的各项治疗中，有高等级的循证医学证据的是

A. 药物治疗效果优于手术治疗
B. 钻孔后放置引流管优于不放置引流管
C. 阿托伐他汀治疗慢性硬脑膜下血肿比安慰剂有效
D. 延长引流时间可以改善预后减少复发
E. 术后卧床体位优于自由体位
F. 引流管的位置对预后是有影响的
G. 手术室进行手术操作效果优于床边操作

【答案】BC

【解析】B、C选项都是通过多中心的随机对照试验证实的，是高等级的证据。其他选项都缺少证据。

【难度】难

案例四 男性，25岁，施工中从4m高处坠落后昏迷，伤后2小时送至医院急诊。查体：GCS评分7分，瞳孔左∶右 =1.5mm∶1.5mm，生命体征平稳，其他科会诊未见明显异常。

提问1：神经外科首先要采取的措施是

A. 有创颅内压力监测，明确颅内压力
B. 亚低温治疗，保护脑组织
C. 甘露醇治疗，脱水降颅内压
D. 重症病房监护，仔细观察病情变化
E. 急诊CT检查，明确颅内情况
F. 镇静治疗，约束保护患者
G. 通知手术室，做好准备

【答案】E

【解析】明确诊断是后续治疗的基础。

【难度】易

提问2：行CT检查提示大脑半球白质内多发小出血灶伴胼胝体出血，硬膜下薄层出血，中线结

构居中,环池显示清楚,此时可以采用的治疗策略为

A. 有创颅内压力监测,明确颅内压力
B. 亚低温治疗,保护脑组织
C. 甘露醇治疗,脱水降颅内压
D. 手术治疗,清除颅内出血
E. 生命支持,维持内环境稳定,减少并发症
F. 镇静镇痛治疗
G. 巴比妥治疗

【答案】ABCEF

【解析】该病例为弥漫性轴索损伤,应以保守治疗为主。

【难度】易

提问3:关于颅内压力监测,说法正确的有

A. 昏迷脑创伤患者,若初始CT正常,可以不进行ICP监测,但是CT的复查是必要的
B. 昏迷患者的初次CT扫描显示有脑部肿胀迹象的弥漫性损伤,应进行ICP监测
C. 建议对昏迷的脑挫伤患者进行ICP监测
D. 如果进行ICP监测,探头应位于挫伤严重的一侧
E. 老年患者ICP监测的好处尚不确定
F. 去骨瓣减压手术后也建议进行ICP监测
G. 伴有严重颅外损伤的患者(如脊髓创伤和/或需要多次手术干预),应考虑进行ICP监测

【答案】ABCDEFG

【解析】昏迷患者应该仔细评估ICP监测的必要性,CT检查对判断初始ICP是有帮助的。脑移位说明有压力差,应该把探头放置在病损重的一侧。目前普遍对老年患者采用ICP监测少,因此证据不多。即使去骨瓣加压手术后,也建议监测ICP。对于有严重颅外损伤的患者,需要长期镇静,无法直接观察病情,可以考虑ICP监测。

【难度】难

提问4:关于重型脑创伤患者的液体治疗,下列说法正确的是

A. 针对重型脑创伤患者,晶体液是首选的维持液体
B. 不建议在神经重症患者中使用胶体液、葡萄糖、低渗溶液和白蛋白作为维持液
C. 不建议将合成胶体液用作神经重症患者低血压时的复苏液体。
D. 建议使用多参数监测方法,由多个变量集成指导血流动力学,以优化液体疗法
E. 不建议要用小剂量(4%)白蛋白作为神经重症患者低血压状态下的复苏液
F. 不建议单独使用中心静脉压(CVP)作为指导液体治疗指标

【答案】ABCDEF

【解析】对于神经重症患者,人工合成的胶体液、白蛋白并不能改善患者预后,晶体液反而能取得更好的效果。不管是维持液还是复苏液体都有类似的结果。指导治疗不能只考虑到循环系统,还要考虑到其他系统,特别是神经系统,所以多参数的监测结果便于病区分析以决定液体治疗的方案。

【难度】难

(刘伟明)

第四章 脑和脊髓血管性疾病

【A1 型题】

1. 下列**不属于**外伤性颈内动脉海绵窦瘘的临床表现是
   A. 患侧搏动性突眼
   B. 患侧颅底骨折
   C. 眼球活动受限
   D. 压迫患侧颈总动脉可使血管杂音增强
   E. 伤后颅内血管杂音的节律与心跳一致

【答案】D
【难度】易

2. 大脑上中下静脉之间的吻合,使静脉回流更加完善,大脑中下静脉间吻合的静脉是
   A. Labbé 静脉　　B. Torlard 静脉
   C. Galen 静脉　　D. Rolandic 静脉
   E. 侧裂静脉

【答案】A
【解析】大脑中浅静脉(superficial middle cerebral vein, SMCV)是大脑浅静脉中唯一与动脉伴行的静脉。大脑中浅静脉表现为单干型(10 侧)、双干型(11 例)、三干型(6 例)和未发育型(3 例)。上吻合静脉(Troland 静脉)和下吻合静脉(Labbé 静脉)是大脑浅静脉主要吻合静脉,它们都与大脑中浅静脉相联系。
【难度】易

3. 脑底 Willis 环的组成动脉是
   A. 大脑前动脉、前交通动脉、大脑后动脉、基底动脉
   B. 基底动脉、后交通动脉、颈内动脉、大脑前动脉
   C. 大脑后动脉、后交通动脉、颈内动脉、大脑前动脉、前交通动脉
   D. 大脑前动脉、大脑后动脉、大脑中动脉、脉络膜前动脉
   E. 基底动脉、后交通动脉、颈内动脉、前交通动脉

【答案】C
【难度】易

4. 下列对于颅内动脉瘤手术的说法,**错误**的是
   A. 某些情况下可以切断一侧大脑前动脉 A_1 段,以利于对基底动脉瘤进行夹闭
   B. 前交通动脉瘤可以行动脉瘤孤立术
   C. 某些情况下一侧后交通动脉可以永久性阻断
   D. 某些情况下一侧大脑后动脉 P_1 段可以永久性阻断
   E. 对合并较大血肿的动脉瘤,可以先清除血肿,再处理动脉瘤

【答案】A
【解析】对于前交通动脉瘤可以临时阻断一侧大脑前动脉 A_1 段,再进行动脉瘤处理。
【难度】易

5. 硬脑膜动静脉瘘最主要的临床表现是
   A. 头痛　　B. 蛛网膜下腔出血
   C. 癫痫　　D. 血管杂音
   E. 神经功能缺失

【答案】D
【解析】硬脑膜动静脉瘘多见首发临床表现为伴随心跳出现的血管杂音。
【难度】易

6. 对蛛网膜下腔出血(SAH)患者早期血管造影未找到出血原因,但发现有脑血管痉挛者,进行二次血管造影复查应与第一次造影间隔
   A. 2 天　　B. 1 周　　C. 2 周
   D. 3 个月　　E. 半年

【答案】D
【解析】蛛网膜下腔出血患者如首次血管造影阴性,

应在3个月左右进行血管造影复查,排除部分动脉瘤出血后血栓或闭塞的可能。

【难度】易

7. 颈内动脉海绵窦瘘结扎颈内动脉应做好的最重要的准备是

A. 术前行MRI了解其静脉走向

B. 术前行CT检查了解并发伤,脑血管造影了解瘘口大小

C. 行脑血管造影剂经颅多普勒检查了解瘘口大小、流速

D. 压闭病侧颈动脉试验,耐受30分钟以上,对侧颈总动脉造影证实病侧半球侧支循环良好

E. 压闭病侧颈动脉试验耐受20分钟,血管造影示瘘口小

【答案】D

【解析】压颈试验可了解患侧半球侧支循环情况。

【难度】中

8. 海绵窦内段颈内动脉与海绵窦内脑神经的比邻关系是

A. 位于脑神经内侧　B. 位于脑神经外侧

C. 位于脑神经上方　D. 位于脑神经下方

E. 位于脑神经后方

【答案】A

【难度】易

9. 正常情况下脑血流量为每分钟50ml/100g,当脑血流量降至哪个范围时,细胞膜离子泵失活,细胞死亡

A. 每分钟18~20ml/100g

B. 每分钟15~18ml/100g

C. 每分钟10~15ml/100g

D. 每分钟8~10ml/100g

E. 每分钟0~8ml/100g

【答案】E

【解析】当脑血流量(CBF)降至每分钟0~8ml/100g可出现不可逆的神经细胞损伤。

【难度】难

10. 以下可以导致脑动静脉畸形(AVM)的血管介入栓塞治疗失败的是

A. AVM的供血动脉明显扩张

B. 供血动脉与动脉主干之间的角度较大

C. 供血动脉直接供应畸形血管团,无分支参与正常脑组织供血

D. 供血动脉细长纡曲

E. 供血动脉粗大,血流速度快,有明显盗血现象

【答案】E

【解析】当供血动脉较大,引流速度较快,可导致栓塞材料不能停留在畸形血管团内,栓塞失败。

【难度】易

11. 海绵窦解剖中著名的Parkinson三角位于

A. 三叉神经眼支与上颌支之间

B. 动眼神经、滑车神经与三叉神经眼支之间

C. 前床突与动眼神经之间

D. 前床突与后床突之间

E. 后床突与床突韧带之间

【答案】D

【难度】易

12. 在内耳门处,和面听神经关系密切的血管是

A. 小脑后下动脉　B. 小脑前下动脉

C. 小脑上动脉　D. 大脑后动脉

E. 后交通动脉

【答案】A

【难度】易

13. 下列不属于小脑幕上硬脑膜外血肿诊断依据的是

A. 中间清醒期

B. 骨折线跨越脑膜中动脉沟

C. 骨折线的同侧瞳孔散大

D. 早期出现去大脑强直

E. 骨折线对侧肢体瘫痪

【答案】D

【难度】中

14. 后循环系统短暂性脑缺血发作患者出现跌倒发作的原因是

A. 颞叶和海马缺血

B. 脑干网状结构缺血

C. 枕叶支质缺血

D. 枕叶视皮质缺血

E. 小脑缺血

【答案】B

【解析】后循环缺血导致短暂性脑缺血发作(TIA)主要表现为头晕或肢体无力,意识丧失,主要因脑干网状结构缺血所致。

【难度】易

15. 有关高血压病脑出血的手术适应证,下列选项不正确的是

A. 有心、肺、肝、肾等严重疾病患者多不易手术

B. 浅部出血应优先考虑手术
C. 动脉血压 >200/120mmHg,眼底出血者多不宜手术
D. 大脑半球出血量 >30ml,小脑出血 >10ml 者多不宜手术
E. 急性脑干出血手术很少成功
【答案】D
【难度】难

16. 脊髓血管畸形中主要的病理类型为
A. 海绵状血管瘤 B. 硬脊膜动静脉瘘
C. 异常血管网形成 D. 髓周动静脉瘘
E. 动静脉畸形
【答案】E
【难度】难

17. 出血型烟雾病最易引起的出血部位是
A. 皮质 B. 脑干 C. 脑室内
D. 小脑 E. 脊髓
【答案】C
【解析】烟雾病脑出血最易引起脑室内出血,部分患者可出现脑内血肿、蛛网膜下腔出血。
【难度】易

【A2 型题】

男性,49 岁,突发头痛 3 小时,DSA 检查发现后交通动脉瘤,拟行手术治疗。以下围术期处理措施**错误**的是
A. 维持正常血压
B. 给予甘露醇治疗
C. 术后应用地塞米松、扩容及控制血黏度
D. 术前适当升高血压,保证脑灌注
E. 应用钙通道阻滞剂
【答案】B
【解析】动脉瘤性蛛网膜下腔出血患者在动脉瘤处理前主要给予镇静、高灌注、控制血压等对症支持治疗,以便预防动脉瘤再次破裂。
【难度】中

【A3/A4 型题】

(1~5 题共用题干)
男性,56 岁,在下午 3 时开会中突发言语不能,伴右侧肢体无力,口角㖞斜,晚上 7:30 急诊送入院。查体:神清,混合性失语;右侧上肢肌力 1 级,下肢肌力 3 级;左侧肌力正常;病理征左侧阳性。既往高血压病史,吸烟多年,每天 20 支。

1. 急诊接诊此患者后首选的检查是
A. CT B. MRI
C. DSA D. TCD
E. 颈部血管超声
【答案】A
【解析】此类患者接诊后应首先除外脑出血,对于本患者 MRI 看似也合适,但作为首选检查,大多数情况下还是 CT 更加方便、快捷、有效。
【难度】易

2. 患者颅脑 CT 见左侧颞顶叶灰白质分界不清,左侧大脑中动脉高密度,此时考虑的诊断为
A. 脑出血 B. 脑梗死
C. 癫痫持续状态 D. 颅内肿瘤
E. 脑炎
【答案】B
【难度】中

3. 患者完成检查返回急诊时为晚上 7:50,此时应首先考虑的是
A. 急诊行 rtPA 静脉溶栓
B. 急诊介入治疗
C. 收入重症监护室进一步检查治疗
D. 进一步完善影像学、实验室诊断后决定诊疗计划
E. 急诊手术
【答案】B
【解析】考虑该患者为急性脑梗死,发病超过 4.5 小时,应考虑急诊介入取栓治疗。
【难度】难

4. 该患者拟安排急诊行脑血管造影,其第一支造影的血管应该是
A. 左侧颈总动脉 B. 右侧颈总动脉
C. 左侧椎动脉 D. 右侧椎动脉
E. 主动脉弓
【答案】E
【解析】按照规范标准的脑血管造影,本患者应先行主动脉弓造影,以了解主动脉弓情况,对于进一步介入治疗方式和耗材的选择十分重要。
【难度】易

5. 该患者术后**很少**发生的并发症是
A. 继发性脑出血 B. 灌注压突破
C. 进展性卒中 D. 颅内感染
E. 癫痫
【答案】D
【解析】术后本例患者常出现的并发症为继发性脑出血、灌注压突破、进展性卒中、癫痫。

【难度】难

(6~9 题共用题干)

男性,24 岁,起床时突发右侧肢体偏瘫伴言语不利,1 天前颈部曾受外伤,既往吸烟 8 年余,每天 20 支,饮酒 10 年。查体:神清,不全运动性失语,对答切题,右上肢远端肌力 4 级,余正常。入院磁共振检查见图 6-4-1。

6. 本例患者应考虑的诊断是

A. 脑炎　　B. 脑梗死

C. 脑出血　　D. 颅内肿瘤

E. 炎性脱髓鞘病变

【答案】E

【解析】患者起病较急,磁共振检查提示急性缺血状态,考虑可能为急性脑梗死。

【难度】易

7. 入院后进一步行脑血管造影,见图 6-4-2,应考虑的诊断为

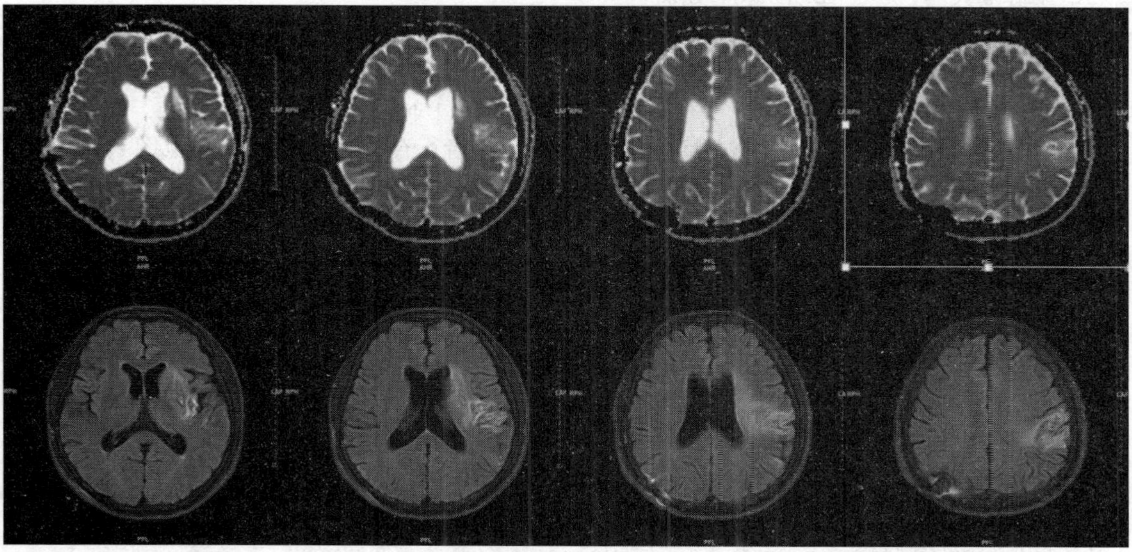

图 6-4-1

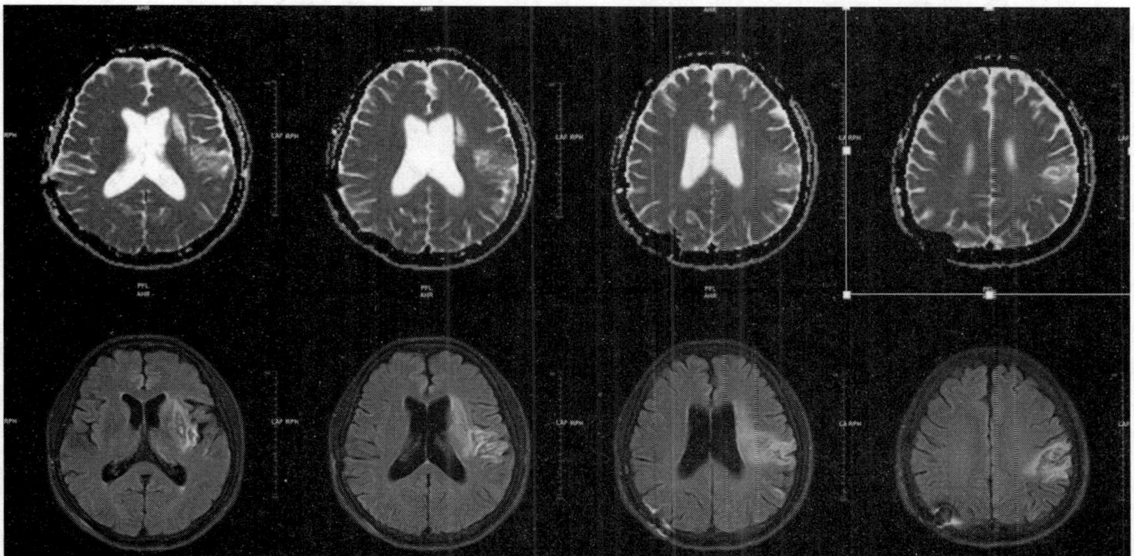

图 6-4-2

A. 右侧颈内动脉夹层动脉瘤
B. 左侧颈内动脉夹层动脉瘤
C. 左侧颈内动脉狭窄
D. 左侧颈总动脉夹层
E. 左侧颈外动脉瘤

【答案】B

【解析】患者有外伤病史，脑血管造影显示颈动脉局限性狭窄，考虑夹层动脉瘤的可能性大。

【难度】易

8. 该患者的首选治疗是

A. 动脉瘤夹闭　B. 动脉瘤切除
C. 动脉瘤孤立　D. 颈动脉内膜剥脱
E. 支架血管成形术

【答案】E

【解析】该病例夹层动脉瘤位于颈内动脉颈段末端，动脉瘤流出道手术暴露困难，动脉走形较直，支架成形难度较小，故应行支架血管成形术。

【难度】中

9. 下列情况引起本病的可能性**最小**的是

A. 颈部外伤
B. 医源性损伤
C. 长期高血压病史，颈部存在不稳定板块
D. 颈椎按摩，正骨
E. 动脉粥样硬化

【答案】E

【解析】动脉粥样硬化多引起颈动脉分叉部位局限性狭窄，较少引起颈动脉夹层动脉瘤。

【难度】易

（10~17题共用题干）

男性，25岁，主因“双下肢无力2个月余，脊髓病变”收入院。患者2个多月前出现腰背部疼痛，间断发作，发作时偶有向腿部放射，程度时重时轻，休息可缓解，当地医院考虑腰椎间盘突出，保守治疗1个月余未见好转，逐渐出现双下肢无力，大小便正常。为进一步诊治转上级医院就诊。查体：双下肢肌力3级，肌张力略增高，脐以下感觉减退，双侧膝反射增强，双侧病理征阳性；共济运动正常。入院磁共振检查见$L_{1\sim3}$髓内T_2高信号影，边界不清，弥漫强化，可见椎管内粗大血管流空信号，硬脊膜未见明显受压变形。

10. 该患者**不考虑**的鉴别诊断是

A. 脊膜瘤　B. 胶质瘤
C. 炎性病变　D. 脊髓血管畸形
E. 硬脊膜动静脉瘘

【答案】A

【解析】MRI检查显示髓内病变，脊膜瘤为髓外肿瘤，因此不考虑此诊断。其他选项均为髓内病变，应作为鉴别诊断。

【难度】中

11. 患者入院后需完善的检查是

A. 复查MRI　B. CT
C. PCT　D. 脊髓血管造影
E. SPECT

【答案】D

【解析】患者MRI检查显示粗大血管流空，应行脊髓血管造影检查，排除脊髓血管畸形。

【难度】中

12. 患者行脊髓血管造影，结果见图6-4-3，应考虑的诊断为

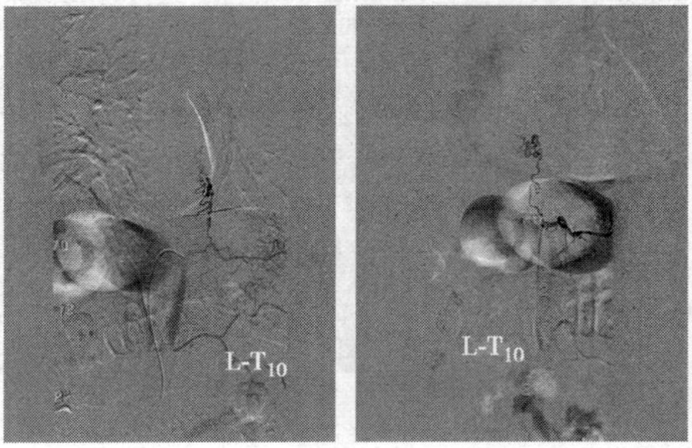

图 6-4-3

A. 脊髓海绵状血管瘤
B. 脊髓胶质瘤
C. 脊髓血管畸形
D. 脊髓炎
E. 多发性硬化

【答案】C

【解析】脊髓血管造影显示髓内异常畸形的血管团，应考虑是脊髓血管畸形。

【难度】易

13. 本病变的血供来自

A. 脊髓前动脉　B. 脊髓后动脉
C. 根髓动脉　D. 腰动脉
E. 骼动脉

【答案】C

【难度】难

14. 以下不属于脊髓血管畸形造成脊髓损伤的病理生理机制的是

A. 脊髓缺血　　B. 脊髓静脉高压

C. 脊髓压迫　　D. 脊髓出血

E. 脊柱压缩性骨折

【答案】E

【难度】易

15. 硬脊膜动静脉瘘的手术要点是

A. 将硬脊膜上的瘘口灼断

B. 切断供血动脉

C. 切除异常血管

D. 切断引流静脉

E. 椎管减压

【答案】A

【解析】找到瘘口并处理是硬脊膜动静脉瘘处理的关键。

【难度】难

16. 下列不出现在完全性脊髓损伤患者中的是

A. 双下肢弛缓性瘫痪

B. 双下肢痉挛性瘫痪

C. 胸以下感觉消失

D. 双侧病理征阳性

E. 球海绵体反射阳性

【答案】E

【解析】球海绵体反射的中枢位于骶髓的2、3节段，在外伤性脊髓损伤的患者，球海绵体反射是存在的，是与多发性神经根炎的重要鉴别要点。

【难度】难

17. 髓内血管畸形的手术要点不包括

A. 沿边界切除血管畸形团

B. 先处理供血动脉，后切断引流静脉

C. 全部切除异常血管

D. 充分暴露，必要时椎管减压

E. 必要时沿后正中沟切开脊髓

【答案】C

【解析】髓内血管畸形不追求全部切除异常血管，阻断异常血管畸形血供，保护神经功能是手术的关键。

【难度】难

(18~20题共用题干)

女性，44岁，主因“左眼红肿伴疼痛、颅内杂音4个月，加重1个月”收入院。患者4个月前无明显诱因逐渐出现左眼红肿，伴眼球外突、眶部疼痛及持续性颅内杂音，头痛加重时伴呕吐，予以保守治疗(具体不详)后症状无好转。患者眶部疼痛转而为眶部、枕部疼痛，颅内杂音逐渐减轻，间断出现。1个月前头痛症状加重，就诊于我院。入院查体：神志清楚，言语流利，双侧瞳孔正大等圆，对光反射灵敏，左眼外突，左眼轻度活动障碍，左侧面部感觉异常，伸舌居中，四肢肌张力正常，肌力5级。

18. 下列既往史对本患者鉴别诊断很重要的是

A. 吸烟史

B. 饮酒史

C. 生育史

D. 手术外伤史

E. 月经史

【答案】D

【解析】根据患者病史及临床表现，考虑颈内动脉海绵窦瘘的可能性大，颈内动脉海绵窦瘘多发生在脑外伤后。

【难度】易

19. 本例患者脑血管造影见图6-4-4，应考虑的诊断为

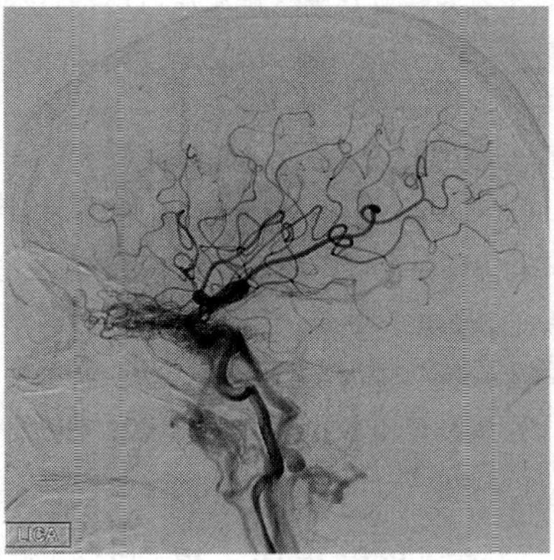

图 6-4-4

A. 脑血管畸形　　B. 硬脑膜动静脉瘘

C. 颈动脉海绵窦瘘　　D. 脊髓血管畸形

E. 颌面部血管畸形

【答案】C

【难度】易

20. 本病例首选的治疗方式是

A. 介入治疗　　B. 手术治疗

C. 放射治疗　　D. 药物治疗

E. 康复治疗

【答案】A

【解析】介入手术为治疗颈内动脉海绵窦瘘的首选

治疗方案。

【难度】易

【案例分析题】

案例一 男性,50岁,教师,间断出现短暂性右侧肢体麻木、无力,持续数分钟后可自行缓解,偶伴有头晕不适2年。既往高血压病史10余年,血压控制良好。查体:血压135/85mmHg,右侧肢体肌力4级,感觉正常,肌张力正常,病理征阴性。头部CT检查提示左侧基底节区腔隙性梗死。

提问1:最可能的诊断是

A. 颈椎病
B. 高血压脑病
C. 短暂性脑缺血发作
D. 脊髓炎
E. 梅尼埃病
F. 脑白质病变

【答案】C

【解析】符合短暂性脑缺血发作(TIA)的诊断标准。

【难度】易

提问2:对诊断有帮助的检查是

A. MRI　B. MRA
C. CTA　D. 血管超声
E. DSA　F. 颅脑X线片

【答案】BCDE

【解析】血管造影[磁共振血管成像(MRA)、CT血管造影(CTA)和数字减影血管造影(DSA)]和血管超声有助于判断颅内血管的情况。

【难度】易

提问3:颈动脉超声及DSA提示左侧颈动脉起始部位狭窄40%,下一步可给予的治疗为

A. 口服阿司匹林
B. 进行CEA手术
C. 进行CAS手术
D. 检测并控制血压
E. 静脉溶栓治疗
F. 戒烟
G. 给予降脂药物治疗

【答案】ADFG

【解析】动脉粥样硬化的一级和二级预防。

【难度】易

提问4:半年后该患者复查颈动脉超声,提示狭窄率为60%,下面的检查及治疗比较恰当的是

A. 完善头颈动脉CTA检查及DSA检查
B. 行血栓弹力图检查
C. 头部MRI检查
D. 颈部高分辨MRI检查
E. 24小时动态血压监测
F. 糖化血红蛋白检测
G. 超声心动图检查

【答案】ABCDEFG

【解析】患者半年前颈动脉狭窄率60%,目前需进一步完善CTA或DSA检查明确狭窄率,如狭窄进展需考虑是否血压控制不良、是否有糖尿病的高危因素控制不良,高分辨MRI有助于判断斑块性质,头部MRI可明确近期有无新发梗死,如患者需进一步手术治疗,需对心脏功能进行评估。血栓弹力图、动态血压监测、糖化血红蛋白、超声心动图为手术前评估检查。

【难度】中

案例二 男性,36岁,被高处坠落的硬板砸伤右顶部,晕倒,神志不清,送到医院时患者清醒,诉头痛,左侧肢体稍麻木。查体:神志清楚,GCS评分15分,双侧瞳孔正常,右顶部可见头皮肿胀,无裂口,左侧肢体肌力4级,左侧病理征阳性,余无特殊。随后患者意识障碍逐渐加重,呼之不应。

提问1:最可能的诊断是

A. 蛛网膜下腔出血　B. 硬脑膜下血肿
C. 硬脑膜外血肿　D. 高血压脑出血
E. 脑室出血　F. 脊髓损伤
G. 脑积水

【答案】C

【解析】硬脑膜外血肿有中间清醒期,该患者的表现符合硬脑膜外血肿的表现。

【难度】易

提问2:下一步的治疗方案为

A. 开颅清除血肿
B. 监测生命体征
C. 保持呼吸道通畅
D. 给予甘露醇
E. 应用抗生素
F. 口服阿托伐他汀
G. 颅骨钻孔硬脑膜下血肿引流术

【答案】BCDE

【解析】首先对症支持治疗,必要时行开颅血肿清除术。

【难度】易

提问 3：保守治疗 24 小时后患者出现意识障碍加重，瞳孔右：左 =3mm：2.5mm，下面的处理比较得当的是

A. 给予甘露醇快速静脉滴注
B. 急诊行头部 CT 检查
C. 急诊行头部 MRI 检查
D. 眼科会诊决定下一步治疗方案
E. 继续严密观察病情变化
F. 患者呼吸频率正常，血氧饱和度 98%，抽取动脉血气，拟行床旁气管插管
G. 拟急诊行开颅血肿清除术

【答案】ABG

【解析】患者经过保守治疗出现意识障碍，右侧瞳孔大，为出现脑疝的征象，应给予甘露醇快速静脉滴注，同时急诊完善头部 CT 检查明确颅内情况，并急诊行开颅血肿清除术，术中酌情去除颅骨骨瓣。

【难度】中

提问 4：下列关于硬脑膜下血肿和硬脑膜外血肿在影像学上的改变描述正确的是

A. 硬脑膜下血肿呈骨板下新月形高密度影
B. 硬脑膜外血肿呈骨板下新月形高密度影
C. 硬脑膜下血肿可呈骨板下梭形高密度影
D. 硬脑膜外血肿可呈骨板下梭形高密度影
E. 硬脑膜外血肿往往范围较广
F. 硬脑膜下血肿往往范围较局限
G. MRI 优于 CT 用于鉴别硬脑膜外及硬脑膜下血肿

【答案】AD

【解析】本题考查硬脑膜下血肿和硬脑膜外血肿的鉴别。

【难度】易

案例三 男性，25 岁，突发头痛就诊，伴有全身抽搐，意识丧失，小便失禁。行头部 CT 检查提示脑出血，给予对症支持治疗，后行造影检查提示脊髓动静脉畸形。

提问 1：脊髓动静脉畸形包括

A. 硬膜动静脉瘘
B. 球形髓内动静脉畸形
C. 中年动静脉畸形
D. 青少年动静脉畸形
E. 老年动静脉畸形
F. 硬膜内髓周动静脉瘘

【答案】ABDF

【解析】脊髓动静脉畸形分型。脊髓动静脉畸形可分为四型：Ⅰ型，硬膜动静脉瘘；Ⅱ型，球形髓内动静脉畸形；Ⅲ型，青少年型动静脉畸形；Ⅳ型，硬膜内髓周动静脉瘘。

【难度】难

提问 2：脊髓动静脉畸形的常见临床表现包括

A. 头晕
B. 头痛
C. 进展性的上肢力弱
D. 背痛
E. 进展性的下肢力弱
F. 感觉缺失
G. 肢体麻木

【答案】DEF

【解析】脊髓动静脉畸形常见的临床表现为背痛、进展性的下肢力弱和感觉缺失。

【难度】难

提问 3：颈段脊髓血管畸形的血供可来自

A. 颈内动脉　　B. 颈外动脉
C. 椎动脉　　D. 肋颈干
E. 甲状颈干　　F. 锁骨下动脉
G. 面动脉

【答案】BCDEF

【解析】颈段脊髓血管畸形的直接血供来源是脊髓前动脉和脊髓后动脉，其中脊髓前动脉血供来自椎动脉，与来自颈外动脉的枕动脉和椎动脉的节段动脉可能存在吻合，脊髓后动脉血供多来自肋颈干和甲状颈干的颈部分支。肋颈干和甲状颈干则起源于锁骨下动脉，所以对于颈部血管畸形的造影必须包括肋颈干和甲状颈干这两支一般神经外科很少关注的血管。

【难度】难

提问 4：硬脊膜动静脉瘘常见的 MRI 表现包括

A. 可见 T_1 高信号，T_2 低信号的占位性病变
B. 可见 T_1 低信号，T_2 高信号的占位性病变
C. 可见脊髓背侧粗大的血管流空信号
D. 可见脊髓腹侧粗大血管流空信号
E. 可见髓内明显强化信号
F. 可见髓内 T_2 高信号
G. 可见脊髓空洞

【答案】CFG

【解析】硬脊膜动静脉瘘并不表现为髓内占位,MRI上脊髓常无异常,或表现为髓内 T_2 高信号或脊髓空洞,其引流静脉多位于脊髓背侧,在 MRI 上表现为粗大紊乱的血管流空信号。

【难度】难

案例四 女性,5 岁,无明显诱因突发头晕,伴短暂意识丧失,左侧肢体无力 2 小时就诊。急诊行头部磁共振检查提示右侧额叶梗死。其母亲有脑梗死病史。

提问 1:最可能的诊断是

A. 癫痫
B. 动脉瘤
C. 烟雾病
D. 短暂性脑缺血发作
E. 脑积水
F. 脑炎
G. 脱髓鞘病变

【答案】C

【解析】根据患者的临床表现及家族史,考虑为儿童烟雾病的可能性大。

【难度】易

提问 2:对诊断及治疗有帮助的检查是

A. MRA B. CT
C. CTA D. ASL
E. CTP F. SPECT
G. DSA

【答案】ACDEFG

【解析】血管造影和脑灌注评估有助于诊断及制订下一步的治疗方案,因此以上选项均正确。

【难度】难

提问 3:患者下一步的治疗方案中正确的是

A. 给予补液等对症支持治疗
B. 如出现功能障碍可行功能康复锻炼
C. 急诊行脑血管搭桥术,改善脑血供
D. 择期行颅内外血运重建术
E. 限期行血管内支架取栓术
F. 给予抗生素治疗
G. 给予激素治疗

【答案】ABE

【解析】儿童烟雾病患者发生脑梗死,应给予对症支持治疗,必要时行康复锻炼,待梗死恢复期择期行颅内外血运重建术。

【难度】难

提问 4:患者拟行颅内外血运重建术,该手术常见的并发症包括

A. 脑梗死
B. 短暂性脑缺血发作
C. 癫痫发作
D. 切口愈合不良
E. 蛛网膜下腔出血
F. 硬脑膜下积液
G. 颅内感染

【答案】ABCDF

【解析】烟雾病患者颅内外血运重建术后常见硬脑膜下血肿或积液,蛛网膜下腔出血较少见;该手术术后出现颅内感染的情况也较低。

【难度】中

案例五 男性,35 岁,突发头部持续胀痛 1 天就诊。行头部 CT 提示蛛网膜下腔出血,给予对症支持治疗,症状缓解。7 天后患者头痛加重,复查头部 CT 提示颅内出血,行 DSA 检查提示左侧大脑中动脉 M_1 段动脉瘤,行动脉瘤介入栓塞术。出院 6 个月后患者逐渐表现为记忆力减退,尿失禁,步态不稳。

提问 1:有关动脉瘤血管内介入治疗,以下说法**错误**的是

A. 首选动脉瘤内弹簧圈栓塞
B. 球囊栓塞动脉瘤腔仍应提倡
C. 对宽基或梭形动脉瘤可采用动脉支架塑形技术进行栓塞
D. 载瘤动脉闭塞只适用于部分病例
E. 动脉瘤完全栓塞后不再复发
F. 血流导向装置的应用可以处理较为复杂的巨大动脉瘤
G. 动脉瘤支架辅助栓塞后需要口服抗血小板药物

【答案】BE

【解析】球囊栓塞目前较少使用,动脉瘤完全栓塞后仍有复发的风险。

【难度】难

提问 2:动脉瘤破裂出血后的继发病变包括

A. 硬脑膜下血肿
B. 脑动脉痉挛
C. 脑梗死
D. 脑积水

E. 颅内压增高
F. 抗利尿激素分泌异常综合征
G. 动眼神经麻痹

【答案】ABCDEFG
【解析】以上均为动脉瘤破裂出血后的常见继发病变，该患者并发有脑积水。
【难度】中

提问 3：蛛网膜下腔出血并发的脑积水常见临床表现有

A. 认知功能障碍
B. 尿失禁
C. 视神经乳头水肿
D. 视力下降
E. 步态不稳
F. 急性颅内高压表现
G. 突发意识障碍

【答案】ABCDE
【解析】交通性脑积水的常见临床表现。
【难度】易

提问 4：患者行侧脑室 - 腹腔分流术，术中使用可调压分流管，术后 5 天出现意识障碍再次加重，发热，颈强直，腹部轻压痛，分流管储液囊回弹满意，下一步的治疗方案恰当的是

A. 检查血常规、CRP 及降钙素原
B. 给予经验性抗生素治疗
C. 从储液囊抽取脑脊液检查脑脊液常规、生化及细菌培养
D. 如脑脊液检查支持颅内感染，立即手术更换分流管
E. 如脑脊液检查支持颅内感染，分流管腹腔端外置，持续脑脊液外引流
F. 如脑脊液检查支持颅内感染，原分流管不予处理，再次行脑室穿刺外引流
G. 行腹部超声，确定分流管位置，明确腹腔有无积液

【答案】ABCEG
【解析】脑室 - 腹腔分流术后感染的处理原则：明确发热是否为颅内感染，细菌培养并行药敏实验，在培养结果明确以前给予经验性抗生素治疗；可腹部超声，确定分流管位置，明确腹腔有无积液；患者有可能继发腹腔感染，应将分流管腹腔端外置行持续脑脊液外引流，待颅内感染治愈后再次考虑行侧脑室 - 腹腔分流术，如分流管堵塞，才考虑行脑室穿刺外引流术。
【难度】难

（叶迅）

第五章　脑病理生理及功能神经外科

【A1 型题】

1. 帕金森病是一种
   A. 颅脑肿瘤性疾病　B. 锥体外系疾病
   C. 颅脑血管性疾病　D. 颅脑外伤性疾病
   E. 锥体系疾病

【答案】B
【解析】此题主要考查对帕金森病的发病机制及颅脑传导束的掌握情况，帕金森病为一种锥体外系疾病。
【难度】易

2. 帕金森病的 DBS 治疗是指
   A. 丘脑切开术　B. 干细胞移植术
   C. 苍白球损毁术　D. 脑深部电刺激
   E. 经颅磁刺激

【答案】D
【解析】此题主要考查帕金森病外科治疗手段的掌握情况，目前帕金森病主要采用脑深部电刺激（deep brain stimulation，DBS）进行治疗。
【难度】易

3. 立体定向活检的适应证**不包括**
   A. 颅内多发病灶，不能明确病理性质
   B. 开颅手术风险大而性质不能明确的肿瘤
   C. 脑肿瘤复发与放射性坏死的鉴别诊断
   D. 低位脑干延髓内弥散病灶需明确病变性质
   E. 脑内病灶需要鉴别是炎性病灶、原发肿瘤或转移性肿瘤

【答案】D
【解析】此题主要考查对立体定向活检的掌握情况，低位脑干延髓内弥散病灶为立体定向活检的禁忌证。
【难度】中

4. 下列情况**不适合**行立体定向活检的是
   A. 怀疑脑脓肿
   B. 怀疑血管网织细胞瘤
   C. 怀疑颅内转移瘤
   D. 怀疑颅内淋巴瘤
   E. 怀疑生殖细胞瘤

【答案】B
【解析】富含血管病变为立体定向活检的禁忌证。
【难度】易

5. 运动障碍性疾病的分类中，运动减少的典型代表性疾病是
   A. 肌张力障碍　B. 僵人综合征
   C. 自动症　D. 帕金森病
   E. 亨廷顿病

【答案】D
【解析】运动减少的典型代表性疾病是帕金森病和其他帕金森综合征。
【难度】易

6. 立体定向手术在运动障碍性疾病的治疗中，临床应用疗效最佳的疾病是
   A. 抽动秽语综合征
   B. 多系统萎缩
   C. 帕金森病
   D. 进行性核上性麻痹
   E. 遗传性共济失调

【答案】C
【难度】易

7. 引起面肌痉挛最常见的病因是
   A. 微血管压迫　B. 面神经炎
   C. 肿瘤压迫　D. 蛛网膜炎
   E. 运动神经元性疾病

【答案】A
【难度】易

8. 面肌痉挛是由第几对脑神经受压所致
   A. Ⅴ　B. Ⅵ　C. Ⅶ
   D. Ⅸ　E. Ⅹ

【答案】C
【难度】易

9. 下列**不属于**微血管减压术(MVD)治疗适应症的是
A. 三叉神经痛 B. 面肌痉挛
C. 舌咽神经痛 D. 帕金森病
E. 痉挛性斜颈

【答案】D
【解析】微血管减压术(MVD)的适应症包括三叉神经痛、面肌痉挛、舌咽神经痛、痉挛性斜颈。
【难度】中

10. 引起三叉神经痛最常见的压迫血管为
A. 岩静脉 B. 基底动脉
C. 小脑上动脉 D. 小脑前下动脉
E. 小脑后下动脉

【答案】C
【难度】难

11. 血管压迫引起的面肌痉挛,面神经受压的部位为
A. 面神经背侧 B. 面神经腹侧
C. 面神经出脑干端 D. 面神经出颅端
E. 面神经颅内全程

【答案】C
【解析】面肌痉挛中面神经受压的部位为面神经出脑干端(REZ区)。
【难度】难

12. 原发性三叉神经痛经CPA行微血管减压手术时,开颅骨窗暴露要点是
A. 暴露横窦
B. 暴露乙状窦
C. 暴露横窦与乙状窦交角
D. 暴露枕骨大孔
E. 暴露乳突气房

【答案】C
【难度】难

13. 下列**不属于**癫痫性脑病综合征的是
A. West综合征
B. Rasmussen综合征
C. Lennox-Gastaut综合征
D. Dravet综合征
E. 大田原综合征

【答案】B
【解析】Rasmussen综合征是一种起病于儿童期、病因不明的慢性神经系统疾病,以难治性癫痫、进展性肢体偏瘫及认知功能障碍为临床特点,该病常侵犯一侧脑半球,大脑半球切除术是目前唯一有效的治疗方法。
【难度】易

14. 下列发作症状学中,在颞叶癫痫最**不常见**的表现是
A. 摸索
B. 咂嘴、吞咽等口咽部自动症
C. 愣神
D. 喉咙紧缩感
E. 胃气上升感

【答案】D
【解析】颞叶癫痫发作中愣神、摸索、口咽部自动症及胃气上升感是常见的癫痫发作症状或先兆,而喉咙紧缩感多是岛叶癫痫的典型表现。
【难度】易

15. 下列对额叶癫痫的理解**错误**的是
A. 额叶癫痫多夜间发作,且发作频率较颞叶癫痫高
B. 额叶癫痫发作症状学复杂,越靠近尾侧越表现为初级运动症状(强直、阵挛)或非协调的姿势行为,越靠近嘴侧姿势运动行为越协调
C. 额叶眼区位于额上沟尾端(Brodman 8区),起源于该位置的癫痫发作可表现为头眼强迫性向对侧偏转
D. 起源于额叶的癫痫放电传播较广,可向颞叶、后头部等部位传导,诊断较为困难
E. 眶额回为非表达皮质,临床出现可察觉的症状时癫痫放电已经传导至其他区域,额叶内侧面、岛叶和颞叶最为常见

【答案】D
【解析】起源于后头部的癫痫容易向额叶或颞叶传导,额叶癫痫较少向后头部传导;额叶癫痫症状学规律即是越靠近尾侧越表现为初级运动症状(强直、阵挛)或非协调的姿势行为,越靠近嘴侧,姿势运动行为越协调,与额叶皮质本身的功能分化有关。
【难度】难

16. 下列**不属于**癫痫术前评估常用辅助检查的是
A. 颅脑MRI B. 脑电图
C. ^{18}FDG-PET D. 脑血管造影
E. 脑磁图

【答案】D
【解析】此题考查癫痫术前评估的常用无创性辅助检查手段,包括:症状学分析、脑电图、颅脑MRI、PET、SPECT、脑磁图。

【难度】易

17. 神经节细胞胶质瘤最常位于

A. 额叶　B. 颞叶　C. 岛叶

D. 顶叶　E. 枕叶

【答案】B

【解析】此题考查对最常引起癫痫的发育性肿瘤-神经节细胞胶质瘤内容的了解情况,神经节细胞胶质瘤最常见于颞叶。

【难度】中

18. 关于海马硬化,下面说法错误的是

A. 典型的MRI表现为海马体积缩小,颞角增大,T_2-FLAIR序列可见海马信号增高

B. 部分患者在儿童期有高热惊厥史

C. 对于单纯的海马硬化,术式可选择标准前颞叶切除术或选择性杏仁核加海马切除术

D. 症状学常表现为强直阵挛发作

E. 对于海马硬化的患者,手术的疗效要优于药物保守治疗

【答案】D

【解析】此题考察海马硬化的症状学、影像学表现、治疗方案、术式选择。海马硬化所致癫痫的发作形式常为复杂部分性发作。

【难度】难

19. 脑桥中央髓鞘溶解(CPM)是临床罕见的代谢性脱髓鞘疾病,以下描述错误的是

A. 多为过快或过度地纠正低钠血症所引起

B. 过半数的病例发生于慢性酒精中毒症的后期

C. 常在原发病基础上突发四肢弛缓性瘫痪,咀嚼、吞咽及言语障碍,眼震及眼球凝视障碍

D. 可呈缄默及完全或不完全闭锁综合征

E. 症状学常表现为强直阵挛发作

【答案】E

【难度】难

20. 下列关于SIADH的描述错误的是

A. 常可引起低钠血症,多是由于钠盐摄入不足引起

B. 需与脑性耗盐综合征鉴别诊断

C. 应给予等张液体(生理盐水)静脉滴注纠正低钠血症

D. 治疗可以加用呋塞米静脉滴注

E. 纠正低钠血症速度不应超过每24小时8~10mmol/L

【答案】A

【解析】抗利尿激素分泌失调综合征(SIADH)引起低钠血症的原因是由于肾脏对游离水保留过多及水的摄入过多所致,因此,属稀释性低钠血症,而非钠盐摄入不足引起。

【难度】难

【A2型题】

1. 女性,70岁,四肢僵硬伴静止性震颤11年,口服左旋多巴治疗有效,最可能的诊断为

A. 特发性震颤　B. 肝性脑病

C. 帕金森病　D. 抽动秽语综合征

E. 舞蹈病

【答案】C

【解析】此题主要考查帕金森病的临床特点,帕金森病的典型震颤为静止性震颤。

【难度】中

2. 男性,78岁,双下肢静止性震颤伴僵直8年,诊断为帕金森病,可能合并以下症状,除外

A. 运动迟缓　B. 慌张步态

C. 拖步、小碎步　D. 构音障碍

E. 癫痫发作

【答案】E

【解析】帕金森病一般不会出现癫痫发作。

【难度】易

3. 男性,75岁,双下肢静止性震颤伴僵直15年,诊断为帕金森病,对于初次服药的患者最可能给予的药物为

A. 左旋多巴　B. 金刚烷胺

C. 司来吉兰　D. 恩他卡朋

E. 左乙拉西坦

【答案】A

【难度】易

4. 女性,30岁,愣神发作5年,每个月发作5次以上,每次1分钟左右,发作前有"胃气上升感"、咂嘴、摸索等表现,既往2岁时有高热惊厥史。最可能的诊断为

A. 癔症　B. 颞叶癫痫

C. 额叶癫痫　D. 枕叶癫痫

E. 失神发作

【答案】B

【难度】易

5. 男性，23岁，发作性肢体抽搐伴意识丧失2年，每年发作10余次，发作多于睡眠时出现，通常连续发作数次，发作表现为大喊一声继而出现头部转向右侧，右侧上肢外展，肩部外旋，肘部屈曲，左侧的上下肢强直性外展，持续2~3分钟。该患者最可能的诊断为
A. 癔症　B. 颞叶癫痫
C. 额叶癫痫　D. 枕叶癫痫
E. 岛叶癫痫
【答案】C
【难度】易

6. 男性，20岁，发作性肢体抽搐伴意识丧失3年，每月发作1~2次，发作前有眼前火花、闪光等感觉，并有吞咽、摸索等表现，继而出现全身强直阵挛发作，持续2~3分钟。该患者最可能的诊断为
A. 癔症　B. 颞叶癫痫
C. 额叶癫痫　D. 枕叶癫痫
E. 岛叶癫痫
【答案】D
【难度】易

7. 女性，47岁，双手书写和倒水时震颤4年，少量饮酒后可缓解，有家族史，该患者最可能的诊断为
A. 特发性震颤　B. 小脑性震颤
C. 帕金森病　D. Wilson 病
E. 精神心理性震颤
【答案】A
【解析】特发性震颤的临床特点主要为姿势性震颤和动作性震颤，饮酒后震颤减轻。
【难度】易

8. 男性，45岁，4年来进行性全身不由自主舞蹈样动作和智能减退。最可能的诊断为
A. 肌张力障碍
B. Huntington 舞蹈症
C. 迟发性运动障碍
D. Sydenham 舞蹈症
E. Creutzfeldt-Jakob 病
【答案】B
【解析】此题主要考查亨廷顿病的临床特点，其临床表现主要是进行性运动功能障碍、认知功能障碍和精神症状。
【难度】易

9. 男性，70岁，5年前出现左上肢震颤，后逐渐向左下肢及对侧肢体进展，静止时出现，精神紧张时加重，随意运动时可减轻，并伴有肢体少动，运动迟缓，该患者最可能的诊断为
A. 小脑性震颤　B. 多系统萎缩
C. 帕金森病　D. 肌张力障碍
E. 特发性震颤
【答案】C
【难度】易

10. 女性，48岁，反复出现右面部疼痛，位于口角与眼角之间，呈针刺样剧痛，刷牙洗脸时可诱发疼痛，服用卡马西平有效，最可能的诊断为
A. 牙痛　B. 三叉神经痛
C. 偏头痛　D. 舌咽神经痛
E. 三叉神经炎
【答案】B
【难度】易

11. 男性，46岁，2年前无明显诱因出现左侧下眼睑抽动，后症状渐延及同侧口角，右侧面部正常。辅助检查：头部 MRI 正常，侧方扩散电位阳性。最可能的诊断为
A. 面肌痉挛　B. 面瘫
C. 癔症性眼睑痉挛　D. 痛性抽搐
E. 梅热综合征
【答案】A
【难度】易

12. 女性，50岁，1年前出现右侧咽后部、舌根部疼痛，随后出现右耳疼痛，呈间断的针刺样疼痛，吞咽、咳嗽时可诱发，每天发作数次或数十次，每次持续数分钟，最可能的诊断为
A. 舌咽神经痛　B. 喉上神经痛
C. 膝状神经节痛　D. 蝶腭神经节痛
E. 三叉神经痛
【答案】A
【难度】中

13. 男性，45岁，发作性意识不清伴肢体抽搐2年余。2年前出现发作性意识障碍，发愣，半分钟缓解，每月1次，近2个月发作明显增多，每天2~3次，发病以来记忆力明显下降。采用卡马西平400mg/d治疗，效果欠佳。EEG 显示：间期双侧颞区尖波，右侧多发。颅脑 MRI 显示右侧内侧颞叶异常信号（图6-5-1）。明确诊断最有价值的手段是
A. PET/CT 扫描明确低代谢范围

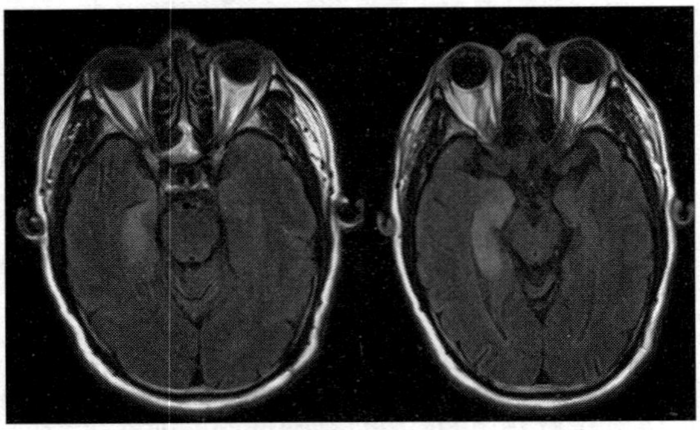

图 6-5-1

B. 进一步行头皮脑电监测捕捉发作
C. 腰椎穿刺脑脊液检测抗神经元抗体
D. 发作期 SPECT 扫描明确致痫灶
E. 临床表现高度提示右侧颞叶癫痫，可行前颞叶切除术

【答案】C

【解析】边缘性脑炎容易好发癫痫发作，颞叶内侧结构是最常受累的结构，表现为复杂部分性发作，但是发作时间短、发作频率多、颞叶内侧异常信号伴杏仁核增大等。对于晚发的颞叶癫痫应高度怀疑自身免疫性癫痫的可能，需腰椎穿刺检测抗神经元抗体明确诊断。

【难度】难

14. 女性，23 岁，15 年前出现发作性意识丧失、肢体抽搐。该症状持续 3 年后逐渐消失。现在的症状为发作性左侧上、下肢麻木，咽部紧缩感，伴或不伴意识丧失。颅脑 MRI 表现见图 6-5-2。该患者的诊断为

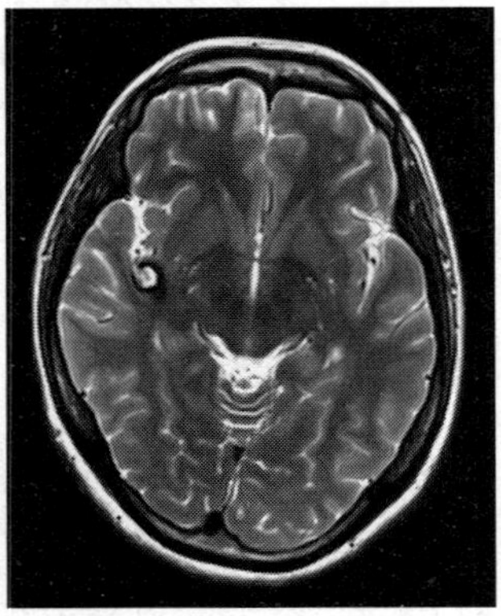

图 6-5-2

A. 右颞节细胞胶质瘤，继发性癫痫
B. 右岛节细胞胶质瘤，继发性癫痫
C. 右颞海绵状血管畸形，继发性癫痫
D. 右岛海绵状血管畸形，继发性癫痫
E. 右颞胚胎发育不良性神经上皮瘤，继发性癫痫

【答案】D

【解析】此题考查海绵状血管畸形的影像学表现及岛叶癫痫的症状学表现。海绵状血管畸形的典型 MRI 表现为 T_2 序列上病变周围呈环形低信号，为含铁血黄素沉积。喉头紧缩感为岛叶癫痫特征性的症状表现。

【难度】中

15. 男性，22 岁，因“发作性右下肢抽搐 1 年”入院。患者发作表现为：右脚踇趾抽搐，继而向上进一步蔓延至右上肢，右侧面部不自主抽搐，且左下肢也有轻度不受控制感，持续 10 余秒钟可好转，发作期间患者意识清楚。该发作类型为

A. 简单部分性发作　B. 复杂部分性发作
C. 痉挛发作　D. 强直阵挛发作
E. 失神发作

【答案】A

【解析】此题考查癫痫发作类型的分类。患者表现为部分性发作，发作期间意识清楚，因此，为简单部分性发作。

【难度】易

【A3/A4 型题】

（1~2 题共用题干）

男性，52 岁，因“左上肢震颤伴左下肢僵直 2 年”入院。查体：体温 36.9℃，呼吸 15 次 /min，血压 140/84mmHg，神清，对答流利，左上肢静止性震颤，左下肢肌张力明显增高，肌力 5 级，便秘，无其他异常。MRI 未见颅内明显病变，诊断为帕金森病。

1. 该患者的治疗首选
A. 不治疗，继续维持现状
B. 苍白球损毁术
C. 脑深部电刺激
D. 药物治疗
E. GPi 刺激术

【答案】D

【解析】帕金森病首选药物治疗，对于药物治疗不佳的患者采用手术治疗。

【难度】易

2. 该患者首选的治疗药物为
A. 左旋多巴　B. 金刚烷胺

C. 司来吉兰　　D. 恩他卡朋
E. 左乙拉西坦
【答案】A
【解析】此题主要考查帕金森病的药物治疗。
【难度】易

(3~4 题共用题干)
女性,32 岁,因"右脚跛行 1 年余,加重伴头颈、上躯干不自主运动 1 个月"入院。当地骨科考虑骨代谢紊乱,肌内注射降钙素、口服盐酸氨基葡萄糖胶囊等无效,右足跛行逐渐加重。随后出现右手非帕金森样震颤。PET 示基底节区代谢减低。右足 MRI、颅脑 MRI 未见异常。

3. 该患者目前最可能的诊断为
A. 肌张力障碍　　B. 帕金森病
C. 癫痫　　D. 抽动秽语综合征
E. 亨廷顿病
【答案】A
【解析】此题主要考查肌张力障碍疾病的诊断。
【难度】易

4. 肌张力障碍常见的治疗手段**不包括**
A. 肉毒素治疗　　B. 药物治疗
C. 脑深部电刺激　　D. 丘脑损毁术
E. 额叶切除术
【答案】E
【解析】此题主要考查肌张力障碍疾病的治疗手段,额叶切除术不是肌张力障碍的常见治疗手段。
【难度】易

(5~6 题共用题干)
男性,62 岁,因"四肢震颤、运动迟缓 10 年"入院。查体:体温 36.3℃,脉搏 76 次 /min,血压 130/96mmHg,神志清楚,构音不清,脑神经系统检查未见异常;全身深浅感觉均未见异常,四肢肌力 5 级,四肢肌张力呈齿轮样增高;四肢腱反射对称正常,病理征阴性,脑膜刺激征阴性。辅助检查:MRI 未见颅内明显异常病变。患者规律服用抗帕金森病药物治疗 8 年,震颤症状控制不满意,为求进一步治疗入院。

5. 该患者出现的非运动症状为
A. 脊柱侧凸　　B. 构音障碍
C. 抑郁　　D. 躁狂
E. 吞咽困难
【答案】B
【解析】此题主要考查帕金森病非运动症状。
【难度】易

6. 该患者下一步首选的治疗方式为
A. 脑深部电刺激　　B. 继续药物治疗
C. 苍白球损毁术　　D. VIM 核团损毁术
E. 维持当前治疗
【答案】A
【解析】此题主要考查帕金森病的外科治疗,患者正规药物治疗 8 年但症状控制不满意,首选手术治疗,脑深部电刺激为目前首选的治疗方式。
【难度】中

(7~8 题共用题干)
男性,40 岁,主因"头痛,左侧肢体无力 1 个月"入院。颅脑 CT 平扫等密度肿物,水肿不明显。颅脑 MRI 检查示右顶占位,呈球形,形态规则,均匀一致强化。

7. 为明确诊断,首选的处理方案为
A. 开颅手术　　B. 激素治疗
C. 活检术　　D. 实验性化疗
E. 实验性放疗
【答案】C
【解析】怀疑该患者为中枢神经系统淋巴瘤,应首选活检术来明确诊断。
【难度】中

8. 若诊断为中枢神经系统淋巴瘤,则下一步的治疗手段为
A. 开颅手术全切　　B. 抗感染治疗
C. 放化疗　　D. 伽玛刀治疗
E. 不用治疗
【答案】C
【解析】此题主要考查中枢神经系统淋巴瘤的治疗方案。中枢神经系统淋巴瘤诊断明确,应行放化疗。
【难度】中

(9~10 题共用题干)
男性,70 岁,主因"癫痫持续状态"急诊入院。给予镇静药物后缓解。1个月前因中耳炎高热1周,当地医院给予抗感染治疗后体温正常。既往有高血压、心脏病、糖尿病史。颅脑 CT 示右颞后囊性病变,周围脑组织水肿明显。头部 MRI 示左颞后占位性病变,环形强化,内部可见液平。

9. 该患者的诊断考虑为
A. 脑肿瘤卒中　　B. 脑出血

C. 脑寄生虫 D. 脑膜脑炎
E. 脑脓肿

【答案】E
【解析】此题主要考查脑脓肿的诊断，该患者考虑为耳源性脑脓肿。
【难度】易

10. 下一步诊疗方案最合适的为
A. 立体定向穿刺引流术
B. 腰椎穿刺
C. 开颅手术
D. 脱水降颅压治疗
E. 驱虫治疗

【答案】A
【解析】此题主要考查脑脓肿的治疗，该患者年龄大，基础疾病较多，应行脓肿穿刺引流＋抗感染治疗。
【难度】易

(11~12 题共用题干)
男性，78 岁，MRI 示右额颞占位并花环样强化，考虑为胶质母细胞瘤，患者体质差、不能耐受开颅手术，欲明确肿瘤性质决定化疗或放射的治疗方案，拟行立体定向活检术。

11. 关于该患者立体定向活检的说法**错误**的是
A. 避开脑表面血管
B. 取实性病变
C. 取病变中心位置
D. 取病变强化位置
E. 到达病灶穿刺距离尽量短

【答案】D
【解析】此题主要考查立体定向活检的原则，该患者为胶质母细胞瘤，病灶中心多为坏死组织，应以强化位置为佳。
【难度】中

12. 该患者手术风险**不包括**
A. 脑出血 B. 脑水肿
C. 癫痫 D. 颅内感染
E. 周围性面瘫

【答案】E
【解析】此题主要考查立体定向活检的并发症，周围性面瘫为下运动神经元损伤。
【难度】易

(13~15 题共用题干)
女性，65 岁，8 年前出现左下肢行走拖步，有僵硬感，未诊治。6 年前出现左下肢震颤，后逐渐向上肢进展，服用“多巴丝肼”后，症状改善。3 年前，患者右侧肢体出现震颤，伴僵直、翻身困难，增加药物剂量，症状改善，但药效时间缩短。

13. 该患者最可能的诊断是
A. 皮质基底核变性
B. 多系统萎缩
C. 遗传性共济失调
D. 进行性核上性麻痹
E. 帕金森病

【答案】E
【解析】此题主要考查帕金森病的临床特点，结合病例不对称起病，静止性震颤、肌僵直、运动迟缓、姿势及步态异常四大主征，是典型的帕金森病表现。
【难度】中

14. 该患者为缓解症状，增加药物剂量，最可能出现的运动并发症是
A. 异动症 B. 抑郁症
C. 压疮 D. 坠积性肺炎
E. 直立性低血压

【答案】A
【解析】此题需在前一题判定正确的情况下结合病例特点选择运动相关的并发症，结合此患者情况，最应警惕的运动并发症为异动症。
【难度】中

15. 当出现运动并发症时，该患者还可以考虑的手术治疗方式是
A. 丘脑切开术
B. 丘脑毁损术
C. 立体定向放射治疗
D. 脑深部电刺激
E. 阿扑吗啡注射治疗

【答案】D
【解析】此题需在诊断判定正确的情况下，结合病例特点选择外科治疗术式。脑深部电刺激因其可调节性和可逆性的优势，成为外科治疗应用较为广泛的术式。
【难度】中

(16~18 题共用题干)
男性，65 岁，右手抖动并逐渐向下肢及对侧肢体进展，伴行走缓慢 6 年，经过神经系统检查后考虑诊断为帕金森病。

16. 该患者的诊断属于中枢神经系统的
A. 脱髓鞘性疾病 B. 遗传性疾病
C. 血管病 D. 炎性病变
E. 变性病

【答案】E
【解析】此题主要考查帕金森病的发病性质，帕金森病是中枢神经系统变性病。
【难度】易

17. 此病的主要病理生化改变为黑质变性，在纹状体内可以出现
A. 乙酰胆碱含量显著减少
B. 乙酰胆碱含量显著增高
C. 多巴胺含量显著增高
D. 多巴胺含量显著减少
E. 高香草酸含量增高

【答案】D
【解析】此题主要考查帕金森病的病理变化，帕金森病患者纹状体内多巴胺含量显著减少。
【难度】易

18. 服用左旋多巴类药物，患者症状好转，一段时间后症状加重。调整用药，加用盐酸苯海索、金刚烷胺、司来吉兰，症状缓解。近期患者出现症状波动和异动症。出现该不良反应的药物可能是
A. 盐酸苯海索　B. 左旋多巴
C. 金刚烷胺　D. 溴隐亭
E. 苯海拉明

【答案】B
【解析】此题主要考查帕金森病的药物治疗及常见不良反应，左旋多巴类药物治疗5年以上最常见的不良反应为症状波动和异动症。
【难度】中

（19~20题共用题干）
女性，48岁，4年前出现眨眼增加，睁眼困难，说话、进食时不能控制的闭眼。1年前出现难以忍受的磨牙、口唇不自主噘起、构音困难。各项实验室检查及影像学检查均未见异常。

19. 该患者的诊断可能是
A. 干眼症　B. 睁眼失用
C. 眼睑痉挛　D. 梅热综合征
E. 面肌痉挛

【答案】D
【解析】此题主要考查梅热综合征的临床特点：梅热综合征是肌张力障碍的一种，主要表现为眼睑痉挛和口下颌肌张力障碍。
【难度】中

20. 下列**不属于**该疾病的鉴别诊断的是
A. 面肌痉挛
B. 棘红细胞增多症
C. 抽动症
D. 药物性肌张力障碍
E. 帕金森病

【答案】E
【解析】此题主要考查运动障碍性疾病的分类情况，帕金森病为运动减少性疾病，而余均为运动增多性疾病。
【难度】易

（21~22题共用题干）
女性，56岁，反复出现左面颊部及左口角疼痛，呈刀割样剧痛，一天内反复多次发作，疼痛突发突止，间歇期完全正常，洗脸、刷牙时可诱发疼痛。

21. 该患者最可能的诊断为
A. 牙痛　B. 三叉神经痛
C. 偏头痛　D. 舌咽神经痛
E. 三叉神经炎

【答案】B
【解析】此题主要考查三叉神经痛的临床特点。
【难度】易

22. 该疾病是由第几对脑神经受压所致
A. Ⅴ　B. Ⅵ　C. Ⅶ
D. Ⅸ　E. Ⅹ

【答案】A
【解析】此题主要考查对三叉神经痛病因及脑神经解剖知识的掌握情况，三叉神经痛是由于第Ⅴ对脑神经（三叉神经）受血管压迫所致。
【难度】易

（23~24题共用题干）
女性，48岁，5年前无明显诱因出现右侧下眼睑跳动，后症状渐延及同侧面部、口角，左侧面部正常。

23. 该患者最可能的诊断为
A. 面肌痉挛　B. 面瘫
C. 癔症性眼睑痉挛　D. 痛性抽搐
E. 梅热综合征

【答案】A
【解析】此题主要考查面肌痉挛的临床特点。
【难度】易

24. 该病最常由哪根血管压迫所致
A. 岩静脉　B. 基底动脉
C. 小脑上动脉　D. 小脑前下动脉
E. 小脑后下动脉

【答案】D

【解析】此题主要考查对面肌痉挛病因及发病机制的掌握情况，面肌痉挛最常受小脑前下动脉压迫面神经所致。

【难度】难

(25~26 题共用题干)

女性，28 岁，主因“发作性意识不清 2 年余”入院，表现为发作性咂嘴及吞咽，意识清楚，约数秒钟可缓解，数月发作一次，偶尔继发全面强直阵挛发作。头皮脑电图监测示：右侧前头部尖波、尖慢波、慢波发放，左侧前中颞区偶见尖波、尖慢波发放。影像学表现见图 6-5-3。

25. 该患者最可能的诊断是

A. 海马硬化（右），继发性癫痫

B. 右侧海马蛛网膜囊肿，继发性癫痫

C. 右侧杏仁核节细胞胶质瘤，继发性癫痫

D. 右侧杏仁核炎性病变，继发性癫痫

E. 右侧海马节细胞胶质瘤，继发性癫痫

【答案】E

【难度】易

26. 临床首选的治疗手段是

A. 抗癫痫药物治疗

B. 局部放射治疗

C. 前颞叶切除或者选择性颞叶内侧结构切除

D. 神经调控手术

E. 颞叶新皮质切除术

【答案】C

【解析】此题考查颅内占位病变继发癫痫的相关知识，发育性肿瘤和低级别胶质瘤是引起癫痫发作的常见肿瘤病理，尤其位于颞叶内侧结构，癫痫发生率更高。一经诊断颞叶内侧胶质瘤继发癫痫，应首选肿瘤本身、前颞叶以及颞叶内侧结构切除。

【难度】易

(27~28 题共用题干)

男性，16 岁，因“发作性肢体抽搐 14 年”入院。患者的发作表现为：左胸部气体上升感，左手不自主上抬，嘴眼左斜，身体不动，约持续 1 分钟，发作时意识清楚，多于夜间睡眠发作。目前发作频率为每周 1 次。查体：左大腿内侧咖啡斑，右颈部皮下结节，腰部鲨鱼皮斑。脑电图间期：右额、前颞少量尖波、慢波；发作期：广泛节律变化。颅脑 MRI 的表现见图 6-5-4。

27. 该患者的诊断为

A. Sturge-Weber 综合征

B. Lennox-Gastaut 综合征

C. Rasmussen 综合征

D. 结节性硬化症

E. West 综合征

【答案】D

【解析】此题考查结节性硬化症的内容。结节性硬化症是一种神经皮肤综合征，可见皮肤咖啡斑，色素脱失，鲨鱼斑，MRI 可见脑内多发结节。

【难度】难

28. 关于该病，下列说法**错误**的是

A. 可伴眼底、心脏、肾等脏器的病变

B. 智力减退是其典型表现

C. 因脑内多发病灶，不建议手术切除治疗

D. 癫痫发作是其典型表现

E. 面部皮脂腺瘤是其典型表现

【答案】C

【解析】此题考查结节性硬化症的内容。智力减退、癫痫发作、面部皮脂腺瘤是其典型表现，但并不是所有结节性硬化症患者都具有上述三种表现。尽管脑内有多发结节，但并不是所有结节都是致痫灶，定位明确后

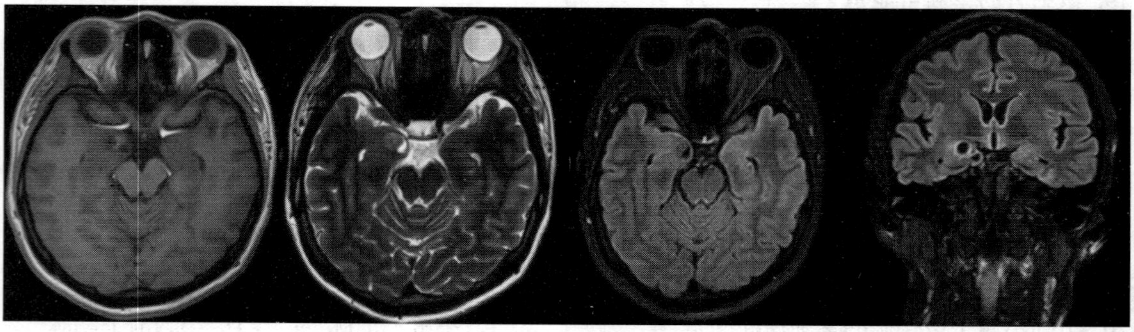

图 6-5-3

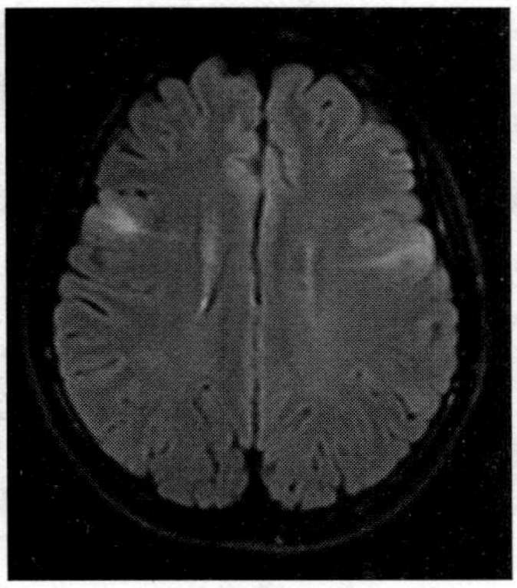

图 6-5-4

可以进行手术切除治疗,术后总体无发作率约为 70%。

【难度】难

(29~32 题共用题干)

女性,68 岁,因“四肢震颤、运动迟缓 12 年”入院。查体:体温 36.2℃,脉搏 76 次 /min,血压 130/96mmHg,神志清楚,脑神经系统检查未见异常;全身深浅感觉均未见异常,四肢肌力 5 级,四肢肌张力呈齿轮样增高;四肢腱反射对称正常,病理征阴性,脑膜刺激征阴性。MRI 检查未见颅内明显异常病变。患者口服多巴胺治疗测试有效。

29. 该患者最可能的诊断为

A. 肝性脑病　　B. 阿尔茨海默病

C. 帕金森病　　D. 脑卒中

E. 类风湿

【答案】C

【难度】易

30. 若该患者符合外科治疗标准,首选的治疗方式为

A. VIM 核团损毁术　　B. STN-DBS

C. 丘脑切开术　　D. 小脑 -DBS

E. 胼胝体切开术

【答案】B

【解析】此题主要考查帕金森病的外科治疗,目前帕金森病的脑深部电刺激(DBS)治疗最常用的手术靶点包括苍白球内侧部(GPI)、丘脑底核(STN)及丘脑腹中间核。

【难度】易

31. 若该患者采用 DBS 治疗,DBS 术后开机的时间为

A. 术后立即开机　　B. 术后 1 天

C. 术后 3 天　　D. 术后 1 个月

E. 术后 2 周

【答案】D

【难度】易

32. 该患者 DBS 术后 1 周内并未开机,但患者震颤、僵直症状明显好转,该现象称为

A. 开关现象　　B. 帕金森病关期

C. 帕金森病开期　　D. 与手术无关

E. 微损毁效应

【答案】E

【解析】此题主要考查帕金森病的外科治疗,帕金森病患者 DBS 术后 1 周内常出现微损毁效应,患者症状较前明显好转,几周后该现象常消失,患者症状再次加重。

【难度】中

(33~35 题共用题干)

女性,75 岁,主因“发作性意识不清 20 年”入院,发作表现为意识不清,双手摸索,咂嘴,吐口水,发作前有恶心及胃气上升感,持续 2~3 分钟后缓解,发作频率约为每周 1 次;既往 3 岁时发生高热惊厥;目前口服奥卡西平 1 200mg/d,丙戊酸钠 1 000mg/d。

33. 根据患者症状,初步考虑的诊断是

A. 额叶癫痫　　B. 岛叶癫痫

C. 颞叶癫痫　　D. 顶叶癫痫

E. 无明确提示意义

【答案】C

【解析】此题考查不同脑叶癫痫发作特点。颞叶癫痫临床表现为:发作前多有先兆。常见的先兆有胃气上升感、心慌、害怕,对周围的环境似曾相识感或者陌生感。继之出现失神,呼之不应。可以伴有手部自动症,如一侧手的摸索、抓握,也可以有双手的自动症,口咽自动症,包括吞咽动作、流口水等。

【难度】中

34. 该患者的影像学表现见图 6-5-5(见文末彩图),下列描述最全面的选项是

A. MRI 显示脑室增大,PET 示颞底代谢下降

B. MRI 示右侧海马萎缩、颞角增大,PET 提示颞叶内侧、颞底及颞叶新皮质代谢减低

C. MRI 显示右侧海马体积缩小,PET 未见明显异常

D. MRI 提示双侧侧脑室萎缩

E. 未见明显异常

【答案】B

【难度】易

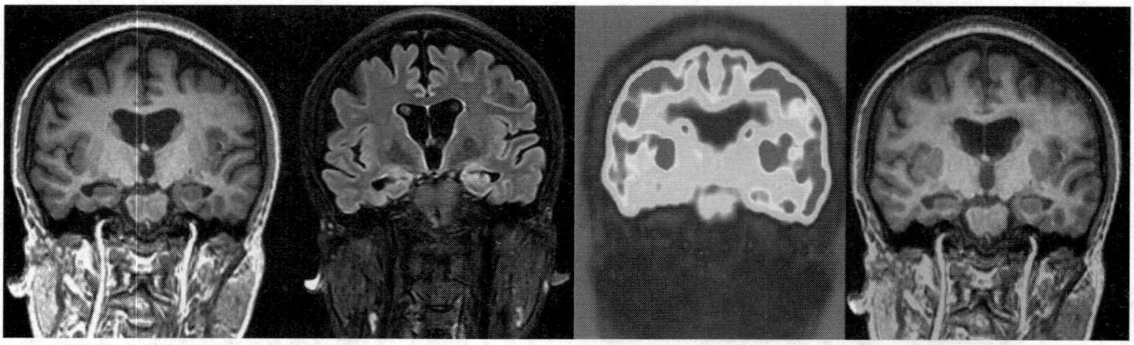

图 6-5-5

35. 患者脑电图显示：间期 F_8/T_4 异常放电，发作期可能为左颞起源。下一步的诊疗方案是
 A. 进一步行发作期 SPECT 检查明确发作起源
 B. 进一步行脑磁图（MEG）检查明确发作起源
 C. 调整药物控制癫痫发作，增加左乙拉西坦进一步控制发作
 D. 进一步深部电极埋藏，排除左侧颞叶癫痫可能
 E. 患者的表现高度提示右侧颞叶癫痫，可行右侧前颞叶切除术

【答案】E

【解析】此题考查典型颞叶癫痫的诊断和治疗，患者为复杂部分性发作：出现意识丧失，咂嘴、摸索等自动症表现，发作前胃气上升感多为颞叶发作表现。脑电图和影像学检查提示右侧颞叶起源或异常病灶（海马硬化）。对于颞叶癫痫最常用、最有效的治疗方式即前颞叶切除术。

【难度】中

（36~38 题共用题干）

女性，11 岁，因“发作性四肢抽搐 6 年”入院。患者于 6 年前无明显诱因突然摔倒，伴四肢抽搐（左侧明显），头眼左偏，左侧嘴角抽搐，十余秒钟缓解。其间意识清楚，能听到他人讲话但无法回答。患者颅脑 MRI 见图 6-5-6。

36. 患者的诊断最正确的是
 A. 右额节细胞胶质瘤，继发性癫痫
 B. 右额局灶性皮质发育不良，继发性癫痫
 C. 右额顶节细胞胶质瘤，继发性癫痫
 D. 右额顶局灶性皮质发育不良，继发性癫痫
 E. 右顶节细胞胶质瘤，继发性癫痫

【答案】D

【解析】此题考查局灶性皮质发育不良的影像学表现及中央沟的辨认。该患者在 FLAIR 序列上表现为右侧额上沟及中央沟的高信号，冠状位可见“Transmantle 征”，T_1 序列可见灰白质交界模糊，因此，诊断为局灶性皮质发育不良 2B。额上沟的末端常对应中央前回，中央前回的手节在轴位上像一个倒立的“Ω”。

【难度】中

37. 患者目前服用“托吡酯 75mg，每天 3 次；拉莫三嗪 150mg，每天 3 次；卡马西平 50mg，每天 2 次”，仍然发作频繁，少则每 10 天 1

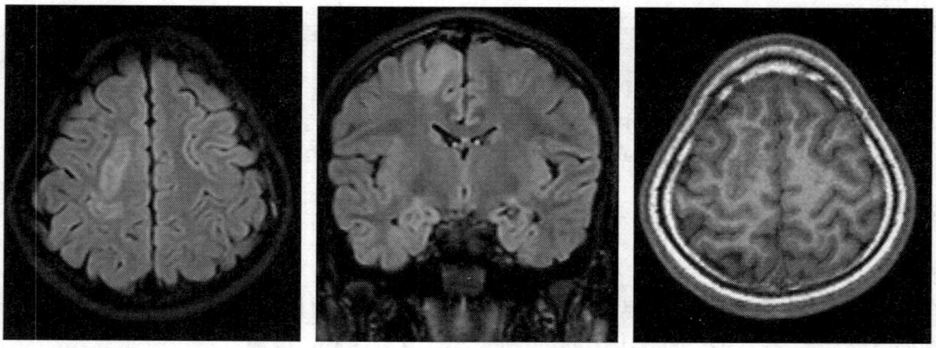

图 6-5-6

次,多则1天内10余次。现在考虑手术治疗,为行术前评估定位致痫灶,下列检查最为重要的是

A. PET/CT　　B. SPECT
C. 脑电图　　D. 脑磁图
E. fMRI

【答案】C

【解析】此题考查脑电图在癫痫术前评估中的重要意义。尽管某些癫痫患者在MRI有阳性发现,但是需要充分评估该MRI病灶与癫痫的关系,其中症状学分析和脑电图是最为重要的。尽管其他选项也是术前评估的辅助检查手段,但症状学分析和脑电图最为基本和关键。

【难度】易

38. 若患者行切除性手术治疗,下列并发症发生的可能性最大的是

A. 肢体偏瘫　　B. 偏盲
C. 运动性失语　　D. 感觉性失语
E. 记忆力减退

【答案】A

【解析】此题考查解剖与功能的对应关系。中央区对应肢体运动功能。

【难度】易

【案例分析题】

案例一　男性,18岁,因"外伤后右侧肢体僵直8年余"入院。患者8年前高处跌落伤后出现昏迷,具体不详,清醒后出现右侧肢体齿轮状强直,运动迟缓欠灵活,无感觉障碍。查体:头颅后枕部瘢痕,右侧肢体肌力、肌张力升高,呈强直状态,余查体无异常。MRI提示头颅后枕部软化灶,余无异常。

提问1:该患者最可能的诊断为

A. 帕金森病　　B. 肌张力障碍
C. 帕金森综合征　　D. 脑卒中
E. 肝性脑病　　F. 症状性癫痫
G. 脑炎

【答案】B

【解析】此题主要考查肌张力障碍的鉴别诊断,该患者发病时约10岁,不符合帕金森病的诊断,患者合并肢体僵直症状,故诊断为外伤后肌张力障碍。

【难度】易

提问2:若该患者保守治疗无效,目前最佳的治疗方式为

A. DBS治疗
B. GP核团损毁术
C. VIM核团损毁术
D. 胼胝体切开术
E. 肉毒素注射
F. 颈动脉内膜剥脱术
G. 部分肌腱切断术

【答案】A

【解析】此题主要考查肌张力障碍的外科治疗,患者年龄较小,脑深部电刺激(DBS)相对无创,治疗可逆,对患者损伤较小,且效果相对比较稳定,故选DBS治疗。

【难度】易

提问3:若该患者采取STN核团DBS手术,需要完成的术前检查包括

A. 血常规
B. 血生化
C. 胸部正侧位片
D. 心电图
E. 传染病学检查
F. 头部薄扫定位MRI
G. 头部薄扫定位CT

【答案】ABCDEFG

【解析】此题主要考查DBS手术的术前准备,DBS手术为外科手术,其要求遵循一般外科手术原则。

【难度】易

提问4:若该患者采取STN核团DBS手术,术后需要注意的事项包括

A. 应远离冰箱、音响等有磁场的地方,以免影响DBS设备的正常工作
B. 如需接受磁共振、X线、超声、心电图、脑电图等特殊检查,应关闭电源
C. 脑起搏器系统的电池一般可以使用5~10年,如果电池耗尽,需要更换脉冲发生器
D. 定期到医院专科程控门诊调节参数
E. 注意饮食营养,防止伤口裂开、刺激器设备外露
F. 可以自行调整刺激参数
G. 发现症状波动明显,及时复诊

【答案】ABCDEG

【解析】对于肌张力障碍DBS术后不建议自行调整刺激参数。

【难度】难

案例二　男性,45岁,右颞占位行手术治疗后2年。术后病理为"间变性星形细胞瘤",术后行

常规放化疗。现复查颅脑增强 MRI 示:右额颞开颅术后,右颞不规则强化灶。

提问 1:该患者最可能的诊断是

A. 肿瘤复发　B. 放射性坏死
C. 转移瘤　D. 脑脓肿
E. 脑软化灶　F. 脑转移瘤
G. 脑炎

【答案】AB

【解析】此题考查胶质瘤复发与放射性坏死的鉴别诊断。放射性坏死和肿瘤复发在 MRI 上均可表现为不规则强化,常规 MRI 上多无法准确鉴别。

【难度】中

提问 2:该患者首选的诊疗方法为

A. 放疗
B. 化疗
C. 开颅切除病变
D. 立体定向活检
E. 抗感染治疗
F. 激素冲击
G. 脱水观察对症治疗

【答案】D

【解析】此题考查胶质瘤复发与放射性坏死的鉴别方法,首选立体定向活检。

【难度】易

提问 3:若患者明确诊断为胶质母细胞瘤,后续的治疗方案有

A. 再次手术切除　B. 放疗
C. 化疗　D. 立体定向活检
E. 靶向药物治疗　F. 免疫治疗
G. 内放疗

【答案】ABCEFG

【解析】此题考查复发进展型高级别胶质瘤的治疗,包括再次手术、化疗、靶向药物治疗及进一步的放疗等。

【难度】难

提问 4:该患者手术切除病变后,以便为进一步治疗做准备,应该进行的检查包括

A. 普通病理
B. 术后复查头部强化 MRI
C. 术后复查头部强化 CT
D. 肿瘤组织分子病理
E. 脑脊液分子病理
F. 血常规
G. 生化检查

【答案】ABDFG

【解析】术后病理结果,尤其是分子病理结果可为下一步化疗提供依据。术后肿瘤切除程度的判定依靠强化头部 MRI 而不是 CT,该患者既往无 MRI 检查禁忌,故术后应该检查强化 MRI。血常规、生化(肝肾功能)检查是进一步治疗的综合判断指标。脑脊液分子病理特异性低,无法替代肿瘤组织分子病理结果。

【难度】难

案例三　女性,55 岁,因颅内占位性病变行立体定向活检术,术中冷冻病理结果提示胶质母细胞瘤的可能性大。术后 4 小时突发头痛,继而出现躁动,5 分钟后嗜睡,双侧瞳孔不等大。

提问 1:该患者的临床表现可能由哪些术后并发症引起

A. 脑水肿　B. 脑出血
C. 肿瘤细胞扩散　D. 脑疝
E. 术后精神症状　F. 颅内感染
G. 癫痫

【答案】ABD

【解析】此题主要考查立体定向活检术后的并发症,包括脑水肿、脑出血,严重的可引发脑疝。

【难度】中

提问 2:为明确诊断首选的检查方法是

A. X 线片
B. MRI
C. CT
D. 颅内压监测
E. 脑电图
F. 经颅多普勒超声
G. DSA

【答案】C

【解析】首选颅脑 CT 检查。

【难度】易

提问 3:该患者最可能选择的治疗方案为

A. 止痛、镇静等对症治疗
B. 颅内血肿钻孔引流术
C. 立体定向血肿吸除术
D. 开颅肿瘤 + 血肿清除术
E. 放弃治疗,临终关怀
F. 抗癫痫治疗
G. 脱水降颅内压对症支持治疗

【答案】DG

【解析】此题主要考查立体定向活检术后并发症的处理,脑出血后脑疝首选开颅血肿清除和/或去骨瓣减

压术。术前积极脱水降颅内压,可为手术争取时间。不建议采取镇静止痛治疗。

【难度】中

提问4:如何尽量减少立体定向活检手术发生出血的情况

A. 选用直径2.1mm的活检针
B. 选用直径2.5mm的活检针
C. 避免反复穿刺病变组织
D. 对肿瘤中心进行活检取材
E. 术中控制血压
F. 术后积极给予止血药
G. 多点取材

【答案】ACEF

【解析】立体定向活检时,选用较细的活检针,避免反复穿刺病变,不要进针过深,术中控制血压以及术后给予止血药物,可以在一定程度上减少肿瘤卒中的发生。

【难度】难

案例四 男性,6岁,下肢肌强直起病,继而出现舞蹈样手足徐动症状,不能行走2个月,无言语困难,未见吞咽困难。MRI T_1和T_2加权像显示苍白球、黑质和脑实质内分布广泛的斑点状低信号,出现"虎眼征"。

提问1:该患儿最可能的诊断是

A. 帕金森病
B. Huntington舞蹈症
C. 脑性瘫痪
D. Hallervorden-Spatz病
E. 线粒体脑肌病
F. 脑炎后遗症表现
G. 皮质基底节变性(CBD)

【答案】D

【解析】此题主要考查肌张力障碍中的特殊类型Hallervorden-Spatz病的临床特点,其显著特征为MRI显示双侧苍白球对称高信号,出现"虎眼征"。

【难度】中

提问2:以下说法**不正确**的是

A. 肌强直在发病初期就影响全身,以下肢最为明显
B. 智能损害较早出现,且损害较重
C. 对抗帕金森病药物疗效不佳
D. MRI显示"虎眼征"
E. 与早期青少年型帕金森病极易鉴别
F. 症状成进行性发展
G. 抗炎、激素治疗有效

【答案】EG

【解析】此病与青少年型帕金森病在早期难以鉴别,抗炎、激素治疗效果差。

【难度】难

提问3:关于该病的治疗,以下说法正确的是

A. 本病目前尚无有效治疗方法
B. 减经肌张力异常和痉挛的药物可以改善构音障碍
C. 多巴丝肼可暂时减轻症状,但作用有限
D. 铁螯合剂通过铁螯合作用清除脑内过多沉积的铁
E. 脑深部电刺激可能对部分患者有一定疗效
F. 脑内核团毁损术对患者有效
G. 本病大多预后良好

【答案】ABCDE

【解析】对Hallervorden-Spatz病目前尚无有效治疗方式,药物主要以减轻痉挛和肌张力异常为主,目前国内有多例应用DBS治疗药物难治性肌张力障碍的成功案例。

【难度】难

案例五 男性,65岁,右上肢运动欠灵活7年,半年后出现右下肢行走拖步,僵硬感。5年前,右手指抖动,静止时出现,精神紧张时加重,随意运动时可消失,服用"盐酸苯海索",症状好转。3年前右上肢震颤加重,并向右下肢及左上肢进展,伴起立困难,翻身费力,行走时起步困难。服用"多巴丝肼"后症状改善。目前患者入睡困难,多梦,翻身困难,有开关现象和异动症,"多巴丝肼"药物改善明显,但药效时间缩短。

提问1:该患者最可能的诊断是

A. 肌张力障碍
B. Huntington舞蹈症
C. 帕金森病
D. 特发性震颤
E. 小脑共济失调
F. 锥体外系疾病
G. 肌萎缩侧索硬化症

【答案】CF

【解析】此题主要考查帕金森病的临床特点,患者出

现静止性震颤、肌僵直、运动迟缓、姿势及步态异常,是典型的帕金森病表现。

【难度】易

提问2:以下说法是**不正确**的是

A. 该病的病理改变主要是黑质纹状体多巴胺能神经元减少,多巴胺递质降低
B. 该病发病机制与多种因素有关,如环境因素与遗传易感性的相互作用
C. 研究结果显示吸烟、咖啡、茶是帕金森病的保护因素
D. 该病的诊断主要依据临床表现,通过神经影像、神经生化及神经生理技术能够提高确诊率
E. 该病首选脑深部电刺激治疗
F. 脑深部核团毁损手术为手术第一选择
G. 必须病史5年以上才可以进行手术治疗

【答案】EFG

【解析】此题在前一题诊断明确的情况下,考查帕金森病的发病机制、病理改变和诊疗特点。帕金森病首选药物治疗。手术方法首选脑深部电刺激治疗。既往要求病史5年以上才可进行手术治疗,但最新指南规定诊断明确、震颤症状明显的患者,病史3年即可手术治疗。

【难度】中

提问3:关于该病的治疗,以下说法正确的是

A. 本病在药物和外科治疗前可给予神经保护治疗
B. 尽可能鼓励患者维持自主性活动,保持患者的生活能力
C. 本病主要采用药物、手术和物理治疗相结合的综合治疗
D. 药物治疗需要终身用药,多巴胺替代疗法是改善运动症状的主要治疗手段
E. 手术是中晚期患者的最终治疗手段
F. 手术后患者可以脱离药物治疗
G. 出现吞咽困难、跌倒等病情严重时适合手术治疗

【答案】ABCD

【解析】帕金森病(PD)目前以综合治疗为主,包括药物、手术和物理治疗,术后建议继续配合用药治疗。病情末期,不建议进行DBS手术治疗。

【难度】难

提问4:如选用脑深部电刺激手术治疗,其优点包括

A. 微毁损
B. 治疗可逆
C. 可以调控
D. 能够治愈
E. 并发症少
F. 治疗效果持久
G. 术后无须药物治疗

【答案】ABCEF

【解析】脑深部电刺激手术发生脑出血等严重并发症的概率较低,并且对脑组织损伤轻微,可以体外调控刺激参数、出现不良刺激表现时可以调节不同靶点或电压刺激缓解症状,治疗过程可逆,治疗效果持久可靠。但术后仍需药物配合治疗,电刺激停止后症状会重新出现,无法达到根治效果。

【难度】难

案例六 女性,48岁,无明显诱因出现右侧下眼睑跳动5年。后症状渐延及同侧面部、口角,左侧面部正常,头部MRI阴性。

提问1:该患者最可能的诊断是

A. 面肌痉挛 B. 面瘫后遗症
C. 癔症性眼睑痉挛 D. 痛性抽搐
E. 梅热综合征 F. 症状性癫痫
G. 舞蹈病

【答案】A

【难度】中

提问2:该患者的治疗方法为

A. 药物治疗
B. A型肉毒素注射
C. 面神经射频热凝术
D. 面神经离断术
E. 微血管减压术
F. 激素冲击对症治疗
G. 经颅磁刺激治疗

【答案】BE

【解析】此题考查面肌痉挛的治疗方法,外科首选微血管减压术,对于恐惧手术或有手术禁忌证的患者可以局部注射肉毒素缓解症状。

【难度】易

提问3:面神经显微血管减压术后可见的并发症有

A. 面瘫 B. 听力下降
C. 脑脊液漏 D. 小脑梗死
E. 伤口感染 F. 皮下积液
G. 面部麻木

【答案】ABCDEFG

【解析】此题考查微血管减压术后的并发症，包括面瘫、听力下降、脑脊液漏及小脑梗死等。术中对三叉神经骚扰明显，术后可能会出现面部麻木。

【难度】难

提问 4：关于面神经显微血管减压术的说法正确的是

A. 手术有效率 >93%
B. 手术应该在电生理监测下完成
C. 术中应该对面神经全程进行减压
D. 侧方扩散波消失提示血管减压满意
E. 术野内直接直视面神经
F. 部分患者术后早期症状不完全消失，出现远期好转现象
G. 复发病例多为垫棉移位

【答案】ABDF

【解析】面神经减压手术应该在电生理监测下，对面神经根出脑干区（REZ）进行血管减压，术中侧方扩散波消失提示责任血管减压满意。术野内面神经被前庭蜗神经遮挡，很难直视。复发病例最多为遗漏责任血管或垫棉机化形成新的压迫。

【难度】难

案例七 女性，43 岁，右侧面部阵发性电击样疼痛 1 年，刷牙和进冷食可诱发，曾服用卡马西平治疗，效果欠佳。查体：右侧角膜反射减弱，右侧面部浅感觉下降，双侧咀嚼肌肌力不对称，右侧减弱。

提问 1：该患者最可能的诊断为

A. 三叉神经痛　B. 面肌痉挛
C. 舌咽神经痛　D. 牙周炎
E. 丘脑痛　F. 症状性癫痫
G. 牙髓炎

【答案】A

【解析】此题考查三叉神经痛的临床特点及诊断。

【难度】易

提问 2：MRI 检查见图 6-5-7，正确的诊断包括

A. 原发性三叉神经痛
B. 继发性三叉神经痛
C. 畸胎瘤可能性大
D. 表皮样囊肿的可能性大
E. 胶质瘤可能性大
F. 脑膜瘤可能性大
G. 脊索瘤可能性大

【答案】BD

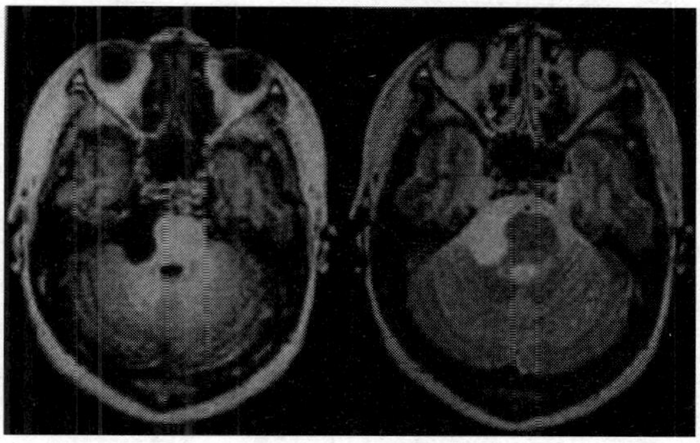

图 6-5-7

【解析】继发性三叉神经痛病因及桥小脑角区（CPA 区）肿瘤的鉴别。CPA 区是表皮样囊肿的最好发部位，临床上 70% 的 CPA 区表皮样囊肿是以三叉神经痛起病。MRI 表现：T_1WI 上信号为介于脑脊液和脑实质之间的低信号，内可见胆固醇结晶或合并有出血时的高信号影。T_2WI 上多呈不均匀高信号，T_2 FLAIR 呈混杂高信号，内含不同数量的絮状、漩涡状或卷发状稍高信号影，T_2 抑脂序列上信号无减低，仍呈不均匀高信号。DWI 呈明显的不均匀高亮信号。

【难度】中

提问 3：下列对治疗的描述正确的是

A. 不能手术，应该选择内科保守治疗
B. 可以手术治疗
C. 手术入路可以采用枕下乙状窦后入路
D. 手术后可能出现面瘫
E. 手术应采用乙状窦前入路
F. 术中应尽量切除肿瘤及其包膜
G. 术后早期（7 天内）无颅内出血，就很少发生再出血情况

【答案】BCDF

【解析】继发性三叉神经痛的治疗方案、具体手术入路及手术不良反应等，BCDF 正确。表皮样囊肿术后 2 周内均有可能出现迟发性颅内出血的可能，因此 G 选项错误。

【难度】难

提问 4：手术过程中可见到的神经包括

A. 动眼神经　B. 滑车神经
C. 展神经　D. 三叉神经
E. 前庭蜗神经　F. 面神经
G. 舌咽神经

【答案】ABCDEFG

【解析】巨大的表皮样囊肿手术过程中可以看到以上神经。

【难度】难

（杨岸超）

第六章　颅脑肿瘤

【A1 型题】

1. 下述关于颅内肿瘤的描述**不正确**的是

A. 胶质瘤很少起源于星形胶质细胞

B. 儿童期颅内肿瘤的发病率仅次于白血病，居第二位

C. 成人颅内肿瘤多发生于大脑半球

D. 女性发病占优势的颅内肿瘤多为脑膜瘤及泌乳素腺瘤等

E. 胶质母细胞瘤及转移瘤在老年人常见

【答案】A

【解析】胶质瘤最常起源于星形胶质细胞。

【难度】易

2. 下述颅内肿瘤在儿童中最**不常见**的是

A. 星形细胞瘤　B. 髓母细胞瘤

C. 室管膜瘤　D. 胶质母细胞瘤

E. 颅咽管瘤

【答案】D

【解析】胶质母细胞常见于老年人，而髓母细胞瘤、室管膜瘤、颅咽管瘤及星形细胞瘤都是儿童常见肿瘤。

【难度】中

3. 颅骨骨质增生最常见于

A. 大脑凸面脑膜瘤　B. 垂体腺瘤

C. 星形细胞瘤　D. 神经鞘瘤

E. 血管网织细胞瘤

【答案】A

【难度】易

4. 脑转移癌最常见的来源是

A. 乳腺　B. 肺　C. 肾

D. 皮肤　E. 膀胱

【答案】B

【难度】易

5. 多数脑干内胶质瘤患者最初表现为

A. 脑神经功能障碍　B. 头痛

C. 脑积水　D. 恶心及呕吐

E. 视神经乳头水肿

【答案】A

【难度】中

6. 脑膜瘤复发的最重要因素是

A. 年龄

B. 骨侵蚀

C. 良性脑膜瘤的组织类型

D. 术后肿瘤残余

E. 性别

【答案】D

【难度】中

7. 下列病变中最容易引起枕骨大孔疝的颅内占位性病变是

A. 鞍区肿瘤　B. 额顶叶肿瘤

C. 颞叶脑脓肿　D. 侧脑室肿瘤

E. 第四脑室肿瘤

【答案】E

【解析】第四脑室肿瘤及小脑蚓部肿瘤最易引起枕骨大孔疝。

【难度】中

8. 最常见的神经上皮肿瘤是

A. 星形细胞来源的肿瘤

B. 胶质母细胞瘤

C. 少突胶质细胞瘤

D. 脑膜瘤

E. 室管膜瘤

【答案】A

【解析】星形细胞来源的肿瘤是最常见的神经上皮肿瘤，胶质母细胞瘤是最恶性的星形细胞来源的肿瘤。

【难度】易

9. 毛细胞型星形细胞瘤好发于
A. 漏斗部和视神经　B. 额叶和颞叶
C. 颞叶和枕叶　D. 小脑和脑干
E. 第三脑室后部
【答案】A
【解析】发源于漏斗部和视神经的星形细胞瘤是儿童常见的毛细胞型星形细胞瘤。
【难度】难

10. 小脑幕裂孔疝最好发于下列哪类疾病
A. 小脑肿瘤　B. 小脑脓肿
C. 颞叶肿瘤　D. 垂体肿瘤
E. 脑干肿瘤
【答案】C
【解析】颞叶占位易导致小脑幕(天幕)裂孔疝。
【难度】中

11. 小脑星形细胞瘤,肿瘤位于囊内,增强明显,切除肿瘤应当
A. 囊变全部切除
B. 务必切除肿瘤结节
C. 肿瘤和周围脑组织
D. 肿瘤囊变和周围脑组织
E. 尽量扩大切除
【答案】B
【难度】中

12. 星形细胞瘤有囊变,囊壁有增强,手术切除**错误**的是
A. 只切除肿瘤结节即可
B. 肿瘤与囊变全部切除
C. 囊变尽量切除
D. 肿瘤、囊变和周围脑组织一并切除
E. 囊壁包含肿瘤组织,也应该切除
【答案】A
【难度】中

13. 星形细胞瘤的综合治疗是
A. 免疫治疗为主
B. 放疗为主
C. 化疗为主
D. 手术
E. 手术治疗为主,辅以放疗及化疗
【答案】E
【难度】易

14. 听神经瘤多起源于
A. 耳蜗神经　B. 前庭上神经
C. 面神经　D. 前庭下神经
E. 三叉神经
【答案】B
【解析】听神经瘤多起源于前庭上神经,其次为前庭下神经。
【难度】中

15. 小脑星形细胞瘤同时伴脑积水,治疗的最佳策略是
A. 切除肿瘤再行脑室 - 腹腔分流手术
B. 仅行脑室 - 腹腔分流手术
C. 应同时解决切除肿瘤和打通脑脊液循环通路的问题
D. 切除肿瘤即可
E. 放疗
【答案】C
【难度】中

16. 颅咽管瘤的常见临床表现**不包括**
A. 视力视野障碍　B. 内分泌紊乱
C. 颅内压增高症状　D. 海绵窦综合征
E. 锥体束征
【答案】E
【难度】中

17. 听神经瘤的首发症状多为
A. 后组脑神经麻痹
B. 小脑症状
C. 耳鸣或发作性眩晕
D. 锥体束征
E. 高颅压症状
【答案】C
【难度】中

18. 最易出现 Hippel-Lindau 综合征的颅内肿瘤是
A. 胶质母细胞瘤　B. 脑膜瘤
C. 血管网织细胞瘤　D. 室管膜瘤
E. 生殖细胞瘤
【答案】C
【解析】血管网织细胞瘤可能是 Hippel-Lindau 综合征的颅内表现。
【难度】中

19. 下列关于儿童肿瘤的描述正确的是
A. 转移癌很常见
B. 少突胶质细胞瘤最常见
C. 多形胶质母细胞瘤多见
D. 脑膜瘤多见
E. 多位于幕下及中线部位
【答案】E
【难度】易

20. 脑内转移瘤最常出现在
A. 灰白质交界处　B. 丘脑
C. 后颅凹　D. 尾状核
E. 鞍区
【答案】A
【难度】易

21. 常见于艾滋病患者的脑瘤是
A. 淋巴细胞性白血病
B. 转移性淋巴瘤
C. 原发性淋巴瘤
D. 卡波西肉瘤
E. 淋巴肉瘤
【答案】C
【解析】艾滋病患者因免疫能力低下，易伴发颅内原发性淋巴瘤。
【难度】中

22. 鞍区占位性病变引起的典型视野障碍是
A. 一侧全盲　B. 双眼颞侧偏盲
C. 一侧偏盲　D. 同向偏盲
E. 象限盲
【答案】B
【难度】中

【A2 型题】

1. 男性，10 岁，主诉：间断性头部胀痛 3 个月，加重伴呕吐 1 周。查体：双侧视神经乳头水肿，性早熟，双眼上视不能。据此推测病变应定位于
A. 大脑半球　B. 鞍区
C. 松果体区　D. 小脑半球
E. 颈段脊髓
【答案】C
【解析】视乳头水肿，性早熟，双眼上视不能，是松果体区肿瘤合并脑积水的典型症状。
【难度】中

2. 男性，41 岁，主诉：右侧面部麻木 1 年余，近 3 个月出现右耳听力下降，右侧咀嚼力无力。颅脑 CT 示：右侧小脑脑桥角区类圆形占位病变，增强扫描病灶呈不均匀强化，内有囊性改变，双侧内听道无扩大。此患者最可能的诊断是
A. 听神经鞘瘤　B. 三叉神经鞘瘤
C. 脑膜瘤　D. 胶质瘤
E. 表皮样瘤
【答案】B
【解析】此病例症状、影像学表现提示桥小脑角区占位。三叉神经鞘瘤多见于 20~50 岁，男性略多，临床以三叉神经麻痹或三叉神经痛为主要症状。听神经瘤多有内听道扩大表现。因此本题选 B。
【难度】中

3. 女性，23 岁，主诉：左侧耳鸣 3 年，左耳聋 1 年伴口角右偏 1 周。颅脑 CT 检查示颅内占位性病变。最可能的定位诊断为
A. 鞍区占位，垂体瘤可能性大
B. 左小脑脑桥角占位，神经鞘瘤可能性大
C. 左侧脑桥占位
D. 左侧延髓占位
E. 脑室内占位
【答案】B
【难度】易

4. 男性，61 岁，突发头痛、恶心、呕吐 2 周伴左侧肢体活动欠灵活。既往：1 年前行右肺上叶恶性肿瘤切除术。行颅脑 CT 检查示颅内占位，有大片水肿。目前无发热，无抽搐。根据此病史首先考虑
A. 缺血性脑血管病
B. 肺癌脑转移
C. 高血压危象
D. 慢性硬脑膜下血肿
E. 胶质细胞瘤
【答案】B
【解析】脑转移瘤的临床特点：既往肿瘤病史，病程较短，瘤周水肿明显等。
【难度】中

5. 女性，26 岁，未婚。主诉：闭经溢乳半年。既往体健。影像学及内分泌学检查符合催乳素(PRL)微腺瘤诊断标准，蝶窦发育良好。拟行手术治疗，最宜选用
A. 开颅经额底入路肿瘤切除
B. 开颅经翼点入路肿瘤切除
C. 开颅经侧脑室入路肿瘤切除
D. 经鼻 - 蝶入路肿瘤切除
E. 双额骨瓣，额底入路，肿瘤切除
【答案】D
【解析】在蝶窦发育良好的情况下，经鼻 - 蝶入路是垂体微腺瘤的最佳微创治疗方式。
【难度】易

6. 女性，61 岁，主因“癫痫发作 3 周，近 1 周头痛、恶心、呕吐，伴一过性右侧肢体无力”入

院。病来无发热，二便正常。6年前曾行右乳腺癌切除术。CT显示左额大片低密度影，有明显占位效应。根据所提供病历进行鉴别诊断，下列疾病中首先考虑的是

A. 脑转移瘤　　B. 脑胶质瘤
C. 脑梗死　　D. 脑膜瘤
E. 脑炎

【答案】A
【难度】中

7. 男性，20岁，主诉：乏力、头痛、视力减退5个月。双侧视盘边界清楚，颜色苍白。第二性征发育差。CT检查见鞍区占位性病变，有散在钙化。最可能的诊断是

A. 垂体腺瘤　　B. 鞍结节脑膜瘤
C. 少突胶质细胞瘤　　D. 松果体细胞瘤
E. 颅咽管瘤

【答案】E
【解析】颅咽管瘤的CT检查特点：散在钙化。
【难度】易

8. 男性，40岁，头痛伴走路不稳半年。超声检查发现右肾一囊性肿物。MRI检查发现右小脑半球囊性肿物，囊壁上有点状强化，C_1髓内直径约1cm的强化病灶。最可能的诊断是

A. 星形细胞瘤
B. 转移癌
C. 多发血管网状细胞瘤
D. 室管膜瘤
E. 髓母细胞瘤

【答案】C
【难度】中

9. 女性，44岁，2~3年来精神差，嗜睡。2年前出现手脚粗大，皮肤粗糙，鼻子生长变大，逐渐加重。入院查体：视野缺损不明显，肢端肥大明显。MRI检查见鞍区占位。下列疾病可能性较大的是

A. 动脉瘤　　B. 鞍结节脑膜瘤
C. 下丘脑胶质瘤　　D. 颅咽管瘤
E. 垂体瘤

【答案】E
【解析】生长激素性垂体瘤的临床表现为：肢端肥大，皮肤粗糙，口鼻增大等。
【难度】易

【A3/A4型题】

(1~3题共用题干)

男性，45岁，主因"头痛，头晕20天，加重伴烦躁、频繁呕吐1天"入院。查体：痛苦病容，意识烦躁，查体不合作，呼吸不规则。头部MRI检查显示第四脑室肿瘤伴幕上脑室扩大。

1. 本例患者最可能发生的脑疝是

A. 大脑中心疝　　B. 小脑幕切迹疝
C. 小脑幕切迹上疝　　D. 枕骨大孔疝
E. 大脑镰疝

【答案】D
【解析】枕骨大孔疝的临床特点：恶心、呕吐，呼吸节律不规整，好发于第四脑室。
【难度】易

2. 如术前突发脑疝最有效的处理措施是

A. 高压灌肠
B. 使用脱水药
C. 腰椎穿刺放脑脊液
D. 给予镇静、止痛药
E. 脑室穿刺引流

【答案】E
【解析】枕骨大孔疝临床急救措施：脑室穿刺外引流。
【难度】中

3. 脑脊液快速流出后患者突然昏迷。双侧瞳孔散大，对光反射迟钝。首先考虑的原因可能为

A. 肿瘤卒中　　B. 穿刺损伤
C. 小脑幕切迹上疝　　D. 休克
E. 低颅压

【答案】C
【解析】发生枕骨大孔疝行脑室穿刺外引流后可能会发生小脑幕切迹上疝。
【难度】中

(4~7题共月题干)

男性，69岁，主因"头痛、头晕、右半身麻木无力2个月"入院。既往：4年前发现血压高，服药可降至正常。入院查体：神清，血压正常，眼底视盘边缘模糊不清；右侧面部感觉减退，双眼展神经轻度麻痹，右侧口角力弱，右侧肢体不全瘫，右侧病理反射阳性。3年前有"肺癌"切除史。

4. 本例患者考虑存在
   A. 左大脑中动脉闭塞
   B. 脑干缺血性病灶
   C. 高血压脑出血
   D. 颅内压增高
   E. 脑萎缩

【答案】D
【难度】易

5. 为明确诊断优先安排的检查是
   A. 脑血管造影　B. 头部 CT 或 MRI
   C. 脑部超声　D. 腰椎穿刺
   E. 胸部 CT

【答案】B
【解析】头部 CT/MRI 是目前颅内病变诊断的首选检查手段。
【难度】易

6. 头部 MRI 检查发现有颅内占位性病变，结节样，注药后增强明显。病变周围水肿明显且中线移位大于 0.5cm。应首先考虑的诊断为
   A. 慢性硬脑膜下血肿
   B. 脑出血
   C. 脑转移瘤
   D. 脑脓肿
   E. 原发性颅内肿瘤

【答案】C
【解析】老年患者，有肺癌病史，颅内占位性病变呈结节样，增强明显，水肿弥散，首选转移瘤。
【难度】难

7. 此时解除颅内压增高的最有效措施是
   A. 持续腰椎穿刺引流
   B. 使用脱水药
   C. 开颅病灶切除
   D. 过度换气
   E. 尽快放射治疗

【答案】C
【解析】患者颅内压高，占位明确，应尽早手术。
【难度】难

(8~10 题共用题干)

女性，44 岁，主因“头痛伴呕吐，双眼视物不清 4 个月”收入院。查体：神清，语言流利，精神可；嗅觉丧失；视力：左侧眼前数指，右侧大致正常；眼底：左侧视盘边缘色淡，右侧视盘边缘不清。

8. 本例患者考虑有
   A. 视神经炎　B. 多发性硬化
   C. 颅前窝肿瘤　D. 枕叶梗死
   E. 鼻咽癌

【答案】C
【解析】患者有颅内压增高三主征，嗅觉丧失，提示颅前窝底病变的可能性大。
【难度】难

9. 为明确诊断首先应安排的检查是
   A. 视觉诱发电位
   B. 脑电图
   C. 脑脊液免疫球蛋白
   D. 头部 CT 及 MRI
   E. 视力视野检查

【答案】D
【解析】头部 CT/MRI 是目前颅内病变诊断的首选检查手段。
【难度】中

10. 若所安排的检查有阳性发现需采取的治疗是
    A. 转往神经内科
    B. 脱水降颅内压治疗
    C. 开颅病灶切除
    D. 激素治疗
    E. 转往眼科治疗

【答案】C
【解析】手术切除是治疗颅前窝底肿瘤的有效手段。
【难度】中

(11~14 题共用题干)

女性，45 岁，主诉“右下肢麻木，左下肢乏力 1 年”。查体：双侧 T_8 水平以下痛温觉减退，左下肢肌力 3 级，右下肢肌力 4 级，左侧巴宾斯基征阳性。

11. 下一步的首选检查是
    A. 颈段 MRI　B. 胸段 MRI
    C. 颅脑 CT　D. 颅脑 MRI
    E. 胸椎 X 线

【答案】B
【解析】根据查体发现提示病变在 T_8 及以下水平，故需首选胸段 MRI 检查。
【难度】中

12. 如双下肢麻木乏力是自下向上发展的，病变定位应考虑在

A. 旁中央小叶
B. 脊髓髓内
C. 脊髓髓外硬脊膜下
D. 顶叶运动区
E. 颞叶运动区

【答案】C
【解析】脊髓髓外硬脊膜下占位的特点是症状自下向上发展。
【难度】中

13. 定性诊断最可能为
A. 脊膜瘤　B. 胶质瘤
C. 蛛网膜囊肿　D. 横断性脊髓炎
E. 转移瘤

【答案】A
【解析】脊髓髓外硬脊膜下占位常见病变为脊膜瘤和神经鞘瘤。
【难度】中

14. 该病变常见的部位为
A. 颈段　B. 胸段　C. 腰段
D. 骶段　E. 尾段

【答案】B
【解析】脊膜瘤好发于胸段椎管。
【难度】中

(15~17 题共用题干)

女性,53 岁,主因“左眼视力减退,合并突眼半年”入院。查体:左眼第Ⅳ、Ⅵ脑神经麻痹,角膜反射消失。CT 及 MRI 检查发现左侧蝶鞍旁病变,质地均匀,注射增强剂后病变明显增强,直径约 3cm。

15. 为了诊治的需要还可进行的检查是
A. 颅脑 X 线片正侧位
B. 蝶鞍断层 X 线摄影
C. 脑血管造影
D. 视觉诱发电位
E. 磁共振血管成像(MRA)

【答案】C
【解析】蝶鞍旁占位,均匀一致,应行血管造影除外动脉瘤。
【难度】难

16. 患者左眼第Ⅳ、Ⅵ脑神经麻痹,角膜反射消失,是因为肿瘤累及
A. 左侧海绵窦　B. 视神经及视交叉
C. 脑干　D. 颈内动脉
E. 环池

【答案】A
【解析】海绵窦脑神经受累可导致眼动障碍及角膜反射消失。
【难度】难

17. 患者术后清醒,但 12 小时后再度出现意识障碍,此时应立即
A. 进入 ICU 监护
B. 调整脱水药的剂量
C. 使用苯巴比妥防止癫痫发作
D. 床头抬高 15°
E. 颅脑 CT 检查除外术后血肿

【答案】E
【解析】开颅手术患者清醒后再度意识障碍多为颅内出血或缺血所致,应尽早行颅脑 CT 明确原因。
【难度】中

【病例分析题】

案例一　女性,45 岁,出现月经周期紊乱,月经间期延长,月经量少,并伴乳房发胀感 1 年。半年来有双眼视物模糊,逐渐加重,自觉无视野缺损。3 天前无诱因出现眼痛,呈持续性钝痛,伴双眼严重视力下降,无明显恶心呕吐。

提问 1:下一步应对患者进行的检查是
A. 颅脑 CT
B. 颅脑 MRI
C. 垂体激素检测
D. 视力视野检查
E. 听觉诱发电位检查
F. 脑电图检查
G. PET/CT 检查

【答案】ABCD
【解析】根据患者的病史提示垂体瘤的可能性大,故应行相应检查。
【难度】中

提问 2:若患者头部 CT/MRI 影像学检查见鞍区占位,注药后不均匀明显增强,病变内部有液平面。正确的诊断和治疗是
A. 垂体瘤
B. 肿瘤卒中
C. 首先选择保守治疗
D. 手术切除病变
E. 补充糖皮质激素
F. 使用抗生素静脉滴注
G. 使用免疫调节剂

【答案】ABDE

【解析】根据病史及影像学检查提示垂体瘤卒中的可能性大，患者视力明显下降，为挽救视力，应尽早行手术切除。

【难度】难

提问 3：手术后应当注意的事项有

A. 密切观察患者的出入液量
B. 注意电解质平衡
C. 观察患者视力视野的改变
D. 注意复查激素的改变
E. 注意是否存在脑脊液漏
F. 注意观察生命体征
G. 叮嘱患者定期复查

【答案】ABCDEFG

【解析】垂体瘤术后应密切观察内分泌、视力改变、出入液量等方面的改变，并叮嘱患者定期复查。

【难度】中

提问 4：鞍区的病变还包括

A. 颅咽管瘤　B. 脑膜瘤
C. 生殖细胞肿瘤　D. 动脉瘤
E. Rathke 囊肿　F. 垂体脓肿
G. 髓母细胞瘤

【答案】ABCDEF

【解析】鞍区常见病变中不包括髓母细胞瘤，髓母细胞瘤发生于后颅窝。

【难度】中

案例二　男性，27 岁，间断性抽搐发作 1 年，发作表现为意识丧失，双眼上翻，牙关紧闭，口吐白沫，四肢抽动，持续 2~3 分钟，每月发作 1~2 次。查体：神志清楚，语言流畅，精神正常，双侧瞳孔等大，对光反射正常，面纹对称，四肢肌力正常。病理反射未引出。

提问 1：入院后应对患者进行的检查是

A. 颅脑 CT
B. 颈部多普勒超声检查
C. 颅脑 MRI
D. 颅脑 X 线片
E. 脑电图
F. 免疫功能检测
G. 视力视野检查

【答案】ACE

【解析】青年患者突发癫痫，应行颅脑 CT/MRI 检查确认颅内病变，行脑电图检查寻找异常脑电波。

【难度】中

提问 2：患者行颅脑 CT 检查发现“左颞叶少量出血，周围有低密度条带，蛛网膜下腔未见明显出血”。脑电图示：左颞后可见尖波和棘波。对患者做出的诊断是

A. 左颞叶出血
B. 脑动脉瘤破裂出血
C. 继发性癫痫
D. 脑海绵状血管瘤的可能性大
E. 脑动脉硬化
F. 脑动脉淀粉样变性
G. 脑脓肿

【答案】ACD

【解析】出血和癫痫是颅内海绵状血管瘤的常见临床表现。

【难度】中

提问 3：行 MRI 检查发现 T_1 及 T_2 相左颞叶少量出血，周围有环状低信号条带围绕，病变大小为 2cm × 3cm。下一步的治疗可考虑

A. 完善检查后行手术治疗
B. 术中栓塞 + 手术切除
C. 介入治疗
D. 伽玛刀
E. 放射治疗
F. 脑电监护下手术切除病变
G. 脓肿穿刺抽吸

【答案】AF

【解析】对于引起癫痫的海绵状血管瘤应尽早手术切除。

【难度】中

提问 4：术后应注意的事项有

A. 合理使用抗癫痫药物
B. 注意切口愈合情况
C. 注意肢体运动及语言能力
D. 叮嘱患者定期复查
E. 大量使用抗生素
F. 使用大剂量激素冲击治疗
G. 使用免疫抑制剂

【答案】ABCD

【解析】海绵状血管瘤引起继发性癫痫，手术后还需继续使用抗癫痫药物。

【难度】易

案例三　男性，14 岁，无明显诱因出现头痛，间断性，枕部为著 1 周，伴恶心及呕吐，呕吐呈喷

射性，与进食无关，为内容物。2天前出现精神弱，嗜睡。既往体健。查体：嗜睡，呼之能应，精神弱，查体欠配合，生命体征平稳；双侧瞳孔等大等圆，左：右 =4mm：4mm，间接、直接对光反射迟钝，双眼上视不能；四肢运动基本正常；病理反射（-）。

提问1：接下来应做的检查是

A. 头部MRI平扫 + 增强
B. 术前常规检查
C. 眼底检查
D. 内分泌检测
E. 头部CT
F. 颈部多普勒超声检查
G. 超声心动图

【答案】ABCE

【解析】患儿病史提示颅内高压，上视不能提示病变累及四叠体，松果体区肿瘤的可能性大，故应做相应检查及手术准备。

【难度】难

提问2：头部CT示松果体区有一略高密度混杂的圆形病灶；颅脑MRI示病变呈长T_1长T_2信号，圆形，注射造影剂后明显欠均匀增强。幕上脑室扩大，室旁有明显水肿（图6-6-1）。可作出的诊断包括

A. 松果体区占位　　B. 梗阻性脑积水
C. 交通性脑积水　　D. 枕骨大孔疝
E. 颅内压增高　　F. 继发性癫痫
G. 原发性癫痫

【答案】ABE

【解析】结合病史及影像学检查可获得上述诊断。

【难度】易

提问3：治疗方案可选择

A. 开颅手术切除松果体区病变
B. 行脑室 - 腹腔分流术缓解脑积水
C. 内镜下行第三脑室底造瘘
D. 内镜下行第三脑室底造瘘 + 病变活检
E. 神经兴奋剂促醒
F. 脑深部电极植入术
G. 迷走神经刺激术

【答案】ABCD

【解析】缓解颅内高压、明确病理性质是治疗此类疾病的原则。

【难度】中

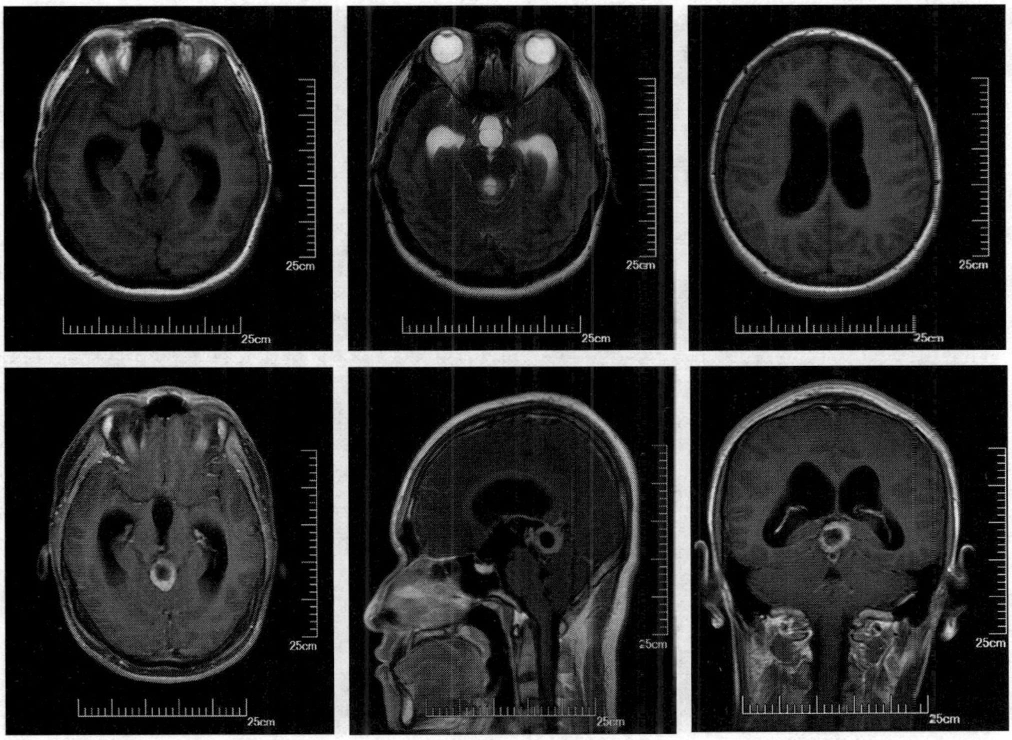

图6-6-1

提问4:术后患者症状缓解出院。1个月后再次出现头痛、呕吐,应进行的检查包括

A. 头部CT检查　B. 头部MRI检查
C. 眼底检查　D. 视频脑电图检查
E. 脑电图检查　F. 视觉诱发电位
G. 听觉诱发电位

【答案】ABC

【解析】患者可能出现了脑积水,需行CT/MRI检查明确诊断,眼底检查可评估视神经乳头水肿程度。

【难度】中

案例四　女性,43岁,间断性头痛1个月余,双颞为著。近半个月来,头痛进行性加重,伴有恶心、呕吐。既往体健。查体:生命体征平稳,神清,语钝,行走困难;双侧瞳孔对光反射迟钝,双侧视盘边界欠清;右侧上下肢肌力4级,右侧病理反射(+)。

提问1:接下来应进行的检查是

A. 头部MRI平扫+增强
B. 术前常规检查
C. 眼底检查
D. 内分泌检测
E. 头部CT
F. 脑电图检查
G. 视频脑电图检查

【答案】ABCE

【解析】病史提示有颅内压高及颅内占位,应行MRI、CT检查尽快明确诊断。行眼底检查,辅助诊断颅内高压。此外还应行术前常规检查,准备手术。

【难度】难

提问2:头部CT示左侧额顶叶有一低密度片状病灶,边界不清;头部MRI示病变呈长T_1长T_2信号,注射造影剂后见病变呈囊性,囊壁明显增强,周围水肿明显,中线向右侧移位(图6-6-2)。可作出的诊断包括

A. 左额顶叶占位
B. 胶质瘤可能性大
C. 脑脓肿不除外
D. 颅内多发脱髓鞘
E. 颅内压增高
F. 脑内出血
G. 继发性癫痫

【答案】ABCE

【解析】病史及影像学检查提示左额顶占位,胶质瘤可能性大。囊性病变应考虑有脑脓肿的可能。

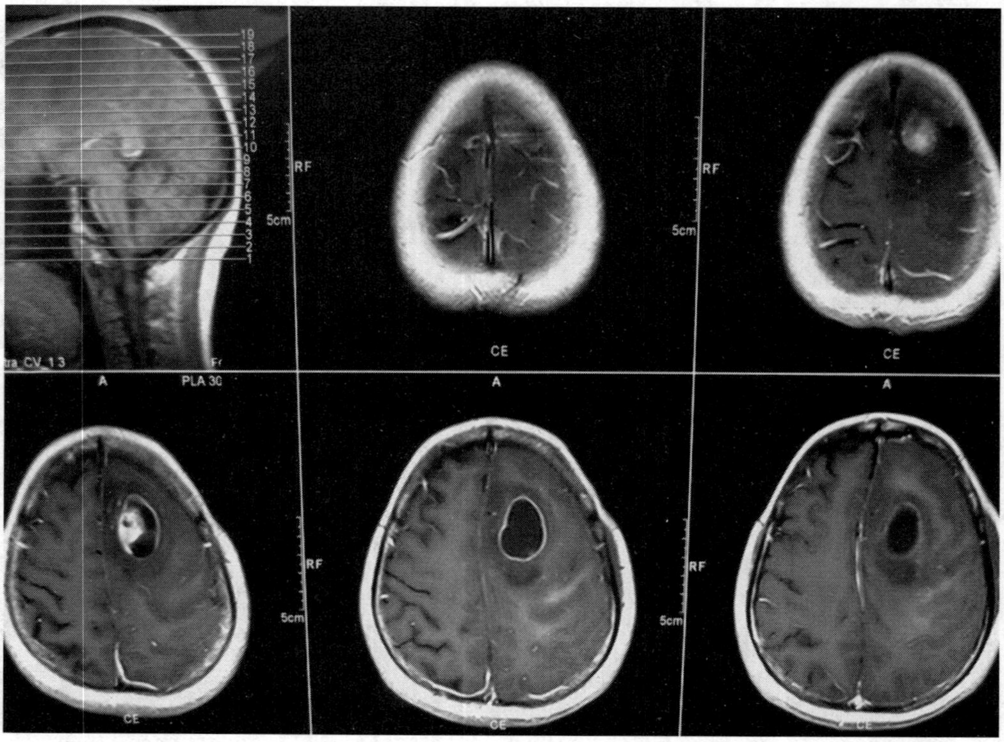

图6-6-2

【难度】难

提问 3:进一步性头部磁共振 DWI/ADC 检查,示囊液未见明显弥散受限。可选择的治疗方式包括

A. 应用抗生素
B. 行开颅手术切除病变
C. 颅骨钻孔,囊液穿刺 + 外引流
D. 根据病理结果,术后进行放化疗
E. 立体定向下取囊壁组织活检
F. 大剂量激素冲击治疗
G. 应用免疫抑制剂

【答案】BD

【解析】弥散加权成像 / 表观弥散系数(DWI/ADC)检查示囊液未见明显弥散受限,提示囊液非脓性,除外脑脓肿,考虑胶质瘤的可能性大。

【难度】难

提问 4:术后病理回报:胶质母细胞瘤。下列诊治建议合适的是

A. 建议患者尽早行头部放疗
B. 建议行同步放化疗
C. 建议行分子病理检测
D. 叮嘱患者定期复查
E. 长期足量使用抗生素
F. 长期服用激素
G. 行腰椎穿刺

【答案】ABCD

【解析】胶质母细胞瘤患者应在术后尽早行放化疗并定期(2~4 个月)复查。分子病理检测有助于判断预后,判断肿瘤对放化疗的敏感性,寻找治疗靶点。

【难度】难

案例五　女性,34 岁,左侧听力下降 1 年,耳鸣 2 个月,左侧颜面部麻木 2 周,伴间断性头痛及呕吐就诊。既往体健。查体:生命体征平稳,神志清楚,对答正确;左侧听力丧失,左侧颜面部浅感觉减退,角膜反射正常;双侧瞳孔等大等圆,对光反射灵敏;四肢活动正常。

提问 1:应进一步进行的检查是

A. 头部 MRI 平扫 + 增强
B. 术前常规检查
C. 双耳纯音测听
D. 脑干诱发电位及听觉诱发电位
E. 头部 CT 平扫 + 骨窗
F. 激素水平检测
G. 颈部超声多普勒检查

【答案】ABCDE

【解析】病史检查提示听神经瘤的可能性大,故应进行相应检查及术前准备。

【难度】易

提问 2:头部 MRI 示左侧小脑旁长 T_1 长 T_2 信号病变,注射造影剂后见病变呈囊实性,囊壁明显增强,病变直径约 3.8cm,病变挤压脑干,幕上脑室扩大(图 5-6-3)。可作出的诊断是

A. 左桥小脑角区占位
B. 神经鞘瘤的可能性大
C. 脑脓肿
D. 颅内多发脱髓鞘
E. 原发性高血压
F. 胶质瘤
G. 脑膜瘤

【答案】AB

【解析】根据病史及影像学检查提示左侧听神经瘤的可能性大。

【难度】中

提问 3:治疗方案可选择

A. 开颅手术切除病变
B. 术中应用电生理监测
C. 内镜下行第三脑室底造瘘
D. 立体定向活检
E. 大剂量激素冲击
F. 脑深部电极植入术
G. 迷走神经刺激术

【答案】AB

【解析】在电生理监测下行病变切除术是治疗大型听神经瘤的标准方案。

【难度】中

提问 4:术中及术后的注意事项包括

A. 术中注意保护面神经
B. 术中注意保护后组脑神经
C. 术后注意观察有无面瘫及其程度
D. 若术中确认面神经断裂,应尽早行神经吻合术
E. 注意是否有脑脊液漏
F. 注意切口愈合情况
G. 术中注意乳突气房的封堵

【答案】ABCDEFG

【解析】听神经瘤术中应注意脑神经的保护,若术中确认面神经断裂,应尽早行神经吻合术。术后注意面瘫程度及切口愈合状况,还应注意是否有脑脊液漏发生。

【难度】中

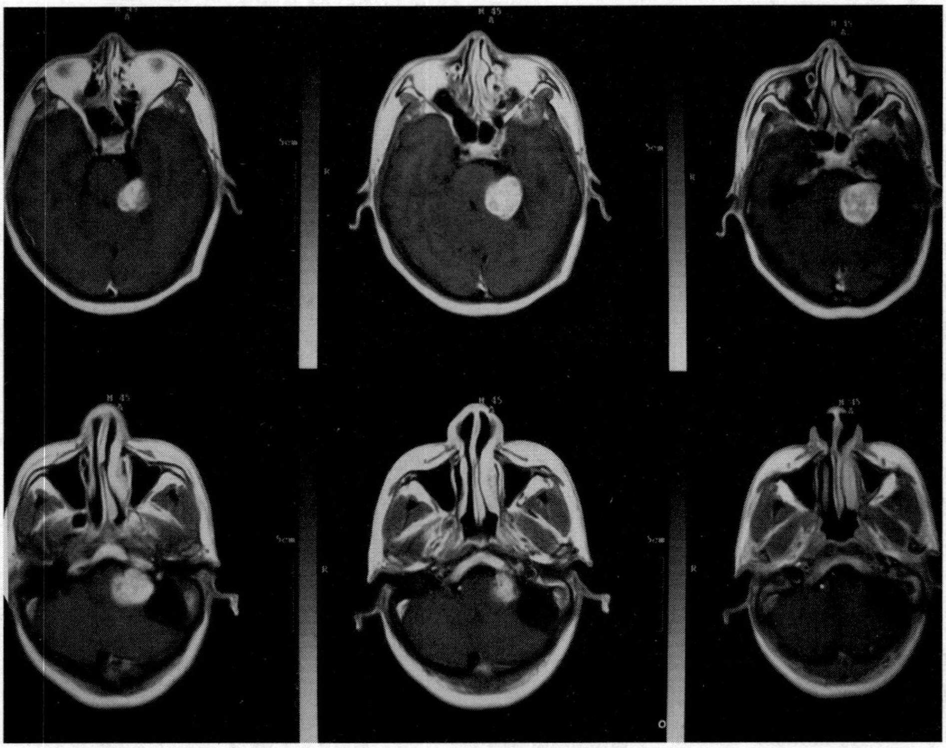

图 6-6-3

（王江飞）

第七章 小儿神经外科

【A1 型题】

1. 儿童鞍区最常见的肿瘤是

A. 颅咽管瘤　　B. 垂体瘤

C. 生殖细胞瘤　　D. 畸胎瘤

E. 视神经胶质瘤

【答案】A

【难度】易

2. 颅咽管瘤的血供最不可能来源于

A. 大脑前动脉

B. 前交通动脉的分支

C. 后交通动脉的分支

D. 颈内动脉的分支

E. 大脑后或基底动脉的分支

【答案】E

【难度】易

3. 下列不属于颅内蛛网膜囊肿好发部位的是

A. 鞍上　　B. CPA 区

C. 松果体区　　D. 大脑侧裂

E. 脑干

【答案】E

【难度】易

4. 松果体区肿瘤患儿常见的体征是

A. Foster-Kennedy syndrome

B. Brown-Séquard syndrome

C. Parinaud syndrome

D. Horner syndrome

E. Cushing syndrome

【答案】C

【解析】松果体区肿瘤是儿童颅内好发肿瘤之一。此题主要考查对神经系统查体的知识和对松果体区肿瘤临床特点的掌握情况。如基础知识牢固可直接作答，但如考生采取排除法则需对其他体征具有一定的了解能力，同时，该题考查了对英文名词的解读能力。

【难度】难

5. 矢状缝早闭引起的颅脑畸形通常是

A. 舟状头畸形　　B. 扁头畸形

C. 斜头畸形　　D. 尖头畸形

E. 三角头畸形

【答案】A

【解析】此题主要考查对颅缝早闭的分类和常见体征的掌握情况，也可通过对颅缝早闭发病机制的理解分析判断。

【难度】难

6. 颅咽管瘤患者的发病高峰是

A. 小于 5 岁

B. 5~10 岁

C. 10~20 岁

D. 大于 20 岁

E. 没有明显的年龄差异

【答案】B

【解析】此题主要考查颅咽管瘤的好发年龄，此病为先天性疾病，好发于儿童和青少年。

【难度】易

7. 下列不是颅咽管瘤病理特点的是

A. 颅咽管瘤好发于垂体前上方，一些可发生于第三脑室

B. 大部分肿瘤均有实性和囊性部分

C. 囊壁内面可见小点状钙化灶

D. 囊内含有黄褐色或暗褐色囊液，并含有大量胆固醇结晶

E. 瘤壁由神经上皮细胞堆积而成，表面光滑

【答案】E

【解析】此题主要考查对颅咽管瘤病理特点的掌握情况，颅咽管瘤囊壁为鳞状上皮。

【难度】中

8. 颅咽管瘤所致的内分泌症状，下列说法**不正确**的是
   A. 小儿较成人多见
   B. 小儿性器官发育不良，成人性功能低下
   C. 毛发稀少，皮肤细腻，面色苍白
   D. 发育迟缓
   E. 皮肤、黏膜色素沉着过度

【答案】E
【解析】颅咽管瘤主要表现为内分泌功能低下，不会出现皮肤、黏膜色素沉着过度。
【难度】易

9. 颅咽管瘤造成颅内压增高的主要原因是
   A. 肿瘤的占位效应
   B. 肿瘤梗阻室间孔引起脑积水
   C. 电解质紊乱导致的脑水肿
   D. 脑脊液分泌增多
   E. 丘脑受刺激，引起脑血管扩张，脑血容量急剧增加所致

【答案】B
【难度】易

10. 颅咽管瘤**不可能**出现的症状是
   A. 海绵窦综合征
   B. 精神症状、记忆力减退
   C. 嗜睡昏迷
   D. 肢端肥大
   E. 肥胖

【答案】D
【解析】此题主要考查对颅咽管瘤临床表现的掌握情况，肢端肥大是生长激素(GH)过度分泌导致的垂体功能亢进表现，与颅咽管瘤发病机制完全不同。
【难度】易

11. 诊断儿童 Dandy-Walker 畸形最可靠的辅助检查是
   A. 颅脑 CT　　B. 颅脑 MRI
   C. 超声　　D. 24 小时脑电监测
   E. 颅脑 X 线片

【答案】B
【解析】此题主要考查儿童 Dandy-Walker 畸形的影像学表现，颅脑 MRI 检查能反映此病的所有影像学特点，因此，是确诊的必要手段。
【难度】易

12. 脑积水常见外科临床治疗方法的目的是
   A. 减少脑脊液分泌
   B. 增加蛛网膜下腔对脑脊液的吸收
   C. 使脑脊液分流到较易吸收的区域
   D. 解除颅骨的限制
   E. 减少脑组织内容物体积

【答案】C
【难度】中

13. 脑脊液产生于
   A. 所有脑室脉络丛　　B. 第三脑室前角
   C. 侧脑室前角　　D. 蛛网膜颗粒
   E. 脊髓中央管

【答案】A
【难度】易

14. 儿童星形细胞瘤最常见的发生部位是
   A. 大脑半球　　B. 额叶
   C. 顶叶　　D. 枕叶
   E. 小脑半球

【答案】E
【难度】易

15. AVM 出血的高峰期为
   A. 10 岁以下　　B. 15~20 岁
   C. 20~30 岁　　D. 30 岁以上
   E. 40 岁以上

【答案】B
【难度】易

16. 儿童 CT 检查发现鞍上囊性钙化肿物，应诊断为
   A. 颅咽管瘤
   B. 上皮样囊肿或皮样囊肿
   C. 生殖细胞瘤
   D. 视神经胶质瘤
   E. 胶样囊肿

【答案】A
【难度】中

17. 以下**不是**垂体瘤和颅咽管瘤鉴别要点的是
   A. 颅咽管瘤小儿多见，首发症状常为发育矮小、多饮、多尿等
   B. 垂体瘤很少有钙化
   C. 颅咽管瘤通常多向鞍上生长
   D. 蝶鞍内肿瘤伴有蝶鞍扩大，一定是垂体瘤
   E. 颅咽管瘤较多囊变，而垂体瘤少见

【答案】D
【难度】中

18. 日落综合征见于
   A. 脑积水　　B. 硬脑膜下积液
   C. 脑疝　　D. 颅内压增高
   E. 白内障

【答案】A
【难度】易

19. 儿童最**不常见**的颅内肿瘤是
A. 星形细胞瘤　B. 髓母细胞瘤
C. 室管膜瘤　D. 胶质母细胞瘤
E. 颅咽管瘤
【答案】D
【解析】相对于儿童来讲，胶质母细胞瘤在成人中更为常见。
【难度】中

20. 3个月小儿头围的平均值是
A. 32cm　B. 34cm　C. 40cm
D. 50cm　E. 56cm
【答案】C
【解析】此题考查对儿童头围正常范围的了解。对于判断颅缝早闭和脑积水等病情有一定参考价值。
【难度】中

21. 儿童脑积水最常见的机制是
A. 脑脊液分泌过多
B. 脑脊液循环通路受阻
C. 脑脊液重吸收障碍
D. 颅底蛛网膜粘连
E. 颅缝未牢固融合
【答案】B
【解析】此题考查对儿童脑积水临床特点的了解。根据发病原因、时间不同，脑积水有多种分类形式，其中梗阻性脑积水是儿童常见的一种表现。
【难度】中

【A2型题】

1. 男性，5个月，早产儿，家长发现患儿逐渐出现母乳喂养困难、易吐奶、痰多、喜哭闹拒安抚，常有不自主四肢抖动，多次出现不明原因发热，并有头大、前囟门逐渐隆起的表现，最可能的诊断为
A. 高热惊厥　B. 微量元素缺乏
C. 先天性脑积水　D. 支原体肺炎
E. 儿童抽动症
【答案】C
【解析】此题主要考查儿童先天性脑积水的临床特点，头大、囟门张力增高、进食困难是儿童脑积水的特有表现。
【难度】易

2. 男性，2.5岁，体重10kg，平素进食尚可，但身材消瘦，皮下脂肪难以明显触及，无头大，无智力障碍，对外界光线刺激反应迟钝，双眼追物能力明显不好，且有双侧眼球的粗大水平震颤。在当地医院眼科检查发现双眼视神经乳头萎缩。头部CT检查发现鞍区异常密度病灶。该患儿最可能的诊断是
A. 颅咽管瘤　B. 垂体瘤
C. 生殖细胞瘤　D. 视神经母细胞瘤
E. 视路胶质瘤
【答案】E
【解析】此题主要考查儿童视路胶质瘤的常见临床症状，眼球震颤和体重不增是比视力下降更有诊断意义的临床特点。
【难度】易

3. 男性，14岁，头部受伤后立即昏迷，5分钟后清醒，3小时后再度昏迷。X线检查发现颅骨线状骨折，且骨折线越过脑膜中动脉沟。提示诊断为
A. 脑挫伤
B. 急性硬脑膜外血肿
C. 急性硬脑膜下血肿
D. 外伤性脑内血肿
E. 慢性硬脑膜下血肿
【答案】B
【解析】此题主要考查硬脑膜外血肿的临床特点。中间清醒期是硬脑膜外血肿的特征性表现。
【难度】易

4. 男性，17岁，右顶枕部着地摔伤后2小时，左侧瞳孔散大，血肿部位是
A. 右顶枕部　B. 右额颞部
C. 左顶枕部　D. 左额颞部
E. 左侧小脑
【答案】D
【难度】易

5. 男性，15岁，上学途中被自行车撞到，右颞部着地，当时不省人事20分钟，醒后轻微头痛，四肢活动自如，次日感头痛加重，呕吐数次，嗜睡。下列处理最合理的是
A. 给予镇痛处理，休息1周
B. 给予止吐处理，休息1周
C. 口服脱水、利尿药
D. 给予脱水利尿治疗，同时进一步检查
E. 立即按颅内血肿常见部位开颅探查
【答案】D
【难度】易

6. 男性，8岁，癫痫反复发作2年，药物治疗效

果不佳,颅脑 MRI 提示额叶海绵状血管瘤,直径约 2cm,应选择的处理是

A. 继续服用抗癫痫药物

B. 手术切除病变

C. 伽玛刀治疗

D. 普通放射治疗

E. 化疗

【答案】B

【难度】易

7. 女性,12 岁,癫痫反复发作 2 年,患者父亲和妹妹确诊为颅内海绵状血管瘤,应首选的检查是

A. DSA　　B. 普通 CT 扫描

C. 超声多普勒　　D. X 线片

E. MRI

【答案】E

【解析】海绵状血管瘤一般在血管造影片上不显影,CT 扫描可能遗漏很多小的甚至一些大的病灶。MRI 的 T_2 加权像是最敏感的检查,常表现为中央混杂信号,周边低信号(含铁血黄素)。

【难度】中

8. 女性,8 岁,右额颞胶质瘤切除术后 6 小时,意识由清醒转为朦胧,应立即

A. 行 CT 扫描检查　　B. 行 MRI 检查

C. 急诊手术　　D. 继续观察

E. 补液治疗

【答案】A

【解析】额颞胶质瘤切除术后意识改变的原因多为颅内出血或血管痉挛所致,故应行 CT 扫描检查明确原因。

【难度】易

9. 男性,12 岁,巨大 AVM 治疗后 6 天,突发剧烈头痛,随即昏迷,首先考虑

A. 脑梗死　　B. 脑出血

C. 脑积水　　D. 癫痫

E. AVM 残余

【答案】B

【解析】此题主要考查对巨大颅内动静脉畸形切除术(AVM)治疗后正常灌注压突破综合征的掌握情况。

【难度】难

10. 女性,13 岁,自幼发育差。突发头痛、呕吐 1 周。查体:体温 39℃,神清,颈强直,右侧肢体肌力 4 级,肌张力高,心前区可闻及杂音。初步考虑为

A. 脑膜炎　　B. 偏头痛　　C. 脑肿瘤

D. 脑脓肿　　E. 脑出血

【答案】D

【解析】此题主要考查脑脓肿的临床特点。脑脓肿多以颅内压高起病,有感染病史,可有神经功能障碍,多合并先天性心脏病的既往病史。

【难度】易

11. 男性,12 岁,头痛 1 年,加重伴呕吐 1 周。查体:双侧视神经乳头水肿,性早熟,双眼不能上视,病变应定位于

A. 大脑半球　　B. 鞍区

C. 松果体区　　D. 小脑半球

E. 颈段脊髓

【答案】C

【解析】此题主要考查对松果体区肿瘤临床表现和神经系统查体的掌握情况。本题干扰项目较多,如性早熟和颅内压高等,可出现在松果体区病变的患者中,但均无定位价值。而松果体区肿瘤压迫四叠体可以引起双眼上视不能。

【难度】中

12. 男性,17 岁,高空坠落伤。查体:血压 70/50mmHg,脉搏 100 次 /min,躁动,双侧瞳孔等大,对光反射存在。腹腔穿刺抽出不凝血液。头部 CT 检查显示左额硬脑膜外血肿,量约 30ml,中线无明显移位。该病例的最佳处理方案是

A. 立即开颅清除血肿

B. 抗休克治疗的同时行开颅血肿清除术

C. 抗休克治疗的同时开腹探查

D. 抗休克治疗至血压正常后再行手术

E. 开颅及开腹探查同时进行

【答案】C

【解析】该患者虽有硬膜下血肿,但血肿量不大,中线无明显偏移,故应首先行抗休克治疗及去除引起休克的首要原因。

【难度】中

13. 男性,16 岁,因交通事故头顶部可见直径 10cm 血肿,患者意识清楚,出现恶心、呕吐,下列急救处置**不恰当**的是

A. 监测血压、脉搏、呼吸

B. 注意意识状态

C. 穿刺抽吸头皮下血肿

D. 给予镇静剂

E. 进行头部 CT 检查

【答案】D

【难度】易

14. 女性,9 岁,出现性早熟和不能控制的痴笑发作,最能解释这些症状的疾病是

A. 颅咽管瘤
B. 脉络丛乳头状瘤
C. 巨大动脉瘤
D. 转移癌
E. 下丘脑错构瘤
【答案】E
【解析】此题考查对错构瘤临床特点的掌握情况。性早熟、发作性痴笑及癫痫是错构瘤的典型临床表现。
【难度】易

15. 男性，11月龄，家长发现其头部畸形。查体：前斜头畸形，表现为左侧眼眶凹陷，左额结节消失，双侧眼球未在同一水平，鼻尖偏向左侧。诊断为颅缝早闭症，该患儿是由哪条(或哪几条)颅缝早闭造成的
A. 双侧冠状缝、人字缝
B. 矢状缝
C. 一侧冠状缝
D. 额缝
E. 所有颅缝
【答案】C
【解析】此题考查对颅缝早闭症临床特点的掌握情况。前斜头畸形是单侧冠状缝早闭的典型临床表现。
【难度】中

16. 男性，8岁，行颅后窝肿瘤切除术，术后病理：髓母细胞瘤，下一步应进行的治疗是
A. 手术局部放疗
B. 全脑放疗
C. 全脑 + 全脊髓 + 局部放疗
D. 不放疗
E. 伽玛刀治疗
【答案】C
【难度】中

17. 男性，10岁，10小时前车祸外伤，左顶颅骨凹陷骨折，直径约4cm，深度1.5cm，患者神志清楚，生命体征平稳，但出现右侧偏瘫，正确的治疗是
A. 保守治疗，应用神经营养治疗
B. 脱水治疗
C. 抗感染治疗
D. 手术摘除凹陷骨折的碎片，解除对脑组织的压迫
E. 观察病情变化，决定下一步治疗
【答案】D
【难度】中

【A3/A4 型题】

(1~2 题共用题干)
男性，3月龄，患儿生后曾有窒息，出现双侧马蹄内翻足畸形。查体：腰背部未见皮肤异常，足趾运动欠佳，双侧跟腱反射阳性，双侧 Babinski 征阴性。腰骶 X 线片 L_5~S_1 有隐性脊柱裂。

1. 为确诊需要首先进行的检查是
A. 脑 CT
B. 足部正侧位片
C. 腰骶部 MRI
D. 肛门直肠测压
E. 神经传导速度测定
【答案】C
【解析】此题主要考查儿童腰骶部先天性畸形的诊断要点。
【难度】易

2. 该患儿可能的诊断**不包括**
A. 皮毛窦　B. 脊髓拴系综合征
C. 腰骶部脂肪瘤　D. 脊髓纵裂畸形
E. 张力性终丝
【答案】A
【解析】此题主要考查对儿童腰骶部先天性畸形临床特点的掌握情况。皮毛窦属于先天畸形，最常见部位是腰部和腰骶部，也可发生于枕部和鼻根部，表现为局部皮肤凹陷或窦道，有或无毛发，窦口多为1~2mm，周围皮肤可正常，也可有色素沉着。
【难度】易

(3~4 题共用题干)
女性，20个月，头部外伤后发现右顶头皮明显肿胀，扪及局部头皮下波动。

3. 下列诊断均有可能，但需**除外**
A. 头皮下血肿　B. 头皮下积液
C. 头皮挫伤　D. 帽状腱膜下血肿
E. 骨膜下血肿
【答案】C
【解析】此题考查儿童头皮损伤的临床特点，即易发生头皮血肿或积液，其中血肿包括头皮下、帽状腱膜下及骨膜下血肿。
【难度】易

4. 如确定为大型帽状腱膜下血肿，最好的治疗方法是
A. 待其自行吸收
B. 用止血药，加压包扎

C. 穿刺抽血,防止感染
D. 切开引流,防止感染
E. 穿刺抽血后加压包扎,防止感染

【答案】E
【解析】此题主要考查儿童头皮血肿的治疗策略。血肿巨大的,需要穿刺抽血后加压包扎,并且防止感染。
【难度】中

(5~6 题共用题干)
男性,7 岁,头部摔伤 1 个月,头痛、呕吐 3 天,左侧展神经不全麻痹,右颞顶新月形等密度病灶,中线结构向左侧移位。

5. 该患者最可能的诊断为
A. 慢性硬脑膜外血肿
B. 慢性硬脑膜下血肿
C. 亚急性硬脑膜外血肿
D. 亚急性硬脑膜下血肿
E. 硬脑膜下水瘤

【答案】B
【解析】此题主要考查慢性硬脑膜下血肿的临床特点。
【难度】易

6. 该患者首选的治疗方式为
A. 开颅血肿清除术　　B. 去骨瓣减压术
C. 钻孔引流术　　D. 保守治疗
E. 以上都不对

【答案】C
【解析】此题主要考查慢性硬脑膜下血肿的治疗。
【难度】易

(7~8 题共用题干)
男性,6 岁,主诉“间断头痛 1 周,加重伴左侧肢体无力”急诊入院。平素营养状态欠佳,多有气管炎发热病史,当地医院给予抗感染治疗后体温正常。查体:神志清楚,精神萎靡,反应迟钝,无发热,无脑神经功能障碍,左侧肢体 3 级,左侧 Babinski 征(+),心前区可闻及杂音。颅脑 CT 示右顶后囊性病变,周围脑组织水肿明显。颅脑 MRI 示右顶后占位性病变,环形强化,内部可见液平。

7. 该患者应考虑的诊断为
A. 脑肿瘤卒中　　B. 脑出血
C. 脑寄生虫　　D. 脑膜脑炎
E. 脑脓肿

【答案】E
【解析】此题主要考查脑脓肿的诊断,该患者考虑心源性脑脓肿。
【难度】易

8. 下一步诊疗方案最合适的为
A. 立体定向穿刺引流术
B. 腰椎穿刺
C. 开颅手术
D. 脱水降颅内压治疗
E. 驱虫治疗

【答案】A
【解析】此题主要考查脑脓肿的治疗,该患者有先天性心脏病表现,脓肿位于功能区,应行脓肿穿刺引流 + 抗感染治疗。
【难度】易

(9~10 题共用题干)
男性,12 岁,主诉“间断头痛 3 个月”入院。CT 及 MRI 显示第三脑室后部占位,有点状钙化,边界比较清楚,注药后均已轻度强化,幕上脑室扩大明显,室旁水肿形成。

9. 关于该患者采用第三脑室底造瘘治疗脑积水的适应证包括
A. 梗阻性脑积水
B. 交通性脑积水
C. 分流术后感染,颅内高压未解除
D. 裂隙脑室综合征
E. 鞍上囊肿

【答案】A
【解析】此题主要考查内镜造瘘治疗脑积水的指征,该患者诊断为松果体区肿瘤导致的梗阻性脑积水,首选治疗是第三脑室底部造瘘术。
【难度】中

10. 该患者确诊需完成的检查**不包括**
A. 头部 CT
B. 头部 MRI
C. 血内分泌检查
D. 血肿瘤标志物检查
E. 脑脊液肿瘤标志物检查

【答案】C
【解析】此题主要考查颅内原发生殖细胞瘤的诊断要点,强调外周血及脑脊液肿瘤标志物在此病诊断中的重要临床意义。
【难度】中

(11~12 题共用题干)

女性,9 岁,主诉“间断头痛 1 周,加重伴呕吐 2 天”急诊入院。查体:神志清楚,精神萎靡,反应迟钝,无发热,无脑神经功能障碍,颈抵抗阳性,四肢可动。颅脑 CT 示颅后窝第四脑室内高密度占位性病变,幕上脑室明显扩大,室旁水肿明显。头部 MRI 示第四脑室内不规则占位,注药后明显不规则强化。

11. 下列关于该患者颅内压高的处理中,最危险的是

A. 腰椎穿刺放出脑脊液减压

B. 不限制出入水量

C. 不规则使用利尿脱水剂

D. 侧脑室穿刺脑脊液外引流

E. 未服用镇静止痛药

【答案】A

【解析】此题主要考查颅内压增高的处理原则,怀疑颅内压高时,应谨慎进行腰椎穿刺检查,因可诱发脑疝,腰椎穿刺放液则是绝对禁止的。

【难度】中

12. 该患者病情突然加重,出现枕骨大孔疝,最有效的急救措施首选

A. 20% 甘露醇快速静脉滴注

B. 去骨瓣减压手术

C. 侧脑室额角钻孔引流

D. 快速静脉滴注地塞米松 20mg

E. 气管切开保持呼吸道通畅

【答案】C

【解析】此题考查梗阻性脑积水所致枕骨大孔疝的急诊救治原则。侧脑室额角钻孔引流,可迅速缓解梗阻性脑积水造成的幕上高压。

【难度】中

(13~14 题共用题干)

女性,9 岁,因“头痛、呕吐、肢体抽搐后昏迷 5 小时”入院。查体:双侧面颊部散在小血管瘤(图 6-7-1A),腰部鲨鱼皮斑,颅脑 CT 及 MRI 表现见图 6-7-1B(见文末彩图)。患儿父亲也有面部多发血管瘤的表现,但无癫痫发作病史。

13. 该患者的诊断为

A. 神经纤维瘤

B. 大脑胶质瘤病

C. Sturge-Weber 综合征

D. 结节性硬化症

E. 脑囊虫病

【答案】D

【解析】此题考查结节性硬化症合并室管膜下巨细胞星形细胞瘤的诊断要点。结节性硬化症是一种神经皮肤综合征,可见面部呈蝶状分布的皮脂腺瘤,体表鲨鱼斑,临床表现多有癫痫发作,CT 及 MRI 检查可见脑内多发结节及钙化。

【难度】难

14. 下列关于该病的说法**错误**的是

A. 可伴眼底、心脏、肾等脏器病变

B. 智力减退是其典型表现

C. 因脑内多发病灶,不建议切除手术治疗

D. 癫痫发作是其典型表现

E. 面部皮脂腺瘤是其典型表现

【答案】C

【解析】此题考查结节性硬化症的临床特点。智力减退、癫痫发作、面部皮脂腺瘤是其典型表现,但并不是所有结节性硬化症患者都具有上述三种表现。尽管脑内有多发结节,但并不是所有结节都具有致痫灶,定位明确后可以进行切除手术治疗,术后总体无发作率约为 70%。

【难度】难

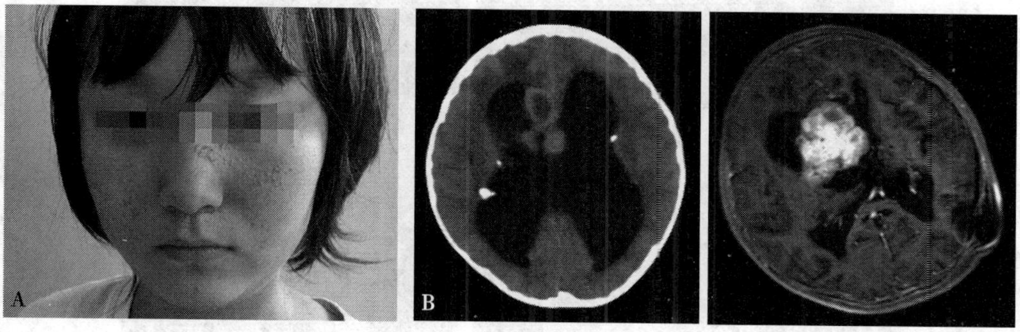

图 6-7-1

A. 双侧面颊部散在小血管瘤;B. 颅脑 CT 及 MRI 表现。

(15~16 题共用题干)

男性,12 岁,因“车祸导致头部外伤后意识障碍5小时”急诊入院。患者伤后意识障碍进行性加重,逐渐出现一侧瞳孔散大。查体:呼吸慢,血压增高,右侧瞳孔散大,双侧瞳孔对光反射消失。头部 CT 显示右侧颞叶脑挫伤伴出血。

15. 该患者的损伤机制最可能是

A. 视神经管骨折损伤视神经

B. 颅底骨折损伤动眼神经

C. 脑干挫伤出血损伤动眼神经核

D. 颞叶沟回疝使动眼神经受压

E. 原发脑干损伤导致呼吸循环功能障碍

【答案】D

【解析】此题主要考查颅脑外伤导致脑疝的病理生理机制,意识障碍和瞳孔变化是小脑幕切迹疝(颞叶沟回疝)的主要表现特点。

【难度】易

16. 该患者首先应采取的急救措施是

A. 甘露醇脱水

B. 气管插管保持气道通畅

C. 止血药物

D. 抗感染治疗

E. 手术减压

【答案】B

【解析】此题考查对重型颅脑损伤的救治原则,维持生命体征平稳的重要意义。患者呼吸循环不稳定,应首先气管插管保持气道通畅。

【难度】中

(17~18 题共用题干)

男性,13 月龄,因“头部外伤后间断性肢体抽搐11个月”急诊入院。患儿生后2个月不慎被家人摔伤头部,当时检查发现右颞脑出血及颅骨骨折,保守治疗后缓解出院。其后间断出现肢体抽搐伴意识障碍。查体:可见右顶局部骨质缺如,张力中等,局部膨隆并可见脑搏动(图 6-7-2A)。CT 可见右顶骨质缺损,周缘隆起(图 6-7-2B)(见文末彩图)。

17. 该患者的诊断最可能是

A. 脑挫伤吸收期

B. 右顶颅骨骨折

C. 外伤性颅骨缺失

D. 右顶生长性骨折

E. 去骨瓣减压术后导致颅骨缺损

【答案】D

【难度】易

18. 以下对颅骨生长性骨折的说法**错误**的是

A. 可以合并潜在的脑损伤

B. 可以跨越颅缝

C. 当原骨折分离超过 3mm 时可能出现

D. 最常见于颅顶部骨

E. 最常见于 2~5 岁年龄组

【答案】E

【解析】此题考查对儿童生长性骨折临床特点的掌握。颅骨生长性骨折是指头部外伤致颅骨线样骨折,伴硬脑膜破裂,骨折线之间嵌入硬脑膜、蛛网膜、脑组织,影响骨折的愈合,随着脑脊液和脑组织的波动性冲击,使骨折线间隙呈进行性扩大,同时骨缘外翻,以致形成持久性的骨缺损。它是颅脑损伤中极少见的一种特殊类型骨折,多见于婴幼儿,50% 发生在 1 岁以内,90% 在 3 岁以内。

【难度】中

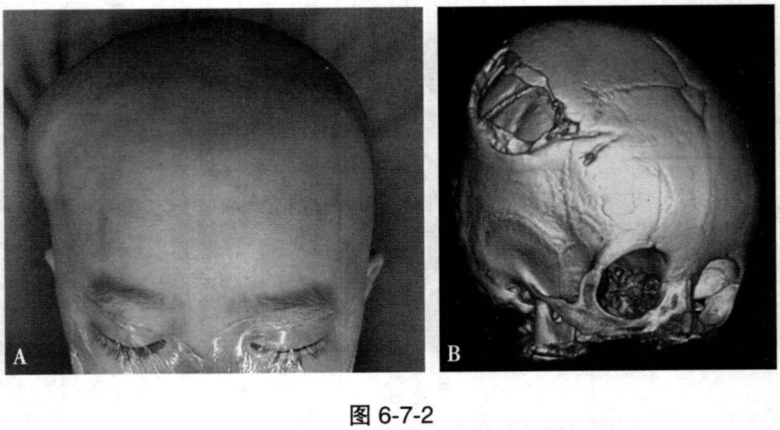

图 6-7-2

A. 患儿头部;B. 患儿颅脑 CT。

(19~23 题共用题干)

女性,7 岁,主诉“多饮多尿 1 年,嗜睡 1 个月”来诊。查体:身高较同龄儿童低,皮肤细腻苍白,右眼视力 0.1,颞侧偏盲,左眼视力视野正常,四肢腱反射对称正常,病理征阴性,脑膜刺激征阴性,外生殖器发育正常。

19. 对于确定诊断,下面检查没有必要的是
A. 内分泌检查　B. CT
C. MRI　D. 颅脑 X 线片
E. 脑电图

【答案】E

【解析】患儿无癫痫表现,脑电图对于此病例没有诊断价值。

【难度】易

20. 若该患儿 CT、MRI 检查发现鞍区囊性占位,囊壁有点状钙化,同时生长激素、甲状腺素及皮质醇水平均降低。诊断首先考虑
A. 颅咽管瘤
B. 上皮样囊肿或皮样囊肿
C. 生殖细胞瘤
D. 视神经胶质瘤
E. 胶样囊肿

【答案】A

【难度】易

21. 首先考虑的治疗措施是
A. 脱水降颅内压
B. 手术切除肿瘤
C. 内分泌调整,补充激素
D. 外放疗
E. 囊肿穿刺抽液

【答案】C

【解析】此题主要考查颅咽管瘤的治疗要点,激素水平的正常对决定手术预后有重要意义。

【难度】中

22. 手术中发现肿瘤囊壁的钙化部分和下丘脑粘连紧密,应该采取的手术策略是
A. 放出囊液就能取得很好的效果,不应冒风险切除囊壁
B. 还是要全部切除肿瘤,防止肿瘤复发
C. 保留钙化部分,其他部分尽量切除
D. 放出囊液,尽量少切除囊壁,防止出现意外
E. 肿瘤无法切除,关颅

【答案】C

【解析】此题主要考查颅咽管瘤的治疗策略,保留囊壁的颅咽管瘤非常容易复发,故除钙化部分,其他尽量切除。

【难度】难

23. 手术后治疗要点,其中**不妥**的是
A. 监测生命体征和意识变化
B. 要非常注意电解质的变化,有必要每天检测 2 次离子水平,并随时调整
C. 术后 6 小时若患儿未完全清醒,有必要行 CT 检查
D. 术前患儿没有癫痫,术后没有必要抗癫痫治疗,减少不良反应
E. 尽量少用或不用脱水药,以防扰乱电解质

【答案】D

【解析】对于幕上肿瘤开颅手术者,如果术前术后均无癫痫发作,术后需预防性应用抗癫痫药物。因此 D 选项错误。

【难度】中

(24~26 题共用题干)

男性,12 岁,因“间断头痛、头晕 2 个月,加重伴恶心呕吐 1 周”急诊入院。入院 1 周前头晕后曾摔伤头部一次,短暂意识不清,其后自行恢复。查体:体温 36.3℃,脉搏 62 次 /min,血压 140/86mmHg,神志清楚,精神萎靡,脑神经系统检查未见异常,全身深浅感觉均未见异常,四肢肌力 5 级,四肢腱反射对称正常,病理征阴性,脑膜刺激征阴性,外生殖器发育正常。辅助检查:头部 CT 检查提示幕上脑室扩大,可见室旁水肿,第三脑室后部团块样阴影。

24. 该患者脑积水的类型最可能为
A. 交通性脑积水　B. 先天性脑积水
C. 梗阻性脑积水　D. 出血后脑积水
E. 外伤性脑积水

【答案】C

【解析】此题主要考查脑积水的鉴别诊断。

【难度】易

25. 若该患者脑积水病情符合外科治疗标准,首选的治疗方式为
A. 脑室 - 腹腔分流术
B. 内镜造瘘 + 活检术
C. 脑室穿刺外引流术
D. 脑室穿刺 +Ommaya 囊植入术
E. 开颅切除颅内肿瘤

【答案】B

【解析】此题主要考查梗阻性脑积水的外科治疗，患者颅内肿瘤临床诊断尚不明确，且术前检查尚不完善，故暂不主张直接开颅切除颅内肿瘤。

【难度】易

26. 若该患者拟进一步治疗，除处理脑积水外，为明确诊断尚需完成的术前实验室检查包括

A. 血常规检查　B. 血肝肾功能检查

C. 血内分泌检查　D. 血肿瘤标志物检查

E. 血型检查

【答案】D

【解析】此题主要考查生殖细胞肿瘤的诊断，肿瘤标志物检查对于颅内原发生殖细胞肿瘤具有重要的实验室诊断意义。

【难度】易

(27~29 题共用题干)

男性，10 岁，主诉"间断头痛 20 天，加重伴精神萎靡、频繁呕吐 1 天"急诊入院。入院查体：嗜睡，烦躁，双侧瞳孔等大，直径为 3mm，对光反射灵敏，颈抵抗阳性，四肢可动。头部 MRI 显示第四脑室内占位，伴幕上脑室扩大，室旁水肿明显。

27. 该患者最可能发生的脑疝是

A. 小脑幕切迹疝　B. 小脑幕切迹上疝

C. 脑中心疝　D. 枕骨大孔疝

E. 大脑镰下疝

【答案】D

【解析】此题考查常见脑疝的鉴别诊断。颅后窝内肿瘤引起的颅内压增高通常造成枕骨大孔疝，幕上肿瘤通常引起小脑幕切迹疝。

【难度】中

28. 如该患儿脑疝形成，最有效的措施是

A. 高压灌肠

B. 使用脱水药

C. 腰椎穿刺放脑脊液

D. 给予镇静、止痛药物

E. 脑室穿刺引流

【答案】E

【解析】此题考查枕骨大孔疝的救治原则。脑疝救治原则应是尽快有效地降低颅内压。

【难度】易

29. 脑脊液快速流出后患者突然昏迷，双侧瞳孔散大，对光反射迟钝，首先应该考虑的原因为

A. 肿瘤卒中　B. 穿刺损伤

C. 小脑幕切迹上疝　D. 休克

E. 低颅压

【答案】C

【解析】此题考查小脑幕切迹上疝的临床特点。颅后窝病变迫使小脑蚓部上端和前叶一部分，经小脑幕切迹向上疝出，因此，又称小脑蚓部疝。常与枕骨大孔疝同时发生。小脑幕切迹上疝临床上少见，常为临床忽视。疝入四叠体池内可压迫中脑后部的四叠体和被盖部以及大脑大静脉。中脑受压产生软化，导致严重后果。

【难度】难

(30~33 题共用题干)

女性，5 岁，主诉"发热、头痛伴呕吐 20 天，左侧肢体无力 6 天"急诊入院，体温 38.8℃，发病初有皮肤感染史，未行治疗。实验室检查：周围血象白细胞计数 12.7×10^9/L，中性粒细胞百分比 76%，核右移。CT 发现右顶叶有环形低密度区，周围有等密度环，增强后呈不明显强化环，周围脑水肿明显，脑室受压，中线结构左移。

30. 下列体格检查特别是神经系统检查，对诊断颅内压增高最有价值的是

A. 双眼底视神经水肿

B. 左侧鼻唇沟变浅

C. 颈部有抵抗感

D. 左下肢 Babinski 征阳性

E. 左侧肢体肌力 3 级

【答案】A

【难度】易

31. 最可能的定性诊断是

A. 恶性胶质瘤　B. 转移瘤

C. 脑脓肿　D. 脑棘球蚴病

E. 其他恶性脑肿瘤

【答案】C

【难度】易

32. 最合适的治疗措施是

A. 开颅探查行局部病灶切除术

B. 钻孔穿刺术

C. 采用抗生素治疗

D. 采用抗寄生虫药治疗

E. 钻孔穿刺引流 + 静脉滴注抗生素治疗

【答案】E

【解析】此题考查脑脓肿的治疗原则。脑脓肿穿刺引流术，可快速解除占位效应和脑组织压迫，联合抗生素治疗，是幕上脑实质内脑脓肿的首选治疗。

【难度】难

33. 在选用抗生素时,下列不适当的是

A. 青霉素类

B. 第三代头孢菌素类

C. 庆大霉素

D. 氯霉素

E. 亚胺培南

【答案】A

【解析】此题考查脑脓肿的抗生素治疗原则。在尚未明确致病菌的情况下尽量选择广谱抗生素或针对常见的致病菌选择用药,青霉素抗菌谱窄,且临床耐药现象严重,多需配合使用β-内酰胺酶抑制剂以增强抗菌活力。

【难度】难

(34~38 题共用题干)

女性,15 岁,2 年前曾行右额颞胶质瘤切除术,病理报告:间变性少突胶质细胞瘤。术后进行了放射治疗,近 2 个月来出现头痛、恶心及呕吐。CT 检查发现右额水肿,侧脑室额角受压。

34. 鉴别该患者是否存在肿瘤复发的最佳检查是

A. CT 增强扫描　B. MRI

C. DSA　D. PET

E. 超声

【答案】D

【解析】此题主要考查胶质瘤复发的鉴别,PET 是鉴别放射性脑坏死与肿瘤复发的最佳检查手段。

【难度】中

35. 该患者进行了再次手术治疗,切除术后 6 小时,意识由清醒转为朦胧,应立即

A. 行 CT 扫描检查　B. 行 MRI 检查

C. 急诊手术　D. 继续观察

E. 补液治疗

【答案】A

【解析】此题主要考查胶质瘤术后并发症的处理。额颞胶质瘤切除术后意识改变的原因多为颅内出血或血管痉挛,故应行 CT 扫描检查明确原因。

【难度】易

36. 该患者颅脑 CT 扫描发现手术部位出血,量约 30ml,中线移位明显,应选择

A. 加强脱水治疗

B. 加用止血药

C. 急诊手术,清除血肿

D. 大剂量激素治疗

E. 继续观察

【答案】C

【解析】此题主要考查胶质瘤术后并发症的处理。额颞胶质瘤切除术后出现意识改变,CT 扫描发现颅内出血,且中线移位明显,故应急诊清除颅内出血。

【难度】易

37. 胶质瘤手术后急性癫痫发作最常见的原因是

A. 抗癫痫药物的血药浓度不足

B. 手术后血肿

C. 手术后水肿

D. 急性缺氧

E. 低血糖

【答案】A

【解析】此题主要考查胶质瘤术后并发症的处理,手术后急性癫痫发作最常见的原因是抗癫痫药物的血药浓度不足,约占 83%。

【难度】易

38. 该患者右额颞胶质瘤切除术后 7 天,左侧肢体进行性力弱,颅脑 CT 扫描发现右额硬脑膜下积液,应选择

A. 加强脱水治疗

B. 钻孔引流数日,如引流失败则行脑室-腹腔分流术

C. 抑制脑脊液的分泌

D. 持续脑室外引流

E. 继续观察

【答案】B

【解析】此题主要考查胶质瘤术后并发症的处理,额颞胶质瘤切除术后出现硬脑膜下积液,且有神经功能缺失症状,应钻孔引流数日,积液多可消失,如引流失败则行脑室-腹腔分流术。

【难度】中

(39~42 题共用题干)

男性,15 岁,左侧肢体进行性力弱 3 个月,MRI 检查发现右侧脑桥海绵状血管瘤。

39. 首选治疗是

A. 手术切除

B. 普通放射治疗

C. 立体定向放射治疗

D. 化疗

E. 基因治疗

【答案】A

【解析】此题主要考查海绵状血管瘤的治疗。脑干内海绵状血管瘤即使少量的出血也可导致严重的后果,

使用神经导航及显微外科技术，可以做到肿瘤全切除达到治愈的目的，同时对周围组织的损伤轻微，效果良好。

【难度】中

40. 下列关于海绵状血管瘤的描述**错误**的是

A. 癫痫发作是最常见的症状

B. 部分患者是被偶然发现

C. 可出现脑积水的症状

D. 可出现进行性功能缺失

E. 多出现致命性出血

【答案】E

【解析】此题主要考查海绵状血管瘤的临床特点，海绵状血管瘤很少出现致命性出血。

【难度】中

41. 下列影像学检查对于确诊海绵状血管瘤最有意义的是

A. DSA　　B. CT 扫描

C. 超声多普勒　　D. X 线片

E. MRI 的 T_2 加权像

【答案】E

【解析】此题主要考查海绵状血管瘤的诊断要点，MRI 的 T_2 加权像是最敏感的检查，常表现为中央混杂信号，周边低信号(含铁血黄素)。

【难度】中

42. 脑内海绵状血管瘤的最佳治疗方法是

A. 手术切除病变　　B. 普通放射治疗

C. 化疗　　D. 伽玛刀治疗

E. 血管内栓塞治疗

【答案】A

【解析】此题主要考查海绵状血管瘤的治疗原则。

【难度】易

(43~45 题共用题干)

男性，9 岁，主诉“头痛、呕吐半年，加重伴走路不稳半个月”。既往体健。查体：血压 100/70mmHg，心率 98 次 /min，自主呼吸平稳，神志清楚，反应迟钝，消瘦，行走不稳需搀扶，水平眼震，眼动充分，伸舌居中，面纹对称，咽反射正常，四肢力弱，指鼻及轮替运动正常，闭目难立征(+)，颈抵抗(+)。CT 及 MRI 检查见图 6-7-3。

43. 该患者的初步诊断是

A. 髓母细胞瘤

B. 室管膜瘤

C. 脉络丛乳头状瘤

D. 星形细胞瘤

E. 转移癌

【答案】A

【解析】此题主要考查儿童常见颅后窝肿瘤的鉴别诊断。

【难度】易

44. 入院后主要观察解决的临床问题是

A. 完善术前检查

B. 向家长解释病情

C. 及时发现并处理颅内压增高和小脑扁桃体下疝，做好脑室穿刺减压准备

D. 患儿一般状态良好，无特殊处理，待手术即可

E. 补液、增加营养治疗

【答案】A

【解析】此题主要考查儿童常见颅后窝肿瘤的诊治原则。由于颅后窝肿瘤通常造成梗阻性脑积水，可导致病情突然加重恶化，因此，应随时严密观察，尽早安排手术治疗。

【难度】易

45. 手术入路应选择

A. 枕下中线入路 - 分离双侧小脑延髓裂隙

B. 枕下中线入路 - 切开小脑下蚓部

C. 枕下中线入路 - 切开小脑蚓部

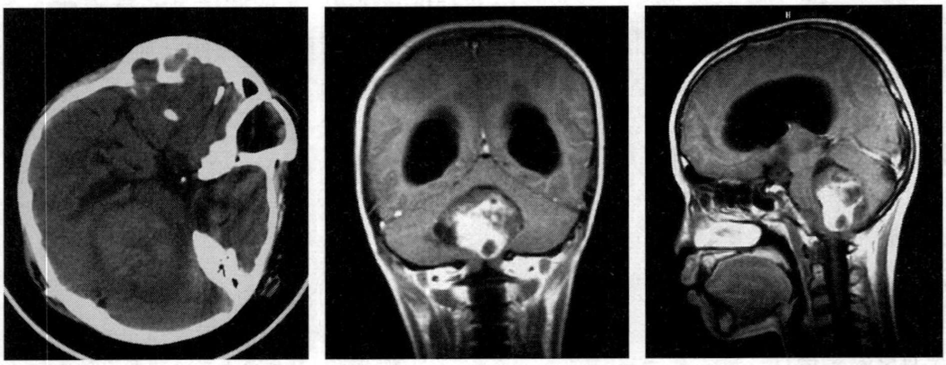

图 6-7-3

D. 枕下乙状窦后入路

E. 远外侧入路

【答案】B

【解析】此题主要考查第四脑室肿瘤手术入路的选择。由于髓母细胞瘤起源于小脑蚓部或半球，因此，切开小脑蚓部才能充分辨认肿瘤边界，但应避免全程切开小脑蚓部，以防止术后严重缄默症的发生。

【难度】易

(46~48 题共用题干)

男性，6 岁，主诉“头痛半年，视力下降半个月”。查体：神志清楚，双眼视力下降，眼动充分，伸舌居中，面纹对称，咽反射正常，四肢力弱。CT 及 MRI 检查见图 6-7-4。

46. 该患者初步诊断是

A. 垂体腺瘤　　B. 错构瘤

C. 颅咽管瘤　　D. 星形细胞瘤

E. 生殖细胞肿瘤

【答案】C

【解析】此题主要考查儿童常见鞍区肿瘤的鉴别诊断。颅咽管瘤是儿童鞍区最常见的肿瘤，首发症状常表现为视力下降。CT 平扫以囊性和部分囊性多见，形态多呈类圆形，少数呈分叶状，大部分病例在实体部分与囊壁可见钙化。钙化形态不一，可沿囊壁的壳状钙化，实体肿瘤内的点状钙化或不规则钙化。增强扫描多数肿瘤实质呈均匀或不均匀强化，囊壁亦可强化。MRI 表现 T_1WI 可以是高、等、低或混杂信号，T_2WI 以高信号多见，但钙质可呈低信号，增强扫描实质部分呈均匀或不均匀强化。

【难度】易

47. 最佳手术入路是

A. 额外侧入路

B. 纵裂入路

C. 翼点入路

D. 经鼻蝶入路

E. 胼胝体穹窿间入路

【答案】D

【解析】此题主要考查颅咽管瘤各种手术入路的特点。对于鞍内型和鞍内 - 鞍上型颅咽管瘤，选择经鼻蝶入路手术切除；对于向两旁生长过多或主体位于鞍背后方的肿瘤，由于视角受限，建议采用开颅手术入路切除。

【难度】难

48. 以下哪项**不是**术后重点关注的并发症

A. 视力视野变化

B. 尿量异常

C. 内分泌水平变化

D. 水电解质变化

E. 肢体肌力变化

【答案】E

【解析】此题主要考查颅咽管瘤术后并发症。颅咽管瘤由于位置特殊，术后可能发生视力障碍、垂体内分泌功能异常、尿崩症、水电解质紊乱。

【难度】中

(49~51 题共用题干)

女性，16 岁，主诉“左上肢麻木 4 个月”。查体未见肌肉萎缩及感觉异常平面。颈部 MRI 表现见图 6-7-5。

49. 该患者目前的诊断**不包括**

A. 颈部室管膜瘤

B. 颈部脊髓空洞症

C. 小脑扁桃体下疝

D. Arnold-Chiari 畸形

E. 扁平颅底

【答案】A

【难度】易

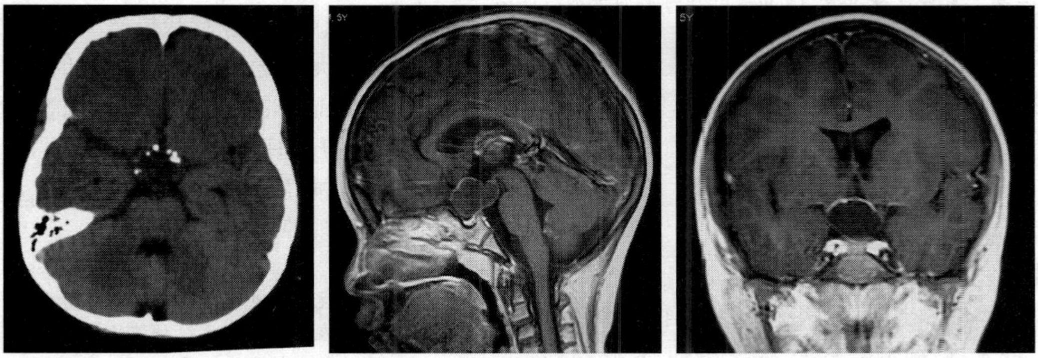

图 6-7-4

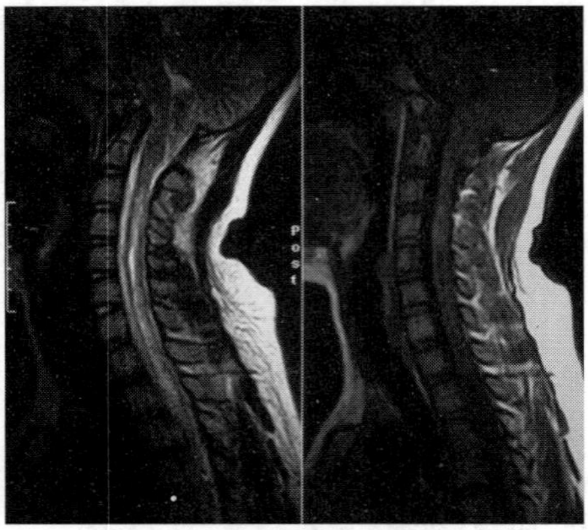

图 6-7-5

50. 以下**不属于**常见颅颈区畸形的是
A. 颅底凹陷症
B. 扁平颅底
C. 寰枕融合
D. 小脑扁桃体下疝畸形
E. 椎间盘突出

【答案】E

【解析】此题主要考查颅颈区先天畸形的概念。颅颈区先天畸形是指颅底、枕骨大孔和上位颈椎区的畸形，伴或不伴有神经系统损害。

【难度】易

51. 该患者的治疗原则为
A. 症状轻微患者只要影像学发现畸形就要尽早手术
B. 症状明确，MRI 显示明显畸形，需行枕下减压手术治疗
C. 颈部肌肉理疗及按摩能缓解症状
D. 长期服用非甾体抗炎药消除症状
E. 脊髓空洞分流术

【答案】B

【解析】此题主要考查 Arnold-Chiari 畸形的手术治疗方法。本患者为 Chiari Ⅰ型，症状明显，手术原则为去除脑干及下疝的小脑扁桃体的骨性束缚，解除因疝出导致的硬膜压迫，重建枕骨大孔正常的脑脊液动力学，并保持硬膜的密闭性。

【难度】易

(52~55 题共用题干)

男性，8 岁，间断头痛、头晕、恶心呕吐 3 个月，多于改变体位时出现，近期出现吞咽困难、声音嘶哑。查体：精神萎靡不振，懒言少动，双侧视神经乳头水肿，咽反射迟钝，共济失调阳性。

52. 该患者的病变部位可能为
A. 侧脑室　　B. 额叶
C. 第四脑室　　D. 第三脑室
E. 脑干

【答案】C

【解析】此题主要考查神经系统病变的定位诊断。第四脑室病变的临床特点：①早期出现梗阻性脑积水和颅内压增高综合征。②第四脑室底受压或刺激：产生眩晕、耳鸣、发作性呕吐、呛水、吞咽困难、面瘫等。③病变向上累及第四脑室顶部的小脑：出现躯干性共济失调、平衡障碍和眼震等小脑症状。

【难度】中

53. 进一步首选的检查是
A. 脑脊液检查　　B. 脑室造影
C. MRI　　D. 脑血管造影
E. 颅脑 X 线片

【答案】C

【难度】易

54. 该患者可能最大的定性诊断为
A. 室管膜瘤
B. 星形细胞瘤
C. 脉络丛乳头状瘤
D. 胶样囊肿
E. 髓母细胞瘤

【答案】E

【解析】此题主要考查髓母细胞瘤的临床特点。此病是儿童颅后窝最常见的颅脑肿瘤，通常病史短暂，病情进展较快，多并发梗阻性脑积水和小脑症状，与室管膜瘤有一定的鉴别难度，两者多需影像学检查进一步鉴别。

【难度】难

55. 下列关于第四脑室室管膜瘤的描述**不正确**的是
A. 室管膜瘤起源于室管膜组织
B. 位于第四脑室内肿瘤因易阻塞脑脊液循环，产生颅内高压症状较早
C. 肿瘤增大累及小脑蚓部或半球时，可出现平衡障碍、步态不稳和共济失调等症状
D. 当肿瘤压迫脑干或脑神经时，可出现相应的脑神经障碍
E. 不会出现肿瘤细胞种植转移

【答案】E

【解析】此题主要考查室管膜瘤的临床特点，室管膜瘤易通过脑脊液在中枢神经系统种植传播，并可引起神经系统外肿瘤的复发或转移。因此 E 选项不正确。

【难度】中

【病例分析题】

案例 男性，14 岁，左侧中颅窝蛛网膜囊肿行囊肿 - 腹腔分流术 10 年，术后无明显并发症。但 1 个月前患者出现无诱因的头痛发作，程度剧烈，并逐渐出现右眼视力下降。现复查颅脑 CT 提示颅内囊肿完全消失，脑室系统明显缩小。查颅脑 MRI 提示小脑扁桃体下疝。见图 6-7-6。

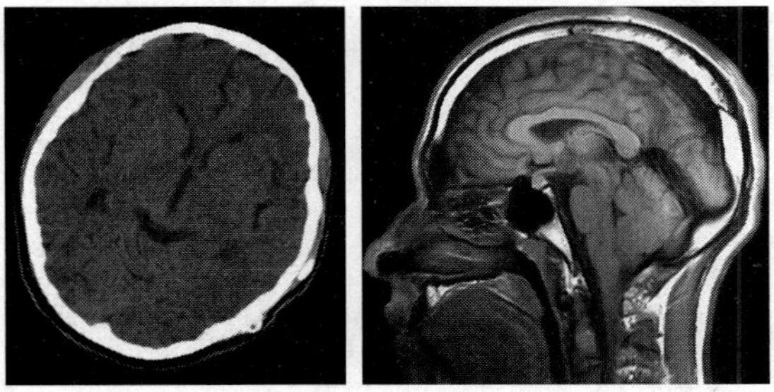

图 6-7-6

提问 1：该患者最可能的诊断是

A. 低颅压
B. 小脑扁桃体下疝
C. Chiari 畸形
D. 特发性颅内压增高
E. 裂隙脑室综合征
F. 静脉窦血栓
G. 视神经乳头水肿

【答案】BDEG

【解析】此题考查裂隙脑室导致的特发性颅内压增高的临床特点。特发性颅内压增高是一种相对少见、病因不明的慢性颅内压增高，临床以头痛、视神经乳头水肿为主要表现，可无脑结构和脑脊液成分的异常，视觉丧失是最重要的致残原因。多发生在长期接受分流手术治疗的患者中。

【难度】难

提问 2：该患者首选的检查方法包括

A. 颅脑 CT 和 MRI
B. 眼底检查
C. 脑室造影
D. 脑血管造影
E. 颅内压检测
F. 经颅多普勒超声
G. 腰椎穿刺测压

【答案】BE

【解析】此题考查裂隙脑室综合征的检查手段。此病可导致颅内压增高，但部分患者也可是过度引流导致脑室系统缩小，后者多无颅内压增高表现，因此，治疗手段与引起高颅压者明显不同。眼底检查可明确有无视神经乳头水肿，而颅内压探头置入检查是一种有创检查颅内压的准确的定量方法。

【难度】难

提问 3：若患者明确诊断为颅内压增高，后续的治疗方案为

A. 颅后窝减压术 / 枕下减压术
B. 囊肿 - 腹腔分流调管术
C. 药物脱水治疗
D. 导航引导下的脑室 - 腹腔分流术
E. 腰池 - 腹腔分流术
F. 更换为可调压分流泵（根据原分流泵酌情使用）
G. 对症止痛治疗

【答案】DF

【解析】此题考查合并颅内压增高的裂隙脑室综合征的治疗。此病的治疗难度较高，因脑室系统缩小，故需在导航引导下进行脑室 - 腹腔分流术，以降低颅内压。部分患者原分流管泵阀弹性好，提示原分流管脑室端通畅，故可尝试更换为可调压分流泵并逐渐调高压力以治疗过度引流引起的裂隙脑室综合征。

【难度】难

提问 4：颅内蛛网膜囊肿的常见治疗方法有

A. 定期筛查观察病灶变化
B. 内镜下囊肿脑池造瘘术
C. 内镜下囊肿脑室造瘘术
D. 显微镜下囊肿切除术
E. 显微镜下囊肿脑池 / 脑室造瘘术
F. 囊肿 - 腹腔分流术
G. 囊肿 - 矢状窦分流术

【答案】ABCE

【解析】该病如果没有特征表现，无须治疗，但如果导致神经症状和颅骨发育的变化，需手术治疗干预。根据囊肿发病部位不同，可供选择的治疗方法也不尽相同，但以内镜下囊壁造瘘沟通囊肿 - 脑池 - 脑室为主要治疗方法，个别患者，入颞叶囊肿也可采用微骨孔开颅显微镜下造瘘。因分流术后并发症的发生率较高，所以不推荐将囊肿 - 腹腔（矢状窦、心房）分流术作为首选方案。

【难度】中

（刘巍）

第八章　脊髓脊柱部分

【A1 型题】

1. 下列椎管内肿瘤的特点描述**错误**的是
   A. 椎管内肿瘤的发病部位以胸段最多见
   B. 椎管内肿瘤中转移性肿瘤的原发灶以肺癌最多见
   C. 硬脊膜内、髓外肿瘤中以脊膜瘤最多见
   D. 椎管内原发肿瘤中以神经纤维瘤最多见
   E. 硬脊膜外肿瘤中以转移性肿瘤最多见

【答案】C

【解析】此题主要考查对椎管内肿瘤的发病率与分类的掌握情况，椎管内肿瘤的发病部位以胸段最多见，硬脊膜外肿瘤中以转移性肿瘤最多见，转移性肿瘤的原发灶以肺癌最多见，椎管硬脊膜内、髓外肿瘤中以神经纤维瘤最多见。

【难度】易

2. 下列关于脊髓室管膜瘤的描述**错误**的是
   A. 脊髓内室管膜瘤好发于 30~60 岁，女性多见
   B. 肿瘤在中央管内上下蔓延，可长达数个或十余个髓节
   C. 瘤体上下两极的中央管常膨大形成囊肿或脊髓空洞
   D. 一半以上发生在圆锥和终丝，其次为颈髓
   E. 室管膜瘤生长缓慢，病史长，首发症状以单侧或双侧肢体疼痛最多见

【答案】A

【解析】脊髓内室管膜瘤好发于 30~60 岁，男性多见。

【难度】难

3. 下列对脊髓休克的描述**不正确**的是
   A. 脊髓休克表现为损伤水平以下感觉完全消失
   B. 肢体弛缓性瘫痪
   C. 尿潴留、大便失禁
   D. 病理反射阴性
   E. 多持续数分钟至数小时后恢复正常

【答案】E

【解析】脊髓震荡表现为不完全性神经功能障碍，持续数分钟至数小时后恢复正常。脊髓休克表现为损伤水平以下感觉完全消失，出现肢体弛缓性瘫痪、尿潴留、大便失禁、生理反射消失、病理反射阴性，持续时间依损伤严重程度而不同，一般多需 2~4 周或更长。

【难度】中

4. 在脊髓脊膜突出中测定神经受损平面的标准**不包括**
   A. 对上肢各个大关节周围肌肉平衡失调程度的测定
   B. 对畸形特征和程度的评定
   C. 对残余功能和需用固定器材或手术的评估
   D. 对膀胱和直肠功能的评定
   E. 对于长期随访的测量基线的分析

【答案】A

【解析】可采用以下五种主要功能的标准来评定神经受损平面：①对下肢各个大关节周围肌肉平衡失调程度的测定；②对畸形特征和程度的评定；③对残余功能和需用固定器材或手术的评估；④对膀胱和直肠功能的评定；⑤对于长期随访的测量基线的分析。

【难度】难

5. 椎管内肿瘤中髓内肿瘤的比例是
   A. 10%　　B. 24%　　C. 35%
   D. 42%　　E. 50%

【答案】B

【难度】易

6. 髓外肿瘤最常见的首发症状是
   A. 根性痛

B. 感觉异常
C. 肢体运动障碍及反射异常
D. 膀胱和直肠功能障碍
E. 蛛网膜下腔出血

【答案】A

【解析】神经根痛常为髓外占位病变的首发症状，其中颈段和马尾部肿瘤更多见。硬脊膜外转移瘤疼痛最严重。

【难度】易

7. 下列关于神经鞘瘤的描述**不正确**的是
A. 神经鞘瘤占椎管内良性肿瘤的一半
B. 以腰骶段最常见
C. 本病发展缓慢，瘤内囊变或出血可呈急性发病
D. 首发症状多为神经根疼痛
E. 肢体运动障碍从远端开始

【答案】B

【解析】椎管内肿瘤中神经鞘瘤最常见，占椎管内良性肿瘤的一半，起源于神经根鞘膜。神经鞘瘤以胸段最常见。

【难度】中

8. 关于臂丛的描述**错误**的是
A. 由第5~8颈神经前支和第1胸神经前支的大部分组成
B. 合成上、中、下3个干
C. 入腋窝后包绕腋动脉
D. 在锁骨中点下方是臂丛阻滞麻醉的常用部位
E. 尺神经发自外侧束

【答案】E

【解析】尺神经发自臂丛内侧束，在腋动、静脉之间出自腋窝。

【难度】中

9. 关于脊膜瘤发病率的描述正确的是
A. 占椎管内肿瘤的10%~30%，胸段好发，女性多于男性
B. 占椎管内肿瘤的30%~50%，胸段好发，女性多于男性
C. 占椎管内肿瘤的30%~50%，颈段好发，男性多于女性
D. 占椎管内肿瘤的30%~50%，颈段好发，女性多于男性
E. 占椎管内肿瘤的10%~30%，颈段好发，男性多于女性

【答案】A

【解析】脊膜瘤占椎管内肿瘤的10%~30%，85%位于髓外硬脊膜下，胸段好发。瘤体小而质地硬，具有完整的包膜，基底在硬脊膜，瘤体血运丰富，通常单发，良性，少数可多发或恶性变。发病年龄20~50岁，女性多于男性。

【难度】易

10. 属于先天性脊髓肿瘤的是
A. 神经鞘瘤　　B. 脊膜瘤
C. 星形细胞瘤　　D. 室管膜瘤
E. 皮样囊肿

【答案】E

【解析】先天性脊髓肿瘤是由胚胎参与组织发生而来的良性肿瘤，包括表皮样囊肿、皮样囊肿、畸胎瘤、脊索瘤等。

【难度】易

11. 下列关于脊髓星形细胞瘤的描述**不正确**的是
A. 发病年龄30~60岁
B. 男性多于女性
C. 发生于胸段最多见
D. 多数恶性程度较高
E. 瘤体无包膜，分界不清

【答案】D

【解析】星形细胞瘤的发病年龄30~60岁，男：女为1.5：1。肿瘤可发生于脊髓各个节段，胸段最多见，其次为颈段；75%恶性程度较低。瘤体无包膜，分界不清，可发生囊变。MRI扫描可见肿瘤部位脊髓增粗，肿瘤信号高于邻近脊髓。

【难度】中

12. 称为扁平颅底的颅底角是
A. 小于130°　　B. 大于135°
C. 大于140°　　D. 大于145°
E. 大于150°

【答案】D

【解析】颅底角是指蝶鞍和斜坡所形成的角度，在颅骨侧位片上，为从鼻根向蝶鞍中心点之连线与蝶鞍中心向枕大孔前缘之连线所形成的角度。成人正常值为109°~148°，平均为132°。如此角大于145°则为扁平颅底。

【难度】易

13. 颅底陷入患者在颅骨侧位片上枢椎齿状突超出Chamberlain线的长度为
A. 3mm　　B. 5mm　　C. 7mm
D. 9mm　　E. 10mm

【答案】A

【解析】腭-枕线，又称Chamberlain线。在颅骨侧位片上，从硬腭后缘至枕骨大孔后上缘的连线。正常情

况下枢椎齿状突应低于此线，如超出此线3mm则为颅底陷入。

【难度】易

14. 脊髓低位患者在MRI影像上脊髓圆锥低于

A. L_1椎体水平　B. L_1、L_2椎间盘水平

C. L_2椎体水平　D. L_2椎体下缘

E. L_3椎体水平

【答案】D

【难度】易

15. 椎管内肿瘤压迫，造成脊髓半切综合征的表现为

A. 肿瘤平面以下对侧瘫痪，同侧深感觉障碍，对侧痛温觉丧失

B. 肿瘤平面以下同侧瘫痪，同侧深感觉障碍，同侧痛温觉丧失

C. 肿瘤平面以下同侧瘫痪，对侧深感觉障碍，对侧痛温觉丧失

D. 肿瘤平面以下同侧瘫痪，同侧深感觉障碍，对侧痛温觉丧失

E. 肿瘤平面以下对侧瘫痪，对侧深感觉障碍，对侧痛温觉丧失

【答案】D

【难度】易

16. 诊断椎管内肿瘤的最佳检查方法是

A. X线片　B. CT

C. MRI　D. 脊髓血管造影

E. 脊髓造影

【答案】C

【难度】易

17. 可以导致膈神经麻痹发生呼吸困难的病变部位常见于

A. 上颈段　B. 下颈段　C. 上胸段

D. 下胸段　E. 腰段

【答案】A

【解析】上颈段的范围是$C_{1\sim4}$，膈神经起自$C_{3\sim4}$。

【难度】中

18. 下述神经**不属于**颈丛分支的是

A. 枕小神经　B. 耳大神经

C. 颈横神经　D. 锁骨上神经

E. 隐神经

【答案】E

【解析】颈丛分支包括枕小神经、耳大神经、颈横神经、锁骨上神经。隐神经为股神经最长的皮支，分布于髌下、小腿内侧面和足内侧缘的皮肤。

【难度】易

19. 下列综合征由颈部病变引起的是

A. Benedikt综合征

B. Fulton综合征

C. Gerstmann综合征

D. Horner综合征

E. Weber综合征

【答案】D

【难度】易

20. 以下部位的肿瘤**不属于**椎管内肿瘤的是

A. 脊髓　B. 脊神经根

C. 脊膜　D. 锥体

E. 椎管壁组织

【答案】D

【难度】易

21. 隐性脊柱裂最常发生于脊柱的

A. 上颈段　B. 下颈段　C. 胸段

D. 胸腰段　E. 腰骶段

【答案】E

【难度】易

22. 下列关于脊髓血供的描述**错误**的是

A. 脊髓的动脉有两个来源：脊髓前动脉和脊髓后动脉

B. 脊髓前、后动脉之间借横行的吻合支互相交通

C. 脊髓前动脉的分支分布于脊髓前角、侧角、灰质连合、后角基部

D. 脊髓后动脉的分支分布于后角基部以后的部分和后索

E. 脊髓的动脉两个来源的移行部位称危险区

【答案】A

【解析】脊髓的动脉有两个来源：①来源于椎动脉的脊髓前动脉和脊髓后动脉。②来源于一些节段性动脉的根髓动脉，如颈升动脉、肋间后动脉、腰动脉和骶外侧动脉等发出的脊髓支。

【难度】难

23. 脊髓病变水平与椎体在相同节段的是

A. 上颈段　B. 下颈段　C. 上胸段

D. 下胸段　E. 腰段

【答案】A

【解析】胚胎早期，脊髓在椎管内大致与椎管等长。以后，椎管的增长较快，脊髓的增长与之不同步。成人只有上颈段脊髓节段与椎体在相同的水平，因此，上颈段脊柱与脊髓病变水平在相同的节段。

【难度】中

24. 脊髓前动脉大多由哪支动脉发出
A. 大脑后动脉 B. 小脑上动脉
C. 小脑后下动脉 D. 椎动脉
E. 基底动脉
【答案】D
【解析】两侧椎动脉在进入硬脑膜后分别发出脊髓前动脉,向内下走行,通常在中线吻合成单干,沿脊髓前正中裂下降。
【难度】中

【A2 型题】

1. 男性,45 岁,自诉左侧胸部以下感觉麻木 3 个月,病变最可能累及
A. 脊神经后根 B. 脊神经节
C. 后角 D. 中央灰质
E. 脊髓感觉传导束
【答案】E
【解析】脊神经后根、脊神经节、后角或中央灰质损害后出现的感觉障碍,表现为节段性(也称根性)分布的各种感觉障碍。脊髓感觉传导束损害后产生损害平面以下的感觉障碍。
【难度】易

2. 男性,24 岁,主要表现为右颈部疼痛 1 年,磁共振检查发现 $C_{4\sim5}$ 水平椎管内外占位性病变,最可能的诊断是
A. 神经鞘瘤 B. 转移瘤
C. 室管膜瘤 D. 星形细胞瘤
E. 脂肪瘤
【答案】A
【解析】此题主要考查椎管神经鞘瘤的临床特点。脊髓神经鞘瘤为脊髓肿瘤中最常见的良性肿瘤,占脊髓肿瘤的 40% 左右,占脊髓外硬脊膜内肿瘤的 70% 以上。多见于青壮年,以 20~40 岁发病率高。神经根刺激症状常是其首发症状,可呈椎管内外哑铃型生长。
【难度】易

3. 男性,58 岁,右肩背部疼痛 1 年,进行性加重,伴右上肢力弱,经磁共振检查诊断为椎管内神经鞘瘤,首选的治疗是
A. 单纯放疗 B. 化疗
C. 手术治疗 D. 放疗加化疗
E. X 刀治疗
【答案】C
【难度】易

4. 男性,45 岁,双下肢麻木无力伴大小便障碍 3 个月。MRI 扫描提示圆锥部位室管膜瘤。下列对室管膜瘤的描述**错误**的是
A. 好发于 30~60 岁 B. 男性多见
C. 颈髓最多见 D. 生长缓慢,病史长
E. 可以手术全切
【答案】C
【解析】室管膜瘤好发于 30~60 岁,男性多见。肿瘤一半以上发生在圆锥和终丝,其次为颈髓。室管膜瘤生长缓慢,病史长,首发症状以单侧或双侧肢体疼痛最多见,可为灼痛、刺痛;以后出现感觉异常、运动障碍及括约肌功能障碍。包膜完整的肿瘤可以手术全切。手术切除后可辅助放射治疗。
【难度】易

5. 男性,33 岁,右上肢疼痛 1 年,无明显肢体无力及大小便障碍。MRI 提示 $C_{5\sim7}$ 水平椎管内髓外硬脊膜下占位。患者产生根性痛的原因**不包括**
A. 锥体压迫
B. 脊神经后根受刺激
C. 脊髓后角受刺激
D. 脊髓感觉传导束受刺激
E. 硬脊膜受压或受牵拉
【答案】A
【难度】易

6. 男性,40 岁,肩背痛 3 年,伴右上肢痛温觉减退。MRI 提示患者有小脑扁桃体下疝畸形、脊髓空洞及梗阻性脑积水。下一步首选的治疗是
A. 颅后窝减压术
B. 小脑扁桃体切除术
C. 脊髓空洞分流术
D. 脑室 - 腹腔分流术
E. 椎管减压术
【答案】D
【解析】术前有脑积水者(Chiari Ⅰ型畸形),可先做脑室 - 腹腔分流术(V-P 分流),并随访。如小脑扁桃体下疝和 / 或脊髓空洞不缓解或消失,则需做颅后窝减压术。
【难度】中

7. 女性,50 岁,因臀部感觉异常行 MRI 扫描发现脊髓圆锥部位占位性病变,下述描述**不正确**的是
A. 有马鞍区感觉消失
B. 感觉障碍对称分布,多为感觉分离
C. 常有剧烈神经根痛
D. 早期即有明显自主神经功能障碍
E. 下肢无明显运动障碍

【答案】C

【解析】圆锥肿瘤造成的感觉障碍特点是无明显自发痛，而马尾综合征的特点是有剧烈神经根痛。

【难度】易

8. 男性，35岁，6个月来感觉胸口以下麻木，双腿行走无力，自觉感觉和运动障碍自上而下发展，在当地医院行MRI扫描提示胸段椎管内占位，下述诊断中最可能的是

A. 硬脊膜外肿瘤

B. 髓外硬脊膜内肿瘤

C. 髓内肿瘤

D. 脊髓空洞症

E. 脑干肿瘤

【答案】C

【解析】髓内肿瘤表现为感觉和运动障碍自上而下发展，常为双侧性。

【难度】中

9. 女性，52岁，主因"双上肢痛温觉减退及肌肉萎缩"入院，MRI显示小脑扁桃体下疝畸形及C_3~T_1脊髓空洞，患者出现的感觉障碍属于

A. 神经干型　B. 末梢型

C. 分离型　D. 后根型

E. 脊髓横贯型

【答案】C

【解析】脊髓空洞症的分离型感觉障碍表现为单侧或双侧的痛温觉丧失，而触觉及深感觉完整或相对正常。由于痛温觉纤维在白质前联合交叉，在椎管内延伸一段距离的病变可造成多节段的、两侧对称性分布的痛温觉丧失，触觉保留，因此，出现分离型感觉障碍。

【难度】易

10. 患者，70岁，因双手感觉麻木致反复烫伤，行MRI扫描显示颈髓空洞而入院，下列对脊髓空洞症的描述**错误**的是

A. 一侧或双侧鱼际肌萎缩

B. 节段性分离性障碍

C. 常合并Chiari畸形

D. 常急性发作

E. 可出现沙尔科关节

【答案】D

【难度】易

11. 男性，46岁，以"颈髓室管膜瘤"收入院，行手术治疗。术后患者清醒。查体：双上肢肌力4级，5小时后双上肢肌力降为0级，神志清楚。最正确的处理方式是

A. 激素冲击治疗

B. 继续脱水治疗

C. 高压氧治疗

D. 神经营养治疗

E. 急诊复查MRI/CT，必要时行急诊手术探查

【答案】E

【解析】患者术后5小时出现手术部位的神经功能急剧恶化，不能除外手术部位出血等压迫性病变，合理的处理方式是立即复查MRI，必要时行手术探查。

【难度】难

12. 女性，45岁，1年前曾因颅内肿瘤行手术治疗，本次因出现双下肢无力伴小便功能障碍入院，下列肿瘤中**不会**随脑脊液向椎管内播散种植的是

A. 室管膜瘤　B. 胶质母细胞瘤

C. 髓母细胞瘤　D. 生殖细胞瘤

E. 海绵状血管瘤

【答案】E

【难度】中

13. 男性，23岁，因"$L_{1\sim3}$椎体水平椎管内占位性病变"收入院，患者表现为自律性膀胱，说明患者的病变引起

A. 腰段及其以上脊髓不完全性损害

B. 腰段及其以上脊髓完全性损害

C. 脊髓休克

D. 骶神经后根、$S_{2\sim4}$前角、前根受损

E. 骶髓、圆锥及马尾损害

【答案】E

【解析】骶髓、圆锥及马尾损害时膀胱完全失去神经支配，形成自律性膀胱。

【难度】难

14. 男性，3岁，生后即发现腰部一皮下包块，进行性增大，本次患者以脊柱裂、脊膜膨出收入院。关于脊膜膨出，下列描述**错误**的是

A. 脊膜膨出时，膨出的囊内充满脑脊液，神经根也可进入膨出囊

B. 脊膜脊髓膨出较少见，膨出囊内有脊髓组织

C. 脊膜向前膨出进入体腔称脊柱前裂，临床少见

D. 隐性脊柱裂较常见，发病率约为1‰，多发生于腰骶部

E. 脊柱裂可伴发脂肪瘤、脑积水、颅裂等

【答案】D

【解析】隐性脊柱裂为常见脊柱裂，发病率约为1‰。多发生于腰骶部，1个至数个椎板闭合不全，但无椎管内容膨出。

【难度】难

15. 女性，45岁，1年前因乳腺癌行手术治疗，术后行放化疗。本次因颈胸部疼痛以椎管内转移癌收入院。下列对该患者椎管内转移瘤的最常见部位描述正确的是

A. 颈段；硬脊膜外　B. 颈段；硬脊膜下

C. 胸段；髓内　D. 胸段；硬脊膜下

E. 胸段；硬脊膜外

【答案】E

【解析】大多数椎管内转移瘤位于硬脊膜外，10%的癌症患者可发生椎管内转移。原发灶多为肺、前列腺、乳腺和肾的肿瘤。以胸段多见，其次为腰段。转移途径为血管或淋巴系统；椎旁肿瘤可经椎间孔侵入椎管，也可直接转移至脊柱。

【难度】易

【A3/A4型题】

(1~2题共用题干)

男性，52岁，因"背痛伴双下肢无力半年"入院。查体：神清，对答流利，双上肢肌力5级，双下肢肌力4级，T_6以下浅感觉减退，双侧膝反射亢进，双侧巴宾斯基征(+)。MRI提示$T_{3\sim7}$髓内占位性病变。

1. 下列选项中髓内最常见的肿瘤是

A. 脂肪瘤　B. 畸胎瘤

C. 室管膜瘤　D. 海绵状血管瘤

E. 皮样囊肿

【答案】C

【考点】星形细胞瘤和室管膜瘤为常见的髓内肿瘤，各占1/3。

【难度】易

2. 以下对髓内病变的描述**不正确**的是

A. 根性痛少见，晚期出现

B. 感觉障碍自上而下发展

C. 有感觉分离现象

D. 下运动神经元性瘫痪明显

E. 括约肌障碍出现较晚

【答案】E

【解析】髓内病变的临床特点：根痛少见，晚期出现；感觉障碍自上而下发展，有感觉分离现象；脊髓半切综合征少见，且不典型；下运动神经元性瘫痪明显，有肌萎缩；锥体束征出现较晚；括约肌障碍早期出现。

【难度】中

(3~4题共用题干)

女性，40岁，左上肢疼痛1年，双上肢力弱3个月。经MRI发现$C_5\sim T_2$节段髓内占位性病变，边界清楚，病变上下可见空洞，T_1加权像上肿瘤信号高于脊髓，肿瘤有不均匀强化。

3. 最可能的诊断是

A. 星形细胞瘤　B. 室管膜瘤

C. 神经鞘瘤　D. 淋巴瘤

E. 脊膜瘤

【答案】B

【解析】脊髓室管膜瘤生长缓慢，病史长，首发症状以单侧或双侧肢体疼痛最多见，可为灼痛、刺痛；以后出现感觉异常、运动障碍及括约肌功能障碍。MRI扫描T_1加权像肿瘤边界清楚，信号高于正常脊髓，可呈不均匀强化，肿瘤两极常见脊髓空洞。

【难度】中

4. 对该患者应选择的治疗是

A. 手术切除肿瘤　B. 可单纯放疗

C. 可单纯化疗　D. 可行放疗+化疗

E. 可行伽码刀治疗

【答案】A

【解析】脊髓室管膜瘤属于良性肿瘤，对于肿瘤边界清楚或比较表浅局限者，应行手术全部切除。

【难度】易

(5~6题共用题干)

男性，60岁，因"颈痛3年，双上肢麻木1年"入院。查体：体温36.5℃，脉搏80次/min，血压135/95mmHg。神志清楚，言语流利；脑神经系统检查未见异常；双上肢肌力5^-级，双下肢肌力5级，右上肢浅感觉和温度觉减退；双下肢病理征阴性，脑膜刺激征阴性。辅助检查：MRI显示小脑扁桃体下疝及颈髓脊髓空洞，为行手术治疗收入院。

5. 在颅后窝减压术中，暴露枕骨大孔后缘和寰椎后弓一般限制在中线旁

A. 0.5cm以内　B. 1.0cm以内

C. 1.5cm以内　D. 2.0cm以内

E. 2.5cm以内

【答案】C

【难度】易

6. 其目的是避免

A. 延髓损伤　B. 颈动脉损伤

C. 颈髓损伤　　D. 椎动脉损伤
E. 枕窦损伤

【答案】D

【解析】两侧椎动脉离开 C_1 后在枕骨大孔后正中线旁2~3cm进入枕骨大孔，因此，在切除枕骨大孔后缘时，为避免损伤椎动脉，骨切除范围一般限制在中线旁1.5cm内。

【难度】中

(7~8 题共用题干)

女性，25岁，主因"右上肢痛半年，右上肢麻木无力1个月"入院。MRI扫描显示椎管内 $C_{5\sim7}$ 水平髓外硬膜下偏右侧占位，边界清楚，有囊变，在 T_1WI 上呈低信号，在 T_2WI 上呈高信号，Gd-DTPA呈不均匀强化。

7. 患者最可能的诊断是
A. 脊膜瘤　　B. 畸胎瘤
C. 皮样囊肿　　D. 神经鞘瘤
E. 转移瘤

【答案】D

【解析】MRI扫描显示为髓外肿瘤，神经鞘瘤是最常见的髓外肿瘤，并且影像学特征符合神经鞘瘤的表现。

【难度】中

8. 如果患者的症状体征进一步发展，最可能出现的症状体征顺序是
A. 左上肢弛缓性瘫痪、左下肢痉挛性瘫痪、右下肢痉挛性瘫痪、右上肢弛缓性瘫痪
B. 右上肢弛缓性瘫痪、右下肢痉挛性瘫痪、左下肢痉挛性瘫痪、左上肢弛缓性瘫痪
C. 右上肢弛缓性瘫痪、右下肢痉挛性瘫痪、左上肢痉挛性瘫痪、左下肢弛缓性瘫痪
D. 右上肢痉挛性瘫痪、右下肢弛缓性瘫痪、左下肢弛缓性瘫痪、左上肢痉挛性瘫痪
E. 左上肢痉挛性瘫痪、左下肢弛缓性瘫痪、右下肢弛缓性瘫痪、右上肢痉挛性瘫痪

【答案】B

【解析】下颈段（$C_5 \sim T_1$）脊髓受压表现为上肢根性神经痛及感觉障碍，病变以下传导束型感觉障碍；上肢不同肌群出现弛缓性瘫痪，下肢呈痉挛性瘫痪。髓外压迫时肢体瘫痪的顺序是：病侧上肢、病侧下肢、对侧下肢、对侧上肢。

【难度】难

(9~11 题共用题干)

男性，43岁，双下肢麻木无力6个月。查体：神清，语利，脑神经系统检查未见明显阳性体征，双侧 T_6 以下痛温觉减退，左下肢肌力3级，右下肢肌力4级，左侧巴宾斯基征阳性。

9. 首选的检查项目是
A. 胸椎X线　　B. 颈段CT
C. 胸段MRI　　D. 颈段MRI
E. 颅脑CT

【答案】C

【难度】易

10. 若双下肢麻木是从上向下发展的则病变定位在
A. 中央前回
B. 旁中央小叶
C. 脊髓髓外硬脊膜下
D. 脊髓髓内
E. 脑干内

【答案】D

【难度】中

11. 首先应考虑的定位诊断是
A. 延髓　　B. 颈段　　C. 胸段
D. 腰段　　E. 骶段

【答案】C

【解析】患者查体双侧 T_6 以下痛温觉减退，左下肢肌力3级，右下肢肌力4级，左侧巴宾斯基征阳性，反映脊髓胸段病变。当病变在髓内时，痛温觉障碍的进展是自病变节段由上向下发展，髓外则由下向上。

【难度】易

(12~13 题共用题干)

男性，55岁，以"$T_{2\sim3}$ 水平椎管内硬脊膜下占位"收入院，表现为脊髓半切综合征。

12. 下列关于脊髓半切综合征的临床描述**错误**的是
A. 病变同侧痉挛性瘫痪
B. 病变同侧触觉减退
C. 病变同侧深感觉减退
D. 病变对侧平面2~3个节段以下的痛温度觉丧失
E. 病变对侧弛缓性瘫痪

【答案】E

【解析】肿瘤在椎管内生长压迫邻近脊髓，在出现根性疼痛的同时，出现脊髓传导束受压症状，造成上行及下行脊髓传导束功能受损害，引起肿瘤平面以下运动和感觉功能障碍，可出现脊髓半切综合征。其表现为病变同侧上运动神经元瘫痪和触觉、深感觉减退，病变对侧平面2~3个节段以下的痛温度觉丧失。

【难度】中

13. 下列关于椎管内肿瘤的病程分期**不正确**的是
A. 根性痛期
B. 蛛网膜下腔梗阻期
C. 脊髓半侧损害期
D. 不全截瘫期
E. 截瘫期
【答案】B
【难度】易

(14~15 题共用题干)
男性,35 岁,主因"骶尾部疼痛 1 年进行性加重"收入院。MRI 扫描显示 $S_{1\sim2}$ 水平椎管内多发囊性病变。

14. 该患者最可能的诊断是
A. 神经纤维瘤　B. 神经鞘瘤
C. 脊髓栓系　D. 脂肪瘤
E. 骶管囊肿
【答案】E
【难度】易

15. 下列临床表现中**不属于**骶管内病变临床特点的是
A. 会阴部疼痛
B. 骶尾部疼痛
C. 排便障碍多不明显
D. 双下肢运动障碍
E. 双下肢无感觉障碍
【答案】D
【解析】骶管内病变主要表现为会阴部和骶尾部疼痛,逐渐加重,感觉障碍往往局限在一侧。排便障碍多不明显,双下肢无运动和感觉障碍。
【难度】中

(16~17 题共用题干)
男性,33 岁,颈肩痛 1 年余,双侧上肢无力 3 个月,右下肢无力 1 个月收入院。MRI 平扫显示 $C_5\sim T_1$ 椎体水平脊髓背侧占位,T_1 及 T_2 加权像均为高信号。

16. 该患者最可能的诊断是
A. 室管膜瘤　B. 星形细胞瘤
C. 海绵状血管瘤　D. 血管母细胞瘤
E. 脂肪瘤
【答案】E
【解析】T_1 及 T_2 加权像均为高信号是脂肪瘤的特征性表现。
【难度】中

17. 根据该患者的病变部位,下列临床症状描述中**错误**的是
A. 出现肩部、上肢疼痛或麻木
B. 手及前臂肌肉萎缩
C. 上肢弛缓性瘫痪
D. 下肢痉挛性瘫痪
E. 常导致呼吸困难
【答案】E
【解析】颈膨大部位($C_5\sim T_1$)的病变可早期出现肩部、上肢疼痛或麻木,手及前臂肌肉萎缩等。当引起脊髓横贯性损害时,则出现双上肢弛缓性瘫痪,双下肢痉挛性瘫痪,肿瘤平面以下的感觉障碍,以及自主神经功能障碍。颈髓病变引起的呼吸障碍多由于膈神经($C_{3\sim4}$)功能受损引起。
【难度】中

(18~19 题共用题干)
男性,5 岁,生后即发现腰骶部包块,未予特殊处理。1 年来发现包块逐渐增大,双下肢发育不对称,左下肢较短小,偶有大便失禁。MRI 扫描发现 $S_{1\sim3}$ 脊柱裂,膨出囊腔呈脑脊液信号,未见脊髓神经信号。

18. 该患者的诊断是
A. 脊膜膨出　B. 脊膜脊髓膨出
C. 脊髓膨出　D. 隐性脊柱裂
E. 骶管囊肿
【答案】A
【难度】易

19. 目前常用脊柱裂的产前诊断手段中,**错误**的是
A. 叶酸缺乏症的检测
B. 超声
C. 母血查甲胎蛋白
D. 穿刺羊水查甲胎蛋白
E. 基因检测
【答案】E
【解析】通过产前超声,90%~95% 的胎儿显性脊柱裂可被诊断出,而母体血清甲胎蛋白(AFP)检查能够发现 50%~90%。如上述检查提示胎儿患有显性脊柱裂,需进一步做羊水穿刺,监测羊水中 AFP 及乙酰胆碱酯酶水平,可进一步将诊断的准确率提高至 97%。基因检测目前还不是常规的产前检查手段。
【难度】中

(20~21 题共用题干)

女性,48 岁,因“颈肩部疼痛 1 年伴有双上肢麻木”,以小脑扁桃体下疝畸形及脊髓空洞收入院。入院查体:右侧眼裂变小、眼球轻度内陷,且同侧面颊潮红。

20. 下列对该患者的症状描述正确的是

A. Brown-Séquard 综合征

B. Weber 综合征

C. Mervan 综合征

D. Horner 综合征

E. Crouzou 综合征

【答案】D

【解析】霍纳综合征(Horner 综合征),表现为病变侧瞳孔缩小,眼裂变小(睑板肌麻痹),眼球内陷(眼眶肌麻痹),同侧面颊潮红、无汗。

【难度】易

21. 根据上述描述,说明患者病变累及

A. 上颈髓　B. 颈胸髓　C. 胸髓

D. 胸腰髓　E. 圆锥

【答案】B

【解析】颈胸段病变损害交感神经通路时,可产生颈交感神经麻痹,即霍纳综合征(Horner 综合征)。

【难度】易

(22~23 题共用题干)

女性,43 岁,右下肢疼痛进行性加重 9 个月。查体:神志清楚,语言流利,脑神经系统检查未发现明显的阳性体征;右下肢肌力 5^- 级,无明显肌萎缩;未发现明显感觉障碍,双下肢巴宾斯基征(+)。MRI 扫描结果见图 6-8-1。

22. 根据患者的 MRI 影像资料,应考虑的诊断为

A. 室管膜瘤　B. 星形细胞瘤

C. 神经鞘瘤　D. 脊膜瘤

E. 转移瘤

【答案】C

【解析】神经鞘瘤:多发生在髓外硬脊膜下或硬脊膜外,可呈哑铃型。MRI T_1 像上多呈等或略高信号,T_2 像上多为高信号。病变与脊髓边界清楚,可有囊变及坏死;注药强化后实性肿瘤呈较均匀明显强化,如有囊变或坏死则为不均匀强化。

【难度】中

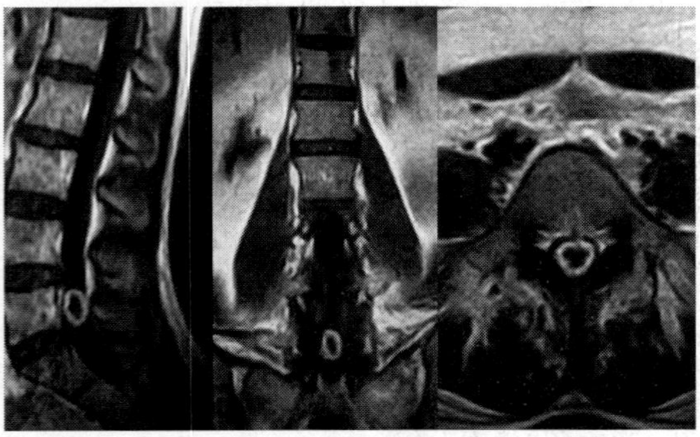

图 6-8-1

23. 下一步的治疗首选

A. 放疗　B. 化疗

C. 伽玛刀　D. 保守治疗

E. 手术切除

【答案】E

【解析】椎管内神经鞘瘤目前的首选治疗是手术切除。

【难度】易

【案例分析题】

案例一　女性,60 岁,双下肢麻木、无力,行走困难 2 个月。自诉胸背部束带感,伴有大小便控制障碍。查体:神志清楚,语言流利,脑神经系统检查未发现明显的阳性体征;T_2 以下双侧躯体及左上肢、双下肢触觉减退,双下肢深感觉减退;左上肢肌力 4 级,右上肢 5 级,左下肢 3 级,右下肢 4 级,无明显肌萎缩,双下肢肌张力增高;双侧膝反射亢进,双侧腹壁反射减低,肛门反射减低,双下肢巴宾斯基征(+)。

提问 1:经过初步问诊和查体,患者的病变应定位于

A. 延髓　B. 颈髓

C. 胸髓　D. 腰髓

E. 圆锥　F. 马尾神经

G. 臂丛

【答案】BC

【解析】从患者的感觉障碍特征和运动功能障碍初步可以将病变定位于脊髓颈胸段,具体应包括颈膨大和上胸段。

【难度】中

提问 2:为进一步确诊,可以考虑进行的辅助检查是

A. X 线片　B. CT

C. MRI　D. 腰椎穿刺

E. DSA　F. 超声检查

G. PET

【答案】BC

【解析】CT 可以显示骨质的吸收、破坏，也可以显示病变与周围结构的关系，但分辨率不及 MRI。MRI 是目前最具定位及定性诊断意义的检查，可以直接显示病变的位置、大小、形态及与脊髓的关系。本例考虑脊髓病变，应首选 CT 和 MRI 明确诊断。DSA 是有创检查，仅在初步诊断脊髓血管性疾病后用于进一步诊断。其余选项对于此病例的价值不大。

【难度】中

提问 3：根据患者的 MRI 影像资料（图 6-8-2），应考虑的诊断为

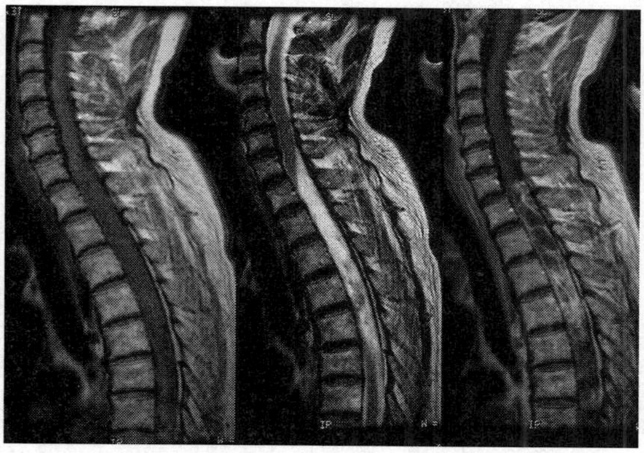

图 6-8-2

A. 室管膜瘤　B. 星形细胞瘤
C. 神经鞘瘤　D. 脊膜瘤
E. 转移瘤　F. 畸胎瘤
G. 淋巴瘤

【答案】C

【难度】难

提问 4：关于该病变 MRI 扫描的描述中正确的是

A. 多发生在髓外硬脊膜下或硬脊膜外
B. T_1 像上多呈等或略高信号
C. T_2 像上多为高信号
D. 病变与脊髓边界不清楚
E. 可有囊变及坏死
F. 可呈哑铃型
G. 注药强化后实性肿瘤呈较均匀明显强化

【答案】ABCEFG

【难度】难

案例二　女性，5 岁，主因"出生时腰骶部包块并进行性增大，伴小便失禁、便秘 2 年"入院。出生时发现腰骶部 2cm × 2cm 大小的包块，质软，未予治疗。包块逐渐增大，现为 8cm × 5cm × 5cm，质软，无痛，无肢体无力。近 1 年开始出现尿失禁，大便每 2~3 天 1 次，有便秘。查体：神清语利，查体合作，双侧瞳孔等大等圆，左∶右 =3mm∶3mm，对光反射灵敏，眼球向各方向运动可，口角无偏斜，伸舌居中，颈软；左臀腰部肿块大小为 10cm × 8cm × 6cm，质软，无压痛，表面皮肤略青紫；四肢活动好，肌力 5 级，肌张力不高，双侧病理征未引出；肛门略松弛。

提问 1：下列检查有助于明确诊断的是

A. 腰骶部 X 线片正侧位
B. 腰骶部 CT
C. MRI
D. 椎管造影
E. 脊髓血管造影
F. 超声
G. PET

【答案】ABC

【解析】脊柱 X 线片可显示出脊柱裂，中线骨性结构、半侧椎体和椎间盘异常。CT 能清晰地显示脊柱与脊髓的畸形改变。MRI 检查可见脊髓圆锥下移，终丝变粗，可发现伴发的脂肪瘤、皮样或表皮样囊肿、畸胎瘤等。超声主要用于胎儿期的脊柱裂检测。

【难度】中

提问 2：根据患者的 CT 及 MRI 检查结果（图 6-8-3），应考虑的诊断为

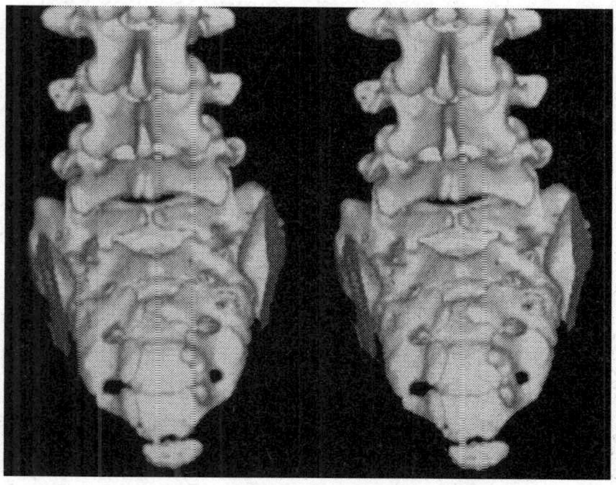

图 6-8-3

A. 脊柱裂　B. 畸胎瘤
C. 脊膜膨出　D. 脊髓栓系
E. 蛛网膜囊肿　F. 椎管狭窄
G. 脊髓空洞

【答案】ACD

【解析】患儿出生后即发现腰骶部肿物，初时较小，未予特殊处理。目前包块逐渐增大，质软，囊性。腰骶三维 CT 示：S_1、S_3~S_5 骶椎裂。腰骶 MRI 示：脊柱裂伴脊膜膨出；脊髓栓系低位。结合病史及症状体征和影像学检查，诊断为：脊柱裂伴脊膜膨出；脊髓栓系。对于先天性脊柱脊髓畸形，CT 及 MRI 检查两者不可或缺，前者可以发现骨性缺损及畸形，后者对软组织及神经组织的异常显示更加详细。

【难度】难

提问 3：根据上述情况，下一步的治疗首选

A. 观察 B. 康复训练
C. 清洁导尿 D. 手术治疗
E. 基因治疗 F. 针灸治疗
G. 药物治疗

【答案】D

【解析】根据患儿病史及症状体征和影像学检查结果，符合脊膜膨出的治疗原则及手术适应证，建议行脊膜膨出修补术。视术中情况，可考虑同时行脊髓栓系松解术。

【难度】中

提问 4：下列关于脊膜膨出治疗的描述正确的是

A. 治疗目的是阻止神经进一步变性，并一定程度改善神经功能
B. 术前神经损害程度越重，预后越差
C. 术后随访监测再栓系的发生与患者的远期预后相关
D. 脊膜膨出的特点是脊膜自骨缺损处向背侧膨出
E. 脊膜膨出囊内含脑脊液，无脊髓及马尾神经
F. 脊膜膨出可伴有脊髓栓系
G. 术中应探查椎管腔，有无终丝脂肪变性、纤维束带牵拉脊髓等，解除相应脊髓栓系

【答案】ABCDEFG

【解析】脊柱裂是一种常见的出生缺陷疾病，常见类型有单纯性脊膜膨出、脊髓脊膜膨出、脊髓膨出，且多伴有神经损害症状，手术是治疗该病的首选治疗方案，一经确诊，应尽早手术。目的是阻止神经进一步变性，并一定程度改善神经功能。术前神经损害程度越重，预后越差。术后随访监测再栓系的发生与患者的远期预后息息相关。背侧单纯脊膜膨出特点是脊膜自骨缺损处向背侧膨出，囊内含脑脊液，无脊髓及马尾神经。

【难度】难

案例三 女性，44 岁，颈肩痛 2 年，双上肢麻木无力，左侧为著。查体：神志清楚，语言流利，脑神经系统检查未发现明显的阳性体征；双侧上肢痛温觉减退，触觉基本正常，双下肢感觉正常；肌力检查左上肢 4 级，右上肢 5^- 级，双下肢 5 级，双手鱼际肌萎缩；双侧上下肢病理反射未引出。

提问 1：患者表现的这种感觉障碍说明病变损伤了

A. 脊髓前角 B. 脊髓后角
C. 白质前连合 D. 脊髓前索
E. 脊髓后索 F. 脊神经前根
G. 脊神经后根

【答案】C

【解析】分离型感觉障碍说明病变中断了在白质前连合进行交叉到对侧侧索与前索组成脊髓丘脑侧束与脊髓丘脑前束的束前纤维，因而引起两侧节段型分布的痛觉缺失与温度觉缺失，而触觉保留，呈现感觉分离现象。临床疾病多见于脊髓空洞症、脊髓出血或脊髓髓内肿瘤。

【难度】中

提问 2：这种感觉障碍可见于脊髓的哪些病变

A. 椎间盘突出 B. 脊髓空洞
C. 髓内肿瘤 D. 硬脊膜外肿瘤
E. 髓内出血 F. 神经根炎
G. 椎管狭窄

【答案】BCE

【难度】难

提问 3：根据患者的 MRI 影像资料（图 6-8-4），患者的诊断为

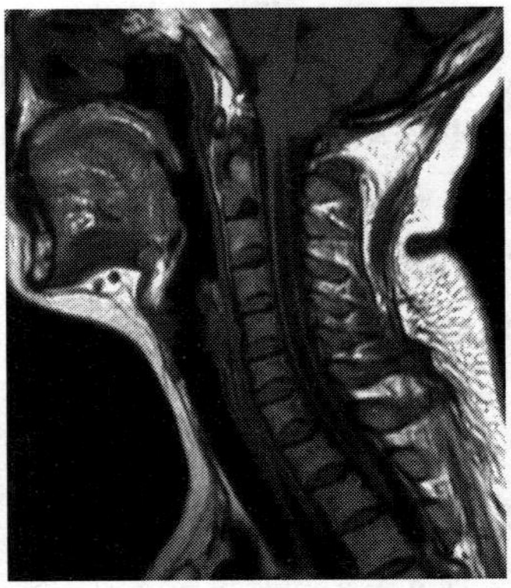

图 6-8-4

A. 颈椎间盘突出
B. 小脑扁桃体下疝
C. 蛛网膜囊肿
D. 脊髓空洞

E. 室管膜瘤
F. 星形细胞瘤
G. 神经鞘瘤

【答案】BD

【解析】小脑扁桃体下疝畸形又称 Arnold-Chiari 畸形，主要是由于颅后窝中线结构在胚胎期的发育异常，表现为小脑扁桃体延长如楔形，伸入枕骨大孔而达颈椎椎管内；有的低至枢椎或更低水平。重者，可见部分下蚓部也疝入椎管内。由于上述的改变，从而使舌咽、迷走、副、舌下等脑神经，上部颈髓神经根被牵引下移；枕骨大孔和颈上段椎管被填塞引起脑积水。后者又可促使小脑扁桃体下疝的发展，加之脑脊液压力的冲击作用，继则逐渐形成脊髓空洞。

【难度】中

提问 4：脑和脊髓先天性疾病常见的致畸因素包括

A. 胎内先天性感染
B. 药物
C. 辐射
D. 孕期的营养或代谢障碍
E. 分娩时引起的脑产伤
F. 脑性瘫痪
G. 核黄疸

【答案】ABCD

【解析】常见的致畸因素包括：①感染：细菌、病毒或原虫经过胎盘，产生胎内先天性感染；②药物：产生胎儿畸形的药物包括肾上腺皮质激素、氮芥、抗甲状腺药物或碘剂等；③辐射：母亲怀孕 4 个月内，受 X 射线或 γ 线辐射，可导致畸胎；④其他：孕妇的营养或代谢障碍能直接影响胚胎的发育，如严重营养不良、糖尿病等。需与分娩时引起的脑产伤、窒息，新生儿期的代谢紊乱等鉴别，特别是有先天性缺陷的病婴，更易受到产期和产后期环境因素的影响，例如脑性瘫痪、核黄疸，其病因可能是综合性的。

【难度】中

案例四 女性，38 岁，四肢麻木无力 2 年，加重半年。查体：神志清楚，语言流利，脑神经系统检查未见明显的阳性体征；肌力检查双上肢 4 级，双下肢 5^- 级；双侧上肢浅感觉减退；双侧下肢病理反射阳性。患者进行了 MRI 扫描，结果见图 6-8-5。

提问 1：根据患者的 MRI 影像资料，最可能的诊断为

A. 椎管内蛛网膜囊肿
B. 小脑扁桃体下疝

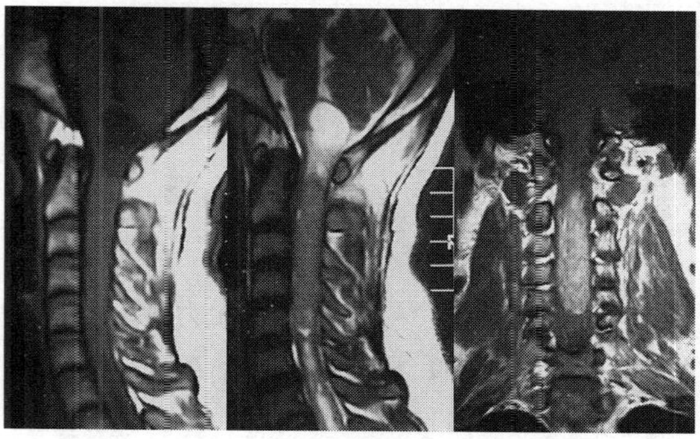

图 6-8-5

C. 脊髓室管膜瘤
D. 脊髓空洞
E. 髓内出血
F. 神经鞘瘤
G. 脊膜瘤

【答案】C

【解析】脊髓室管膜瘤病程一般较长，早期症状多不明显，首发症状多表现为肿瘤部位相应肢体麻木、不适、乏力，疼痛症状较少见，且不明显。感觉障碍多为自上而下发展，感觉平面多不明显。常有不同程度的感觉分离现象。脊髓室管膜瘤 MRI 影像学表现主要位于颈髓、胸髓、马尾；肿瘤轴位相常表现为位于脊髓中央的长圆柱形占位，肿瘤实质在 T_2WI 呈略高或高信号，肿瘤一端或两端可见囊腔；肿瘤边界清楚，注药后明显强化。

【难度】难

提问 2：患者可采取的治疗包括

A. 手术切除　B. 放疗
C. 化疗　D. 激素
E. 免疫　F. 观察
G. 康复锻炼

【答案】AB

【解析】目前手术切除是脊髓室管膜瘤的首选治疗，大部分肿瘤可以做到全切，少部分无法全切除的或者间变的室管膜瘤可以结合放疗。目前认为脊髓室管膜瘤对化疗不敏感，只在部分幼儿中作为辅助治疗。

【难度】中

提问 3：下列关于该病变 MRI 扫描的描述正确的是

A. 主要位于颈髓、胸髓、马尾
B. 肿瘤轴位相常表现为位于脊髓中央的长圆柱形占位
C. 肿瘤实质在 T_2WI 呈略高或高信号
D. 肿瘤一端或两端可见囊腔

E. 肿瘤边界清楚

F. 注药后明显强化

G. 可累及多个脊髓节段

【答案】ABCDEFG

【难度】难

案例五　女性，55 岁，肢体麻木无力 10 个月，小便失禁 6 个月，加重 3 个月。查体：神清语利，双侧瞳孔等大，直径 2.0mm，对光反射灵敏，无眼震，伸舌居中，面纹对称短，悬雍垂居中，咽反射正常；双上肢深、浅感觉减退，双手肌肉明显萎缩，双上肢近端肌力 4 级，远端肌力 3 级，双下肢肌力 4 级，双下肢肌张力增高，腱反射亢进，双侧 Babinski 征(+)。

提问 1：根据患者的症状体征，首先应检查的部位是

A. 脑干　　B. 颈椎

C. 胸椎　　D. 腰椎

E. 骶尾椎　　F. 臂丛

G. 马尾神经

【答案】B

【解析】根据患者的症状体征，为颈髓受损的典型表现。

【难度】中

提问 2：根据患者的临床表现及颈椎 MRI 扫描结果(图 6-8-6)，最可能的诊断是

A. 神经鞘瘤　　B. 畸胎瘤

C. 星形细胞瘤　　D. 室管膜瘤

E. 脊膜瘤　　F. 表皮样囊肿

G. 后纵韧带骨化

【答案】E

【难度】易

提问 3：下列关于该肿瘤的临床特点描述正确的是

A. 占全部脊髓肿瘤的 10%~15%

B. 生长非常缓慢

C. 胸椎水平最常见

D. 女性发病率高

E. 可累及硬脊膜外

F. 根性疼痛是最常见的首发症状

G. 多发常见

【答案】ABCDE

【解析】在脊髓肿瘤中，脊膜瘤发病率仅次于神经纤维瘤，居第二位，占脊髓肿瘤的 10%~15%。多见于中年人和老年人，青年人发病率低，儿童极少见。女性发病率明显高于男性。脊膜瘤常为单发，生长较缓慢，早期症状多不明显，故一般病史较长。常见的首发症状是肿瘤所在部位相应的肢体麻木，其次是乏力，根性疼痛者居第三位。脊髓受压的症状及病情发展，和脊髓神经纤维瘤病程发展相似。

【难度】中

提问 4：下面关于该病变影像学检查的描述正确的是

A. X 线片可见局限性椎弓根变形和骨质变薄

B. X 线片可见椎体后缘凹陷

C. CT 扫描瘤体呈等或稍高密度

D. CT 扫描瘤体可被均匀增强

E. MRI 扫描肿瘤 T_1 加权像等信号

F. MRI 扫描肿瘤 T_2 加权像高信号

G. MRI 扫描注药后不均匀增强

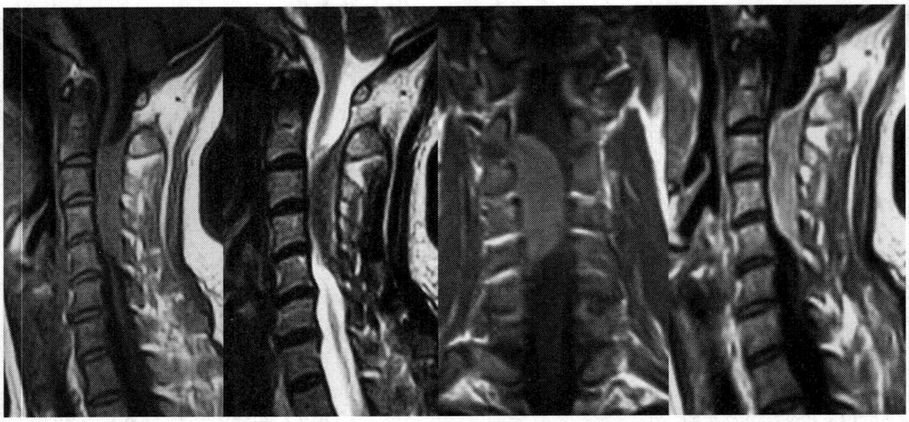

图 6-8-6

【答案】ABCDEF

【解析】脊膜瘤脊椎X线片可见局限性椎弓根变形和骨质变薄，椎体后缘凹陷，椎弓根距离增宽和椎间孔扩大；CT扫描瘤体呈等或稍高密度，可被均匀增强；MRI扫描肿瘤 T_1 加权像等信号，T_2 加权像高信号，注药后均匀增强。

【难度】难

案例六　女性，45岁，左半身感觉迟钝无力2个月。查体：神清语利，双侧瞳孔等大，直径3mm，对光反射灵敏，伸舌居中，面纹对称，左上肢浅感觉减退，左上下肢肌力4级，右上肢肌力 5^- 级，跟腱反射消失，肌张力正常，左侧巴宾斯基征（+）。MRI扫描结果见图6-8-7。

提问1：根据患者的临床表现及MRI特征，最可能的诊断是

A. 脊髓空洞　　B. 星形细胞瘤

C. 室管膜瘤　　D. 神经鞘瘤

E. 表皮样囊肿　　F. 畸胎瘤

G. 脊膜瘤

【答案】B

【解析】星形细胞瘤在MRI上可见脊髓增粗较广泛，常可累及数个椎体节段，星形细胞瘤在 T_1WI 上常表现为等或稍低信号，在 T_2WI 上表现为高信号，信号不均匀，瘤内囊变较室管膜瘤常见。无论低级或高级星形细胞瘤，增强检查强化多不均匀，可呈斑点状不规则强化或部分强化，肿瘤边界不清。

【难度】难

提问2：下列关于该病变的临床表现正确的是

A. 绝大多数为低度恶性

B. 男女发病率相当

C. 以颈髓胸髓节段多见

D. 病变常累及多个脊髓节段

E. 病变生长缓慢

F. 感觉障碍由上向下发展

G. 自主神经功能障碍出现较早

【答案】ACDEFG

【解析】脊髓星形细胞瘤约占髓内肿瘤的30%。多发生在青年女性。以颈髓胸髓节段多见。脊髓星形细胞瘤的临床表现和脊髓室管膜瘤相似。肿瘤生长缓慢，所以病程较长，早期症状多不明显。疼痛者较少见，大都表现为肿瘤部位以下肢体麻木无力。病情逐渐发展，出现脊髓受压症状。如果肿瘤囊性变病情可突然加重出现瘫痪。由于星形细胞瘤位于脊髓内，故感觉障碍由上向下发展，有时感觉平面不明显，可出现感觉分离现象。自主神经功能障碍出现较早。

【难度】难

提问3：下列关于该病变MRI扫描的描述正确的是

A. MRI扫描 T_1 像多为高信号

B. T_2 像多为高信号

C. 多呈偏心性生长

D. 脊髓背侧较常见

E. 肿瘤边界多不清

F. 增强扫描后多呈散在斑片状不均匀轻度强化

G. 瘤内可见囊变

【答案】BCDEFG

【解析】MRI增强扫描对于脊髓星形细胞瘤的诊断非常重要，其MRI表现具有一定特征性：好发于颈胸段脊髓，多呈偏心性生长，脊髓背侧较常见，T_1WI 肿瘤多表现为等信号或低信号，在 T_2WI 多表现为高信号，肿瘤边界多不清，瘤内可有囊变，增强扫描后多呈散在斑片状不均匀轻度强化。

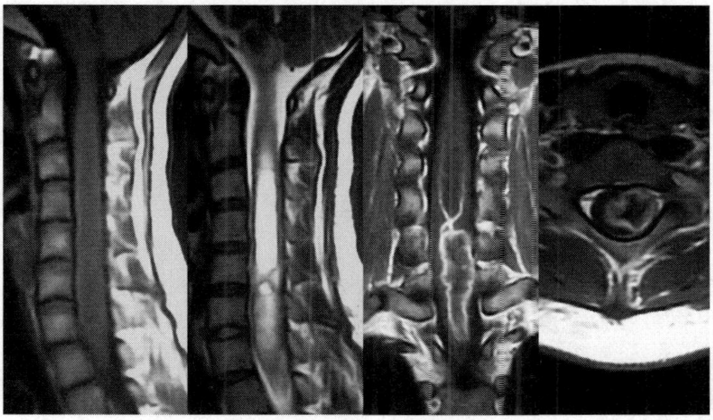

图6-8-7

【难度】难

提问4:对该病变的治疗措施包括

A. 手术　　B. 放疗

C. 化疗　　D. 观察

E. 基因　　F. 针灸

G. 康复

【答案】ABC

【难度】易

（王德江）

第七篇　整形外科

【A1 型题】

1. 下列不易恶变的黑痣是
   A. 巨痣　B. 混合痣
   C. 交界痣　D. 皮内痣
   E. 伴卫星痣的黑痣

【答案】D

【解析】皮内痣即痣细胞及痣细胞巢均聚集在真皮层内,常呈扁平状或高出皮肤呈疣状,色深呈棕褐色或漆黑色,且均匀,多长有毛,是成年人常见的色素痣,边界清楚、不易发生恶性变。

【难度】易

2. 面神经损伤导致额纹消失的属支是
   A. 颞支　B. 颊支　C. 颧支
   D. 颈支　E. 下颌缘支

【答案】A

【解析】面神经颞支支配额肌,额肌收缩引起皱纹。

【难度】易

3. 影响基底细胞癌复发率的最重要因素是
   A. 外科切除距肿瘤边缘的距离
   B. 肿瘤的组织学亚型
   C. 患者的全身状况
   D. 手术的时机选择
   E. 既往是否经过放射治疗

【答案】A

【解析】预防肿瘤复发最重要的是保证切缘良性。

【难度】中

4. 唇颊部较小的组织缺损应尽量采用
   A. 皮管
   B. 游离复合组织瓣
   C. 邻近组织
   D. 游离植皮
   E. 带蒂或游离的远位组织瓣

【答案】C

【解析】唇颊部皮下组织量丰富,切口张力小,邻近组织直接对合即可。

【难度】易

5. 当足跟部皮肤部分缺损后,应选用
   A. 足背游离皮瓣修复
   B. 背阔肌皮瓣修复
   C. 前臂皮瓣修复
   D. 足底内侧皮瓣修复
   E. 阔筋膜张肌肌皮瓣修复

【答案】D

【解析】皮瓣尽量选择位置相近,皮肤厚度、颜色、质地相当的部位进行移植。

【难度】中

6. 先天性内眦赘皮理想的手术矫正时间是
   A. 6 岁　B. 7 岁　C. 8 岁
   D. 9 岁　E. 10 岁以上

【答案】E

【解析】随着年龄的增长,鼻梁逐渐增高,赘皮亦随之减轻或消失。

【难度】易

7. 先天性淋巴过度发育区别于其他淋巴水肿的显著特点是
   A. 发病早,出生即存在
   B. 淋巴回流淤滞是由于乳糜池部位阻塞
   C. 表现为整个下肢或双侧下肢肿胀
   D. 皮下淋巴管增粗,数量增多
   E. 很少并发感染

【答案】D

【解析】此类淋巴水肿通常在患儿 5~10 岁时确诊,但回顾病史往往发现在其出生后即存在轻度水肿。淋巴回流淤滞的原因可能是乳糜池部位的阻塞,但尚缺乏客观依据。临床表现为整个下肢或双侧下肢肿胀,不过很少并发感染。它有别于其他类型淋巴水肿的特点是,皮下淋巴管增粗和数量增加。这些淋巴管扩张迂曲并存在瓣膜功能不全。乳糜反流常见。组织学检查可发现扩张的淋巴管肌层增厚。

【难度】中

8. 关于肢体淋巴水肿的治疗正确的是

A. 复合理疗方法简单,但费用极高,不易推广

B. 红外线烘绑疗法适用于治疗各期、各种类型的淋巴水肿

C. 手术治疗成功与否取决于手术时机和适应证

D. 苯吡喃酮类药物通过增强巨噬细胞吞噬功能促进淋巴回流而消除水肿

E. 晚期象皮肿可选用淋巴管-静脉吻合术治疗

【答案】C

【解析】苯吡喃酮类药物的主要作用机制是使组织中正常的蛋白质分解增强。它能恢复巨噬细胞的活性,增强巨噬细胞溶解蛋白质的能力,诱导大量巨噬细胞进入水肿部位,从而将大分子的蛋白质分解成碎片,直接吸收进入血液使之消除。

【难度】中

9. 胸大肌肌皮瓣的主要缺点是

A. 手术时间长　B. 修复后组织臃肿

C. 皮瓣易坏死　D. 组织量不足

E. 解剖难度大

【答案】B

【解析】胸大肌皮瓣的优点:可一期修复手术缺损皮肤和软组织丰富皮瓣,转移角度广,可满足大部分口咽和面部缺损,大多数可一期拉拢缝合,一期关闭可制作成一个肌蒂、两个皮岛,同时修复内、外缺损皮瓣肌部,可覆盖保护颈总动脉,操作简便。缺点:皮瓣过于臃肿,尤其是用于口腔、口咽修复时,由于自身重力,术后皮瓣下坠,切口上缘压力增大,易出现伤口裂开。

【难度】中

10. 下列关于用牵引加游离移植法治疗腘部瘢痕挛缩畸形的说法,**错误**的是

A. 于跟骨或胫骨下端横穿一克氏针或史氏针作骨牵引,牵引一定持续进行而不能间歇或中断

B. 牵引重量由轻到重,成人可加至 6kg

C. 牵引 4~5 周膝关节即可伸直

D. 牵引时,密切注意足部血液循环及神经感觉,以防止过分牵引伤及血管神经

E. 关节经牵引伸直后再行游离植皮覆盖创面

【答案】C

【解析】骨牵引 3~5 周后松解创面旷置,换药成新鲜肉芽创面,同时牵引等待伸直后行二期手术。

【难度】中

11. 下肢淋巴压力在静息水平位时平均为

A. 1.73kPa(13mmHg)

B. 2.4kPa(18mmHg)

C. 5.1kPa(38mmHg)

D. 5.32kPa(40mmHg)

E. 6kPa(45mmHg)

【答案】A

【难度】易

12. 关于尿道阴道瘘与直肠阴道瘘的手术治疗原则,下列正确的是

A. 感染引起的尿道瘘,感染控制后可行修补术

B. 外伤性瘘有局部炎症者,待炎症控制后,宜早期修复

C. 尿道阴道瘘与直肠阴道瘘同时存在者,最好分次手术

D. 感染引起的阴道瘘,待炎症消退 3~6 个月后再行修补术

E. 肿瘤侵蚀引起的瘘,根据肿瘤治疗原则处理后,也不适宜行修复术

【答案】D

【解析】有感染、炎症的阴道瘘患者,待炎症消退 3~6 个月后再行修补术。肿瘤引起的瘘,根据肿瘤治疗原则处理后,需要及时行修复术。

【难度】中

13. 下列淋巴干**不成对**分布的是

A. 腰干　B. 肠干

C. 颈干　D. 锁骨下干

E. 支气管纵隔干

【答案】B

【解析】肠干是单独分布的,腰干、颈干、锁骨下干和支气管纵隔干均为成对对称分布。

【难度】易

14. 上唇缺损占全唇多长时即可应用扇形皮瓣修复

A. 3/4 以上　B. 1/4 以上

C. 1/2 以上　D. 1/3 以上

E. 2/3 以上

【答案】C

【解析】缺损 1/4 以下者,利用两侧剩余唇组织推进缝合进行修复;缺损 1/3 以下者,对应的唇部完好,交叉

唇瓣修复;缺损1/2或下唇不超过全唇2/3的,可用唇颊部扇形皮瓣修复;缺损较大乃至全唇缺损时可考虑用岛状皮瓣、游离皮瓣或皮管修复。

【难度】易

15. 保守治疗无效,多次复发的小腿慢性溃疡首选

A. 大隐静脉切除术

B. 局部和全身应用抗生素,加强营养

C. 局部清创,应用抗生素

D. 清创培养肉芽,游离植皮

E. 皮瓣移植或截肢

【答案】D

【解析】保守治疗无效的多次复发的小腿慢性溃疡患者首选清创培养肉芽,待创面干净后可以考虑刃厚皮片移植及时覆盖创面为佳。

【难度】易

16. 有关趾甲移植的说法,下列选项中**错误**的是

A. 趾甲移植用于指甲缺损的修复

B. 指/趾甲的生长和增长源于甲床

C. 当甲根部受到破坏时,指/趾甲的生长停止

D. 甲床部发生毁损时,则指/趾甲增长缓慢,凹凸不平,漂浮变形

E. 指/趾甲与其他表皮组织相同,具有可移植性

【答案】B

【解析】指/趾甲的生长和增长源于甲根深部的甲母基。

【难度】易

17. 目前修复阴茎型尿道下裂的最佳手术方法为

A. 埋藏皮条重建尿道

B. 利用游离组织移植重建尿道(皮片或膀胱黏膜片)

C. 局部皮瓣重建尿道

D. 阴囊纵隔血管轴型皮瓣重建尿道

E. 尿道延伸一期修复尿道

【答案】D

【难度】易

18. 下列**不属于**小腿慢性溃疡形成预防措施的是

A. 积极治疗静脉曲张

B. 积极治疗深静脉栓塞

C. 治疗足癣

D. 避免外伤

E. 抬高患肢,应用弹性绷带

【答案】E

【难度】易

19. 目前评价肢体淋巴水肿治疗前后变化(疗效)的最佳方法是

A. CT

B. 放射性核素淋巴造影

C. 干板X线照相术

D. 直接淋巴管造影

E. 间接淋巴管造影

【答案】B

【难度】易

20. 有关睑黄斑瘤的描述,以下选项**错误**的是

A. 多见于中年女性

B. 好发于近内眦部的皮肤上

C. 常两侧对称发生

D. 无自觉症状,也不影响功能

E. 手术切除不复发,也不会有新生病变出现

【答案】E

【难度】易

21. 关于眉缺损的形成,下列何种原因引起者居多

A. 眉部皮肤肿瘤切除

B. 局限性脱发

C. 梅毒

D. 烧伤

E. 麻风病

【答案】D

【难度】易

22. **不属于**正中神经低位损伤的症状是

A. 虎口不能张开,对掌功能障碍

B. 不能握拳和内旋

C. 猿手畸形

D. 整个小指及环指尺侧半感觉障碍

E. 大鱼际肌萎缩

【答案】D

【难度】易

23. 移植物血管危象发生的时间是

A. 主要发生在术后第1个24小时内,以及术后3~5天

B. 主要发生在术后8小时以内

C. 主要发生在术后1周以内

D. 主要发生在术后第1个24小时内

E. 主要发生在术后3天以内

【答案】A

【难度】易

24. 手外伤处理最基本的要求是

A. 骨折的解剖复位 B. 神经一期修复

C. 肌腱一期缝合 D. 彻底清创

E. 抗生素的应用

【答案】D

【难度】易

25. 中厚皮片是指

A. 只含有全部真皮的移植物

B. 含有全部真皮的移植物

C. 含有表皮、全厚真皮的移植物

D. 含有表皮、真皮和部分皮下组织的移植物

E. 表皮和真皮的1/3~1/2

【答案】E

【难度】易

26. 按照乳房的美学观点看，胸骨切迹到乳头的距离为

A. 16~20cm B. 17~21cm

C. 18~22cm D. 19~23cm

E. 20~24cm

【答案】C

【难度】易

27. 轻度先天性上睑下垂行手术矫治的时间宜在

A. 2岁左右 B. 3岁左右

C. 4岁左右 D. 6岁左右

E. 10岁左右

【答案】D

【难度】易

28. 压疮发生的主要因素是

A. 局部过度受压 B. 维生素缺乏

C. 皮肤刺激 D. 营养不良

E. 冷热刺激

【答案】A

【难度】易

29. 下列**不属于**压疮的好发部位的是

A. 骶骨部 B. 髌骨部

C. 坐骨结节 D. 髂前上棘

E. 股骨大粗隆

【答案】B

【难度】易

30. 以下属于轴型皮瓣的是

A. 岛状皮瓣 B. 皮下蒂皮瓣

C. 筋膜皮瓣 D. 易位皮瓣

E. 交错皮瓣

【答案】A

【解析】皮瓣内含有知名动脉及伴行静脉的皮瓣称轴型皮瓣，如岛状皮瓣等。

【难度】易

31. 关于瘢痕挛缩畸形的描述正确的是

A. 手术时间越早越好

B. 手术时不必完全松解瘢痕

C. 儿童应等到成人之后手术

D. 手术后功能锻炼有助于维持效果

E. 瘢痕松解后的创面首选植皮修复

【答案】D

【难度】易

32. 下列哪种情况**不是**应用扩张器的适应证

A. 瘢痕性秃发 B. 枕部压疮

C. 全鼻再造 D. 颈部瘢痕挛缩

E. 阴囊再造

【答案】B

【难度】易

33. 温湿盐水压迫止血法是靠

A. 毛细血管闭合而凝结止血

B. 提高温度，凝血速度加快而止血

C. 血管收缩而止血

D. 提高纤维蛋白酶的活性而凝血

E. 生理盐水的作用而加速凝血

【答案】A

【难度】易

34. 显微外科组织器官移植后，以下最适宜的局部保温方法是

A. 应使室温保温在37℃左右

B. 应使室温保温在25℃左右

C. 不必注意室内温度

D. 使室内温度维持在18℃左右即可

E. 局部应适当降低温度

【答案】B

【难度】易

35. 新鲜创面受区毛细血管出血的最佳止血方法是

A. 结扎

B. 热敷，有时可加用1∶20万~1∶50万的肾上腺素纱布压迫止血

C. 电凝
D. 钳夹 1 分钟后松开
E. 按压 5 分钟

【答案】B
【难度】易

36. 取髂骨时应保留髂前上棘,这是因为
A. 保持外形高点
B. 维持肌肉附着点
C. 该处骨皮质厚不易成活
D. 操作方便
E. 避免过多出血

【答案】B
【解析】髂前上棘是缝匠肌、阔筋膜张肌的附着点。
【难度】易

37. 在"Z"成形术中,角度应以多大为宜
A. 以 30°为宜　B. 以 45°为宜
C. 以 60°为宜　D. 以不超过 70°为宜
E. 以不超过 75°为宜

【答案】C
【难度】易

38. 神经缺损超过多少,则修复只能在张力下缝合,术后可造成神经缺血、变性
A. 超过 2%　B. 超过 11%
C. 超过 5%　D. 超过 20%
E. 超过 10%

【答案】B
【难度】易

39. 阴茎内支撑物最常用
A. 自体肋骨　B. 自体肋软骨
C. 自体髂骨　D. 自体腓骨
E. 固体硅胶

【答案】B
【解析】目前临床常用的支撑体有自体的肋软骨、髂骨和腓骨。其中以肋软骨最适合,容易塑形、拼接,不易被吸收,但抗感染能力较差。
【难度】易

40. 关于压疮的防治原则正确的是
A. 积极治疗原发病是防治压疮的根本
B. 压疮一旦形成不能自愈,必须手术
C. 压疮一旦形成,防止继发感染是最有效的措施
D. 应用抗生素和加强换药是首选
E. 压疮应以预防为主,防治结合

【答案】E
【解析】大部分压疮可以预防,因此,必须防治结合,治疗是不得已的手段,小的浅表压疮通过护理可以自愈,创面大或较深的压疮单纯抗感染和换药不能治愈,必须手术。
【难度】易

41. 先天性巨痣出现的年龄段是
A. 1 岁以内　B. 2~6 岁
C. 6~9 岁　D. 9~18 岁
E. 18 岁以后

【答案】B
【难度】易

42. 有关真皮移植的说法,下列**错误**的是
A. 真皮移植物分别起着组织加强和替代、充填等作用
B. 真皮在各个方向均有强大的张力强度
C. 用真皮矫正组织凹陷的效果不如筋膜
D. 真皮易于成活,即使局部营养稍差也无妨
E. 真皮具有较强的抗感染力

【答案】C
【难度】易

43. 关于断肢再植的说法,下列**错误**的是
A. 断肢再植患者全身情况必须良好
B. 重要神经严重撕脱不影响再植后肢体功能
C. 再植成功与断肢正确保存有关
D. 再植时限一般在 6~8 小时
E. 断面不规则、有污染不是断肢再植的禁忌证

【答案】B
【难度】易

44. 临床应用表明,贮存同种异体筋膜效果最好的方法是
A. 照射
B. 热处理
C. 冻干
D. 常温贮存
E. 1∶1 000 硫柳汞酊浸泡

【答案】C
【难度】易

45. 手外伤出血较多时,应采取的措施是
A. 抬高患肢
B. 患者平卧
C. 应用止血带,每小时开放 1 次,为 3~5 分钟

D. 快速建立静脉通道，输入止血药物

E. 给予止痛剂及抗生素

【答案】C

【难度】易

46. 皮瓣移植中位于身体其他部位的随意皮瓣长宽比值一般不超过

A. 1∶1　B. 1.5∶1　C. 2∶1

D. 2.5∶1　E. 3∶1

【答案】A

【难度】易

47. 腭裂术后发生伤口裂开等并发症而形成瘘孔或缺损时，再行二次手术修复较合适的时间是

A. 术后2周　B. 术后1个月

C. 术后3个月　D. 术后5个月

E. 术后半年以上

【答案】D

【解析】临床研究证实腭裂术后有并发症出现，行二次手术修复的最佳时间为第一次手术后5个月。

【难度】易

48. 上睑下垂的诊断标准为

A. 坐位平视，上睑缘位于角膜上缘

B. 坐位平视，上睑缘位于角膜上缘下1cm

C. 上睑缘位于瞳孔中央

D. 坐位平视，上睑缘位于角膜上缘与瞳孔上缘间的中点水平

E. 坐位平视，上睑缘低于角膜上缘与瞳孔上缘间的中点水平

【答案】E

【难度】易

49. 隆鼻术时假体过长或过厚，常引起的并发症有

A. 感染　B. 驼峰鼻

C. 穿破皮肤或黏膜　D. 鼻部“光照阴影”

E. 鼻假体“漂浮感”

【答案】C

【解析】“漂浮感”主要是将假体植入皮下，位置过浅引起；“光照阴影”是由于剥离皮瓣较薄、薄厚不均或剥离的腔隙过小所致。

【难度】易

50. 阴茎再造是一项复杂的外科手术，其中最关键的难题是

A. 支撑组织选择和植入

B. 阴茎体形成

C. 尿道形成

D. 血供

E. 阴茎缺损带来的精神创伤

【答案】C

【解析】阴茎再造包括解决尿道形成、支撑组织植入和茎体形成。阴茎再造中的两大难题为：血供部分及尿道形成部分，其中最关键的是尿道形成部分。

【难度】易

51. 切开法重睑成形术中若损伤上睑提肌腱膜，最常见的并发症为

A. 眼睑闭合不全　B. 上睑凹陷

C. 睑缘畸形　D. 上睑下垂

E. 多重睑

【答案】D

【解析】切除部分眼轮匝肌或眶脂肪时易致上睑提肌腱膜损伤，上睑提肌功能丧失，发生眼睑下垂。

【难度】易

52. 下列不属于头颅骨缺损原因的是

A. 外伤　B. 肿瘤

C. 先天性　D. 神经外科手术

E. 炎症性原因

【答案】C

【难度】易

53. 舌癌好发的部位是

A. 舌前1/3　B. 舌前2/3

C. 舌中部　D. 舌后部

E. 舌根部

【答案】B

【难度】易

54. 眶距增宽症的常见术后并发症不包括

A. 脑水肿　B. 出血

C. 角膜溃疡　D. 斜视

E. 脑脊液漏

【答案】D

【解析】眶距增宽症的术后并发症包括：脑水肿、出血、角膜溃疡、脑脊液漏、颅内高压、脑膜脑膨出等。

【难度】易

55. 招风耳畸形，耳舟与耳甲之间的夹角为

A. >150°　B. <150°　C. <90°

D. =90°　E. >90°

【答案】A

【难度】易

56. 除病史和临床表现外，区分静脉性和淋巴性水肿最有效手段的是

A. CT

B. 淋巴管造影

C. 血管造影
D. 放射性核素淋巴造影
E. MRI

【答案】C
【难度】易

57. 腹壁吸刮去脂术可能发生的严重并发症为
A. 感染　B. 脂肪栓塞
C. 血肿和血清肿　D. 皮下淤血
E. 水肿

【答案】B
【难度】易

58. 下列哪种移植物,其移植后“存活”的组织不是原移植物
A. 皮肤　B. 真皮　C. 脂肪
D. 肌肉　E. 筋膜

【答案】D
【难度】易

59. 下列**不属于**桡神经损伤症状的是
A. 感觉障碍为手背桡侧及桡侧两个半手指的近指节背侧
B. 表现为垂腕
C. 前臂旋后动作丧失
D. 骨间肌、小鱼际肌明显萎缩
E. 掌指关节不能背伸

【答案】D
【难度】易

60. 阴道发生于胚胎期
A. 生殖腺　B. 中肾管
C. 中肾旁管　D. 尿道沟
E. 尿生殖膜

【答案】C
【难度】易

61. 支配大腿外侧皮瓣皮肤感觉的神经是
A. 髂腹股沟神经　B. 生殖股神经
C. 股神经　D. 股外侧皮神经
E. 旋股外侧皮神经

【答案】D
【难度】易

【A2 型题】

1. 女性,28 岁,外伤造成一侧鼻翼部分缺损,缺损位于内外脚之间,最宽位于鼻翼缘,约 0.7cm,修复的方法为
A. 游离植皮
B. 耳垂复合组织游离移植
C. 鼻唇沟皮瓣移植
D. 耳郭复合组织游离移植
E. 额部岛状皮瓣

【答案】D
【解析】鼻翼缺损患者由于存在软骨的缺损,所以最佳的手术方法为耳郭复合组织游离移植。
【难度】中

2. 男性,30 岁,因车祸致小腿胫前皮肤缺损,大小 7cm×9cm,胫骨皮质外露,以下处理**错误**的是
A. 选用局部皮瓣修复
B. 选用局部筋膜瓣
C. 选用小腿岛状动脉皮瓣修复
D. 选用游离皮瓣移植修复
E. 选用游离皮肤移植术修复

【答案】E
【难度】中

3. 女性,25 岁,一侧改良乳腺癌根治、放射治疗后 2 年行乳房再造。该患者健侧乳房较大且轻度下垂。为达到术后双侧乳房对称,应采取的措施是
A. 背阔肌肌皮瓣加乳房假体置入
B. 一期假体置入乳房再造
C. 二期假体置入乳房再造
D. 横行腹直肌肌皮瓣乳房再造
E. 臀大肌肌皮瓣乳房再造

【答案】D
【解析】横行腹直肌肌皮瓣组织量大,血运可靠,且同时可以达到腹壁整形的效果。假体置入存在许多远期问题。故此题 D 选项更为合适。
【难度】中

4. 女性,28 岁,车祸致前臂掌侧近段皮肤缺损 3 小时,肌肉外露,创面 7cm×5cm,下列对前臂创面的处理最合适的是
A. 只能用局部皮瓣修复
B. 首选游离皮肤移植修复
C. 用远位皮瓣修复
D. 只能用游离植皮修复
E. 首选用局部皮瓣修复

【答案】B
【解析】该患者肌肉外露,创面较浅,采用游离皮肤移植修复即可。
【难度】易

5. 女性,26岁,右下睑睑腺炎感染破溃,自行愈合后导致右下睑轻度外翻,1年后症状未见好转,最适合的诊断是
A. 先天性睑外翻　B. 瘢痕性睑外翻
C. 老年性睑外翻　D. 麻痹性睑外翻
E. 痉挛性睑外翻
【答案】B
【难度】易
6. 男性,5岁,1个月前行右耳后皮肤扩张全耳再造术(自体肋软骨支架),1周前局部皮肤破溃,支架外露。查体:右耳轮中上1/3可见1.0cm×0.6cm的支架外露。经1周换药后外露面积无明显改变,创面无明显分泌物,目前最佳的处理方法是
A. 继续观察
B. 继续换药
C. 手术取出支架
D. 带蒂颞筋膜瓣覆盖后,表面植皮
E. 以上均不对
【答案】D
【解析】换药无效后,为避免感染进一步扩散,需在确认创面清洁后及时封闭,目前尚无须取出支架。
【难度】中
7. 女性,1岁,出生后即发现右眼外上方肿物,大小无明显变化。查体:肿物大小1.5cm×2.0cm,柔软,无压痛,界限清楚。下一步应采取的措施是
A. 血管造影
B. CT检查
C. 皮质激素局部注射
D. 硬化剂局部注射
E. 局部肿物切除
【答案】E
【解析】对于界限清楚的单发肿物,最好的处理方式是手术切除加病理检查。
【难度】易
8. 男性,2岁,生后发现左颊部和上下唇紫色肿物,界限清晰,弯腰低头时体积增大,听诊未闻及杂音。行病理检查最可能发现
A. 多发小型的动静脉瘘
B. 包绕毛细血管的纺锤形细胞
C. 多发扩张的大小不同的静脉管腔
D. 增生的血管内皮细胞团
E. 多发原始的淋巴管腔
【答案】C
【解析】患儿最可能的诊断为海绵状血管瘤,其病理表现为大小不等、多发扩张的静脉管腔。
【难度】中
9. 女性,20岁,因右面部灰蓝色斑块20年入院。斑块分布于右前额、眼周、颊部、颧部及右眼结膜,由蓝色、灰色的斑点所构成。首先考虑的诊断是
A. 太田痣　B. 蓝痣
C. 蒙古斑　D. 黑色素细胞痣
E. 伊藤痣
【答案】A
【难度】易
10. 男性,3岁,头面部大面积血管瘤,伴有各种并发症,已有影响正常生理功能的表现,首选的治疗措施是
A. 激光　B. 手术
C. 硬化剂注射　D. 使用激素
E. 随访
【答案】D
【难度】中
11. 女性,45岁,因"发现右上睑黄色斑块"入院。斑块位于近内眦部的上睑皮肤上,面积为0.6cm×0.5cm,突出皮肤表面,界限清晰,无痛痒症状。首先考虑的诊断是
A. 粉瘤　B. 睑黄瘤
C. 皮样囊肿　D. 葡萄酒色斑
E. 脂肪瘤
【答案】B
【难度】易
12. 男性,22岁,左上睑色素痣横径2.5mm,手术切除后创面修复宜采用
A. 直接缝合　B. 滑行皮瓣
C. 滑行睑板结膜瓣　D. 带蒂皮瓣移植
E. 肌皮瓣移植
【答案】A
【解析】创面较小,张力允许的范围内直接缝合即可。
【难度】易
13. 男性,50岁,右足趾底黑痣显著扩大3个月,近期色素加深,4天前破溃。首先考虑的诊断是
A. 葡萄酒色斑　B. 基底细胞癌
C. 鳞状细胞癌　D. 恶性黑色素瘤
E. 玫瑰糠疹

【答案】D

【解析】色素痣颜色加深，迅速扩大，表面破溃，首先考虑恶性黑色素瘤。

【难度】中

14. 女性，25岁，因颞部凹陷需行膨体聚四氟乙烯材料填充颞部，手术切口的最佳选择是
 A. 眉上切口
 B. 颞部发际线内切口
 C. 下睑缘切口
 D. 额正中切口
 E. 额部发际线内切口

【答案】B

【解析】颞部发际线内切口距离手术部位最近，便于操作，另外由于头发掩盖切口，切口不显露。

【难度】中

15. 女性，28岁，长发卷入机器内造成大面积头皮撕脱伤后1.5小时。查体：已撕脱头皮碾挫严重，颅骨骨膜大部分完整，仅有两处骨膜缺失，面积均为1cm×1cm。下列最适当的治疗是
 A. 将颅骨外板凿除后游离植皮
 B. 将撕脱的头皮反取皮后回植
 C. 将撕脱头皮原位回植，吻合双侧颞浅动静脉
 D. 将无骨膜的颅骨打孔，待肉芽长出后再行植皮
 E. 从身体其他部位取皮游离植皮

【答案】A

【难度】易

16. 女性，21岁，面部挫裂伤后眼睑部位皮肤软组织缺损1cm×3cm，若采用全厚皮片移植修复，供皮区首先考虑
 A. 耳后　　B. 锁骨上
 C. 上臂　　D. 前臂内侧
 E. 侧胸部

【答案】A

【解析】游离植皮首先考虑接近受区的区域作供区，从而保证颜色、质地相近。

【难度】易

17. 女性，16岁，烧伤后部分眉缺失，欲行修复，下列方法**错误**的是
 A. 颞浅动脉头皮瓣带蒂移植
 B. 全厚头皮游离移植法
 C. 游离毛发移植
 D. 文眉术
 E. 颞浅动脉头皮瓣游离移植

【答案】E

【难度】中

18. 女性，70岁，因上睑肿瘤切除造成眼睑全层缺损，缺损长度约占睑缘长度的1/2，下列最合适的修复方法是
 A. 睑缘直接拉拢缝合
 B. 单纯用局部皮瓣修复
 C. 用耳郭复合组织游离移植修复
 D. 用下睑全层复合组织瓣移转修复
 E. 鼻中隔黏膜软骨复合组织游离移植加皮肤游离移植术

【答案】D

【解析】缺损超过睑缘长度1/3后无法直接拉拢缝合，单纯局部皮瓣无法满足修复睑全层，应采用下睑全层复合组织瓣移转修复的方法。

【难度】中

19. 女性，24岁，右眼外伤性眼球内陷1个月，持续出现复视，最合适的治疗是
 A. 观察病情
 B. 早期手术
 C. 松解眼睑瘢痕
 D. 眶内容不足可以暂不修复
 E. 理疗

【答案】B

【解析】患者有复视症状，建议尽早手术，恢复眼球正常解剖结构，缓解症状，如果手术过晚，可能造成症状的不可逆改变。

【难度】易

20. 男性，22岁，半个月前行切开法重睑成形术，术后并发两眼睑皱襞的宽度不等，最关键的原因是
 A. 标记和实际切口位置不一致
 B. 切口标记失误
 C. 切除眼轮匝肌的宽度相差太大
 D. 皮肤与睑板缝合固定的高度两侧不等
 E. 两侧手术创伤的程度不同造成

【答案】D

【解析】皮肤与睑板缝合固定的高度不对称，最容易引起皱襞宽度不等。

【难度】中

21. 女性，40岁，在行上下眼睑成形术后出现复视、向上外活动力弱，下列最可能受伤肌肉的是

A. 下斜肌 B. 上斜肌 C. 下直肌
D. 外直肌 E. 上直肌

【答案】A

【解析】下斜肌的收缩使眼球向外上旋转，下睑形成术可能损伤下斜肌。

【难度】难

22. 男性，8个月，先天性右小耳畸形，左耳完全正常。下列处理最为适宜的是

A. 立即行耳再造术
B. 1岁置入骨传导听力辅助装置
C. 4岁时植入硅橡胶耳支架
D. 4岁时行外耳道成形
E. 6岁时可行自体肋软骨耳再造术

【答案】E

【解析】本题考查耳再造时机的选择。6岁时耳的发育基本接近成人大小，而且肋软骨没有骨化，可以考虑耳再造术。

【难度】中

23. 女性，25岁，因切除基底细胞癌鼻端出现直径4cm的皮肤全层缺损，并累及双侧鼻翼缘，下列哪个皮瓣是修复该畸形的最佳选择

A. 鼻唇沟皮瓣 B. 鼻背局部皮瓣
C. 鼻部的双叶皮瓣 D. 额部皮瓣
E. 颊部的V-Y皮瓣

【答案】D

【解析】鼻端缺损较大时需要全鼻再造，须使用额部皮瓣提供足够组织量。

【难度】难

24. 男性，45岁，鼻头鼻翼肥大，诊断为巨鼻，关于其诊治，**不正确**的是

A. 手术入路可采用鼻孔内进路和鼻孔外进路两种
B. 手术要点为鼻翼部分切除、鼻背缩窄和鼻下部的改造
C. 鼻孔外进路术后将在鼻小柱中、下2/3交界处遗留切口瘢痕
D. 鼻孔外进路手术操作复杂，一般不选择
E. 术后以碘仿纱条填塞内固定1周，印膜胶外固定2周

【答案】D

【解析】本题的考查要点为鼻整形的手术方法。巨鼻主要依靠外进路解决巨鼻畸形，内进路主要用于隆鼻或形状的矫正。

【难度】中

25. 女性，45岁，发现手掌皮下结节2年余，无痛痒，晨起有僵硬感，随后出现索带，延至手指，患指屈曲挛缩，应考虑的诊断为

A. 皮下囊肿
B. 脂肪瘤
C. 手掌瘢痕挛缩畸形
D. 掌腱膜挛缩症
E. 腱鞘炎

【答案】D

【难度】中

26. 男性，22岁，手掌烧伤21年，现瘢痕挛缩畸形呈团状手，治疗方案为

A. 功能锻炼
B. 手术切开松解手掌与手指，游离皮片移植
C. 局部浸润麻醉
D. 用外力伸直手指
E. 游离皮瓣移植修复

【答案】B

【解析】考查瘢痕挛缩畸形治疗方法。早期可以考虑功能锻炼等治疗，但是该患者烧伤已21年，故考虑进行手术松解、植皮修复缺损为佳。手掌一般不考虑皮瓣移植，因为臃肿会影响手掌的功能。

【难度】易

27. 男性，25岁，半年前左肘关节外伤性脱位，复位时上臂反复牵拉伴肿胀。近3个月来左上臂疼痛，向肩、肘部放射。最可能的诊断是

A. 肩关节脱位 B. 肱骨肌管综合征
C. Tinel征 D. 旋前圆肌综合征
E. 肱骨骨折

【答案】B

【解析】本题考查肱骨肌管，即桡神经管的概念及桡神经损伤的表现。肱骨肌管是肱三头肌的内外侧头、长头和肱骨桡神经沟之间形成一个由内上向外下的围绕肱骨中份后面的螺旋形管道。上臂尤其是上臂中下段肱骨表面走行桡神经，反复复位可能造成桡神经损伤，题干描述为典型的桡神经损伤表现。

【难度】中

28. 男性，26岁，因手背皮肤碾挫伤，肌腱暴露，行髂腹股沟皮瓣覆盖创面，术后24小时发现皮瓣肿胀，轻度发紫，远端伤口渗血较多，颜色稍发暗。下列处理最先考虑的是

A. 将皮瓣缝回原位，重新选择其他皮瓣修复

B. 继续观察,暂时不处理
C. 拆除一些张力较大的缝线
D. 放置引流条
E. 放松包扎

【答案】C

【解析】皮瓣转移后早期出现肿胀、发紫、渗血,是皮瓣回流受阻的表现,应拆除远端张力较大的缝线,改善回流。

【难度】中

29. 女性,70 岁,乳腺癌根治术加放射术后 30 年,胸部有一经久不愈的创面。放射线对创伤愈合的影响,主要是因为其损伤了

A. 成纤维细胞　B. 中性粒细胞
C. 淋巴细胞　D. 角质形成细胞
E. 血小板

【答案】A

【解析】放射线主要损伤的是成纤维细胞,从而阻碍创面的愈合。

【难度】中

30. 女性,38 岁,14 岁时感冒后出现左侧面部永久性面瘫至今。下列治疗方案最合理的是

A. 促进神经再生的药物
B. 静态悬吊术
C. 对侧面神经移植术
D. 面神经减压术
E. 面神经转位术

【答案】B

【解析】患者病程较长,药物治疗、神经减压、神经转位术均已错过时机,目前只能选择静态悬吊术。

【难度】中

31. 男性,16 岁,右手切割伤后半年,尺神经病损局限在环、小指,伴手部尺侧感觉异常,临床可表现为

A. 爪形手　B. 铲形手
C. 猿手　D. 垂腕、垂指畸形
E. 团状手

【答案】A

【解析】尺神经损伤表现为爪形手,桡神经损伤表现垂腕、垂指畸形,正中神经损伤表现为猿手。团状手和铲形手临床较少见,团状手可见于手部瘢痕挛缩后形成,铲形手可见于阿佩尔综合征患者。

【难度】易

32. 女性,22 岁,外伤导致拇指指间关节以远缺损,按 6 型分类法可诊断为

A. Ⅰ型拇指缺损　B. Ⅱ型拇指缺损
C. Ⅲ型拇指缺损　D. Ⅳ型拇指缺损
E. Ⅴ型拇指缺损

【答案】B

【解析】本题考查拇指缺损的分型。Ⅰ型:拇指远节指骨部分缺损;Ⅱ型:拇指于指间关节缺损;Ⅲ型:拇指于近节指骨缺损;Ⅳ型:拇指于掌指关节处缺损;Ⅴ型:拇指于第一掌骨缺损;Ⅵ型:拇指于腕掌关节或以近缺损。

【难度】中

33. 男性,20 岁,烧伤后手部瘢痕导致屈肌挛缩性拇指内收畸形,其手术治疗原则为

A. 开大虎口,解除挛缩
B. 瘢痕"Z"字矫正术
C. 挛缩肌肉矫正
D. 皮下组织缺乏的填充
E. 肌腱延长

【答案】A

【解析】挛缩性拇指内收畸形需要开大虎口,解除挛缩,必要时植皮及局部改形。

【难度】中

34. 男性,22 岁,近侧腕部被刀刺伤尺神经,临床可见的主要体征是

A. 腕掌指关节伸肌瘫痪
B. 手前旋,手指半屈
C. 屈肌力减弱,外侧三指不能弯曲
D. 垂腕,拇指不能对指
E. 手指不能内收,外展肌及骨间肌萎缩

【答案】E

【难度】中

35. 女性,4 个月,右面部有一大小为 1.5cm × 3.5cm 的鲜红色斑块,高出皮面,界清,压之褪色。首先考虑的诊断是

A. 草莓状血管瘤　B. 海绵状血管瘤
C. 蔓状血管瘤　D. 葡萄酒色斑
E. 脂肪瘤

【答案】A

【解析】草莓状血管瘤患者,肿瘤表面皮肤或黏膜呈青紫色。位于深部的血管瘤,皮色正常。触诊时肿块柔软,边界不清,无压痛。挤压时肿块缩小、褪色,压力解除后则恢复原来大小及颜色。

【难度】易

36. 男性,2 岁,面部有一直径 1.5cm 的褐色肿物,并有数根毛发生长,临床诊断最可能是

A. 交界痣　B. 皮内痣
C. 混合痣　D. 皮脂腺痣
E. 鲜红斑痣

【答案】B
【解析】皮内痣的细胞位于真皮层内，表现为突出体表可长有毛发，颜色为均匀的褐色或黑色，边界清晰。
【难度】易

37. 女性，28岁，因眶下壁外伤性骨折经下睑睫毛下切口行修复术后2个月出现下睑轻度外翻，巩膜暴露3mm。受伤时皮肤软组织无裂伤，颧骨无骨折。应采取的治疗措施是
A. 继续观察，局部按摩
B. 皮片移植术
C. 外眦成形术
D. 眼睑短缩术
E. 颧骨截骨术
【答案】A
【解析】下睑轻度外翻往往是由于术后肿胀及瘢痕的形成造成的，随着时间的推移，瘢痕的逐渐缓解，外翻会有不同程度的缓解，所以建议保守治疗，如局部按摩、热敷等，一般观察6个月到1年，仍有外翻者再手术治疗。
【难度】中

38. 男性，55岁，因切除右上睑肿物（1cm×1cm）后出现睁眼困难，术后2年症状无改善。下列诊断正确的是
A. 先天性上睑下垂
B. 医源性上睑下垂
C. 神经源性上睑下垂
D. 肌源性上睑下垂
E. 假性上睑下垂
【答案】B
【难度】易

39. 女性，23岁，先天性上睑下垂，上睑提肌肌力活动小于4mm，选择的手术方式是
A. 上睑提肌松解术
B. 睑板-结膜部分切除
C. 滑行睑板结膜瓣
D. 上睑提肌缩短
E. 额肌瓣悬吊术
【答案】E
【解析】上睑提肌肌力活动小于5mm，说明上睑提肌肌力欠佳，不考虑上睑提肌相关的手术方式，考虑额肌瓣悬吊改善上睑下垂。
【难度】中

40. 女性，42岁，先天性重度上睑下垂，最好的治疗方式是
A. 切除部分眼睑皮肤
B. 眉上提术
C. 额肌瓣悬吊术
D. 睑裂开大术
E. 内眦赘皮矫正术
【答案】C
【解析】轻中度上睑下垂时行上睑提肌短缩手术，重度上睑下垂行额肌瓣悬吊术。
【难度】中

41. 女性，19岁，外伤后眼球摘除，下列选用的眶内植入物**错误**的是
A. 髂骨　B. 肋软骨
C. 真皮脂肪　D. 液体硅胶
E. Medpor假体
【答案】D
【解析】眶内植入物是为了维持框内结构，应该选用固态不容易移动的物体，因此，不能选择液体硅胶。
【难度】中

42. 女性，55岁，1年前因双侧下睑皮肤松弛行双侧下睑袋整形术。术后1周即发现双侧下睑外翻。经1年时间恢复，现左侧下睑外翻已自行恢复，但右侧仍有明显睑外翻。下列处理最适宜的是
A. 外眦角缝合术
B. 用筋膜条行下睑缘悬吊
C. 通过颞侧除皱术修复睑外翻
D. 局部按摩，继续观察
E. 植皮或皮瓣成形
【答案】E
【难度】中

43. 男性，2个月，出生时发现先天性左耳郭缺损，告知患者家属可进行手术修复的时间是
A. 1岁以前　B. 2~3岁
C. 6~7岁　D. 9~10岁
E. 成年后才能手术
【答案】C
【难度】易

44. 女性，55岁，因右侧腮腺肿瘤而行肿瘤切除术，术后发现患侧口角下垂，不愿谈笑。最可能的疾病是
A. Bell面瘫　B. Hunt综合征
C. 面骨骨折　D. 医源性面瘫
E. 肿瘤压迫性面瘫
【答案】D
【解析】肿瘤未累及面神经，可能是术中损伤或神经

周围的瘢痕压迫所致，故为医源性面瘫。

【难度】难

45. 女性，19岁，轻度上睑下垂，上睑提肌仍有部分功能。治疗宜采用的手术方法是

A. 上睑提肌缩短术

B. 上睑提肌缝合前徙术

C. 额肌瓣悬吊术

D. 重睑成形术

E. 筋膜条额肌瓣悬吊术

【答案】A

【解析】上睑提肌肌力良好，一般轻中度上睑下垂行上睑提肌短缩术，重度上睑下垂上睑提肌肌力欠佳时，行额肌瓣悬吊术。

【难度】易

46. 女性，6岁，先天性右侧杯状耳畸形，表现为耳郭上部耳轮和耳舟向前下卷曲，呈帘幕状垂落，对耳轮及对耳轮脚较平。手术矫正后2个月形状又复原，最可能的原因是

A. 血肿机化致耳郭变形

B. 睡眠时压迫耳郭

C. 重新塑形的软骨未能可靠地固定在修复后的位置上

D. 耳软骨液化

E. 慢性感染

【答案】C

【难度】中

47. 女性，9岁，5个月时被老鼠咬伤鼻部，导致鼻半侧缺损已超过中线及鼻尖，预行修复，首先应考虑的治疗方法是

A. 鼻尖再造　　B. 半鼻再造

C. 全鼻再造　　D. 局部皮瓣修复

E. 鼻唇沟皮瓣

【答案】C

【解析】该患儿仅有对侧鼻翼完整，因此，需要考虑全鼻再造的方法。

【难度】中

48. 男性，56岁，车祸伤导致拇指于第一掌骨缺损，按6型分类法可诊断为

A. Ⅰ型拇指缺损　　B. Ⅱ型拇指缺损

C. Ⅲ型拇指缺损　　D. Ⅳ型拇指缺损

E. Ⅴ型拇指缺损

【答案】E

【难度】中

49. 女性，19岁，行切开法重睑成形术后2个月，双侧上睑窝凹陷明显。最可能的原因是

A. 感染

B. 血肿机化

C. 上睑眶隔脂肪去除过多

D. 上睑提肌被切断

E. 上睑皮肤缝合错位

【答案】C

【解析】感染会有红肿热痛表现；血肿机化可以导致局部瘢痕表现，从而引起三重睑等；术后上睑窝凹陷常常由于术中上睑眶隔脂肪去除过多所致；上睑提肌被切断可以导致上睑下垂，皮肤缝合错位可以导致台阶感。

【难度】中

50. 男性，60岁，外伤致左环指末节离断，环指掌侧面有纵形皮裂伤，长约7cm。最佳的治疗方案为

A. 指骨短缩，右掌侧面皮肤直接缝合

B. 环指残端做邻指皮瓣，掌侧面皮肤缝合

C. 环指残端用中厚植皮覆盖，掌侧面皮肤直线缝合

D. 短缩指骨，缝合残端，掌侧面创口做“Z”字缝合

E. 换药待其自然愈合

【答案】D

【难度】难

51. 男性，21岁，发现右背部肿物1年，无疼痛。查体：背部皮下圆形肿物，直径3cm，质软，界限清楚，稍隆起于皮表，与表皮紧密粘连，中央部位可见有一粉刺样小黑点。考虑的诊断为

A. 脂肪瘤　　B. 皮肤癌

C. 皮脂腺囊肿　　D. 痈

E. 增大淋巴结

【答案】C

【解析】皮脂腺囊肿为毛囊阻塞表现，最典型的特点是中央为阻塞的毛囊，呈小黑点，由于来自皮肤，故与皮肤紧密相连。

【难度】中

52. 女性，33岁，发现全身多发肿物，偶有疼痛1个月。查体：胸、腹壁及双上肢皮下对称性散在分布多个肿物，直径0.8~3.0cm，与皮肤无粘连，质软，表面光滑，活动度较大，有分叶感，部分有轻压痛。应考虑的诊断为

A. 皮脂腺囊肿　　B. 神经纤维瘤病

C. 多发性脂肪瘤　　D. 血管瘤

E. 混合瘤

【答案】C

【解析】脂肪瘤一般位于四肢及躯干，质软，与皮肤无粘连，偶有压痛，一般边界清楚，活动度良好，躯干部位有时活动度欠佳，边界欠清晰。

【难度】中

53. 男性，70岁，发现背部包块6个月。查体：背部左侧有一大小为5cm×3cm的肿块，与皮肤无粘连，质软，呈分叶状，边界不甚清楚，活动度较小，无压痛，表面皮肤无红肿。最可能的诊断是

A. 皮肤癌　B. 平滑肌瘤

C. 神经纤维瘤　D. 皮脂腺囊肿

E. 脂肪瘤

【答案】E

【难度】易

54. 女性，60岁，下肢慢性溃疡15年，出现疼痛伴出血1个月。查体：左下肢内踝上方有3.0cm×2.5cm的溃疡，中央凹陷，可见一小黑点，有少许脓性渗出物，边缘隆起，触之易出血。为明确诊断，最好采用的检查是

A. 穿刺活检　B. 切取活检

C. 切除活检　D. 脱落细胞检查

E. X线片

【答案】B

【难度】易

55. 男性，12岁，自幼发现左眼睑外侧肿块，生长缓慢。查体：左眼睑外侧有一直径为1.0cm的圆形皮下包块，与表皮无粘连，界限清，囊性感明显，活动度较差。最可能的诊断是

A. 皮样囊肿　B. 表皮样囊肿

C. 纤维瘤　D. 皮脂腺囊肿

E. 畸胎瘤

【答案】A

【解析】皮样囊肿为先天性疾病，是一种错构瘤，以面部和躯干上部更为常见，可见界限清楚的结节，一般与皮肤不粘连。

【难度】中

56. 女性，35岁，发现右手掌包块4个月。查体：右手掌中部有一直径为2cm的卵圆形包块，突出于表皮，与皮肤粘连，质硬，可活动，有轻压痛。最可能的诊断是

A. 皮样囊肿　B. 腱鞘囊肿

C. 纤维瘤　D. 皮脂腺囊肿

E. 表皮样囊肿

【答案】E

【解析】表皮样囊肿属于先天性疾病，是一种错构瘤，又因其洁白如白色珍珠样而称为珍珠瘤。残留了皮肤表皮细胞层，上皮组织不断更新脱落角化的细胞，使得囊肿内容物逐渐增多，形成肿瘤。因此，表皮样囊肿一般与皮肤紧密相连。

【难度】中

57. 男性，40岁，发现腹壁包块3个月。查体：右上腹部可及一直径3cm的皮下包块，与皮肤无粘连，质硬，较固定，边界不清，无触痛。最可能的诊断是

A. 皮样囊肿　B. 腱鞘囊肿

C. 皮脂腺囊肿　D. 纤维瘤

E. 表皮样囊肿

【答案】D

【解析】纤维瘤一般质硬，边界不清，无触痛，与皮肤无粘连。

【难度】中

58. 男性，6岁，右上肢前臂肿块，10cm×6cm大小，质软，呈青紫色，边界不甚清楚，可压缩。最可能的诊断是

A. 海绵状血管瘤　B. 脂肪瘤

C. 皮脂腺囊肿　D. 腱鞘囊肿

E. 纤维瘤

【答案】A

【难度】易

59. 女性，18岁，手腕背部肿块，质硬，不活动，与皮肤无粘连，无压痛。最可能的诊断是

A. 海绵状血管瘤　B. 脂肪瘤

C. 皮脂腺囊肿　D. 腱鞘囊肿

E. 纤维瘤

【答案】D

【难度】易

60. 男性，30岁，发现后背部肿物1年，肿物明显增大，伴疼痛1周。查体：背部右侧可见一直径4cm的肿物，与表皮有粘连，表面红肿，皮温增高，压痛明显，有波动感。下一步的处理为

A. 扩大切除肿物

B. 口服消炎药物

C. 切开引流

D. 放射治疗

E. 抗感染，消炎后手术切除

【答案】C

【解析】波动感是浅表脓肿最典型的体征，脓肿一旦

形成，最有效的方式为切开引流。

【难度】中

61. 男性，40岁，左大腿明显增大，步行沉重感1年。查体：一般情况良好。左大腿中下1/3以下体积明显增大，可见弥漫性呈念珠状或索状弯曲迂回的粗大而带搏动的血管，触之质地柔软而有弹性，有压缩感，皮温较健侧增高，可扪及持续震颤，听诊可闻及连续性吹风样杂音。首先考虑的检查是

A. X线片　B. B超
C. CT　D. 选择性动脉造影
E. PET

【答案】D

【解析】考虑为动静脉畸形或血管瘤，明确血管疾病最重要的方式就是选择性动脉造影。

【难度】中

62. 男性，24岁，右上肢开水烫伤1小时。查体：右上肢散在小水疱，部分表皮脱落，创面基底部红白相间，感觉迟钝。在不感染的情况下，该患者痊愈的时间是

A. 1~2周　B. 1周内　C. 2~3周
D. 3~4周　E. 4~6周

【答案】D

【解析】本题考查烧(烫)伤的愈合时间。Ⅰ度一般1周内可以愈合，浅Ⅱ度一般需要1~2周，深Ⅱ度需要3~4周，Ⅲ度需要植皮或皮瓣转移方能愈合。此题干描述为深Ⅱ度烫伤，因此，愈合时间为3~4周。

【难度】中

63. 女性，18岁，右上肢烧伤2小时。查体：整个右上肢表皮下积薄液，水疱较小，去表皮后创面微湿，发白，水肿明显，创面感觉迟钝。其诊断应是

A. 烧伤面积9%，深Ⅱ度
B. 烧伤面积4.5%，浅Ⅱ度
C. 烧伤面积6%，Ⅱ度烧伤
D. 烧伤面积9%，介于Ⅰ度、Ⅱ度烧伤之间
E. 烧伤面积10%，浅Ⅱ度

【答案】A

【解析】双侧上肢烧伤面积18%，单侧右上肢的烧伤面积为9%。浅Ⅱ度烧伤特点为伤及真皮浅层，水疱较大，创面潮红色，愈合需要1~2周；深Ⅱ度烧伤特点为伤及真皮深层，水疱大小不一，创面红白相间，愈合需要3~4周。

【难度】中

64. 男性，22岁，因倒开水时不慎摔倒，双上肢被烫伤，创面渗出明显，创面基底红白相间，有疼痛感觉；创面周围红肿，触之温度较高。该患者烫伤面积和深度的诊断是

A. 9%，Ⅰ度　B. 10%，深Ⅱ度
C. 10%，浅Ⅱ度　D. 18%，浅Ⅱ度
E. 18%，深Ⅱ度

【答案】E

【难度】中

65. 女性，4岁，右手烧伤，有水疱，剧痛。在现场急救中，为减轻疼痛，最适当的处理方法是

A. 安慰和鼓励受伤者
B. 肌内注射地西泮
C. 肌内注射哌替啶
D. 局部制动
E. 冷疗

【答案】E

【解析】冷疗的目的为使局部毛细血管收缩，减轻炎性介质及液体渗出，减轻肿胀和疼痛。

【难度】易

66. 男性，25岁，右足和右小腿被开水烫伤，有水疱伴剧痛。创面基底部潮红，渗出明显，伤后30分钟收入院。创面宜采取的处理为

A. 包扎治疗
B. 半暴露治疗
C. 暴露治疗
D. 包扎加半暴露治疗
E. 半暴露加暴露治疗

【答案】D

【解析】暴露疗法适用于头面部、会阴部及肢体一侧烧(烫)伤，严重大面积烧(烫)伤，污染重的或已感染的烧(烫)伤创面，炎夏季节尤为适用。包扎疗法用于四肢或躯干部的烧(烫)伤、转运的伤员及寒冷季节无条件使用暴露疗法者。半暴露是用单层的抗菌药液纱布或凡士林纱布黏附于创面，任其暴露变干，用以保证去痂后的Ⅱ度创面，固定所植皮片，保护供皮区，控制创面感染等。

【难度】中

67. 女性，23岁，面颈部和双上肢被火焰烧伤，面颈部肿胀明显，散在大小不等的水疱；表皮大部分脱落，创面基底红白相间，痛觉较迟钝。通常愈合的时间为

A. 2~3天　B. 1周　C. 2周
D. 3~4周　E. 4~6周

【答案】D

【难度】中

68. 男性,30岁,电工,因操作不慎产生电火花,引起面、颈前部烧伤,创面有水疱,部分水疱破损,创面基底红白相间,有疼痛。根据病情判断该患者烧伤的严重程度为
A. 轻度烧伤 B. 中度烧伤
C. 重度烧伤 D. 特重度烧伤
E. 无法判断
【答案】A
【难度】易

69. 男性,35岁,火焰烧伤总面积80%。颈、前胸及双上肢为Ⅲ度烧伤(30%),伤后1小时送当地医院处理,病情严重。如用汽车送烧伤中心治疗需8小时,最佳转送时机是
A. 立即转送
B. 创面用清洁敷料包后即送
C. 建立静脉输液通道后即送
D. 复苏、输液48小时后转送
E. 复苏、输液8小时后转送
【答案】D
【解析】烧伤开始48小时为体液渗出期,会引起体液丢失过多产生休克,因此,需要补液治疗,而体液丢失先快后慢,前8小时丢失最多,之后逐渐减慢,48小时后基本稳定。
【难度】中

70. 男性,7岁,不慎将暖水瓶打碎致双下肢烫伤。最恰当的现场急救方法是
A. 立即将浸有热水的衣物脱掉
B. 立即将患儿送到烧伤专科医院诊治
C. 立即脱掉浸有热水的衣物,用凉毛巾湿敷创面
D. 立即拨打急救中心电话,将患儿送往医院救治
E. 立即口服去痛片止痛
【答案】C
【难度】易

71. 男性,40岁,车祸伤,现场发现左下肢近腹股沟部伤口有大量鲜血涌出,立即采取止血措施后,最先应检查的是
A. 触诊足背动脉和胫后动脉
B. 检查肢体感觉
C. 检查膝反射或跟腱反射
D. 足部主动活动有无缺失
E. 立即做X线检查
【答案】A
【难度】易

72. 女性,8个月,发现胸部不对称和并指畸形,进一步检查最可能发现的情况是
A. 三头肌长头缺失
B. 胸大肌胸骨头缺失
C. 乳头乳晕缺失
D. 胸骨分离
E. 巨指畸形
【答案】B
【解析】此患者首先考虑波伦综合征(Poland syndrome),常有胸大肌发育不良或者缺如;其他可能伴发的表现包括乳房发育不良或乳房缺如,胸骨畸形,肋骨畸形或缺如,胸壁凹陷,上肢发育不良,并指畸形等。
【难度】中

73. 女性,9岁,采用耳后皮肤软组织扩张包裹自体肋软骨支架进行耳再造。术后第6周,发现再造耳郭上方部分耳郭皮肤发黑坏死,软骨外露1.6cm×3.0cm大小。此时应采取的处理是
A. 取出耳软骨支架
B. 颞浅血管蒂筋膜瓣包裹外露软骨加游离植皮
C. 直接拉拢缝合
D. 改用Medpor支架
E. 前臂皮瓣游离移植覆盖创面
【答案】B
【难度】中

74. 女性,5岁,唇腭裂术后继发畸形。以下为造成唇裂术后继发畸形的常见原因,**除外**
A. 施行唇裂修补术时患儿年龄过小,术后哭闹严重
B. 唇裂修补术时不够精细
C. 第一次修补术后切口感染、裂开
D. 手术方法选择不当
E. 术后抗生素使用不当
【答案】E
【难度】易

75. 女性,25岁,火焰烧伤总面积70%。颜面、颈、前胸及双上肢为Ⅲ度烧伤(30%),其余为Ⅱ度烧伤,伤后1小时送医院处理。患者的烧伤指数为
A. 30 B. 40 C. 50
D. 70 E. 100
【答案】C

【解析】烧伤指数 = Ⅲ度烧伤面积 +1/2 Ⅱ度烧伤面积，该患者Ⅲ度烧伤面积(30%)，剩余为Ⅱ度烧伤面积(40%)，因此，烧伤指数为 50。

【难度】中

76. 男性，35 岁，双上肢Ⅲ度烧伤后出现感染，全身应用广谱抗生素 2 周，创面有霉斑，怀疑真菌感染，最有特殊意义的检查是

A. 新鲜中段尿直接镜检

B. 血培养

C. 创面涂片革兰特殊染色检查

D. 创面涂片 PAS 特殊染色检查

E. 坏死组织冷冻切片检查

【答案】E

【解析】对创面真菌感染最有意义的检查为坏死组织冷冻切片检查，显微镜检查可以明确诊断。

【难度】中

77. 男性，6 岁，洗澡时不慎被热水烫伤头面颈、双上肢及躯干，其父母未做特殊处理即把患儿送至医院急诊。入院时患儿哭闹。查体：心率 150 次 /min；创面分布于头面颈部、双上肢及胸背部，布满大小不等的水疱，部分表皮脱落，基底呈红白相间，渗出较多。立即采取的抢救措施为

A. 留置导尿

B. 争取时间，彻底清创

C. 立即包扎创面

D. 立即建立静脉补液通道

E. 各项常规检查，准备入院

【答案】D

【难度】易

78. 男性，30 岁，背部皮下肿块，大小 1.5cm × 0.8cm，边界清楚，质软无压痛，中央可见一小黑点。最可能的诊断为

A. 海绵状血管瘤　　B. 脂肪瘤

C. 皮脂腺囊肿　　D. 腱鞘囊肿

E. 纤维瘤

【答案】C

【难度】易

79. 女性，19 岁，背部肿物 2 年，肿物明显增大，伴疼痛 1 周。查体：背部右侧可见一直径 3cm 的肿物，与表皮有粘连，表面红肿，皮温增高，压痛明显，有波动感。应考虑的诊断为

A. 皮肤疖肿

B. 血管瘤

C. 皮脂腺囊肿继发感染

D. 脂肪瘤

E. 囊状淋巴管瘤

【答案】C

【难度】易

80. 女性，3 岁，自生后右面部见一红色、界限清晰的斑块，不高出皮面，压之能褪色，随年龄增长而增大。最可能的诊断是

A. 葡萄酒色斑　　B. 海绵状血管瘤

C. 蔓状血管瘤　　D. 炎症

E. 毛细血管充血

【答案】A

【难度】易

81. 男性，28 岁，主因发现全身多发肿物来就诊。查体：肿物分布于胸、腹壁及双上肢，偶有疼痛，无发热，查肿物位于皮下，与皮肤无粘连，圆形，活动，大小不一，大者可有分叶。下一步应采取的治疗为

A. 不予处理

B. 一次手术全部切除

C. 分期、多次手术切除

D. 血管造影了解病变范围

E. 切开引流

【答案】A

【解析】该患者为脂肪瘤，可以多发，压之有疼痛，又称为痛性脂肪瘤，一般无须处理。

【难度】难

82. 女性，40 岁，乳腺癌根治术后准备行二期乳房再造，若同时行乳晕复建时，乳晕供区通常不采用

A. 耳后皮肤　　B. 大腿内侧根部皮肤

C. 大阴唇黏膜　　D. 腘部皮肤

E. 唇黏膜

【答案】D

【解析】供区应选择相对影响较小部位的皮肤，腘部皮肤切除会引起膝关节功能受限，因此，不能选择。

【难度】中

【A3/A4 型题】

(1~4 题共用题干)

女性，28 岁，5 年前右面部耳前被刀砍伤。查体：右耳前纵形线状瘢痕，长约 7cm，右侧额纹消失，右眼睑闭合不全，右口角向下移位，不能做鼓气与吹哨动作。

1. 如果选用吻合血管神经的肌肉移植，通常可以选择下列肌肉，**除了**

A. 背阔肌　　B. 股薄肌
C. 胸大肌　　D. 胸小肌
E. 足踇展肌

【答案】C

【解析】胸大肌肌瓣较厚，且承担较多的运动功能，一般不用于头面部组织较薄区域的肌肉移植。

【难度】易

2. 如果选用吻合血管神经的肌肉移植，而原面神经的近侧断端又无法找到，进行神经功能重建最为理想的方法是

A. 将肌肉的神经与三叉神经咬肌支吻合
B. 行对侧面神经移植，一端与健侧面神经分支近端吻合，另一端与肌肉神经断端吻合
C. 将肌肉神经与舌下神经近侧断端吻合
D. 将肌肉神经与副神经近侧断端吻合
E. 将肌肉神经与膈神经近侧断端吻合

【答案】B

【解析】肌肉受神经支配，如面神经的近侧断端无法找到，最为理想的方法是行对侧面神经移植，将移植的面神经与肌肉神经断端吻合，恢复其功能。

【难度】中

3. 下述对改善面部畸形的效果最**不明显**的手术方法是

A. 找到面神经断端，行端端吻合
B. 用自体阔筋膜条将下睑和口角悬吊在颞筋膜和颧弓上
C. 行吻合血管神经的游离肌肉瓣悬吊下睑和口角
D. 行吻合血管神经的游离肌肉瓣移植
E. 骨骼肌去神经支配后游离移植

【答案】A

【解析】患者面部受累的肌肉失去面神经支配时间较长，面神经断端以远的肌肉和神经已失去功能，因此，需要其他部位的组织移植。

【难度】中

4. 如果选用筋膜条悬吊，一端与口角固定，如何处理另一端属于静态悬吊

A. 将筋膜条另一端与翻转的颞肌瓣缝合
B. 将筋膜条另一端与颞肌筋膜缝合固定
C. 将喙突凿断，将筋膜条另一端与肌肉附着的喙突固定
D. 将颞肌止点自喙突上剥离下来，与筋膜条另一端缝合
E. 将筋膜条旷置，不做处理

【答案】B

【解析】悬吊时，将筋膜条从颞部切口穿入经颊部皮下至鼻唇沟、上唇及口角、下唇。经鼻唇沟、上唇、口角及下唇小切口将筋条分别与口轮匝肌缝合固定。调整筋膜条的松紧度合适后，将筋膜条近侧深端与颞深筋膜缝合固定。

【难度】中

(5~7 题共用题干)

男性，35 岁，左肩背部肿物 20 余年，逐渐增大，无疼痛等不适。查体：左肩背部皮下肿物，大小 9cm×7cm，高出皮肤，边界较清楚，表面温度增高，有搏动感，触及一定张力和弹性。

5. 最可能的诊断是

A. 血管瘤，增生期
B. 血管瘤，退化期
C. 血管畸形，动脉静脉型
D. 血管畸形，静脉型
E. 血管畸形，淋巴静脉型

【答案】C

【解析】含有动脉的血管畸形表面温度增高，有搏动感，可触及一定张力和弹性。

【难度】中

6. 为明确肿物的性质和内部结构，下列最有意义的检查方法是

A. 超声检查
B. CT 检查，必要时加强化
C. MRI 检查
D. 选择性动脉造影检查
E. 放射性核素检查

【答案】D

【解析】动脉造影可明确肿物内血管的来源和分布情况，较为清晰准确。

【难度】中

7. 如影像学检查显示为单支畸形血管供血，最为安全有效、彻底的治疗手段是

A. 手术切除
B. 肿物内注射鱼肝油酸钠
C. 肿物内注射糖皮质激素
D. 用导管介入方法堵塞病变的供血血管
E. 用导管介入方法于血管腔内注入无水乙醇

【答案】A

【解析】单根血管供血在出血不严重的情况下选择

手术切除是最为有效彻底的。

【难度】中

(8~10 题共用题干)

男性,36 岁,出生后发现右眶下方有一蚕豆大小的包块,逐年增大。查体:包块大小为 9cm×8cm,突出皮肤表面,表面有多处暗红色斑块,皮温升高,可扪及持续的震颤及血管搏动。

8. 首先考虑的诊断是

A. 草莓状血管瘤　　B. 海绵状血管瘤

C. 蔓状血管瘤　　D. 葡萄酒色斑

E. 脂肪瘤

【答案】C

【解析】蔓状血管瘤由曲张、蜿蜒、盘曲如肠袢状的异常血管群组成,可见曲张的血管影,质软,用手摸有明显的波动感,且温度较高。好发于成人的口唇和肢体等部位。

【难度】中

9. 为指导治疗,首选的检查是

A. 颅脑 CT

B. DSA

C. 核素扫描

D. X 线

E. 彩色多普勒超声检查

【答案】B

【难度】中

10. 该患者最理想的治疗方案是

A. 激光　　B. 注射硬化剂

C. 手术治疗　　D. 栓塞血管

E. 铜针留置法

【答案】C

【解析】蔓状血管瘤选择手术切除最为有效彻底。

【难度】中

(11~14 题共用题干)

男性,40 岁,左鼻翼黑色皮肤肿物 1 年,逐渐增大,反复出现破溃。查体:病损位于左鼻翼,大小为 1cm×1cm,略高出皮肤,中央表浅溃疡,有薄层黑褐色痂皮覆盖,颌面部淋巴结未触及增大。

11. 最可能的诊断是

A. 疣状痣　　B. 扁平疣

C. 鳞状细胞癌　　D. 基底细胞癌

E. 恶性黑色素瘤

【答案】D

【解析】基底细胞癌多见于老年人,好发于头、面、颈及手背等处。可由中央开始破溃,黑色坏死性结痂,中心坏死向深部组织扩展蔓延,基底细胞癌的基底及边缘常有黑色色素沉着,本病呈慢性进行性发展。

【难度】中

12. 手术切除时距病损边缘的距离应为

A. 0.2cm　　B. 0.5cm　　C. 1.0cm

D. 2.0cm　　E. 4.0cm

【答案】B

【难度】易

13. 在鼻翼部位最安全可行的手术切除深度为

A. 紧贴真皮下切除

B. 在皮下组织深层切除

C. 保留鼻翼软骨,紧贴软骨表面切除

D. 连同鼻翼软骨一并切除,保留鼻前庭的皮肤和黏膜

E. 鼻翼的全层切除

【答案】E

【解析】基底细胞癌常垂直浸润生长,侵犯鼻翼软骨,而鼻翼软骨与鼻前庭的皮肤和黏膜连接非常紧密,故需要全层切除。

【难度】难

14. 如果手术切除后鼻翼缺损的宽度约 2cm,下述修复方法最理想、简单和安全的是

A. 耳郭复合组织块游离移植

B. 以滑车上动脉为蒂的前额皮瓣转移修复

C. 以颞浅动脉为蒂的耳后皮瓣修复

D. 以同侧鼻唇沟皮瓣修复

E. 以局部随意皮瓣移转修复

【答案】D

【解析】修补鼻翼缺损时就近选择形态、颜色相近的组织,缺损超过一半时需要前额皮瓣转移。

【难度】难

(15~17 题共用题干)

男性,28 岁,烧伤致头顶部瘢痕性秃发 5 年。查体:头顶部瘢痕面积 9cm×9cm,无毛发生长,瘢痕较柔软,与基底颅骨间有一定滑动性。

15. 如患者采用微毛发移植,相对于传统的插秧法移植其最大的优点是

A. 更容易成活

B. 取材更容易

C. 对受区的损害更不明显

D. 手术速度更快

E. 移植的毛发更加均匀

【答案】E

【难度】易

16. 如果采用头皮扩张法，为取得遗留瘢痕最少、头皮扩张后损失最小的效果，头皮瓣应当

A. 以推进为主，辅以适当旋转

B. 以旋转为主，辅以适当推进

C. 形成巨大旋转头皮瓣

D. 必须彻底切除头皮瓣下的纤维组织包膜

E. 旋转后遗留的猫耳畸形立即去除后平整缝合

【答案】A

【解析】旋转会增加皮瓣边缘组织承受的张力，引起瘢痕增生，故应以推进为主。

【难度】中

17. 该患者选用自体毛发移植进行修复，以下**不正确**的是

A. 术前1个月停用生发剂

B. 取颞部的毛发进行移植

C. 手术最关键的是分离毛囊

D. 早期植上的毛发会脱落，2~3个月后长出新头发

E. 术后冰敷可减轻水肿

【答案】B

【解析】对头顶部瘢痕性秃发患者，供区一般选择后枕部、胡须或其他体毛部位。

【难度】中

(18~22题共用题干)

女性，40岁，头皮撕脱伤6小时入院。查体：血压70/60mmHg，脉搏130次/min，律齐，神志清，表情淡漠，口渴，面色苍白，四肢湿冷，尿少。

18. 首先考虑的诊断是

A. 脑梗死　　B. 心源性休克

C. 低血容量性休克　　D. 肾功能不全

E. 神经源性休克

【答案】C

【解析】患者表情淡漠，口渴，面色苍白，四肢湿冷，是低容量的表现，结合头皮撕脱伤容易大量出血，不难判断。

【难度】中

19. 应首选的治疗方法是

A. 补充血容量

B. 急诊手术

C. 脱水利尿

D. 静脉滴注碳酸氢钠

E. 甘露醇降低颅内压

【答案】A

【解析】治疗低血容量性休克最重要的是及时开放静脉通道，补充血容量。

【难度】中

20. 头皮撕脱伤最容易撕脱的组织是

A. 皮肤层　　B. 皮下组织层

C. 帽状腱膜层　　D. 帽状腱膜下层

E. 骨膜层

【答案】D

【解析】头皮大片自帽状腱膜下撕脱称为头皮撕脱伤，多因头发被机器卷入所致，高速运转的钝物切线打击亦可造成。患者有大量出血，常伴有休克。撕脱处常在帽状腱膜与颅骨骨膜之间，有时整个头皮甚至连额肌、颞肌或骨膜一起撕脱。

【难度】中

21. 晚期处理最重要的是

A. 防止出血　　B. 抗休克

C. 预防感染　　D. 营养支持

E. 大量应用激素

【答案】C

【解析】头皮撕脱伤的损伤特点是失血多，易感染。治疗不及时可危及生命或致颅骨感染坏死。

【难度】易

22. 下列说法正确的是

A. 在头皮撕脱伤手术如需血管吻合的情况下，先将静脉吻合

B. 吻合术后使用血管扩张剂

C. 吻合术后使用抗凝药物

D. 骨膜缺如、颅骨外板暴露的部位不能直接用皮片覆盖

E. 以上说法都错误

【答案】D

【解析】皮片的成活需要周围组织液的浸润提供营养，骨膜缺如、颅骨外板暴露的部位血供不足，需要皮瓣转移覆盖。

【难度】中

(23~28题共用题干)

女性，4岁，平视前方时上睑缘稍微遮盖瞳孔上缘，睑缘上提的幅度为6mm。

23. 如行手术治疗，手术时机应选择在

A. 现在　　B. 7岁　　C. 10岁

D. 青春期　　E. 成年后

【答案】A
【难度】易

24. 该患者上睑提肌的肌力属于
   A. 肌力为零
   B. 肌力弱
   C. 肌力中等
   D. 肌力良好
   E. 肌力稍弱但可不做手术

【答案】C
【解析】上睑提肌肌力一般分三级，良好者上睑运动幅度为 8mm，中等为 4~7mm，弱者为 0~3mm。
【难度】中

25. 有关手术方法的选择，下列正确的是
   A. 首先考虑上睑提肌缩短术
   B. 选用上睑提肌前移术
   C. 借用上直肌的手术可作为首选
   D. 自体筋膜悬吊术
   E. 膨体聚四氟乙烯材料悬吊术

【答案】A
【解析】上睑提肌缩短术适用于凡上睑提肌运动幅度在 5mm 以上的先天性、老年性、外伤性或其他类型的上睑下垂。
【难度】中

26. 如采用上睑提肌缩短术后 1 周发现矫正不足，应采取的措施是
   A. 不必特殊处理，加强术后肌肉功能锻炼即可
   B. 立即再次手术，进一步缩短上睑提肌或改用额肌瓣悬吊
   C. 术后 1 个月再行上睑提肌缩短或额肌瓣悬吊
   D. 术后半年再行上睑提肌缩短或额肌瓣悬吊
   E. 暂时不手术，成年能配合手术以后再施行手术

【答案】D
【解析】上睑提肌运动幅度在 5mm 以上，做上睑提肌缩短后发生矫正不足，可在术后 3~6 个月待肿胀消退后，再做经皮肤径路的上睑提肌缩短，而不能做经结膜径路的缩短术；若运动幅度在 5mm 以下，则应改做额肌移植于睑板或额肌瓣悬吊术。
【难度】中

27. 手术提升上睑位置，平视时睑缘应在角膜上缘位置平面下的
   A. 与角膜上缘平齐　B. 1mm
   C. 2mm　D. 3mm
   E. 5mm

【答案】A
【解析】正常睑缘在平视时应位于角膜上缘下 1mm，手术矫正上睑下垂时，位置应稍高于正常睑缘平面，一般刚好与角膜上缘平齐。
【难度】难

28. 术后最重要的注意事项是
   A. 服用抗生素
   B. 坚持用眼膏及眼药水预防暴露性结膜炎
   C. 加压包扎
   D. 卧床休息
   E. 理疗

【答案】B
【难度】易

(29~32 题共用题干)
男性，28 岁，车祸伤后伤口不愈合，小腿前侧可见 10cm × 3cm 的慢性溃疡，深达皮下组织，未见骨暴露。

29. 首选的组织移植修复方式是
   A. 刃厚皮移植
   B. 中厚皮移植
   C. 全厚皮移植
   D. 带真皮下血管网全厚皮移植
   E. 皮瓣转移

【答案】A
【解析】伤口深达皮下组织，未见骨暴露，可行皮片移植，刃厚皮片最易成活。
【难度】易

30. 若组织移植术后 72 小时出现低热，术区疼痛，小腿轻度肿胀，首先考虑
   A. 供区感染
   B. 受区感染
   C. 静脉血栓形成
   D. 其他感染
   E. 术后炎症反应

【答案】B
【解析】术后 2~3 天以后的发热、术区疼痛肿胀一般考虑局部感染。
【难度】易

31. 此时应首选的处理是
   A. 行静脉造影，明确诊断
   B. 检查供区创面
   C. 检查受区创面

D. 静脉给予大剂量抗生素治疗
E. 局部使用理疗

【答案】C
【解析】处理局部感染首先要检查和清理创面，再予以抗生素治疗。
【难度】中

32. 若术后7天发现皮片液化，此时最佳的处理是
A. 保留坏死皮片，简单包扎，待其恢复活力
B. 清理坏死皮片，清创换药
C. 马上再次行补充植皮术
D. 使用大剂量抗生素
E. 暴露创面，促进结痂

【答案】B
【解析】坏死的皮片需及时清理，待清创换药伤口条件恢复时，再行进一步的皮片移植。
【难度】中

(33~35题共用题干)
女性，50岁，15年前开始出现右下肢肿胀，逐渐加重，其间伴有多次“丹毒”发作，现右下肢明显增粗，行走费力。查体：右下肢明显增粗，皮肤粗糙、质韧，无可凹性水肿。放射性核素检查显示浅深淋巴管均有回流不畅，在下肢远端淤滞。

33. 以下治疗手段**无效**的是
A. 采用弹力绷带加压包扎
B. 采用病变组织切除和皮肤移植术
C. 采用真皮瓣埋藏术式
D. 采用烘绑疗法
E. 采用淋巴管-静脉吻合术

【答案】E
【解析】患者浅深淋巴管均有回流不畅，此时行淋巴管-静脉吻合术效果有限。
【难度】中

34. 下列描述正确的是
A. 诊断应为先天性淋巴水肿
B. 诊断应为早发性淋巴水肿
C. 诊断应为迟发性淋巴水肿
D. 诊断应为继发性淋巴水肿
E. 病因诊断还不明确

【答案】E
【解析】继发性淋巴水肿包括感染性(寄生虫、细菌、真菌等)，损伤性(手术、放疗、灼伤)，恶性肿瘤性，其他(全身性疾病、妊娠等)。而该患者病因不明确。
【难度】中

35. 对于手术后的状况和注意事项，下列描述正确的是
A. 仍需防止丹毒感染
B. 如果切除彻底，病变不会再继续发展
C. 弹力袜或弹力绷带的应用已显得无关紧要
D. 对于长时间站立已无大碍
E. 休息时没有必要再强调抬高患肢

【答案】A
【解析】淋巴水肿的治疗是世界难题，尽管可选择方法较多，但是均难以取得最满意的效果，其中手术的目的是促进淋巴回流，防止病情进展，术后的对症支持治疗对患者同样较为重要。
【难度】中

(36~40题共用题干)
女性，23岁，外伤后眼球摘除1年，伴有上睑瘢痕性睑外翻，需要整形修复外观。

36. 以下治疗措施**错误**的是
A. 先行睑外翻矫正，恢复眼睑闭合功能
B. 需行眶内容物填充
C. 植入义眼台术后1周可配制临时义眼片
D. 眶内缺损首选黏膜移植修复
E. 义眼台材料常用硅凝胶

【答案】E
【解析】义眼台是为眼球摘除后整形修复用的替代植入体。包括由化学合成及珊瑚转化的多孔海绵状羟基磷灰石或磷酸钙生物陶瓷或聚甲基丙烯酸甲酯或生物活性玻璃或玻璃陶瓷组成的球状或椭球状基体，位于基体上的将基体与眼肌连接固位的固定件。
【难度】中

37. 上睑组织凹陷填充首选
A. 真皮　B. 肋软骨
C. 髂骨　D. 筋膜
E. 脂肪组织

【答案】A
【解析】上睑组织凹陷首选局部或游离真皮组织瓣填充，组织特性近似，效果稳定。
【难度】中

38. 除去临时义眼，佩戴合适义眼的时机是术后
A. 3天　B. 术后1周
C. 术后2周　D. 术后1个月
E. 术后半年

【答案】C
【难度】易

39. 如果用游离真皮移植填充,真皮的层次应该**不超过**
A. 1层　B. 2层　C. 3层
D. 4层　E. 5层
【答案】C
【解析】游离真皮移植填充太薄起不到填充效果,太厚则容易出现成活困难和局部臃肿,真皮的层次一般不超过3层。
【难度】中
40. 真皮移植术后的吸收率一般为
A. 10%　B. 20%　C. 30%
D. 40%　E. 50%
【答案】B
【难度】易

(41~43题共用题干)
男性,28岁,车祸伤导致下肢截瘫,骶尾部压疮2个月余,创面13cm×10cm,骶骨棘外露,有大量脓性分泌物和坏死组织。
41. 手术时机的选择最为合理的是
A. 立即手术
B. 加强换药,清除坏死组织,待新生肉芽组织新鲜后再手术
C. 加强换药,清除坏死组织,待肉芽组织新鲜并填满创面后立即手术
D. 加强换药,清除坏死组织,待创面细菌培养无细菌生长后立即手术
E. 加强换药,清除坏死组织,待创面较清洁后立即手术
【答案】E
【解析】创面换药清除坏死组织,可结合负压治疗,创面必须保持清洁,感染控制方可手术,否则术区感染可造成创面扩大。术前进行细菌培养,以掌握创面细菌药敏,指导术后用药。
【难度】中
42. 如果选用皮瓣或肌皮瓣的方法,以下哪个最为方便可靠,对供区的损害最小
A. 臀大肌肌皮瓣
B. 臀大腿皮瓣
C. 第二腰椎动脉的腰臀皮瓣
D. 阔肌膜张肌肌皮瓣
E. 逆行的背阔肌肌皮瓣
【答案】A
【解析】臀大肌肌皮瓣最接近创面,且该皮瓣提供的组织量较大,是最佳选择。
【难度】中
43. 为消灭创面,获得理想的远期效果,修复方法最宜选用
A. 薄断层皮片
B. 厚断层皮片
C. 动脉皮瓣或肌皮瓣
D. 邻位的随意皮瓣
E. 吻合血管的游离肌皮瓣移植
【答案】C
【解析】带血供的皮瓣或肌皮瓣成活较好,并具有较好的抗感染能力。
【难度】中

(44~47题共用题干)
男性,25岁,玻璃清洁工,坠楼造成第一腰椎骨折和截瘫,由家人长期护理,营养不良,发生骶骨部压疮而入院治疗。
44. 患者发生骶骨部压疮最可能的原因是
A. 重度营养不良
B. 病变部位长期受压
C. 坠楼外伤所致
D. 继发感染
E. 截瘫延误治疗
【答案】B
【解析】压疮的常见原因是压迫导致局部缺血坏死。
【难度】易
45. 入院查体:压疮外观创口小,大小为3cm×5cm,潜行性囊腔大小为12cm×10cm,有臭味。首要的治疗方案是
A. 加强营养,抗感染,定期引流换药
B. 加强营养,抗感染,彻底清创,制定游离植皮方案
C. 加强营养,抗感染,清创引流,培养肉芽促进创面自愈
D. 加强营养,抗感染,清创引流,准备皮瓣修补术
E. 尽快做皮瓣修补术
【答案】D
【难度】中
46. 最重要的术前准备是
A. 探查创面,设计手术方案
B. 定期清创引流
C. 纠正患者的负氮平衡

D. 选择血供充分的皮瓣,设计手术方案

E. 应用抗炎药

【答案】C

【解析】压疮的医学术语叫褥疮,通常发生于久病卧床、不能自己翻身的病人,长期卧床尤其在臀部特别容易出现压疮。患者的营养会源源不断的通过压疮部位丢失,所以在术前纠正患者的营养,纠正负氮平衡对整个围手术期都有重要意义,营养纠正,抵抗力得以提高,抗感染能力增加。

【难度】中

47. 对患者进行骶骨部压疮清创手术,以下**错误**的是

A. 切除溃疡基底部,包括新生组织

B. 供皮瓣区创面中厚皮片移植

C. 凿去骨骼隆起部分至骶髂骨关节

D. 创口一侧设计局部旋转皮瓣,皮瓣蒂向腰部

E. 创口两侧各做一桥状皮瓣向中央推移

【答案】C

【解析】清创时尽量避免对骨性组织造成破坏。

【难度】中

(48~50 题共用题干)

男性,34 岁,不慎遭受高压电击伤,造成颅骨及头皮 4cm × 3cm 大小的缺损。

48. 以下症状发生可能性小的是

A. 范围较大,损伤表浅

B. 四周颜色为深黄色以至苍白

C. 中心部位焦黄、炭化

D. 范围局限,损伤较深

E. 有时波及半侧颜面

【答案】A

【解析】电击伤一般范围不会太大,但深度可能很深。

【难度】中

49. 颅骨缺损修复的材料中必然产生免疫排斥的是

A. 自体颅骨外板

B. 有机玻璃

C. 聚甲基丙烯酸甲酯

D. 人工骨

E. 异种异体骨

【答案】E

【难度】易

50. 头皮缺损即时修复的最佳方法是

A. 游离组织移植

B. 植皮

C. 异体头皮移植

D. 局部头皮皮瓣转移

E. 头皮组织扩张术

【答案】D

【解析】患者有头皮全层组织缺损,需要局部皮瓣覆盖创面。

【难度】中

(51~54 题共用题干)

男性,10 岁,热水烫伤右手背,经换药伤口愈合 2 年,伴有腕关节背伸、掌指关节严重背伸畸形;中指近指间关节屈曲、远指间关节背伸及拇指内收畸形 1 年。

51. 关于此病例,以下诊断**不正确**的是

A. 手背瘢痕挛缩畸形

B. 虎口瘢痕挛缩畸形

C. 中指伸肌腱侧腱条滑脱

D. 掌指关节半脱位

E. 屈肌腱损伤

【答案】E

【解析】患者中指近指间关节屈曲、远指间关节背伸是伸肌腱损伤,侧腱条向两侧滑脱的结果。

【难度】中

52. 该患者中指畸形的主要原因是

A. 烫伤为造成畸形的直接原因

B. 伸肌腱损伤,侧腱条向两侧滑脱

C. 屈肌腱损伤

D. 关节囊挛缩

E. 侧副韧带挛缩

【答案】B

【难度】中

53. 治疗掌指关节畸形,以下方法**不正确**的是

A. 可在手掌做切口,也可以在手背做切口

B. 必要时切开关节囊

C. 必要时切除侧副韧带

D. 必要时切除掌骨头

E. 可行克氏针固定

【答案】A

【解析】治疗掌指关节畸形一般在手背侧做切口。

【难度】中

54. 手掌瘢痕切除后,无血管、肌腱、神经、关节囊外露,治疗时首选

A. 中厚或全厚植皮

B. 刃厚植皮
C. 中厚皮瓣修复创面
D. 腹部皮瓣修复创面
E. 游离皮瓣修复创面

【答案】A

【解析】手术探查如无血管、肌腱、神经、关节囊外露,应选中厚或全厚皮片移植,手术安全简便。

【难度】中

(55~56 题共用题干)

女性,45 岁,车祸伤后导致手指夹捏功能丧失,手指屈曲活动不协调,手的握力减弱,环、小指呈爪形手畸形。

55. 该患者的诊断为
A. 桡神经瘫痪 B. 正中神经瘫痪
C. 尺神经瘫痪 D. 臂丛神经瘫痪
E. 以上均不正确

【答案】C

【解析】尺神经在臂部损伤时,主要表现为屈腕能力减弱,第 4、5 指的远节指骨不能屈曲及拇指内收力弱,小鱼际肌及骨间肌明显萎缩,各指不能互相靠拢,各掌指关节过伸,第 4、5 指的指间关节弯曲,称为"爪形手",其感觉障碍则以手内侧缘为主。尺神经损伤后小指及环指尺侧半感觉消失,夹纸试验及 Froment 征阳性。

【难度】中

56. 该患者适宜的手术方式是
A. 手内肌功能重建
B. 拇指内收功能重建
C. 示指外展功能重建
D. 小指内收功能重建
E. 以上答案均正确

【答案】E

【解析】尺神经在前臂的肌支支配尺侧腕屈肌(向尺侧屈腕),第 3、4 指深屈肌(第 4、5 手指末节指骨屈曲),掌短肌(手尺侧近端的皮肤肌肉),小指展肌(小指外展),小指对掌肌(小指对掌),小指屈肌(小指屈曲),第 3、4 蚓状肌(第 4、5 指掌指关节屈曲及近端指间关节伸直),骨间肌(掌指关节屈曲及近端指间关节伸直),拇收肌(拇指掌部内收)及拇短屈肌深侧头(拇指第 1 指节屈曲)。题目中患者的手内肌、拇指内收肌、示指外展肌、小指内收肌均受累,进行相关功能重建是较为合适的手术方式。

【难度】中

(57~61 题共用题干)

女性,24 岁,出生时发现其右面部有一 4cm×3cm 大小的淡红色、平坦、界限清楚的斑块,逐年增大,颜色加深,并出现结节,易擦破出血,未引起重视,未给予治疗。查体:右面部有面积为 15cm×10cm 的暗红色斑块,稍突出皮肤表面,表面有两个 3cm×2cm 的结节。

57. 首先考虑的诊断是
A. 草莓状血管瘤 B. 海绵状血管瘤
C. 蔓状血管瘤 D. 葡萄酒色斑
E. 神经纤维瘤

【答案】D

【解析】葡萄酒色斑俗称"红胎记",又称鲜红斑痣,属于先天性毛细血管畸形或微静脉畸形。出生时即有红色或粉红色的皮肤斑片,压之褪色,界限清楚。病灶分布于全身,75% 发生在面颈部。至 20~30 岁时,大部分位于面颈部的病灶可发生明显的增厚,并在此基础上形成众多大小不一的结节。

【难度】中

58. MRI 检查发现患者存在同侧软脑膜血管畸形,此时进一步的诊断为
A. Sturge-Weber 综合征
B. Kasabach-Merritt 综合征
C. Klippel-Trenaunay 综合征
D. Parkes-Weber 综合征
E. Beckwith-Wiedemann 综合征

【答案】A

【解析】Sturge-Weber 综合征(脑面血管瘤病)是一种少见的先天性神经皮肤综合征,发病率约为 1/50 000 万,为散发病,无明确遗传倾向,是斑痣性错构瘤的一种,一般出生即可发现。主要表现为一侧颜面三叉神经分布区,以眼神经支分布多见的紫红血管瘤,严重者可遍布一侧面部。同侧大脑半球的不同范围的软脑膜血管增生及脑回钙化,患者主要表现为癫痫发作。小儿往往发育延迟,智力低下。如脉络膜有病变,可引起青光眼、视神经萎缩、失明等。

【难度】中

59. 该病目前首选的治疗方法为
A. 药物注射 B. 硬化剂
C. 选择性光热作用 D. 手术切除
E. 皮肤磨削

【答案】C

【解析】采用选择性光热作用原理的脉冲染料激光(pulsed dye laser,PDL)现已成为国际上葡萄酒色斑治疗的"金标准"。

【难度】中

60. 如首选方法治疗效果不良,则下一步最佳的治疗方案是
A. 药物注射 B. 硬化剂

C. 选择性光热作用 D. 手术切除
E. 皮肤磨削

【答案】D

【解析】光热治疗后，病灶自然出现了明显的增厚和结节，无法行非手术治疗的病例可以选择手术切除。

【难度】中

61. 下列为该患者手术治疗后的主要并发症，**除外**
A. 复发 B. 移植皮片挛缩
C. 色素沉着 D. 局部组织移位
E. 瘢痕增生

【答案】A

【解析】手术并发症包括：感染、出血、皮瓣坏死、瘢痕等，一般不容易复发。

【难度】中

(62~65 题共用题干)

女性，28 岁，工作时不慎长发被卷入机器中，头皮被整体撕脱，范围向前包括部分眼睑皮肤，后及枕部，双侧包括耳后皮肤和耳郭，伤后 3 小时被送入医院。

62. 接诊后应最先采取的措施是
A. 立即做 CT 等影像学检查，除外颅内和颈椎病变
B. 立即检查并结扎活动性出血，必要时补充血容量，抗休克
C. 把撕脱的头皮放入 –4℃冰箱中保存
D. 以灭菌生理盐水反复冲洗创面至尽量清洁
E. 头皮完整回植

【答案】B

【解析】低血容量性休克患者首要的处理是止血，开放静脉通道，补充血容量。

【难度】中

63. 术中检查发现头皮和头部创面的各个血管损伤严重，颅顶部颅骨骨膜缺损面积为 7cm × 6cm，下列最适宜的修复方法是
A. 以远位带蒂皮瓣修复骨膜缺损部位，其他部位游离植皮
B. 以皮片移植修复整个创面，在骨膜缺损部位，皮片可借跨越现象存活
C. 先在有骨膜存留的部位植皮，无骨膜部位日后换药，待肉芽组织长出后再行植皮
D. 将无骨膜部位颅骨外板凿除暴露板障，其余创面行断层皮片移植覆盖
E. 以游离皮瓣或肌皮瓣修复

【答案】D

【解析】头皮创面血管损伤严重，无法行血管吻合的头皮回植；顶部有骨膜缺损，骨质外露，须将这部分颅骨外板凿除，换药并形成肉芽后再进行植皮修复。

【难度】难

64. 已确定无法行血管吻合，而撕脱的头皮碾挫明显，创面修复时的植皮覆盖应首先考虑
A. 撕脱头皮去薄成刃厚皮片后移植
B. 撕脱头皮去薄成中厚皮片后移植
C. 撕脱头皮的真皮及皮下组织覆盖创面
D. 另取自体中厚皮行整张植皮
E. 头皮完整回植不必修整

【答案】B

【解析】撕脱头皮挫伤不严重者，可试行头皮血管吻合与头皮再植或将撕脱的头皮作成中厚皮片再植。头皮小块撕脱可行头皮转移与缝合。结合题目相关选项考虑 B 选项较为合适。

【难度】中

65. 该患者再行上眼睑皮肤缺损的处理，最理想的方法是
A. 以厚断层或全层皮片移植
B. 以薄断层皮片游离移植
C. 以局部皮瓣移转修复上睑皮肤缺损
D. 以下眼睑修复上眼睑皮肤缺损
E. 以远位皮瓣游离移植修复眼睑皮肤缺损

【答案】A

【解析】上眼睑皮肤缺损的处理，最理想的方法是以厚断层或全层皮片移植，同时行睑缘缝合术。余选项次之。

【难度】中

(66~71 题共用题干)

男性，25 岁，头部外伤 5 小时入院。查体：顶部及额部各缺损一块软组织，大小均为 5cm × 5cm，深达骨膜。

66. 如果行扩张器植入术修复，以下正确的是
A. 两处都需要扩张器植入
B. 额部需要扩张器植入
C. 顶部需要扩张器植入
D. 扩张器植入层次为骨膜下
E. 扩张器必须埋置在发际线内

【答案】A

【解析】该患者两处软组织缺损面积均较大，需扩张器植入。

【难度】中

67. 一期埋植扩张器术后，早期最重要的注意事项是

A. 观察有无皮瓣下积血或血肿

B. 应用大剂量抗生素

C. 局部按摩

D. 抬高手术区

E. 应用低分子右旋糖酐等改善微循环药物

【答案】A

【解析】一期埋置扩张器手术时，常发生如下并发症，如血肿、切口不愈合、感染、扩张器不扩张和扩张器外露等。其中血肿较为多见，血肿多发生于一期手术埋植扩张器后72小时，少数病例发生于一期手术后10~14天或二期手术皮瓣转移后。血肿会影响扩张皮肤的血运和营养，引起皮瓣坏死。

【难度】中

68. 常速扩张期时，下列指标**不能**作为安全扩张标志的是

A. 皮肤颜色

B. 皮肤毛细血管充血反应

C. 皮肤表面温度

D. 透光实验

E. 患者的主观感觉

【答案】D

【难度】易

69. 注射扩张的液体，下列**不恰当**的是

A. 5%葡萄糖注射液

B. 生理盐水

C. 抗生素类药水

D. 医用酒精

E. 平衡液

【答案】D

【难度】易

70. 二期手术行扩张器取出，下列处理**不正确**的是

A. 先切除病变制造手术缺损创面，再行扩张器取出皮瓣转移

B. 先行扩张器取出，再依据扩张皮瓣大小切除病变

C. 最好保持扩张囊的完整性

D. 最好将包膜全部剥离干净，防止术后挛缩

E. 扩张皮瓣下放置引流

【答案】A

【解析】二期扩张器取出切除瘢痕时，需先将扩张器取出形成转移的扩张皮瓣，再根据皮瓣的大小决定瘢痕切除的范围。

【难度】难

71. 行扩张器取出+局部皮瓣转移术后第1天，下列处理最合理的是

A. 观察外层敷料干燥，故不需检查术区

B. 拔除引流

C. 嘱患者继续卧床，减少活动

D. 引流管通路给予手术区域冲洗

E. 打开敷料，检查术区血运

【答案】E

【难度】易

【病例分析题】

案例一　男性，25岁，从高处坠落造成腰椎骨折致截瘫1年，因长期卧床发生骶尾部及大腿压疮。患者消瘦，精神较差，双下肢肌力弱。压疮创面位于左髋及骶尾部，均深达肌层；左大腿股骨大转子处有大小为4cm×3cm的溃疡创面，肉芽组织水肿老化，分泌物不多；骶尾部溃疡创面呈椭圆形，大小为10cm×8cm，局部溃烂，基底为肉芽创面，分泌物较多，骶骨部分骨质外露，创周皮肤发暗变硬。

提问1：患者入院后需做的检查包括

A. 血常规

B. 血肌酐、尿素氮检查

C. 盆腔CT

D. 创面分泌物培养及药敏试验

E. 局部血管造影

F. 出、凝血时间

G. DSA

【答案】ABDF

【解析】除常规检查外，还需做分泌物培养及药敏试验，便于指导抗感染治疗。

【难度】中

提问2：首要的治疗方案有

A. 加强营养，纠正负氮平衡

B. 清创换药，局部理疗

C. 立即手术治疗

D. 下肢功能锻炼

E. 局部皮瓣转移修复

F. 抗感染

【答案】ABF

【解析】对该患者，应先改善全身情况，进行局部换药、抗感染等处理，待创面条件变好后再行手术治疗。

【难度】中

提问3:该患者采用臀大肌肌皮瓣转移修复骶尾部创面，下列说法正确的是

A. 臀大肌肌皮瓣组织量丰厚，血供好，抗感染力强

B. 臀大肌肌皮瓣的血供主要来源于臀下动脉浅支

C. 臀大肌受臀下神经支配

D. 臀上动脉的体表投影在髂后上棘与股骨大转子尖端的连线

E. 髂后上棘与股骨大转子尖端的连线中下1/3交界处为臀上动脉出梨状肌上孔处，可作为肌皮瓣旋转轴点

F. 肌皮瓣供区必须行游离植皮覆盖

【答案】ACD

【解析】臀大肌皮瓣主要血供来源于臀上动脉，臀大肌受臀下神经支配，臀上动脉的体表投影在髂后上棘与股骨大转子尖端的连线，髂后上棘与股骨大转子尖端连线的中上1/3交界处为臀上动脉出梨状肌上孔处。

【难度】中

提问4:臀大肌肌皮瓣转移术后的并发症包括

A. 伤口感染　B. 伤口裂开

C. 脂肪栓塞　D. 皮瓣部分坏死

E. 术后发热　F. 皮瓣全部坏死

G. 再次出现压疮

【答案】ABDEG

【难度】易

案例二　女性，8岁，出生后即发现右侧外耳畸形，无外耳道，为求改善外观，重建外耳入院。查体：右侧耳部组织明显小于左侧，仅存部分耳垂及耳轮，可扪及残留软骨，无耳郭，外耳道闭锁，未见外耳道口；听力较左耳明显减弱；右侧耳后区皮肤未见异常，双侧乳突区无明显压痛。

提问1:关于该患者的治疗方案，以下正确的是

A. 成年后再行手术再造耳郭

B. 宜早行外耳道及中耳成形术以改善听力

C. 耳郭支架只能选用自体肋软骨

D. 必须行耳后皮肤软组织扩张术

E. 可用带蒂颞筋膜瓣包裹支架一期完成耳再造

F. 先切除多余无用的残留外耳组织，将位置不正的耳垂复位

【答案】BEF

【解析】8岁患儿的耳郭大小已接近成人，可进行手术再造，耳支架可以采取Medpor假体及肋软骨等，耳后皮肤软组织扩张是一种较好的再造方法，但并非必须行此术。

【难度】中

提问2:患者采用耳后皮肤软组织扩张包裹自体肋软骨支架的方案进行手术，一期埋植扩张器时的注意事项包括

A. 埋植在颞筋膜下

B. 切除残余的软骨

C. 埋植层次在皮下毛囊深面

D. 分离范围等于扩张器面积

E. 放置扩张器前需检查扩张器是否注水通畅和有无渗漏

F. 术后引流管持续负压吸收

【答案】BCEF

【解析】残耳上部扭曲变形的软骨对耳再造无用，需切除。扩张器埋植在皮下，但不应损伤毛囊，分离范围要略大于扩张器面积。

【难度】中

提问3:关于注水扩张，下列说法正确的是

A. 注水扩张宜早不宜晚，可于术后5~7天开始注液

B. 采用亚速扩张(亚急性扩张):2~3天注水1次，3~4周完成扩张

C. 如果注射后表面皮肤变白，充血反应消失，等待5~10分钟后血流仍不恢复，则要回抽部分液体

D. 注射液体一般用生理盐水

E. 每次注射量为扩张囊容积的30%

F. 每次扩张前后注水进针部位需消毒

【答案】ACDF

【解析】注水扩张宜早不宜晚，可于术后5~7天开始注液。一般选择缓慢扩张，切口愈合后可在1.5、2个月达到扩张标准，而且要遵循渐进性与规律性扩张，平均间隔3~5天注水一次。开始时可以每次注水多些，但当皮肤有一定张力后不可操之过急，如果注水次数不规律而注入过多，均可在第2、3天后出现局部皮肤颜色改变，甚至表皮和部分真皮坏死。每次注水一定要有所保留，而且不能忽视，随着注水量的增大，重力作用也加大，局部皮肤的张力也不断加大。达到标准后，最好能

维持 4~5 个月，但至少需维持 2 个月，这样扩张后皮肤、皮下组织薄，挛缩小。如果注射后表面皮肤变白，充血反应消失，等待 5~10 分钟后血流仍不恢复，则要回抽部分液体，注射液体一般用生理盐水，每次扩张前后注水进针部位需消毒。

【难度】中

提问 4：耳郭支架可以采取的材料有

A. 自体肋骨
B. 对侧耳郭软骨
C. Medpor 假体
D. 鼻中隔软骨
E. 自体髂骨
F. 自体半月板软骨
G. 自体颅骨

【答案】AC

【解析】常用于耳郭支架的材料有自体肋软骨及 Medpor 假体；对侧耳郭软骨及鼻中隔软骨由于量很少，一般不予采用；自体半月板应用之后并发症较大，一般不采用；自体骨骼由于较硬，一般不用于耳再造。

【难度】难

案例三 男性，5 岁，高处坠落伤 5 天入院。查体：患儿神志清楚，哭闹，合作欠佳，痛苦面容，四肢凉，左肘部疼痛、肿胀、畸形明显，左髋关节周围及左大腿疼痛，不能行走，拒绝活动髋关节，左下腹压痛。

提问 1：急诊入院，可能的诊断是

A. 股骨骨折、骨盆骨折
B. 髋关节脱位
C. 颅内出血
D. 肱骨髁上骨折
E. 创伤性休克
F. 腹腔脏器损伤
G. 心脏损伤

【答案】ABCDEF

【解析】儿童表达能力差，从高处坠落，哭闹、不能行走，需考虑骨科相关问题，也需考虑可能存在颅内出血。余诊断题中均有体现。

【难度】易

提问 2：急诊入院后下列检查需要尽快完成的是

A. X 线片
B. 全身 MRI
C. 头颅 CT
D. 核素骨扫描
E. 血常规及电解质
F. 腹部超声

【答案】ACEF

【难度】易

提问 3：X 线片检查提示肘部骨折及股骨上端骨折，予手法复位、小夹板固定，左下肢皮牵引，同时予补液及对症处理，复位 15 小时后出现手指麻木，主动活动障碍，四肢发凉，桡动脉微弱，此时应考虑的诊断和治疗是

A. 骨折再移位，需要立即拆除小夹板再复位，改用石膏固定
B. Volkmann 缺血早期，立即拆除固定，适当抬高
C. 肘部血管神经损伤，立即手术探查，手术治疗
D. 必要时及时切开减压，避免肌肉神经坏死
E. 伤后自然反应，加强活动，观察 2 天再作处理
F. 冷盐水输入后体温降低，可局部理疗，保暖

【答案】BD

【解析】考虑发生了骨筋膜室综合征，应及时给予减压处理，包括及时拆除固定，必要时手术切开深筋膜减压。

【难度】口

提问 4：骨筋膜室综合征的表现包括

A. 局部疼痛
B. 局部压痛
C. 活动时疼痛
D. 感觉异常
E. 骨筋膜室内压力升高
F. 骨筋膜室压力降低
G. 休克表现

【答案】ABCDE

【解析】骨筋膜室综合征的表现为局部疼痛、局部压痛、活动时疼痛及感觉异常，测量骨筋膜室内压力升高，但主要是局部表现，一般无休克表现。

【难度】中

案例四 男性，38 岁，因车祸伤致骶髂部疼痛 2 小时来院急诊。平素体健。查体：体温 36.5℃，脉搏 110 次 /min，呼吸 22 次 /min，血压 85/60mmHg，神志清楚，表情淡漠，口唇苍白；头颅、胸、腹部检查无异常发现；直肠指检阴性，肛门括约肌收缩有力；右侧腹股沟和骶髂关节处压痛，骨盆挤压分离试验阳性；双下肢感觉、运动、血运均正常。

提问 1：急诊应重点进行的检查项目是
A. 血常规检查
B. 骨盆 X 线检查
C. 骨盆 MRI 检查
D. 导尿和尿常规检查
E. SEP 检查
F. DSA 检查

【答案】ABD

【解析】骨盆骨折应该尽快进行血常规检查，明确红细胞及血细胞比容有无下降，是否存在失血；行 X 线检查明确骨折的情况；导尿和尿常规检查可明确有无膀胱等泌尿系统器官损伤。

【难度】中

提问 2：目前应该考虑的诊断有
A. 骨盆骨折，Tile 分型 A 型
B. 骨盆骨折，Tile 分型 B 型
C. 骨盆骨折，Tile 分型 C 型
D. 失血性休克，重度
E. 失血性休克，中度
F. 失血性休克，轻度

【答案】CE

【难度】易

提问 3：目前应该采取的综合救治措施有
A. 紧急转入骨科普通病房救治
B. 继续在 ICU 进行休克复苏
C. 紧急手术打开后腹膜止血
D. 紧急动脉造影并进行髂内动脉栓塞
E. 紧急开腹探查
F. 紧急手术进行骨盆骨折切开复位内固定
G. 紧急进行骨盆外固定支架固定

【答案】BDG

【解析】目前考虑为急性出血性休克，应该积极抗休克治疗和止血处理，维持患者生命体征，必要的外固定可避免进一步损伤，并进行动脉造影及时止血。

【难度】中

提问 4：骨盆骨折的并发症主要包括
A. 膀胱损伤
B. 尿道损伤
C. 髂内外血管损伤
D. 脊髓损伤
E. 直肠损伤
F. 腹膜后血肿形成
G. 胸椎损伤

【答案】ABCEF

【解析】骨盆骨折时可以损伤邻近的内脏器官、神经、血管等，造成膀胱、尿道、直肠等损伤，并造成腹膜后血肿等，但是脊髓位于 $L_{2\text{-}3}$ 以上，骨盆骨折时不会损伤胸椎及脊髓。

【难度】中

案例五　女性，8 岁，因左下肢外伤后疼痛半月余，加重伴活动受限、发热 3 天入院。患儿跑步时撞伤左大腿，明显疼痛，活动受限，卧床休息后稍缓解。3 天前疼痛加重，伴发热，体温高达 40℃，在当地医院静脉滴注青霉素后无好转，行 X 线片检查未发现异常，为求进一步诊治转入上级医院。查体：体温 38.8℃，脉搏 110 次 /min，左大腿周径 35cm，右侧 32cm，双小腿周径 25cm，动脉搏动良好，感觉正常。

提问 1：入院后应立即进行的处理包括
A. 血培养
B. 查血常规、血沉、C 反应蛋白
C. 查肝、肾功能，血生化
D. 保护左下肢，渐行功能锻炼
E. 左下肢热敷、按摩
F. 物理降温

【答案】BCF

【难度】易

提问 2：此时进行的检查和治疗中，下列恰当的是
A. 联合应用大剂量广谱抗生素
B. 全身支持疗法
C. 等待细菌培养结果决定下一步治疗措施
D. 局部石膏托固定
E. 降温、补液及少量多次输血
F. 行 MRI 检查了解局部情况

【答案】ABDEF

【解析】等待细菌培养结果再治疗，会延误病情进展，余治疗均符合临床常规。

【难度】易

提问 3：如果考虑大腿脓肿形成，下列表现具有提示意义的是
A. 局部波动感
B. 局部红肿疼痛，有压痛
C. 穿刺抽出脓液
D. X 线有典型表现
E. 超声提示液性暗区

F. 局部可以无压痛表现
G. 血常规提示白细胞及中性粒细胞计数明显升高

【答案】ABCEG
【解析】大腿脓肿形成可以表现为红肿热痛,局部有压痛表现,浅表脓肿表现为波动感;血常规检查白细胞及中性粒细胞计数明显升高;超声检查提示液性暗区。X线主要用于骨骼的检查,对脓肿检查效果较差。
【难度】中

提问4:如行脓肿切开引流,下列选项正确的有
A. 切开时应该横行平行于血管神经
B. 切开时应纵行平行于血管神经
C. 切口尽量小
D. 切口尽量大
E. 应该充分清除脓液
F. 切开清创完毕直接缝合伤口
G. 切开清创完毕应充分引流

【答案】BDEG
【解析】脓肿切开时应纵行平行于血管神经,避免损伤,切口尽量大以便充分清除脓液,脓肿伤口不宜一期伤口闭合,应该延迟伤口闭合。
【难度】难

案例六 男性,23岁,烧伤导致左侧面部瘢痕及左侧眉缺失3年。3年前因烧伤导致左侧面部瘢痕及左眉缺失,为求改善外观要求手术治疗。查体:左侧颞部、颧部及颊部瘢痕,范围为8cm×6cm,灰白色,表面无破溃,无压痛,左侧眉毛缺失,局部残留瘢痕范围为5cm×3cm,灰白色,表面无破溃,无压痛。

提问1:患者为行眉缺损修复就诊,可选择的修复方法有
A. 滑行皮瓣法
B. 皮瓣蠕行推进法
C. 健侧眉局部皮瓣旋转移植法
D. 头皮全厚皮片游离植眉再造术
E. 颞浅动脉岛状头皮瓣眉再造术
F. 腹部取皮植皮术
G. 毛发移植术

【答案】ABCDEG
【解析】腹部取皮植皮术不适用于眉缺损修复,余均可。
【难度】易

提问2:如果采用头皮全厚皮片游离植眉再造术,术后有哪些情况考虑感染
A. 局部疼痛
B. 敷料有臭味
C. 敷料变成绿色
D. 植皮周围皮肤发红
E. 体温升高
F. ESR升高
G. 血常规白细胞及中性粒细胞明显升高

【答案】ABCDEFG
【难度】易

提问3:关于带蒂颞浅动脉岛状头皮瓣的说法正确的是
A. 一般无神经伴行
B. 术后常见的并发症为动脉供血不足
C. 术后常见的并发症为静脉淤血
D. 剥离颞浅动脉时应该彻底
E. 血管应该进入皮瓣的1/2以上,从而保证皮瓣远端的成活
F. 早期皮瓣可以有缺血表现,苍白、萎缩
G. 早期可有动脉压力过大、回流不足的表现,可见肿胀淤血

【答案】CEF
【解析】带蒂颞浅动脉岛状头皮瓣一般有耳颞神经伴行,可以制成感觉皮瓣,术后常见的并发症为动脉压力过大,相对静脉回流障碍,出现静脉淤血、肿胀的表现。血管应该进入皮瓣的1/2以上,从而保证皮瓣远端的成活,保证眉毛的成活。
【难度】中

提问4:关于毛发移植的应用正确的是
A. 可以应用于毛发移植眉毛再造
B. 适用于斑秃的矫正
C. 适用于全秃的矫正
D. 适用于胡须的再造
E. 适用于阴毛的再造
F. 适用于发迹后移的治疗
G. 适用于鬓角的再造

【答案】ABDEFG
【解析】没有健康供区的秃发者是不能进行毛发移植手术的;余选项均为毛发移植的适应证。
【难度】易

案例七 男性,7岁,出生后即发现左侧外耳畸形,无外耳道,为求改善外观,要求手术治疗。查体:见左侧耳部组织明显小于左侧,仅存部分

耳垂及耳轮，可扪及残留软骨，无耳郭，听力较右耳明显减弱，耳后区皮肤未见异常，双侧乳突区无明显压痛。拟行自体肋软骨假体耳再造，一期埋置扩张器。

提问 1：关于扩张器的埋置正确的是

A. 扩张器一般埋在皮下组织深面、深筋膜的浅面

B. 头部假体须埋置于帽状腱膜深面

C. 面颊部宜在皮下组织深面，皮下肌筋膜系统（SMAS）的浅面

D. 耳后应置于耳后筋膜浅面

E. 颈部可置于皮下或颈阔肌的深面

F. 可以埋在表皮和真皮之间

【答案】ABCDE

【解析】扩张器无法置于表皮和真皮之间。

【难度】易

提问 2：扩张器注水的方法有

A. 即时扩张　　B. 急性扩张

C. 亚急性扩张　　D. 常规扩张

E. 慢性扩张　　F. 长期扩张

G. 持续注水

【答案】ABCDE

【解析】扩张器注水的方法有即时扩张、急性扩张、亚急性扩张、常规扩张、慢性扩张。

【难度】易

提问 3：扩张器的消毒方法有

A. 放射消毒　　B. 煮沸消毒

C. 烧灼法　　D. 高压蒸汽

E. 环氧乙烷　　F. 酒精消毒

【答案】ABDE

【解析】扩张器原则上是一次性医用材料，消毒可选择高压蒸汽、煮沸环氧乙烷、放射（如 60Co）消毒。而不能采用浸泡和甲醛熏蒸及烧灼法，因为其只能消灭表面细菌，内部细菌无法消灭。

【难度】易

提问 4：扩张器的手术适应证包括

A. 颜面部较大的萎缩性瘢痕或增生性瘢痕

B. 较大的色素痣

C. 小耳畸形

D. 外伤性文身

E. 洞穿性缺损的修复

F. 考虑为恶性黑色素瘤的修复

G. 急性外伤缺损修复

【答案】ABCDE

【解析】扩张器的适应证包括：颜面部较大的萎缩性瘢痕或增生性瘢痕，较大的色素痣，小耳畸形，外伤性文身，洞穿性缺损的修复，上下睑、耳、鼻等器官的再造。扩张器一般不适用于恶性肿瘤缺损的修复，外伤性缺损容易造成感染，也不适用。

【难度】中

案例八　女性，23 岁，烧伤后前臂瘢痕 10 年。10 年前前臂因深Ⅱ度烧伤残留瘢痕。查体：左前臂瘢痕，大小为 10cm×6cm，内侧边缘部分隆起，范围为 8cm×2cm，暗红色，隆起皮面瘙痒，其余部分呈灰白色，平于皮面，无压痛，无出血破溃。

提问 1：瘢痕治疗的方法有

A. 激光治疗

B. 放疗

C. 化疗

D. 外用加压治疗

E. 外科手术治疗

F. 局部注射激素治疗

G. 硅酮类药物治疗

【答案】ABDEFG

【解析】瘢痕的治疗可采取压迫治疗，应用弹力套、弹力绷带等；注射治疗，瘢痕内注射激素；药物治疗，药物种类很多，一般分药膏状和贴剂，主要用硅酮胶类、康瑞保、瘢痕止痒软化乳膏等；手术治疗，包括切除植皮、皮瓣转移手术、扩张器等；激光放射治疗等。化疗一般不用来治疗瘢痕。

【难度】中

提问 2：为行瘢痕的激素治疗，下面说法正确的是

A. 激素治疗通常为瘢痕内注射

B. 激素治疗可以全身静脉注射治疗

C. 瘢痕内注射应尽量包含多的周围组织

D. 瘢痕内激素注射时尽量将激素注射到瘢痕内

E. 瘢痕内注射时张力通常较大

F. 瘢痕内注射一次就行

G. 瘢痕内注射瘢痕缩小后不可能复发

【答案】ADE

【解析】瘢痕的激素治疗通常为瘢痕内注射，不宜采用全身注射，尽量避免注射到周围组织，防止引起周围组织萎缩，一般瘢痕内注射张力较大，需要反复注射 3~4 次，每隔 1 个月 1 次，部分患者会有复发。

【难度】中

提问 3:为减少瘢痕形成,手术操作时应注意的事项是

A. 尽量减少皮肤的张力

B. 使皮缘内翻,减少瘢痕的形成

C. 尽量缝合坚韧的组织,如真皮、深筋膜等

D. 脂肪组织应尽量多的缝合,尽量拉拢减少死腔形成

E. 切开应锐利、垂直、轻柔,避免来回锯开

F. 尽量晚拆线,保证伤口长得牢靠

G. 止血应彻底,尽量减少周围组织损伤

【答案】ACEG

【解析】操作时应尽量减少创伤,减少瘢痕的形成,如切开应锐利、垂直、轻柔,避免来回锯开;缝合时尽量减少皮肤的张力;应该使皮缘尽量外翻,从而减少瘢痕形成;尽量缝合坚韧的组织,如真皮、深筋膜等,脂肪组织应尽量减少过多缝合,防止脂肪切割;在伤口愈合的情况下尽早拆线,减轻瘢痕形成。

【难度】难

提问 4:关于瘢痕放疗,下面说法正确的是

A. 一般为短期内放疗

B. 一般 3~5 次,共 5~7 天

C. 一般为 4 个疗程,需要持续 1 个月

D. 同常规肿瘤的放疗一样

E. 不会有任何副作用

F. 一般在术后即刻开始

G. 应在伤口完全愈合拆线后进行

【答案】ABF

【解析】瘢痕放疗为术后即刻开始的短程放疗,一般 3~5 次,在术后 1 周内完成,放疗剂量一般较常规肿瘤放疗剂量少。

【难度】中

案例九　女性,35 岁,烧伤导致左下睑外翻 3 年。3 年前因烧伤导致左下睑外翻、角膜暴露,平常需要涂红霉素眼膏,为求改善外观及功能要求手术治疗。查体:左下睑瘢痕挛缩明显,外翻畸形,闭眼时可见角膜外露。

提问 1:为改善下睑外翻可以采取的手术方法有

A. 中厚皮片移植术

B. V-Y 皮瓣成形术

C. 头皮中厚皮片移植术

D. 颞部岛状皮瓣转移术

E. 游离皮瓣转移术

F. 睑板肋软骨移植术

【答案】ABDE

【难度】易

提问 2:如果皮片游离移植,下列处理正确的是

A. 每隔 2~4 天换药一次

B. 术后 2~4 天需要拆开包堆查看皮片成活情况

C. 如果有局部异味、疼痛、体温升高,需要及时拆开包堆

D. 一般植皮需要术后 10 天左右打开包堆查看皮片成活情况

E. 皮片越厚,成活越好

F. 皮片越厚,功能越好

【答案】ACDF

【解析】植皮一般术后 2~4 天换药一次,但是不打开包堆,如果出现局部异味、疼痛、体温升高,考虑感染的可能,需要及时拆开包堆明确有无感染,一般情况下 10 天左右拆开包堆明确皮片成活情况,皮片越厚,成活越困难,但成活后功能越好,反之亦然。

【难度】中

提问 3:关于皮片移植的供区选择正确的是

A. 肌肉表面可以植皮

B. 脂肪表面可以植皮

C. 去除骨膜的骨骼表面可以植皮

D. 人工植入物,如假体表面可以植皮

E. 有软骨膜的软骨表面可以植皮

F. 神经肌腱表面,只要没有感染就可以植皮

G. 创面有明显感染时,只要进行清创就可以进行植皮

【答案】ABCE

【解析】神经、肌腱、软骨和骨的表面需要保证外膜的存在方可植皮,创面明显感染时需要细菌数量较低方可植皮,人工植入物表面不宜植皮。

【难度】中

提问 4:皮片的种类有

A. 刃厚皮片

B. 全厚皮片

C. 薄中厚皮片

D. 厚中厚皮片

E. 带有真皮下毛细血管网的皮片

F. 带有肌肉的皮片

G. 带有脂肪组织的皮片

【答案】ABCDE

【解析】皮片按照厚度可以分为:刃厚皮片、中厚皮片、全厚皮片以及含有真皮下毛细血管网的皮片,其中中厚皮片又可以分为薄中厚皮片、一般中厚皮片及厚中厚皮片。带有脂肪组织或肌肉的一般称为皮瓣。

【难度】中

案例十 女性,76岁,右侧面颊部皮肤肿物6个月,近1个月逐渐增大,反复出现破溃。既往吸烟史50年,高血压病史20年,服用药物控制欠佳,最高180/120mmHg。查体:右面颊部黑色皮肤肿物,为1.6cm×1.5cm,隆起皮面,边界欠佳,中央破溃,有黑褐色痂皮覆盖,面部皮肤较为松弛,颌面部淋巴结未触及增大。

提问1:术前需要做的辅助检查有

A. 血常规、凝血分析、感染四项、血生化
B. 胸片
C. 心电图
D. 肺部增强CT
E. 超声心动图
F. 腹部增强CT
G. 肺功能
H. 皮肤镜检查

【答案】ABCDEG

【解析】血常规、凝血分析、感染四项、血生化、胸片、心电图为术前常规检查;有吸烟史及高血压病史的患者需要评估心肺功能,即行超声心动图、肺部增强CT和肺功能检查;腹部增强CT主要用于腹部器官的检查,因此不考虑。目前在整形科关于术前采取皮肤镜检查,为非常规操作,因此不考虑。

【难度】中

提问2:如果活检提示基底细胞癌,关于手术切除的方法,下列描述正确的是

A. 可以距离肿瘤边缘0.5cm进行手术切除,术中冰冻明确切缘情况
B. 采用MOHS切除
C. 距离边缘0.1cm切除即可,有利于缩小创面,边缘关闭切口
D. 切除深度应位于真皮层,便于肿瘤的切除完全
E. 创面关闭首选植皮
F. 创面关闭首选皮瓣转移
G. 根据术中情况采用不同的方法进行创面关闭

【答案】ABG

【解析】基底细胞癌主要考虑手术治疗,一般距离肿瘤边缘0.5cm,术中冷冻明确切缘情况,或者采用莫氏手术(MOHS手术),切除深度应至少位于脂肪层。根据术中情况采用不同的方法进行创面关闭,可以考虑直接拉拢缝合、植皮或皮瓣覆盖。

【难度】难

提问3:如术中冷冻病理切片检查发现病损组织未切净,下面处理方式**错误**的是

A. 继续切除直至切净后再修复
B. 不必继续切除,但须在创面以蒸馏水冲洗及应用氟尿嘧啶后再修复
C. 创缘拉拢缝合,术后1~2年无复发后再行切除
D. 不继续切除,术后放疗
E. 不继续切除,术后化疗
F. 术中即刻进行创面放疗
G. 直接再次扩大切除后直接修复即可

【答案】BCDEFG

【解析】正确的处理是继续切除直至切净后再修复。

【难度】中

提问4:如术中冷冻病理切片检查发现病损组织已经切净,下面处理方式**错误**的是

A. 需要进一步扩大切除
B. 不必继续切除,但须在创面以蒸馏水冲洗及应用氟尿嘧啶后再修复
C. 创缘拉拢缝合,术后定期随访
D. 术后需要辅助放疗
E. 术后辅助化疗
F. 术后不必随访,因为已经切除干净
G. 术后不必进行生物治疗

【答案】ABDEF

【解析】基底细胞癌最重要的治疗是手术切除,一般情况下术后不用采取放化疗及生物治疗,注意定期随访即可。

【难度】中

案例十一 女性,25岁,BMI 29.5kg/m^2,腹部、大腿及臀部脂肪堆积10年来诊。查体:肥胖,腹部、大腿、腰部及臀部脂肪堆积明显。

提问1:该患者为行脂肪抽吸就诊,下列关于脂肪抽吸的说法正确的是

A. 面部的脂肪位于皮下层(SMAS筋膜的浅层),面部抽吸必须位于此层,才可避免术中损伤面神经

B. 脂肪抽吸的禁区包括骶三角、腹股沟区及腘窝区
C. 配制常用的肿胀麻醉液生理盐水 1 000ml+2% 利多卡因 20~25ml+1% 肾上腺素 1ml+5% 碳酸氢钠 10~20ml
D. 利多卡因总量不超过 35mg/kg
E. 建议吸脂面积不超过体表面积的 4%
F. 吸脂最重要的是减轻体重，对于体型的重塑相对来说效果要小一些

【答案】ABCDE
【解析】吸脂最重要的是改变体型，减重次之。
【难度】中

提问 2：为行脂肪抽吸、面部填充术，下面说法正确的是
A. 填充时填充越多越好，因为脂肪会吸收
B. 填充时最好将脂肪填充在一处，避免脂肪移位
C. 填充时最后需回抽，以防脂肪误入血管
D. 鼻背、下颏禁忌脂肪填充
E. 填充时尽量避免注射力量过大
F. 填充时脂肪颗粒尽量分散均匀
G. 吸力越大获得的脂肪成活越好

【答案】CEF
【解析】脂肪移植应多隧道、多层次、多点，尽量使脂肪分布均匀。脂肪移植比正常要求水平多出 10% 左右即可，面部鼻背、下颏、颞部、颊部均可进行脂肪填充。抽脂时吸力越大，脂肪细胞破坏越严重，不利于脂肪成活。
【难度】中

提问 3：颞部游离脂肪移植的并发症包括
A. 局部吸收、多次移植
B. 局部凹凸不平
C. 双侧不对称
D. 失明、视力视野受损
E. 局部结节形成
F. 下肢深静脉血栓形成
G. 面神经颊支受损、张口困难

【答案】ABCDE
【解析】脂肪移植可能的并发症包括：局部感染、脂肪吸收、局部血肿、吸收过多、需要多次移植，也可因局部填充过多形成结节，血管栓塞可以造成失明、视力视野受损、脑栓塞等。下肢深静脉血栓形成多见于长期卧床、骨盆下肢手术患者，颞部脂肪填充基本上不能发生。颞部填充一般可能损伤额支或颞支，很难损伤颊支，因为解剖位置并不位于此处。
【难度】难

提问 4：面部脂肪移植可以应用的部位有
A. 额部 B. 颞部
C. 颊部 D. 鼻背
E. 下颌 F. 颏部
G. 上下睑

【答案】ABCDEFG
【解析】面部脂肪移植可以应用面部所有的部位。
【难度】中

案例十二　女性，50 岁，右侧乳腺癌行改良根治术后 10 年。查体：右侧乳头乳晕缺失，右侧胸壁横形瘢痕，长约 20cm，腋窝无明显凹陷，上肢无明显水肿。

提问 1：拟行横行腹直肌肌皮瓣乳房再造，为了评价腹直肌及皮瓣的血供情况，术前需要关注的血管有
A. 腹壁上动脉 B. 腹壁下动脉
C. 腹壁浅动脉 D. 肋间动脉
E. 旋髂浅动脉 F. 旋髂深动脉
G. 股前外侧动脉

【答案】AB
【解析】横行腹直肌肌皮瓣（TRAM 皮瓣）的血供来自腹壁上动脉及腹壁下动脉的吻合支。腹壁上动脉来自胸廓内动脉的延续，腹壁下动脉来自髂外动脉，腹壁上、下动脉有两条伴行的静脉，动脉及静脉的外径均在 2mm 以上，在腹直肌下两血管形成不同的吻合形式。
【难度】易

提问 2：目前乳房再造的方法有
A. 横行腹直肌皮瓣
B. 背阔肌肌皮瓣
C. 单纯的假体植入
D. 臀深动脉穿支皮瓣
E. 小腿肌皮瓣
F. 腰动脉穿支皮瓣
G. 腹壁下动脉穿支皮瓣

【答案】ABCDFG
【解析】小腿支瓣组织含有量较少，很难进行乳房再造，因此，目前尚无文献报道，其他皮瓣均可以进行乳房再造。
【难度】中

提问 3：如果采用腹壁下动脉穿支皮瓣乳房再造，定位穿支的方法有

A. X线片　　B. 手持多普勒检查
C. 彩超　　D. MDCTA
E. 核素扫描　　F. DSA
G. 心电图

【答案】BCDF

【解析】手持多普勒检查、彩超、多层螺旋CT血管成像(MDCTA)及数字减影血管造影(DSA)均为探测动脉穿支的方法。

【难度】中

提问4:如果采用腹壁下动脉穿支皮瓣乳房再造,考虑出现静脉危象的情况有

A. 皮瓣苍白色
B. 皮瓣为粉红色
C. 皮瓣为暗红色,有淤血表现
D. 皮瓣边缘渗血较多
E. 皮瓣边缘无明显渗血
F. 皮瓣无明显肿胀
G. 皮瓣肿胀明显

【答案】CDG

【解析】考查动脉危象和静脉危象的鉴别。动脉危象皮瓣呈苍白色,缺血表现,边缘渗血较少,皮瓣无明显肿胀;静脉危象皮瓣呈暗红色或淤血严重,充血表现,边缘渗血明显,皮瓣肿胀明显。

【难度】难

(穆蘭　李广学　杨锴)

第三部分　模拟试卷

模拟试卷

本套模拟试卷共 155 道题，共 200 分。其中，150 道单选题，每道 1 分；5 道案例分析题，每道 10 分。

一、选择题（每题 1 分，共 150 分，每一道题下面有 A、B、C、D、E 五个备选答案，请从中选择一个最佳答案）

【A1 型题】（单句型最佳选择题，每题 1 分，共 47 分）

1. 手术区皮肤消毒范围，距离手术切口周围至少
   A. 10cm 的区域　　B. 15cm 的区域　　C. 20cm 的区域
   D. 25cm 的区域　　E. 30cm 的区域
2. 下列哪种伤口属于清洁伤口
   A. 腹股沟疝修补术切口　　B. 胸部被砍伤后 12 小时的伤口
   C. 头面部撞伤 8 小时的伤口　　D. 胃大部切除术的切口
   E. 胆囊切开取结石的腹腔镜伤口
3. 低钾血症经补充钾治疗后，症状仍无改善者，应考虑有
   A. 低钠血症　　B. 低钙血症　　C. 低镁血症
   D. 低磷血症　　E. 低氯血症
4. 在代谢性酸中毒的临床表现中，下列叙述**错误**的是
   A. 呼吸深而快　　B. 呼出气中带有酮味
   C. 面部潮红　　D. 低钙击面征（Chvostek）征阳性
   E. 脉搏加快
5. 献血后，全部血制品被保存起来，全血保存液设计的根据是
   A. 红细胞存活率
   B. 红细胞、白细胞、血小板存活率
   C. 血细胞（红细胞、白细胞、血小板）及凝血因子存活率
   D. 红细胞、血小板存活率
   E. 淋巴细胞存活率
6. 下例**不属于**全身炎性反应综合征（SIRS）临床表现的是
   A. 体温 >38℃或者 <36℃　　B. 心率 >90 次 /min
   C. 收缩压 <90mmHg，脉压 <20mmHg　　D. 呼吸急促，>20 次 /min 或者过度换气
   E. 白细胞计数 $>12 \times 10^9/L$ 或者 $<4 \times 10^9/L$

7. 通常不选择行左侧颈内静脉置管最主要的原因为
A. 左侧颈内静脉离上腔静脉距离较远
B. 左侧颈内静脉解剖变异度大
C. 左侧颈内静脉出血风险高
D. 左侧颈内静脉距离胸导管近，发生乳糜胸的风险高
E. 左侧静脉入路导管与上腔静脉形成夹角，放置时间长，容易穿透上腔静脉
8. 破伤风的典型症状是在肌紧张性收缩的基础上，阵发性强烈痉挛，其最先受影响的肌群是
A. 面部表情肌　B. 四肢肌　C. 咬肌
D. 膈肌　E. 颈部肌肉
9. 急性会厌炎，喉头水肿，呼吸极度窘迫，其紧急处理的措施是
A. 经口气管插管　B. 口咽通气管
C. 纤维支气管镜引导鼻插管　D. 气管切开
E. 环甲膜穿刺
10. 下列化疗药物属于细胞毒类的药物是
A. 环磷酰胺　B. 氟尿嘧啶　C. 多柔比星
D. 赫赛汀　E. 紫杉醇
11. 关于桥本甲状腺炎说法正确的是
A. 是一种慢性感染性疾病　B. 男性多见
C. 腺体组织被大量中性粒细胞浸润　D. 超声可见腺体弥漫性回声不均
E. 后期常伴甲状腺功能亢进
12. 乳腺癌预后的最主要影响因素为
A. 肿瘤大小　B. 病人年龄　C. 有无淋巴结转移
D. 肿瘤细胞激素受体　E. 肿瘤细胞生物学特性
13. 可准确地显示腹主动脉瘤瘤腔大小的检查是
A. CTA 或 MRA　B. X 线腹部平片　C. 腹部 CT 平扫
D. DSA　E. KUB
14. 在腹部闭合性损伤并发内出血的诊断中最有价值的是
A. 受伤机制及部位
B. 血红蛋白降低
C. 腹部压痛及肌紧张
D. 腹腔穿刺抽出不凝血
E. 移动性浊音阳性
15. 当肝脏停止分泌胆汁，发生梗阻性黄疸时，说明胆道内压超过多了
A. $15cmH_2O$　B. $20cmH_2O$　C. $25cmH_2O$
D. $30cmH_2O$　E. $35cmH_2O$
16. 对早期胃癌诊断最有价值的方法是
A. X 线钡餐胃肠造影　B. 电子胃镜检查　C. 脱落细胞检查
D. 超声检查　E. 血 CEA 检测
17. 在鉴别单纯性肠梗阻与绞窄性肠梗阻时，最有意义的化验检查项目是
A. 血气分析　B. 血红蛋白测定
C. 血白细胞计数　D. 尿常规检查
E. 呕吐物或粪便隐血试验

18. 病人仰卧位,使右髋和右大腿屈曲,然后被动向内旋转,引起右下腹疼痛者为阳性,提示阑尾位置为
A. 靠近闭孔内肌
B. 位于腰大肌前方或盲肠后位或腹膜后位
C. 为盆位阑尾
D. 为回肠前位
E. 盲肠后位

19. 老年人急性阑尾炎最主要的治疗原则
A. 择期行阑尾切除术
B. 一旦确诊应及时行阑尾切除术
C. 应用抗生素等进行非手术治疗
D. 限期行阑尾切除术
E. 应用抗生素 1 周后行阑尾切除术

20. 下列疾病**不适合**肛门镜检查的是
A. 肛瘘
B. 混合痔
C. 直肠炎
D. 直肠息肉
E. 肛裂

21. 细菌性肝脓肿最常见的原因是
A. 膈下脓肿蔓延
B. 开放性肝脏损伤
C. 化脓性门静脉炎
D. 脓毒血症
E. 胆管结石并感染

22. 原发性肝癌≤2.0cm 时,下列检查方法获得定位诊断最可靠的是
A. 肝区 B 超
B. 选择性腹腔动脉造影
C. 肝脏 CT 平扫
D. 肝穿刺活检
E. 放射线核素肝扫描

23. 门脉高压食管 - 胃底曲张静脉破裂大出血时,紧急情况下的临时止血方法是
A. 急诊 TIPS
B. 急诊外科手术
C. 用三腔二囊管压迫
D. 内镜下曲张血管套扎
E. 内镜下局部注射硬化剂

24. 抑制胆汁分泌的激素是
A. 促胰液素
B. 胃泌素
C. 生长抑素
D. 胰高糖素
E. 血管活性肠肽

25. 关于胆囊结石伴胆囊炎的临床表现描述正确的是
A. 胆绞痛常位于上腹部或左上腹部
B. 常与进食无关
C. 疼痛可向右肩背部放射
D. 胆绞痛呈现阵发性,不伴有恶心、呕吐
E. 胆囊结石病人都有临床症状

26. 患者服用阿司匹林药物后出现黑便,最先考虑的是
A. 急性糜烂出血性胃炎
B. 食管静脉曲张破裂出血
C. 胃癌出血
D. 胃食管反流所致出血
E. 消化性溃疡出血

27. 骨折复位时,肌肉张力解除的最好方法是
A. 牵引与对抗牵引
B. 将肢体放在中立位
C. 麻醉
D. 操作时动作快速轻柔
E. 先给予一段时间的牵引治疗

28. 股骨颈骨折后导致股骨头坏死的主要原因是
A. 小凹动脉损伤
B. 股骨干滋养动脉分支损伤
C. 旋股内侧动脉损伤
D. 旋股外侧动脉损伤
E. 股动脉

29. 腰椎间盘突出症,出现鞍区麻木及大小便功能障碍,受压迫的是
A. 脊髓腰膨大部
B. 脊髓圆锥
C. 马尾神经
D. S_1 神经根
E. S_2 神经根

30. 骨盆骨折最常见的并发症是
A. 腹膜后血肿　B. 直肠损伤　C. 尿道损伤
D. 神经损伤　E. 其他腹腔脏器损伤
31. 关于神经根损伤定位:跟腱反射消失,神经损害定位于
A. L_3~L_4　B. S_1　C. C_5,C_6　D. C_7　E. T_1
32. 颈椎病最常见的类型是
A. 神经根型　B. 脊髓型　C. 交感型
D. 食管型　E. 椎动脉型
33. 由于肌肉牵拉可使髌骨发生骨折,这块肌肉是
A. 腓肠肌　B. 腘绳肌　C. 缝匠肌
D. 胫前肌　E. 股四头肌
34. 在影响骨折愈合的因素中,**不包括**
A. 粉碎骨折　B. 未应用抗生素　C. 固定不确切
D. 年老　E. 骨折局部感染
35. 严重的闭合性胸部损伤导致连枷胸,其主要病理生理紊乱为
A. 二氧化碳潴留、缺氧　B. 呼吸循环衰竭
C. 吸气时软化区鼓起,呼气时内陷　D. 呼气时软化区鼓起,吸气时内陷
E. 胸膜腔内压力增高
36. 目前诊断支气管扩张最常用的检查是
A. 胸部平片　B. 支气管断层扫描　C. 支气管碘油造影
D. 胸部高分辨 CT　E. 支气管镜检查
37. 肺癌患者出现血清碱性磷酸酶升高及血钙升高,提示可能出现
A. 前列腺转移　B. 骨转移　C. 肺内转移
D. 肾上腺转移　E. 脑转移
38. 食管癌患者有持续性胸背痛多表示
A. 癌肿部有炎症　B. 有远处转移癌　C. 已侵犯食管外组织
D. 癌肿较长　E. 食管气管瘘
39. 先天性心脏病分类正确的是
A. 房间隔缺损、室间隔缺损、肺动脉瓣狭窄属于潜在青紫型
B. 法洛四联症、大血管转位属于潜在青紫型
C. 动脉导管未闭、肺动脉瓣狭窄、主动脉缩窄属于无分流型
D. 动脉导管未闭、室间隔缺损、房间隔缺损属于潜在青紫型
E. 法洛四联症、肺动脉瓣狭窄、室间隔缺损属于青紫型
40. 鉴别肾癌和肾盂癌的首选检查工具是
A. 静脉肾盂造影　B. 利尿肾动态显像
C. 尿脱落细胞学检查　D. 膀胱镜 + 逆行肾盂造影检查
E. 泌尿增强 CT 检查
41. 关于膀胱肿瘤所致的血尿,下列正确的是
A. 大多数伴有尿痛　B. 通常为持续性
C. 一般为全程肉眼血尿　D. 血尿程度与肿瘤大小一致
E. 血尿程度与肿瘤恶性程度一致
42. 协助前列腺癌诊断的常用肿瘤标记物是

A. AFP B. CEA C. PSA D. ALP E. CA125

43. 有利于泌尿系感染性结石形成的细菌是
A. 大肠埃希菌 B. 变形杆菌 C. 产气杆菌
D. 铜绿假单胞菌 E. 金黄色葡萄球菌

44. 良性前列腺增生失代偿期的主要表现是
A. 排尿费力 B. 肾功能不全 C. 血尿
D. 慢性尿潴留 E. 夜尿增多

45. 新鲜创面受区毛细血管出血的最佳止血方法是
A. 结扎
B. 热敷，有时可加用 1∶20 万 ~1∶50 万的肾上腺素纱布压迫止血
C. 电凝
D. 钳夹 1 分钟后松开
E. 按压 5 分钟

46. 属于乙类传染病，但采取甲类传染病预防和控制措施的疾病是
A. 新生儿破伤风 B. 梅毒 C. 百日咳
D. 传染性非典型性肺炎 E. 白喉

47. 发生医疗事故争议情况，封存和启封病历等资料时应
A. 有医患双方在场 B. 有第三方公证人在场
C. 有医疗事故鉴定委员会专家在场 D. 有卫生行政部门有关人员在场
E. 经请卫生行政部门批准后

【A2 型题】（简单病例最佳选择题，每题 1 分，共 45 分）

48. 女性，40 岁，准备做甲状腺腺瘤切除术，该患者手术消毒区域（范围）正确的是
A. 上至下颌、下口唇线，两侧至斜方肌前缘，下至两乳头连线
B. 上至下颌角平面，两侧至斜方肌前缘，下至两乳头连线
C. 上自耳下平面及颏部，两侧至胸锁乳突肌外缘，下至两乳头连线
D. 上自耳下平面及颏部，两侧至斜方肌前缘，下至胸骨角平面
E. 上至下颌、下口唇线，两侧至斜方肌前缘，下至胸骨剑突平面

49. 男性，28 岁，背部深Ⅱ～Ⅲ度烧伤，准备实施切痂植皮，下列关于术中大腿供皮区消毒剂的选择，正确的是
A. 2% 碘酊及 70% 乙醇 B. 2% 碘酊 C. 70% 乙醇
D. 0.75% 吡咯烷酮碘 E. 0.2% 安尔碘

50. 男性，23 岁，在工地劳动，左上臂砸伤 7 小时来院，下列关于该患者的清创处理，**错误**的是
A. 因患者左上臂为开放伤口，已 7 小时，不宜清创缝合
B. 如有休克迹象不宜选择全麻
C. 一般采用臂丛或硬膜外麻醉
D. 同时应用抗生素
E. 同时应用破伤风抗毒素

51. 女性，60 岁，结肠破裂修补、末端回肠造瘘术后第 5 天。患者血钠 136mmol/L，血钾 6.8mmol/L，血 pH 7.3，近 24 小时尿量 520ml，水电解质紊乱诊断属
A. 低钾合并等渗性缺水 B. 低渗性缺水 C. 高渗性缺水
D. 低钾血症 E. 高钾血症

52. 男性，25 岁，创伤后休克 30 小时，经抢救后血压恢复正常，但一直未排尿，导尿引流出尿液 100ml，为确定是否急性肾衰竭，应做何检查
A. 中心静脉压测定　B. 尿钠测定　C. 血细胞比容
D. PSP 试验　E. 血常规
53. 男性，50 岁，上肢被开水烫伤，皮肤见多数较大的水疱，其烧伤累及皮肤的深度为
A. 表皮　B. 真皮浅层　C. 真皮深层
D. 皮肤全层　E. 皮肤及皮下组织
54. 男性，28 岁，右足外伤后伤口感染，伤口近端小腿内侧皮肤出现一条“红线”，有触痛，并不断向近心端延伸，可能出现的诊断是
A. 网状淋巴管炎　B. 浅部静脉炎　C. 深部淋巴管炎
D. 浅表淋巴管炎　E. 动脉炎
55. 男性，42 岁，因胃 - 十二指肠溃疡出血行胃大部切除术，术后早期最适当的营养液输注途径是
A. 鼻胃管　B. 胃造瘘　C. 鼻肠管或空肠造瘘管
D. 中心静脉营养　E. 周围静脉营养支持
56. 男性，57 岁，因胃癌行腹腔镜胃癌根治术。术后出现顽固性呃逆，首先考虑
A. 手术造成膈神经损伤　B. 膈下感染
C. 手术损伤迷走神经　D. 腹膜后血肿刺激腹腔神经丛
E. 气管插管所致
57. 女性，25 岁，产后 4 个月，右侧乳房胀痛伴发热 1 天，诊断急性乳腺炎，最合理的用药选择是
A. 红霉素　B. 磺胺类药物　C. 头孢呋辛
D. 甲硝唑　E. 喹诺酮类
58. 女性，61 岁，因甲状腺癌，行甲状腺全切除术 + 颈中央区淋巴结清扫术，术后第二天感觉双手及口周皮肤麻木感，并有抽搐发作。最合理的处理方式是
A. 心电监护、吸氧　B. 嘱患者卧床休息
C. 静推葡萄糖酸钙 + 口服钙剂和维生素 D　D. 口服钙剂和维生素 D
E. 手术探查伤口
59. 女性，36 岁，右侧血性乳头溢液，右侧乳晕区 1 点钟近乳头处压迫时可见乳头溢出暗红色血性液体，最可能的诊断是
A. 乳腺导管内增生　B. 乳腺导管内乳头状瘤　C. 乳腺囊性增生症
D. Paget 病　E. 乳腺癌
60. 男性，65 岁，反复出现行走过程中左小腿疼痛 2 年，近期每行走约 150 米就开始出现疼痛。高血压病史 20 年。查体：左小腿皮肤干燥、变薄，肌肉萎缩，左足皮温低，足背动脉搏动消失。该患者诊断为
A. 左下肢血栓闭塞性脉管炎　B. 左下肢深静脉血栓形成
C. Raynaud 综合征　D. 左下肢动脉硬化性闭塞症
E. 左下肢动脉栓塞
61. 男性，72 岁，左半结肠癌术后 2 周诊断深静脉血栓形成，一直口服华法林，近期未复查凝血功能，突发胸闷、剧烈咳嗽、呼吸困难，首先应考虑
A. 急性心肌梗死　B. 主动脉夹层瘤　C. 肺动脉栓塞
D. 肺不张继发肺炎　E. 上呼吸道感染
62. 女性，59 岁，腹痛、腹胀两天，伴恶心呕吐及肛门停止排气排便。查体：左侧卵圆窝突起半球形包块，直径约 4cm，不可推动，腹部立位片：肠管扩张，有数个气液平，首先考虑的诊断是

A. 嵌顿性直疝　B. 粘连性肠梗阻　C. 肠套叠
D. 嵌顿性股疝　E. 肠扭转

63. 男性,29岁,左上腹外伤后腹痛伴恶心1个小时。查体:面色苍白,体温37.5℃,脉搏120次/min,呼吸20次/min,血压80/60mmHg,左上腹压痛明显伴有肌紧张,移动性浊音(+),化验Hg87g/L,首先考虑的诊断是
A. 胃破裂　B. 脾破裂　C. 肠穿孔
D. 胰腺损伤　E. 肾损伤

64. 男性,72岁,饮酒后上腹剧痛,并向腰部放射8个小时,频繁呕吐。查体:T 37℃,P 112次/min,R 24次/min,BP 80/40mmHg,腹部稍隆,全腹压痛,左上腹部为主,移动性浊音(+),肠鸣音消失。血化验:血糖19.7mmol/L,血钙1.4mmol/L,血WBC为23×10^9/L。诊断最可能为
A. 急性胃炎　B. 急性胆囊炎　C. 上消化道穿孔
D. 急性坏死性胰腺炎　E. 急性水肿性胰腺炎

65. 男性,28岁,无明显诱因突发呕血6个小时,血为暗红色,量约400ml。既往无肝炎病史。查体:生命体征平稳,上腹部轻压痛,血红蛋白100g/L,最有助于明确诊断的急诊检查方法为
A. 上消化道造影　B. 血管造影　C. 腹部B超
D. 电子胃镜　E. 腹部CT

66. 男性,32岁,行毕Ⅱ式胃大部切除术(远端空肠对胃小弯)后2周。术后已经进半流食,食后15~20分钟上腹胀痛,恶心后喷射性呕吐胆汁,不含食物,吐后症状立即消失,最可能的诊断
A. 急性输入袢梗阻　B. 输入袢综合征　C. 胃瘫
D. 输出袢梗阻　E. 吻合口机械性梗阻

67. 男性,30岁,腹部外伤致空肠穿孔行修补术后6天,患者出现:呈弛张性高热,下腹坠胀、大便次数增多,伴尿频。查体:下腹触软,深压痛,未及包块。考虑该患者最可能的临床诊断是
A. 急性细菌性痢疾　B. 盆腔脓肿　C. 肠间隙脓肿
D. 急性膀胱炎　E. 急性阑尾炎

68. 女性,24岁,妊娠5月,转移性右下腹痛5个小时入院,伴恶心和轻度呕吐,呕吐物为胃内容物。查体:体温37.2℃,右中下腹压痛,无肌紧张和反跳痛。血WBC 1.2×10^9/L,N 87.8%。目前最合理的治疗措施是
A. 早期行阑尾切除术　B. 围术期不加黄体酮　C. 输液保守治疗
D. 需放置引流　E. 不应用广谱抗生素

69. 男性,22岁,因肛管直肠周围脓肿切开引流术,术后最有可能出现
A. 痔　B. 肛瘘　C. 大便失禁　D. 脱肛　E. 肛裂

70. 男性,31岁,低热、乏力伴腹胀3个月,查体腹部膨隆,腹部柔韧感,有压痛及反跳痛,移动性浊音阳性。腹腔积液为渗出液,为明确诊断,最有价值的检查是
A. 腹部B超检查　B. 血沉
C. 腹腔镜检查　D. 腹腔积液抗酸染色加细菌培养
E. 胃肠道钡剂检查

71. 男性,55岁,寒战、高热,伴右上腹胀痛1周。既往无胆囊结石或绞痛病史。查体:T 39℃,P 100次/min。BP 129/80mmHg。巩膜无黄染,右季肋部隆起,肝大、触痛,肝区叩击痛(+)。血WBC 20×10^9/L,核左移,AFP阴性。B超提示肝右前叶不均质回声,范围4.2cm×5.8cm,内见液区分布,首先应该考虑的诊断是
A. 急性化脓性胆囊炎　B. 阿米巴性肝脓肿　C. 原发性肝癌
D. 急性细菌性肝脓肿　E. 膈下脓肿

72. 男性,47岁,突发右上腹痛,无发热半天住院。慢性乙型病毒性肝炎病史16年。查体:血压95/65mmHg,脉搏100次/min,右上腹肋下可触及包块,质硬,有触痛。全腹压痛,右上腹局限性肌紧张,移动性浊音阳性。急查血红蛋白9.7g/L。最可能的诊断是
A. 门静脉血栓形成　B. 自发性腹膜炎　C. 肝癌破裂出血
D. 肝硬化腹腔积液形成　E. 肝包膜下出血

73. 男性,48岁,突然呕血,黑便,伴头晕,出冷汗1小时,来我院急诊。有乙型肝炎病史11年,4年前发现肝硬化,脾肿大。血压75/50mmHg,脉搏110次/min,经复苏后循环稳定,未再出血,此时治疗应首选
A. 急诊胃镜检查和止血　B. 急诊上消化道钡餐检查
C. 三腔两囊管压迫　D. 急诊分流术
E. 急诊断流术

74. 男性,16岁,左肱骨髁上骨折,行手法复位术后6小时。现患者前臂高张力肿胀,手指主动活动障碍,被动活动剧烈疼痛,桡动脉搏动触不清,感觉减退。进一步诊治措施为
A. 继续观察病情发展,若出现“5P”征时急诊手术减压
B. 应用脱水剂、扩张血管药物
C. 急诊手术减压
D. 行血管超声检查
E. 无须处置,向患者解释此症状为正常术后表现

75. 男性,30岁,手工操作者,工作中被电锯切断示指1小时。在急救过程中,保存断指最好的方法是
A. 浸泡于生理盐水中　B. 浸泡于抗生素溶液中
C. 浸泡于苯扎溴铵溶液中　D. 包装于口袋内干燥冷藏
E. 置于冰块内

76. 男性,30岁,掰手腕导致肱骨干骨折,查体出现垂腕垂指畸形,受损的神经是
A. 腋神经　B. 桡神经　C. 尺神经
D. 正中神经　E. 臂丛神经

77. 男性,15岁,高热,右膝关节肿痛6天。膝关节穿刺抽出脓液。最宜采用的治疗措施是
A. 大量使用抗生素
B. 使用抗生素加患肢固定
C. 全身使用抗生素,关节穿刺、冲洗,注入抗生素加外固定
D. 抗生素加切开引流
E. 抗生素加功能锻炼

78. 男性,56岁,颈肩痛1个月,并向右手放射,右手拇指痛觉减弱,肱二头肌肌力弱。初步诊断为
A. 颈椎病　B. 肩周炎　C. 肩袖综合征
D. 臂丛神经炎　E. 颈部劳损

79. 男性,33岁,因车祸后双下肢麻木、无力1小时就诊。查体发现其剑突水平以下针刺觉减退,由此推断其脊髓损伤节段应在
A. T_4 节段以上　B. T_6 节段以上　C. T_8 节段以上
D. T_{10} 节段以上　E. T_{12} 节段以上

80. 男性,40岁,腰扭伤,经治疗腰痛缓解,但仍有左下肢麻痛并放射1月,查体:腰背肌痉挛,沿坐骨神经走行有压痛,直腿抬高试验阳性,为明确诊断,应选择的检查方法是
A. X线　B. CT　C. 骨扫描　D. ECT　E. 肌电图

81. 男性，26岁，邮递员，右侧股骨下端疼痛3天就诊。X线片见右股骨下端呈膨胀性，偏心性肥皂泡样改变，初步诊断是
A. 骨瘤 B. 骨囊肿 C. 慢性骨髓炎
D. 骨软骨瘤 E. 骨巨细胞瘤
82. 男性，45岁，右侧胸部闭合性损伤1天，胸壁皮肤无淤血。胸部X线片示右侧第5肋骨单处骨折，双肺无明显异常，双侧胸腔无积气积液。该患者首选的治疗是
A. 胸腔闭式引流 B. 胸壁包扎固定 C. 胸壁切开，肋骨切除
D. 胸壁切开，肋骨内固定 E. 开胸探查
83. 男性，19岁，误服火碱（NaOH）1小时来院，最适当的治疗是
A. 立即服用酸性液体中和 B. 立即洗胃
C. 立即口服植物油或蛋白水 D. 服用植物油或蛋白水后即行胃镜检查
E. 急诊开胸手术治疗
84. 男性，55岁，进行性进食困难2个月，既往体健。食管X线钡餐透视检查示：食管中段黏膜紊乱、中断、管壁僵硬。CT检查：食管中段管腔狭窄。最可能的诊断是
A. 食管平滑肌瘤 B. 食管癌 C. 食管憩室
D. 贲门失弛缓症 E. 反流性食管炎
85. 男性，42岁，主因"胸闷伴左侧抬眼乏力2个月"来医院就诊。查体：左侧睑肌无力。可能的诊断是
A. 胸腺瘤 B. 神经源性肿瘤 C. 支气管囊肿
D. 食管囊肿 E. 胸骨后甲状腺肿
86. 男性，12岁，自幼发现心脏杂音，平素易感冒。查体：胸骨左缘第2肋间收缩期轻震颤及杂音。超声检查：降主动脉及肺动脉之间可见分流。此时最可能的诊断为
A. 动脉导管未闭 B. 高位室间隔缺损 C. 主动脉瘤破裂
D. 肺动脉口狭窄 E. 主动脉瓣狭窄
87. 女性，45岁，增强CT检查提示左肾上极有一直径约5cm的肿物，CT值约为-20Hu，最可能的诊断是
A. 囊性肾癌 B. 囊性肾瘤 C. 透明细胞癌
D. 肾错构瘤 E. 肾盂囊性占位
88. 男性，46岁，无痛全程肉眼血尿2周，完善泌尿系超声提示膀胱后壁肿瘤，最大径1.6cm，宽基底，肿瘤侵犯至肌层，其分期为
A. T_a B. T_1 C. T_2
D. T_3 E. T_4
89. 男性，70岁，进行性排尿困难5年，近期体检tPSA 15ng/ml。MRI提示前列腺体积增大，中叶突入膀胱；右侧叶外周带可疑信号，PI-RADS评分为4分。下一步应进行的处理是
A. 放疗 B. 内分泌治疗 C. 全身化疗
D. 前列腺穿刺活检 E. TURP
90. 男性，58岁，尿频、尿急3年。直肠指诊前列腺增大，中央沟变浅，未及结节。超声检查：前列腺5.1cm×4.2cm×4.5cm，双肾（-），残余尿10ml。血清PSA 1.35ng/ml。尿常规：白细胞15~25个/HP。IPSS：17分。首选的处理措施是
A. α受体阻滞剂＋抗感染治疗 B. 留置导尿管引流尿液
C. 经尿道前列腺电切术 D. α受体阻滞剂+M受体阻滞剂
E. 经尿道微波治疗

91. 男性，28 岁，骑跨伤 8 小时，排尿困难，尿道口流血，排尿时会阴部疼痛加重。查体：阴囊明显增大，有血尿外渗，尿管不能插入。其最佳的处理方法是
A. 以金属导尿管导尿　B. 立即施行尿道修补　C. 行尿道会师术
D. 耻骨上膀胱造瘘　E. 施行尿道修补

92. 男性，50 岁，2 小时前被木棒击伤左颞部，伤后头痛、呕吐，1 小时前意识不清。中度昏迷，左侧瞳孔散大，右侧肢体病理征（+）。诊断考虑为
A. 颅骨凹陷性骨折伴脑疝　B. 急性硬脑膜外血肿伴脑疝
C. 急性硬脑膜下血肿伴脑疝　D. 脑挫裂伤伴脑疝
E. 原发脑干损伤

【A3/A4 型题】（病例组 / 串型最佳选择题，每题 1 分，共 58 分）

（93~95 题共用题干）

男性，58 岁，幽门梗阻 7 天，行胃肠减压和输液治疗后，出现全身乏力，脉搏细数，120 次 /min。血清钠 125mmol/L，氯 88mmol/L，钾 2.8mmol/L，二氧化碳结合力 32mmol/L。

93. 其体液代谢失调应为
A. 低钾血症，高渗性缺水　B. 高钾血症，重度低渗性缺水
C. 低钾血症，等渗性缺水　D. 低钾血症，中度低渗性缺水
E. 低钾血症，重度低渗性缺水

94. 最可能同时存在的酸碱失衡是
A. 呼吸性酸中毒　B. 呼吸性碱中毒
C. 代谢性酸中毒　D. 代谢性碱中毒
E. 代谢性酸中毒并呼吸性碱中毒

95. 计算需要补充的钠量，采用的公式是
A. 需补充的钠量 =［血钠的正常值 – 血钠测得值］× 体重 ×0.5
B. 需补充的钠量 =［血钠的正常值 – 血钠测得值］× 体重 ×0.6
C. 需补充的钠量 =［血钠的正常值 – 血钠测得值］× 体重 ×0.7
D. 需补充的钠量 =［血钠测得值 – 血钠的正常值］× 体重 ×0.6
E. 需补充的钠量 =［血钠测得值 – 血钠的正常值］× 体重 ×0.5

（96~99 题共用题干）

男性，23 岁，斗殴后诉头痛、乏力、恶心、呕吐、腹痛，受伤经过自述不详，1 小时后被送至医院急诊。查体：心率 110 次 /min，血压 80/60mmHg，神志淡漠。腹稍膨隆，压痛，移动性浊音（+）。

96. 考虑此患者休克的类型是
A. 低血容量性休克　B. 心源性休克　C. 神经源性休克
D. 创伤性休克　E. 感染性休克

97. 在此患者的紧急处置中，首先选择的是
A. 诊断性腹腔穿刺　B. 建立静脉通路，快速输液扩充血容量
C. 颅脑 CT，胸部 X 线检查　D. 备血，输血
E. 床边腹部 B 超

98. 估计此患者的失血量占总血容量的百分比为
A. <10%　B. 10%~20%　C. 20%~40%
D. 40%~50%　E. 50% 以上

99. 经检查,确诊为粉碎性脾破裂,最适当的处理是
A. 积极扩充血容量的同时,准备急诊手术探查腹腔,脾切除
B. 积极扩充血容量的同时,绝对卧床,给予止痛,对症治疗
C. 输液,行血管造影,血管栓塞止血
D. 输液、输血保守治疗
E. 输液、使用止血药物

(100~102 题共用题干)
男性,29 岁,右手外伤后伤口感染,伤口近侧皮肤出现一条"红线",有触痛,并不断向上臂延伸,患者同时伴有发热、畏寒、食欲缺乏和全身不适等症状。
100. 患者肢体的红线最可能的诊断是
A. 网状淋巴管炎 B. 浅部静脉炎 C. 深部淋巴管炎
D. 浅表淋巴管炎 E. 动脉炎
101. 该病最常见的致病菌是
A. 乙型溶血性链球菌 B. 肠球菌 C. 大肠埃希菌
D. 克雷伯氏菌 E. 梭状芽孢杆菌
102. 目前最适宜的治疗是
A. 局部再湿敷抗菌药液 B. 治疗原发感染病灶
C. 沿红线穿刺 D. 全身应用广谱抗生素
E. 血培养并根据药敏结果抗感染治疗

(103~105 题共用题干)
男性,30 岁,体检发现右颈部有一直径 1.0cm 肿物,无疼痛不适主诉。为进一步明确诊断来医院就诊。
103. 如超声提示甲状腺右叶 1.0cm 低回声结节,其内可见点状强回声,TI-RADS 4b 级。进一步的处理是
A. 细针抽吸活检 B. 空心针穿刺活检 C. 手术治疗
D. 颈部 CT E. 观察随诊
104. 如病理诊断为甲状腺乳头状癌,下列处理选项最佳的是
A. 手术治疗
B. 微波消融治疗
C. 评价颈部淋巴结,完善术前检查,手术治疗
D. 根据患者意愿决定是否手术治疗
E. 观察随诊
105. 患者行右侧甲状腺腺叶 + 峡部切除 + 右中央区淋巴清扫,术后病理为乳头状癌,淋巴结 1/7 转移,下一步处理是
A. 再次手术切除左侧甲状腺 B. ^{131}碘治疗 C. TSH 抑制治疗
D. 外放射治疗 E. 观察随诊

(106~107 题共用题干)
女性,45 岁,右乳房间断胀痛 4 年余,月经前显著,行经后胀痛缓解,近期症状加重,月经前后均感胀痛且自感触及肿块。

106. 如果该患者在右乳房触及肿块，为明确诊断首选的辅助检查是
A. 乳房X线钼靶摄片　B. 红外线热图像检查　C. 活组织切片检查
D. 乳房B超检查　E. 乳MRI检查
107. 如确诊为乳腺癌，要明确病变的范围，最有意义的检查是
A. B超　B. 钼靶　C. 磁共振
D. CT　E. 红外线热图

(108~109题共用题干)
男性，44岁，左下肢骨折术后1个月，突发左下肢肿胀、疼痛不适，无胸闷、咳嗽等不适。
108. 为明确原因，首选的影像学检查是
A. CTA　B. 彩超　C. 静脉造影　D. MRI　E. CTV
109. 如查体见全下肢明显肿胀、剧痛，股三角区、腘窝和小腿后方均有压痛，皮肤苍白，伴体温升高和心率加快，最可能的诊断是
A. 下肢深静脉血栓形成　B. 血栓性浅静脉炎
C. 下肢深静脉血栓形成伴股白肿　D. 下肢深静脉血栓形成伴股青肿
E. 下肢动脉栓塞

(110~112题共用题干)
男性，38岁，右腹股沟可复性包块10年，有时可降入阴囊，可还纳。体格检查：右腹股沟肿块，拳头大小，平卧后可还纳腹腔，外环口可容3指，压迫内环口，肿块不再出现。
110. 该患者最可能的诊断为
A. 精索、睾丸鞘膜积液　B. 右侧股疝　C. 右侧腹股沟直疝
D. 右侧腹股沟斜疝　E. 先天性鞘膜积液
111. 该患者最容易出现的并发症是
A. 睾丸萎缩　B. 急性肠梗阻　C. 感染性休克
D. 疝嵌顿　E. 营养不良
112. 因职业特点，要求腹壁瘢痕最小，故该患者最佳手术方式为
A. Bassini法疝修补术　B. McVay法疝修补术　C. Halsted法修补术
D. Ferguson法疝修补术　E. TEP修补法

(113~115题共用题干)
男性，35岁，左上腹外伤后3个小时。伤后左上腹疼痛，呕吐2次，为胃内容物，感头晕、乏力、口渴。查体：体温36.2℃，心率115次/min，血压80/59mmHg，面色苍白，四肢湿冷，左上腹可见一手掌大小皮下瘀斑，腹胀，腹部压痛，肌紧张和反跳痛，叩诊移动性浊音阳性，听诊肠鸣音2次/min。
113. 为明确诊断最简单而有效的诊断方法是
A. 腹部X线平片　B. 腹部CT平扫　C. 腹部B超
D. 消化道造影　E. 诊断性腹腔穿刺
114. 首先考虑的诊断为
A. 空腔脏器破裂　B. 实质脏器破裂　C. 后腹膜血肿
D. 肠系膜血肿　E. 前腹壁血肿
115. 在该患者诊断未明确期间，下列措施**不恰当**的是
A. 不随便搬动患者，以免加重伤情　B. 不给饮食，以防消化道穿孔者腹腔污染加重

C. 注射止痛剂，以防止创伤性休克　D. 注射广谱抗生素，预防和治疗可能存在的感染
E. 胃肠减压，减轻腹胀

（116~118 题共用题干）
男性，65 岁，反复发作上腹痛 10 年，多为夜间、饥饿时发作，上腹胀痛伴呕吐 1 天，吐后症状缓解。查体：左上腹压痛，振水音阳性。
116. 患者最可能的诊断是
A. 慢性胆囊炎急性发作　B. 溃疡病穿孔　C. 急性肠炎
D. 溃疡病并发幽门梗阻　E. 慢性胰腺炎
117. 以下紧急处理中正确的是
A. 内镜经皮小肠放置营养管　B. 禁食、胃肠减压、补液　C. 使用消化道动力药物
D. 使用抗生素抗感染　E. 不宜行胃镜检查
118. 后期进一步的处理是
A. 尽早行胃大部分切除手术治疗　B. 定期胃镜复查
C. 抗生素治疗　D. 长期静脉营养
E. 空肠造瘘术

（119~121 题共用题干）
男性，40 岁，间断腹痛、进行性腹胀、无排气排便 3 天。既往阑尾切除术后 1 年。查体：生命体征平稳，急性病容，无面色苍白；腹部隆起（以脐为中心），右下腹压痛、轻度肌紧张、无反跳痛，肠鸣音音调亢进 4 次 /min，移动性浊音阴性。腹部立位平片：可见多个液平面。
119. 在患者的进一步诊疗过程中观察应注意的重点是
A. 有无血、尿淀粉酶升高
B. 胃肠减压后腹痛是否缓解及疼痛性质的改变
C. 有无呕吐的发生
D. 有无电解质紊乱
E. 腹平片肠内气体是否增多
120. 如该患者在非手术治疗期间，出现腹膜炎、休克症状，诊断应考虑
A. 绞窄性肠梗阻　B. 粘连性肠梗阻　C. 出血性休克
D. 麻痹性肠梗阻　E. 感染性休克
121. 病情发展至此，应采取的有效治疗措施是
A. 抗休克的同时，急诊手术　B. 输血、补液抗休克治疗
C. 持续有效的胃肠减压　D. 大剂量静脉滴注抗生素
E. 中西医结合治疗

（122~124 题共用题干）
男性，56 岁，右上腹隐痛 3 个月，1 个小时前无诱因突感右上腹剧痛，无恶心、呕吐，无黑便。查体：T 37.5℃，BP 110/60mmHg，P 100 次 /min，皮肤巩膜无黄染，前胸部可见多个蜘蛛痣，心肺未见异常，腹平，右上腹压痛，反跳痛不明显，肝脾肋下触及不满意，移动性浊音可疑，肠鸣音弱，双下肢无水肿。诊断性腹腔穿刺抽出血性液体。
122. 为了明确诊断，进一步询问病史中最重要的是
A. 有无肝炎肝硬化病史　B. 有无慢性阑尾炎病史

C. 有无胆结石病史　　D. 有无泌尿系结石病史
E. 有无饮食不洁史

123. 患者既往有“乙肝小三阳”10 年，急查腹部超声提示：肝 S_5 段可见占位性病变，大小为 3cm×4cm，血流丰富，突出于肝脏脏面，其周围及盆腔有少量液性暗区。
目前诊断最有可能的是
A. 肝硬化并门静脉血栓形成　　B. 肝硬化并出血性腹膜炎　　C. 消化道溃疡并穿孔
D. 急性化脓性胆囊炎并穿孔　　E. 原发性肝癌并破裂出血

124. 对该患者下一步最合适的处理措施是
A. 急诊行肝癌切除术　　B. 保守治疗，暂观察
C. 急诊行肝动脉造影并栓塞　　D. 行腹部增强 CT 进一步明确诊断
E. 腹腔置管引流

（125~126 题共用题干）
男性，36 岁，骑摩托车发生车祸至下肢疼痛、活动受限 2 小时。查体：一般情况尚可。右小腿有一长约 16cm 的伤口，胫骨断端外露，伤口可见少量渗血。

125. 首先应该进行的急救处理是
A. 抗休克　　B. 止血　　C. 急送手术室
D. 行简单的包扎及外固定　　E. 跟骨结节骨牵引

126. 首选的检查项目是
A. X 线检查　　B. 超声　　C. CT
D. 磁共振　　E. 核素扫描

（127~128 题共用题干）
男性，70 岁，膝关节骨关节炎病史 15 年入院。继发较重膝外翻畸形，膝周广泛疼痛，活动度明显受限，严重影响生活，保守治疗无效。

127. 下列有关骨关节炎的病理改变描述，患者**不可能**出现的是
A. 最早的病理改变在关节软骨　　B. 有骨刺形成
C. 可有关节内游离体　　D. 滑膜的改变是原发病变
E. 关节囊可产生纤维变性和增厚

128. 如行膝关节置换手术治疗，以下属于人工膝关节置换术禁忌证的是
A. 膝关节周围或全身无活动性感染病灶
B. 无膝关节肌肉瘫痪或神经性关节病变
C. 全身情况良好或不伴有未纠正的糖尿病
D. 无其他可预见的导致手术危险和术后功能不良的病理情况
E. 无患膝退变严重表现

（129~131 题共用题干）
男性，25 岁，工人，骤然抬起重物时腰剧痛，继而左下肢麻痛，咳嗽时疼痛由左臀部串到左大腿后外侧、左小腿外侧、左足背 1 小时就诊。

129. 其临床诊断最可能是
A. 腰椎骨折　　B. 腰椎滑脱　　C. 蛛网膜下腔出血
D. 腰椎间盘突出症　　E. 急性腰扭伤

130. 其下肢串痛的原因最可能是
A. 左下肢肌肉拉伤
B. 左下肢神经拉伤
C. 左侧 L_5 神经根受压
D. 左侧 S_1 神经根受压
E. 椎间盘源性疼痛

131. 该患者早期基本的活动方法是
A. 间断进行推拿按摩
B. 口服止痛药后坚持锻炼
C. 坚持进行规范的理疗
D. 完全卧床休息
E. 在床上进行腰背肌锻炼

（132~134 题共用题干）

男性，44 岁，半个月前因端一盆水引起腰痛，2 天后加剧，并出现小腿外侧痛，弯腰、咳嗽或用力排便时加重。查体：脊柱侧弯，腰椎活动受限，椎旁压痛并向右腿放射，右直腿抬高试验及加强试验阳性，X 线片可见腰椎骨质增生。

132. 该患者的临床体征中，最有诊断意义的是
A. 腰椎侧突
B. 腰部活动受限
C. 椎旁压痛
D. 直腿抬高试验阳性
E. 直腿抬高试验及加强试验阳性

133. 该患者的首选治疗方案为
A. 保守治疗（药物 + 理疗）
B. 开放手术治疗（切除突出的椎间盘）
C. 射频消融术
D. 经反内镜下髓核摘除术
E. 加强腰肌锻炼

134. 对该患者的疾病而言，下列哪项是**错误**的手术适应证
A. 有明显神经损害表现
B. 腰痛，CT 检查发现有巨大椎间盘突出
C. 马尾神经损害，出现大、小便障碍
D. 规范保守治疗无效
E. 受压神经支配的肌肉萎缩、肌力降低

（135~137 题共用题干）

男性，63 岁，既往 COPD 病史 20 年，吸烟 30 年。1 小时前剧烈咳嗽后出现胸闷、胸痛，伴发绀。查体：血压 90/60mmHg，心率 120 次 /min，呼吸 28 次 /min，意识模糊，双侧胸廓饱满，可触及明显的捻发感，右肺呼吸音消失。

135. 最可能的诊断是
A. 开放性气胸
B. 张力性气胸
C. 外伤性血胸
D. 支气管哮喘发作
E. 外伤性血气胸

136. 首先应采取的急救处理是
A. 给予扩张支气管药物
B. 开胸探查
C. 紧急胸腔穿刺排气
D. 胸腔闭式引流术
E. 吸氧、补液、支持治疗

137. 急救后的进一步治疗为
A. 胸腔闭式引流术
B. 开胸探查
C. 胸腔镜探查
D. 持续穿刺排气
E. 胸腔开放引流

（138~140 题共用题干）

男性，56 岁，胸骨后疼痛、间歇性吞咽困难 10 年，有时伴有呕吐。上消化道造影发现食管明显扩张，下端狭窄呈鸟嘴状。既往肺气肿 20 年。肺功能检查：FEV_1=1.2L，$FEV_1/FVC\%$=42%；D_LCO=38%。

138. 首先考虑的诊断是

A. 贲门失弛缓症　　B. 食管肿瘤　　C. 反流性食管炎
D. 食管下段憩室　　E. 食管裂孔疝

139. 首选的手术方法是
A. 胃大部切除
B. 胃底折叠术
C. 贲门肌层切开术
D. 食管部分切除，胃食管吻合
E. 胃部分切除 + 食管部分切除，胃食管吻合

140. 最佳的手术方案是
A. 开胸 Heller 手术
B. 腹腔镜下 Heller 手术
C. 腹腔镜下 Heller 手术 +Nissen 手术
D. 胸腔镜 Heller 手术
E. 胸腹腔镜联合食管切除，胃代食管吻合

（141~143 题共用题干）
男性，72 岁，间断无痛性全程肉眼血尿 1 周余。查体发现右侧精索静脉曲张，平卧后不消失。

141. 该患者最可能的诊断是
A. 右肾细胞癌伴肝转移　　B. 右肾细胞癌伴右肾静脉瘤栓形成
C. 右肾细胞癌伴下腔静脉瘤栓形成　　D. 右肾细胞癌伴肾门淋巴结转移
E. 右肾细胞癌伴腹膜后淋巴结转移

142. 为明确诊断应首选的检查是
A. 尿脱落细胞学检查　　B. 静脉肾盂造影检查　　C. 超声检查
D. MRI　　E. 穿刺活检

143. 该患者首选的治疗方法为
A. 手术治疗　　B. 化疗　　C. 放疗
D. 生物治疗　　E. 分子靶向治疗

（144~146 题共用题干）
男性，32 岁，反复左侧腰、腹部绞痛伴恶心、呕吐 3 天。疼痛可向下腹、左侧腹股沟区及左侧阴囊放射，尿色黄。查体：痛苦面容，左肾区明显叩击痛。血常规正常。尿常规：红细胞(+++)，白细胞 2~3 个 /HP。超声检查：左肾集合系统分离 1.5cm，输尿管上段扩张，中段怀疑有“花生米样”结石。

144. 患者入院后，首先要做的检查是
A. MRI　　B. 逆行造影　　C. 增强 CT
D. 放射性核素肾图　　E. 左侧顺行性尿路造影

145. 目前首要采取的治疗是
A. 应用解痉止痛药物　　B. 经皮肾穿刺造瘘　　C. 输尿管镜碎石术
D. 体外冲击波碎石　　E. 套石术

146. 取石后，结石成分分析为尿酸结石，下列为预防结石复发应注意的事项，**除外**
A. 多卧床休息　　B. 大量饮水　　C. 低嘌呤饮食
D. 优质低蛋白饮食　　E. 碱化尿液

(147~148 题共用题干)
女性,45 岁,头部外伤 3 小时,伤后立即昏迷。查体:中度昏迷,右侧瞳孔散大,对光反射消失,左侧肢体肌张力增高,病理反射(+),左顶枕部有直径 4cm 的头皮下血肿。颅脑 CT 示右额颞部高密度新月形影像。

147. 应考虑的诊断是
A. 右额颞脑挫伤,脑疝
B. 右额颞脑内血肿,脑疝
C. 右额颞急性硬脑膜下血肿,脑疝
D. 右额颞急性硬脑膜外血肿,脑疝
E. 右额颞急性硬脑膜下积液,脑疝

148. 出血来自
A. 脑膜中动脉
B. 脑表面挫伤小动脉
C. 脑桥静脉
D. 矢状窦
E. 蛛网膜颗粒

(149~150 题共用题干)
男性,28 岁,车祸伤后伤口不愈合,小腿前侧可见 10cm × 3cm 的慢性溃疡,深达皮下组织,未见骨暴露。

149. 首选的组织移植修复方式是
A. 刃厚皮移植
B. 中厚皮移植
C. 全厚皮移植
D. 带真皮下血管网全厚皮移植
E. 皮瓣转移

150. 若组织移植术后 72 小时出现低热,术区疼痛,小腿轻度肿胀,首先考虑
A. 供区感染
B. 受区感染
C. 静脉血栓形成
D. 其他感染
E. 术后炎症反应

二、案例分析题(每题 10 分,共 50 分,根据临床实际提供的患者案例,随后提出 3~5 个问题,每个问题给出 A、B、C、D、E、F 或 A、B、C、D、E、F、G 个备选答案,为不定项选择)

【案例分析题】(5 道题,每题 1 分)
案例一:男性,35 岁,反复右上腹疼痛 1 年,加重 3 天就诊。腹痛向右侧肩背部放射。伴低热,无恶心、呕吐。既往有胆囊结石病史 5 年。查体:血压 120/70mmHg,心率 82 次 /min,皮肤、巩膜轻度黄染,腹软,右上腹压痛,无反跳痛,Murphy 征阴性,肠鸣音正常。

提问 1:为进一步明确诊断,应进行的化验和检查有
A. 上腹部增强 CT
B. 上消化道钡餐
C. MRCP
D. 上腹部超声
E. 血常规
F. 肝功能
G. 血 C 反应蛋白

提问 2:B 超及增强 CT 显示胆囊增大,胆囊壁增厚,轻度强化,胆囊颈部高密度结石影,肝门部及肝内胆管轻度扩张,胆总管未见扩张。肝功能显示转氨酶、胆红素轻度增高,血淀粉酶正常,该患者可能的诊断为
A. 肝门部胆管癌
B. 急性胆管炎
C. 胆囊结石伴急性胆囊炎
D. 胆总管囊肿并发感染
E. 胆源性胰腺炎
F. 胆囊癌
G. 急性胃肠炎

提问 3:为进一步明确肝内胆管扩张的原因,行 MRCP 检查显示胆囊体积稍大,颈部可见充盈缺损,直径 2.5cm,压迫肝总管,其上肝门部胆管及肝内胆管扩张,胆囊管消失,下段胆总管正常。根据病史及 MRCP 判断可能的原因是

A. 并发 Mirizzi 综合征　B. 并发胆总管结石　C. 并发肝内胆管结石
D. 并发胆囊胆管瘘　E. 并发胆囊穿孔　F. 并发胆囊十二指肠瘘
G. 并发胰头癌

提问 4:下一步行手术治疗,其手术包括多个步骤,这些步骤应包括
A. 胆囊切除术　B. 胆总管探查术
C. T 管引流术　D. 胆总管修补术
E. 胆总管空肠吻合术　F. 胆总管十二指肠吻合术
G. 空肠造瘘术

案例二:男性,58 岁,进行性贫血、消瘦、乏力半年。大便有时感里急后重,近日出现黏液脓血便,无腹胀、腹泻。查体:肛门指诊未触及明确占位,指套染血。

提问 1:该患者需考虑的诊断包括
A. 直肠癌　B. 溃疡性结肠炎　C. 黑斑息肉病
D. 克罗恩病　E. 混合痔　F. 盲肠癌
G. 乙状结肠癌

提问 2:下列各项检查中常用的对直肠癌分期有帮助的影像学检查是
A. 盆腔磁共振扫描　B. PET-CT　C. 腹部增强 CT
D. 腹部 B 超　E. X 线钡餐检查　F. ERUS
G. 肝动脉造影

提问 3:如果需要手术治疗,该患者需做的术前准备包括的是
A. 纠正营养状况　B. 肠道准备　C. 心肺功能检查
D. 术前 3 天禁食水　E. 持续胃肠减压　F. 预防性抗生素
G. 备皮

提问 4:患者肠镜检查提示距肛缘 8cm 可见盘状溃疡型肿物,占据肠腔近 1/2,病理报告腺癌。完善术前准备后行根治手术。手术应遵循以下原则
A. 彻底切除原发灶
B. 彻底清除转移灶
C. 肿瘤远端切除线至少切除病变 2cm 以上
D. TME
E. TEM
F. 姑息切除
G. 操作轻柔、不挤压肿瘤

提问 5:患者术后围术期恢复顺利。影响该患者预后的因素包括
A. 临床病理分期　B. 组织类型　C. 手术的根治范围
D. 是否行术后化疗　E. 是否密切随访　F. 肿瘤的位置
G. 淋巴结有无转移

案例三:男性,69 岁,行走时不小心摔倒,右侧臀部着地,感右髋部疼痛伴活动受限 1 小时来院。

提问 1:为进一步诊治,应进行的检查是
A. X 线　B. CT　C. MRI　D. 超声
E. 造影　F. PET-CT　G. 核素显像

提问 2:若 CT 提示股骨颈骨折有移位,该患者 Garden 分型可能是

A. Ⅰ型　B. Ⅱ型　C. Ⅲ型　D. Ⅳ型
E. Ⅴ型　F. Ⅵ型　G. Ⅶ型

提问 3:最合适的治疗方法是

A. 无须特殊治疗　B. 手法复位石膏固定　C. 外固定架固定
D. 切开复位内固定手术　E. 关节置换　F. 关节融合术
G. 3D 打印假体植入术

提问 4:手术后仍需进行的处理有

A. 无须特殊治疗　B. 低分子肝素抗凝　C. 骨质疏松治疗
D. 镇痛　E. 抗生素　F. 脱水
G. 输血

案例四:男性,65 岁,8 个月前无明显诱因出现咳嗽、咳痰,伴痰中带血,无发热、胸闷、胸痛等不适,抗感染治疗后好转。5 个月前,咳嗽、痰中带血症状加重,偶有咳血块。胸部 CT 示右肺上叶周围型占位,直径约 2cm,边界不清,有毛刺及胸膜牵拉征,纵隔淋巴无明显肿大。发病以来,体重下降约 5kg。既往史:吸烟 10 余年,每周 1~2 包,不嗜酒。

提问 1:为明确诊断,辅助检查应包括

A. 胸部磁共振　B. PPD 试验　C. 气管镜检查
D. 颈动脉超声　E. 腹部超声　F. 头颅磁共振
G. 胃镜　H. 颈部超声

提问 2:为明确 TNM 分期,还需要完善的检查包括

A. 胸部磁共振　B. 头颅磁共振　C. 全身骨显像
D. 腹部超声　E. 超声心动图　F. 肺功能检查
G. 下肢静脉彩超　H. 颈部淋巴结超声

提问 3:如拟行手术治疗,还需完善的检查是

A. 血、尿、便常规　B. 肝肾功能、电解质
C. 凝血功能　D. 乙肝、丙肝、梅毒及艾滋病感染筛查
E. 超声心动图　F. 心电图
G. 肺功能　H. 血气分析

提问 4:若病理诊断浸润性腺癌,该患者标准的治疗方式应该是

A. 楔形切除 + 淋巴结采样　B. 肺段切除 + 淋巴结清扫　C. 肺叶切除 + 淋巴结采样
D. 肺叶切除 + 淋巴结清扫　E. 化疗　F. 放疗
G. 靶向治疗　H. 免疫治疗

案例五:男性,71 岁,脑血栓昏迷,不能自行排尿 1 天入院。查血肌酐 530μmol/L。超声示前列腺体积增大,体积 105ml,膀胱内小梁改变,双肾输尿管扩张积水。既往多年夜尿增多、尿频、排尿困难病史。

提问 1:患者此时应接受的治疗有

A. 静脉滴注利尿药物　B. 留置双侧 DJ 管　C. 导尿并持续引流
D. 耻骨上穿刺造瘘　E. 双肾造瘘　F. 营养及对症支持
G. 调整水电解质及酸碱平衡

提问 2:此时以下检查有意义的是

A. PSA　B. 残余尿　C. 尿流动力学检查

D. 输尿管反流造影　　E. 血电解质　　F. 心脏彩超

G. 头颅 MRI

提问 3:患者经过处理一般情况稳定后,血肌酐恢复正常。尿流动力学检查:逼尿肌最大收缩压力 89cmH_2O,逼尿肌过度活动。tPSA 10ng/ml。以下描述正确的是

A. 可接受 TURP 治疗　　B. 可拔除尿管　　C. 术后尿频症状明显

D. 需立即行前列腺穿刺　　E. 需复查 PSA　　F. 应行前列腺根治性切除术

G. 辅助 α 受体阻滞剂治疗

提问 4:此患者若接受手术治疗,可选择的术式是

A. 经膀胱前列腺切除术　　B. 腹腔镜前列腺根治性切除术

C. 经尿道前列腺电切术　　D. 激光前列腺剜除术

E. 等离子前列腺剜除术　　F. 前列腺扩裂术

G. 经会阴前列腺注射治疗

提问 5:若此患者接受手术治疗,手术切除的范围包括

A. 受压迫而狭窄的后尿道　　B. 全部前列腺　　C. 前列腺增生部分

D. 前列腺外周带　　E. 后尿道和精阜　　F. 精囊和输精管

G. 膀胱颈

模拟试卷答案

一、选择题

【A1 型题】(每题 1 分,共 47 分)

1. B;	2. A;	3. C;	4. D;	5. A;	6. C;	7. D;	8. C;
9. E;	10. A;	11. D;	12. E;	13. A;	14. D;	15. D;	16. B;
17. E;	18. A;	19. B;	20. E;	21. E;	22. B;	23. C;	24. C;
25. C;	26. A;	27. C;	28. C;	29. C;	30. A;	31. B;	32. A;
33. E;	34. B;	35. B;	36. D;	37. B;	38. C;	39. D;	40. E;
41. C;	42. C;	43. B;	44. D;	45. B;	46. D;	47. A。	

【A2 型题】(每题 1 分,共 45 分)

48. A;	49. C;	50. A;	51. E;	52. B;	53. B;	54. D;	55. C;
56. B;	57. C;	58. C;	59. B;	60. D;	61. C;	62. D;	63. B;
64. D;	65. D;	66. B;	67. B;	68. A;	69. B;	70. D;	71. D;
72. C;	73. A;	74. C;	75. D;	76. B;	77. B;	78. A;	79. B;
80. B;	81. E;	82. B;	83. C;	84. C;	85. A;	86. A;	87. D;
88. C;	89. D;	90. A;	91. D;	92. B。			

【A3/A4 型题】(每题 1 分,共 58 分)

93. D;	94. D;	95. B;	96. A;	97. B;	98. C;	99. A;	100. D;
101. A;	102. B;	103. A;	104. C;	105. C;	106. D;	107. C;	108. B;
109. C;	110. D;	111. D;	112. E;	113. E;	114. B;	115. C;	116. D;
117. B;	118. A;	119. B;	120. A;	121. A;	122. A;	123. E;	124. C;
125. D;	126. A;	127. D;	128. E;	129. D;	130. C;	131. D;	132. E;
133. A;	134. B;	135. B;	136. C;	137. A;	138. A;	139. C;	140. C;
141. C;	142. D;	143. A;	144. C;	145. A;	146. A;	147. C;	148. B;
149. A;	150. B。						

二、案例分析题(5 道题,共 50 分)

案例一:1.【答案】ACDEF; 2.【答案】BC; 3.【答案】AD; 4.【答案】ABCD

案例二:1.【答案】ABDEF; 2.【答案】ABCDF; 3.【答案】ABCFG; 4.【答案】ABCDG; 5.【答案】ABCDFG

案例三:1.【答案】ABD; 2.【答案】CD; 3.【答案】E; 4.【答案】BCDE

案例四:1.【答案】BC; 2.【答案】BCDH; 3.【答案】ABCDEFGH; 4.【答案】D

案例五:1.【答案】CDFG; 2.【答案】ABCE; 3.【答案】ACEG; 4.【答案】CDE; 5.【答案】C

附出题纲要设计

题型	公共理论/道	总论/道	普外/道	骨科/道	心胸/道	泌尿/道	神外/道	整形/道	题量/道	比例
A1	1	10	16	8	5	5	0	1	46	30%
A2	1	10	16	8	5	5	1	0	46	30%
A3/A4		12	20	10	6	6	2	2	58	37%
【案例分析题】		0	2	1	1	1			5	3%
合计	2	32	54	27	17	17	3	3	155	100%

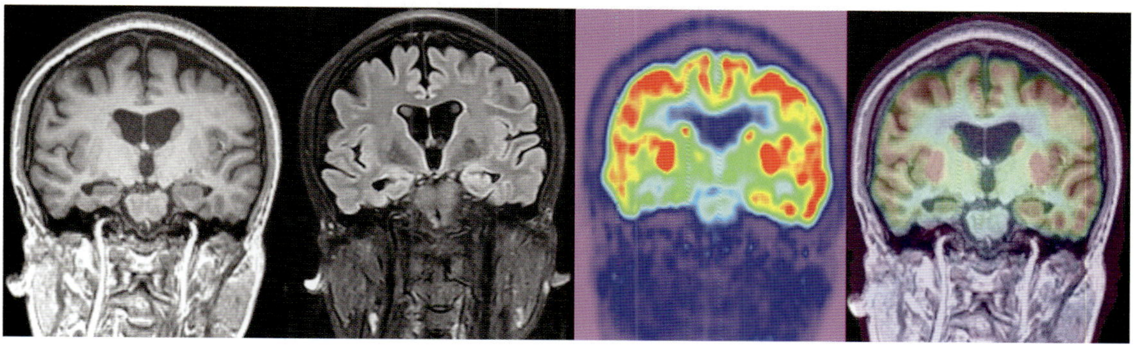

彩图 6-5-5

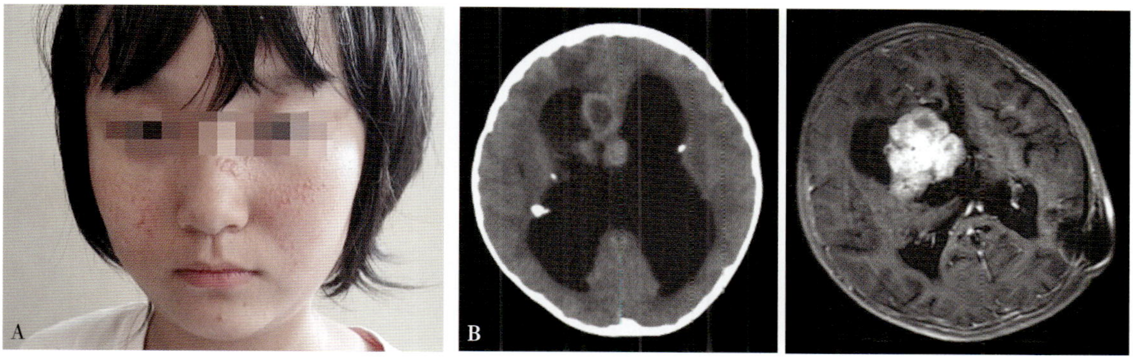

彩图 6-7-1
A. 双侧面颊部散在小血管瘤；B. 颅脑 CT 及 MRI 表现。

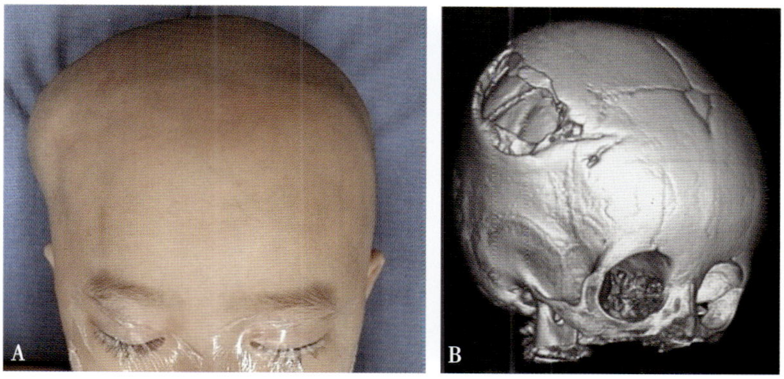

彩图 6-7-2
A. 患儿头部；B. 患儿颅脑 CT。